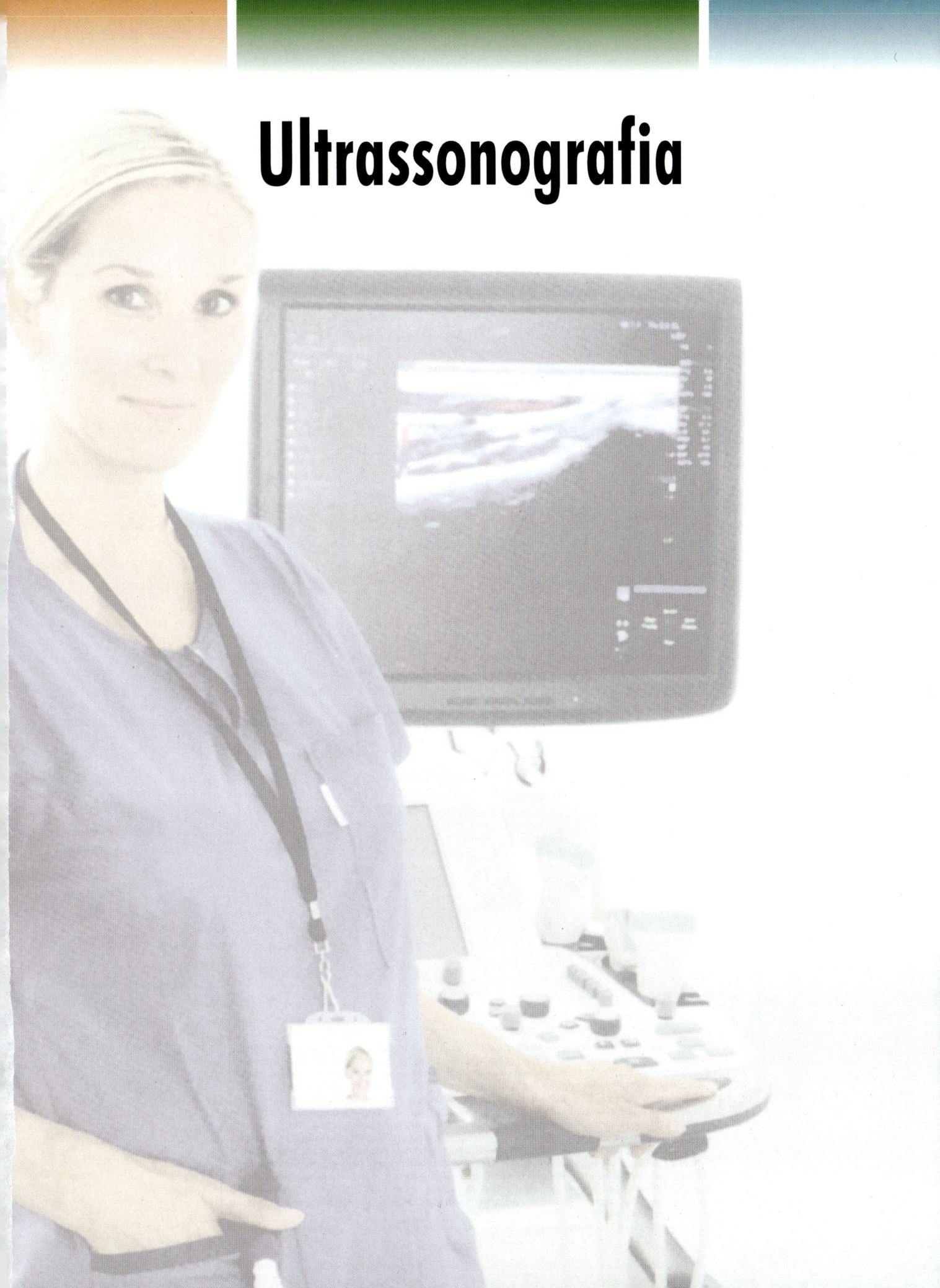

Ultrassonografia

Nota: A medicina é uma ciência em constante evolução. À medida que novas pesquisas e experiências ampliam os nossos conhecimentos, são necessárias mudanças no tratamento clínico e medicamentoso. Os autores e o editor fizeram verificações junto a fontes que se acredita sejam confiáveis, em seus esforços para proporcionar informações acuradas e, em geral, de acordo com os padrões aceitos no momento da publicação. No entanto, em vista da possibilidade de erro humano ou mudanças nas ciências médicas, nem os autores e o editor nem qualquer outra parte envolvida na preparação ou publicação deste livro garantem que as instruções aqui contidas são, em todos os aspectos, precisas ou completas, e rejeitam toda a responsabilidade por qualquer erro ou omissão ou pelos resultados obtidos com o uso das prescrições aqui expressas. Incentivamos os leitores a confirmar as nossas indicações com outras fontes. Por exemplo e em particular, recomendamos que verifiquem as bulas em cada medicamento que planejam administrar para terem a certeza de que as informações contidas nesta obra são precisas e de que não tenham sido feitas mudanças na dose recomendada ou nas contraindicações à administração. Esta recomendação é de particular importância em conjunto com medicações novas ou usadas com pouca frequência.

Revisão e Preparação para Concursos e Provas de Título de Especialização

Ultrassonografia

Charles S. Odwin, BS, RT, PA-C, RDMS
Ultrasound Technical Consultant
Women's Health NCB Hospital
Physician Assistant in OB/GYN
Department of Obstetrics and Gynecology
North Central Bronx Hospital
Clinical Instructor, Emergency Medicine Residency Training Program
Jacobi Medical Center and Montefiore Medical Center
Bronx New York
Clinical Instructor, Diagnostic Medical Ultrasound
University of Medicine and Dentistry of New Jersey
School of Allied Health Professions
Newark, New Jersey

Arthur C. Fleischer, MD
Cornelius Vanderbilt Chair
Professor of Radiology and Radiological Sciences
Professor of Obstetrics and Gynecology
Chief, Diagnostic Sonography
Vanderbilt University Medical Center
Nashville, Tennessee

QUARTA EDIÇÃO

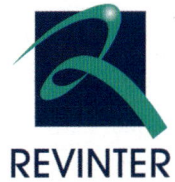

REVINTER

ULTRASSONOGRAFIA – *Revisão e Preparação para Concursos e Provas de Título de Especialização – Quarta Edição*
Copyright © 2016 by Livraria e Editora Revinter Ltda.

ISBN 978-85-372-0681-2

Todos os direitos reservados.
É expressamente proibida a reprodução
deste livro, no seu todo ou em parte,
por quaisquer meios, sem o consentimento,
por escrito, da Editora.

Tradução:
MÔNICA REGINA BRITO (Caps. 1 a 6)
Médica-Veterinária, Tradutora Especializada na Área da Saúde, SP

EDIANEZ CHIMELLO (Caps. 7 a 11)
Tradutora Especializada na Área da Saúde, SP

NELSON GOMES DE OLIVEIRA (Caps. 12 a 16)
Médico, Tradutor Especializado na Área da Saúde, RJ

Revisão Técnica:
BRUNO HOCHHEGGER
Doutorado em Ciências Pneumológicas pela Universidade Federal do Rio Grande do Sul
Pós-Doutorado em Radiologia pela Universidade Federal do Rio de Janeiro
Coordenador do Laboratório de Pesquisa em Imagens Médicas da UFCSPA-ISCMPA
Professor de Radiologia da Universidade Federal de Ciências da Saúde de Porto Alegre (UFCSPA)
Médico-Radiologista Torácico do Pavilhão Pereira Filho – Irmandade da Santa Casa de Misericórdia de Porto Alegre (ISCMPA)

CIP-BRASIL. CATALOGAÇÃO NA PUBLICAÇÃO
SINDICATO NACIONAL DOS EDITORES DE LIVROS, RJ

O23u
4. ed.

    Odwin, Charles S.
    Ultrassonografia: revisão e preparação para concursos e provas de título de especialização/ Charles S. Odwin, Arthur C. Fleischer; [tradução Mônica Regina Brito, Edianez Chimello, Nelson Gomes de Oliveira]. – 4. ed. – Rio de Janeiro: Revinter, 2016.
      il.

    Tradução de: Lange review: ultrassonography examination
    Inclui bibliografia e índice
    ISBN 978-85-372-0681-2

    1. Diagnóstico por ultrassom. 2. Ultrassonografia. I. Fleischer, Arthur C. II. Título.

15-28873   CDD: 616.07543
                              CDU: 616-073

Título original:
LANGE REVIEW: Ultrassonography Examination, Fourth Edition
Copyright © 2012 by The McGraw-Hill Companies, Inc.
ISBN 978-0-07-163424-3

Livraria e Editora REVINTER Ltda.
Rua do Matoso, 170 – Tijuca
20270-135 – Rio de Janeiro – RJ
Tel.: (21) 2563-9700 – Fax: (21) 2563-9701
livraria@revinter.com.br – www.revinter.com.br

Dedicatória

(Donna preparando-se para sua palestra em meados de 1990 na Flórida. Os pequenos objetos quadrados que ela está segurando são slides. Foto cortesia de A. C. Fleischer.)

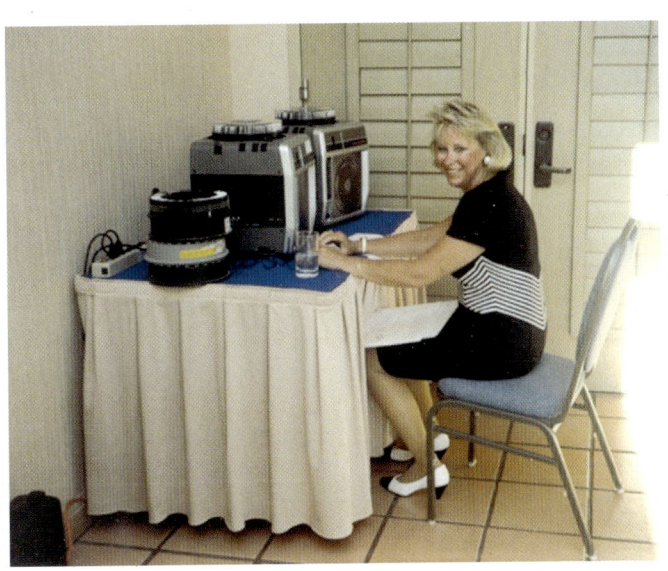

Gostaria de agradecer a dignidade, o profissionalismo e o entusiasmo da falecida Donna Kepple, RT, RDMS, dedicando esta 4ª edição de *ULTRASSONOGRAFIA – Revisão e Preparação para Concursos e Provas de Título de Especialização* em sua memória. A senhora Kepple foi um excelente exemplo de como uma profissional atenciosa e dedicada pode combinar a habilidade técnica em ultrassonografia para melhorar a vida de um paciente e daqueles que trabalhavam e interagiam com ela. No início da década de 1980, Donna foi uma das primeiras estudantes a se formar em nosso Programa de Treinamento em Ultrassonografia e, depois, continuou a se sobressair em reuniões locais e nacionais. Ela não apenas tocou a vida de seus pacientes, como também de residentes, estudantes de medicina e colegas ultrassonografistas com quem manteve contato em todo o território nacional. Ela era uma professora esplêndida, trabalhando não só como Chefe da Unidade de Ultrassonografia por 18 anos, mas também como Diretora do Programa de nossa primeira "era" do programa de treinamento em ultrassonografia em 1982-1986. Ela também estava envolvida em muitas sociedades de ultrassonografia, atuando como diretora no *American Registry of Diagnostic Sonographers* (ARDMS) e no *American Institute of Ultrasound in Medicine* (AIUM), sendo reconhecida como a "Ultrassonografista do Ano" pelo AIUM em 1996.

Donna exemplifica o impacto de um profissional dedicado, atencioso e compassivo. Finalmente, ela sempre insistia em ser chamada de "ultrassonografista" em vez de "técnica em ultrassonografia". Ela deixa pensamentos agradáveis para aqueles que a conheciam e um exemplo do impacto que um profissional médico comprometido pode transmitir a seus pacientes e colegas de trabalho todos os dias.

Agradecimentos

Os autores gostariam de expressar sua gratidão a Catherine Johnson e Regina Brown, da *McGraw-Hill Publishers*, que ajudaram na conclusão desta edição. Seu compromisso e orientação neste processo é amplamente reconhecido. Também gostaria de expressar meu apreço a Jill Trotter, RDMS, Diretor do Programa de Treinamento em Ultrassonografia na Valderbilt, por suas sugestões e orientação, e a Aditi Desai (VSM IV), por sua ajuda no preparo do manuscrito. Agradeço a Vera Merriweather e a Deborah Holland, pela assistência no editorial, e a John Bobbitt por sua ajuda com as imagens.

Também gostaria de agradecer a Susan Gross, MD, a Wendy Wilcox, MD, e a Sharon Deans, MD, do *North Central Bronx Hospital,* que foram tão gentis em permitir um horário de trabalho flexível, fornecendo o tempo necessário para trabalhar nesta edição.

Agradecemos aos autores de cada capítulo pela competência e ajuda. Finalmente, queremos agradecer a todos os nossos ultrassonografistas e estudantes de ultrassonografia de todos os lugares por proporcionarem ajuda e inspiração para este projeto.

Prefácio

Desde a publicação da 3ª edição de *ULTRASSONOGRAFIA – Revisão e Preparação para Concursos e Provas de Título de Especialização* houve diversas melhorias nas aplicações de ultrassonografia. As principais foram a ultrassonografia 3D, as técnicas Doppler e a ultrassonografia musculoesquelética. Esta nova e atualizada 4ª edição contém capítulos que incluem estes tópicos.

A expansão contínua das técnicas ultrassonográficas e aplicações clínicas requer que os ultrassonografistas atualizem e expandam suas habilidades clínicas continuamente. Atualmente, os ultrassonografistas realizam regularmente ultrassonografia 3D, estudos Doppler dúplex e em cores, e exames detalhados do feto e órgãos pélvicos, além de fornecer orientações vitalmente importantes para procedimentos intervencionistas, utilizando a ultrassonografia. Este rápido ritmo de inovação torna o nosso campo excitante e recompensador e, ao mesmo tempo, exige que os ultrassonografistas melhorem constantemente as suas habilidades de varredura.

Este livro tem como intenção permitir que os estudantes e ultrassonografistas experientes aumentem as suas bases de conhecimento. Portanto, é muito mais do que um guia de estudos direcionado unicamente para passar em um teste. Também fornece uma base para o estudo contínuo da ultrassonografia diagnóstica.

Estou certo de que os ultrassonografistas dedicados continuarão a se esforçar para melhorar a qualidade de vida de seus pacientes e amados através deste estudo contínuo e comprometido. A esperança do editor é que este material possa ajudar e fornecer orientação para este processo.

Arthur C. Fleischer, MD
Nashville, TN
Charles S. Odwin, RDMS
Riverdale, NY

Colaboradores

Dunstan Abraham, MPH, PA-C, RDMS
Physician Assistant
Department of Surgery, Division of Urology
Lincoln Hospital and Medical Center
Bronx, New York
Clinical Instructor
Diagnostic Medical Sonography
School of Health Related Professions
University of Medicine and Dentistry of New Jersey
Newark, New Jersey

Ultrassonografia Endorretal da Próstata

Ronald S. Adler, MD, PhD
Chief, Division of Ultrasound and Body Imaging
Department of Radiology and Imaging
Professor of Radiology
Weil Medical College of Cornell University
Hospital for Special Surgery
New York, New York

Ultrassom Musculoesquelético

Mark N. Allen, MBA, RDMS, RDSC, RVT
Senior Clinical Sales Specialist
Siemens Medical
Mountain View, California

Ecocardiografia de Adultos

Fernando Amador, RVT
Technical Director
Vascular Laboratory
Moses Division, Montefiore
New York, New York

Ultrassonografia Vascular Cerebral
Ultrassonografia Arterial Periférica

George L. Berdejo, BA, FSVS, RVT
Director, Vascular Ultrasound Services
Vascular Ultrasound Laboratory
Moses, North and Weiler Divisions of Montefiore
Bronx, New York

Ultrassonografia Vascular Cerebral
Ultrassonografia das Veias Periféricas
Ultrassonografia Arterial Periférica

Teresa M. Bieker, MBA, RDCS, RDMS, RT, RVT
Lead Sonographer
Division of Ultrasound
University of Colorado Hospital
Denver, Colorado

Ecocardiografia Fetal

Joshua Cruz, RVT
Vascular Lab Manager
Heart and Vascular Center
Yale New Haven Hospital
New Haven, Connecticut

Ultrassonografia Vascular Cerebral
Ultrassonografia das Veias Periféricas
Ultrassonografia Arterial Periférica

Arthur C. Fleischer, MD
Cornelius Vanderbilt Chair
Professor of Radiology and Radiological Sciences
Professor of Obstetrics and Gynecology
Chief, Diagnostic Sonography
Vanderbilt University Medical Center
Nashville, Tennessee

Ultrassonografia: Princípios, Técnicas e Instrumentação
Ultrassonografia Abdominal
Ultrassonografia da Tireoide e Escroto
Ultrassonografias Obstétrica e Ginecológica e Ultrassonografia Transvaginal
Ultrassonografia Obstétrica e Ginecológica Tridimensional (3D): Um Resumo Ilustrativo

Carol A. Krebs, RT, RDMS, RVT
Ultrasound Consultant
Shreveport, Louisiana

Ecocardiografia de Adultos

Evan C. Lipsitz, MD
Associate Professor of Surgery
Albert Einstein College of Medicine
Chief, Division of Vascular and Endovascular Surgery
Department of Cardiovascular and Thoracic Surgery Montefiore and the Albert Einstein College of Medicine Medical Director, Vascular Diagnostic Laboratory
Moses Division, Montefiore
New York, New York

Ultrassonografia Vascular Cerebral
Ultrassonografia das Veias Periféricas
Ultrassonografia Arterial Periférica

Lawrence E. Mason, MD
Director of Women's Imaging
Xray Associates of Louisville, LLC
Baptist Hospital East
Louisville, Kentucky

Ultrassonografia de Mama

Marsha M. Neumyer, BS, FAIUM, FSDMS, FSVU, RVT
International Director
Vascular Diagnostic Educational Services
Vascular Resource Associates
Harrisburg, Pennsylvania

Ultrassonografia Vascular Abdominal

Charles S. Odwin, BS, RT, PA-C, RDMS
Ultrasound Technical Consultant, Women's Health
Physician Assistant, Department of Obstetrics and Gynecology
North Central Bronx Hospital
Clinical Instructor, Emergency Medicine Residency Training Program
Jacobi Medical Center and Montefiore Medical Center
Bronx, New York
Clinical Instructor, Diagnostic Medical Ultrasound
University of Medicine and Dentistry of New Jersey
School of Allied Health Professionals
Newark, New Jersey

Ultrassonografia: Princípios, Técnicas e Instrumentação
Ultrassonografia Abdominal
Ultrassonografia da Tireoide e Escroto
Ultrassonografias Obstétrica e Ginecológica e Ultrassonografia Transvaginal
Ultrassom em Neurologia

David A. Parra, MD
Assistant Professor of Pediatrics
Division of Pediatric Cardiology
Vanderbilt School of Medicine
Monroe Carell Jr. Children's Hospital
Nashville, Tennessee

Ecocardiografia Pediátrica

Chandrowti Devi Persaud, RT, PA-C, RDCS, RDMS
Physician Assistant
Department of Obstetrics and Gynecology
Bronx-Lebanon Hospital Center
Bronx, New York

Ultrassom em Neurologia

Ronald R. Price, PhD
Director, Radiologic Sciences Division
Department of Radiology
Vanderbilt University, School of Medicine Nashville, Tennessee

Ultrassonografia: Princípios, Técnicas e Instrumentação

Cynthia A. Silkowski, MA, RVT, RDMS
Associate Professor and Chairperson, Department of Medical Imaging Sciences
Director, Diagnostic Medical Sonography
School of Health Related Professions, Newark, New Jersey
University of Medicine and Dentistry of New Jersey Newark, New Jersey

Ultrassonografia Obstétrica e Ginecológica e Ultrassonografia Transvaginal

Amy E. Wilkinson, AMS, RDMS
Preceptor
Department of Radiology and Imaging
Academic Center for Musculoskeletal Ultrasound
The Hospital for Special Surgery
New York, New York

Ultrassom Musculoesquelético

Sumário

Seção I: Fundamentos

Capítulo 1 Ultrassonografia: Princípios, Técnicas e Instrumentação 3
Charles S. Odwin ▪ Ronald R. Price
Arthur C. Fleischer

Guia de Estudo	3
Perguntas	37
Respostas e Explicações	89

Seção II: Ecocardiografia

Capítulo 2 Ecocardiografia de Adultos 117
Mark N. Allen ▪ Carol A. Krebs

Guia de Estudo	117
Perguntas	141
Respostas e Explicações	166

Capítulo 3 Ecocardiografia Pediátrica 179
David A. Parra

Guia de Estudo	179
Perguntas	201
Respostas e Explicações	209

Seção III: Aplicações Gerais da Ultrassonografia

Capítulo 4 Ultrassonografia Abdominal 215
Charles S. Odwin ▪ Arthur C. Fleischer

Guia de Estudo	215
Perguntas	248
Estudos de Casos	306
Respostas e Explicações	314
Folha de Resposta dos Estudos de Casos	334

Capítulo 5 Ultrassonografia da Tireoide e Escroto 337
Arthur C. Fleischer ▪ Charles S. Odwin

Guia de Estudo	337
Perguntas	341
Estudos de Casos	345
Respostas e Explicações	350
Folha de Resposta dos Estudos de Casos	352

Capítulo 6 Ultrassonografia Endorretal da Próstata 355
Dustan Abraham

Guia de Estudo	355
Perguntas	359
Respostas e Explicações	363

Seção IV: Ultrassonografia em Ginecologia e Obstetrícia

Capítulo 7 Ultrassonografias Obstétrica e Ginecológica e Ultrassonografia Transvaginal 367
Charles S. Odwin ▪ Cynthia A. Silkowski
Arthur C. Fleischer

Guia de Estudo	367
Perguntas	408
Respostas e Explicações	468

Capítulo 8 Ultrassonografias Obstétrica e Ginecológica Tridimensionais (3D) – Um Resumo Ilustrativo 495
Arthur C. Fleischer

Guia de Estudo	495
Perguntas	506
Respostas e Explicações	513

Capítulo 9 Ecocardiografia Fetal 515
Teresa M. Bieker

Guia de Estudo	515
Perguntas	535
Respostas e Explicações	542

Capítulo 10 Ultrassonografia de Mama 547
Lawrence E. Mason

Guia de Estudo	547
Perguntas	557
Respostas e Explicações	561

Seção V: Ultrassonografia Vascular

Capítulo 11 — Ultrassonografia Vascular Abdominal — 565
Marsha M. Neumyer

- Guia de Estudo — 565
- Perguntas — 589
- Respostas e Explicações — 603

Capítulo 12 — Ultrassonografia Vascular Cerebral — 613
George L. Berdejo ▪ Joshua Cruz
Fernando Amador ▪ Evan C. Lipsitz

- Guia de Estudo — 613
- Perguntas — 635
- Respostas e Explicações — 647

Capítulo 13 — Ultrassonografia das Veias Periféricas — 653
George L. Berdejo ▪ Joshua Cruz
Evan C. Lipsitz

- Guia de Estudo — 653
- Perguntas — 677
- Respostas e Explicações — 688

Capítulo 14 — Ultrassonografia Arterial Periférica — 693
George L. Berdejo ▪ Fernando Amador
Joshua Cruz ▪ Evan C. Lipsitz

- Guia de Estudo — 693
- Perguntas — 721
- Respostas e Explicações — 738

Seção VI: Aplicações Diversas

Capítulo 15 — Ultrassom em Neurologia — 749
Charles S. Odwin ▪ Chandrowti Devi Persaud

- Guia de Estudo — 749
- Perguntas — 765
- Respostas e Explicações — 790

Capítulo 16 — Ultrassom Musculoesquelético — 803
Amy E. Wilkinson ▪ Ronald S. Adler

- Guia de Estudo — 803
- Perguntas — 811
- Respostas e Explicações — 816

Índice Remissivo — 819

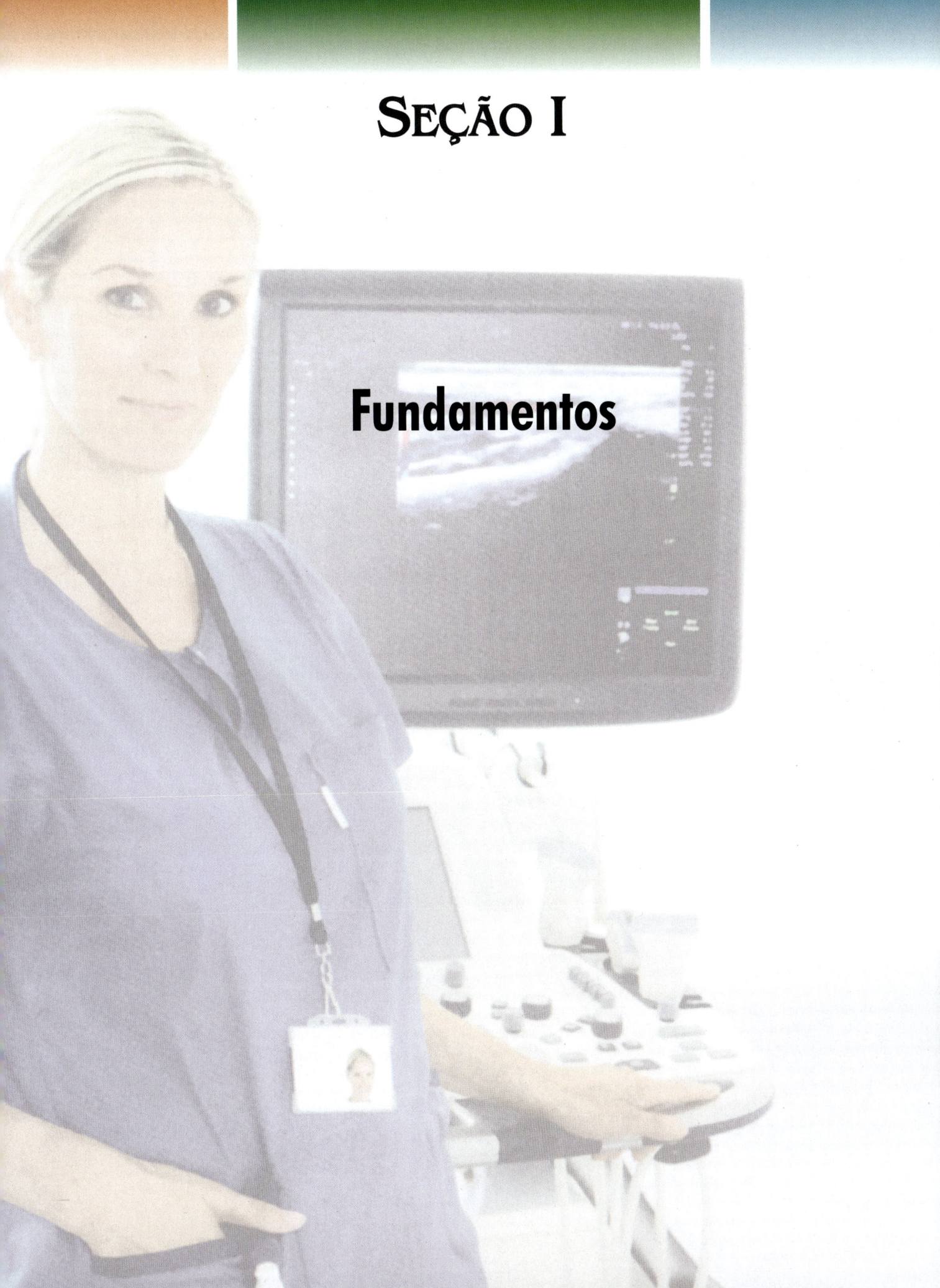

SEÇÃO I

Fundamentos

Ultrassonografia – Princípios, Técnicas e Instrumentação

Charles S. Odwin ▪ *Ronald R. Price* ▪ *Arthur C. Fleischer*

Guia de Estudo

O QUE É ULTRASSOM?

Ultrassom é uma onda mecânica longitudinal, que carrega variantes de quantidades, denominadas *variáveis acústicas*. O ultrassom é definido como uma onda acústica que possui uma frequência maior do que o limite superior da audição humana. Presume-se que este limite seja superior a 20.000 ciclos por segundo (ou 20.000 Hz). A unidade hertz (Hz) é o termo internacionalmente aceito para ciclos por segundo.

Ondas ultrassônicas são produzidas pelo movimento oscilatório de partículas em um meio, criando regiões de compressão e rarefação. O movimento contínuo das partículas se propagando em um meio é o resultado da colisão entre as partículas que compõem o meio.

O ultrassom pode ser contínuo ou pulsado. No modo *contínuo*, os movimentos vibratórios são produzidos pela fonte em um feixe ininterrupto, enquanto que no modo *pulsado*, o som é propagado em uma série de pacotes, ou pulsos. Quase todas as aplicações diagnósticas da ultrassonografia utilizam *ultrassom pulsado*.

Os seguintes termos são comumente usados na ultrassonografia médica diagnóstica:

Onda longitudinal é uma onda em que as partículas do meio se deslocam em uma direção paralela à propagação da onda (ao contrário das ondas de cisalhamento, também conhecidas como ondas transversais, em que as partículas do meio se deslocam em uma direção perpendicular à propagação da onda).

Onda mecânica é uma onda que requer um meio para se deslocar e, portanto, não pode se propagar no vácuo.

Variável acústica. Cada um dos seguintes é considerado uma variável acústica: *pressão, temperatura, densidade, movimento de uma partícula (distância)*. Note que todas estas variáveis mudam, à medida que a onda acústica atravessa o meio.

Parâmetros de uma onda (Fig. 1-1A). Os seguintes termos são comuns a todas as ondas:

Ciclo. Um ciclo é composto de uma compressão e uma rarefação, ou de uma mudança positiva e negativa completa em uma variável acústica.

Frequência (f) é o número de ciclos por segundo. A frequência descreve quantas vezes a variável acústica (quer seja de pressão, densidade, movimento da partícula ou temperatura) muda em um segundo. *Unidades:* hertz (Hz), mega-hertz (MHz).

$$\text{frequência}\,(f) = \frac{\text{velocidade de propagação}}{\text{comprimento de onda}},\ f = \frac{c}{\lambda}$$

Período é o tempo que leva para 1 ciclo ocorrer; o inverso da frequência. *Unidades:* segundos (s), microssegundos (µs).

$$\text{período}\,(f) = \frac{1}{\text{frequência}},\ p = \frac{1}{f}$$

À medida que a frequência aumenta, o período diminui. De modo inverso, à medida que a frequência diminui, o período aumenta.

Comprimento de onda (λ) é a distância que a onda deve percorrer em 1 ciclo. O comprimento de onda é determinado pela fonte da onda e o meio em que esta se propaga (Fig. 1-1B). *Unidades:* metros (m), milímetros (mm).

$$\text{comprimento de onda}\,(f) = \frac{\text{velocidade de propagação}}{\text{frequência}},\ \lambda = \frac{c}{f}$$

Com uma velocidade ou velocidade de propagação (c) de 1.540 m/s, o comprimento de onda de 1 MHz é de 1,54 mm, de 2 MHz, de 0,77 mm e de 3 MHz, de 0,51 mm.

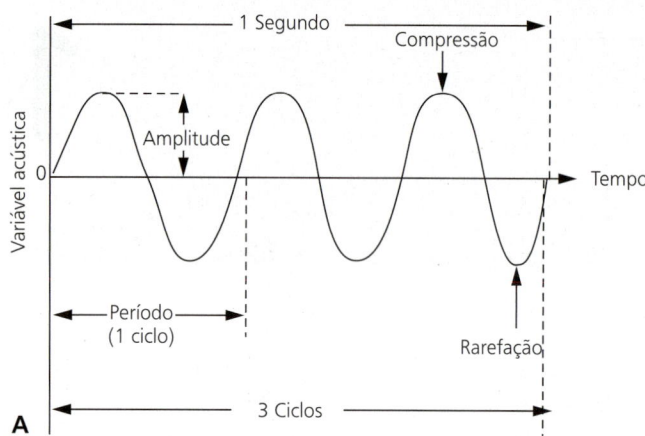

FIGURA 1-1A. Os parâmetros de uma onda. A frequência desta variável de onda é de 3 Hz (ou ciclos por segundo). Um período é um ciclo completo; portanto, esta onda consiste em três períodos. *Nota:* A direção vertical é compressão, e a direção inferior é rarefação, e ambas representam pressão e densidade. De outra maneira, a onda representa uma mudança positiva (para cima) ou negativa (para baixo) na variável acústica.

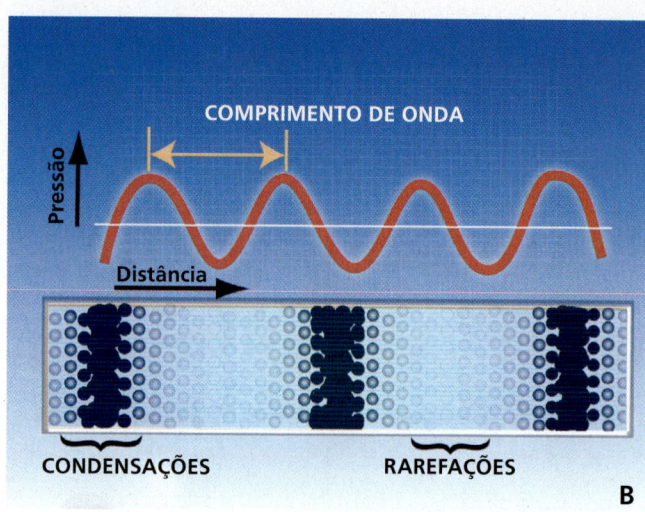

FIGURA 1-1B. Um comprimento de onda representa a distância entre dois picos de onda adjacentes.

Velocidade de propagação é a velocidade máxima com a qual uma onda acústica pode-se movimentar por um meio, determinado pela densidade e rigidez do meio. Velocidade de propagação aumenta proporcionalmente com a rigidez (ou seja, quanto mais rígido o meio, mais rápido a variável se deslocará). Densidade é a concentração da massa por unidade de volume, e a velocidade de propagação é inversamente proporcional à densidade. *Unidades:* metros/segundo (m/s), milímetros por microssegundo (mm/μs).

$$\text{velocidade de propagação } (f) = \sqrt{\frac{\text{elasticidade (rigidez)}}{\text{densidade}}}, c = \frac{e}{\rho}$$

Deve-se ressaltar que *compressibilidade* é o oposto de rigidez. Se a compressibilidade aumentar, então, a velocidade de propagação diminui.

Velocidade de propagação é maior em sólidos > líquidos > gases. Velocidade de propagação (c) é igual à frequência (f) vezes o comprimento de onda (λ) $\{c = f \times 1\}$. Em razão do fato de a velocidade de propagação ser constante num determinado meio, se a frequência aumentar, o comprimento de onda diminuirá. De modo contrário, se a frequência diminuir, o comprimento de onda aumentará.

Exemplo

Se a frequência de uma onda de ultrassom que se propaga pelo tecido mole for aumentada de 5 para 10 MHz, o que acontece com o comprimento de onda?

Etapas para a Resolução:

velocidade de propagação = 1.540 m/a ou 1,54 mm/μs, frequência = 5 MHz

$$\frac{\text{velocidade de propagação}}{\text{frequência}} = \text{Comprimento de onda}$$

$$1{,}54 \text{ mm}/\mu s / 5 \text{ MHz} = 0{,}31 \text{ (mm)}$$

$$\text{frequência} = 10 \text{ MHz}$$

$$1{,}54 \text{ mm}/\mu s / 10 \text{ MHz} = 0{,}154 \text{ (mm)}$$

Duplicando a frequência, diminui-se pela metade o comprimento de onda num determinado meio. Note como o comprimento de onda diminui.

PARÂMETROS UTILIZADOS PARA DESCREVER AS ONDAS PULSADAS

Frequência de repetição de pulso (PRF) é o número de pulsos por segundo. *Unidades:* hertz (Hz), quilo-hertz (kHz).

A PRF utilizada depende da profundidade da imagem. À medida que a profundidade da imagem aumenta, a PRF deve diminuir. Este fenômeno é característico do ciclo de pulso-período de escuta-recepção do transdutor. Quanto mais tempo leva para os sinais de retorno (ecos) voltar ao transdutor, maior o intervalo entre os pulsos. Portanto, quanto mais longe o alvo, mais longa a viagem de retorno e maior o intervalo entre as transmissões de onda de pulsos.

Período de repetição de pulso (PRP) é o tempo decorrido entre o início de um pulso e o início do próximo (Fig. 1-2A). *Unidades:* segundos (s), milissegundos (ms).

$$\text{PRP} = \frac{1}{\text{PRF}}$$

O PRP aumenta, à medida que a profundidade aumenta. Quando a profundidade diminui, o PRP diminui.

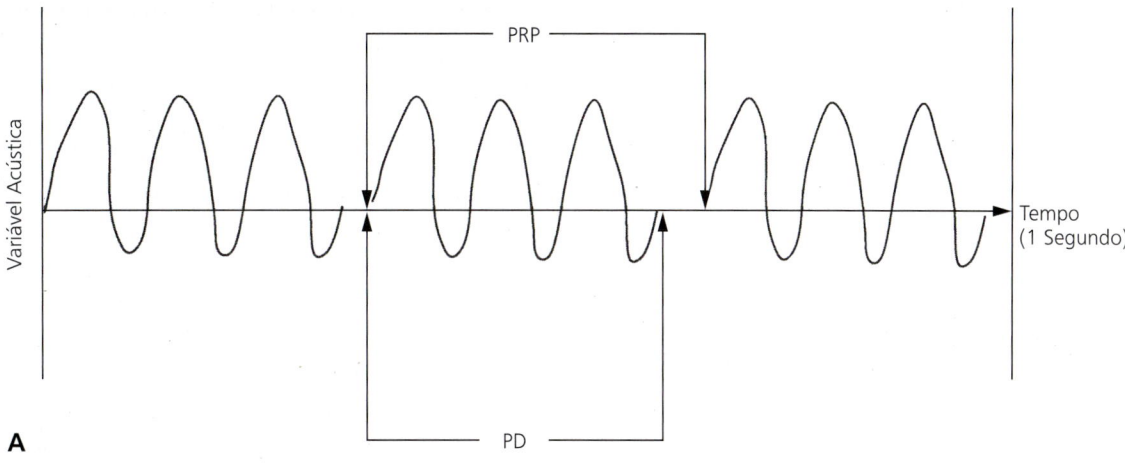

FIGURA 1-2A. Período de repetição do pulso (PRP).

Duração do pulso (PD) é o tempo que leva para um pulso ocorrer: o período do ultrassom no pulso multiplicado pelo número de ciclos no pulso (Fig. 1-2A). *Unidades:* segundos (s), milissegundos (ms), duração de pulso = número de ciclos (n) × período (p).

Fator de trabalho é a fração de tempo que o transdutor está gerando um pulso.

Valor máximo: 1,0. Na onda contínua, o transdutor está sempre gerando um pulso. Um segundo transdutor atua como o dispositivo de escuta.

Valor mínimo: 0,0. O transdutor *não* está sendo excitado (portanto, nenhum pulso será gerado). Na imagem clínica, o fator de trabalho varia de 0,001 a 0,01 com o uso de um sistema pulso-eco. *Unidades:* sem unidade.

$$\text{fator de trabalho} = \frac{\text{PD } (\mu s)}{\text{PRP (ms)} \times 1.000}$$

Nota: Visto que o fator de trabalho não tem unidade, e a PD é geralmente em microssegundos, é necessário dividir por 1.000 para anular as unidades na fórmula. Ao usar esta fórmula, as unidades devem corresponder (PD e PRP devem ser em segundos, milissegundos ou microssegundos). Caso contrário, um fator de correção, como o 1.000 no denominador, deve ser usado.

O fator de trabalho pode também ser calculado pela seguinte fórmula:

$$\text{fator de trabalho} = \frac{\text{PD} \times (\text{PRF})}{1.000}$$

Comprimento espacial do pulso (SPL) é a distância sobre a qual um pulso ocorre (Fig. 1-2B). *Unidade:* milímetros (mm). Comprimento espacial do pulso (SPL) = comprimento de onda (λ) × número de ciclos em um pulso (n).

Amplitude é a variação máxima que ocorre em uma variável acústica. Indica a força da onda sonora. Para chegar nesta variação, o valor inalterado é subtraído do valor máximo, e a unidade para a variável acústica é aplicada (Fig. 1-3). A amplitude pico a pico (P-P) é a do valor máximo, ao valor mínimo.

Potência é a unidade de energia transferida. A potência é proporcional ao quadrado de amplitude da onda. *Unidade:* watts (W).

$$\text{potência} \sim \text{amplitude}^2$$

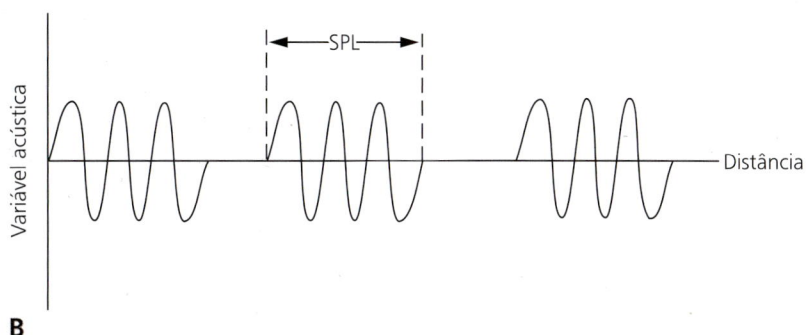

FIGURA 1-2B. Comprimento espacial do pulso (SPL).

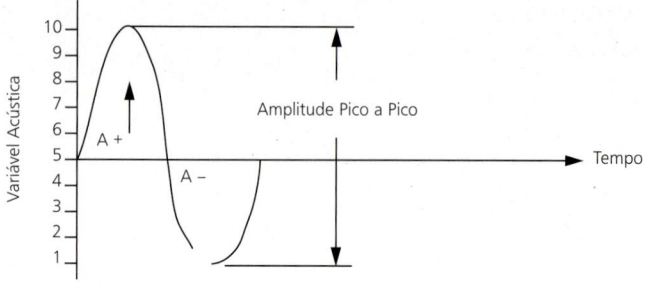

FIGURA 1-3. Uma amplitude de onda. A amplitude é igual ao valor máximo menos o valor normal. Amplitude pico a pico (P-P) é igual ao valor máximo mais o valor absoluto do mínimo.

Valor máx. = 10
Valor normal = 5
Amplitude Pico a Pico = 9 (+ 5 + [-4]) = 5 + 4

Intensidade é a potência em uma onda dividida pela área do feixe. *Unidade:* watts por centímetro quadrado (W/cm²).

$$\text{intensidade} = \frac{\text{potência (W)}}{\text{área (cm}^2\text{)}}$$

Nota: A intensidade é proporcional ao quadrado da amplitude. Se a amplitude for dobrada, então, a intensidade quadruplica.

POTÊNCIA E INTENSIDADE

A potência do ultrassom e a intensidade do feixe de ultrassom não são idênticas, embora os dois termos sejam algumas vezes utilizados indistintamente. A *potência do ultrassom* é a taxa em que o trabalho é realizado; é igual ao trabalho feito dividido pelo tempo necessário para fazer o trabalho. A intensidade é a potência por unidade de superfície e representa a força do feixe de ultrassom. As intensidades utilizadas nas aplicações de ultrassonografia médica diagnóstica variam de 1 a 50 mW/cm². Compreensão da intensidade do ultrassom é importante ao estudar os efeitos biológicos do ultrassom no tecido (discutido mais adiante neste capítulo).

As intensidades possuem um valor de pico e um valor médio. A intensidade do feixe sonoro à medida que se propaga em um meio varia de acordo com o feixe (*intensidade espacial*) e com o tempo (*intensidade temporal*).

Pico espacial (SP) é a intensidade no centro do feixe.

Média espacial (SA) é a intensidade média através do feixe.

Pico temporal (TP) é a intensidade máxima no pulso (medida quando o pulso está ligado).

Média temporal (TA) é a média da intensidade durante um ciclo ligado e desligado (leva em consideração a intensidade desde o início de um pulso até o início do próximo).

Média do pulso (PA) é a intensidade média durante um único pulso.

Seis intensidades resultam quando considerações espaciais e temporais são combinadas:

pico espacial-pico temporal	SPTP (mais alto)
média espacial-pico temporal	SATP
pico espacial-média temporal	SPTA (aquecimento do tecido)
média espacial-média temporal	SATA (mais baixa)
média espacial-média do pulso	SAPA
pico espacial-média do pulso	SPPA

No ultrassom pulsado, o TP é maior que a PA, a qual é maior que a TA. Quando o ultrassom de ondas contínuas é utilizado, no entanto, as intensidades de TP e TA são as mesmas.

A intensidade de pico espacial está relacionada com a SA pela razão de uniformidade do feixe (BUR).

BUR é um coeficiente sem unidade que descreve a distribuição da intensidade do feixe de ultrassom no espaço. Quanto maior o SP, mais concentrada a intensidade e quanto maior a SA, menos concentrada. *Unidades:* sem unidade.

$$\text{média espacial} = \frac{\text{intensidade do pico espacial (W/cm}^2\text{)}}{\text{razão de uniformidade do feixe}}$$

$$SA = \frac{SP}{BUR}$$

pico espacial = razão de uniformidade do feixe × média espacial
= BUR × SA

A intensidade da média temporal está relacionada com o TP pelo fator de trabalho (DF). *Unidades:* sem unidade.

$$\text{fator de trabalho} = \frac{\text{média temporal}}{\text{pico temporal}}, \quad DF = \frac{TA}{TP}$$

Atenuação

Atenuação é a redução da intensidade e amplitude do feixe sonoro à medida que este se propaga no meio. Esta é a razão pela qual os ecos provenientes de estruturas profundas são mais fracos do que aqueles de estruturas mais superficiais. Os fatores que contribuem com a atenuação são os seguintes:

Absorção é a conversão da energia sonora em calor. Absorção é a principal fonte de atenuação em tecidos moles.

Dispersão. *Dispersão difusa* é o redirecionamento do feixe sonoro após atingir interfaces pequenas ou irregulares, quando o comprimento de onda é maior que a superfície refletora. O parênquima hepático e as hemácias representam uma dispersão difusa.

Reflexão é o retorno de uma porção do feixe de ultrassom ao transdutor (um eco). De interesse na ultrassonografia diagnóstica é a *reflexão especular*, que ocorre quando o comprimento de onda do pulso é muito menor que a interface atingida por ele, e a superfície é lisa. Os melhores exemplos de reflexão especular são o diafragma, cápsula hepática e paredes da vesícula biliar. A reflexão do feixe de ultrassom depende da *incompatibilidade da impedância acústica* na interface entre os dois meios (discutido em detalhes mais adiante neste capítulo).

A unidade em que a atenuação é dada é o decibel (dB). O decibel é a unidade da razão de intensidade, ou potência; é a quantidade obtida multiplicando-se por 10 o log da razão de duas intensidades.

$$\text{decibéis (dB)} = 10 \log \frac{\text{intensidade final}}{\text{intensidade inicial}}$$

Coeficiente de atenuação é a atenuação por unidade de comprimento do trajeto da onda sonora. Para tecidos moles, o coeficiente de atenuação é, aproximadamente, metade da frequência operacional do transdutor; ou seja, para cada centímetro por MHz, há aproximadamente 0,5 dB de atenuação. Por exemplo, se a frequência operacional de um transdutor for de 5 MHz, então o coeficiente de atenuação é de, aproximadamente, 2,5 dB/cm.

$$\text{atenuação (dB)} = \text{coeficiente de atenuação (dB/cm)} \times \text{comprimento do trajeto (cm)}$$

Nota: O comprimento do trajeto é a distância que o feixe sonoro percorre em um meio. O cálculo dos valores decibéis é complexo e não precisa fazer parte do banco de conhecimento comum do ultrassonografista; porém, o ultrassonografista deve entender que pelos decibéis serem expoentes, uma pequena mudança nos decibéis pode significar uma grande alteração nos valores resultantes. A maneira mais adequada de lidar com estes valores é memorizando os comumente encontrados (Tabela 1-1).

Exemplo 1

O feixe de ultrassom produzido por um transdutor de 4 MHz tem uma intensidade inicial de 20 mW/cm^2 após se propagar por 3 cm de tecido. Qual é a intensidade do feixe no final deste trajeto?

Dado: Frequência é 4 MHz; intensidade original é 20 mW/cm^2; comprimento do trajeto é 3 cm; coeficiente de atenuação é ½; frequência, ou seja, ½; (4 MHz) = 2 dB/cm.

Então: Se atenuação for o coeficiente de atenuação × comprimento do trajeto; então, a atenuação é 2 dB/cm × 3 cm = 6 dB. Se a atenuação for 0,25; então, o valor em decibéis é -6 dB.

(Ver Tabela 1-1).

TABELA 1-1 • Valores de Atenuação em Decibéis

Decibéis (dB)	Valor
-3	(1/2) 0,5
-6	(1/4) 0,25
-9	(1/8) 0,13
-10	(1/10) 0,10
-20	(1/100) 0,01
-30	(1/1.000) 0,001

Para obter a intensidade final, multiplicar a razão da intensidade pela intensidade original:

$$20 \text{ mW/cm}^2 \times 0,25 = 5 \text{ mW/cm}^2$$

A intensidade foi, portanto, reduzida para 25% de seu valor original. Outro modo de calcular este exemplo é observar que uma redução de 3 dB significa reduzir pela metade um valor. Visto que 6 dB = 3 dB + 3 dB, uma atenuação de 6 dB reduz a potência pela metade (20 W → 10 W) e, então, pela metade novamente (10 W → 5 W).

Exemplo 2

Após passar por um meio de tecidos moles, um feixe de ultrassom tem uma intensidade inicial de 100 mW/cm^2. Calcule a quantidade de atenuação.

Dado: Intensidade inicial é 100 mW/cm^2; intensidade final é 0,01 mW/cm^2.

Então: Se decibéis = $10 \log \frac{0,01}{100} = 10 \log \frac{1}{10.000}$
= 10 (-4) = 40 dB

Nota: Em termos estritamente matemáticos, os 40 dB devem ser negativos, mas para o nosso propósito, pode ser simplesmente expresso como 40 dB de atenuação. A atenuação, portanto, foi de 40 dB (-40 dB).

A *profundidade de meia intensidade* é a distância em que a intensidade será metade da original; a distância do feixe sonoro se propagará por um meio antes que sua intensidade seja reduzida em 50%. É calculado pela fórmula:

$$\text{profundidade de meia intensidade} = \frac{3}{\text{coeficiente de atenuação (dB/cm)}}$$

A profundidade de meia intensidade também pode ser calculada a partir da frequência:

$$\text{profundidade de meia intensidade} = \frac{1}{\text{frequência (MHz)}}$$

A profundidade de meia intensidade é um bom indicador da frequência que deveria ser selecionada para visualizar diferentes estruturas no corpo. Por exemplo, se 50% da intensidade for perdida antes de alcançar certa profundidade; então, é óbvio que as estruturas mais profundas receberão menos do feixe sonoro e, portanto, gerarão ecos mais fracos. Portanto, para visualizar estruturas profundas, é necessário utilizar uma menor frequência.

Compensação do ganho de tempo (TGC) é uma compensação eletrônica para atenuação dos tecidos.

TGC de ganho proximal aumenta ou diminui a ecogenicidade no campo próximo.

TGC de ganho distal aumenta ou diminui a ecogenicidade no campo distante.

Ganho total aumenta ou diminui o brilho total na imagem.

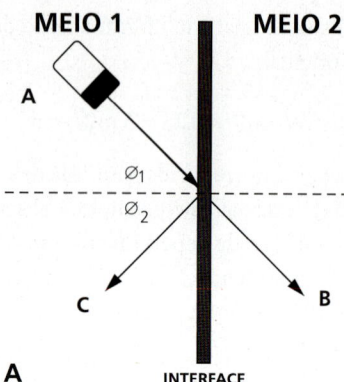

FIGURA 1-4A. (**A**) Uma incidência oblíqua atingindo uma interface; (**B**) refração do feixe sonoro; (**C**) reflexão do feixe sonoro.
Nota: Uma incidência oblíqua *não* é uma incidência normal. Uma incidência normal é de 90° (perpendicular). O feixe de incidência pode ser
1. Perpendicular (normal)
2. Incidência oblíqua (um feixe de incidência em um ângulo oblíquo) não perpendicular. O ângulo de incidência é o ângulo de qualquer um dos feixes de incidência

Ecos

Os ecos são as reflexões do feixe sonoro à medida que percorre pelo meio. Um eco é gerado toda vez que o feixe encontra uma incompatibilidade da impedância acústica, mas sua potência depende de vários fatores. Um fator muito importante, o *ângulo de incidência*, é o ângulo em que o feixe incidente atinge uma interface. O ângulo de incidência é igual ao ângulo de reflexão (Fig. 1-4A).

Incidência perpendicular é um feixe propagando-se por um meio em direção perpendicular a uma interface e encontrando a interface em um ângulo de 90° (Fig. 1-4B). A incidência perpendicular também é conhecida como *incidência normal*.[1]

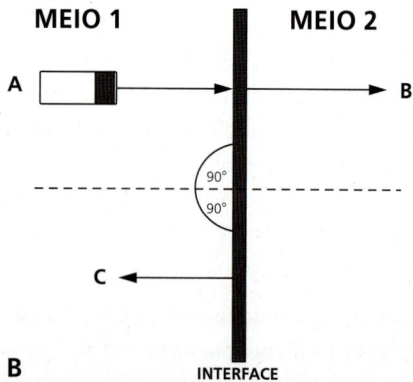

FIGURA 1-4B. A transmissão do feixe sonoro de incidência perpendicular, também chamada de *incidência normal*.
(**A**) Incidência normal atingindo uma interface perpendicularmente; (**B**) a intensidade transmitida; (**C**) reflexão da energia na interface entre o meio 1 e o meio 2. *Nota:* O feixe (**C**) retorna ao longo do feixe que está vindo (**A**), porém é representado separadamente.

A porção do feixe que não é refletida continua em uma linha reta; isto é chamado de *transmissão*.

A incidência perpendicular produzirá uma reflexão, quando a impedância acústica muda na interface. *Impedância acústica é o produto entre a densidade de um meio e a velocidade do som naquele meio.*

impedância acústica (*rayls*) = densidade (kg/m)
× velocidade de propagação (m/s)

$$Z = \rho \times c$$

Em uma incompatibilidade da impedância acústica, o feixe sonoro prosseguirá (transmissão), será refletido ou ambos. A relação entre a *incidência perpendicular* e a *intensidade* dos ecos pode ser caracterizada pelas seguintes fórmulas:

$$\text{coeficiente da intensidade de reflexão (IRC)} = \left(\frac{z_2 - z_1}{z_2 + z_1}\right)^2$$

$$\textit{coeficiente} \text{ da intensidade de reflexão (IRC)} = \frac{\text{intensidade refletida}}{\text{intensidade incidente}}$$

$$\textit{transmissão} \text{ da intensidade de reflexão (ITC)} = \frac{\text{intensidade transmitida}}{\text{intensidade incidente}}$$

A ITC também pode ser calculada pela fórmula:

$$ITC = 1 - IRC$$

intensidade incidente = IRC × intensidade incidente + ITC × intensidade incidente

Exemplo

Dados dois meios, um com uma impedância acústica de 20 *rayls*, e o outro com uma impedância acústica de 40 *rayls*, calcular o coeficiente da intensidade de reflexão (IRC), o coeficiente da intensidade de transmissão (ITC), a intensidade refletida e a intensidade transmitida. (Presumir que a intensidade incidente seja de 10 mW/cm^2)

$$Z_1 = 20 \text{ } rayls; Z_2 = 40 \text{ } rayls$$

$$IRC = \left(\frac{40-20}{40+20}\right)^2 = \left(\frac{20}{60}\right)^2 = \left(\frac{1}{3}\right)^2 = \frac{1}{9} = 0,11$$

Dado: O IRC é 0,11

Então: ITC = 1 – IRC
ITC = 1 – 0,11 = 0,89

Se a intensidade refletida for igual ao IRC vezes a intensidade original; então, a intensidade refletida = 0,11 × 10 mW/cm^2 = 1,1 mW/cm^2.

Se a intensidade transmitida for igual ao ITC vezes a intensidade original; então, a intensidade transmitida = 0,89 × 10 mw/cm^2 = 8,9 mW/cm^2.

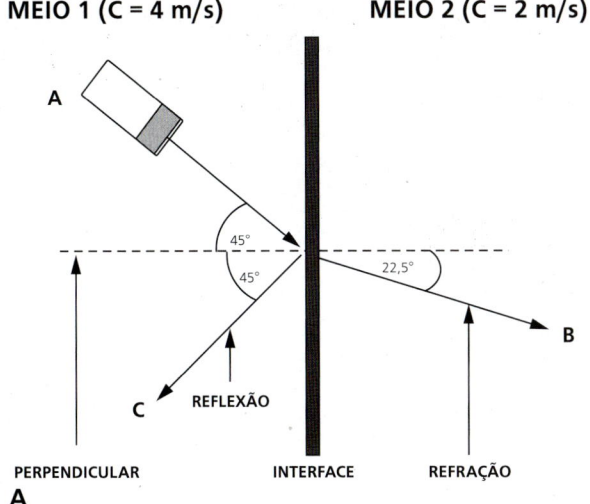

FIGURA 1-5A. No meio 1, a velocidade de propagação é de 4 m/s; no meio 2, a velocidade de propagação é de 2 m/s; portanto, o feixe se curva em direção ao plano normal. (**A**) Incidência atingindo uma interface; (**B**) refração do feixe sonoro; (**C**) feixe refletido.

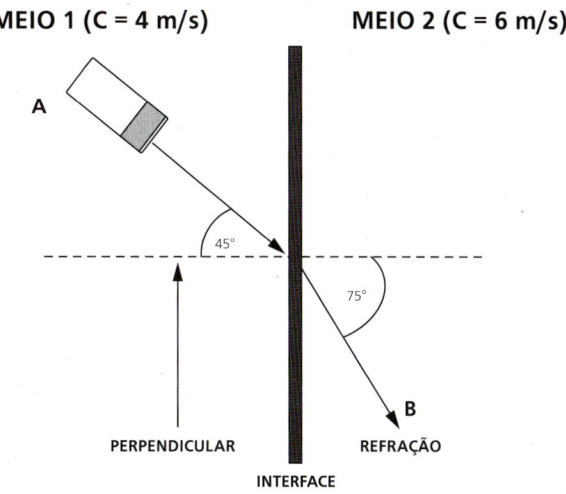

FIGURA 1-5C. No meio 1, a velocidade de propagação é de 4 m/s; no meio 2, a velocidade de propagação é de 6 m/s; portanto, o feixe se curva em direção oposta ao ângulo normal. (**A**) Incidência atingindo uma interface; (**B**) refração do feixe sonoro; (**C**) feixe refletido.

Incidência oblíqua é um ângulo de incidência não perpendicular (90°) a uma interface. O ângulo de transmissão será igual ao ângulo de incidência, desde que as velocidades de propagação dos meios em cada lado da interface sejam iguais. Se as velocidades de propagação forem diferentes, no entanto, o ângulo de incidência não será igual ao ângulo de transmissão. A mudança na direção, ou seja, a diferença entre o ângulo de incidência e o ângulo de transmissão (Fig. 1-5A, B e C), é chamada de *refração* (lei de Snell).

O ângulo de incidência é igual ao ângulo de reflexão, mas o ângulo de transmissão é variável e pode ser calculado como segue:

$$\text{ângulo de transmissão} = \text{ângulo de incidência}$$
$$\times \frac{\text{velocidade de propagação (meio 2)}}{\text{velocidade de propagação (meio 1)}}$$

ϕ_1 = ângulo de transmissão
ϕ_2 = ângulo de incidência

$$\phi_2 = \phi_1 \times \frac{C_2}{C_1}$$

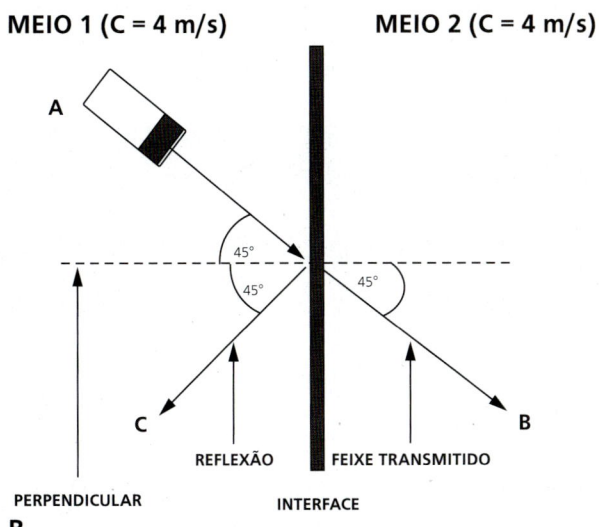

FIGURA 1-5B. No meio 1, a velocidade de propagação é de 4 m/s; no meio 2, a velocidade de propagação é de 4 m/s; portanto, o ângulo de incidência será igual ao ângulo de transmissão *sem* refração. (**A**) Incidência atingindo uma interface; (**B**) feixe transmitido; (**C**) feixe refletido.

Nota: A equação acima é somente uma aproximação; com ângulos maiores, a equação está sujeita a erros maiores. Para obter uma precisão verdadeira, utilizar a seguinte forma completa da lei de Snell.

$$\text{seno } \phi_2 = \text{seno } \phi_1 \times \frac{C_2}{C_1}$$

A *equação do alcance* é a relação entre o tempo de percurso de ida e volta do pulso e a distância até um refletor. Esta equação determina a posição que um refletor terá na profundidade no visor do monitor.

$$\text{distância até o refletor (mm)} =$$
$$\frac{1}{2} \times \text{velocidade de propagação (mm/µs)}$$
$$\times \text{tempo de percurso de ida e volta do pulso (µs)}$$

Supondo que a velocidade de propagação seja constante a 1.540 m/s ou 1,54 mm/µs; então, metade da velocidade de propagação será igual a 0,77 mm/µs, e a fórmula pode ser simplificada:

$$\text{distância até o refletor } (d) = 0{,}77$$
$$\times \text{tempo de percurso de ida e volta do pulso } (t)$$

Supondo que para cada 13 µs o pulso percorre 1 cm; então, $d = t/13$. O valor de (t) deve ser fornecido em microssegundos, se a velocidade de propagação estiver em milímetros por microssegundos. A equação do alcance define a posição que um refletor terá em profundidade no visor do monitor.

Agentes de Contraste e Imagem Harmônica Tecidual

Os agentes de contraste para ultrassom incluem suspensões coloides, emulsões, líquidos, partículas sólidas e microbolhas preenchidas com gás. Atualmente, agentes de contraste com base em bolhas preenchidas com gás dominam aqueles que são aprovados pela *Food and Drug Administration* e em uso clínico comum. As primeiras microbolhas preenchidas com gás utilizavam ar; entretanto, os agentes mais recentes são microsferas contendo gás perfluorocarbono encarcerado. A escolha de uma estrutura preenchida com gás para aumentar a reflexibilidade é óbvia se remetermos para o coeficiente da intensidade de reflexão (IRC). No IRC, é a diferença entre a impedância acústica (Z) do agente de contraste e seus arredores que é importante. Ao tornar a Z do agente muito pequena em relação ao tecido adjacente (alcançado pelo uso de um gás), a reflexibilidade do agente se torna muito maior do que a reflexibilidade do tecido adjacente.

A imagem harmônica é um resultado da propagação não linear do feixe sonoro, à medida que atravessa o tecido. As imagens harmônicas foram reconhecidas pela primeira vez durante a aquisição de imagens com agentes de contraste preenchidos por gás, em que uma porção da energia, sendo transmitida a uma frequência fundamental (f), estava sendo refletida (retrodispersa) a frequências harmônicas mais elevadas ($2f$, $3f$ etc.).

Subsequentemente, foi reconhecido que as frequências harmônicas também estavam sendo produzidas nos tecidos. A vantagem do feixe harmônico é que apresenta menor dispersão (mais estreito) do que a frequência fundamental, além de ter artefatos laterais menores. O feixe mais estreito resulta em uma maior resolução lateral, e os artefatos laterais reduzidos diminuem os sinais indesejados. Imagens harmônicas são criadas pela eliminação da frequência fundamental e registro seletivo dos componentes de eco de maior frequência.

TRANSDUTORES

Um *transdutor* é um dispositivo que converte uma forma de energia em outra. Na ultrassonografia diagnóstica, o transdutor converte energia elétrica em energia de pressão (energia acústica) e vice-versa.

1. Elemento ativo
    A. *Princípio piezoelétrico* é a conversão de energia elétrica em energia de pressão e vice-versa. O ultrassom (energia de pressão) é gerado por estimulação elétrica do elemento piezoelétrico causando expansões e contrações do elemento, que, por sua vez, gera o pulso ultrassônico. O pulso

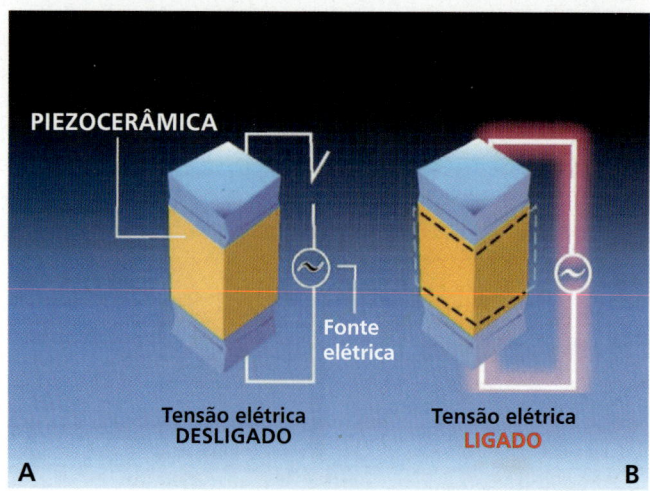

FIGURA 1-6. Tensão elétrica aplicada. (**A**) Compressão física no cristal gerará uma diferença de potencial entre as faces do cristal. O efeito é chamado de *efeito piezoelétrico*. (**B**) Tensão aplicada no cristal gerará energia mecânica (ultrassom). O efeito é chamado de *efeito piezoelétrico reverso*.

ultrassônico resultante produz uma distorção similar do elemento e, então, é convertido de volta para um sinal elétrico (Fig. 1-6).

    B. *Material*. O elemento ativo pode ser *natural* (p. ex., quartzo, turmalina, sal de Rochelle) ou *sintético* (p. ex., titanato zirconato de chumbo [PZT], titanato de bário, sulfato de lítio). Os elementos sintéticos são mais comumente utilizados nos equipamentos diagnósticos atuais em razão de sua disponibilidade e baixo custo. Para transformar uma destas substâncias fabricadas em um elemento piezoelétrico, o elemento é aquecido até seu ponto de Curie, ou a temperatura em que um material ferroelétrico, como muitos materiais piezoelétricos, perde suas propriedades magnéticas. Em seguida, os dipolos no material são polarizados com uma corrente elétrica. Quando o elemento esfria, os dipolos são fixados (Fig. 1-7). O material é cortado, moldado e abrigado no transdutor.

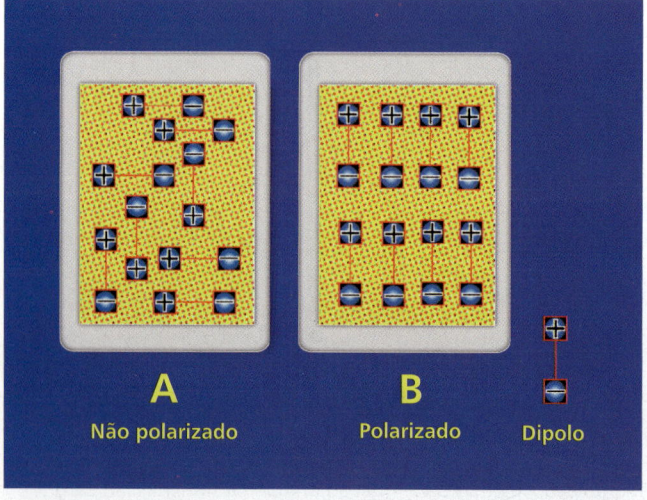

FIGURA 1-7. Material sintético com dipolos. (**A**) Não polarizado; (**B**) Polarizado; (**C**) Dipolo.

C. *Propriedades dos elementos (cristais)*. A frequência da onda acústica produzida por um sistema de imagem de onda pulsada padrão é determinada pela *espessura* do elemento piezoelétrico e pela *velocidade de propagação* do cristal. A velocidade de propagação do cristal é, aproximadamente, três a cinco vezes maior que a velocidade do ultrassom no tecido mole, ou seja, 4 a 8 mm/μs. Quanto mais fino o cristal, maior a frequência.

$$\text{frequência (MHz)} = \frac{\text{velocidade de propagação do cristal (mm/μs)}}{2 \times \text{espessura (mm)}}$$

O diâmetro do cristal não afeta a frequência do pulso; no entanto, determina a *resolução lateral*. Nem a impedância da camada de casamento, nem a espessura do bloco amortecedor é um determinante primário da frequência do ultrassom.

Ao contrário da onda de pulso, *a frequência do ultrassom de onda contínua é igual à frequência da tensão elétrica que impulsiona o cristal piezoelétrico*. Em termos mais simples, quando o gerador de pulsos de um sistema de onda contínua produz um sinal elétrico com uma frequência de 6 MHz, a frequência do sinal acústico emitido também será de 6 MHz.

2. *Material de absorção (bloco amortecedor)* é uma resina epóxi fixada na parte posterior do elemento que absorve as vibrações e reduz o número de ciclos em um pulso (Fig. 1-8). Ao reduzir o número de ciclos, os seguintes ocorrem:
A. Duração do pulso (PD) e comprimento espacial do pulso (SPL) são reduzidos. PD = número de ciclos (n) × tempo (t), em que t = período do ultrassom no pulso. SPL = número de ciclos (n) × comprimento de onda (λ).

Ao reduzir estes dois fatores, a resolução axial será melhorada.

$$\text{resolução axial } (R_A) = \frac{\text{SPL}}{2}$$

B. *Largura de banda* (a largura do espectro de frequências) é aumentada ao elevar o amortecimento.) Quando a largura de banda aumenta, o fator de qualidade (fator Q) do transdutor diminui.
C. O fator de trabalho é diminuído.
3. *Camada de casamento* é uma substância colocada em frente da face do transdutor para diminuir a reflexão em uma interface transdutor-tecido. A camada de casamento é necessária, pois a diferença na impedância entre o cristal transdutor e o tecido mole é tão grande que a maioria da energia será refletida de volta para a superfície cutânea. A camada de casamento fornece uma impedância intermediária, permitindo a transmissão do feixe de ultrassom no corpo.

A espessura da camada de casamento é geralmente igual a um quarto do comprimento de onda.[1] Múltiplas camadas são frequentemente utilizadas para evitar reflexões causadas pela variedade de frequências e comprimentos de ondas presentes nos pulsos curtos. Além da camada de casamento do transdutor, um *gel de acoplamento* é utilizado para formar um contato entre a superfície do transdutor e a pele que eliminará o ar e prevenirá reflexão nesta interface.

Largura de Banda e Fator de Qualidade

O transdutor produz mais do que uma frequência. Por exemplo, a frequência operacional pode ser de 3,5 MHz, porém um espectro de outras frequências também é gerado, conhecido como a *largura de banda*. Quando menor o pulso, mais destas outras frequências são geradas. Portando, a largura de banda e o comprimento do pulso são inversamente proporcionais; conforme o comprimento do pulso diminui, a largura de banda aumenta (Fig. 1-9). Ultrassom de ondas contínuas tem uma largura de banda muito estreita.

Se a largura de banda aumenta, o fator Q diminui. Entretanto, se a frequência operacional aumenta, o fator Q aumenta. Um baixo fator Q indica:

1. Largura de banda ampla.
2. Baixa frequência operacional.
3. Comprimento do pulso encurtado.
4. Campo próximo uniforme (Muitas frequências em um pulso resultam em uma distribuição da intensidade mais uniforme.)

Tipos de Transdutores

Existem várias maneiras de classificar os transdutores; uma delas é o modo como o feixe sonoro é varrido (ou dirigido). Este processo pode ser mecânico ou elétrico.

Um transdutor mecânico (Fig. 1-10) possui um cabeçote de varredura que contém um único elemento ativo em forma de disco. Um tipo de transdutor mecânico é o *tipo oscilatório* ou *rotatório*, que tem um elemento fisicamente ligado a um dispositivo mecânico para se movimentar por um trajeto (Fig. 1-10A). Um segundo tipo é composto por um *espelho oscilatório* que mecanicamente se move, enquanto o elemento permanece imóvel (Fig. 1-10B).

A focalização do feixe produzido por um transdutor mecânico é realizada pela curvatura do cristal, uma lente curva no cristal

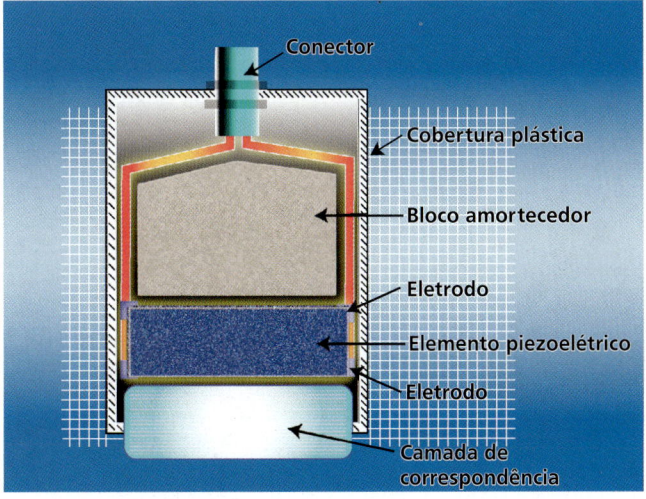

FIGURA 1-8. Componentes de um transdutor.

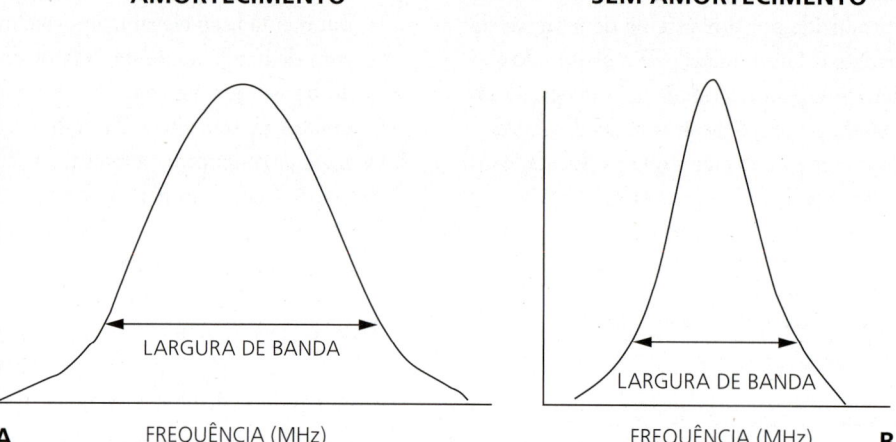

FIGURA 1-9. Largura de banda (**A**) com amortecimento, (**B**) sem amortecimento. *Nota*: O amortecimento aumenta a largura de banda.

ou o espelho refletor. A focalização ocorre a uma *profundidade específica* nos planos horizontal e vertical. Para mudar a profundidade focal, o operador deve selecionar outro transdutor com a zona focal desejada. O transdutor mecânico produz uma imagem setorial (Fig. 1-10C). *Transdutores mecânicos são conduzidos mecanicamente (MS) e focados mecanicamente (MF)*.

O *transdutor de arranjo anular* é um transdutor mecânico. O elemento transdutor consiste em 5 a 11 anéis de elementos transdutores fixados em um braço movimentado (conduzido) mecanicamente (Fig. 1-11). A vantagem do transdutor de arranjo anular sobre o transdutor de um único elemento é a presença de muitos elementos, permitindo a focalização eletrônica. Quando a transmissão e recepção da energia ultrassônica são focadas, uma maior resolução em profundidade é alcançada. A imagem produzida por um transdutor de arranjo anular também é uma imagem setorial. *Transdutores de arranjo anular são conduzidos mecanicamente (MS) e focados eletronicamente (EF)*.

Um *transdutor eletrônico* é um agrupamento de múltiplos elementos, chamado de *arranjo*. Existem muitos tipos de arranjos, cada com um conjunto particular de características:

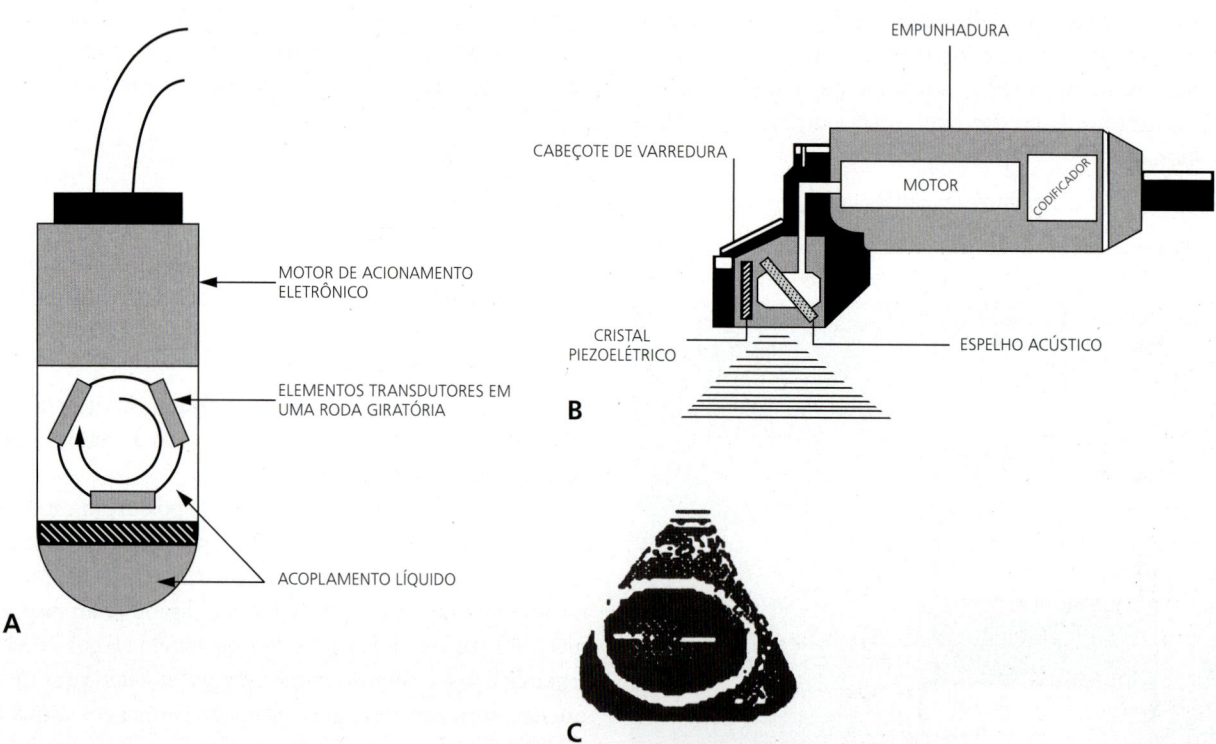

FIGURA 1-10. (**A**) Transdutor mecânico setorial em tempo real, que é conduzido mecanicamente e focado mecanicamente. (**B**) Um transdutor mecânico setorial em tempo real que movimenta um espelho em vez do transdutor. (**C**) Imagem de um transdutor mecânico setorial.

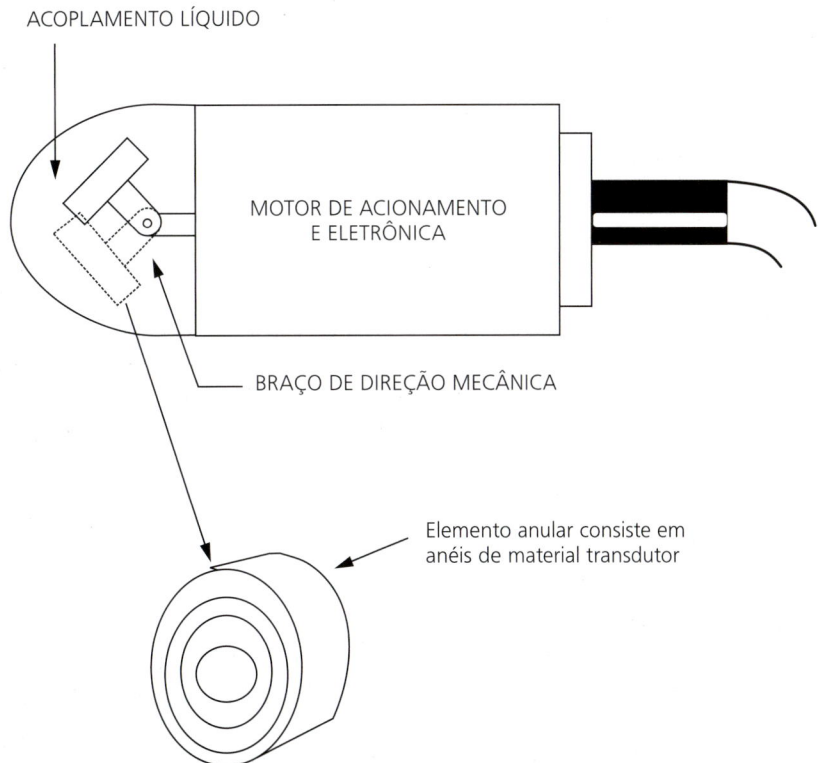

FIGURA 1-11. Transdutor de arranjo anular em tempo real, contendo quatro anéis transdutores (multielemento) em uma haste guiada mecanicamente.

Arranjo linear sequencial (arranjo linear). Demonstrado na Fig. 1-12. Este tipo de transdutor produz uma imagem retangular (Fig. 1-13B).

Arranjo curvo (arranjo radial, arranjo convexo). Os arranjos dos elementos transdutores são dispostos com uma curvatura específica (Fig. 1-14). A focalização do feixe é alcançada por focalizações interna e eletrônica; não há um feixe de direção. O desenho curvo do cabeçote do transdutor cria uma *imagem setorial ou trapezoide.*

Arranjo de fase setorial (arranjo de fase). Os pulsos de tensão são aplicados aos grupos inteiros de elementos com tempos de atraso variáveis. O feixe pode ser eletronicamente focalizado (EF) e conduzido (ES). O formato da imagem é setorial (Fig. 1-15).

Técnicas de Focalização

Os transdutores podem ser focalizados mecanicamente ou eletronicamente. *A focalização mecânica* é realizada com o uso de um cristal curvo ou uma lente acústica para cada elemento. Este tipo de focalização é geralmente aplicado aos transdutores mecânicos e melhorará a resolução lateral, limitando a largura do feixe.

Existem dois tipos de focalização eletrônica: focalização por transmissão e focalização por recepção.

Focalização por transmissão. A focalização eletrônica durante a transmissão é conquistada por meio do disparo de um grupo de elementos com um pequeno tempo de atraso (nanosse-

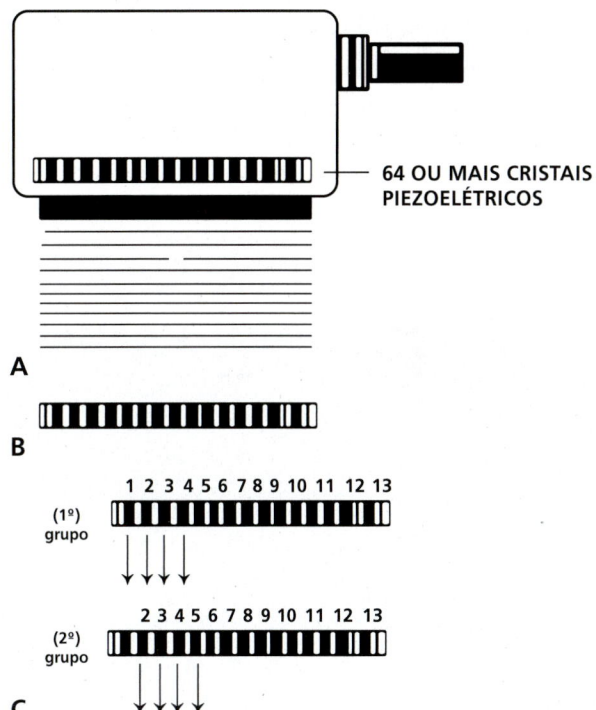

FIGURA 1-12. Arranjo linear sequencial. (**A**) Um transdutor de arranjo linear em tempo real. (**B**) Desenho de um transdutor linear segmentado com arranjo de fase segmentar. Estes transdutores consistem em uma tira longa de cristais piezoelétricos divididos em elementos, que são dispostos próximos um do outro; (**C**) operação de um transdutor linear segmentado com arranjo de fase. Neste exemplo, os elementos do cristal são disparados em grupos de quatro, com cada grupo enviando e recebendo em sucessão.

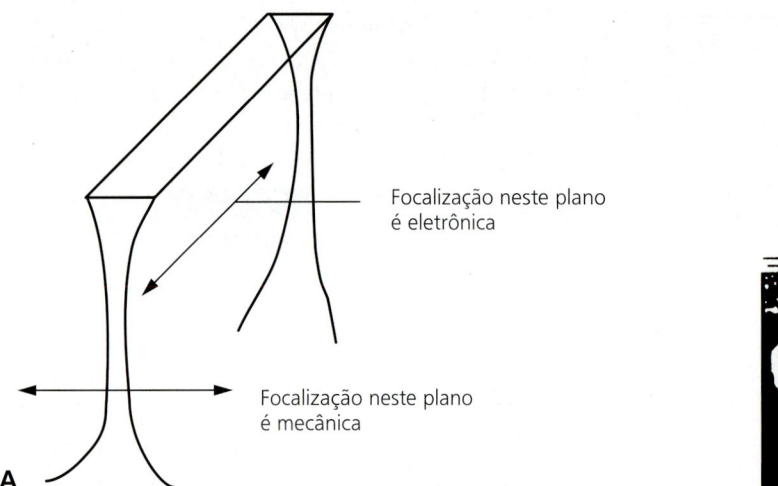

FIGURA 1-13. Arranjo linear sequencial. (**A**) A focalização no plano do eixo longo do transdutor é eletrônica; a focalização no plano perpendicular ao eixo longo é mecânica. (**B**) Imagem de um transdutor linear com arranjo de fase. Note a imagem retangular.

gundos). A frente de onda gerada por cada elemento no grupo chegará a um ponto específico no espaço, resultando em um feixe focalizado. O uso de um foco de transmissão melhorará as resoluções laterais e criará várias zonas focais possíveis. A focalização por transmissão multizona resultará em uma menor cadência. Por exemplo, se existirem três zonas focais, então a cadência será reduzida quando comparada a uma única zona de foco. Se a cadência for muito baixa, a imagem vibrará causando uma distorção "detectável" da imagem.

Focalização por recepção. Na focalização eletrônica dos ecos recebidos, por meio do atraso eletrônico do retorno dos sinais ao sistema processador na unidade diagnóstica, o limite ideal da zona focal pode ser estendido. Este processo aumentará a clareza da imagem.

Feixe Sonoro

Um *feixe sonoro* é a energia acústica emitida pelo transdutor. O feixe pode ser uma onda pulsada ou contínua. *Ondas ultrassônicas seguem o princípio de Huygens, que afirma que o feixe resultante é uma combinação de todo o som se originando a partir de diferentes fontes (ondículas) no cristal contido na face do transdutor. Focalização é a sobreposição (soma algébrica) de todas as ondas sonoras no feixe.*[1-3] Conforme as várias ondículas em um feixe colidem, a interferência (construtiva e destrutiva) resulta na formação de um feixe sonoro (Fig. 1-16).

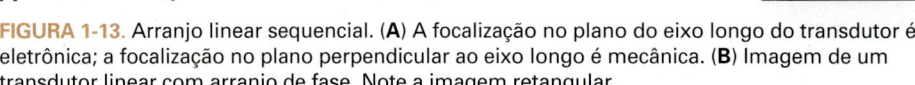

FIGURA 1-14. Arranjo curvo. Os elementos transdutores são dispostos com uma curvatura específica. Não há feixe de direção; a focalização do feixe é alcançada internamente por meios mecânicos e eletrônicos.

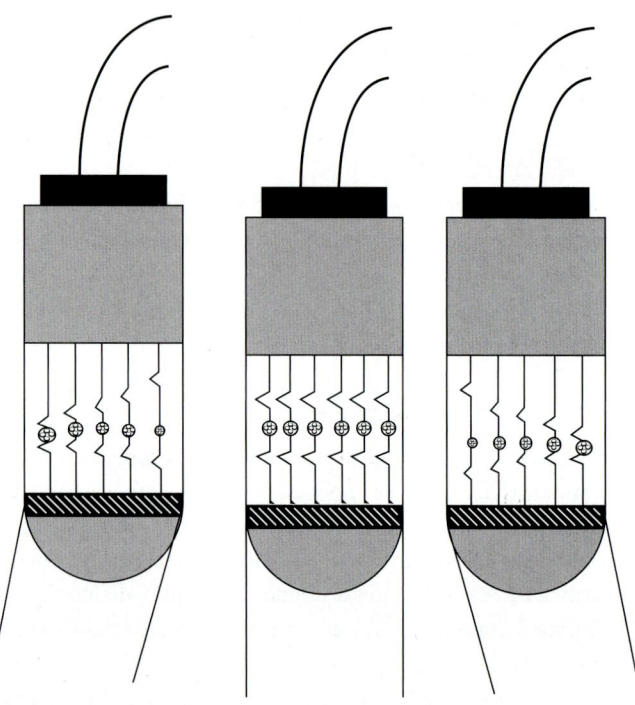

FIGURA 1-15. Transdutor com arranjo de fase setorial em tempo real. Este diagrama ilustra como os pulsos eletrônicos são utilizados para conduzir o feixe de ultrassom.

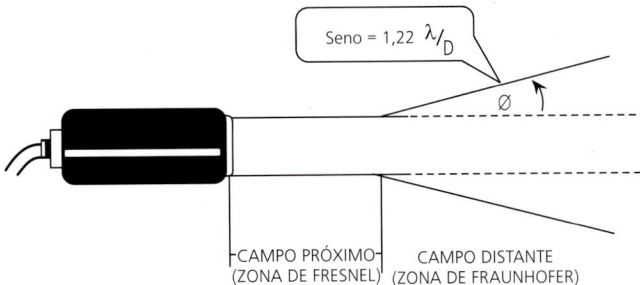

FIGURA 1-16. O feixe ultrassônico de um transdutor não focalizado.

Interferência construtiva. As ondas não estão em fase, produzindo uma diminuição na amplitude ou, até mesmo, amplitude zero. Amplitude zero ocorre se ondas fora de fase se anulam completamente entre si.

O feixe é composto de uma zona próxima, um ponto focal e uma zona distante.

1. *Zona próxima (campo próximo ou zona de Fresnel)* é a porção do feixe sonoro em que o diâmetro do feixe se estreita, à medida que a distância a partir do transdutor aumenta até o alcance de seu menor diâmetro. Esta distância é o *comprimento da zona próxima* (NZL). Na extremidade do NZL, o diâmetro do feixe é igual à metade do diâmetro do transdutor. O NZL também está relacionado com a frequência: aumentando a frequência, aumenta o NZL, e vice-versa. Os componentes do feixe de um transdutor focalizado são exibidos na Fig. 1-17.
2. *Ponto focal* é o ponto em que o feixe atinge seu menor diâmetro. À medida que o diâmetro diminui, a resolução da largura do feixe aumenta, com uma maior resolução no ponto focal. A *zona focal* é a distância entre feixes de mesmo diâmetro que são múltiplos do diâmetro do ponto focal (geralmente duas vezes o diâmetro do ponto focal). A zona focal se estende em direção ao transdutor a partir do ponto focal e em direção à zona distante. O *comprimento focal* é a região do feixe desde o transdutor até o ponto focal.
3. *Campo distante (zona distante ou zona de Fraunhofer)* é a porção do feixe sonoro (após o NZL) em que o diâmetro do feixe aumenta, conforme a distância do transdutor aumenta. Em uma distância de duas vezes o NZL, o diâmetro do feixe novamente se iguala ao diâmetro do transdutor. A divergência do feixe no campo distante é inversamente proporcional ao diâmetro do cristal e frequência. Quanto maior o elemento transdutor, e mais elevada a frequência, menor o ângulo de divergência no campo distante (Fig. 1-18A, B).

Resolução

Existem dois tipos de resolução: lateral e axial (Fig. 1-19A, B)

Resolução lateral (resolução azimutal, transversal ou angular) é igual ao diâmetro do feixe (Fig. 1-19A). A distância entre as duas interfaces deve ser superior ao diâmetro do feixe (largura), para que as duas interfaces sejam resolvidas como entidades separadas. Resolução lateral se aplica a interfaces perpendiculares à direção do feixe acústico. Com um transdutor não focalizado, a resolução lateral será máxima no campo próximo; com um transdutor focalizado, a resolução lateral será máxima no ponto focal. Um transdutor com um menor diâmetro aumentará a resolução lateral, à medida que o feixe diverge na zona distante. Transdutores são algumas vezes projetados com uma lente acústica a fim de reduzir o diâmetro do feixe sonoro; isto resulta em uma melhor resolução lateral.

Resolução axial (resolução linear, longitudinal de alcance ou de profundidade) está relacionada com o SPL. Duas interfaces de profundidades diferentes serão diferenciadas uma da outra, somente se a distância entre elas for igual ou superior à metade do SPL (Fig. 1-19B).

$$\text{resolução axial} = \frac{SPL}{2}$$

Para obter uma qualidade de imagem máxima, a resolução axial (R_A) deve ser a menor possível. A resolução axial aumenta, quando o comprimento de onda ou o número de ciclos por segundo diminui (ambos os fatores estão relacionados com o SPL). A frequência também afeta a resolução axial. À medida que a frequência aumenta, o comprimento de onda diminui,

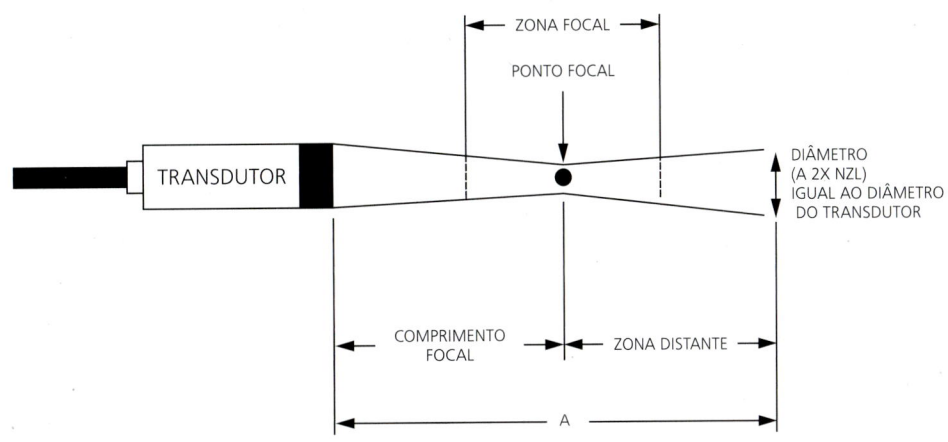

FIGURA 1-17. Os componentes do feixe ultrassônico em um transdutor focalizado. Note que o diâmetro do feixe é igual ao diâmetro da face do transdutor.

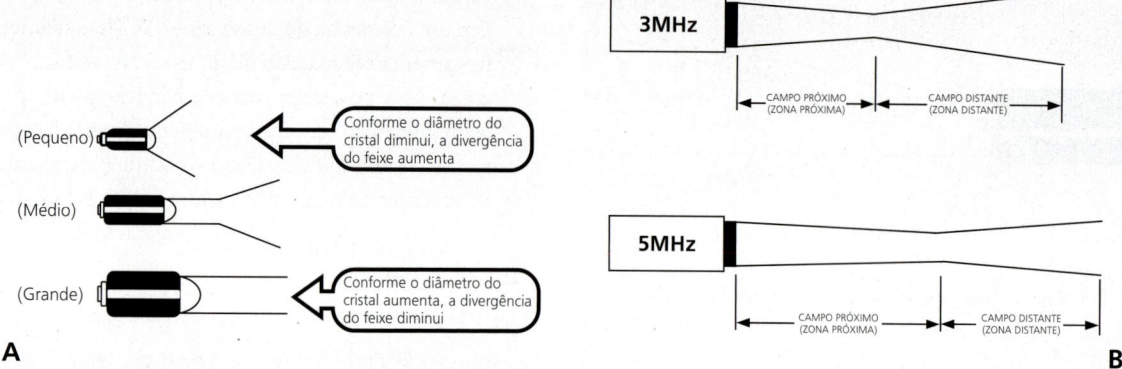

FIGURA 1-18. (A) Desvio do feixe com diâmetros crescentes do cristal. **(B)** Tamanho do cristal no transdutor demonstrado em relação à frequência. *Nota:* Quanto maior a frequência do transdutor, menor o diâmetro do feixe e mais longa a zona próxima. O ângulo das divergências do feixe no campo distante é menor com um transdutor de frequência mais elevada.

e, portanto, a resolução axial aumenta. No entanto, conforme a frequência aumenta, a profundidade de penetração diminui, criando uma necessidade de comprometer a resolução para penetração adequada nos tecidos. Este comprometimento é o motivo pelo qual a faixa de frequência para os procedimentos diagnósticos é geralmente entre 2 e 10 MHz.

Resolução Temporal

A resolução temporal está relacionada com o tempo e movimento e é determinada pela cadência. Imagem de vídeo com uma cadência superior a 30 imagens por segundo proporcionará uma percepção visual de movimento total (tempo real). Menos de 30 imagens por segundo terão uma imagem irregular. A resolução temporal é melhorada por:

- Cadência alta
- Setor estreito
- Menor número de pulsos
- Baixa linha de densidade

PROCESSAMENTO DE IMAGENS

Os componentes de um sistema de ultrassonografia diagnóstica pulso-eco são: gerador de pulsos, receptor, conversor de varredura e monitor (Fig. 1-20).

Gerador de Pulsos

O *gerador de pulsos* produz uma tensão elétrica que ativa o elemento piezoelétrico, fazendo com que ele contraia e expanda para produzir a onda longitudinal de compressão (feixe sonoro). Uma segunda função do gerador de pulsos é o envio de um sinal ao receptor e conversor de varredura que o transdutor foi ativado. Cada pulso elétrico gera um pulso ultrassônico. O número de pulsos ultrassônicos por segundo é definido como a *frequência de repetição do pulso* (PRF). Com transdutores matriciais, o gerador de pulsos é responsável pelo atraso e variações na amplitude do pulso necessários para o controle eletrônico da varredura, direção e formato do feixe. Com o aumento da faixa dinâmica dos trans-

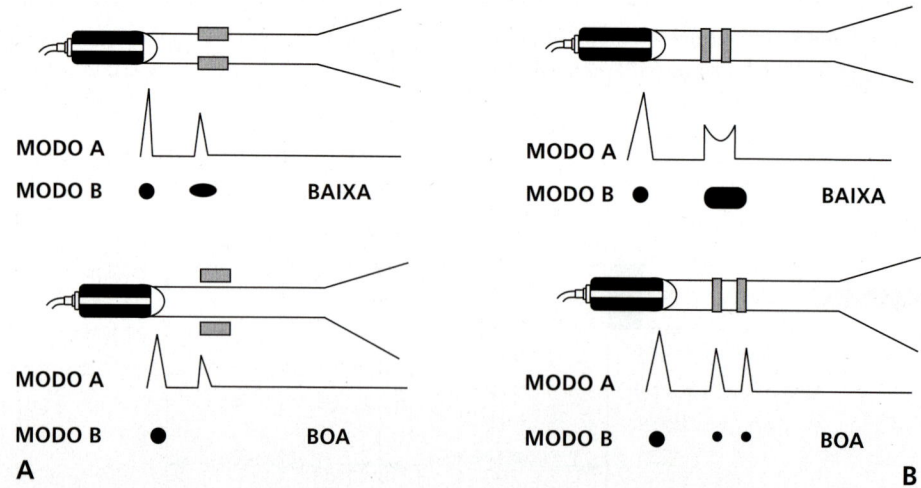

FIGURA 1-19. (A) *Resolução lateral:* a capacidade do feixe de ultrassom de separar duas estruturas posicionadas em ângulo reto (perpendicular) à direção do feixe. Resolução lateral também é denominada de resolução azimutal, transversal, angular ou horizontal. **(B)** *Resolução axial*: A capacidade do feixe de ultrassom em separar duas estruturas dispostas ao longo do trajeto (paralelo) da direção de propagação do feixe. A resolução axial também é denominada de resolução linear, longitudinal, de profundidade ou de escala.

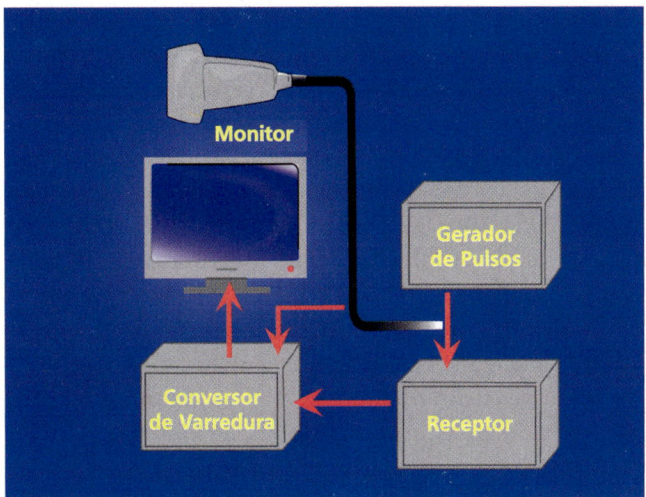

FIGURA 1-20. Componentes de um sistema de ultrassom pulso-eco.

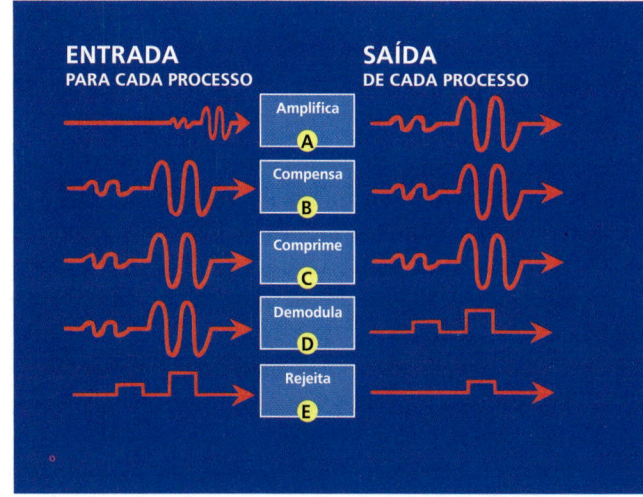

FIGURA 1-21. As cinco funções do receptor. (**A**) Amplificação de ambos os pulsos. (**B**) Compensação para os pulsos mais fracos. (**C**) A diferença entre as amplitudes dos pulsos é reduzida. (**D**) Os pulsos são convertidos em outra forma. (**E**) O pulso mais fraco é rejeitado. *(Kremkaw FW. Diagnostic Ultrasound: Principles, Instruments, and Exercises. 3rd ed. Philadelphia: WB Saunders; 1989.)*

dutores multielementos, o gerador de pulsos suprime os artefatos secundários, um processo denominado *apodização dinâmica*.[1]

O aumento da saída de potência de um sistema elevará a intensidade por meio da sinalização do gerador de pulsos para colocar mais tensão. Para reduzir o potencial de bioefeitos prejudiciais, é desejável manter a potência baixa. Portanto, para aumentar o número de ecos exibidos, recomenda-se que o operador aumente o controle de ganho, não a potência.

Receptor

O receptor processa os sinais elétricos que retornam do transdutor (ou seja, as reflexões ultrassônicas convertidas em sinais elétricos pelo transdutor). O processamento envolve amplificação, compensação, compressão, demodulação e rejeição (Fig. 1-21).

Amplificação é o processo que aumenta as pequenas tensões elétricas recebidas do transdutor a um nível adequado para posterior processamento. Este processo é algumas vezes denominado de intensificação ou aumento do "ganho total". Ganho é a razão entre a saída da energia elétrica e a entrada da energia elétrica e é medido em decibéis. A *faixa dinâmica* é o intervalo de valores entre as amplitudes de eco mínima e máxima. É a razão entre a maior e a menor potência na faixa de trabalho da unidade diagnóstica. A faixa dinâmica também é expressa em decibéis.

Compensação também é referida como compensação de ganho ou compensação de ganho no tempo. É o mecanismo que compensa a perda da potência do eco, causada pela profundidade do refletor. A compensação permite que os refletores de mesmo coeficiente de reflexão sejam exibidos na tela com o mesmo brilho e que compensem, até certo ponto, os efeitos da atenuação causada pela maior profundidade. Para os tecidos moles típicos, o coeficiente de atenuação é igual à metade da frequência (expressa em decibéis por centímetro).

Compressão é o processo interno em que ecos mais fortes são equalizados com ecos mais fracos. A compressão diminui a faixa dinâmica.

Demodulação é o processo de conversão das tensões fornecida ao receptor em uma forma mais útil. A demodulação é realizada por retificação (remoção dos componentes negativos, substituição com valores positivos) e suavização (média da nova forma de onda).

Rejeição também é denominada de supressão ou limiar. Rejeição é a eliminação dos pulsos de tensão de menor amplitude produzidos por reflexões mais fracas. Este mecanismo ajuda a reduzir o ruído por meio da remoção de sinais de baixo nível que não contribuem a uma informação significativa na imagem.

Conversor de Varredura (Memória)

O *conversor de varredura*, ou *memória*, transforma os dados dos ecos recebidos em um formato adequado para a exibição, armazenando todas as informações necessárias para a imagem bidimensional. À medida que o tecido é varrido, várias imagens (quadros) são adquiridas por segundo. A memória permite que uma única varredura, consistindo em um ou mais quadros, seja exibida. A maioria dos aparelhos possui memória o suficiente para armazenar os últimos quadros varridos (*cine-loop*). Existem dois tipos de conversores de varredura (memórias): analógico e digital.

Conversores de varredura analógicos são encontrados em aparelhos mais antigos e consistem em semicondutores organizados em matrizes quadradas. À medida que o pulso ultrassônico atravessa os tecidos, um feixe eletrônico varre a matriz quadrada. A varredura ocorre na mesma direção que o feixe no corpo. A corrente contida no feixe eletrônico corresponde à intensidade dos ecos de retorno. Se os ecos forem fracos, a corrente no feixe eletrônico é reduzida e vice-versa. As potências das cargas elétricas representam exatamente as cargas armazenadas nos isolantes individuais da matriz. Estas cargas elétricas possuem valores que correspondem aos níveis de brilho. Para ler as imagens armazenadas, o feixe eletrônico é varrido pela matriz armazenada. A carga armazenada em cada elemento afeta a corrente no feixe eletrônico e, juntas, estas cargas são utilizadas para variar o brilho do monitor.

Conversores de varredura digitais armazenam os valores de brilho na forma de números em vez de cargas elétricas. Um conversor de varredura digital consiste em três componentes: um conversor analógico-digital (A-D), que altera as tensões dos sinais recebidos em valores numéricos; uma memória digital, que armazena estes valores de eco; e um circuito que traduz esses números armazenados de volta para valores analógicos (tensão), quando necessário (um conversor digital-analógico, ou D-A).

O componente de memória digital é o mesmo que a memória de um computador. Computadores modernos usam circuitos que possuem somente dois estados: desligado e ligado. No computador, estes estados podem ser representados; por exemplo, pela ausência ou presença de corrente elétrica, a condição de aberto ou fechado dos interruptores ou a direção de magnetização em um disco ou fita magnética. Cada um destes exemplos tem dois estados, que o computador considera zero (0) ou um (1). A princípio, parece que este sistema, chamado de *sistema de numeração binária*, ou *sistema binário*,[4] não é muito útil para a computação, porém pode representar qualquer número que o sistema decimal mais comum possui. Em vez de usar potências crescentes de 10, como o sistema decimal, o sistema binário utiliza potências crescentes de 2. No sistema decimal, o dígito da direita representa unidades, o próximo à esquerda, as dezenas, o próximo, centenas etc. No sistema binário, o dígito binário à direita ou *bit* é uns, o próximo à esquerda dois, o próximo quatros, o próximo oitos etc.[1] (Fig. 1-22).

Monitor

Como o sistema é utilizado para representar as imagens de ultrassom? Imagine que a imagem é dividida em muitos quadrados pequenos, similar a um tabuleiro de damas. Um número que representa a amplitude do eco ultrassônico é designado para cada quadrado. Por exemplo, para monitores brancos sobre pretos, o valor de eco máximo é branco, e o mínimo é preto (o inverso é verdadeiro para monitores pretos sobre brancos).[2] Um valor numérico alto seria designado para o quadrado localizado em uma parte da imagem que tem os maiores valores de eco (p. ex., ecos em um cálculo biliar), enquanto que um quadrado na bile adjacente receberia um baixo valor numérico. Nas imagens coloridas, cada quadrado receberia um número que representa o valor do efeito Doppler. Se os quadrados forem muito pequenos, então o olho não será capaz de enxergá-los como separados. Tipicamente, as imagens de ultrassom são divididas em 512 × 512 destes quadrados pequenos.[1]

Os quadrados são chamados de elementos de imagem, ou *pixels*. O número 512 é uma potência de dois (dois à nona potência) e também tem um bom ajuste em uma tela de televisão. Este número produz uma imagem contendo 262.144 *pixels*.

Se cada um destes *pixels* pudesse armazenar somente um valor binário, os resultados seriam muitos parecidos com uma imagem biestável antiga, possuindo apenas valores preto e branco. Cada *pixel* poderia ser preto ou branco, sem valores de cinza. Para armazenar imagens em escala de cinza, cada *pixel* deve possuir mais do que um dígito binário (ou *bit*). Por exemplo, com três *bits* por *pixel*, cada *pixel* poderia representar oito tons diferentes de cinza. Para calcular quantos tons diferentes de cinza podem ser representados por um *pixel* contendo um número determinado (*n*) de *bits* de dados, a seguinte fórmula pode ser aplicada:

$$\text{número de tons} = 2^n$$

O maior valor que pode ser representado por um determinado número de *bits* é calculado pela fórmula:

$$\text{maior valor de } n \text{ bits} = 2^n - 1$$

Se, por exemplo, considerarmos três *bits*, poderíamos representar oito tons diferentes de cinza com o maior valor de cinza sendo igual a 7.

A maioria dos aparelhos de ultrassom geram imagens com quatro a oito *bits* de escala de cinza (16 a 256 tons de cinza). Os aparelhos de dopplerfluxometria colorida necessitam de mais *bits* para representar as várias cores. Visto que o aparelho não faz distinção de cor (para o aparelho, a imagem é meramente um arranjo de números), os valores de cor são armazenados como um valor numérico para cada uma das três cores primárias. Combinações destas três cores primárias (geralmente vermelho, verde e azul) pode produzir praticamente qualquer cor.

A Fig. 1-22 é um exemplo de uma matriz de 10 × 10 *pixels* com 4 *bits/pixel*. Para calcular quantos *bits* uma imagem de ultrassom contém, a seguinte fórmula pode ser aplicada:

$$\text{número de bits/imagem} = \text{número de imagens} \times \text{número de colunas da imagem} \times \text{número de bits/pixel}$$

ou

$$\text{número de bits/imagem} = \text{número total de pixels} \times \text{número de bits/pixels}$$

Na terminologia de informática, oito dígitos binários ou oito *bits* é igual a 1 *byte*. Para determinar o número de *bytes* de memória

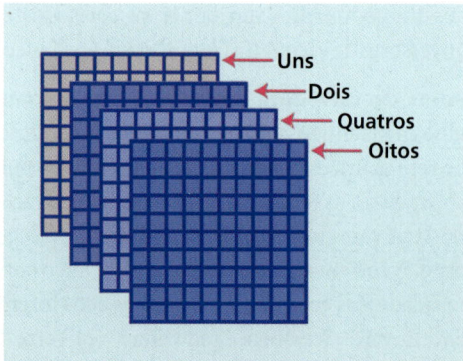

FIGURA 1-22. Uma memória digital de 4 *bits*, 10 × 10 *pixels*. (Kremkaw FW. *Diagnostic Ultrasound: Principles, Instruments, and Exercises.* 3rd ed. Philadelphia: WB Saunders; 1989.)

que uma imagem requer, dividir o número de *bits* por imagem por oito:

$$\text{número de } bytes/\text{imagem} = \frac{\text{número de } bits \text{ por imagem}}{8}$$

Exemplos

Se uma imagem tiver fileiras e colunas de 10 *pixels* com 2 *bits/pixels*, então

$$\text{número de } bits/\text{imagem} = 10 \times 10 \times 2 = 200 \; bits$$

$$\text{número de } bytes/\text{imagem} = \frac{200 \; bits/\text{imagem}}{8} = 25 \; bytes$$

Se uma imagem com 512 × 512 *pixels* tem 8 *bits/pixel*, então

$$\text{número de } bits/\text{imagem} = 512 \times 512 \times 8$$
$$= 2.097.152 \; bits$$

$$\text{número de } bytes/\text{imagem} = \frac{2.097.152}{8} = 262.144 \; bytes$$

Portanto, uma única imagem pode conter mais de 2 milhões de *bits* ou mais de 1/4 milhão de *bytes*. Para reduzir o número de dígitos utilizados para descrever estes valores, multiplicadores são aplicados, como quilo-, mega-, giga- (Tabela 1-2). Todavia, estes multiplicadores não são idênticos aos seus correspondentes no sistema métrico. Por exemplo, um *kilobit* não é 1.000 *bits*, mas sim 1.024 *bits* ou 2 à potência de 10. Por conveniência, números grandes podem ser arredondados (p. ex., 262.144 *bytes* pode ser arredondado para 260 *kilobytes*).

A imagem pode ser armazenada na memória digital na forma de números, porém não pode ser visualizada, salvo se os números forem novamente convertidos em uma imagem. Caso contrário, uma grande lista de números é tudo que seria exibido. A terceira parte do conversor de varredura digital faz a seguinte conversão: pega os valores numéricos armazenados na memória e os coloca de volta em uma tensão analógica. A tensão varia o brilho de um ponto no tubo de raios catódicos, gerando uma imagem que o olho humano possa interpretar. O equipamento que executa esta função é o conversor digital-analógico (D-A).

IMAGEM DIGITAL

O sistema de comunicação e arquivamento de imagens, mais comumente conhecido como *PACS*, permite que imagens, como raios X, tomografia computadorizada (CT) e ultrassonografias,

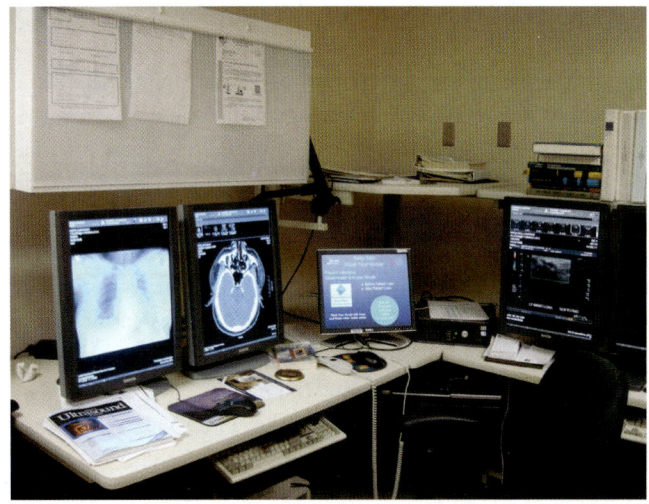

FIGURA 1-23. Estação de trabalho PACS com base na *web* para leitura, arquivamento e distribuição de imagem através de telas planas LCD.

sejam armazenadas eletronicamente e visualizadas em telas de cristal líquido (LCD). As imagens podem ser manipuladas para melhorar a capacidade de estabelecer o diagnóstico ou para ser transferida para uma *World Wide Web* segura para ser compartilhada com outros especialistas em imagens. A Fig. 1-23 demonstra o PACS e a estação de trabalho.

A comunicação de imagens digitais em medicina, conhecida como *DICOM*, é um protocolo-padrão que torna a informação digital compatível com todos os equipamentos.

EXCITAÇÃO CODIFICADA

Os transdutores de ultrassom convencionais são fundamentados no princípio de que o ultrassom de alta frequência tem dificuldade para penetrar profundamente no organismo. Uma nova tecnologia digital, chamada de *excitação codificada*, proporciona simultaneamente uma boa penetração e uma alta resolução. Quando aplicada, esta técnica aumenta a resolução axial, a resolução de contraste, a relação sinal-ruído e a profundidade de penetração.

Pré-processamento (*zoom* de escrita) ocorre durante o movimento da imagem, chamado varredura, e inclui

- Antes do armazenamento no conversor de varredura
- Compensação do ganho de tempo (TGC)
- Magnificação de escrita
- Não pode ser realizado em uma imagem congelada

Pós-processamento (*zoom* de leitura) é o ajuste ou alterações às imagens de ultrassom após o armazenamento no conversor de varredura, que inclui

- Qualquer alteração após o congelamento da imagem
- Medidas
- Magnificação de leitura
- Contraste e brilho

O pré-processamento e o pós-processamento correspondem à manipulação dos dados de imagem.

TABELA 1-2 • Unidade de Medida na Terminologia de Informática			
Unidade	**Prefixo**	**Símbolo**	**Quantidade**
byte[a]	quilo-	K	1.000
byte	mega-	M	1.000.000
byte	giga-	G	1.000.000.000

[a]1 *quilobyte* é igual a 1.024 caracteres, porém pode ser arredondado para 1.000.

QUALIDADE DA IMAGEM

Um *quadro* é uma única imagem composta de múltiplas linhas de varredura. Para produzir uma imagem dinâmica ou em movimento, diversos quadros são necessários. Para congelar um quadro ou parar a gravação ou visualização da imagem, a memória do sistema é ativada. A *cadência* (FR) é o número de quadros exibidos ou varridos por segundo. Na maioria dos sistemas médicos diagnósticos de ultrassonografia e ecocardiografia, a cadência é geralmente de 10-60 quadros/s. Se a cadência for inferior a 20/s, então, a imagem em tempo real aparece trêmula, prevenindo a integração das imagens pelo olho humano.

A frequência de repetição do pulso (PRF) é o número de pulsos produzidos pelo transdutor em um determinado período de tempo. Está relacionada com o número de linhas por quadro e a cadência pela fórmula:

$$\text{repetição do pulso} = \text{linhas por quadro (LPF)} \times \text{frequência (PRF)} \times \text{cadência (FR)}$$

A PRF, LPF e FR estão diretamente relacionadas com a velocidade de propagação. A velocidade efetiva máxima é de 77.000 cm/s ou metade da velocidade de propagação do ultrassom nos tecidos moles (1.540 m/s ou 154.000 cm/s). A metade do valor resulta do percurso de ida e volta do pulso para que possa ser recebido.

$$\text{profundidade} \times \text{LPF} \times \text{FR} = 77.000$$

Nota: LPF × FR = PRF. Portanto, a equação também pode ser:

$$\text{profundidade} \times \text{PRF} = 77.000$$

A melhora da qualidade da imagem pelo aumento das linhas por quadro reduzirá a cadência, se a profundidade permanecer constante. Aumentando a profundidade de penetração e mantendo um número de linhas por quadro constante também reduz a cadência. A cadência pode ser aumentada, se a profundidade de penetração for reduzida, supondo que a LPF seja constante.

O *formato da tela* se refere a como a imagem aparece no monitor, como uma imagem de formato retangular ou setorial. Uma imagem em uma *tela retangular* aparece na forma de um retângulo. A largura da tela é dada em centímetros; a *densidade de linhas* é expressa como o número de linhas por centímetro. Para determinar a densidade de linhas para uma tela retangular, as linhas por quadro são divididas pela largura da tela em centímetros.

$$\text{densidade de linhas (linhas/cm)} = \frac{\text{linhas por quadro (LPF)}}{\text{largura da tela (cm)}}$$

Uma *tela setorial* resulta em uma imagem com formato de torta. Os varredores formam um ângulo de modo que a densidade de linhas é expressa como linhas por grau.

$$\text{densidade de linhas (linhas/grau)} = \frac{\text{linhas por quadro (LPF)}}{\text{ângulo do setor (graus)}}$$

O *conversor de varredura*, circuitos eletrônicos na tela do aparelho, transforma uma imagem retangular ou em forma de arco em um quadro de vídeo retangular e adiciona o texto e gráficos (como marcadores de profundidade).

Modos de Exibição

O *modo A*, ou modo de amplitude, é uma exibição gráfica unidimensional com deflexões verticais da linha de base. A altura da deflexão representa a amplitude, ou potência, do eco (eixo y); a distância no tempo é uma função do local na linha de base horizontal em que ocorre a deflexão (eixo x).

O *modo B*, ou modo de brilho, exibe os ecos como variações no brilho de uma linha de pontos na imagem. A posição do ponto na linha de base está relacionada com a profundidade da estrutura refletora; o brilho é proporcional à potência do eco. Cada fileira de pontos representa informação obtida a partir de uma única posição do transdutor ou feixe de varredura. Quando fileiras sucessivas destes pontos são integradas em uma imagem, uma varredura B é produzida. No modo B, o eixo x representa profundidade, e o eixo z representa brilho. Não há eixo y no modo B.

O *modo M*, ou modo de movimento, é um registro bidimensional da mudança do refletor em posição, ou movimento, contra o tempo. O eixo vertical representa a profundidade, e o horizontal representa o tempo. A maioria dos modos M exibe o brilho do sinal em proporção à potência do eco. Este modo é mais comumente utilizado para o estudo de estruturas dinâmicas, como o coração.

ARTEFATOS

Ao contrário da urna grega, que é um *artefato* de uma cultura passada, o termo na ultrassonografia médica diagnóstica tem uma implicação muito diferente. Refere-se a algo visto em uma imagem que, na realidade, não existe na anatomia estudada. Um artefato pode ser benéfico à interpretação da imagem ou pode prejudicar este processo. Por exemplo, determinados artefatos são conhecidos por ocorrer em estruturas císticas e estão particularmente ausentes em uma massa sólida e, portanto, esta informação pode ser utilizada de modo benéfico para a determinação da natureza de uma massa. De modo contrário, há artefatos que podem parecer similares à placenta, dificultando a delineação dos limites da placenta. Os artefatos podem ser subdivididos pelos princípios físicos que os produzem; ou seja, artefatos de resolução, artefatos de propagação, artefatos de atenuação ou artefatos variados.

Artefatos de Resolução

Resolução axial é a falha em resolver dois refletores separados, paralelos ao feixe.

Resolução lateral é a falha em resolver dois refletores separados, perpendiculares ao feixe.

Speckle é difusão nos tecidos, causando efeitos de interferência, denominados *ruído*.

Espessura do corte é a largura finita do feixe, produzindo ecos extrínsecos, ou *debris*, em estruturas anecoicas normais, ou livres de eco.

Artefatos de Propagação

Reverberação é a reflexão repetitiva entre duas camadas altamente refletoras. O salto de ida e volta aumento o tempo de percurso, fazendo com que os sinais sejam exibidos em diferentes profundidades. As reverberações são observadas na imagem como bandas igualmente espaçadas de amplitude reduzida.

Refração é a mudança em direção do feixe sonoro à medida que passa de um meio para outro. Este fenômeno fará com que reflexão pareça estar inapropriadamente posicionada na imagem.

Múltiplas vias. Visto que o sinal de retorno não necessariamente segue o mesmo trajeto que o feixe incidente, o tempo necessário para o retorno ao transdutor de algumas partes do sinal variará, resultando no aparecimento de reflexões em profundidades incorretas.

Imagem em espelho é gerada quando objetos presentes em um lado de um refletor forte também são exibidos no outro lado do refletor. Tais artefatos são comumente vistos em torno do diafragma. Estes tipos de artefatos resultam na demonstração de uma cópia duplicada em uma localização imprópria na imagem.

Artefatos de Atenuação

Sombra acústica é a redução na potência do eco dos sinais que se originam atrás de uma estrutura refletora forte ou atenuadora. Estruturas, como cálculos biliares, cálculos renais e ossos, produzirão sombra acústica.

Reforço acústico é um aumento na amplitude dos ecos localizados atrás de uma estrutura fracamente atenuadora. O aumento refere-se à potência relativa dos sinais, quando comparado aos sinais adjacentes, atravessando meios mais atenuadores. Por exemplo, reflexões mais fortes podem ser observadas atrás de uma estrutura preenchida por líquido do que atrás de uma estrutura sólida (p. ex., a bexiga preenchida com urina em comparação a um tumor sólido do útero).

Refração ou sombra acústica de borda. O feixe pode dobrar em uma superfície curva e perder intensidade, produzindo uma sombra. Se o feixe estiver percorrendo de um meio de maior velocidade (menos denso) para um meio de baixa velocidade, uma sombra mais estreita será gerada. De modo contrário, um feixe sonoro percorrendo de um meio de baixa velocidade para um de maior velocidade projetará uma sombra mais ampla.

Artefatos Variados

Cauda de cometa é produzida por um refletor forte; similar em aparência à reverberação. No entanto, a cauda de cometa é composta de linhas finas de ecos discretos estreitamente espaçados. Os artefatos em cauda de cometa frequentemente ocorrem com a presença de bolhas de gás, grampos cirúrgicos, agulha de biópsia ou fragmentos de bala.

Anel descendente (*ring down*) é considerado ser causado por um fenômeno de ressonância e está associado a bolhas de gás. Também aparece muito similar à reverberação, produzindo numerosos ecos paralelos. Ocasionalmente, ecos discretos não podem ser diferenciados, dando a impressão de uma emissão sonora contínua.

Erro de velocidade de propagação. A maioria dos equipamentos de ultrassonografia diagnóstica opera com a suposição de que a velocidade do som no corpo é de 1.540 m/s. Isto nem sempre é verdade, pois diferentes tecidos têm diferentes velocidades de propagação. Se o feixe passar de um meio com uma velocidade para um meio com uma velocidade maior; então, a distância calculada será menor que a distância real, causando uma exibição errônea do eco muito próxima ao transdutor. Se a velocidade de propagação diminuir; então, o eco aparecerá mais distante do transdutor do que realmente está.

Artefatos laterais resultam do tamanho finito do elemento do transdutor. A diferença na vibração no centro e borda resulta em energia acústica emitida pelo transdutor fluindo ao longo do eixo principal do feixe sonoro. A energia que desvia do trajeto principal é a causa dos artefatos laterais, que gerarão reflexões nas imagens em locais inapropriados fora do eixo. Artefatos laterais são criados por um único cristal transdutor. Apodização é um termo técnico para mudança do formato do feixe de ultrassom com diferentes tensões. Isto é usado para reduzir ambos os artefatos laterais e os artefatos secundários.

Artefatos secundários são observados com transdutores de arranjo linear, que também produzem ondas acústicas fora do eixo em consequência do espaçamento regular dos elementos ativos. Todos os artefatos secundários causam o aparecimento de reflexões em locais inapropriados e fora do eixo. Um lobo secundário é criado por transdutores contendo múltiplos cristais (de arranjo). *Subdicing* é uma técnica que divide os elementos transdutores em elementos menores. Essa técnica é utilizada para reduzir artefatos laterais e artefatos secundários.

Ambiguidade de alcance. Conforme observado, a equação do alcance relaciona-se com a profundidade de um refletor em relação à velocidade de propagação e o tempo de ida e volta do pulso. A profundidade máxima ($d_{máx}$) de um refletor capaz de ser registrada sem ambiguidade é:

$$d_{máx} = \frac{1}{2} \times \text{velocidade de propagação} \times \text{PRP}$$

Portanto, o período de repetição do pulso (PRP) que controla o campo de visão (FOV) também determina a profundidade máxima de um refletor que pode ser registrada sem ambiguidade. Ecos de um pulso transmitido que retornam após um tempo igual ao PRP serão erroneamente registrados a uma profundidade próxima ao transdutor.

QUALIDADE DO DESEMPENHO

Para garantir eficiência do desempenho, todos os equipamentos de ultrassonografia diagnóstica são testados sob um programa de

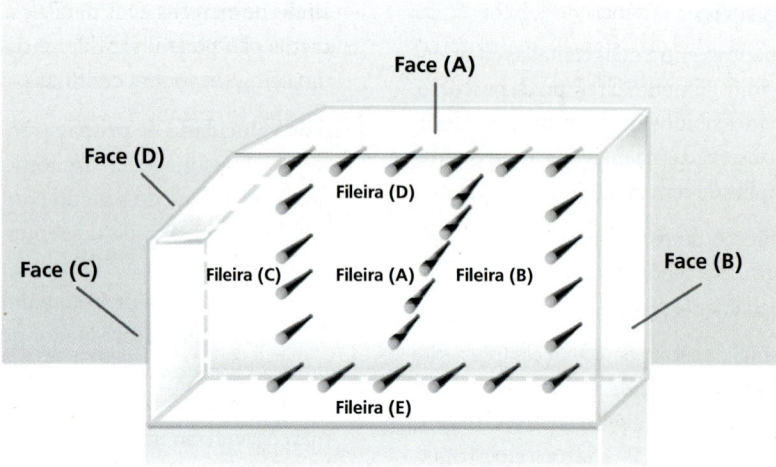

FIGURA 1-24. Objeto de teste de 100 mm do AIUM.

garantia de qualidade (QA). Para garantir uma operação correta e consistente, o aparelho é verificado para os seguintes:

1. Desempenho da imagem.
2. Desempenho e segurança do equipamento.
3. Medidas do feixe.
4. Emissão acústica.
5. Manutenção preventiva (p. ex., substituição de partes desgastadas antes que possam falhar).

OBJETO DE TESTE DO AIUM

O *American Institute of Ultrasound in Medicine* (AIUM) criou um objeto de teste especificamente para medir o desempenho da aquisição de imagens de um sistema ultrassonográfico (Fig. 1-24). O objeto de teste do AIUM é um "tanque" consistindo em uma série de agulhas de aço inoxidável com 0,75 mm de diâmetro, dispostas em um padrão específico entre duas placas de plástico transparente, com as outras bordas formadas por chapas de plástico acrílico finas.[1,4] O tanque é preenchido com uma mistura de álcool, um inibidor de algas e água, que permite que a velocidade de propagação se aproxime à velocidade do som nos tecidos moles (1.540 m/s). Os resultados obtidos não são afetados pelas flutuações normais na temperatura ambiente; a velocidade varia menos que 1% para uma variação na temperatura de 5° Celsius (5°C).

Os seguintes fatores são medidos pelo objeto de teste do AIUM (Tabela 1-3):

Sensibilidade do sistema é medida por meio da determinação do sinal mais fraco que o sistema exibirá.

Resolução axial é determinada, colocando-se o transdutor na face A e realizando a varredura do grupo de agulhas (a). As

TABELA 1-3 • Medidas de Desempenho para o Objeto de Teste do AIUM			
Medida	**Fileira**	**Face do Objeto de Teste**	**Parâmetro Testado**
Zona morta	D	Face (A)	A distância medida entre a face do transdutor e a primeira agulha representada
Resolução lateral	B	Face (B)	Medida linear dos ecos produzidos pela fileira D
Calibração da profundidade	C ou E	Face (A) ou (B)	A distância medida entre a primeira e a última linha na Fileira E
Registro	E	Face (A), (B), (C) ou (D)	✕ Bom ⊤ Ruim
Resolução axial	A	Face (A)	*Pixels* de 5 mm a 1 mm espaçados em intervalos decrescentes de 1 mm na Fileira A
Compassos digitais	E	Face (C)	Uma distância de 10 cm ou 100 mm medida nos *pixels* horizontais na Fileira E, indicando que os compassos digitais estão funcionando corretamente
Velocidade do líquido	E	Face (C)	Os cursores são posicionados entre o eco da extremidade proximal até o eco da extremidade dianteira, nos *pixels* horizontais na Fileira E. Uma medida de 100 mm indica que a velocidade do meio líquido está correta

seis agulhas são separadas por uma distância de 4, 3, 2 e 1 mm, respectivamente. A resolução axial do sistema em milímetros é igual à distância entre os dois ecos mais próximos, porém distinguíveis.

Resolução lateral é medida colocando-se o transdutor na face B e realizando a varredura do grupo de agulhas (b). A resolução lateral é igual à distância entre as duas agulhas mais próximas neste grupo.

Zona morta (*ring-down*) é a região do feixe sonoro onde a imagem não pode ser formada; a área mais próxima ao transdutor. Para determinar a extensão da zona morta, o transdutor é colocado na Face A, e o grupo de agulhas (d) é varrido. A distância entre o transdutor e a primeira agulha imageada é igual ao comprimento da zona morta. A zona morta diminui com uma frequência mais elevada e pode ser visualizada com a aplicação de um gel de repulsão acústica. Posição é entre o transdutor e o paciente.

Faixa de exatidão (exatidão da profundidade) é medida colocando-se o transdutor na face A e varrendo o grupo de agulhas (e). Para que o sistema esteja operando apropriadamente, os ecos devem aparecer sem suas profundidades reais e espaçados em 1 mm (as agulhas neste grupo estão separadas por 2 cm). A verificação da faixa de exatidão garante a exatidão dos compassos internos do sistema.

Além do objeto de teste do AIUM, outros dispositivos foram designados para medir diferentes parâmetros de desempenho na aquisição de imagens. O *Beam Profiler* (medidor de perfil) é projetado para registrar informações da amplitude de reflexão tridimensional. O *Beam Profiler* é composto por um gerador de pulsos, receptor, transdutor e tanque equipado com agulhas posicionadas em diferentes distâncias do transdutor.[1]

O transdutor é disparado e varrido pelas agulhas. A flutuação em amplitude de cada reflexão retornando ao transdutor é registrada em um padrão de modo A. O *hidrofone* é um dos vários dispositivos que mede a emissão acústica; consiste em um transdutor pequeno acoplado em um tubo estreito.[1] Quando utilizado com um osciloscópio, a tensão produzida em resposta a variações na pressão pode ser desviada e avaliada. A emissão produzida pelo hidrofone possibilita o cálculo do período, período de repetição do pulso e duração do pulso. O hidrofone também pode ser utilizado como um medidor do perfil.

Simulador de Cisto/Tecido

Este dispositivo de teste contém um meio que simula tecido mole (Fig. 1-25A). Contidas em um simulador estão estruturas que mimetizam cistos e massas sólidas e uma série de alvos de 0,375 mm, em dois grupos. Cada grupo mede a profundidade e resolução angular. O simulador é utilizado para avaliar o sistema de ultrassom e desempenho do transdutor. O equipamento ultrassonográfico pode ser avaliado para dispersão, atenuação, profundidade e resolução axial, calibração da distância vertical e horizontal e *ring-down*.[5] Estruturas-alvo, simulando um cisto, são simultaneamente posicionadas verticalmente para permitir uma linha de grupos de alvos (Fig. 1-25B).

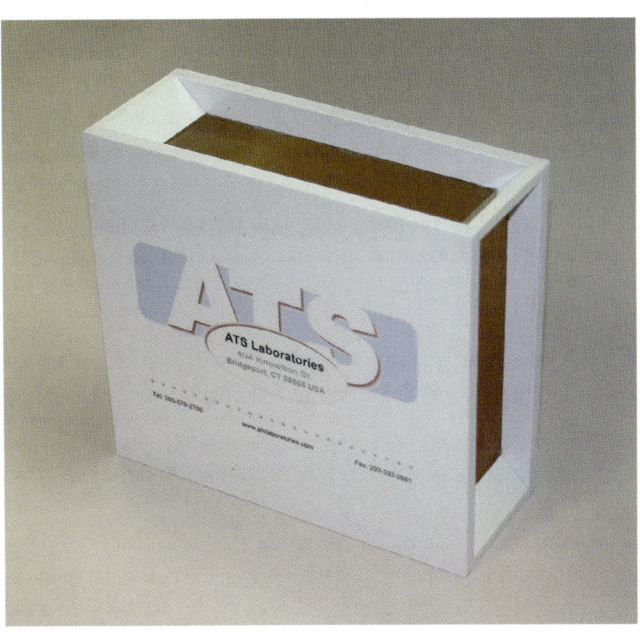
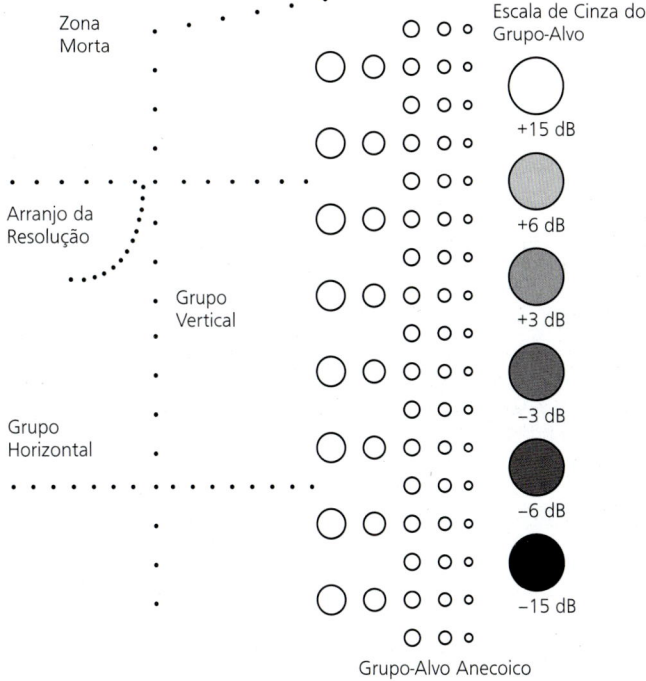

FIGURA 1-25. (**A**) Simulador multifunções de tecido/cisto, modelo 539, da *ATS Laboratories* (*Cortesia de ATS Laboratories, Inc, St. Bridgeport, CT. Reimpressa com permissão*). (**B**) Desenho do grupo-alvo anecoico da *ATS Laboratories*, Modelo 539 (*Cortesia de ATS Laboratories, Inc, St. Bridgeport, CT. Reimpressa com permissão.*)

Hidrofone

O primeiro hidrofone foi inventado durante a Primeira Guerra Mundial[6] e utilizado para detecção de ecos debaixo d'água. Hidrofones utilizados na ultrassonografia diagnóstica são usados por engenheiros e físicos para medir ou calcular

- Amplitude de pressão
- Intensidades
- Período e comprimento de onda
- Duração do pulso e período de repetição do pulso

Bioefeitos

Até agora, não existem evidências concretas para corroborar quaisquer bioefeitos realmente prejudiciais provocados pela aplicação da ultrassonografia diagnóstica aos tecidos humanos.[1] O estudo de possíveis efeitos é contínuo, no entanto, e a resposta definitiva ainda não foi encontrada. Existe um consenso geral de que o potencial valor da informação obtida a partir do procedimento supera a possibilidade de efeitos deletérios. Um estudo mais aprofundado dos efeitos microscópicos do som sobre o tecido deve ser realizado antes que conclusões adicionais possam ser consideradas. Para esclarecer o que se sabe até agora, os potenciais bioefeitos são classificados em dois grupos: índice térmico e índice mecânico. Estes índices são exibidos em todos os monitores novos de ultrassom na forma de dois acrônimos, TI e MI (Fig. 1-26).

Índice térmico (TI) é a razão da potência acústica total necessária para causar um aumento de 1°C na temperatura. *TIs* são produzidos primariamente pelos mecanismos de atenuação. Como um componente principal de atenuação, a absorção pelo tecido leva a um aumento na temperatura do tecido. Temperaturas elevadas podem causar danos irreversíveis, dependendo da extensão da exposição. Existe um consenso generalizado de que a *exposição, produzindo uma temperatura máxima de 1°C, pode ser usada sem qualquer efeito. Uma elevação na temperatura dos tecidos para 41°C ou acima é considerada perigosa ao feto. Quanto mais tempo esta temperatura é mantida, maior o risco potencial para lesão.*[1]

O aumento na temperatura é dependente do tipo de tecido, tempo de varredura e profundidade do tecido. Existem três tipos de índices térmicos que correspondem a diferentes tipos de tecidos:

TIS. Índice térmico em tecidos moles

TIB. Índice térmico no osso

TIC. Índice no osso craniano

Índice mecânico (MI) é uma estimativa da amplitude de pressão que ocorre no tecido. É um indicador da potencial cavitação.

Cavitação é o resultado das alterações de pressão no meio causando a formação de bolhas de gás; pode produzir lesão tecidual grave. Os dois tipos de cavitação são cavitação estável e cavitação transitória.

Cavitação estável envolve microbolhas já presentes no tecido que respondem por expansão e contração quando pressão é aplicada. Essas microbolhas podem interceptar e absorver uma grande quantidade da energia acústica. Cavitação estável pode resultar em forças de cisalhamento e microfluxo nos tecidos adjacentes. Na cavitação estável, estas microbolhas tendem a se expandir e contrair sem se romperem.

Cavitação transitória é dependente da pressão dos pulsos de ultrassom. As microbolhas no interior dos tecidos se expandem e sofrem colapso violentamente. Este tipo de cavitação pode causar efeitos violentos altamente localizados, envolvendo pressões enormes, temperaturas acentuadamente elevadas, ondas de choque e tensão mecânica. Cavitação pode ocorrer com pulsos curtos e durante a pressão rarefacional de pico da onda.[7] Foi demonstrado que pulsos com intensidades de pico > 3.300 W/cm² podem induzir cavitação em mamíferos.[1] A determinação precisa de quando a cavitação ocorrerá não está atualmente em nosso alcance. Para condições específicas de meio homogêneo, é possível estimar um índice para o limiar de cavitação. Na cavitação transitória, estas microbolhas tendem a expandir, contrair e romper. O colapso das microbolhas causa uma elevação da temperatura local, que pode alcançar um grau muito elevado.[7]

ALARA

ALARA (tão baixo quanto razoavelmente possível) é um princípio recomendado para minimizar a exposição do paciente ao ultrassom.

- Aumentar o ganho do receptor e diminuir a saída de potência
- Evitar o uso de valores altos de TI e MI
- Minimizar o tempo de varredura
- Usar um transdutor com frequência mais elevada, quando possível
- Usar um transdutor focalizado
- Evitar elevação da temperatura
- Evitar o uso de Doppler espectral no embrião, quando possível

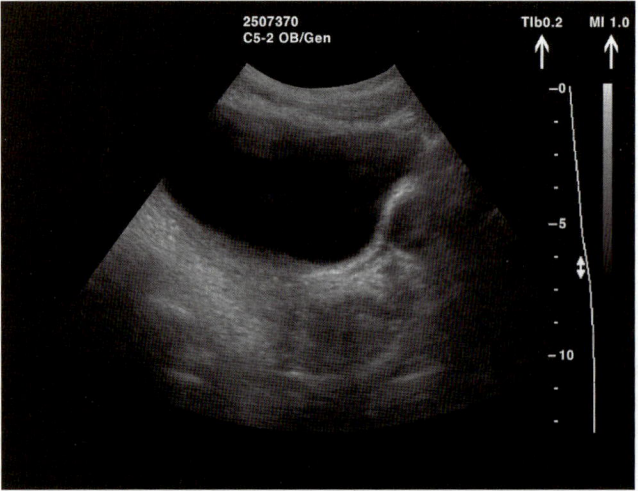

FIGURA 1-26. Estes índices são exibidos em todos os monitores novos de ultrassom na forma de dois acrônimos: TI e MI (setas brancas).

As seguintes diretrizes são adaptadas de um relatório oficial apresentado pelo AIUM: *Bioeffects Considerations for the Safety of Diagnostic Ultrasound.* Bethesda, MD, American Institutes of Ultrasound Medicine, 1988. O leitor deve ler o texto completo da AIUM.

Intensidade. Não há efeitos biológicos significativos independentemente confirmados nos tecidos de mamíferos expostos *in vivo* a transdutores não focalizados com intensidade abaixo de 100 mW/cm^2 e abaixo de 1 W/cm^2 para transdutores focalizados.

Exposição. Os tempos de exposição podem ser > 1 s e < 500 s para um transdutor não focalizado; e < 50 s/pulso para um transdutor focalizado. Não foram observados bioefeitos significativos, mesmo em intensidades mais elevadas do que as observadas acima (desde que a intensidade × produto do tempo seja < 50 J/cm^2).

Térmico. Uma elevação máxima na temperatura de 1°C é aceitável, porém um aumento na temperatura *in situ* igual ou superior a 41°C é prejudicial aos fetos.

Cavitação. Pode ocorrer se os picos de pressão forem superiores a 3.300 W/cm^2. No entanto, não é possível especificar um limiar em que a cavitação ocorrerá.

Estudo randomizado é o método mais adequado para a avaliação dos efeitos potenciais. *Não há efeitos biológicos independentes confirmados em pacientes ou operadores.*[1]

CUIDADO E SEGURANÇA DO PACIENTE

A fim de identificar e promover estratégias para a melhoria no cuidado e segurança do paciente, os hospitais universitários e escolas técnicas estão implementando treinamento para profissionais da área de saúde em uma tentativa de reduzir a quantidade de erros médicos. Atualmente, o conselho nacional em ultrassom inclui o cuidado e a segurança do paciente no delineamento do conteúdo de exame.

As causas comuns de erros médicos na ultrassonografia incluem as seguintes:

- Paciente errado
- Local do exame errado
- Procedimento errado
- Diagnósticos não identificados
- Patologia não detectada

A fim de ajudar na redução de varredura do paciente errado, o ultrassonografista deve primeiro identificar que o paciente correto esteja presente e, em seguida, se apresentar ao paciente com o cartão de identificação visível.

Intervalo: Imediatamente antes de Iniciar o Procedimento com o Paciente Presente

- Verificar o nome, data de nascimento e número de prontuário do paciente
- Verificar se a anamnese corresponde ao exame solicitado
- Verificar se o exame solicitado é para o paciente presente
- Verificar a presença de alergia ao látex

VERIFICAÇÃO DE SEGURANÇA PÓS-PROCEDIMENTO

- Antes de liberar a imagem para o médico ou PACS, confirmar que pode ser usada para interpretação
- Confirmar que os marcadores laterais nas imagens pós-procedimento estejam corretos
- Verificar novamente para confirmar que as imagens correspondem ao paciente correto

CONSENTIMENTO INFORMADO

O consentimento informado é um consentimento escrito ou verbal para ser submetido a um tratamento cirúrgico ou médico. O consentimento deve incluir o seguinte:

- O que o procedimento envolve
- Os benefícios ou riscos do procedimento
- O direito de recusa ao tratamento
- Alternativas
- Testemunha do consentimento
- Linha para autenticação do idioma para pacientes que não entendem o idioma local

O paciente pode revogar o consentimento a qualquer momento.[8]

PRECAUÇÕES UNIVERSAIS

As precauções universais são um conjunto de precauções criadas para prevenir infecções pelo HIV, vírus da hepatite B e outros patógenos transmitidos pelo sangue durante o fornecimento de cuidados médicos. Estas precauções envolvem a utilização de barreiras de proteção, como luvas, jalecos e máscaras. Os seguintes se aplicam às precauções universais:

- Secreções vaginais
- Sêmen
- Líquido amniótico
- Líquido cefalorraquidiano
- Líquido pleural
- Líquido peritoneal

Fezes, suor, urina e escarro não se aplicam às precauções universais. O *Centers for Disease Control and Prevention* (CDC) recomenda a lavagem das mãos antes e depois dos procedimentos para reduzir a disseminação de microrganismos. A lavagem das mãos deve ser realizada por, no mínimo, 15-20 segundos com água e sabão. Isto deve ser feito mesmo quando luvas forem utilizadas durante um procedimento.[8]

DESINFECÇÃO DO TRANSDUTOR TRANSVAGINAL

Transdutores transvaginais são instrumentos reutilizáveis. Contaminação cruzada com dispositivos médicos reutilizáveis é possível, se um método preventivo não for empregado. Os métodos atuais utilizados para prevenir transmissão de infecção com transdutores transvaginais incluem o uso de

1. Desinfetantes químicos frios.
2. Cobertura do transdutor com preservativo descartável.

Ambos os métodos são necessários para prevenir a infecção cruzada pelo transdutor, pois embora o transdutor seja coberto, uma laceração microscópica poderia expor o transdutor a bactérias ou vírus da mucosa vaginal. O cristal piezoelétrico do transdutor é sensível ao calor. Portanto, autoclaves a vapor não devem ser utilizadas, pois calor excessivo pode despolarizar o transdutor.[9]

INSTRUMENTAÇÃO NA DOPPLERFLUXOMETRIA EM CORES

A visualização do fluxo em cores chegou ao cenário médico em resposta a uma necessidade médica básica: uma capacidade de observar o fluxo sanguíneo cardiovascular de modo não invasivo. A tecnologia surgiu com o desenvolvimento de sistemas Doppler *multigate*, introduzidos pela primeira vez em 1975.[10] Embora estes sistemas utilizassem Doppler em cores apenas em uma exibição de modo M, eles estabeleceram a abordagem *multigate* e o uso de cores para codificar o movimento. Em 1983, o primeiro sistema de ecocardiografia com Doppler colorido em tempo real se tornou comercialmente disponível.[11] O primeiro dispositivo comercial de fluxometria vascular em cores surgiu em 1986. Desde então, quase todos os fabricantes de ultrassom adicionaram dispositivos de mapeamento do fluxo em cores às suas linhas de produtos.

Visto que a comunidade de ultrassom não tinha terminologias padronizadas para as informações exibidas codificadas por cores, o mapeamento do fluxo em cores (CFI) adquiriu diversos nomes alternativos, incluindo ultrassonografia Doppler em cores (CDI), dopplerfluxometria colorida e angiodinografia. Na verdade, o CFI inclui representações Doppler e não Doppler do fluxo em cores, como a representação colorida da velocidade de fluxo (CVI).[12] Com base no número de aparelhos em uso, entretanto, a dopplerfluxometria em cores (DCFI) é a tecnologia mais comum que os ultrassonografistas verão. Além disso, a CVI não está atualmente sendo produzida ou comercializada. Consequentemente, este capítulo se concentra apenas no equipamento de DCFI e como este se ajusta nas principais aplicações imagiológicas.

As aplicações atuais da DCFI são extensas e aumentam vigorosamente. As pesquisas básica e clínica estão estendendo a utilidade desta modalidade imagiológica. Além disso, nos departamentos de pesquisa de muitas empresas de ultrassom, novas tecnologias estão moldando a velocidade e habilidades da DCFI. Como em outras partes do ultrassom, a compreensão do equipamento pode ajudar no entendimento de como conduzir exames clínicos e ler as imagens.

A Dopplerfluxometria em Cores Essencial

O aspecto primário da imagem do fluxo em cores é sua representação simultânea dos tecidos moles estacionários em uma escala de cinza e dos tecidos moles em movimento em cores. Geralmente, o tecido mole em movimento que estamos interessados é o sangue presente no sistema cardiovascular. Entretanto, o equipamento pode ser configurado para fornecer uma representação colorida do movimento do miocárdio, bem como do sangue circulante.[13] Apesar desta aplicação especial, a relação entre as imagens em escala de cinza e em cores possibilita o uso da DCFI para duas aplicações principais: ecocardiografia e imagem vascular. Todavia, como você observará, qualquer fonte de eco em movimento no, ou fora do, campo de varredura pode produzir cor na imagem. O ajuste correto do sistema, entretanto, pode limitar a informação fluxométrica em cores para o sangue em movimento.[11]

A DCFI é o filho da imagem dúplex e da análise Doppler *multigate*. A imagem dúplex é mais antiga do que a análise *multigate* e tem várias formas diferentes. Inclui a combinação de uma onda contínua ou de um espectro em ponto único (Doppler pulsado) com uma imagem.[14] A imagem pode ser um traço em modo M, uma imagem em modo B em tempo real ou, quase paradoxalmente, uma imagem do fluxo em cores. (No entanto, o paradoxo não é real. DCFI e um espectro em ponto único demonstram os mesmos eventos, porém o fazem a partir de diferentes pontos de vista. Consequentemente, podem ser proveitosamente combinados em uma apresentação comum).

A análise *multigate* é um método de coleta de dados Doppler de diversos locais espaciais adjacentes. Um sistema *multigate* analisa o fluxo de cada um dos vários sítios de amostragem, usando o processamento de sinais Doppler. A limitação desta forma de processamento de sinais é o tempo. Sistemas *multigate* analisam vários sítios em série; portanto, à medida que o número de sítios aumenta, o tempo necessário para construir uma imagem composta também aumenta.[12] Como resultado, conforme o tempo necessário para formar um quadro de imagem *aumenta*, a cadência correspondente *diminui*.

Os aparelhos atuais usam diversas técnicas modernas de manuseio de sinal para manter uma taxa de quadros máxima. A apresentação essencial do fluxo em cores fornece as seguintes informações obtidas das imagens: (1) a existência de fluxo, (2) sua localização na imagem, (3) sua localização na anatomia, (4) sua direção em relação ao transdutor, (5) sua direção em relação à anatomia e (6) seu padrão ao longo do espaço e tempo.

Visto que a imagem em cores exibe o fluxo ao longo do espaço e tempo, podemos usar a imagem para localizar características específicas contidas no padrão de fluxo. Por exemplo, os segmentos de fluxo de maior velocidade (principais direções e jatos pós-estenóticos) são visíveis no coração e vasos de maior calibre. Além disso, a imagem claramente exibe a diferença entre um padrão de fluxo complexo, resultando da anatomia e o padrão de fluxo pós-estenótico (turbulência), associado à doença.[15]

A capacidade de exibir claramente os padrões de fluxo depende das tecnologias avançadas que se concentram em fazer as perguntas certas. Tudo se encaixa na imagem, onde começamos a discussão.

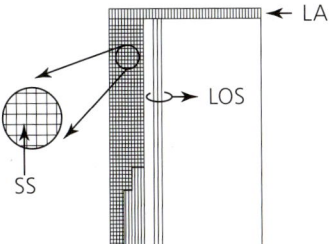

FIGURA 1-27. Amostragem dos feixes de varredura. LA é o arranjo linear, SS é o sítio da amostra, e LOS as linhas de visada da varredura. Cada sítio de amostragem representa uma posição no conversor de varredura digital.

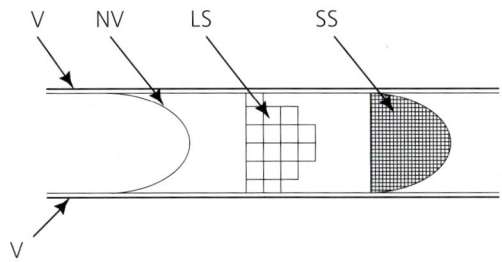

FIGURA 1-28. Resolução da imagem de fluxo e intervalos de amostragem. V é a parede do vaso, NV é o perfil de velocidade normal, LS é o perfil com intervalo de amostragem grande e SS é o perfil com intervalo de amostragem pequeno. Quanto menor a amostragem, melhor a representação do fluxo.

Tecnologia da Dopplerfluxometria em Cores

Produzindo uma Imagem

A DCFI começa pela produção de imagem *multigate* dos segmentos da imagem em escala de cinza e Doppler. O sistema divide cada localização do feixe no campo de varredura em uma série de pequenos sítios de amostragem, cada um dos quais se traduz em um local específico no conversor de varredura digital.[16] A Fig. 1-27 é um exemplo desta divisão usando um arranjo linear. O modelo do conversor de varredura digital no aparelho de ultrassom determina o tamanho e espaçamento destes sítios de amostragem.[17]

Os intervalos de amostragem, utilizados para produzir os segmentos em escala de cinza e em cores da DCFI, dependem da imagem. Por exemplo, uma imagem na escala de cinza requer intervalos de amostragem iguais ou inferiores a um comprimento de onda.[16] A imagem na escala de cinza se baseia na detecção das amplitudes dos sinais de eco que o processamento de sinais converte em intensidades de escala de cinza. Intervalos de amostragem superiores a um comprimento de onda simplesmente não exibem a textura do tecido bem o bastante para exibir uma boa imagem na escala de cinza. Para mostrar as diferenças entre tecidos, uma imagem em escala de cinza deve exibir as diferenças entre as várias texturas dos tecidos.

A amostra para obtenção de informações pelo Doppler apresenta um conjunto diferente de requisitos. No início, o processamento de sinais Doppler requer mais tempo do que a detecção da amplitude. Por exemplo, um único ciclo de pulso-período de escuta é capaz de fornecer a informação para uma linha de visada (LOS) de uma única imagem na escala de cinza. Todavia, o Doppler requer de 4 a 100 ciclos de pulso-período de escuta para construir uma única LOS da imagem Doppler.[12] Um tempo maior é necessário para detectar as mudanças de fase nos sinais de eco que codificam o movimento do refletor. Este repouso estendido em uma única LOS para detectar o movimento é chamado de *tempo de permanência* (dwell time) ou *tempo de integração* (ensemble time). Aspectos práticos limitam o tempo de permanência em cada LOS a uma faixa de 4-32 ciclos. Consequentemente, os intervalos de amostragem são geralmente mais amplos e em menor número do que nas imagens convencionais em escala de cinza. Os menores sítios de amostragem do Doppler estão em intervalos de um comprimento de onda. Geralmente, para encurtar o tempo para formar um quadro da imagem combinada em escala de cinza e colorida em tempo real, o tamanho dos sítios de amostragem do Doppler pode ser de vários comprimentos de onda. Aqui também tem um limite. Sítios de amostragem superiores a 1 mm fornecem uma representação insatisfatória dos padrões de fluxo vascular. A Fig. 1-28 exibe como os intervalos de amostragem podem afetar a imagem dos padrões de fluxo em um vaso sanguíneo.

O coração possui um conjunto diferente de requisitos. Em razão da desnecessidade de visualização dos mesmos padrões detalhados de fluxo necessários na imagem vascular, o ecocardiograma com Doppler colorido pode utilizar intervalos de amostragem mais amplos.[11] Com a redução do tempo necessário para produzir a porção colorida da imagem, as cadências combinadas podem ser aceleradas para representar os eventos nos corações pediátrico e de adultos. Entretanto, até mesmo estas técnicas podem ser inadequadas. Nestes casos, o sistema pode ainda obter cadências maiores ao limitar a interrogação do fluxo a um menor número de LOSs na imagem. Limitar o processamento de sinais Doppler a uma região de interesse (ROI) específica, ou janela, pode ajudar a restaurar as cadências em níveis úteis. Apesar de uma ROI limitada, a janela de interrogação pode ser movida para possibilitar a observação do fluxo ao longo de todo o FOV. Em cada sítio de amostragem Doppler, o sistema DCFI procura por sinais de retorno do eco para mudanças de fase e pela presença de desvio de frequência Doppler.

Mudanças de fase. Mudanças na fase ou tempo de um sinal de eco não apenas demonstram que uma fonte de eco está se movimentando, como também revela sua direção.[18] A referência máxima para este movimento é o transdutor. Assim como no Doppler dúplex, o movimento em direção ao transdutor é chamado de movimento *anterógrado*; movimento para longe do transdutor é chamado de movimento *retrógrado*. O sistema de fluxo colorido codifica esta informação direcional em cor, tipicamente vermelho ou azul. A Fig. 1-29 demonstra esta geometria de atribuição de cores para um arranjo linear. As mesmas regras se aplicam a todos os feixes de ultrassom, tanto em um campo de varredura setorial, como linear. Por não existir um padrão universalmente aceito para a atribuição de cor à direção, a maioria dos sistemas tem um botão de fluxo retrógrado que muda a atribuição da cor. Isto geralmente possibilita um ajuste do fluxo arterial em vermelho e fluxo venoso em azul. Obviamente, em padrões vasculares complexos, esta regra pode não valer para todas as imagens. Neste caso, um padrão de flu-

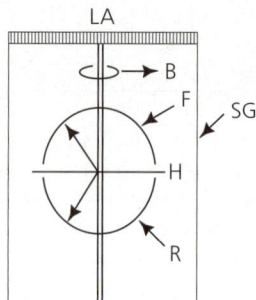

FIGURA 1-29. Atribuição de cores para a direção do fluxo. LA é o arranjo linear, B é o feixe de ultrassom, SG é a geometria do campo de varredura, F é o movimento anterógrado, R é o movimento retrógrado, e H é uma linha horizontal. Vetores de fluxo apontando para o arco F são todos de uma cor. Os vetores de fluxo apontando para o arco R são da cor oposta. A anatomia ajuda a limitar o fluxo sanguíneo à geometria do vaso.

xo pulsátil geralmente diferencia uma artéria de uma veia com velocidades menores e uma dependência respiratória.

Desvio de frequência Doppler. Cada sítio de amostragem da imagem Doppler é uma faixa amostral que representa a posição do volume de amostra Doppler. Se o volume de amostra estiver dentro de um padrão de fluxo sanguíneo, um espectro dos desvios de frequência Doppler compõe o sinal resultante. Entretanto, o sistema não pode exibir o espectro da frequência em cada *pixel* colorido que combina para formar uma imagem do fluxo em cores. Em vez, a maioria dos sistemas de fluxo em cores determina uma frequência representativa e codifica esta frequência em uma cor.[19]

Todos os sistemas de fluxo em cores atuais utilizam algum tipo de média da frequência para representar o desvio de frequência Doppler em um sítio amostral. A frequência média é uma boa escolha, pois é menos sensível ao ruído do que a maioria das alternativas. Em alguns sistemas, a frequência média é derivada de uma análise espectral *online*.[19] Em outros, técnicas de autocorrelação e média de sinais produzem o valor médio. Independente do tipo de sistema, o processamento de sinais codifica a frequência média em uma das várias cores.

A cor possui três qualidades inerentes que podemos usar para codificar informações: tonalidade, brilho e saturação. A tonalidade de uma cor representa sua frequência básica ou comprimento de onda. Por exemplo, vermelho e azul possuem tons diferentes, assim como amarelo e verde. Alguns sistemas codificam a informação do desvio de frequência Doppler em tons, apresentando uma variedade de cores diferentes, com cada cor representando uma diferente média do desvio de frequência Doppler.[11]

O brilho de uma cor representa seu conteúdo de energia. Por exemplo, o aumento ou redução da iluminação em uma área colorida altera o brilho da cor percebida sem mudar sua tonalidade. A maioria dos modelos de DCFI utiliza alterações na tonalidade em vez do brilho da cor para codificar a frequência média. Ao mesmo tempo, o brilho da cor pode ser ajustado para suavizar a cor das margens.

Saturação exprime a pureza de uma cor. Uma cor com 100% de saturação é considerada completamente pura. Por exemplo, um vermelho puro 100% saturado seria exibido na tela do monitor como um vermelho escuro. Mudar a saturação significa adicionar luz branca à cor e, portanto, um vermelho menos saturado aparece mais claro. Muitos sistemas possibilitam que o usuário escolha as regras de atribuição de cores, incluindo o uso da saturação de cores para codificar as informações da frequência média.[20] Estas atribuições de cores fazem com que jatos e principais linhas de fluxo apareçam mais claros do que a cor adjacente.

Contribuições do Feixe à Amostragem

A formação do feixe de ultrassom e o movimento subsequente do feixe exercem uma função importante na produção de uma imagem do fluxo em cores. A maioria dos sistemas DCFI utiliza um transdutor de arranjo de fase, arranjo linear ou arranjo curvo. Apenas alguns sistemas utilizam uma varredura mecânica. Esta preferência por varredura eletrônica não é meramente uma questão de oportunidade.

O efeito Doppler não consegue diferenciar um feixe de ultrassom em movimento de uma fonte de eco estacionária ou um feixe de ultrassom estável de uma fonte de eco em movimento. Sem técnicas especiais para controlar o padrão de movimento do feixe, um varredor mecânico apresenta um feixe em constante movimento (Fig. 1-30). Este movimento contínuo significa que o processador de sinal Doppler sempre enxerga algum movimento entre as fontes de eco tecidual e o feixe de ultrassom. Este movimento produz um conjunto de baixo desvio de frequência Doppler capaz de ocultar baixas velocidades de fluxo sanguíneo.

Uma vantagem evidente dos sistemas eletrônicos é a formação de feixes ultrassônicos estacionários (Fig. 1-30) em todas as posições da LOS. Neste padrão de varredura, um feixe estacionário aparece em cada LOS no plano de varredura.[21] No entanto, a formação e o direcionamento do feixe eletrônico também têm um preço. Todos os transdutores, independente do tamanho, atuam como se fossem um buraco ou uma abertura no espaço. Neste modelo (Fig. 1-31), o ultrassom provém de um ponto atrás da abertura. À medida que as ondas migram através da abertura, as ondas e a abertura interagem para produzir um padrão de difração. A maioria da energia provém da abertura e forma um grande lobo central de energia. A energia restante difrata em um conjunto de *artefatos laterais* que pode se ampliar e espalhar a energia.

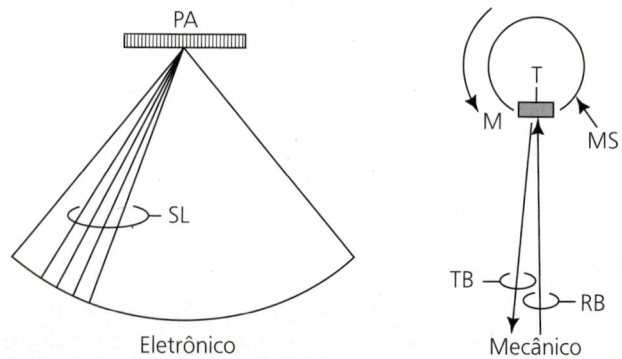

FIGURA 1-30. Feixes direcionados eletrônica e mecanicamente. PA é um arranjo de fase, SL representa as linhas de varredura, MS é o cabeçote de varredura mecânica. T é o transdutor, M é a direção do movimento, TB é a posição do feixe de transmissão, e RB é a posição do feixe de recepção. O direcionamento eletrônico permite posições fixas para cada linha de varredura.

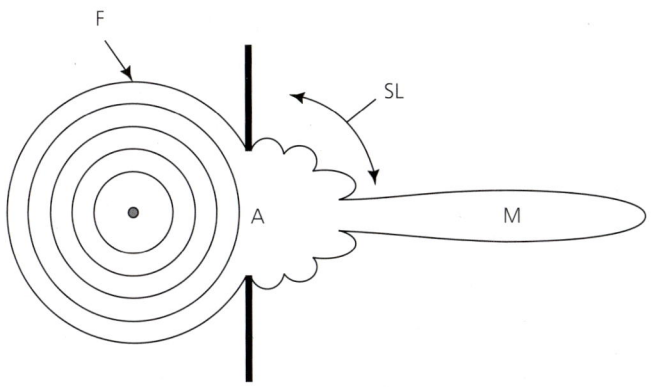

FIGURA 1-31. O transdutor é uma abertura de difração. F é o campo virtual de ultrassom atrás da abertura, A é a abertura, SL representa os artefatos laterais da difração, e M é o feixe principal. Cada transdutor, incluindo os elementos de arranjo individuais, atua como um buraco de difração no espaço.

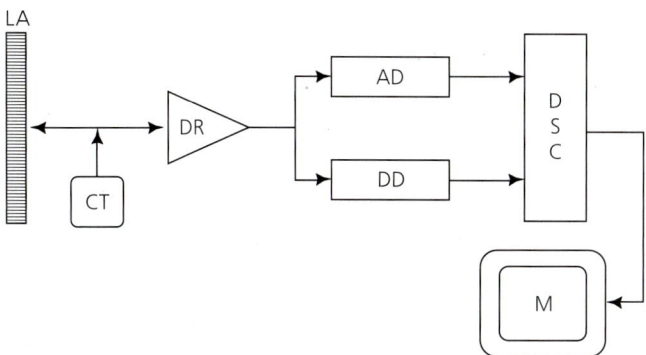

FIGURA 1-33. Processamento de sinais síncronos. LA é o arranjo linear, CT é um transmissor coerente, DR é um receptor, AD representa a detecção da amplitude, DD representa a detecção do Doppler, DSC é o conversor de varredura digital, e M é o monitor colorido. O processamento de sinais síncronos utiliza o mesmo sinal para formar as imagens em escala de cinza e Doppler.

Um arranjo dos elementos transdutores (quer linear ou curvo) produz um conjunto similar de artefatos laterais. Estes artefatos são chamados de *artefatos secundários*, pois resultam da soma dos artefatos laterais de cada elemento transdutor, como de uma rede de difração. Quando o controle eletrônico posiciona o feixe perpendicular ao arranjo, os artefatos secundários podem ser relativamente pequenos. Ao utilizar diversas técnicas diferentes de cancelamento, os engenheiros são capazes de suprimir os artefatos secundários em até -60 dB (1/1.000) ou mais abaixo do lobo principal de energia. Quando o feixe direcionado aponta para o lado, entretanto, o número e tamanho de artefatos secundários aumentam (Fig. 1-32).[11] Novamente, o resultado pode ser um espalhamento do feixe de ultrassom e uma perda da resolução lateral, uma perda que pode afetar o posicionamento preciso da cor em uma imagem.

Processamento de Sinais

Quando os sinais de eco estão dentro do aparelho, eles enfrentam um conjunto diverso de análise. Quando e como estas análises ocorrem determinará o caráter da imagem final do fluxo em cores.

Nos aparelhos Doppler, o processamento do sinal pode assumir duas formas diferentes. Primeiro, um sistema pode usar o mesmo sinal para a geração de imagens Doppler e imagens em escala de cinza. Este é o processamento de sinais *síncronos*.[12] Alternativamente, o sistema pode usar diferentes sinais para formar as imagens Doppler e em escala de cinza. Este é o processamento de sinais *assíncronos*.[12] Quase todos os aparelhos de DCFI projetados para aplicações vasculares são atualmente assíncronos, dividindo os dados coletados em imagens na escala de cinza e mapeamento colorido para formar cada quadro de imagem composta.

Processamento de sinais síncronos. A Fig. 1-33 mostra a organização básica de um sistema de processamento de sinais síncronos. A substituição de um transdutor de arranjo linear por um transdutor simples e a substituição de uma imagem em Modo B por um traço em Modo M produziram o primeiro sistema síncrono: o sistema M/Q.[22,23] Este sistema utilizava os mesmos sinais para produzir uma exibição em modo M e um espectro pontual. Todos os sistemas síncronos utilizam o mesmo transdutor, transmissor coerente e receptor, pois extraem diferentes informações a partir de um sinal comum. Após a recepção, os sinais separam-se em dois trajetos: um para a imagem em escala de cinza, e o outro para a imagem Doppler. O sistema usa uma função de prioridade para colorir apropriadamente a imagem em escala de cinza.

Para formar quadros de imagem em velocidades úteis ao ecocardiograma, a maioria dos sistemas de ecocardiografia com Doppler colorido utiliza o processamento de sinais síncronos.[11] Estes sistemas utilizam um arranjo de fase para formar e direcionar os feixes de ultrassom (Fig. 1-34). Embora o direcionamento de feixe propague o feixe decorrente dos artefatos secundários e artefatos laterais, os efeitos destas distorções do feixe não prejudicam seriamente as imagens ecocardiográficas.

Na imagem vascular síncrona, o sistema molda e focaliza um feixe de ultrassom ao longo de uma LOS perpendicular ao arranjo linear. A Fig. 1-35 demonstra a organização deste tipo de sistema. O feixe varre o arranjo linear para formar um campo de varredura retangular. Focalização fixa em "transmitir" e focalização dinâmica em "receber" produzem um feixe estreito sobre o FOV.[24]

O sistema testa cada sítio de amostra ao longo de cada feixe para fluxo. Na existência de fluxo, o *pixel* da imagem correspon-

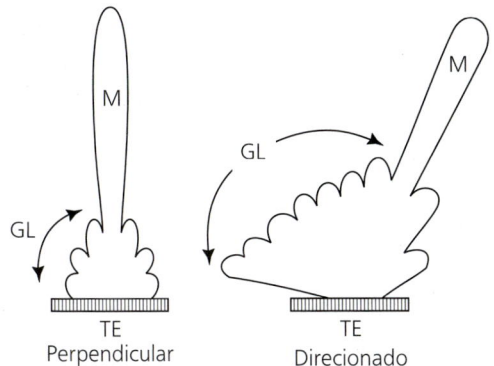

FIGURA 1-32. Formação de artefatos secundários com o direcionamento do feixe. TE representa os elementos transdutores, GL representa os artefatos secundários, e M é o lobo principal. O direcionamento aumenta a formação de artefatos secundários, espalhando o feixe de ultrassom.

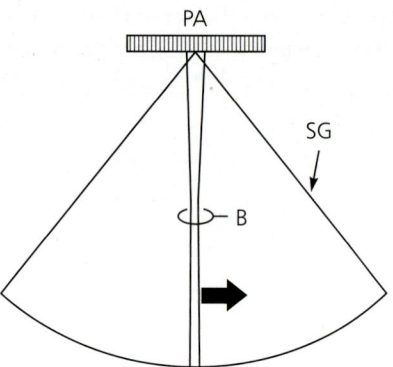

FIGURA 1-34. Formação de um feixe em arranjo de fase e direcionamento. PA representa os elementos do arranjo de fase, B é o feixe, SG é a geometria do campo de varredura, e a seta exibe o movimento do feixe. O arranjo de fase tem um tamanho de abertura limitado que restringe o tamanho do ponto focal e faixa focal. Portanto, a focalização é mais deficiente nas margens do setor.

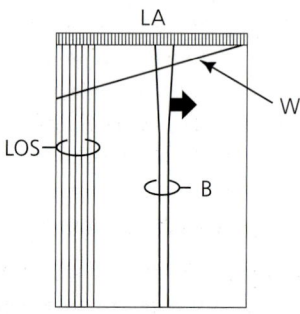

FIGURA 1-35. Organização do campo de varredura no processamento de sinais síncronos. LA é o arranjo linear, LOS representa as linhas de visada da varredura, W é um espaçador, B é o feixe, e a seta demonstra o movimento do feixe. O espaçador proporciona um ângulo Doppler entre o sangue em movimento e o feixe de ultrassom.

dente fica colorido; caso contrário, o *pixel* fica na escala de cinza. Dessa maneira, o processamento constrói a imagem em um sítio de amostragem.

A DCFI síncrona do sistema vascular apresenta uma necessidade de ângulo Doppler. A maioria dos vasos no pescoço, braços e pernas é paralela, ou quase, à superfície cutânea, o que coloca um feixe não direcionado de um arranjo linear em um ângulo de 90° ao padrão de fluxo. Nesta situação, o sistema pode direcionar o feixe ou utilizar um espaçador para fornecer o ângulo Doppler necessário. Um espaçador é um dispositivo plástico preenchido por água que desliza para dentro e fora de um arranjo linear, conforme a necessidade. Apesar da simplicidade aparente de um espaçador, a maioria dos sistemas de imagem vascular síncrona utiliza o direcionamento eletrônico do feixe para fornecer o ângulo Doppler.

A simplicidade física do espaçador pode ser enganosa. Por exemplo, engenheiros de produção devem considerar não apenas a formação do feixe, como também como o espaçador pode mudar o feixe em razão da refração e dispersão provocadas por bolhas de ar, crescimento bacteriano dentro do espaçador e tratamentos antissépticos que não destroem os plásticos que compõem o espaçador.

Processamento de sinais assíncronos. Os sistemas de processamento de sinais assíncronos utilizam diferentes sinais e feixes de ultrassom para criar as imagens compostas na escala de cinza e Doppler.

Os sistemas assíncronos usam transmissores separados para as porções em escala de cinza e Doppler de imagem. Somente o transdutor linear e um temporizador de coordenação central são comuns às vias de sinalização separadas até o conversor de varredura. A Fig. 1-36 mostra a organização de um sistema de imagem assíncrono.

A maioria dos sistemas assíncronos utiliza direcionamento do feixe para obter a imagem Doppler ao mesmo tempo em que mantém os feixes da imagem na escala de cinza perpendiculares ao transdutor. A Fig. 1-37 mostra como os dois campos de varredura se sobrepõem. A frequência portadora Doppler pode ser diferente da frequência de imagem. Por exemplo, a imagem em escala de cinza pode estar a frequência de 5 MHz, e a imagem Doppler a 3 MHz.

O ciclo operacional entrelaça os feixes de ultrassom do Doppler e da escala de cinza para produzir duas imagens separadas. O entrelaçamento reduz as potenciais cadências do sistema. Visto que os sítios de amostragem para os dois campos não coincidem, eles não podem se acumular em uma memória comum de modo simples. Em vez, eles passam em memórias separadas e, finalmente, se sobrepõem um sobre o outro no conversor de varredura digital.

As imagens colorida e em escala de cinza não possuem uma correspondência precisa sobre o campo da imagem composta, pois os dois campos de varredura têm orientações diferentes (Fig. 1-37). Porções da imagem Doppler direcionada encontram-se fora do campo de varredura da escala de cinza, assim como porções do campo de varredura da escala de cinza estão fora do campo de varredura Doppler. Uma maneira de manter a cadência da imagem total alta é através do confinamento do processamento do sinal colorido a uma pequena janela móvel, ou ROI. Esta tecnologia é uma prática comum para todos os sistemas de fluxo colorido, vasculares e cardíacos.

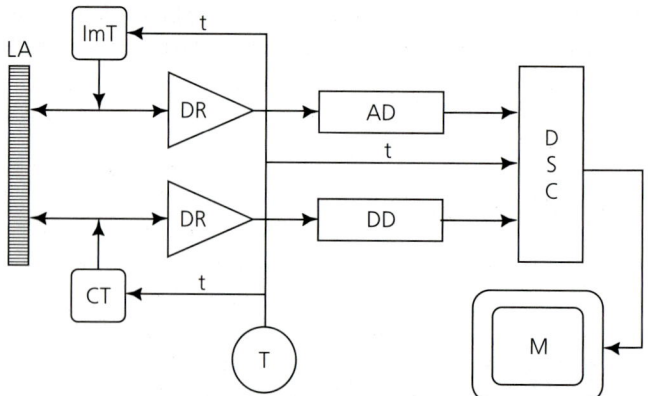

FIGURA 1-36. Processamento de sinais assíncronos. LA é o arranjo linear, ImT é o transmissor de imagens, CT é o transmissor coerente, DR é um receptor, AD representa a detecção da amplitude, DD representa a detecção Doppler, DSC é o conversor de varredura digital, M é o monitor colorido, T é um temporizador comum com sinais (t) de controle, e DR é o receptor Doppler. O processamento de sinais assíncronos utiliza sinais diferentes para as porções em escala de cinza e colorida da imagem.

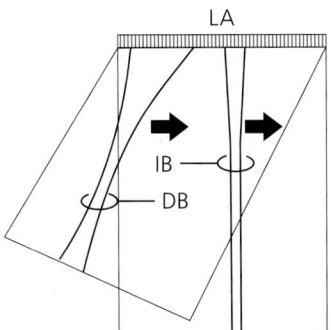

FIGURA 1-37. Organização da varredura no processamento de sinais assíncronos. LA é o arranjo linear, DB é o feixe do Doppler, IB é o feixe da escala de cinza, e as setas exibem o movimento do feixe. O direcionamento do feixe fornece um ângulo Doppler para a produção da imagem Doppler. As frequências operacionais com o Doppler e na escala de cinza podem diferir.

Processamento de sinais de amplitude (Doppler de potência). O processamento de sinais Doppler é geralmente derivado dos componentes de frequência Doppler em um eco de retorno. A transformada rápida de Fourier (FFT) opera sobre a forma de onda composta e produz uma gama de componentes de frequência isoladas. Portanto, uma FFT fornece duas propriedades destes sinais componentes para análise e representação em cores: (1) frequência dos sinais Doppler e (2) amplitude dos sinais Doppler. A DCFI codifica os desvios de frequência Doppler em cores para exibir a direção e velocidade do fluxo sanguíneo. Uma alternativa à análise da frequência é a determinação do *espectro de potência* das amplitudes dos sinais Doppler, usando o sistema de canais direcionados (em fase e quadratura). Embora esta técnica possa ter diferentes nomes comerciais, a tecnologia é geralmente chamada de *Doppler de amplitude ou de potência*.[15] De modo importante, embora o nome da técnica inclua a palavra *potência*, não há aumento da *potência acústica* fornecida ao paciente. Ao contrário, é um método diferente de processamento de sinais que utiliza valores normais de potência de saída e amplitude de sinal.

O processamento de sinais para a informação da frequência Doppler oferece vantagens e desvantagens. No início, as informações de frequência exibem a direção e velocidade relativa do fluxo sanguíneo na imagem. Ao mesmo tempo, é muito sensível ao ruído, ao ângulo Doppler, e está sujeito ao artefato de sobreposição espectral *(aliasing)* no Doppler de alta frequência.

Por outro lado, o Doppler de potência não é tão sensível ao ruído do sistema quanto o Doppler com base na frequência, porém é mais sensível à exibição de interfaces de fluxo. Além disso, o Doppler de potência é relativamente independente do ângulo e não está sujeito ao artefato de sobreposição espectral. Em razão destas últimas três vantagens, o Doppler de potência apresenta uma melhor exibição da vascularidade geral e é mais adequado para suportar as representações tridimensionais da perfusão em órgãos e massas.[25]

O Doppler de potência, no entanto, perde informações de fluxo detalhadas nos vasos. Além disso, é muito sensível ao movimento de tecidos moles e o chamado "artefato do tipo *flash*" produzido por este movimento. Até hoje, os esforços se concentraram no desenvolvimento de técnicas que possam suprimir o artefato do tipo *flash* e melhorar a imagem do Doppler de potência.

Problemas Práticos

Requisitos da Imagem Cardíaca

Em geral, a visualização do coração com ultrassom requer uma abordagem intercostal e subcostal com ultrassom de baixa frequência.[11] A DCFI paraesternal posiciona naturalmente o feixe de ultrassom a, aproximadamente, 90° do padrão de fluxo. Como resultado, incidências apicais e subcostais do coração são necessárias para posicionar os padrões de fluxo paralelamente aos feixes de ultrassom. Os arranjos de fase e curvos com raio curto são os transdutores de escolha para visualização através destas janelas torácicas e abdominais. Os ângulos setoriais variam de 30° a 180°.

Pelo fato de o sangue ser um baixo atenuador (0,15 dB/cm por MHz), a visualização do coração com ultrassom não requer o mesmo tipo de modelo frontal (linhas de retardo e receptores) que a imagem vascular requer. Além disso, as altas cadências, combinadas com campos de visão amplos, impõem intervalos de amostragem grandes na imagem cardíaca, e a varredura utiliza um formato setorial. Todos estes fatores se combinam para tornar o dispositivo de ecocardiograma com Doppler colorido correto para o coração e errado para o sistema vascular.

A detecção de turbulência regional não é sempre fácil, pois os intervalos de amostragem do Doppler podem ser relativamente grandes na ecocardiografia. Para ajudar a localizar o fluxo desorganizado (alargamento espectral) em qualquer local de amostragem, a maioria dos sistemas cardíacos determina não apenas a frequência média em um sítio de amostra, como também a variância do sinal.[11] Em muitos dispositivos cardíacos, a codificação por cores de uma variância elevada introduz um tom verde à cor primária.

Requisitos da Imagem Vascular

A DCFI vascular envolve todos o vasos periféricos disponíveis os vasos torácicos superiores de grande porte e os vasos mais profundos no abdome. Um arranjo linear é tipicamente utilizado para visualizar os vasos periféricos. Este campo de varredura linear proporciona a base para o uso de alterações na cor para exibir mudanças na direção do fluxo. Em contraste, uma varredura setorial de um vaso linear produz um ângulo Doppler que muda continuamente (Fig. 1-38) e, consequentemente, com mudança contínua da cor. Em vez disso, transdutores de varredura linear, como os de arranjo de fase e arranjo curvo, são utilizados para visualizar a vasculatura abdominal. Estes transdutores possibilitam que as varreduras subcostal e intercostal exibam os vasos abdominais mais profundos que possam estar contidos na caixa torácica.

Os campos setoriais, no entanto, dificultam a leitura das imagens. A identificação das veias e artérias requer o conhecimento da direção e pulsatilidade do fluxo. FOVs amplos e tempos de processamento mais longos para a imagem do fluxo em cores tornam as cadências efetivas muito baixas para possibilitar uma fácil determinação da pulsatilidade. A combinação de um espectro em um único ponto e uma imagem de fluxo colorido,

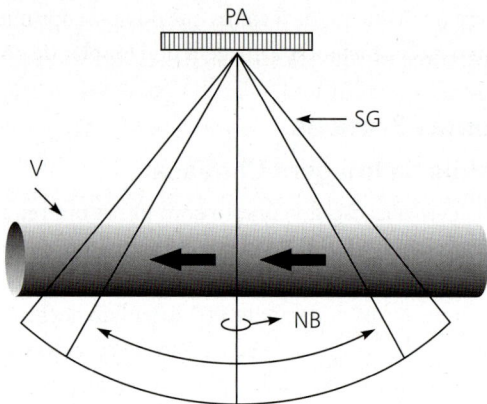

FIGURA 1-38. Imagem vascular com um campo de varredura setorial. PA é um arranjo de fase, SG é a geometria do campo de varredura, V é o vaso sanguíneo, e NB é o feixe perpendicular ao fluxo no vaso (*setas*). As cores na imagem mudam rapidamente, pois cada posição do feixe possui um diferente ângulo Doppler.

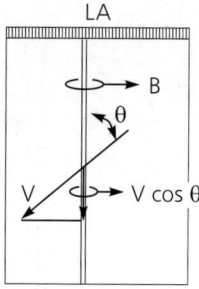

FIGURA 1-40. Geometria da velocidade de fechamento. LA é o arranjo linear, B é o feixe de ultrassom, V é a velocidade alvo, e $V \cos \theta$ é a velocidade de fechamento. A velocidade de fechamento é o componente de movimento ao longo do feixe de ultrassom.

bem como a redução da ROI, pode render informações sobre a pulsatilidade vascular.

Exibições da Frequência e Velocidade

Todas as técnicas atuais de obtenção de imagens do fluxo em cores usando o Doppler são mapas bidimensionais do desvio de frequência Doppler. Afinal, o fluxo em cores também utiliza o Doppler.

Muitos sistemas utilizam os valores da cor na velocidade (centímetros por segundo) em vez da frequência (hertz). Este tipo de exibição sugere uma medida mecânica da velocidade na cor. Como em todas as determinações de velocidade do Doppler colorido, os valores representam uma solução à equação Doppler (Fig. 1-39). Nesta exibição, entretanto, a velocidade não é a velocidade absoluta das hemácias. Em vez disso, os valores da imagem representam a *velocidade de fechamento* ao longo do feixe de ultrassom. Velocidades absolutas necessitariam de uma correção contínua de todos os ângulos em relação aos padrões de fluxo em toda a imagem. A Fig. 1-40 demonstra esta relação da velocidade de fechamento.

Artefatos de Imagem do Fluxo em Cores

A DCFI está sujeita aos mesmos artefatos que afetam o ultrassom em geral, pois incorpora imagens em modo B e o processamento de sinais Doppler. Três fontes primárias de confusão na DCFI são (1) artefatos de ambiguidade de alcance, (2) artefatos de sobreposição espectral em Doppler de alta frequência e (3) vibrações de tecidos moles.

A Fig. 1-41 exibe a organização dos eventos necessários para obter um artefato de ambiguidade de alcance. A alta potência e cadências mais rápidas típicas da DCFI oferecem amplas oportunidades para este artefato.[26] Na DCFI, o artefato aparece na forma de cores difusas e não pulsáteis, sugerindo um fluxo que, na verdade, pode não existir onde aparece na imagem.

Em um sistema de Doppler pulsado, os desvios de frequência Doppler são amostrados na frequência de repetição do pulso (PRF) do sistema. Sobreposição espectral no Doppler de alta frequência ocorre quando o desvio de frequência Doppler excede a frequência de amostragem PRF do sistema. Este limite fantasma é conhecido como o *limite Nyquist*, que é igual à PRF/2. Quando o artefato de sobreposição espectral ocorre na CFI, as cores e os espectros Doppler em ponto único "envolvem" o formato da exibição (ou seja, as altas frequências em uma direção aparecem como frequências mais baixas na direção oposta) e confundem a aparência do fluxo. Para remover a sobreposição espectral, um ultrassonografista deve aumentar a PRF (encurtar o FOV) ou diminuir o desvio de frequência Doppler associado à maior velocidade.[22] O desvio de frequência

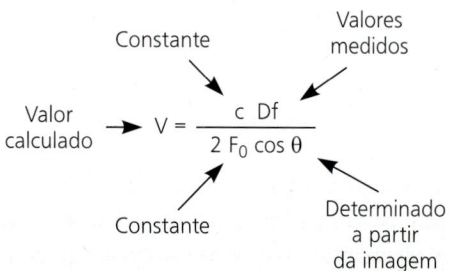

FIGURA 1-39. Cálculo da velocidade na equação Doppler. V é a velocidade, c é a velocidade de propagação do ultrassom, Df é o desvio de frequência Doppler, F_0 é a frequência portadora, e θ é o ângulo Doppler. Os aparelhos de Doppler medem a frequência e calculam a velocidade "real", V, com base em um ângulo Doppler estimado registrado pelo ultrassonografista.

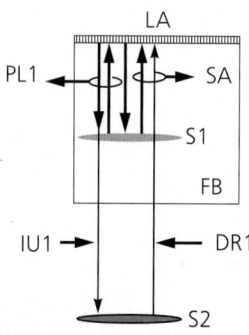

FIGURA 1-41. O artefato de ambiguidade de alcance. LA é o arranjo linear, PL1 é o ciclo de pulso-período de escuta inicial, IU1 é o ultrassom incidente a partir de PL1, S1 é um simulador da fonte de eco dentro do limite de campo (FB), S2 é uma fonte de eco real fora do campo de varredura, DR1 é o eco de retorno mais profundo, e SA representa a chegada simultânea dos dois sinais de eco. A ambiguidade de alcance ocorre quando as fontes fora do campo de varredura aparecem na imagem.

Doppler pode ser diminuído com a redução da frequência portadora do Doppler ou por meio do deslocamento do transdutor para formar um ângulo Doppler mais próximo a 90°. Todavia, em razão da produção de erro cada vez mais pronunciada com ângulos Doppler acima de 70°, é melhor escolher uma menor frequência portadora do que aumentar o ângulo Doppler para mais de 70° (p. ex., a 75°, o cálculo da velocidade tem uma taxa de erro inerente de 6,5%/grau, portanto, um erro de ±3° na estimativa do ângulo Doppler real cria um erro de cálculo de velocidade de ±19,5%).[6]

Uma fonte nada incomum de confusão na DCFI é a vibração mecânica dos tecidos moles. Por exemplo, vibrações do tecido podem ocorrer quando um paciente fala ou se o fluxo sanguíneo estiver produzindo um *sopro*, ou ruído.[27] Estas vibrações de tecido podem preencher uma imagem de uma artéria ou veia com muitas cores na parte externa nas paredes dos vasos. O pulso de baixa frequência proveniente do coração também pode preencher uma imagem abdominal com uma explosão de cores conhecida como um *artefato do tipo flash,* que pode causar problemas para o Doppler de potência, como referido anteriormente.[25]

Aplicando a Tecnologia de Imagens Reais

Com o uso destas ideias de como os vários sistemas de fluxo em cores funciona, podemos examinar alguns exemplos da DCFI. Esta técnica varia desde a representação do fluxo através do registro em modo M até a aquisição de imagens de alta resolução do sistema vascular.

A Fig. 1-42 mostra a combinação de um registro em modo M com a DCFI. Todo o movimento nesta imagem é referenciado ao transdutor na forma de uma velocidade de fechamento; ou seja, apenas como movimento em direção ou contrário ao transdutor. Neste exemplo, as frequências Doppler foram calculadas em velocidades de fechamento, que *não* necessariamente representam as velocidades reais do fluxo sanguíneo cardíaco. Este sistema codifica a presença de alargamento espectral ao adicionar verde às cores direcionais primárias. O fluxo em diástole de cor verde demonstra: (1) a presença de regurgitação aórtica e (2) a turbulência resultante, à medida que o ventrículo esquerdo é preenchido por uma valva mitral aberta.

A determinação do padrão de fluxo real é mais fácil com a imagem bidimensional do coração. A Fig. 1-43 fornece uma visão clara do coração no eixo longo, com o fluxo colorido confinado às câmaras cardíacas. Novamente, o mapa da frequência Doppler é calculado em valores da velocidade de fechamento. Esta imagem exibe um jato regurgitante não axial se estendendo da raiz aórtica até o ventrículo esquerdo. Neste caso, as imagens do fluxo em cores exibem não apenas a existência do jato, como também sua geometria não axial.

A Fig. 1-44 (fluxo da artéria carótida normal) representa uma artéria carótida normal com um sistema DCFI síncrono precoce. O ângulo Doppler deriva de um espaçador no topo da imagem. A taxa de amostragem nesta imagem está em intervalos de um comprimento de onda (0,2 mm a 7,5 MHz) para a imagem em escala de cinza e a porção colorida da imagem. O padrão de fluxo interno do vaso mostra uma inversão e separação do fluxo normal no bulbo carotídeo. A direção do fluxo ocorre da direita para a esquerda na imagem, em direção contrária ao transdutor, fazendo com que o vaso apareça de cor vermelha. Os desvios

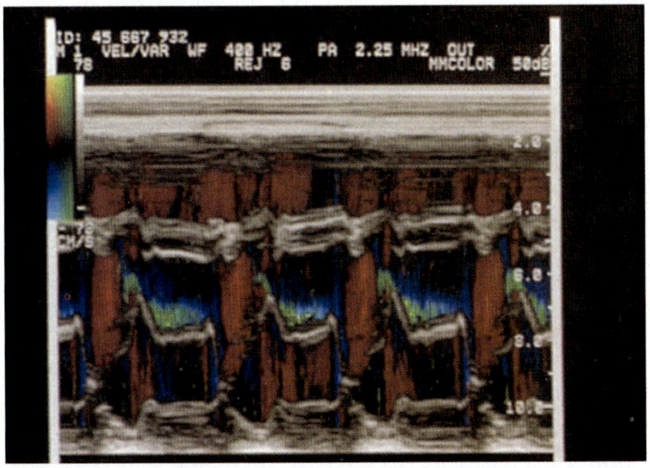

FIGURA 1-42. Visualização do fluxo em cores de uma valva mitral. O traçado de modo M visualiza a valva mitral começando na porção superior da janela cardíaca, com destino à valva mitral. A cor vermelha representa o fluxo em direção ao transdutor; azul é o fluxo contrário. Os valores da velocidade de fechamento (limites espectrais) aparecem na barra de cores. O fluxo vermelho entre o septo interventricular e a valva mitral fechada é a ejeção através da via de saída do ventrículo esquerdo. Durante o preenchimento ventricular, o fluxo azul-verde ao longo do folheto anterior da valva mitral é invertido, fluxo turbulento produzido por uma regurgitação aórtica. Marcadores da profundidade estão à direita na imagem, e um traçado ECG fornece o tempo na parte inferior da imagem. *(Reproduzida com permissão de Philips Healthcare.)*

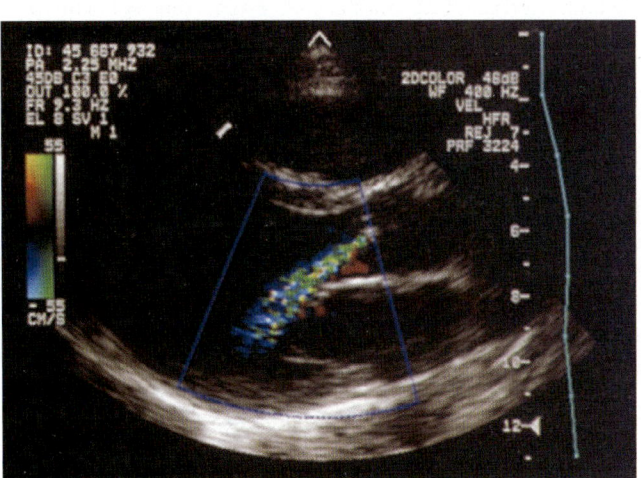

FIGURA 1-43. Imagem da ecocardiografia com Doppler colorido. Esta visão do eixo longo paraesternal do coração demonstra (de cima para baixo) o ventrículo direito, o septo interventricular e o ventrículo esquerdo contendo os folhetos da valva mitral. A cor vermelha representa o fluxo em direção ao transdutor; azul é o fluxo contrário. Os valores da velocidade de fechamento (limites espectrais) aparecem na barra de cores. A janela da imagem em cores (contorno azul) exibe um jato turbulento azul-verde não axial (regurgitação) se originando na raiz aórtica. Sem a cor, a qualidade não axial do jato não poderia ser facilmente determinada. *(Reproduzida com permissão de Philips Healthcare.)*

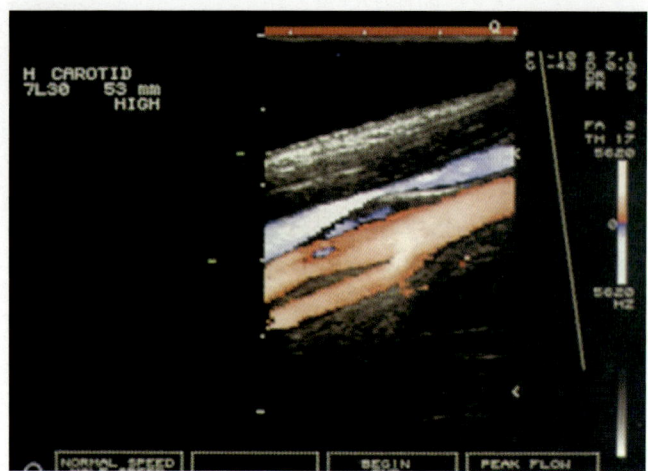

FIGURA 1-44. Visualização do fluxo em cores de uma artéria carótida. A visão do eixo longo da bifurcação de uma artéria carótida normal demonstra a ramificação da artéria carótida comum em artérias carótidas interna (ramo superior) e externa (ramo inferior). O fluxo é da direita para a esquerda, em direção contrária ao transdutor (barra vermelha no topo da imagem). O vaso acima da carótida (azul) é a veia jugular. No interior do bulbo carotídeo existe uma inversão (azul) e separação de fluxo normal. Visto que os desvios de frequência Doppler mais elevados são mais claros, as principais linhas de fluxo aparecem mais claras na imagem. O ângulo Doppler necessário deriva do espaçador (espaço triangular negro no topo da imagem). Os pontos periféricos são marcadores de 1 cm, e as frequências fantasmas (*aliasing frequencies*) aparecem nas partes superior e inferior da barra de cores. *(Reproduzida com permissão de Siemens Healthcare, Malvern, PA.)*

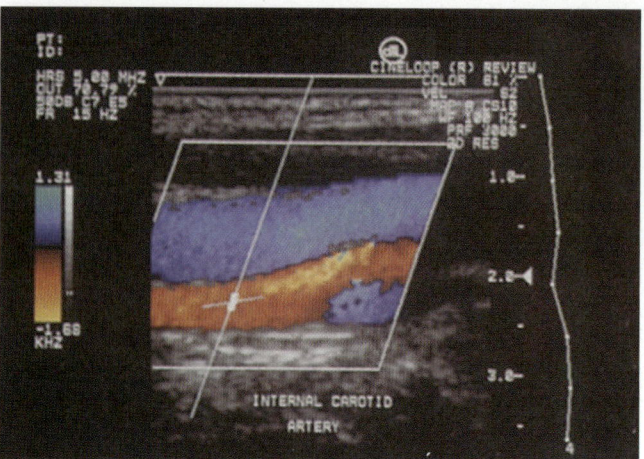

FIGURA 1-45. Visualização do fluxo em cores de uma artéria carótida. A imagem mostra a artéria carótida interna e bulbo. O fluxo na artéria (vermelho) ocorre da direita para a esquerda, com uma inversão e separação do fluxo em azul. A principal (não axial) linha de fluxo (amarelo) no bulbo ocorre ao longo da parede anterior. Um pequeno segmento de sobreposição espectral (verde) aparece na linha de fluxo. O vaso azul mais anterior é a veia jugular. O ângulo Doppler nesta imagem provém do direcionamento do feixe. O paralelogramo branco exibe o ângulo de direcionamento e o contorno para o processamento de sinais coloridos na imagem. Os limites da frequência fantasma aparecem na barra de cores, com marcadores de profundidade e uma posição do ponto focal de transmissão no lado direito da imagem. *(Reproduzida com permissão de Philips Healthcare.)*

de frequência Doppler mais elevados aparecem mais claros, representando as porções de maior velocidade do fluxo.

O direcionamento do feixe que é típico do processamento de sinais assíncronos altera a organização de uma imagem similar de uma artéria carótida normal. Este sistema representa diferentes médias dos desvios de frequência Doppler em diferentes tonalidades. Entretanto, como na Fig. 1-45, a imagem claramente mostra a inversão e separação do fluxo (porção azul no vaso vermelho) que é típica de um bulbo carotídeo normal. O direcionamento de fluxo nesta imagem limita a exibição simultânea do fluxo e anatomia dos tecidos moles em toda a imagem. Entretanto, uma interrogação completa da maioria dos vasos pode ser obtida ao mover a janela de processamento do fluxo em cores e mudar a posição da varredura.

Qualquer tecido ou estrutura altamente vascular é um bom candidato para a DCFI, quando a separação de uma anatomia ambígua é necessária. O fluxo nos principais vasos fetais aparece na Fig. 1-46. Esta imagem é formada por um arranjo linear convexo que produz um padrão de imagem setorial. Em razão da complexidade da anatomia vascular e a mudança de ângulo entre os vasos e os feixes, a codificação de cores imediata nem sempre indica artérias e veias. Contudo, a pulsatilidade e sua posição em relação às referências anatômicas internas relatam a história. Se a cadência do sistema for muito baixa, entretanto, um espectro em um único ponto no modo Doppler pulsado será a maneira mais confiável de determinar os padrões de fluxo pulsátil das artérias e os padrões de fluxo mais constante das veias.

Quando uma doença ocorrendo na parede de um vaso ou, simplesmente, a anatomia vascular afeta o padrão de fluxo, um espectro em um único ponto não é capaz de exibir a fonte ou natureza do distúrbio. Todavia, a DCFI de alta resolução, como demonstrada na Fig. 1-47, representa claramente não apenas as paredes curvas dos vasos, como também uma linha de fluxo principal percorrendo no vaso em resposta à inércia de fluxo.

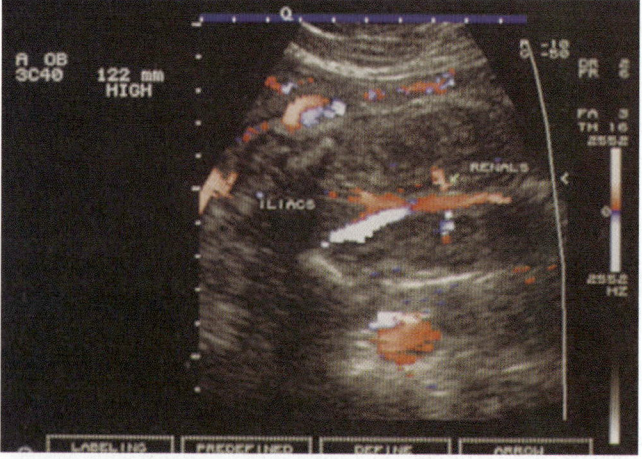

FIGURA 1-46. Visualização do fluxo em cores de um abdome fetal. Esta imagem mostra a aorta fetal com os ramos renal e ilíaco. Fluxo contrário ao transdutor está em azul. o fluxo em direção ao transdutor está em vermelho. Os pontos periféricos são marcadores de 1 cm, e as frequências fantasmas aparecem nas partes superior e inferior da barra de cores. Um arranjo curvo convexo forma um campo de varredura setorial. *(Reproduzida com permissão de Siemens Healthcare, Malvern, PA.)*

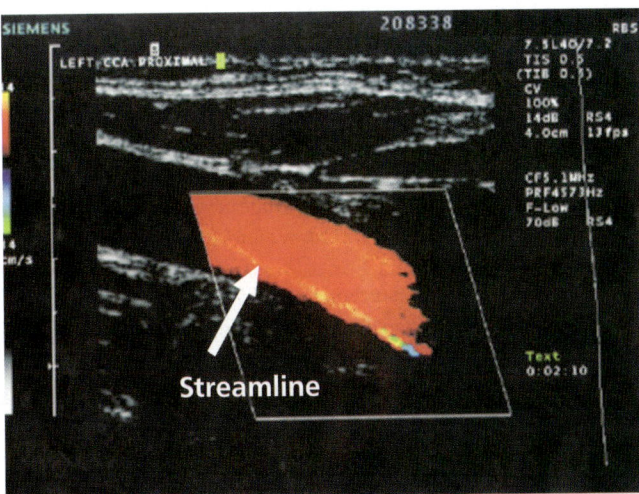

FIGURA 1-47. Visualização do fluxo em cores de uma artéria carótida comum. Esta artéria tem uma curva que envia uma linha de fluxo principal (seta) através do lúmen do vaso. O fluxo é da direita para a esquerda, na direção do transdutor. O vermelho na porção superior da barra de cores representa o movimento em direção ao transdutor. O desvio de fluxo é, aproximadamente, 15° mais íngreme do que a parede do vaso. Os marcadores verticais à esquerda da imagem indicam intervalos de 0,5 cm. As velocidades de fechamento aparecem nas porções superior e inferior da barra de cores. *(Reproduzida com permissão de Siemens Healthcare, Malvern, PA.)*

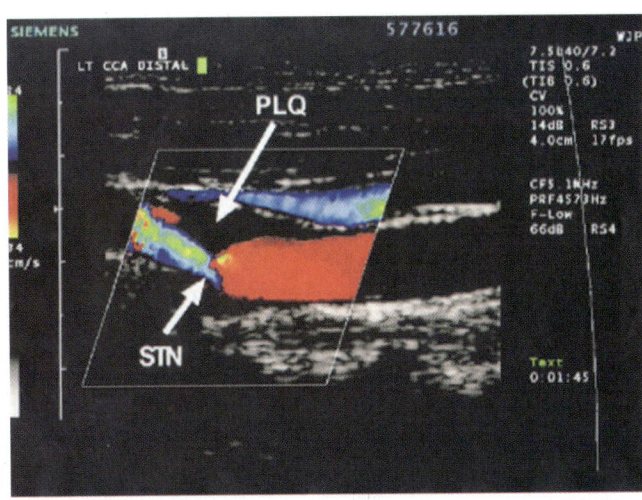

FIGURA 1-48. Visualização do fluxo em cores de uma estenose da artéria carótida. Esta artéria tem uma estenose significativa que está estreitando o canal de fluxo (distribuição estreita da cor), causando uma turbulência pós-estenótica (cores misturadas). O fluxo pré-estenótico é da direita para a esquerda, em direção contrária ao transdutor e de cor vermelha. O fluxo pós-estenótico é na direção do transdutor e de cor azul. Os marcadores na imagem esquerda são em intervalos de 0,5 cm. As velocidades de fechamento aparecem nas porções superior e inferior da barra de cores. PLQ é uma placa anecoica macia. STN é a região mais estreita da estenose. *(Reproduzida com permissão de Siemens Healthcare, Malvern, PA.)*

Na presença de estenose, a velocidade do fluxo aumenta na região estreitada. Geralmente, o estreitamento também aparece na imagem na forma de um estreitamento físico da distribuição de cores, à medida que o processamento de sinal espacial mapeia um lúmen reduzido. A Fig. 1-48 mostra estes dois resultados, o estreitamento da distribuição de cor e a aceleração (porção verde central no lúmen pós-estenose) em decorrência de uma estenose na artéria carótida.

Quando as cadências são altas o bastante, e a amostra Doppler é fina o bastante, é possível observar uma fisiologia de fluxo mais sutil. Por exemplo, cada pulso no sistema vascular é uma onda mecânica que se propaga pelos vasos que será refletida quando submetida a uma mudança na impedância hidráulica. A Fig. 1-49 mostra a intersecção das duas ondas de pulso viajantes: a porção vermelha é a onda incidente, e a porção azul é a onda refletida. A imagem do fluxo em cores e o espectro Doppler exibem a conexão entre o padrão de fluxo trifásico deste vaso de alta resistência e a passagem das ondas de pulso anterógradas e retrógradas na artéria.

Embora o Doppler de potência possa preencher uma imagem com cores, como na Fig. 1-50, o processamento perde informações sobre a direção do fluxo. Consequentemente, as artérias carótidas e a veia jugular apresentam a mesma cor. Conforme a amostragem se aproxima das paredes do vaso, os sinais são codificados para uma redução no brilho do sinal.

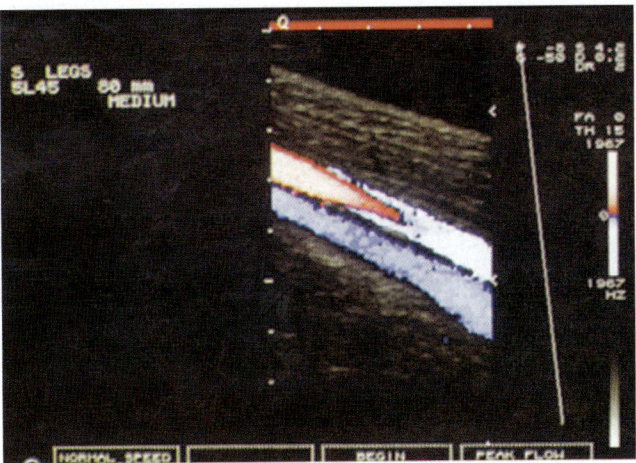

FIGURA 1-49. Visualização do fluxo em cores de uma artéria e veia femoral superficial. Esses vasos anormais exibem padrões de fluxo típicos durante os ciclos cardíaco e respiratório. Fluxo arterial da esquerda para a direita e uma onda de pulso distalmente refletida (azul) que atravessa a onda de pulso incidente (vermelho). A veia femoral superficial (vaso posterior azul) flui da direita para a esquerda, à medida que o fluxo e a cor preenchem o lúmen residual da veia. Esta imagem do fluxo colorido claramente mostra a inversão do fluxo em um padrão de fluxo bifásico ou trifásico que chega de uma onda de pulso viajante. Os pontos periféricos são marcadores de 1 cm, e as frequências fantasmas aparecem nas partes superior e inferior da barra de cores. O espaço negro no topo da imagem é um espaçador. *(Reproduzida com permissão de Siemens Healthcare, Malvern, PA.)*

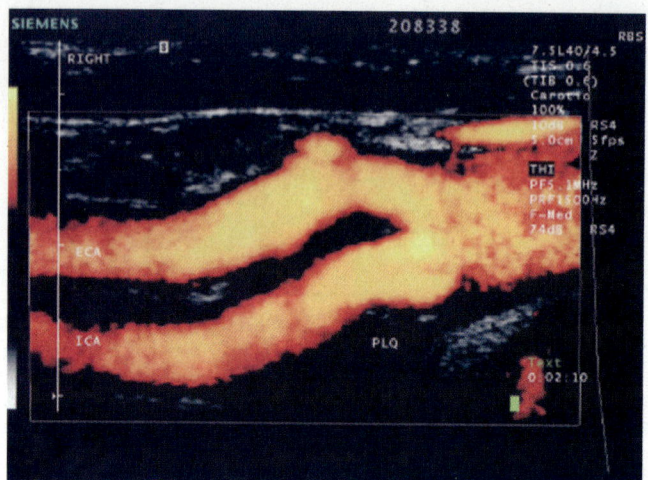

FIGURA 1-50. Representação do Doppler de potência do fluxo em uma artéria carótida. ECA é a carótida externa; ICA é a carótida interna, PLQ é a placa anecoica estreitando o bulbo carotídeo. O marcador de profundidade na imagem à esquerda mostra intervalos de 0,5 cm. O canto direito superior da ROI inclui uma porção da veia jugular fluindo em direção oposta às artérias carótidas com a mesma cor que as artérias. *(Reproduzida com permissão de Siemens Healthcare, Malvern, PA.)*

RESUMO

DCFI é uma combinação de informações anatômicas em escala de cinza e uma representação colorida dos eventos de fluxo. É uma imagem integrada da forma e função, anatomia e fisiologia. No entanto, a porção colorida da imagem não é uma imagem do sangue; é uma imagem do movimento. Com o uso do Doppler de potência, a cor pode representar a presença de fluxo com maior sensibilidade, porém sem alguns detalhes do fluxo.

Em cada sistema de dopplerfluxometria, as amplitudes dos sinais de eco apresentam intensidades em escala de cinza, enquanto que a frequência dos sinais se apresenta colorida. Os sinais de eco de ambos podem ser iguais ou diferentes, mesmo na frequência portadora. Esta modalidade de imagem depende da sofisticação e velocidade do processamento digital de sinais. Também é uma modalidade imagiológica que está mudando e continuará mudando as áreas de ultrassom e medicina.

Referências

1. Kremkau FW. *Diagnostic Ultrasound: Principles, Instruments.* 7th ed. St. Louis: Saunders Elsevier; 2006.
2. Edelman SK. *Understanding Ultrasound Physics.* 3rd ed. Woodlands, TX: EPS Inc.; 2005.
3. Pinkney N. *A Review of the Concepts of Ultrasound Physics and Instrumentation.* 4th ed. Philadelphia: Sonior; 1983.
4. Bushong SC, Archer RB. *Diagnostic Ultrasound: Physics, Biology, and Instrumentation.* St. Louis: Mosby-Year Book; 1991.
5. *Diagnostic Ultrasound: Test Equipment and Accessories.* New York: Nuclear Associates, Catalog U-2; 1991;2-3.
6. Halpern GP. *A Naval History of World War 1. P343.* The United States Naval Institute; Annapolis, MD: Naval Institute Press; 1994.
7. Miele FR. *Essentials of Ultrasound Physics. The Board Review Book.* Forney, TX; Pegasus Lecturers and Inc. 2008.
8. Craig, M. *Essentials of Sonography and Patient Care.* 2nd ed. St. Louis: Saunders Elsevier; 2006.
9. Odwin C, Fleischer CA, Keepie D. Probe covers and disinfectant for transvaginal transducers. *J Diagnostic Med Sonogr* 1989;6:130-135.
10. Fish PJ. Multichannel, direction resolving Doppler angiography. *Abstracts of 2nd European Congress of Ultrasonics in Medicine.* 72, 1975.
11. Omoto R, ed. *Color Atlas of Real-Time Two-Dimensional Doppler Echocardiography.* Tokyo: Shindan-ToChiryo; 1984.
12. Powis RL. Color flow imaging: understanding its science and technology. *J Diagnostic Med Sonogr* 1988;4:236-245.
13. Gorcsan J. Tissue Doppler echocardiography. *Curr Opin Cardiol* 2000; Sept 15:323-329.
14. Burns PN. Instrumentation and clinical interpretation of the Doppler spectrum: carotid and deep Doppler. In: *Conventional & Color-Flow Duplex Ultrasound Course.* Proc AIUM Spring Education Meeting. 1989;29-38.
15. Persson AV, Powis RL. Recent advances in imaging and evaluation of blood flow using ultrasound. *Med Clin North Am* 1986;70:1241-1252.
16. Ophir J, Maklad NF. Digital scan converters in diagnostic ultrasound imaging. *Proc IEEE.* 1979;67:654-664.
17. Atkinson P, Woodcock JP. *Doppler Ultrasound and Its Use in Clinical Measurement.* New York: Academic Press; 1982.
18. Goldstein A, Powis RL. Medical ultrasonic diagnostics in ultrasonic instruments and devices: reference for modern instrumentation, techniques and technology. In: Mason WP, Thurston RN, eds. *Physical Acoustics Series.* Vol. 23A. New York: Academic Press; 1999.
19. Powis RL. Color flow imaging technology. In: *Basic Science of Flow Measurement.* Proc Syllabus AIUM 1989 Spring Education Meeting. 1989;27-33.
20. Merritt RBC. Doppler color flow imaging. *J Color Ultrasonogr* 1987;15:591-597.
21. Havlice JF, Taenzer JC. Medical ultrasonic imaging: an overview of principles and instrumentation. *Proc IEEE* 1979;67:620-641.
22. Powis RL, Powis WJ. *A Thinker's Guide to Ultrasonic Imaging.* Baltimore: Urban & Schwarzenberg; 1984.
23. Baker DW, Daigle RE. Noninvasive ultrasonic flow-metry. In: Hwang, NHC, Normann NA, eds. *Cardiovascular Flow Dynamics and Measurements.* Baltimore: University Park Press; 1977.
24. McDicken WN. *Diagnostic Ultrasonics: Principles and Use of Instruments.* 2nd ed. New York: John Wiley & Sons; 1981.
25. Murphy KJ, Rubin JM. Power Doppler: it's a good thing. *Semin Ultrasound CT MRI* 1997; Feb. 18:13-21.
26. Goldstein A. Range ambiguities in real-time. *Ultrasound* 1981;9:83-90.
27. Middleton WD, Erickson S, Melson GL. Perivascular color artifact: pathologic significance and appearance on color Doppler US images. *Radiology* 1989;171:647-652.
28. Shelly G, Cashman T. *Computer Fundamentals for an Information Age.* Brea, CA: Anaheim Publishing; 1984.

Perguntas

INSTRUÇÕES GERAIS: Para cada pergunta, selecione a resposta apropriada. Marque apenas uma resposta para cada pergunta, exceto se solicitado de outro modo.

1. Qual dos seguintes é o protocolo-padrão para a aquisição de imagens digitais que possibilita a compatibilidade e comunicação entre computadores, estações de trabalho e *hardware* de rede fornecidos por vários fabricantes de CT, MRI e equipamentos de ultrassom?
    (A) SDMS
    (B) PACS
    (C) AIUM
    (D) DICOM
    (E) ALARA

2. O comprimento espacial do pulso
    (A) determina a velocidade do ultrassom no tecido
    (B) geralmente aumenta com frequências mais elevadas
    (C) aumenta com a retificação
    (D) determina a resolução lateral
    (E) geralmente diminui com frequências mais elevadas

3. A resolução axial é melhorada por
    (A) focalização
    (B) espelhos acústicos
    (C) lentes acústicas
    (D) diâmetro do feixe
    (E) amortecimento

4. A resolução lateral é melhorada por
    (A) *ring-down*
    (B) redução do diâmetro do feixe
    (C) comprimento espacial do pulso
    (D) imagem na zona distante
    (E) amortecimento

5. O feixe de um transdutor não focalizado diverge
    (A) em razão do amortecimento inadequado
    (B) na zona de Fresnel
    (C) na zona de Fraunhofer
    (D) quando o comprimento do pulso é longo
    (E) na zona morta

6. Os artefatos de reverberação resultam de
    (A) ruído eletrônico
    (B) ajustes inapropriados da compensação do ganho de tempo (TGC)
    (C) presença de duas ou mais superfícies refletoras fortes
    (D) duplicação de um refletor verdadeiro
    (E) ausência de informação do eco distal a um refletor

7. As recomendações para reduzir o potencial de bioefeitos usando o princípio ALARA são
    (A) aumentar o ganho do receptor e diminuir a saída de potência
    (B) aumentar a saída de potência e diminuir a frequência do transdutor
    (C) diminuir a saída de potência e aumentar o tempo de varredura
    (D) diminuir o tempo de varredura, quando um paciente tem uma temperatura materna, e diminuir o ganho total e aumentar a saída de potência
    (E) usar um transdutor não focalizado para aumentar o tempo de varredura

8. Qual técnica pode ser empregada para reduzir os artefatos laterais secundários?
    (A) despolarização
    (B) apodização
    (C) afilamento do feixe subsônico
    (D) magnificação

9. Uma técnica que utiliza um conjunto de pulsos para aumentar a penetração e a resolução do contraste.
    (A) excitação codificada
    (B) imagem harmônica
    (C) apodização
    (D) *subdicing*
    (E) magnificação

10. Um paciente de 75 anos de idade com doença de Alzheimer vindo da ala cirúrgica chegou ao departamento de ultrassom para uma ultrassonografia da perna direita para descartar uma trombose venosa profunda. O paciente não tem pulseira de identificação. Qual o próximo passo mais apropriado?

    (A) acessar o nome e número de registro médico no prontuário que acompanha o paciente
    (B) mandar o paciente de volta para a ala cirúrgica para etiquetagem e identificação apropriadas
    (C) realizar o ultrassom agora e acessar a identificação mais tarde
    (D) chamar a enfermeira do andar por telefone para identificar o paciente
    (E) colocar uma pulseira de identificação no paciente que corresponda ao nome enviado a você

Perguntas 11 a 15: Associe os seguintes grupos de fios com suas respectivas funções para o objeto de teste da AIUM (Fig. 1-51).

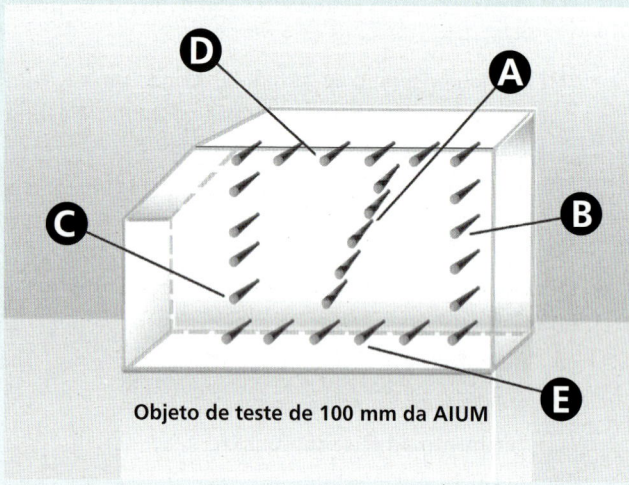

FIGURA 1-51.

11. registro ou alinhamento em modo B _____

12. resolução axial _____

13. resolução lateral _____

14. zona morta _____

15. calibração da profundidade _____

16. Diminuição do comprimento espacial do pulso

    (A) reduz o campo de visão
    (B) reduz a resolução lateral
    (C) aumenta a resolução axial
    (D) aumenta a resolução lateral
    (E) reduz a resolução axial

17. Quanto um pulso de 3,5 MHz será atenuado após atravessar 2 cm de tecido mole?

    (A) 7 dB
    (B) 3,5 dB
    (C) 17 dB
    (D) 1,75 dB
    (E) 5,3 dB

18. Erros na velocidade de propagação resultam em

    (A) reverberação
    (B) posição axial incorreta
    (C) sombra acústica
    (D) um desvio Doppler
    (E) todas as alternativas

19. Reforço acústico é causado por

    (A) redução distal na amplitude do eco
    (B) erros na velocidade de propagação
    (C) lei de Snell
    (D) estruturas de baixa atenuação
    (E) duplicação dos ecos no lado oposto de um refletor forte

20. O desvio de frequência Doppler é

    (A) diretamente proporcional à velocidade do refletor
    (B) maior nos sistemas de Doppler pulsado
    (C) maior em níveis de alta intensidade
    (D) dependente do número de elementos transdutores sendo usados
    (E) indiretamente proporcional à velocidade do refletor

21. O número de quadros por segundo necessários para que uma imagem em tempo real seja livre de tremores é

    (A) superior a 15
    (B) inferior a 1
    (C) entre 5 e 10
    (D) entre 2 e 5

22. Um paciente que não fala português chega para uma biópsia de mama guiada por ultrassom, em que um consentimento informado é necessário. Qual o passo mais apropriado?

    (A) usar um membro familiar que fala o idioma do paciente para ser o intérprete
    (B) usar um intérprete de libras licenciado para surdos deficientes auditivos
    (C) usar qualquer funcionário de tempo integral que fala aquele idioma como intérprete
    (D) chamar o médico que está agendado para realizar o exame de ultrassom
    (E) usar uma linha autenticada no idioma

23. A intensidade do feixe de ultrassom é geralmente maior na zona focal por causa de
    (A) atenuação reduzida
    (B) menor diâmetro do feixe
    (C) efeitos de difração
    (D) um fator de trabalho mais curto
    (E) maior diâmetro de feixe

24. Se a amplitude for dobrada, a intensidade é
    (A) dobrada
    (B) cortada pela metade
    (C) quadruplicada
    (D) inalterada
    (E) reduzida em quatro vezes

25. A atenuação do tecido mole é
    (A) aumentada com a espessura do tecido
    (B) determinada pela inclinação da curva de TGC
    (C) aumentada com a redução do comprimento de onda
    (D) sem importância, quando conversores de varredura digital são usados
    (E) reduzida com uma frequência alta

26. A impedância acústica da camada de casamento
    (A) pode ser escolhida para aumentar a transmissão no organismo
    (B) deve ser superior ao material do transdutor para reduzir a atenuação
    (C) não é necessária nos varredores de tempo real
    (D) deve ser feita com o mesmo material que o material de amortecimento
    (E) deve ser inferior à impedância do tecido

27. Qual das seguintes alternativas é uma confirmação adicional necessária para garantir que o paciente que você realizará a varredura seja o paciente correto?
    (A) de qual ala cirúrgica o paciente veio
    (B) solicitação documentada do ultrassom
    (C) qual parte do corpo será examinada
    (D) data de nascimento
    (E) tipo de exame ultrassonográfico

28. Se os fluidos corporais da paciente (sangue e secreções vaginais) entram em contato com o aparelho de ultrassom, qual seria a ação mais apropriada?
    (A) cancelar os casos do dia e esperar que o sangue seque antes de limpar o aparelho
    (B) documentar a data e hora e chamar o departamento biomédico
    (C) chamar o fabricante do ultrassom para conselho
    (D) utilizar uma solução desinfetante aprovada para limpeza do aparelho
    (E) o aparelho de ultrassom deve ser considerado como um resíduo contaminado e deve ser substituído por um aparelho novo

29. A frequência operacional
    (A) depende do tempo de reverberação do transdutor
    (B) depende da espessura do cristal
    (C) é elevada, à medida que o diâmetro do cristal é reduzido
    (D) depende da intensidade do gerador de pulsos
    (E) todas as alternativas

30. O período de uma onda de ultrassom é
    (A) o tempo em que não é mais detectável
    (B) o número de vezes que a onda é repetida por segundo
    (C) o tempo para completar um ciclo
    (D) a velocidade da onda
    (E) a pressão de pico da onda

31. A faixa dinâmica de um sistema
    (A) é aumentada quando os refletores especulares são varridos
    (B) é diminuída, quando sombra acústica está presente
    (C) pode ser aumentada com o uso de gel de acoplamento
    (D) é a razão entre o menor e maior nível de potência que o sistema pode suportar
    (E) a diferença entre os menores e maiores sinais mensurados

32. Qual termo descreve um sistema de imagem digital que permite que as imagens de ultrassom, raios X, CT e MRI sejam armazenadas eletronicamente e visualizadas remotamente em uma estação de trabalho?
    (A) imagem harmônica de alta definição
    (B) protocolo de imagem digital por excitação codificada
    (C) ALARA
    (D) DICOM
    (E) PACS

33. **Aumentando o período de repetição do pulso**
    (A) melhora a resolução
    (B) aumenta a profundidade máxima que pode ser visualizada
    (C) diminui a profundidade máxima que pode ser visualizada
    (D) aumenta a refração
    (E) todas as alternativas

34. **Os bioefeitos do ultrassom com um feixe não focalizado**
    (A) não ocorrem
    (B) não podem ocorrer com instrumentos diagnósticos
    (C) não são confirmados com um pico espacial-média temporal (SPTA) abaixo de 100 W/cm^2
    (D) não são confirmados com um SPTA acima de 1 W/cm^2

35. **Quando um consentimento informado pode ser revogado?**
    (A) após 72 horas para um adulto com mais de 21 anos de idade
    (B) a qualquer momento
    (C) somente por uma ordem judicial
    (D) não pode ser revogado após ter sido assinado, pois é um documento juridicamente vinculativo
    (E) 24 horas após assinar o documento, se o paciente estiver atualmente hospitalizado

36. **Qual a primeira coisa que você deve fazer quando um paciente entra na sala de ultrassom?**
    (A) apresentar-se com nome e título
    (B) desinfetar o transdutor
    (C) ligar o aparelho de ultrassom
    (D) verificar o aparelho de ultrassom para segurança elétrica
    (E) encontrar o protocolo para o procedimento de ultrassom

37. **Qual a frequência que o transdutor transvaginal deve ser desinfetado?**
    (A) uma vez por semana
    (B) todos os dias no final do turno de trabalho
    (C) somente quando a cobertura do transdutor é rasgada
    (D) se a paciente tiver uma infecção ou sangramento vaginal
    (E) após cada uso

38. **Qual dos seguintes deve ser minimizado a fim de cumprir com o princípio ALARA?**
    (A) compensação do ganho de tempo (TGC)
    (B) ganho total
    (C) frequência
    (D) energia de transmissão
    (E) magnificação

39. **Qual das seguintes alternativas *melhor* descreve a autocorrelação?**
    (A) processo matemático em que uma forma de onda é multiplicada por uma versão deslocada no tempo dela própria
    (B) a correlação automática entre o eco transmitido e o eco refletido
    (C) o reposicionamento da energia acústica incidente dispersa de volta em direção à fonte
    (D) a exibição continuamente repetida de uma imagem registrada proveniente da memória
    (E) um sistema Doppler pulsado que permite a mensuração simultânea da velocidade em várias profundidades

40. **Qual é o nome do mecanismo de bioefeitos do ultrassom em que microbolhas oscilam sem colapsar?**
    (A) estável
    (B) ionização
    (C) efeito térmico
    (D) fluxo líquido
    (E) transitória

41. **Qual dos seguintes *não* estaria tipicamente relacionado com os bioefeitos do ultrassom?**
    (A) saída de potência
    (B) índice térmico (TI)
    (C) tempo de exame
    (D) transdutor de alta frequência
    (E) índice mecânico (MI)

42. **Frequências harmônicas são derivadas de**
    (A) propagação não linear de ondas
    (B) propagação perpendicular de ondas
    (C) propagação simétrica de ondas
    (D) comportamento proporcional
    (E) propagação linear de ondas

43. Qual dos seguintes tem um efeito sobre a velocidade de propagação do ultrassom?
    (A) transdutores de alta frequência
    (B) potência de saída
    (C) ângulo do feixe de ultrassom
    (D) tipo de tecido
    (E) compensação do ganho de tempo (TGC)

44. Qual dos seguintes é equivalente ao prefixo giga?
    (A) 10^6
    (B) 10^{-6}
    (C) 10^9
    (D) 10^3
    (E) 10^{-9}

45. Qual porcentagem de intensidade de um pulso de ultrassom incidente em uma interface de 0,25 e 0,75 *rayls* é refletida?
    (A) 50%
    (B) 100%
    (C) 25%
    (C) 75%
    (E) 15%

46. A resolução axial pode ser melhorada por
    (A) transdutores de maior frequência
    (B) transdutores de menor frequência
    (C) transdutores maiores
    (D) transdutores de baixo amortecimento
    (E) focalizando o feixe de ultrassom na zona próxima

47. Quando o movimento de partículas de um meio é paralelo à direção de propagação de uma onda, como a onda sendo transmitida é chamada?
    (A) onda longitudinal
    (B) onda de cisalhamento
    (C) onda de superfície
    (D) onda eletromagnética
    (E) onda transversal

48. O comprimento de onda em um material com velocidade de onda de 1.500 m/s empregando uma frequência de transdutor de 5 MHz é de
    (A) 0,3 mm
    (B) 0,3 cm
    (C) 0,6 mm
    (D) 0,6 cm
    (E) 3 cm

49. Qual dos seguintes determina a quantidade de reflexão na interface de dois materiais diferentes?
    (A) o índice de refração
    (B) a frequência da onda ultrassônica
    (C) módulo de Young
    (D) a diferença nas impedâncias acústicas específicas
    (E) compensação do ganho de tempo (TGC)

50. Qual equação descreve a relação entre a velocidade de propagação da onda, o comprimento de onda e a frequência?
    (A) $V = f\lambda$
    (B) comprimento de onda = 2(frequência × velocidade)
    (C) $Z = pV$
    (D) comprimento de onda = frequência + velocidade
    (E) $\lambda = r \times f$

51. Quando uma onda sonora atinge uma interface de tecido em um ângulo de incidência oblíquo, qual outra condição deve estar presente para que a refração ocorra?
    (A) uma mudança no ângulo de reflexão
    (B) uma diferença nas velocidades de propagação
    (C) um refletor especular forte
    (D) a presença de vários refletores pequenos
    (E) incidência normal

52. A impedância acústica de um material é
    (A) diretamente proporcional à densidade e inversamente proporcional à velocidade
    (B) diretamente proporcional à velocidade e inversamente proporcional à densidade
    (C) inversamente proporcional à densidade e velocidade
    (D) igual ao produto da densidade e velocidade
    (E) não relacionada com a velocidade e densidade

53. Qual a velocidade média das ondas ultrassônicas nos tecidos moles?
    (A) 1.540 m/s
    (B) 154.000 cm/s
    (C) 0,154 cm/μs
    (D) em torno de uma milha por segundo
    (E) todas as alternativas

54. Uma massa de tecido mole possui um diâmetro de 80 mm; qual é o diâmetro em cm?
    (A) 80 cm
    (B) 8 cm
    (C) 4 cm
    (D) 0,8 cm
    (E) 0,08 cm

55. Quando uma onda sonora atinge uma interface entre dois tecidos com uma incidência normal, qual outra condição deve estar presente para que a refração ocorra?
    (A) uma incidência oblíqua
    (B) uma diferença na impedância acústica
    (C) um refletor não especular fraco
    (D) uma interface espessa
    (E) os dois meios devem ter impedâncias idênticas

56. Os transdutores de ultrassom convertem
    (A) energia mecânica em térmica e vice-versa
    (B) energia térmica em energia de cavitação e vice-versa
    (C) energia eletromagnética em cinética e vice-versa
    (D) calor em energia eletromagnética e vice-versa
    (E) energia mecânica em elétrica em vice-versa

57. A velocidade das ondas sonoras é primariamente dependente de
    (A) angulação
    (B) reflexão
    (C) o meio e o modo de vibração
    (D) frequência
    (E) potência acústica e a compensação do ganho de tempo (TGC)

58. Aumentando a frequência de uma onda longitudinal ultrassônica resultará em qual das seguintes alterações na velocidade da onda?
    (A) um aumento
    (B) uma diminuição
    (C) nenhuma alteração
    (D) uma inversão
    (E) primeiro um aumento e, então, uma diminuição

59. Qual dos seguintes termos descreve a mudança em direção de um feixe ultrassônico quando este passa de um meio para outro em que a elasticidade e a densidade diferem daquelas do primeiro meio?
    (A) refração
    (B) rarefação
    (C) angulação
    (D) reflexão
    (E) compressão

60. Uma zona próxima longa pode ser obtida por
    (A) usando um transdutor de maior frequência
    (B) adicionando uma lente convexa ao transdutor
    (C) diminuindo o diâmetro do transdutor
    (D) aumentando o amortecimento
    (E) usando um transdutor de baixa frequência

61. Se uma frequência de 2 MHz é utilizada nos tecidos moles humanos, qual é o comprimento de onda aproximado?
    (A) 0,75 mm
    (B) 0,15 mm
    (C) 0,21 mm
    (D) 0,44 mm
    (E) 2,75 mm

62. Qual a razão entre a pressão da partícula e a velocidade da partícula em um determinado ponto no campo ultrassônico?
    (A) interferência
    (B) impedância
    (C) incidência
    (D) interface
    (E) intensidade

63. A seguinte fórmula é utilizada para determinar:
    $$\frac{2 \times \text{velocidade do refletor} \times \text{frequência original}}{\text{velocidade do som}}$$
    (A) desvio na frequência causada pelo efeito Doppler
    (B) grau de atenuação
    (C) distância que uma frente de onda percorre
    (D) quantidade de amplificação necessária para produzir um ultrassom diagnóstico
    (E) frequência relacionada com o comprimento de onda

64. O princípio que afirma que todos os pontos de uma frente de onda podem ser considerados como fontes para a produção de ondículas esféricas secundárias foi postulado por
    (A) Doppler
    (B) Young
    (C) Huygens
    (D) Rayleigh
    (E) Snell

65. Uma diferença de 10 dB na intensidade de sinal é equivalente a qual dos seguintes?
    (A) duas vezes
    (B) dez vezes
    (C) 100 vezes
    (D) 1.000 vezes
    (E) um décimo

66. O nível abaixo do qual os sinais *não* são processados por um receptor de ultrassom é o
    (A) nível do filtro de parede
    (B) nível de rejeição
    (C) nível de impedância
    (D) nível da faixa dinâmica
    (E) nível de digitalização

67. Termo para a redução da faixa dinâmica dos sinais.
    (A) rejeição
    (B) compressão
    (C) relaxação
    (D) eliminação
    (E) sensibilidade

68. Um modo do sistema de ultrassom que exibe um deslocamento ascendente a partir de uma linha de base que é proporcional à intensidade do eco.
    (A) modo A
    (B) modo B
    (C) varredura B
    (D) modo M
    (E) modo C

69. Qual dos seguintes *não* é um método de restrição da faixa dinâmica do sinal ultrassonográfico?
    (A) limiar
    (B) rejeição
    (C) compressão
    (D) relaxação

70. Qual dos seguintes tipos de conversor de varredura é utilizado nos sistemas de ultrassom atuais?
    (A) analógico
    (B) digital
    (C) biestável
    (D) estático
    (E) mecânico

71. Qual dos seguintes termos descreve a fração de tempo que o ultrassom pulsado está na realidade ligado?
    (A) fator de trabalho
    (B) cadência
    (C) frequência de repetição do pulso
    (D) período de repetição do pulso
    (E) extensão do pulso

72. Qual dos seguintes é um parâmetro de desempenho do sistema avaliado com o uso de um simulador multifunção para determinar a mínima amplitude de eco que pode ser detectada?
    (A) compressão
    (B) demodulação
    (C) ganho
    (D) sensibilidade
    (E) zona morta

73. Qual dos seguintes formatos de imagem é produzido por um transdutor de arranjo linear sequencial de tempo real?
    (A) formato de torta
    (B) retangular
    (C) setorial
    (D) triangular
    (E) forma trapezoide

74. O principal fator na determinação da potência de saída acústica do transdutor é o
    (A) tamanho do transdutor
    (B) magnitude do pico de tensão do gerador de pulsos
    (C) quantidade de amplificação no receptor
    (D) quantidade de ganho
    (E) quantidade de magnificação

75. Quais os dois parâmetros de varredura que podem ser utilizados para indicar o potencial para efeitos biológicos?
    (A) cadência e campo de visão (FOV)
    (B) compensação do tempo de ganho (TGC) e ganho total
    (C) frequência de repetição do pulso (PRF) e período de repetição do pulso (PRP)
    (D) índice térmico e índice mecânico
    (E) comprimento de feixe ultrassônico e profundidade focal

76. Qual dos seguintes está relacionado com a largura de banda e frequência operacional?
    (A) zona próxima
    (B) cristal piezoelétrico
    (C) fator de qualidade
    (D) zona distante
    (E) camada de casamento

77. Os feixes externos do ultrassom que não estão na direção do eixo principal específico aos arranjos transdutores compostos por múltiplos elementos são chamados
    (A) zonas de apodização
    (B) feixes de *subdicing*
    (C) zonas de Fraunhofer
    (D) artefatos harmônicos
    (E) artefatos secundários

78. O tempo real desde o início do pulso até o final do pulso é conhecido como
    (A) frequência de repetição do pulso
    (B) pressão do pulso
    (C) período de repetição do pulso
    (D) duração do pulso
    (E) comprimento espacial do pulso

79. Organize as unidades abaixo em ordem crescente: nano, micro, mili e centi.
    (A) $10^{-9}, 10^6, 10^2, 10^3$
    (B) $10^{-9}, 10^{-6}, 10^{-3}, 10^{-2}$
    (C) $10^{-9}, 10^6, 10^{-3}, 10^2$
    (D) $10^{-2}, 10^{-1}, 10^3, 10^{-3}$
    (E) $10^9, 10^6, 10^3, 10^2$

80. Reflexão especular ocorre quando
    (A) a frequência é pequena quando comparada ao comprimento de onda
    (B) o objeto que causa a reflexão é pequeno em relação ao comprimento de onda
    (C) a superfície do refletor é grande e lisa em relação ao comprimento de onda
    (D) o ângulo de incidência e o ângulo de reflexão diferem em, pelo menos, 45°
    (E) interfaces irregulares ou ásperas resultando em ondas sonoras se propagando em muitas direções

81. O índice de refração da água é ligeiramente alterado quando um feixe sonoro a atravessa, causando compressão e rarefação das moléculas de água. O fenômeno é a base para qual técnica utilizada para se obterem as medidas do feixe de ultrassom?
    (A) balança de força de radiação
    (B) fotografia de Schlieren
    (C) fotografia da impedância
    (D) autocorrelação
    (E) correlação cruzada

82. Artefatos que aparecem como linhas paralelas, igualmente espaçadas, são característicos de
    (A) sombra acústica
    (B) incidência fora do normal
    (C) reflexão especular
    (D) reverberação
    (E) reforço acústico

83. Um aumento na amplitude de reflexão provocado por refletores posicionados atrás de uma estrutura fracamente atenuante é chamado
    (A) o ângulo de incidência
    (B) reforço acústico
    (C) o coeficiente de intensidade da reflexão
    (D) a área refletora eficaz
    (E) sombra acústica

84. A quantidade de dispersão no campo distante de um feixe de ultrassom pode ser diminuída por
    (A) uso de um transdutor com uma face convexa
    (B) uso de um transdutor de maior diâmetro
    (C) diminuição da intensidade do feixe no campo próximo
    (D) uso de um transdutor de menor frequência
    (E) uso de um transdutor de menor diâmetro

85. A resolução longitudinal ou axial é diretamente dependente de
    (A) profundidade de penetração
    (B) comprimento do pulso espacial
    (C) lente acústica
    (D) ângulo de incidência
    (E) largura do feixe de ultrassom

86. Qual dos seguintes espectros de frequência de ultrassom é especificamente igual à frequência operacional dividida pela largura de banda?
    (A) limite de frequência
    (B) fator Q
    (C) frequência ressonante
    (D) duração da frequência
    (E) fator harmônico

87. O tipo de transdutor que combina a tecnologia de sequência linear e arranjo de fase para produzir uma imagem em formato trapezoide é chamado de
    (A) arranjo retangular
    (B) arranjo multifunção
    (C) arranjo setorial
    (D) arranjo curvo
    (E) arranjo de vetores

88. Qual dos seguintes é o material *menos* atenuante para a transmissão de ultrassom?
    (A) músculo
    (B) fígado
    (C) osso
    (D) rim
    (E) urina

89. A razão entre a maior potência e a menor potência que o sistema de ultrassom consegue lidar é
    (A) faixa dinâmica
    (B) ganho total
    (C) faixa de rejeição
    (D) fator de amplificação
    (E) fator de frequência

90. As ondas ultrassônicas nos tecidos são chamadas de
    (A) ondas de cisalhamento
    (B) ondas eletromagnéticas
    (C) ondas de superfície
    (D) ondas longitudinais
    (E) ondas transversais

As questões 91 a 99 se referem à Fig. 1-52.

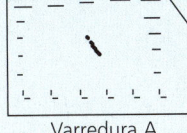 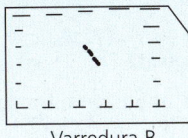 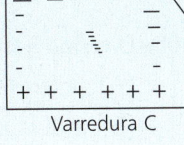

Varredura A   Varredura B   Varredura C

FIGURA 1-52.

91. A fileira de agulhas no meio é utilizada para verificar
    (A) resolução lateral
    (B) resolução axial
    (C) zona morta
    (D) calibração da distância horizontal
    (E) todas as alternativas

92. Qual dos diagramas exibe o registro correto?
    (A) varredura A
    (B) varredura B
    (C) varredura C
    (D) todas as alternativas
    (E) nenhuma das alternativas

93. A fileira de agulhas no topo é utilizada para verificar
    (A) zona morta
    (B) calibração da distância vertical
    (C) calibração da distância horizontal
    (D) resolução axial
    (E) registro

94. A velocidade do ultrassom no objeto de teste da AIUM é equivalente a
    (A) a velocidade do tecido adiposo típico
    (B) a velocidade do sangue
    (C) a velocidade do plástico acrílico fino
    (D) a velocidade no tecido mole
    (E) a velocidade do som das agulhas de aço inoxidável utilizadas no objeto de teste

95. A fileira de agulhas na parte inferior é utilizada para verificar
    (A) resolução axial
    (B) resolução lateral
    (C) exatidão do compasso horizontal
    (D) calibração da distância vertical
    (E) zona morta

96. Qual dos seguintes não pode ser verificado quando o objeto de teste é varrido somente a partir do topo?
    (A) resolução axial
    (B) resolução lateral
    (C) calibração da distância vertical
    (D) calibração da distância horizontal
    (E) zona morta

97. Qual dos seguintes parâmetros não pode ser avaliado pelo objeto de teste do AIUM?
    (A) escala de cinza
    (B) faixa dinâmica
    (C) atenuação
    (D) características de dispersão
    (E) todas as alternativas

98. A varredura de um objeto de teste a partir de múltiplos lados poderia ser utilizada para verificar
    (A) escala de cinza
    (B) resolução de profundidade
    (C) calibração da distância horizontal
    (D) registro
    (E) todas as alternativas

99. Quando um objeto de teste do AIUM é utilizado, qual dos seguintes deve ser mantido constante para comparações?
    (A) potência de saída
    (B) compensação do ganho de tempo (TGC)
    (C) rejeição
    (D) transdutor, mega-hertz e foco
    (E) todas as alternativas

100. Qual dos seguintes tipos de cavitação pode resultar em uma elevação da temperatura altamente localizada de até 10.000 graus Kelvin?
    (A) transitória
    (B) pressão
    (C) vibração da partícula
    (D) velocidade
    (E) frequência

101. Existem muitos tipos de cristais naturais e sintéticos que possuem e exibem propriedades piezoelétricas. Qual dos seguintes não é natural?
    (A) turmalina
    (B) quartzo
    (C) sal de Rochelle
    (D) sulfato de lítio

102. Qual dos seguintes materiais *não* seria adequado para ser utilizado como isolante acústico em um bloco amortecedor de uma transdutor de pulsos?
    (A) cortiça
    (B) borracha
    (C) ar
    (D) araldite enriquecido com tungstênio em pó
    (E) resina epóxi

103. Quando um ultrassom de onda contínua é utilizado, qual das seguintes intensidades são iguais?
    (A) SPTP = SATP
    (B) SATP = SPTP
    (C) SATA = SATP
    (D) SPTP = SPPA

104. Se a frequência do som for inferior a 20 Hz, como é chamada?
    (A) infrassom
    (B) som audível
    (C) ultrassom
    (D) raios X
    (E) supersônica

105. Se a frequência do som for superior a 20 kHz, como é chamada?
    (A) infrassom
    (B) ultrassom
    (C) som audível
    (D) raios X
    (E) subsônica

106. Se a frequência do som for entre 20 Hz e 20 kHz, como é chamada?
    (A) raios X
    (B) som audível
    (C) ultrassom
    (D) infrassom
    (E) supersônica

107. Qual dos seguintes não está entre o espectro de ondas eletromagnéticas?
    (A) raios X
    (B) ultrassom
    (C) ultravioleta
    (D) infravermelho
    (E) luz visível

108. O termo hertz denota
    (A) potência das ondas de ultrassom
    (B) a distância que as ondas de ultrassom percorrem através de um meio
    (C) a fração de tempo que o transdutor está transmitindo um pulso
    (D) ciclos por segundo
    (E) a pressão ou altura de uma onda

109. **Qual das seguintes interrogações por Doppler de um vaso possivelmente não resultará em desvio Doppler?**
    (A) 10°
    (B) 60°
    (C) 90°
    (D) 30°
    (E) 0°

110. **Qual dos seguintes é um exemplo de um transdutor?**
    (A) bateria
    (B) alto-falante
    (C) lâmpada elétrica
    (D) ser humano
    (E) todas as alternativas

111. **Quando uma tensão elétrica constante é aplicada pela espessura de um cristal piezoelétrico, o cristal**
    (A) sempre aumentará de tamanho
    (B) sempre diminuirá de tamanho
    (C) vibrará
    (D) aumentará ou diminuirá de tamanho de acordo com a polaridade da tensão
    (E) causará uma elevação da temperatura Curie, resultando em despolarização

112. **A abreviação 5 MHz denota**
    (A) quinhentos mil ciclos por segundo
    (B) quinhentos milhões de ciclos por segundo
    (C) 5.000 ciclos por segundo
    (D) cinco milhões de ciclos por segundo
    (E) 5 Hz

113. **A função do material de amortecimento no invólucro do transdutor é**
    (A) reduzir a duração do pulso
    (B) melhorar a resolução axial
    (C) reduzir o comprimento espacial do pulso
    (D) melhorar a resolução lateral
    (E) apenas A e B
    (F) apenas A e D
    (G) apenas A, B e C

114. **Qual é a velocidade média do ultrassom no tecido mole humano a 37° C?**
    (A) 1.540 metros por segundo
    (B) 1.540 milhas por segundo
    (C) 1.540 pés por segundo
    (D) 154.000 metros por minuto
    (E) 1,54 centímetros por segundo

115. **Na física, a palavra *período* denota**
    (A) a pressão ou altura de uma onda
    (B) a velocidade de uma onda por ciclo
    (C) o tempo que leva para completar um único ciclo
    (D) a distância necessária para que um ciclo ocorra
    (E) o número de vezes que a onda é repetida por segundo

116. **Qual direção é o movimento de partículas em uma onda longitudinal?**
    (A) o movimento de partículas é paralelo ao eixo de propagação da onda
    (B) o movimento de partículas é perpendicular ao eixo de propagação da onda
    (C) as partículas se movem ao longo de uma elipse no sentido anti-horário ao eixo de propagação da onda
    (D) as partículas se movem até a superfície de partículas vibratórias
    (E) as partículas se movem ao longo de um círculo no sentido horário ao eixo de propagação da onda

117. **Qual direção é o movimento de partículas em uma onda transversal?**
    (A) o movimento de partículas é paralelo ao eixo de propagação da onda
    (B) as partículas se movem ao longo de uma elipse no sentido anti-horário ao eixo de propagação da onda
    (C) o movimento de partículas é perpendicular ao eixo de propagação da onda
    (D) as partículas se movem até a superfície de partículas vibratórias
    (E) as partículas se movem ao longo de um círculo no sentido horário ao eixo de propagação da onda

118. **A propagação de ondas ultrassônicas causa o deslocamento de partículas em um meio. Como as regiões de maior concentração de partículas são chamadas?**
    (A) reação
    (B) compressão
    (C) rarefação
    (D) atenuação
    (E) reflexão

119. A propagação de ondas ultrassônicas causa o deslocamento de partículas em um meio. Como as regiões de menor concentração de partículas são chamadas?

    (A) compressão
    (B) condensação
    (C) compensação
    (D) atenuação
    (E) rarefações

120. Qual das seguintes divulgações não pode ser realizada sem uma autorização assinada pelo paciente?

    (A) relato de abuso infantil
    (B) resposta a ordens judiciais
    (C) solicitação de registros médicos após tratamento farmacológico
    (D) relato de fraude ou abuso de fundos públicos
    (E) ferimento por arma de fogo acidental

121. Qual dos seguintes está relacionado com a resolução axial?

    (A) a capacidade de distinguir dois objetos adjacentes na direção do feixe de ultrassom
    (B) a capacidade de distinguir dois objetos adjacentes na direção perpendicular ao feixe de ultrassom
    (C) o mesmo que resoluções de profundidade, longitudinal e de alcance
    (D) o mesmo que resoluções azimutal, angular e transversal
    (E) A e D
    (F) A e C

122. Qual dos seguintes está relacionado com a resolução lateral?

    (A) o mesmo que resoluções de profundidade, longitudinal e de alcance
    (B) a capacidade de distinguir dois objetos adjacentes na direção perpendicular ao feixe de ultrassom
    (C) a capacidade de distinguir dois objetos adjacentes na direção paralela ao feixe de ultrassom
    (D) o mesmo que resoluções azimutal, angular e transversal
    (E) A e B
    (F) B e D

Perguntas 123 a 128: Associe as estruturas na Fig. 1-53 à lista das partes fornecidas.

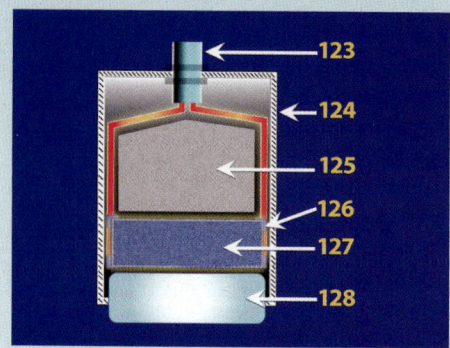

FIGURA 1-53.

123. _____ (A) camada de casamento

124. _____ (B) material de absorção (amortecimento)

125. _____ (C) conector

126. _____ (D) elemento piezoelétrico

127. _____ (E) cobertura plástica

128. _____ (F) eletrodo

129. Para o que a seta na Fig. 1-54 na página seguinte está apontando?

    (A) ganho proximal
    (B) ganho distal
    (C) ganho total
    (D) potência de saída
    (E) controles do nível de *zoom*

130. Na tomada de medidas circunferenciais com o uso de compassos eletrônicos na ultrassonografia diagnóstica, os resultados são expressos em que tipo de unidade?

    (A) milímetro ou centímetro (cm)
    (B) centímetro quadrado (cm^2)
    (C) centímetro cúbico (cm^3)
    (D) metro cúbico (m^3)
    (E) milímetro cúbico (mm^3)

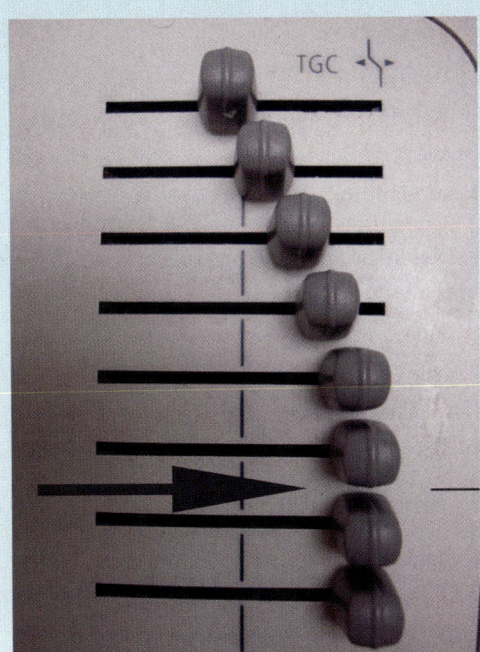

FIGURA 1-54.

131. Implementação da apodização nos sistemas diagnósticos de ultrassonografia requer
    (A) lentes acústicas entre cada elemento
    (B) aplicação de tensões diferentes para cada elemento
    (C) divisão dos elementos transdutores em elementos menores
    (D) despolarização dos elementos transdutores
    (E) aumento da frequência fundamental

132. Este simulador multifunção é utilizado para avaliar qual grupo-alvo, seta A (Fig. 1-55)?
    (A) *ring-down*
    (B) escala de cinza e faixa dinâmica exibida
    (C) calibração da medida horizontal
    (D) calibração da medida vertical
    (E) resolução axial

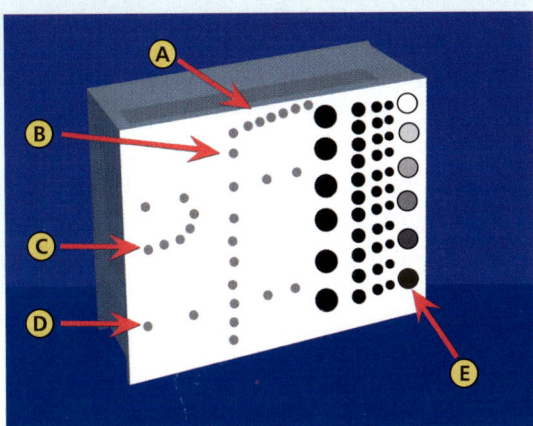

FIGURA 1-55.

133. Este simulador multifunção é utilizado para avaliar qual grupo-alvo, seta B (Fig. 1-55)?
    (A) zona morta
    (B) escala de cinza
    (C) calibração da medida horizontal
    (D) faixa dinâmica exibida
    (E) resolução axial

134. Este simulador multifunção é utilizado para avaliar qual grupo-alvo, seta D (Fig. 1-55)?
    (A) zona morta
    (B) escala de cinza
    (C) resolução lateral
    (D) faixa dinâmica exibida
    (E) resolução axial

135. Qual das seguintes alternativas *não* melhora a resolução temporal?
    (A) baixa linha de densidade
    (B) cadência mais alta
    (C) estreitamento do tamanho do setor
    (D) menor número de pulsos por quadro
    (E) maior profundidade

136. Qual dos seguintes é verdadeiro sobre a abertura dinâmica quando o tamanho desta é aumentado?
    (A) o feixe sempre focalizará a uma maior profundidade
    (B) o comprimento da zona próxima aumenta
    (C) a resolução axial aumenta
    (D) a resolução lateral é inalterada
    (E) todas as alternativas

137. Qual dos seguintes termos denota a técnica de dividir os elementos de cristais normais em elementos menores?
    (A) excitação codificada
    (B) apodização
    (C) sobreposição espectral
    (D) *subdicing*
    (E) autocorrelação

138. Qual dos seguintes materiais é utilizado como um material amortecedor nos transdutores de onda contínua?
    (A) resina epóxi
    (B) tungstênio
    (C) gel de ultrassom
    (D) ar
    (E) sulfato de bário

139. **Qual dos seguintes converte a informação de desvio Doppler em análise visual?**
    (A) autocorrelação
    (B) tonalidade
    (C) transformada rápida de Fourier
    (D) controle de rejeição
    (E) saturação

140. **A segunda frequência harmônica é**
    (A) frequência do segundo eco de reverberação
    (B) frequência fundamental e frequência transmitida
    (C) o mesmo que a primeira frequência transmitida
    (D) duas vezes a frequência fundamental
    (E) nunca registrada

141. **Se a frequência é dobrada, o comprimento de onda**
    (A) duplicará
    (B) quadruplicará
    (C) continuará o mesmo
    (D) encurtará por um quarto
    (E) encurtará pela metade

142. **Se a frequência for reduzida por um fator de dois, o comprimento de onda**
    (A) duplicará
    (B) quadruplicará
    (C) continuará o mesmo
    (D) encurtará por um quarto
    (E) encurtará pela metade

143. **Conforme a frequência aumenta, a penetração**
    (A) diminuirá
    (B) aumentará
    (C) continuará a mesma

144. **Em geral, se a frequência aumentar, a resolução**
    (A) diminuirá
    (B) aumentará
    (C) continuará a mesma

145. **Para um transdutor não focalizado, se a frequência aumentar, a largura do feixe**
    (A) diminuirá
    (B) aumentará
    (C) continuará a mesma

146. **O ultrassom geralmente tem maior dificuldade de se propagar pelo**
    (A) pulmão
    (B) sangue
    (C) gás intestinal
    (D) contraste no IVP
    (E) todas as alternativas
    (F) somente A e C
    (G) somente A e B

147. **Qual dos seguintes *pode* ser utilizado como um meio de acoplamento?**
    (A) água
    (B) salina
    (C) gel hidrossolúvel
    (D) géis aquosos
    (E) todas as alternativas

148. **Atenuação denota**
    (A) enfraquecimento progressivo do feixe sonoro à medida que se propaga por um meio
    (B) redução progressiva da velocidade do som nos tecidos
    (C) redirecionamento progressivo do feixe de ultrassom após reflexão
    (D) dobra progressiva do feixe de ultrassom após cruzar uma interface
    (E) redução progressiva na frequência

149. **O efeito piezoelétrico é a**
    (A) despolarização do tecido após a sonicação
    (B) deformação mecânica do cristal de ultrassom secundária a uma alta tensão aplicada pela espessura do cristal
    (C) o desenvolvimento de uma carga elétrica na espessura do cristal após deformação
    (D) a despolarização do cristal de ultrassom após aquecimento
    (E) deformação do tecido mole após sonicação

150. **O efeito piezoelétrico reverso pode ser descrito da *melhor* forma como**
    (A) despolarização do tecido após a sonicação
    (B) deformação mecânica do cristal de ultrassom secundária a uma alta tensão aplicada pela espessura do cristal
    (C) o desenvolvimento de uma carga elétrica na espessura do cristal após deformação
    (D) a despolarização do cristal de ultrassom após aquecimento
    (E) deformação do tecido mole após sonicação

151. O parâmetro utilizado para expressar o coeficiente de atenuação é

(A) $\left(\dfrac{z_2 - z_1}{z_2 - z_1}\right)^2 \times 100$

(B) 0,5 dB/cm/MHz

(C) $z = pV$

(D) $\dfrac{\text{seno } i}{\text{seno } r} = \dfrac{V_1}{V_2}$

152. A onda ultrassônica resulta na transferência de qual dos seguintes através dos tecidos?

(A) partículas
(B) matéria
(C) energia
(D) massa
(E) radiação ionizante

153. O tipo de onda compressional em que as partículas se movimentam para frente e para trás em direção paralela à da propagação de onda é conhecido como

(A) onda longitudinal
(B) ondas de calor
(C) onda transversal
(D) onda de superfície
(E) onda eletromagnética

154. Comprimento de onda é a medida do

(A) tempo
(B) tensão
(C) distância
(D) duração do pulso
(E) exposição

155. Ondas ultrassônicas são

(A) compressionais
(B) raios X
(C) eletromagnéticas
(D) solares
(E) transversas

156. Impedância acústica é

(A) a quantidade de tecido × a velocidade do som no tecido
(B) a densidade do tecido × a velocidade do som no tecido
(C) a frequência do transdutor × a velocidade do som no tecido
(D) a distância entre duas interfaces
(E) massa por unidade de volume

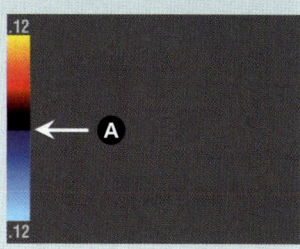

FIGURA 1-56.

157. Para o que a seta (A) está apontando neste mapa de variância de cores (Fig. 1-56)?

(A) células sanguíneas se movimentando em direção ao transdutor
(B) células sanguíneas se movimentando em direção contrária ao transdutor
(C) ausência de desvio Doppler
(D) fluxo Doppler turbulento
(E) fluxo laminar

158. Qual a típica frequência dos transdutores de ultrassonografia médica?

(A) inferior a 20 Hz
(B) inferior a 20 kHz
(C) superior a 20 Hz, porém inferior a 20.000 Hz
(D) superior a 20.000 Hz, porém inferior a 2.000.000 Hz
(E) superior a 1 MHz

159. Período é inversamente proporcional a

(A) velocidade
(B) potência
(C) comprimento de onda
(D) frequência
(E) nenhuma das alternativas

160. Conforme o feixe de ultrassom se torna mais perpendicular à interface de um órgão

(A) dispersão torna-se maior
(B) há mais ecos refratados
(C) há menos ecos especulares
(D) os ecos recebidos serão maiores
(E) os ecos recebidos serão menores

161. Um decibel é proporcional à

(A) razão de duas intensidades sonoras
(B) soma de duas intensidades sonoras
(C) quantidade de dispersão
(D) velocidade da onda sonora
(E) diferença entre a frequência transmitida e a recebida

162. Resolução axial também é conhecida como todos os seguintes, *exceto*
    (A) profundidade
    (B) faixa
    (C) azimutal
    (D) longitudinal
    (E) radial

163. Qual dos seguintes possui a velocidade sonora mais alta?
    (A) tecido mole
    (B) fêmur
    (C) ar
    (D) água
    (E) sangue

164. De acordo com a AIUM, nenhum efeito biológico significativo foi comprovado em mamíferos usando um transdutor focalizado com exposições de
    (A) intensidades de SPTA superiores a 100 mW/cm^2
    (B) intensidades de SPTA inferiores a 100 mW/cm^2
    (C) intensidades de SPTP inferiores a 1 mW/cm
    (D) intensidades de SATP inferiores a 10 mW/cm^2
    (E) intensidades de SPTA inferiores a 1 mW/cm^2

165. Além da penetração, o que a excitação codificada aumenta?
    (A) cadência
    (B) razão sinal-ruído
    (C) resolução lateral
    (D) resolução angular
    (E) desvio Doppler

166. Qual dos seguintes tem a menor intensidade?
    (A) SPTP
    (B) SATP
    (C) SPTA
    (D) SATA
    (E) SPPA

167. Qual é a definição da razão de uniformidade do feixe?
    (A) a intensidade da média espacial dividida pela intensidade espacial
    (B) a intensidade de pico espacial dividida pela intensidade da média espacial
    (C) a intensidade da média temporal dividida pela intensidade da média espacial
    (D) a intensidade de pico temporal dividida pela intensidade de pico espacial
    (E) nenhuma das alternativas

168. O fator de trabalho de um sistema de eco pulsado é normalmente inferior a
    (A) 5%
    (B) 100%
    (C) 1%
    (D) 25%
    (E) 99%

169. Um pulso espacial de comprimento encurtado resulta em
    (A) melhor resolução lateral
    (B) menor frequência
    (C) pior resolução axial
    (D) melhor resolução axial
    (E) artefatos laterais aumentados

170. A equação para medir a relação entre a velocidade de propagação, frequência e comprimento de onda é
    (A) $\left(\dfrac{z_2 - z_1}{z_2 - z_1}\right)^2 \times 100$
    (B) $P = \dfrac{1}{f}$
    (C) $\lambda = \dfrac{c}{f}$
    (D) $\dfrac{\operatorname{seno} i}{\operatorname{seno} r} = \dfrac{V_1}{V_2}$
    (E) $Z = pc$

171. Atenuação de um feixe de ultrassom pode ocorrer por
    (A) divergência do feixe
    (B) dispersão
    (C) reflexão
    (D) todas as alternativas

172. Qual das seguintes unidades é utilizada para um coeficiente de atenuação ultrassônico?
    (A) dB/cm/MHz
    (B) dB/cm^2/Hz
    (C) cm/Hz/dB
    (D) m/dB/cm^3
    (E) dB/P/W/cm

173. Se o fator Q do transdutor for baixo, qual das seguintes alternativas é verdadeira sobre a largura de banda?
    (A) estreita
    (B) ampla
    (C) Q e largura de banda não estão relacionados

174. A resolução axial pode ser melhorada
    (A) reduzindo o comprimento espacial do pulso
    (B) aumentando o comprimento espacial do pulso
    (C) abaixando a frequência do transdutor
    (D) por focalização

175. Qual dos seguintes primariamente afeta a resolução axial?
    (A) largura do feixe
    (B) comprimento espacial do pulso
    (C) abertura
    (D) lentes acústicas
    (E) por focalização

176. Qual dos seguintes pode melhorar as resoluções axial e lateral?
    (A) comprimento de pulso curto
    (B) largura do feixe estreita
    (C) maior diâmetro do feixe
    (D) maior frequência do transdutor

177. Qual dos seguintes *não* é outro termo para resolução lateral?
    (A) azimutal
    (B) transversal
    (C) alcance
    (D) angular

178. Qual é o fator de trabalho do Doppler de onda contínua?
    (A) inferior a 1%
    (B) 100%
    (C) superior a 100%
    (D) 50%
    (E) 10%

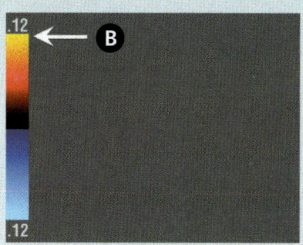

FIGURA 1-57.

179. Para o que a seta (B) está apontando neste mapa de variância de cores (Fig. 1-57)?
    (A) células sanguíneas se movimentando em direção ao transdutor
    (B) células sanguíneas se movimentando em direção contrária ao transdutor
    (C) ausência de desvio Doppler
    (D) veias
    (E) artérias

180. Impedância acústica pode ser expressa usando qual das seguintes unidades?
    (A) pascal
    (B) metros/dB
    (C) mW/cm^2
    (D) *rayls*
    (E) Hz

181. Qual dos seguintes é a aplicação *mais* óbvia do modo C?
    (A) imagem cardíaca
    (B) 3D
    (C) Doppler de onda pulsada
    (D) 4D

182. A altura da espícula vertical em uma exibição em modo A corresponde
    (A) à potência do eco
    (B) à distância até o refletor
    (C) ao tempo de ida e volta do eco
    (D) à frequência de repetição do pulso
    (E) ao desvio Doppler

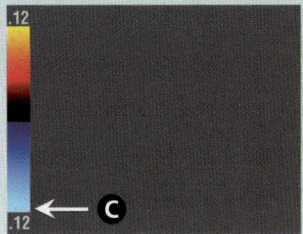

FIGURA 1-58.

183. Para o que a seta (C) está apontando neste mapa de variância de cores (Fig. 1-58)?
    (A) células sanguíneas se movimentando em direção ao transdutor
    (B) células sanguíneas se movimentando em direção contrária ao transdutor
    (C) ausência de desvio Doppler
    (D) veias
    (E) artérias

184. Qual das seguintes equações é utilizada para calcular a porcentagem da intensidade refletida em uma interface?
    (A) $R = \left(\dfrac{z_2 - z_1}{z_2 - z_1}\right)^2 \times 100$
    (B) $R = \dfrac{Z_1 \times Z_2}{2}$
    (C) $R = \sqrt{Z_1 + Z_2 \times \pi}$
    (D) $R = \dfrac{Z_1 \times Z_2}{Z_1 + Z_2}$
    (E) $Z = pV$

185. O coeficiente de reflexão entre a água e o ar é de, aproximadamente:
    (A) 1%
    (B) 50%
    (C) 75%
    (D) 100%
    (E) 0%

186. O que acontece ao feixe de ultrassom além do ângulo crítico?
    (A) 100% é transmitido
    (B) 100% é refletido
    (C) 75% é transmitido, 25% é refletido
    (D) 75% é refletido, 25% é transmitido
    (E) 100% refratado

187. Dispersão de Rayleigh ocorre se as dimensões da partícula forem
    (A) menores que o comprimento de onda
    (B) maiores que o comprimento de onda
    (C) iguais ao comprimento de onda

188. Qual dos seguintes aumentará o comprimento da zona morta?
    (A) uso de um espaçador acústico
    (B) transdutor de maior frequência
    (C) redução do comprimento espacial do pulso
    (D) aumento do comprimento espacial do pulso
    (E) aumento da potência de saída

189. Potência é definida como energia por unidade de
    (A) massa
    (B) distância
    (C) tempo
    (D) força
    (E) trabalho

190. A capacidade de analisar estruturas dispostas perpendicular ao eixo do feixe ultrassônico é chamada
    (A) resolução lateral
    (B) resolução axial
    (C) resolução de profundidade
    (D) resolução ortogonal

191. Na maioria dos tecidos moles, o coeficiente de atenuação varia aproximadamente
    (A) inversamente com a frequência
    (B) com o quadrado da frequência
    (C) logaritmicamente com a frequência
    (D) diretamente com a frequência

192. A absorção do ultrassom em um meio resulta em
    (A) conversão da energia de ultrassom em calor
    (B) dissipação da energia de ultrassom em raios X
    (C) conversão da energia de ultrassom em luz visível
    (D) dissipação da energia de ultrassom em raios gama

193. O valor típico da atenuação unidirecional nos tecidos moles é de
    (A) 1 dB/cm²/Hz
    (B) 2 dB/cm/Hz
    (C) 3 dB/cm²/MHz
    (D) 0,5 dB/cm/MHz
    (E) 10 dB/mm/MHz

194. Qual dos seguintes produz falsos ecos que são ocasionalmente observados em massas preenchidas por líquido?
    (A) reflexão
    (B) rarefação
    (C) reverberação
    (D) difração
    (E) sombra acústica

195. Aproximadamente qual porcentagem do feixe de ultrassom será transmitida entre a gordura e o músculo?
    (A) 1%
    (B) 10%
    (C) 50%
    (D) 90%
    (E) 75%

196. O princípio de Huygens é utilizado para descrever
    (A) atenuação
    (B) refração
    (C) a maior frequência em uma onda que pode ser representada por um sinal amostrado
    (D) frente de onda
    (E) propagação não linear

197. Reforço acústico pode ocorrer posteriormente a estruturas que são
    (A) atenuadores fortes
    (B) atenuadores fracos
    (C) refratores fortes
    (D) refratores fracos

198. Atenuação sonora no tecido pode ser expressa em termos de
    (A) camada semirredutora
    (B) milímetros por segundo
    (C) hertz
    (D) pascal
    (E) watts

199. A localização incorreta de um eco pode ser atribuível
    (A) à sombra acústica
    (B) ao princípio de Huygens
    (C) ao comprimento espacial do pulso
    (D) ao erro de velocidade de propagação
    (E) à zona morta

200. A equação do alcance pode ser utilizada para determinar
    (A) o número de artefatos laterais
    (B) a distância até um refletor
    (C) atenuação do tecido
    (D) calibração de um transdutor de pressão
    (E) refração do feixe

201. Para um refletor especular
    (A) o ângulo de incidência é igual ao ângulo de reflexão
    (B) o ângulo de incidência é maior que o ângulo de reflexão
    (C) não há dependência no ângulo de incidência do feixe
    (D) o ângulo de incidência é menor que o ângulo de reflexão
    (E) a superfície é menor que o comprimento de onda

202. Qual dos seguintes é determinado pelo meio?
    (A) intensidade
    (B) período
    (C) velocidade de propagação
    (D) amplitude
    (E) frequência

203. Qual dos seguintes *não* é uma variável acústica?
    (A) densidade
    (B) pressão
    (C) temperatura
    (D) força

204. Qual dos seguintes é um parâmetro acústico?
    (A) comprimento de onda
    (B) frequência
    (C) velocidade de propagação
    (D) intensidade
    (E) todas as alternativas

205. Qual método de ultrassom requer dois elementos ativos colocados lado a lado?
    (A) Doppler de onda pulsada
    (B) imagem harmônica
    (C) Doppler de onda contínua
    (D) Doppler espectral
    (E) Doppler de potência

206. O índice adimensional que indica a probabilidade de ocorrência de turbulência é
    (A) índice de *rayls*
    (B) número de Bernoulli
    (C) índice de Poiseuille
    (D) número de Reynold
    (E) comprimento de Rayleigh

207. Qual das seguintes alternativas representa a velocidade de propagação do meio, da menor para a maior?
    (A) ar, gordura, músculo, osso
    (B) osso, gordura, ar, músculo
    (C) osso, músculo, gordura, ar
    (D) músculo, ar, gordura, osso
    (E) ar, músculo osso, gordura

208. À medida que a frequência aumenta, a retrodispersão
    (A) diminui
    (B) não muda
    (C) aumenta
    (D) nenhuma das alternativas

209. Como é chamado o ângulo em que ocorre reflexão total?
    (A) ângulo crítico
    (B) ângulo refratado
    (C) ângulo de refletividade
    (D) ângulo de difração
    (E) ângulo de incidência

210. A frequência de repetição do pulso
    (A) é a mesma que o período de repetição do pulso
    (B) é igual à cadência
    (C) aumenta quando a profundidade de visão aumenta
    (D) é igual ao número de linhas de varredura por segundo

211. As unidades utilizadas para o fator de trabalho são
    (A) *rayls*
    (B) hertz
    (C) dB/cm/MHz
    (D) sem unidade

212. O valor aproximado do coeficiente de atenuação para um ultrassom de 6 MHz no tecido mole é de
    (A) 3 dB/cm
    (B) 3 dB
    (C) 6 dB/cm
    (D) 6 dB

213. Incidência normal é o termo utilizado quando o feixe de ultrassom atinge uma interface entre dois meios em que ângulo?
    (A) paralelo
    (B) ortogonal
    (C) qualquer ângulo oblíquo
    (D) qualquer ângulo obtuso

214. A quantidade de energia transmitida e/ou refletida na interface entre dois meios depende da
    (A) incompatibilidade da impedância acústica
    (B) frequência do feixe
    (C) velocidade de propagação do primeiro meio
    (D) velocidade de propagação do segundo meio

215. Qual dos seguintes possui o maior coeficiente de impedância acústica?
    (A) sólidos
    (B) líquidos
    (C) gás
    (D) sangue coagulado
    (E) gordura

216. De acordo com a lei de Snell, o ângulo de transmissão é maior que o ângulo de incidência se a velocidade de propagação
    (A) do meio 2 for maior que a do meio 1
    (B) do meio 1 for maior que a do meio 2
    (C) dos dois meios for igual
    (D) for calculada com um valor igual ou inferior a 3 dB

217. Um eco refletido é recebido 39 μs após a transmissão; qual é a profundidade da interface?
    (A) 3 mm
    (B) 0,3 cm
    (C) 3 cm
    (D) 30 cm

218. O artefato de imagem em espelho é comumente visto em torno de qual das seguintes estruturas?
    (A) rim
    (B) pâncreas
    (C) baço
    (D) diafragma
    (E) células sanguíneas

219. Qual tipo de artefato é visto com uma trilha gradual brilhante de ecos imediatamente distal aos refletores fortes estritamente espaçados?

    (A) borda
    (B) imagem em espelho
    (C) cometa
    (D) sombra acústica
    (E) flash

220. Qual dos seguintes seria o mais provável de produzir um artefato de cauda de cometa?

    (A) interface rim-fígado
    (B) interface baço-rim
    (C) interface bolha de gás-duodeno
    (D) interface massa cística-fígado

221. O desvio de frequência Doppler máximo que pode ser amostrado sem sobreposição espectral é chamado de

    (A) limite da segunda harmônica
    (B) limite da frequência de dispersão
    (C) limite Nyquist
    (D) limite de filtragem

222. A frequência de largura de banda será tipicamente aumentada por

    (A) aumento do fator de qualidade
    (B) aumento da duração do pulso
    (C) aumento do comprimento espacial do pulso
    (D) aumento da absorção
    (E) redução da absorção

223. A probabilidade de sobreposição espectral na imagem Doppler pode ser reduzida pelo

    (A) aumento da frequência de repetição do pulso (PRF)
    (B) aumento do ângulo Doppler
    (C) desvio da linha de base
    (D) redução da frequência operacional
    (E) todas as alternativas

224. Um eco refletido é recebido 52 μs após a transmissão; qual a profundidade da interface?

    (A) 2 cm
    (B) 3 cm
    (C) 4 cm
    (D) 5 cm

225. Geralmente, os transdutores de ultrassom têm

    (A) melhor resolução axial do que resolução lateral
    (B) melhor resolução lateral do que resolução axial
    (C) resolução axial e resolução lateral aproximadamente iguais

226. A frequência de repetição do pulso de uma unidade ultrassônica é tipicamente

    (A) 1 Hz
    (B) 10 Hz
    (C) 100 Hz
    (D) 1.000 Hz
    (E) 10.000 Hz

227. Qual é o artefato mais comum na ultrassonografia Doppler?

    (A) flash
    (B) sobreposição espectral
    (C) fluxo turbulento
    (D) cintilação
    (E) espelho

228. Aproximadamente qual porcentagem de tempo um sistema típico de ultrassom pulsado é capaz de receber ecos?

    (A) 100%
    (B) 99%
    (C) 75%
    (D) 50%
    (E) menos que 1%

229. Se a frequência duplicar, o que acontece com o comprimento de onda?

    (A) aumenta duas vezes
    (B) aumenta quatro vezes
    (C) diminui duas vezes
    (D) diminui quatro vezes
    (E) não é alterado

230. Qual dos seguintes não exibe um formato setorial?

    (A) arranjo linear sequencial
    (B) arranjo de fase eletrônico
    (C) arranjo de fase anular
    (D) arranjo de vetores

231. A equação para mensuração da impedância acústica é

   (A) $\left(\dfrac{z_2 - z_1}{z_2 - z_1}\right)^2 \times 100$

   (B) $V = f\lambda$

   (C) $= Z\ (rayls) = p\ (kg/m^3) \times c\ (m/s)$

   (D) $\dfrac{seno\ i}{seno\ r} = \dfrac{V_1}{V_2}$

232. Qual dos seguintes é o mais comumente usado como um elemento ativo nos transdutores de ultrassom?

   (A) titanato zirconato de chumbo (PZT)
   (B) zirconato de chumbo com bário (BLZ)
   (C) metaniobato de chumbo
   (D) quartzo
   (E) fluoreto de polivinilideno (PVDF)

233. Um pulso ultrassônico foi transmitido pelo transdutor e atinge uma interface, retornando ao transdutor. O tempo de transmissão e retorno foi de 39 μs. Qual é a distância total percorrida?

   (A) 2 cm
   (B) 3 cm
   (C) 4 cm
   (D) 5 cm
   (E) 6 cm

234. Qual o tempo total de ida e volta no tecido humano de um eco refletido a uma profundidade de 2 cm?

   (A) 6,5 μs
   (B) 13 μs
   (C) 26 μs
   (D) 39 μs
   (E) 52 μs

235. A frequência de repetição do pulso é

   (A) pulsos emitidos por segundo
   (B) tempo desde o início de um pulso até o início do próximo
   (C) tempo em que cada pulso realmente ocorre
   (D) porcentagem de tempo que o sistema está transmitindo um pulso

236. Qual das seguintes alternativas é a função do gerador de pulsos?

   (A) geração de tensão para conduzir o transdutor
   (B) ajuste de ganho do receptor
   (C) focalização do feixe
   (D) direcionamento do feixe

237. O tipo de artefato que produz uma redução nos ecos na região distal a uma estrutura altamente refletora ou altamente atenuante é

   (A) reforço acústico
   (B) reverberação
   (C) sombra acústica
   (D) refração
   (E) *ring-down*

238. Qual é o limite Nyquist se a frequência de repetição do pulso for de 18 kHz?

   (A) 2,5 kHz
   (B) 3,5 kHz
   (C) 5 kHz
   (D) 9 kHz
   (E) 18 kHz

239. Qual dos seguintes varia conforme a distância do transdutor?

   (A) resolução lateral
   (B) frequência
   (C) resolução axial
   (D) comprimento espacial do pulso

240. Na Fig. 1-59, um período pode ser descrito por qual número no seguinte diagrama?

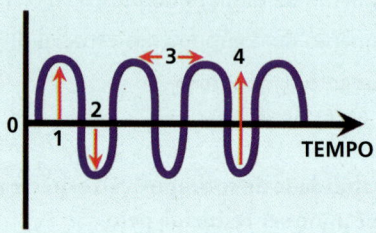

FIGURA 1-59.

   (A) 2
   (B) 1
   (C) 3
   (D) 4

241. O aumento da resolução axial pelo aumento da frequência também resulta em

   (A) redução do comprimento da zona próxima
   (B) redução da penetração
   (C) redução da resolução lateral
   (D) redução da resolução temporal

242. **Reflexão refere-se**
 (A) à dobra do feixe ultrassônico, conforme atravessa uma interface
 (B) ao estreitamento do feixe ultrassônico
 (C) ao redirecionamento de uma porção do feixe ultrassônico após atingir uma interface
 (D) à dispersão do feixe ultrassônico em muitas direções

243. **Se a frequência transmitida do transdutor for de 3,5 MHz, qual é a segunda frequência harmônica?**
 (A) 1,75 MHz
 (B) 3,5 MHz
 (C) 7 MHz
 (D) 2,5 MHz

244. **O termo *bit* na ciência da computação denota**
 (A) dígito binário
 (B) *pixel*
 (C) taxa de *baud*
 (D) matriz
 (E) elemento da imagem

245. **Um número binário de 8 *bits* é referido como um**
 (A) *byte*
 (B) *baud*
 (C) *pixel*
 (D) *voxel*

246. **Qual a finalidade do emprego de uma lente acústica em transdutores?**
 (A) diminuir o comprimento espacial do pulso
 (B) aumentar a frequência de largura de banda
 (C) direcionar o feixe
 (D) estreitar o feixe ultrassônico

247. **Um hidrofone de agulha ou membrana é utilizado para medir**
 (A) amplitude de pressão
 (B) índice mecânico
 (C) índice térmico
 (D) zona morta

248. **Viscosidade é medida em unidades de**
 (A) mega-hertz
 (B) milímetros
 (C) *poise*
 (D) pascal
 (E) decibéis

249. **Qual dos seguintes aumentará a velocidade do ultrassom?**
 (A) aumento da frequência
 (B) diminuição da frequência
 (C) aumento da rigidez do tecido
 (D) diminuição da rigidez do tecido

250. **A resistência ao fluxo oferecida por um líquido em movimento é chamada**
 (A) turbulência
 (B) turbilhões
 (C) variância
 (D) viscosidade

251. **Autocorrelação é o processo matemático comumente utilizado para detectar**
 (A) sobreposição espectral
 (B) dispersão espectral
 (C) desvios Doppler
 (D) inércia

252. **Uma diminuição na abertura dinâmica resulta em**
 (A) aumento da resolução temporal
 (B) diminuição da resolução lateral
 (C) diminuição do comprimento da zona próxima
 (D) aumento do comprimento da zona próxima

253. **Qual dos seguintes normalmente teria a menor viscosidade?**
 (A) melaço
 (B) gel de acoplamento
 (C) sangue
 (D) água
 (E) óleo mineral

254. **Um microcomputador que utiliza palavras de 8 *bits* com uma memória de 128K palavras pode armazenar quantos *bits* de dados?**
 (A) 128
 (B) 1.000
 (C) 1.024
 (D) 128.000
 (E) 1.048.576

255. **Harmônicas são criadas**
 (A) quando o comprimento focal é alterado
 (B) quando oscilações não lineares ocorrem em tecidos
 (C) quando lentes acústicas são usadas
 (D) quando a compensação do ganho de tempo (TGC) é aumentada

256. A tecnologia de frequência composta melhora
    (A) resolução do contraste
    (B) profundidade de penetração
    (C) resolução temporal
    (D) resolução lateral

257. Qual é a unidade da pressão acústica?
    (A) pascal
    (B) *poise*
    (C) *torr*
    (D) *erg*
    (E) watt

258. O que o eixo horizontal (eixo x) em uma exibição de modo M representa?
    (A) amplitude
    (B) brilho
    (C) profundidade
    (D) potência
    (E) tempo

259. Qual frequência de ultrassom é comumente utilizada no cenário clínico?
    (A) 3,5 kHz
    (B) 5 kHz
    (C) 7 MHz
    (D) 2,5 kHz
    (E) 10 kHz

260. A razão entre as amplitudes de sinal mínima e máxima que pode ser aplicada a um dispositivo sem produzir distorção é chamada
    (A) razão de Nyquist
    (B) faixa dinâmica
    (C) faixa espectral
    (D) razão harmônica

261. O que o eixo vertical (eixo y) em uma exibição de modo M representa?
    (A) amplitude
    (B) brilho
    (C) profundidade
    (D) potência
    (E) tempo

262. Cada dígito binário pode representar quantos estados de memória digital diferentes?
    (A) 1
    (B) 2
    (C) 4
    (D) 8
    (E) 10

263. Quantos dígitos são utilizados em um número binário?
    (A) 1
    (B) 2
    (C) 4
    (D) 10

264. Qual é o equivalente binário do número decimal 30?
    (A) 0110
    (B) 1110
    (C) 1001
    (D) 1111
    (E) nenhuma das alternativas

265. Quantos níveis de cinza (níveis de amplitude do eco) um conversor de varredura digital de 4 *bits* de profundidade consegue armazenar?
    (A) 2
    (B) 4
    (C) 8
    (D) 16
    (E) 32

266. Um instrumento de ultrassom capaz de representar 64 tons de cinza necessitaria de quantos *bits* de memória?
    (A) 8
    (B) 6
    (C) 4
    (D) 16
    (E) 24

267. Quais são as duas categorias de cavitação?
    (A) turbulento e laminar
    (B) estável e transitório
    (C) compressão e rarefação
    (D) análogo e digital

268. Quais das seguintes funções são realizadas pelo receptor no aparelho de ultrassom?
    (A) inspeção, detecção, correção, rejeição, depressão
    (B) randomização, amplificação, modulação, retificação, limitação
    (C) amplificação, compensação, compressão, rejeição
    (D) demodulação, contração, limitação de banda, despolarização

269. Um pulso de tensão de grande amplitude proveniente do gerador de pulsos e aplicado ao transdutor resulta em
    (A) um pulso de longa duração proveniente do transdutor
    (B) um pulso de curta duração proveniente do transdutor
    (C) um pulso de pressão de pequena amplitude proveniente do transdutor
    (D) um pulso de pressão de grande amplitude proveniente do transdutor

270. Os pulsos de tensão do gerador de pulsos até o transdutor também são usados para
    (A) ajustar automaticamente o ganho do receptor
    (B) sincronizar o receptor para a determinação do tempo de chegada
    (C) ajustar a faixa dinâmica da exibição em escala de cinza
    (D) determinar o campo de visão

271. Os cinco principais componentes de um sistema de ultrassom pulso-eco são
    (A) capacitores de fluxo, memória da imagem, transdutor, braço de varredura, amplificador
    (B) sincronizador, gerador de pulsos, receptor, monitor, fonte de energia
    (C) memória da imagem, monitor, braço de varredura, compensação do ganho de tempo (TGC), interruptor de pedal
    (D) transdutor, receptor, memória de imagem, gerador de pulsos, exibição
    (E) amplificação, compressão, refrigeração, demodulação, rejeição

272. Os transdutores podem ser focados por focalização interna e focalização externa. Estas focalizações são conquistadas pela
    (A) espessura do cristal e/ou por meio da adição de uma almofada de silicone líquido para compensação
    (B) elementos transdutores côncavos e/ou pelo uso de lentes acústicas
    (C) "dopando" o cristal com íons metálicos e/ou por amortecimento adicional
    (D) ajuste da frequência e/ou diâmetro do cristal

273. Qual unidade é utilizada para especificar o fator Q (fator de qualidade)?
    (A) pascal
    (B) *poise*
    (C) *Nyquist*
    (D) *Fresnel*
    (E) nenhuma das alternativas

Perguntas 274 a 282: Associe cada termo na Coluna A à definição correta na Coluna B.

COLUNA A
274. sombra acústica _____
275. reforço acústico _____
276. anecoico _____
277. artefato _____
278. ecogênico _____
279. hiperecoicos _____
280. hipoecoicos _____
281. interface _____
282. sonolucente _____

COLUNA B
(A) sem ecos
(B) ecos de menor amplitude que os tecidos adjacentes
(C) o limite entre dois meios contendo impedâncias acústicas diferentes
(D) um eco que não corresponde a uma estrutura real
(E) redução nas amplitudes de eco em uma região distal a uma estrutura atenuadora forte
(F) a propriedade de um meio que permite a fácil passagem do som: baixa atenuação (livre de ecos)
(G) um aumento nas amplitudes de eco em uma região distal a uma estrutura atenuadora fraca
(H) ecos de maior amplitude do que os tecidos adjacentes normais
(I) uma estrutura que produz ecos

283. Qual dos seguintes é um material amortecedor comumente utilizado em transdutores Doppler de onda contínua?
    (A) resina epóxi
    (B) cortiça
    (C) pó de metais
    (D) pó de tungstênio
    (E) ausência de material amortecedor

284. Qual das seguintes alternativas *não* está associada ao Doppler de onda contínua?
    (A) ausência de material amortecedor
    (B) ausência de limite de Nyquist
    (C) sobreposição espectral
    (D) ausência de TGC
    (E) dois transdutores

285. A potência do eco na ultrassonografia em modo B é exibida como
    (A) deflexão do eixo y
    (B) posição do eixo x
    (C) brilho do *pixel*
    (D) decibéis

286. O ultrassom não consegue se propagar em qual dos seguintes?
    (A) contraste usado no pielograma intravenoso (IVP)
    (B) tecido sólido
    (C) vácuo
    (D) sangue
    (E) osso

287. Lambda (λ) representa
    (A) período
    (B) comprimento de onda
    (C) frequência
    (D) velocidade
    (E) intensidade

288. O tempo que leva para completar um único ciclo é chamado de
    (A) período
    (B) comprimento de onda
    (C) frequência
    (D) velocidade
    (E) amplitude

289. Vibrações de ondas a 20 ciclos por segundo têm uma frequência de
    (A) 20 MHz
    (B) 20 Hz
    (C) 20 kHz
    (D) 120 kHz
    (E) 20.000 MHz

290. Uma onda vibrando a 1 milhão de ciclos por segundo tem uma frequência de
    (A) 1 GHz
    (B) 1 kHz
    (C) 1 MHz
    (D) 100 MHz
    (E) 1.000 MHz

291. Um elemento ativo danificado em um transdutor mecânico pode resultar em
    (A) uma banda horizontal de perda de sinal em uma determinada profundidade
    (B) perda de uma imagem inteira
    (C) uma cadência reduzida
    (D) uma linha vertical de perda de sinal se estendendo da parte superior à parte inferior da imagem

Perguntas 292 a 294: Associe a pergunta na Coluna A à resposta correta na Coluna B.

COLUNA A

292. Qual afirmação descreve mais adequadamente o modo A? _____

293. Qual afirmação descreve mais adequadamente o modo B? _____

294. Qual afirmação descreve mais adequadamente o modo M? _____

COLUNA B

(A) uma apresentação gráfica com picos verticais se originando de uma linha de base horizontal; a altura dos picos verticais representa a amplitude do eco defletido

(B) uma imagem bidimensional das estruturas internas do organismo exibidas na forma de pontos; o brilho dos pontos é proporcional à amplitude do eco; a imagem é aplicável às varreduras de tempos real e estático

(C) apresentação unidimensional de estruturas móveis exibidas em uma imagem em formato de torta ou retangular; a imagem é aplicável somente a varredores de tempo real

(D) uma apresentação gráfica de estruturas móveis em uma onda; a exibição é apresentada como um grupo de linhas representando o movimento das interfaces móveis em relação ao tempo

295. Uma zona morta longa pode indicar
    (A) uma massa preenchida com líquido
    (B) um comprimento espacial do pulso curto
    (C) alta temperatura do tecido
    (D) material de amortecimento desprendido
    (E) um transdutor de alta frequência foi usado

296. A cadência no ultrassom é fortemente afetada por
    (A) frequência do transdutor
    (B) método focal
    (C) cavitação
    (D) comprimento espacial do pulso
    (E) profundidade da imagem

297. Velocidades e sinais Doppler não podem ser medidos em qual ângulo Doppler?
    (A) 90°
    (B) 30°
    (C) 40°
    (D) 50°
    (E) 60°

298. Um dispositivo usado para visualizar a zona morta.
    (A) balança de força de radiação
    (B) conversor analógico-digital
    (C) espaçador acústico
    (D) câmera de Schlieren

299. A intensidade do feixe de ultrassom proveniente de um sistema pulso-eco
    (A) é medida em watts
    (B) é constante em todas as profundidades
    (C) dependerá do diâmetro do feixe
    (D) é constante no tempo

300. Qual princípio afirma que todos os pontos em uma onda ultrassônica podem ser considerados como fontes para a produção de ondículas esféricas secundárias?
    (A) Doppler
    (B) Curie
    (C) Huygens
    (D) Nyquist
    (E) Snell

301. A fração de tempo que um sistema de ultrassom pulsado está na verdade produzindo ultrassom é chamada de
    (A) fator de trabalho
    (B) fator de Curie
    (C) cadência
    (D) fator de transmissão
    (E) potência

302. Transdutores de ultrassom em tempo real podem ser classificados como
    (A) varredores anulares, setoriais, lineares e estáticos
    (B) varredores setoriais, de vetores e anulares
    (C) de fase, linear, anular e de vetores
    (D) vetor e arranjo linear sequencial

303. A velocidade em que o ultrassom se propaga em um meio depende primariamente na
    (A) sua frequência
    (B) compressibilidade do meio
    (C) sua intensidade
    (D) espessura do meio
    (E) abertura do transdutor

304. Um artefato secundário a um pulso que percorreu duas ou mais distâncias de ida e volta entre o transdutor e a interface é chamado de
    (A) múltiplas vias
    (B) artefato lateral
    (C) reverberação
    (D) dispersão
    (E) imagem em espelho

305. A razão entre a saída da potência elétrica e a entrada da potência elétrica é denominada
    (A) potência
    (B) intensidade
    (C) ganho
    (D) tensão
    (E) frequência

306. Artefato de múltiplas vias resulta de
    (A) ecos que retornam diretamente para o transdutor
    (B) projéteis de espingardas
    (C) ecos que percorrem um trajeto indireto de volta ao transdutor
    (D) onda sonora que se propaga por um meio a uma velocidade outra que a do tecido mole
    (E) ecos de baixa amplitude resultando de interferência elétrica

307. Qual tipo de ruído está associado ao desvio Doppler?
    (A) artefatos de ruído de fundo
    (B) artefato granular
    (C) artefato do tipo *flash*
    (D) harmônicas
    (E) sobreposição espectral

308. Para alcançar a melhor representação digital possível de um sistema analógico, os sinais de eco devem passar por

(A) pós-processamento
(B) pré-processamento
(C) retificação
(D) amplificação
(E) impedância mecânica

309. O comprimento da zona próxima pode ser aumentado pelo aumento

(A) comprimento de onda
(B) comprimento de onda e largura de banda
(C) abertura do transdutor pequena
(D) alta frequência e transdutor de grande diâmetro
(E) baixa frequência e transdutor de pequeno diâmetro

Perguntas 310 a 319: Associe cada termo na Coluna A à definição correta na Coluna B.

COLUNA A

310. densidade _____
311. propagação _____
312. frequência _____
313. potência _____
314. fator de trabalho _____
315. largura de banda _____
316. impedância acústica _____
317. absorção _____
318. fator de qualidade _____
319. intensidade _____

COLUNA B

(A) taxa em que o trabalho é realizado
(B) massa dividida pelo volume
(C) conversão do som em calor
(D) número de ciclos por unidade de tempo
(E) densidade multiplicada pela velocidade de propagação do som
(F) intervalo de frequências contido no pulso ultrassônico
(G) a fração de tempo que o pulso ultrassônico está ligado
(H) progressão ou viagem
(I) frequência operacional dividida pela largura de banda
(J) potência dividida pela área

320. Qual das seguintes alternativas é uma definição verdadeira para um transdutor altamente amortecido?

(A) aumento da eficiência, sensibilidade e comprimento espacial do pulso
(B) diminuição da eficiência, sensibilidade e comprimento espacial do pulso
(C) aumento da eficiência e sensibilidade, porém diminuição do comprimento espacial do pulso
(D) diminuição da eficiência, porém aumento da sensibilidade e comprimento espacial do pulso
(E) nenhuma alteração na eficiência ou sensibilidade, somente no comprimento espacial do pulso

321. Compensação de ganho é necessária em razão de:

(A) movimento do refletor
(B) escala de cinza
(C) atenuação
(D) resolução
(E) nenhuma das alternativas

322. A frequência de largura de banda pode ser determinada por qual dos seguintes?

(A) análise espectral
(B) sistema de Schlieren
(C) análise do hidrofone
(D) análise do cátodo
(E) refração

323. Qual dos seguintes *não* é verdadeiro da saída de potência?

(A) receio de bioefeitos
(B) não afeta a razão sinal-ruído
(C) pode ser usada para alterar o brilho de toda a imagem
(D) altera a exposição do paciente
(E) deve ser reduzida primeiro, se a imagem for muito brilhante

324. Qual é a resolução em escala de cinza de um instrumento digital de 5 *bits* que possui uma faixa dinâmica de 42 dB?

(A) 1,9 dB
(B) 3 dB
(C) 1,3 dB
(D) 0,07 dB
(E) 13 dB

325. Se demora 0,01 segundo para um pulso emitido pelo transdutor alcançar uma fonte de eco de tecido mole, qual distância o pulso deve percorrer para ser registrado?

(A) 1.540 cm
(B) 30,8 m
(C) 15,4 m
(D) 1,54 m
(E) 20,8 m

326. Um artefato que é produzido pela interação do feixe incidente com uma superfície curva e que resulta em uma sombra acústica é denominado de

(A) um artefato fantasma
(B) um artefato de borda
(C) um artefato de cauda de cometa
(D) um artefato *ring-down*
(E) um artefato de reforço acústico

327. Um artefato que resulta da refração do feixe de ultrassom em uma interface músculo-gordura e que origina imagens duplas é chamado de
    (A) um artefato de imagem dividida
    (B) um artefato de borda
    (C) um artefato de cauda de cometa
    (D) um artefato de *ring-down*
    (E) artefato granular

328. O artefato *menos* provável de produzir uma pseudomassa é
    (A) um artefato de cauda de cometa
    (B) um artefato de múltiplas vias
    (C) um artefato de imagem em espelho
    (D) um artefato de lobo lateral
    (E) artefato fantasma

329. O artefato de imagem dividida é mais notável em
    (A) pacientes atléticos e pacientes com biotipo mesomorfo
    (B) pacientes com o músculo reto subdesenvolvido
    (C) pacientes com biotipo mesomorfo e com o músculo reto subdesenvolvido
    (D) todas as alternativas

330. Selecione a causa ou causas *menos* prováveis para um artefato de imagem dividida.
    (A) cicatriz abdominal
    (B) margens laterais dos músculos retos
    (C) bolha de gás
    (D) refração do feixe sonoro em uma interface músculo-gordura
    (E) queloides cutâneos abdominais superficiais

331. Qual a causa *mais* provável para um artefato de espessura do feixe?
    (A) grampos cirúrgicos metálicos
    (B) bolha de gás
    (C) efeito de volume parcial
    (D) projéteis de espingardas
    (E) cicatriz abdominal

332. O artefato de espessura do feixe depende primariamente de
    (A) posição do paciente
    (B) bolha de gás
    (C) angulação do feixe
    (D) gravidade
    (E) gordura corporal

333. Qual dos seguintes *não* é verdadeiro em relação ao artefato de lobo lateral?
    (A) causado por múltiplos artefatos laterais do transdutor
    (B) direção é diferente do feixe principal
    (C) pode ser de aparência difusa ou especular
    (D) o feixe de lobo lateral é mais forte que o feixe primário
    (E) apodização é utilizada para reduzir o artefato de lobo lateral

334. Qual dos seguintes é o *menos* provável de produzir uma sombra acústica?
    (A) interface óssea
    (B) grampos cirúrgicos metálicos
    (C) cálculos biliares
    (D) interface gasosa
    (E) calcificações

335. O tipo de artefato mais comum encontrado em pacientes com ferimento por arma de fogo é
    (A) artefato de cauda de cometa
    (B) artefato de múltiplas vias
    (C) artefato de imagem em espelho
    (D) artefato de lobo lateral
    (E) artefato de ferimento cutâneo

336. O tipo de eco de reverberação que geralmente resulta de uma pequena bolha de gás e aparece como um eco de alta amplitude ocorrendo em intervalos regulares é chamado de
    (A) artefato de múltiplas vias
    (B) artefato de imagem em espelho
    (C) artefato de lobo lateral
    (D) artefato *ring-down*
    (E) artefato do tipo *flash*

337. A quantidade de separação que ocorre em um artefato de imagem dividida para uma determinada estrutura
    (A) pode ser calculada usando a lei de Snell
    (B) não pode ser calculada, pois é um artefato
    (C) pode ser calculada usando a equação $Z = pV$
    (D) pode ser calculada usando um transdutor de 5 MHz com a equação: separação (m/s) = $D\pi/T$
    (E) pode ser calculada usando a lei de Luez

338. A primeira deflexão vertical em um modo A que corresponde à face do transdutor é chamada de
   (A) biestável
   (B) lobo lateral
   (C) impulso inicial
   (D) ganho
   (E) eixo x

339. O tipo de sistema em tempo real que emprega uma combinação de meios eletrônicos e mecânicos é chamado
   (A) setorial Webbler em tempo real
   (B) roda giratória em tempo real
   (C) arranjo anular em tempo real
   (D) arranjo linear sequencial
   (E) arranjo de vetores

340. Se a quantidade de meio de acoplamento acústico for insuficiente, quais alterações poderiam ocorrer?
   (A) Uma diminuição na amplitude do eco de retorno
   (B) Um aumento na amplitude do eco de retorno
   (C) O transdutor deslizará facilmente na pele
   (D) Nenhum efeito sobre a imagem
   (E) Uma maior penetração no tecido

341. Uma técnica em que as linhas de varredura são direcionadas em múltiplas direções e, então, combinadas para criar uma imagem é chamada de:
   (A) composição espacial
   (B) elastografia
   (C) excitação codificada
   (D) modo operacional combinado
   (E) ruído de fundo

Perguntas 342 a 344: Cada diagrama representa modos de operação utilizados na ultrassonografia diagnóstica.

342. Identifique o tipo de modo exibido no seguinte diagrama (Fig. 1-60).

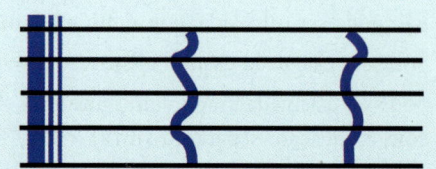

FIGURA 1-60.

   (A) modo B
   (B) modo A
   (C) modo M
   (D) modo C
   (E) modo QB

343. Identifique o tipo de modo exibido no seguinte diagrama (Fig. 1-61).

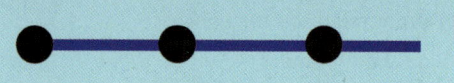

FIGURA 1-61.

   (A) modo B
   (B) modo A
   (C) modo M
   (D) modo C
   (E) modo QB

344. Identifique o tipo de modo exibido no seguinte diagrama (Fig. 1-62).

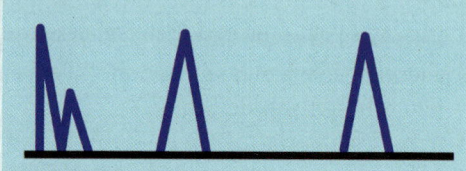

FIGURA 1-62.

   (A) modo B
   (B) modo A
   (C) modo M
   (D) modo C
   (E) modo QB

345. Os efeitos indesejáveis da ultrassonografia diagnóstica sobre os tecidos moles de seres humanos em consequência da interação com o feixe de ultrassom são chamados
   (A) efeitos de sensibilidade
   (B) efeitos biológicos
   (C) efeitos neurológicos
   (D) envenenamento radioativo
   (E) efeito eletromagnético

346. Qual a velocidade de propagação média do ultrassom no tecido mole?
   (A) 1.540 m/s
   (B) 1,54 mm/μs
   (C) 0,154 cm/μs
   (D) uma milha por segundo
   (E) todas as alternativas

Perguntas 347 a 350: Identifique as regiões no diagrama (Fig. 1-63) abaixo, preenchendo os espaços em branco.

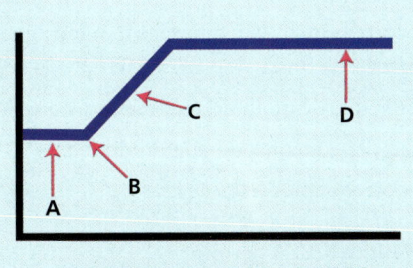

FIGURA 1-63.

347. inclinação _____

348. atraso _____

349. ganho distal _____

350. ganho proximal _____

Perguntas 351 a 360: Associe cada termo na coluna A à definição correta na Coluna B.

COLUNA A

351. atenuação _____
352. elastografia _____
353. bit _____
354. cavitação _____
355. meio de acoplamento _____
356. absorção _____
357. escala de cinza _____
358. camada de casamento _____
359. *pixel* _____
360. imagem estática _____

COLUNA B

(A) elemento da imagem
(B) a produção e comportamento das microbolhas em um meio
(C) enfraquecimento progressivo do feixe sonoro à medida que viaja através de um meio
(D) um líquido colocado entre o transdutor e a pele
(E) o número de níveis de intensidade entre o branco e o preto
(F) técnica imagiológica para avaliar a rigidez de um tecido
(G) dígito binário
(H) um método de redução da duração do pulso por meios elétricos e mecânicos
(I) imagem composta por um único quadro
(J) material plástico colocado em frente da face do transdutor para reduzir a reflexão na superfície do transdutor

361. **A intensidade do ultrassom é medida em**

(A) kg/m^3
(B) N/m^2
(C) Hz
(D) W/cm^2
(E) MHz

362. **A técnica imagiológica que permite que estruturas previamente ocultas abaixo de objetos altamente atenuadores se tornem visíveis é chamada**

(A) composição espacial
(B) elastografia
(C) excitação codificada
(D) modo operacional combinado
(E) ruído de fundo

363. **O acrônimo SPTA denota**

(A) amplitude de transmissão do transdutor estático
(B) absorção de transmissão do transdutor estático
(C) pico espacial-média temporal
(D) artefato de temperatura na propagação do som

Perguntas 364 a 370: Associe a quantidade na Coluna A à unidade correta na Coluna B.

COLUNA A

364. densidade _____
365. velocidade _____
366. frequência _____
367. trabalho _____
368. intensidade _____
369. comprimento de onda _____
370. atenuação _____

COLUNA B

(A) W/cm^2
(B) kg/m^3
(C) mm
(D) m/s
(E) Joule (J)
(F) Hz
(G) dB

371. **O intervalo geral de intensidades na ultrassonografia diagnóstica é**

(A) $0,5\ W/cm^2$-$2\ W/cm^2$ SPTA
(B) $0,002\ W/cm^2$-$0,5\ W/cm^2$ SPTA
(C) $50\ W/cm^2$-$100\ W/cm^2$ SPTA
(D) $100\ W/cm^2$ SPTA a $1.000\ W/cm^2$ SPTA
(E) o intervalo geral de intensidades na ultrassonografia diagnóstica é desconhecido

372. **O intervalo geral de intensidades na ultrassonografia terapêutica é**

(A) $0,5\ W/cm^2$-$2\ W/cm^2$ SPTA
(B) $0,002\ W/cm^2$-$0,5\ W/cm^2$ SPTA
(C) $50\ W/cm^2$-$100\ W/cm^2$ SPTA
(D) $20,5\ W/cm^2$ -$30\ W/cm^2$ SPTA
(E) o intervalo geral de intensidades na ultrassonografia terapêutica é desconhecido

373. Qual das seguintes características *não* se aplica à ultrassonografia diagnóstica em níveis de intensidade diagnóstica normais?
    (A) não invasiva
    (B) atraumática
    (C) ionizante
    (D) atóxica
    (E) absorção

374. Qual é o resultado mais comum do ultrassom de alta intensidade?
    (A) cavitação
    (B) dano cerebral
    (C) anomalias no desenvolvimento fetal
    (D) calor
    (E) mitose celular

375. No estudo de bioefeitos, o que cavitação significa?
    (A) produção e comportamento de bolhas de gás
    (B) necrose
    (C) ruptura da membrana celular
    (D) rompimento do cromossoma
    (E) mitose celular

376. Quais são os dois tipos de cavitação?
    (A) silenciosa e ruidosa
    (B) micro e macro
    (C) membrana e não membrana
    (D) estável e transitória
    (E) calor e absorção

377. Um instrumento usado para detectar desvio de frequência é chamado
    (A) Doppler
    (B) tempo real
    (C) modo A
    (D) varredor estático
    (E) hidrofone

378. Reflexões especulares
    (A) ocorrem quando a interface é maior que o comprimento de onda
    (B) ocorrem quando a interface é menor que o comprimento de onda
    (C) originam-se de interfaces menores que 3 mm
    (D) não são dependentes do ângulo de incidência
    (E) ocorrem em interfaces de superfície regulares

379. Reflexões não especulares
    (A) ocorrem quando a interface é maior que o comprimento de onda
    (B) ocorrem quando a interface é menor que o comprimento de onda
    (C) originam-se de interfaces menores que 3 mm
    (D) são dependentes do ângulo do feixe
    (E) ocorrem em interfaces lisas

380. O acrônimo SATA denota
    (A) média de transmissão da amplitude estática
    (B) média espacial-média temporal
    (C) média espacial-absorção do tecido
    (D) média de transmissão na atenuação sonora
    (E) precisão da segurança no tecido acústico

381. O acrônimo SPPA denota
    (A) média da potência do transdutor estática
    (B) absorção de transmissão do transdutor estática
    (C) pico espacial-média do pulso
    (D) média de desempenho da propagação do som
    (E) parâmetros de segurança e protocolos de acústica

382. Qual modo *não* é aplicável a um instrumento Doppler?
    (A) modo A
    (B) pulsado
    (C) contínuo
    (D) audível
    (E) dúplex

383. Qual dos seguintes transdutores seria o *mais* útil para a aquisição de imagens de estruturas superficiais?
    (A) 5 MHz, foco curto
    (B) 3 MHz, foco longo
    (C) 5 MHz, foco longo
    (D) 2,5 MHz, foco curto
    (E) 3,5 MHz, foco curto

384. Qual dos seguintes transdutores seria o *mais* útil para uma boa penetração em um paciente obeso?
    (A) 5 MHz, foco curto
    (B) 3 MHz, foco longo
    (C) 5 MHz, foco longo
    (D) 2,5 MHz, foco curto
    (E) 10 MHz, foco longo

385. A memória digital representa um elemento de imagem chamado de
    (A) *pixel*
    (B) elétrons
    (C) tempo real
    (D) matriz
    (E) fósforo

386. Quantos tons de cinza o olho humano pode distinguir?
    (A) aproximadamente 16 tons
    (B) entre 150 e 250 tons
    (C) mais de 512 tons
    (D) mais de 1.000 tons
    (E) 256 tons

387. Uma memória de que tamanho é empregada no armazenamento digital mais recente?
    (A) 512 × 512 × 8 *bits* de profundidade e 256 tons
    (B) 64 × 64 × 2 *bits* de profundidade
    (C) 128 × 128 × 4 *bits* de profundidade
    (D) 16 × 16 × 2 *bits* de profundidade
    (E) 30 × 30 × 6 *bits* de profundidade e 16 tons

388. Qual dos seguintes é uma desvantagem do Doppler de onda pulsada (PW) quando comparado ao Doppler de onda contínua (CW)?
    (A) É unidirecional
    (B) O desvio Doppler depende da frequência
    (C) Está sujeito à "sobreposição espectral"
    (D) Não fornece informações mais detalhadas

389. Qual dos seguintes não utiliza ganho?
    (A) imagem dúplex
    (B) sistema em tempo real
    (C) Doppler de onda contínua
    (D) Doppler em cores
    (E) todas as alternativas

390. Qual é o efeito da absorção de ultrassom nos tecidos em níveis de intensidade normais?
    (A) dissipação do calor por condução
    (B) elevações significativas na temperatura
    (C) proliferação de tecidos
    (D) necrose
    (E) cavitação

391. Qual dos seguintes *não* é uma vantagem do Doppler de onda contínua?
    (A) capacidade de medir a velocidades muito altas
    (B) ausência de sobreposição espectral
    (C) tamanho pequeno do transdutor
    (D) capacidade de usar alta frequência
    (E) ambiguidade de alcance

392. Fluxo turbulento é mais provável de ocorrer em qual das seguintes situações?
    (A) altas velocidades e anemia aguda
    (B) diâmetro pequeno e alta viscosidade
    (C) diâmetro pequeno e hematócrito elevado
    (D) diâmetro grande, baixa velocidade e policitemia
    (E) diâmetro grande, baixa velocidade e baixa viscosidade

393. Qual dos seguintes pode ser usado para diminuir a probabilidade de sobreposição espectral em uma análise espectral?
    (A) uso de um transdutor de frequência mais elevada
    (B) redução da frequência de repetição do pulso (PRF)
    (C) redução do desvio Doppler
    (D) diminuição da linha de base

394. Resolução temporal é reduzida com todos os seguintes, *exceto*
    (A) setor amplo
    (B) imagem superficial
    (C) alta linha de densidade
    (D) aumento da profundidade 2D
    (E) menor cadência

395. Qual dos seguintes é *mais* provável um contribuinte para sobreposição espectral?
    (A) alta frequência
    (B) Doppler contínuo
    (C) alta frequência de repetição do pulso (PRF)
    (D) baixa velocidade do sangue
    (E) menor frequência

396. Memória digital pode ser visualizada como
    (A) quadrados em um tabuleiro de damas
    (B) um transdutor
    (C) um feixe de elétrons
    (D) um hidrofone
    (E) um feixe de luz

397. Uma região anecoica é exibida como
    (A) livre de ecos
    (B) ecogênica
    (C) hiperecoica
    (D) hipoecoica
    (E) isoecoica

398. Uma região hiperecoica é exibida como
    (A) anecoica
    (B) ecogênica
    (C) livre de ecos
    (D) transônica
    (E) isoecoica

399. Qual dos seguintes não pode ser mensurado por um hidrofone?
    (A) pressão acústica
    (B) comprimento espacial do pulso
    (C) impedância
    (D) intensidade
    (E) período

400. O hidrofone é composto por
    (A) inibidor de algas e álcool para imitar a velocidade dos tecidos moles
    (B) elementos transdutores pequenos
    (C) chapas de plástico acrílico
    (D) gelatina e cloreto de vinila
    (E) pinos de aço inoxidável

401. Bioefeitos em níveis médios de intensidade em animais de laboratório resultaram em
    (A) câncer
    (B) morte
    (C) retardo do crescimento
    (D) ausência de efeitos
    (E) necrose tecidual

402. Qual dos seguintes é a causa *menos* provável de atenuação?
    (A) absorção
    (B) reflexão
    (C) refração
    (D) dispersão
    (E) osso

403. Absorção refere-se
    (A) à dobra do feixe sonoro atravessando uma interface
    (B) à conversão do som em calor
    (C) ao redirecionamento de uma porção do som a partir da incidência de um feixe na interface
    (D) ao redirecionamento do feixe sonoro em várias direções
    (E) à conversão de calor em som

404. Difração refere-se
    (A) ao espalhamento do feixe de ultrassom
    (B) à conversão do som em calor
    (C) ao redirecionamento de uma porção do som a partir da incidência de um feixe na interface
    (D) à dobra do feixe sonoro atravessando uma interface
    (E) ao estreitamento do feixe sonoro

405. Dispersão refere-se
    (A) à dobra do feixe sonoro atravessando uma interface
    (B) à conversão do som em calor
    (C) ao redirecionamento de uma porção do som a partir da incidência de um feixe na interface
    (D) ao redirecionamento do feixe sonoro em várias direções
    (E) todas as alternativas

406. O método para esterilização de transdutores é
    (A) esterilização pelo calor
    (B) vapor
    (C) recomendado pelo fabricante do transdutor
    (D) autoclave
    (E) óxido de etileno

407. Um exemplo de uma janela acústica é
    (A) interface hepática
    (B) interface costal
    (C) interface tecido/ar
    (D) interface tecido/osso
    (E) nenhuma das alternativas

408. O número binário 1010 é igual ao número decimal
    (A) 10
    (B) 11
    (C) 110
    (C) 200
    (D) 101

409. **Quais são as medidas de intensidade mais baixas utilizadas na ultrassonografia diagnóstica?**
    (A) SPPA
    (B) SATP
    (C) SPTP
    (D) SAPA
    (E) SATA

410. **Qual é a intensidade utilizada na ultrassonografia diagnóstica para medir os efeitos biológicos potenciais no tecido de mamíferos?**
    (A) SATA
    (B) SPTA
    (C) SPTP
    (D) SAPA
    (E) SATP

411. **Qual é a orientação recomendada para uma varredura transversal?**
    (A) todas as varreduras transversais devem ser visualizadas a partir dos pés do paciente
    (B) todas as varreduras transversais devem ser visualizadas a partir da cabeça do paciente
    (C) todas as varreduras transversais devem ser visualizadas lateralmente a partir do lado direito do paciente
    (D) todas as varreduras transversais devem ser visualizadas lateralmente a partir do lado esquerdo do paciente
    (E) não existe uma orientação de imagem padrão para as varreduras transversais

412. **Qual é a orientação recomendada para uma varreduras longitudinais?**
    (A) a cabeça do paciente para a direita da imagem e os pés para a esquerda da imagem
    (B) a cabeça do paciente para a esquerda da imagem e os pés para a direita da imagem
    (C) a cabeça do paciente para a parte superior (anterior) da imagem e os pés para a parte inferior (posterior) da imagem
    (D) as varreduras devem ser visualizadas a partir dos pés do paciente
    (E) não existe uma orientação de imagem padrão para as varreduras longitudinais

413. **Demodulação é uma função executada por qual dos seguintes?**
    (A) gerador de pulsos
    (B) amplificador
    (C) receptor
    (D) transmissor
    (E) transdutor

414. **Qual das seguintes afirmações sobre as ondas ultrassônicas *não* é verdadeira?**
    (A) ondas ultrassônicas são energias de vibração mecânica
    (B) ondas ultrassônicas podem ser polarizadas
    (C) ondas ultrassônicas não fazem parte do espectro eletromagnético
    (D) ondas ultrassônicas não podem se deslocar no vácuo
    (E) ondas ultrassônicas são ondas longitudinais

415. **O cristal transdutor *mais* provável de ser empregado no trabalho de alta frequência, acima de 18 MHz, é**
    (A) sulfato de lítio
    (B) titanato zirconato de chumbo
    (C) sal de Rochelle
    (D) quartzo
    (E) titanato de bário

416. **O titanato zirconato de chumbo apresenta qual das seguintes vantagens em relação aos materiais cerâmicos?**
    (A) fácil de moldar
    (B) eficaz em baixa tensão
    (C) barato
    (D) alta estabilidade térmica
    (E) todas as alternativas

417. **Todas as afirmações seguintes relacionadas com um transdutor linear são verdadeiras, *exceto***
    (A) produz uma imagem setorial
    (B) o feixe sonoro é focalizado eletronicamente
    (C) tem capacidade de focalização múltipla
    (D) os elementos são disparados em grupos sucessivos
    (E) todas as linhas de varredura são perpendiculares à face do transdutor

418. **Quantos tons de cinza podem ser exibidos usando um conversor de varredura com 8 *bits* por elemento de memória?**
    (A) 16
    (B) 30
    (C) 128
    (D) 256
    (E) 525

419. **A medida de intensidade mais elevada utilizada na ultrassonografia diagnóstica é indicada por qual dos seguintes?**
    (A) SATA
    (B) SATP
    (C) SPTA
    (D) SPTP
    (E) SPPA

420. Qual é a diferença entre a ultrassonografia em tempo real e a fluoroscopia de raios X?

(A) a ultrassonografia nem sempre requer meio de contraste
(B) a fluoroscopia tem efeitos biológicos potenciais, enquanto que a ultrassonografia não tem efeitos biológicos conhecidos em um nível de intensidade normal.
(C) a ultrassonografia é não ionizante
(D) a ultrassonografia não é capaz de se deslocar em um vácuo, e os raios X conseguem se deslocar no vácuo
(E) todas as alternativas

421. Qual dos seguintes meios de contraste utilizado em raios X pode obscurecer a propagação do ultrassom?

(A) sulfato de bário ($BaSO_4$) para exame do trato GI superior
(B) *hypaque* para exame de IVP
(C) injeção intravenosa de LOCA
(D) telepaque para colecistograma oral
(E) todas as alternativas

Perguntas 422 a 430: Associe cada termo na Coluna A à definição correta na Coluna B.

COLUNA A
422. lente acústica _____
423. *pixel* _____
424. setor _____
425. conversor acústico-óptico _____
426. lobo lateral _____
427. frente de onda _____
428. *rayl* _____
429. lei de Snell _____
430. efeito Doppler _____

COLUNA B
(A) unidade de impedância
(B) a porção do feixe sonoro fora do feixe principal
(C) elemento de imagem
(D) formato de torta
(E) uma mudança na frequência como consequência do movimento do refletor entre o transdutor e o refletor
(F) um dispositivo que transforma as ondas sonoras em padrões visíveis de luz
(G) a razão entre o ângulo de incidência e a refração
(H) superfície imaginária que atravessa partículas de mesma vibração que uma onda ultrassônica
(I) um dispositivo usado para focalizar os feixes sonoros

431. Resolução lateral é igual a

(A) comprimento de onda
(B) diâmetro do feixe
(C) comprimento da zona próxima
(D) número de ondas
(E) material de absorção

432. Qual dos seguintes materiais *não* é usado para produzir lentes acústicas?

(A) alumínio
(B) Perspex (plástico acrílico)
(C) poliestireno
(D) óxido de etileno
(E) todas as alternativas

433. Os feixes de ultrassom podem ser focados e desfocados com o uso de

(A) um espelho côncavo ou convexo
(B) lentes acústicas
(C) A e B
(D) o feixe de ultrassom não pode ser focado; somente luz pode ser focada
(E) todas as alternativas

434. Qual é o limite normal de comprimento de onda na aplicação médica?

(A) 0,77-0,15 mm
(B) 1,5-5,4 mm
(C) 2-5 mm
(D) 5,5-15 mm
(E) 0,1-1 mm

435. Qual dos seguintes não pode ser diferenciado na ultrassonografia diagnóstica?

(A) tecido
(B) massa sólida
(C) células individuais
(D) genitálias masculina e feminina
(E) nervo

436. Densidade é definida como

(A) unidade de impedância
(B) força dividida pela área
(C) força multiplicada pelo deslocamento
(D) massa por unidade de volume
(E) unidade de pressão

437. A absorção do ultrassom é diretamente proporcional à

(A) viscosidade
(B) frequência
(C) distância
(D) teor de colágeno aumentado
(E) todas as alternativas

438. O(s) bioefeito(s) confirmado(s) em mulheres grávidas com o uso de instrumentos diagnósticos em tempo real é (são)

(A) dano cerebral
(B) anomalias do desenvolvimento fetal
(C) retardo do crescimento
(D) nenhum efeito conhecido
(E) hemorragia pulmonar

439. Os bioefeitos confirmados em camundongos prenhes expostos ao ultrassom de onda contínua em um ambiente laboratorial resultaram em

(A) câncer
(B) morte
(C) hemorragia
(D) tecido necrótico
(E) nenhum efeito conhecido

440. Qual das seguintes combinações de frequência e intensidade *provavelmente* resultaria em cavitação?

(A) alta frequência e baixa intensidade
(B) baixa frequência e alta intensidade
(C) alta frequência e alta intensidade
(D) baixa frequência e baixa intensidade
(E) a intensidade não tem efeito sobre a cavitação

Perguntas 441 a 448: Associe cada termo na Coluna A à correta definição na Coluna B

COLUNA A

441. *in vivo* _____
442. *in vitro* _____
443. análise espectral _____
444. viscoelasticidade _____
445. rejeição _____
446. relaxação _____
447. estase de células reais _____
448. potência acústica _____

COLUNA B

(A) um fenômeno *in vivo* caracterizado por eritrócitos em vasos pequenos, interrompendo o fluxo e se agrupando nas regiões de baixa pressão do campo de ondas estacionárias
(B) eliminação de ecos de baixa amplitude
(C) um processo de absorção de energia acústica
(D) energia transportada por unidade de tempo
(E) cultivo de tecidos em um tubo de ensaio
(F) um método para analisar um formato de onda
(G) a propriedade de um meio caracterizada por distorção da energia no meio e conversão irreversível da energia em calor
(H) tecido humano vivo

449. Qual das seguintes afirmações sobre bioefeitos não é confirmada?

(A) a exposição ao ultrassom em humanos é acumulativa
(B) a maioria dos bioefeitos prejudiciais que ocorreram em condições experimentais foi confirmada em humanos num cenário clínico
(C) a intensidade, a frequência e o tempo de exposição usados nos animais de laboratório foram compatíveis àqueles usados no cenário clínico
(D) onda contínua usada em estudos experimentais fornece a mesma exposição do tecido que o ultrassom pulsado usado em um cenário clínico
(E) a exposição de mulheres grávidas em níveis de alta intensidade resultou em retardo do crescimento de seus filhos.
(F) todas as alternativas são falsas ou não confirmadas

450. O número de lesões humanas conhecidas que resultam da exposição à ultrassonografia médica diagnóstica é

(A) 2.500 na Inglaterra
(B) 115 nos Estados Unidos
(C) 1.500 no Japão
(D) 5 casos nos últimos 10 anos
(E) não foi relatada nenhuma lesão por exposição em humanos

451. Qual a diferença entre varreduras em tempo real e varreduras B?

(A) não há diferença; varreduras em tempo real são varreduras B
(B) varreduras em tempo real exibem imagens em escala de cinza, enquanto que varreduras B exibem imagens biestáveis
(C) varreduras em tempo real exibem imagens em movimento, enquanto que varreduras B exigem imagens estáticas
(D) varreduras B são específicas para varreduras estáticos; varreduras em tempo real não são

452. Regiões transônicas são sempre

(A) livres de ecos
(B) anecoicas
(C) ecogênicas
(D) são desinibidas para propagação
(E) isoecoicas

453. Qual dos seguintes *não* está relacionado com o tempo real?

(A) modo A
(B) imagem estática
(C) imagem dinâmica
(D) modo M
(E) Doppler em cores

454. Qual dos seguintes *não* é um componente da curva de compensação do ganho de tempo (TGC)?

    (A) escala de cinza
    (B) ganho distal
    (C) joelho
    (D) atraso
    (E) inclinação

455. O intervalo das frequências de repetição do pulso utilizado na ultrassonografia diagnóstica é

    (A) 4-15 kHz
    (B) 2,5-10 MHz
    (C) 2,5-3,5 kHz
    (D) 10-15 MHz
    (E) 0,5-4 MHz

456. O comprimento espacial do pulso é definido como o produto do _____ multiplicado pelo número de _____ em um pulso.

    (A) ciclos; frequência
    (B) frequência; velocidade
    (C) comprimento de onda; ciclos
    (D) frequência; comprimento de onda
    (E) amplitude; distância

457. Qual dos seguintes é (são) unidimensional?

    (A) modo B e modo A
    (B) modo A e modo M
    (C) modo B
    (D) imagem estática
    (E) Doppler em cores

458. Quando múltiplas imagens são criadas ao longo do tempo e organizadas para criar uma imagem, isto é conhecido como qual dos seguintes?

    (A) imagem harmônica
    (B) composição espacial
    (C) autocorrelação
    (D) frequência combinada
    (E) transformada rápida de Fourier (FFT)

459. Qual modalidade de imagem é audível?

    (A) raios X
    (B) ultrassom
    (C) Doppler
    (D) tomografia computadorizada (CT)
    (E) imagem harmônica

460. Qual modo requer dois cristais: um para transmissão e outro para recepção?

    (A) modo A
    (B) modo M
    (C) modo de onda contínua
    (D) modo pulso-eco
    (E) Doppler de potência

Perguntas 461 a 464: Preencha os espaços em branco, correlacionando com as letras na Fig. 1-64

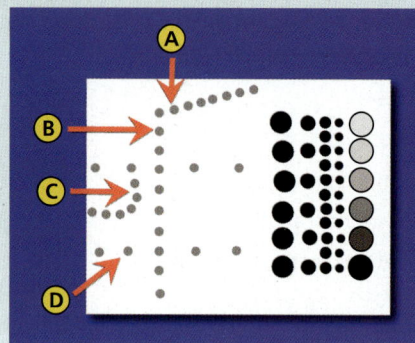

FIGURA 1-64.

461. (A) _____

462. (B) _____

463. (C) _____

464. (D) _____

465. O intervalo normal de intensidades utilizadas no instrumento Doppler é

    (A) 0,2-400 W/cm^2
    (B) 0,2-400 mW/cm^2
    (C) 400-800 mW/cm^2
    (D) 800-900 mW/cm^2
    (E) 2-100 W/cm^2

466. Se a interface estiver se movimentando em direção à fonte, a onda sonora refletida terá

    (A) uma maior frequência do que a frequência incidente
    (B) uma menor frequência do que a frequência incidente
    (C) nenhuma alteração na frequência
    (D) atraso
    (E) sobreposição espectral

467. Se a interface estiver se movimentando em direção contrária à fonte, isto resultará em

    (A) uma maior frequência do que a frequência incidente
    (B) uma menor frequência do que a frequência incidente
    (C) nenhuma alteração na frequência
    (D) sobreposição espectral
    (E) atraso no som

468. Um instrumento Doppler capaz de diferenciar desvios positivos de negativos é chamado de
   (A) biestável
   (B) um modulador-demodulador
   (C) bidirecional
   (D) um defasador polarizado
   (E) limite de Nyquist

469. Qual afirmação sobre a aplicação Doppler *não* é verdadeira?
   (A) o Doppler em cores tem menores velocidades que são representadas por tons mais claros
   (B) o Doppler está dentro dos limites audíveis
   (C) os instrumentos Doppler utilizam ondas pulsadas e contínuas
   (D) o Doppler pode exibir uma imagem
   (E) o cosseno de 90° no Doppler é zero

Perguntas 470 a 474: Associe os controles de compensação de ganho de tempo (TGC) na Coluna A às funções do controle na Coluna B.

COLUNA A   COLUNA B
470. ganho proximal _____   (A) controle usado para suprimir ou aumentar os ecos no campo distante
471. ganho distal _____   (B) controle usado para suprimir ou aumentar os ecos no campo próximo
472. inclinação _____   (C) controle usado para atrasar o início da inclinação
473. atraso _____   (D) controla a inclinação ascendente da curva de TGC, utilizada para exibir uma textura uniforme
474. joelho _____   (E) controla o ponto que a inclinação termina

475. O intervalo de frequências contidas em um pulso ultrassônico é chamado
   (A) intensidade
   (B) largura de banda
   (C) potência
   (D) comprimento espacial do pulso
   (E) fator de trabalho

476. Qual quantidade não possui unidade?
   (A) fator Q
   (B) volume
   (C) intensidade
   (D) força
   (E) período

477. Qual dos seguintes seria o *mais* provável de causar reforço acústico?
   (A) uma massa sólida
   (B) uma bexiga preenchida com urina
   (C) uma massa calcificada
   (D) um cálculo biliar
   (E) líquido ecogênico

478. Qual dos seguintes seria *mais* provável de causar sombra acústica?
   (A) vesícula biliar
   (B) uma massa preenchida por líquido
   (C) grampos cirúrgicos
   (D) bexiga urinária
   (E) líquido ecogênico

479. Qual dos seguintes não está relacionado com a descrição ultrassonográfica de fluxo sanguíneo?
   (A) laminar
   (B) represamento
   (C) parabólico
   (D) pistão
   (E) distorção

480. O maior ângulo Doppler é alcançado
   (A) quando o feixe atinge um vaso em um ângulo reto
   (B) quando o feixe atinge um vaso perpendicularmente
   (C) quando o feixe atinge um vaso a um ângulo de 30°
   (D) quando o feixe atinge um vaso a um ângulo de 70°
   (E) quando o feixe atinge um vaso a um ângulo ortogonal

481. Se a potência de saída de um amplificador for 100 vezes a potência na entrada, qual é o ganho?
   (A) 10 dB
   (B) 20 dB
   (C) 30 dB
   (D) 40 dB
   (E) 60 dB

482. Qual controle é utilizado para minimizar os efeitos da atenuação?
   (A) rejeição
   (B) campo de visão
   (C) cadência
   (D) compensação do ganho de tempo
   (E) profundidade

483. Quando um feixe de ultrassom atravessa obliquamente a interface entre dois materiais, o que ocorrerá se houver uma diferença na impedância acústica dos dois materiais?
    (A) reflexão, impedância
    (B) reflexão, densidade
    (C) refração, impedância
    (D) refração, velocidade de propagação
    (E) nenhuma alteração

484. Uma duração de pulso reduzida causa qual das seguintes alternativas?
    (A) melhor resolução axial
    (B) diminuição da resolução espacial
    (C) diminuição da resolução longitudinal
    (D) melhor resolução lateral
    (E) nenhuma das alternativas

485. Qual é a intensidade refletida de uma interface entre dois materiais, se a intensidade incidente for de 1 mW/cm² e as impedâncias forem de 25 e 75?
    (A) 0,25 mW/cm²
    (B) 0,33 mW/cm²
    (C) 0,50 mW/cm²
    (D) 1 mW/cm²
    (E) 100 mW/cm²

486. O comprimento da zona próxima de um transdutor não focalizado depende
    (A) frequência e espessura
    (B) frequência e diâmetro
    (C) resolução e campo de visão
    (D) diâmetro e campo de visão
    (E) compensação do tempo de ganho

487. A frequência de um transdutor depende primariamente em qual dos seguintes?
    (A) ganho geral
    (B) a velocidade do ultrassom
    (C) o diâmetro do elemento
    (D) a espessura do elemento
    (E) ganhos proximal e distal

488. Um feixe de ultrassom com uma incidência normal não sofrerá
    (A) atenuação
    (B) refração
    (C) reflexão
    (D) absorção
    (E) demodulação

489. Qual é a velocidade de propagação média do ultrassom nos tecidos moles?
    (A) 1.540 ft/s
    (B) 1,54 dB/cm
    (C) 1,54 mm/µs
    (D) 1.540 mW/cm²
    (E) uma milha por minuto

490. O fator de trabalho para um sistema com uma duração de pulso (PD) de 5µs e um período de repetição de pulso (PRP) de 500 µs é
    (A) 0,1%
    (B) 0,5%
    (C) 1%
    (D) 10%
    (E) 100%

491. O que aumenta a energia acústica que um paciente recebe?
    (A) alta frequência
    (B) comprimento de onda
    (C) ganho
    (D) tempo de exame

492. Frequência é um fator significativo na
    (A) velocidade de propagação
    (B) compressibilidade do tecido
    (C) atenuação do tecido
    (D) diâmetro do transdutor
    (E) todas as alternativas

493. Em um sistema pulso-eco, um feixe de 3,5 MHz em 2 cm de tecido será atenuado por
    (A) 3,5 dB/cm
    (B) 7 dB/cm
    (C) 3,5 dB
    (D) 7 dB
    (E) 30 dB

494. A impedância acústica característica de um material é igual ao produto da densidade do material e
    (A) comprimento do trajeto
    (B) comprimento de onda
    (C) frequência
    (D) velocidade de propagação
    (E) potência

495. Em qual região de um vaso sanguíneo estenosado ocorre a velocidade máxima do sangue?

(A) na estenose

(B) antes da estenose

(C) depois da estenose

(D) antes e depois da estenose

(E) um cm depois da estenose

496. Para uma incidência normal, se o coeficiente de reflexão da intensidade for de 30%, o coeficiente de transmissão da intensidade será de

(A) 15%

(B) 30%

(C) 60%

(D) 70%

(E) 100%

497. Fluxo turbulento é possível quando o fluxo sanguíneo excede qual número de Reynolds?

(A) 100

(B) 200

(C) 1.500

(D) 2.000

(E) 10

498. A equação do alcance está relacionada com a

(A) frequência, velocidade e comprimento de onda

(B) frequência, velocidade e tempo

(C) distância, velocidade e tempo

(D) distância, frequência e tempo

(E) incidência, reflexão e refração

499. Qual dos seguintes prediz o início de fluxo turbulento?

(A) dosimetria

(B) pressão acústica

(C) número de Reynolds

(D) *wall thump*

(E) detector de fluxo

500. O desvio de frequência Doppler é zero, quando o ângulo entre o transdutor receptor e a direção de fluxo é

(A) 0°

(B) 45°

(C) 90°

(D) 180°

(E) 190°

501. Fluxo turbulento ocorre em qual área de um vaso sanguíneo estenosado?

(A) na estenose

(B) antes da estenose

(C) depois da estenose

(D) antes e depois da estenose

(E) todas as alternativas

502. A faixa dinâmica de um sistema de ultrassom pulso-eco é definida como

(A) a razão da intensidade máxima e mínima que pode ser processada

(B) a razão das velocidades de propagação

(C) o intervalo dos ajustes de ganho permitidos

(D) a diferença entre a frequência de ultrassom transmitida e recebida

(E) nenhuma das alternativas

503. A impressora térmica não está funcionando, qual o primeiro passo?

(A) ligar para o fabricante para conserto

(B) verificar se há atolamento de papel

(C) chamar os serviços biomédicos

(D) ligar para o supervisor de ultrassonografia

(E) chamar os serviços ambientais

504. O controle de compensação do ganho de tempo ou ganho de profundidade

(A) compensa os efeitos de atenuação

(B) compensa o maior tempo de varredura do paciente

(C) compensa os defeitos do aparelho

(D) compensa os desvios de vídeo-imagem

(E) todas as alternativas

505. Um conversor de varredura digital é essencialmente um

(A) receptor de rádio

(B) monitor de vídeo

(C) aparelho de televisão

(D) memória do computador

(E) meio óptico

506. Um aumento no pico de pressão de rarefação poderia resultar em qual dos seguintes?

(A) aumento do índice térmico

(B) hipotermia do tecido biológico

(C) tecido necrótico

(D) cavitação inercial

(E) câncer

507. Reforço acústico pode ser observado durante a varredura de
(A) estruturas altamente atenuadoras
(B) estruturas fracamente atenuadoras
(C) estruturas altamente refletoras
(D) estruturas com grandes diferenças de velocidade
(E) grampos cirúrgicos

508. A profundidade de penetração do ultrassom está inversamente relacionada com
(A) período
(B) velocidade de propagação
(C) magnificação
(D) frequência
(E) abertura

509. Resolução lateral
(A) é afetada pelo diâmetro do feixe
(B) é afetada pelo tamanho da abertura e lente acústica
(C) é melhorada na zona focal
(D) é melhorada com o aumento da frequência
(E) todas as alternativas

510. Se as linhas por grau em um transdutor com varredura mecânica permanecerem constantes, uma redução do ângulo do setor pode resultar em
(A) diminuição da resolução
(B) aumento da cadência
(C) diminuição da cadência
(D) aumento da resolução
(E) nenhuma alteração

511. Qual letra representa um grupo de linhas de náilon utilizado para avaliar a precisão da distância horizontal neste simulador de tecido (Fig. 1-65)?
(A) linha A
(B) linha B
(C) linha C
(D) linha D
(E) linha E

512. Qual letra representa um grupo de linhas de náilon utilizado para avaliar a precisão do alcance neste simulador de tecido (Fig. 1-65)?
(A) linha A
(B) linha B
(C) linha C
(D) linha D
(E) linha E

513. As vantagens da onda contínua (CW) incluem todas as seguintes alternativas, *exceto*
(A) capacidade de medir velocidades muito altas
(B) capacidade de usar altas frequências
(C) ausência de sobreposição espectral
(D) ambiguidade de alcance
(E) ausência de limite de Nyquist

514. Se o ganho de um amplificador for de 18 dB, qual será o novo ajuste de ganho, se o ajuste de ganho for reduzido pela metade?
(A) 9 dB
(B) 36 dB
(C) 15 dB
(D) 0,5 dB
(E) 18 dB

515. Reduzindo o período de repetição do pulso
(A) diminui a resolução espacial
(B) diminui a resolução axial
(C) diminui a profundidade máxima visualizada
(D) aumenta a profundidade máxima visualizada
(E) nenhuma das alternativas

516. O objeto de teste de 100 mm da AIUM é utilizado para avaliar todos os seguintes, *exceto*
(A) registro
(B) zona morta
(C) precisão de alcance
(D) resolução azimutal
(E) atenuação

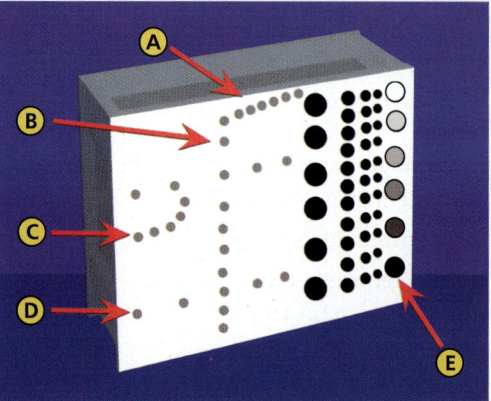

FIGURA 1-65.

517. Um transdutor de 3,5 MHz é utilizado em um paciente, com a onda de ultrassom se propagando para os tecidos descritos abaixo. Qual tecido terá o maior comprimento de onda?

(A) músculo
(B) sangue
(C) água
(D) gordura
(E) pulmões

518. Qual tipo de resolução é deteriorado na presença de artefatos secundários e artefatos laterais?

(A) lateral
(B) axial
(C) temporal
(D) de alcance
(E) de contraste

519. A composição espacial aumenta a qualidade da imagem de diversas formas, *exceto*

(A) reduzindo a quantidade de reverberação e sombra acústica na imagem
(B) redução de artefatos de ruído de fundo
(C) estruturas previamente debaixo da sombra acústica distal podem ser visualizadas
(D) criando múltiplas imagens em um único ângulo

520. Um transdutor de 7,5 MHz é usado em um paciente com a onda ultrassônica se propagando para os vários tecidos listados abaixo. Qual tecido terá o comprimento de onda mais curto?

(A) músculo
(B) sangue
(C) água
(D) gordura
(E) pulmões

521. A capacidade de um sistema em detectar com precisão ecos de baixa amplitude é referida como

(A) resolução
(B) sensibilidade
(C) precisão
(D) precisão dinâmica
(E) precisão de registro

522. Os mecanismos primários por meio do qual o ultrassom pode produzir efeitos biológicos são

(A) térmico e cavitação
(B) absorção e reflexão
(C) reflexão e transmissão
(D) energias de fótons e ultravioleta
(E) raios gama e elétron molecular

523. O comprimento da zona próxima de um transdutor depende de

(A) velocidade de propagação e frequência
(B) frequência e diâmetro do transdutor
(C) campo de visão e diâmetro do transdutor
(D) magnificação
(E) compensação do ganho de tempo

524. Em 1991, o Comitê de Efeitos Biológicos da AIUM declarou quais efeitos biológicos com o uso de ultrassom com intensidades de SPTA inferiores a 100 mW/cm^2?

(A) pequena quantidade de casos documentados de câncer dos rins fetais
(B) ausência de efeitos confirmados em mamíferos
(C) resulta em leucemia materna em mães submetidas a múltiplas ultrassonografias durante a gravidez
(D) efeitos em mamíferos foram mínimos
(E) mínima quantidade de defeitos neurológicos em ultrassonografista após 20 anos

525. A intensidade de um feixe focalizado é geralmente

(A) constante
(B) mais elevada na superfície do transdutor
(C) mais elevada na zona focal
(D) mais baixa na superfície do transdutor
(E) mais baixa na zona focal

526. O comprimento de onda de uma onda de 5 MHz atravessando o tecido mole é, aproximadamente, de

(A) 0,1 mm
(B) 0,3 mm
(C) 0,5 mm
(D) 1 mm
(E) 3 mm

527. Um eco submetido a uma atenuação de 3 dB terá uma intensidade que é _____ do que sua intensidade inicial

(A) três vezes menor
(B) três vezes maior
(C) duas vezes menor
(D) duas vezes maior
(E) uma vez maior

528. Transdutores de arranjo linear são comumente chamados de
   (A) vetorial
   (B) de fase
   (C) convexo
   (D) anular
   (E) sequencial

529. Um transdutor de 5 MHz utilizado em um sistema pulso-eco geralmente produzirá
   (A) uma ampla faixa de frequências centradas a 5 MHz
   (B) frequências somente a 5 MHz
   (C) frequências somente a 5 MHz ou múltiplos de 5 MHz
   (D) uma ampla faixa de frequências acima de 5 MHz
   (E) uma faixa estreita de frequências centradas a 5 MHz

530. O _____ do transdutor determina sua _____.
   (A) diâmetro; intensidade
   (B) amortecimento; resolução lateral
   (C) espessura; sensibilidade
   (D) espessura; frequência de ressonância
   (E) largura; potência

531. A resolução axial de um transdutor pode ser melhorada com _____, porém à custa de _____.
   (A) aumento do amortecimento; sensibilidade
   (B) frequência; resolução lateral
   (C) focalização; sensibilidade
   (D) focalização; resolução lateral
   (E) largura do feixe; resolução lateral

532. Como é chamado um material que muda suas dimensões quando um campo elétrico é aplicado?
   (A) piezoelétrico
   (B) acústico-óptico
   (C) RAID
   (D) isolante acústico
   (E) elemento de amortecimento

533. Como é conhecido o processo que torna os valores de impedância em cada lado de uma interface o mais próximo possível para reduzir as reflexões?
   (A) amortecimento
   (B) refração
   (C) casamento
   (D) compensação
   (E) isolante acústico

534. Qual dos seguintes dispositivos de dados utilizados na ultrassonografia diagnóstica tem a maior capacidade de armazenamento?
   (A) *pen drive*
   (B) CD
   (C) magneto-óptico
   (D) DVD
   (E) RAID

535. Sombra acústica ocorre com
   (A) estruturas altamente atenuadoras
   (B) grandes alternações na velocidade de propagação
   (C) mais frequentemente com baixas frequências do que com altas frequências
   (D) refletores fracos
   (E) estruturas altamente propagadas

536. Artefatos de reverberação
   (A) ocorrem mais frequentemente a altas frequências
   (B) ocorrem com múltiplas estruturas refletoras fortes
   (C) ocorrem apenas com arranjos em tempo real
   (D) não podem ocorrer nos sistemas de Doppler em cores
   (E) são observados com maior frequência em massas sólidas

537. Um transdutor com uma largura de banda ampla provavelmente terá
   (A) boa resolução axial
   (B) um tempo de reverberação amplo
   (C) baixa resolução
   (D) um fator Q alto
   (E) baixa resolução axial

538. A região do feixe de ultrassom que se estende do foco até o desvio do feixe é chamada de:
   (A) zona de Fraunhofer
   (B) zona de Fresnel
   (C) zona focal
   (D) zona divergente
   (E) foco acústico

539. Refração não ocorrerá em uma interface
   (A) quando altas frequências são utilizadas
   (B) se as impedâncias acústicas forem iguais
   (C) se as velocidades de propagação forem significativamente diferentes
   (D) com uma incidência normal do feixe de ultrassom
   (E) quando a velocidade de propagação dos dois meios for a mesma

540. A potência de saída acústica é determinada primariamente pelo
    (A) diâmetro do transdutor
    (B) espessura do transdutor
    (C) pico de tensão do gerador de pulsos
    (D) focalização
    (E) compensação do ganho de tempo

541. Reflexões especulares ocorrem quando
    (A) o objeto refletor é pequeno em relação ao comprimento de onda
    (B) a superfície refletora é grande e lisa em relação ao comprimento de onda
    (C) os objetos refletores estão se movimentando
    (D) o ângulo de incidência e o ângulo de reflexão são diferentes
    (E) reflexão difusa cria retrodispersão

542. O ângulo em que um feixe de ultrassom é dobrado à medida que atravessa uma interface entre dois materiais diferentes é descrito matematicamente por qual dos seguintes?
    (A) princípio de Huygen
    (B) princípio de Curie
    (C) lei de Snell
    (D) limite de Nyquist
    (E) princípio de Rayleigh

543. Que tipo de transdutor é composto por múltiplos elementos em forma de anel?
    (A) anular
    (B) arranjo linear sequencial
    (C) trapezoide
    (D) arranjo de fase
    (E) vetor

544. A porcentagem de um feixe de ultrassom refletido em uma interface entre gás e tecido mole é, aproximadamente, de
    (A) 90-100%
    (B) 70-80%
    (C) 45-55%
    (D) 10-25%
    (E) > 1%

545. A porcentagem de um feixe de ultrassom refletido em uma interface entre gordura e músculo é, aproximadamente, de
    (A) 90-100%
    (B) 70-80%
    (C) 45-55%
    (D) 15-25%
    (E) 1-10%

546. Qual dos seguintes é um motivo para o uso de um espaçador acústico?
    (A) para reduzir a atenuação do tecido
    (B) para mover a zona focal mais perto da superfície cutânea
    (C) para possibilitar que um transdutor de menor frequência seja utilizado
    (D) para mover a zona focal mais profunda na estrutura do corpo
    (E) para visualizar estruturas profundas

547. Ondas ultrassônicas no tecido são referidas como
    (A) ondas de cisalhamento
    (B) ondas transversais
    (C) ondas de vibração
    (D) ondas longitudinais de compressão
    (E) ondas ultravioleta

548. Transdutores de alta frequência têm
    (A) comprimentos de onda mais curtos e menor penetração
    (B) comprimentos de onda mais longos e maior penetração
    (C) comprimentos de onda mais curtos e maior penetração
    (D) comprimentos de onda mais longos e menor penetração

549. Quando o cristal piezoelétrico continua a vibrar após o pulso de tensão inicial, isto é denominado de
    (A) tempo de reverberação
    (B) atraso do pulso
    (C) retardamento do pulso
    (D) superamortecimento
    (E) despolarização

550. Transdutores de varrimento anular, ao contrário dos transdutores de varrimento linear,
    (A) podem ser dinamicamente focalizados
    (B) são eletronicamente focalizados em duas dimensões em vez de uma
    (C) podem ser utilizados nos sistemas Doppler
    (D) podem alcançar altas cadências
    (E) são eletronicamente focalizados em uma dimensão

551. Qual grupo está organizado em ordem crescente correta de velocidade de propagação?
    (A) gás, osso, músculo
    (B) osso, músculo, gás
    (C) gás, músculo, osso
    (D) músculo, osso, gás
    (E) osso, tendão, músculo, sangue, pulmões

552. O menor limite útil na ultrassonografia diagnóstica é determinado primariamente pela ____, enquanto que o maior limite útil é determinado pela ____.
    (A) resolução; penetração
    (B) dispersão; velocidade de propagação
    (C) custo; resolução
    (D) dispersão; resolução

553. Converta o número 125.000.000.000 para a notação de engenharia.
    (A) 125×10^{-11}
    (B) $1,25 \times 10^{11}$
    (C) $1,25 \times 10^{-11}$
    (D) 125×10^{9}
    (E) 125×10^{6}

554. Qual dos seguintes é verdadeiro?
    (A) SPTA é sempre igual ou superior ao SPTP
    (B) SPTP é sempre igual ou superior ao SPTA
    (C) SATA é sempre igual ou superior à SATP
    (D) SPTA é sempre igual ou superior à SATP

555. Um perfil de intensidade do feixe é geralmente mapeado com
    (A) dosimetria
    (B) acústico-óptico
    (C) um hidrofone
    (D) objeto de teste da AIUM
    (E) calorímetro

556. Se a direção do fluxo for perpendicular ao feixe sonoro, qual é a velocidade e o cosseno?
    (A) a velocidade é 1, e o cosseno é 1
    (B) a velocidade é 0,87, e o cosseno é 0,87
    (C) a velocidade é 0,5, e o cosseno é 0,5
    (D) a velocidade é -1, e o cosseno é -1
    (E) a velocidade é zero, e o cosseno é zero

557. A técnica de passagem de um feixe de ultrassom pela água de modo que a compressão e rarefação das moléculas de água possibilitem a medida do padrão do feixe é denominada de
    (A) método Doppler
    (B) método Schlieren
    (C) método hidrostático
    (D) método de densidade da água
    (E) acústico-óptico

558. Duração do pulso é o ____ para que um pulso ocorra.
    (A) espaço
    (B) limite
    (C) intensidade
    (D) tempo
    (E) distância

559. Um transdutor Doppler de 10 MHz é utilizado com uma PRF de 2.000 Hz, com uma profundidade de imagem de 12 cm. Qual é a frequência de Nyquist?
    (A) 20 Hz
    (B) 24 dB
    (C) 1 kHz
    (D) 1 dB
    (E) 2.000 Hz

560. Qual é a unidade de medida do SPTA?
    (A) dB
    (B) W/cm^2
    (C) W
    (D) Hz
    (E) MHz

561. As propriedades piezoelétricas de um transdutor serão perdidas, se o cristal for aquecido acima de
    (A) ponto do cristal
    (B) faixa dinâmica
    (C) ponto de Curie
    (D) zona morta
    (E) limite de Nyquist

562. Se a amplitude de uma onda for aumentada três vezes, a intensidade
    (A) diminuirá três vezes
    (B) aumentará três vezes
    (C) aumentará nove vezes
    (D) aumentará seis vezes
    (E) não muda com o aumento na amplitude

563. Qual dos seguintes é usado para melhorar a razão sinal-ruído?
    (A) potência de saída
    (B) ganho proximal
    (C) ganho distal
    (D) ganho do receptor

564. Se a frequência for aumentada, a _____ será _____.
    (A) velocidade; aumentada
    (B) atenuação; diminuída
    (C) velocidade; diminuída
    (D) velocidade; inalterada

565. O direcionamento do feixe é alcançado em um transdutor de varredura linear por
    (A) movimento mecânico
    (B) pulsação eletrônica com tempo de atraso
    (C) uma lente acústica
    (D) focalização dinâmica

566. Focalização dinâmica
    (A) é possível com o uso de sistemas com base em transdutores de arranjo
    (B) é possível por meio de lente acústica
    (C) não é possível em um transdutor de arranjo linear com comutação
    (D) é frequentemente usado em sistemas de um único elemento

567. O ajuste do ganho total aumentará ou diminuirá o brilho da imagem decorrente de qual dos seguintes?
    (A) amplificação da tensão do receptor
    (B) magnificação
    (C) amplificação do pulso transmitido
    (D) temperatura do tecido
    (E) energia cinética

568. O som percorrerá ____ em 1 μs no tecido mole.
    (A) 1.540 m
    (B) 1,54 cm
    (C) 1,54 mm
    (D) 0,75 mm
    (E) uma milha por minuto

569. A seta na Fig. 1-66 aponta para qual dos seguintes?
    (A) artefato de *ring-down*
    (B) artefato de imagem em espelho
    (C) artefato de lobo lateral
    (D) artefato de fantasma
    (E) sombra acústica distal

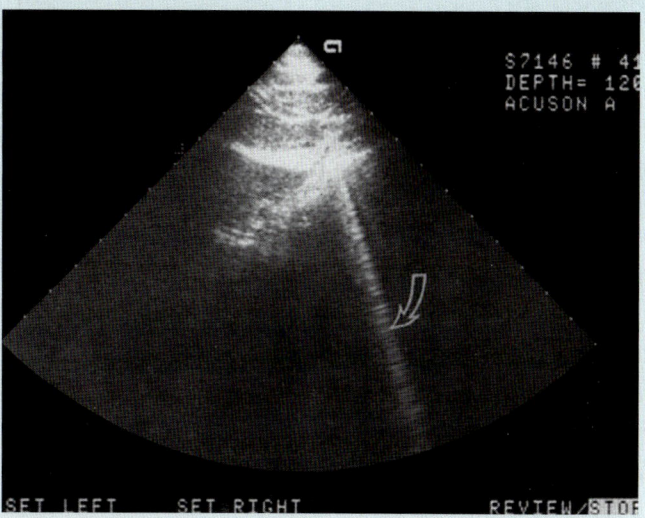

FIGURA 1-66.

570. Na imagem na Fig. 1-67, que representa um simulador de tecidos, para o que as pequenas pontas de seta não preenchidas apontam?
    (A) agulhas para mensuração da zona morta
    (B) agulhas paralelas utilizadas para calibração horizontal
    (C) agulhas utilizadas para resolução axial
    (D) agulhas utilizadas para mensuração do registro
    (E) massa cística simulada

571. Na imagem na Fig. 1-67, que representa um simulador de tecidos, para o que a seta curvada não preenchida aponta?
    (A) uma zona morta
    (B) uma lesão sólida simulada
    (C) um artefato fantasma
    (D) um artefato de lobo lateral
    (E) uma massa cística simulada

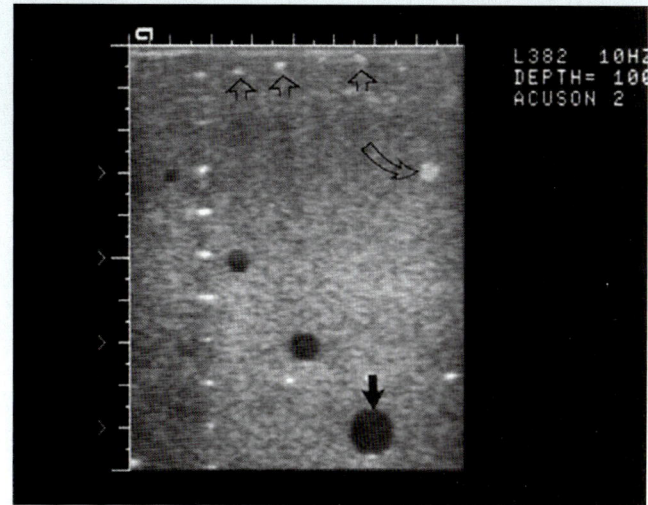

FIGURA 1-67.

572. Na imagem na Fig. 1-67, que representa um simulador de tecidos, para o que a seta preta sólida aponta?
    (A) um artefato fantasma
    (B) uma zona morta
    (C) um cisto simulado
    (D) um artefato de lobo lateral
    (E) uma massa sólida simulada

573. O que determina a frequência do transdutor?
    (A) formato do feixe
    (B) abertura
    (C) camada de casamento
    (D) espessura do elemento
    (E) compensação do ganho de tempo

574. Atualmente, a maioria dos agentes de contraste usados na ultrassonografia são fundamentados em
    (A) meio radiopaco
    (B) líquidos de maior viscosidade
    (C) meio de contraste iodado
    (D) microbolhas preenchidas por gás
    (E) sulfato de bário

575. Microesferas preenchidas com qual dos seguintes materiais são atualmente usadas como um agente de contraste na ultrassonografia?
    (A) xenônio
    (B) perfluorocarbono
    (C) iodo
    (D) gadolínio
    (E) sulfato de bário

576. Conforme a frequência de repetição do pulso é aumentada, qual é o efeito potencial?
    (A) profundidade de visualização aumenta
    (B) profundidade de visualização diminui
    (C) período de repetição aumenta
    (D) baixa resolução espacial
    (E) cadência reduzida

577. Artefatos de ruído acústico e fantasma podem ser eliminados com
    (A) magnificação
    (B) compensação do ganho de tempo
    (C) potência acústica
    (D) autocorrelação
    (E) filtro de parede

578. Que tipo de ruído se origina de ondas sonoras de baixa amplitude que interferem umas com as outras?
    (A) ruído de fundo
    (B) granular
    (C) elétrico
    (D) processamento de sinal
    (E) reflexões espúrias

579. A imagem dúplex combina a escala de cinza com o Doppler e pode aparecer como
    (A) modos M e espectral
    (B) modos B e espectral
    (C) imagem em fluxos colorido e espectral
    (D) todas as alternativas

580. O Doppler em cores produz uma imagem composta de
    (A) ecos teciduais em escala de cinza e ecos sanguíneos em cores
    (B) ecos de tecidos moles em movimento em escala de cinza e movimento sanguíneo em cores
    (C) tecidos estacionários em escala de cinza e tecidos em movimento em cores
    (D) tecidos estacionários em escala de cinza e sangue estacionário em cores

581. O Doppler em cores é um termo usado para descrever
    (A) uma forma de fluxometria em cores
    (B) uma forma de imagem por ressonância magnética
    (C) uma nova forma de imagem que se baseia em altas velocidades de propagação nos tecidos moles
    (D) uma forma de detecção de fluxo com *laser*

582. O efeito Doppler ocorre
    (A) somente em ondas percorrendo mais de 1.000 m/s
    (B) somente em ondas ultrassônicas com intensidades superiores a 500 mW/cm^2, SPTA
    (C) em todas as ondas provenientes de uma fonte de ondas em movimento
    (D) no ultrassom, mas somente quando os alvos estão se movimentando mais rápido que 1 m/s

583. O efeito Doppler depende de
    (A) a frequência portadora, o ângulo entre a velocidade da fonte do eco e o eixo do feixe, e a refletividade do sangue
    (B) a velocidade de fechamento entre o transdutor e o tecido, a frequência portadora e a velocidade de propagação do ultrassom
    (C) o menor desvio de frequência Doppler detectável e a maior frequência com sobreposição espectral
    (D) a maior alteração na impedância acústica no sangue em movimento

584. **Para calcular a velocidade do sangue usando a fluxometria em cores, um ultrassonografista deve**
    (A) colocar um volume de amostra no jato ou linha de fluxo principal dentro do vaso e ajustar a correção do ângulo para uma direção paralela à parede do vaso
    (B) supor que todo o fluxo é paralelo à parede do vaso
    (C) localizar a principal linha de fluxo e colocar a amostra a um ângulo de 60° em relação à parede do vaso
    (D) colocar um volume de amostra no jato ou linha de fluxo principal dentro do vaso e ajustar a correção do ângulo para uma direção paralela à linha de fluxo

585. **Para preservar a textura em escala de cinza, a amostragem digital para imagens em escala de cinza deve ser em intervalos de**
    (A) 0,6 mm
    (B) um comprimento de onda ou menos
    (C) 1 mm
    (D) 3 dB

586. **Para preservar o detalhe do fluxo, os intervalos de amostragem digital do Doppler para uma fluxometria vascular em cores devem ser de**
    (A) 1-2 mm
    (B) 1-2 cm
    (C) um ou mais comprimento de onda, porém menos que 1 mm
    (D) -6 dB

587. **A textura dos tecidos em escala de cinza em uma fluxometria depende de**
    (A) apenas focalização na transmissão
    (B) apenas focalização na recepção
    (C) o produto da focalização na transmissão e recepção
    (D) a velocidade em que o feixe de ultrassom é movimentado pelo cabeçote de varredura

588. **O formato do volume de amostra no Doppler pulsado tem um efeito importante sobre o conteúdo do sinal Doppler.**
    (A) verdadeiro
    (B) falso

589. **Para formar os padrões de cores em um Doppler colorido, um sistema de dopplerfluxometria em cores obtém uma amostra de cada linha de visada da imagem Doppler para**
    (A) a amplitude do sinal Doppler
    (B) as velocidades das hemácias
    (C) a média do desvio de frequência Doppler
    (D) a propagação da velocidade no sítio da amostra

590. **A porção Doppler de uma imagem de fluxo colorido é um mapa das velocidades das hemácias**
    (A) verdadeiro
    (B) falso

591. **A separação dos tecidos moles em movimento do sangue em movimento em uma dopplerfluxometria em cores testa para**
    (A) apenas amplitudes do sinal Doppler
    (B) apenas amplitudes do sinal no tecido
    (C) apenas frequências do sinal Doppler
    (D) a relação entre as amplitudes e as frequências dos sinais Doppler

592. **Uma dopplerfluxometria em cores de um vaso curvo mostra cor no vaso quando o feixe e o vaso são paralelos, mas não mostra nenhuma cor à medida que o vaso se torna perpendicular ao feixe. A perda de cor significa que**
    (A) o vaso está ocluído
    (B) o vaso está aberto, porém a velocidade do sangue é muito baixa para completar a imagem
    (C) a região escura está afetada
    (D) o efeito Doppler funciona apenas quando o vaso está paralelo ao feixe de ultrassom

593. **Os menores vasos que aparecem em uma imagem de fluxo em cores são de, aproximadamente, 1 mm de diâmetro. Os vasos de menor diâmetro estão ausentes porque**
    (A) as velocidades do sangue arterial são muito baixas nos vasos com diâmetro inferior a 1 mm
    (B) os vasos de menor diâmetro são obscurecidos pelo tecido mole adjacente
    (C) o tecido mole não tem muitos vasos com diâmetro inferior a 1 mm
    (D) os vasos de menor diâmetro não refletem ultrassom tão bem quanto os vasos de maior calibre

594. **A visualização do fluxo em cores fornece informações sobre (1) a existência de fluxo, (2) a localização do fluxo na imagem, (3) a direção do fluxo em relação ao transdutor, (4) a velocidade máxima de fluxo.**
    (A) todas as alternativas
    (B) 1, 3 e 4
    (C) 3 e 4
    (D) 1, 2 e 3

595. A detecção de fluxo em um sistema de fluxo em cores depende da detecção de
    (A) alterações na amplitude de sinal Doppler
    (B) alterações no conteúdo de frequência de sinal Doppler
    (C) alterações na fase do sinal de eco e conteúdo de frequência
    (D) alterações na fase do sinal de eco

596. A leitura da imagem do fluxo em cores começa por
    (A) determinação da frequência sistólica máxima
    (B) conhecimento da posição do plano de varredura no corpo do paciente
    (C) conhecimento da direção do fluxo em relação ao transdutor
    (D) determinação da frequência portadora Doppler

597. Alterações nos desvios de frequência Doppler em um sítio amostral da imagem do fluxo em cores aparecem na imagem como
    (A) nada; a imagem exibe apenas alterações na fase
    (B) cores diferentes (tons)
    (C) diferentes níveis de saturação de cor (pureza)
    (D) diferentes cores (tons) ou diferentes níveis de saturação (pureza)

598. Uma dopplerfluxometria em cores pode exibir alterações no conteúdo de frequência em um sítio amostral do Doppler por
    (A) mudanças na escala de cinza
    (B) mudanças na saturação
    (C) mudanças na tonalidade da cor
    (D) introdução de marcadores verdes

599. A ecocardiografia com Doppler colorido exibe mudanças no conteúdo de frequência do sítio amostral do Doppler por
    (A) mudanças na cor
    (B) mudanças na saturação
    (C) mudanças na textura da cor
    (D) introdução de marcadores vermelhos

600. Os sistemas de mapeamento do fluxo em cores determinam o desvio de frequência Doppler máximo em cada sítio amostral.
    (A) verdadeiro
    (B) falso

601. Uma medida da frequência de pico sistólico em uma artéria carótida com um espectro em um único ponto será menor que a medida da frequência codificada por cores no mesmo ponto.
    (A) verdadeiro
    (B) falso

602. O processamento de sinais síncronos utiliza uma frequência portadora Doppler que é a mesma que a frequência central da imagem.
    (A) verdadeiro
    (B) falso

603. O processamento de sinais assíncronos na imagem do fluxo em cores requer a mesma frequência para as imagens Doppler e em escala de cinza.
    (A) verdadeiro
    (B) falso

604. O direcionamento do feixe no mapeamento de fluxo em cores assíncrono é utilizado para fornecer
    (A) um ângulo Doppler significativamente inferior a 90° para o fluxo sanguíneo típico
    (B) uma maneira de observar os mesmos alvos de tecidos moles em um ângulo diferente dos feixes perpendiculares
    (C) um feixe Doppler mais amplo para aumentar a sensibilidade Doppler
    (D) maior sensibilidade Doppler para vasos menores

605. O espaçador mecânico no mapeamento de fluxo em cores síncrono é utilizado para fornecer
    (A) maior penetração através do casamento de impedância
    (B) maior focalização do feixe para a imagem em escala de cinza
    (C) um sistema atenuador para remover os artefatos laterais
    (D) um ângulo Doppler entre os padrões de fluxo típicos nos vasos

606. A capacidade de visualizar o fluxo em vasos profundos é limitada pelo fato de que
    (A) o sangue possui unidades de dispersão que são aproximadamente do mesmo tamanho que as dos tecidos moles
    (B) o sangue se movimenta mais rápido que os tecidos adjacentes
    (C) o sangue tem uma taxa de atenuação extremamente baixa
    (D) a refletividade do sangue é em torno de 40-60 dB abaixo daquela dos tecidos moles

607. Os níveis de potência de saída e intensidade no mapeamento de fluxo em cores são geralmente mais altos do que aqueles das imagens convencionais em escala de cinza.
    (A) verdadeiro
    (B) falso

608. Visto que o processamento de sinais Doppler requer mais energia, o processamento de sinais síncronos sempre produz níveis de potência Doppler superiores àqueles das imagens em escala de cinza.
    (A) verdadeiro
    (B) falso

609. Em geral, os níveis de intensidade ultrassônica dos tecidos são maiores para espectros em um único ponto do que para o mapeamento de fluxo em cores com o mesmo sistema.
    (A) verdadeiro
    (B) falso

610. A mudança em um sistema de uma imagem apenas em escala de cinza para uma visualização do fluxo em cores em tela cheia significa que a cadência da imagem provavelmente
    (A) diminuirá
    (B) aumentará
    (C) permanecerá a mesma
    (D) o processamento de sinais de cor não tem efeito sobre a cadência

611. No coração, o mapeamento de fluxo em cores utiliza intervalos de amostragem Doppler maiores do que a imagem vascular para aumentar a cadência da imagem.
    (A) verdadeiro
    (B) falso

612. A ecocardiografia com Doppler colorido também funciona bem no sistema vascular, pois o modelo é capaz de lidar com as altas taxas de atenuação na imagem cardíaca.
    (A) verdadeiro
    (B) falso

613. Os intervalos de amostragem para a ecocardiografia com Doppler colorido e Doppler vascular colorido são similares.
    (A) verdadeiro
    (B) falso

614. A ecocardiografia com Doppler colorido é limitada com um transdutor de varredura setorial mecânica, pois
    (A) a taxa de atenuação cardíaca é muito alta
    (B) os feixes de ultrassom estão sempre se movendo
    (C) o feixe tem um ponto focal fixo
    (D) o feixe tem muitos artefatos laterais

615. O varredor de arranjo de fase setorial e o arranjo linear compartilham propriedades comuns de formação de feixe sonoro de
    (1) um feixe estacionário em cada linha de visada
    (2) aumento de artefatos secundários com o direcionamento do feixe
    (3) focalização dinâmica tridimensional na recepção
    (4) os mesmos tamanhos de abertura para a focalização dinâmica
    (A) 1 e 2
    (B) 1, 2 e 4
    (C) 2, 3 e 4
    (D) todas as alternativas

616. O mapeamento de fluxo em cores no sistema vascular periférico tipicamente utiliza
    (A) o arranjo de fase setorial
    (B) o arranjo linear
    (C) o arranjo curvo
    (D) uma combinação de A e B

617. O mapeamento de fluxo em cores no coração tipicamente utiliza
    (A) o arranjo de fase setorial
    (B) o arranjo linear
    (C) o arranjo curvo
    (D) uma combinação de A e C

618. Você está obtendo a imagem de um vaso pequeno usando uma 7,5MHz DCFI com a menor velocidade exibível de 6 cm/s. Ao mudar apenas a frequência portadora para 5 MHz alterará a *menor* velocidade exibível para
    (A) 1,5 cm/s
    (B) 9 cm/s
    (C) 6 cm/s, o vaso não muda
    (D) 15 cm/s

619. A dopplerfluxometria em cores é única, pois não apresenta um problema significativo com sobreposição espectral no Doppler de alta frequência.
    (A) verdadeiro
    (B) falso

620. Tanto o espectro em cores como o espectro de um único ponto em uma estenose exibe sobreposição espectral no Doppler de alta frequência. Uma estratégia para remover a sobreposição espectral envolve
    (A) não fazer nada; a sobreposição espectral não pode ser removida do sistema
    (B) diminuir a PRF do sistema
    (C) diminuir a frequência portadora
    (D) diminuir o ângulo Doppler até zero

621. Aumentando os níveis de potência de saída e da PRF para aumentar a penetração e as cadências deixa o sistema suscetível a qual dos seguintes artefatos?
    (A) sobreposição espectral em Doppler de alta frequência
    (B) perda das baixas velocidades
    (C) espelhamento dos tecidos
    (D) ambiguidade de alcance

622. A codificação por cores de artérias vermelhas e veias azuis e as taxas de quadros (cadência) lentas de alta resolução tornam a identificação das artérias e veias no abdome direta e fácil.
    (A) verdadeiro
    (B) falso

623. Turbulência em um Doppler vascular colorido aparece como
    (A) um padrão mosqueado de cores
    (B) um padrão mosqueado de vermelho e azul com mudança das saturações
    (C) uma região mosqueada verde
    (D) A ou B

624. Turbulência em uma ecocardiografia com Doppler colorido aparece como
    (A) um padrão mosqueado de cores
    (B) um padrão mosqueado de vermelho e azul com mudança das saturações
    (C) uma região vermelha brilhante
    (D) uma região mosqueada verde

625. O Doppler de potência é assim chamado porque
    (A) aumenta a potência de saída para melhora da imagem
    (B) codifica o espectro de potência do sinal Doppler em cores
    (C) utiliza a fase de amplitude para detectar o fluxo
    (D) nenhuma das alternativas

626. O Doppler de potência é limitado porque
    (A) tem um grave problema de sobreposição espectral
    (B) não funciona com baixas frequências portadoras
    (C) não exibe a direcionalidade do fluxo no vaso
    (D) A e B

627. O Doppler de potência é uma boa escolha quando você
    (A) deseja exibir a perfusão tecidual
    (B) deseja exibir a velocidade tecidual
    (C) deseja separar facilmente o fluxo sanguíneo do movimento tecidual simples
    (D) A e B

Respostas e Explicações

Ao final de cada resposta explicada, há uma combinação numérica entre parênteses. O primeiro número identifica a fonte de referência; o segundo número (ou grupo de números) indica a página (ou páginas) em que a informação relevante pode ser encontrada.

1. **(D)** O acrônimo DICOM significa comunicação de imagens digitais em medicina, que é um conjunto de normas para distribuição e visualização de todos os tipos de imagens e arquivos médicos. Este é o protocolo padrão universal que permite que as informações digitais sejam compatíveis com todos os equipamentos médicos fabricados. (*2:148*)

2. **(E)** Um pulso ultrassônico ocupa espaço físico em comprimento e, portanto, é chamado de comprimento espacial do pulso. O comprimento espacial do pulso é definido como o produto do número de ciclos no pulso e seu comprimento de onda. Isto é geralmente mais curto para frequências mais elevadas, visto que o comprimento de onda é mais curto. (*2:25*)

3. **(E)** A resolução axial, também chamada longitudinal, de alcance ou resolução de profundidade, é determinada pelo comprimento de onda, amortecimento e frequência. A resolução axial melhora com o aumento da frequência. Material de absorção (bloco amortecedor) causa diminuição do número de ciclos por pulso, aumentando, desse modo, a resolução axial. (*2:76-81; 24:41*)

4. **(B)** A resolução lateral é definida como a capacidade de diferenciar duas estruturas posicionadas em um plano perpendicular ao trajeto do som, sendo melhorada pela redução do diâmetro do feixe através da focalização com lente acústica ou espelhos acústicos ou com o uso de um transdutor de alta frequência. (*2:79; 24:45*)

5. **(C)** O feixe de um transdutor não focalizado diverge na zona de Fraunhofer. (*1:351*)

6. **(C)** Artefatos de reverberação estão presentes, quando dois ou mais refletores fortes estão localizados em um feixe com intensidade decrescente. Os artefatos de reverberação ocorrem entre a face do transdutor e um refletor especular. (*2:263; 20:598*)

7. **(A)** O acrônimo ALARA denota "tão baixo quanto razoavelmente possível". Este princípio foi implementado para reduzir o risco durante a obtenção de imagens diagnósticas. Minimizar o tempo de varredura, quando possível, aumentar o ganho e diminuir a saída de potência, utilizar o transdutor de maior potência, quando possível, e utilizar um transdutor focalizado. (*2:322; 18:231*)

8. **(B)** Os artefatos laterais secundários são reduzidos por apodização, *subdicing* e imagem harmônica. (*2:105; 18:190*)

9. **(A)** A excitação codificada utiliza pulsos digitalmente codificados para fornecer boa penetração e alta resolução ao mesmo tempo. Também aumenta a razão sinal-ruído, a resolução axial e a resolução do contraste. (*2:92*)

10. **(B)** Erros de identificação de pacientes têm um impacto negativo significativo sobre a segurança do paciente. Retornar o paciente para a ala cirúrgica para etiquetagem e identificação apropriadas. (*19:97*)

11. **(A, B, C, D, E)** Todas as agulhas devem ser usadas para verificar a precisão de registro. (*18:21; 21:282-283*)

12. **(A)** Veja Figura 1-24 e Tabela 1-3, Guia de Estudo. (*18:21; 21:282-283*)

13. **(B)** Veja Figura 1-24 e Tabela 1-3, Guia de Estudo. (*18:21; 21:282-283*)

14. **(D)** Veja Figura 1-24 e Tabela 1-3, Guia de Estudo. (*18:21; 21:282-283*)

15. **(C ou E)** Veja Figura 1-24 e Tabela 1-3, Guia de Estudo. (*18:21; 21:282-283*)

16. **(C)** Diminuição do comprimento espacial do pulso aumenta a resolução axial. A resolução axial é igual à metade do comprimento espacial do pulso. (*2:25*)

17. **(B)** Como regra prática, o coeficiente de atenuação de um eco refletido no tecido mole é de 0,5 dB/cm/MHz. Portanto, o coeficiente de atenuação será metade da frequência operacional.

    atenuação (dB) = coeficiente de atenuação (dB/cm)
    $\times$ comprimento do trajeto (cm)
    dB = 1,75 dB/cm $\times$ 2 cm = 3,5 dB   (*2:30-32*)

18. **(B)** Posição axial incorreta (ao longo do feixe). (*2:43-44*)

19. **(D)** Estruturas de baixa atenuação. (*2:277*)

20. **(A)** Diretamente proporcional à velocidade do refletor. (*2:170-171*)

21. **(A)** A cadência é entre 15 e 30 quadros por segundo (fps). O Doppler em cores possui uma taxa de quadros (cadência) mais lenta de, aproximadamente, 15 fps. *Nota:* O conversor de varredura na maioria dos sistemas modernos transforma a cadência de varredura (que é o tema desta questão) em cadência de exibição (ou taxa de quadros de vídeo), que é geralmente mais rápida (30 fps). Isto é realizado por meio da exibição do mesmo quadro de varredura mais de uma vez, se o quadro de varredura for menor que a taxa de vídeo. Monitores de televisão CRT têm uma taxa de imagem de 30 fps usando 525 linhas horizontais. A maioria dos departamentos de ultrassonografia atualmente utiliza um monitor plano com 60 fps de LCD e uma resolução de 720 a 1.080 *pixels*. (*1:363; 2:143*)

22. **(E)** Usar uma linha autenticada no idioma. (*19:41*)

23. **(B)** Um diâmetro de feixe menor. Intensidade é definida como a potência por unidade de área do feixe; à medida que a área do feixe diminui, a intensidade aumenta. (*18:135*)

24. **(C)** Aumentada em quatro vezes. A intensidade é igual ao quadrado da amplitude. (*2:28*)

25. **(A)** Aumentada com a espessura do tecido. Atenuação é o produto do coeficiente de atenuação e o comprimento do trajeto. A atenuação está associada à frequência, característica do tecido e profundidade. Alta frequência tem alta atenuação e baixa penetração. Tecidos, como osso e ar, têm alta atenuação quando comparados à água. (*2:22*)

26. **(A)** A camada de casamento está localizada entre o elemento ativo e a pele. Tanto a camada correspondente como o gel acústico reduzem a reflexão do ultrassom na superfície. A camada de casamento é escolhida para ser de um valor aproximadamente igual à média das impedâncias do material em ambos os lados da camada. (*2:59; 18:190*)

27. **(D)** Após confirmação de que o nome do paciente e o número de prontuário estão corretos, uma confirmação adicional é a data de nascimento. (*19:96-97*)

28. **(D)** Utilizar um desinfetante aprovado. (*16:130-135*)

29. **(B)** Depende da espessura do cristal. A espessura é igual à metade do comprimento de onda. (*2:55-56*)

30. **(C)** O tempo que leva para completar um ciclo (um comprimento de onda). (*2:20; 18:20*)

31. **(D)** A razão entre o menor e maior nível de potência. (*18:257-262*)

32. **(E)** Os sistemas de comunicação e arquivamento de imagens (PACS) possibilitam que as imagens digitais sejam transmitidas pela internet ou visualizadas em estações de trabalho. Este sistema não deve ser confundido com a Comunicação de Imagens Digitais em Medicina (DICOM), que é um padrão para permitir a comunicação de informações entre os fabricantes. (*2:145-148*)

33. **(B)** Aumenta a profundidade máxima que pode ser visualizada. (*20:209; 18:51*)

34. **(C)** Não são confirmados com um SPTA abaixo de 100 W/cm^2 para feixe não focalizado e não são confirmados com um SPTA abaixo de 1 W/cm^2 (1000 mW/cm^2) para feixe focalizado. (*2:325*)

35. **(B)** O paciente tem o direito de consentir ou recusar qualquer tratamento realizado pelo hospital. Um paciente pode revogar um consentimento informado a qualquer momento. (*19:181*)

36. **(A)** O primeiro passo é se apresentar ao paciente com seu cartão de identificação e título visíveis. O segundo passo é certificar-se de que está com o paciente correto. O terceiro passo é explicar o procedimento ultrassonográfico ao paciente. (*8:70*)

37. **(E)** O transdutor transvaginal deve ser desinfetado e coberto com uma cobertura de transdutor após cada paciente. (*16:130-135*)

38. **(D)** Reduzir a energia de transmissão. O princípio ALARA também sugere minimizar o tempo de varredura, quando possível, aumentando o ganho e usando o transdutor de maior frequência, quando possível. (*2:322; 18:231*)

39. **(A)** Um processo matemático em que uma forma de onda é multiplicada pelas versões deslocadas no tempo dela própria. (*2:188; 10:15*)

40. **(A)** Cavitação estável ocorre quando a oscilação das microbolhas não colapsam. (*2:328; 20:622*)

41. **(D)** O bioefeito de ultrassom potencial menos provável é o relacionado com os transdutores de alta potência. Transdutores de baixa potência apresentam um maior potencial para bioefeitos. (*2:394*)

42. **(A)** As ondas sonoras de frequência harmônica derivam da propagação não linear ou assimétrica das ondas. (*2:105-108; 20:664-665*)

43. **(D)** A velocidade de propagação é determinada pelo meio do tecido. Diferentes meios possuem diferentes velocidades de propagação. A velocidade é mais alta em sólidos e mais baixa em gases. A velocidade de propagação média no tecido mole é de 1.540 m/s. (*2:20; 20:96-97*)

44. (C) O prefixo "giga" denota 1.000.000.000 ou 10^9, que é uma unidade de medida no sistema métrico. (*18:6*)

45. (C) Vinte e cinco por cento. O coeficiente de reflexão (R) é igual a

$$R = \left(\frac{z_2 - z_1}{z_2 - z_1}\right)^2 = \left(\frac{0,75 - 0,25}{0,75 - 0,25}\right)^2 = 0,25$$

em que z_1 e z_2 são as impedâncias acústicas de cada material. (*1:366*)

46. (A) Transdutores de maior frequência geralmente produzem comprimentos de pulso espacial mais curtos e, desse modo, melhoram a resolução axial. (*2:76-81*)

47. (A) Onda longitudinal. Neste tipo de onda, o movimento em que a partícula se desloca no meio é paralelo à direção de propagação da onda. Ondas transversais é o deslocamento de partículas perpendicular à direção de propagação da onda. (*2:18; 10:153; 20:82-83*)

48. (A) 0,3 mm (*18:33*)

$$\text{comprimento de onda (mm)} = \frac{\text{velocidade (mm/μs)}}{\text{frequência (M)}} = \frac{0,5}{1,5} = 0,3 \text{ mm}$$

49. (D) A diferença nas impedâncias acústicas específicas. A fração do som refletido em uma interface (r) é dada por

$$R = \left(\frac{z_2 - z_1}{z_2 - z_1}\right)^2,$$

em que Z_1 e Z_2 são as impedâncias acústicas do material da interface. (*2:37-38; 8:16*)

50. (A) V ou C = velocidade de propagação (cm/s)
  f = frequência (ciclos/s)
  λ = comprimento de onda (cm)
  $V = f\lambda$. (*2:20; 18:21-23*)

51. (B) Existem duas condições em que a refração ocorre. A primeira é uma incidência oblíqua, e a segunda é quando as velocidades de propagação de dois meios são diferentes. Refração é descrita pela lei de Snell, que relaciona o ângulo incidente (θ_i) com o ângulo transmitido (θ_t) e com as velocidades relativas de dois meios, compondo a interface. (*2:39; 18:89-99*)

$$\frac{\text{seno } \theta_i}{\text{seno } \theta_t} = \frac{C_1}{C_2} \quad (1:367)$$

52. (D) Igual ao produto da densidade e velocidade para ondas longitudinais. (*2:36-37; 20:153*)

53. (E) As velocidades de ultrassom nos tecidos moles são 1.540 m/s, 154.000 cm/s, 1,54 mm/μs ou uma milha por segundo. (*2:20; 18:35*)

54. (B) 8 cm. Para converter milímetros (mm) em centímetros (cm), mover o ponto decimal um espaço para a esquerda, e para converter centímetros em milímetros, mover o ponto decimal um espaço para a direita. Lembre que 10 mm = 1 cm. (*18:5; 20:40*)

55. (B) Existem duas condições em que a reflexão ocorre. A primeira é uma incidência normal, e a segunda é a diferença na impedância acústica. (*18:93*)

56. (E) Os transdutores de ultrassom convertem energia mecânica em energia elétrica e energia elétrica em energia mecânica. (*10:154*)

57. (C) O meio (tecido) através do qual o som está sendo transmitido e o modo de vibração determinam a velocidade de propagação. A velocidade não é afetada pela frequência. O ultrassom propaga-se mais rápido em sólidos e mais devagar em gases. (*18:34; 20:96*)

58. (C) Nenhuma alteração. A velocidade da propagação sonora depende do material através do qual está sendo transmitida, sendo independente da frequência. (*18:34; 20:96*)

59. (A) Refração. (*2:38-39*)

60. (A) Usando um transdutor de maior frequência. O comprimento da zona próxima (x) é dada por

$$x = \frac{r^2}{\lambda},$$

em que r é o raio do transdutor, e λ é o comprimento de onda. Desse modo, uma zona próxima mais longa é alcançada por meio do aumento do diâmetro do transdutor ou aumento da frequência. (*2:140*)

61. (A) 0,75 mm. O comprimento de onda pode ser determinado pelo uso da seguinte equação:

$$\lambda = \frac{u}{f}$$

v = velocidade de propagação (m/s)
f = frequência (Hz)
λ = comprimento de onda (m)

$$\text{por exemplo, } \lambda = \frac{1.500 \text{ metros por segundo}}{2 \text{ MHz}}$$

$$\lambda = \frac{1,5 \times 10^3 \text{ metros por segundo}}{2 \times 10^6 \text{ ciclos por segundo}}$$

$$\lambda = 0,75 \times 10^{-3} \text{ metros}$$
$$\lambda = 0,75 \text{ mm}$$

(*2:8; 12:2*)

62. **(B)** Impedância

Z (impedância) para ondas longitudinais = $\dfrac{\text{pressão da partícula}}{\text{velocidade da partícula}}$

(*5:13*)

63. **(A)** Fórmula do desvio Doppler. (*2:270-273*)

64. **(C)** Huygens. (*10:71*)

65. **(B)** Diferença de 10 vezes na intensidade ou potência. (*2:30-33*)

66. **(B)** Nível do limiar, negativo ou de rejeição. (*1:376*)

67. **(B)** Compressão. (*2:108*)

68. **(A)** Modo A é a modulação de amplitude que é uma apresentação gráfica de um deslocamento ascendente ao longo de uma linha de base. O deslocamento ascendente é o eixo vertical (eixo y), representando a amplitude do eco, e o eixo horizontal (eixo x) representa a profundidade. O modo A é uma varredura unidimensional, que é obsoleta nas imagens ultrassonográficas modernas. (*10:11; 18:157*)

69. **(D)** Os processos de relaxação são modos pelos quais o ultrassom pode ser atenuado ao atravessar um material. Supressão ou limiar é outro nome para rejeição. (*2:79-85; 18:229*)

70. **(B)** Conversor de varredura digital. (*3:31*)

71. **(A)** A fração de tempo que o ultrassom pulsado está na realidade ligado é o fator de trabalho. (*2:25; 18:58*)

72. **(D)** Sensibilidade. (*18:360*)

73. **(B)** Os transdutores de arranjo linear produzem uma imagem retangular (varredores setoriais produzem uma imagem em formato de torta). (*2:55*)

74. **(B)** A magnitude do pico de tensão aplicado ao transdutor pelo gerador de pulsos. (*18:214*)

75. **(D)** Índice térmico (TI) e índice mecânico (MI). (*2:326-327; 18:372-375*)

76. **(C)** O fator de qualidade, ou fator Q, é igual à frequência operacional dividida pela largura de banda. (*1:36*)

77. **(E)** Artefatos secundários resultam de arranjos transdutores compostos por múltiplos elementos. Artefatos laterais são similares aos artefatos secundários, porém são criados por transdutores mecânicos ou de um único elemento. (*1:189; 20:69*)

78. **(D)** Duração do pulso. (*18:47*)

79. **(B)** 10^{-9}, 10^{-6}, 10^{-3}, 10^{-2}. (*18:6*)

80. **(C)** Reflexão especular ocorre quando o ultrassom atinge uma superfície grande, lisa e similar a um espelho, que é ângulo-dependente e relativa ao comprimento de onda. (*20:148*)

81. **(B)** Técnica Schlieren de medida. (*1:362*)

82. **(D)** Reverberação. (*2:263*)

83. **(B)** Reforço acústico. (*2:277*)

84. **(B)** Uso de um transdutor de maior diâmetro. O ângulo de dispersão no campo distante (θ) é dado como: seno θ = 1,22 λ/d, em que λ é o comprimento de onda, e d é o diâmetro do transdutor. O ângulo pode ser reduzido com o uso de um transdutor maior ou uma frequência mais alta (menor comprimento de onda). (*1:364*)

85. **(B)** Comprimento espacial do pulso (*2:64*)

resolução axial (mm) = $\dfrac{\text{comprimento espacial do pulso (mm)}}{2}$

86. **(B)** Fator de qualidade (fator Q)

$$Q = \dfrac{f_0}{f_2 - f_1},$$

em que f_0 é a frequência central de ressonância e $(f_2 - f_1)$ é a frequência de largura de banda. (*1:360; 2:53*)

87. **(E)** O arranjo de vetores é o nome aplicado ao tipo de tecnologia de transdutor que converte o formato da imagem de um arranjo linear (retangular) para uma imagem em formato trapezoide. (*2:73; 20:272-279*)

88. **(E)** A resistência do ultrassom à propagação e velocidade em que se desloca depende da densidade, elasticidade e temperatura do meio (tipo de tecido). O ultrassom se desloca com menor resistência no fluido com baixa viscosidade. A urina é menos viscosa que o sangue. (*2:20-22, 160*)

89. **(A)** Faixa dinâmica. (*10:48*)

90. **(D)** As ondas ultrassônicas são ondas longitudinais, de compressão e ondas mecânicas. (*2:18*)

91. **(B)** Resolução axial. (*18:355*)

92. **(C)** Varredura C. (*18:356*)

93. **(A)** Zona morta. (*18:355*)

Respostas e Explicações 93

94. (D) O objeto de teste da AIUM é preenchido com uma mistura de álcool, um inibidor de algas e água, que permite que a velocidade de propagação se aproxime à velocidade do som nos tecidos moles (1.540 m/s). (*18:355*)

95. (C) Exatidão do compasso horizontal. (*18:355-356*)

96. (B) Resolução lateral. (*18:356*)

97. (E) Atenuação, ecogenicidade, massas sólida e cística, escala de cinza e características de dispersão não podem ser avaliados pelo objeto de teste da AIUM. Estas características podem ser mais bem avaliadas pelo simulador equivalente a um tecido. (*18:356-357*)

98. (D) Registro. (*18:356*)

99. (E) Quando um objeto de teste da AIUM é utilizado, a potência de saída, compensação do ganho de tempo (TGC), rejeição, frequência do transdutor e foco devem ser mantidos constantes para comparações. (*2:306-307*)

100. (A) Existem dois tipos de cavitação: estável e transitória. A cavitação transitória resulta em um colapso violento de microbolhas, que pode causar elevações localizadas na temperatura de até 10.000 graus Kelvin. (*20:90, 646-647*)

101. (D) Titanato zirconato de chumbo, titanato de bário, sulfato de lítio, metaniobato de chumbo e di-hidrogênio fosfato de amônio não são naturais. (*2:55; 18:117*)

102. (C) Ar. Cortiça, borracha, resina epóxi e tungstênio em pó no araldite são bons isolantes acústicos. Água e ar não são isolantes acústicos adequados para transdutores de ultrassom. A maioria dos transdutores utilizados em terapêutica ou de ultrassonografia Doppler de onda contínua não usa bloco amortecedor. (*18:121; 20:81-85*)

103. (C) As intensidades para onda contínua são iguais (SATA = SATP e SPTA = SPTP). (*24:125*)

104. (A) Infrassom (subsônica) está abaixo do limite da audição humana, com uma frequência abaixo de 20 Hz. (*20:111*)

105. (B) Ultrassom tem uma frequência acima de 20.000 Hz. (*20:111*)

106. (B) Som audível varia de 20 Hz a 20.000 Hz. (*20:111*)

107. (B) O espectro eletromagnético é uma grande família de ondas eletromagnéticas. Luz, raios X e raios infravermelhos e ultravioleta estão entre seu espectro; ultrassom não está. (*1:1-3*)

108. (D) Hertz (Hz) é o termo internacionalmente aceito para ciclos por segundo (cps). (*2:18; 20:93*)

109. (C) Uma interrogação a um ângulo de 90° com um vaso possivelmente não resultará em desvio Doppler, pois o cosseno de 90° é zero. (*24:74*)

110. (E) Todas as respostas fornecidas estão corretas. (*2:55; 20:234*)

111. (D) Aumentar ou diminuir de acordo com a polaridade aplicada. (*20:234-237*)

112. (D) 1 mega = 1 milhão. Portanto, 5 MHz = 5 milhões de ciclos por segundo ou 5 milhões Hz. (*18:21-22*)

113. (G) O material de amortecimento reduz a duração do pulso e o comprimento espacial do pulso e, como resultado, melhora a resolução axial. (*2:57-58*)

114. (A) A velocidade do ultrassom transmitida por um meio depende das propriedades do meio: (1) temperatura, (2) elasticidade e (3) densidade. A velocidade do ultrassom varia com a temperatura. No entanto, a temperatura/velocidade no tecido mole humano pode geralmente ser ignorada, pois a temperatura corporal é normalmente constante com um intervalo estreito, por exemplo, 34,5°C (baixa) a 41°C (alta). A velocidade do ultrassom nos tecidos moles a 37°C ou 98,6°F (temperatura corporal central) é de 1.540 m/s. (*3:3; 20:114-121*)

115. (C) Período é o tempo que leva para completar um único ciclo. A distância necessária para que um ciclo ocorra é o comprimento de onda. (*3:3; 20:201*)

116. (A) O movimento de partículas é paralelo ao (ou na mesma direção do) eixo de propagação da onda. (*20:83-88*)

117. (C) O movimento de partículas é perpendicular ao eixo de propagação da onda. (*20:83-88*)

118. (B) Compressão. (*2:17*)

119. (E) Rarefações. (*2:17*)

120. (C) Todas as lesões por arma de fogo ou arma branca, abuso infantil ou fraude são reportáveis sem o consentimento do paciente. Uma autorização assinada pelo paciente é necessária na requisição de registros médicos do paciente. (*19:64*)

121. (F) A e C. (*18:112*)

122. (F) B e D. (*18:149*)

123-128. Veja Fig. 1-8 no Guia de Estudo. (*1:367; 2:98*)

129. (B) Ganho distal. (*2:99-100*)

130. **(A)** A unidade para circunferência é milímetro (mm) ou centímetro (cm). A unidade para área é centímetro quadrado (cm^2), e a unidade para volume é centímetro cúbico (cm^3). (*18:5*)

131. **(B)** Apodização é usada com os transdutores do tipo matricial para diminuir os artefatos secundários. Os artefatos secundários são reduzidos por diferentes tensões altas que excitaram os elementos. (*20:1004*)

132. **(A)** O *ring-down* ou zona morta é avaliado pela varredura do grupo de alvos localizado no topo do simulador próximo ao transdutor. (*18:355*)

133. **(E)** A resolução axial é avaliada pela varredura do grupo de alvos localizado paralelo ao eixo principal do feixe de ultrassom. (*18:355*)

134. **(C)** A resolução lateral é avaliada pela varredura do grupo de alvos localizado perpendicular ao eixo principal do feixe de ultrassom. (*18:355*)

135. **(E)** Imagem mais profunda diminui a cadência e resulta em uma redução na resolução temporal. (*2:139-140; 18:196*)

136. **(B)** Um aumento na abertura ou frequência aumentará o comprimento da zona próxima. Se o tamanho de abertura for aumentado, a resolução diminuirá. Abertura refere-se ao tamanho da superfície do transdutor. (*2:74; 20:253*)

137. **(D)** *Subdicing* é uma técnica que divide os elementos transdutores em elementos menores e, como resultado, o artefato de lobo secundário é reduzido. (*18:341*)

138. **(D)** Transdutores Doppler de onda contínua (CW) emitem ondas sonoras constantemente e, portanto, não necessitam de um material de amortecimento. No entanto, quando um bloco amortecedor é necessário, ar é utilizado para permitir o fluxo de uma quantidade de energia muito maior em direção ao paciente. Isto ocorre decorrente da incompatibilidade da impedância acústica entre o ar e o cristal piezoelétrico. (*24:40*)

139. **(C)** A transformada rápida de Fourier (FFT) utiliza uma técnica matemática para fazer a conversão da informação de desvio Doppler em uma análise espectral visual. (*24:77*)

140. **(D)** A frequência harmônica é duas vezes a frequência fundamental. A frequência harmônica produz imagem harmônica, que representa um novo avanço na ultrassonografia diagnóstica. Atualmente, há dois tipos de imagem harmônica: harmônicas teciduais e harmônicas de contraste. Harmônicas teciduais são criadas por reflexões provenientes de tecidos que são duas vezes a frequência transmitida (frequência fundamental). A imagem harmônica aumenta a qualidade da imagem e elimina os artefatos de lobo secundário. Agentes de contraste são tomados oralmente ou injetados. As microbolhas atuam como um oscilador harmônico e sinais de eco realçados pelo contraste produzindo harmônicos de ordem superior. (*2:105; 18:263-264*)

141. **(E)** Se a frequência aumentar, o comprimento de onda diminui. (*2:20*)

142. **(A)** Se a frequência diminuir, o comprimento de onda aumenta. (*2:20*)

143. **(A)** À medida que a frequência aumenta, a penetração diminuir. (*2:25-26*)

144. **(B)** À medida que a frequência aumenta, a resolução aumenta. (*2:20-27*)

145. **(A)** Frequências mais elevadas transmitem pulsos mais curtos e feixes mais estreitos. (*2:79*)

146. **(F)** Ar e sulfato de bário (BaSO$_4$). O material de contraste utilizado para o pielograma intravenoso (IVP) e o sangue não previnem a propagação do ultrassom. (*18:35; 20:121*)

147. **(E)** Um meio de acoplamento é um meio líquido colocado entre o transdutor e a pele para eliminar lacunas de ar. O ar possui um coeficiente de reflexão quase de 100%, que resulta em uma transmissão quase nula. Água ou solução salina podem ser usadas, porém elas evaporam mais rápido que o gel. (*2:60*)

148. **(A)** O enfraquecimento progressivo do feixe sonoro à medida que se propaga. Atenuação ocorre em consequência de (1) absorção, (2) reflexão e (3) dispersão. Sulfato de bário e ar prejudicam as transmissões de ultrassom. (*2:32-33*)

149. **(C)** Quando os cristais são submetidos à pressão resultando em uma carga elétrica em suas superfícies, é chamado de efeito piezoelétrico. (*18:117*)

150. **(B)** Quando os cristais são submetidos a um impulso elétrico e geral ultrassom como resultado, é chamado de efeito piezoelétrico reverso. (*18:117*)

151. **(B)** Atenuação é a quantidade de energia perdida por unidade de profundidade no tecido. O parâmetro utilizado para expressar a perda de energia é o decibel (dB). O coeficiente de atenuação está diretamente relacionado com a frequência. O parâmetro utilizado para expressar o coeficiente de atenuação é 0,5 dB/cm/MHz. (*24:29*)

152. **(C)** Ondas transportam energia de um local para outro através de um meio. (*19:13-14*)

153. **(A)** Uma onda mecânica (longitudinal) provocam a oscilação de partículas na direção da propagação de onda. (*20:83-84*)

154. **(C)** O comprimento de onda é a distância entre dois pontos idênticos na onda. (*2:19*)

155. **(A)** Ondas ultrassônicas são mecânicas, longitudinais e compressionais que necessitam de um meio para propagação. (*20:83-84*)

156. **(B)** Impedância acústica é definida como a densidade do tecido × a velocidade do som no tecido ($Z = pc$). (*2:35*)

157. **(C)** A região de cor preta no meio do mapa em cores é a linha de base e filtro de parede, e representam ausência de fluxo Doppler. (*18:312*)

158. **(E)** O ultrassom é superior a 20.000 ciclos por segundo (Hz) e superior à faixa audível do som. No entanto, em cenários clínicos, os transdutores de ultrassom estão na faixa de mega-hertz (1-20 MHz). (*20:111*)

159. **(D)** A equação para o período é

$$\text{período} = \frac{1}{\text{frequência}}$$

(*14:2; 18:22*)

160. **(D)** A direção do eco de retorno está relacionada com o ângulo de incidência do feixe. Quando mais perpendicular o feixe em relação à interface de um órgão, maior a porção do eco refletido que será recebida pelo transdutor. (*2:35-36*)

161. **(A)** Um decibel é a razão de duas intensidades sonoras, da maior para a menor (ou vice-versa). (*10:39*)

162. **(C)** Azimutal é outro nome para resolução *lateral*. (*18:112*)

163. **(B)** O fêmur é um osso que tem a maior velocidade sonora decorrente de sua rigidez. (*2:35*)

164. **(E)** Nenhum efeito biológico significativo foi comprovado em mamíferos expostos a um transdutor focalizado com um pico espacial-média temporal (SPTA) inferior a 1 mW/cm² ou SPTA inferior a 100 mW/cm² para transdutores não focalizados. (*2:334; 20:658*)

165. **(B)** A excitação codificada fornece boa penetração e alta resolução, ao mesmo tempo em que melhora a resolução axial, resolução de contraste e razão sinal-ruído. (*2:92; 10:28*)

166. **(D)** SATA tem a menor intensidade, pois a média da intensidade é calculada ao longo de todo o perfil do feixe (SA) e ao longo de toda a duração de exposição (TA). (*2:30*)

167. **(B)** A uniformidade do feixe é definida com a intensidade de pico espacial (medida no centro do feixe) dividida pela intensidade da média espacial (a intensidade média através do feixe). (*2:29-30*)

168. **(C)** O fator de trabalho é a fração de tempo que o transdutor está emitindo som. Em um sistema de eco pulsado, é normalmente inferior a 1%. (*2:25*)

169. **(D)** Resolução axial é definida como metade do comprimento espacial do pulso. Portanto, quanto menor o comprimento espacial do pulso, melhor a resolução axial. (*18:111*)

170. **(C)** Velocidade de propagação (mm/μs), f = frequência (ciclo/s) e λ comprimento de onda (mm). (*24:8*)

171. **(D)** Atenuação de um feixe de ultrassom pode ocorrer por divergência de um feixe, dispersão e reflexão. Também pode ocorrer por absorção. (*18:296*)

172. **(A)** O coeficiente de atenuação do som é determinado pelo conhecimento de dB/cm/MHz e, então, multiplicando aquela quantidade pela frequência expressa em MHz. (*2:32-33*)

173. **(B)** O fator Q do transdutor (fator de qualidade) é igual à frequência operacional dividida pela largura de banda. Desse modo, se o fator Q do transdutor é baixo, a largura de banda é ampla. (*18:123*)

174. **(A)** A resolução axial pode ser melhorada pelo encurtamento do comprimento do pulso, aumentando o amortecimento e por um transdutor de maior frequência. (*18:111-116*)

175. **(B)** A resolução axial é primariamente afetada pelo comprimento espacial do pulso. Visto que o comprimento espacial do pulso é o produto do comprimento de onda, a redução do comprimento de onda ou o aumento da frequência afetará a resolução axial. (*2:76-81; 18:111-116*)

176. **(D)** O aumento da frequência do transdutor melhorará as resoluções axial e lateral, porém diminuirá a profundidade de penetração. (*2:76-81; 18:111-116*)

177. **(C)** Resolução de alcance é outro nome para resolução *axial*. (*18:148*)

178. **(B)** O fator de trabalho é a fração de tempo que o som está sendo emitido do transdutor. Na onda contínua, o som está sendo emitido 100% do tempo. (*2:25*)

179. **(A)** A seta (B) aponta para as células sanguíneas se movimentando em direção ao transdutor. (*18:312*)

180. **(D)** A impedância acústica é calculada como $Z = p \times c$ e medida com unidades de *rayls*. A impedância média dos tecidos moles é de 1.630.000 *rayls*. (*18:86; 20:170*)

181. **(C)** Modo de profundidade constante (modo C). Sua aplicação é no Doppler de onda pulsada. (*20:369-370*)

182. **(A)** A altura da espícula vertical corresponde à potência do eco recebido pelo transdutor (eixos y). (*18:157*)

183. **(B)** A seta (C) aponta para as células sanguíneas se movimentando em direção contrária ao transdutor. (*18:312*)

184. **(A)** A equação correta para o cálculo da porcentagem de reflexão é

$$R = \left(\frac{z_2 - z_1}{z_2 - z_1} \right)^2 \times 100$$

(*31:14-15*)

185. **(D)** O coeficiente de reflexão na interface entre a água e o ar é de 100%. O ar impede o som de entrar no corpo. Esse é o motivo pelo qual um gel de acoplamento é necessário. (*20:144-152*)

186. **(B)** Após o ângulo crítico, 100% do feixe sonoro é refletido, e 0% é transmitido. (*20:153*)

187. **(A)** A dispersão de Rayleigh ocorre quando o tamanho da partícula é menor do que um comprimento de onda (para ultrassom é, tipicamente, na faixa de 1 mm). (*20:149*)

188. **(D)** O modo menos provável de diminuir a zona morta (sinal de início) é aumentando o comprimento do pulso. A zona morta é diminuída com uma frequência alta, um comprimento de pulso curto e aumento da potência de saída e espaçador acústico. (*18:355*)

189. **(C)** Potência é definida como a taxa em que o trabalho é feito ou a energia é transferida (energia por unidade de tempo). (*2:269*)

190. **(A)** Resolução lateral é a separação mínima entre dois refletores perpendiculares ao trajeto do som. (*2:76-81*)

191. **(D)** Na maioria dos tecidos moles, o coeficiente de atenuação aumenta diretamente com a frequência. Conforme a frequência é elevada, o coeficiente de atenuação aumenta, limitando, assim, a profundidade de percepção. (*2:32-33*)

192. **(A)** Absorção é a conversão da energia de ultrassom em calor. Absorção, dispersão e reflexão são todos fatores de atenuação. (*2:32-33*)

193. **(D)** Como regra prática, a atenuação em tecidos moles é de 0,5 dB/cm/MHz. Portanto, um feixe de ultrassom de 1 MHz de frequência perderá 0,5 dB da amplitude para cada centímetro percorrido. (*2:32-33*)

194. **(C)** Reverberação produz falsos ecos. (*2:263*)

195. **(D)** A incompatibilidade da impedância acústica entre a gordura e o músculo é pequena; portanto, aproximadamente 90% do feixe sonoro é transmitido. (*20:174*)

196. **(D)** O princípio de Huygens afirma que todos os pontos em uma frente de onda podem ser considerados como uma fonte de ondículas esféricas secundárias. (*20:269*)

197. **(B)** Reforço acústico é a "explosão de som" visualizada na região posterior às atenuações fracas. (*2:277*)

198. **(A)** Camada semirredutora (HVL – algumas vezes chamada de profundidade de meia intensidade) é definida como a espessura do tecido que reduz a intensidade do feixe pela metade. (*10:70*)

199. **(D)** Erro de velocidade de propagação. O aparelho de ultrassom assume uma velocidade de 1.540 m/s. Se o som atravessar um meio de velocidade diferente, o resultado é um erro na equação do alcance. (*2:267*)

200. **(B)** A equação do alcance explica a distância até o refletor, que é igual à metade da velocidade de propagação × o tempo de ida e volta do pulso. (*2:338*)

201. **(A)** Para um refletor especular, o ângulo de incidência é igual ao ângulo de reflexão. Este tipo de reflexão ocorre a partir de uma superfície, que é mais ampla que um comprimento de onda. (*20:148*)

202. **(C)** A velocidade de propagação é determinada pelo meio. O transdutor determina a amplitude, período, intensidade e frequência. (*20:120-121*)

203. **(D)** As variáveis acústicas incluem densidade, pressão, temperatura, movimento das partículas e distância. (*18:12*)

204. **(E)** Os parâmetros acústicos incluem frequência, potência, intensidade, período, amplitude, comprimento de onda e velocidade de propagação. (*18:12*)

205. **(C)** O Doppler de onda contínua requer dois elementos ativos colocados lado a lado. Um elemento transmite, e o outro recebe os ecos. (*18:303*)

206. **(D)** O número de Reynold é um índice adimensional que indica a probabilidade de ocorrência de turbulência. (*20:767*)

207. (A) A é a alternativa correta, com a velocidade de propagação nesta ordem sendo, respectivamente: 331 m/s, 1.450 m/s, 1.585 m/s e 4.080 m/s. (*18:35*)

208. (C) A retrodispersão é aumentada com o aumento na frequência e meio crescentemente heterogêneo. (*2:39*)

209. (A) Ângulo crítico é o ângulo em que o som é totalmente refletido, e nenhum é transmitido. (*10:37*)

210. (D) A frequência de repetição do pulso (PRF) é o número de pulsos que ocorre por segundo. A PRF é inversamente proporcional ao período de repetição do pulso. A PRF e a profundidade de visão estão inversamente relacionadas, e a PRF é igual ao número de linhas de varredura por segundo. (*18:55; 24:9*)

211. (D) O fator de trabalho é a fração de tempo que o transmissor está emitindo um pulso. É sem unidade. (*18:58*)

212. (A) O coeficiente de atenuação é a atenuação por unidade de comprimento da viagem do som. Seu valor típico é 3 dB/cm para um som de 6 MHz no tecido mole (0,5 dB/cm/MHz × 6 MHz = 3 dB/cm). (*2:32-33*)

213. (B) Incidência normal também é conhecida como ortogonal, perpendicular, ângulo reto ou 90°. Na incidência normal, o som pode ser refletido ou transmitido em vários graus. (*2:36; 18:89*)

214. (A) A diferença (incompatibilidade) da impedância acústica entre dois meios é o que determina a quantidade de energia que será transmitida ou refletida. (*20:170*)

215. (A) Impedância acústica é igual ao produto da densidade de uma substância e velocidade do som. A velocidade de propagação nos sólidos é mais alta do que nos líquidos, e a velocidade de propagação no gás é baixa. O aumento na velocidade de propagação é causado pela crescente rigidez do meio, não pela densidade. (*2:36*)

216. (A) De acordo com a lei de Snell,

$$\frac{\text{seno } i}{\text{seno } r} = \frac{V_1}{V_2}$$

o ângulo de transmissão é proporcional ao ângulo de incidência vezes a velocidade de propagação do meio 2 dividido pela velocidade de propagação do meio 1. (*2:39*)

217. (C) A profundidade da interface é de 3 cm. O equipamento de ultrassom é programado a 1,54 mm/μs e, visto que a velocidade média no tecido mole é conhecida, a profundidade e o tempo podem ser calculados usando a seguinte equação:

$$\text{profundidade (mm)} = \frac{1{,}54 \text{ mm/ms} \times \text{tempo transmitido e refletido (μs)}}{2}$$

Esta equação é chamada de equação de alcance.

Outro método é a utilização da regra de 13 μs. Esta regra afirma que para cada 13 μs de tempo transmitido, a interface refletida é de 1 cm de profundidade; portanto, 26 μs é de 2 cm de profundidade, e 39 μs é de 3 cm de profundidade. (*18:106*)

218. (D) O artefato de imagem em espelho duplica uma estrutura no lado oposto de um refletor curvo forte, p. ex., o diafragma e a pleura. (*2:265*)

219. (C) A cauda de cometa é uma trilha gradual brilhante de ecos imediatamente distal a uma estrutura fortemente refletora. Quanto maior a incompatibilidade de impedância acústica, maior a possibilidade de ocorrência deste artefato. (*5:7*)

220. (C) A incompatibilidade de impedância acústica entre o tecido e o gás é muito alta; portanto, esta interface pode produzir o artefato de cauda de cometa. (*5:7*)

221. (C) Sobreposição espectral ocorre quando o desvio de frequência Doppler excede metade da frequência de repetição do pulso (PRF). Isto é conhecido como limite Nyquist. (*2:340*)

222. (D) Ao aumentar a absorção, a largura de banda também aumenta. A largura de banda é o intervalo da frequência envolvida em um pulso. (*2:57-58*)

223. (E) Todas as alternativas. (*2:340*)

224. (C) Usando a equação da regra de 13 μs, 4 × 13 = 52 μs. Portanto, a profundidade é de 4 cm para 52 μs. (*18:106*)

225. (A) Um transdutor de ultrassom geralmente pode dispersar mais os refletores ao longo do trajeto do som do que daqueles perpendiculares ao trajeto do som. (*2:76-81*)

226. (D) O número de pulsos elétricos produzidos por segundo é tipicamente 1.000 Hz. (*2:22-23*)

227. (B) O artefato mais comum na ultrassonografia Doppler é a sobreposição espectral. (*2:340*)

228. (B) Com uma PRF típica de 1.000 Hz, cada intervalo pulso-recebimento é de 1 ms (1.000 μs). Visto que um pulso médio é de 1 μs, sobra 999 μs para recebimento. 999/1.000 é igual a 99,9%. (*9:190*)

229. (C) A frequência é igual à velocidade dividida pelo comprimento de onda. Visto que a velocidade é padronizada a 1.540 m/s, duplicando a frequência resultará em redução do comprimento de onda pela metade. (*2:45*)

230. (A) Transdutores em tempo real exibem dois formatos: setorial e retangular. O transdutor de arranjo linear sequencial exibe um formato retangular. (*2:66-73*)

231. (C) Z é a impedância acústica; p é a densidade material; e c é a velocidade de propagação. Z (*rayls*) = p (kg/m^3) × c (m/s). (*25:28*)

232. (A) Titanato zirconato de chumbo (PZT) é um material cerâmico com propriedades piezoelétricas. É o mais comumente usado em transdutores em razão de sua maior eficiência e sensibilidade. (*20:236*)

233. (E) O pulso percorre para a interface e de volta para o transdutor, e o tempo total da distância percorrida é de 39 μs. Usando a regra de 13 μs, 3 × 13 = 39 μs; portanto, a profundidade do refletor é de 3 cm. A distância total percorrida é 2 × 3 = 6 cm. (*18:106*)

234. (C) O tempo de ida e volta total no tecido humano de um eco refletido a uma profundidade de 2 cm é de 26μs. (*18:106*)

235. (A) Frequência de repetição do pulso (PRF) é o número de pulsos emitidos por segundo. (*2:22-23*)

236. (D) O gerador de pulsos produz pulsos elétricos; isto, por sua vez, conduz o transdutor a emitir pulsos ultrassônicos. O gerador de pulsos também avisa a memória e o receptor, quando os pulsos ultrassônicos são produzidos. (*2:22-23*)

237. (C) Sombra acústica é um artefato útil que ajuda com o diagnóstico. O feixe de ultrassom atingindo uma estrutura altamente refletora ou altamente atenuante causa este artefato. (*2:267*)

238. (D) PRF 18 kHz = limite Nyquist de 9. (*2:281*)

239. (A) A resolução lateral é dependente do diâmetro do feixe, que varia com a distância do transdutor. (*2:76-81*)

240. (C) Um período é o tempo que leva à ocorrência de um ciclo completo. (*20:93*)

241. (B) A profundidade de meia intensidade diminui com o aumento da frequência. À medida que a frequência aumenta, o comprimento de onda diminui as resoluções axial e lateral. (*2:76-81*)

242. (C) Redirecionamento de uma porção do feixe sonoro após atingir uma interface. (*3:5*)

243. (C) 7 MHz. A frequência transmitida é chamada de frequência fundamental. A segunda frequência harmônica é duas vezes a frequência fundamental. (*18:263*)

244. (A) *Bit* é um acrônimo para dígito binário e representa a unidade digital básica para o armazenamento de dados na memória principal do computador. (*7:8.1*)

245. (A) Oito *bits* é igual a 1 *byte*. Um *bit* é uma unidade de dados na notação binária e assume um de dois estados: "ligado" representando o número 1 ou "desligado" representando o número 0. (*7:136*)

246. (D) O uso de uma lente acústica em transdutores tem como finalidade o estreitamento do feixe ultrassônico, que melhora a resolução lateral. (*18:151*)

247. (A) O hidrofone de agulha ou membrana é utilizado para medir a amplitude de pressão, o comprimento de onda, a intensidade e a frequência de repetição do pulso. (*2:319*)

248. (C) Viscosidade é medida em unidades de *poise* ou *quilograma-metro por segundo* (kg/m-s). (*2:160*)

249. (C) A velocidade do ultrassom é dependente do osso, músculo, tecido mole ou gordura que compõe o meio. A velocidade não é dependente do intervalo de frequência ou da potência de saída. Se a rigidez aumentar, a velocidade aumenta, e se a densidade aumentar, a velocidade diminui. (*18:35-37*)

250. (D) A resistência ao fluxo oferecida por um líquido em movimento é chamada viscosidade. (*2:160-161*)

251. (C) Autocorrelação é o processo matemático comumente utilizado para detectar desvios Doppler nos instrumentos de Doppler em cores. (*2:188*)

252. (C) Uma diminuição na frequência ou tamanho de abertura do transdutor reduzirá o comprimento da zona próxima (zona de Fresnel). (*18:140*)

253. (D) Água tem a menor viscosidade. (*2:160; 18:280*)

254. (C) Embora o símbolo k represente quilo ou 1.000 no sistema métrico, na terminologia de informática K = 1.024. Sendo assim, a quantidade que pode ser armazenada na memória é 128 × 1.024 × 8 *bits* = 1.048.576 *bits*, denominado de 1 *megabit*. (*7:8.1-8.17*)

255. (B) Frequências harmônicas são criadas quando estruturas sofrem oscilações não lineares. Estas vibrações não lineares podem ocorrer no tecido e nas microbolhas utilizadas como agentes de contraste. Frequências harmônicas são múltiplos da frequência fundamental, p. ex., duas vezes aquela da frequência fundamental. (*2:41, 105-108; 18:263, 266*)

256. (A) A tecnologia de frequência composta reduz a cintilação e, consequentemente, melhora o contraste da imagem. (*20:366*)

257. (A) A unidade da pressão acústica é pascal (Pa). (*18:12*)

258. (E) O eixo horizontal (ou eixo x) em uma exibição de modo M representa o tempo. (*18:161*)

259. (C) 7 MHz. Os transdutores de ultrassonografia diagnóstica utilizados no cenário clínico variam de 2,5 MHz a 10 MHz. As frequências de ultrassom na faixa quilo-hertz não são úteis para o diagnóstico. (*18:21*)

260. (B) A razão entre a amplitude de sinal mínima e máxima, que pode ser aplicada a um dispositivo sem produzir distorção, é chamada de faixa dinâmica. (*10:48*)

261. (C) O eixo vertical (ou eixo y) em uma exibição de modo M representa a profundidade do refletor. (*18:161*)

262. (B) Dois: desligado e ligado; "Desligado" representado pelo número 0. "Ligado" representado pelo número 1. (*20:62*)

263. (B) Dois (0 ou 1). (*20:62*)

264. (E) O número 30 é representado por 011110. Para converter de decimal para binário, dividir repetidamente por dois e anotar o restante.

30 ÷ 2 = 15 resto 0	3 ÷ 2 = 1 resto 1
15 ÷ 2 = 7 resto 1	1 ÷ 2 = 0 resto 1
7 ÷ 2 = 3 resto 1	0 ÷ 2 = 0 resto 0

(*2:121-123*)

265. (D) O sistema binário, que é utilizado na memória do conversor de varredura digital, é fundamentado nas potências de 2. Para quatro *bits*, 2^4 ($2 \times 2 \times 2 \times 2$) ou 16 níveis diferentes de cinza podem ser representados. Outra maneira de ver isso é anotando todos os estados possíveis:

0000	0100	1000	1100
0001	0101	1001	1101
0010	0110	1010	1110
0011	0111	1011	1111

Existem 16 possíveis estados únicos. (*2:121-123*)

266. (B) A memória digital, o local em que os componente eletrônicos estão ligados (1) ou desligados (0), é fundamentada no sistema de numeração binária. Podemos dizer que o número de possíveis níveis discretos, *N*, é igual a 2 elevado à potência do número de *bits*. $N = 2^n$. Portanto, para produzir 64 tons de cinza, 2^6 *bits* de memória seriam necessários.

$$(2 \times 2 \quad 4 \times 2 \quad 8 \times 2 \quad 16 \times 2 \quad 32 \times 2 = 64)$$
$$\downarrow \quad \downarrow \quad \downarrow \quad \downarrow \quad \downarrow$$
$$2 \quad 3 \quad 4 \quad 5 \quad 6$$

(*19:32*)

267. (B) A emissão acústica com potencial para a produção de efeitos cavitacionais no tecido é caracterizada pelo índice mecânico (MI). Cavitação é classificada como estável ou transitória. (*2:328; 18:374-375*)

268. (C) O receptor processa ecos detectados pelo transdutor. Estes ecos podem ser amplificados (ganho), compensados para profundidade (TGC), comprimidos (para se ajustar na faixa dinâmica do sistema) e rejeitados (eliminando os sinais de baixo nível). (*18:291*)

269. (D) Quanto maior a amplitude do pulso (tensão eletrônica aplicada ao transdutor), maior a amplitude do pulso ultrassônico fornecido pelo transdutor. (*2:57; 20:234-235*)

270. (B) O gerador de pulsos produz pulsos de tensão elétrica que conduzem o transdutor e servem para sincronizar o receptor, de modo que o tempo de chegada dos ecos de retorno possa ser precisamente determinado. (*20:234-235*)

271. (D) Os componentes de um sistema pulso-eco incluem o *gerador de pulsos* que produz o pulso elétrico, que impulsiona o *transdutor*. Para cada reflexão recebida a partir do tecido pelo transdutor, uma tensão elétrica é produzida, que vai até o *receptor*, onde é processada para exibição. Informação sobre a posição e orientação do transdutor é transportada até a *memória da imagem*. Informação elétrica proveniente da memória impulsiona a *exibição*. (*18:221-213*)

272. (B) Os transdutores podem ser focalizados pelo uso de um elemento transdutor piezoelétrico curvo (focalização interna) ou por uma lente acústica. (*18:151-152*)

273. (E) O fator de qualidade (fator Q) é igual à frequência operacional dividida pela largura de banda e não tem unidade. (*2:26-27*)

274. (E) Redução nos ecos de uma região distal a uma estrutura atenuadora. (*2:267*)

275. (G) Um aumento nos ecos de uma região distal a um tecido ou estrutura atenuadora fraca. (*2:277*)

276. (A) Uma estrutura livre de ecos; não necessariamente cística, salvo na presença de uma boa transmissão direta. Uma massa sólida pode ser anecoica, porém não terá uma boa transmissão direta. (*19:922*)

277. (D) Um eco que não corresponde ao alvo real. (*20:593*)

278. **(I)** Uma estrutura que possui ecos. (*10:50*)

279. **(H)** Ecos de maior amplitude que os tecidos adjacentes normais. (*10:72*)

280. **(B)** Ecos de menor amplitude que os tecidos adjacentes normais. (*10:72*)

281. **(C)** A superfície formando o limite entre dois meios contendo impedâncias acústicas diferentes. (*19:4*)

282. **(A e F)** Uma estrutura sem ecos e com baixa absorção; não necessariamente cística, salvo na presença de uma boa transmissão direta. *Sonolucente* é um termo errôneo para *anecoico*. (*10:132*)

283. **(E)** Ar. Existem diversos materiais amortecedores utilizados para absorção. Os materiais amortecedores de um transdutor pulso-eco incluem: (1) resina epóxi, (2) tungstênio, (3) cortiça e (4) borracha. Transdutores Doppler de onda contínua possuem pouco ou nenhum material amortecedor. (*2:57; 18:304*)

284. **(C)** Sobreposição espectral. (*18:319-310*)

285. **(C)** Brilho do *pixel*. (*18:161*)

286. **(C)** Para que o ultrassom se propague em um meio, este deve ser composto de partículas de matéria. Um vácuo é um espaço não preenchido por qualquer matéria; portanto, o ultrassom não é capaz de se propagar em um vácuo. (*8:13*)

287. **(B)** Comprimento de onda. (*6:5*)

288. **(A)** Período. (*18:20*)

289. **(B)** Hertz (Hz) representa ciclos por segundo (cps), Portanto, 20 cps = 20 Hz. (*6:5*)

290. **(C)** 1 MHz. (*6:5*)

291. **(B)** Transdutores mecânicos possuem apenas um cristal; portanto, isto resultará em perda total da imagem. (*18:12*)

292. **(A)** Modo A é a forma abreviada de modo de amplitude. Este modo é apresentado graficamente com picos verticais se originando de uma linha de base horizontal. A altura dos picos verticais representa a amplitude do eco defletido. (*18:157-161*)

293. **(B)** Modo B é a forma abreviada de modulação do brilho. Este modo apresenta uma imagem bidimensional das estruturas internas do organismo exibidas na forma de pontos. O brilho dos pontos é proporcional à amplitude do eco. A exibição em modo B é empregada em todas as imagens bidimensionais, estáticas ou em tempo real. (*18:157-161*)

294. **(D)** Modo M é a forma abreviada de modulação de tempo-movimento. Este modo é uma exibição gráfica do movimento de estruturas refletoras relacionado com o tempo. O modo M é utilizado quase que exclusivamente na ecocardiografia. (*18:157-161*)

295. **(D)** Uma zona morta longa pode indicar um material de amortecimento desprendido. O uso de um transdutor de alta frequência ou uma duração de pulso curto tipicamente diminuirá a zona morta. (*18:361*)

296. **(E)** No ultrassom, a cadência é determinada pela profundidade da imagem e pela velocidade do som no meio. (*18:194*)

297. **(A)** As velocidades e sinais Doppler não podem ser medidos com uma incidência perpendicular (90°). (*18:300*)

298. **(C)** A técnica utilizada para visualizar a zona morta é o espaçador acústico. (*18:361*)

299. **(C)** A intensidade do feixe de ultrassom depende do diâmetro do feixe. Intensidade é definida como a potência do feixe dividida pela área transversal do feixe. (*2:27-28*)

300. **(C)** Princípio de Huygens. (*20:369*)

301. **(A)** A fração de tempo que um ultrassom pulsado está na verdade produzindo ultrassom é chamada de fator de trabalho.

$$\text{fator de trabalho (DF)} = \frac{\text{duração do pulso (PD)}}{\text{período de repetição do pulso (PRP)}}$$

(*2:25*)

302. **(C)** O aparelho de ultrassom em tempo real é classificado como de fase, linear, anular e de vetores. (*2:66-74; 20:278-279; 25:55*)

303. **(B)** A velocidade em que o ultrassom se propaga em um meio depende primariamente da compressibilidade do meio. (*2:20-22*)

304. **(C)** O artefato de reverberação ocorre quando duas ou mais reflexões estão presentes ao longo do trajeto do feixe. Isto origina múltiplas reflexões, que aparecerão uma atrás da outra em intervalos iguais à separação dos refletores reais. (*3:40; 2:263*)

305. **(C)** Ganho é a razão da potência elétrica. O ganho governa a compensação elétrica para a atenuação do tecido e é expresso em decibéis (dB). (*2:94; 9:89*)

306. **(C)** Artefatos reverberações de múltiplas vias resultam do som refletido de uma superfície especular altamente curva, quando o eco percorre um trajeto indireto de volta para o transdutor. (*18:345*)

307. (A) Artefatos do desvio Doppler são chamados de artefatos de ruído de fundo. Os artefatos de ruído de fundo são eliminados por filtros de parede. (*18:320*)

308. (B) Os sinais de eco que estão em formato analógico quando emergem do receptor são transferidos para um formato digital por um conversor analógico-digital (A-D). O pré-processamento produz a melhor representação digital possível do sinal analógico. (*2:101*)

309. (D) Ao aumentar a frequência (MHz) (*f*) e/ou o diâmetro do transdutor (mm), o comprimento da zona próxima (mm) é aumentado, como demonstrado pela equação:

$$\text{comprimento da zona próxima} = \frac{(\text{diâmetro do transdutor})^2 \, f}{6}$$

(*2:63-65*)

310. (B) Massa dividida pelo volume. (*2:17*)

311. (H) Progressão ou viagem. (*2:20*)

312. (D) Número de ciclos por unidade de tempo. (*2:18-19*)

313. (A) Taxa em que o trabalho é realizado. (*10:105*)

314. (G) A porcentagem de tempo que o sistema está transmitindo um pulso. (*2:25*)

315. (F) Intervalo de frequências contido no pulso ultrassônico. (*2:26-27*)

316. (E) Densidade multiplicada pela velocidade de propagação do som. (*2:35-36*)

317. (C) Conversão do som em calor. (*2:38-39*)

318. (I) Frequência operacional dividida pela largura de banda. (*2:27*)

319. (J) Potência dividida pela área. (*2:27-28*)

320. (B) O material de amortecimento reduz o comprimento espacial do pulso, a eficiência e a sensibilidade. (*2:57-58*)

321. (C) Ganho é a compensação elétrica para atenuação do tecido. (*20:326*)

322. (A) A análise espectral permite a determinação do espectro da frequência de um sinal. (*6:16*)

323. (B) A saída de potência é um botão no equipamento de ultrassom que é utilizado para aumentar ou diminuir o brilho de toda a imagem; o aumento da saída de potência melhora a razão sinal-ruído, e o aumento desta saída também aumenta a exposição do paciente, com potenciais receios para bioefeitos. (*18:232*)

324. (C) Resolução em escala de cinza é a capacidade que uma exibição em escala de cinza tem para distinguir ecos de intensidades ou amplitudes ligeiramente diferentes. O primeiro passo nesse problema é descobrir quantos tons de cinza estão contidos em um sistema digital de 5 *bits*. O número total de tons de cinza é 32 ($2^5 = 32$). O próximo passo é dividir a faixa dinâmica (42 dB) pelo número de níveis. Isto fornecerá o número de decibéis por nível. 42 dB/32 níveis de cinza = 1,3 dB/nível de cinza. (*2:109-121*)

325. (B)   Distância = velocidade × tempo
= 1.540 m/s × 0,01 s
= 15,4 m

No entanto, 0,1 segundo é apenas o tempo para alcançar a fonte de eco. O tempo da viagem de ida e volta deve ser calculado, multiplicando-se o resultado por 2. Distância de ida e volta = 15,4 m × 2 = 30,8 m. (*4:2*)

326. (B) Um artefato de borda. A sombra acústica de borda resulta da refração e reflexão do feixe de ultrassom sobre uma superfície arredondada, por exemplo, o crânio fetal. (*13:42*)

327. (A) Um artefato de imagem dividida (artefato fantasma) pode produzir duplicação ou triplicação de uma imagem, resultando em refração do feixe de ultrassom em uma interface músculo-gordura. (*11:29-34; 12:49-52*)

328. (A) Artefatos de múltiplas vias, imagem em espelho e lobo lateral são mais prováveis de produzir uma pseudomassa. Um artefato de cauda de cometa é menos provável. (*13:27-43*)

329. (A) Artefato de imagem dividida é mais notável em pacientes atléticos e com biotipo mesomorfo. (*12:49-52*)

330. (C) O artefato de imagem dividida (artefato fantasma) *não* é causado por uma bolha de gás. A causa mais provável é a refração do feixe sonoro em uma interface músculo-gordura. O artefato é mais evidente em uma interface entre a gordura subcutânea e o músculo abdominal ou entre os músculos retos e a gordura na pelve. O artefato também pode ser produzido por uma cicatriz abdominal ou queloides cutâneos abdominais superficiais. (*11:29-34; 12:49-52*)

331. (C) A causa mais provável do artefato de espessura do feixe é o efeito de volume parcial. Este tipo de artefato ocorre com maior frequência que o feixe de ultrassom interage com um cisto ou outras estruturas com conteúdo líquido. (*13:27-45*)

332. **(C)** Os artefatos de espessura do feixe dependem da angulação do feixe e não da gravidade. Portanto, se uma imagem da vesícula biliar apresentar o que parece ser lama biliar, uma alteração na posição do paciente em relação ao feixe poderia diferenciar a pseudolama causada pelo artefato de uma sobreposição de lama biliar. (*13:27-45*)

333. **(D)** Os artefatos de lobo lateral são mais fracos do que o feixe primário. (*13:27-45; 25:180*)

334. **(B)** Projéteis de espingardas e grampos cirúrgicos metálicos produzem uma trilha de ecos contínuos densos. Osso, gás, calcificações e cálculos biliares produzem uma sombra acústica distal. (*13:27-45*)

335. **(A)** O tipo mais comum de artefato observado em pacientes com projéteis de espingarda ou grampos cirúrgicos metálicos é o artefato de cauda de cometa. Este tipo de artefato de reverberação é caracterizado por uma trilha e ecos contínuos densos distal a uma estrutura fortemente refletora. (*10:30; 14:225-230*)

336. **(D)** Um artefato *ring-down* é ultrassonograficamente caracterizado como linhas paralelas de alta amplitude ocorrendo em intervalos regulares distal a uma interface refletora. Este tipo de artefato é comumente associado à bolha de gás. (*15:21-28*)

337. **(A)** É possível calcular o deslocamento nas imagens divididas com o uso da lei de Snell. (*11:29-34*)

338. **(C)** A primeira reflexão vertical grande no início do modo A é chamada de "impulso inicial", ou artefato do transdutor. (*3:26-27*)

339. **(C)** O arranjo anular em tempo real usa uma combinação de dispositivos mecânicos e eletrônicos. O arranjo anular é utilizado para focalização dinâmica; a parte mecânica para direcionamento do feixe. (*2:66-74; 20:261-272*)

340. **(A)** Uma diminuição na amplitude do eco de retorno e também uma redução na quantidade de som transmitido: estes resultam em um desvanecimento da imagem. A combinação do meio de acoplamento com camadas de casamento possibilita a passagem e retorno dos ecos provenientes do corpo para o transdutor. (*3:52; 2:60*)

341. **(A)** Composição espacial. (*24:94*).

342. **(C)** Modo M significa modulação de tempo-movimento. Este modo exibe uma representação gráfica de superfícies refletoras. É utilizado primariamente na ecocardiografia. (*3:44*)

343. **(A)** Modo B significa modulação de brilho. Este modo exibe uma visão bidimensional das estruturas corporais em corte transversal ou sagital. As imagens, exibidas como pontos no monitor, resultam da interação entre o ultrassom e os tecidos. O brilho dos pontos é proporcional à amplitude do eco. Equipamentos de tempo real utilizam o modo B. (*3:44; 18:159*)

344. **(B)** Modo A significa modulação de amplitude. Este modo exibe uma representação gráfica dos ecos verticalmente refletidos que se originam em uma linha de base horizontal. A altura da reflexão vertical é proporcional à amplitude do eco, e a distância de uma reflexão vertical até a próxima representa a distância entre duas interfaces. O modo A é unidimensional. A linha de base horizontal é o eixo x, e a reflexão vertical representa o eixo y. (*3:26, 44; 18:157*)

345. **(B)** Os efeitos do ultrassom sobre os tecidos moles de seres humanos são chamados de bioefeitos, ou efeitos biológicos. (*2:319; 20:622*)

346. **(E)** A velocidade do ultrassom nos tecidos moles é de 1.540 metros por segundo (1.540 m/s), 1,54 milímetros por microssegundos (1,54 mm/μs), 0,154 cm/μs ou uma milha por segundo. (*2:20; 18:35*)

347. **(C)** Inclinação

348. **(B)** Atraso

349. **(D)** Ganho distal

350. **(A)** Ganho proximal. (*6:299-318; 18:224*)

351. **(C)** Enfraquecimento progressivo do feixe sonoro à medida que viaja através de um meio. (*2:30*)

352. **(F)** Uma nova técnica imagiológica utilizada para avaliar a rigidez do tecido. Esta técnica é fundamentada em um princípio bem estabelecido de que o tecido maligno é mais rígido do que o tecido benigno. (*25:92*)

353. **(G)** Dígito binário. (*2:121-123*)

354. **(B)** A produção e o comportamento das microbolhas em um meio. (*2:328-330*)

355. **(D)** Um líquido colocado entre o transdutor e a pele. (*2:41*)

356. **(H)** Um método de redução da duração do pulso por meios elétricos e mecânicos. (*2:57-58*)

357. **(E)** O número de níveis de intensidade entre o branco e o preto. (*2:118*)

358. **(J)** Material plástico colocado em frente da face do transdutor para reduzir a reflexão na superfície do transdutor. (*2:59-60*)

359. **(A)** Elemento da imagem. (*2:112-113*)

360. **(I)** Imagem composta por um único quadro. (*2:218-220*)

361. **(D)** W/cm^2. (*6:242*)

362. **(A)** Composição espacial. (*24:94*)

363. **(C)** Pico espacial-média temporal. (*2:29-32*)

364. **(B)** kg/m^3. (*2:20-23*)

365. **(D)** m/s. (*2:20*)

366. **(F)** Hz. (*2:18*)

367. **(E)** Joule (J). (*2:261; 20:1009*)

368. **(A)** W/cm^2. (*2:29-32*)

369. **(C)** O comprimento de onda pode ser expresso em milímetro (mm) ou metro (m). Um milímetro é um milésimo de um metro (0,001 m). (*2:20; 18:32*)

370. **(G)** dB. (*2:30-31*)

371. **(B)** 0,002 W/cm^2-0,5 W/cm^2 SPTA. (*6:250*)

372. **(A)** 0,5 W/cm^2-2 W/cm^2 SPTA. (*6:250*)

373. **(C)** Em faixas de intensidade normais, a ultrassonografia diagnóstica é atraumática, atóxica, não invasiva e não ionizante. É não ionizante, pois a variação de intensidade na ultrassonografia diagnóstica não é suficiente para ejetar um elétron de um átomo. (*10:26*)

374. **(D)** Calor. No entanto, na faixa de intensidade diagnóstica, o calor produzido não tem efeito conhecido. (*10:26*)

375. **(A)** A produção e o comportamento das bolhas gasosas (microbolhas) são chamados de cavitação. Cavitação ocorre quando gases dissolvidos se transformam em microbolhas durante a fase de pressão negativa da propagação de ondas ultrassônicas. Existem dois tipos de cavitação: estável e transitória. Cavitação estável é um fenômeno em que microbolhas são formadas e persistem em um diâmetro com as variações na pressão de passagem da onda ultrassônica. Na cavitação transitória, as microbolhas continuam a crescer de tamanho até seu colapso, produzindo ondas de choque. (*2:320-330*)

376. **(D)** Existem dois tipos de cavitação: estável e transitória. Cavitação estável é um fenômeno em que microbolhas são formadas e persistem. Na cavitação transitória, as microbolhas continuam a crescer de tamanho até que colapsam. (*2:320-330*)

377. **(A)** Doppler. (*2:6*)

378. **(A)** Quando uma interface é lisa, ou "similar a um espelho", ou maior que o comprimento de onda, é chamada de refletor especular. Quando o feixe de ultrassom atinge um refletor especular, o ângulo de reflexão pode ser um fator crítico durante a realização de ultrassons. A quantidade máxima do eco refletido ocorre quando o transdutor é perpendicular à interface. (*3:6, 12*)

379. **(B)** Quando uma interface é menor que o comprimento de onda, geralmente menos de 3 mm, é chamada de refletor não especular. Refletores não especulares são independentes do ângulo de incidência do feixe. (*3:6, 12*)

380. **(B)** Média espacial-média temporal. (*6:242; 18:71*)

381. **(C)** Pico espacial-média do pulso. (*6:242; 18:71*)

382. **(A)** Visto que os instrumentos Doppler são usados para estruturas em movimento, a imagem em modo A não se aplica. O instrumento Doppler emprega ondas pulsadas ou contínuas. A frequência varia de 20 cps a 20.000 cps, que é amplificada por um alto-falante; portanto, o som resultante é audível. (*18:294*)

383. **(A)** 5 MHz, foco curto. A escolha da zona focal depende de qual superfície está sendo visualizada. A escolha da frequência do transdutor depende da quantidade de penetração e/ou resolução necessária. Transdutores de alta frequência exibem uma boa resolução axial, porém penetração tecidual reduzida. Para estruturas superficiais, um transdutor de alta frequência é mais útil; para estruturas profundas, uma baixa frequência é mais útil. (*2:82*)

384. **(B)** 3 MHz, foco longo. Veja explicação da Pergunta 383. (*2:82*)

385. **(A)** *Pixel* é a forma abreviada de elemento de imagem. (*3:32*).

386. **(A)** Sob circunstâncias normais e de acordo com as condições de iluminação, o olho humano consegue distinguir até 16 tons de cinza. O olho humano pode diferenciar mais tons coloridos do que tons de cinza. Os sistemas de ultrassom atuais podem produzir 256 tons de cores, o que está além dos níveis do cristalino humano sob condições normais. (*2:129; 3:32*)

387. (**A**) 512 × 512 × 8 *bits* de profundidade e 256 tons. (*2:112*)

388. (**C**) "Sobreposição espectral" ocorre, quando a velocidade excede a frequência de repetição do pulso (PRF). Sobreposição espectral é um artefato observado na ultrassonografia Doppler de pulso. A sobreposição espectral *nunca ocorre no Doppler de onda contínua*. (*18:309*)

389. (**C**) Doppler de onda contínua não apresenta uma compensação de ganho no tempo. (*18:303*)

390. (**A**) À medida que se propaga pelos tecidos corporais, o ultrassom sofre atenuação, que é o enfraquecimento progressivo da onda sonora à medida que viaja. As causas de atenuação são:

1. absorção
2. reflexão
3. dispersão

Quando absorvida, a onda sonora é convertida em calor. O calor gerado pela absorção é em grande parte removido por condução. Cavitação não ocorre em níveis de intensidade normais. (*3:5, 28; 8:74*)

391. (**E**) Uma das principais desvantagens do Doppler de onda contínua é a ambiguidade de alcance. (*24:75*)

392. (**A**) Turbulência é mais provável de ocorrer com um diâmetro maior, maior velocidade e menor viscosidade. Anemia é uma redução na quantidade de eritrócitos, provocando uma diminuição na viscosidade do sangue. Desse modo, um hematócrito baixo ou anemia aguda está relacionado com uma menor viscosidade. Policitemia é um aumento no número de eritrócitos, causando um aumento na viscosidade do sangue. (*24:66-68*)

393. (**C**) Redução do desvio Doppler, aumento da frequência de repetição do pulso (PRF), ajuste da linha de base espectral ou o uso de uma menor frequência podem ser utilizados para diminuir a probabilidade de sobreposição espectral. (*24:76*)

394. (**B**) A resolução temporal é aumentada pela imagem superficial, cadência alta, setor estreito e baixa linha de densidade. (*18:205; 20:218*)

395. (**A**) Sobreposição espectral é mais provável de ocorrer com transdutores de alta frequência, baixa frequência de repetição do pulso (PRF) e maior velocidade do sangue. Sobreposição espectral não ocorre no Doppler de onda contínua. (*18:307*)

396. (**A**) Memória digital pode ser visualizada como quadrados em um tabuleiro de damas, em que ecos são armazenados em um quadrado que corresponde ao local do plano de varredura. (*2:109-113*)

397. (**A**) Livre de ecos. (*18:330*)

398. (**B**) Ecogênica. (*18:330*)

399. (**C**) A impedância não pode ser medida por um hidrofone. (*2:319*)

400. (**B**) O hidrofone é composto de elementos transdutores piezoelétricos e uma membrana feita de fluoreto de polivinilideno (PVDF). (*2:315-319*)

401. (**C**) Quando ultrassom foi aplicado por 2-3 minutos em animais de laboratório, os resultados foram retardo do crescimento e hemorragia. Estes efeitos foram observados em animais de laboratório, não em humanos, e com o ultrassom de onda contínua. (*6:251*)

402. (**C**) Refração é o menos provável de estar associado à atenuação. Refração é o encurvamento do feixe sonoro à medida que atravessa uma incompatibilidade da impedância acústica. (*2:30; 3:5*)

403. (**B**) Conversão de som em calor. (*3:5*)

404. (**A**) O espalhamento de um feixe de ultrassom é denominado difração. (*3:5; 9:48*)

405. (**D**) Redirecionamento do feixe sonoro em várias direções. (*2:215; 3:5; 9:60*)

406. (**C**) A cerâmica piezoelétrica do transdutor é sensível ao calor e não deve ser submetida à esterilização por calor excessivo, pois o cristal no invólucro do transdutor poderia se tornar despolarizado e perder suas propriedades piezoelétricas. Transdutores são compostos por uma variedade de materiais, incluindo plástico, cristais, lacres delimitadores, envoltório de aço ou metal, porém nem todos são construídos da mesma forma. Um desinfetante, que é seguro para alguns transdutores, pode ser destrutivo para outros. O método recomendado para a esterilização de transdutores está disponível no manual do usuário do fabricante ou através do departamento de suporte técnico do fabricante. Qualquer produto utilizado nos transdutores contrário às instruções ou medidas de precaução do fabricante poderia resultar em danos ao transdutor e perda da garantia do mesmo. (*16:130-131*)

407. (**A**) Uma janela acústica é uma via através da qual o feixe sonoro percorre sem interferência. Exemplos são o fígado e a bexiga urinária. (*22:77*)

408. (A) O número decimal 10 também pode ser representado pelo número binário 1010. (*2:96*)

409. (E) A medida de intensidade mais baixa utilizada na ultrassonografia diagnóstica é a SATA. (*18:71*)

410. (B) A intensidade utilizada na ultrassonografia diagnóstica para medir os efeitos biológicos potenciais no tecido de mamíferos é a SPTA. (*18:71*)

411. (A) Todas as imagens de varreduras transversais devem ser visualizadas a partir dos pés do paciente, na posição supina ou prona. (*22:86*)

412. (B) Nas varreduras longitudinais (sagitais), as imagens são apresentadas com a cabeça do paciente para a esquerda da imagem, e os pés para a direita da imagem, tanto na posição supina, como na posição prona. (*22:86*)

413. (C) No receptor ocorrem várias funções de processamento de sinais: amplificação, compensação, demodulação, compressão e rejeição. (*2:84*)

414. (B) Visto que as partículas nas ondas ultrassônicas oscilam na mesma direção da propagação da onda, nenhum plano é definido. Portanto, as ondas ultrassônicas não podem ser polarizadas. (*2:17-18; 20:81-86*)

415. (D) Quartzo é o cristal transdutor mais provável de ser empregado. (*2:55; 20:234-236*)

416. (E) Todas as alternativas. (*2:55; 20:234-236*)

417. (E) O feixe sonoro proveniente de um transdutor linear é eletronicamente transmitido em direção ao exterior para produzir uma imagem em formato setorial. (*18:167-168; 24:47; 25:51*)

418. (D) Duzentos e cinquenta e seis (256) ou o número 2 elevado à oitava (o número de *bits* por elemento de memória): $256 = 2^8$. (*2:116-123*)

419. (D) A medida de intensidade mais elevada utilizada na ultrassonografia diagnóstica é a SPTP. (*18:71*)

420. (E) Tanto o ultrassom como a fluoroscopia avaliam as estruturas em movimento e possuem um aspecto similar a um filme. No entanto, o ultrassom é não ionizante, pois sua intensidade é insuficiente para ejetar um elétron do átomo. A fluoroscopia é ionizante e resulta em efeitos biológicos potenciais. A fluoroscopia de raios X é produzida em tubos de vácuo, que é um espaço sem matéria. O ultrassom precisa de matéria a fim de se propagar. (*8:13; 20:83*)

421. (A) Os meios de contraste utilizados para colecistograma oral roentgenográfico (raios X da vesícula biliar) e pielograma intravenoso (raios X dos rins) não obscurecem a propagação do ultrassom. Sulfato de bário ($BaSO_4$) para exame do trato gastrointestinal superior obscurece a propagação do ultrassom. (*8:13*)

422. (I) Um dispositivo usado para focalizar os feixes sonoros. (*2:65*)

423. (C) Elemento de imagem. (*2:112, 116*)

424. (D) Formato de torta. (*2:68*)

425. (F) Um dispositivo que transforma as ondas sonoras em padrões acústica-óptica visíveis de luz (Schlieren). (*18:367*)

426. (B) A porção do feixe sonoro fora do feixe principal. (*18:189*)

427. (H) Superfície imaginária que atravessa partículas de mesma vibração que uma onda ultrassônica. (*2:209-217*)

428. (A) unidade de impedância. (*2:35-36*)

429. (G) A razão entre o ângulo de incidência e a refração. (*2:39*)

430. (E) Uma mudança na frequência como consequência do movimento do refletor entre o transdutor e o refletor. (*2:6*)

431. (B) A resolução lateral é definida como sendo igual ao diâmetro do feixe. (*2:76-79*)

432. (D) Perspex, alumínio e poliestireno podem ser usados para produzir lentes acústicas. Óxido de etileno é um gás e não um material utilizado para lentes. (*20:249-250*)

433. (C) O ultrassom e a luz podem ser focados e desfocados por espelhos e lentes. (*18:151-153*)

434. (A) 0,77-0,15 mm (transdutor de 2-10 MHz). (*2:19*)

435. (C) Células individuais não podem ser identificadas, pois são menores que o comprimento de onda utilizado no meio. O avanço no ultrassom permite a representação do nervo. Esta nova metodologia utiliza o ultrassom para ajudar nos bloqueios nervosos. (*2:322*)

436. (D) Massa por unidade de volume. (*18:13*)

437. (E) Quanto mais longa a distância percorrida, maior a absorção. A absorção aumenta com o aumento da frequência, e a quantidade de força de atrito encontrada pela onda sonora se propagando (viscosidade) determina a quantidade de absorção. Absorção no corpo também tende a aumentar o teor de colágeno. (*18:82; 20:642*)

438. **(D)** Não há efeitos biológicos confirmados no tecido humano exposto a intensidades usadas na faixa diagnóstica abaixo de 100 m/Wcm². Entretanto, experimentos laboratoriais em camundongos prenhes com intensidades muito superiores àquelas utilizadas na faixa diagnóstica resultaram em retardo do crescimento na prole de camundongos. (*2:333; 6:251*)

439. **(C)** Camundongos prenhes expostos ao ultrassom de onda contínua por 2-3 minutos sofreram hemorragia, lesões no neurocrânio e retardo do crescimento. (*2:325*)

440. **(B)** Uma combinação de baixa frequência e alta intensidade é mais provável de causar cavitação, resultando em dano aos tecidos. (*6:250*)

441. **(H)** Tecido humano vivo. (*18:369*)

442. **(E)** Cultivo de tecidos em um tubo de ensaio. (*18:369*)

443. **(F)** Um método para analisar um formato de onda. (*2:229*)

444. **(G)** A propriedade de um meio caracterizada por distorção da energia no meio e conversão irreversível da energia em calor. (*10:157*)

445. **(B)** Eliminação de ecos de baixa amplitude. (*10:120*)

446. **(C)** Um processo de absorção de energia acústica. (*10:120*)

447. **(A)** Um fenômeno *in vivo* caracterizado por eritrócitos em vasos pequenos, interrompendo o fluxo e agrupando-se nas regiões de baixa pressão do campo de ondas estacionárias. (*2:3-12*)

448. **(D)** Energia transportada por unidade de tempo. (*10:10*)

449. **(F)** Atualmente, todas as afirmações são falsas ou não confirmadas. Estudos experimentais foram conduzidos em camundongos prenhes, não em mulheres grávidas. A intensidade, a frequência e o tempo de exposição foram muito maiores do que aqueles usados em um cenário diagnóstico. O ultrassom contínuo foi utilizado em muitos dos experimentos. (*2:319-329*)

450. **(E)** No momento, no cenário clínico, não existem lesões por exposição conhecidas em humanos. Lesões foram relatadas somente em animais de laboratório. (*2:319-329*)

451. **(A)** Não há diferença. Todas as varreduras em tempo real são varreduras B e tanto instrumentos estáticos como em tempo real empregam o modo B. (*13:44-45*)

452. **(D)** A palavra transônica significa uma região desinibida para a propagação do ultrassom. Uma região livre de ecos (anecoica) não garante que a região seja transônica. Por exemplo, uma massa sólida homogênea pode ser livre de ecos, mas não transônica. De modo inverso, uma região pode exibir ecos e ser transônica. (*10:152*)

453. **(B)** Tempo real também é chamado de imagem dinâmica. O modo A e o modo M também são modos em tempo real. Uma imagem estática não pode ser alterada ou movida. (*10:171*)

454. **(A)** A TGC é composta por ganho proximal, atraso, inclinação, joelho e ganho distal. (*22:58-61*)

455. **(A)** O intervalo das frequências de repetição do pulso utilizado na ultrassonografia diagnóstica é 4-15 kHz. (*2:89*)

456. **(C)** Comprimento de onda, ciclos. O comprimento espacial do pulso (SPL) é definido como o produto do comprimento de onda multiplicado pelo número de ciclos em um pulso. (*17:61*)

457. **(B)** Modo A e modo M. (*2:143; 18:157-161*)

458. **(B)** Composição espacial é uma média sequencial dos quadros que visualiza a anatomia a partir de diferentes ângulos. Isto cria múltiplas imagens ao longo do tempo e as organiza para criar uma imagem. A frequência combinada é uma combinação de dados de ecos do mesmo local, porém de frequências diferentes. (*2:114; 10:65, 135*)

459. **(C)** Ultrassom e raios X são inaudíveis. Os instrumentos Doppler empregam um modo áudio. (20-20.000 Hz). (*18:22, 294*)

460. **(C)** Modo de onda contínua. O modo de onda contínua requer dois cristais, um para transmissão, e outro para recepção. (*18:303*)

461. **(A)** *Ring-down* (zona morta). (*20:708-709*)

462. **(B)** Calibração da medida vertical. (*20:708-709*)

463. **(C)** Resolução axial-lateral. (*20:708-709*)

464. **(D)** Calibração da medida horizontal. (*20:708-709*)

465. **(B)** 0,2-400 mW/cm². (*2:172-173*)

466. **(A)** Maior frequência do que a frequência incidente. (*2:172*)

467. **(B)** Menor frequência do que a frequência incidente. (*2:172*)

468. (C) Bidirecional. (*2:128*)

469. (A) O Doppler em cores tem velocidades mais rápidas que são representadas por cores ou tons mais claros. (*2:186*)

470. (B) Controle usado para suprimir ou aumentar os ecos no campo próximo. (*18:224*)

471. (A) Controle usado para suprimir ou aumentar os ecos no campo distante. (*18:224*)

472. (D) Controla a inclinação ascendente da curva de TGC, utilizada para exibir uma textura uniforme do orgão. (*18:224*)

473. (C) Controle usado para atrasar o início da inclinação. (*18:224*)

474. (E) Controla o ponto onde a inclinação termina. (*18:224*)

475. (B) Largura de banda é o intervalo de frequências contidas em um pulso de ultrassom. (*2:26*)

476. (A) O fator Q não possui unidade. (*2:27*)

477. (B) A bexiga preenchida com urina é caracterizada por paredes posteriores pronunciadas e reforço acústico distal. O reforço está associado a uma baixa atenuação. Massas sólidas e calcificadas demonstram um fenômeno diferente, atenuação distal, em que o grau é determinado pelas propriedades atenuadoras da massa. (*8:11-12*)

478. (C) Grampos cirúrgicos, massas calcificadas, cálculos biliares ou qualquer estrutura altamente refletora ou atenuadora pode produzir uma sombra acústica. Isto resulta da falha do feixe sonoro em atravessar o objeto. A bexiga urinária, vesícula biliar e qualquer estrutura preenchida por líquido demonstrará reforço acústico. Em algumas circunstâncias, reforço acústico e sombra acústica podem ser observados, como, por exemplo, uma vesícula biliar com cálculos. (*8:11-12*)

479. (B) Represamento não está relacionado com as descrições ultrassonográficas do fluxo sanguíneo. Sangue é classificado em cinco características de fluxo diferentes: (1) fluxo em pistão, (2) fluxo parabólico, (3) fluxo laminar, (4) fluxo alterado e (5) fluxo turbulento. (*2:162-163*)

480. (C) Quando o feixe atinge um vaso a um ângulo de 30°. O ângulo Doppler é o ângulo entre a direção de propagação do feixe de ultrassom e a direção do fluxo. Ao contrário da imagem em tempo real dos órgãos abdominais, em que as melhores imagens são obtidas quando o feixe de ultrassom tem uma incidência perpendicular, o Doppler tem um desvio mínimo em uma incidência de 90° (perpendicular) e um desvio máximo, quando o transdutor é orientado paralelamente à direção do fluxo, embora uma posição paralela do transdutor não seja possível na maioria dos casos. A aplicação Doppler emprega um ângulo Doppler de 30°-60° em relação ao vaso. (*18:299-300*)

481. (B) 20 dB. (*18:75-76*)

$$dB = 10 \log \left(\frac{\text{potência de saída}}{\text{potência de entrada}} \right)$$
$$= 10 \log (100) = 20 \text{ dB}$$

(*34:3*)

482. (D) Compensação do ganho de tempo (TGC). (*18:224*)

483. (D) Refração, velocidade de propagação. Refração ocorre na incidência oblíqua e quando a velocidade de propagação é diferente entre os dois meios. (*18:99*)

484. (A) Melhor resolução axial. Resolução axial está relacionada com o comprimento de pulso. Quanto mais curto o pulso, melhor a resolução axial. (*2:76-81*)

485. (A) 0,25 mW/cm². A fração de reflexão R: (*1:366*)

$$R = \left(\frac{z_2 - z_1}{z_2 + z_1} \right)^2 = \left(\frac{75 - 25}{75 + 25} \right)^2 = 0,25$$

486. (B) Frequência e diâmetro. O comprimento da próxima (NZL) é o mesmo que a zona de Fresnel:

$$NZL = \frac{D^2}{4\lambda}$$

em que D é o diâmetro do transdutor (cm), e λ é o comprimento de onda (λ) (cm). (*2:63-65*)

487. (D) A espessura do elemento. A frequência operacional é determinada pela espessura do elemento. Quanto mais fino o elemento, maior a frequência.

espessura = ½ comprimento de onda. (*2:56*)

488. (B) Refração não ocorre com uma incidência normal ou quando a velocidade de propagação dos dois meios é a mesma. Refração é descrita pela lei de Snell, que relaciona o ângulo incidente ($\emptyset_1$) e o ângulo transmitido ($\emptyset_1$) com as velocidades relativas dos dois meios

$$\frac{\text{seno } i}{\text{seno } r} = \frac{V_1}{V_2}$$

Quando há uma incidência normal, $\emptyset_1 = 0$, o som apenas mudará a velocidade e não se curvará. (*18:99*)

489. (C) 1,54 mm/µs ou 1.540 m/s. (*18:35*)

490. (C) 1%

$$DF = \frac{PD}{PRP} = \frac{5}{500} = \frac{1}{100} = 1\%$$

(2:25)

491. (D) A quantidade de exposição acústica é determinada pela intensidade do feixe do ultrassom e pela quantidade de tempo do exame. (24:126)

492. (C) Atenuação do tecido. A atenuação do tecido aumenta, e a penetração diminui com o aumento da frequência. (2:32-33)

493. (C) 3,5 dB

atenuação total =
coeficiente de atenuação × comprimento do trajeto

dB = 1,75 db/cm × 2 cm
= 3,5 dB

O coeficiente de atenuação em dB/cm é, por regra geral, igual à metade da frequência em MHz; ou seja, a 3,5 MHz, o coeficiente de atenuação é de 1,75 dB/cm. (2:32-33)

494. (D) Velocidade de propagação. (2:20-22)

495. (A) Velocidade máxima ocorre na região da estenose. (18:282)

496. (D) 70%

100% = porcentagem refletida + porcentagem transmitida. (2:36)

497. (D) Fluxo turbulento é possível quando o fluxo sanguíneo excede um número de Reynolds de 2.000. (2:163)

498. (C) Distância, velocidade e tempo.

distância = velocidade × tempo.

(2:338)

499. (C) Número de Reynolds. (2:163)

500. (C) 90°

$$\text{desvio de frequência Doppler} = \frac{2fV}{C}\cos\theta,$$

em que V = velocidade do fluxo sanguíneo; f = frequência do transdutor; C = velocidade do som. Visto que cosseno de 90° é 0, o desvio de frequência Doppler é 0. (2:172)

501. (C) Turbulência é um fluxo não laminar, com fluxo sendo em múltiplas e aleatórias direções. Fluxo turbulento ocorre além (distal) da obstrução em um vaso sanguíneo estenosado. (2:163)

502. (A) A razão da intensidade máxima e mínima que pode ser processada. (18:257)

503. (B) Se a impressora térmica não estiver funcionando, o primeiro passo é verificar se há atolamento de papel na impressora. (18:251)

504. (A) Compensa os efeitos de atenuação. (2:100-101)

505. (D) Memória de computador. (2:101-103)

506. (D) Um aumento no pico de pressão de rarefação poderia resultar em cavitação inercial. O índice mecânico (MI) indica a probabilidade de cavitação. (2:329, 357; 20:1012)

507. (B) Estruturas fracamente atenuadoras. (2:30)

508. (D) A profundidade de penetração do ultrassom está inversamente relacionada com a frequência. À medida que a frequência aumenta, a penetração diminui. (2:25-26)

509. (E) Resolução lateral é afetada pelo diâmetro do feixe, abertura, lente acústica, zona focal e frequência. Frequências mais elevadas melhoram as resoluções axial e lateral. (18:148-153)

510. (B) Aumento da cadência. Se a densidade da linha for mantida constante, então o número de linhas por imagem reduzirá, diminuindo o tempo necessário por imagem. (18:194-195)

511. (D) Linha D. O transdutor é colocado na parte superior do simulador de tecido. O feixe de ultrassom é perpendicular ao grupo de linhas de náilon disposto horizontal ao eixo do feixe sonoro. Este grupo é utilizado para avaliar a precisão da distância horizontal. (20:708-709)

512. (B) O transdutor é colocado na parte superior do simulador de tecido. O feixe de ultrassom é paralelo ao grupo de linhas de náilon disposto vertical ao eixo do feixe sonoro. Este grupo é utilizado para avaliar a precisão do alcance ou a calibração da profundidade vertical. (18:362)

513. (D) As vantagens da onda contínua incluem a capacidade de medir velocidades muito altas, frequência mais elevada, ausência de sobreposição espectral e ausência de limite de Nyquist. A desvantagem é a ambiguidade de alcance. (18:303-309)

514. (C) 15 dB. Para cada alteração de 3 dB, a intensidade mudará por um fator de 2. (2:30-32)

515. (C) Diminui a profundidade máxima visualizada. O período de repetição do pulso (PRP) é a quantidade de tempo permitida para coletar ecos para cada linha de imagem; um PRP curto significa menor profundidade da imagem. (18:52)

516. (E) O objeto de teste de 100 mm da AIUM não é utilizado para avaliar atenuação, dispersão, textura do eco, escala de cinza, e massas cística e sólida. (*18:355-356*)

517. (A) Todos os ultrassons, independentemente da frequência, viajam na mesma velocidade de propagação quando no mesmo meio. É o meio que determina a velocidade do ultrassom. O ultrassom viaja mais rápido em sólidos e mais devagar em gases. Um meio rápido possui um comprimento de onda longo, e um meio lento possui um comprimento de onda curto. (*18:34-35*)

518. (A) Resolução lateral. (*18:189*)

519. (D) A composição espacial de imagem é uma técnica que melhora a qualidade da imagem, com linhas de varredura direcionadas em múltiplas direções criadas ao longo do tempo e, então, ponderadas juntas para criar uma imagem. Os benefícios das imagens combinadas são a redução de reverberação e sombra acústica e a capacidade de visualizar estruturas escondidas debaixo de uma alta atenuação. (*20:366; 25:92*)

520. (E) Todos os ultrassons, independentes da frequência, viajam na mesma velocidade de propagação quando no mesmo meio. É o meio que determina a velocidade do ultrassom. O ultrassom viaja mais rápido em sólidos e mais devagar em gases. Um meio rápido possui um comprimento de onda longo, e um meio lento possui um comprimento de onda curto. Gás e ar nos pulmões representam um meio lento e, portanto, possuem um comprimento de onda curto. (*18:34-35*)

521. (B) Sensibilidade. (*18:360*)

522. (A) Térmico e cavitação. Os efeitos térmicos ou efeitos de aquecimento geralmente não são mensuráveis com instrumentos diagnósticos. Cavitação adicional também é improvável nos níveis diagnósticos atuais. Cavitação refere-se ao crescimento e comportamento de bolhas de gás produzidas no tecido pelo ultrassom. (*2:327-328*)

523. (B) Frequência e diâmetro do transdutor. Altas frequências e/ou transdutores de diâmetro grande produzem zonas próximas (zona de Fresnel) longas. (*2:62-63*)

524. (B) Nenhuma evidência de efeitos biológicos independentemente confirmados em mamíferos com intensidades de SPTA inferiores a 100 mW/cm^2. (*20:643*)

525. (C) Mais elevada na zona focal. Isto é verdadeiro, pois a intensidade é igual à potência/área do feixe e a área do feixe é menor na zona focal. (*2:62-63*)

526. (B) 0,3 mm. (*2:19*)

$$\lambda = \frac{V}{f} = \frac{1,54 \text{ mm/}\mu s}{5 \text{ MHz}}$$

$$\lambda = 0,3 \text{ mm}$$

(*2:8*)

527. (C) Duas vezes menor. Uma mudança na atenuação de 3 dB corresponderia a uma redução por um fator de 2; ou seja, metade. Para cada redução na intensidade de 3 dB, a intensidade é diminuída pela metade. Portanto, para uma atenuação de 6 dB, a intensidade é diminuída em um quarto. (*1:356*)

528. (B) Arranjo linear tem uma imagem em formato setorial, e o arranjo linear sequencial é uma imagem retangular. (*2:68; 18:185*)

529. (A) Uma ampla faixa de frequências centradas a 5 MHz. (*1:360*)

530. (D) Espessura, frequência de ressonância. Especificamente, a espessura é igual à metade do comprimento de onda, enquanto que o comprimento de onda é a velocidade dividida pela frequência. (*1:358*)

531. (A) Aumento do amortecimento, sensibilidade. O aumento do amortecimento melhora a resolução axial ao encurtar o comprimento espacial do pulso; no entanto, o resultado torna o transdutor menos sensível a ecos pequenos. (*1:360*)

532. (A) Piezoelétrico. (*2:55-57*)

533. (C) Casamento. Geralmente, uma camada de casamento é adicionada à superfície anterior da camada de impedância acústica transdutor, entre a impedância do transdutor e aquela do tecido mole. (*1:370*)

534. (E) RAID é um acrônimo para conjunto redundante de discos independentes. RAID é uma alternativa para um sistema amplo de armazenamento que requer uma taxa de transferência de dados veloz e segurança. O principal dispositivo de arquivos para o servidor PACS é o RAID. (*23:97*)

535. (A) Estruturas altamente atenuadoras. (*2:30*)

536. (B) Ocorre com múltiplos refletores fortes. Artefatos de reverberação estão presentes, quando dois ou mais refletores fortes estão localizados no feixe. Um destes refletores pode ser o próprio transdutor. O som, em essência, fica retido entre estes dois refletores. Artefatos de reverberação são exibidos como ecos igualmente espaçados, geralmente observados em massas com conteúdo líquido. (*2:263*)

537. (A) Boa resolução axial. Uma largura de banda ampla é equivalente a um comprimento espacial do pulso curto. (*1:360*)

538. (A) Zona de Fraunhofer. A zona distante também é conhecida como zona de Fraunhofer; esta é a região que começa no foco e se estende até o desvio do feixe. (*18:135*)

539. (D) Com uma incidência normal do feixe de ultrassom. Na incidência oblíqua, o feixe sonoro se curvará, se houver uma mudança na velocidade de propagação através da interface. Com uma incidência normal, no entanto, o feixe desacelerará ou acelerará, porém não se curvará. (*18:99*)

540. (C) Pico de tensão do gerador de pulsos. Quanto maior a tensão aplicada, maior a deformação do cristal e, consequentemente, a amplitude da onda de pressão produzida. Entretanto, um cristal de maior tamanho (mesma espessura) recebendo a mesma tensão produzirá mais energia acústica. (*18:212-213*)

541. (B) A superfície refletora é grande e lisa em relação ao comprimento de onda. Refletores cujas interfaces são lisas em relação ao comprimento de onda se comportam como espelhos e refletem todas as frequências igualmente. Refletores pequenos (difusos ou não especulares) dispersam o som em todas as direções e exibem uma dependência na frequência. (*18:79*)

542. (C) Lei de Snell. (*2:39*)

543. (A) O arranjo de fase anular tem múltiplos elementos em forma de anel. (*18:176*)

544. (A) 90-100%. Visto que a impedância acústica do gás é muito menor que a do tecido mole, há quase 100% da energia é refletida. (*1:366*)

545. (E) 1-10%

$$Z_{gordura} = 1{,}38$$
$$Z_{músculo} = 1{,}70$$
$$R = \left(\frac{1{,}70 - 1{,}38}{1{,}70 + 1{,}38}\right)^2 = 0{,}011\ (1{,}1\%)$$

em que R é a porcentagem do feixe refletido. (*1:366*)

546. (B) A zona focal pode ser movida para a superfície cutânea. O espaçador acústico (almofada de silicone líquido) é normalmente posicionado entre o transdutor e a pele do paciente para possibilitar a visualização das estruturas superficiais. A aquisição de imagens das estruturas superficiais é algumas vezes difícil em razão da zona morta. Transdutor de alta frequência e espaçador acústico são usados para obter imagens de estruturas na zona morta. (*18:361*)

547. (D) Ondas longitudinais de compressão. Longitudinal significa que a variação na pressão ocorre na direção da propagação. Isto é oposto a uma onda transversal, em que as variações ocorrem perpendiculares à propagação. Ondas transversais podem ocorrer nos ossos. (*2:18; 20:83*)

548. (A) Comprimentos de onda mais curtos e menor penetração. O comprimento de onda está inversamente relacionado com a frequência, e a atenuação está diretamente relacionada com a frequência.

$$\text{profundidade de meia intensidade (cm)} = \frac{3\ \text{dB}}{f}$$

em que f é a frequência em MHz. (*2:18-21*)

549. (A) Tempo de reverberação. Um tempo de reverberação longo é indesejável, pois aumenta o comprimento espacial do pulso e, consequentemente, diminui a resolução axial. (*1:360*)

550. (B) São eletronicamente focalizados em duas dimensões em vez de uma. Um transdutor de varrimento anular pode ser focalizado dinamicamente em duas dimensões. Um transdutor linear pode ser dinamicamente focalizado somente no plano de varredura. Na direção da espessura de corte, perpendicular ao plano de varredura, a focalização é alcançada por meio da moldagem dos elementos transdutores ou por lentes acústicas. Isto é frequentemente referido como dupla focalização. (*18:176-180*)

551. (C) Gás, músculo, osso. Esta ordem procede juntamente ao aumento na rigidez ou falta e compressibilidade. Portanto, o gás é lento, com uma ordem crescente para o mais rápido, ou seja, o osso. (*18:35*)

552. (A) Resolução, penetração. Em baixas frequências, a resolução axial se torna inaceitável (< 1 MHz), enquanto que em altas frequências, a profundidade de penetração no corpo se torna proibitivamente pequena (10 MHz). (*18:21-22*)

553. (B) Notação de engenharia, também conhecida como notação científica, é uma forma abreviada de escrever números muito grandes ou muito pequenos. O primeiro passo é colocar um decimal após o primeiro digito e tirar os zeros. Para o número fornecido 125.000.000.000, o coeficiente é 1,25. Para descobrir o expoente, contar o número de casas desde o decimal até o final do número. Este número possui 11 casas. O número 125.000.000.000 é escrito $1{,}25 \times 10^{11}$. (*18:6*)

Respostas e Explicações 111

554. **(B)** SPTP é sempre igual ou superior ao SPTA. SPTP refere-se ao pico espacial-pico temporal, e SPTA refere-se ao pico espacial-média temporal. Em todos os casos, por definição, os valores de pico serão, no mínimo, tão altos quanto os valores médios. No ultrassom de onda contínua, não há variação da intensidade no tempo, e os valores de pico serão os mesmos. (*2:28-30*)

555. **(C)** Um hidrofone. Um hidrofone é um cristal piezoelétrico pequeno que é colocado em frente a um transdutor, de modo que o padrão do feixe seja mapeado. Uma balança de força de radiação é utilizada para quantificar a potência total do feixe. Outros simuladores podem ser usados para fornecer estimativas qualitativas dos perfis dos feixes. (*2:315, 319*)

556. **(E)** Quando a direção do fluxo é perpendicular (90°) ao feixe sonoro, a velocidade e o cosseno são zero. (*18:300*)

557. **(B)** Método Schlieren. A fotografia de Schlieren fornece uma fotografia bidimensional do perfil de pressão do feixe. (*1:362*)

558. **(D)** Tempo. A duração do pulso é igual ao período de uma onda multiplicado pelo número de ondas em um pulso, geralmente microssegundos em comprimento. (*18:47-48*)

559. **(C)** A frequência de Nyquist é metade da frequência de repetição do pulso (PRF). A PRF fornecida foi de 2.000 Hz; portanto, a frequência de Nyquist é de 1 kHz (1.000 Hz). (*18:306-309*)

560. **(B)** W/cm^2. SPTA refere-se à intensidade, que é a potência (Watts) por unidade de área do feixe (cm^2). (*2:29*)

561. **(C)** Ponto de Curie. Cristais aquecidos acima do ponto de Curie perdem suas propriedades piezoelétricas. O ponto de Curie para o quartzo é de 573° C e para o PZT é de 328°C. (*1:358*)

562. **(C)** Aumenta nove vezes. $I = A^2 = (3)^2 = 9$, em que I é a intensidade, e A é a amplitude. (*1:388*)

563. **(A)** Aumentando a potência de saída aumenta a razão sinal-ruído. Aumentando a amplificação do ganho do receptor não muda a razão sinal-ruído. (*18:231*)

564. **(D)** Velocidade, inalterada. A velocidade é essencialmente independente da frequência e dependente das propriedades físicas do meio. (*18:34*)

565. **(B)** Pulsação eletrônica com tempo de atraso. A pulsação atrasada dos elementos de um arranjo pode ser usada para formar uma frente de onda direcionada a ângulos diferentes. A pulsação também pode ser usada para focalizar o feixe em profundidades diferentes. (*18:167*)

566. **(A)** É possível com o uso de sistemas fundamentados em transdutores de arranjo. A focalização dinâmica é possível somente com sistemas fundamentados em transdutores de arranjo, pois é necessário monitorizar individualmente os ecos recebidos de cada local. (*2:66-67*)

567. **(A)** Amplificação da tensão do receptor. (*18:231*)

568. **(C)** 1,54 mm. A velocidade do ultrassom nos tecidos moles é de 1,54 mm/µs. (*2:35*)

569. **(A)** Artefato de *ring-down*. A seta aponta para um artefato de *ring-down* produzido provavelmente por bolhas de gás, resultando em uma cauda de ecos de reverberação. (*15:21-28*)

570. **(A)** Agulhas para mensuração da zona morta (*ring-down*). As pequenas pontas de seta não preenchidas apontam para um grupo de agulhas utilizado na medida da zona morta do transdutor. (*6:261-276*)

571. **(B)** Uma lesão sólida simulada. (*6:261-276*)

572. **(C)** Um cisto simulado. (*6:261-276*)

573. **(D)** A espessura do elemento ativo. A frequência do transdutor é determinada pela espessura do elemento ativo e pela velocidade do som no elemento ativo. (*18:126-127*)

574. **(D)** A maioria dos agentes de contraste contém microbolhas preenchidas por ar que são estabilizadas por uma cápsula de proteína ou lipídio. Os primeiros agentes utilizavam bolhas preenchidas por ar. Mais recentemente, o gás perfluorocarbono é usado. (*2:41*)

575. **(B)** Perfluorocarbono. (*2:41*)

576. **(B)** Conforme a frequência de repetição de pulso (PRF) aumenta, a profundidade de visualização diminui. (*18:55*)

577. **(E)** Os artefatos de ruído acústico e fantasma podem ser eliminados com filtro de parede. Ruído é provocado pela parede dos tecidos, do coração ou movimento da parede do vaso. (*2:297; 18:320; 20:545-547*)

578. **(B)** Granulação é uma forma de ruído acústico que aparece próximo ao transdutor na forma de sinal de variação aleatório, dando a impressão de textura ao tecido, porém que não corresponde ao tecido anatômico verdadeiro. (*18:347; 20:168*)

579. (D) Todas as alternativas. As imagens do fluxo em cores podem ser utilizadas para localizar um único ponto, o Doppler pulsado e o volume da amostra, como é o caso com a imagem dúplex mais convencional. (*30:1241*)

580. (C) Tecidos estacionários em escala de cinza e tecidos em movimento em cores. Em uma fluxometria em cores, todos os tecidos em movimento pode produzir cor. Desse modo, os tecidos estacionários são representados em escala de cinza, enquanto que os tecidos em movimento, incluindo o sangue, são coloridos. (*28:236*)

581. (A) Uma forma de fluxometria em cores. A fluxometria em cores inclui formas de imagem Doppler e não Doppler. (*28:236; 30:1241; 34:27*)

582. (C) Em todas as ondas provenientes de uma fonte de ondas em movimento. O efeito Doppler ocorre em todas as ondas provenientes de uma fonte em movimento, independente da velocidade de propagação ou níveis de potência. (*37:172*)

583. (B) A velocidade de fechamento entre o transdutor e o tecido, a frequência portadora e a velocidade de propagação do ultrassom. A equação Doppler se parece com o seguinte:

$$Df = 2\,(f_0/c)\,V\cos\theta,$$

em que f_0 é a frequência portadora, c é a velocidade de propagação, e θ é o ângulo Doppler. $V\cos\theta$ é a velocidade de fechamento entre o transdutor e o tecido em movimento. (*37:173*)

584. (D) Colocar um volume de amostra no jato ou linha de fluxo principal dentro do vaso e ajustar a correção do ângulo para uma direção paralela à linha de fluxo. Visto que o padrão de cores mostra a localização do jato ou linha de fluxo principal, o cálculo da velocidade requer correção em relação à geometria do fluxo, não do vaso. (*37:195*)

585. (B) Um comprimento de onda ou menos. Isto é necessário para que as informações texturais cheguem à tela em um conversor de varredura digital. (*32:654*)

586. (C) Um ou mais comprimento de onda, porém menos que 1 mm. A amostragem digital para informações do fluxo vascular requer este intervalo, pois intervalos maiores não são capazes de exibir os padrões de fluxo no interior do vaso. (*28:236*)

587. (C) O produto da focalização na transmissão e recepção. A largura eficaz do feixe resulta do produto matemático de ambas as funções. (*36:360; 38:155*)

588. (A) Verdadeiro. O volume de amostra e o fluxo interagem de uma maneira que depende da geometria do volume de amostra. (*33:9*)

589. (C) A média do desvio de frequência Doppler. Em cada sítio de amostra, o sistema de fluxo em cores determina a média do desvio de frequência Doppler. (*28:236*)

590. (B) Falso. Em cada sítio amostral, o sistema determina a média do desvio de frequência Doppler. A exibição corresponde a estas frequências médias ou, em alguns casos, à velocidade de fechamento calculada. Esta velocidade é a taxa em que o fluxo se aproxima ou se distancia do transdutor ao longo da linha de visada. (*28:236*)

591. (D) A relação entre as amplitudes e as frequências dos sinais Doppler. O sistema evitará a coloração de fontes de ecos fortes de movimento lento (tecidos), porém colorem moderadamente as fontes de ecos fracos e rápidos (sangue). (*39:647*)

592. (B) O vaso está aberto, porém a velocidade do sangue é muito baixa para completar a imagem. À medida que o vaso se curva em direção contrária ao feixe, as frequências Doppler se tornam muito baixas para serem representadas. A integralidade de uma imagem do fluxo em cores depende da velocidade do fluxo sanguíneo e do ângulo Doppler. (*27:19, 44*)

593. (D) Os vasos de menor diâmetro não refletem ultrassom tão bem quanto os vasos de maior calibre. Todas as células vivas no organismo estão a uma distância de não mais de duas camadas celulares de uma hemácia. Os vasos de menor diâmetro, entretanto, não são suficientemente ecogênicos e desaparecem do visor em cores primeiramente decorrente dos seus sinais de eco pequenos. (*34:7*)

594. (D) 1, 2 e 3. A cor fornece informações sobre a existência de fluxo, sua localização na imagem, sua localização na anatomia, a direção do fluxo em relação ao transdutor, a direção do fluxo no vaso, o padrão de fluxo no vaso e a pulsatilidade do fluxo. A cor não indica a velocidade do fluxo. (*30:1245*)

595. (D) Alterações na fase do sinal de eco. Assim como em todos os sistemas de Doppler direcional, os sistemas de fluxo em cores detectam a existência de movimento com uma mudança na fase do sinal de eco. Ao medir a direção da mudança de fase, o sistema mostra se o sentido do movimento é na direção ou contrário ao transdutor. (*33:34*)

596. (B) Conhecimento da posição do plano de varredura no corpo do paciente. O padrão de fluxo esperado em qualquer vaso advém do conhecimento de como o plano de varredura está posicionado no paciente. Por exemplo, a cabeça do paciente é sempre colocada no lado esquerdo da imagem nas varreduras no eixo longo e o lado direito do paciente está no lado esquerdo da imagem nas varreduras transversais. (37:407)

597. (D) Diferentes cores (tons) ou diferentes níveis de saturação (pureza). A frequência média em cada sítio amostral do Doppler é representada como uma mudança na saturação da cor (pureza ou brancura) ou da tonalidade (cor). O objetivo é usar a cor para mostrar os padrões de fluxo no lúmen dos vasos ou câmaras cardíacas. (27:44)

598. (C) Mudanças na tonalidade da cor. A variação nas frequências Doppler pode ser exibida com uma mudança na tonalidade, como tons verdes com variação crescente. (9:27; 28:236)

599. (A) Mudanças na cor. Os sistemas ecocardiográficos mudam as tonalidades da cor (frequências) ao longo das linhas vermelhas e azuis para demonstrar mudanças nos desvios de frequência Doppler. Frequências mais amplas em um sítio amostral tornam-se sombras de coloração verde. (27:44)

600. (B) Falso. Os sistemas atuais utilizam estimativas da frequência média, pois apenas uma frequência é capaz de ser exibida para cada *pixel* da imagem Doppler. (28:236)

601. (B) Falso. Visto que as cores utilizam a frequência média em cada local, a frequência sistólica máxima será sempre maior que o valor médio. (28:236; 34:27; 35:591)

602. (A) Verdadeiro. A frequência deve ser a mesma, pois o processamento de sinais síncronos utiliza o mesmo sinal de eco para o processamento de sinais Doppler e em escala de cinza. (28:236)

603. (B) Falso. O processamento de sinais assíncronos pode, e frequentemente usa, utilizar diferentes frequências para a imagem em escala de cinza e a imagem Doppler. Por exemplo, poderia obter imagens a 5 MHz e ter uma frequência portadora Doppler de 3 MHz. (28:236)

604. (A) Um ângulo Doppler significativamente inferior a 90° para o fluxo sanguíneo típico. Todas as imagens Doppler requerem um ângulo Doppler. Nos sistemas assíncronos que não utilizam um espaçador, o ângulo resulta do direcionamento do feixe. (37:173)

605. (D) Um ângulo Doppler entre os padrões de fluxo típicos nos vasos. Os sistemas síncronos que mantêm os feixes perpendiculares ao transdutor linear (angiodinografia) utilizam um espaçador mecânico para alcançar o ângulo Doppler para o padrão de fluxo do vaso. (28:236; 34:27)

606. (D) A refletividade do sangue é em torno de 40-60 dB abaixo daquela dos tecidos moles. O fato de a refletividade do sangue ser em torno de 1/100 a 1/1.000 daquela dos tecidos moles resulta em refletividades muito inferiores àquelas dos tecidos moles. (33:18)

607. (A) Verdadeiro. Visto que a refletividade do sangue é baixa, muitos sistemas de fluxo em cores aumentam a penetração da cor através do aumento da potência de saída do Doppler transmitido. (28:236)

608. (B) Falso. Os sistemas de processamento de sinais síncronos são limitados pelos níveis de potência do transmissor comum usado para imagens em escala de cinza e imagens Doppler. Consequentemente, imagens com e sem Doppler produzem níveis de potência similares. (9:27; 28:236)

609. (A) Verdadeiro. Os espectros em um único ponto requerem que o feixe de ultrassom se prolongue por uma maior distância do que nos sistemas em tempo real em escala de cinza ou sistemas de fluxo em cores. (9:27; 28:236)

610. (A) Diminuir. Os sistemas de fluxo em cores requerem uma permanência de cada linha de visada por quatro a 32 ciclos de pulso-período de escuta. Vários sistemas têm diferentes tempos de permanência. O resultado final típico é o de uma redução na cadência da imagem nos sistemas de fluxo em cores. (28:236)

611. (A) Verdadeiro. As imagens do coração com sistemas em tempo real de fluxo em cores requerem cadências relativamente altas. Em geral, o Doppler requer uma permanência de cada linha de visada por algum período de tempo. Além disso, cada sítio de amostragem Doppler requer um tempo de processamento para extrair a média do desvio de frequência Doppler. A restauração de cadências cardíacas adequadas requer a diminuição do número de linhas de visada do fluxo em cores e do número de amostras ao longo de cada linha. (9:27; 37:17)

612. (B) Falso. A ecocardiografia com Doppler colorido não funciona bem na imagem vascular, pois os intervalos de amostragem no Doppler são muito grandes. A aquisição de imagens do coração também envolve um problema com refletividade e não com a atenuação de tecidos. (27:236)

613. (B) Falso. As amostras Doppler nas imagens vasculares podem ser bem abaixo de 1 mm. Ao contrário, as amostras para a ecocardiografia podem ser em intervalos de vários milímetros ou mais. (27:17)

614. (B) Os feixes de ultrassom estão sempre se movendo. Este é o caso, pois os sistemas mecânicos carecem de um motor especial capaz de mover o feixe em pequenas etapas. A cor nem sempre funciona bem nos sistemas mecânicos, pois o processamento de sinais no Doppler é codificado para o movimento relativo, e o feixe está sempre se movendo. (27:17)

615. (A) 1 e 2. O arranjo linear e o arranjo de fase setorial possuem feixes de ultrassom estacionários em cada linha de visada no plano de varredura. Ambos os arranjos também aumentam o número de artefatos secundários com o direcionamento do feixe. Estes arranjos não possuem focalização dinâmica tridimensional ou aberturas necessariamente do mesmo tamanho. (2:21; 34:27)

616. (B) O arranjo linear. O arranjo linear com um campo de varredura retangular é a geometria utilizada para a aquisição de imagens vasculares. A geometria de varredura setorial torna a leitura de cores ambígua nos segmentos mais retos de um vaso. (27:44)

617. (D) Uma combinação de A e C. A ecocardiografia com Doppler colorido utiliza o arranjo de fase setorial e o arranjo curvo. Estes cabeçotes de varredura possibilitam a visualização do coração a partir das janelas intercostal e subcostal. (27:41)

618. (B) 9 cm/s. A redução da frequência portadora do Doppler significa que o mesmo desvio de frequência Doppler requer uma maior velocidade para ser visível. (38:280)

619. (B) Falso. Assim como todos os sistemas de Doppler pulsado, os sistemas em cores se sobreporão quando as frequências Doppler excederem o limite de amostragem da PRF. (33:37)

620. (C) Diminuir a frequência portadora. Isto move todas as frequências Doppler para baixo e pode trazer as altas frequências fantasmas para baixo do limite de sobreposição espectral. (37:192)

621. (D) Ambiguidade de alcance. Altas cadências (PRF alta) e alta potência de saída possibilitam que estruturas fora do campo de visão entrem na imagem na forma de um artefato de ambiguidade de alcance. (39:83)

622. (B) Falso. Os grandes campos de visão utilizados na imagem abdominal retardam a cadência. Além disso, a anatomia do vaso percorre em todas as direções. A separação de artérias e veias requer que o espectro determine a pulsatilidade. (35:591)

623. (D) A ou B. No Doppler vascular colorido, a turbulência aparece como linhas de fluxo quebradas. Em seguida, a imagem assume uma aparência mosqueada na cor ou na saturação da cor. (35:591)

624. (D) Uma região mosqueada verde. Na ecocardiografia com Doppler colorido, os intervalos de amostragem são muito grandes para exibir turbulência. Como resultado, o sistema determina a variação espectral em cada sítio de amostragem e expressa aumento de turbulência (aumento de variação) com tons crescentes de verde. (27:12)

625. (B) Codifica o espectro de potência do sinal Doppler em cores. O Doppler de potência usa apenas as amplitudes dos sinais Doppler nos canais I e Q. (40:13)

626. (C) Não exibe a direcionalidade do fluxo no vaso. O Doppler de potência usa apenas as amplitudes dos sinais nos canais I e Q. Sem a informação da fase, o Doppler de potência não pode exibir a direção do fluxo. (41:14)

627. (A) Deseja exibir a perfusão tecidual. O Doppler de potência exibirá onde o sistema detecta as amplitudes de sinal Doppler. Portanto, a cor será distribuída de acordo com este mapa de sinais tanto para as artérias, como para as veias. (41:16)

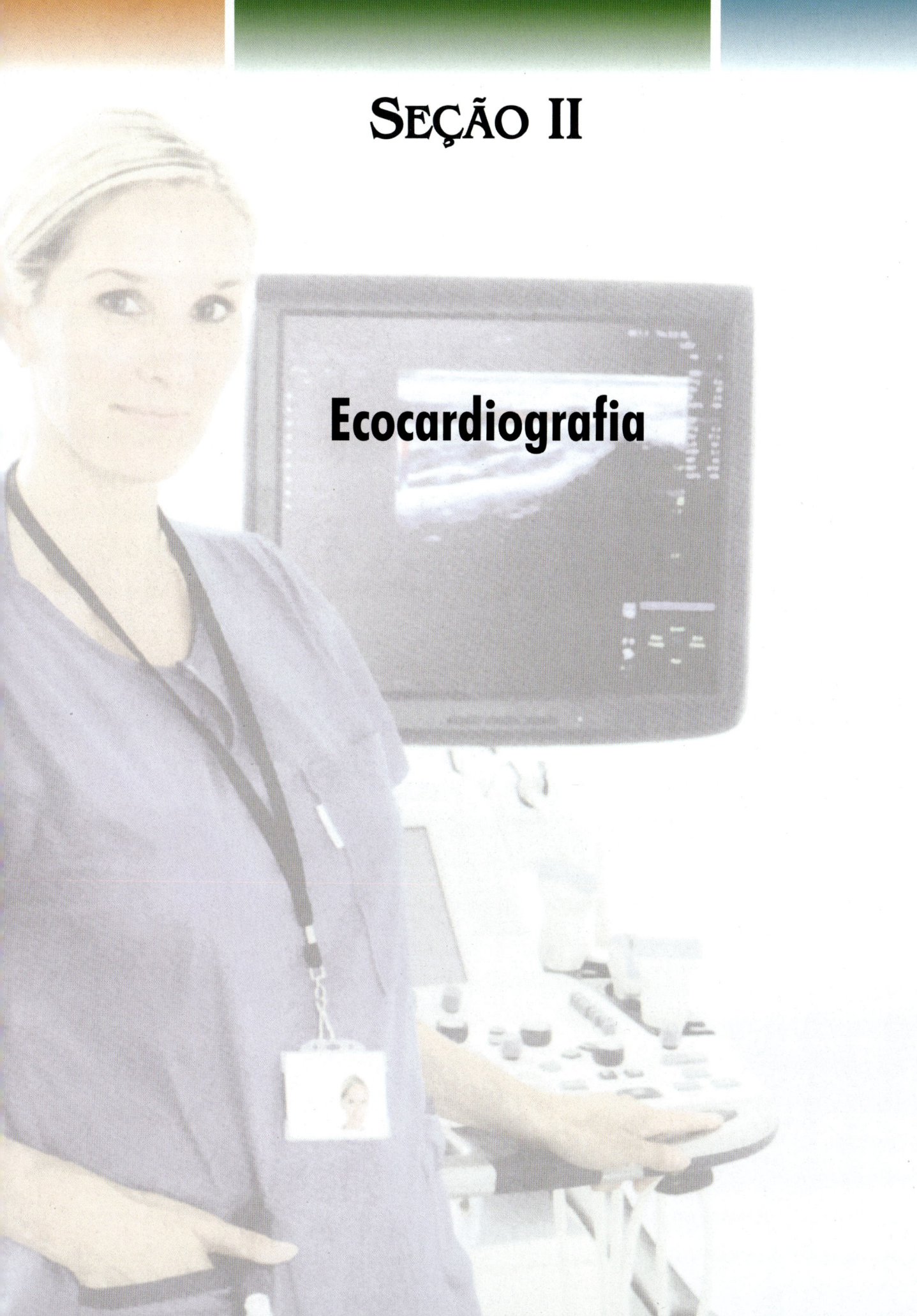

SEÇÃO II

Ecocardiografia

Ecocardiografia de Adultos

Mark N. Allen ▪ Carol A. Krebs*

Guia de Estudo

INTRODUÇÃO

A ecocardiografia tornou-se um campo altamente especializado do ultrassom. Originalmente, a ecocardiografia começou com técnicas em modo M e se transformou em imagens bi, tri e até quadridimensionais combinadas com o Doppler e a imagem do fluxo em cores. Avanços técnicos inovadores, como exames transesofágicos e agentes de contraste, acrescentaram capacidades diagnósticas adicionais. A ecocardiografia serve como um método não invasivo ideal para examinar a anatomia cardíaca em estados normal e anormal. A combinação das informações anatômicas e funcionais fornecida pela ecocardiografia a torna o método diagnóstico de escolha em uma variedade de situações clínicas.[1]

O coração é um órgão extremamente complexo, e a ecocardiografia fornece uma variedade de técnicas que podem ser aplicadas para obter informações abrangentes sobre um órgão muito dinâmico. Durante a realização de um exame ecocardiográfico, é importante considerar não apenas as informações das imagens bidimensionais, como também os achados do Doppler e fluxo em cores.[1] Estas técnicas são realizadas como parte integral de um exame ecocardiográfico e devem ser utilizadas para complementar uma a outra.

TÉCNICAS E INSTRUMENTAÇÃO

Exame Transtorácico

Imagens em tempo real combinadas com o Modo M e Doppler são a base do exame ecocardiográfico básico. O eletrocardiograma (ECG) determina o tempo dos eventos elétricos, que são utilizados para medidas e cálculos. Existem protocolos específicos estabelecidos por cada laboratório que governam o desempenho e a interpretação do exame. Estes protocolos geralmente incluem as diretrizes recomendadas pela *American Society of Echocardiography* (ASE). As posições são especificamente projetadas para visualização das estruturas cardíacas. As estruturas visualizadas a partir das várias posições e janelas são especificadas nas seções seguintes.

Incidência Paraesternal Esquerda de Eixo Longo

- Parede anterior livre do ventrículo direito
- Cavidade ventricular direita
- Septo interventricular, incluindo a porção membranosa
- Ventrículo esquerdo
- Parede posterior do ventrículo esquerdo
- Valva mitral e aparato
- Via de saída do ventrículo esquerdo
- Valva aórtica – cúspides esquerda e não coronária
- Raiz da aorta
- Átrio esquerdo
- Aorta torácica descendente
- Seio coronariano
- Pericárdio

Incidência da Via de Entrada do Ventrículo Direito

- Obtida iniciando em uma incidência paraesternal esquerda de eixo longo e inclinando anteriormente
- Átrio direito
- Ventrículo direito
- Valva tricúspide e aparato (corda tendínea e músculos papilares)

Incidência Paraesternal de Eixo Curto

- Ventrículo esquerdo – todos os segmentos das paredes
- Valva aórtica – as três cúspides

---

*Este capítulo é reimpresso da terceira edição do *Appleton & Lange Review for the Ultrasonography Examination*.

- Valva pulmonar
- Valva tricúspide
- Átrio direito
- Ventrículo direito
- Tronco da artéria pulmonar (ramos esquerdo e direito)
- Septo interatrial
- Pericárdio
- Átrio esquerdo

Incidência Apical de Quatro Câmaras
- Ventrículo esquerdo (parede septal, ápice, parede lateral)
- Ventrículo direito
- Átrio esquerdo
- Átrio direito
- Valva mitral – folhetos anterior e posterior
- Valva tricúspide
- Septos interatrial e interventricular
- Veias pulmonares

Incidência Apical de Duas Câmaras
- Ventrículo esquerdo (parede anterior, parede inferior, ápice)
- Átrio esquerdo e apêndice atrial esquerdo
- Seio coronariano
- Valva mitral

Incidência Apical de Eixo Longo
- Ventrículo esquerdo (septo, parede posterior, ápice)
- Átrio esquerdo
- Valva aórtica
- Aorta ascendente
- Valva mitral (ambos os folhetos) e aparato
- Ventrículo direito (porção pequena)
- Incidência Apical de Quatro Câmaras com Aorta
- Ventrículo esquerdo (parede septal, ápice, parede lateral)
- Ventrículo direito
- Átrio esquerdo
- Átrio direito
- Valvas atrioventriculares
- Valva aórtica
- Aorta ascendente/via de saída do ventrículo esquerdo (LV)

Incidência Subcostal de Quatro Câmaras
- Ventrículo esquerdo (parede septal, parede lateral)
- Ventrículo direito
- Átrio esquerdo
- Átrio direito
- Valvas atrioventriculares
- Septo interatrial
- Septo interventricular

Incidência Subcostal de Eixo Curto
- Ventrículo esquerdo – eixo curto
- Ventrículo direito
- Valva tricúspide
- Valva pulmonar
- Via de saída do ventrículo direito
- Tronco da artéria pulmonar

Incidência Subcostal da Veia Cava Inferior
- Veia cava inferior
- Veias hepáticas
- Átrio direito

Incidência Supraesternal
- Aorta ascendente
- Arco aórtico
- Aorta descendente
- Artéria carótida comum esquerda
- Artéria subclávia esquerda
- Artéria inominada
- Artéria pulmonar direita

Prova de Esforço e Exame Farmacológico

A ecocardiografia sob estresse físico pode ser realizada com uma esteira ergométrica, bicicleta ergométrica horizontal ou vertical, e técnicas de estimulação ou com o uso de agentes farmacológicos, como dobutamina, adenosina ou dipiridamol. A combinação da ecocardiografia, ECG e esforço tem sido utilizada desde a década de 1980. O uso de ECG durante o exercício não é confiável apenas em subgrupos de pacientes, como mulheres e pacientes, que têm um histórico de infarto do miocárdio ou cirurgia de revascularização, bem como em pacientes que tomam certos medicamentos como agentes antiarrítmicos, diuréticos e antidepressivos. Além disso, o ECG sob estresse físico não é confiável com certas arritmias, como bloqueio do ramo esquerdo do feixe de His ou outras anormalidades de repolarização, e cardiopatia valvar.

A cascata isquêmica é uma série de eventos que ocorre em um episódio isquêmico (Tabela 2-1).

O fato de que alterações sistólicas ocorrem antes das alterações no ECG e aparecimento de sintomas no paciente, a adição de técnicas imagiológicas ao ECG de esforço aumenta a precisão diagnóstica do teste.

Isquemia do miocárdio ocorre quando o suprimento regional de oxigênio é insuficiente para atender a demanda do organismo. Quando a reserva de fluxo sanguíneo miocárdico se torna inadequada, como durante o exercício ou a estimulação inotrópica, ocorrem isquemia e comprometimento da função miocárdica. Estenoses da artéria coronária podem ter pouco ou nenhum efeito no estado de repouso, porém se manifestam durante o estresse ou exercícios. Portanto, a avaliação de pacientes com exercícios se tornou uma parte integral do exame ecocardiográfico.

A ecocardiografia sob estresse físico evoluiu como um teste idealmente adequado para a avaliação de pacientes com corona-

TABELA 2-1 • Cascata Isquêmica	
Desequilíbrio na oferta e demanda	A perfusão miocárdica é reduzida pelo vaso coronário obstruído
Diminuição na complacência do LV	Ocorrem mudanças na função diastólica, como relaxamento lento, aumento da rigidez L e aumento da pressão diastólica final (LVEDP)
Redução ou alterações na função sistólica	Desenvolvimento de anormalidades na mobilidade segmentar ou regional das paredes
Desenvolvimento de alterações no ECG	Alterações significativas no segmento ST (elevação ou depressão)
Paciente com sintomas	Dor torácica

riopatia (CAD) ou cardiopatia valvar. Este exame é uma ferramenta confiável e economicamente viável para a detecção da presença, extensão e distribuição de estenose coronária. A ecocardiografia detecta rapidamente a mobilidade regional da parede em repouso e após o exercício, possibilitando previsões altamente precisas da extensão e distribuição da CAD.[1] Outras capacidades da ecocardiografia sob estresse físico incluem as seguintes:

- Avaliação do tamanho e fração de ejeção do LV
- Identificação de trombo ou aneurisma que podem ter resultado de um prévio infarto do miocárdio (MI)
- Identificação de outras causas de dor torácica não relacionadas com a obstrução vascular, como cardiomiopatia hipertrófica, dissecção da aorta ou doença do pericárdio
- A avaliação das lesões cardíacas valvares, especialmente quando o exame é realizado junto com a ecocardiografia Doppler

As indicações para a ecocardiografia sob estresse físico incluem: (1) rastreio de novos pacientes para CAD, (2) avaliação dos estados antes e depois da intervenção, (3) determinação do prognóstico após um infarto do miocárdio e (4) avaliação da significância hemodinâmica da cardiopatia valvar.[1]

As contraindicações incluem: (1) infarto do miocárdio recente, (2) angina instável, (3) arritmias potencialmente fatais, (4) pericardite aguda, (5) hipertensão grave, (6) embolia pulmonar aguda e (7) estenose valvar aórtica crítica. A interpretação do teste inclui uma avaliação da pressão sanguínea do paciente, ECG, sintomas e resposta ecocardiográfica ao exercício. Os segmentos miocárdicos do LV são divididos em três zonas de perfusão, cada uma imposta pela anatomia da artéria coronária. A artéria descendente anterior esquerda, ou LAD, supre a parede anterior, o septo e o ápice. A artéria coronária circunflexa esquerda supre os segmentos posterolaterais, porém também podem suprir os segmentos inferiores, dependendo da dominância. A artéria coronária direita, ou artéria descendente posterior (PDA), supre os segmentos inferiores.

Um ecocardiograma sob estresse físico é considerado positivo quando qualquer um destes três achados estiver presente: (1) anormalidade na mobilidade das paredes induzida pelo exercício, (2) um aumento no volume do LV ou (3) uma redução na fração de ejeção global do LV. Quanto maior a anormalidade na mobilidade das paredes, mais grave a doença. Existem muitos fatores que afetam as anormalidades na mobilidade das paredes. Talvez o mais importante destes seja a duração do exercício; quanto menos exercício o paciente faz, menor a probabilidade de o paciente alcançar uma frequência cardíaca adequada. Segue abaixo uma lista de falso-positivos e falso-negativos na Tabela 2-2.

Ecocardiografia de Contraste

O uso de agentes de contraste tem-se disseminado no campo da ecocardiografia. Os agentes de contraste podem ser usados para avaliação da função e das estruturas cardíacas esquerdas e direitas, realces de lesões regurgitantes e estenóticas, melhor determinação das pressões da artéria pulmonar, determinação da presença de vários *shunts*, como forame patente, ASD e VSDs e outros *shunts*, e patência da artéria coronária.[1]

Os agentes de contraste estão disponíveis em várias formas, desde as mais simples, como uma solução salina agitada, até agentes complexos compostos de cápsulas de perfluorocarbono (ou outras substâncias) preenchidas com gases. Estas últimas formas de agentes de contraste são especialmente promissoras não apenas para ajudar na identificação de estruturas e funções cardíacas, mas também, mais recentemente, na avaliação das imagens de perfusão miocárdica. Atualmente (no momento desta escrita), os agentes de contraste são aprovados pela *Food and Drug Administration* (FDA) apenas para a avaliação da opacificação do LV, não sendo aprovados para avaliação das imagens de perfusão miocárdica. Todavia, pesquisas continuam no uso de microbolhas para ajudar a identificar a distribuição coronária.

Contraste interno ou contraste ecocardiográfico espontâneo (SEC) é a presença de reflexões discretas no sangue contido nas câmaras cardíacas ou nos vasos sem a injeção de meio de contraste. SEC é observado quando o sangue se torna ecogênico em uma região de fluxo reduzido. Não é observado com taxas de

TABELA 2-2 • Falsos-Positivos e Falsos-Negativos	
Exames Falsos-Negativos	**Exames Falsos-Positivos**
Coronariopatia leve	Cardiomiopatias
Incapacidade de alcançar a frequência cardíaca máxima	Exercício inadequado
Presença de vasos colaterais extensos (melhora o fluxo da área afetada)	Disfunção miocárdica preexistente Hipertrofia ventricular esquerda Fibrose ventricular esquerda Envelhecimento do coração Pressão arterial alta (220/110 mmHg) Hipertensão grave

cisalhamento superiores a 40 segundos. SEC pode ser visto em estados normais, assim como em condições anormais. O SEC tem o potencial de induzir eventos embólicos causados pela formação de trombo.[1] A visualização de SEC pode-se tornar mais prevalente com o avanço da tecnologia e aprimoramento dos equipamentos, mesmo em pacientes totalmente saudáveis.

O tamanho de agentes de contraste na forma de microbolhas varia de 0,1 a 8 μm. Estas esferas minúsculas são fortes refletores de ultrassom, porém são pequenas o bastante para atravessar o leito capilar. As microbolhas devem ser pequenas para evitar efeitos prejudiciais, devem continuar minúsculas após a injeção e permanecer na circulação tempo o suficiente para serem detectadas pelo ultrassom. A propriedade refletora das microbolhas provém dos materiais contidos nas bolhas ou esferas, que geralmente é gás ou ar. Em razão da impedância acústica do ar ou gás em relação ao sangue, há um forte sinal. Outros fatores que afetam as propriedades refletoras são:

- Frequência transmitida
- Diâmetro da microbolha
- Concentração da microbolha
- Taxa de sobrevida da microbolha

Eventualmente, a microbolha desaparece através de processos naturais do organismo. A Tabela 2-3 especifica os agentes atualmente disponíveis nos Estados Unidos e seus usos potenciais.

Exame Transesofágico

A ecocardiografia transesofágica (TEE) representa outra técnica ecocardiográfica regularmente utilizada para avaliar a função e a estrutura cardíaca. É executada por um médico com treinamento especializado em interpretação e desempenho de TEE.[1] Os exames de TEE fornecem uma avaliação completa de todas as regiões do coração, incluindo os grandes vasos. Embora seja considerada mais invasiva do que um ecocardiograma transtorácico ou de superfície, a TEE é um procedimento relativamente simples e tolerado pela maioria dos pacientes.

A estimulação atrial transesofágica é realizada por meio da ligação de um cateter de estimulação revestido de silicone ao transdutor de TEE. A estimulação é aumentada em incrementos até 85% da frequência cardíaca máxima prevista para a idade do paciente. A função do LV é monitorizada pelo exame de TEE na linha de base, assim como durante e imediatamente após a estimulação máxima. Esta técnica é altamente sensível e específica para detecção de CAD e apresenta uma alta taxa de sucesso de 90-100% dos pacientes.[1]

A combinação de TEE e agentes farmacológicos é utilizada para avaliar a CAD e tem demonstrado ser um procedimento adequado e confiável. Em cada estágio da infusão de dobutamina, é importante usar planos longitudinais e transversos para otimizar a visualização de todos os segmentos da parede.

O uso de TEE apresenta várias vantagens, incluindo as seguintes:

- A TEE fornece maior resolução do que o exame ecocardiográfico transtorácico (TTE) em razão do uso da janela transesofágica, que permite o uso de frequências mais elevadas. O transdutor é acoplado a um gastroscópio flexível de comprimento suficiente para ser avançado até o esôfago. O transdutor é posicionado atrás da parede posterior do ventrículo esquerdo
- A TEE fornece adicional visualização das estruturas que frequentemente não são bem visualizadas no exame de TTE em estudos tecnicamente difíceis. Estas estruturas incluem as estruturas cardíacas posteriores, como a aorta, átrios, apêndice atrial esquerdo e valvas cardíacas
- A TEE fornece "planos fora do eixo" além dos planos-padrão, o que geralmente proporciona uma visualização mais clara da anatomia ou das anomalias

Existem contraindicações à realização do exame de TEE. Estas incluem: tumores esofágicos ou tumores da boca, estreitamento ou estenose esofágica, divertículo, varizes esofágicas, vísceras perfuradas, perfuração ou volvo gástrico, sangramento ativo do trato gastrointestinal e recusa do paciente ou relutância em cooperar.[1] Ocasionalmente, o transdutor de TEE não pode ser facilmente inserido e não deve nunca ser forçado.

A Tabela 2-4 especifica as indicações para TEE.

ANATOMIA CARDÍACA

Para se tornar um perito nas técnicas de ecocardiografia, é fundamental uma compreensão completa da anatomia cardíaca. Devem-se conhecer as estruturas normais e ser capaz de diferenciar as variantes normais dos estados patológicos. Também é preciso conhecer a orientação da anatomia do coração na cavidade torácica.

O coração é um órgão fibromuscular oco em formato de cone, localizado no mediastino médio entre os pulmões e as pleuras. Possui uma base, um ápice e múltiplas superfícies e bordas. O coração está contido no pericárdio. O pericárdio é composto de componentes fibrosos e serosos. O pericárdio fibroso é o saco externo firme que circunda completamente o coração, mas não se adere a ele. O componente seroso é a camada interna que tem dois componentes. A camada visceral, ou epicárdica, adere-se à superfície do coração e compõe o epicárdio e o pericárdio seroso, que é a camada externa ou parietal. O pericárdio seroso reveste a superfície interna do pericárdio fibroso. No interior das camadas serosas, existe uma película fina de líquido pericárdico. A finalidade do pericárdio é (1) reduzir o atrito com o movimento cardíaco; (2) permitir que o coração se movimente livremente com cada batimento, facilitando a ejeção e alterações volêmicas; (3) manter o coração dentro do mediastino, especialmente durante um trauma; e (4) atuar como uma barreira contra infecções.[1]

TABELA 2-3 • Agentes por Microbolhas		
Agentes Disponíveis	Fabricante	Usos (aprovado pela FDA)
Optison	Amersham	• Opacificação do LV
Definity	Bristol-Myers Squibb	• Opacificação do LV

TABELA 2-4 • Indicações para TEE	
Função ventricular esquerda	• Anormalidades regionais na mobilidade da parede • Função global do LV
Endocardite	• Vegetações valvares • Excrescências valvares de Lambl
Patologia/ distúrbios valvares	• Prolapso da valva mitral • Estenoses mitral, aórtica, pulmonar, tricúspide • Regurgitações mitral, aórtica, pulmonar, tricúspide • Folhetos com movimentação exagerada • Estruturas cordais rompidas
Doença pericárdica	• Pericardite • Líquido pericárdico • Tamponamento
Anormalidades aórticas	• Presença e extensão de doença aterosclerótica • Ruptura aórtica traumática • Dissecção da aorta • Aneurismas não dissecantes
Shunts (atrial, ventricular, outros)	• Defeitos do septo atrial • Defeitos do septo ventricular • Forame oval patente • Aneurismas do septo atrial
Fonte de embolia	• Pode ajudar a identificar os pacientes em risco de AVE • Utilizada para rastrear pacientes para cardioversão • Possibilita a pesquisa do apêndice atrial esquerdo
Função cardíaca direita	• Monitorização durante e após a cirurgia cardíaca aberta

O comprimento médio do coração de um adulto é de, aproximadamente, 12 cm do ápice até a base, 8-9 cm transversalmente no diâmetro mais amplo e 6 cm no diâmetro anteroposterior. O peso varia de 280 a 340 g em indivíduos do sexo masculino e de 230 a 280 g em indivíduos do sexo feminino. O peso cardíaco é, aproximadamente, 0,45% do peso corporal total em homens e 0,40% do peso corporal total em mulheres.[1,2]

O coração é dividido em quatro câmaras: dois átrios e dois ventrículos. A superfície externa contém diversas fossas e sulcos. O sulco coronário ou atrioventricular separa os átrios dos ventrículos e contém o tronco principal das artérias coronárias e seio coronariano. O sulco interventricular separa os ventrículos direito e esquerdo. O sulco interventricular anterior está na superfície anterior e contém o ramo descendente da artéria coronária esquerda. O sulco interventricular posterior está situado na superfície diafragmática do coração e contém a artéria coronária descendente posterior e a veia cardíaca média. Os sulcos interatriais separam os átrios. Os sulcos interatriais são superficiais e menos proeminentes do que os outros sulcos. Os sulcos interatrial, atrioventricular e posterior interventricular se encontram e formam o *crux cordis* do coração. O sulco ou fossa terminal demarca o átrio verdadeiro e o componente venoso do átrio direito. Estes sulcos externos são preenchidos por gordura que varia com a quantidade de gordura corporal total e aumenta com a idade.[1]

Existem basicamente dois tipos importantes de valvas cardíacas: a semilunar e a atrioventricular. As valvas semilunares são a aórtica e a pulmonar. As valvas atrioventriculares são a tricúspide e a mitral.

Várias patologias podem afetar o coração no adulto. Estes estados patológicos podem causar uma variedade de alterações anatômicas primárias e secundárias no coração. O conhecimento destas alterações melhora o exame ecocardiográfico. Uma vez que o estudante tenha uma completa noção da anatomia do coração, as imagens ecocardiográficas são mais bem compreendidas. As incidências ecocardiográficas bidimensionais básicas são ilustradas nas Figs. 2-1 a 2-8. Estas figuras são da *American Society of Echocardiography* e representam a nomenclatura aceita para as imagens bidimensionais.

Ventrículo Esquerdo

Anatomia. O ventrículo esquerdo é a maior câmara cardíaca, representando 75% da massa cardíaca. O ventrículo esquerdo consiste em dois músculos papilares, tem trabeculações no ápice e uma área basal de parede lisa. Seu diâmetro diastólico final é de 3,6-5,6 cm, e seu diâmetro sistólico final é de 2,3-4 cm. Fração de encurtamento normal. A diferença entre os diâmetros diastólico e sistólico é:

$$FS = \frac{LVDd - LVLVIDS}{LVIDd}$$

Uma parede de espessura normal do LV na diástole varia de 0,6 a 1,1 cm.

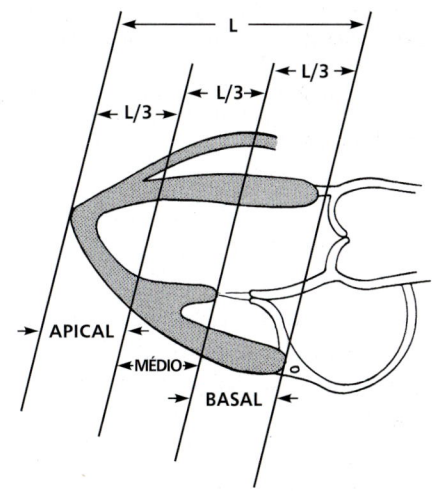

FIGURA 2-1. Incidência paraesternal de eixo longo do coração, demonstrando o método de subdivisão das paredes miocárdicas ao longo do eixo longo (L) em três regiões de mesmo comprimento, com o uso dos músculos papilares do ventrículo esquerdo como referência anatômica. (Reproduzida com permissão de Henry WL, DeMaria A, Feigenbaum H, et al: Report of the American Society of Echocardiography Committee on Nomenclature and Standards: Identification of myocardial wall segments. November, 1982: 1-15.)

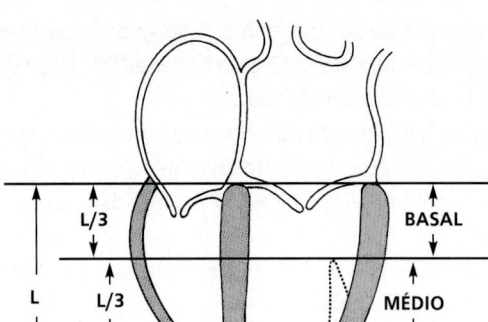

FIGURA 2-2. Incidência apical de quatro câmaras do coração, demonstrando o método de subdivisão das paredes miocárdicas em três regiões, com o uso dos músculos papilares do ventrículo esquerdo como referência anatômica. *(Reproduzida com permissão de Henry WL, DeMaria A, Feigenbaum H, et al: Report of the American Society of Echocardiography Committee on Nomenclature and Standards: Identification of myocardial wall segments. November, 1982: 1-15.)*

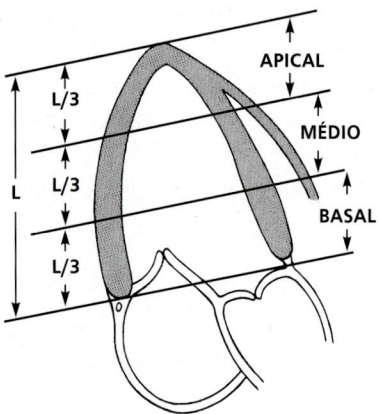

FIGURA 2-3. Incidência apical de eixo longo do coração, demonstrando o método de subdivisão das paredes miocárdicas em três regiões de mesmo comprimento. *(Reproduzida com permissão de Henry WL, DeMaria A, Feigenbaum H, et al: Report of the American Society of Echocardiography Committee on Nomenclature and Standards: Identification of myocardial wall segments. November, 1982: 1-15.)*

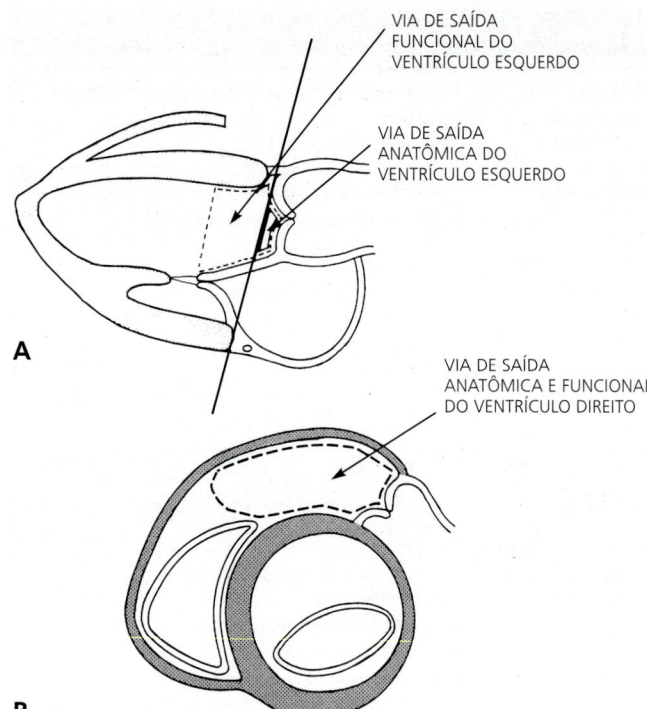

FIGURA 2-4. As vias de saída funcional e anatômica do ventrículo esquerdo do coração são representadas no painel superior (**A**), enquanto que as vias de saída funcional e anatômica do ventrículo direito são ilustradas no painel inferior (**B**). *(Reproduzida com permissão de Henry WL, DeMaria A, Feigenbaum H, et al: Report of the American Society of Echocardiography Committee on Nomenclature and Standards: Identification of myocardial wall segments. November, 1982: 1-15.)*

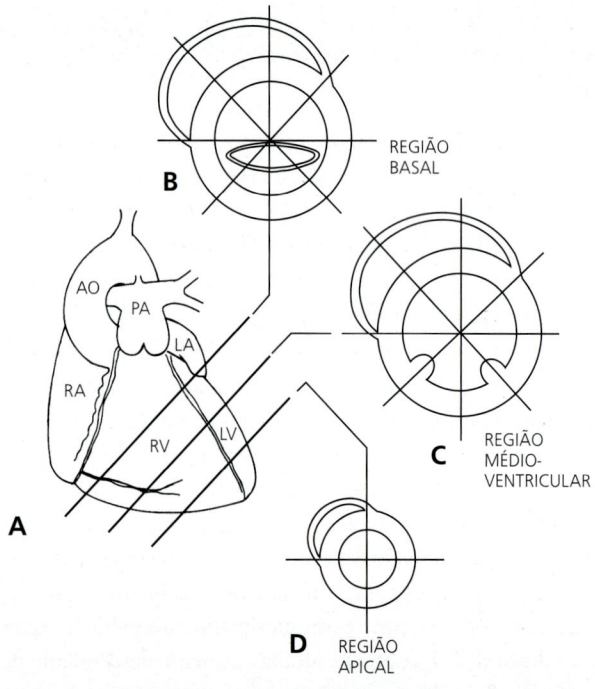

FIGURA 2-5. Diagrama do coração (**A**) e as incidências de eixo curto da região basal (**B**), região médio-ventricular (**C**) e região apical (**D**). *(Reproduzida com permissão de Henry WL, DeMaria A, Feigenbaum H, et al: Report of the American Society of Echocardiography Committee on Nomenclature and Standards: Identification of myocardial wall segments. November, 1982: 1-15.)*

Hemodinâmica. O ventrículo recebe sangue oxigenado do átrio esquerdo e o bombeia através da valva aórtica para o corpo por meio de artérias, arteríolas e capilares. Sua pressão sistólica é de 100-120 mmHg.

Incidências Ecocardiográficas. Quase todas as incidências-padrão permitem a visualização de pelo menos parte do ventrículo esquerdo. As incidências apicais possibilitam o exame do ápice, que pode ser difícil de visualizar em outras incidências. As dimensões internas máximas são observadas na sístole final e devem ser medidas no pico do deslocamento posterior do septo interventricular (Tabela 2-5).

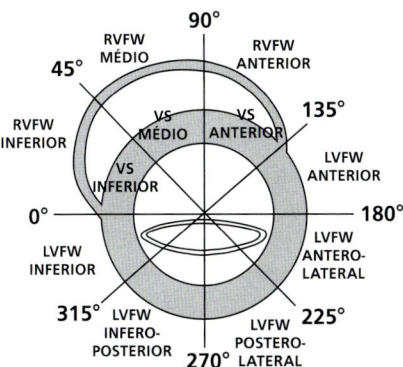

FIGURA 2-6. Incidência de eixo curto da região basal do coração demonstrando o método de subdivisão das paredes miocárdicas em segmentos, com o uso de um sistema de coordenadas, consistindo em oito linhas separadas por um ângulo de 45°. Com este sistema, a parede livre do ventrículo esquerdo (LVFW) é dividida em cinco segmentos, enquanto que o septo ventricular (VS) e paredes livres do ventrículo direito (RVFW) são subdivididos em três segmentos cada. *(Reproduzida com permissão de Henry WL, DeMaria A, Feigenbaum H, et al: Report of the American Society of Echocardiography Committee on Nomenclature and Standards: Identification of myocardial wall segments. November, 1982: 1-15.)*

Átrio Esquerdo

Anatomia. O átrio esquerdo é um saco de parede lisa, com paredes mais espessas que as do átrio direito. A câmara recebe quatro veias pulmonares: duas (algumas vezes três) no lado direito e duas (algumas vezes uma) no lado esquerdo. O septo interatrial divide os átrios esquerdo e direito. O átrio esquerdo é mais fino em sua porção central, a fossa, e varia em espessura nas outras regiões decorrente dos depósitos de gordura. Estes depósitos normalmente aumentam com a idade. A aurícula esquerda, ou apêndice atrial esquerdo, origina-se na porção superoanterior do

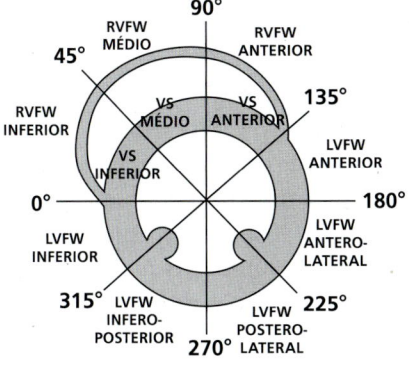

FIGURA 2-7. Incidência de eixo curto da região médio-ventricular do coração demonstrando o método de subdivisão das paredes miocárdicas em segmentos, com o uso de um sistema de coordenadas, consistindo em oito linhas separadas por um ângulo de 45°. Com este sistema, a parede livre do ventrículo esquerdo (LVFW) é dividida em cinco segmentos, enquanto que o septo ventricular (VS) e paredes livres do ventrículo direito (RVFW) são subdivididos em três segmentos cada. *(Reproduzida com permissão de Henry WL, DeMaria A, Feigenbaum H, et al: Report of the American Society of Echocardiography Committee on Nomenclature and Standards: Identification of myocardial wall segments. November, 1982: 1-15.)*

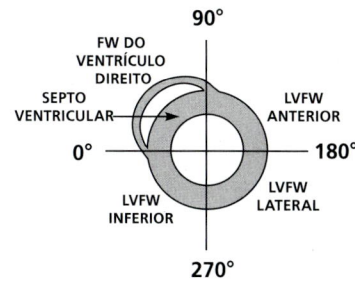

FIGURA 2-8. Incidência de eixo curto da região apical do coração demonstrando o método de subdivisão das paredes miocárdicas em segmentos, com o uso de um sistema de coordenadas, consistindo em quatro linhas separadas por um ângulo de 90°. Com este sistema, a parede livre do ventrículo esquerdo (LVFW) é subdividida em três segmentos, enquanto que o septo ventricular (VS) e parede livre do ventrículo direito (RVFW) são subdivididos em um segmento cada. *(Reproduzida com permissão de Henry WL, DeMaria A, Feigenbaum H, et al: Report of the American Society of Echocardiography Committee on Nomenclature and Standards: Identification of myocardial wall segments. November, 1982: 1-15.)*

átrio esquerdo e contém pequenos músculos pectíneos. A dimensão média da câmara no adulto é de 29-38 mm.

Hemodinâmica. A pressão média no átrio esquerdo varia de 1 a 10 mmHg. O sangue oxigenado é proveniente dos pulmões e entra no átrio através das veias pulmonares. À medida que a pres-

TABELA 2-5 • TEE do Exame do Ventrículo Esquerdo	
Incidências	**Estruturas/Paredes**
Eixo longo (LAX)	• Septo • Parede posterior • Músculos papilares • Trabeculações
Eixo curto (SAX)	• Septo (inferior, médio, anterior) • Parede lateral • Parede posterior • Parede inferior
Apical de quatro câmaras	• Ápice • Parede lateral • Septo • Músculos papilares
Apical de duas câmaras	• Ápice • Parede posterior • Parede anterior
Apical de eixo longo	• Ápice • Septo • Parede posterior
Subcostal de quatro câmaras	• Ápice • Septo • Parede lateral
Subcostal de eixo curto	• Septo • Parede lateral • Parede posterior • Parede inferior

são atrial esquerda aumenta mais do que a do ventrículo esquerdo, a valva mitral abre, e o sangue entra no ventrículo esquerdo através da valva mitral.

Incidências Ecocardiográficas. As dimensões máximas devem ser medidas na sístole final. As medidas podem ser feitas da extremidade proximal da parede posterior da aorta até a extremidade proximal da parede posterior do átrio esquerdo. Esta câmara é mais facilmente visualizada com as incidências paraesternais de eixos longo e curto; entretanto, também pode ser visualizada, com as incidências apical e subcostal. Na incidência paraesternal esquerda de eixo longo, a aorta descendente pode ser visualizada, percorrendo posteriormente ao átrio esquerdo. É preciso ter cautela ao mensurar o diâmetro do átrio esquerdo para que a aorta descendente não seja incluída na medida, pois isto resultaria em um diâmetro atrial esquerdo errôneo. O apêndice atrial esquerdo pode ser visualizado com as incidências transtorácica de duas câmaras e paraesternal de eixo curto.

A TEE também pode ser utilizada para avaliar esta área, sendo tipicamente realizada em pacientes que a fonte de embolia seja uma consideração ou quando pacientes podem ser agendados para cardioversão.

Átrio Direito

Anatomia. O átrio direito tem duas partes: uma porção anterior e uma porção posterior. As duas porções são separadas por uma crista muscular, chamada de crista terminal. Tipicamente, essa área não é bem visualizada pela abordagem transtorácica.

A parede posterior lisa do átrio deriva do seio venoso embrionário e recebe as veias cavas inferior e superior. Uma prega fina de tecido, chamada de valva de Eustáquio, protege a abertura (óstio) da veia cava inferior. A valva de Eustáquio é algumas vezes grande e complexa e forma uma rede de tecidos, conhecida como a rede de Chiari. O seio coronariano também entra no átrio direito anteriormente à veia cava inferior. O seio coronariano também pode ser protegido por uma prega fina de tecido, chamada de valva de Tebésio.

A porção anterior, que representa o átrio direito embrionário, é trabeculada e extremamente fina. O apêndice atrial direito, ou aurícula direita, origina-se da porção superior do átrio direito e contém músculo pectíneo. Em adultos, as dimensões do átrio direito variam de 26 a 34 mm.

Hemodinâmica. Sangue desoxigenado do corpo, cabeça e coração chega ao átrio direito através da veia cava inferior, veia cava superior e seio coronariano, respectivamente. Quando as pressões no átrio direito aumentam mais que as pressões do ventrículo direito, a valva tricúspide se abre, permitindo o fluxo anterógrado do sangue para o ventrículo direito. As pressões médias nesta câmara variam de 0 a 8 mmHg.

Incidências Ecocardiográficas. As incidências apicais são as mais adequadas para avaliação do átrio direito. Outras incidências incluem a subcostal e, em menor grau, a paraesternal de eixo curto.

Ventrículo Direito

Anatomia. O ventrículo direito é dividido em duas porções: uma via de entrada posteroinferior e uma via de saída anterossuperior. A via de entrada contém a valva tricúspide e é fortemente trabeculada. A via de saída, também chamada de infundíbulo, origina o tronco pulmonar. A parede da área subpulmonar é lisa.

O ventrículo direito contém vários músculos papilares que ancoram a valva tricúspide. O ventrículo contém diversos feixes musculares. Um feixe, a banda moderadora, é facilmente visualizado no ápice do ventrículo por imagens bidimensionais. Os diâmetros internos variam de 7 a 26 mm.

Hemodinâmica. As pressões sistólicas variam de 15 a 30 mmHg, e as pressões diastólicas variam de 0 a 8 mmHg.

Incidências Ecocardiográficas. O ventrículo direito é mais facilmente visualizado com incidências apicais e subcostais. Também pode ser visualizado com as incidências paraesternais esquerdas de eixos longo e curto e a incidência da via de entrada do ventrículo direito.

Aorta

Anatomia. A aorta se origina na base do coração e entra no mediastino superior, quase alcançando o esterno e, então, segue um trajeto retrógrado e oblíquo para a esquerda sobre o brônquio esquerdo. Em seguida, a aorta se torna a aorta descendente e segue um trajeto inferior, anterior e ligeiramente à esquerda da coluna vertebral. A aorta é altamente elástica e possui três camadas: (1) uma camada interna fina, chamada de túnica íntima, (2) uma camada média espessa, chamada de túnica média e (3) uma camada externa fina, chamada de túnica adventícia. O diâmetro da raiz da aorta mede 2,5-3,3 cm.

Hemodinâmica. As velocidades máximas do fluxo sanguíneo em adultos são de 1-7 m/s.

Incidências Ecocardiográficas. A raiz da aorta é visualizada com as incidências paraesternais. Uma boa parte do arco aórtico ascendente pode ser visualizada, posicionando-se o transdutor em uma incidência paraesternal esquerda de eixo longo padrão e deslizando o transdutor até um espaço intercostal. A aorta ascendente, o arco aórtico e a aorta descendente podem ser visualizados com a incidência supraesternal. Como já mencionado, parte da aorta descendente também pode ser visualizada atrás do átrio esquerdo na incidência de eixo longo. As incidências subcostais possibilitam a visualização da valva e raiz aórtica.

Tronco da Artéria Pulmonar

Anatomia. O tronco da artéria pulmonar está localizado superior ao, e se origina do, ventrículo direito. Imediatamente após deixar o pericárdio, o tronco da artéria pulmonar bifurca-se em uma artéria pulmonar direita e uma artéria pulmonar esquerda que entram nos pulmões direito e esquerdo, respectivamente.

Hemodinâmica. Esta artéria transporta sangue desoxigenado do ventrículo direito para os pulmões. As velocidades de fluxo variam de 0,6 a 0,9 m/s.

Incidências Ecocardiográficas. A artéria é mais facilmente visualizada com a incidência paraesternal de eixo curto.

Valva Mitral

Anatomia. A valva mitral é uma valva atrioventricular. Está localizada entre o átrio esquerdo e o ventrículo esquerdo, e é uma membrana espessa de coloração branco-amarelada que se origina no ânulo fibroso, um anel fibroso que circunda o orifício da valva. A valva tem um folheto anterior e um folheto posterior, ambos dos quais têm bordas com aspecto de dente de serra. Ambos os folhetos estão presos aos músculos papilares por cordas tendíneas. A superfície no lado atrial da valva é lisa, enquanto que a superfície no lado ventricular é irregular. A área valvar mitral normal é de 4-6 cm².

Hemodinâmica. As velocidades de fluxo na valva variam de 9,6 a 1,3 m/s. A valva tem como função prevenir o refluxo de sangue do ventrículo esquerdo para o átrio esquerdo.

Incidências Ecocardiográficas. A valva mitral é mais facilmente visualizada com incidências paraesternais de eixos longo e curto e incidência apical. A melhor maneira de se obter as medidas Doppler é a partir das incidências apical de quatro e duas câmaras.

Valva Aórtica

Anatomia. A valva aórtica consiste em três cúspides lisas e delgadas em forma de bolso, nomeadas de acordo com suas localizações em relação às artérias coronárias. A cúspide próxima da artéria coronária esquerda é a cúspide coronariana esquerda, a cúspide próxima da artéria coronariana direita é a cúspide coronariana direita, e a cúspide que não está próxima a uma artéria coronária é a cúspide não coronariana. Em razão do seu formato lunar ou de meia-lua, a valva aórtica é referida como semilunar. A área valvar aórtica normal é de 3-4 cm².

Hemodinâmica. A valva aórtica tem como função prevenir o refluxo de sangue da aorta para o ventrículo esquerdo. A velocidade de fluxo varia de 1 a 1,7 m/s.

Incidências Ecocardiográficas. A valva é mais facilmente visualizada com as incidências paraesternais. Também pode ser visualizada na incidência apical de quatro câmaras com angulação anterior. As melhores medidas Doppler são obtidas a partir da incidência apical de quatro câmaras com angulação anterior, da janela paraesternal direita e da incidência supraesternal.

Valva Tricúspide

Anatomia. A valva tricúspide é uma valva atrioventricular. Está localizada entre o átrio e ventrículo direitos. O lado atrial é liso, enquanto que o lado ventricular é irregular. Assim como a valva mitral, a valva tricúspide é uma membrana espessa de coloração branco-amarelada que se origina no ânulo fibroso, um anel fibroso que circunda o orifício da valva. A valva tem três folhetos – anterior, posterior e medial – todos possuem uma aparência de dente de serra. Cada folheto está preso aos músculos papilares por cordas tendíneas.

Hemodinâmica. Esta valva tem como função prevenir o refluxo de sangue do ventrículo direito para o átrio direito. A velocidade de fluxo varia de 0,3 a 0,7 m/s.

Incidências Ecocardiográficas. A valva é mais facilmente visualizada com as incidências paraesternal de eixo curto, paraesternal de quatro câmaras, apical de quatro câmaras e subcostal. As melhores medidas são obtidas com as incidências paraesternal de quatro câmaras. As melhores medidas Doppler são tiradas das incidências paraesternal de eixo curto e apical de quatro câmaras.

Valva Pulmonar

Anatomia. A valva pulmonar consiste em três cúspides lisas e delgadas em forma de bolso. Por causa de seu formato, esta valva, como a valva aórtica, é chamada de semilunar.

Hemodinâmica. Esta valva tem como função prevenir o refluxo de sangue do tronco da artéria pulmonar para o ventrículo direito. A velocidade de fluxo varia de 9,6 a 0,9 m/s.

Incidências Ecocardiográficas. A valva pulmonar é mais facilmente visualizada com a incidência paraesternal de eixo curto. Os melhores registros Doppler são obtidos a partir da incidência paraesternal esquerda de eixo curto.

FISIOLOGIA

O coração funciona como uma bomba, distribuindo o sangue pelo corpo. Para que o sangue seja adequadamente distribuído, a pressão sanguínea deve ser mantida. A pressão e o fluxo são controlados por um mecanismo de controle complexo que responde às exigências metabólicas do corpo.

Há duas bombas de fluidos no coração, uma à direita e uma à esquerda, situadas lado a lado. O lado direito é a bomba para a circulação pulmonar. O sangue proveniente dos pulmões retorna para o lado esquerdo e, por fim, fornece sangue ao organismo através da circulação sistêmica. O volume bombeado para ambos os lados é igual para garantir uma circulação normal do fluxo. O sangue é bombeado dos ventrículos durante a sístole e recebidos durante a diástole, que é a fase de relaxamento. O ciclo cardíaco inclui todos os eventos elétricos e mecânicos que ocorrem durante o ciclo de um batimento cardíaco (Fig. 2-9). Cada lado do

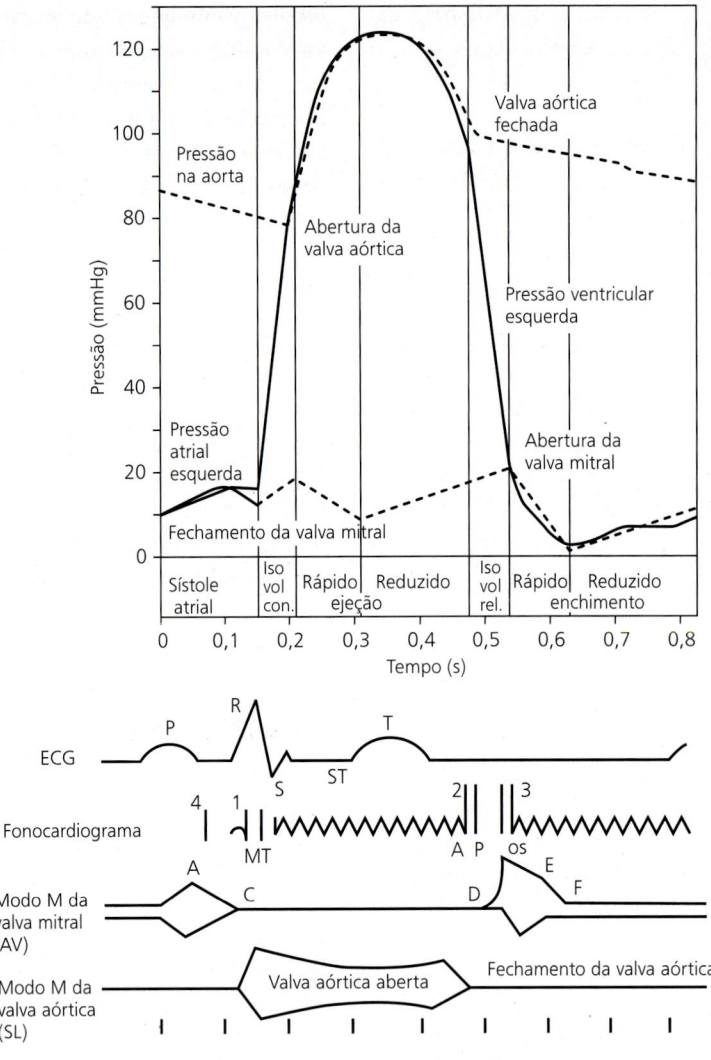

FIGURA 2-9. Eventos do ciclo cardíaco.

coração tem características e funções específicas, que são listadas a seguir.

CARACTERÍSTICAS E FUNÇÕES DO CORAÇÃO DIREITO

- O sangue retorna para o átrio direito a partir das veias cavas superior e inferior
- O coração direito supre a circulação pulmonar
- A pressão normal no ventrículo direito é de, aproximadamente, 22 mmHg
- O sangue retornando ao coração direito tem uma menor saturação de oxigênio (75%)
- Contém a valva tricúspide, que fecha durante a sístole ventricular direita, e o sangue contido no ventrículo direito é impulsionado para fora da via de saída do ventrículo direito através da valva pulmonar semilunar aberta até a circulação pulmonar

CARACTERÍSTICAS E FUNÇÕES DO CORAÇÃO ESQUERDO

- A pressão ventricular esquerda é de, aproximadamente, 120 mmHg
- O sangue bombeado do ventrículo esquerdo tem uma alta saturação de oxigênio (95-100%)
- O átrio esquerdo recebe sangue dos pulmões através das veias pulmonares situadas na região posterior do átrio esquerdo
- Durante a sístole atrial esquerda, a valva mitral se abre, permitindo que o sangue no átrio esquerdo seja impulsionado para o ventrículo esquerdo. Quando ocorre sístole ventricular, a valva mitral fecha, e o sangue é impulsionado para fora do ventrículo esquerdo através da via de saída

O suprimento sanguíneo para o coração deriva das artérias coronárias direita e esquerda e suas respectivas tributárias (Fig. 2-10).

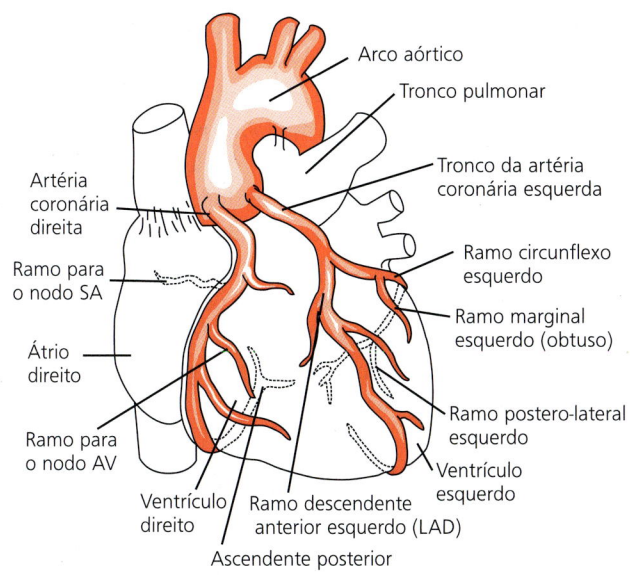

FIGURA 2-10. Desenho anatômico do coração e vasos.

SISTEMA DE CONDUÇÃO DO CORAÇÃO/INERVAÇÃO INTRÍNSECA DO CORAÇÃO

O sistema de condução do coração é responsável pelo início, propagação e coordenação do batimento cardíaco. A Fig. 2-11 demonstra este sistema.

O nodo sinoatrial (SA) também é chamado de marca-passo do coração. O nodo SA fornece os surtos de impulsos elétricos que são conduzidos por todas as paredes do coração. A ativação da condução leva o impulso do nodo sinoatrial ao nodo atrioventricular (AV), local onde ocorre desaceleração e retardo do impulso. O impulso é conduzido aos ventrículos através do feixe atrioventricular e dos ramos dos feixes direito e esquerdo. O impulso flui de modo contínuo com as fibras da rede de Purkinje. Os ventrículos contraem, e o sangue é ejetado para as circulações pulmonar e sistêmica. O coração contém seu próprio sistema intrínseco de condução; no entanto, sua taxa é modificada pelo sistema nervo autônomo. As fibras dos sistemas nervosos simpático e parassimpático são recebidas pelo coração. As fibras do sistema nervoso simpático são recebidas pelos átrios através dos nervos vagos direito e esquerdo, que contribuem com o controle dos nodos sinoatrial e atrioventricular. Os nervos parassimpáticos derivam do vago e chegam ao pescoço como nervos vagos cardíacos. Eles conectam-se ao nodo sinoatrial. Estimulação das fibras do sistema nervoso parassimpático ao coração causa o seguinte:

- Diminuição da frequência cardíaca
- Retardo de transmissão entre os átrios e ventrículos
- Diminuição na força de contração
- Diminuição na taxa de condução dos nodos e átrios

Os sistemas nervosos simpático e parassimpático têm efeitos opostos sobre o coração. O centro de reflexos para ambos está localizado na medula oblonga.

DOENÇAS QUE AFETAM AS VALVAS

Anomalias ou doenças valvares podem ser divididas em duas categorias principais. Anomalias valvares que ocorrem no desenvolvimento fetal são conhecidas como anomalias congênitas. Anomalias valvares que se desenvolvem após o desenvolvimento fetal ou nos estágios adultos são denominadas de doença valvar adquirida. Esta última categoria pode ser ainda dividida em cardiopatia reumática e não reumática.

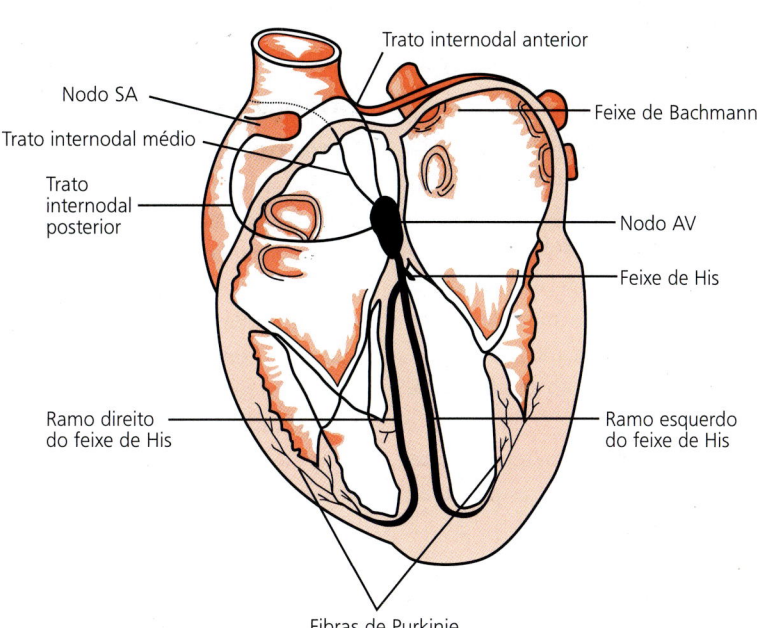

FIGURA 2-11. Sistema de condução intrínseca do coração.

Doença Valvar Mitral

Estenose. A estenose valvar mitral resulta primariamente da doença reumática. As valvas podem não ser envolvidas durante muitas décadas após a febre reumática. Estenose mitral congênita pode ocorrer, porém é extremamente rara.

Os achados na ecocardiografia em modo M incluem: (1) uma inclinação E-D achatada (redução do enchimento diastólico), (2) movimento anterior do folheto posterior, (3) folhetos espessados e (4) uma onda A ausente na ausência de fibrilação atrial. A imagem bidimensional também indica espessamento e exibem *doming* (abertura em cúpula) dos folhetos na diástole.

As medidas Doppler revelam uma taxa reduzida da diminuição no fluxo diastólico (curva diastólica reduzida), um pico de velocidade de fluxo maior que o normal e alargamento espectral no modo Doppler. Complicações e achados secundários incluem dilatação do átrio esquerdo, hipertensão pulmonar, coágulo atrial no lado esquerdo e um declive diastólico exagerado do septo interventricular.[3] O Doppler em cores exibe um fluxo turbulento na via de entrada do LV.

Estenose – Gravidade da Estenose Mitral (Área Valvar)

Normal	4-6 cm^2
Leve	1,6 -2 cm^2
Moderada	1,1-1,5 cm^2
Grave	1 cm^2 ou menos

Regurgitação. Regurgitação mitral (fluxo e refluxo de sangue) pode ocorrer como resultado de calcificação anular mitral, doença mitral reumática, movimento exagerado (instabilidade) dos folhetos da valva mitral, condições que podem dilatar o ânulo mitral, como cardiomiopatias, infarto do miocárdio, vegetações na valva mitral ou outras massas na valva mitral ou no átrio esquerdo, disfunção papilar e prolapso da valva mitral. O sinal distintivo de regurgitação é um sopro sistólico, geralmente máximo sobre o ápice do LV.

Os achados na ecocardiografia em modo M incluem: (1) aumento de tamanho do átrio esquerdo, (2) mobilidade exagerada do septo interventricular, (3) pulsações da parede atrial esquerda e (4) pré-fechamento da valva aórtica durante a sístole. Os primeiros três achados são provocados por sobrecarga volêmica.

Imagens bidimensionais revelam um aumento no tamanho do átrio esquerdo e mobilidade exagerada do septo interventricular – ambos resultam da sobrecarga volêmica. Além disso, pulsações da parede atrial esquerda e pré-fechamento da valva aórtica durante a sístole são observados.

Doppler pode ser utilizado para avaliar a fração regurgitante. O Doppler em cores exibe o jato turbulento no átrio esquerdo e é útil para estimar a gravidade da regurgitação.

Prolapso. (Protrusão ou abaulamento dos folhetos mitrais para dentro do átrio esquerdo durante a sístole). Os achados clínicos clássicos no prolapso da valva mitral incluem um clique sistólico (um som que corresponde ao deslocamento posterior do folheto da valva mitral para dentro do átrio esquerdo) e um sopro sistólico tardio (um som que corresponde à regurgitação mitral resultante, que geralmente ocorre por causa dos folhetos prolapsados).

Os achados na ecocardiografia em modo M incluem o deslocamento posterior sistólico tardio dos folhetos anterior e posterior e o movimento anterior da valva mitral no início da sístole. Para alcançar as melhores incidências para o estabelecimento do diagnóstico, o feixe de ultrassom deve ser perpendicular à valva a partir das janelas paraesternais. Os achados bidimensionais revelam que a valva está se curvando para dentro do átrio esquerdo e, em muitos casos, espessada.

Movimento Exagerado (Instabilidade) dos Folhetos. A causa mais comum de movimentação exagerada dos folhetos mitrais é a ruptura da corda tendínea, que geralmente ocorre secundária a um infarto do miocárdio. Ruptura do músculo papilar é uma etiologia menos comum.

Os achados em modo M indicam uma vibração (*flutter*) diastólica grosseira e uma vibração sistólica do folheto, e visualização de parte do folheto no átrio esquerdo. A imagem bidimensional indica protrusão do folheto de movimento exagerado para dentro do átrio esquerdo, a ausência de ajuste dos dois folhetos, e um movimento diastólico grosseiro e sistólico dos folhetos. As medidas Doppler indicam regurgitação mitral turbulenta e áspera.

Calcificação Anular. Calcificação anular mitral resulta da deposição de cálcio no ânulo da valva mitral. Isto está normalmente associado ao envelhecimento. Esta condição pode ser causada por regurgitação mitral, anormalidades de condução, envelhecimento ou obstrução da via de saída do LV (LVOF).

Os achados na ecocardiografia em modo M revelam ecos hiperdensos entre a valva e a parede posterior do ventrículo esquerdo. A imagem bidimensional revela hiperecogenicidade entre a valva e a parede posterior do ventrículo esquerdo.

Doença Valvar Aórtica

Estenose (*versus* Esclerose). A causa de estenose da valva aórtica pode ser congênita, o resultado de cardiopatia reumática ou degeneração. Doença degenerativa é a causa mais comum de estenose da valva aórtica. Os sintomas clínicos incluem dor torácica, falta de ar e síncope. Estes sintomas não se manifestam até que a estenose da valva aórtica se torna moderada ou grave. Pacientes com estenose da valva aórtica geralmente apresentam um sopro sistólico áspero auscultado na borda esternal direita, que geralmente se irradia para as carótidas.

A valva aórtica normal tem três folhetos. Na estenose congênita ou reumática, o corpo das cúspides pode parecer fino e flexível, porém as extremidades das cúspides são firmes, resultando em um efeito de *doming* sistólico, que é mais facilmente visualizado no início da sístole na incidência paraesternal esquerda ou apical de eixo longo. Na estenose degenerativa, as cúspides frequentemente aparecem como refletores brilhantes, com pouca ou nenhuma separação discernível entre elas. Em razão do aumento de pressão provocado pela estenose valvar, as paredes do ventrículo esquerdo tornam-se espessadas ou hipertrofiadas.

Os achados na ecocardiografia em modo M indicam cúspides espessadas e ampliação restrita das cúspides para < 1,5 cm. Doppler de onda contínua é utilizado nas incidências apical de eixo longo e apical de "cinco" câmaras para avaliar a velocidade através da válvula. Os gradientes de pico instantâneo aórtico médio são registrados. A equação de continuidade é comumente usada para avaliar a gravidade da estenose da valva aórtica por meio do cálculo da área valvar. Esta equação é fundamentada no princípio de "conservação de massa". Todo fluxo sanguíneo atravessando a LVOT deve ser igual ao fluxo sanguíneo que passa pela valva aórtica. Ao determinar o fluxo na LVOT, o fluxo na valva aórtica também pode ser determinado. Isto é medido pelo cálculo da integral da velocidade-tempo do fluxo na LVOT e nas extremidades dos folhetos da valva aórtica. O diâmetro da LVOT também é mensurado para se obter uma área transversal. A equação de continuidade é a seguintes: Fluxo 1 = Fluxo 2, em que o Fluxo 1 = VTI da LVOT × CSA da LVOT e Fluxo 2 = VTI da AV × CSA da AV. A área da valva aórtica, ou AVA, é calculada dividindo-se VTI da LVOT × CSA da LVOT pela VTI da AV. É importante observar que a VTI da LVOT é obtida com o uso do Doppler de onda pulsada, enquanto que a VTI da AV é obtida com o Doppler de onda contínua. O diâmetro da LVOT é uma medida bidimensional. Os aparelhos atuais normalmente realizam este cálculo para o usuário, porém um conhecimento destes princípios é importante. A área valvar aórtica normal é de 2,5-4,5 cm². O diâmetro normal da LVOT varia de 1,8 a 2,4 cm, com uma VTI da LVOT de 18-22 cm (Tabela 2-6). O Doppler em cores também pode ser utilizado para ajudar a identificar uma estenose da valva aórtica pela demonstração de fluxo turbulento na aorta ascendente.

Incidências Paraesternais de Eixos Longo e Curto. Estas incidências podem ser utilizadas para ajudar a avaliar as cúspides da valva aórtica, realizando mensurações das paredes do LV em modo M ou no plano bidimensional. O diâmetro da LVOT é geralmente medido na incidência paraesternal de eixo longo, embora a incidência apical de eixo longo também possa ser utilizada.

Incidências Apicais. As incidências apicais são utilizadas para a obtenção de medidas Doppler na valva, pois o fluxo sanguíneo é paralelo ao feixe sonoro e, portanto, adequado para se obter velocidades sanguíneas máximas e precisas.

Regurgitação. Os efeitos da regurgitação sobre os átrios, ventrículos e vasos cardíacos resultam na dilatação do ventrículo esquerdo. A condição pode ser causada por qualquer um dos seguintes: doença congênita (valva bicúspide), cardiopatia reumática (a causa mais comum em adultos) ou degeneração do folheto causada por infecção ou dilatação aórtica (síndrome de Marfan).

Os achados na ecocardiografia em modo M revelam vibrações do septo interventricular e vibração diastólica da valva mitral. A imagem bidimensional indica uma vibração diastólica fina da valva aórtica, vibração diastólica da valva mitral e vibração do septo interventricular. Os estudos por Doppler espectral revelam fluxo diastólico, que aparece acima da linha de base quando em uma posição apical.

Doenças da Valva Tricúspide

Estenose. Estenose da valva tricúspide é geralmente causada por cardiopatia reumática. Pode ser causada por outras condições, incluindo lúpus eritematoso sistêmico (SLE), doença cardíaca carcinoide, endocardite de Löffler, melanoma metastático e cardiopatia congênita.[1] Na doença estenótica da valva tricúspide, os efeitos sobre os átrios, ventrículos e vasos causam dilatação do átrio direito.

Os achados na ecocardiografia em modo M indicam uma curva diastólica reduzida, além de espessamento e separação reduzida dos folhetos. A imagem bidimensional revela o achado mais específico, o *doming* sistólico, bem como um espessamento dos folhetos. Nas medidas Doppler, a amostra é posicionada no ventrículo direito, e o resultado indica fluxo diastólico turbulento e desaceleração na velocidade de fluxo durante a diástole.

O Doppler é utilizado para qualificar e quantificar a gravidade da estenose.

Regurgitação. Regurgitação é uma anormalidade comum associada à valva tricúspide em adultos.[1] A causa primária de regurgitação é secundária à hipertensão pulmonar. Em raros casos, a condição pode ser causada por cardiopatia reumática, prolapso da valva ou doença cardíaca carcinoide. Um efeito secundário é a dilatação do átrio e ventrículo direito. O Doppler de onda contínua é usado para medir a velocidade do jato regurgitante. A pressão da artéria pulmonar pode ser calculada pela adição do gradiente de pressão transtricúspide à pressão atrial direita (normalmente 5-10 mmHg). Geralmente, uma velocidade de TR (regurgitação tricúspide) igual ou superior a 3 m/s indica hipertensão pulmonar.

TABELA 2-6 • Intervalo de Critérios da Estenose da Valva Aórtica

	Estenose Aórtica Leve	Estenose Aórtica Moderada	Estenose Aórtica Grave/Crítica
Gradiente de pico	16-36 mmHg	37-79 mmHg	> 80 mmHg
Gradiente médio	< 20 mmHg	21-49 mmHg	> 50 mmHg
Área valvar	1,1-1,9 cm²	0,75-1 cm²	< 0,74 cm²

Os achados na ecocardiografia em modo M indicam um ventrículo direito dilatado e movimento anterior do septo interventricular durante a contração isovolumétrica. A imagem bidimensional revela fechamento incompleto e vibração diastólica dos folhetos, cordas rompidas, dilatação do ventrículo direito e achatamento do septo interventricular. Com as medidas Doppler, um fluxo turbulento pode ser detectado no átrio direito durante a sístole.

Doença da Valva Pulmonar

Estenose. As causas de doença da valva pulmonar incluem aterosclerose, infecções, endocardite e fibroma papilar. Esta doença é extremamente rara em adultos. O Doppler de onda contínua revela velocidades superiores a 2 m/s no tronco da artéria pulmonar. O Doppler em cores revela fluxo turbulento distal à valva pulmonar.

Regurgitação. Os achados na ecocardiografia em modo M revelam vibrações dos folhetos tricúspides, e as medidas Doppler revelam alta velocidade diastólica precoce e fluxo turbulento. A causa pode ser hipertensão pulmonar ou endocardite bacteriana, ou a regurgitação pode ser secundária à valvotomia pulmonar.

Endocardite

Endocardite é uma inflamação do endocárdio, caracterizada por formação de vegetação na superfície e no endocárdio.[1]

Tipos. A endocardite pode ser causada por bactérias ou vegetação (crescimento similar ao dos fungos) e é classificada como aguda ou subaguda de acordo com o microrganismo infectante. Embora a doença possa ocorrer no endocárdio do coração, a infecção geralmente afeta o endocárdio em valvas específicas e é mais provável de afetar o coração esquerdo do que o direito. Infecção das valvas tricúspide e pulmonar geralmente resulta do abuso do uso intravenoso (IV) de drogas.

Endocardite Bacteriana. Os fatores predisponentes para endocardite bacteriana incluem procedimentos dentários, adenotonsilectomia, cirrose, dependência de drogas, cirurgia e queimaduras. A endocardite infecciosa é causada principalmente por dois grupos de bactérias: estafilococos e estreptococos.[1]

Endocardite Não Bacteriana. As formas não bacterianas da doença compreendem o SLE e a forma fúngica (micótica), a endocardite trombótica não bacteriana, endocardite de Löffler, endocardite marântica e endocardite de Libman-Sacks. A manifestação mais comum do SLE é a vegetação. Embora esta forma não bacteriana de endocardite envolva primariamente a valva mitral, também pode afetar o endocárdio mural. A forma micótica da doença é geralmente subaguda e pode ser causada por uma variedade de fungos – mais comumente pela *Candida, Aspergillus* e *Histoplasma*. Na forma trombótica da endocardite não bacteriana, a vegetação consiste em fibrina e outros elementos sanguíneos.

A endocardite de Löffler é caracterizada por um aumento acentuado de eosinófilos. Esta endocardite afeta primariamente homens na faixa dos 40 que vivem em climas temperados. A doença afeta igualmente ambos os ventrículos. Espessamento das vias de entrada dos ventrículos e dos ápices pode ser observado, bem como a formação de trombos murais. Hemodinamicamente, o enchimento diastólico é prejudicado por causa do aumento da rigidez do coração. Regurgitação da valva atrioventricular é um achado típico.

Na forma marântica da doença, a vegetação é não destrutiva e estéril. Ocorre em pacientes com tumores malignos e afeta primariamente as valvas no lado esquerdo do coração. Embolia é uma complicação mais grave.

A endocardite de Libman-Sacks é caracterizada por vegetação ou verrugas no endocárdio.

Mecanismos Hemodinâmicos. Uma causa comum de endocardite infecciosa subaguda ocorre quando um jato de alta velocidade atinge consistentemente uma superfície. Danos ocorrem quando o sangue de uma área de alta pressão flui para uma área de baixa pressão; isto é chamado de efeito Venturi. O sítio em que a vegetação se forma será geralmente na área de baixa pressão. Quando a valva mitral está envolvida, e a regurgitação mitral está presente, o lado atrial dos folhetos é a área suscetível. Neste caso, a área de alta pressão é o ventrículo e, visto que os folhetos mitrais falham em se coaptar, a área de baixa pressão é o lado atrial dos folhetos. A parede atrial que sofre as consequências da regurgitação também pode se tornar infectada.

Quando a valva aórtica está envolvida, e a insuficiência aórtica está presente, a aorta é a área de alta pressão, e o ventrículo é a área de baixa pressão. Vegetações tendem a se formar no lado ventricular das cúspides aórticas, pois as cúspides não se fecham completamente na regurgitação aórtica. A região da parede ventricular atingida pelo jato regurgitante também pode ser danificada.

Nos defeitos do septo ventricular (VSDs), a área de alta pressão é o ventrículo esquerdo no *shunt* esquerda-direita, e a área de baixa pressão é o lado ventricular direito do defeito. A parede ventricular direita em frente ao defeito também pode sofrer danos e se tornar propensa à vegetação.

A presença de uma massa em qualquer valva leva a um diagnóstico de infecção causada por vegetação. No entanto, a ecocardiografia não é capaz de diferenciar entre uma infecção nova e antiga. Os padrões em modo M indicam ecos desordenados na valva infectada e detectam 52% das vegetações. A TEE é a modalidade de imagem de escolha.

Valva Aórtica. A vegetação é mais facilmente visualizada na diástole e está presa no lado ventricular das cúspides. Esta condição pode causar redução do débito cardíaco e regurgitação aórtica aguda. As melhores incidências para a imagem bidimensional são as paraesternais esquerdas de eixos longo e curto.

Valva Mitral. Os fatores predisponentes à infecção vegetacional da valva mitral incluem prolapso da valva mitral, valvulite reumática e disfunção dos músculos papilares com regurgitação mitral secundária e calcificação anular mitral. Infecção ocorre mais comumente no lado atrial do folheto.

As melhores incidências incluem as paraesternais esquerdas de eixos longo e curto; as incidências apicais de quatro e duas câmaras também podem ser usadas. Vegetações tão pequenas quanto 2 mm de diâmetro são detectáveis ou podem ser de um diâmetro de até 40 mm. Embora a imagem em modo M detecte 14-65% da vegetação, a imagem bidimensional detecta 43-100%. O diagnóstico diferencial inclui miomas, lipomas e fibromas.

Valva Tricúspide ou Pulmonar. Infecções das valvas tricúspide ou pulmonar são geralmente causadas pelo uso intravenoso (IV) de drogas. Tais infecções são menos comuns do que as infecções no lado esquerdo; entretanto, quando ocorrem na valva tricúspide, as infecções podem-se tornar maiores do que as típicas infecções do lado esquerdo. Estas infecções raramente ocorrem na valva pulmonar.

Próteses Valvares

Tipos. Dois tipos de próteses valvares estão disponíveis: a mecânica e a bioprótese. Os tipos mecânicos são as valvas do tipo esfera engaiolada, disco engaiolado e disco basculante. A valva de Starr-Edward é o tipo esfera engaiolada mais comum. A melhor incidência para a visualização de excursão da bola é a incidência apical quando nas posições mitral e aórtica. A valva do tipo disco engaiolado tem uma menor excursão do que o tipo esfera engaiolada. O tipo mais comum de valva de disco basculante é a Bjork-Shiley, que consiste em um disco que se inclina. A valva menos comum, St. Jude, contém dois discos basculantes.

Todas as bioproteses valvares são desenvolvidas com tecido biológico, que inclui heteroenxertos ou xenoenxertos (tecido suíno ou tecido do pericárdio bovino), homoenxertos (tecido de cadáver humano criopreservado após necropsia) e aloenxertos (tecido do próprio paciente).[1] A bioprótese valvar mais comum é o xenoenxerto. Um heteroenxerto suíno é o tecido mais comumente utilizado; tecido do pericárdio suíno também pode ser usado. Homoenxertos humanos e enxerto de fáscia lata são algumas vezes utilizados como valvas.

Mau Funcionamento. Os seguintes fatores causam o mau funcionamento de ambos os tipos de prótese valvar: trombos, regurgitação, estenose, deiscência e vegetação.

Trombos. Coágulos sanguíneos, a causa mais comum de mau funcionamento valvar, reduzem o orifício efetivo e prejudicam o movimento da bola, disco ou tecido do folheto. A principal complicação é o potencial para um êmbolo. A imagem bidimensional é a técnica ecocardiográfica de escolha para detectar a presença de um coágulo. A limitação da técnica é o efeito de mascaramento produzido pela natureza altamente refletora das próteses valvares. Na prótese mitral de Bjork-Shiley, há um arredondamento até o ponto E no modo M.

Regurgitação. Regurgitação pode ocorrer na valva ou em torno do anel de sutura. A ecocardiografia com Doppler é o procedimento de escolha para detecção do problema. Quando o mascaramento é um problema com as incidências apicais, o Doppler em cores é especialmente útil. A dopplerfluxometria em cores não só permite a orientação espacial, como também demonstra a direção dos jatos sanguíneos. Achados ecocardiográficos secundários da prótese aórtica com regurgitação incluem: (1) vibração da valva mitral, (2) vibração do septo interventricular e (3) evidência de sobrecarga volêmica no ventrículo esquerdo. A ecocardiografia com Doppler também é um procedimento de escolha para a detecção de fístulas paravalvares, com um alto grau de sensibilidade e especificidade. Na valva mitral de Bjork-Shiley, uma onda diastólica precoce é observada pelas imagens em modo M e bidimensional.

Estenose. Todas as próteses valvares têm algum grau de obstrução. A ecocardiografia com Doppler é capaz de detectar uma valva com estenose moderada à grave.

Deiscência. Na deiscência, a valva se desprende de seu leito de sutura. A ruptura das linhas de sutura que prendem a prótese ao anel de sutura é geralmente a causa. O resultado é uma regurgitação grave, insuficiência cardíaca, ou ambos, que podem ser detectados por um exame Doppler. A imagem bidimensional demonstra um movimento basculante incomum para longe de sua excursão normal. A cinefluoroscopia pode ser útil na avaliação de movimento basculante anormal.

Vegetação. Como anteriormente mencionado, é difícil avaliar a vegetação com técnicas ecocardiográficas, pois é geralmente mascarada pelas propriedades altamente refletoras da prótese. Estas infecções são geralmente encontradas nas bioproteses valvares, são extremamente móveis e são mais comuns na posição aórtica do que na mitral.

Degeneração. Degeneração é mais comum nas bioproteses valvares e geralmente ocorre como consequência de calcificação da área onde a valva é unida ao tecido adjacente.

DOENÇAS QUE AFETAM O PERICÁRDIO

O pericárdio é composto de duas camadas. A camada interna é uma membrana serosa, chamada de pericárdio visceral, que é aderida à superfície do coração. Esta camada dobra-se sobre si mesma para formar uma camada fibrosa externa, chamada de pericárdio parietal. Entre as duas camadas está o espaço pericárdico, que é preenchido por uma fina camada de líquido. As funções do pericárdio são: (1) fixar o coração anatomicamente,[1] (2) prevenir movimento excessivo durante mudanças na posição do corpo, (3) reduzir o atrito entre o coração e outros órgãos, (4) fornecer uma barreira contra infecção e (5) ajudar a manter forças hidrostáticas no coração. Doença pericárdica pode ser causada por um dos seguintes: doença maligna que se dissemina para o pericárdio, pericardite, infarto agudo, perfuração cardíaca durante procedimentos diagnósticos, radioterapia, SLE ou após cirurgia cardíaca.

Derrame Pericárdico

No pericárdio normal, a pressão no espaço pericárdico é similar àquela na pressão intrapleural e menor do que as pressões diastólicas no LV e ventrículo direito. Aumento da pressão intrapericárdica depende de três fatores: o volume de efusão, a taxa em que o líquido se acumula e as características do pericárdio. O espaço intrapericárdico normal contém 15-50 mL de líquido e é capaz de tolerar a adição lenta de até 1-2 L de líquido sem aumentar a pressão intrapericárdica. No entanto, se o líquido for adicionado rapidamente, a pressão intrapericárdica aumenta dramaticamente.

A efusão pericárdica pode ser diagnosticada usando técnicas em modo M e bidimensional. Três critérios diagnósticos podem ser utilizados: (1) espaço posterior livre de ecos, (2) obliteração do espaço livre de ecos no sulco atrioventricular esquerdo e (3) movimento reduzido do pericárdio posterior.

Ocorre tamponamento cardíaco, quando as pressões intrapericárdicas aumentam. Este problema é caracterizado por aumento das pressões intracardíacas, comprometimento do enchimento diastólico dos ventrículos e redução do volume sistólico. Os seguintes achados ecocardiográficos estão associados ao tamponamento cardíaco:

- Aumento das dimensões do ventrículo direito durante a inspiração
- Diminuição da curva diastólica mitral (E-F)
- Diminuição da dimensão diastólica final do átrio ou ventrículo direito
- Movimento posterior da parede anterior do ventrículo direito
- Colapso da parede livre do ventrículo direito
- Colapso diastólico da parede atrial direita
- Aumento das velocidades de fluxo na valva pulmonar tricúspide durante a inspiração

Diversos achados podem criar um diagnóstico falso-positivo de efusão pericárdica:

- Gordura epicárdica localizada na parede anterior
- Interpretação errônea das estruturas cardíacas normais, como a aorta descendente ou o seio coronariano
- Outras estruturas cardíacas ou não cardíacas anormais
- Confusão de efusões pleurais com efusões pericárdicas

Efusão pericárdica pode ser diferenciada da efusão pleural de várias maneiras. Primeiro, na efusão pericárdica, uma grande quantidade de líquido pode-se acumular na região posterior ao coração sem qualquer acúmulo na região anterior. Segundo, a efusão pericárdica diminui à medida que se aproxima do átrio esquerdo; uma efusão pleural não diminui. Terceiro, se ambos os tipos de efusão ocorrem simultaneamente, uma linha ecogênica fina é observada entre as duas coleções de líquido. E quarto, a aorta descendente se encontra posterior a uma efusão pericárdica, e se situa anterior a uma efusão pleural.

Pericardite

A pericardite pode manifestar-se de duas formas: aguda e constritiva. Na pericardite aguda, o pericárdio está inflamado. Esta forma da doença tem várias etiologias: causas idiopáticas, viroses, uremia, infecções bacterianas, infarto agudo do miocárdio, tuberculose, malignidades e trauma. A ecocardiografia revela espessamento do pericárdio, com ou sem efusão pericárdica.

Na doença constritiva, o pericárdio se espessa e restringe o enchimento diastólico das câmaras cardíacas. Como na forma aguda, possui várias causas: tuberculose, hemodiálise usada para tratar insuficiência renal crônica, distúrbios do tecido conectivo (p. ex., SLE, artrite reumatoide), infiltração metastática, radioterapia ao mediastino, infecções fúngicas ou parasitárias e complicações cirúrgicas. Os achados ecocardiográficos podem incluir:

- Espessamento do pericárdio
- Achatamento da parede do LV nas sístoles média e tardia
- Uma rápida inclinação E-F da valva mitral
- Movimento anterior exagerado do septo interventricular
- Abertura prematura da valva pulmonar na mesodiástole
- Dilatação inspiratória das veias hepáticas e da veia cava inferior
- Movimento inspiratório para a esquerda dos septos interatrial e interventricular

DOENÇAS QUE AFETAM O MIOCÁRDIO

O termo cardiomiopatia é utilizado para descrever uma variedade de doenças cardíacas que afetam o miocárdio. Cardiomiopatias são classificadas em três categorias: (1) hipertrófica, que pode ou não obstruir a via de saída do LV, (2) dilatada e (3) restritiva. A classificação depende das características anatômicas da cavidade do LV, bem como das propriedades de ejeção sistólica e enchimento diastólico do ventrículo esquerdo.

Cardiomiopatia Hipertrófica

A cardiomiopatia hipertrófica é caracterizada por uma hipertrofia concêntrica ou assimétrica do LV, que resulta em um aumento na massa do LV, com dimensões normais ou reduzidas da cavidade do LV. A função sistólica normal geralmente é preservada. Embora a hipertrofia assimétrica possa ocorrer em qualquer região do ventrículo esquerdo, o sítio mais comum é a porção proximal do septo ventricular, próximo da via de saída. Hipertrofia septal assimétrica pode ser diagnosticada, quando a razão entre a espessura septal e a espessura da parede posterior é de 1,3:1. Quando hipertrofia assimétrica está presente, frequentemente ocorre obstrução. Hipertrofia concêntrica pode ou não levar à obstrução. Vários nomes são utilizados para descrever as formas obstrutivas da cardiomiopatia, incluindo estenose subaórtica hipertrófica idiopática, estenose subaórtica muscular, hipertrofia septal assimétrica e cardiomiopatia obstrutiva hipertrófica.

Diversos achados ecocardiográficos, quando encontrados em conjunto, são altamente específicos para o diagnóstico de cardiomiopatia obstrutiva. Os achados nas ecocardiografias em modo M e bidimensional incluem: movimento anterior sistólico da valva mitral, hipertrofia septal assimétrica, fechamento prematuro da valva aórtica na mesossístole, hipocinesia septal e deslocamento anterior (e seu tamanho) da valva mitral. O tamanho do ventrículo esquerdo pode ser de pequeno a normal. O exame Doppler revela uma redução da onda E do fluxo mitral com uma onda A exagerada. Estes achados sugerem uma diminuição na complacência diastólica e um aumento nas pressões diastólicas finais do LV. No fluxo aórtico, há uma redução da velocidade mesossístole. Cinquenta por cento dos pacientes demonstram regurgitação na valva mitral. Doppler de onda pulsada é usado para determinar a área obstruída. No repouso, o movimento anterior sistólico da valva mitral pode não ser demonstrado. Visto que esse movimento é uma indicação diagnóstica desta doença, manobras provocativas são usadas para trazê-lo à tona. Estas técnicas incluem a manobra de Valsalva e nitrato de amila, e a administração IV de isoproterenol.

Cardiomiopatia Dilatada

Cardiomiopatia dilatada é caracterizada por uma função sistólica globalmente reduzida, com uma fração de ejeção inferior a 40%, aumento dos volumes sistólico final e diastólico final e, eventualmente, insuficiência cardíaca congestiva. Os achados em modo M incluem aumento das dimensões diastólicas finais e sistólicas finais do ventrículo esquerdo, redução da excursão do septo e parede posterior, aumento da separação septal do ponto E, diminuição do movimento da raiz da aorta e uma valva aórtica estruturalmente normal que se abre lentamente e se fecha fortemente durante a sístole em razão do débito cardíaco reduzido. Os principais achados ecocardiográficos bidimensionais incluem dilatação e disfunção do LV, fechamento anormal da valva mitral e dilatação do átrio esquerdo. O fechamento anormal da valva aórtica também é observado. Regurgitação mitral é um achado Doppler frequente na cardiomiopatia dilatada. Hemodinamicamente, o ventrículo esquerdo demonstra sinais de pressão diastólica aumentada no ventrículo esquerdo e complacência reduzida. O tamanho das paredes do ventrículo esquerdo é normal. O coração direito também pode aumentar em consequência das pressões diastólicas aumentadas no coração esquerdo. A complicação mais comum da cardiomiopatia dilatada é a formação de trombos e uma potencial fonte cardíaca de êmbolos.

Cardiomiopatias dilatadas podem ser o resultado de uma cardiomiopatia familiar ou ligada ao X, gravidez, hipertensão sistêmica, ingestão de agentes tóxicos, como álcool ou outras drogas e uma variedade de infecções virais. Também podem ser de causa desconhecida ou idiopática. Esta forma de cardiomiopatia também pode ser encontrada na CAD grave.

Cardiomiopatia Restritiva

A cardiomiopatia restritiva divide-se em duas categorias: fibrose endomiocárdica e doença infiltrativa do miocárdio, que inclui amiloidose, sarcoidose, hemocromatose, doença de Pompe e doença de Fabrys. O aspecto característico da cardiomiopatia restritiva é o aumento na resistência ao enchimento do LV. Os achados cardíacos associados incluem pressão diastólica elevada no ventrículo esquerdo, hipertensão e aumento do átrio esquerdo, e hipertensão pulmonar secundária. Os aspectos ecocardiográficos incluem um aumento na espessura e massa da parede do LV, uma cavidade do LV de tamanho pequeno a normal, função sistólica normal e efusão pericárdica. Cardiomiopatias restritivas são mais comuns na África Oriental; estas são responsáveis por apenas 5% das cardiomiopatias não coronarianas no mundo Ocidental.

Fibrose endomiocárdica envolve a formação de placas de tecido fibrótico no subendocárdio. Estas placas variam em espessura e provocam um aumento de rigidez dos ventrículos. A característica refletora brilhante deste tecido é facilmente observada na ecocardiografia bidimensional. Outros achados ecocardiográficos característicos incluem um ventrículo esquerdo de tamanho normal, aumento de espessura da parede do LV, trombo e aumento atrial esquerdo, que geralmente ocorre em consequência de uma pressão diastólica elevada do ventrículo esquerdo. O tamanho do coração direito é normal, com uma função sistólica levemente reduzida e aumento das dimensões das paredes. Regurgitação tricúspide está presente por causa da hipertensão pulmonar que ocorre como resultado das pressões elevadas no coração esquerdo.

Há duas variedades básicas de fibrose endomiocárdica. Uma forma, encontrada primariamente nas regiões temperadas, resulta da hipereosinofilia e, sendo assim, é chamada de síndrome hipereosinofílica. Esta síndrome, também chamada de endocardite parietal fibroplásica de Löffler ou endocardite de Löffler, afeta principalmente homens na faixa dos 40 e é caracterizada por um aumento de eosinófilos superior a 1.500/mm⁴. A segunda forma, a fibrose endomiocárdica obliterante,[4] ocorre primariamente em climas subtropicais e é especialmente comum em Uganda e Nigéria. É responsável por 10-20% de todos os óbitos cardíacos naqueles países. Grandes efusões pericárdicas são típicas nesta cardiomiopatia.

Disfunção Diastólica

A importância da função diastólica se tornou evidente nos últimos anos. Muitos pacientes com sintomas de insuficiência cardíaca congestiva (falta de ar, edema) têm função sistólica normal. A incapacidade de o ventrículo esquerdo relaxar apropriadamente pode resultar em insuficiência cardíaca diastólica. Isto é frequentemente observado em pacientes com cardiomiopatias hipertróficas e condições similares. A ecocardiografia com Doppler é a ferramenta diagnóstica de escolha para avaliação da função diastólica.

MASSAS CARDÍACAS

Tumores Benignos

Mixomas. Mixomas são neoplasias derivadas do tecido endocárdico e tipicamente se originam no átrio esquerdo.[1] Os mixomas são os tipos mais comuns de tumor benigno, representando 30-50% de todos os tumores benignos. Mulheres são afetadas três vezes mais do que homens, e 90% dos tumores são encontrados nos átrios: 75-86% são encontrados no átrio esquerdo; 9-20% no átrio direito; e 5-11% no átrio direito ou ventrículo esquerdo, porém raramente em ambos os átrios. Noventa por cento dos mixomas são pedunculados; o sítio mais comum de inserção é o septo interatrial, próximo da fossa oval. Este tumor pode ser hereditário (autossômico dominante). Os achados na ecocardiografia em modo M revelam ecos atrás do folheto anterior da valva mitral. A imagem bidimensional revela uma massa ecogênica na câmara afetada. O eco pode ser hiperecogênico a sonolucente decorrente da hemorragia ou necrose.

Os achados clínicos incluem os seguintes: sintomas similares àqueles da doença valvar mitral, fenômenos embólicos, ausência de sintomas, sintomas similares àqueles da doença valvar tricúspide, morte súbita, pericardite, infarto do miocárdio, sintomas similares aos da valvopatia pulmonar e uma febre de origem desconhecida.

Rabdomiomas. O rabdomioma é um tumor benigno derivado do músculo estriado e mais comumente associado à esclerose tuberosa. Também é chamado de hamartoma do miocárdio e é o tumor cardíaco mais comum encontrado em bebês e crianças. Em 90% dos casos, múltiplos rabdomiomas estão envolvidos. O tumor tem uma coloração amarelo-acinzentada, varia de 1 mm a vários centímetros de diâmetro e geralmente envolve os ventrículos. Tumores grandes podem provocar obstrução intracavitária, resultando em morte.

Lipomas. Lipomas são tumores benignos que geralmente contêm células adiposas maduras. Os lipomas são o segundo tumor benigno mais comum do coração. Eles afetam pessoas de todas as idades e são encontrados igualmente em homens e mulheres. A maioria destes tumores é séssil. Cinquenta por cento estão localizados no subendocárdio, e 25% são intramusculares. Os sítios mais comuns são o ventrículo esquerdo, átrio direito e septo interatrial.

Fibromas. Fibromas ocorrem no tecido conectivo e contêm tecido conectivo fibroso. São geralmente bem circunscritos e o segundo tumor benigno mais comum encontrado predominantemente em crianças (a maioria das quais tem menos de 10 anos de idade). Quase todos estes tumores ocorrem no miocárdio ventricular. No ecocardiograma, eles tipicamente se apresentam como massas grandes no sistema interventricular.

Angiomas. Angiomas são extremamente raros. Eles podem ocorrer em qualquer parte do coração.[5]

Teratomas. Os teratoma são extremamente raros e ocorrem com maior frequência em crianças. Eles contêm as três camadas de células germinativas. São encontrados com maior frequência no coração direito, porém também podem ocorrer no septo interatrial ou interventricular.[5]

Tumores Malignos

Tumores Cardíacos Primários. Angiossarcomas geralmente ocorrem em adultos e são duas vezes mais comuns em homens do que em mulheres. São o quarto tumor primário mais comum, porém os tumores cardíacos malignos mais comuns. São tumores de tecidos moles dos vasos sanguíneos, sendo geralmente encontrados no átrio direito; o sítio mais comum é o septo interatrial. Outros tumores cardíacos primários são os rabdomiossarcomas, fibrossarcomas, linfossarcomas e sarcomas da artéria pulmonar.

Tumores Metastáticos Secundários. Tumores metastáticos e secundários geralmente invadem o coração direito e são muito mais comuns do que os tumores primários. Normalmente são clinicamente silenciosos. No entanto, podem causar a síndrome da veia cava superior decorrente da obstrução, arritmias supraventriculares, infarto do miocárdio, cardiomegalia, insuficiência cardíaca congestiva, ou endocardite não bacteriana, carcinomas broncogênicos, carcinomas mamários, melanomas malignos e leucemias. A disseminação destes tumores varia. Carcinomas broncogênicos se disseminam por canais linfáticos, e as metástases de melanomas malignos disseminam-se pelo sangue. Geralmente, as metástases envolvem o pericárdio ou o miocárdio.[5]

Trombos Cardíacos

Trombos Ventriculares Esquerdos. Trombos do ventrículo esquerdo ocorrem em infartos do miocárdio, aneurismas do LV e cardiomiopatias. Estes trombos geralmente se formam no ápice do ventrículo. A imagem bidimensional pode diagnosticar coágulos com uma sensibilidade e especificidade de 90%. A ecocardiografia revela que o coágulo tem margens distintas, está geralmente localizado próximo de uma área acinética ou discinética e pode se projetar para o ventrículo ou se movimentar com a parede adjacente. Trombos que se projetam tendem a ser mais ecogênica do que os trombos murais, enquanto que os trombos murais têm uma aparência em camadas e são geralmente ecolucentes ao longo da borda endocárdica.

Os trombos se formam nos primeiros 4 dias após um infarto e ocorrem em 30% de todos os infartos de parede anterior; eles raramente ocorrem em infartos da parede inferior. Quando não se dissolvem espontaneamente, os trombos podem desaparecer com o uso de anticoagulantes.

Trombos Atriais Esquerdos. Trombos geralmente se formam no átrio esquerdo na presença de doença valvar mitral (estenose), um átrio esquerdo aumentado e fibrilação atrial – condições que predispõem à estase sanguínea. O sítio mais comum é o apêndice atrial. A aparência ecocardiográfica destes trombos varia. Em muitos casos, eles estão presos à parede atrial e podem ser redondos ou ovoides. Suas bordas são geralmente bem definidas, eles demonstram mobilidade, e sua textura é uniforme. Ocasionalmente, um trombo aparece como uma massa imóvel plana ou como uma bola flutuante.

Trombos do Coração Direito. A maioria dos trombos se forma no coração direito na presença de infarto do ventrículo direito, cardiomiopatias ou *cor pulmonale*. Estes trombos são geralmente massas sésseis imóveis, heterogêneas. Além disso, trombos secundários podem ocorrer. Sua fonte é a embolização provocada por trombose venosa profunda. A ecocardiografia tipicamente revela uma massa longa, tortuosa e, aparentemente, flutuante, sem um sítio de fixação evidente. Os pacientes correm um risco muito maior de formação de êmbolos, quando o trombo em qualquer região do coração se projeta ou é flutuante.

Outras Massas Cardíacas. Visto que vários objetos estranhos podem mimetizar um trombo, é preciso estar ciente de sua presença e localização. Por exemplo, cateteres no coração direito são geralmente vistos no átrio direito e no ventrículo direito. Estes aparecem como ecos lineares altamente refletores.

Estruturas cardíacas normais também podem mimetizar massas intracardíacas. A banda moderadora observada no ápice do ventrículo direito aparece como um feixe muscular espesso que se estende da parede livre do ventrículo direito até o septo interventricular. Ocasionalmente, uma valva de Eustáquio proeminente pode ser observada no átrio direito na junção da veia cava inferior. A valva de Eustáquio aparece como uma estrutura fina, longa e móvel no átrio direito, que também pode conter estruturas filamentosas delgadas, conhecidas como a rede de Chiari que é um remanescente de estruturas embrionárias. O ventrículo esquerdo também pode conter fibras finas longas, conhecidas como tendões falsos ou cordas tendíneas ectópicas. Estas estruturas filamentosas atravessam o ventrículo esquerdo e, tipicamente, são estruturas refletoras brilhantes sem significância clínica.

DOENÇAS DA AORTA

Dilatação da Aorta

A aorta é considerada dilatada quando seu diâmetro é > 37 mm. O diâmetro médio da aorta de adultos é de 33-37 mm. Medidas da aorta na ecocardiografia em modo M devem ser realizadas no nível do ânulo aórtico e do seio de Valsalva. Dilatação da aorta pode ser vista geralmente em pacientes com ectasia ânulo-aórtica ou síndrome de Marfan. Nestes pacientes, a camada medial da aorta enfraquece, e a aorta dilata-se. A dilatação ocorre não só na parede da aorta, como também no ânulo aórtico. Isto geralmente ocasiona insuficiência aórtica, pois as cúspides da aorta são incapazes de se ajustar durante o fechamento. A ecocardiografia bidimensional pode facilmente detectar uma aorta dilatada.

Aneurisma da Aorta

Um aneurisma da aorta pode ocorrer em qualquer região ao longo da aorta torácica. Os sítios mais comuns são o arco e a aorta descendente, com a maioria dos aneurismas ocorrendo logo após a artéria subclávia esquerda. Aneurismas da aorta torácica frequentemente se estendem para a aorta abdominal. Existem vários tipos de aneurismas, que incluem: sacular (dilatação em forma de saco), fusiforme (aneurisma em forma de fuso) e dissecante (separação da parede arterial, criando um lúmen falso e um lúmen verdadeiro).

Um aneurisma dissecante da aorta resulta de rupturas da camada íntima da parede da aorta. A força impulsionadora do sangue destrói ainda mais o meio e separa a camada íntima da camada adventícia. Dissecções da aorta são classificadas de acordo com a área e extensão da ruptura da íntima. Rupturas tipo I se estendem ao longo da aorta ascendente e continuam além do arco. Rupturas tipo II também começam a alguns centímetros da valva aórtica, porém são confinadas à aorta ascendente. Rupturas tipo III começam na aorta descendente, geralmente imediatamente distal à origem da artéria subclávia esquerda. Mais de 90% dos pacientes com aneurismas dissecantes sofrem dor severa. Dissecções ocorrem duas vezes mais em homens do que em mulheres e geralmente na sexta e sétima décadas de vida. Os achados em modo M revelam ecos lineares extras na aorta. A imagem bidimensional é a ferramenta ecocardiográfica de escolha. A imagem bidimensional possibilita a visualização do retalho da íntima, que divide o lúmen verdadeiro da aorta do lúmen falso. A dopplerfluxometria em cores pode ser inestimável para a localização do sítio de comunicação intraluminal. Outra evidência ecocardiográfica de dissecção inclui a regurgitação aórtica – a complicação mais comumente observada. Doppler é adequado para a detecção de padrões de fluxo distorcidos na via de saída do LV. O ventrículo esquerdo pode aumentar em razão da sobrecarga volêmica provocada pela regurgitação aórtica; uma efusão pericárdica pode ser observada, bem como uma efusão pleural. O diagnóstico de dissecção deve ser estabelecido, quando um retalho da íntima é visto em mais de uma incidência.

Aneurismas que ocorrem no seio de Valsalva são mais facilmente visualizados com a imagem bidimensional. Eles são mais facilmente observados na incidência de eixo curto durante a diástole. Ruptura geralmente ocorre no lado direito do coração, porém também pode ocorrer no coração esquerdo e septo interventricular. Aneurismas do seio de Valsalva podem ser adquiridos ou congênitos.

CARDIOPATIA CONGÊNITA

Estenose Aórtica

Anormalidades da via de saída do LV é a cardiopatia congênita mais comum encontrada na população adulta. As obstruções podem ocorrer no nível subvalvar, supravalvar ou valvar. Anormalidades congênitas da valva aórtica ocorrem em 1% da população, com uma maior prevalência em indivíduos do sexo masculino. A malformação mais comum da valva aórtica é uma valva bicúspide. Coarctação da aorta, VSD e estenose pulmonar isolada estão associadas a essa condição. Conforme a valva envelhece, ela se torna fibrótica e pode calcificar. Na quarta década de vida, 50% de todas as valvas aórticas bicúspides se tornam estenóticas.

Estenose subvalvar também pode ocorrer. Existem dois tipos de estenose subvalvar: discreta e subaórtica. Na estenose discreta, uma membrana fina obstrui a via de saída, ou uma crista mais fibromuscular obstrui o fluxo sanguíneo. A estenose subaórtica também é mais comum em homens. Regurgitação aórtica é um achado frequente na estenose subaórtica. Quando presente em adultos, a estenose subvalvar discreta é primariamente um problema adquirido, e não congênito.

Estenose supravalvar também pode ser classificada em duas categorias. O estreitamento supravalvar mais frequente é encontrado na aorta ascendente, imediatamente acima da valva. Com menos frequência, a obstrução envolve a aorta ascendente, o arco aórtico e a aorta descendente. Obstrução supravalvar pode ser um achado familiar, porém também pode ser esporádico ou em consequência de uma infecção pelo vírus da rubéola. Quando encontrada em associação ao retardo mental, um diagnóstico de síndrome de Williams pode ser estabelecido.

Pacientes com obstrução congênita da via de saída geralmente apresentam hipertensão sistólica ventricular esquerda e desenvolvem hipertrofia concêntrica do LV. O exame físico revela um sopro de ejeção sistólica áspero sobre a borda paraesternal direita. A ecocardiografia se tornou a ferramenta diagnóstica de escolha para o estabelecimento deste diagnóstico. A ecocardiografia em modo M revela uma valva espessada com uma linha de fechamento periférica. Normalmente, a linha de fechamento da valva aórtica é centralmente localizada. Em uma valva aórtica bicúspide, entretanto, a linha de fechamento é deslocada em direção à parede anterior ou posterior da aorta. A ecocardiografia bidimensional revela *doming* sistólico das cúspides, que é observado na incidência paraesternal esquerda de eixo longo. A incidência paraesternal esquerda de eixo curto revela a presença de apenas duas cúspides. A ecocardiografia com Doppler de onda pulsada é capaz de localizar a área de obstrução e determinar qual tipo de obstrução está presente. O exame Doppler de onda contínua possibilita a quantificação dos gradientes de pico e médio na obstrução. A dopplerfluxometria em cores permite a avaliação da direção do fluxo sanguíneo.

Defeitos do Septo Atrial

Defeitos do septo atrial (ASDs) é a segunda anormalidade congênita mais comum encontrada em adultos. Há três classificações do ASD, de acordo com sua localização: defeitos do tipo *ostium secundum*, defeitos do tipo *ostium primum* e defeitos tipo seio venoso. Os defeitos do tipo *ostium secundum* representam 70% de todos os ASDs encontrados em adultos. Estes defeitos estão localizados próximo à fossa oval. Mulheres são três vezes mais prováveis de ter este defeito do que os homens. Vinte por cento dos pacientes com este tipo de ASD apresentam prolapso da valva mitral. Outros achados associados incluem estenose mitral ou pulmonar e aneurisma do septo atrial. Quando um ASD e uma estenose mitral existem simultaneamente, a condição é chamada de síndrome de Lutembacher. Na estenose mitral isolada, o átrio esquerdo está dilatado, porque a área valvar é reduzida. Com o ASD, o sangue pode escapar através do defeito atrial, preservando, desse modo, o tamanho do átrio esquerdo.

Quinze por cento de todos os ASDs são do tipo *ostium primum*. Estes defeitos ocorrem na região do *ostium primum* ou na porção inferior do septo atrial. Um achado comumente associado é um folheto anterior da valva mitral fissurado.

ASDs do tipo seio venoso são responsáveis pelos outros 15%. Os defeitos ocorrem na porção superior do septo atrial, próximo ao orifício da veia cava inferior. O achado mais comum associado a este defeito é a drenagem anômala parcial de veias pulmonares.

A ecocardiografia bidimensional e em modo M revela uma sobrecarga volêmica no coração direito. Achados indicativos de sobrecarga volêmica no lado direito incluem um ventrículo direito dilatado e um achatamento do septo na diástole. A imagem bidimensional do septo atrial permite a visualização e localização direta do defeito. As incidências mais comumente utilizadas para avaliar o septo atrial incluem as incidências paraesternal de eixo curto, apical de quatro câmaras e subcostal. A última incidência é a mais adequada para visualização do septo atrial. Além dos achados secundários já descritos, a imagem bidimensional possibilita a visualização direta do defeito. Nos defeitos septais, uma falha nos ecos é observada na área do defeito. Na ecocardiografia, a falha de ecos é caracterizada por uma ecogenicidade perpendicular ao septo atrial. Este achado tem sido descrito como o sinal T.

A ecocardiografia com Doppler também pode ajudar a detectar os ASDs. Na ausência de pressões elevadas no coração direito, o sangue flui do ventrículo esquerdo de maior pressão para o coração direito de menor pressão. Na incidência subcostal, o volume de amostra do Doppler pode ser posicionado no coração direito, próximo do septo atrial. A análise espectral revelará um fluxo turbulento em direção ao transdutor na sístole tardia e durante toda a diástole. A dopplerfluxometria em cores possibilita a visualização do *shunt* interatrial por meio da sobreposição de uma codificação por cores em uma imagem bidimensional.

A ecocardiografia com contraste pode ser usada quando a imagem bidimensional e o Doppler são incapazes de identificar claramente o defeito atrial. Quando utilizada junto com a imagem bidimensional, 92-100% dos ASDs podem ser detectados. Agentes de contraste injetados em uma veia entram no coração direito, que, geralmente, é altamente opacificado. Na presença de um ASD, pequenas quantidades de material de contraste podem ser vistas atravessando o septo atrial e entrando no átrio e ventrículo esquerdos. Quando o *shunt* é esquerda-direita, o que normalmente é o caso, um efeito de contraste negativo pode ser observado. O realce de contraste pode ser aumentado quando o paciente realiza a manobra de Valsalva, ou tosse.

Forame Oval Patente

Forame oval patente (aberto) pode ser encontrado em 27% dos pacientes de idade mais avançada. *Shunt* esquerda-direita normalmente não ocorre quando as pressões são normais. Uma possível complicação da condição é a embolia paradoxal.

Defeitos do Septo Ventricular

VSDs são os defeitos mais comuns encontrados em bebês e crianças. No adulto, os ASDs são muito mais comuns. VSDs se dividem em duas classificações principais: defeitos septais musculares e defeitos membranosos. Como os ASDs, os VSDs são classificados de acordo com a região envolvida.

Defeitos Septais Musculares. Os defeitos septais musculares são completamente circundados por músculo. Defeitos de saída ocorrem na porção mais superior do septo e compõem parte da região da via de saída do ventrículo esquerdo. Estes defeitos também são chamados de defeitos da via de saída, defeitos subpulmonares ou infundibulares, ou defeitos bulbares. Estes defeitos são delimitados pela trabécula septomarginal (banda septal do ventrículo direito) e pelo ânulo da valva pulmonar. Portanto, são os VSDs mais difíceis de observar, sendo mais facilmente visualizados com as posições subcostal e paraesternal altas.

Uma forma especial de defeito de saída ocorre acima da crista supraventricular. Este defeito é conhecido como defeito ventricular supracristal; também é chamado de defeito subarterial duplamente relacionado por causa de sua proximidade com ambas as valvas semilunares. Este defeito também é mais facilmente visualizado com as posições subcostal e paraesternal altas. Achados associados neste defeito incluem: (1) prolapso da valva aórtica decorrente da falta de suporte, geralmente envolvendo a cúspide coronariana direita, (2) dilatação do seio de Valsalva coronariano direito e (3) insuficiência aórtica. O defeito é geralmente pequeno.

Defeitos da via de entrada ventricular são delimitados superiormente pelo ânulo da valva tricúspide, apicalmente pelas extremidades dos músculos papilares e anteriormente pela trabécula septomarginal. Estes também são chamados de defeitos dos coxins endocárdicos, defeitos retrocristais, defeitos de seios e defeitos do fluxo de entrada, que podem ser observados em vários planos, incluindo as incidências paraesternal, apical e subcostal. Por serem geralmente grandes, estes defeitos podem ser confundidos com um ventrículo com dupla via de entrada.

Defeitos trabeculares são delimitados por inserções cordais do músculo papilar ao ápice. Estes defeitos se estendem do septo de saída liso até o septo de entrada, são excessivamente trabeculados e geralmente grandes. Também podem ser múltiplos. Estes defeitos tipicamente provocam hipertensão do ventrículo direito e podem produzir um *shunt* direita-esquerda se as pressões no coração direito excedem aquelas no esquerdo. Um tipo especial de defeito septal muscular que ocorre no septo muscular é caracterizado por vários defeitos pequenos com aspecto de queijo suíço. O defeito em "queijo suíço" ocorre principalmente no ápice.

Defeitos Membranosos. Defeitos septais membranosos ocorrem na região delimitada pelos septos de entrada e saída, e nas junções entre as cúspides direita e não coronária da valva aórtica. Esta parte do septo está localizada na base do coração. Defeitos nesta área são frequentemente chamados de perimembranosos, pois geralmente envolvem parte de um septo muscular adjacente. Quase todos os planos podem ser utilizados para a aquisição de imagens destes defeitos, que ocorrem com maior frequência do que os tipos musculares.

O uso da imagem bidimensional permite a visualização do septo. Quando o defeito é grande, uma falha de ecos é observada. Além disso, um artefato em "T" é observado. Quando a imagem não possibilita a localização do defeito, a técnica de dopplerfluxometria em cores pode ser utilizada. Um fluxo turbulento de alta velocidade geralmente pode ser visto como um mosaico de cores na área do jato. Ecocardiografia de contraste também pode ser utilizada para localizar o defeito. Uma solução agitada pode ser injetada no coração direito através de uma veia periférica. Mesmo algumas bolhas vistas entrando no ventrículo esquerdo são indicativas de um *shunt* direita-esquerda, quando as pressões no lado direito estão ligeiramente elevadas.

Tetralogia de Fallot

Em adultos, a tetralogia de Fallot é a doença congênita primária produzindo cianose. Nesta condição, quatro achados específicos são observados. Ocorre cavalgamento da aorta sobre o VSD perimembranoso. Estenose pulmonar infundibular ou valvar está presente, resultando em hipertrofia do ventrículo direito. Os critérios em modo M para o diagnóstico de tetralogia de Fallot incluem uma quebra na continuidade da parede anterior da aorta daquela do septo interventricular, bem como um estreitamento da via de saída do ventrículo direito. Todavia, a imagem bidimensional permite a visualização direta da anatomia cardíaca e, portanto, é o procedimento ecocardiográfico de escolha. A imagem geralmente permite a visualização do VSD e fornece informações valiosas sobre a quantidade de cavalgamento da aorta. A ecocardiografia com Doppler permite a quantificação de gradientes através da obstrução da via de saída do ventrículo direito.

Estenose Pulmonar

Oitenta por cento de todas as obstruções congênitas da via de saída do ventrículo direito ocorrem no nível da valva pulmonar. A valva está geralmente espessada com fusão das cúspides e pode ser vista com aspecto de cúpula *(doming)* na sístole. Hipertrofia ventricular direita ocorre como resultado do aumento de resistência ao fluxo. A imagem bidimensional permite a visualização da valva, que geralmente aparece espessada e com excursão reduzida.

Persistência do Canal Arterial

Persistência do canal arterial (PDA) ocorre quando não ocorre o fechamento do canal após o nascimento. No útero, existe uma comunicação entre a circulação pulmonar e a circulação sistêmica, que tem como finalidade, na circulação fetal, direcionar o fluxo do sangue dessaturado para fora das circulações coronariana e cerebral e em direção à placenta. O canal está localizado próximo do istmo da aorta, perto da origem da artéria subclávia esquerda; o canal se estende até a artéria pulmonar esquerda, um pouco além da bifurcação. Na ausência de pressões pulmonares elevadas, o sangue flui da aorta para a artéria pulmonar. Em adultos, o sintoma mais comum de uma PDA é dispneia de esforço. No canal persistente, o aumento de fluxo sanguíneo aos pulmões resulta em dilatação das artérias pulmonares, do átrio e ventrículo esquerdo, e da aorta. Se a pressão pulmonar aumentar, o fluxo sanguíneo pode reverter e deslocar-se da circulação pulmonar em direção à aorta. Esta condição é conhecida como complexo de Eisenmenger e é caracterizada por um *shunt* direita-esquerda.

Coarctação da Aorta

Coarctação é um estreitamento ou uma contração da aorta. Os homens são duas vezes mais propensos do que as mulheres de ter coarctação da aorta. A maioria dos pacientes com esta condição é assintomática. A coarctação é manifestada como hipertensão do LV. No exame físico, um sopro sistólico pode ser auscultado. O sítio mais comum de estreitamento ocorre na aorta torácica, distalmente à artéria subclávia esquerda. Esta condição é frequentemente encontrada associada a outras anormalidades congênitas, como VSD, PDA, uma valva aórtica bicúspide e anormalidades da valva mitral. É a malformação cardíaca mais comum encontrada na síndrome de Turner.

A fossa supraesternal oferece a melhor incidência da aorta ascendente, do arco e da aorta descendente. É possível a visualização direta da coarctação com a imagem bidimensional. A ecocardiografia com Doppler tipicamente revela velocidades aumentadas no sítio de coarctação.

Anomalia de Ebstein

A anomalia de Ebstein é caracterizada pelo deslocamento inferior do folheto anterior ou septal da valva tricúspide para dentro do ventrículo direito. Como resultado, o ventrículo se torna "atrializado" e perde parte de sua capacidade de bombeamento. Achados associados incluem ASDs do tipo *secundum*, atresia ou estenose pulmonar, VSD e prolapso da valva mitral. Os sintomas podem não ser evidentes até que o paciente tenha entre 30 e 40 anos de idade. A complicação mais comum desta anormalidade é a falha do ventrículo direito.

O critério em modo M para esta anomalia inclui a visualização de um folheto da valva tricúspide grande, simultaneamente observado com o folheto anterior da valva mitral. Um tempo de atraso no fechamento da valva tricúspide de 80 m/s ou superior àquele de fechamento da valva mitral é o segundo achado na ecocardiografia em modo M. A imagem bidimensional permite a visualização direta da anatomia. Achados imagiológicos específicos incluem um folheto tricúspide localizado apicalmente e um ventrículo direito funcionalmente pequeno. A anomalia de Ebstein pode ser diagnosticada, se o folheto apresentar um deslocamento igual ou superior a 20 mm.

DOENÇA HIPERTENSIVA

Hipertensão Sistêmica

Existem dois tipos básicos de hipertensão sistêmica: hipertensão essencial ou idiopática e hipertensão secundária. Ambos afetam as pressões diastólica e sistólica. A classificação da pressão arterial é demonstrada na Tabela 2-7.

A causa de hipertensão essencial é desconhecida. Embora possam ocorrer vários mecanismos, nenhuma causa específica foi bem descrita. Hipertensão secundária resulta em uma pressão arterial alta associada a qualquer um dos seguintes processos: doença renal, doença endócrina, coarctação da aorta, gravidez, distúrbios neurológicos, estresse agudo, aumento do volume intravascular, consumo de álcool e outras drogas, aumento do débito cardíaco e rigidez da aorta.

As propriedades hemodinâmicas da hipertensão sistêmica, qualquer que seja a causa, são similares. Inicialmente, o débito cardíaco aumenta, assim como o volume de fluidos. O aumento no volume de fluidos é transferido para os vários órgãos e tecidos. Uma vez que os tecidos recebem mais sangue do que necessitam, ocorre contração dos vasos sanguíneos que transportam o sangue. Isto é conhecido como vasoconstrição, que é uma propriedade intrínseca de vasos sistêmicos, como as arteríolas, e o tamanho do bíceps, bem como das artérias, aumenta quando alguém executa o exercício de rosca. Se este estado continuar, os vasos continuam a manifestar resistência sobre o sangue que chega (resistência periférica). Como resultado, os batimentos cardíacos ganham maior resistência, e os vasos tornam-se mais espessos.

Como é o caso com qualquer músculo, hipertrofia ocorre, quando esforço é realizado. Similar ao aumento de tamanho do bíceps quando um exercício de rosca é realizado, o tamanho do coração também aumenta à medida que é forçado a bombear sangue contra a resistência periférica aumentada. Desse modo, os principais achados ecocardiográficos são o aumento da massa muscular do coração, especialmente no ventrículo esquerdo. Pelos critérios da ecocardiografia em modo M, as paredes do ventrículo esquerdo estão espessadas. Os principais achados no Doppler incluem (1) diminuição da onda E transmitral, (2) aumento da onda A e (3) aumento das razões entre a onda A e E.

Hipertensão Pulmonar

Na fisiologia normal, o fluxo sanguíneo pulmonar permite a passagem de sangue para os pulmões para três funções básicas: oxigenação, filtração e equilíbrio do pH por meio da excreção de dióxido de carbono. O sangue vindo dos vários tecidos e órgãos do corpo é direcionado para o coração direito através das veias cavas superior e inferior. Após entrar no átrio direito, esse sangue desoxigenado flui para o ventrículo direito através da valva tricúspide,

TABELA 2-7 • Classificação da Pressão Arterial

Limite (mmHg)	Categoria
Diastólica	
< 85	Pressão arterial normal
85-89	Pressão arterial no limite superior da normalidade
90-104	Hipertensão leve
105-114	Hipertensão moderada
≥ 115	Hipertensão grave
Sistólica, quando a pressão arterial diastólica é < 90 mmHg	
< 140	Pressão arterial normal
140-159	Hipertensão sistólica isolada limítrofe
≥ 160	Hipertensão sistólica isolada

Reimpressa com permissão de The 1984 Report of the Joint National Committee on Detection, Evaluation and Treatment of High Blood Pressure. Arch Intern Med. 144, May, 1984.

e a valva pulmonar se abre para que o sangue possa fluir para o tronco da artéria pulmonar, que se bifurca em um ramo esquerdo e direito e direciona o sangue para os lobos pulmonares esquerdo e direito. Normalmente, a circulação pulmonar oferece pouca resistência ao fluxo sanguíneo. O pico de pressão sistólica normal varia de 18 a 25 mmHg, e a pressão diastólica normal varia de 6 a 10 mmHg. Uma pressão sistólica pulmonar superior a 30 mmHg e uma pressão diastólica pulmonar superior a 20 mmHg representam pressões pulmonares elevadas, ou hipertensão pulmonar.

Assim como a hipertensão sistêmica, a hipertensão pulmonar tem duas formas básicas: primária e secundária. A hipertensão pulmonar primária – também conhecida como hipertensão pulmonar idiopática, essencial ou inexplicável – não tem uma causa discernível. A hipertensão pulmonar secundária pode ser o resultado de qualquer um dos seguintes fatores:

- Aumento da resistência à drenagem venosa pulmonar
- Elevação da pressão diastólica do LV
- Hipertensão atrial esquerda (estenose mitral)
- Doença pulmonar parenquimatosa
- Obstrução venosa pulmonar (*cor triatriatum* ou doença veno-oclusiva pulmonar)

Cor triatriatum é uma anormalidade congênita, em que a veia pulmonar embrionária comum não é incorporada no átrio esquerdo. Em vez disso, as veias pulmonares se esvaziam em uma câmara acessória e comunicam-se com o átrio esquerdo por uma pequena abertura. O resultado é uma obstrução do fluxo venoso pulmonar que estimula a formação de estenose mitral. Na doença veno-oclusiva pulmonar, as veias e vênulas do pulmão se tornam fibróticas. Os achados na ecocardiografia em modo M revelam uma onda A ausente ou reduzida na ausência de falha do ventrículo direito: uma ausência de variação respiratória da amplitude de onda A; um período de pré-ejeção estendido; fechamento mesossistólico da valva pulmonar, também conhecido como entalhe mesossistólico; e tempo de ejeção reduzido do ventrículo direito. A imagem bidimensional indica uma artéria pulmonar dilatada e movimento anormal do septo interventricular.

As medidas Doppler revelam o seguinte: um tempo de aceleração reduzido, um período de pré-ejeção mais longo, um tempo de ejeção mais curto e regurgitação tricúspide. O tempo de aceleração é o intervalo de tempo entre o início do fluxo e o pico de fluxo sistólico. Na hipertensão pulmonar, a velocidade do fluxo sanguíneo aumenta rapidamente e atinge o máximo no início da sístole. Esta medida é feita pela identificação do início do sinal Doppler e a velocidade de pico do mesmo sinal. O tempo decorrido entre os dois é o tempo de aceleração.

O período de pré-ejeção é o intervalo de tempo entre o início do complexo QRS e o início do fluxo na artéria pulmonar. Na hipertensão pulmonar, esse período de tempo aumenta.

O tempo de ejeção é o tempo decorrido entre o início do fluxo e a cessação do fluxo. Na hipertensão pulmonar, este período de tempo se torna mais curto. Esta medida é feita tomando-se o tempo decorrido entre o início e o final do sinal Doppler.

Regurgitação tricúspide ocorre na maioria dos pacientes com pressões elevadas na artéria pulmonar. O Doppler de onda contínua pode ser utilizado para localizar o jato regurgitante e obter o gradiente de pico transtricúspide com o uso da equação de Bernoulli modificada. O gradiente de pico é a diferença na pressão sistólica entre o átrio direito e o ventrículo direito. Estimativas das pressões pulmonares são efetuadas pela adição das pressões do átrio direito, ques são determinadas pela inspeção visual do pulso venoso da jugular. Uma maneira mais comum é a adição da constante "10" ao gradiente de pico sistólico transtricúspide. Entretanto, na presença de estenose da valva pulmonar, não é possível determinar as pressões da artéria pulmonar com o uso do gradiente de pico do fluxo transtricúspide regurgitante.

CORONARIOPATIA

As artérias coronárias direita e esquerda normais fornecem sangue oxigenado ao músculo cardíaco (Tabela 2-8). A artéria coronária esquerda se origina a partir do seio de Valsalva coronariano esquerdo, que se bifurca em dois ramos: o ramo interventricular anterior e o ramo descendente, também conhecido como o ramo

TABELA 2-8 • Ramos Normais das Artérias Coronárias

Artéria Coronária	Ramos Principais	Área Suprida
Coronária esquerda	Descendente anterior esquerdo	Parede anterior do ventrículo esquerdo Dois terços anteriores do septo apical Porções anteroapicais do ventrículo esquerdo Músculo papilar anterolateral Porção média do septo Feixe de His Músculo papilar anterior do ventrículo direito
	Circunflexo*	Parede lateral do ventrículo esquerdo Átrio esquerdo
Coronária direita	Diversos ramos	Parede anterior do ventrículo direito Terço posterior (ou mais) do septo interventricular Parede diafragmática do ventrículo direito Nodo atrioventricular

*Se o ramo circunflexo termina na *crux cordis* do coração, o mesmo supre todo o ventrículo esquerdo e o septo interventricular.

descendente anterior esquerdo, e o ramo circunflexo. A artéria coronária direita se origina a partir do seio de Valsalva coronariano direito.

A anatomia coronária pode variar consideravelmente em humanos. Em 67% dos casos, a artéria coronária direita é a artéria dominante. Nestes casos, a artéria supre partes do septo e ventrículo esquerdo. Em 15% dos casos, a artéria coronária esquerda é a dominante e fornece sangue para todo o septo e ventrículo esquerdo. Em 18% dos casos, as duas artérias são iguais; esta situação é chamada de padrão arterial coronariano balanceado.

Movimento Anormal da Parede

Quando o suprimento sanguíneo para o músculo cardíaco é interrompido, o músculo é lesionado e alterações imediatas no movimento podem ser observadas. A área afetada pode ser identificada pelo uso de várias incidências ecocardiográficas. O segmento da parede deve ser identificado, usando-se as recomendações da *American Society of Echocardiography* (veja Seção sobre a Anatomia Normal).[6]

Complicações da Cardiopatia Isquêmica

Aneurisma Ventricular. Uma complicação da cardiopatia isquêmica é o aneurisma ventricular. Embora o aneurisma possa se formar em qualquer parte do ventrículo esquerdo, mais de 80% se formam no ápice e resultam de um infarto anterior. Dos 5-10% que se formam na parede posterior, quase metade são aneurismas falsos.

A aparência ecocardiográfica dos aneurismas inclui paredes finas que não sofrem espessamento durante a sístole, um abaulamento da parede e movimento discinético para a área afetada.

Existem três tipos de aneurismas ventriculares: aneurismas anatomicamente verdadeiros, funcionalmente verdadeiros e anatomicamente falsos. Um aneurisma anatomicamente verdadeiro é composto por tecido fibroso, pode ou não conter um coágulo e projeta-se durante a diástole e a sístole. A entrada do aneurisma é mais ampla ou tão ampla quanto seu diâmetro máximo, e sua parede é a antiga parede do LV. Um aneurisma anatomicamente verdadeiro quase nunca se rompe após sua resolução. Um aneurisma funcionalmente verdadeiro consiste em tecido fibroso, porém se projeta apenas durante a sístole ventricular.

Um aneurisma anatomicamente falso sempre contém um coágulo. Sua entrada é consideravelmente menor do que seu diâmetro máximo, e este tipo de aneurisma se projeta durante a sístole e a diástole, podendo até mesmo se expandir. Sua parede é composta de pericárdio parietal. Visto que um falso aneurisma geralmente se rompe, a cirurgia imediata é geralmente necessária.

Defeito do Septo Ventricular. Um VSD ocorre quando uma ruptura ocorre no septo. Diversas técnicas ecocardiográficas podem ser utilizadas para estabelecer o diagnóstico. A imagem bidimensional permite a visualização direta do defeito. Na ecocardiografia de contraste, o material de contraste pode ser observado, preenchendo o ventrículo direito e entrando no ventrículo esquerdo, à medida que o sangue se movimenta para diante e para trás através do defeito. O efeito de contraste negativo também pode ser observado. As medidas Doppler podem detectar sinais turbulentos de alta velocidade no lado direito do septo ventricular. As incidências mais adequadas incluem as paraesternais esquerdas de eixos longo e curto e a apical de quatro câmaras. O Doppler em cores pode demonstrar comunicação entre os ventrículos esquerdo e direito. O jato colorido apresenta um padrão em mosaico no fluxo de alta velocidade.

Trombo. Trombo, a complicação mais comum do infarto, geralmente ocorre no ápice em áreas de discinesia. O trombo pode ser laminar, situar-se próximo à parede do ventrículo ou se projetar para dentro da cavidade e ser altamente móvel. O diagnóstico deve ser estabelecido quando o trombo é observado em várias incidências.

Disfunção Valvar. Um infarto é mais provável de afetar a valva mitral. Regurgitação mitral ocorre se o músculo papilar for rompido, quando se torna fibrosado ou se o ânulo mitral for afetado, resultando em fechamento incompleto dos folhetos.

Envolvimento do Ventrículo Direito. O envolvimento do ventrículo direito ocorre primariamente quando o infarto se localiza na parede inferior ou quando a porção proximal da artéria coronária direita é obstruída. A ecocardiografia revela dilatação do ventrículo e movimento anormal de sua parede livre.

Referências

1. Allen MN, *Echocardiography*. 2nd ed. New York: Lippincott; 1999.
2. *Gray's Anatomy*. Williams PL, Warwick R, Dyson M, eds. 37th ed. New York: Churchill Livingstone; 1989.
3. Driscoll DJ, Fuster V, McGoon DC. Congenital heart disease in adolescents and adults: atrioventricular canal defect. In: Brandenburg RO, Fuster V, Giulani ER, et al., eds. *Cardiology: Fundamentals and Practice*. Chicago: Year Book Medical Publishers; 1987.
4. Report of the American Society of Echocardiography Committee on Nomenclature and Standards Identification of Myocardial Wall Segments. 1982.
5. Braunwald E. *Heart Disease: A Textbook of Cardiac Medicine*. 3rd ed. Philadelphia: WB Saunders; 1988.
6. Feigenbaum H. *Endocardiopathy*. 4th ed. Philadelphia: Lea & Febiger; 1986.

Perguntas

INSTRUÇÕES GERAIS: Para cada pergunta, selecione a resposta apropriada. Marque apenas uma resposta para cada pergunta, exceto se solicitado de outro modo.

1. Quais sulcos ou fossas cardíacas separam os átrios dos ventrículos?
   (A) interventricular
   (B) interatrial
   (C) interventricular anterior
   (D) coronário ou atrioventricular

   Identifique as artérias coronárias na Fig. 2-12

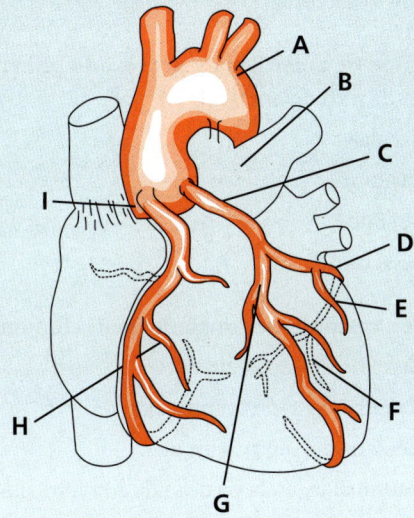

FIGURA 2-12. Desenho anatômico do coração e vasos

2. _____ ramo posterolateral esquerdo
3. _____ ramo circunflexo esquerdo
4. _____ tronco pulmonar
5. _____ ramo marginal esquerdo
6. _____ ramo para o nodo atrioventricular
7. _____ tronco da artéria coronária esquerda
8. _____ artéria coronária direita
9. _____ arco aórtico
10. _____ ramo descendente anterior esquerdo

11. Qual dos seguintes *não* é uma indicação para a ecocardiografia sob estresse físico?
    (A) rastreio de novos pacientes para coronariopatia
    (B) avaliação dos estados antes e após a intervenção
    (C) determinação do prognóstico após um infarto do miocárdio
    (D) angina instável

12. Qual dos seguintes exames cardiológicos deve ser realizado por um médico?
    (A) ecocardiografia
    (B) ecocardiografia sob estresse físico
    (C) ecocardiografia transesofágica
    (D) dopplerfluxometria em cores

13. Qual é a finalidade do pericárdio?
    (A) permitir que o coração se movimente livremente com cada batimento
    (B) facilitar a ejeção e alterações volêmicas
    (C) conter o coração dentro do mediastino
    (D) atuar como uma barreira contra infecções
    (E) todas as alternativas

14. Qual é a maior câmara cardíaca?
    (A) átrio direito
    (B) ventrículo direito
    (C) átrio esquerdo
    (D) ventrículo esquerdo

15. O átrio esquerdo recebe quantas veias pulmonares?
    (A) uma
    (B) duas
    (C) três
    (D) quatro

16. O que é crista terminal?
    (A) porção anterior do átrio direito
    (B) porção posterior do átrio direito
    (C) uma fibra muscular que separa o átrio direito
    (D) uma fossa ou sulco cardíaco

17. **Qual valva está localizada entre o átrio esquerdo e o ventrículo esquerdo?**
    (A) tricúspide
    (B) mitral
    (C) aórtica
    (D) forame oval

18. **Qual dos seguintes *não* é uma característica e/ou função do coração direito?**
    (A) fornece sangue para a circulação pulmonar
    (B) pressão normal no ventrículo direito é aproximadamente de 140 mmHg
    (C) o sangue que retorna para o coração direito tem uma menor saturação de oxigênio
    (D) contém a valva tricúspide

19. **Estenose da valva mitral resulta primariamente de qual dos seguintes?**
    (A) aterosclerose
    (B) endocardite
    (C) hipertensão
    (D) doença reumática

20. **Vegetações estão mais comumente associadas a qual dos seguintes?**
    (A) hipertensão pulmonar
    (B) aneurismas
    (C) endocardite
    (D) doença valvar mitral

21. **Qual dos seguintes não é um tipo de bioprótese valvar cardíaca?**
    (A) xenoenxerto
    (B) heteroenxerto
    (C) homoenxerto
    (D) valva de Bjork-Shiley

22. **Qual dos seguintes indicaria uma efusão pericárdica?**
    (A) 5-10 mL de líquido
    (B) 10-15 mL de líquido
    (C) 15-50 mL de líquido
    (D) 75-100 mL de líquido

23. **O termo cardiomiopatia é utilizado para descrever qual dos seguintes?**
    (A) efusão pericárdica
    (B) uma variedade de doenças cardíacas que afeta o pericárdio
    (C) uma variedade de doenças cardíacas que afeta o miocárdio
    (D) uma variedade de doenças cardíacas que afeta o endocárdio

24. **Qual é o tipo mais comum de tumor benigno do coração?**
    (A) mixoma
    (B) rabdomioma
    (C) lipoma
    (D) fibroma

25. **Qual é o tumor cardíaco maligno mais comum?**
    (A) teratoma
    (B) rabdomioma
    (C) carcinoma
    (D) angiossarcoma

26. **Qual tipo de aneurisma é provocado por rupturas na íntima da parede aórtica?**
    (A) sacular
    (B) fusiforme
    (C) pseudo
    (D) dissecante

27. **Qual é a cardiopatia congênita mais comum?**
    (A) defeitos do septo atrial
    (B) defeitos do septo ventricular
    (C) defeitos do septo muscular
    (D) anormalidades da via de saída do ventrículo esquerdo

28. **Qual é a doença congênita primária em adultos que produz cianose?**
    (A) estenose pulmonar
    (B) coarctação da aorta
    (C) persistência do canal arterial
    (D) tetralogia de Fallot

29. **Qual dos seguintes *não* é uma característica da cardiomiopatia?**
    (A) dilatação
    (B) pericardite
    (C) restritiva
    (D) hipertrófica

30-36. Identifique as estruturas na Fig. 2-13.

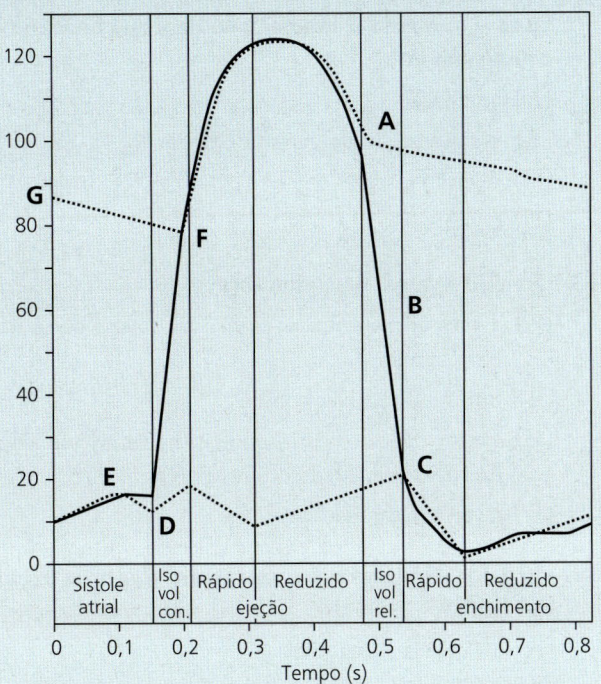

FIGURA 2-13. Eventos do ciclo cardíaco.

30. _____ fechamento da valva aórtica

31. _____ abertura da valva aórtica

32. _____ pressão na aorta

33. _____ pressão ventricular esquerda

34. _____ fechamento da valva mitral

35. _____ pressão atrial esquerda

36. _____ abertura da valva mitral

37. Nas doenças estenóticas da tricúspide, qual dos seguintes está dilatado?
    (A) átrio esquerdo
    (B) ventrículo esquerdo
    (C) átrio direito
    (D) ventrículo direito

38. Na doença valvar tricúspide, qual é a causa primária de regurgitação?
    (A) doença cardíaca carcinoide
    (B) prolapso da valva
    (C) cardiopatia reumática
    (D) secundária à hipertensão pulmonar

39. Qual dos seguintes não é um tipo de endocardite?
    (A) anomalia de Ebstein
    (B) bacteriana
    (C) micótica
    (D) de Löffler

40. Qual dos seguintes *não* é um sintoma clínico associado à estenose da valva aórtica?
    (A) dor torácica
    (B) dispneia de esforço
    (C) falta de ar
    (D) síncope

41. Qual das seguintes é a valva bicúspide com dois folhetos principais?
    (A) valva tricúspide
    (B) valva aórtica
    (C) valva pulmonar
    (D) valva mitral

42. Qual é o achado clássico no prolapso da valva mitral?
    (A) *doming* sistólico
    (B) vibração da valva mitral
    (C) edema pulmonar
    (D) um clique sistólico

43. Qual é a causa mais comum de movimento exagerado dos folhetos?
    (A) ruptura da corda tendínea
    (B) ruptura do músculo papilar
    (C) calcificação anular
    (D) defeito congênito

44. Qual exame cardíaco proporciona a maior resolução?
    (A) ecocardiografia transtorácica
    (B) ecocardiografia transtorácica com contraste
    (C) ecocardiografia sob estresse
    (D) ecocardiografia transesofágica

45. Em qual seio cardíaco está localizada uma prega fina de tecido chamada valva de Tebésio?
    (A) seio de Morgagni
    (B) seio aórtico
    (C) seio coronariano
    (D) seio de Valsalva

CAPÍTULO 2 Ecocardiografia de Adultos

46. **Qual é o comprimento médio de um coração adulto?**
    (A) 12 cm
    (B) 8-9 cm
    (C) 6 cm
    (D) 16 cm

47. **O nodo atrioventricular está localizado em qual região triangular do átrio direito?**
    (A) região posterior
    (B) região anterior
    (C) região triangular
    (D) triângulo de Kock

48. **Qual vaso drena a cabeça e partes das extremidades superiores?**
    (A) aorta
    (B) veia cava superior
    (C) veia cava inferior
    (D) sistema venoso portal

49. **Qual das seguintes incidências seria a *mais apropriada* para demonstrar as quatro câmaras cardíacas simultaneamente?**
    (A) paraesternal esquerda
    (B) paraesternal direita
    (C) subcostal
    (D) supraesternal

50. **Qual dos seguintes é utilizado para indicar os três planos ortogonais de uma imagem ecocardiográfica bidimensional?**
    (A) eixo longo, eixo curto e quatro câmaras
    (B) apical, subcostal e paraesternal
    (C) supraesternal, borda esternal direita e borda esternal esquerda
    (D) anterior, posterior e coronal

51. **Quais das seguintes anormalidades são geralmente *mais facilmente* demonstradas com a incidência subcostal de quatro câmaras?**
    (A) defeitos do septo atrial e defeitos do septo ventricular
    (B) regurgitação mitral e regurgitação tricúspide
    (C) estenose mitral e estenose tricúspide
    (D) insuficiência aórtica e insuficiência pulmonar

52. **Qual dos seguintes termos é utilizado para descrever o controle que suprime a ecogenicidade no campo próximo e aumenta a intensidade da ecogenicidade no campo distante?**
    (A) atenuação
    (B) compensação do ganho de tempo
    (C) rejeição
    (D) compressão

53. **Quando a valva tricúspide abre?**
    (A) a pressão ventricular direita cai abaixo da pressão atrial direita
    (B) o músculo papilar contrai
    (C) a velocidade do fluxo sanguíneo no ventrículo direito excede a velocidade do fluxo no átrio direito
    (D) a valva pulmonar abre

54. **Qual dos seguintes *não* é um remanescente da circulação fetal?**
    (A) a valva de Eustáquio
    (B) o ligamento coronário
    (C) o forame oval
    (D) o ligamento arterioso

55. **O sangue normalmente flui do ventrículo direito para qual dos seguintes?**
    (A) artéria pulmonar
    (B) aorta
    (C) átrio direito
    (D) veia pulmonar

56. **Uma veia pulmonar está normalmente inserida em qual dos seguintes?**
    (A) ventrículo direito
    (B) ventrículo esquerdo
    (C) átrio esquerdo
    (D) átrio direito

57. **Qual das seguintes afirmações relacionadas com a anatomia cardíaca é falsa?**
    (A) o coração tende a assumir uma posição mais vertical em pessoas altas e magras e uma posição mais horizontal em pessoas baixas e pesadas
    (B) o ligamento arterial percorre da artéria pulmonar esquerda para a aorta descendente
    (C) as artérias coronárias se originam nos seios contidos nas bolsas das cúspides coronárias esquerda e direita da valva aórtica
    (D) o ventrículo esquerdo constitui grande parte da superfície ventral do coração

58. O tempo de ejeção ventricular esquerda pode ser avaliado com um ecocardiograma em modo M por meio da mensuração da distância entre qual dos seguintes?

    (A) pontos de abertura e fechamento da valva aórtica
    (B) pontos mitrais D e C
    (C) ondas R e T
    (D) fechamento da valva mitral e abertura da valva aórtica

59. Geralmente, qual é a melhor incidência bidimensional para o exame de pacientes com doença pulmonar obstrutiva crônica?

    (A) paraesternal
    (B) apical
    (C) supraesternal
    (D) subcostal

60. Quais são as duas melhores posições do transdutor para a investigação Doppler do fluxo sanguíneo sistólico na valva aórtica?

    (A) paraesternal e supraesternal
    (B) apical e borda esternal direita
    (C) supraesternal e subcostal
    (D) subcostal e apical

61. Quando o tamanho do átrio esquerdo deve ser mensurado em modo M?

    (A) no final da sístole
    (B) no pico da onda R
    (C) no início da abertura da valva aórtica
    (D) no início da onda P

62. *Doming* de qualquer valva cardíaca na ecocardiografia bidimensional é compatível com qual dos seguintes?

    (A) regurgitação
    (B) débito cardíaco reduzido
    (C) estenose
    (D) malformação congênita

63. Imagens bidimensionais são mais facilmente obtidas quando o feixe de ultrassom é direcionado _____ à estrutura de interesse. Os sinais Doppler são mais facilmente obtidos, quando o feixe de ultrassom é direcionado _____ ao fluxo sanguíneo.

    (A) obliquamente; perpendicular
    (B) paralelo; perpendicular
    (C) perpendicular; paralelo
    (D) perpendicular; obliquamente

64. Sobrecarga de pressão sistólica do ventrículo direito pode ser causada por qual dos seguintes?

    (A) insuficiência pulmonar
    (B) um defeito do septo atrial
    (C) estenose aórtica
    (D) hipertensão pulmonar

65. Medidas do ventrículo esquerdo devem ser obtidas com a incidência paraesternal de eixo longo no nível de qual dos seguintes?

    (A) ânulo da valva mitral
    (B) extremidades dos folhetos mitrais
    (C) corda tendínea
    (D) músculo papilar

66. Qual dos seguintes não é capaz de causar movimento paradoxal do septo interventricular?

    (A) bloqueio do ramo esquerdo do feixe de His
    (B) pós-pericardiotomia
    (C) sobrecarga volêmica no ventrículo esquerdo
    (D) regurgitação tricúspide grave

67. Em um paciente com sobrecarga volêmica no ventrículo direito, o início da sístole ventricular provavelmente exibirá o septo interventricular se movendo

    (A) em direção à parede livre do ventrículo direito
    (B) em direção à parede do ventrículo esquerdo
    (C) lateralmente
    (D) não há movimento

68. Um sopro associado a um frêmito é provavelmente qual dos seguintes?

    (A) de origem orgânica
    (B) insignificante
    (C) funcional
    (D) o resultado de um defeito do septo atrial

69. A manobra de Valsalva e a inalação de nitrito de amila são técnicas ocasionalmente utilizadas durante um exame ecocardiográfico durante a verificação de qual dos seguintes?

    (A) prolapso da valva mitral ou movimento anterior sistólico da valva mitral
    (B) estenose aórtica ou estenose mitral
    (C) estenose aórtica ou regurgitação aórtica
    (D) um defeito do septo ventricular ou estenose pulmonar

70. **Baqueteamento dos dedos e leitos ungueais é um sinal de qual das seguintes condições?**
    (A) doença cardíaca cianótica
    (B) síndrome de Marfan
    (C) síndrome de Barlow
    (D) débito cardíaco aumentado

71. **Embora a ecocardiografia bidimensional tenha amplamente substituído a ecocardiografia em modo M para o diagnóstico cardiológico, o modo M ainda tem a vantagem de qual dos seguintes?**
    (A) define as relações espaciais das estruturas cardíacas
    (B) fornece uma maior resolução temporal
    (C) proporciona uma avaliação dinâmica da velocidade do fluxo sanguíneo
    (D) fornece uma resolução lateral superior

72. **Durante uma ecocardiografia com incidência paraesternal de eixo curto, se o ventrículo esquerdo aparece oval em vez de circular, para onde o ecocardiografista deve mover o transdutor?**
    (A) medialmente
    (B) lateralmente
    (C) para um espaço intercostal mais alto
    (D) para um espaço intercostal mais baixo

73. **Um traçado Doppler da valva mitral em que o ponto A é mais alto que o ponto E indica qual dos seguintes?**
    (A) alto débito cardíaco
    (B) baixo débito cardíaco
    (C) diminuição da complacência ventricular esquerda
    (D) altas pressões diastólicas finais do ventrículo esquerdo

74. **Qual dos seguintes geralmente não é um achado secundário em pacientes com estenose mitral?**
    (A) um átrio esquerdo dilatado
    (B) um átrio direito dilatado
    (C) um trombo no ventrículo esquerdo
    (D) um trombo no átrio esquerdo

75. **Qual dos seguintes é mais provável de não ser demonstrado no sinal Doppler obtido do ápice em um paciente com estenose mitral?**
    (A) um aumento no pico de velocidade diastólica
    (B) alargamento espectral
    (C) diminuição da inclinação E-F
    (D) um gradiente de pico ocorrendo na diástole tardia

76. **Uma corda tendínea rompida causará qual dos seguintes?**
    (A) insuficiência aórtica
    (B) infarto do miocárdio
    (C) insuficiência mitral
    (D) estenose mitral

77. **Qual dos seguintes não pode produzir sinais falso-positivos de prolapso da valva mitral em um modo M?**
    (A) efusão pericárdica
    (B) contrações ventriculares prematuras
    (C) posicionamento inadequado do transdutor
    (D) cardiomiopatia hipertrófica obstrutiva

78. **Qual dos seguintes é um achado ecocardiográfico secundário na regurgitação mitral?**
    (A) um átrio esquerdo dilatado
    (B) hipertrofia ventricular esquerda
    (C) um ventrículo esquerdo hipocinético
    (D) uma raiz aórtica dilatada

79. **O grau de regurgitação mitral é mais adequadamente estimado pela mensuração de qual dos seguintes?**
    (A) largura e comprimento do jato sistólico por Doppler em cores
    (B) sinal da velocidade de pico sistólico da valva mitral no Doppler de onda contínua
    (C) tempo de meia pressão do sinal diastólico do Doppler de onda contínua
    (D) integral da curva sistólica de onda contínua

80. **Qual dos seguintes é menos provável de ocorrer como uma sequela da febre reumática?**
    (A) estenose mitral
    (B) insuficiência mitral
    (C) estenose aórtica
    (D) estenose pulmonar

81. **O ecocardiograma bidimensional de um paciente com estenoses aórtica e mitral combinadas é mais provável de demonstrar qual dos seguintes?**
    (A) um átrio esquerdo dilatado e hipertrofia ventricular esquerda
    (B) um átrio esquerdo dilatado e ventrículo esquerdo dilatado
    (C) um átrio esquerdo pequeno e um ventrículo esquerdo pequeno
    (D) movimento anterior sistólico da valva mitral e hipertrofia ventricular esquerda

82. **Na estenose mitral, por que uma onda A está frequentemente ausente na ecocardiografia em modo M da valva mitral?**
    (A) pressões diastólicas iniciais elevadas no ventrículo esquerdo
    (B) fibrilação atrial concomitante
    (C) diminuição da complacência do ventrículo esquerdo
    (D) um átrio esquerdo dilatado

83. **Um traçado Doppler que demonstra uma velocidade diastólica tardia do influxo mitral (ponto A) maior do que a velocidade diastólica inicial (ponto E) pode ser observado com qual das seguintes patologias?**
    (A) insuficiência aórtica
    (B) cardiomiopatia hipertrófica
    (C) regurgitação mitral
    (D) um defeito do septo ventricular

84. **Se o exame bidimensional demonstrar um ventrículo esquerdo acentuadamente dilatado e hipercinético, e um átrio esquerdo de tamanho normal, deve-se suspeitar da presença de qual dos seguintes?**
    (A) regurgitação mitral
    (B) regurgitação aórtica
    (C) um defeito do septo ventricular
    (D) estenose aórtica

85. **Qual grupo de achados ecocardiográficos proporcionaria um diagnóstico definitivo de estenose mitral?**
    (A) uma diminuição da inclinação E-F, um átrio esquerdo dilatado e um ventrículo esquerdo pequeno
    (B) uma valva mitral espessada, um átrio esquerdo dilatado e um ventrículo esquerdo pequeno
    (C) uma diminuição da inclinação E-F, uma valva mitral espessada e *doming* diastólico da valva mitral
    (D) uma valva mitral espessada e uma velocidade diastólica mitral > 1,5 m/s

86. **Um paciente com estenose mitral geralmente não apresentará qual dos seguintes?**
    (A) um ruflar diastólico na auscultação
    (B) um aumento da inclinação E-F em modo M
    (C) um histórico de febre reumática
    (D) um átrio esquerdo dilatado

87. **Para obter a circunferência verdadeira da valva mitral, uma incidência de eixo curto deve ser usada no nível de qual dos seguintes?**
    (A) músculo papilar
    (B) corda tendínea
    (C) extremidades dos folhetos mitrais
    (D) ânulo mitral

88. **Qual dos seguintes não é um achado ecocardiográfico secundário da estenose mitral?**
    (A) um átrio esquerdo dilatado
    (B) um átrio direito dilatado
    (C) um ventrículo esquerdo dilatado
    (D) um trombo no átrio esquerdo

89. **Qual dos seguintes é menos provável de ser demonstrado por uma comissurotomia mitral bem-sucedida?**
    (A) *doming* da valva mitral
    (B) espessamento da valva mitral
    (C) um aumento do tempo de meia pressão
    (D) um átrio esquerdo dilatado

90. **Qual dos seguintes pode ser sugerido pela presença de uma dilatação ventricular esquerda em um paciente com estenose mitral?**
    (A) estenose mitral grave
    (B) regurgitação mitral concomitante
    (C) estenose aórtica
    (D) cardiomiopatia hipertrófica

91. **O fechamento diastólico precoce da valva mitral é geralmente um sinal de qual dos seguintes?**
    (A) regurgitação aórtica aguda grave
    (B) um bloqueio do ramo esquerdo do feixe de His
    (C) função ventricular esquerda deficiente
    (D) bloqueio AV de primeiro grau

92. **Qual das seguintes condições não pode acelerar a calcificação degenerativa do ânulo mitral?**
    (A) hipertensão sistêmica
    (B) estenose aórtica
    (C) cardiomiopatia obstrutiva hipertrófica
    (D) um defeito do septo ventricular

93. **Um tempo de meia pressão da valva mitral de 220 ms é compatível com qual área valvar mitral?**
    (A) 0,6 cm^2
    (B) 1 cm^2
    (C) 2,2 cm^2
    (D) 5 cm^2

94. Achados ecocardiográficos de estenose aórtica significativa não incluem qual dos seguintes?
    (A) separação reduzida das cúspides valvares aórticas
    (B) vibração diastólica do folheto mitral anterior
    (C) velocidades sistólicas Doppler superiores a 4 m/s
    (D) paredes ventriculares esquerdas espessadas

95. Qual dos seguintes faz com que as paredes do ventrículo esquerdo apareçam espessadas em um ecocardiograma?
    (A) estenose mitral
    (B) insuficiência aórtica
    (C) regurgitação mitral
    (D) hipertensão sistêmica

96. A presença de sopro sistólico de ejeção deve alertar para a possibilidade de qual dos seguintes?
    (A) um defeito do septo ventricular
    (B) regurgitação mitral
    (C) estenose aórtica
    (D) persistência do canal arterial

97. Qual das seguintes afirmações referente a uma valva aórtica bicúspide é falsa?
    (A) o problema é congênito
    (B) pode estar associada à estenose aórtica
    (C) é frequentemente observada junto com a estenose mitral
    (D) pode estar associada à coarctação da aorta

98. A equação de continuidade é usada para calcular a _____. É mais útil em pacientes com _____.
    (A) área valvar mitral; estenose mitral
    (B) área valvar aórtica; função ventricular esquerda deficiente
    (C) velocidade da valva aórtica; hipertensão sistêmica
    (D) grau de *shunt*; um defeito do septo ventricular

99. Qual dos seguintes parâmetros é o *mais adequado* para avaliar a gravidade da estenose aórtica em pacientes com estenose aórtica e insuficiência aórtica?
    (A) o gradiente de pressão máximo
    (B) o gradiente de pressão médio
    (C) a alta frequência de repetição do pulso
    (D) a forma de onda analógica

100. Qual das seguintes incidências bidimensionais melhor ilustra o jato da insuficiência aórtica no Doppler em cores?
    (A) a incidência apical de eixo longo
    (B) a incidência supraesternal
    (C) a incidência subcostal de quatro câmaras
    (D) a incidência de eixo curto da base

101. Qual dos seguintes é um sinal ecocardiográfico secundário da estenose aórtica?
    (A) uma valva aórtica espessada
    (B) hipertrofia ventricular esquerda
    (C) um ventrículo esquerdo hiperdinâmico
    (D) um ventrículo esquerdo dilatado

102. Qual dos seguintes é compatível com um achado em modo M de vibração diastólica fina do folheto mitral anterior?
    (A) insuficiência aórtica
    (B) estenose mitral
    (C) fibrilação atrial
    (D) uma frequência cardíaca prolongada

103. Sinais de velocidade diastólica foram detectados na via de saída do ventrículo esquerdo de um paciente com o uso de Doppler pulsado. Estes sinais foram detectados entre a extremidade do folheto mitral anterior e a valva aórtica com a posição paraesternal. Qual das seguintes alternativas se pode dizer em relação a este achado?
    (A) normal
    (B) compatível com regurgitação mitral grave
    (C) compatível com regurgitação aórtica grave
    (D) compatível com regurgitação aórtica moderada
    (E) compatível com regurgitação mitral moderada

104. O médico solicitante ausculta um sopro de Austin-Flint. O que o ecocardiograma em modo M deste paciente provavelmente demonstra?
    (A) uma valva mitral espessada com uma inclinação E-F reduzida
    (B) vibração diastólica fina e possível achatamento do folheto mitral anterior
    (C) uma valva aórtica espessada com uma abertura reduzida
    (D) movimento sistólico posterior da valva tricúspide

105. Qual das seguintes é a melhor abordagem para a obtenção da velocidade aórtica máxima em pacientes com estenose aórtica?
    (A) borda esternal esquerda
    (B) região supraventricular esquerda
    (C) região subcostal
    (D) incidência da borda esternal direita

106. Qual das seguintes técnicas é a mais adequada para descartar uma dissecção da aorta?
    (A) ecocardiografia em modo M
    (B) imagem transtorácica bidimensional
    (C) Doppler em cores
    (D) ecocardiografia transesofágica

107. Qual achado ecocardiográfico *não* está associado à insuficiência tricúspide?
    (A) um átrio direito dilatado
    (B) prolapso tricúspide
    (C) um ventrículo direito dilatado
    (D) uma parede anterior do ventrículo direito espessada

108. Uma velocidade do jato regurgitante tricúspide de 4 m/s indica a presença de qual dos seguintes?
    (A) estenose tricúspide
    (B) regurgitação tricúspide grave
    (C) uma movimentação exagerada dos folhetos da valva tricúspide
    (D) hipertensão pulmonar

109. Com respeito à estenose tricúspide, qual dos seguintes *não* é verdadeiro?
    (A) ocorre como uma sequela da febre reumática
    (B) a ecocardiografia com Doppler demonstra uma diminuição do tempo de meia pressão
    (C) a ecocardiografia bidimensional exibe *doming* diastólico, e a ecocardiografia em modo M revela uma diminuição da inclinação E-F
    (D) é geralmente observada como parte do processo de envelhecimento

110. Uma injeção periférica de contraste no braço de um paciente com regurgitação tricúspide grave irá provavelmente demonstrará qual dos seguintes?
    (A) contraste nas veias pulmonares durante a diástole
    (B) *shunt* direita-esquerda
    (C) contraste na veia cava inferior durante a sístole ventricular
    (D) *shunt* esquerda-direita

111. Se o médico suspeitar de doença cardíaca carcinoide, o ecocardiografista deve dar especial atenção a qual das estruturas seguintes?
    (A) valva mitral
    (B) valva tricúspide
    (C) veia cava inferior
    (D) septo interatrial

112. Qual dos seguintes pode ser calculado usando a velocidade de um jato regurgitante tricúspide?
    (A) a gravidade da regurgitação tricúspide
    (B) a pressão sistólica do ventrículo direito
    (C) a gravidade da regurgitação pulmonar
    (D) a pressão atrial esquerda

113. Vibração sistólica grosseira da valva pulmonar, com uma velocidade sistólica extremamente alta na via de saída do ventrículo direito, é mais provável de ser encontrada em um paciente com qual dos seguintes?
    (A) regurgitação pulmonar
    (B) movimento paradoxal do septo interventricular
    (C) estenose pulmonar infundibular
    (D) hipertensão pulmonar

114. Qual das seguintes é a janela mais comumente usada para registrar o pico de velocidade sistólica da artéria pulmonar?
    (A) supraesternal
    (B) apical
    (C) paraesternal direita
    (D) paraesternal esquerda

115. Onde a valva pulmonar está localizada em relação à valva aórtica?
    (A) cranial e lateral
    (B) caudal e lateral
    (C) cranial e medial
    (D) caudal e medial

116. Qual dos seguintes achados ecocardiográficos *não* está associado à estenose pulmonar?
    (A) hipertrofia ventricular direita
    (B) demonstração em modo M de uma onda A pulmonar pronunciada
    (C) entalhe mesossistólico observado em modo M
    (D) velocidades sistólicas da artéria pulmonar no Doppler > 3 m/s

117. Vegetações valvares são mais facilmente detectadas por qual das seguintes técnicas?
    (A) ecocardiografia em modo M
    (B) ecocardiografia bidimensional
    (C) ecocardiografia Doppler
    (D) injeção de contraste

118. Um usuário de drogas intravenosas de 30 anos de idade apresenta uma embolia para a perna direita. A presença de qual dos seguintes é a causa mais provável do evento embólico?

    (A) um mixoma atrial esquerdo
    (B) vegetação na valva mitral
    (C) um trombo no ventrículo direito
    (D) um abscesso miocárdico

119. O exame por Doppler em cores das próteses cardíacas valvares é especialmente útil para verificar qual dos seguintes?

    (A) presença de estenose valvar
    (B) presença de regurgitação paravalvar
    (C) presença de um coágulo
    (D) área valvar

120. Qual dos seguintes descreve uma valva de Starr-Edwards funcionalmente normal?

    (A) pode exibir altas velocidades Doppler
    (B) será ecocardiograficamente similar a uma bioprótese valvar
    (C) tem um orifício principal e um secundário
    (D) pode exibir regurgitação leve à moderada

121. Qual dos seguintes descreve uma Bjork-Shiley?

    (A) um exemplo de valva cardíaca mecânica
    (B) um exemplo de bioprótese cardíaca valvar
    (C) não visível na imagem bidimensional
    (D) um procedimento cirúrgico utilizado para corrigir a transposição dos grandes vasos

122. Qual dos seguintes exames ecocardiográficos é o mais adequado para avaliar a função de uma prótese valvar?

    (A) ecocardiografia em modo M
    (B) ecodoppler de alta frequência de repetição do pulso
    (C) ecocardiografia transesofágica
    (D) ecocardiografia de contraste

123. Qual dos seguintes *não* é um exemplo de uma prótese valvar mecânica?

    (A) St. Jude
    (B) Bjork-Shiley
    (C) Starr-Edwards
    (D) Hancock

124. Para verificar a presença de deiscência de prótese valvar, o que o ecocardiografista deve procurar?

    (A) uma excursão valvar reduzida
    (B) uma massa de ecogenicidade anormal na valva
    (C) movimento basculante anormal da valva
    (D) evidência Doppler de estenose

125. Uma mulher de 26 anos com insuficiência mitral significativa está prestes a ser submetida a uma cirurgia de substituição da valva mitral. Por que os cirurgiões são mais propensos a usar uma valva suína?

    (A) a valva suína tende a durar mais tempo
    (B) a valva suína preserva mais o miocárdio
    (C) a valva suína geralmente torna a anticoagulação desnecessária
    (D) a valva suína obstrui menos o fluxo

126. Por que a profilaxia antibiótica é frequentemente recomendada para indivíduos com prolapso da valva mitral sendo submetidos a procedimentos dentários ou cirúrgicos?

    (A) estes pacientes correm um maior risco de endocardite
    (B) para prevenir uma possível regurgitação mitral
    (C) para prevenir pneumonia
    (D) incisões em pacientes com prolapso da valva mitral normalmente demoram mais para cicatrizar

127. É possível estar razoavelmente certo de que uma grande quantidade de efusão pericárdica está presente por meio da observação de qual dos seguintes?

    (A) sinais ecocardiográficos de tamponamento cardíaco
    (B) um padrão em forma de meia-lua na incidência de eixo curto
    (C) um "coração oscilante" no exame bidimensional
    (D) um espaço posterior livre de ecos

128. Qual dos seguintes é verdadeiro com respeito à pericardite constritiva?

    (A) a pericardite constritiva compromete o enchimento diastólico
    (B) a pericardite constritiva é algumas vezes chamada de "síndrome de Dressler"
    (C) a pericardite constritiva é detectada pela observação de uma maior ecogenicidade do pericárdio
    (D) a pericardite constritiva está geralmente associada a uma grande efusão pericárdica

129. Quando o tamponamento cardíaco é mais provável de ocorrer?

    (A) pressão na cavidade pericárdica aumenta até se igualar ou exceder a pressão diastólica no coração
    (B) há uma pequena efusão pericárdica
    (C) há uma grande efusão pericárdica crônica
    (D) o pericárdio se torna uma bainha de tecido fibroso que interfere com o enchimento diastólico

130. Qual das seguintes afirmações sobre efusão pericárdica é falsa?
    (A) efusão pericárdica pode ser confundida com gordura epicárdica
    (B) uma efusão pode-se acumular anteriormente sem se acumular posteriormente
    (C) uma efusão pericárdica pode consistir em sangue ou fluido claro
    (D) na síndrome de Dressler, uma efusão pericárdica se desenvolve como resultado de doença renal

131. Uma mulher de 38 anos com um histórico de câncer de mama é encaminhada para um ecocardiograma, pois está sentindo falta de ar. Qual dos seguintes o ecocardiograma provavelmente revelará?
    (A) metástase para o átrio esquerdo
    (B) metástase para o átrio direito
    (C) um mixoma atrial esquerdo
    (D) uma efusão pericárdica

132. Qual dos seguintes não resulta em um diagnóstico falso-positivo de efusão pericárdica na ecocardiografia em modo M?
    (A) a aorta descendente
    (B) um ânulo mitral calcificado
    (C) ascite
    (D) prolapso da valva mitral

133. Um sinal falso-negativo de tamponamento pode ocorrer em pacientes com qual dos seguintes?
    (A) estenose pulmonar
    (B) uma efusão pleural
    (C) regurgitação mitral
    (D) efusões loculadas

134. Por que o pericárdio aparece como uma estrutura linear extremamente brilhante no ecocardiograma?
    (A) é uma estrutura espessa
    (B) é uma banda fibrosa
    (C) existe uma grande incompatibilidade acústica entre os tecidos pulmonar e o tecido pericárdico
    (D) contém cálcio

135. Quais são as duas técnicas ecocardiográficas adequadas para avaliar a presença de efusão pericárdica?
    (A) aumento da rejeição e diminuição da cadência
    (B) diminuição do controle de ganho no tempo e aumento do ganho total
    (C) diminuição do ganho total e aumento da profundidade
    (D) aumento da rejeição e diminuição da profundidade

136. Qual estrutura geralmente ajuda a diferenciar uma efusão pericárdica de uma efusão pleural no exame bidimensional?
    (A) fígado
    (B) veia cava inferior
    (C) saco pleural
    (D) aorta descendente

137. Um movimento mesodiastólico achatado da parede posterior na ecocardiografia em modo M sugere qual dos seguintes?
    (A) pericardite constritiva
    (B) sobrecarga volêmica do ventrículo esquerdo
    (C) infarto do miocárdio
    (D) cardiomiopatia dilatada

138. Qual é o aspecto ecocardiográfico mais notável de pacientes com um pericárdio ausente?
    (A) movimento cardíaco excessivo
    (B) ausência de ecos pericárdicos lineares brilhantes
    (C) hipocinesia cardíaca
    (D) movimento discinético do coração

139. Qual é o efeito da hipertensão sistêmica sobre o coração?
    (A) espessamento da parede livre do ventrículo direito
    (B) função sistólica diminuída do ventrículo esquerdo
    (C) complacência reduzida do ventrículo esquerdo
    (D) dilatação ventricular direita

140. Qual dos seguintes não é um sinal ecocardiográfico de obstrução da via de saída na cardiomiopatia hipertrófica?
    (A) entalhe mesodiastólico da valva aórtica
    (B) hipertrofia ventricular esquerda
    (C) movimento anterior sistólico da valva mitral
    (D) alta velocidade sistólica na via de saída do ventrículo esquerdo

141. Um diagnóstico definitivo de amiloidose cardíaca é apropriadamente estabelecido com qual das seguintes técnicas?
    (A) ecocardiografia em modo M
    (B) ecocardiografia transtorácica
    (C) ecocardiografia transesofágica
    (D) biópsia endomiocárdica

142. Qual dos seguintes não é capaz de causar cardiomiopatia dilatada (congestiva)?
    (A) coronariopatia
    (B) sarcoidose
    (C) miocardite viral
    (D) consumo prolongado de álcool

143. Qual dos seguintes *não* é um achado ecocardiográfico observado na cardiomiopatia dilatada?
    (A) aumento da velocidade sistólica na via de saída do ventrículo esquerdo
    (B) câmaras dilatadas
    (C) hipocinesia global
    (D) um aumento da separação septal do ponto E

144. Qual das seguintes alternativas é verdadeira em relação à contusão cardíaca?
    (A) é mais provável de afetar o ventrículo direito do que o ventrículo esquerdo
    (B) é o mesmo que um infarto do miocárdio
    (C) ocorre quando há uma coronariopatia subjacente
    (D) provoca hipercontratilidade do ventrículo esquerdo

145. Um homem de 64 anos apresenta um infarto agudo da parede anterior do miocárdio e uma embolia para a perna direita. Antes de iniciar o exame, o ecocardiografista deve suspeitar da possibilidade de qual dos seguintes (escolha o diagnóstico mais provável)?
    (A) um aneurisma apical com um trombo mural
    (B) estenose mitral e um coágulo no átrio esquerdo
    (C) um infarto do ventrículo direito com um coágulo
    (D) vegetação na valva mitral ou aórtica

146. Qual dos seguintes achados ecocardiográficos não é compatível com uma disfunção diastólica do ventrículo esquerdo?
    (A) demonstração na ecocardiografia em modo M de uma onda B no traçado da valva mitral
    (B) demonstração na ecocardiografia em modo M de uma onda A mitral alta
    (C) demonstração na ecocardiografia bidimensional de uma fração de ejeção inferior a 50%
    (D) demonstração Doppler de uma razão E/A mitral > 1

147. Acinesia da parede anterior do ventrículo esquerdo provavelmente indica obstrução de qual das seguintes artérias?
    (A) artéria coronária direita
    (B) artéria circunflexa esquerda
    (C) artéria descendente anterior esquerda
    (D) artéria descendente posterior

148. Qual das seguintes alternativas é verdadeira a respeito dos pseudoaneurismas?
    (A) são geralmente hipercinéticos
    (B) apresentam um baixo risco de ruptura
    (C) possuem paredes compostas de endocárdio, miocárdio, epicárdio e pericárdio
    (D) possuem um colo estreito

149. Um aumento da separação septal do ponto E é geralmente um bom indicador de qual dos seguintes?
    (A) altas pressões diastólicas finais no ventrículo esquerdo
    (B) uma fração de ejeção reduzida
    (C) altas pressões diastólicas iniciais
    (D) baixa complacência do ventrículo esquerdo

150. Qual das alternativas abaixo melhor descreve um segmento do ventrículo esquerdo com ausência de movimento e espessamento da parede sistólica?
    (A) hipocinético
    (B) acinético
    (C) discinético
    (D) aneurismático

151. Aneurismas na parede inferior do ventrículo esquerdo podem estar associados a todos os seguintes, *exceto*
    (A) um aumento da separação septal do ponto E
    (B) formação de trombo
    (C) regurgitação mitral
    (D) oclusão da artéria coronária descendente anterior esquerda

152. O ecocardiograma de um paciente com um músculo papilar rompido exibirá qual dos seguintes?
    (A) prolapso da valva mitral
    (B) regurgitação mitral grave
    (C) algum grau de insuficiência aórtica
    (D) discinesia da parede posterior do ventrículo esquerdo

153. Qual das seguintes alternativas descreve a ecocardiografia sob estresse físico?
    (A) é utilizada no lugar da prova de esforço padrão
    (B) é utilizada no estudo das propriedades acústicas do miocárdio
    (C) permite a visualização da perfusão miocárdica
    (D) é utilizada no diagnóstico de cardiopatia isquêmica

154. Qual das seguintes afirmações a respeito dos mixomas atriais esquerdos *não* é verdadeira?

    (A) geralmente se ligam ao septo interatrial
    (B) podem ser pedunculados
    (C) não recorrem após serem cirurgicamente removidos
    (D) clinicamente, podem mimetizar uma estenose mitral

155. A relação QP/QS é utilizada para avaliar a gravidade de qual dos seguintes?

    (A) estenose pulmonar
    (B) defeitos do septo ventricular
    (C) estenose aórtica
    (D) hipertensão sistêmica

156. Qual das alternativas abaixo melhor descreveria o padrão de um canal arterial patente no Doppler pulsado se o volume amostral fosse posicionado na artéria pulmonar com uma incidência de eixo curto da base do coração?

    (A) fluxo sistólico abaixo da linha de base
    (B) fluxo contínuo (sistólico e diastólico) acima da linha de base
    (C) fluxo diastólico acima da linha de base
    (D) um padrão bifásico do fluxo sistólico abaixo da linha de base

157. Qual das seguintes é a técnica mais adequada para detectar um pequeno defeito do septo atrial?

    (A) ecocardiografia bidimensional
    (B) ecocardiografia com injeção de contraste
    (C) ecocardiografia em modo M
    (D) ecocardiografia com Doppler de onda pulsada

158. Qual é o tipo mais comum de defeito do septo atrial?

    (A) *primum*
    (B) *secundum*
    (C) fenestrado
    (D) seio venoso

159. Qual das seguintes condições é compatível com um defeito do septo ventricular com *shunt* direita-esquerda?

    (A) anomalia de Ebstein
    (B) tetralogia de Fallot
    (C) síndrome de Eisenmenger
    (D) um ventrículo direito com dupla via de saída

160. Qual dos seguintes não está associado à anomalia de Ebstein?

    (A) uma valva tricúspide anormalmente grande
    (B) estenose pulmonar infundibular
    (C) "atrialização" do ventrículo direito
    (D) um defeito do septo atrial

161. O ecocardiograma de um paciente com um defeito dos coxins endocárdicos pode exibir qual dos seguintes?

    (A) um defeito do septo ventricular muscular e vegetação na valva tricúspide
    (B) um ventrículo esquerdo hipocinético e vegetação na valva mitral
    (C) cavalgamento da aorta e estenose subpulmonar
    (D) defeito do septo atrial do tipo *ostium primum* e um defeito na via de entrada do septo ventricular

162. Um diagnóstico ecocardiográfico de coarctação da aorta pode ser estabelecido pela detecção de um jato de alta velocidade no Doppler em qual das seguintes estruturas?

    (A) ramo esquerdo da artéria pulmonar
    (B) arco aórtico, proximal à artéria subclávia
    (C) aorta torácica descendente
    (D) aorta abdominal

163. Qual dos seguintes *não* é um dos quatro principais componentes da tetralogia de Fallot?

    (A) um defeito do septo ventricular
    (B) um cavalgamento da aorta
    (C) uma obstrução do fluxo sanguíneo pulmonar
    (D) um defeito do septo atrial

164. Qual dos seguintes descreve o *cor triatriatum*?

    (A) É uma anormalidade congênita bastante comum
    (B) É uma malformação congênita em que uma membrana fibrosa divide o átrio esquerdo em uma câmara superior e inferior
    (C) Resulta em estenose mitral
    (D) É uma condição em que as veias pulmonares drenam para o átrio direito

165. Qual dos seguintes achados ecocardiográficos está mais comumente associado ao bloqueio do ramo esquerdo do feixe de His?

    (A) hipertrofia ventricular esquerda
    (B) um septo interventricular hipercontrátil
    (C) movimento paradoxal do septo
    (D) um ventrículo esquerdo dilatado

166. O padrão ecocardiográfico da valva mitral na Fig. 2-14 é compatível com qual dos seguintes?

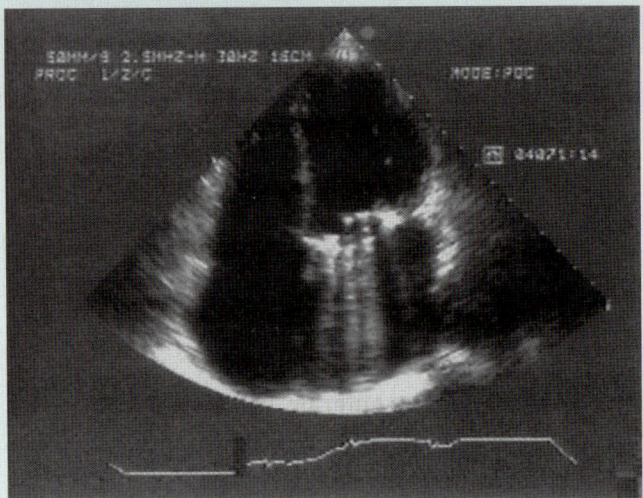

FIGURA 2-14. Incidência apical de quatro câmaras.

(A) estenose mitral
(B) vegetação na valva mitral
(C) uma prótese valvar mecânica
(D) calcificação do ânulo da valva mitral

167. O padrão em Modo M na Fig. 2-15 sugere qual dos seguintes sobre a fração de ejeção do ventrículo esquerdo?

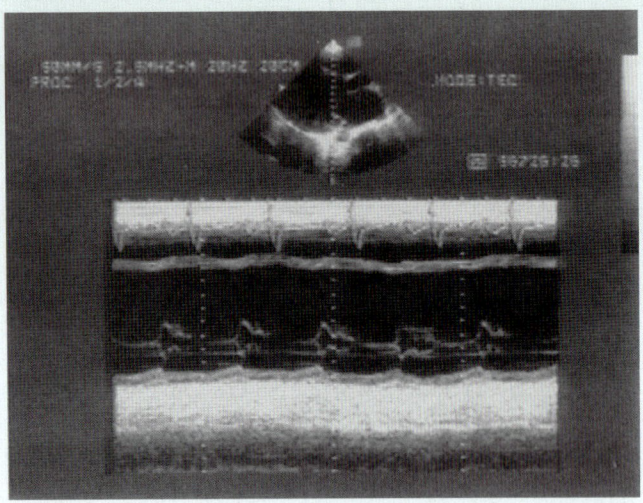

FIGURA 2-15. Ecocardiograma em modo M no nível da valva mitral.

(A) normal
(B) levemente aumentada
(C) significativamente aumenta
(D) significativamente diminuída

168. Qual outra informação hemodinâmica pode ser extraída da ecocardiografia em modo M (Fig. 2-15)?

(A) débito cardíaco está aumentado
(B) pressão diastólica final do ventrículo esquerdo está aumentada
(C) o período de ejeção sistólica está prolongado
(D) *flutter* atrial está presente

169. O traçado Doppler na Fig. 2-16 demonstra qual dos seguintes?

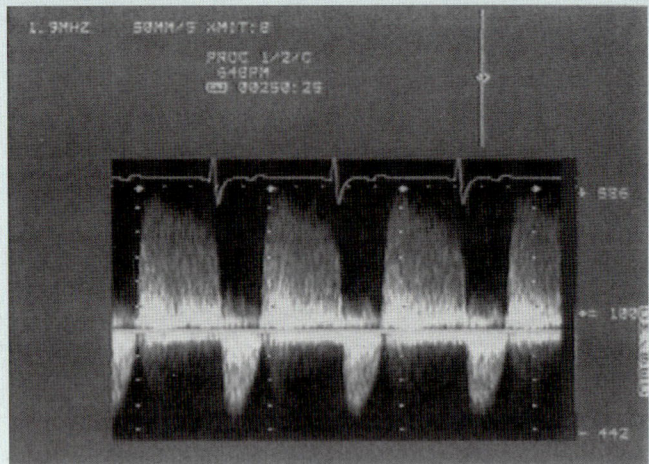

FIGURA 2-16. Traçado Doppler de onda contínua obtido com a incidência apical.

(A) estenose aórtica e insuficiência aórtica
(B) estenose mitral e regurgitação mitral
(C) estenose tricúspide e regurgitação tricúspide
(D) estenose mitral e estenose aórtica

170. Os achados ecocardiográficos na Fig. 2-17 indicam que o paciente provavelmente tem um histórico de qual das seguintes condições?

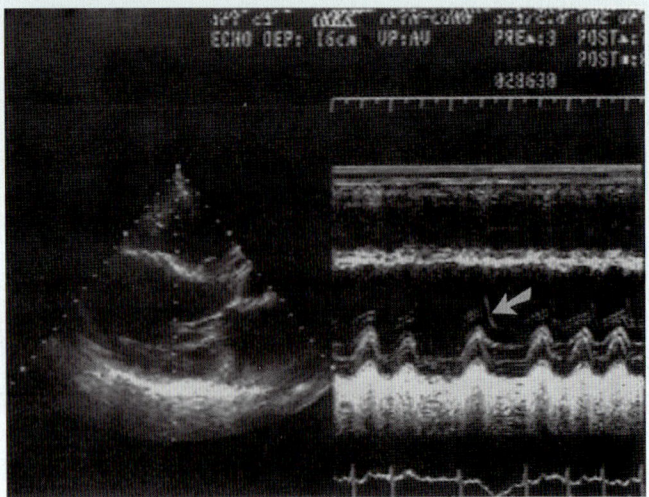

FIGURA 2-17. Exibição de tela dividida de uma ecocardiografia bidimensional de eixo longo (à esquerda) e um padrão em modo M correlacionado (à direita). Note o plano de varredura no modo M indicado pelo cursor (seta).

(A) hipertensão
(B) diabetes *mellitus*
(C) febre reumática
(D) coronariopatia

171. Para o que a seta na Fig. 2-17 está apontando?
    (A) um artefato de lobo lateral
    (B) músculo papilar
    (C) corda tendínea
    (D) o folheto mitral anterior

172. A Fig. 2-18 demonstra ecos no interior da cavidade ventricular esquerda. Estes ecos são qual dos seguintes?

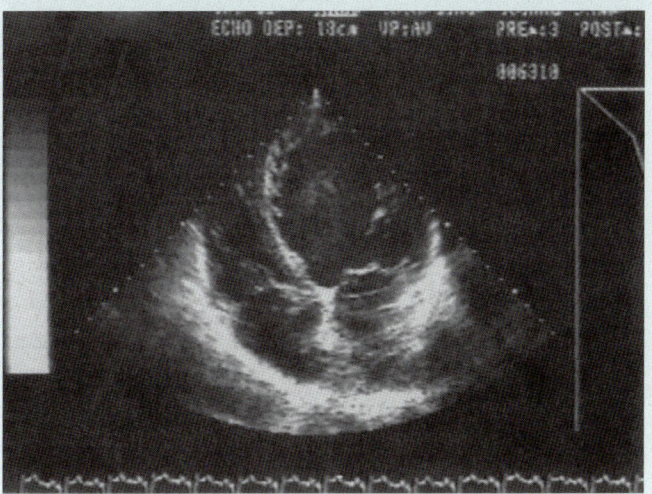

FIGURA 2-18. Incidência apical de quatro câmaras exibindo um ventrículo esquerdo dilatado.

    (A) artefatos
    (B) causados por um trombo mural
    (C) causados por sangue estagnado
    (D) causados por um ajuste alto de ganho proximal

Perguntas 173 a 179: Associe as estruturas numeradas na Fig. 2-19 ao termo correto fornecido na coluna B.

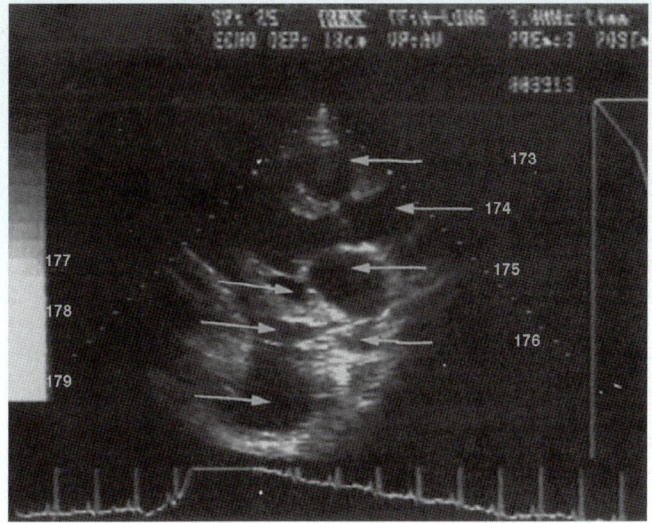

FIGURA 2-19. Incidência paraesternal de eixo longo com um aumento da profundidade.

COLUNA A	COLUNA B
173. _____	ventrículo esquerdo
174. _____	seio coronariano
175. _____	átrio esquerdo
176. _____	ventrículo direito
177. _____	efusão pericárdica
178. _____	aorta descendente
179. _____	efusão pleural
	raiz da aorta
	átrio direito

180. O que é demonstrado na Fig. 2-20?

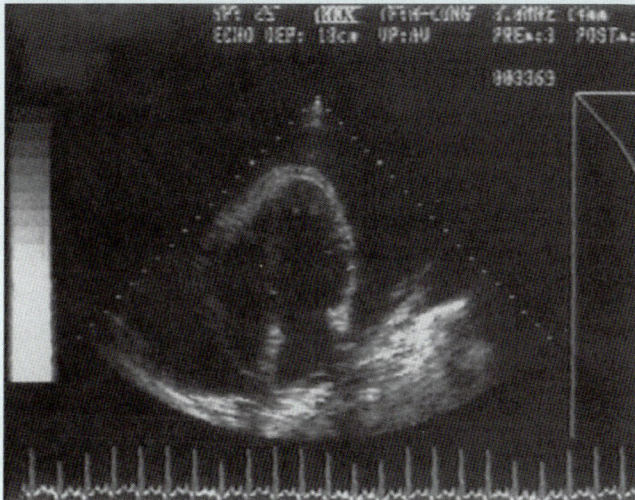

FIGURA 2-20. Incidência apical de quatro câmaras.

    (A) uma grande efusão pleural
    (B) pneumomediastino
    (C) ascite
    (D) uma grande efusão pericárdica

181. O exame ecocardiográfico deste paciente deve incluir uma análise do movimento de qual dos seguintes?
    (A) septo interventricular
    (B) parede ventricular direita
    (C) parede ventricular esquerda
    (D) valva tricúspide

182. O exame com Doppler colorido da valva aórtica exibido na Fig. 2-21 é mais provável de demonstrar qual dos seguintes?

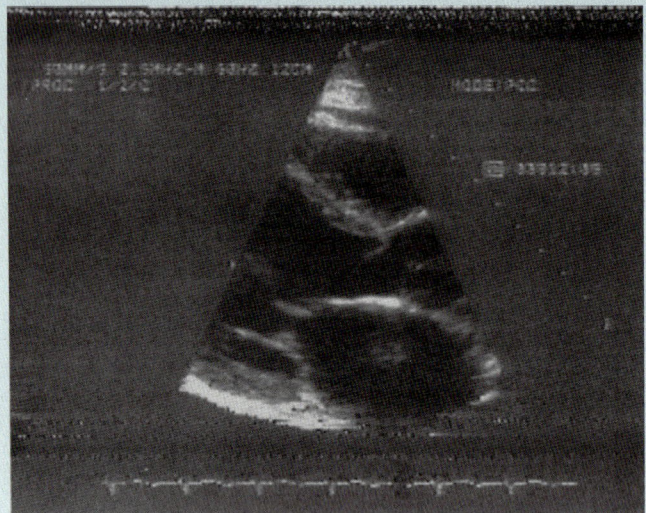

FIGURA 2-21. Incidência paraesternal de eixo longo com setor estreito.

(A) um jato diastólico estreito direcionado para o folheto mitral anterior
(B) um jato diastólico enchendo a via de saída do ventrículo esquerdo e se estendendo profundamente no ventrículo esquerdo
(C) um padrão normal de fluxo sanguíneo
(D) um jato sistólico estreito direcionado para o folheto mitral anterior

183. A seta na Fig. 2-22 está apontando para qual dos seguintes?

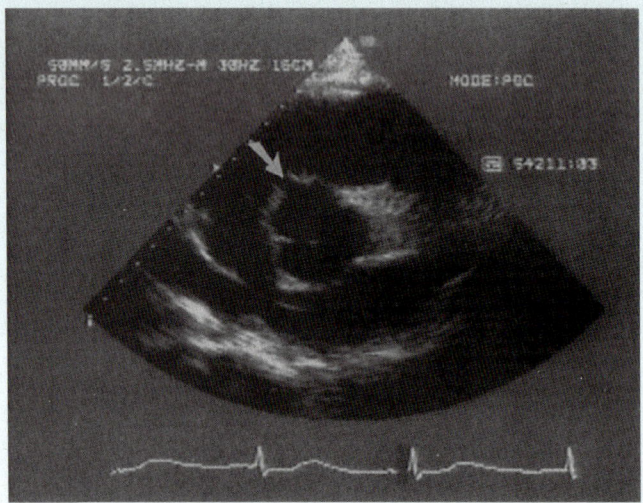

FIGURA 2-22. Incidência de eixo curto da base do coração.

(A) uma fístula entre a aorta e o ventrículo direito
(B) o seio coronariano
(C) o tronco da artéria coronária esquerda
(D) a origem da artéria coronária direita

184. A via de saída do ventrículo direito está localizada medial à seta na Fig. 2-22.
(A) verdadeiro
(B) falso

185. O exame com contraste na Fig. 2-23 exibe qual dos seguintes?

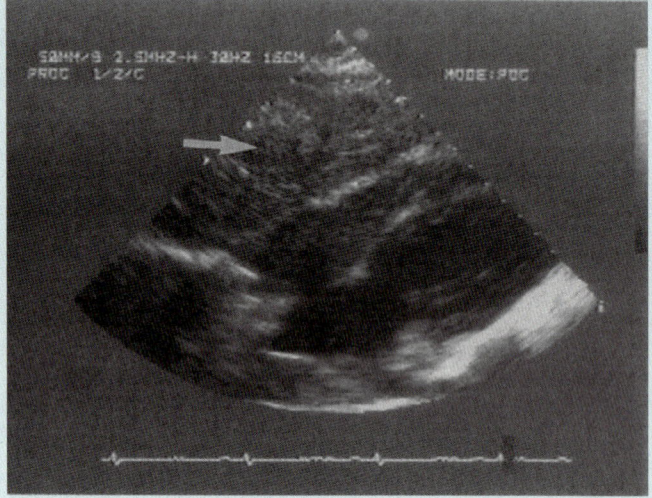

FIGURA 2-23. Incidência subcostal de quatro câmaras com injeção de contraste.

(A) *shunt* esquerda-direita no nível atrial
(B) nenhum desvio de sangue
(C) *shunt* direita-esquerda no nível atrial
(D) *shunt* direita-esquerda no nível ventricular

186. Um achado secundário observado na Fig. 2-23 é uma efusão pericárdica moderada.
(A) verdadeiro
(B) falso

187. A seta na Fig. 2-23 está apontando para qual das seguintes estruturas?
(A) tecido pulmonar
(B) parênquima hepático
(C) um tumor mediastinal
(D) o baço

188. A ausência de uma onda A e o entalhe mesossistólico da valva pulmonar na ecocardiografia em modo M da Fig. 2-24 é compatível com qual dos seguintes?

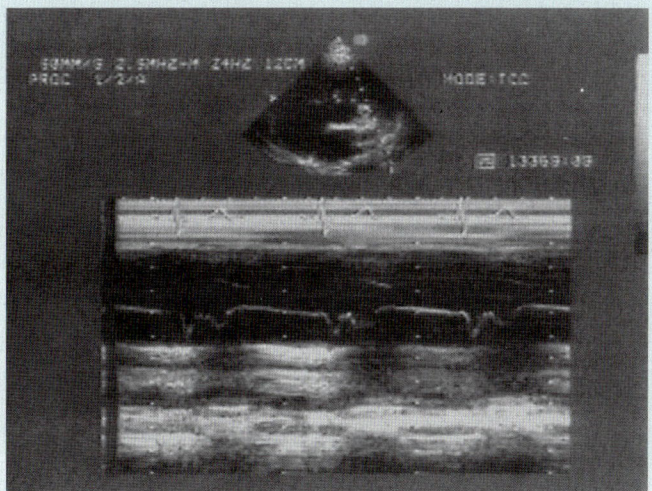

FIGURA 2-24. Modo M da valva pulmonar.

(A) estenose pulmonar
(B) estenose tricúspide
(C) estenose mitral
(D) hipertensão pulmonar

189. Qual outra anomalia deve ser descartada na presença da anormalidade da valva tricúspide observada em modo M na Fig. 2-25?

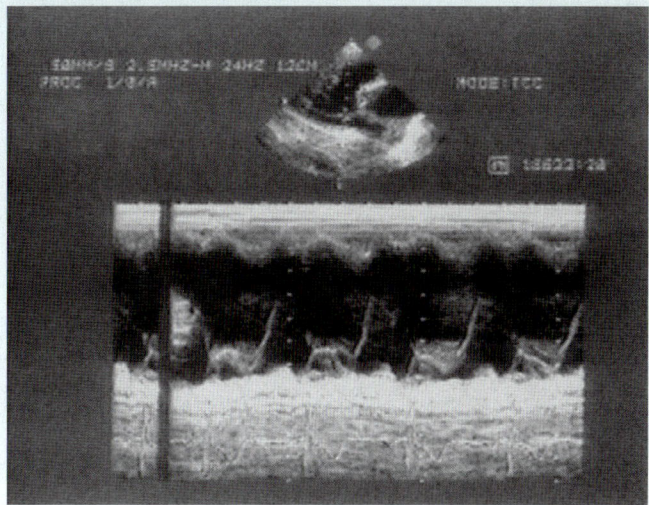

FIGURA 2-25. Modo M da valva tricúspide.

(A) estenose tricúspide
(B) hipertensão pulmonar
(C) prolapso da valva mitral
(D) defeito do septo atrial

190. Uma mulher de 85 anos com um longo histórico de dor torácica é enviada para um ecocardiograma. O modo M da valva mitral é exibido na Fig. 2-26. O modo M da valva aórtica provavelmente demonstraria qual dos seguintes?

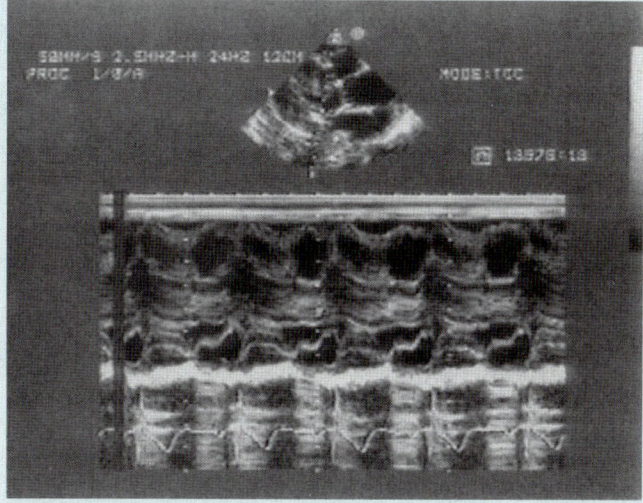

FIGURA 2-26. Ecocardiograma em modo M no nível da valva mitral.

(A) vibração diastólica
(B) abertura tardia
(C) entalhe mesossistólico
(D) vibração sistólica

191. Um jovem magro e extremamente alto foi encaminhado para um ecocardiograma em razão da presença de um sopro. Os achados ecocardiográficos na Fig. 2-27 incluem qual dos seguintes?

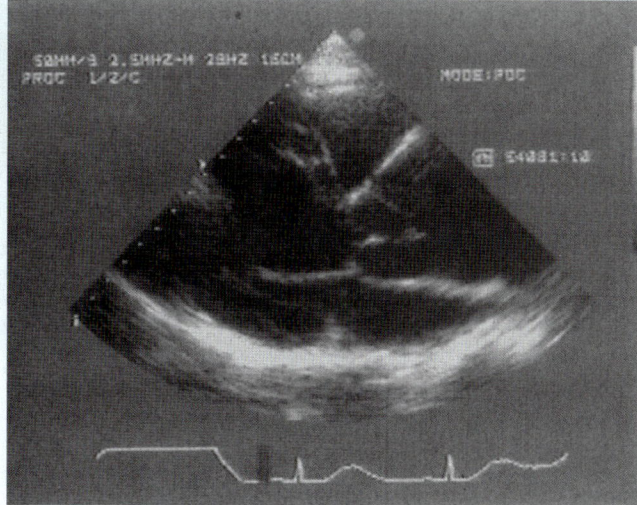

FIGURA 2-27. Incidência paraesternal de eixo longo.

(A) uma valva aórtica bicúspide
(B) uma fenda na valva mitral
(C) uma raiz aórtica dilatada
(D) hipertrofia ventricular esquerda

192. **Qual incidência ecocardiográfica seria a mais adequada para uma avaliação mais aprofundada desta anormalidade?**

    (A) a incidência supraesternal de eixo longo
    (B) a incidência de eixo curto da base do coração
    (C) a incidência apical de quatro câmaras
    (D) a incidência subcostal de quatro câmaras

193. **O ventrículo esquerdo na Fig. 2-28 demonstra qual dos seguintes?**

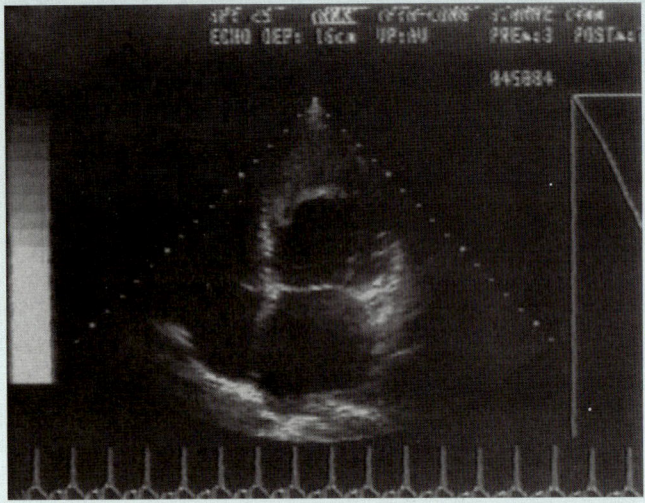

FIGURA 2-28. Incidência apical de quatro câmaras.

    (A) cardiomiopatia hipertrófica
    (B) um tumor infiltrativo
    (C) um grande trombo apical
    (D) um mixoma

194. **Qual das seguintes alternativas é verdadeira em relação à valva mitral exibida na Fig. 2-29?**

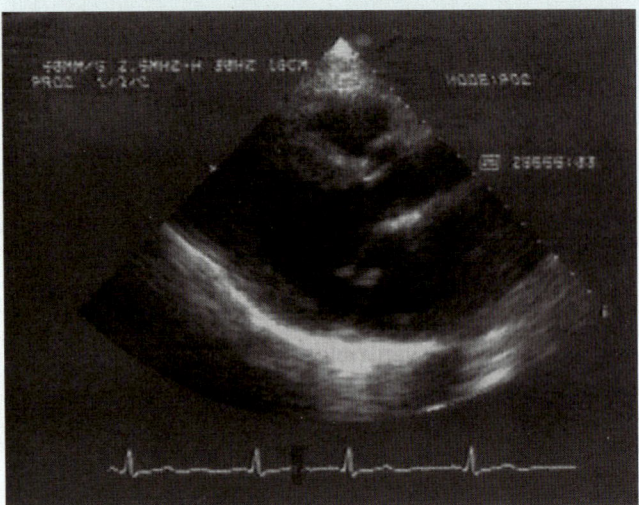

FIGURA 2-29. Incidência paraesternal de eixo longo.

    (A) está normal
    (B) está instável
    (C) está estenosada
    (D) está prolapsada

195. **Para o que a seta na Fig. 2-30 está apontando?**

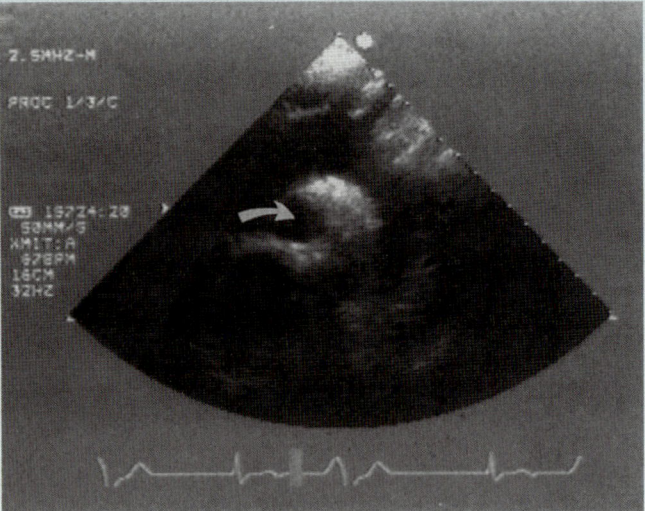

FIGURA 2-30. Incidência de eixo longo na fossa supraesternal da aorta e arco transverso.

    (A) artéria subclávia esquerda
    (B) artéria pulmonar direita
    (C) veia cava superior
    (D) veia pulmonar esquerda

196. **Na região posterior a esta estrutura encontra-se um espaço livre de ecos que representa qual dos seguintes?**

    (A) o átrio esquerdo
    (B) uma efusão pleural
    (C) efusão pericárdica
    (D) a veia cava superior

197. A seta curva na Fig. 2-31 está direcionada para qual dos seguintes?

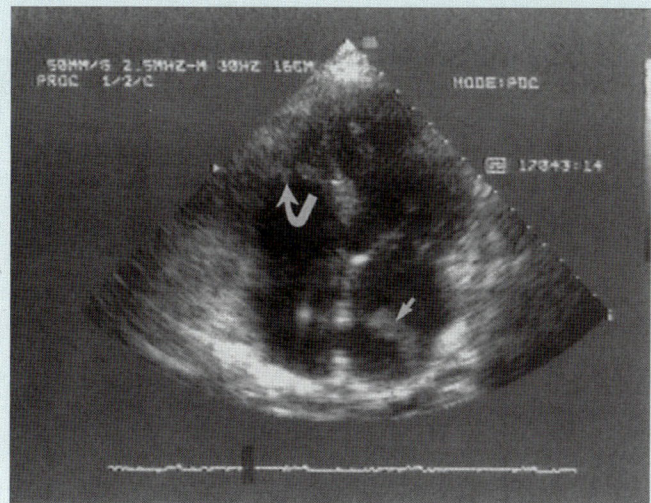

FIGURA 2-31. Incidência apical de quatro câmaras.

(A) um fio de marca-passo
(B) a rede de Chiari
(C) corda tendínea falsa
(D) a banda moderadora

198. A seta reta na Fig. 2-31 está apontando para uma estrutura que provavelmente representa qual dos seguintes?

(A) um mixoma atrial direito
(B) um trombo atrial esquerdo
(C) a veia pulmonar esquerda
(D) a valva de Eustáquio

199. Os achados ecocardiográficos na incidência de eixo longo apresentada na Fig. 2-32 incluem qual dos seguintes?

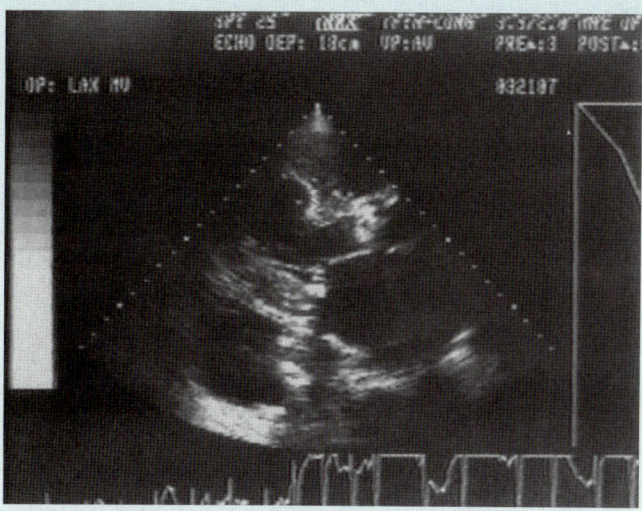

FIGURA 2-32. Incidência paraesternal de eixo longo com um ajuste de profundidade levemente aumentado.

(A) um átrio esquerdo dilatado, uma estenose mitral e uma efusão pericárdica
(B) estenose aórtica, um ânulo mitral calcificado e hipertrofia da porção basal do septo interventricular
(C) um seio coronariano dilatado, hipertrofia ventricular esquerda e vegetação na valva mitral
(D) uma raiz aórtica dilatada, um ventrículo esquerdo dilatado e uma valva mitral espessada

200. Estes achados são mais compatíveis com:

(A) cardiopatia reumática
(B) cardiopatia congênita
(C) endocardite bacteriana subaguda
(D) um coração envelhecido

160 CAPÍTULO 2 Ecocardiografia de Adultos

201. As ondas diastólicas da valva mitral na Fig. 2-33C não são uniformes. Qual das seguintes alternativas provoca isto?

(A) alta pressão diastólica final do ventrículo esquerdo
(B) técnica errada
(C) inspiração
(D) fibrilação atrial

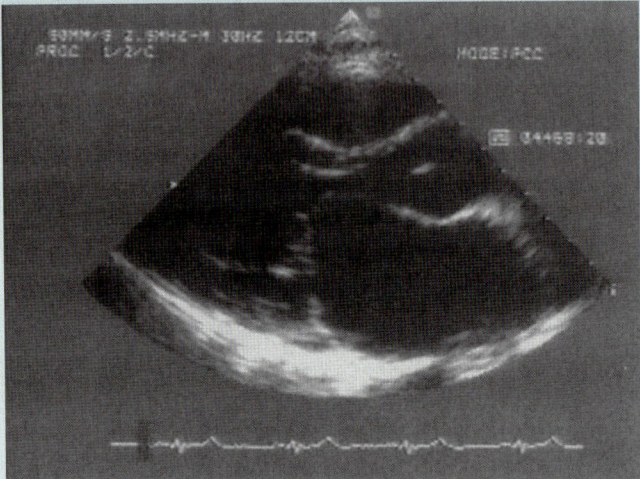

O exame seguinte é de uma mulher de 58 anos que vagamente se lembra de uma enfermidade na infância que incluía dor em suas articulações. Ela apresentou um ataque isquêmico transitório e fibrilação atrial. Para as perguntas 202 a 204, consulte a Fig. 2-33A, B e C.

202. O que a valva mitral demonstra?

(A) prolapso sistólico
(B) *doming* diastólico
(C) degeneração mixomatosa
(D) hipercinesia

203. Qual câmara está significativamente dilatada?

(A) o átrio esquerdo
(B) o ventrículo esquerdo
(C) o átrio direito
(D) o ventrículo direito

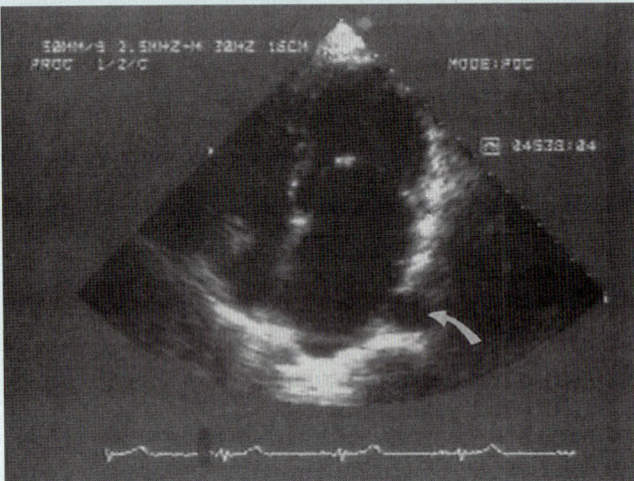

204. O que é mais provável de ser revelado na auscultação deste paciente?

(A) um clique mesossistólico
(B) um sopro de ejeção sistólico
(C) um ruflar sistólico
(D) um estalido de abertura

205. Para o que a seta na Fig. 2-33B está apontando?

(A) seio coronariano
(B) veia cava inferior
(C) aorta descendente
(D) veia pulmonar esquerda

206. O tempo de meia pressão derivado do traçado Doppler da valva mitral na Fig. 2-33C pode ser usado para estimar qual dos seguintes?

(A) a área valvar mitral
(B) o gradiente valvar mitral
(C) a gravidade da insuficiência aórtica
(D) a fração de ejeção

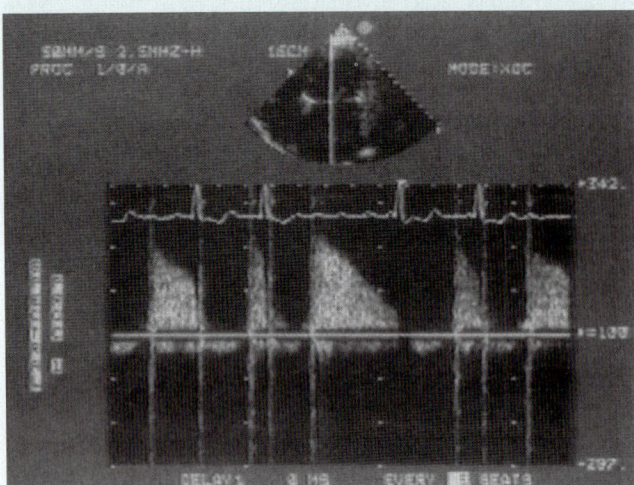

FIGURA 2-33. (**A**) Incidência paraesternal de eixo longo; (**B**) incidência apical de quatro câmaras; (**C**) traçado no Doppler de onda contínua do influxo mitral a partir da posição apical.

Uma mulher de 52 anos com dispneia crônica. A radiografia torácica revela cardiomegalia. Para as perguntas 207 a 210, consulte a Fig. 2-34A e B.

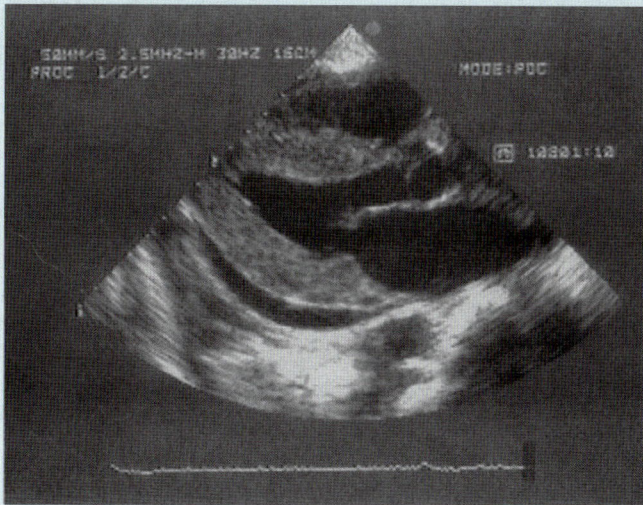

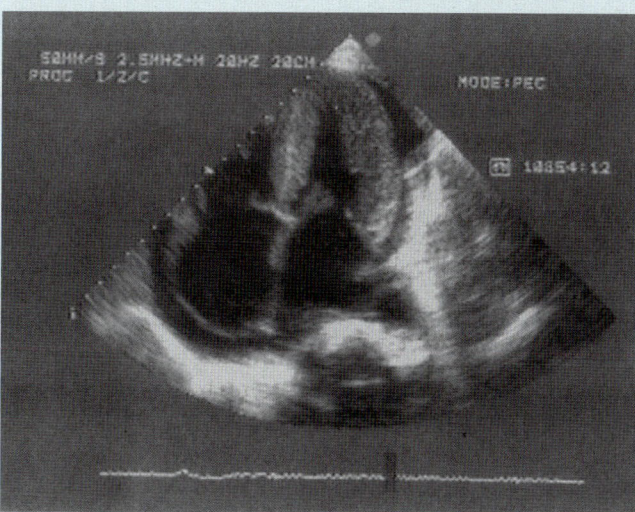

FIGURA 2-34. (A) Incidência paraesternal de eixo longo; (B) incidência apical de quatro câmaras.

207. Qual é o aspecto mais marcante deste ecocardiograma?

(A) compressão atrial esquerda
(B) *doming* da valva mitral
(C) hipertrofia ventricular esquerda
(D) dilatação ventricular direita

208. Quais dos seguintes são achados adicionais neste ecocardiograma?

(A) uma raiz aórtica dilatada, prolapso da valva mitral e um seio coronariano dilatado
(B) uma valva mitral espessada, um septo interatrial proeminente, um ventrículo esquerdo pequeno e efusão pericárdica
(C) um ânulo mitral calcificado, uma massa extracardíaca e efusão pleural
(D) dilatação atrial esquerda, movimento anterior sistólico da valva mitral e uma valva aórtica espessada

209. Tendo em conta todas as informações acima, qual o diagnóstico mais provável?

(A) cardiomiopatia obstrutiva hipertrófica
(B) síndrome de Marfan
(C) fibrose endomiocárdica
(D) cardiomiopatia amiloide

210. A melhor maneira de confirmar esse diagnóstico é pela obtenção de qual dos seguintes?

(A) uma tomografia computadorizada
(B) uma biópsia endomiocárdica
(C) um cateterismo cardíaco
(D) um eletrocardiograma

Um homem de 64 anos sofreu um infarto do miocárdio 1 semana antes deste ecocardiograma. Ele desenvolveu insuficiência cardíaca congestiva e se tornou hipotensivo. Um novo sopro foi detectado na auscultação. Para as perguntas 211 a 215, consultar a Fig. 2-35A e B.

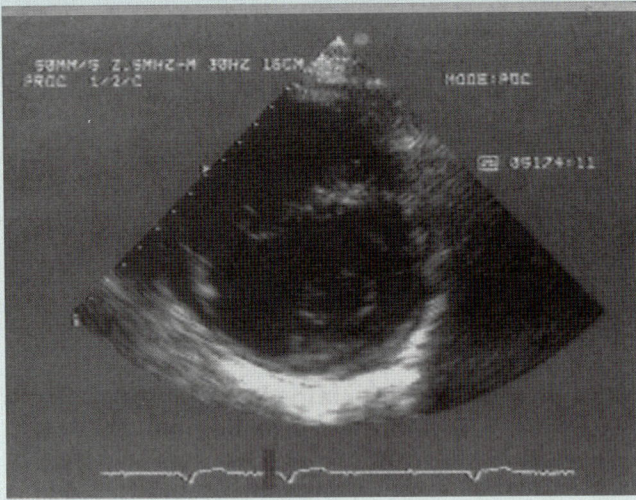

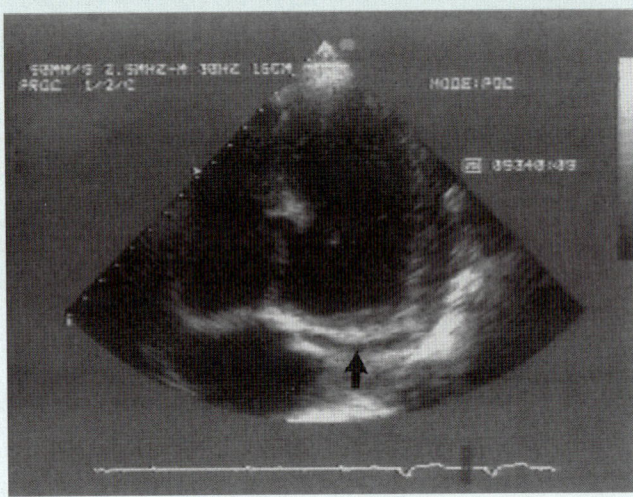

FIGURA 2-35. (**A**) Incidência paraesternal de eixo curto no nível dos músculos papilares; (**B**) incidência apical de quatro câmaras modificada: o transdutor está inclinado posteriormente, e o ajuste da profundidade está reduzido.

211. O que o ecocardiograma revela?
    (A) cardiomiopatia dilatada
    (B) defeito do septo ventricular
    (C) fenda da valva mitral
    (D) pseudoaneurisma

212. Qual das seguintes técnicas seria mais apropriada para confirmação do diagnóstico?
    (A) dopplerfluxometria em cores
    (B) ecocardiografia em modo M
    (C) Doppler de onda contínua
    (D) Doppler de onda pulsada

213. A seta na Fig. 2-35B está apontando para uma estrutura linear chamada:
    (A) seio coronariano
    (B) artéria coronária descendente anterior esquerda
    (C) veia pulmonar esquerda
    (D) artéria coronária circunflexa esquerda

214. O que esta estrutura linear contém?
    (A) líquido seroso
    (B) sangue desoxigenado
    (C) sangue oxigenado
    (D) ar

215. Na Fig. 2-35B, em qual direção o transdutor precisaria ser direcionado para visualizar a via de saída do ventrículo esquerdo?
    (A) anteriormente
    (B) medialmente
    (C) lateralmente
    (D) inferiormente

Uma mulher de 34 anos está extremamente nervosa no momento do exame. Ela afirma que frequentemente sofre dor torácica e palpitações. A auscultação revela um sopro sistólico. Para as perguntas 216 a 219, consultar a Fig. 2-36A e B.

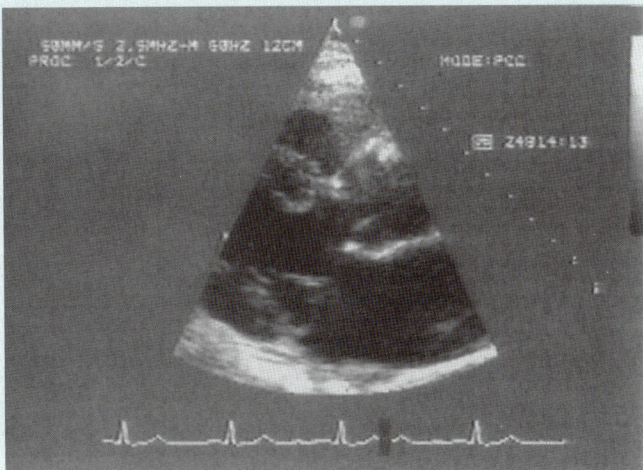

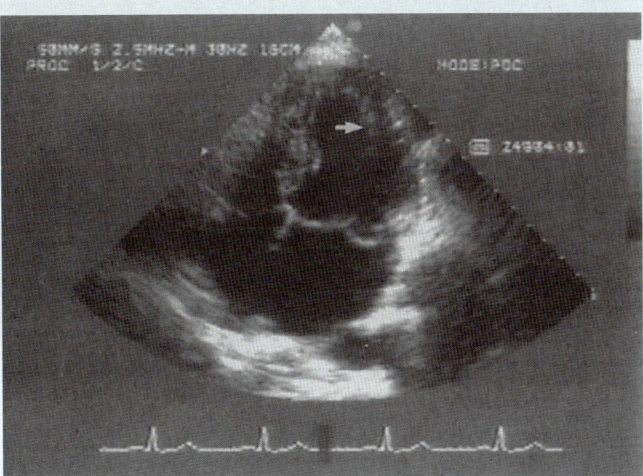

FIGURA 2-36. (**A**) Incidência paraesternal de eixo longo com setor estreito; (**B**) incidência apical de quatro câmaras.

216. O que a valva mitral demonstra?
    (A) *doming* diastólico
    (B) prolapso do folheto anterior
    (C) prolapso do folheto posterior
    (D) movimento anterior sistólico

217. Avaliação com Doppler de onda contínua da valva mitral a partir da posição apical provavelmente demonstraria qual dos seguintes?
    (A) uma curva sistólica abaixo da linha de base > 3 m/s
    (B) um sinal diastólico acima da linha de base com um tempo de meia pressão reduzido
    (C) uma curva sistólica acima da linha de base < 3 m/s
    (D) uma curva diastólica abaixo da linha de base > 3 m/s

218. A seta na Fig. 2-36B está apontando para a parede posterior do ventrículo esquerdo.
    (A) verdadeiro
    (B) falso

219. A falha dos ecos no septo interatrial na Fig. 2-36 provavelmente representa qual dos seguintes?
    (A) um defeito do septo atrial do tipo *primum*
    (B) um defeito do septo atrial do tipo *secundum*
    (C) artefato
    (D) o resultado do prolapso do septo interatrial

Um homem de 23 anos foi encaminhado para um ecocardiograma, pois um sopro sistólico de ejeção foi auscultado. Para as perguntas 220 a 223, consultar a Fig. 2-37A e B.

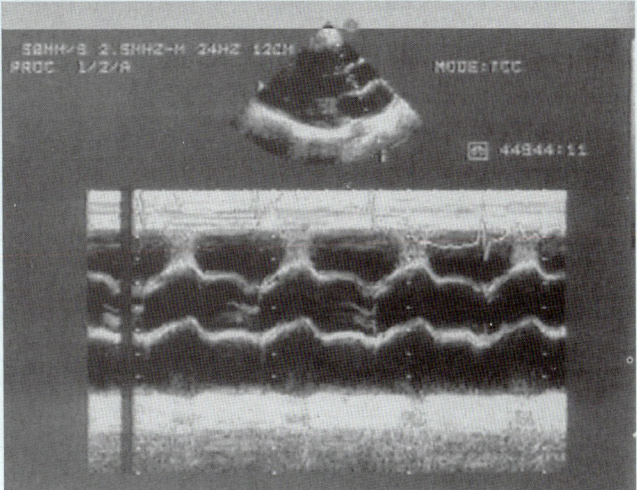

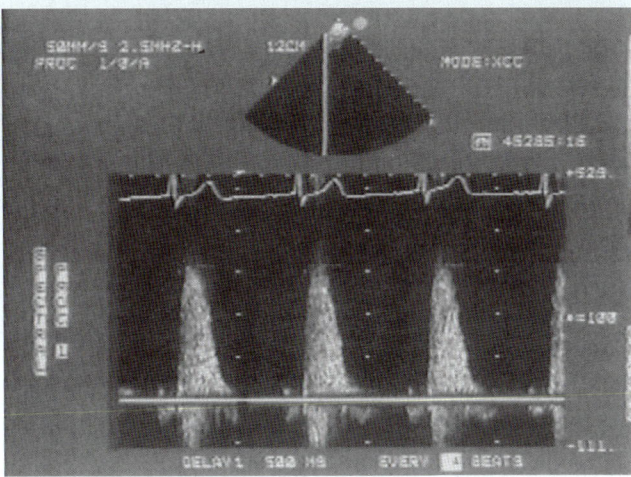

FIGURA 2-37. (**A**) Traçado em modo M no nível da valva aórtica; (**B**) traçado no Doppler de onda contínua ao longo da borda esternal direita (as marcas de calibração são de 1 m/s).

220. O que a ecocardiografia em modo M da valva aórtica demonstra na Fig. 2-37A?
    (A) leve espessamento da valva com uma abertura normal
    (B) a ausência de ecos na valva aórtica
    (C) vibração sistólica da valva aórtica
    (D) uma valva aórtica espessada com uma abertura acentuadamente reduzida

221. De acordo com o traçado Doppler na Fig. 2-37B, qual é o gradiente de pico aórtico aproximado com o uso da fórmula de Bernoulli simplificada?
    (A) 4 mmHg
    (B) 16 mmHg
    (C) 36 mmHg
    (D) 100 mmHg

222. Qual dos seguintes é o diagnóstico mais provável para este paciente?
    (A) vegetação na valva aórtica
    (B) estenose aórtica congênita
    (C) insuficiência aórtica moderada
    (D) cardiopatia reumática

223. O exame bidimensional da valva aórtica é provável de demonstrar qual dos seguintes?
    (A) *doming* diastólico
    (B) uma massa de ecos na via de saída do ventrículo esquerdo
    (C) *doming* diastólico
    (D) quatro cúspides aórticas

Uma mulher de 38 anos recentemente submetida a um tratamento dentário extenso apresenta febre, calafrios e um ataque isquêmico transitório. A auscultação revelou um sopro sistólico de grau 2/6. Para as perguntas 224 a 229, consultar a Fig. 38A, B e C.

224. Qual das alternativas abaixo melhor descreve a valva mitral?
    (A) normal
    (B) *doming*
    (C) exibindo ecos irregulares e desordenados
    (D) instável

225. Qual é o diagnóstico mais provável desta paciente?
    (A) cardiopatia reumática
    (B) endocardite bacteriana subaguda
    (C) músculo papilar rompido
    (D) prolapso da valva mitral

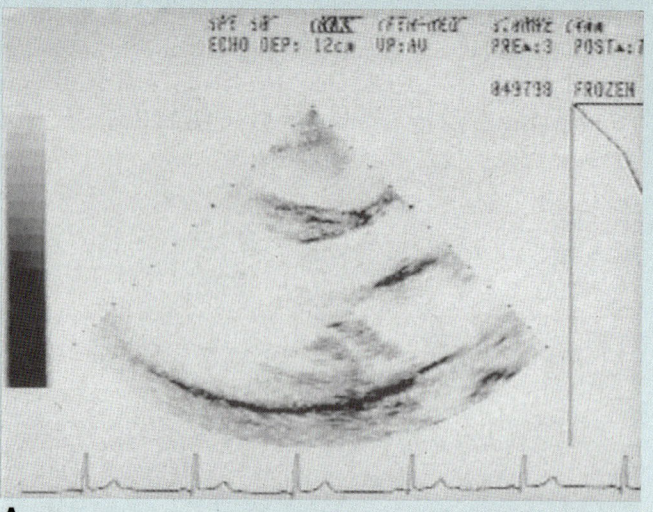

A

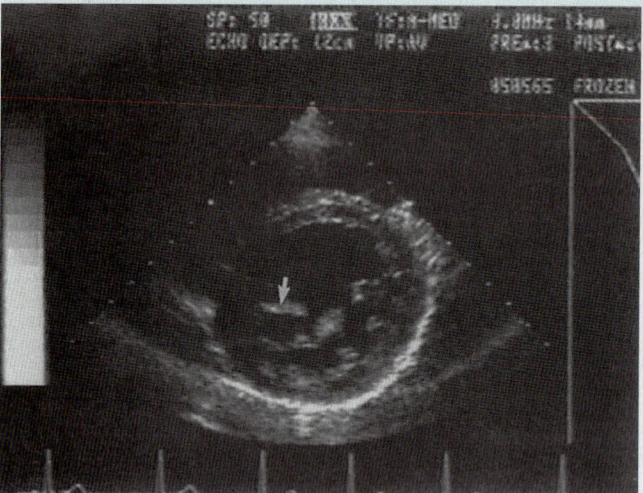

B

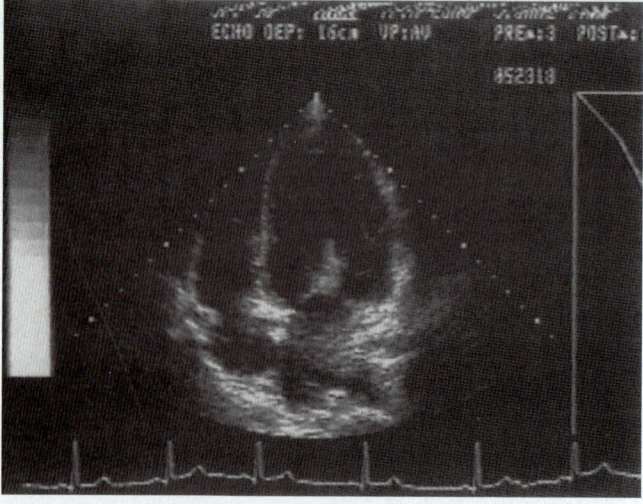

C

FIGURA 2-38. (**A**) Incidência paraesternal de eixo longo; (**B**) incidência paraesternal de eixo curto no nível do músculo papilar; (**C**) incidência apical de quatro câmaras.

226. **Qual das alternativas abaixo melhor descreve a excursão da valva mitral?**
    (A) reduzida
    (B) aumentada
    (C) normal
    (D) ausente

227. **Qual das alternativas abaixo é mais provável de ser demonstrada no exame Doppler de onda contínua da valva mitral a partir de uma janela apical?**
    (A) onda sistólica abaixo da linha de base
    (B) onda diastólica abaixo da linha de base
    (C) onda diastólica acima da linha de base > 3 m/s
    (D) onda sistólica acima da linha de base

228. **Ao recorrer às três incidências ecocardiográficas apresentadas neste caso, é possível sugerir qual das seguintes alternativas com respeito à massa de ecos na valva mitral?**
    (A) é estacionária
    (B) projeta-se no átrio esquerdo
    (C) projeta-se no ventrículo esquerdo
    (D) projeta-se no átrio e ventrículo esquerdos

229. **Para o que a seta na Fig. 2-38B está apontando?**
    (A) um trombo mural
    (B) o músculo papilar posteromedial
    (C) vegetação
    (D) uma fenda da valva mitral

Respostas e Explicações

Ao final de cada resposta explicada, há uma combinação numérica entre parênteses. O primeiro número identifica a fonte de referência; o segundo número (ou grupo de números) indica a página (ou páginas) em que a informação relevante pode ser encontrada.

1. **(D)** O sulco coronário ou atrioventricular separa os átrios dos ventrículos. Neste sulco encontram-se o tronco das artérias coronárias e o seio coronariano. (*31:13*)

2. **(F)** (*31:378*)

3. **(D)** (*31:378*)

4. **(B)** (*31:378*)

5. **(E)** (*31:378*)

6. **(H)** (*31:378*)

7. **(C)** (*31:378*)

8. **(I)** (*31:378*)

9. **(A)** (*31:378*)

10. **(G)** (*31:378*)

11. **(D)** As indicações para a ecocardiografia sob estresse físico não incluem uma angina instável. Na verdade, esta é uma contraindicação para a ecocardiografia sob estresse físico. (*31:138*)

12. **(C)** A ecocardiografia transesofágica (TEE) é realizada por um médico com treinamento especializado em interpretação e desempenho de TEE. A TEE é regularmente utilizada para avaliar a estrutura e função cardíaca, embora seja considerada mais invasiva do que um ecocardiograma transtorácico ou de superfície. (*31:209*)

13. **(E)** A finalidade do pericárdio é (1) reduzir o atrito com o movimento cardíaco; (2) permitir que o coração se movimente livremente com cada batimento, facilitando a ejeção e alterações volêmicas; (3) manter o coração dentro do mediastino, especialmente durante um trauma; e (4) atuar como uma barreira contra infecções, enquanto as fossas e sulcos separam as câmaras cardíacas e contêm os vasos. (*31:12, 13*)

14. **(D)** Ventrículo esquerdo. No adulto, o ventrículo esquerdo é maior e tem uma parede externa de 8-12 mm de espessura. (*31:16*)

15. **(D)** Há quatro veias pulmonares, duas de cada pulmão. Estas veias transportam o sangue oxigenado dos pulmões para o átrio esquerdo do coração. (*31:14*)

16. **(C)** O átrio direito tem duas partes: uma porção anterior e uma porção posterior. Estas duas porções são separadas por uma crista muscular, chamada de crista terminal. (*Guia de Estudo: 106*)

17. **(B)** A valva mitral é uma valva atrioventricular que está localizada entre o átrio esquerdo e o ventrículo esquerdo. (*31:14, 15*)

18. **(B)** A pressão normal no ventrículo direito é de, aproximadamente, 15-30 mmHg. (*Guia de Estudo: 106*)

19. **(D)** Estenose da valva mitral resulta primariamente da doença reumática. As valvas podem não ser envolvidas durante muitas décadas após a febre reumática. Outras causas raras incluem estenose mitral congênita, calcificação do ânulo mitral, envolvendo os folhetos mitrais, trombo, vegetações, mixomas atriais e deformidade da valva mitral em paraquedas. (*31:241*)

20. **(C)** Endocardite. A endocardite é causada por bactérias, leveduras ou fungos que infectam e crescem nas valvas cardíacas, nos músculos papilares e, em alguns casos, na superfície endocárdica dos ventrículos. Vegetações, comumente associadas, são formadas em consequência de interações complexas entre o sistema imune, o sistema de coagulação, forças hemodinâmicas e microrganismos invasores. (*31:477*)

21. **(D)** Bjork-Shiley é uma valva de disco basculante, que é uma prótese valvular mecânica. Xenoenxertos, heteroenxertos, homoenxertos e aloenxertos são bioproteses valvares cardíacas. (*31:310, 311*)

22. **(D)** O espaço intrapericárdico normal contém 15-50 mL de líquido. Em casos de efusão pericárdica em que o líquido é adicionado rapidamente, a pressão intrapericárdica aumenta dramaticamente. Inicialmente, a efusão pericárdica é reconhecida na região basal posterior e, conforme aumenta, ocorre medial e lateralmente, e envolve o ápice. (*31:489*)

23. **(C)** O termo cardiomiopatia é utilizado para descrever uma variedade de doenças cardíacas que afeta o miocárdio. Cardiomiopatias afetam um coração estruturalmente normal e são divididas em três categorias: hipertrófica, dilatada e restritiva. (*31:586*)

24. **(A)** Mixoma é o tumor benigno mais comum do coração. Cerca de 75% de todos os tumores primários são benignos, e os mixomas representam quase metade deste grupo. Os mixomas podem ocorrer em todas as faixas etárias. (*31:463*)

25. **(D)** Angiossarcomas são os tumores cardíacos malignos mais comuns. Estes tumores geralmente ocorrem em adultos e são mais frequentes em homens. São tumores de tecidos moles dos vasos sanguíneos e endotélio linfático. (*31:467*)

26. **(D)** Um aneurisma dissecante resulta de rupturas da camada íntima da parede da aorta. A força impulsionadora do sangue destrói o meio e separa a camada íntima da camada adventícia. Estes aneurismas são classificados em Tipos I, II ou III, de acordo com a área e extensão da ruptura da íntima. (*31:606, 607*)

27. **(D)** Anormalidades da via de saída do ventrículo esquerdo são a cardiopatia congênita mais comum na população adulta, com obstrução ocorrendo no nível subvalvar, supravalvar ou valar. (*Guia de Estudo*)

28. **(D)** Em adultos, a tetralogia de Fallot é a doença congênita primária que produz cianose. A tetralogia de Fallot compreende quatro defeitos: cavalgamento da aorta sobre o septo interventricular (IVS), defeito do septo ventricular (VSD), estenose infundibular e hipertrofia do ventrículo direito. (*31:549*)

29. **(B)** Pericardite não é uma característica da cardiomiopatia. Cardiomiopatia é um termo que descreve uma variedade de doenças cardíacas, afetando o miocárdio. As cardiomiopatias são divididas em três categorias, de acordo com as características. As categorias são hipertrófica, dilatada e restritiva. (*31:586-588*)

30. **(A)** (*31:28*)

31. **(F)** (*31:28*)

32. **(G)** (*31:28*)

33. **(B)** (*31:28*)

34. **(D)** (*31:28*)

35. **(E)** (*31:28*)

36. **(C)** (*31:28*)

37. **(C)** Átrio direito. Na doença estenótica da valva tricúspide, os efeitos sobre os átrios, ventrículos e vasos causam dilatação do átrio direito. Estenose tricúspide é geralmente causada por cardiopatia reumática, porém também pode ser causada por outras condições, como lúpus eritematoso sistêmico, doença cardíaca carcinoide, endocardite de Löffler, melanoma metastático e cardiopatia congênita. (*31:295, 296*)

38. **(D)** Na doença valvar tricúspide, a causa primária de regurgitação é secundária à hipertensão pulmonar. Em raros casos, a regurgitação pode ser causada por cardiopatia reumática. (*31:297*)

39. **(A)** Anomalia de Ebstein da valva tricúspide é uma condição em que os folhetos da valva tricúspide são deslocados em direção ao ápice do ventrículo direito. (*31:571*)

40. **(B)** Dispneia de esforço. Os sintomas clínicos da estenose da valva aórtica incluem dor torácica, falta de ar e síncope. A maioria dos pacientes não desenvolve estes sintomas clássicos até que o grau de estenose aórtica seja de moderado a grave. (*31:277*)

41. **(D)** A valva mitral tem dois folhetos principais e é a única valva cardíaca com esta característica; portanto, a valva mitral é ocasionalmente chamada de valva bicúspide. (*31:15*)

42. **(D)** O achado clínico clássico no prolapso da valva mitral é um clique sistólico, que corresponde ao deslocamento posterior do folheto da valva mitral para dentro do átrio esquerdo, e um sopro sistólico tardio, que corresponde à regurgitação mitral que geralmente ocorre em razão dos folhetos prolapsados. (*31:263*)

43. **(A)** A causa mais comum de movimento exagerado dos folhetos é a ruptura da corda tendínea, que geralmente ocorre secundário ao infarto do miocárdio. Ruptura do músculo papilar é uma etiologia menos comum. A corda tendínea suporta os folhetos, evitando com que eles sofram prolapso durante a sístole. (*31:19*)

44. **(D)** A ecocardiografia transesofágica proporciona uma avaliação completa de todas as regiões do coração, incluindo os grandes vasos. Fornece uma maior resolução decorrente da janela transesofágica, possibilitando o uso de transdutores de maior frequência. (*31:92*)

45. **(C)** O seio coronariano é protegido pela valva de Tebésio. Esta valva é geralmente contínua com a valva de Eustáquio. (*31:18*)

46. **(A)** O comprimento médio do coração de um adulto é de 12 cm, a largura de 8-9 cm no diâmetro mais amplo e 6 cm em sua porção mais estreita. O peso é de, aproximadamente, 280-340 g em homens e de 230-280 g em mulheres. O peso cardíaco é, aproximadamente, 0,45% do peso corporal total em homens e 0,40% do peso corporal total em mulheres. (*31:12, 13*)

47. **(D)** O nodo atrioventricular e seus ramos atriais estão localizados em uma zona triangular situada entre a inserção do folheto septal da valva tricúspide, o orifício anteromedial do seio coronariano e o tendão de Todaro. A região é chamada de triângulo de Koch. (*31:17*)

48. **(B)** Veia cava superior. O sangue circula pelo corpo e retorna ao coração para ser transportado aos pulmões para reoxigenação. A veia cava inferior drena o tronco e as extremidades inferiores, e a veia cava superior drena a cabeça e partes das extremidades superiores. (*31:17*)

49. **(C)** Subcostal. As incidências-padrão paraesternal e supraesternal não demonstram as quatro câmaras cardíacas. Somente as janelas apicais e subcostais permitem a visualização de todas as câmaras cardíacas. (*1:80*)

50. **(A)** Eixo longo, eixo curto e quatro câmaras. A *American Society of Echocardiography* padronizou as incidências bidimensionais do coração em três planos ortogonais básicos, para que todas as incidências possam ser classificadas. (*2:212*)

51. **(A)** Defeitos dos septos atrial e ventricular. Se o feixe de ultrassom não for orientado perpendicular aos septos interatrial e interventricular, pode haver uma falsa falha de ecos. A abordagem subcostal permite que o feixe de ultrassom fique perpendicular às câmaras cardíacas, possibilitando, assim, uma melhor demonstração dos defeitos dos septos atrial e ventricular. Além disso, qualquer lacuna observada no septo interatrial ou interventricular deve ser considerada real, quando a incidência subcostal de quatro câmaras é utilizada. (*1:92*)

52. **(B)** Compensação do ganho de tempo. O controle de compensação do ganho de tempo permite que o ecocardiografista seletivamente aumente ou diminua o ganho em diferentes profundidades do tecido. O objetivo é alcançar uma imagem ecocardiográfica uniforme sem adicionar ou eliminar informações artificialmente. (*3:52*)

53. **(A)** A pressão ventricular direita cai abaixo da pressão atrial direita. As valvas atrioventriculares abrem, quando a pressão ventricular cai abaixo da pressão atrial. (*3:38*)

54. **(B)** O ligamento coronário. O ligamento define a área nua do fígado e é a única alternativa que não representa um remanescente da circulação fetal. (*4:30*)

55. **(A)** Artéria pulmonar. O lado direito do coração bombeia sangue desoxigenado através da artéria pulmonar para os pulmões para reoxigenação. (A artéria pulmonar é a única artéria no corpo que transporta sangue desoxigenado.) (*3:9*)

56. **(C)** Átrio esquerdo. Quatro veias pulmonares transportam sangue oxigenado dos pulmões para o átrio esquerdo. (As veias pulmonares são as únicas veias no corpo que transportam sangue oxigenado.) (*3:9*)

57. **(D)** O ventrículo esquerdo constitui grande parte da superfície ventral do coração. O ventrículo direito, embora menos muscular do que o ventrículo esquerdo, domina a superfície ventral do coração. (*3:25*)

58. **(A)** Pontos de abertura e fechamento da valva aórtica. O tempo de ejeção ventricular esquerda – o tempo que leva para o sangue ser ejetado do ventrículo esquerdo – pode ser obtido pelo traçado em modo M da valva aórtica, medindo o intervalo de tempo entre a abertura e o fechamento da valva. (*3:156*)

59. **(D)** Subcostal. A expansão pulmonar em pacientes com doença pulmonar obstrutiva crônica geralmente oblitera as posições apical e paraesternal. Esta expansão pulmonar também tende a desviar o coração inferiormente, tornando a incidência subcostal a abordagem mais adequada para varredura do coração. (*5:79*)

60. **(B)** Apical e borda esternal direita. As janelas mais comuns utilizadas para registrar o fluxo sanguíneo sistólico na valva aórtica são a apical, a paraesternal direita e a supraesternal. (*6:128*)

61. **(A)** No final da sístole. As medidas em modo M do átrio esquerdo, ventrículos esquerdo e direito são realizadas quando as câmaras estão mais amplas. O átrio esquerdo é mais amplo no final da sístole. (*3:82*)

62. **(C)** Estenose. *Doming* é um aspecto bidimensional principal de qualquer valva estenótica. A valva assume uma forma de cúpula (*doming*) quando se abre, pois as comissuras são unidas, causando uma separação mais ampla do corpo do que das extremidades da valva. (*1:251*)

63. **(C)** Perpendicular, paralelo. Em decorrência das diferenças na orientação do transdutor para resultados ideais nos exames bidimensionais e Doppler, raramente é possível obter simultaneamente formas de onda e imagens de qualidade excelente, podendo ser necessário renunciar a qualidade em um exame para obter imagens de excelente qualidade nos outros. (*1:104*)

64. **(D)** Hipertensão pulmonar. A sobrecarga de pressão constante da hipertensão pulmonar causa hipertrofia ventricular direita e, consequentemente, falência ventricular. Nesse momento, ocorre dilatação da parede do ventrículo direito. (*3:217*)

65. **(C)** Corda tendínea. As dimensões do ventrículo esquerdo foram padronizadas para serem obtidas no nível da corda tendínea. (*7:1072*)

66. **(C)** Sobrecarga volêmica no ventrículo esquerdo. Sobrecarga volêmica no ventrículo direito pode causar movimento paradoxal do septo interventricular (movimento anterior do septo interventricular no início da sístole). (*1:164*)

67. **(A)** Em direção à parede livre do ventrículo direito. A sobrecarga volêmica no ventrículo direito provoca um movimento paradoxal do septo, em que o septo se desloca em direção ao lado direito do coração na sístole, em vez de se deslocar em direção ao lado esquerdo do coração. (*1:164*)

68. **(A)** De natureza orgânica. Um frêmito é um sopro que produz uma sensação vibratória, quando palpado. É quase sempre de origem orgânica. (*8:51*)

69. **(A)** Prolapso da valva mitral ou movimento anterior sistólico da valva mitral. A manobra de Valsalva e a inalação de nitrito de amila diminuem o volume do ventrículo esquerdo e reduzem o diâmetro da via de saída do ventrículo esquerdo, estimulando o prolapso da valva mitral ou o movimento anterior sistólico da valva mitral. (*3:222*)

70. **(A)** Doença cardíaca cianótica. Baqueteamento ocorre quando há expansão e cianose das extremidades distais dos dedos das mãos e pés. (*9:18*)

71. **(B)** Fornece uma maior resolução temporal. O modo M ainda é utilizado em muitos laboratórios para a obtenção de medidas e para avaliar os eventos que ocorrem muito rapidamente para a percepção do olho humano, como a vibração diastólica do folheto anterior da valva mitral. Este é o caso, pois o modo M proporciona uma resolução temporal (tempo) muito melhor do que a ecocardiografia bidimensional e permite uma melhor análise dos eventos intracardíacos. (*3:78*)

72. **(C)** Para um espaço intercostal mais alto. Se o transdutor for posicionado muito baixo em relação à posição do coração, o plano de varredura setorial passa obliquamente pelo ventrículo esquerdo, produzindo uma imagem ovoide. (*3:110*)

73. **(C)** Diminuição da complacência ventricular esquerda. Esta situação, denominada de razão E/A invertida, indica diminuição da complacência diastólica ventricular esquerda. Condições que causam isto incluem hipertensão sistêmica esquerda, cardiomiopatia hipertrófica e coronariopatia. (*3:240*)

74. **(C)** Um trombo no ventrículo esquerdo. A função ventricular esquerda não é prejudicada na estenose mitral. Visto que trombos tendem a se formar em áreas de baixo fluxo sanguíneo, a probabilidade de encontrar um trombo no ventrículo esquerdo é baixa. (*1:489*)

75. **(D)** Um gradiente de pico ocorrendo na diástole tardia. O gradiente de pico na estenose mitral geralmente ocorre no início da diástole. (*10:132*)

76. **(C)** Insuficiência mitral. Rompimento da corda tendínea sempre resulta em regurgitação mitral de início geralmente súbito e agudo. (*3:189*)

77. **(D)** Cardiomiopatia hipertrófica obstrutiva. Esta condição provoca movimento anterior da valva mitral. Não é uma fonte de confusão para prolapso da valva mitral, em que a valva mitral apresenta um movimento posterior na sístole. (*11:211*)

78. **(A)** Um átrio esquerdo dilatado. Este é um sinal secundário da regurgitação mitral. O ventrículo esquerdo geralmente dilata e se torna hipocinético em resposta à sobrecarga volêmica. (*1:266*)

79. **(A)** Largura e comprimento do jato sistólico por Doppler em cores. O Doppler em cores fornece uma exibição espacial do fluxo regurgitante. A quantificação da gravidade da regurgitação mitral se baseia vagamente no tamanho e na configuração do jato regurgitante. (*12:87*)

80. **(D)** Estenose pulmonar. A valva pulmonar é a valva menos provável de ser deformada pela febre reumática. Quando estenose pulmonar é observada em um ecocardiograma, é geralmente uma anormalidade congênita, e não uma sequela da febre reumática. (*9:1711*)

81. **(A)** Um átrio esquerdo dilatado e hipertrofia ventricular esquerda. Estenose mitral causa dilatação do átrio esquerdo, e estenose aórtica leva à hipertrofia ventricular esquerda. (*3:186, 206*)

82. **(B)** Fibrilação atrial concomitante. Estenose mitral geralmente leva a uma fibrilação atrial. A onda A da valva mitral corresponde à onda P no eletrocardiograma. Visto que a onda P está ausente na fibrilação atrial, a onda A também estará ausente. (*11:333*)

83. **(B)** Cardiomiopatia hipertrófica. Em circunstâncias normais, o ponto E mitral, que representa o rápido enchimento ventricular, é maior que o ponto A mitral, que corresponde à contração atrial. A relação entre estes dois pontos é alterada quando há uma redução da complacência do ventrículo esquerdo (como no caso da cardiomiopatia hipertrófica). (*6:155*)

84. **(B)** Regurgitação aórtica. No ecocardiograma, a regurgitação aórtica causa uma sobrecarga volêmica no ventrículo esquerdo (um ventrículo esquerdo dilatado e hipercontrátil). Regurgitação mitral geralmente provoca dilatação do átrio esquerdo e do ventrículo esquerdo. (*5:231*)

85. **(C)** Uma diminuição da inclinação E-F, uma valva mitral espessada e uma velocidade distal mitral > 1,5 m/s. Tanto o espessamento da valva mitral como uma diminuição na inclinação E-F devem ser observados para o estabelecimento de um diagnóstico de estenose mitral. *Doming* diastólico da valva mitral também é um sinal específico da estenose mitral. (*1:251*)

86. **(B)** Um aumento da inclinação E-F em modo M. Um critério na ecocardiografia em modo M para estenose mitral é uma diminuição da inclinação E-F. (*1:249*)

87. **(C)** Extremidades dos folhetos mitrais. A valva mitral possui o formato de um funil, com o orifício verdadeiro situado na extremidade estreita. Desse modo, a mensuração do tamanho do orifício deve ser realizada nas extremidades dos folhetos, no ponto em que a corda tendínea se une ao corpo da valva. (*3:161*)

88. **(C)** Um ventrículo esquerdo dilatado. A menos que haja uma regurgitação mitral concomitante, o tamanho do ventrículo esquerdo será normal ou menor que o normal. (*13:64*)

89. **(C)** Um aumento no tempo de meia pressão. Uma comissurotomia mitral bem-sucedida leva a uma diminuição do tempo de meia pressão. Os outros achados geralmente permanecerão, embora o tamanho do átrio esquerdo possa diminuir ligeiramente. (*13:65*)

90. **(B)** Regurgitação mitral concomitante. Estenose mitral pura leva a um átrio esquerdo dilatado e um ventrículo esquerdo normal ou menor que o normal. Estenose aórtica e cardiomiopatia hipertrófica fazem com que as paredes do ventrículo esquerdo apareçam espessadas. Além disso, uma dilatação ventricular esquerda será provocada somente com uma regurgitação mitral concomitante. (*1:139*)

91. **(A)** Regurgitação aórtica aguda grave. Insuficiência aórtica aguda grave pode elevar a pressão diastólica ventricular esquerda, que, por sua vez, provoca o fechamento precoce da valva mitral. (*1:295*)

92. **(D)** Um defeito do septo ventricular. Condições, como hipertensão sistêmica, que causam tensão na área do ânulo mitral, podem provocar calcificação prematura do ânulo mitral. (*9:1035*)

93. **(B)** 1 cm². Estudos realizados por Hatle *et al.* constataram que uma valva mitral com uma área de *1 cm²* exibe um tempo de meia pressão do Doppler de 220 m/s. (*14:1096*)

94. **(B)** Vibração diastólica do folheto mitral anterior. Este é um achado da insuficiência aórtica. (*3:210*)

95. **(D)** Hipertensão sistêmica. Esta condição produz sobrecarga de pressão do ventrículo esquerdo, que, por sua vez, provoca hipertrofia ventricular esquerda. As alternativas B e C causam um padrão no ecocardiograma de sobrecarga volêmica do ventrículo esquerdo (ventrículo esquerdo dilatado e hipercinético). (*15:104*)

96. **(C)** Estenose aórtica. Um sopro sistólico de ejeção pode ser auscultado com este distúrbio. (*3:204*)

97. **(C)** É frequentemente observada junto com a estenose mitral. Uma valva aórtica bicúspide é uma anormalidade congênita, em que uma das comissuras aórticas está fundida, levando à formação de duas cúspides aórticas em vez de três. Valvas bicúspides tendem a se tornar estenóticas em adultos. Embora sejam algumas vezes observadas junto com a coarctação da aorta, a valva bicúspide e a estenose mitral não têm associação direta. (*3:202*)

98. **(B)** Área valvar aórtica, função ventricular esquerda deficiente. Quando estenose aórtica é encontrada junto com um ventrículo esquerdo de baixa mobilidade, as estimativas padrões do grau de estenose aórtica serão imprecisas. A equação de continuidade compensa a hipocontratilidade ventricular, possibilitando uma estimativa mais precisa da área valvar aórtica. (*3:207; 16:105*)

99. **(B)** O gradiente de pressão médio. Insuficiência aórtica pode causar um gradiente instantâneo inicial alto. Quando a estenose e a insuficiência aórtica ocorrem simultaneamente, o gradiente de pressão médio é mais específico para estimar a gravidade da estenose aórtica. (*6:137*)

100. **(A)** A incidência apical de eixo longo. Em todos os procedimentos Doppler, é preferível direcionar o feixe de ultrassom paralelo ao fluxo sanguíneo. Dentre as alternativas apresentadas, a incidência apical de eixo longo fornece o ângulo mais adequado para aquisição da imagem. (*1:104*)

101. (B) Hipertrofia ventricular esquerda. Estenose aórtica causa sobrecarga de pressão do ventrículo esquerdo. Esta sobrecarga provoca hipertrofia ventricular esquerda. (*11:203*)

102. (A) Insuficiência aórtica. O folheto mitral anterior vibra (*flutter*) rapidamente quando atingido por um jato da insuficiência aórtica. Estas oscilações são mais facilmente detectadas pelo modo M. Fibrilação atrial causa uma vibração diastólica grosseira do folheto mitral anterior. (*1:294*)

103. (D) Compatível com regurgitação aórtica moderada. A classificação da insuficiência aórtica com a ecocardiografia com Doppler é similar ao método de classificação utilizado pelos laboratórios de cateterismo cardíaco. Um jato da insuficiência aórtica que se estende da valva aórtica até as extremidades do folheto mitral anterior é compatível com a regurgitação aórtica moderada. (*17:339*)

104. (B) Vibração diastólica fina e possível achatamento do folheto mitral anterior. Um sopro de Austin-Flint representa estenose mitral funcional, causada pela inibição do movimento do folheto anterior por causa da compressão provocada por um forte jato da insuficiência aórtica. Na ecocardiografia em modo M, isto apareceria como uma vibração diastólica fina do folheto mitral anterior com inibição da abertura. (*9:77*)

105. (D) Incidência da borda esternal direita. Quando possível, a abordagem da borda esternal direita é geralmente a mais adequada para aquisição das velocidades máximas da valva aórtica. O paciente é posicionado sobre seu lado direito, e o transdutor Doppler é direcionado para a raiz da aorta. (*18:89*)

106. (D) Ecocardiografia transesofágica. Em razão das imagens de alta resolução que fornece da aorta torácica, a ecocardiografia transesofágica tem sido muito bem-sucedida na avaliação de pacientes com suspeita de dissecção da aorta. (*19:216*)

107. (D) Uma parede anterior do ventrículo direito espessada. Espessamento das paredes do ventrículo direito é geralmente causado por sobrecarga de pressão do ventrículo direito. Insuficiência tricúspide causa sobrecarga volêmica do ventrículo direito. (*1:162*)

108. (D) Hipertensão pulmonar. A pressão sistólica ventricular direita neste ventrículo é de, aproximadamente, 74 mmHg (usando a fórmula $4V^2 + 10$). Visto que as pressões do ventrículo direito são basicamente iguais às pressões da artéria pulmonar, a pressão arterial pulmonar neste caso é de, aproximadamente 74 mmHg, indicando a presença de hipertensão pulmonar. (*3:161*)

109. (D) É geralmente observada como parte do processo de envelhecimento. Estenose tricúspide é uma condição rara que geralmente ocorre como uma sequela da febre reumática. Seus achados ecocardiográficos são similares àqueles da estenose mitral. (*3:198*)

110. (C) Contraste na veia cava inferior durante a sístole ventricular. Na regurgitação tricúspide grave, o volume regurgitante se estende até o átrio direito e, ocasionalmente, até a veia cava inferior. Ao injetar contraste, este volume regurgitante é geralmente detectado com ecocardiograma de Modo M ou bidimensional. (*1:305*)

111. (B) Valva tricúspide. O ecocardiografista deve dar especial atenção a esta valva, pois a doença cardíaca carcinoide se apresenta com espessamento e rigidez dos folhetos da valva tricúspide. Regurgitação tricúspide grave é geralmente detectada com o Doppler. (*1:305*)

112. (B) A pressão sistólica do ventrículo direito. Com o uso da equação de Bernoulli modificada e uma estimativa da pressão venosa jugular, a pressão sistólica no ventrículo direito pode ser determinada. (*3:112*)

113. (C) Estenose pulmonar infundibular. Esta condição é causada por feixes musculares hipertrofiados na via de saída do ventrículo direito. Ecocardiograficamente, a estenose pulmonar infundibular pode ser diferenciada da estenose pulmonar valvar pela observação de um aumento nas velocidades Doppler na região proximal à valva pulmonar. Além disso, a crista muscular produz turbulência do sangue, que atinge e provoca vibração da valva pulmonar. (*1:393*)

114. (D) Paraesternal esquerda. As velocidades de fluxo da artéria pulmonar são geralmente obtidas pela incidência paraesternal esquerda de eixo curto, no nível da raiz da aorta. (*10:80*)

115. (A) Cranial e lateral. A relação é mais facilmente visualizada com uma incidência de eixo curto da base do coração. (*3:27*)

116. (C) Entalhe mesossistólico observado em modo M. O entalhe mesossistólico é um sinal de hipertensão pulmonar. (*3:388*)

117. (B) Ecocardiografia bidimensional. A orientação espacial da ecocardiografia bidimensional proporciona uma melhor avaliação do tamanho, localização e movimento das vegetações valvares. (*3:277*)

118. (B) Vegetação na valva mitral. Usuários de drogas intravenosas têm uma maior incidência de endocardite por causa dos microrganismos que entram na circulação sanguínea através de agulhas não estéreis. Vegetações geralmente se formam nas valvas do lado direito do coração, porém também podem se instalar nas valvas do lado esquerdo. Uma complicação da vegetação valvar é um evento embólico. (3:276)

119. (B) Presença de regurgitação paravalvar. A orientação espacial do Doppler em cores permite uma avaliação rápida do fluxo sanguíneo na região adjacente à prótese valvar. (12:141)

120. (A) Pode exibir altas velocidades Doppler. As velocidades Doppler normais em qualquer prótese valvar serão ligeiramente mais elevadas do que aquelas de uma valva nativa. Uma valva de Starr-Edwards, ou tipo esfera engaiolada, tende a exibir as maiores velocidades. (3:349)

121. (A) Um exemplo de valva cardíaca mecânica. Bjork-Shiley é uma valva mecânica de disco basculante. (3:314)

122. (C) Ecocardiografia transesofágica. Esta é uma das aplicações principais na avaliação de próteses valvares, particularmente na posição mitral. (3:358)

123. (D) Hancock. Esta valva é um exemplo de um heteroenxerto valvar (bioprótese). (3:334)

124. (C) Movimento basculante anormal da valva. Deiscência valvar refere-se a uma condição em que ocorre afrouxamento ou separação entre a prótese valvar e o anel de sutura, provocando um movimento basculante anormal e uma fístula paravalvar. (3:346)

125. (C) A valva suína geralmente torna a anticoagulação desnecessária. Valvas mecânicas requerem anticoagulação constante. Mulheres na idade reprodutiva seriam, portanto, mais prováveis de receber uma bioprótese valvar, que não necessita de anticoagulação. (20:1392)

126. (A) Estes pacientes correm um maior risco de endocardite. Visto que bacteriemias ocorrem durante procedimentos dentários ou cirúrgicos, antibióticos profiláticos são geralmente administrados em pacientes suscetíveis (como paciente com prolapso da valva mitral) na tentativa de prevenir endocardite bacteriana. (20:1151)

127. (C) Um "coração oscilante" no exame bidimensional. Movimento excessivo do coração pode ser algumas vezes observado na efusão pericárdica maciça. (1:558)

128. (A) A pericardite constritiva compromete o enchimento diastólico. O saco pericárdico rígido e fibrótico compromete o enchimento diastólico das câmaras cardíacas. (3:268)

129. (A) Pressão na cavidade pericárdica aumenta até se igualar ou exceder a pressão diastólica no coração. Tamponamento ocorre quando as pressões intrapericárdicas aumentam e comprometem o enchimento cardíaco. Embora o tamponamento cardíaco seja geralmente observado em associação a uma grande efusão pericárdica, uma efusão pequena pode causar tamponamento quando a taxa de acúmulo de líquido pericárdico excede a capacidade do pericárdio de acomodar o maior volume. (15:213)

130. (D) Na síndrome de Dressler, uma efusão pericárdica se desenvolve como resultado de doença renal. A síndrome de Dressler, também conhecida como síndrome pós-infarto do miocárdio, é o desenvolvimento de efusão pericárdica 2-10 semanas depois do infarto. (9:1287)

131. (D) Uma efusão pericárdica. Neoplasias na região torácica geralmente ocasionam efusão pericárdica. (20:1254)

132. (D) Prolapso da valva mitral. A aorta descendente, um ânulo mitral calcificado e ascite podem causar espaços livres de ecos que podem ser enganosos em um ecocardiograma. Embora uma grande efusão, em que o coração exibe movimento excessivo, possa levar a um prolapso da valva mitral falso, este não resultará em um diagnóstico falso-positivo de efusão pericárdica. (1:552)

133. (A) Estenose pulmonar. Colapso diastólico das paredes do ventrículo direito é um bom indicador de tamponamento. Estenose pulmonar, ou qualquer outra forma de sobrecarga de pressão ventricular direita, leva a um espessamento das paredes do ventrículo direito. Uma parede espessada é improvável de colapsar durante a diástole. (1:565)

134. (C) Existe uma grande incompatibilidade acústica entre os tecidos pulmonar e pericárdico. Uma maior incompatibilidade entre duas estruturas resulta em ecos refletidos mais brilhantes na interface entre elas. Visto que há uma incompatibilidade acústica extremamente grande entre o pulmão (ar) e o pericárdio (tecido), a interface criada pelos dois provocará o aparecimento de um eco brilhante no ecocardiograma. (1:2)

135. (C) Diminuição do ganho total e aumento do ajuste da profundidade. A diminuição do ganho permite a diferenciação entre o pericárdio e o epicárdio, e o aumento da profundidade ajuda a definir as bordas da efusão. (11:249)

136. (D) Aorta descendente. Por estar situada posterior à efusão pericárdica e anterior à efusão pleural, a aorta descendente geralmente ajuda a diferenciar as duas efusões. (1:554)

137. (A) Pericardite constritiva. O pericárdio limita o movimento cardíaco. Quando o pericárdio é cirurgicamente removido (p. ex., na pericardite constritiva), o coração se expande e exibe movimentação excessiva. (1:575)

138. (A) Movimento cardíaco excessivo. Novamente, visto que o pericárdio limita o movimento cardíaco, o coração exibe movimentação excessiva quando o pericárdio é cirurgicamente removido. (*1:575*)

139. (C) Complacência reduzida do ventrículo esquerdo. Hipertensão sistêmica provoca sobrecarga de pressão do ventrículo esquerdo. Como em todas as situações de sobrecarga de pressão (p. ex., estenose aórtica), o ventrículo esquerdo sofre hipertrofia e pode-se tornar não complacente, levando a uma disfunção diastólica. (*11:273*)

140. (B) Hipertrofia ventricular esquerda. Esta condição pode estar presente na ausência de uma obstrução. (*1:522*)

141. (D) Biópsia endomiocárdica. Diversos sinais ecocardiográficos são sugestivos de amiloidose cardíaca, porém um diagnóstico definitivo pode ser estabelecido apenas com uma biópsia endomiocárdica realizada no laboratório de cateterismo. (*20:1215*)

142. (B) Sarcoidose. Este é um processo infiltrativo que pode levar à cardiomiopatia restritiva. (*11:317*)

143. (A) Aumento da velocidade sistólica na via de saída do ventrículo esquerdo. As velocidades são baixas em razão do débito cardíaco reduzido. (*3:230*)

144. (A) É mais provável de afetar o ventrículo direito do que o ventrículo esquerdo. Contusão cardíaca pode ser observada após um trauma torácico fechado (como uma batida sobre o volante do automóvel). Visto que o ventrículo direito é a estrutura mais anterior do coração, é a mais suscetível à lesão. (*3:301*)

145. (A) Um aneurisma apical com um trombo mural. Aneurismas apicais ocasionalmente se desenvolvem após um infarto da parede anterior do miocárdio. A alternativa A é a resposta mais provável, pois os aneurismas são sítios prováveis para o desenvolvimento de trombos. (*1:489*)

146. (C) Demonstração na ecocardiografia bidimensional de uma fração de ejeção inferior a 50%. A fração de ejeção é uma medida da função sistólica do ventrículo esquerdo. (*20:51*)

147. (C) Artéria descendente anterior esquerda. Esta artéria supre a parede anterior do ventrículo esquerdo e a porção anterior do septo interventricular. (*3:237*)

148. (D) Possuem um colo estreito. A melhor maneira de diferenciar um aneurisma verdadeiro de um pseudoaneurisma é olhando a largura de seu colo. Pseudoaneurismas tendem a ter um colo estreito, pois resultam de uma ruptura no miocárdio. (*1:486*)

149. (B) Uma fração de ejeção reduzida. Uma separação septal do ponto E superior a 10 mm está correlacionada a uma fração de ejeção reduzida. (*11:205*)

150. (B) Acinético. Ausência de movimento e espessamento sistólico é chamada de acinesia. (*11:287*)

151. (D) Oclusão da artéria coronária descendente anterior esquerda. O sangue que flui para a parede inferior do ventrículo esquerdo é geralmente fornecido pela artéria coronária direita. (*1:467; 21:93*)

152. (B) Regurgitação mitral grave. A pesquisa Doppler de um paciente com músculo papilar rompido geralmente demonstrará esta condição. (*3:249*)

153. (D) É utilizada no diagnóstico de cardiopatia isquêmica. A ecocardiografia sob estresse físico é utilizada como um exame adjuvante da prova de esforço padrão no diagnóstico de pacientes com suspeita de coronariopatia. O movimento da parede no repouso é comparado ao movimento da parede durante e depois do esforço físico. (*3:250*)

154. (C) Não recorrem após serem cirurgicamente removidos. Embora caracterizado como um tumor benigno, um mixoma pode recorrer, se algumas células permanecerem após a excisão do tumor. (*20:1285*)

155. (B) Defeitos do septo ventricular. A relação QP/QS refere-se à relação entre os fluxos sanguíneos pulmonar e sistêmico. Pode ser calculada ecocardiograficamente para determinar a magnitude do *shunt* esquerda-direita do sangue. (*6:161*)

156. (B) Fluxo contínuo (sistólico e diastólico) acima da linha de base. O desvio de sangue da aorta para a artéria pulmonar ocorre na sístole e na diástole. (*18:220*)

157. (B) Ecocardiografia com injeção de contraste. Mesmo um pequeno defeito do septo atrial pode ser detectado pela observação da presença ou ausência de microbolhas. (*1:406*)

158. (B) *Secundum*. Defeitos do septo atrial geralmente ocorrem na região do forame oval, onde são denominados de defeitos do tipo *ostium secundum*. (*3:381*)

159. (C) Síndrome de Eisenmenger. Nesta síndrome, a resistência vascular pulmonar é igual ou superior à resistência vascular sistêmica, resultando em um *shunt* direita-esquerda. (*20:589*)

160. (B) Estenose pulmonar infundibular. Na anomalia de Ebstein, a valva tricúspide é grande e parcialmente aderida às paredes do ventrículo direito, de modo que o orifício da valva é deslocado apicalmente. Portanto, grande parte do ventrículo direito funciona como parte do átrio direito. A anomalia de Ebstein está frequentemente associada a um defeito do septo atrial. Estenose pulmonar infundibular não faz parte do espectro deste distúrbio. (*3:406*)

161. (D) Defeito do septo atrial do tipo *ostium primum* e um defeito na via de entrada do septo ventricular. Defeitos dos coxins endocárdicos ocorrem quando os componentes atriais e ventriculares do septo cardíaco não se desenvolvem apropriadamente. (*3:381*)

162. (C) Aorta torácica descendente. Coarctação da aorta é uma malformação constritiva do arco aórtico, geralmente localizada imediatamente distal à origem da artéria subclávia esquerda. A obstrução aumenta a velocidade do fluxo sanguíneo depois do ponto de constrição. (*3:396*)

163. (D) Um defeito do septo atrial. O quatro componente é uma hipertrofia ventricular direita. (*3:421*)

164. (B) É uma malformação congênita em que uma membrana fibrosa divide o átrio esquerdo em uma câmara superior e inferior. *Cor triatriatum* é uma anormalidade rara, em que uma membrana embrionária no átrio esquerdo não regride. Esta condição pode ser detectada ecocardiograficamente por meio da observação de um eco linear atravessando o átrio esquerdo. A ecocardiografia com Doppler detectará um fluxo de alta velocidade através de um orifício na membrana. (*3:402; 22:53*)

165. (C) Movimento paradoxal do septo. Bloqueio do ramo esquerdo do feixe de His geralmente causa este movimento. (*1:231*)

166. (C) Uma prótese valvar mecânica. Esta alta ecogenicidade da valva mitral é característica de uma prótese valvar mecânica. (*3:347*)

167. (D) Está significativamente diminuída. O modo M demonstra um ventrículo esquerdo dilatado e hipocinético. O aumento acentuado da separação septal do ponto E é compatível com uma redução na fração de ejeção do ventrículo esquerdo. (*23:140*)

168. (B) Pressão diastólica final do ventrículo esquerdo está aumentada. Existe uma onda B no traçado da valva mitral, que é compatível com uma alta pressão diastólica final no ventrículo esquerdo. (*24:69*)

169. (A) Estenose aórtica e insuficiência aórtica. A onda sistólica abaixo da linha de base é compatível com uma estenose aórtica moderada. Uma onda de regurgitação mitral seria mais ampla e, geralmente, de velocidade mais elevada. A onda diastólica acima da linha de base apresenta uma velocidade muito alta para ser causada por estenose mitral ou tricúspide, sendo compatível com uma insuficiência aórtica. (*6:78*)

170. (D) Coronariopatia. O septo interventricular é hipocinético e mais ecogênico do que a parede posterior do ventrículo esquerdo. Estes achados são compatíveis com um antigo infarto do miocárdio. (*1:478*)

171. (C) Corda tendínea. O cursor, nesta incidência de eixo longo da ecocardiografia em modo M, está direcionado para uma região situada após as extremidades dos folhetos mitrais, no nível da corda tendínea – o nível em que as medidas do ventrículo esquerdo são obtidas. (*11:12*)

172. (C) Causados por sangue estagnado. A nuvem de ecos difusos similares a uma fumaça no ventrículo esquerdo é o resultado de estase sanguínea. Estase sanguínea é geralmente observada quando há uma redução severa na contratilidade ventricular esquerda. (*1:492*)

173–179. Caso esteja tendo dificuldades para se orientar em uma imagem ecocardiográfica, encontre uma estrutura que seja fácil de reconhecer e continue a partir daí. Por exemplo, se você é capaz de identificar a raiz da aorta, você pode seguir a parede anterior da raiz até o septo interventricular. A parede posterior da raiz seguirá até o folheto mitral anterior, e assim por diante. **173.** Ventrículo direito. **174.** Raiz da aorta. **175.** Átrio esquerdo. **176.** Aorta descendente. **177.** Ventrículo esquerdo. **178.** Efusão pericárdica. **179.** Efusão pleural. (*1:558*)

180. (D) Uma grande efusão pericárdica. Uma efusão pericárdica circunferencial maciça é demonstrada nesta incidência de quatro câmaras. (*11:253*)

181. (B) Parede ventricular direita. A presença de tamponamento deve ser descartada em pacientes com efusão pericárdica, especialmente uma maciça. Um sinal ecocardiográfico de tamponamento bastante específico é o colapso diastólico do ventrículo direito, do átrio direito, ou de ambos. (*25:561*)

182. (B) Um jato diastólico enchendo a via de saída do ventrículo esquerdo e se estendendo profundamente no ventrículo esquerdo. A incidência de eixo longo demonstra uma cúspide coronariana direita instável da valva aórtica. A cúspide é vista se estendendo para a via de saída do ventrículo esquerdo na diástole. O Doppler em cores provavelmente demonstraria uma insuficiência aórtica grave, que a alternativa B descreve. (*12:100*)

183. **(D)** A origem da artéria coronária direita. Com uma angulação levemente superior na incidência padrão de eixo curto da valva aórtica, os óstios e os segmentos proximais da artéria coronária direita podem ser visualizados. (*11:23*)

184. **(B)** Falso. A via de saída do ventrículo direito está localizada lateral à origem da artéria coronária direita. (*1:102*)

185. **(A)** *Shunt* esquerda-direita no nível atrial. Há um clareamento do realce no átrio direito à medida que o sangue do lado esquerdo do coração entra no átrio direito preenchido por contraste. (*11:355*)

186. **(B)** Falso. Uma efusão pericárdica apareceria em uma incidência subcostal de quatro câmaras como um espaço livre de ecos na região anterior ao ventrículo direito. (*11:251*)

187. **(B)** Parênquima hepático. Para obter uma incidência subcostal de quatro câmaras, o transdutor é posicionado no abdome e inclinado em uma direção cefálica. Portanto, o parênquima hepático ocupará o campo próximo da imagem. (*3:129*)

188. **(D)** Hipertensão pulmonar. Uma onda A ausente e um entalhe mesossistólico (sinal do W voador) são compatíveis com esta condição. (*3:388*)

189. **(C)** Prolapso da valva mitral. O modo M na Fig. 2-25 demonstra prolapso da valva tricúspide no final da sístole. Prolapso da valva tricúspide quase sempre ocorre em pacientes com prolapso da valva mitral concomitante. (*1:305*)

190. **(C)** Entalhe mesossistólico. A Fig. 2-26 é um exemplo de movimento anterior sistólico da valva mitral. Este é um sinal ecocardiográfico clássico de cardiomiopatia obstrutiva hipertrófica. A obstrução mesossistólica da via de saída do ventrículo esquerdo será geralmente demonstrada na ecocardiografia em modo M da valva aórtica, bem como pelo entalhe mesossistólico. (*26:6*)

191. **(C)** Uma raiz aórtica dilatada. Este paciente exibe achados característicos da síndrome de Marfan, um distúrbio do tecido conectivo. Há um eco linear próximo da valva aórtica sugerindo dissecção da raiz da aorta, outra complicação da síndrome de Marfan. Esta síndrome frequentemente causa dilatação da aorta ascendente, assim como degeneração mixomatosa das valvas aórtica e mitral. (*11:242*)

192. **(A)** A incidência supraesternal de eixo longo. Visto que a raiz da aorta está dilatada, a avaliação ecocardiográfica deve seguir o comprimento da aorta para determinar a extensão do aneurisma. A incidência supraesternal de eixo longo permite a visualização do arco aórtico e da porção proximal da aorta descendente. Uma investigação adicional deve incluir uma incidência apical de duas câmaras modificada para avaliar a aorta torácica e uma abordagem subcostal para examinar a aorta abdominal. (*3:121, 137*)

193. **(C)** Um grande trombo apical. Este trombo é visto preenchendo o ápice, com um pedaço do segmento medial se projetando no ventrículo esquerdo. A maioria dos trombos está associada a infartos na região anterior e, na maioria dos casos, está localizada no ápice. (*1:489*)

194. **(B)** Está instável. A extremidade do folheto posterior pode ser vista projetando-se no átrio esquerdo, que é compatível com uma valva mitral instável. (*27:1383*)

195. **(B)** Artéria pulmonar direita. A artéria é observada em seu eixo curto. (*11:36*)

196. **(A)** O átrio esquerdo. Este átrio pode, ocasionalmente, ser visualizado posterior à artéria pulmonar direita na incidência supraesternal de eixo longo. (*11:36*)

197. **(D)** A banda moderadora. Esta banda é um feixe muscular localizado no terço apical do ventrículo direito. É algumas vezes erroneamente diagnosticada como um trombo apical do ventrículo direito. (*3:117, 294*)

198. **(B)** Um trombo atrial esquerdo. Este trombo é visto se projetando no átrio esquerdo. (o eco linear brilhante no átrio direito é originado por um fio de marca-passo). (*1:592*)

199. **(B)** Estenose aórtica, um ânulo mitral calcificado e hipertrofia da porção basal do septo interventricular. A valva aórtica está acentuadamente calcificada; há uma ecogenicidade na região posterior à valva mitral, representando um ânulo mitral calcificado; e a base do septo interventricular está hipertrofiada. O espaço posterior livre de ecos representa efusão pleural, ao contrário de uma efusão pericárdica, pois não diminui na aorta descendente. (*1:345, 283*)

200. **(D)** Um coração envelhecido. Quando observados juntos, estes achados geralmente indicam sinais de envelhecimento. (*9:1658*)

201. **(D)** Fibrilação atrial. O ecocardiograma no topo do traçado Doppler indica a fibrilação. As variações entre os batimentos refletem os comprimentos alterados nos períodos de enchimento diastólico que ocorrem com a fibrilação atrial. (*11:333*)

202. **(B)** *Doming* diastólico. Há um abaulamento da valva mitral em direção ao ventrículo esquerdo na diástole, pois a valva está estenosada e não é capaz de acomodar todo o sangue disponível para transporte ao ventrículo esquerdo. (*1:251*)

203. (A) O átrio esquerdo. Mesmo sem usar os marcadores em centímetros como um medidor, é possível determinar que o átrio esquerdo está dilatado. Na incidência de eixo longo, a raiz da aorta e a aorta esquerda devem ser aproximadamente do mesmo tamanho. A incidência apical de quatro câmaras é extremamente útil para avaliar o tamanho relativo das câmaras. Os átrios direito e esquerdo devem ser aproximadamente do mesmo tamanho (embora, geralmente, o átrio esquerdo seja ligeiramente maior) e devem ser menores que os ventrículos. (*11:368*)

204. (D) Um estalido de abertura. O estalido de abertura geralmente fornece a primeira pista para o diagnóstico de estenose mitral. (*20:185*)

205. (C) Aorta descendente. Uma porção da aorta pode ser vista atrás do átrio esquerdo na incidência apical de quatro câmaras. (*1:98*)

206. (A) A área valvar mitral. O tempo de meia pressão, ou o tempo que leva para a queda da pressão inicial da valva mitral para metade, pode ser utilizado para medir a área valvar mitral. Foi demonstrado que um tempo de meia pressão de 220 ms está correlacionado com uma área valvar de 1 cm^2. (*18:117*)

207. (C) Hipertrofia ventricular esquerda. As paredes do ventrículo esquerdo estão espessadas e exibem um aumento da ecogenicidade. (*28:188*)

208. (B) Uma valva mitral espessada, um septo interatrial proeminente, um ventrículo esquerdo pequeno e efusão pericárdica. A valva mitral e o septo interatrial estão ligeiramente espessados, há uma efusão pericárdica de tamanho pequeno a moderado, e o ventrículo esquerdo é pequeno. (*1:535*)

209. (D) Cardiomiopatia amiloide. Este paciente exibe aspectos clássicos dessa doença. O processo infiltrativo da doença causa espessamento dos ventrículos, septo interatrial e valvas. Efusão pericárdica é outro achado algumas vezes associado a esta doença. (*3:232*)

210. (B) Uma biópsia endomiocárdica. Foi demonstrado que a biópsia endomiocárdica é útil na identificação de cardiomiopatia amiloide. (*3:232*)

211. (B) Defeito do septo ventricular. As incidências de eixos curto e de quatro câmaras modificadas demonstram uma lacuna na superfície posterior da porção média do septo interventricular. Tendo em conta o histórico do paciente e as bordas irregulares no ecocardiograma, é possível presumir que este defeito é adquirido e não congênito. (*29:506*)

212. (A) Dopplerfluxometria em cores. Esta técnica é particularmente útil para uma determinação rápida da localização e para quantificação da extensão do fluxo sanguíneo anormal em pacientes com defeitos do septo ventricular. (*3:243*)

213. (A) Seio coronariano. Quando a imagem é obtida a partir da incidência apical de duas câmaras, o seio coronariano aparece como uma estrutura circular no sulco atrioventricular. Ao mudar para uma incidência de quatro câmaras com uma inclinação posterior, é possível seguir o trajeto do seio coronário ao longo do comprimento do sulco atrioventricular posterior. (*20:29*)

214. (B) Sangue desoxigenado. O seio coronariano transporta sangue venoso para o átrio direito. (*30:211*)

215. (A) Anteriormente. Ao inclinar o plano de varredura anteriormente a partir desta incidência apical de quatro câmaras posteriormente direcionada, a aorta e a via de saída do ventrículo esquerdo podem ser visualizadas. (*3:131*)

216. (C) Prolapso do folheto posterior. O folheto mitral posterior protrui para além do plano do ânuo mitral, que é compatível com prolapso. (*3:189*)

217. (A) Uma curva sistólica abaixo da linha de base > 3 m/s. O prolapso da valva mitral, especialmente no grau demonstrado neste estudo, é mais provável de estar acompanhado por algum grau de regurgitação mitral, que é detectada a partir da janela apical na ecocardiografia com Doppler pela observação de uma curva sistólica abaixo da linha de base, geralmente > 3 m/s. (*6:74*)

218. (B) Falso. A seta está apontando para a parede lateral do ventrículo esquerdo. (*11:25*)

219. (C) Artefato. Uma falha dos ecos no septo interatrial não é um achado incomum quando visualizada a partir da incidência apical de quatro câmaras. Se fosse um defeito verdadeiro do septo atrial, um sinal T provavelmente seria observado. (*1:404*)

220. (A) Leve espessamento da valva com uma abertura normal. Este espessamento é observado melhor na diástole. Os folhetos parecem se abrir amplamente na sístole. (Eles se abrem próximo às paredes da raiz aórtica). (*1:279*)

221. (C) 36 mmHg. Usando a equação de Bernoulli simplificada, o gradiente de pico aórtico pode ser obtido, elevando-se ao quadrado a velocidade de pico (neste caso, 3 m/s) e, então, multiplicando o resultado por 4. (*18:23*)

222. (B) Estenose aórtica congênita. Neste distúrbio, a valva pode estar fina ou minimamente espessada, e a ecocardiografia em modo M pode demonstrar uma abertura normal, se o cursor for direcionado para o corpo dos folhetos em vez das extremidades restritas. A melhor maneira de determinar a presença de estenose aórtica congênita é por meio de evidências Doppler de aumento de velocidade na valva. (1:384)

223. (A) *Doming* sistólico. Ocorre na estenose aórtica congênita, pois o corpo dos folhetos se expande para acomodar o fluxo sistólico ao mesmo tempo em que as extremidades dos folhetos limitam o fluxo sanguíneo. (Normalmente, as extremidades da valva aórtica se abrem amplamente, posicionando-se paralelamente à raiz da aorta na sístole.) (1:383)

224. (C) A valva mitral está exibindo ecos irregulares e desordenados. A valva mitral tem uma massa de ecos desordenados com bordas irregulares ligadas a ela. (3:277)

225. (B) Endocardite bacteriana subaguda. Em razão de histórico da paciente e a demonstração ecocardiográfica de uma massa irregular ligada à valva mitral, este é o diagnóstico mais provável. (20:1141)

226. (B) Aumentada. Ao contrário do cálcio, que tende a inibir a abertura da valva, as vegetações são prováveis de aumentar a excursão valvar. Ecocardiograficamente, esta diferença pode ajudar no diagnóstico, pois o cálcio e as vegetações podem parecer similares. (3:277)

227. (A) Onda sistólica abaixo da linha de base. Uma vegetação na valva mitral geralmente causará regurgitação da valva mitral. A regurgitação mitral pode ser detectada por Doppler de onda contínua a partir da incidência apical de quatro câmaras, observando-se o fluxo sanguíneo sistólico abaixo da linha de base. (6:74)

228. (D) Projeta-se no átrio esquerdo e ventrículo esquerdo. Na Fig. 2-38A, a massa está no átrio esquerdo. Na Fig. 2-38B e C, a massa aparece no ventrículo esquerdo. Portanto, pode-se deduzir que a massa está se projetando para o átrio esquerdo na sístole e para o ventrículo esquerdo na diástole. (1:312)

229. (B) O músculo papilar posteromedial. Na parede oposta do ventrículo esquerdo, é possível observar o músculo papilar anterolateral. Entre os dois músculos papilares, a extremidade da vegetação na valva mitral pode ser vista se projetando no ventrículo esquerdo. (3:113)

Referências

1. Feigenbaum H. *Echocardiography*. 4th ed. Philadelphia: Lea & Febiger; 1986.
2. Henry WL, DeMaria A, Gramik R. *Nomenclature and Standardization in Two-Dimensional Echocardiography*. Raleigh, NC: American Society of Echocardiography; 1980.
3. Craig M. *Diagnostic Medical Sonography: A Guide to Clinical Practice. Vol. 2. Echocardiography*. Philadelphia: JB Lippincott; 1991.
4. Cosgrove DO, McCready VR. *Ultrasound Imaging: Liver, Spleen, Pancreas*. New York: John Wiley & Sons; 1982.
5. Weyman AE. *Cross-Sectional Echocardiography*. Philadelphia: Lea & Febiger; 1982.
6. Kisslo J, Adams D, Mark DB. *Basic Doppler Echocardiography*. New York: Churchill Livingstone; 1986.
7. Sahn DJ, DeMaria A, Kisso J, Weyman A. Recommendations regarding quantitation in M-mode echocardiography: results of a survey of echocardiographic measurements. *Circulation*. 1978;58:1072-1083.
8. Sokolow M, McIlroy MB, Cheitlin MD. *Clinical Cardiology*. 5th ed. Norwalk, CT: Appleton & Lange; 1990.
9. Braunwald E. *Heart Disease: A Textbook of Cardiovascular Medicine*. 3rd ed. Philadelphia: WB Saunders; 1988.
10. Goldberg SJ, Allen HD, Marx GR, Flinn CJ. *Doppler Echocardiography*. Philadelphia: Lea & Febiger; 1985.
11. Harrigan P, Lee R. *Principles of Interpretation in Echocardiography*. New York: John Wiley & Sons; 1985.
12. Kisso J, Adams DB, Belkin RN. *Doppler Color-Flow Imaging*. New York: Churchill Livingstone; 1988.
13. Salcedo E. *Atlas of Echocardiography*. 2nd ed. Philadelphia: WB Saunders; 1985.
14. Hatle L, Angelsen B, Tromsdal A. Noninvasive assessment of atrioventricular pressure half-time by Doppler ultrasound. *Circulation*. 1979;60:1096-1104.
15. Gravanis MB. *Cardiovascular Pathophysiology*. New York: McGraw-Hill; 1987.
16. Popp RL. Echocardiography. *N Engl J Med*. 1990;323:101-109.
17. Aobanu J, et al. Pulsed Doppler echocardiography in the diagnosis and estimation of severity of aortic insufficiency. *Am J Cardiol*. 1982;49:339-343.
18. Hatle L, Angelsen B. *Doppler Ultrasound in Cardiology: Physical Principles and Clinical Applications*. Philadelphia: Lea & Febiger; 1985.
19. Currie PJ. Transesophageal echocardiography: new window to the heart. *Circulation*. 1989;80:215-218.
20. Hurst JW. *The Heart*. 6th ed. New York: McGraw-Hill; 1986.
21. Wasser HJ, Greengart A, et al. Echocardiographic assessment of posterior left ventricular aneurysms. *J Diagn Med Sonography*. 1986;2:93-95.
22. Driscoll DJ, Fuster V, McGoon DC. Congenital heart disease in adolescents and adults: atrioventricular canal defect. In: Brandenburg RO, Fuster V, Giulani ER, et al., eds. *Cardiology: Fundamentals and Practice*. Chicago: Year Book Medical Publishers; 1987.
23. D'Cruz IA, Lalmalani GG, et al. The superiority of mitral E pointventricular septum separation to other echocardiographic indicators of left ventricular performance. *Clin Cardiol*. 1979;2:140.
24. D'Cruz IA, Kleinman D, Aboulatta H, et al. A reappraisal of the mitral B-bump (B-inflection): its relationship to left ventricular dysfunction. *Echocardiography*. 1990;7:69-75.
25. Williams GJ, Partidge JB, Right ventricular diastolic collapse: an echocardiographic sign of tamponade. *Br Heart J*. 1983;49:292.
26. Doi YL, McKenna WJ, et al. M-mode echocardiography in hypertrophic cardiomyopathy: diagnostic criteria and prediction of obstruction. *Am J Cardiol*. 1980;45:6-14.
27. Child JS, Skorton DJ, Taylor RD, et al. M-mode and cross-sectional echocardiographic features of flail posterior mitral leaflets. *Am J Cardiol*. 1979;44:1383-1390.
28. Sigueira-Filho AG, Cunha CL, Tajik AJ, et al. M-mode and twodimensional echocardiographic features in cardiac amyloidosis. *Circulation*. 1981;63:188-196.
29. Chandraratna PAN, Balachandran PK, Shah PM, Hodges M. Echocardiographic observations on ventricular septal rupture complicating myocardial infarction. *Circulation*. 1975;51:506-510.
30. Berne RM, Levy MN. *Cardiovascular Physiology*. 4th ed. St. Louis: CV Mosby; 1981.
31. Allen MN. *Diagnostic Medical Sonography: A Guide to Clinical Practice Echocardiography*. 2nd ed. Philadelphia: Lippincott; 1999.

3

Ecocardiografia Pediátrica

*David A. Parra**

Guia de Estudo

INTRODUÇÃO

Uma avaliação ecocardiográfica eficaz de cardiopatias congênitas requer o reconhecimento da gravidade da malformação e da hemodinâmica cardiovascular. Na prática clínica atual, a ecocardiografia bidimensional (2D) é a ferramenta primária para a aquisição de imagens e envolve o uso de todas as modalidades disponíveis. A anatomia deve ser minuciosamente delineada, pois as malformações frequentemente ocorrem em combinação, em vez de lesões isoladas. As técnicas Doppler fornecem informações sobre os padrões de *shunt*, volumes de fluxo, gradientes nas obstruções e gravidade da regurgitação. A dopplerfluxometria em cores facilita a rápida detecção das anormalidades de fluxo e avaliação qualitativa de características do fluxo, como direção, tempo e grau de turbulência. O Doppler de onda pulsada (PW) fornece a resolução de alcance (espacial) dos padrões de fluxo. A quantificação de fluxos de alta velocidade requer o uso do Doppler de onda contínua (CW). O modo M é primariamente utilizado para avaliar movimentos discretos e para medir o tamanho das câmaras, vasos e paredes. A ecocardiografia de contraste é útil na demonstração de *shunts* intracardíacos e extracardíacos, particularmente nos casos em que a imagem 2D e a fluxometria em cores são subótimas.

O delineamento deste guia de estudos serve como um guia para o ecocardiografista pediátrico em início de carreira e, como tal, inclui as malformações que ocorrem com relativa frequência, bem como aquelas que ocorrem raramente, mas são relativamente simples. O delineamento inclui uma definição da malformação anatômica, uma lista de variantes, o efeito hemodinâmico da lesão, os achados clínicos característicos, conceitos ecocardiográficos fundamentais, a história natural da doença, malformações cardíacas comumente associadas, técnicas intervencionistas de cateterismo e procedimentos cirúrgicos paliativos e corretivos. Malformações complexas, como ventrículo único, ventrículo com dupla via de entrada e ventrículo com dupla via de saída, estão além do escopo deste capítulo. Para informações a respeito destas malformações, o leitor é encaminhado para textos mais extensos.

Depois do texto, amostras de perguntas de exames são fornecidas para proporcionar ao leitor uma estimativa do escopo de conhecimentos necessários para a realização de ecocardiogramas pediátricos diagnósticos de rotina. As perguntas *não* visam a uma revisão abrangente, mas sim auxiliar o leitor na determinação do que precisa ser estudado em mais detalhes.

Para discussões da anatomia normal, técnica geral de varredura, instrumentação e física ecocardiográfica, e cardiopatia adquirida inespecífica à população pediátrica, o leitor é encaminhado a outros capítulos deste livro. Patologias adquiridas que ocorrem na população pediátrica e em adultos incluem prolapso da valva mitral, cardiopatia reumática, massas cardíacas, cardiomiopatias, efusões pericárdicas e endocardite bacteriana. A avaliação da função ventricular na população pediátrica é idêntica àquela em adultos e, portanto, não será repetida neste capítulo.

ANATOMIA SEGMENTAR

Na avaliação de uma cardiopatia congênita, o ecocardiografista começa determinando se o coração se encontra principalmente no lado esquerdo do tórax (levocardia), no lado direito do tórax (dextrocardia) ou diretamente posterior ao esterno (mesocardia). A direção em que o ápice está apontando também é observada. O ecocardiografista deve demonstrar a anatomia segmentar por meio do delineamento da relação entre o *situs*, o dobramento (*looping*) ventricular e os grandes vasos. Isto permitirá uma descrição precisa das anomalias cardíacas e pode ser usado para comparação a outras modalidades de imagem.

Isto pode ser realizado pela documentação das referências anatômicas para cada câmara e vaso, como segue:

---

*Michael W. Yates escreveu a versão anterior deste capítulo.

1. *Situs* atrial[1,2]
   A. Determinado por
      (1) Posição dos átrios, como demonstrado pelas referências anatômicas
         a. Átrio direito
            - Presença da valva de Eustáquio
            - Apêndice atrial direito (conexão ampla ao átrio) – incidências sagitais paraesternal e subcostal
            - Entrada da veia cava superior e veia cava inferior (a veia cava superior não é um marcador confiável do átrio direito, pois pode drenar para o átrio esquerdo; a veia cava inferior também pode ser interrompida), e seio coronariano
         b. Átrio esquerdo
            - Apêndice atrial esquerdo (tubular, com conexão estreita) – incidências paraesternal de eixos longo e curto, subcostal e apical de quatro câmaras
            - Entrada das veias pulmonares – plano subcostal coronal posterior (veias pulmonares não são marcadores confiáveis do átrio esquerdo em razão da potencial drenagem anômala)
   B. Tipos
      (1) *Solitus* – normal
         - Átrio direito está no lado direito; recebe a veia cava inferior, veia cava superior e seio coronariano
         - Átrio esquerdo está no lado esquerdo e recebe as veias pulmonares
         - Aorta descendente à esquerda; veia cava inferior à direita
      (2) In*versus* – imagem em espelho da disposição das vísceras
         - Muito raro
      (3) Isomerismo atrial esquerdo – bilateralmente o lado esquerdo
         - Ambos os átrios têm morfologia atrial esquerda
         - Setenta por cento dos casos apresentam interrupção da veia cava inferior, veia ázigo dilatada e localizada posteriormente à aorta no mesmo lado da coluna vertebral, ou drenagem direta da veia hepática direita para o átrio bilateralmente (incidência subcostal transversal na ecocardiografia 2D; confirmar as estruturas venosas em relação às atriais por Doppler com incidências sagitais)
         - Geralmente há poliesplenia
         - Frequentemente há anomalias cardíacas complexas
      (4) Isomerismo atrial direito – bilateralmente o lado direito
         - Veia cava inferior localizada anteriormente à aorta no mesmo lado da coluna vertebral
         - Geralmente á asplenia
         - Frequentemente há outras lesões cardíacas

2. Conexão ventricular (*looping*)[3-5]
   A. Determinada pela posição dos ventrículos, como demonstrado pelas referências anatômicas
      (1) Ventrículo direito
         - Superfície endocárdica trabeculada
         - Valva tricúspide (três folhetos)
            — Ânulo insere-se mais apicalmente do que a valva mitral
            — Inserções cordais no septo ventricular ou parede livre
         - Banda moderadora
      (2) Ventrículo esquerdo
         - Superfície endocárdica lisa
         - Valva mitral (dois folhetos)
         - Dois músculos papilares proeminentes
   B. Tipos
      (1) Dextro – ventrículo direito à direita
      (2) Levo – ventrículo direito à esquerda
3. Relação dos grandes vasos[1]
   A. Tipos
      (1) Dextro – valva aórtica à direita e posterior à valva pulmonar
      (2) Levo – valva aórtica à esquerda da valva pulmonar
   B. Determinada pela posição das grandes artérias, como demonstrado pelas referências anatômicas
      (1) Artéria pulmonar
         - Bifurca-se logo após sair do coração
         - Trajeto posterior a partir da base do coração
      (2) Aorta
         - Trajeto posterior a partir da base do coração para formar o arco aórtico
         - Artérias coronárias

HEMODINÂMICA NORMAL[6]

Câmara/vaso	Média	Diastólica	Sistólica
Átrio direito		< 9 mmHg	< 9 mmHg
Ventrículo direito		< 7 mmHg	< 30 mmHg
Artéria pulmonar	< 20 mmHg		< 30 mmHg
Átrio esquerdo	< 12 mmHg		< 17 mmHg
Ventrículo esquerdo		< 12 mmHg	< 140 mmHg (dentro de 5 mmHg de pressão no braço)
Aorta	Determinada pelo manguito para medida da pressão arterial no braço		

CÁLCULOS DOPPLER IMPORTANTES

1. Conversão do deslocamento de frequência em velocidade pelo uso da equação Doppler[7]
2. Estimativa do gradiente de pressão pela aplicação da equação de Bernoulli modificada[7]
3. Determinação do volume de fluxo[8]
4. Determinação da relação entre os fluxos pulmonar e sistêmico, referida como $Q_p : Q_s$[9-11]
5. Estimativa da área valvar por meio do uso da equação de continuidade[12]

ESTIMATIVA DA PRESSÃO ARTERIAL PULMONAR

O desenvolvimento e progressão da pressão arterial pulmonar elevada é motivo de preocupação em qualquer paciente com cardiopatia congênita. As pressões arteriais pulmonares elevam-se em resposta ao aumento de pressão ou volume do fluxo, em razão do aumento da resistência vascular pulmonar. Um aumento no volume de fluxo ou uma pressão elevada causa hipertrofia das camadas íntima e média da artéria pulmonar, aumentando, desse modo, a resistência vascular pulmonar. Na exposição prolongada ao fluxo e pressão elevados, o paciente desenvolve hipertensão pulmonar e, eventualmente, doença obstrutiva vascular pulmonar, que é irreversível. Quando as pressões na artéria pulmonar excedem as pressões sistêmicas, há inversão do fluxo sanguíneo através dos shunts intracardíacos e extracardíacos, de modo que se tornam shunts pulmonar-sistêmicos ou direita-esquerda. A mistura de sangue desoxigenado com sangue oxigenado resulta em cianose. O ventrículo direito eventualmente falha por causa da resistência elevada contra a qual deve trabalhar para ejetar sangue. Doença vascular pulmonar que resulta de uma exposição prolongada do leito vascular ao fluxo e pressão elevada secundária a um shunt sistêmico-pulmonar (esquerda-direita) é denominada de síndrome de Eisenmenger.[13]

Sinais Ecocardiográficos de Pressão Arterial Pulmonar Elevada (Hipertensão Pulmonar)

- Átrio e ventrículo direito dilatado[14] com a parede livre do ventrículo direito espessada
- Desaparecimento da onda "a" da valva pulmonar na ecocardiografia em modo M[15,16]
- Fechamento mesossistólico da valva pulmonar, também conhecido como *sinal do W* na ecocardiografia em modo M[17]
- Regurgitação tricúspide e/ou pulmonar na ausência de anormalidades estruturais das valvas[18]

Estimativa da Pressão Sistólica da Artéria Pulmonar

- Gradiente de pico da regurgitação tricúspide acrescido de 7 mmHg (suposta pressão venosa central)[18,19]
- Intensificação do traçado Doppler de regurgitação tricúspide com o uso de contraste ecocardiográfico[20]

Estimativa da Pressão Diastólica da Artéria Pulmonar

- Gradiente diastólico final da regurgitação pulmonar acrescido de 7 mmHg (suposta pressão venosa central)[21]
- Pressão diastólica da artéria pulmonar = 0,49 × pressão sistólica da PA (proveniente do gradiente de pico da TR)[22]

Estimativa da Pressão Média da Artéria Pulmonar

- Tempo de aceleração (AcT) dividido pelo tempo de ejeção (ET) do fluxo na via de saída do ventrículo direito, registrado pelo Doppler de PW[23]

LESÕES SIMPLES DE *SHUNT*

Persistência do Ducto Arterial Patente

Anatomia. O ducto arterial é um vaso que conecta a artéria pulmonar esquerda à aorta descendente (imediatamente distal ao nível da artéria subclávia esquerda), permitindo que o sangue desvie da circulação pulmonar durante a vida fetal. Logo após o nascimento, este vaso deve fechar para que o sangue possa entrar na circulação pulmonar para ser oxigenado. Quando o vaso permanece patente, é chamado de persistência do ducto arterial patente.

Hemodinâmica. Durante a vida fetal, a resistência vascular pulmonar é maior que a resistência vascular sistêmica; portanto, a pressão pulmonar é mais elevada do que a pressão sistêmica, de modo que o sangue flui da artéria pulmonar para a aorta descendente. Após o nascimento, a resistência vascular pulmonar diminui e se torna muito mais baixa do que a resistência vascular sistêmica. A inversão nas diferenças de pressão entre as circulações pulmonar e sistêmica causa uma inversão do fluxo através de um ducto arterial patente, de modo que o sangue proveniente da aorta descendente entra na circulação pulmonar. O aumento resultante no fluxo pulmonar continua no átrio esquerdo como uma sobrecarga volêmica, causando dilatação do átrio e ventrículo esquerdos. A magnitude do *shunt* sistêmico-pulmonar é determinada pela diferença entre as resistências vasculares pulmonar e sistêmica, a diferença entre as pressões nas artérias pulmonar e aórtica descendentes e pelo diâmetro luminal e comprimento do ducto arterial.[6]

Apresentação Clínica.[6,24] Pacientes são geralmente assintomáticos, quando o ducto é pequeno; ocorre insuficiência cardíaca, se o *shunt* for grande.

- Exame físico: pulsação irregular (ducto arterial patente moderado a grande)
- Auscultação: sopro sistólico em bebês, sopro contínuo em idades mais avançadas
- ECG (eletrocardiograma): variável

- Radiografia torácica: distensão da artéria pulmonar e aorta, aumento da trama vascular, ducto "incha" a aorta descendente (ducto grande)

Conceitos Ecocardiográficos Fundamentais

- Demonstrar a posição, tamanho e trajeto do ducto arterial patente na ecocardiografia 2D e Doppler em cores
- Visualização 2D do ducto entrando na artéria pulmonar (incidência paraesternal de eixo curto ou paraesternal alta)[25,26]
- Visualização 2D do ducto entrando na aorta descendente (incidência da fossa supraesternal ou paraesternal alta)[27,28]
- Fluxo contínuo na artéria pulmonar por Doppler de PW ou dopplerfluxometria em cores[29,30]
- Inversão do fluxo diastólico na aorta descendente distal à artéria subclávia esquerda por Doppler de PW ou dopplerfluxometria em cores[12,31]
- Demonstração do *shunt* por ecocardiografia de contraste[25,32]
- Relação entre o átrio esquerdo e a raiz da aorta (relação LA/Ao) superior a 3 cm na ausência de insuficiência ventricular esquerda[32]
- Estimativa da pressão arterial pulmonar pela determinação do gradiente de pressão através do ducto por Doppler de CW e subtraindo esse valor da pressão sanguínea sistólica[12]
- Demonstrar a lateralidade do arco, avaliar possível coarctação ou estenose da LPA

Populações em Maior Risco[6]

- Recém-nascido prematuro
- Bebê nascido em altitudes > 4.500 m acima do nível do mar
- Síndrome da rubéola
- Histórico familiar
- Cardiopatia congênita complexa[13]

História Natural.[6] Um *shunt* grande pode causar insuficiência cardíaca congestiva, déficit de crescimento e infecções respiratórias recorrentes. Quando não tratado, haverá o desenvolvimento de doença obstrutiva vascular pulmonar.

Tratamento[6]

- Indometacina: para fechamento clínico do ducto arterial
- Fechamento com prótese (Amplatzer, Helix) por cateterismo intervencionista[33]
- Ligadura cirúrgica
- Prostaglandina E_1: para manter o ducto patente na presença de uma lesão "ducto-dependente", em que o ducto é necessário para fornecer circulação pulmonar ou sistêmica

Avaliação Ecocardiográfica Pós-Operatória. O tamanho do átrio e ventrículo esquerdo deve retornar ao normal. A dopplerfluxometria em cores ou o Doppler de PW devem ser usados para verificar a presença de *shunt* residual.

Avaliação do arco aórtico e ramos da artéria pulmonar é essencial para determinar a presença de obstrução residual ou pinçamento da LPA ou aorta descendente.

Outros *Shunts* Sistêmico-Pulmonares

Conceitos Ecocardiográficos

- Documentação pelo Doppler de PW da inversão do fluxo aórtico descendente diastólico para avaliar a patência do *shunt*
- Localização do *shunt* pelo Doppler de PW (determina o nível em que a inversão diastólica começa)
- Visualização do *shunt* na ecocardiografia 2D e na dopplerfluxometria em cores

Tipos

A. Janela aortopulmonar: um defeito nas paredes da aorta ascendente e tronco da artéria pulmonar resultando em *shunt* sanguíneo entre estas estruturas. Os achados Doppler são similares àqueles da persistência do ducto arterial, exceto que a inversão de fluxo pode ser detectada tanto na aorta ascendente, como na descendente.[12]

B. *Shunts* Sistêmico-Pulmonares Criados Cirurgicamente[6-34]
   1. Blalock-Taussig: entre a artéria subclávia e a artéria pulmonar (*shunt* BT clássico), atualmente o *shunt* de escolha é o *shunt* BT modificado (tubo de Gore-Tex da artéria inominada até a artéria pulmonar) no lado oposto ao arco aórtico; versões modificadas podem ser colocadas em ambos os lados.
   2. Central: anastomose ou conduto entre a artéria pulmonar e a aorta.
   3. Potts: entre a aorta descendente e a artéria pulmonar; difícil de controlar o tamanho; técnica antiga.
   4. Waterson: entre a aorta ascendente e a artéria pulmonar direita; difícil de controlar o tamanho; técnica antiga.
   5. Glenn (*shunt* cavo-pulmonar): entre a veia cava superior e o tronco da artéria pulmonar direita; oclusão pode resultar em várias complicações, incluindo a síndrome da veia cava superior.

Defeitos do Septo Atrial

Anatomia. Defeito do septo atrial é a septação incompleta do septo atrial que resulta em um "buraco" ou comunicação, através do qual o sangue pode fluir diretamente de um átrio para o outro. Os tipos de defeitos do septo atrial, determinados de acordo com sua localização física, são especificados abaixo.[26,35]

- *Secundum*: área do forame oval; mais comum
- *Primum*: posterior, próximo das valvas atrioventriculares; associado à fissura da valva mitral e regurgitação mitral
- Seio venoso: posterior e superior, próximo da entrada da veia cava superior; associado ao retorno venoso anômalo do pulmão direito para o átrio direito
- Seio coronariano: área de entrada do seio coronariano; raro; associado a uma veia cava superior esquerda persistente, seio coronariano ausente e cardiopatia congênita complexa[36]

Hemodinâmica. O sangue é "desviado" do átrio esquerdo de maior pressão para o átrio direito de menor pressão, causando uma sobrecarga volêmica e, portanto, dilatação do átrio direito, ventrículo direito e artérias pulmonares. A pesquisa Doppler revela fluxo sanguíneo através do septo interatrial e aumento das velocidades de fluxo através das valvas tricúspide e pulmonar.

Apresentação Clínica.[6,24] Os pacientes são geralmente assintomáticos.
- Exame físico: impulso sistólico pode ser sentido na borda esternal esquerda inferior
- Auscultação: desdobramento fixo da segunda bulha cardíaca, sopro sistólico crescendo-decrescendo (ejeção), que é mais facilmente auscultado na borda esternal esquerda superior (estenose pulmonar relativa)
- ECG: hipertrofia ventricular direita
- Radiografia torácica: aumento de volume do coração e aumento das tramas vasculares pulmonares

Conceitos Ecocardiográficos Fundamentais
- Visualização do defeito na ecocardiografia 2D e na dopplerfluxometria em cores (incidências subcostal de eixos longo e curto, paraesternal de eixo curto e apical de quatro câmaras)[26,30]
- Determinar o tamanho e local do defeito e a relação com as estruturas adjacentes (valvas atrioventriculares, veias pulmonares e sistêmicas) para possível fechamento com prótese
- Traçado característico no Doppler de PW de *shunt* esquerda-direita através de um defeito do septo atrial[37]
- Grau de dilatação do átrio e ventrículo direito para estimar a gravidade do *shunt*
- Técnica Doppler de PW para calcular a relação $Q_p : Q_s$ (ou seja, a magnitude do *shunt*)
- Uso de contraste ecocardiográfico para confirmar a presença de um *shunt*[38,39]

Doenças Associadas[24,32]
- Prolapso da valva mitral
- Obstrução da via de entrada do ventrículo esquerdo (síndrome de Lutembacher – rara e associada à cardiopatia reumática)
- Estenose subaórtica
- Aneurisma do septo atrial
- Retorno venoso pulmonar anômalo parcial

História Natural[6,24]
- Pode fechar espontaneamente
- Sintomas ocorrem na segunda década de vida
- Doença obstrutiva vascular pulmonar pode-se desenvolver, geralmente na vida adulta

Tratamento
- Fechamento com prótese por cateterismo intervencionista (nos defeitos tipo *secundum* com margens adequadas)
- Fechamento cirúrgico eletivo com retalho de pericárdio ou Teflon
- Fechamento cirúrgico eletivo com sutura

Avaliação Ecocardiográfica Pós-Operatória/do Fechamento com Prótese
- O tamanho do átrio e ventrículo direito deve voltar ao normal
- Dopplerfluxometria em cores, Doppler de PW ou ecocardiografia de contraste[40] deve ser utilizado para verificar a presença de *shunt* residual em torno do retalho
- Visualização da prótese e possível migração, obstrução das estruturas adjacentes, perfuração ou ruptura das estruturas cardíacas[41-43]

Defeitos do Septo Ventricular

Anatomia. Uma comunicação existe entre os ventrículos em razão da septação incompleta. O tipo é determinado pela localização, como especificado abaixo.[26,44]
- Perimembranoso: incluindo o septo membranoso e, frequentemente, porções do septo muscular diretamente sob a valva aórtica
- Desalinhamento: ocorre cavalgamento da aorta ou da artéria pulmonar sobre o septo interventricular
- Influxo (canal atrioventricular, coxim endocárdico): posterior, no nível das valvas atrioventriculares
- Defeito subarterial duplamente relacionado (subpulmonar, supracristal): imediatamente proximal à valva pulmonar, na via de saída do ventrículo direito
- Muscular: no corpo do septo ventricular; pode estar localizado no ápice ou na porção anterior, média ou posterior do septo muscular
- *Shunt* ventricular esquerdo para o átrio direito: raro; similar à regurgitação tricúspide[45]

Hemodinâmica. Sangue do ventrículo esquerdo de maior pressão segue através da comunicação para o ventrículo direito de menor pressão. O maior volume de sangue é desviado durante a sístole, quando a diferença de pressão entre os ventrículos é mais pronunciada. Visto que a valva pulmonar está aberta durante a sístole, o jato de alta velocidade proveniente do ventrículo esquerdo procede através do ventrículo direito diretamente para a artéria pulmonar. A vasculatura pulmonar, portanto, é mais afetada pelo aumento de volume e pressão do que o ventrículo direito. O volume sanguíneo elevado segue para o átrio e ventrículo esquerdo, causando dilatação destas câmaras.

O grau de *shunt* depende da resistência vascular pulmonar.

Apresentação Clínica.[24] Os pacientes são geralmente assintomáticos quando o defeito é pequeno, porém pode ocorrer insuficiência cardíaca, se o *shunt* for moderado a grande.
- Defeito septal ventricular pequeno
- Exame físico: palpação dos frêmitos sobre o tórax
- Auscultação: sopro holossistólico áspero; desdobramento variável da segunda bulha cardíaca
- Defeito septal ventricular moderado a grande

- Exame físico: déficit de crescimento, precórdio proeminente; impulsão paraesternal à esquerda; taquipneia, taquicardia, hepatomegalia
- Auscultação: sopro holossistólico de baixa frequência; galope
- ECG: hipertrofia ventricular esquerda com ou sem hipertrofia ventricular direita
- Radiografia torácica: dilatação da artéria pulmonar, vasos pulmonares, átrio esquerdo, ventrículo esquerdo

Conceitos Ecocardiográficos Fundamentais
- Visualização do defeito na ecocardiografia 2D (tamanho e localização) e do *shunt* (jato) por dopplerfluxometria em cores[26,30,46]
- Relação do defeito do septo ventricular com as estruturas adjacentes (valvas tricúspide, aórtica e pulmonar)
- Fluxo sistólico para o ventrículo direito através do septo interventricular por Doppler de PW ou CW[10,47]
- Evidência de *shunt* pela ecocardiografia de contraste[44]
- Estimativa da pressão ventricular direita pela determinação do gradiente de pressão através do defeito septal ventricular por Doppler de CW e subtraindo este valor da pressão sanguínea sistólica[48]
- Defeito septal ventricular restritivo *versus* não restritivo[13]
- Estimativa da magnitude do *shunt* por meio do cálculo da relação $Q_p:Q_s$ pela técnica Doppler, e principalmente pela determinação do tamanho das câmaras cardíacas esquerdas

Doenças Associadas
- Podem ocorrer múltiplos defeitos do septo ventricular
- Insuficiência aórtica (particularmente com os tipos subarterial duplamente relacionado e perimembranoso)[26,49]
- Estenose subaórtica membranosa[45]

História Natural[6,13]
- Defeitos pequenos podem fechar espontaneamente
- Risco de desenvolver endocardite
- Aneurismas do tecido valvar tricúspide podem ocluir parcialmente ou completamente os defeitos septais ventriculares perimembranosos[44]
- Defeitos septais ventriculares do tipo subarterial duplamente relacionado podem desenvolver herniação (prolapso) da cúspide coronária e subsequente insuficiência aórtica de gravidade crescente[49]
- Desenvolvimento de doença obstrutiva vascular pulmonar se um defeito significativo permanece aberto
- Maior risco de progressão da doença obstrutiva vascular pulmonar, se o fechamento é adiado para depois de 2 anos de idade

Tratamento
- Fechamento cirúrgico eletivo com sutura ou retalho
- Reparo da herniação da valva aórtica

Avaliação Ecocardiográfica Pós-Operatória
- O tamanho do átrio e ventrículo esquerdo deve voltar ao normal[32]
- Avaliar a presença de *shunts* residuais em torno do retalho por Doppler de PW, dopplerfluxometria em cores ou ecocardiograma de contraste[40,13,29]
- Verificar a presença de deiscência do retalho[32]

Defeitos do Septo Atrioventricular

Anatomia. Um espectro de malformações que ocorre na cruz do coração, onde as valvas atrioventriculares, septo interatrial e septo interventricular cruzam. Estas malformações também podem ser chamadas de defeitos dos coxins endocárdicos ou canais atrioventriculares. Pode existir qualquer combinação das malformações abaixo. Quando há envolvimento das valvas atrial, ventricular e atrioventricular, diz-se que o paciente tem um defeito septal atrioventricular completo[50]:
- Defeito do septo atrial do tipo *primum*
- Defeito na via de entrada do septo ventricular
- Malformação da valva atrioventricular, incluindo fissura da valva mitral, valva atrioventricular única, válvula atrioventricular primordial, inserção bilateral (*straddling*) da valva atrioventricular
- Átrio comum: septo interatrial está completamente ausente (associado ao isomerismo atrial)

Hemodinâmica. Os defeitos são geralmente grandes; portanto, equalização das pressões pode ocorrer entre as câmaras, resultando em um *shunt* bidirecional através dos defeitos septais. O coração direito está dilatado por causa do aumento no volume ou pressão. Regurgitação da valva atrioventricular pode causar dilatação atrial.

Apresentação Clínica.[6,24] Pacientes são geralmente sintomáticos durante a infância.
- Exame físico: déficit de crescimento, fadiga, dispneia, insuficiência cardíaca, infecções respiratórias recorrentes
- Auscultação: variedade de sopros
- ECG: desvio do eixo para a esquerda, hipertrofia biventricular
- Radiografia torácica: cardiomegalia grave com aumento das tramas vasculares

Conceitos Ecocardiográficos Fundamentais
- Avaliação com ecocardiografia 2D do tamanho, localização e defeitos septais atriais e ventriculares adicionais
- Tamanho relativo dos ventrículos direito e esquerdo por ecocardiografia 2D[50]
- Competência da valva atrioventricular por Doppler de PW ou dopplerfluxometria em cores[10]
- Estrutura das valvas atrioventriculares, particularmente as inserções cordais[44]
- Avaliação do espaçamento dos músculos papilares do ventrículo esquerdo

- Avaliação da assimetria atrial e/ou ventricular
  - Visualizar o ânulo da valva atrioventricular e influxo para o ventrículo por dopplerfluxometria em cores (incidência de quatro câmaras) e
  - Distribuição da valva atrioventricular sobre os ventrículos (incidência subcostal)[51]
- Avaliação da pressão da artéria pulmonar por métodos Doppler

Doenças Associadas[6,32,50]
- Lesões cardíacas esquerdas e obstrutivas aórticas
- Defeitos do septo atrial do tipo *secundum*
- Defeitos do septo ventricular muscular
- Isomerismos atriais

História Natural
- Doença obstrutiva vascular pulmonar se desenvolve em idade precoce[24]

Tratamento.[6] A cirurgia é geralmente realizada no primeiro ano de vida
- Cirurgia eletiva de reparo das valvas atrioventriculares e fechamento com retalho dos defeitos septais
- Bandagem da artéria pulmonar: tratamento cirúrgico paliativo em que uma estenose supravalvar pulmonar é criada para limitar o fluxo sanguíneo para o leito vascular pulmonar, a fim de retardar a progressão da doença vascular pulmonar

Avaliação Ecocardiográfica Pós-Operatória
- Após o reparo definitivo, avaliar a função ventricular, verificar a presença de *shunts* residuais e determinar a competência das valvas atrioventriculares
- Após bandagem da artéria pulmonar, determinar a posição anatômica e o gradiente de pressão da bandagem por Doppler de CW

LESÕES OBSTRUTIVAS

Obstruções da Via de Saída do Ventrículo Esquerdo

Anatomia. Vários tipos de obstrução estão especificadas abaixo.[6,13,26,32]
- Valva aórtica bicúspide: uma das comissuras permanece unida; o tipo mais comum de cardiopatia congênita; frequentemente insignificante hemodinamicamente até a vida adulta
- Valva aórtica unicúspide: no lugar de uma valva, há uma membrana com um orifício
- Estenose subaórtica discreta: membrana ou crista na via de saída do ventrículo esquerdo; também pode afetar o folheto anterior da valva mitral
- Estenose subaórtica dinâmica (estenose subaórtica hipertrófica idiopática, cardiomiopatia obstrutiva hipertrófica): espessamento do septo interventricular; transmitida geneticamente
- Estenose aórtica em túnel: estreitamento difuso da via de saída do ventrículo esquerdo; rara
- Estenose aórtica supravalvar: estreitamento localizado ou difuso da aorta ascendente, geralmente distal aos seios de Valsalva; normalmente associada à síndrome de Williams

Hemodinâmica. A obstrução aumenta a resistência ao fluxo do ventrículo esquerdo. Portanto, o ventrículo esquerdo deve gerar pressões sistólicas mais elevadas para forçar a passagem do sangue pela obstrução. Esta sobrecarga pressórica resulta em espessamento das paredes do ventrículo esquerdo.

Apresentação Clínica.[6,24] Pacientes são geralmente assintomáticos, exceto quando a obstrução é grave.
- Exame físico: incisura anacrótica e fase ascendente prolongada no pulso arterial periférico; elevação ventricular esquerda e frêmitos sistólicos pré-cordiais podem ser palpáveis
- Auscultação: clique de ejeção e sopro sistólico de ejeção, desdobramento estreito da segunda bulha cardíaca; desdobramento reverso da segunda bulha cardíaca, se a obstrução for grave
- ECG: hipertrofia ventricular esquerda
- Radiografia torácica: aorta ascendente dilatada

Conceitos Ecocardiográficos Fundamentais
Conceitos Gerais
- Jato turbulento de alta velocidade distal à obstrução por Doppler de PW ou dopplerfluxometria em cores[8,7,29]
- Aumento da espessura das paredes do ventrículo esquerdo[32]
- Tempo do pico de velocidade prolongado (relação entre o tempo de aceleração e o tempo de ejeção do ventrículo esquerdo > 0,30 sugere uma pressão > 50 mmHg; relação > 0,55 requer cirurgia)[7]
- Estimativa do gradiente de pressão através da obstrução por Doppler de CW – pico do gradiente de pressão sistólica > 75 mmHg e um gradiente médio > 50 mmHg com um débito cardíaco normal representa uma estenose aórtica crítica e uma emergência cirúrgica[2,6,7]
- Estimativa da área valvar pela equação de continuidade – área inferior a 0,5 cm^2 representa uma estenose aórtica crítica e uma emergência cirúrgica[6]

Área valvar:
- Estenose leve: área do orifício efetivo >1,4 cm^2
- Estenose moderada: área do orifício efetivo de 1-1,4 cm^2
- Estenose grave: orifício efetivo < 1 cm quadrado[52]
- Cálculo do estresse da parede ventricular esquerda[32]
- Estimativa da pressão ventricular esquerda dividindo a espessura da parede posterior do ventrículo esquerdo no final da sístole pelo diâmetro no final da sístole e multiplicando o resultado por 225[53]

Valva Aórtica Bicúspide
- Delineamento da configuração das cúspides e fusão comissural por ecocardiografia 2D
- As cúspides assumem uma forma de cúpula (*doming*) na ecocardiografia 2D
- Índice de excentricidade da aorta superior a 1,5, determinado pela ecocardiografia em modo M[32]

Estenose Subaórtica Discreta[26,32]
- Visualização da membrana na ecocardiografia 2D com a incidência paraesternal de eixo longo ou apical de cinco câmaras e subcostal coronal
- Fechamento prematuro ou entalhe mesossistólico da valva aórtica na ecocardiografia em modo M ou traçado Doppler de PW
- Vibração sistólica grosseira das cúspides aórticas na ecocardiografia em modo M
- Aumento da velocidade de fluxo na região proximal à valva aórtica por Doppler de PW ou dopplerfluxometria em cores, e desenvolvimento de insuficiência aórtica

Estenose Subaórtica Dinâmica[54]
- Demonstração na ecocardiografia 2D da distribuição do espessamento miocárdico
- Pico no final da sístole no traçado Doppler de CW

Estenose Aórtica em Túnel
- Visualização na ecocardiografia 2D de uma via de saída do ventrículo esquerdo difusamente estreita, valva aórtica hipoplásica com cúspides espessas e aorta ascendente hipoplásica[26]

Doenças Associadas[6]
- Valva aórtica bicúspide: insuficiência aórtica, coarctação da aorta e defeito do septo ventricular
- Valva aórtica unicúspide: insuficiência aórtica
- Estenose subaórtica discreta: insuficiência aórtica

História Natural[6]
- Obstrução geralmente progride
- Desenvolvimento de regurgitação aórtica

Tratamento.[6,13] Pacientes geralmente recebem tratamento profilático e, dependendo do grau de estenose, podem ser impedidos de participar em esportes competitivos.
- Estenose aórtica valvular: intervenção quando o pico do gradiente de pressão sistólica excede 75 mmHg, quando o gradiente médio excede 50 mmHg ou se o tamanho do orifício diminuir para 1 cm² da área de superfície corporal
  - Valvoplastia percutânea com balão[55]
  - Comissurotomia
  - Substituição da valva aórtica
- Estenose subaórtica discreta: ressecção cirúrgica da membrana
- Estenose aórtica supravalvar: ressecção cirúrgica da obstrução, quando o gradiente de pressão excede 50 mmHg
- Estenose aórtica em túnel: conduto valvado do ventrículo esquerdo até a aorta descendente,[56] procedimento de Konno (ampliação da raiz da aorta e via de saída do ventrículo esquerdo)

Avaliação Ecocardiográfica Pós-Operatória. Avaliação para a presença de estenose residual ou reestenose e insuficiência aórtica.

Coarctação da Aorta

Anatomia. Há um estreitamento discreto ou difuso da aorta, geralmente localizado imediatamente distal à artéria subclávia esquerda na área do ducto arterial. Raramente, a coarctação ocorrerá proximal ao ducto arterial ou uma porção do arco aórtico pode ser hipoplásica. Em ambos os casos, a patência do ducto arterial pode ser necessária para perfusão da aorta descendente e manutenção da vida.[6]

Hemodinâmica. Obstrução do fluxo no nível da coarctação resulta em um acúmulo de pressão proximal à obstrução e fluxo reduzido distal à obstrução.[13] Há espessamento das paredes do ventrículo esquerdo em resposta ao aumento da resistência. Um jato de alta velocidade através da obstrução pode enfraquecer a parede aórtica imediatamente distal à obstrução, causando dilatação pós-estenótica.

Apresentação Clínica.[6,24] A apresentação varia de acordo com a idade. No recém-nascido, o paciente pode apresentar insuficiência cardíaca e choque após o fechamento do ducto arterial. Pacientes mais velhos são geralmente assintomáticos e tratados para hipertensão.
- Exame físico: hipertensão sistêmica, com pressão sanguínea sistólica muito mais elevada nas extremidades superiores do que nas extremidades inferiores[13]; pulsos femorais fracos; a parte superior do corpo pode ser mais desenvolvida do que a parte inferior
- Auscultação: sopro sistólico ao longo da borda esternal esquerda, transmitindo para as regiões dorsal e cervical; sopros de vasos colaterais em crianças mais velhas
- ECG: hipertrofia ventricular direita em bebês sintomáticos; hipertrofia ventricular esquerda em crianças mais velhas
- Radiografia torácica: sinal do "3" invertido no nível da coarctação; aorta descendente proeminente; incisura costal em crianças com mais de 8 anos de idade

Conceitos Ecocardiográficos Fundamentais
- Avaliação por ecocardiografia 2D da anatomia do arco, incluindo ramificação e tamanho dos ramos, medida dos diâmetros dos arcos proximal e distal, diâmetro do istmo e diâmetro da porção proximal da aorta descendente[57]

- Avaliação do fluxo no ducto arterial patente
- Avaliação da morfologia ventricular esquerda (via de entrada e de saída) e tamanho e função ventricular
- Visualização na ecocardiografia 2D da obstrução no lúmen aórtico[58,59]
- Determinação do gradiente por traçado Doppler de CW através da coarctação[60]
  - Velocidade do fluxo proximal à obstrução deve ser levada em consideração[10]
- Pulsatilidade reduzida no traçado Doppler de PW da aorta descendente (aceleração fraca e desaceleração lenta do fluxo que não retorna à linha de base durante a diástole)[10]

Doenças Associadas[6,59]
- Valva aórtica bicúspide (encontrada em até 50% dos pacientes com coarctação da aorta)
- Níveis adicionais de obstrução cardíaca esquerda
- Defeitos do septo ventricular
- Transposição das grandes artérias
- Dupla via de saída do ventrículo direito

História Natural. Se a coarctação não for aliviada, até 80% dos pacientes morrem antes de alcançar 50 anos de idade.[6]

Coarctação neonatal (lesão por fluxo sanguíneo sistêmico dependente do ducto arterial) se manifestará com choque depois do fechamento do ducto.

Tratamento.[6,13] O reparo precoce parece reduzir a probabilidade de hipertensão sistêmica residual.

- Ressecção cirúrgica da área comprimida e anastomose primária (terminoterminal) ou retalho da artéria subclávia para ampliar o lúmen da aorta. A cirurgia é o tratamento dominante para coarctação nativa no neonato.
- Angioplastia com balão e colocação de *stent* são comumente utilizadas para tratamento de coarctação nativa em crianças mais velhas e adultos e para tratar coarctação recorrente[61,62]

Avaliação Ecocardiográfica Pós-Operatória
- Avaliação do tamanho do lúmen e gradiente de pressão na área de reanastomose
- O traçado espectral no Doppler de PW do fluxo aórtico descendente pode continuar bastante fraco

Síndrome do Coração Esquerdo Hipoplásico
Um espectro de hipoplasia do lado esquerdo, em que o átrio esquerdo, valva mitral, ventrículo esquerdo, valva aórtica e a aorta podem ser hipoplásicos, estenóticos ou atrésicos. Frequentemente associada a um defeito do septo atrial, através do qual o retorno venoso pulmonar flui para o átrio direito e um ducto arterial patente, que, por sua vez, supre a aorta descendente.[26]

Esta é uma lesão com fluxo sanguíneo sistêmico dependente do ducto arterial.

Tratamento[63]
- Prostaglandinas iniciadas no período neonatal imediato para garantir a patência do ducto arterial e manter o fluxo sanguíneo sistêmico
- Procedimento de Norwood
- Transplante cardíaco

Estenose Pulmonar
Anatomia. Obstrução pode ocorrer em vários níveis ao longo da via de saída do ventrículo direito e do sistema arterial pulmonar. Os tipos estão listados abaixo.[6,24]

- Estenose valvar: fusão ou displasia das cúspides
- Estenose infundibular: hipertrofia dos feixes musculares na via de saída do ventrículo direito; geralmente associada a um defeito do septo ventricular ou estenose pulmonar valvar[26]
- Ventrículo direito com dupla câmara: feixes musculares anômalos hipertrofiados no ventrículo direito, efetivamente dividindo o ventrículo direito em duas câmaras, com uma comunicação entre elas; associado à estenose pulmonar valvar, defeitos septais ventriculares perimembranosos e estenose subaórtica[44,64]
- Estenose pulmonar periférica: pode ocorrer como uma saliência distinta na artéria pulmonar, um estreitamento discreto dos ramos da artéria pulmonar ou como um estreitamento cônico e difuso dos ramos da artéria pulmonar[65]

Hemodinâmica. O aumento de resistência ao fluxo de saída do ventrículo direito resulta em uma sobrecarga pressórica nesta câmara. Há espessamento das paredes do ventrículo direito. O fluxo sanguíneo para o sistema arterial pulmonar é de alta velocidade e turbulento. Correntes de Eddy produzidas distal à obstrução podem causar dilatação pós-estenótica da artéria pulmonar.[26]

Apresentação Clínica.[6] Pacientes são geralmente assintomáticos.
- Auscultação: sopro sistólico de ejeção
- ECG: hipertrofia ventricular direita
- Radiografia torácica: tronco da artéria pulmonar proeminente; átrio direito grande

Conceitos Ecocardiográficos Fundamentais
- Visualização na ecocardiografia 2D e mensuração do ânulo da valva pulmonar em candidatos para angioplastia com balão da estenose valvar[66]
- Visualização na ecocardiografia 2D do orifício e feixe muscular anômalo nas incidências paraesternal e subcostal[66]
- Medir o diâmetro do tronco e dos ramos da artéria pulmonar
- Estimativa Doppler do gradiente de pressão em todas as posições disponíveis[67]
- Avaliar a função do ventrículo direito, hipertrofia da parede livre, pressão sistólica (com base na estimativa do jato de TR)
- Avaliar a morfologia da valva tricúspide e tamanho do ânulo
- Determinar a presença de um ducto arterial
- Acentuação da "onda a" na ecocardiografia em modo M[6]

História Natural[6]
- Risco elevado de endocardite
- Estenoses periférica e valvar leve (pressão ventricular direita < 50 mmHg e um gradiente de pressão < 40 mmHg) são consideradas benignas e podem ou não progredir
- Estenose grave (pressão ventricular direita > 100 mmHg e um gradiente de pressão > 60 mmHg) requer alívio[68]
- Estenose infundibular e feixes musculares anômalos tendem a se tornar progressivamente mais obstrutivos

Tratamento. Quando o paciente se torna sintomático ou o gradiente de pressão excede 60 mmHg.[13]
- Valvoplastia com balão: para aliviar a estenose valvar e periférica[55]
- Valvotomia cirúrgica[6]
- Ressecção cirúrgica do músculo infundibular ou feixes musculares anômalos

Avaliação Ecocardiográfica Pós-Operatória
- Avaliar a patência da área da prévia obstrução
- Avaliar a presença e gravidade da insuficiência pulmonar

Atresia Pulmonar com Septo Ventricular Intacto

Anatomia. Há uma membrana imperfurada ou banda fibrosa espessa no ligar de uma valva pulmonar, ou ausência completa do tronco da artéria pulmonar na ausência de um defeito do septo ventricular.[65,69]

Hemodinâmica. A vida depende de um ducto arterial patente persistente. O tamanho do tronco e dos ramos da artéria pulmonar é geralmente normal.

Apresentação Clínica.[6] Cianose grave e hipoxemia são observadas no neonato.
- Auscultação: possivelmente o sopro de um ducto arterial persistente
- ECG: hipertrofia ventricular direita; desvio do eixo para a direita
- Radiografia torácica: redução das tramas vasculares pulmonares

Conceitos Ecocardiográficos Fundamentais[6,66]
- Delineamento da anatomia com a ecocardiografia 2D
  - Via de saída do ventrículo direito, localização e tamanho do tronco e ramos da artéria pulmonar (subcostal coronal e paraesternal de eixo curto)
  - Avaliação da anatomia da valva tricúspide e diâmetro do ânulo (o ânulo prediz o prognóstico – escore $z < 3$ está associado a uma menor probabilidade de tolerância à descompressão ventricular direita)[70,71]
  - Malformações associadas
- Ecocardiografia de contraste para delinear a anatomia
- Delineamento dos padrões de fluxo com Doppler e dopplerfluxometria em cores

Doenças Associadas[66]
- Persistência do ducto arterial
- Defeito do septo atrial ou forame oval patente
- Malformações da valva tricúspide
- Sinusoides coronarianos (examinar o miocárdio por dopplerfluxometria em cores e Doppler em um baixo limite de Nyquist)

História Natural
- Morte quando o ducto arterial persistente fecha ou se torna insuficiente para manter as necessidades mínimas de oxigenação do sangue[6]

Tratamento[6,13]
- Prostaglandina: para manter o ducto arterial patente
- Tratamento paliativo com um *shunt* sistêmico-pulmonar criado cirurgicamente
- Reconstrução cirúrgica e/ou colocação de uma prótese valvar
- Pode ser necessário seguir a rota paliativa de ventrículo único (Glenn-Fontan)

Avaliação Ecocardiográfica Pós-Operatória
- Avaliar a patência do *shunt* sistêmico-pulmonar
- Avaliar a patência da área reconstruída

Obstrução da Via de Entrada do Ventrículo Esquerdo

Anatomia. A via de entrada do ventrículo esquerdo está obstruída por uma membrana no átrio esquerdo ou uma redução no tamanho do orifício mitral. Existem várias formas, como listado abaixo.[26,44]
- *Cor triatriatum*: raro; membrana atrial esquerda imediatamente superior à fossa oval e índice atrial esquerdo
- Anel supravalvar: mais comum do que *cor triatriatum*; membrana atrial esquerda imediatamente superior ao ânulo valvar mitral; geralmente associado a outras anomalias da valva mitral[36,72]
- Estenose da valva mitral: raro; folhetos valvares displásicos, cordoalhas e músculos papilares
- Valva mitral em paraquedas: todas as cordoalhas se inserem em um único músculo papilar
- Valva mitral em arcada: cordoalhas se inserem em múltiplos músculos papilares; pode ser regurgitante
- Valva mitral com duplo orifício: raro; ponte de tecido divide a valva mitral em duas metades e cordoalhas de cada metade se inserem em um músculo papilar específico; pode ser regurgitante; associada à malformação atrioventricular[73]
- Hipoplasia da valva mitral: ânulo valvar mitral e folhetos pequenos

- Atresia mitral: valva mitral imperfurada pode estar associada a um defeito septal do ventrículo grande, a uma inserção bilateral (*straddling*) da valva tricúspide ou a um ventrículo direito com dupla via de saída

Hemodinâmica. Obstrução da via de entrada do ventrículo esquerdo resulta em um acúmulo de pressão no átrio esquerdo, causando sua dilatação. As veias pulmonares tornam-se congestionadas, pois não podem esvaziar facilmente no átrio esquerdo.

Apresentação Clínica[6]
- Exame físico: histórico de infecções respiratórias recorrentes
- Auscultação: supro diastólico auscultado mais facilmente no ápice
- ECG: aumento do átrio esquerdo
- Radiografia torácica: aumento do átrio esquerdo; aumento das tramas vasculares pulmonares; aumento do coração direito

Conceitos Ecocardiográficos Fundamentais
- Delineamento da anatomia por ecocardiografia 2D:
  Área supravalvar (*cor triatriatum*/anel mitral supravalvar)
  Tamanho do ânulo
  Anatomia dos músculos papilares
- Estimativa do Doppler do gradiente de pressão
- Estimativa do tamanho do orifício pela aplicação da equação de continuidade

Doenças Associadas[6]
- Outros níveis de obstrução do coração esquerdo
- Defeitos do septo atrial dos tipos *secundum* e *primum*
- Transposição das grandes artérias
- Ventrículo direito com dupla via de saída

História Natural. O grau de obstrução depende da área valvar, do débito cardíaco e da frequência cardíaca.[74] A obstrução da via de entrada do ventrículo esquerdo eventualmente se desenvolve em doença obstrutiva vascular pulmonar.[7]

Tratamento[6,74]
- Valvar: valvoplastia com balão (em uma tentativa de adiar a cirurgia); comissurotomia ou substituição valvar
- *Cor triatriatum* e anel supramitral: excisão cirúrgica da membrana[66]

Avaliação Ecocardiográfica Pós-Operatória
- Avaliar a presença de estenose residual e regurgitação

Atresia Tricúspide

Anatomia. Uma banda densa de tecido substitui a valva tricúspide, prevenindo a comunicação direta entre o átrio e o ventrículo direito. Um defeito do septo atrial grande ou um forame oval patente deve coexistir para fornecer uma via de saída para o átrio direito (*shunt* obrigatório).[44] O ventrículo direito é geralmente pequeno.[13]

Tipo I: Normalmente relacionado com as grandes artérias; defeito do septo ventricular ou um ducto arterial patente é o trajeto do fluxo sanguíneo pulmonar

Tipo II: Transposição de grandes artérias; defeito do septo ventricular é o trajeto para o sangue sistêmico; qualquer restrição causa estenose subaórtica[75]

Hemodinâmica. O sangue venoso sistêmico desoxigenado retorna ao átrio direito e é desviado para o átrio esquerdo, onde se mistura com o retorno venoso pulmonar oxigenado. Esta mistura de sangue desoxigenado com o retorno venoso pulmonar resulta em uma dessaturação do sangue oxigenado e, desse modo, cianose. O átrio direito e o coração esquerdo estão geralmente dilatados por causa do aumento no volume do fluxo. O ventrículo direito é geralmente pequeno, pois recebe sangue apenas indiretamente através de um defeito do septo ventricular.[24]

Apresentação Clínica.[6,24] Pacientes são cianóticos com um histórico de crises hipóxicas.

- Exame físico: baqueteamento digital; retardo do crescimento; impulso cardíaco hiperativo no ápice
- Auscultação: primeira bulha cardíaca única; ausência de sopro
- ECG: hipertrofia ventricular esquerda; desvio do eixo para a esquerda
- Radiografia torácica: diminuição das tramas vasculares

Conceitos Ecocardiográficos Fundamentais
- Visualização por ecocardiografia 2D da banda fibrosa densa no ânulo da valva tricúspide e ausência de folhetos da valva tricúspide
- Átrio direito dilatado[44]
- Defeito do septo atrial (determina o tamanho e *shunt* efetivo) ou átrio único
- Ventrículo direito ou via de saída do ventrículo direito pequeno
- Relação das grandes artérias (normalmente relacionada *versus* transposição completa das grandes artérias)

Doenças Associadas[6,24]
- Defeito do septo atrial ou forame oval patente
- Defeito do septo ventricular e estenose pulmonar
- Atresia pulmonar
- Transposição de grandes vasos (coarctação é comum neste grupo – 30%)[75]

História Natural
- Morte precoce sem intervenção[6]

Tratamento[1]
- Bandagem da artéria pulmonar (cirurgia paliativa para limitar o fluxo ao leito pulmonar)
- *Shunt* sistêmico-pulmonar (cirurgia paliativa para aumentar o fluxo ao leito pulmonar)
- Septostomia atrial com balão (cateterismo intervencionista para aumentar o *shunt* interatrial)
- Septostomia com lâmina de Park (cateterismo intervencionista para aumentar o *shunt* interatrial)
- Procedimento de Fontan: correção fisiológica definitiva; o átrio direito é conectado à artéria pulmonar pela colocação de uma placa ou conduto, na esperança de aumentar o fluxo pulmonar[35]

Avaliação Ecocardiográfica Pós-Operatória
- Avaliar a contratilidade atrial direita e adequação do fluxo através da artéria pulmonar

Hipoplasia/Estenose Tricúspide
Anatomia. Há um pequeno ânulo da valva tricúspide, geralmente associado à estenose pulmonar crítica, atresia pulmonar com septo interventricular intacto ou anomalia de Ebstein.[44]

Valva Tricúspide Imperfurada
Anatomia. Existe uma membrana no lugar da valva tricúspide, que pode ser cirurgicamente aberta.[44]

MALFORMAÇÃO DA VALVA TRICÚSPIDE

Anomalia de Ebstein da Valva Tricúspide
Anatomia. O folheto septal está preso ao septo interventricular e se insere, pelo menos, 8 mm distal ao ânulo da valva tricúspide.[32] Outros folhetos tricúspides também podem aderir à parede ventricular e ser displásicos.[76] Esta malformação resulta em um átrio direito "funcional" grande e um ventrículo direito "funcional" pequeno. Na anomalia de Ebstein, a valva tricúspide está "deslocada" em > 0,8 mm/m^2 em relação ao folheto anterior da valva mitral.[77] A natureza displásica dos folhetos e cordoalhas previne uma coaptação eficaz, resultando em vários graus de estenose e insuficiência tricúspide.[44] A contratilidade do ventrículo direito é afetada pelo seu tamanho.

Hemodinâmica. O átrio direito está dilatado decorrente da sobrecarga volêmica que resulta da regurgitação tricúspide. O tamanho do ventrículo direito varia de acordo com a gravidade do deslocamento do folheto da valva tricúspide.

Apresentação Clínica.[6,24,76] Cianose, dispneia de esforço e fraqueza ou fadiga profunda podem estar presentes.
- Exame físico: tórax esquerdo proeminente
- Auscultação: sopros sistólicos e diastólicos; desdobramento amplo da primeira bulha cardíaca – "som de vela de barco"; ritmo triplo ou quádruplo
- ECG: hipertrofia atrial direita; bloqueio do ramo direito do feixe de His; síndrome de Wolff-Parkinson-White; taquicardia supraventricular paroxística
- Radiografia torácica: aumento do coração; diminuição das tramas vasculares pulmonares, aumento do átrio direito

Conceitos Ecocardiográficos Fundamentais
- Delineamento por ecocardiografia 2D da anatomia da valva tricúspide e do grau de deslocamento e fixação de cada folheto com as incidências paraesternal de eixo curto, apical de quatro câmaras e subcostal de eixos longo e curto[78]
- Determinação do tamanho do ventrículo direito funcional – se inferior a 35% do tamanho do ventrículo direito anatômico, o prognóstico é desfavorável[32]
- Gravidade da regurgitação tricúspide
- Atraso no fechamento da valva tricúspide maior que 90 m/s após o fechamento da valva mitral na ecocardiografia em modo M[32]

Doenças Associadas[6,76,78]
- Persistência do ducto arterial patente
- Defeito do septo atrial ou forame oval patente com *shunt* direita-esquerda
- Prolapso da valva mitral
- Estenose pulmonar
- Atresia pulmonar com septo ventricular intacto
- Transposição de grandes vasos congenitamente corrigida
- Defeito do septo ventricular

História Natural[6,76,78]
- Risco elevado de endocardite
- Prognóstico é mais favorável com um ventrículo direito funcional maior
- Prognóstico é favorável, se a criança sobreviver à infância, porém é geralmente desfavorável, quando há lesões associadas

Tratamento[6,76,78]
- Anuloplastia: reparo do ânulo valvar para torná-lo menor
- Substituição valvar
- Reparo valvar
- Plicatura de parte da porção atrializada do ventrículo direito

Avaliação Ecocardiográfica Pós-Operatória
- Avaliar a função ventricular direita e a presença de insuficiência e/ou estenose tricúspide residual

CARDIOPATIA CONGÊNITA COMPLEXA

Tetralogia de Fallot
Anatomia. Nesta malformação, o desalinhamento anterior de um defeito septal ventricular grande está associado ao desalinhamento da aorta, ocasionando o cavalgamento da raiz da aorta

sobre o defeito septal. O desalinhamento da raiz da aorta contribui com a estenose pulmonar infundibular que ocorre como parte desta malformação.[66]

Hemodinâmica. O grande tamanho do defeito septal ventricular permite o equilíbrio das pressões ventriculares direita e esquerda, de modo que o *shunt* através do defeito seja bidirecional. A aorta cavalgada recebe sangue de ambos os ventrículos, com mistura do sangue desoxigenado e oxigenado.

Apresentação Clínica.[6,24] Cianose e um histórico de crises de hipóxia (*tet spells*) (isquemia cerebral transitória resultando em debilidade, palidez e inconsciência); histórico de adoção da posição de cócoras pode estar presente.

- Exame físico: tórax esquerdo proeminente, "baqueteamento" digital em pacientes mais velhos, *ictus* paraesternal à esquerda
- Auscultação: segunda bulha cardíaca única; sopro sistólico de ejeção
- ECG: hipertrofia ventricular direita; desvio do eixo para a direita
- Radiografia torácica: coração em forma de bota com tramas vasculares reduzidas

Conceitos Ecocardiográficos Fundamentais[66]

- Avaliação da posição cardíaca
- Avaliação da comunicação em nível atrial e do retorno venoso pulmonar
- Visualização na ecocardiografia 2D de um grande defeito septal ventricular perimembranoso e avaliação do grau de cavalgamento aórtico
- Avaliação por ecocardiografia 2D do grau e níveis de obstrução da via de saída do ventrículo direito
- Tamanho do ânulo da valva pulmonar e morfologia
- Tamanho do tronco e ramos da artéria pulmonar nas incidências paraesternal alta de eixo curto e fossa supraesternal (aneurismaticamente dilatados em casos de ausência da valva pulmonar)[79]
- Espessamento da parede livre do RV
- Delineamento com ecocardiografia 2D da artéria coronária (para exclusão de uma origem anômala da LAD na artéria coronária direita ou outros ramos proeminentes atravessando a via de saída do ventrículo direito) e da anatomia do arco aórtico para determinação da abordagem cirúrgica[80]

Doenças Associadas[6,32,66,79]

- Estenose pulmonar valvar ou atresia pulmonar
- Valva pulmonar congenitamente ausente
- Arco aórtico direito
- Malformação atrioventricular (malformação de Ebstein, estenose mitral, valva atrioventricular comum)
- Anomalias da artéria coronária
- Veia cava superior esquerda persistente

História Natural.[6] Estenose infundibular grave pode resultar em uma crise de hipóxia fatal, em que o infundíbulo se torna totalmente ocluído. Reconhecimento e tratamento cirúrgico têm demonstrado um tremendo impacto sobre a história natural desta doença, deixando uma população de adultos com tetralogia de Fallot reparada que necessita de técnicas imagiológicas adequadas para acompanhamento.

Tratamento[6]

- Tratamento paliativo por meio da criação cirúrgica de um *shunt* sistêmico-pulmonar
- Fechamento com retalho do defeito do septo ventricular e possível miomectomia da via de saída do ventrículo direito, valvotomia pulmonar (técnica de preservação da valva) ou reparo com retalho transanular

Avaliação Ecocardiográfica Pós-Operatória

- Avaliação da patência do *shunt* sistêmico-pulmonar criado cirurgicamente
- Avaliação da presença de obstrução residual da via de saída do ventrículo direito e *shunt* residual em torno do retalho do defeito septal ventricular
- Avaliação da função ventricular
- Avaliação do grau de regurgitação pulmonar

Transposição das Grandes Artérias

Anatomia. A aorta origina-se no ventrículo direito embrionário, e a artéria pulmonar origina-se no ventrículo esquerdo embrionário. A terminologia é especificada abaixo.

- Transposição D das grandes artérias (D-TGA, frequentemente denominada simplesmente como transposição das grandes artérias ou transposição completa): os ventrículos são concordantes com os átrios; no entanto, a aorta origina-se no ventrículo direito, e a artéria pulmonar origina-se do ventrículo esquerdo embrionário
- Transposição das grandes artérias congenitamente corrigida (transposição L): inversão ventricular, com as grandes artérias se originando no ventrículo incorreto; a sequência de fluxo sanguíneo é normal; entretanto, há uma alta incidência de cardiopatia congênita associada

Hemodinâmica

- D-TGA: O sangue flui em dois circuitos paralelos. O sangue flui das veias sistêmicas para o átrio direito através da valva tricúspide, segue para o ventrículo direito e abandona a aorta, retornando novamente através das veias sistêmicas. O retorno venoso pulmonar flui para o átrio esquerdo, através da valva mitral dentro do ventrículo esquerdo, e abandona a artéria pulmonar, retornando novamente através das veias pulmonares. Em resumo, o sangue desoxigenado flui em uma volta contínua, e o sangue oxigenado flui em uma volta contínua separada. A menos que uma comunicação exista entre as circulações sistêmica e pulmonar (ou seja, um *shunt* obrigatório), esta situação é incompatível com a vida. No período neonatal, um *shunt* esquerda-direita ocorre no nível do forame oval e através de um ducto arterial patente, permitindo a mistura do sangue oxigenado com o sangue desoxigenado

- TGA congenitamente corrigida: O sangue flui na sequência normal – das veias sistêmicas para o átrio direito, segue através da valva mitral para o ventrículo esquerdo e abandona a artéria pulmonar, retorna para o átrio esquerdo através das veias pulmonares, segue através das valvas tricúspides para o ventrículo direito e abandona a aorta

Apresentação Clínica da D-TGA.[6,24]
Recém-nascidos tornam-se cianóticos, decorrente do fechamento do ducto arterial.

- Exame físico: peso normal, bebê com aparência saudável
- Auscultação: ausência de sopros, segunda bulha cardíaca única
- ECG: hipertrofia ventricular direita
- Radiografia torácica: cardiomegalia; mediastino estreito (ovo em uma corda); aumento das tramas vasculares

Conceitos Ecocardiográficos Fundamentais[81]

- Identificar o *situs* pelo delineamento das referências anatômicas atriais por ecocardiografia 2D
- Identificar a morfologia ventricular (origens embrionárias) pelo delineamento das referências anatômicas por ecocardiografia 2D
- Identificar a morfologia e relação dos grandes vasos (seguirão de modo paralelo)
- Identificar e avaliar a magnitude do *shunt* através do defeito do *shunt* obrigatório
- Delinear a anatomia da artéria coronária para consideração da abordagem cirúrgica[80]
- Identificar e avaliar cardiopatias congênitas associadas

Doenças Associadas da D-TGA[32,81]

- Persistência do ducto arterial: *shunt* obrigatório; geralmente associada à cardiopatia
- Anomalias do arco aórtico: coarctação, segmento hipoplásico, arco aórtico interrompido
- Defeito do septo atrial ou forame oval patente: *shunt* obrigatório
- Defeito do septo ventricular: *shunt* obrigatório; com ou sem apêndices atriais justapostos
- Obstrução do fluxo de saída: fixa ou dinâmica; morfologia das valvas aórtica e pulmonar; grau de regurgitação aórtica ou pulmonar
- Inserção bilateral da valva atrioventricular: cordoalha de uma valva atrioventricular se insere em ambos os ventrículos
- Malformação atrioventricular: raro
- Origem pulmonar da artéria coronária

História Natural. Pacientes com D-TGA devem ser submetidos ao tratamento paliativo ou reparo de urgência, pois a oclusão do *shunt* obrigatório resultaria em morte imediata. A taxa de mortalidade na ausência de intervenção é de 95% aos 2 anos de vida.[16]

Exceto na presença de uma cardiopatia associada, os pacientes com transposição congenitamente corrigida podem nunca descobrir que possuem cardiopatia congênita e, neste caso, a história natural é determinada pela doença associada.

Tratamento[6,32,34]

Tratamento com Prostaglandina E_1. Paliativo; para manter o ducto arterial patente até que a correção da transposição das grandes artérias seja realizada.

Septostomia Atrial com Balão (Procedimento de Rashkind). Técnica de cateterismo intervencionista paliativo, em que um cateter balão distendido é rompido por um forame oval patente ou pequeno defeito do septo atrial, criando um grande defeito do septo atrial. *Shunt* em nível atrial é o sítio mais importante para uma mistura adequada.

Septectomia Atrial Cirúrgica (Procedimento de Blalock-Hanlon). Paliativo.

Correção da Transposição das Grandes Artérias (Procedimento de Jantene). Procedimento cirúrgico em que as grandes artérias são retiradas de seus troncos e deslocadas, cada uma sendo reanastomosada ao tronco que restaurará uma sequência de fluxo sanguíneo normal; artérias coronárias também são removidas e reimplantadas na neoaorta.

Procedimento de Rastelli (Reparo Intraventricular e Conduto Extracardíaco). Procedimento cirúrgico em que um túnel é construído por um grande defeito septal ventricular, de modo que a via de saída do ventrículo esquerdo seja direcionada para a valva aórtica, e um conduto valvado seja colocado entre o ventrículo direito e a artéria pulmonar.

Procedimento de Mustard (Correção no Plano Atrial). A correção no plano atrial (Mustard e Senning, veja abaixo) não é mais realizada como um procedimento de primeira linha para o reparo cirúrgico; no entanto, muitos pacientes adultos com este tipo de reparo sobrevivem. Excisão cirúrgica do septo interatrial e confecção de um túnel atrial feito de pericárdio ou de material sintético para redirecionar o fluxo atrial direito através da valva mitral para o ventrículo esquerdo, permitindo que o retorno venoso pulmonar flua em torno do túnel para a valva tricúspide.

Procedimento de Senning (Correção no Plano Atrial). Reconstrução cirúrgica da parede atrial e septo interatrial para criar um túnel intra-atrial, redirecionado o fluxo através dos átrios.

Avaliação Ecocardiográfica Pós-Operatória.
Avaliação da função ventricular esquerda.

- Septostomia Atrial com Balão: visualização na ecocardiografia 2D da ruptura definitiva do septo interatrial e cálculo da relação entre o tamanho do defeito do septo atrial e o comprimento do septo interatrial[16]

- Correção da transposição das grandes artérias: avaliar os sítios anastomóticos das grandes artérias para possível constrição, avaliar o *shunt* intracardíaco, movimento da parede regional e fluxo da artéria coronária[6]
- Procedimentos de Mustard e Senning: excluir a presença de obstrução da veia cava superior ou de uma obstrução venosa pulmonar e de fístulas do túnel[6,12] por Doppler de PW, dopplerfluxometria em cores ou ecocardiografia de contraste[40]

Tronco Arterial Comum

Anatomia.[6,24] Uma malformação rara, em que uma única grande artéria (tronco comum) sai do coração através de uma valva semilunar única e recebe o fluxo de saída de ambos os ventrículos. Na maioria dos casos, há cavalgamento do tronco comum sobre o defeito septal ventricular grande, que deve estar presente. A valva do tronco comum frequentemente tem mais de três cúspides. A circulação pulmonar ocorre em uma das seguintes formas:

- Tipo I: tronco pulmonar principal se origina no tronco comum (geralmente na superfície posterior) e se bifurca em ramos direito e esquerdo
- Tipo II: artérias pulmonares direita e esquerda se originam separadamente na superfície posterolateral do tronco comum
- Tipo III: artérias pulmonares direita e esquerda se originam separadamente nas superfícies laterais do tronco comum
- Tipo IV: não existem artérias pulmonares; a circulação pulmonar é realizada pelas artérias brônquicas, que se originam na aorta descendente

Hemodinâmica.[6] O grande defeito do septo ventricular causa equalização das pressões entre os ventrículos. O fluxo que segue para a circulação pulmonar ocorre em pressões sistêmicas, pois as artérias pulmonares se originam a partir da aorta e não há valva pulmonar. Pode haver redução do fluxo para a circulação pulmonar, se houver estenose dos ramos pulmonares ou no Tipo IV.

Apresentação Clínica.[6,24] Pacientes são cianóticos.

- Exame físico: insuficiência cardíaca congestiva precoce ou crises de hipóxia
- Auscultação: segunda bulha cardíaca única; clique e sopro sistólico de ejeção
- ECG: hipertrofia biventricular
- Radiografia torácica: cardiomegalia; aumento biventricular; mediastino amplo

Conceitos Ecocardiográficos Fundamentais

- Delineamento da anatomia por ecocardiografia 2D:
  - Presença de comunicação atrial
  - Localização e tamanho do defeito do septo ventricular
  - Anatomia da valva atrioventricular
  - Morfologia da valva truncal
  - Avaliação do tamanho das artérias pulmonares
  - Fontes adicionais de fluxo sanguíneo pulmonar
  - Anatomia do arco aórtico e ramificações
  - Anatomia da artéria coronária (com respeito à artéria pulmonar e folhetos da valva truncal)
  - Lesões associadas
- Dopplerfluxometria em cores e Doppler de PW:
  - Valva truncal (excluir estenose ou insuficiência)
  - Artérias pulmonares (incidências na fossa supraesternal podem ser mais adequadas)
- Avaliação da função e tamanho dos ventrículos

Doenças Associadas.[6] Geralmente, o tronco arterial comum é uma lesão isolada.

- Arco aórtico direito
- Estenose e/ou insuficiência da valva truncal
- Anomalias do arco aórtico
- Persistência do ducto arterial
- Anomalias do óstio coronário
- Ausência de um ramo da artéria pulmonar no lado do arco
- LSVC persistente
- Conexões venosas pulmonares anômalas

História Natural.[6] Quando não tratado, resultará em morte na infância por insuficiência cardíaca ou mais tardiamente por doença obstrutiva vascular pulmonar. Sem intervenção, uma sobrevida além de 1 ano é incomum.

Tratamento[6]

- O reparo cirúrgico completo envolve o fechamento do defeito do septo ventricular, remoção das artérias pulmonares da aorta e a colocação de um conduto valvado entre o ventrículo direito e as artérias pulmonares. Na presença de coarctação ou arco aórtico interrompido, estes são corrigidos simultaneamente

Avaliação Ecocardiográfica Pós-Operatória

- Avaliar a função da valva truncal (agora chamada de valva aórtica)
- Avaliar a competência do conduto valvado e avaliar os ramos da artéria pulmonar para a presença de estenose
- Procurar por lesões residuais (defeitos do septo ventricular)
- Função e tamanho ventricular
- Avaliar o arco aórtico

ANOMALIAS DAS ARTÉRIAS CORONÁRIAS

Síndrome de Kawasaki (Síndrome do Linfonodo Mucocutâneo)

Definição. A doença de Kawasaki é uma vasculite sistêmica aguda de causa desconhecida. É uma forma comum de cardiopatia adquirida na população pediátrica. A fase aguda da doença caracteriza-se por angeíte microvascular, endarterite e inflamação perivascular de artérias coronárias. A fase subaguda pode apresentar panvasculite persistente das artérias coronárias. A fase convalescente exibe resolução da angeíte microvascular, que é substituída pelo espessamento da camada íntima das artérias coronárias. Além disso, o processo inflamatório pode envolver pericardite, miocardite e endocardite.[82]

Os ramos proximais parecem ser os mais frequentemente envolvidos. Aneurismas distais também podem ocorrer, embora raramente e sem envolvimento proximal.[83]

Apresentação Clínica.[84] Não existem testes diagnósticos para a doença de Kawasaki, de modo que o diagnóstico é estabelecido clinicamente. Esta síndrome começa como uma doença febril de mais de 5 dias em crianças entre 1 e 5 anos de idade. Além da febre, pelo menos quatro dos seguintes cinco achados são observados:

- Exame físico: (1) conjuntivite bilateral não exsudativa; (2) lábios secos e fissurados, língua em morango; (3) erupção troncal polimorfa; eritema das palmas das mãos e solas dos pés; (4) descamação das pontas dos dedos das mãos e dos pés; (5) linfadenopatia cervical anterior igual ou superior a 1,5 cm

O diagnóstico pode ser estabelecido com menos de quatro dos cinco critérios na presença de evidência ecocardiográfica de envolvimento coronário.

- Testes laboratoriais: aumento na quantidade de leucócitos, plaquetas, velocidade de sedimentação globular, α_2-globulina, imunoglobulina E, transaminase e desidrogenase láctica
- ECG: infrequente, alterações mínimas

Conceitos Ecocardiográficos Fundamentais

Fase Aguda[80,85]
- Disfunção ventricular esquerda
- Regurgitação valvar
- Efusão pericárdica

Fase Convalescente
- Demonstração por ecocardiografia 2D de aneurismas coronários saculares ou fusiformes (Tabela 3-1)
- Anormalidades de movimento da parede segmentar

História Natural. A maioria dos aneurismas se resolve; no entanto, aqueles com diâmetro superior a 8 mm apresentam um maior risco de trombose, podendo resultar em infarto do miocárdio.[85] Outros fatores relacionados com a regressão de aneurismas incluem idade inferior a 1 ano no diagnóstico, aneurisma sacular e localização distal do aneurisma. Aneurismas gigantes estão mais frequentemente associados à morte súbita tardia provocada por infarto.

Acompanhamento. Exames ecocardiográficos seriados são realizados após 2 semanas e, novamente, após 6-8 semanas do

TABELA 3-1 • Incidências Ecocardiográficas Utilizadas para Avaliar a Anatomia da Artéria Coronária

Artéria Coronária	Incidência Ecocardiográfica
Segmento proximal da artéria coronária direita, tronco da artéria coronária esquerda, segmento proximal da artéria coronária descendente anterior esquerda, segmento proximal da artéria circunflexa esquerda	Paraesternal de eixo curto Paraesternal alta de eixo curto (ângulo caudal) Subcostal coronal
Segmento distal da artéria coronária direita	Subcostal coronal (margem aguda do coração) Subcostal de eixo curto (sagital) Apical posterior de quatro câmaras (sulco atrioventricular posterior)
Artéria coronária descendente posterior	Paraesternal de eixo curto Subcostal coronal Apical de quatro câmaras
Artéria circunflexa esquerda	Paraesternal curta Paraesternal longa Subcostal sagital
Segmento distal da artéria coronária descendente anterior esquerda	Paraesternal longa Paraesternal curta Subcostal coronal

(Dados provenientes das referências 5 e 46)

diagnóstico. Este é o momento em que alterações transitórias de ectasia ou dilatação coronária se resolverão ou o momento em que os aneurismas alcançarão seu tamanho máximo.

A imagem das artérias coronárias deve ser realizada com um transdutor com a maior frequência possível.

Tratamento. Pacientes são tratados diariamente com imunoglobulina intravenosa e aspirina em dose alta até a defervescência e, então, a dose da aspirina é reduzida por 6-8 semanas para diminuir o risco de trombose.

Em aneurismas persistentes, a angiografia coronária é indicada em intervalos para determinar se a cirurgia de revascularização miocárdica é indicada.[6]

Origem Anômala da Artéria Coronária Esquerda

Anatomia. Uma malformação rara, em que a artéria coronária esquerda se origina no tronco da artéria pulmonar em vez da raiz da aorta.[80]

Hemodinâmica. No período neonatal, o miocárdio do ventrículo esquerdo é inadequadamente perfundido com oxigênio, pois o sangue que flui para a artéria coronária esquerda é um sangue desoxigenado proveniente da artéria pulmonar, quando a resistência vascular pulmonar é alta; no entanto, isto não causa isquemia. Durante o período transicional, quando a resistência vascular pulmonar e a pressão diminuem, o fluxo na coronária esquerda se torna retrógrado (da coronária direita para a coronária esquerda através de colaterais) e a pressão de perfusão da artéria coronária esquerda diminui. Este é o estágio usual no diagnóstico. Alguns podem passar esse estágio, sendo diagnosticados na vida adulta logo após a produção de isquemia do miocárdio pelo fenômeno de "roubo" (artéria coronária esquerda drena sangue coronário direito para a artéria pulmonar).

Apresentação Clínica.[80] É sintomático na infância.
- Exame físico: irritabilidade, dispneia, taquipneia
- Auscultação: sopro por insuficiência mitral
- ECG: hipertrofia ventricular esquerda com infarto do miocárdio anterolateral e onda Q profunda nas derivações I e aVL
- Radiografia torácica: coração aumentado

Conceitos Ecocardiográficos Fundamentais[80]
- Visualização na ecocardiografia 2D da artéria coronária esquerda se originando na artéria pulmonar
- Visualização na ecocardiografia 2D de uma artéria coronária direita dilatada se originando no seio de Valsalva direito
- Demonstração por Doppler de PW ou dopplerfluxometria em cores do fluxo diastólico entrando no tronco da artéria pulmonar, imediatamente distal à valva pulmonar
- Diminuição da contratilidade ventricular esquerda
- Insuficiência mitral

História Natural. Na ausência de intervenção, ocorre lesão permanente do miocárdio.

Tratamento. Recomenda-se uma cirurgia para reimplante da artéria coronária esquerda na raiz da aorta.[80]

Fístula Arteriovenosa Coronária

Anatomia. Uma artéria coronária variavelmente tortuosa segue ao longo da superfície do coração ou no interior do miocárdio para esvaziar em uma câmara cardíaca ou em um grande vaso. Geralmente, é a artéria coronária direita (60%) que está envolvida, e o sítio de drenagem é normalmente uma estrutura cardíaca direita.[80]

Hemodinâmica. Em vez de perfundir o miocárdio, o sangue proveniente da artéria coronária flui para a câmara cardíaca ou vaso, onde esvazia. A quantidade de sangue que é "roubada" do miocárdio é pequena, sendo evidenciada pela rara apresentação de isquemia do miocárdio. A fisiologia é mais de um *shunt* e, se a fístula for grande, pode causar sintomas de sobrecarga volêmica até mesmo na infância.

Apresentação Clínica. Geralmente, os pacientes permanecem assintomáticos e são diagnosticados após a investigação de um sopro ou incidentalmente durante o exame ecocardiográfico.[84,86]
- Auscultação: sopro contínuo atípico

Conceitos Ecocardiográficos Fundamentais[87]
- Demonstração por ecocardiografia 2D de uma artéria coronária dilatada
- Demonstração por ecocardiografia 2D da origem, trajeto e sítio de drenagem da fístula
- Visualização por dopplerfluxometria em cores e confirmação por Doppler de PW de um jato contínuo e turbulento entrando em uma câmara cardíaca ou em um grande vaso em um local em que as lesões causadas por *shunt* não entram
- Demonstração por Doppler de PW de fluxo sistólico tardio turbulento e fluxo diastólico precoce em uma artéria coronária dilatada suprindo a fístula

História Natural[87]
- Fechamento espontâneo pode ocorrer
- Endocardite bacteriana
- Insuficiência cardíaca congestiva decorrente da sobrecarga volêmica e isquemia do miocárdio

Tratamento. Ligadura cirúrgica eletiva da fístula.[87]

Avaliação Ecocardiográfica Pós-Operatória. Verificar a presença de fluxo residual através da fístula.

MALFORMAÇÕES VENOSAS

Veia Cava Superior Esquerda Persistente

Anatomia. Nesta malformação relativamente comum (0,5% da população geral e 3-5% dos pacientes com cardiopatia congênita), uma veia cava superior persiste no tórax esquerdo, e segue um trajeto anterior à artéria pulmonar esquerda e entre o apêndice atrial esquerdo e as veias pulmonares esquerdas. A veia cava superior esquerda pode esvaziar no seio coronariano (62%), átrio venoso pulmonar (21%), átrio comum (17%) ou, raramente, na veia pulmonar esquerda. Na maioria dos casos, também há uma veia cava superior direita e, em 45-60% dos casos, existe uma comunicação entre as duas veias cavas superiores.[88]

Hemodinâmica. O sangue venoso sistêmico retorna para a câmara cardíaca em que a veia cava superior esquerda está conectada. Sangue desoxigenado mistura-se com sangue oxigenado (*shunt* direita-esquerda), se a veia cava superior esquerda drenar para a estrutura cardíaca esquerda.

Conceitos Ecocardiográficos Fundamentais[35]
- Visualização por ecocardiografia 2D e dopplerfluxometria em cores da veia cava superior esquerda (a partir de uma incidência parassagital esquerda alta)
- Seio coronariano dilatado
- Ecocardiografia de contraste para avaliar a presença de seio coronariano sem teto ou drenagem para o átrio esquerdo[89]
- Veia inominada pequena ou ausente

Doenças Associadas[88]
- Defeito do septo atrial
- Cardiopatia congênita complexa

Retorno Venoso Pulmonar Anômalo Total

Anatomia. Todas as veias pulmonares drenam para os canais venosos sistêmicos. Os tipos de drenagem anômala estão especificados abaixo.[35,90]

- Supracardíaca: veias pulmonares drenam em uma confluência atrás do átrio esquerdo e através de uma veia vertical esvaziam na veia inominada, veia cava superior ou, ocasionalmente, na veia ázigo. A veia vertical geralmente segue um trajeto frontal à artéria pulmonar
- Cardíaca: veias pulmonares drenam para o átrio direito ou seio coronariano
- Infracardíaca: veias pulmonares formam uma coleção atrás do coração e, por meio de uma veia comum, descendem abaixo do diafragma e esvaziam na veia porta, ducto venoso ou veia hepática, entrando novamente no coração através da veia cava inferior. No ecocardiograma, há a aparência de uma árvore de Natal invertida
- Mista: uma combinação de qualquer tipo acima

Hemodinâmica. Há aumento do fluxo para uma veia sistêmica, átrio direito ou seio coronariano,[90] e, por fim, para o coração direito. Existe um *shunt* direita-esquerda obrigatório no nível atrial com mistura completa (todas as câmaras terão a mesma saturação).[24,91]

Apresentação Clínica sem Obstrução.[24] Há cianose leve; geralmente assintomático.

- Exame físico: atraso no crescimento; tórax esquerdo proeminente; impulsão paraesternal à esquerda e hepatomegalia
- Auscultação: desdobramento amplo e fixo da segunda bulha
- ECG: hipertrofia ventricular direita
- Radiografia torácica: aumento do coração direito; aumento das tramas vasculares pulmonares; mediastino com aparência de boneco da neve ou do número 8

Apresentação Clínica na Presença de Obstrução.[24] Pacientes estão agudamente doentes; há cianose; sintomático com desconforto respiratório durante o período neonatal.

- Exame físico: taquipneia, dispneia, insuficiência ventricular direita
- Auscultação: ausência de sopros
- ECG: hipertrofia ventricular direita
- Radiografia torácica: coração de tamanho normal; aumenta das tramas vasculares pulmonares

Conceitos Ecocardiográficos Fundamentais[36,90]

- Determinar o número de veias pulmonares, suas conexões e drenagem por ecocardiografia 2D e Doppler em cores
- Visualização de todo o retorno venoso sistêmico ao coração, incluindo a veia inominada esquerda, veia cava superior, veia cava inferior e seio coronariano
- Avaliação da posição e patência do septo atrial
- Pesquisa por dopplerfluxometria em cores das estruturas venosas anômalas para excluir obstrução e verificar a direção do fluxo, assim como a pesquisa da restrição do septo atrial por dopplerfluxometria em cores e Doppler espectral
- Avaliação da disfunção do ventrículo direito e hipertensão ventricular direita ou pulmonar

Doença Associadas
- Defeito do septo atrial

História Natural.[24] Obstrução da veia comum ou da entrada em uma estrutura venosa sistêmica resultará em edema pulmonar e insuficiência cardíaca direita; obstrução completa causará morte. Eventualmente, haverá o desenvolvimento de doença obstrutiva vascular pulmonar.

Tratamento. Anastomose cirúrgica da veia comum com o átrio esquerdo e fechamento da comunicação atrial são os tratamentos indicados.

Avaliação Ecocardiográfica Pós-Operatória
- Avaliação do tamanho e função do ventrículo direito
- Avaliar a área de anastomose e veias pulmonares individuais para excluir a presença de obstrução. Geralmente, as incidências apicais são as mais adequadas para avaliação da confluência venosa pulmonar; veias individuais são mais facilmente observadas com as incidências subcostal, paraesternal alta e supraesternal
- Avaliação do coração direito e pressão da artéria pulmonar

ECOCARDIOGRAFIA TRANSESOFÁGICA

Ecocardiografia transesofágica (TEE) é uma técnica ecográfica mais invasiva que requer sedação do paciente. Um transdutor ecográfico biplanar ou multiplanar, similar a um endoscópio, permite a visualização do coração a partir do esôfago e estômago. Nessa técnica, a maioria dos fatores ultrassonográficos limitantes é removida, como o pulmão e o osso, possibilitando uma imagem e uma resolução muito melhor.

Indicações: TEE está se tornando um procedimento padrão na sala de cirurgia durante os procedimentos cardiovasculares pediátricos. A TEE permite que o cirurgião delineie a anatomia antes da cirurgia e avalie a eficácia do reparo após a cirurgia. Esta técnica também é conhecida por demonstrar os detalhes anatômicos não identificados pela imagem transtorácica e alterar o plano cirúrgico.[92] A TEE permite que o transdutor seja deixado no paciente durante todo o procedimento com monitoramento contínuo, embora as imagens e a hemodinâmica sejam mais adequadamente avaliadas quando reduzidas ou quando o paciente está fora da circulação extracorpórea. A comparação da função ventricular esquerda pré-operatória e pós-operatória provou ser útil no controle médico perioperatório. TEE intraoperatória é mais comumente realizada por um ecocardiografista ou um anestesiologista.

TEE de rotina é realizada nos casos em que imagens aceitáveis não são obtidas pela ecocardiografia transtorácica (TTE) em decorrência de janelas acústicas insuficientes (pacientes grandes, tórax aberto após cirurgia etc.) TEE é superior à TTE na maioria dos casos, permitindo uma melhor visualização do aparelho valvar, septo interatrial e da maioria das outras estruturas cardíacas. Estruturas anteriores como a via de saída do ventrículo direito, valva pulmonar, defeitos na porção anterior do septo ventricular muscular ou estruturas próximas a uma via aérea adjacente (como a artéria pulmonar esquerda e o arco aórtico transverso) podem ser difíceis de visualizar.

A TEE não tem valor nas situações em que a avaliação de trombo ou vegetações intracardíacas é necessária em pacientes com janelas ecocardiográficas insuficientes, bem como na orientação de procedimentos de cateterismo, como o fechamento com prótese dos defeitos dos septos ventricular e atrial, reparo da obstrução dos túneis venosos com balão ou *stent* ou obstrução da via de saída.[93]

A revisão das diretrizes para TEE em crianças está além do escopo deste capítulo, mas pode ser acessada pelo leitor interessado na *American Society of Ecocardiography*.[94]

HIPERTENSÃO

Há muito reconhecida como um fator contribuinte de cardiopatia em adultos, a hipertensão está sendo cada vez mais diagnosticada em pacientes pediátricos nos últimos anos. Uma ecocardiografia é necessária para avaliar o efeito sobre o coração.

Apresentação Clínica
- Normalmente assintomática e geralmente observada durante exames de rotina

Hemodinâmica
- Em adultos, as pressões sistólicas e diastólicas podem estar elevadas

Achados Ecocardiográficos Fundamentais
- Uma hipertensão de longa duração pode provocar hipertrofia ventricular esquerda e aumento da massa ventricular esquerda, resultando em um comprometimento do enchimento ventricular esquerdo
- Avaliação minuciosa da patência do arco aórtico é necessária para excluir uma coarctação da aorta não reconhecida clinicamente

História Natural
- Hipertensão não tratada resultará em uma miríade de anormalidades cardíacas, incluindo obstrução da via de saída do ventrículo esquerdo, coronariopatia, AVE e insuficiência renal

DOR TORÁCICA E FADIGA

Dor torácica e fadiga são queixas bastante comuns entre crianças mais velhas e adolescentes. A causa é raramente cardíaca e geralmente não grave. No entanto, na presença de causas cardíacas, estas são geralmente graves.

Causas de Dor Torácica Cardíaca em Crianças

1. Anormalidades coronarianas congênitas (raras, associadas a exercícios, explicadas por isquemia)
   a. Origem coronária anômala (tronco da artéria coronária esquerda com origem na artéria coronária direita – tronco da artéria coronária esquerda é comprimido entre os grandes vasos)
   b. Fístula coronariana (rara – pode causar isquemia em decorrência do fenômeno de "roubo")
2. Doença coronária adquirida
   a. Doença de Kawasaki (estreitamento crítico residual das artérias coronárias)
   b. Êmbolos
3. Estenose aórtica
4. Cardiomiopatia
   a. Cardiomiopatia hipertrófica
   b. Cardiomiopatia dilatada
5. Pericardite
6. Anormalidades do ritmo cardíaco

Como mencionado anteriormente, estas anomalias são raras, porém a gravidade requer que uma ecocardiografia para dor torácica em crianças seja precisa e abrangente. Convém prestar especial atenção às artérias coronárias.

Fadiga em crianças também raramente está relacionada com coração, porém alguns achados cardíacos podem incluir os seguintes:

- Cardiomiopatia dilatada
- Cardiomiopatia hipertrófica
- *Shunts*
- Estenose aórtica
- Estenose pulmonar

Como nos casos de dor torácica, um exame ecocardiográfico completo é necessário para excluir qualquer fonte cardíaca.

Referências

1. Anderson R, Ho SY. Echocardiographic diagnosis and description of congenital heart disease: anatomic principles and philosophy. In: St. John Sutton M, Oldershaw PJ, eds. *Textbook of Adult and Pediatric Echocardiography and Doppler*. Boston: Blackwell Scientific; 1989:573-606.

2. Silverman NS, Araujo LML. An echocardiographic method for the diagnosis of cardiac situs and malpositions. *Echocardiography*. 1987;4:35-57.
3. Foale R, Stefanini L, Rickards A, et al. Left and right ventricular morphology in complex congenital heart disease defined by twodimensional echocardiography. *Am J Cardiol*. 1982;49:93.
4. Sutherland GR, Smallhorn JF, Anderson RH, et al. Atrioventricular discordance: cross-sectional echocardiographic morphological correlative study. *Br Heart J*. 1983;50:8.
5. Tani L, Ludomirsky A, Murphy DJ, et al. Ventricular morphology: echocardiographic evaluation of isolated ventricular inversion. *Echocardiography*. 1988;5:39-42.
6. Adams FH, Emmanouilides GC, Riemenschneider TA, eds. *Moss' Heart Disease in Infants, Children, & Adolescents*. 4th ed. Baltimore: Williams & Wilkins; 1989.
7. Hatle L, Angelsen B. *Doppler Ultrasound in Cardiology: Physical Principles and Clinical Applications*. 2nd ed. Philadelphia: Lea & Febiger; 1985.
8. Sahn DJ, Valdes-Cruz LM. Ultrasound Doppler methods for calculating cardiac volume flows, cardiac output and cardiac shunts. In: Kotler MN, Steiner RM, eds. *Cardiac Imaging: New Technologies and Clinical Applications*. Philadelphia: FA Davis; 1986:19-31.
9. Cloez JL, Schmidt KG, Birk E, Silverman NS. Determination of pulmonary to systemic blood flow ratio in children by a simplified Doppler echocardiographic method. *J Am Coll Cardiol*. 1987;11:825-830.
10. Stevenson JG. Doppler evaluation of atrial septal defect, ventricular septal defect, and complex malformations. *Acta Paediatr Scand*. 1986;329(suppl):21-43.
11. Stevenson JG. The use of Doppler echocardiography for detection and estimation of severity of patent ductus arteriosus, ventricular septal defect and atrial septal defect. *Echocardiography*. 1987;4:321-346.
12. Silverman NH, Schmidt KG. The current role of Doppler echocardiography in the diagnosis of heart disease in children. *Cardiol Clin*. 1989;7:265-297.
13. Fuster V, Driscoll DJ, McGoon DC. Congenital heart disease in adolescents and adults. In: Brandenburg RO, Fuster V, Giulani ER, McGoon DC, eds. *Cardiology: Fundamentals and Practice*. Chicago: Year Book Medical; 1987:1386-1458.
14. Bustamante-Labarta M, Perrone S, Leon de la Fuente R et al. Right atrial size and tricuspid regurgitation severity predict mortality or transplantation in primary pulmonary hypertension. *J Am Soc Echocardiogr*. 2002;15:1160-1164.
15. Kosturakis D, Goldberg SJ, Allen HD, et al. Doppler echocardiographic prediction of pulmonary arterial hypertension in congenital heart disease. *Am J Cardiol*. 1984;53:1110-1114.
16. Marantz P, Capelli H, Ludomirsky A, et al. Echocardiographic assessment of balloon atrial septostomy in patients with transposition of the great arteries: prediction of the need for early surgery. *Echocardiography*. 1988;5:99-104.
17. Weyman AE, Dillon JC, Feigenbaum H, et al. Echocardiographic patterns of pulmonic valve motion with pulmonary hypertension. *Circulation*. 1974;50:905-910.
18. Stevenson JG. Comparison of several noninvasive methods for estimation of pulmonary artery pressure. *J Am Soc Echo*. 1989;2:157-171.
19. Yock PG, Popp RL. Noninvasive estimation of right ventricular systolic pressure by Doppler ultrasound in patients with tricuspid regurgitation. *Circulation*. 1984;70:657-662.
20. Beard JT, Byrd BF. Saline contrast enhancement of trivial Doppler tricuspid regurgitation signals for estimating pulmonary artery pressure. *Am J Cardiol*. 1988;62:486-488.
21. Masuyama T, Kodama D, Kitabatake A, et al. Continuous wave Doppler echocardiographic detection of pulmonary regurgitation and its application to noninvasive estimation of pulmonary artery pressure. *Circulation*. 1986;74:484-492.
22. Friedberg MK, Feinstein JA, Rosenthal DN. A novel echocardiographic Doppler method for estimation of pulmonary arterial pressures. *J Am Soc Echocardiogr*. 2006;19:559-562.
23. Kitabatake A, Inoue M, Asao M, et al. Noninvasive evaluation of pulmonary hypertension by a pulse Doppler technique. *Circulation*. 1983;68:302-309.
24. Fink, BW. *Congenital Heart Disease: A Deductive Approach to Its Diagnosis*. 2nd ed. Chicago: Year Book Medical; 1985.
25. Sahn DJ, Allen HD. Real-time cross-sectional echocardiographic imaging and measurement of the patent ductus arteriosus in infants and children. *Circulation*. 1978;58:343-354.
26. Seward JB, Tajik AJ, Edwards WD, Hagler DJ. *Two-Dimensional Echocardiographic Atlas*. vol I: *Congenital Heart Disease*. New York: Springer; 1987.
27. Smallhorn JF. Patent ductus arteriosus–evaluation by echocardiography. *Echocardiography*. 1987;4:101-118.
28. Smallhorn JF, Huhta JC, Anderson RH, et al. Suprasternal crosssectional echocardiography in assessment of patent ductus arteriosus. *Br Heart J*. 1982;48:321-330.
29. Kyo S. Congenital heart disease. In: Omoto R., ed. *Color Atlas of Real-Time Two-Dimensional Doppler Echocardiography*. 2nd ed. Philadelphia: Lea & Febiger; 1987:149-209.
30. Ritter SB. Application of Doppler color flow mapping in the assessment and the evaluation of congenital heart disease. *Echocardiography*. 1987;4:543-556.
31. Snider AR. Doppler echocardiography in congenital heart disease. In: Berger M, ed. *Doppler Echocardiography in Heart Disease*. New York: Marcel Dekker; 1987.
32. Armstrong, WF. Congenital heart disease. In: Feigenbaum H, ed. *Echocardiography*. 4th ed. Philadelphia: Lea & Febiger; 1986:365-461.
33. Perry SB, Keane JF, Lock JE. Interventional catheterization in pediatric congenital and acquired heart disease. *Am J Cardiol*. 1988;61:109G-117G.
34. NeSmith J, Philips J. The sonographer's beginning guide to surgery for congenital heart disease. *J Am Soc Echo*. 1988;1:384-387.
35. Sanders SP. Echocardiography and related techniques in the diagnosis of congenital heart defects Part I: Veins, atria and interatrial septum. *Echocardiography*. 1984;1:185-217.
36. Schmidt KG, Silverman NH. Cross-sectional and contrast echocardiography in the diagnosis of interatrial communications through the coronary sinus. *Int J Cardiol*. 1987;16:193-199.
37. Lin F, Fu M, Yeh, S, et al. Doppler atrial shunt flow patterns in patients with secundum atrial septal defect: determinants, limitations and pitfalls. *J Am Soc Echo*. 1988;1:141-149.
38. Fraker TD, Harris PJ, Behar VS, et al. Detection and exclusion of interatrial shunts by two-dimensional echocardiography and peripheral venous injection. *Circulation*. 1979;59:379-384.
39. Valdez-Cruz LM, Sahn DJ. Ultrasonic contrast studies for the detection of cardiac shunts. *J Am Coll Cardiol*. 1984;3:978-985.
40. Van Hare GF, Silverman NH. Contrast two-dimensional chocardiography in congenital heart disease: techniques, indications and clinical utility. *J Am Coll Cardiol*. 1989;13:673-686.

41. Hsiao JF, Hsu LA, Chang CJ, et al. Late migration of septal occluder device for closure of atrial septal defect into the left atrium and mitral valve obstruction. *Am J Cardiol.* 2007;99:1479-1480.

42. Meier B. Iatrogenic atrial septal defect, erosion of the septum primum after device closure of a patent foramen ovale as a new medical entity. *Catheter Cardiovasc Interv.* 2006;68:165-168.

43. Baykut D, Doerge SE, Grapow M, et al. Late perforation of the aortic root by an atrial septal defect occlusion device. *Ann Thorac Surg.* 2005;79:e28.

44. Sanders SP. Echocardiography and related techniques in the diagnosis of congenital heart defects Part II: Atrioventricular valves and ventricles. *Echocardiography.* 1984;1:333-391.

45. Goldfarb BL, Wanderman KL, Rovner M, et al. Ventricular septal defect with left ventricular to right atrial shunt: documentation by color flow Doppler and avoidance of the pitfall of the diagnosis of tricuspid regurgitation and pulmonary hypertension. *Echocardiography.* 1989;6:521-525.

46. Ritter S, Rothe W, Kawai D, et al. Identification of ventricular septal defects by Doppler color flow mapping. *Clin Res.* 1988;36:311A.

47. Stevenson JG, Kawabori I, Dooley T, et al. Diagnosis of ventricular septal defects by pulsed Doppler echocardiography. *Circulation.* 1978;58:322-326.

48. Murphy DJ, Ludomirsky A, Huhta JC. Continuous-wave Doppler in children with ventricular septal defect: noninvasive estimation of interventricular pressure gradient. *Am J Cardiol.* 1986;57:428-432.

49. Schmidt KG, Cassidy SC, Silverman, NH. Doubly committed subarterial ventricular septal defects: echocardiographic features and surgical implications. *Am Coll Cardiol.* 1988;12:1538-1546.

50. Silverman NH, Zuberbuhler JR, Anderson RH. Atrioventricular septal defects: Cross-sectional echocardiographic and morphologic comparisons. *Int J Cardiol.* 1986;13:309-331.

51. Cohen M. Common atrioventricular canal defects. In: Lai W, Mertens L, et al., eds. *Echocardiography in Pediatric and Congenital Heart Disease–from Fetus to Adult.* Wiley-Blackwell; 2009:230-248.

52. Chambers J. Low "gradient," low flow aortic stenosis. *Heart.* 2006;92:554-558.

53. Brenner JI, Baker KR, Berman MA. Prediction of left ventricular pressure in infants with aortic stenosis. *Br Heart J.* 1980; 44:406-410.

54. Rakowski H, Sasson Z, Wigle ED. Echocardiographic and Doppler assessment of hypertrophic cardiomyopathy. *J Am Soc Echo.* 1988;1:31-47.

55. McKay RG. Balloon valvuloplasty for treating pulmonic, mitral, and aortic valve stenosis. *Am J Cardiol.* 1988;61:102G-108G.

56. Sweeney MS, Walker WE, Cooley DA, et al. Apicoaortic conduits for complex left ventricular outflow obstruction: 10-year experience. *Ann Thorac Surg.* 1986;42:609-611.

57. Marek J, Fenton M, Khambadkone S. Aortic arch anomalies: Coarctation of the aorta and interrupted aortic arch. In: Lai W, Mertens L, et al., eds. *Echocardiography in Pediatric and Congenital Heart Disease–from Fetus to Adult.* Wiley-Blackwell; 2009:339-361.

58. Huhta JC, Gutgesell HP, Latson LA, et al. Two-dimensional echocardiographic assessment of the aorta in infants and children with congenital heart disease. *Circulation.* 1984;70:417-424.

59. Nihoyannopoulos P, Karas S, Sapsford RN, et al. Accuracy of twodimensional echocardiography in the diagnosis of aortic arch obstruction. *J Am Coll Cardiol.* 1987;10:1072-1077.

60. George B, DiSessa TG, Williams R, et al. Coarctation repair without cardiac catheterization in infants. *Am Heart J.* 1987;114:1421-1425.

61. Pfammatter JP, Ziemer G, Kaulitz R, et al. Isolated aortic coarctation in neonates and infants: results of resection and end to end anastomosis. *Ann Thorac Surg.* 1996;62:778-782.

62. Redington AN, Booth P, Shore DF, Rigby ML. Primary balloon dilatation of coarctation of the aorta in neonates. *Br Heart J.* 1990;64:277-281.

63. Bash SE, Huhta JC, Vick GW, et al. Hypoplastic left heart syndrome: is echocardiography accurate enough to guide surgical palliation? *J Am Coll Cardiol.* 1986;7:610-616.

64. Cassidy SC, Van Hare GF, Silverman NH. The probability of detecting a subaortic ridge in children with ventricular septal defect or coarctation of the aorta. *Am J Cardiol.* 1990;66:505-508.

65. Burrows PE, Freedom RM, Rabinovitch M, et al. The investigation of abnormal pulmonary arteries in congenital heart disease. *Radiol Clin North Am.* 1985;23:689-717.

66. Smallhorn J. Right ventricular outflow tract obstruction. In: St. John Sutton M, Oldershaw P, eds. *Textbook of Adult and Pediatric Echocardiography and Doppler.* Boston: Blackwell Scientific; 1989:761-790.

67. Frantz EG, Silverman NH. Doppler ultrasound evaluation of valvar pulmonary stenosis from multiple transducer positions in children requiring pulmonary valvuloplasty. *Am J Cardiol.* 1988;61:844-849.

68. Tynan M, Anderson RH. Pulmonary stenosis. In: Anderson RH, Baker EJ, MacCarthy FJ, et al., eds. *Pediatric Cardiology.* 2nd ed. London: Harcourt; 2002:1461-1479.

69. Levine J. Pulmonary atresia with intact ventricular septum. In: Lai W, Mertens L, et al., eds. *Echocardiography in Pediatric and Congenital Heart Disease–from Fetus to Adult.* Wiley-Blackwell; 2009:264-279.

70. Minich LL, Tani LY, Ritter S, et al. Usefulness of the preoperative tricuspid/mitral valve ratio for predicting outcome in pulmonary atresia with intact ventricular septum. *Am J Cardiol.* 2000;85:1319-1324.

71. Hanley FL, Sade RM, Blackstone EH, et al. Outcomes in neonatal pulmonary atresia with intact ventricular septum. A multi-institutional study. *J Thorac Cardiovascular Surg.* 1993;105:406-423.

72. Sullivan ID, Robinson PJ, DeLeval M, et al. Membranous supravalvular mitral stenosis: a treatable form of congenital heart disease. *J Am Coll Cardiol.* 1986;8:159-164.

73. Lipshultz SE, Sanders SP, Mayer JE, et al. Are routine preoperative cardiac catheterization and angiography necessary before repair of ostium primum atrial septal defect? *J Am Coll Cardiol.* 1988;11:373-378.

74. Geggel RL, Fyler DC. Mitral valve and left atrial lesions. In: Keane J, Lock J, Fyler D, eds. *Nadas' Pediatric Cardiology.* 2nd ed. St. Louis, MO: Saunders Elsevier 2006:697-714.

75. Keane JF, Fyler DC. Tricuspid atresia. In: Keane J, Lock J, Fyler D, eds. *Nadas' Pediatric Cardiology.* 2nd ed. St. Louis, MO: Saunders Elsevier 2006:753-758.

76. Zuberbuhler JR, Anderson RH. Ebstein's malformation of the tricuspid valve: morphology and natural history. In: Anderson RH, Neches WH, Park SC, Zuberbuhler JR, eds. *Perspectives in Pediatric Cardiology.* Mt. Kisco, NY: Futura Publishing; 1988:99-112.

77. Shiina A, Seward JB, Edwards WD, et al. Two-dimensional echocardiographic spectrum of Ebstein anomaly: detailed anatomic assessment. *J Am Coll Cardiol.* 1984;3:356-370.

78. Silverman NS, Birk E. Ebstein's malformation of the tricuspid valve: cross-sectional echocardiography and Doppler. In: Anderson RH,

Neches WH, Park SC, Zuberbuhler JR, eds. *Perspectives in Pediatric Cardiology*. Mt. Kisco, NY: Futura Publishing; 1988:113-125.
79. McIrvin DM, Murphy DJ, Ludomirsky A. Tetralogy of Fallot with absent pulmonary valve. *Echocardiography*. 1989;6:363-367.
80. Caldwell RL, Ensing GJ. Coronary artery abnormalities in children. *J Am Soc Echo*. 1989;2:259-268.
81. Smallhorn J. Complete transposition. In: St. John Sutton M, Oldershaw P, eds. *Textbook of Adult and Pediatric Echocardiography and Doppler*. Boston: Blackwell Scientific; 1989:791-808.
82. Yutani C, Go S, Kamiya T, et al. Cardiac biopsy of Kawasaki disease. *Arch Pathol Lab Med*. 1981;105:470-473.
83. Neches WH. Kawasaki syndrome. In: Anderson RH, Neches WH, Park SC, Zuberbuhler JR, eds. *Perspectives in Pediatric Cardiology*. Mt. Kisco, NY: Futura Publishing; 1988:411-424.
84. Lloyd TR, Mahoney LT, Marvin WJ, et al. Identification of coronary artery to right ventricular fistulae by color flow mapping. *Echocardiography*. 1988;5:115-120.
85. Meyer RA. Echocardiography in Kawasaki disease. *J Am Soc Echo*. 1989;2:269-275.
86. Keane JF, Fyler DC. Vascular fistulae. In: Keane J, Lock J, Fyler D, eds. *Nadas' Pediatric Cardiology*. 2nd ed. St. Louis, MO: Saunders Elsevier; 2006:799-804.
87. Velvis H, Schmidt KG, Silverman NH, et al. Diagnosis of coronary artery fistula by two-dimensional echocardiography pulsed Doppler ultrasound and color flow imaging. *J Am Coll Cardiol*. 1989;14:968-976.
88. Zellers TM, Hagler DJ, Julsrud PR. Accuracy of two-dimensional echocardiography in diagnosing left superior vena cava. *J Am Soc Echo*. 1989;2:132-138.
89. Huhta, JC, Smallhorn JF, Macartney FJ, et al. Cross-sectional echocardiographic diagnosis of systemic venous return. *Br Heart J*. 1980;44:718-723.
90. Van Hare GF, Schmidt KG, Cassidy SC, et al. Color Doppler flow mapping in the ultrasound diagnosis of total anomalous pulmonary venous connection. *J Am Soc Echo*. 1988;1:341-347.
91. Keane JF, Fyler DC. Total anomalous pulmonary venous return. In: Keane J, Lock J, Fyler D, eds. *Nadas' Pediatric Cardiology*. 2nd ed. St. Louis, MO: Saunders Elsevier; 2006:773-781.
92. Randolph GR, Hagler DJ, Connoly HM, et al. Intraoperative transesophageal echocardiography during surgery for congenital heart defects. *J Thorac Cardiovasc Surg*. 2002;124:1176.
93. van der Velde EA. Echocardiography in the catheterization laboratory. In: Lock JE, Keane JF, Perry SB, eds. *Diagnostic and Interventional Catheterization in Congenital Heart Disease*. Norwell, MA: Kluwer Academic Publishers; 2000:355.
94. Fyfe DA, Ritter SB, Snider AR, et al. Guidelines for transesophageal echocardiography in children. *J Am Soc Echocardiogr*. 1992;5:640.

Perguntas

INSTRUÇÕES GERAIS: Para cada pergunta, selecione a resposta apropriada. Marque apenas uma resposta para cada pergunta, exceto se solicitado de outro modo.

1. Qual o tipo mais comum de defeito do septo atrial?
   - (A) *primum*
   - (B) *secundum*
   - (C) seio venoso
   - (D) átrio único

2. Qual é a posição mais adequada do transdutor na ecocardiografia 2D na visualização de defeitos do septo atrial?
   - (A) paraesternal esquerda
   - (B) apical
   - (C) subxifoide
   - (D) paraesternal direita

3. O retorno venoso pulmonar anômalo parcial está mais comumente associado a qual tipo de defeito do septo atrial?
   - (A) *secundum*
   - (B) *primum*
   - (C) seio venoso
   - (D) seio coronariano

4. Qual é a lesão cardíaca congênita mais comum na população pediátrica?
   - (A) estenose mitral
   - (B) defeito do septo atrial
   - (C) defeito do septo ventricular
   - (D) estenose pulmonar

5. Um artefato de "sinal T" demonstrado por ___ é útil na detecção de defeitos do septo ventricular.
   - (A) modo M
   - (B) 2D
   - (C) Doppler de onda pulsada
   - (D) Doppler de onda contínua
   - (E) dopplerfluxometria em cores

6. Um pequeno defeito no septo ventricular muscular pode ser mais facilmente localizado por qual dos seguintes?
   - (A) modo M
   - (B) 2D
   - (C) Doppler de onda pulsada
   - (D) Doppler de onda contínua
   - (E) dopplerfluxometria em cores

7. Qual dos seguintes *não* causará uma reversão do fluxo na aorta descendente durante a diástole?
   - (A) ducto arterial patente grande com hipertensão pulmonar grave (pressões pulmonares suprassistêmicas)
   - (B) insuficiência aórtica grave
   - (C) *shunt* sistêmico-pulmonar criado cirurgicamente com pressões arteriais pulmonares normais
   - (D) ducto arterial patente grande com pressões arteriais pulmonares normais

8. Qual dos seguintes pode estar associado à estenose aórtica valvar?
   - (A) persistência do ducto arterial
   - (B) coarctação da aorta
   - (C) defeito do septo ventricular
   - (D) estenose pulmonar
   - (E) todas as alternativas

9. Qual dos seguintes é o achado mais comumente associado em pacientes com coarctação da aorta?
   - (A) defeito do septo ventricular
   - (B) valva aórtica bicúspide
   - (C) persistência do ducto arterial
   - (D) estenose aórtica
   - (E) estenose mitral

10. No coração normalmente posicionado, onde a valva aórtica se encontra?
    - (A) anterior e à esquerda da valva pulmonar
    - (B) anterior e à direita da valva pulmonar
    - (C) posterior e à direita da valva pulmonar
    - (D) posterior e à esquerda da valva pulmonar

11. Qual dos seguintes procedimentos cirúrgicos *não* é frequentemente utilizado para tratar transposição das grandes artérias?
    (A) procedimento de Senning
    (B) procedimento de Mustard
    (C) correção da transposição das grandes artérias
    (D) procedimento de Fontan

12. Qual dos seguintes também é conhecido como o procedimento de correção da transposição das grandes artérias?
    (A) procedimento de Rashkind
    (B) procedimento de Mustard
    (C) procedimento de Jantene
    (D) procedimento de Senning

13. Quando a aorta e a artéria pulmonar são transpostas, elas seguem _____ à medida que abandonam o coração.
    (A) paralela uma à outra
    (B) perpendicular uma à outra
    (C) uma enrolada na outra
    (D) em nenhuma relação específica

14. A septostomia atrial com balão é mais comumente realizada em bebês com qual das seguintes condições?
    (A) anomalia de Ebstein da valva tricúspide
    (B) transposição das grandes artérias
    (C) tronco arterial comum
    (D) tetralogia de Fallot

15. De todas as crianças que sofrem da doença de Kawasaki, qual porcentagem desenvolverá aneurismas da artéria coronária?
    (A) 2%
    (B) 15%
    (C) 50%
    (D) 75%
    (E) 100%

16. Qual dos seguintes grupos é mais propenso a desenvolver aneurismas da artéria coronária como uma complicação da doença de Kawasaki?
    (A) crianças entre 1 a 3 anos de idade
    (B) bebês
    (C) adolescentes
    (D) adultos

17. Qual dos seguintes é útil na avaliação da pressão arterial pulmonar?
    (A) gradiente de pico Doppler através de um ducto arterial patente
    (B) gradiente de pico Doppler da regurgitação tricúspide
    (C) gradiente Doppler diastólica final da insuficiência pulmonar
    (D) relação entre o tempo de aceleração e o tempo de ejeção, calculada a partir da curva de velocidade da via de saída do ventrículo direito
    (E) todas as alternativas são úteis na estimativa da pressão arterial pulmonar

18. Uma criança com tetralogia de Fallot está agitada e chorando durante o ecocardiograma. O gradiente Doppler através da via de saída do ventrículo direito será _____ do que se a criança estivesse dormindo tranquilamente.
    (A) maior
    (B) menor
    (C) a obstrução da via de saída na tetralogia de Fallot não é afetada pela atividade do paciente

19. Uma criança de 3 anos de idade com doença de Kawasaki é submetida a um ecocardiograma. Qual das seguintes incidências *não* é realmente necessária na avaliação 2D do sistema arterial coronário?
    (A) subcostal transversal
    (B) paraesternal de eixo curto
    (C) apical de cinco câmaras
    (D) subcostal coronal
    (E) todas as incidências são úteis

20. Qual dos seguintes achados Doppler *não* é característico da coarctação da aorta?
    (A) fluxo anterógrado pela aorta descendente se estendendo através da diástole
    (B) velocidade de fluxo normal ou ligeiramente aumentada na aorta, proximal à artéria subclávia esquerda
    (C) aceleração e desaceleração rápida do sinal Doppler obtido na aorta descendente
    (D) sinal Doppler da aorta descendente não retorna à linha de base durante a diástole
    (E) fluxo de alta velocidade detectado na aorta descendente, distal à artéria subclávia esquerda

21. A avaliação ecocardiográfica minuciosa de uma criança com cardiopatia congênita complexa revela ausência da veia cava inferior acima do nível das artérias renais. A aorta está à esquerda da coluna vertebral. Qual o *situs* mais provável desta criança?

    (A) *solitus*

    (B) *inversus*

    (C) isomerismo atrial esquerdo

    (D) isomerismo atrial direito

22. Qual das seguintes características será demonstrada no traçado em modo M da valva aórtica de um paciente com estenose subaórtica membranosa discreta?

    (A) uma linha de fechamento assimétrica

    (B) fechamento precoce e reabertura parcial

    (C) fechamento gradual (abertura lenta)

    (D) tempo de ejeção prolongado

23. Qual dos seguintes *não* deve ser incluído no diagnóstico diferencial quando um traçado Doppler como o da Fig. 3-1 é obtido da aorta descendente?

    (A) persistência do ducto arterial

    (B) regurgitação aórtica grave

    (C) malformação arteriovenosa

    (D) janela aortopulmonar

    (E) coarctação da aorta

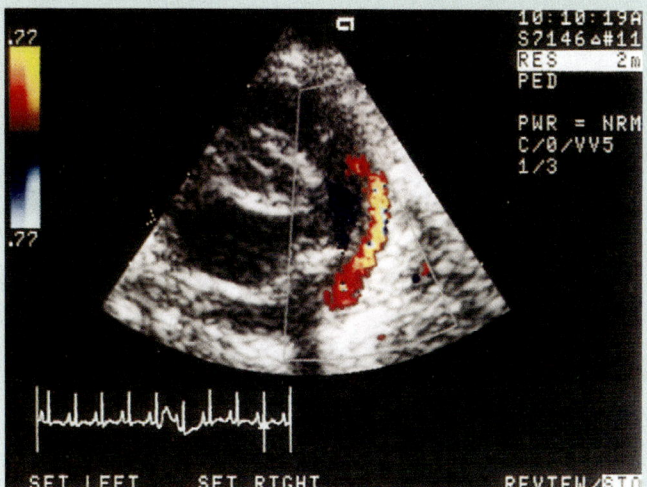

FIGURA 3-2. Dopplerfluxometria em cores em uma incidência paraesternal de eixo curto modificada, conhecida como a "incidência do ducto". O paciente é um recém-nascido prematuro com insuficiência cardíaca congestiva, em quem um sopro é auscultado.

24. Um ecocardiograma foi solicitado para um recém-nascido prematuro na unidade de terapia intensiva neonatal que se mostrou clinicamente com insuficiência congestiva e em quem um sopro foi auscultado. A imagem de dopplerfluxometria em cores na Fig. 3-2 foi adquirida com a incidência do ducto, que é a incidência paraesternal sagital. A valva aórtica fechada pode ser observada no centro da imagem. O que esta imagem demonstra?

    (A) um ducto arterial patente pequeno

    (B) um ducto arterial patente moderado

    (C) um ducto arterial patente grande

    (D) nenhum ducto arterial

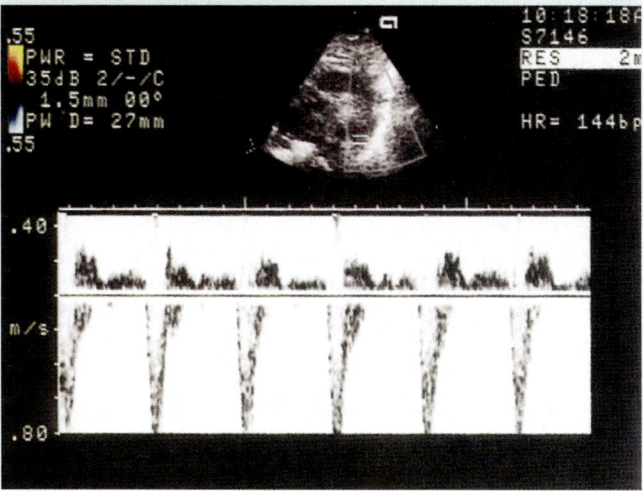

FIGURA 3-1. Traçado espectral no Doppler de onda pulsada do fluxo na aorta descendente, obtido a partir da incidência da fossa supraesternal.

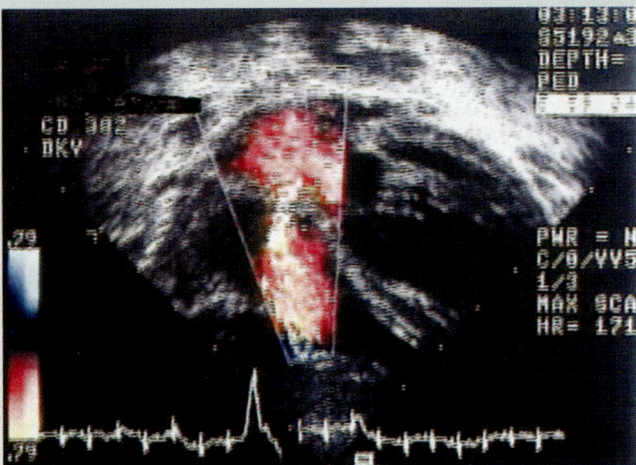

FIGURA 3-3. Imagem de dopplerfluxometria em cores, em uma incidência subcostal de quatro câmaras, apresentada com um ápice para baixo (anatomicamente correto). O paciente é um bebê do sexo feminino de 8 meses de idade com trissomia 21.

25. A imagem na Fig. 3-3 foi obtida de um bebê do sexo feminino de 8 meses de idade com trissomia 21. A imagem da dopplerfluxometria em cores foi adquirida com a incidência subcostal de quatro câmaras. O que esta imagem demonstra?

    (A) um *shunt* esquerda-direita através de um defeito do septo atrial do tipo *primum*
    (B) um *shunt* direita-esquerda através de um defeito do septo atrial do tipo *primum*
    (C) um *shunt* esquerda-direita através de um defeito do septo atrial do tipo *secundum*
    (D) um *shunt* direita-esquerda através de um defeito do septo atrial do tipo *secundum*
    (E) um coração normal

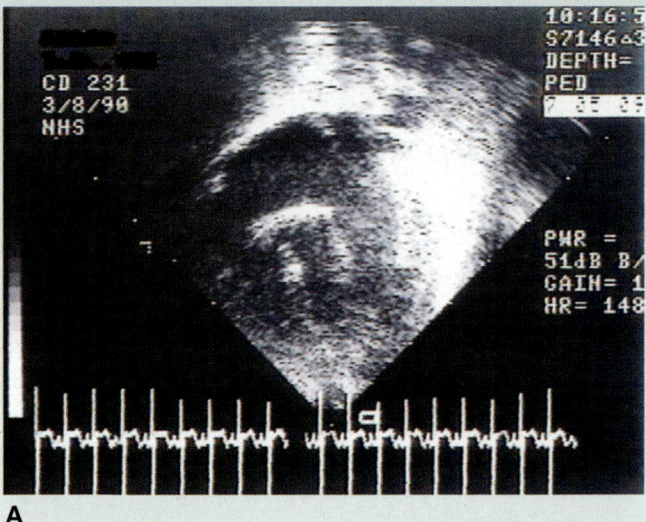

A

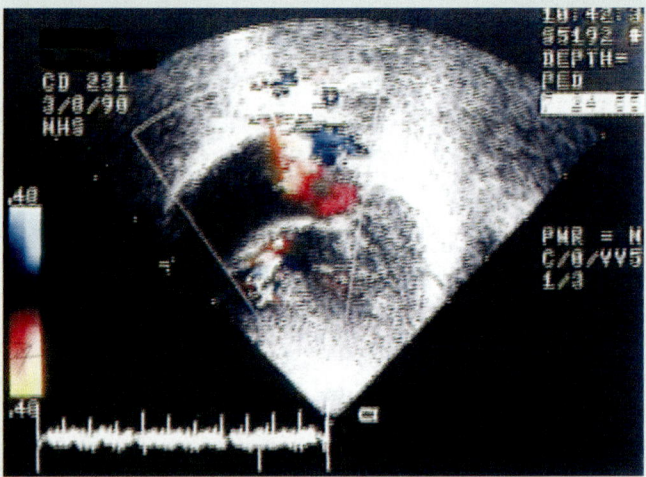

B

FIGURA 3-4. Incidência apical de quatro câmaras apresentada com o ápice para baixo. (**A**) Imagem 2D. (**B**) Imagem de dopplerfluxometria em cores. O paciente é um bebê cianótico.

26. As imagens apresentadas na Fig. 3-4 foram obtidas do ápice cardíaco de um bebê cianótico. O que estas imagens demonstram?

    (A) um coração normal
    (B) um defeito isolado na via de entrada do septo ventricular
    (B) átrio único
    (D) atresia tricúspide com defeito do septo ventricular
    (E) atresia tricúspide com septo ventricular intacto

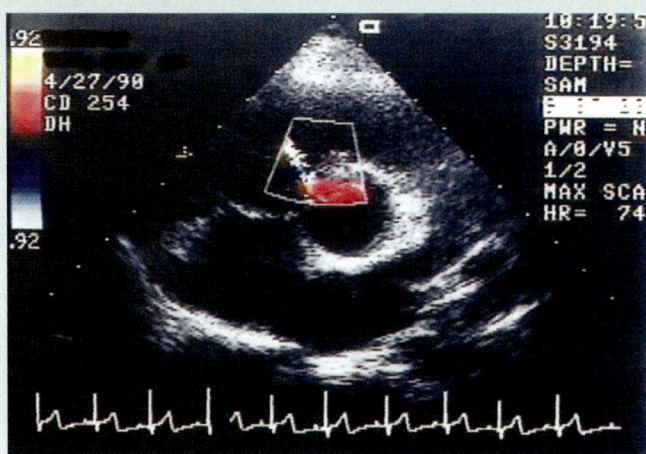

FIGURA 3-5. Imagem de dopplerfluxometria em cores, em uma incidência paraesternal de eixo curto no nível das valvas semilunares, adquirida no início da sístole. O paciente é um menino de 8 anos de idade, em quem um sopro sistólico foi auscultado.

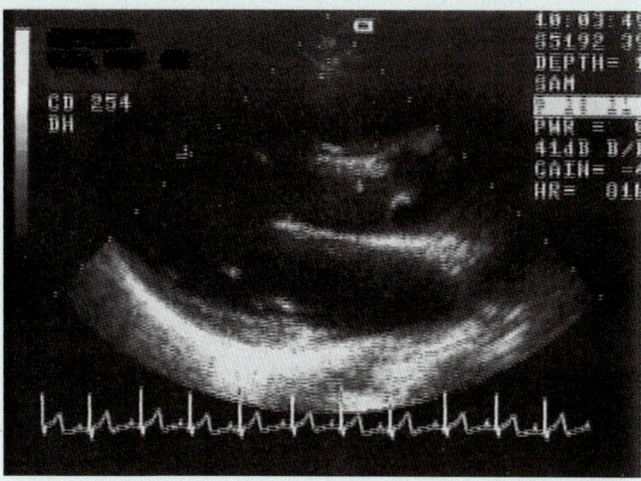

FIGURA 3-7. Imagem 2D, em uma incidência paraesternal de eixo longo, apresentada na diástole.

27. A imagem da dopplerfluxometria em cores apresentada na Fig. 3-5 foi adquirida de um menino de 8 anos de idade com um sopro sistólico. A imagem foi realizada a partir da incidência paraesternal de eixo curto durante o início da sístole e demonstra um *shunt* direita-esquerda através de qual dos seguintes?

(A) defeito na via de entrada do septo ventricular

(B) defeito do septo ventricular membranoso

(C) defeito do septo ventricular muscular

(D) defeito do septo ventricular do tipo subarterial duplamente relacionado

28. A imagem 2D na Fig. 3-6 foi adquirida do ápice cardíaco. O que a imagem demonstra?

(A) uma incidência apical de quatro câmaras normal

(B) atresia tricúspide

(C) anomalia de Ebstein da valva tricúspide

(D) inversão ventricular

29. A imagem 2D, em uma incidência paraesternal de eixo longo, apresentada na Fig. 3-7 foi adquirida durante a sístole. O que a imagem demonstra?

(A) um coração normal

(B) estenose aórtica valvar

(C) estenose subaórtica membranosa discreta

(D) estenose subaórtica hipertrófica idiopática

30. Se a via de saída do ventrículo esquerdo do paciente na Fig. 3-7 foi pesquisada por Doppler de onda pulsada, qual é a localização mais proximal em que um aumento na velocidade seria detectado?

(A) imediatamente proximal à valva aórtica

(B) na valva aórtica

(C) imediatamente distal à valva aórtica

(D) na raiz aórtica

(E) distal à artéria subclávia esquerda

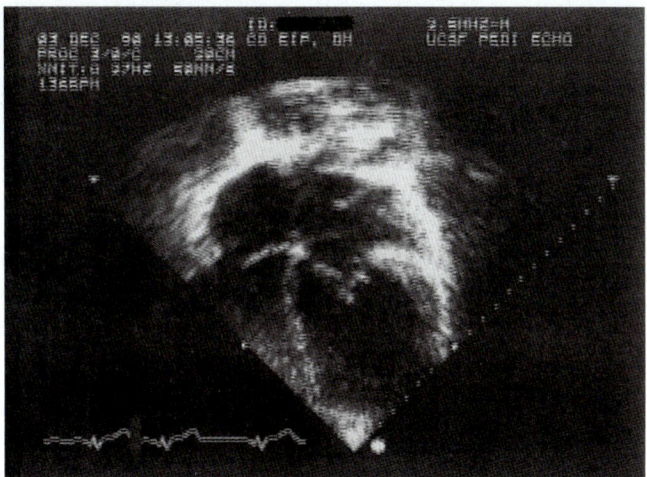

FIGURA 3-6. Imagem 2D, em uma incidência apical de quatro câmaras, apresentada com o ápice para baixo.

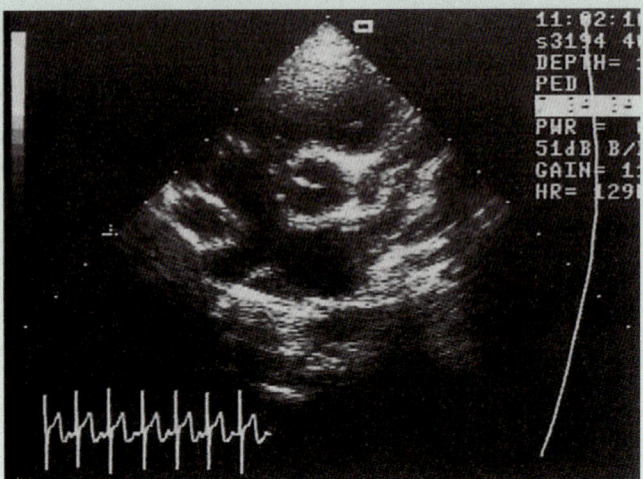

FIGURA 3-8. Imagem 2D de uma incidência paraesternal de eixo curto no nível das valvas semilunares. O paciente é uma criança pequena que está na fase convalescente da doença de Kawasaki.

31. A imagem 2D em uma incidência paraesternal de eixo curto apresentada na Fig. 3-8 foi adquirida de uma criança pequena acometida recentemente pela doença de Kawasaki. O que esta incidência demonstra?

    (A) envolvimento da artéria coronária esquerda
    (B) envolvimento da artéria coronária direita
    (C) as artérias coronárias esquerda e direita estão envolvidas
    (D) artérias coronárias normais

32. A imagem 2D em uma incidência paraesternal de eixo curto apresentada na Fig. 3-9 foi adquirida de um bebê diagnosticado com tetralogia de Fallot. O que esta imagem demonstra?

    (A) uma via de saída do ventrículo direito normal
    (B) apenas estenose pulmonar infundibular
    (C) estenoses pulmonares infundibular e valvar
    (D) estenose pulmonar infundibular com hipoplasia da valva pulmonar e tronco da artéria pulmonar

33. Qual das seguintes incidências *não* seria adequada para delinear o tamanho das artérias pulmonares esquerda e direita no paciente da Fig. 3-9?

    (A) incidência supraesternal coronal
    (B) incidência apical da via de saída
    (C) incidência subcostal de eixo curto (sagital)
    (D) incidência paraesternal esquerda alta
    (E) todas as incidências acima seriam adequadas

34. Qual dos seguintes métodos é mais confiável para estimar as pressões arteriais pulmonares?

    (A) espessura da parede livre do ventrículo direito
    (B) determinação do gradiente de pico do fluxo regurgitante através da valva tricúspide
    (C) determinação do gradiente de pico do fluxo regurgitante através da incidência pulmonar
    (D) dividindo o tempo de aceleração pelo tempo de ejeção do fluxo obtido do tronco da artéria pulmonar

35. Qual dos seguintes *shunts* criados cirurgicamente é o *shunt* que se origina na artéria inominada?

    (A) central
    (B) Glenn
    (C) Waterston
    (D) Blalock-Taussig
    (E) Potts

36. O que é necessário para estimar a relação $Q_P:Q_s$ em um paciente com um defeito do septo ventricular?

    (A) diâmetros e velocidades de pico do fluxo através das valvas pulmonar e aórtica
    (B) pico do gradiente de pressão através de um jato de regurgitação tricúspide
    (C) diâmetros e velocidades de pico do fluxo através das valvas tricúspide e aórtica
    (D) diâmetros e velocidades de pico do fluxo através das valvas pulmonar e mitral

37. Qual das alternativas abaixo é verdadeira a respeito do *shunt* através do defeito do septo atrial de um paciente com atresia tricúspide?

    (A) sempre esquerda-direita
    (B) sempre direita-esquerda
    (C) pode ser bidirecional
    (D) inexistente

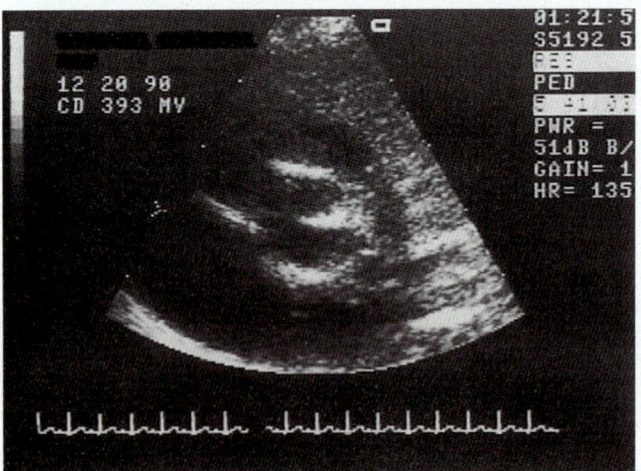

FIGURA 3-9. Imagem 2D de uma incidência paraesternal de eixo curto no nível das valvas semilunares. Este bebê foi diagnosticado com tetralogia de Fallot.

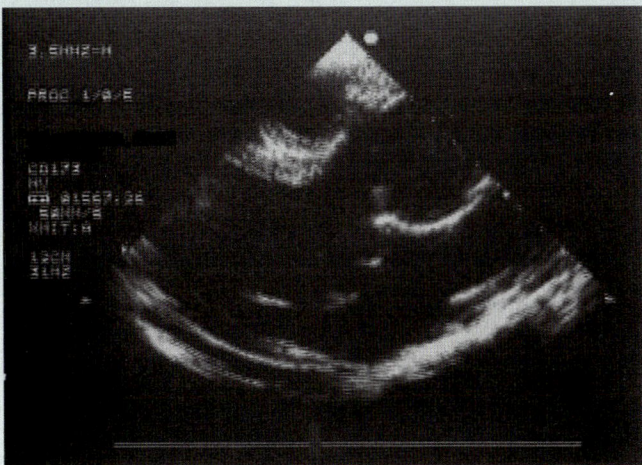

FIGURA 3-10. Imagem 2D de uma incidência paraesternal de eixo longo. A paciente é uma adolescente supostamente com a síndrome de Marfan.

38. A imagem 2D apresentada na Fig. 3-10, em uma incidência paraesternal, foi adquirida de uma adolescente com síndrome de Marfan. Quais anormalidades podem ser observadas que estão frequentemente associadas à síndrome de Marfan?

    (A) raiz aórtica dilatada e prolapso da valva mitral
    (B) aneurisma dissecante da aorta
    (C) estenose subaórtica hipertrófica idiopática
    (D) herniação do seio de Valsalva

39. A imagem 2D apresentada na Fig. 3-11 foi adquirida do ápice de uma criança submetida a uma cirurgia corretiva para transposição das grandes artérias. O que a linha ecogênica no átrio esquerdo representa?

    (A) *cor triatriatum*
    (B) anel supramitral
    (C) retorno venoso pulmonar anômalo total
    (D) um túnel interatrial

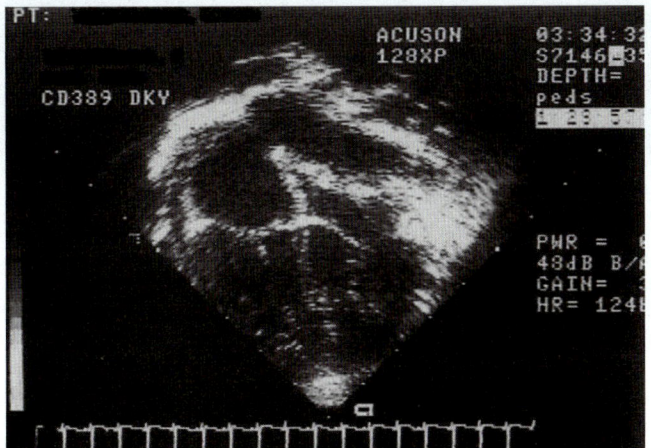

FIGURA 3-11. Imagem 2D de uma incidência apical de quatro câmaras apresentada com o ápice para baixo. Esta criança pequena foi previamente submetida a uma transposição de grandes vasos.

40. Se um paciente tem retorno venoso pulmonar anômalo total, qual dos seguintes é descritivo do átrio direito?

    (A) atrésico
    (B) pequeno
    (C) tamanho normal
    (D) dilatado

41. Qual é a modalidade mais adequada para o delineamento da anatomia no retorno venoso pulmonar anômalo total?

    (A) 2D
    (B) modo M
    (C) Doppler de onda pulsada
    (D) Doppler de onda contínua
    (E) dopplerfluxometria em cores

VERDADEIRO OU FALSO: Indicar se cada uma das seguintes afirmações é verdadeira ou falsa.

42. Persistência do ducto arterial é mais comumente observada em bebês prematuros de baixo peso ao nascer do que em bebês a termo.

43. Patência do ducto arterial pode ser desejável em alguns casos.

44. No *cor triatriatum*, o apêndice atrial esquerdo é contínuo com o átrio esquerdo anatômico e não com a câmara proximal que recebe fluxo diretamente das veias pulmonares.

45. Crianças com trissomia 21 frequentemente têm defeitos parciais do septo atrioventricular.

46. Pacientes com tronco arterial comum geralmente são bastante cianóticos na infância.

47. Indivíduos com anomalia de Ebstein da valva tricúspide são sempre sintomáticos.

48. Aneurismas da artéria coronária distal são comuns na ausência de formação de aneurisma proximal em pacientes que tiveram a doença de Kawasaki.

49. Em pacientes com coarctação da aorta, o gradiente através da obstrução deve-se aproximar da diferença nas pressões sanguíneas sistólicas obtidas do braço e perna do paciente.

50. Persistência da veia cava superior esquerda pode existir na ausência de um seio coronariano dilatado.

Para cada uma das posições abaixo do transdutor, indicar (verdadeiro ou falso) se a posição poderia resultar na estimativa mais elevada do gradiente de pressão em um paciente com estenose valvar.

51. paraesternal

52. apical

53. subcostal

54. supraesternal

A imagem 2D na Fig. 3-12 foi obtida posicionando o transdutor no ápice cardíaco de um bebê. O bebê foi encaminhado para a ecocardiologia em decorrência da presença de um coração aumentado na radiografia torácica e insuficiência cardíaca. Um sopro sistólico pode ser escutado no ápice. Indicar se as afirmações 55-60 são verdadeiras ou falsas para esta imagem.

55. Há um defeito do septo atrial do tipo *secundum*

56. Há um defeito do septo atrial do tipo *primum*

57. A valva tricúspide aparece normal

58. O ventrículo esquerdo é significativamente menor do que o ventrículo direito

59. O diagnóstico deste paciente é a anomalia de Ebstein da valva tricúspide

60. O sopro sistólico é provavelmente causado por estenose aórtica

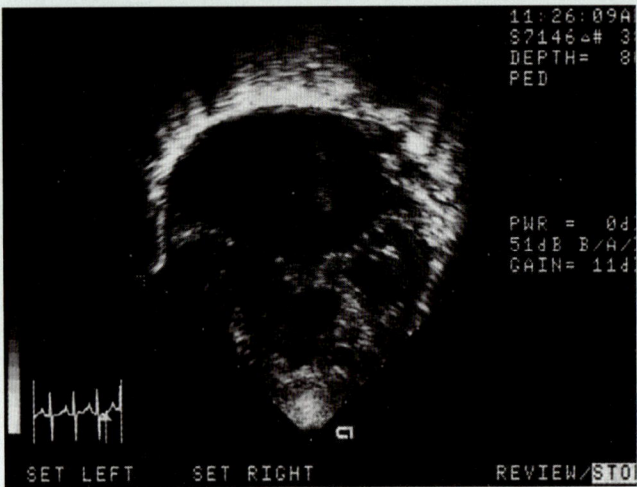

FIGURA 3-12. Imagem 2D de uma incidência apical de quatro câmaras apresentada com o ápice para baixo. Este bebê estava em falência cardíaca e supostamente tinha um coração aumentado na radiografia torácica. Um sopro sistólico pode ser auscultado no ápice.

Respostas e Explicações

Ao final de cada resposta explicada, há uma combinação numérica entre parênteses. O primeiro número identifica a fonte de referência; o segundo número (ou grupo de números) indica a página (ou páginas) em que a informação relevante pode ser encontrada.

1. **(B)** *Secundum*. Seio venoso é a forma mais rara, e o átrio único não é considerado um defeito do septo atrial, pois há ausência completa do septo atrial. (*13:1391*)

2. **(C)** Na posição subxifoide, o feixe sonoro encontra-se perpendicular ao septo interatrial, utilizando, desse modo, a resolução axial do transdutor. O septo atrial também pode ser visualizado a partir da incidência paraesternal de eixo curto, porém esta incidência é mais paralela ao feixe sonoro e, portanto, a resolução da imagem pode não ser ideal. Na posição apical, o feixe sonoro encontra-se paralelo ao septo atrial, e este a uma maior distância do transdutor. Consequentemente, a falha ecocardiográfica pode ser confundida com uma comunicação atrial. (*26:144-147*)

3. **(C)** Defeitos do septo atrial do tipo seio venoso são delimitados posteriormente pela parede atrial posterior e superiormente pela entrada da veia cava superior. Por esta razão, a veia pulmonar direita superior pode esvaziar no átrio direito ou na veia cava superior. (*6:175*)

4. **(C)** Defeito do septo ventricular. Defeito do septo atrial e estenose pulmonar também são comuns. Estenose mitral é relativamente incomum na população pediátrica. (*6:190*)

5. **(B)** O artefato em "T" é visualizado na ecocardiografia 2D como uma proeminência de ecos nas margens do tecido septal. (*32:415*)

6. **(E)** Defeitos do septo ventricular muscular podem ocorrer em qualquer local e ser muito pequenos. A dopplerfluxometria em cores permite uma avaliação relativamente rápida de todo o septo interventricular. A visualização de um jato de fluxo turbulenta identifica um defeito do septo ventricular; a pesquisa por Doppler de onda pulsada ou onda contínua pode ser tediosa e pode não detectar um pequeno defeito muscular em uma posição incomum. (*30:544-548*)

7. **(A)** Quando as pressões pulmonares excedem as pressões sistêmicas, o fluxo através do ducto arterial patente será da direita para a esquerda; portanto, não haveria reversão na aorta descendente. Todas as outras alternativas causam uma reversão do fluxo na aorta descendente. (*12:285-287*)

8. **(E)** Embora a persistência do ducto arterial e a coarctação da aorta estejam mais comumente associadas à estenose aórtica valvar, o defeito do septo ventricular e a estenose pulmonar também podem estar associados. (*6:224*)

9. **(B)** Embora todas as malformações listadas possam ser achados associados, foi relatado que a valva aórtica bicúspide é um achado associado em até 85% dos casos. (*6:244*)

10. **(C)** A incidência aórtica é posterior e à direita da valva pulmonar no coração normalmente posicionado. A valva aórtica está localizada centralmente na base do coração, enquanto a valva pulmonar está anterior e à esquerda. (*1:578-581*)

11. **(D)** O procedimento de Fontan foi originalmente desenvolvido para tratar pacientes com atresia tricúspide. Embora seja atualmente utilizado de modo modificado para tratar outras formas de cardiopatia congênita complexa, não é comumente usado para tratar pacientes com transposição das grandes artérias. (*6:357-359, 402-417*)

12. **(C)** O procedimento de Jantene. O procedimento de Rashkind é uma técnica de cateterismo intervencionista, também conhecida como septostomia atrial com balão. Os procedimentos de Mustard e Senning também são conhecidos como o procedimento de correção da transposição das artérias. (*6:402-417*)

13. **(A)** Normalmente, grandes vasos relacionados rumam perpendicular um ao outro. A demonstração desta relação exclui a presença de transposição dos grandes vasos. (*26:498*)

14. **(B)** A finalidade de uma septostomia atrial é misturar o retorno venoso sistêmico desoxigenado com o retorno venoso pulmonar oxigenado. No tronco arterial comum e na tetralogia de Fallot, esta mistura ocorre através de um grande defeito do septo ventricular. Na anomalia de Ebstein da valva tricúspide, a sequência do fluxo sanguíneo é normal; portanto, a mistura não é desejável. (*6:399-400*)

15. **(B)** A incidência é de, aproximadamente, 15-25% de formação de aneurisma da artéria coronária em crianças com doença de Kawasaki não tratada. (*85:269*)

16. **(B)** A doença de Kawasaki é uma doença infantil. Os bebês parecem ser mais propensos a desenvolver aneurismas do que as outras crianças. (*85:273*)

17. **(E)** Todas as alternativas disponíveis devem ser utilizadas. (*7:223; 18:157-171*)

18. **(A)** Maior. A obstrução da via de saída do ventrículo direito da tetralogia de Fallot é uma obstrução dinâmica; portanto, pode aumentar quando o paciente está estressado. (*6:278*)

19. **(E)** Embora as porções proximais sejam as mais frequentemente envolvidas, o sistema coronário deve ser avaliado com todas as incidências disponíveis, pois aneurismas podem ocorrer em qualquer local. (*85:269-273*)

20. **(C)** Na coarctação da aorta, a pulsatilidade do fluxo aórtico descendente é fraca, de modo que o sinal Doppler exibe uma aceleração e desaceleração lenta. (*7:217-221*)

21. **(D)** Isomerismo atrial direito. No *situs solitus*, a aorta descende anterior e à esquerda da coluna vertebral, e a veia cava inferior ascende à direita da coluna vertebral. No *situs inversus*, o oposto é verdadeiro. No isomerismo atrial esquerdo, a veia cava inferior está frequentemente interrompida. (*2:35-56*)

22. **(B)** Fechamento precoce e reabertura parcial. Uma linha de fechamento assimétrica sugere uma valva aórtica bicúspide. O fechamento gradual sugere uma contratilidade ventricular esquerda deprimida. O tempo de ejeção pode estar prolongado na estenose aórtica valvar grave. (*32:380-386*)

23. **(E)** Reversão do fluxo durante a diástole, como demonstrada na Fig. 3-1, pode ser observada em qualquer um das outras condições. O padrão Doppler de onda pulsada característico na aorta descendente é muito diferente para a coarctação da aorta. (*7:217-228; 12:279-295*)

24. **(B)** A partir do ECG, pode-se observar que este é um quadro da diástole final. A imagem 2D exibe valvas pulmonares e aórticas fechadas, confirmando que esta é uma imagem na diástole final. A cor vermelha, representando o fluxo em direção ao transdutor, pode ser observada indo do ducto arterial patente para o tronco da artéria pulmonar. (*29:161, 162, 189, 190*)

25. **(C)** O jato vermelho observado atravessando o septo interatrial representa o fluxo indo em direção ao transdutor, sendo desse modo um *shunt* do átrio esquerdo para o átrio direito. Porções dos septos interatriais superior e inferior podem ser observadas na imagem 2D. (*30:548-550*)

26. **(D)** A valva mitral está aberta na Fig. 3-4A. Uma banda espessa de tecido aparece no lugar de uma valva tricúspide normal. Nesta imagem, um defeito do septo ventricular pode ser observado no topo do septo ventricular. Na Fig. 3-4B, o fluxo que passa pelo defeito do septo ventricular em direção ao ventrículo direito é demonstrado por dopplerfluxometria em cores durante a sístole. (*32:374-375*)

27. **(B)** O fluxo através de um defeito na via de entrada do septo ventricular seria visualizado no nível do ânulo mitral. Fluxo através de um defeito do septo ventricular do tipo subarterial duplamente relacionado seria visualizado imediatamente proximal à valva pulmonar nessa incidência. Fluxo através de um defeito do septo ventricular muscular seria visualizado na porção muscular do septo ventricular. Esta porção do septo ventricular é visível na incidência paraesternal de eixo curto no nível da valva mitral e mais apicalmente. (*32:155-161, 183-188*)

28. **(D)** A valva mitral é sempre mais elevada no septo ventricular na ausência de um defeito na via de entrada do septo ventricular. Neste caso, a valva atrioventricular do ventrículo direito se insere no septo ventricular mais superiormente do que a valva do ventrículo esquerdo. (*26:324, 325*)

29. **(C)** Estenose subaórtica membranosa discreta. A valva aórtica está fechada e não parece espessada. Há uma linha ecogênica que se estende posteriormente do septo ventricular, imediatamente proximal à valva aórtica. Esta linha representa uma membrana subaórtica discreta. Na estenose subaórtica hipertrófica idiopática, o septo interventricular estaria significativamente espessado. (*26:424-427*)

30. **(A)** Estenose aórtica valvar causaria um aumento da velocidade de fluxo imediatamente distal à valva. Estenose aórtica supravalvar causaria um aumento da velocidade de fluxo na raiz aórtica. Coarctação da aorta causaria um aumento da velocidade de fluxo após o nível da artéria subclávia esquerda. (*32:382*)

31. **(C)** A artéria coronária esquerda aparece levemente dilatada, e o círculo grande observado no átrio direito é a artéria coronária direita (com dilatação aneurismática) durante seu curso no sulco atrioventricular direito. (*85:268-273*)

32. **(D)** Toda a via de saída do ventrículo direito apresenta um calibre pequeno. (*26:434*)

33. **(E)** Imagens dos ramos da artéria pulmonar podem ser adquiridas a partir de todas estas incidências. (*66:767-782*)

34. **(B)** A espessura da parede livre do ventrículo direito pode não ser proporcional ao aumento na pressão arterial pulmonar. A pressão diastólica final, e não o gradiente de pico da regurgitação pulmonar, pode ser usada. Os tempos de aceleração e ejeção devem ser medidos na via de saída do ventrículo direito. (*18:157-171*)

35. **(D)** O *shunt* Blalock-Taussig modificado é um tubo de Gore-Tex que fornece fluxo sanguíneo pulmonar com sua origem na artéria inominada (o *shunt* Blalock-Taussig clássico conecta a artéria subclávia à artéria pulmonar – raramente em uso nos dias atuais). Em um *shunt* central, a artéria pulmonar é conectada à aorta diretamente ou através de um conduto. No *shunt* de Waterston, a aorta ascendente é conectada à artéria pulmonar direita e na anastomose de Potts, a aorta descendente é conectada à artéria pulmonar. Atualmente, os *shunts* de Waterston e Potts são raramente usados, porém podem ser ocasionalmente encontrados em pacientes adultos com doença congênita. (34:384, 385)

36. **(A)** A relação $Q_p:Q_s$ é uma comparação entre o fluxo pulmonar e o fluxo sistêmico utilizada para estimar a quantidade de fluxo sanguíneo através de um *shunt* sistêmico-pulmonar. O fluxo é calculado multiplicando-se a área pela velocidade do fluxo. Este cálculo deve ser realizado para a circulação sistêmica e para a circulação pulmonar. Quando o *shunt* está no nível dos ventrículos, o fluxo pulmonar pode ser calculado usando a valva pulmonar ou a valva mitral (ou seja, retorno venoso pulmonar). O fluxo sistêmico pode ser calculado pelo uso da valva aórtica ou da valva tricúspide (ou seja, retorno venoso sistêmico). O cálculo é realizado para determinar a quantidade de sangue que atravessa a vasculatura pulmonar a mais do que a quantidade que atravessa a vasculatura sistêmica. (9:825-827; 11:339-344)

37. **(B)** Visto que o defeito do septo atrial é a única saída para o sangue no átrio direito, é um *shunt* direita-esquerda obrigatório. (32:375)

38. **(A)** Pacientes com a síndrome de Marfan também correm o risco de dissecções aórticas; porém, apenas uma quantidade limitada da aorta é visualizada nesta imagem. As outras duas anormalidades não estão frequentemente associadas a esta síndrome. (6:792, 793)

39. **(D)** Na Fig. 3-11, a linha ecogênica visualizada no átrio esquerdo é um túnel interatrial construído para redirecionar o fluxo sanguíneo no que é conhecido como uma "correção no plano atrial". (26:552-557)

40. **(D)** Visto que o fluxo venoso pulmonar retorna diretamente para o átrio direito, este estará dilatado. (32:368-371)

41. **(E)** O fluxo colorido ajuda tremendamente na demonstração de canais e conexões anômalas. (90:341-347)

42. **Verdadeiro.** A constrição do ducto é fisiologicamente atrasada neste grupo. (6:209-218)

43. **Verdadeiro.** Prostaglandina E pode ser administrada para manter o ducto arterial patente em bebês com atresia ou obstrução grave da via de saída do ventrículo direito ou malformações dos grandes vasos. (6:221, 222)

44. **Verdadeiro.** A membrana se insere proximal ao apêndice atrial esquerdo no *cor triatriatum*, e distal ao apêndice atrial esquerdo no anel mitral supravalvar. (6:599-602)

45. **Falso.** Estas crianças geralmente têm a forma completa do defeito atrioventricular. (6:176)

46. **Falso.** Cianose significativa durante a infância ocorre somente quando há estenose pulmonar associada. (6:507)

47. **Falso.** Há um espectro de gravidade nesta malformação, e as formas leves podem permanecer assintomáticas. (24:142)

48. **Falso.** É muito raro ter envolvimento distal na ausência de formação de aneurisma proximal. (85:275)

49. **Verdadeiro.** Em casos graves, pode ser difícil obter um sinal Doppler confiável em razão do fluxo reduzido através da área de obstrução. O gradiente derivado do Doppler pode ser um pouco maior do que a diferença nas pressões sistólicas medidas do braço e da coxa, pois o pico de pressão sistólica ocorre em tempos ligeiramente diferentes nestas duas áreas; portanto, o método de medida de pressão sanguínea resulta em uma diferença entre a pressão de pico, enquanto que o método Doppler resulta em uma diferença de pressão instantânea. (7:217-219)

50. **Verdadeiro.** A avaliação supraesternal coronal do vaso extracardíaco deve ser incluída nos pacientes em que esta condição possa ser um motivo de preocupação para o planejamento dos procedimentos cirúrgicos, visto que a veia cava superior esquerda pode drenar para o teto do átrio direito. (88:137)

51. **Verdadeiro.** Esta tem sido tradicionalmente a posição mais comum para avaliação de estenose pulmonar valvar. (66:765)

52. **Verdadeiro.** O feixe sonoro é inclinado anteriormente, e o transdutor é deslocado imediatamente distal ao mamilo esquerdo. (67:844-848)

53. **Verdadeiro.** O feixe sonoro é inclinado anteriormente e ligeiramente à esquerda. (66:765)

54. **Verdadeiro.** Em alguns casos, esta pode ser a única posição em que um sinal Doppler diagnóstico pode ser obtido. (67:844-848)

55. **Falso.** A área da fossa oval parece estar intacta. (6:173, 174)

56. **Verdadeiro.** A porção do septo atrial imediatamente acima do nível das valvas atrioventriculares está ausente. (50:309-314)

57. **Falso.** Há uma valva atrioventricular comum com inserções cordais no septo ventricular. (*50:315-319*)

58. **Verdadeiro.** O ventrículo esquerdo é, aproximadamente, um terço o tamanho do ventrículo direito. Pode-se observar o encurvamento do septo interventricular em direção ao ventrículo esquerdo. (*50:319-330*)

59. **Falso.** O diagnóstico é um defeito do septo atrioventricular completo desbalanceado. Na anomalia de Ebstein da valva tricúspide, os folhetos da valva tricúspide estão aderidos às paredes do ventrículo direito. (*26:293-305*)

60. **Falso.** O sopro sistólico é provavelmente causado por insuficiência da valva atrioventricular. (*6:181-187*)

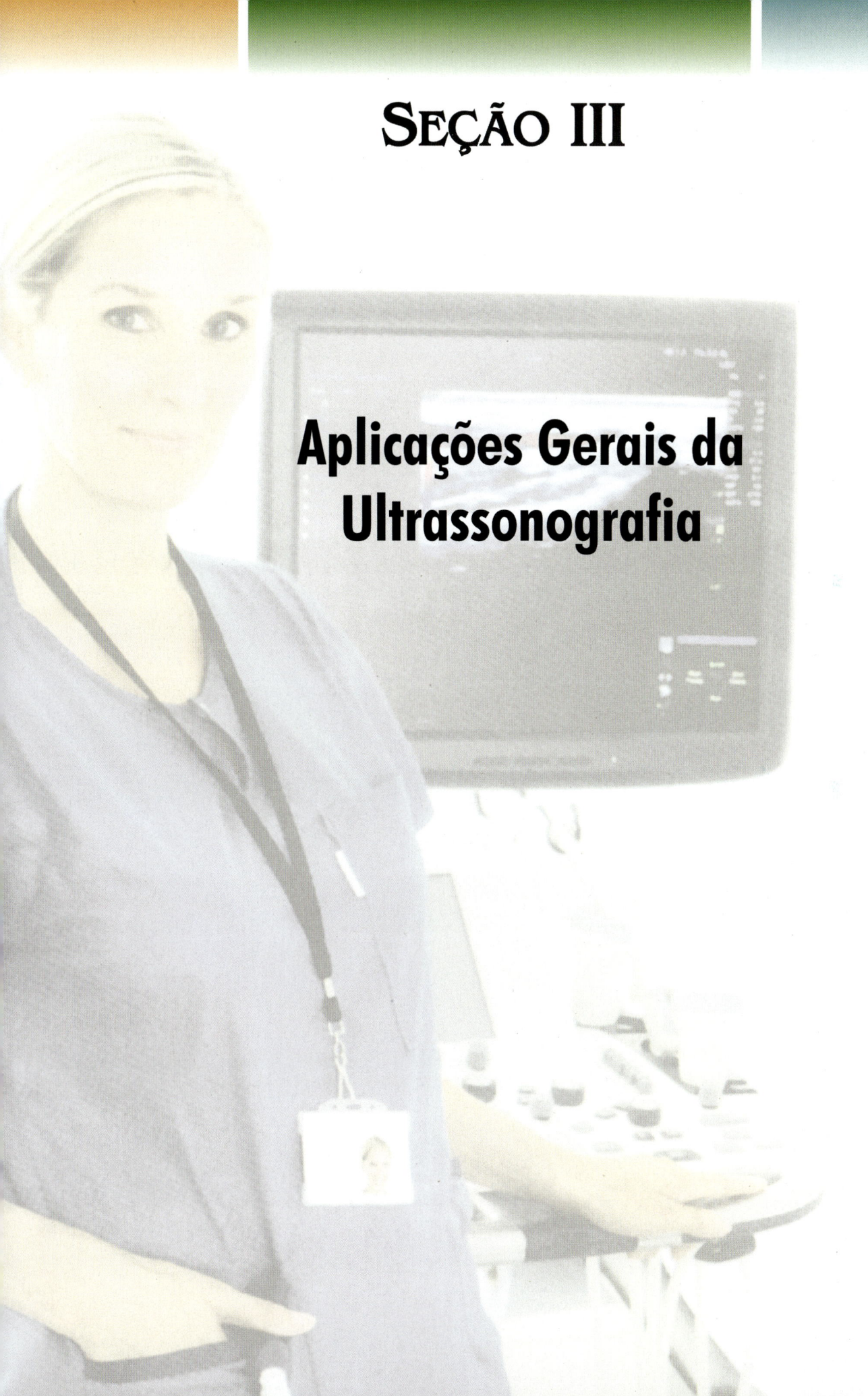

SEÇÃO III

Aplicações Gerais da Ultrassonografia

4

Ultrassonografia Abdominal

Charles S. Odwin ▪ *Arthur C. Fleischer**

Guia de Estudo

ANATOMIA VASCULAR

Pontos de Referência dos Grandes Vasos. Os grandes vasos são utilizados como pontos de referência para identificar a anatomia normal e as patologias. Todos os vasos são anecoicos e de formato tubular, quando visualizados ao longo de seus eixos longos e de formato redondo ou oval em seus eixos curtos. É importante conhecer a localização do órgão para ajudar a determinar o eixo longo do vaso. A Fig. 4-1 ilustra os grandes vasos do abdome.

Aorta. A aorta é a maior artéria do corpo. A aorta entra na cavidade abdominal através do hiato diafragmático no nível da décima segunda vértebra torácica (T12). Neste nível, é chamada de aorta abdominal. A aorta segue um trajeto vertical e anterior à coluna vertebral e ligeiramente à esquerda da linha média. A aorta distribui sangue oxigenado para todas as partes do corpo através da circulação sistêmica. Uma maior distância entre a aorta e a coluna vertebral pode indicar uma patologia retroperitoneal, como adenopatia, fibrose ou um hematoma.

A aorta abdominal se bifurca no nível da quarta vértebra lombar (L4) em artérias ilíacas comuns direita e esquerda. As artérias ilíacas comuns bifurcam-se em artérias ilíacas internas (hipogástricas), que fornecem sangue aos órgãos pélvicos internos e às artérias ilíacas externas que, por sua vez, fornecem sangue às extremidades inferiores.

Medidas. O calibre da aorta abdominal diminui à medida que segue inferiormente. A dimensão anteroposterior normal do lúmen da aorta deve ser < 3 cm no estreitamento diafragmático e de, aproximadamente, 1,5 cm na bifurcação.

Torácica:	2,5 cm
Diafragma:	2,5-3 cm
Porção mediana do abdome:	2-2,5 cm
Renais:	1,8-2 cm
Bifurcação:	1,5-1,8 cm
Ilíaca comum:	1-1,3 cm

Ramos da Aorta. Superior a inferior.

Celíaca. O eixo ou tronco celíaco é o primeiro ramo visceral da aorta abdominal. Possui um comprimento de, aproximadamente, 2-3 cm e trifurca em artéria hepática comum, artéria gástrica esquerda e artéria esplênica.

1. *A artéria hepática comum,* que segue um trajeto horizontal para a direita. A artéria gastroduodenal é um ramo da artéria hepática comum que segue um trajeto vertical e é usada como ponto de referência para a superfície anterolateral da cabeça do pâncreas. Após a origem do ramo da artéria gastroduodenal, a artéria hepática comum torna-se a artéria hepática própria e entra no fígado ao nível do *porta-hepatis*. A artéria hepática segue um trajeto anterior à veia hepática e adjacente ao ducto biliar comum. Uma vez intra-hepática, a artéria hepática se ramifica em artérias hepáticas direita, esquerda e média.
2. *A artéria gástrica esquerda* é algumas vezes visualizada no ultrassom.[1]
3. *A artéria esplênica* segue um trajeto horizontal sinuoso ao longo da margem posterossuperior do corpo pancreático. Esta artéria entra no baço pelo hilo esplênico.

Artéria mesentérica superior (SMA) origina-se na face anterior da aorta abdominal, cerca de 1 cm abaixo do tronco celíaco, e segue um trajeto vertical e paralelo à aorta. A SMA se situa posterior ao corpo do pâncreas.

Artérias renais originam-se na face posterolateral da aorta e seguem horizontalmente ao hilo dos rins. A artéria renal direita segue posteriormente à veia cava inferior. A artéria renal esquerda penetra diretamente no hilo renal.

Artérias gonadais são vasos pequenos que se originam da face anterior da aorta e inferior às artérias renais. Estas artérias não são regularmente visualizadas pelo ultrassom.

---

*Kerry E. Weinberg escreveu a versão anterior deste capítulo.

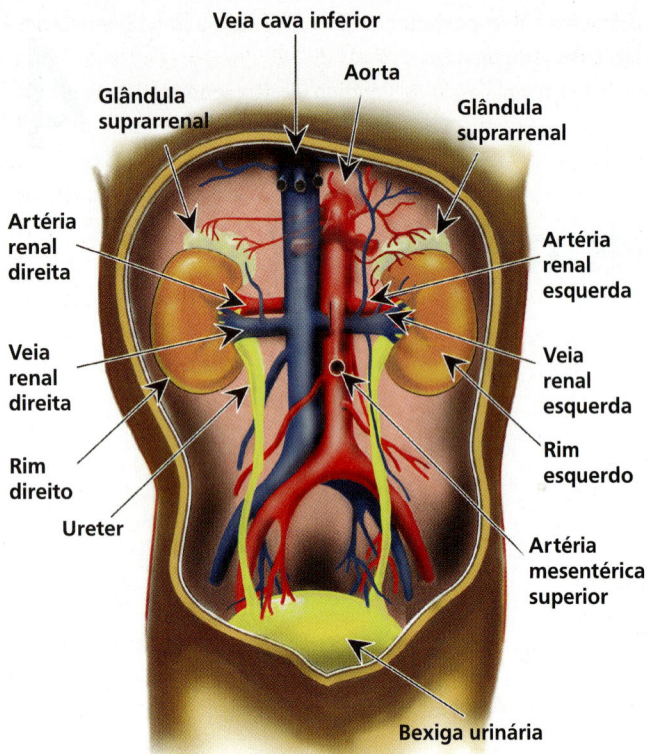

FIGURA 4-1. As vísceras abdominais com os grandes vasos.

A *artéria mesentérica inferior* é uma artéria pequena que se origina da superfície anterior da aorta abdominal. Esta artéria segue um trajeto vertical e está localizada ligeiramente à esquerda da linha média. Não é regularmente visualizada no exame ultrassonográfico.

PATOLOGIA DAS ARTÉRIAS

Aterosclerose é primariamente uma doença arterial, em que a parede do vaso perde sua elasticidade e se torna endurecida. A aterosclerose é a forma mais comum de depósitos lipídicos no revestimento interno da parede da artéria (túnica íntima). Estes depósitos podem causar fibrose e calcificações.

Aneurisma é a dilatação de um segmento da parede de um vaso causada por uma fraqueza das três camadas da parede vascular. Os aneurismas são mais comuns em artérias do que em veias. A causa mais comum de aneurisma é a aterosclerose e a hipertensão associadas. Outras causas incluem fraqueza congênita da parede de um vaso sanguíneo, trauma, sífilis não tratada ou infecções, especialmente aquelas provocadas por uma endocardite bacteriana. A síndrome de Marfan está associada aos aneurismas na porção ascendente da aorta, estendendo-se até a valva aórtica.

Aneurisma da aorta abdominal (AAA) é diagnosticado quando uma dilatação focal ou generalizada > 3 cm é observada no diâmetro anteroposterior da aorta. A medida da aorta é feita de uma borda externa à outra. Além disso, o tamanho do lúmen também é medido quando uma placa ou calcificações estão presentes. Qualquer aneurisma > 7 cm corre um grande risco de ruptura. Um aneurisma aórtico rompido é uma emergência cirúrgica, com a maior parte da ruptura estando localizada na parede lateral abaixo do nível das artérias renais. Um aneurisma aórtico não tratado apresenta uma taxa de mortalidade de quase 100%. Aneurismas são classificados como aneurismas verdadeiros, dissecantes ou pseudoaneurismas (falsos).

No *aneurisma verdadeiro*, há dilatação das três camadas da parede do vaso sanguíneo (túnica íntima, túnica média e túnica adventícia). Os achados clínicos incluem uma massa abdominal pulsátil palpável no exame físico e dorsalgia ou dor nas pernas. Segue abaixo os tipos de aneurisma verdadeiro:

1. Fusiforme: o tipo mais comum de aneurisma aórtico, sendo caracterizado por uma dilatação alongada em formato de fuso da artéria.
2. Sacular: caracterizado por uma evaginação focal da parede do vaso; primariamente causado por trauma ou infecção.
3. Baga: pequenas evaginações redondas de 1-1,5 cm de diâmetro, tipicamente encontradas no sistema vascular cerebral; ruptura geralmente provoca a morte.

Aneurisma Dissecante (não é um aneurisma verdadeiro) ocorre quando há uma ruptura da camada íntima da parede do vaso, provocando acúmulo de sangue entre as camadas íntima e as média. A artéria terá dois lúmens, um lúmen verdadeiro e um lúmen falso. Aneurismas dissecantes frequentemente envolvem a aorta ascendente e são mais comumente observados em pessoas com hipertensão ou com a síndrome de Marfan. Os achados clínicos incluem dor severa sobre o sítio do aneurisma e, em casos em que a dissecção ocorre no nível da aorta ascendente, a dor pode mimetizar um infarto do miocárdio (MI). O aspecto ultrassonográfico pode incluir a demonstração de dois lúmens com um retalho da íntima pulsante.

Pseudoaneurisma (aneurisma falso) resulta de uma ruptura na parede do vaso que permite o escape de sangue para o tecido adjacente. O sangue se torna encapsulado e se apresenta como uma massa adjacente à parede do vaso sanguíneo. O Doppler em cores é utilizado para diagnosticar um pseudoaneurisma; o sítio de comunicação entre o lúmen verdadeiro e o lúmen falso pode ser demonstrado, e o fluxo sanguíneo no lúmen falso é turbulento. As principais causas são decorrentes de um trauma ou cateterismo arterial.

Veia Cava Inferior. A veia cava inferior (IVC) é uma veia grande formada na confluência das veias ilíacas comuns direita e esquerda, no nível da quarta vértebra lombar (L4). A IVC se encontra ligeiramente à direita da linha média e segue anteriormente, uma vez que transporte sangue desoxigenado para o átrio direito do coração. O tamanho da IVC varia com a respiração, aumentando na expiração e inspiração retida e diminuindo com uma manobra de Valsalva.

Principais Ramos para a IVC

Veias Hepáticas. Veja seção sobre fígado.

Veias Renais. A veia renal direita está localizada anterior à artéria renal direita e segue um curto trajeto do hilo do rim direito até a IVC. A veia renal esquerda segue um trajeto anterior à aorta e posterior à artéria mesentérica superior (SMA) antes de entrar na IVC.[5]

Veias Gonadais. A veia gonadal direita esvazia diretamente na IVC. A veia gonadal esquerda esvazia na veia renal esquerda, que drena para a IVC.

Patologia que Afeta o Tamanho da IVC

A IVC é dilatada na presença de hepatomegalia, hipertensão pulmonar, insuficiência cardíaca congestiva (CHF), pericardite constritiva, mixoma atrial direito, cardiopatia aterosclerótica e insuficiência ventricular direita.

O tumor mais comum envolvendo a IVC é o carcinoma de células renais. O carcinoma de células renais pode invadir a veia renal e a IVC. Isto é mais comum no rim direito em razão da curta distância que a veia renal direita precisa percorrer para entrar na IVC. Trombo também pode ser identificado na forma de ecos de baixa amplitude na IVC. Trombo na IVC pode causar doença de Budd-Chiari.

Causas de Deslocamento da IVC

Linfadenopatia
Massa no lobo hepático posterior, caudado ou direito no fígado
Massa renal direita
Massa suprarrena direita
Aorta tortuosa
Tumores retroperitoneais: lipossarcoma retroperitoneal, leiomiossarcoma, osteossarcoma, rabdomiossarcoma

Sistema Porta. Veja seção sobre fígado abaixo.

FÍGADO

Anatomia Macroscópica do Fígado

O fígado é o segundo maior órgão do corpo humano. O lobo direito é cinco a seis vezes maior do que o lobo esquerdo. A medida ultrassonográfica longitudinal normal do fígado é < 15 cm, com uma medida > 15,5 cm sendo considerada hepatomegalia.[1] O diâmetro anteroposterior médio, medido na linha hemiclavicular, é de, aproximadamente, 10,5 cm. Um lobo de Riedel é uma variante normal do lobo hepático direito, sendo mais comum em mulheres do que em homens. O lobo de Riedel é uma projeção similar a um gancho que se estende para fora da parte inferior do lobo hepático direito. Esta estrutura pode algumas vezes ser confundida com uma hepatomegalia ou um tumor.

O fígado é completamente revestido por uma camada de tecido connectivo, conhecida como cápsula de Glisson. Em sua maior parte, esta cápsula é um órgão intraperitoneal, exceto pela área nua posterior à cúpula hepática, região do *porta-hepatis* e região da fossa da vesícula biliar.

Padrões para Descrição da Anatomia Hepática: Lobos, Ligamentos e Fissuras

Diversos padrões diferentes são usados para a divisão hepática: veias hepáticas, fissuras, ligamentos e veias portas. Ligamentos e fissuras são utilizados como referências anatômicas nas porções hepáticas mais caudais (veja Fig. 4-2). A anatomia da segmentação de Couinaud (utilizada para localização de lesões hepáticas) divide o fígado em oito segmentos e usa as veias hepáticas e portas como pontos de referência.[5]

Anatomia Hepática Tradicional

Tradicionalmente, o fígado é anatomicamente subdividido em quatro lobos: direito, esquerdo, quadrado e caudado, que são fundamentados em pontos de referência externos (veja Fig. 4-3).

Padrão de Couinaud para Descrição dos Segmentos Hepáticos

Este método da anatomia é amplamente utilizado na Europa e está se tornando a nomenclatura universal para a localização de lesões hepáticas.[1] Cada segmento tem seu próprio suprimento sanguíneo, com um ramo da veia porta no centro delimitado por uma veia hepática. O fígado é dividido em oito segmentos funcionais, com cada um tendo seu próprio suprimento sanguíneo (veja Fig. 4-4).

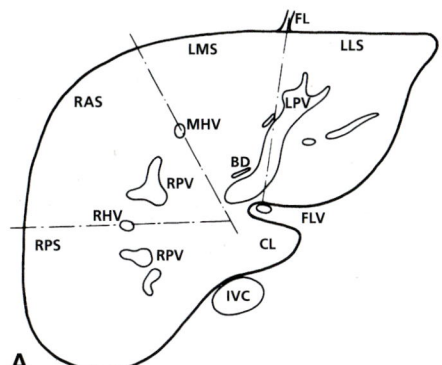 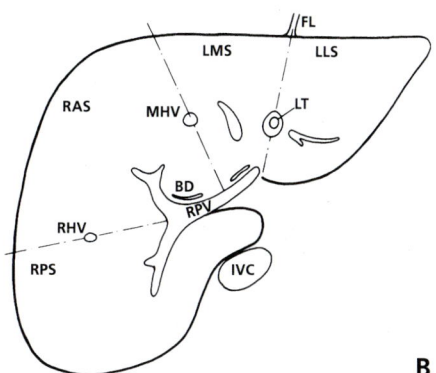

FIGURA 4-2. (A) Representação gráfica. IVC = veia cava inferior; RPS, RAS = segmentos posterior e anterior do lobo direito; LMS, LLS = segmentos medial e lateral do lobo esquerdo; FLV = fissura do ligamento venoso; RPV = ramo direito da veia porta; RHV, MHV = veias hepáticas direita e média; BD = ducto biliar. **(B)** LMS, LLS = segmentos medial e lateral do lobo esquerdo; FL = ligamento falciforme; LT = ligamento teres. (*Reimpressa com permissão de Sexton CC, Zeman RK: Correlation of computed tomography, sonography and gross anatomy of the liver, AJR 1983; Oct;141(4):711-718.*)

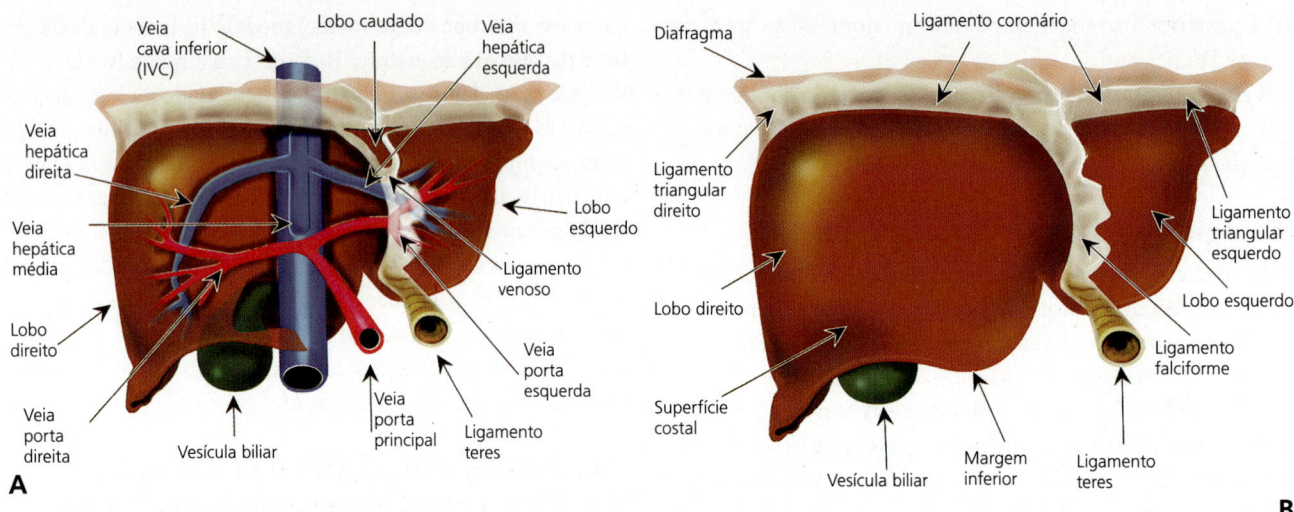

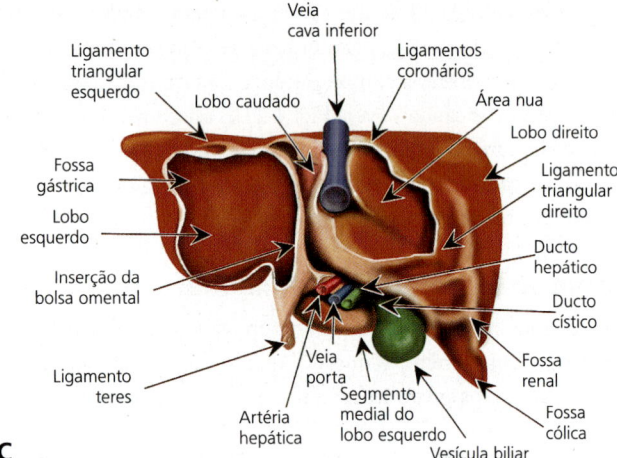

FIGURA 4-3. (**A**) Lobos, ligamentos e fissuras. (**B**) Projeção anterior do fígado. (**C**) Vista posterior da superfície diafragmática do fígado. O lobo caudado está localizado na superfície posterossuperior do lobo direito, oposto à décima e décima primeira vértebra torácica.

Anatomia Funcional do Fígado

Funcionalmente, o fígado é dividido em três lobos: direito, esquerdo e caudado. Esta divisão é com base no suprimento vascular.

Arquitetura do Parênquima

O parênquima hepático normal tem uma textura homogênea, e sua ecogenicidade pode ser comparada a outros órgãos abdominais. Segue abaixo uma descrição dos órgãos mais ecogênicos para os menos ecogênicos:

seio renal > pâncreas > fígado ≥ baço > córtex renal > pirâmides renais medulares

Veia Hepática Média. Divide o fígado em lobos direito e esquerdo (Fig. 4-3A).

Veia Hepática Direita. Divide o lobo hepático direito nos segmentos anterior e posterior (Fig. 4-3A).

Veia Hepática Esquerda. Divide o lobo hepático esquerdo nos segmentos medial e lateral (Fig. 4-3A).

As veias hepáticas direita e esquerda drenam sangue proveniente do lobo caudado.

Ligamento Venoso. O ligamento venoso é um remanescente do ducto venoso fetal. Este ligamento separa o lobo caudado do lobo esquerdo. Pode ser visualizado ultrassonograficamente em uma varredura longitudinal ou transversal como uma linha ecogênica se estendendo transversalmente do *porta-hepatis*.

Ligamento Teres (Ligamento Redondo). (Fig. 4-3C). O ligamento Teres está contido no ligamento falciforme. É um remanescente da veia umbilical fetal. Este ligamento segue pela fissura intersegmentar esquerda, dividindo o lobo esquerdo

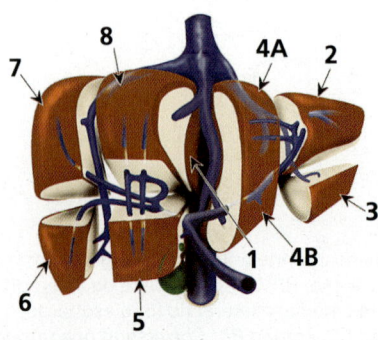

FIGURA 4-4. Anatomia de Couinaud.

TABELA 4-1 • Fissuras Intersegmentares		
Fissuras	Localização	Referência Anatômica
Intersegmentar direita	Divide o lobo direito nos segmentos anterior e posterior	Veia hepática direita
Intersegmentar esquerda	Divide o lobo esquerdo nos segmentos medial e lateral	Veia hepática esquerda Ligamento Teres Veia porta esquerda Veia hepática média
Intersegmentar média (fissura lobar principal)	Divide o fígado em lobos direito e esquerdo	Plano oblíquo conectando a fossa da vesícula biliar e a IVC

TABELA 4-2 • Anatomia de Couinaud		
Segmentos	Localização	Suprida por Ramos
1	Lobo caudado	Veias portas direita e esquerda
2	Segmento lateral do lobo esquerdo – superior	Segmento ascendente do LPV
3	Segmento lateral do lobo esquerdo – inferior	Segmento descendente do LPV
4	Segmento medial do lobo esquerdo – quadrado	Segmento horizontal do LPV
5	Segmento anterior do lobo direito	Ramo anterior do RPV
6	Segmento posterior do lobo direito – inferior	Ramo posterior do RPV
7	Segmento posterior do lobo direito – superior	Ramo posterior do RPV
8	Segmento anterior do lobo direito – superior	Ramo anterior do RPV

nos segmentos lateral e medial. Ultrassonograficamente, o ligamento redondo é mais facilmente visualizado com uma incidência transversal como uma estrutura ecogênica redonda à esquerda da linha média.

Ligamento Falciforme. (Fig. 4-3B). O ligamento falciforme é uma prega do peritônio que contém o ligamento Teres. Este ligamento se estende do umbigo até o diafragma e prende o fígado à parede abdominal anterior e diafragma. O ligamento falciforme divide-se em lobos hepáticos direito e esquerdo na superfície diafragmática. Ultrassonograficamente é observado como uma área redonda e hiperecoica no lobo esquerdo do fígado.

Ligamento Coronário. O ligamento coronário é adjacente ao ligamento falciforme. Este ligamento conecta a superfície posterior do fígado ao diafragma.

Fissura Lobar Principal (Fissura Intersegmentar Média). A fissura lobar principal separa os lobos hepáticos direito e esquerdo do fígado. É visualizada ultrassonograficamente como uma linha linear ecogênica se estendendo da veia porta até o colo da vesícula biliar. A Tabela 4-1 é um guia das estruturas anatômicas úteis para a definição da anatomia segmentar.

Vasos Hepáticos – Veias Hepáticas, Veia Porta, Artéria Hepática

O fígado tem duplo suprimento sanguíneo. Este órgão recebe sangue da artéria hepática e veia porta. O sangue da veia porta principal transporta nutrientes provenientes do trato gastrointestinal, vesícula biliar, pâncreas e baço. A maioria do sangue total transportado ao fígado provém da veia porta principal.

Veias Hepáticas. Há três veias hepáticas: direita, média e esquerda. Estas veias seguem um trajeto superoposterior e drenam sangue desoxigenado para a veia cava inferior. As veias hepáticas são não pulsáteis, aumentam de tamanho à medida que seguem superiormente em direção à veia cava inferior, e suas paredes são menos ecogênicas do que as veias portas (Tabela 4-2) (Tabela 4-3).

Veia Porta. A veia porta é formada na região posterior ao colo pancreático pela confluência da veia esplênica e veia mesentérica superior. A veia porta segue um trajeto oblíquo cranial direito e entra no fígado através da porta hepática, também conhecido como tríade portal. A tríade portal contém (1) veia porta, (2) artéria hepática e (3) ducto biliar. A veia porta principal situa-se anterior à veia cava inferior, cranial à cabeça do pâncreas e caudal ao lobo caudado. A veia porta principal se bifurca no fígado nas veias portas direita e esquerda.

Veia Porta Direita. A veia porta direita é maior do que a veia porta esquerda. Ela segue um trajeto caudal posterior e se divide nos ramos anterior e posterior.

Veia Porta Esquerda. A veia porta esquerda segue um trajeto cranial anterior para fornecer sangue ao lobo hepático esquerdo. É a porção umbilical da veia porta.

TABELA 4-3 • Diferenciação entre as Veias Portas e as Veias Hepáticas	
Veias Portas	Veias Hepáticas
Paredes são mais ecogênicas em decorrência do colágeno presente no interior da parede	O tamanho do calibre muda com a respiração
Ramificam-se horizontalmente e seguem em direção à porta hepática	Ramificam-se verticalmente e seguem em direção à IVC
O calibre diminui conforme seguem em sentido oposto à porta hepática	O calibre aumenta conforme rimam em direção à IVC

Artéria Hepática. A artéria hepática se origina do tronco celíaco e segue transversalmente. A artéria hepática e o ducto biliar comum seguem anterior à veia porta à medida que entram no fígado através da porta hepática, com o ducto biliar comum ligeiramente mais lateral. A artéria hepática se encontra no mesmo nível que o ligamento hepatoduodenal e está situada superior à cabeça do pâncreas.

Ducto Biliar Comum. O ducto biliar comum é formado pela confluência do ducto hepático comum e do ducto cístico. A porção superior do ducto biliar, que está situada anterior à veia porta direita, é o ducto hepático comum. O ducto biliar comum segue um trajeto posterocaudal oblíquo, seguindo ao longo da superfície dorsal da cabeça pancreática antes de se unir ao ducto pancreático principal e, juntos, entram na segunda porção do duodeno.

Testes de Função Hepática

1. Aspartato aminotransferase (AST), anteriormente conhecida como transaminase glutâmico-oxalacética sérica (SGOT): esta enzima está aumentada na doença hepatocelular e é útil para detectar hepatite aguda antes da ocorrência de icterícia e na evolução da hepatite após a icterícia. Não está aumentada nos casos de doença hepática crônica, como a cirrose ou icterícia obstrutiva. Os níveis da aspartato aminotransferase estão aumentados na necrose de células hepáticas causada por hepatite viral, hepatite tóxica e outras formas de hepatite aguda.

2. Alanina aminotransferase (ALT), anteriormente conhecida como transaminase glutâmico-pirúvica sérica (SGPT): esta enzima está aumentada na doença hepatocelular e é utilizada para avaliar a icterícia. Os níveis da alanina aminotransferase aumentam mais do que os da AST em casos de hepatite e demoram de 2-3 meses para retornarem ao normal.

3. Fosfatase alcalina (ALP): normalmente encontrada no soro. Seu nível aumenta nos distúrbios hepáticos e do trato biliar, quando a excreção de bile é prejudicada. Obstrução da bile pode ser causada por um distúrbio biliar ou hepático como icterícia obstrutiva, cirrose biliar, hepatite aguda e doença hepática granulomatosa.

4. Amônia: é normalmente metabolizada no fígado e excretada como ureia; aumentada na doença hepatocelular.

5. Alfafetoproteína (α-AFP): uma proteína normalmente produzida pelo saco vitelino e fígado fetal, trato GI, neoplasias de células germinativas do testículo e hepáticas (hepatomas), e outras neoplasias em adultos. O nível de AFP é utilizado para monitorizar o tratamento quimioterápico e o diagnóstico pré-natal de defeitos do tubo neural no feto, sendo raramente usado em outros casos.

6. Bilirrubina: derivada da degradação das hemácias em hemoglobina. Excretada pelo fígado na bile (principal pigmento). Quando a destruição das hemácias aumentar muito ou quando o fígado é incapaz de excretar quantidades normais, a concentração sérica de bilirrubina aumenta. Se a concentração de bilirrubinas aumentar muito, pode ocorrer icterícia. Níveis de bilirrubinas indireta e direta podem determinar uma obstrução intra-hepática e extra-hepática.

    Bilirrubina direta (bilirrubina conjugada): está elevada quando há uma obstrução do sistema biliar, como na icterícia obstrutiva.

    Bilirrubina indireta (bilirrubina não conjugada): destruição excessiva de hemácias/hemólise associada a anemias e hepatopatia; elevação da bilirrubina total ocorre com hepatite, metástase hepática.

7. Hematócrito: porcentagem de eritrócitos do volume total de sangue; uma queda no hematócrito pode indicar um hematoma decorrente de um traumatismo hepático ou sangramento em outro local do corpo.

8. Leucocitose: um aumento significativo dos leucócitos acima do limite normal indica um processo inflamatório ou abscesso.

9. Tempo de protrombina (PT): durante o processo de coagulação, a protrombina é convertida em trombina pela ação da vitamina K que é absorvida nos intestinos e armazenada no fígado. Quando a função hepática está comprometida por uma hepatopatia, o nível de protrombina é reduzido e pode causar hemorragia descontrolada.

10. Bile e bilirrubina urinária: bile e bilirrubina não são normalmente encontradas na urina. Pode ocorrer um extravasamento no sangue, quando há doença hepática obstrutiva e destruição excessiva de hemácias. Pigmentos biliares são encontrados no sangue, quando há uma obstrução biliar. Bilirrubina é encontrada isoladamente, quando há uma quantidade excessiva de destruição de hemácias.

11. Urobilinogênio urinário: este teste é utilizado para diferenciar entre uma obstrução completa e uma obstrução incompleta do trato biliar.

    Urobilinogênio é um produto da degradação de hemoglobina e pode estar elevado nos casos de doença hepática, doença hemolítica ou infecções graves. O urobilinogênio não aumenta ou não há uma quantidade excessiva encontrada na urina em casos de obstrução biliar completa.

12. Urobilinogênio fecal: traços de urobilinogênio são normalmente encontrados na matéria fecal, porém um aumento ou uma redução nas quantidades normais pode indicar anormalidades digestivas hepáticas. Um aumento pode sugerir um aumento na hemólise. Uma redução é observada na obstrução completa do sistema biliar.

Doença Hepatocelular Difusa. Há uma redução na função hepática com um aumento nas enzimas hepáticas; o aumento nas enzimas hepáticas está diretamente relacionado com a quantidade de necrose hepatocítica. Os níveis de bilirrubina total podem estar elevados, com um aumento no tempo de protrombina (fator de coagulação sanguínea). A hepatopatia difusa tem um aspecto ultrassonográfico variado, dependendo se for aguda ou crônica (Tabelas 4-4 e 4-5).

TABELA 4-4 • Doença Hepática Difusa

Doença Hepática Difusa	Achados Clínicos/Etiologia	Dados Laboratoriais	Aspecto Ultrassonográfico
Fígado gorduroso – acúmulo de gordura nos hepatócitos	Alcoolismo, esteroides, malignidade, diabetes *mellitus*, desnutrição proteica, hepatite	LFTs aumentados em decorrencia da doença hepatocelular	Doença progressiva – lobos esquerdo e caudado aumentados, aumento da ecogenicidade hepática com diminuição da transmissão direta à medida que a doença progride, diminuição da visualização as paredes dos vasos sanguíneos
Hepatite viral aguda – processo inflamatório difuso do fígado. Tipos mais comuns: HAV, HBV e HCV	Mal-estar, náusea, febre, dor, pode haver icterícia, fígado aumentado e sensível à palpação	Bilirrubina aumentada, níveis de ALT mais elevados do que de AST, aumento da fosfatase alcalina	Hepatoesplenomegalia, parênquima hepático hipoecoico, córtex renal mais ecogênico do que o fígado, ecogenicidade aumentada das paredes da veia porta, espessamento da parede da vesícula biliar
Hepatite viral crônica. Tipos mais comuns: HBV e HCV	Mal-estar, náusea, febre, dor, pode haver icterícia, fígado aumentado e sensível à palpação nos estágios iniciais	Aumento nos níveis de bilirrubina, ALT, AST, fosfatase alcalina	Parênquima hepático está ecogênico e apresenta ecotextura grosseira, as paredes do sistema porta se misturam com a ecogenicidade hepática
Cirrose – processo fibrótico difuso que envolve todo o fígado, mais comumente causado por alcoolismo, HBV ou HBC	Fadiga, perda de peso, diarreia, dor maçante no RUQ, aumento da circunferência abdominal na presença de ascite	Os LFTs dependem do estágio e função do fígado. Os seguintes valores estão aumentados: ALT, AST, fosfatase alcalina, valores séricos e urinários de bilirrubina conjugada	Aspectos tardios – fígado pequeno, ecogênico e nodular com diminuição da transmissão direta, lobo caudado pode ser poupado nos casos graves – ascite, hipertensão portal, vasos colaterais, veia umbilical patente
Congestão hepática crônica (passiva)	Histórico de insuficiência cardíaca, fase aguda causa dor no RUQ	LFTs normais ou levemente anormais	Distúrbio agudo – hepatomegalia, dilatação da IVC, veias hepáticas – fluxo reverso durante a sístole, veia porta ligeiramente pulsátil
Doença de armazenamento do glicogênio – distúrbio autossômico recessivo do metabolismo de carboidratos. A doença de Von Gierke é o tipo mais comum	Geralmente ocorre na primeira infância ou infância, hipoglicemia	Glicose-6-fosfatase diminuída	Hepatomegalia, infiltração gordurosa do fígado com aumento difuso da ecogenicidade hepática

Causas de Icterícia

Icterícia médica (não obstrutiva)

Doenças hepatocelulares – Distúrbios nas células hepáticas que interferem com a excreção de bilirrubina
  Hepatite
  Colestase induzida por drogas
  Fígado gorduroso (alcoolismo é a causa mais comum)
  Cirrose

Doença hemolítica – Um aumento na destruição de hemáticas que resulta no aumento de bilirrubina indireta (icterícia não obstrutiva):
  Anemia falciforme
  Anemia de Cooley

Icterícia cirúrgica (obstrutiva) – Interferência com o fluxo da bile causada pela obstrução do trato biliar. Existem muitas causas de obstrução, algumas sendo:

  Coledocolitíase
  Pseudocisto pancreático
  Massa na cabeça do pâncreas
  Hepatoma
  Carcinoma metastático
  Colangiocarcinoma
  Massa no *porta-hepatis*
  Linfonodos aumentados no nível do *porta-hepatis*

Anormalidades Vasculares no Fígado

Hipertensão Portal

Etiologia:
  Intra-hepática – Cirrose é a causa mais comum, síndrome de Budd-Chiari
  Extra-hepática – Trombose, oclusão e compressão das veias porta e esplênica, insuficiência cardíaca congênita

TABELA 4-5 • Doença Focal do Fígado

Tumores	Achados Clínicos	Valores Laboratoriais	Aspecto Ultrassonográfico
Cistos, congênitos	Geralmente assintomático – se os cistos se tornam grandes, podem ocorrer hepatomegalia e icterícia	LFTs normais	Paredes finas, redonda e lisas, anecoicos, aumento da transmissão direta
Doença policística	Mais de 50% estão associados à doença cística renal	LFTs normais	Múltiplos cistos de vários tamanhos no parênquima hepático
Cistos adquiridos Cisto equinocócico (hidático) – causado por um parasita	Geralmente assintomático – pode causar dor, se os cistos se tornam grandes	Icterícia e aumento nos níveis de fosfatase alcalina se os cistos causarem obstrução biliar	Depende do nível de maturidade – cistos solitários, que pode apresentar paredes espessas ou calcificadas, cistos-filhos, aparência em "favo de mel" ou aspecto sólido
Infecção Abscesso (piogênico)	Febre, dor, náusea, vômito, diarreia, dor pleurítica	Leucocitose, LFTs aumentados, anemia	Geralmente encontrado no lobo direito, solitário, tamanho variável, anecoico a ecogênico ou complexo, pode ter calcificações ou sombra acústica causada pelo gás
Infecção fúngica – Candidíase	Imunocomprometimento; ou seja, AIDS, transplante de órgãos, malignidade; dor no RUQ, febre	Variam de acordo com a causa	Hepatomegalia, infiltrações gordurosas, lesões focais, "roda dentro de uma roda", torna-se mais hipoecoico
Hematoma	Dor no RUQ, hipotensão	Hematócrito reduzido, leucocitose	Varia de acordo com a idade – principalmente cística (sangue fresco), ecogênica, aparência mista, formato irregular
Tumores sólidos benignos Hemangioma cavernoso (mais comum)	Geralmente assintomático, mais prevalente em mulheres	LFTs normais	Varia – geralmente pequeno, redondo no lobo direito, subcapsular, normalmente homogêneo com aumento da transmissão direta
Hiperplasia nodular focal (FNH)	Geralmente assintomática, maior incidência em mulheres tomando contraceptivos orais	LFTs normais	Varia – geralmente ecogênico, normalmente encontrada no lobo direito, similar em aparência aos adenomas e hepatomas
Adenoma de células hepáticas	Geralmente assintomático, ou se apresenta como uma massa palpável; maior incidência em mulheres tomando contraceptivos orais ou homens tomando esteroides	LFTs normais	Varia – geralmente encontrado no lobo direito, subcapsular, hiperecoico, pode ter áreas de hemorragia
Hemangioendotelioma infantil	Geralmente ocorre antes dos 6 meses de idade, massa abdominal, insuficiência cardíaca congestiva secundária à derivação arteriovenosa	Nível normal de AFP exclui malignidade da massa	Varia – hiperecoico, hipoecoico ou ecogenicidade mista

Tumores malignos
  Carcinoma hepatocelular (HCC) ou hepatoma – associado à cirrose de longa duração
  Angiossarcoma hepático (raramente visto em pessoas de 60-80 anos de idade)
	Agudo – massa palpável, rápido aumento de volume do fígado, icterícia, perda de peso
	Crônico – hipertensão portal, ascite, esplenomegalia, síndrome de Budd-Chiari
		Aumento de AST, ALT, fosfatase alcalina; presença de AFP em 70% dos casos	Varia – hipoecoico no estágio inicial e se torna hiperecoico, pode ser único ou múltiplo

Hepatoblastoma – geralmente encontrado durante a primeira infância ou infância	Aumento abdominal, hepatomegalia, perda de peso, náusea, vômito, puberdade precoce	LFTs anormais, AFP elevada	Varia – heterogêneo, hiperecoico ou cístico com septações internas
Lesões metastáticas – mais comum do que as malignidades primárias	Sítios primários – trato gastrointestinal, mamas, pulmões Causam sintomas em 50% dos casos	LFTs geralmente anormais, aumento da bilirrubina total e fosfatase alcalina	Varia – hiperecoico, hipoecoico, complexo, lesões-alvo, anecoico

*Jeffrey RB, Rallas PW: New York: Raven Press; 1995.

Achados Clínicos:
    Formação de canais venosos colaterais
    Esplenomegalia
    Sangramento do trato gastrointestinal causado pela abertura dos canais vasculares de baixa pressão
    Ascite
Achados Ultrassonográficos:
    Dilatação da veia porta (> 13 mm)
    Dilatação da SMV e veia esplênica (> 10 mm)
    Formação de colaterais (veia porta, veia esplênica, SMV pode ser de tamanho normal)
    Varizes – esofágicas, esplenorrenais, gastrorrenais, intestinais
    Fluxo sanguíneo hepatofugal (reversão)
    Esplenomegalia
    Recanalização da veia umbilical > 3 mm
Obstrução da Veia Porta
Etiologia:
    Trombose, invasão da veia porta pelo tumor
Achados Clínicos:
    Carcinoma hepatocelular, câncer pancreático ou câncer GI ou linfoma
Achados Ultrassonográficos:
    Não visualização da veia porta
    Ecos na veia porta
    Dilatação das veias esplênica e mesentérica superior (proximal ao nível de obstrução)
Síndrome de Budd-Chiari
Etiologia:
    Obstrução das veias hepáticas causada por trombose ou compressão por uma massa hepática
Achados Clínicos:
    Dor abdominal
    Icterícia
    Testes de função hepática anormais
    Hepatomegalia
    Ascite
Achados Ultrassonográficos:
    Visualização reduzida ou não visualização das veias hepáticas
    Veias hepáticas proximais à obstrução podem estar dilatadas
    Lobo caudado grande e hipoecoico
    Ascite
    Fluxo sanguíneo anormal no Doppler

Ultrassonografia da Anastomose Portossistêmica Intra-hepática Transjugular (TIPS)

A anastomose portossistêmica intra-hepática transjugular (TIPS) é um procedimento realizado em pacientes com hipertensão portal ou cirrose. O procedimento consiste na inserção de uma prótese metálica com orientação fluoroscópica, usando a veia jugular interna como um sítio de acesso. Logo que o cateter com a prótese pré-carregada é direcionado para dentro da veia hepática principal, frequentemente à direita, o cateter é apontado em direção à veia porta principal e impulsionado pelo fígado. Assim que a prótese é implantada, um fluxo da veia porta diretamente para a veia hepática é iniciado.

A ultrassonografia dúplex Doppler colorido é utilizada para confirmar a patência da TIPS e determinar a velocidade relativa nas porções proximal, média e distal da TIPS. Em geral, as velocidades na TIPS podem variar de 90 a 190 cm/s. Hiperplasia da camada íntima ou trombo pode obstruir a prótese.

Ultrassonografia do Transplante Hepático

A ultrassonografia tem um papel importante na avaliação do fluxo nos transplantes hepáticos. Também é utilizada para guiar a biópsia/aspiração de lesões intra-hepáticas ou coleções peri-hepáticas. A ultrassonografia também é usada para avaliação pré-operatória de candidatos para transplante de fígado, a fim de assegurar a patência da veia porta principal e determinar se existem massas intra-hepáticas.

A ultrassonografia dúplex Doppler colorido de um paciente com um transplante hepático inclui a avaliação do fluxo (Doppler espectral e em cores) da veia porta principal, veias portas direita e esquerda, artéria hepática principal, artéria hepática direita e esquerda, veias hepáticas direita, média e esquerda, veia cava inferior, e veia e artéria esplênicas. As formas de onda espectrais obtidas destes vasos determinam a direção e velocidade relativa do fluxo. Formas de onda obtidas das veias hepáticas estão correlacionadas com a "complacência hepática", que está diminuída na cirrose e na rejeição ou congestão hepática passiva. Os valores normais das velocidades de fluxo sanguíneo nesses vasos foram relatados.

Além disso, o formato das ondas sugere resistência "a jusante". Por exemplo, a forma de onda da artéria hepática principal pode demonstrar uma aparência de "pico" logo após o transplante apenas para se tornar menos resistente à medida que a anastomose amadurece. O leitor interessado deve consultar a referência sugerida neste guia de estudos para informações adicionais sobre este tópico.

VESÍCULA BILIAR

Anatomia Macroscópica

A vesícula biliar é, em grande parte, intraperitoneal e está localizada na fossa da vesícula biliar, que está na superfície do fígado. A vesícula biliar se situa entre os lobos direito e esquerdo do fígado, e posterior e caudal à fissura lobar principal. A vesícula biliar é uma estrutura em formato de pera, com uma parede fina < 3 mm. Possui um comprimento de, aproximadamente, 8 cm, e um diâmetro transverso < 5 cm. A vesícula biliar é dividida em três segmentos principais: fundo, corpo e colo. O fundo é o segmento mais anterior, enquanto que o colo tem uma relação anatômica fixa com a veia porta direita e fissura lobar principal. O colo se afila para formar o ducto cístico. As válvulas espirais de Heister estão localizadas no ducto cístico, e cálculos podem-se acumular neste local.

Os ductos hepáticos direito e esquerdo se unem para formar o ducto hepático comum, cuja função é transportar a bile para a vesícula biliar. A bile entra e sai da vesícula biliar através do ducto cístico. O ducto cístico se une com o ducto biliar comum para transportar bile concentrada para a segunda porção do duodeno.

Função

As três principais funções da vesícula biliar são: concentrar a bile, armazenar a bile concentrada e transportar a bile para o duodeno. A liberação do hormônio colecistocinina é estimulada, quando o alimento entra no estômago, especialmente alimentos gordurosos e alimentos lácteos. A colecistocinina estimula a contração da vesícula biliar e o relaxamento e abertura do esfíncter de Oddi. A pressão intraductal diminui com a contração da vesícula biliar e a abertura do esfíncter de Oddi. A bile flui para o intestino delgado, que ajuda na digestão do alimento por meio da degradação de alimentos gordurosos e produtos lácteos.

Variantes e Anomalias da Vesícula Biliar

Dobra Juncional. É a variante mais comum. É uma dobra ou encurvamento localizado na parede posterior da vesícula biliar, entre o corpo e o colo.

Barrete Frígio. Uma dobra localizada no fundo da vesícula biliar (Fig. 4-5).

Bolsa de Hartmann. Um pequeno saco localizado entre a dobra juncional e o colo da vesícula biliar. Está em uma área em que os cálculos podem-se acumular (Fig. 4-5).

Septação. Uma parede ou fragmento fino no lúmen da vesícula biliar. Esta septação é observada como uma estrutura hiperecoica linear no interior da vesícula biliar.

Anomalias congênitas são raras; a vesícula biliar pode ter uma localização ectópica e ser intra-hepática.

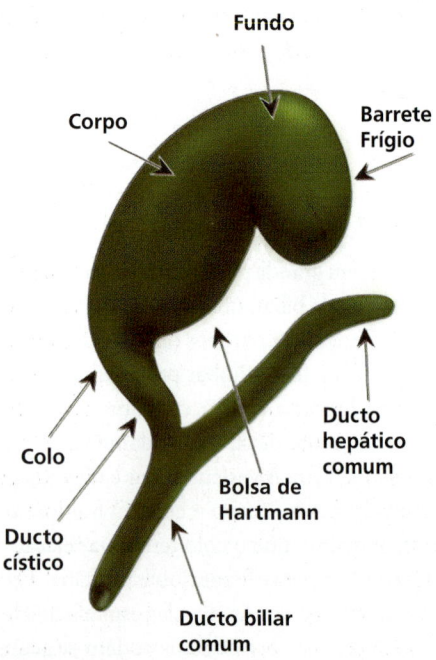

FIGURA 4-5. Vesícula biliar com variantes.

Valores Laboratoriais da Doença do Trato Biliar

Contagem de Leucócitos (WBC). Aumenta em casos de infecção, colecistite aguda, colecistite crônica, colangite.

Bilirrubina Sérica. Aumenta em casos em que o sistema biliar se torna obstruído, carcinoma de vesícula biliar.

Testes de Função Hepática Anormais

Fosfatase alcalina (ALP) Sérica. Aumenta em casos de icterícia pós-hepática.

Tempo de Protrombina (PT). O tempo de coagulação é mais longo em pacientes com colecistite aguda, carcinoma de vesícula biliar e obstrução prolongada do ducto biliar comum.

Aspartato aminotransferase (AST) e alanina aminotransferase (ALT) estão anormais em casos de colecistite, coledocolitíase e qualquer lesão aos ductos biliares.

Não Visualização Ultrassonográfica da Vesícula Biliar. A razão mais comum da não visualização da vesícula biliar em uma ultrassonografia é a contração fisiológica normal da vesícula biliar, causada pela não instituição pelo paciente de um regime NPO. A vesícula biliar pode não ser identificada em pacientes submetidos a uma colecistectomia, pacientes com uma vesícula biliar ectópica, na presença de colecistite crônica com o lúmen da vesícula biliar preenchido por cálculos biliares, massa sólida obliterando a vesícula biliar, obstrução intra-hepática ou de uma vesícula biliar de porcelana. Agenesia de vesícula biliar é muito rara. Quando a vesícula biliar não é identificada na ultrassom, a fossa da vesícula biliar deve ser documentada. Isto pode ser conquistado pela localização da veia porta direita e seguindo o trajeto da fissura lobar principal desde a veia porta direita até a região da fossa da vesícula biliar.

Causas de uma Vesícula Biliar Grande (Hidropsia). Uma vesícula biliar grande pode ser causada por jejum prolongado, hiperalimentação intravenosa, uma obstrução cística ou uma obstrução do ducto biliar comum. Um sinal de Courvoisier é um sinal que indica a presença de uma vesícula biliar grande causada por uma obstrução na porção distal do ducto biliar comum. O paciente apresenta icterícia "indolor", bilirrubina sérica aumentada e testes de função hepática anormais. A obstrução é geralmente causada por uma malignidade na área do CBD distal (carcinoma da cabeça do pâncreas, carcinoma do ducto comum, carcinoma duodenal, carcinoma da ampola de Vater) ou diabetes e pós-vagotomia.

Causas de uma Vesícula Biliar Pequena. Uma causa comum de vesícula biliar pequena é o paciente ter-se alimentado. Outras causas incluem: obstrução biliar intra-hepática (a bile é incapaz de entrar na vesícula biliar); colecistite crônica; hepatopatia que destrói o parênquima hepático e, portanto, diminui a produção de bile; e, em casos extremamente raros, hipoplasia congênita da vesícula biliar.

Causas de Ecos de Baixa Amplitude no Lúmen da Vesícula Biliar/com Mobilidade

Lama Biliar. A causa mais comum e lama é a estase de bile atribuível à colecistite, obstrução extra-hepática, hiperalimentação ou em pacientes em um regime NPO por um longo período de tempo. Lama biliar é um precursor comum para cálculos biliares. A lama aparece como ecos de baixa amplitude sem sombra acústica na porção dependente da vesícula biliar, que se movem com uma alteração na posição do paciente. Outras causas de ecos de baixa amplitude móveis no lúmen da vesícula biliar incluem: sangue, pus e bile viscosa. Ecos intraluminais que não apresentam sombra acústica ou são imóveis incluem: pólipos, colesterolose, artefatos, septicemia (dobra juncional) e carcinoma de vesícula biliar.

Patologia da Vesícula Biliar

Razões para um Espessamento > 3 mm da Parede da Vesícula Biliar (Tabela 4-6)

Colelitíase (Cálculos Biliares). Pacientes podem ser assintomáticos ou apresentar dor no quadrante superior direito (RUQ) e um histórico de náusea e vômitos após a alimentação. Colecistite está ocasionalmente presente. As seguintes características ultrassonográficas precisam estar presentes para um diagnóstico de cálculos biliares:

1. Focos ecogênicos – Ecogênicos decorrentes da incompatibilidade acústica entre os cálculos e a bile.
2. Sombra acústica posterior – A maior parte do som é absorvida (atenuada), produzindo uma sombra.
3. Dependente da gravidade – Os cálculos são dependentes da gravidade e deslocam-se para a porção mais dependente da GB, quando a posição do paciente é alterada.

TABELA 4-6 • Para um Espessamento > 3 mm da Parede da Vesícula Biliar

Espessamento Difuso	Espessamento Focal	Pseudoespessamento
Fisiológico pós-prandial	Adenomiomatose	Ajuste do ganho muito alto
		Ajuste inapropriado da compensação de ganho no tempo
Ascite	Pólipos – colesterol, papilar	Artefato de nivelamento de feixe
Hepatite aguda	Carcinoma de vesícula biliar – primário e secundário	Lama
Insuficiência cardíaca congestiva	Massas metastáticas na parede	
Colecistite		
Hipoalbuminemia		
AIDS		
Septicemia		

Estruturas que Podem Mimetizar um Cálculo Biliar

- Gás no duodeno
- Grampos cirúrgicos após uma colecistectomia
- Válvulas de Heister e dobras na vesícula biliar

Sombra acústica causada pelas válvulas espirais de Heister – Artefato de refração do ducto cístico.

Intestino – Geralmente não é uma sombra regular.

Ar na árvore biliar – Proveniente de uma prévia cirurgia ou fístula da GB.

Ecos de baixa amplitude no lúmen da vesícula biliar – Ausência de sombra acústica.

Pólipos. Pólipos não são dependentes da gravidade e não se movimentam com a alteração na posição do paciente.

Adenomiomatose. Alteração hiperplásica na parede da vesícula biliar (Tabela 4-6).

As causas de cálculos biliares em crianças incluem hemólise; por exemplo, doença falciforme, fibrose cística, síndrome de má absorção (doença de Crohn), hepatite e anomalias biliares congênitas (cisto do colédoco, atresia biliar).

Síndrome de Mirizzi. Refere-se a uma obstrução do ducto hepático comum, causada por um cálculo no ducto cístico, com um ducto biliar comum normal. A maioria dos pacientes apresenta achados clínicos de dor no RUQ, icterícia e febre.

Colecistite Aguda. Colecistite aguda é a inflamação da parede da vesícula biliar com redução da função da vesícula biliar. Colecistite aguda é geralmente causada por uma obstrução no nível do ducto cístico, por uma infecção bacteriana no sistema biliar ou por um refluxo de enzimas pancreáticas. Clinicamente, o paciente pode apresentar dor aguda no RUQ que pode irradiar para a área escapular direita. O paciente pode ter um sinal ultrassonográfico de Murphy, que representa uma dor focal sobre a vesícula biliar, quando comprimida pelo transdutor. Este sinal não deve ser confundido com o sinal clínico de Murphy, em que uma sensibilidade ocorre com uma interrupção súbita do esforço inspiratório, quando pressão é aplicada ao RUQ. Os achados ultrassonográficos podem incluir espessamento difuso > 3 mm da parede da vesícula biliar; cálculos biliares; sinal de "halo", sugestivo de edema na subserosa; artéria cística ao longo da parede anterior da vesícula biliar; diâmetro transverso > 5 cm lama e líquido pericolecístico. Os achados laboratoriais na colecistite aguda podem incluir uma elevação na bilirrubina sérica e resultados anormais nos testes de função hepática.

Complicações da Colecistite Aguda

Empiema – Pus na Vesícula Biliar. Clinicamente, o paciente se mostra mais doente na colecistite aguda e, ultrassonograficamente, haverá ecos de baixa amplitude no lúmen da vesícula biliar com o espessamento da parede da vesícula biliar.

Colecistite Enfisematosa – Ocorrência rara, causada por bactérias formadoras de gás na parede da vesícula biliar.

Gangrena da Vesícula Biliar – Causada pela ausência de suprimento sanguíneo à vesícula biliar.

Perfuração da Vesícula Biliar – Causada por infecção e cálculos biliares.

Abscesso Pericolecístico – Geralmente causado por perfuração da vesícula biliar.

Colangite Ascendente – Causada pela disseminação da inflamação da vesícula biliar.

Colecistite Acalculosa – Menos de 5% dos pacientes com colecistite não terão cálculos biliares. A causa de colecistite acalculosa é uma combinação de estase biliar e alterações vasculares diretas. A etiologia desta combinação: trauma, pacientes em um regime NPO por um longo período de tempo.

Colecistite Crônica – Causada por alterações inflamatórias recorrentes ou crônicas da vesícula biliar. É a causa mais comum de doença sintomática da vesícula biliar e está associada a cálculos biliares em 90% dos casos. Clinicamente, o paciente apresenta dor intermitente no RUQ e intolerância a alimentos gordurosos ou fritos. Achados laboratoriais podem incluir elevação das enzimas AST, ALT e fosfatase alcalina e aumento nos níveis séricos de bilirrubina direta. O aspecto ultrassonográfico inclui uma vesícula biliar de tamanho normal ou pequeno, cálculos biliares, lama e parede da vesícula biliar espessada e ecogênica. Um sinal WES positivo pode ser visualizado: o arco duplo e a sombra acústica são causados por um W-eco proveniente da parede da vesícula biliar, E-eco proveniente do cálculo biliar e S-sombra proveniente dos cálculos biliares.

Complicações:

Síndrome de Bouveret

Síndrome de Mirizzi

Fístula entre a vesícula biliar e o duodeno

As causas de líquido pericolecístico incluem colecistite aguda, abscesso pericolecístico, ascite, pancreatite, peritonite e síndrome da imunodeficiência adquirida (AIDS).

Vesícula Biliar de Porcelana – Vesícula biliar de porcelana é definida como uma calcificação intramural da parede da vesícula biliar que, na maioria dos casos, ocorre em associação à colecistite crônica. A etiologia é desconhecida, e há uma maior incidência de carcinoma da vesícula biliar. O aspecto ultrassonográfico da vesícula biliar de porcelana inclui o seguinte:

- Estrutura ecogênica curvilínea na fossa da vesícula biliar, com sombra acústica posterior. A parede da vesícula biliar na vesícula biliar de porcelana pode estar tão calcificada que a sombra acústica distal impede a visualização da parede posterior
- Paredes anterior e posterior da vesícula biliar hiperecoicas com sombra acústica distal
- Parede da vesícula biliar convexa ou irregular, com áreas de densidade ecogênica e sombra acústica

Tumores Benignos da Vesícula Biliar – Tumores benignos da vesícula biliar são raros. Eles representam um crescimento excessivo do revestimento epitelial. Os pacientes são geralmente assintomáticos.

Adenoma – O mais comum dos tumores benignos da vesícula biliar. Estes tumores estão frequentemente localizados no fundo da vesícula biliar e são <1 cm. Ultrassonograficamente, eles aparecem como massas com ecos de baixa amplitude que não apresentam sombra acústica ou se deslocam para a porção dependente da vesícula biliar.

Adenomiomatose (uma forma de colecistose hiperplásica) – Caracterizada por:

- Hiperplasia das superfícies epiteliais e musculares da parede da vesícula biliar
- Divertículos epiteliais e intramurais (seios de Rokitansky-Aschoff)

Existem vários tipos, e o mais comum está geralmente localizado no fundo. Também podem ser anular, difuso ou segmentar.

Aspecto ultrassonográfico:

Espessamento difuso ou segmentar da parede

Divertículos intraluminais (seios RS) podem estar preenchidos com bile, lama ou cálculos e são anecoicos ou ecogênicos, com sombra acústica distal ou artefato em cauda de cometa. As reverberações são o aspecto ultrassonográfico que diferenciam esta doença de um adenoma.

Colesterolose (vesícula biliar em morango) – Uma forma de colecistose hiperplásica. A vesícula biliar geralmente aparece normal na ultrassonografia.

Pólipos – Pequenas densidades ecogênicas anexadas à parede da vesícula biliar por uma haste; os pólipos não apresentam sombra acústica ou se deslocam para a porção dependente da vesícula biliar.

Carcinoma de Vesícula Biliar – A malignidade biliar mais comum. O câncer pancreático é a causa maligna mais comum de obstrução da árvore biliar. A maioria dos carcinomas da vesícula biliar são adenomas. Geralmente não ocorrem até a sexta ou sétima década de vida e são mais comuns em mulheres do que em homens. Prévias doenças de vesícula biliar, como, por exemplo, doença inflamatória ou cálculos biliares, são geralmente os precursores. Cálculos biliares estão geralmente presentes. Na maioria dos pacientes, há extensão direta para o fígado e estruturas adjacentes (linfáticos). Os sinais e sintomas são similares à colecistite crônica (pode ser assintomático, perda de apetite, náusea, vômito, intolerância a alimentos gordurosos e produtos lácteos). O aspecto ultrassonográfico geralmente inclui cálculos biliares, além de:

Massa sólida preenchendo o lúmen da vesícula biliar (tipo mais comum)

Parede da vesícula biliar com espessamento localizado e um lúmen pequeno da vesícula biliar.

Massa vegetante se projetando da parede para o lúmen da vesícula biliar.

Achados secundários:

Metástase hepática

Linfadenopatia regional

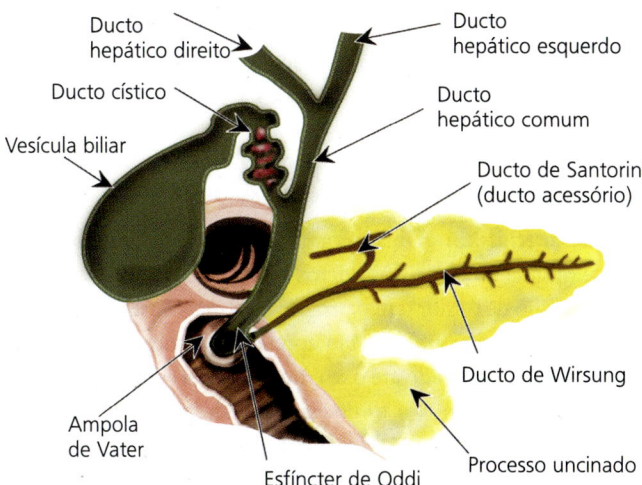

FIGURA 4-6. Anatomia da vesícula biliar e ductos biliares.

DUCTOS BILIARES

Anatomia Macroscópica

As radículas intra-hepáticas convergem para formar os ductos hepáticos principais direito e esquerdo no *porta-hepatis*. Os ductos hepáticos direito e esquerdo se unem para formar o ducto hepático comum.

O ducto hepático comum se une ao ducto cístico para formar o ducto biliar comum. O ducto biliar comum segue ao longo do ligamento hepatoduodenal (ligamento que liga o fígado ao duodeno), atrás do bulbo duodenal e superfície posterior da cabeça pancreática, até entrar na segunda porção do duodeno. O ducto biliar comum se une ao ducto pancreático principal na ampola de Vater (veja Fig. 4-6).

O ducto hepático comum está sempre localizado anterior à veia porta direita, exceto nos casos de variantes normais ou anomalias congênitas. O lúmen do ducto biliar comum normal mede ≤6 mm; as paredes não são incluídas na medida. O diâmetro normal do ducto biliar comum pode aumentar 1 mm por década de vida, começando na sexta década. Isto ocorre, pois o ducto biliar comum se torna estático com a idade. O aumento do ducto biliar comum após uma colecistectomia é normal; se um paciente for sintomático (icterícia ou dor no RUQ), a presença de um cálculo retido ou de uma estenose pós-operatória deve ser excluída.

Medidas do Ducto Biliar em um Paciente em Jejum

Ducto Hepático Comum ≤ 4 ou 5 mm
Ducto Biliar Comum ≤ 6 mm

Aspecto Ultrassonográfico do Sistema Biliar.

O ducto cístico e os ductos intra-hepáticos (ductos hepáticos direito e esquerdo) geralmente não são visualizados no ultrassom, salvo se estiverem dilatados. Os ductos extra-hepáticos (ducto hepático comum e ducto biliar comum, também conhecidos como ductos comuns) são regularmente visualizados no ultrassom.

TABELA 4-7 • Tipos de Obstrução Biliar

Obstrução Biliar sem Dilatação	Dilatação sem Obstrução Biliar
Obstrução ocorreu 12-24 horas antes do exame – ductos podem não estar dilatados ainda	Colecistectomia pós-operatória
	Cálculo na árvore biliar já passou

Critérios Ultrassonográficos para Dilatação Intra-hepática

O ducto biliar segue anterior às veias portas. Quando dilatado, um "sinal de canal paralelo" ou "sinal de espingarda de cano duplo" é visualizado.

Números elevados de estruturas tubulares são visualizados na periferia do fígado.

Formação estelar dos tubos próximo do *porta-hepatis*.

Reforço acústico posterior (ou transmissão direta), distal aos ductos.

O aspecto ultrassonográfico do sistema biliar varia de acordo com o nível de obstrução. Os ductos se dilatam na região proximal à obstrução. Dilatação intra-hepática pode ser a única indicação ultrassonográfica de uma obstrução (Tabela 4-7). Pode haver dilatação intra-hepática e dilatação do ducto biliar comum com uma vesícula biliar normal ou uma dilatação intra-hepática e dilatação do ducto biliar comum com uma vesícula biliar pequena (Tabela 4-8). A causa do último é uma colecistite crônica.

Atresia Biliar – O distúrbio hepático fatal mais comum em crianças nos Estados Unidos. Existem duas formas. Na atresia das radículas intra-hepáticas, não há visualização das radículas biliares e vesícula biliar. Na atresia das radículas extra-hepáticas, há uma anastomose da árvore biliar ao jejuno (segunda parte do intestino delgado), haverá dilatação das radículas intra-hepáticas e, ocasionalmente, a vesícula biliar também será visualizada. É difícil diferenciar a atresia biliar da hepatite neonatal. Uma imagem de medicina nuclear e uma

TABELA 4-8 • Nível de Obstrução Causando Dilatação Intra-Hepática

Tamanho Normal do Ducto Biliar Comum e Vesícula Biliar	Ducto Biliar Comum Dilatado com Vesícula Biliar Aumentada
Tumor de ducto biliar (colangiocarcinoma, tumor de Klatskin)	Cálculos no ducto biliar comum
Colangite esclerosante	Pancreatite crônica
Atresia biliar	Massa da cabeça do pâncreas (carcinoma)
Cisto do colédoco	

biópsia hepática podem ser necessárias para estabelecer um diagnóstico definitivo.

Doença de Caroli – Doença de Caroli é um traço genético caracterizado por uma dilatação sacular segmentar dos ductos intra-hepáticos. A doença de Caroli leva à estase biliar, crescimento bacteriano, abscessos, colangite, formação de cálculos e redução da função hepática causada por compressão dos hepatócitos.

Ultrassonograficamente, o fígado apresentará múltiplas estruturas císticas que se comunicam com os ductos intra-hepáticos. Cálculos e ecos podem aparecer no interior dos ductos biliares.

Cisto do Colédoco – Cisto do colédoco é caracterizado como uma dilatação cística e evaginação da parede do ducto comum. Os sinais e sintomas são icterícia intermitente, dor no RUQ, massa no RUQ e déficit de crescimento. Ultrassonograficamente, o ducto biliar comum dilatado é visualizado entrando na massa cística, e a vesícula biliar é visualizada como uma estrutura cística separada. As radículas intra-hepáticas podem estar dilatadas.

Patologia do Sistema Biliar

Colangite – Inflamação do trato biliar causada por infecção bacteriana do trato biliar. A colangite está associada à estase biliar causada por obstrução; por exemplo, coledocolitíase, estenose biliar e neoplasia. Os sinais e sintomas são febre, icterícia e dor no abdome superior. Testes laboratoriais anormais incluem leucocitose, aumento da bilirrubina sérica e aumento da fosfatase alcalina. O aspecto ultrassonográfico pode incluir ar no sistema biliar, dilatação dos ductos extra-hepáticos, e a vesícula biliar pode estar aumentada.

Colangite Esclerosante – Inflamação e fibrose do ducto biliar comumente associada a complicações provocadas por cálculos intra-hepáticos.

Coledocolitíase – Cálculos no ducto biliar comum, podendo causar sua obstrução. Os cálculos geralmente se originam na vesícula biliar. Os sinais e sintomas são cólica biliar e icterícia. Os pacientes também podem apresentar cálculos biliares e colangite. Os testes laboratoriais mostram um aumento na bilirrubina sérica, aumento da fosfatase alcalina e bacteriemia. Ultrassonograficamente, os cálculos no ducto biliar comum são difíceis de visualizar em razão da posição profunda do ducto, gás intestinal sobrejacente e uma quantidade muito pequena de líquido circundando o cálculo. Um cálculo pode estar posicionado mais posterior do que a zona focal do transdutor. O ducto biliar comum pode estar dilatado, com um foco ecogênico e sombra acústica posterior.

Tumores Malignos Primários da Árvore Biliar

Adenocarcinoma e Carcinoma de Células Escamosas – Todos os ramos da árvore biliar podem ser afetados, com o ducto biliar comum sendo o sítio mais comum. Fatores predisponentes associados ao carcinoma da árvore biliar são: inflamação, colelitíase e colite ulcerativa crônica. Os sinais e sintomas são anorexia, perda de peso, dor no RUQ e icterícia. Ultrassonograficamente, ecos intraluminais no tecido mole indicam dilatação com uma cabeça pancreática normal, estenose biliar focal ou término abrupto do ducto.

Tumor de Klatskin – Um tumor de Klatskin é um carcinoma que se origina na união dos ductos hepáticos direito e esquerdo. Este tipo de tumor tem o prognóstico mais desfavorável, pois o paciente tipicamente não apresenta sintomas e, portanto, não é diagnosticado até que o fígado esteja envolvido. Ultrassonograficamente, o tumor de Klatskin aparece como uma massa sólida na junção dos ductos hepáticos direito e esquerdo. Há dilatação do ducto intra-hepático sem dilatação do ducto extra-hepático.

PÂNCREAS

Anatomia Macroscópica

O pâncreas posiciona-se transversalmente na cavidade retroperitoneal. O pâncreas se estende da alça em C do duodeno até o hilo esplênico e é dividido em quatro partes: cabeça, colo (algumas vezes incluso com a cabeça), corpo e cauda. O tamanho e o formato do pâncreas podem variar de acordo com a idade e biotipo do paciente. As medidas anteroposteriores do pâncreas são, aproximadamente, cabeça 3 cm, corpo 2 cm e cauda 2 cm. O pâncreas não tem cápsula e geralmente tem forma de ampulheta ou linguiça. A Fig. 4-7 demonstra o pâncreas e suas referência anatômicas relacionadas.

Ocasionalmente, a visualização do pâncreas pode ser difícil no ultrassom, e referências vasculares são utilizadas para identificar o pâncreas e a região pancreática. A cabeça do pâncreas está

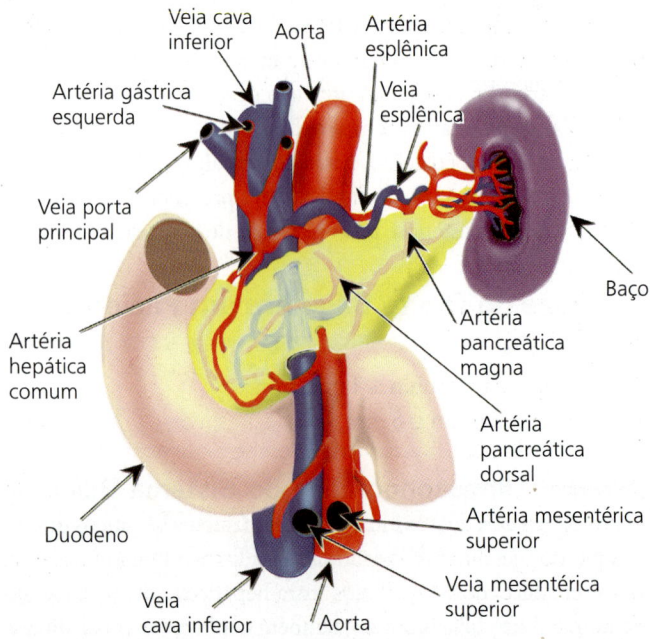

FIGURA 4-7. Anatomia do pâncreas.

localizada anterior à veia cava inferior e veia renal direita. O ducto biliar comum pode ser visto na margem posterolateral da cabeça pancreática. A artéria gastroduodenal pode ser visualizada na margem anterolateral. Ambas as estruturas são visualizadas como estruturas redondas anecoicas que parecem estar no interior da cabeça do pâncreas.

O processo uncinado é uma extensão do colo pancreático similar a um gancho. Um processo uncinado proeminente deslocará a veia e artéria mesentérica superior para a região anterior ao pâncreas.

O corpo do pâncreas é a maior porção da glândula. A veia esplênica é a referência anatômica mais confiável utilizada para visualizar o pâncreas. A veia esplênica segue ao longo da margem posterior do pâncreas e se une à veia mesentérica superior para formar a veia porta. A confluência portal está situada posterior ao colo do pâncreas. O corpo está anterior à artéria mesentérica superior, veia mesentérica superior, veia esplênica, veia renal esquerda e aorta. A veia renal esquerda é visualizada posterior à artéria mesentérica superior e anterior à aorta.

A cauda do pâncreas se situa anterior ao rim esquerdo e medial ao hilo esplênico. A artéria esplênica segue ao longo da borda anterossuperior, e a veia esplênica segue ao longo da borda posterior.

O ducto pancreático principal, também chamado de ducto de Wirsung, percorre o comprimento inteiro do pâncreas. Este ducto se estende a partir da cauda do pâncreas e se une ao ducto biliar comum na ampola de Vater antes de entrar na segunda porção do duodeno. O ducto acessório, ou ducto de Santorini, segue diagonalmente pela cabeça do pâncreas e entra no duodeno separadamente.

A Tabela 4-9 descreve as referências anatômicas utilizadas para visualização do pâncreas em um exame ultrassonográfico.

Aspecto Ultrassonográfico. O pâncreas é um órgão homogêneo com a mesma ecogenicidade do fígado ou ligeiramente mais ecogênico que o fígado normal. Em crianças, o pâncreas é menos ecogênico e relativamente maior do que no adulto. O pâncreas é mais difícil de visualizar com o avanço da idade. O pâncreas, que não tem uma cápsula verdadeira, tornando-se mais ecogênico, tende a se misturar com a gordura retroperitoneal adjacente. O ducto pancreático principal pode ser observado como uma estrutura tubular que segue da cauda até a cabeça do pâncreas. O calibre normal varia de 2 a 3 mm, com o maior diâmetro, sendo na cabeça do pâncreas.

Funções. O pâncreas tem funções endócrinas e exócrinas. As células das ilhotas de Langerhans têm três tipos diferentes de células, e cada célula secreta um tipo diferente de hormônio. As células alfa secretam glucagon; as células beta secretam insulina; e as células delta secretam somatostatina.

O pâncreas exócrino secreta amilase, lipase e tripsina. Estas enzimas ajudam na digestão, são produzidas no pâncreas e chegam ao duodeno através do ducto pancreático.

TABELA 4-9 • Referências Anatômicas para Visualização do Pâncreas

Cabeça	Colo	Corpo	Cauda
Anterior à veia cava inferior	Anterior à veia mesentérica superior (SMV)	Anterior à aorta	Anterior à veia esplênica
Medial à segunda porção do duodeno	Anterior à confluência da SMV e veia esplênica (confluência portal)	Anterior à SMA	Anterior ao rim esquerdo
À direita da SMA		Anterior à veia renal esquerda	Posterior ao estômago
Medial e anterior ao ducto biliar comum		Anterior à veia esplênica	Medial ao baço
Medial e posterior à artéria gastroduodenal		Posterior ao antro do estômago	Posterior à artéria esplênica

Doenças Pancreáticas (Tabela 4-10)

Pancreatite. Pancreatite é um processo inflamatório difuso, em que as enzimas pancreáticas autodigerem o tecido pancreático. Existem vários mecanismos que provocam a ativação no pâncreas das enzimas pancreáticas. As causas mais comuns em adultos mais velhos incluem o consumo de álcool, doença do trato biliar, traumatismo, cirurgia, perfuração da úlcera péptica e drogas.

As causas de pancreatite em pacientes mais jovens incluem agentes infecciosos – caxumba e mononucleose. Causas hereditárias incluem fibrose cística e pancreatite congênita (raro). A pancreatite pode ser classificada como aguda com ou sem complicações, ou crônica.

Pancreatite Aguda. Pacientes apresentam dor abdominal, caracteristicamente no epigástrio ou região periumbilical, com náusea e vômito. A dor geralmente se irradia para a região dorsal e comumente ocorre após uma refeição grande ou consumo episódico pesado de álcool. Ocorre distensão abdominal decorrente da redução das motilidades gástrica e intestinal, e peritonite química. Geralmente, a glândula inteira é afetada e, ultrassonograficamente, o pâncreas pode parecer normal ou menos ecogênico.

Valores Laboratoriais. A amilase sérica aumentará nas primeiras 24 horas e permanecerá elevada por 48-72 horas. A lipase sérica permanecerá elevada por 5-14 dias. Também haverá uma elevação na contagem de leucócitos e, quando ocorre obstrução biliar, uma elevação na bilirrubina sérica também estará presente. As complicações da pancreatite podem in-

TABELA 4-10 • Doenças do Pâncreas

Doença	Etiologia	Sinais e Sintomas	Valores Laboratoriais	Aspecto Ultrassonográfico	Complicações
Pancreatite aguda	Uso abusivo de álcool, doença biliar	Dor abdominal que se irradia para o dorso, náusea e vômito, distensão abdominal	Aumento nos níveis séricos de lipase e amilase	Pâncreas aumentado, ecogenicidade reduzida, fluido extrapancreático, pode apresentar dilatação do ducto pancreático	Pseudocisto, abscesso, hemorragia, fleimão, obstruções biliar e duodenal
Pancreatite crônica	Uso abusivo de álcool, doença biliar	Mesmos que na pancreatite aguda, perda de peso	Os níveis séricos de lipase e amilase não são úteis, gordura nas fezes	Pâncreas de tamanho normal ou menor, heterogêneo, ecogenicidade aumentada, ducto pancreático dilatado por conter cálculos, ducto biliar comum dilatado	Pseudocisto, dilatação do sistema biliar, trombose da veia esplênica e/ou porta

cluir: pseudocisto, abscesso, hemorragia, fleimão e obstruções biliar e duodenal.

A forma *edematosa* ocorre quando o pâncreas sofre alterações inflamatórias e edema intersticial. A glândula se torna distendida e é menos ecogênica no ultrassom. Pancreatite aguda também pode estar associada à presença de fluidos intraperitoneais ou retroperitoneais.

Pancreatite Hemorrágica ocorre quando há uma rápida progressão da doença causada pela autodigestão do tecido pancreático, causando áreas de necrose gordurosa. Isto leva à ruptura dos vasos no pâncreas e hemorragia. Ultrassonograficamente, a aparência variará, dependendo de quando o sangramento ocorreu. Uma massa pode aparecer como homogênea, cística com *debris* ou heterogênea. O ducto pancreático pode estar dilatado.

Pancreatite Flegmonosa é uma forma grave da pancreatite aguda, em que a inflamação pode-se estender para fora do pâncreas. Ultrassonograficamente, o pâncreas é hipoecoico.

Pseudocisto Pancreático é a complicação mais comum associada à pancreatite aguda. Não são cistos verdadeiros, pois não possuem um revestimento epitelial. As enzimas pancreáticas e o sangue escapam do tecido pancreático e se tornam encapsulados, formando pseudocisto. Os pseudocistos são mais comumente encontrados na bolsa omental (anterior ao pâncreas e posterior ao estômago) e também podem ser encontrados no espaço pararrenal e mesocólon transverso. Ultrassonograficamente são redondos, com paredes finas e lisas, primariamente anecoicos, e podem ser únicos ou múltiplos. O fluido é geralmente reabsorvido pelo organismo; uma pequena porcentagem pode-se romper.

Pancreatite Crônica ocorre pela destruição contínua do parênquima pancreático, geralmente decorrente de acessos repetidos de pancreatite aguda. Ultrassonograficamente, o pâncreas apresenta um tamanho normal ou menor, com um contorno irregular. O parênquima é heterogêneo com ecogenicidade aumentada e, em 50% dos casos, pacientes com síndromes de má absorção apresentarão calcificações. Com a dilatação do ducto pancreático, cálculos podem ser visualizados no interior do ducto dilatado. O ducto biliar comum também pode estar dilatado.

Neoplasias Benignas podem-se originar no tecido endócrino ou exócrino. Estas lesões focais incluem: tumores de células das ilhotas pancreáticas, cistoadenoma e papiloma do ducto. Cistos pancreáticos, abscessos, doenças metastáticas para o pâncreas e linfomas apresentam o mesmo aspecto ultrassonográfico de quando são visualizados em outras áreas do corpo (Tabela 4-11).

Tumores Malignos. Carcinoma pancreático pode ser subdividido em adenocarcinoma, cistoadenocarcinoma e tumores endócrinos, como o carcinoma de células das ilhotas pancreáticas. O adenocarcinoma é o mais comum e está geralmente localizado na cabeça do pâncreas. Ultrassonograficamente, o pâncreas está aumentado, com bordas irregulares, padrão parenquimal alterado e menos ecogênico. Dilatação do ducto pancreático. Achados associados incluem: dilatação do ducto biliar comum secundário à distensão da cabeça pancreática; metástases hepáticas; metástases linfonodais; envolvimento da veia porta; compressão da veia cava inferior; e sinal de Courvoisier (Tabela 4-11).

Cistoadenocarcinoma é visualizado ultrassonograficamente como uma massa cística lobulada irregular com paredes espessas. É mais comumente visto no corpo ou cauda.

Carcinomas de Células das Ilhotas Pancreáticas são geralmente pequenos, bem circunscritos e encontrados no corpo e cauda. Um terço de todos os tumores de células das ilhotas pancreáticas são tumores não funcionais, e 92% destes são malignos.

Clinicamente, todos os tipos de carcinoma pancreático estão associados a um aumento nos níveis de fosfatase alcalina e bilirrubina secundários à obstrução biliar. Metástase para o fígado, veia porta e linfadenopatia também podem ser observadas.

TABELA 4-11 • Lesões Focais do Pâncreas

Crescimento	Sinais e Sintomas	Valores Laboratoriais	Patologia Clínica	Aspecto Ultrassonográfico
Cistos Cistos verdadeiros	Geralmente assintomáticos	Aumento nos níveis séricos de amilase e lipase	Possuem revestimento epitelial, podem ser contínuos com o ducto ou se originar do tecido pancreático, geralmente encontrados na cabeça	Lisos, paredes finas, anecoicos, aumento do reforço acústico posterior
Pseudocisto	Assintomáticos ou podem apresentar os mesmos sintomas da pancreatite aguda. Pode haver dor, se o pseudocisto for grande		Enzimas pancreáticas que escapam do ducto pancreático podem ser encontradas em qualquer local, fluido pode ser espontaneamente reabsorvido ou o pseudocisto pode romper	Redondos ou tomam a forma do espaço potencial; paredes espessas, geralmente anecoicos, porém podem conter *debris*; aumento do reforço acústico posterior
Tumores Benignos Cistoadenoma (adenoma microcístico)	Nenhum sintoma clínico Hipoglicemia	Aumento nos níveis séricos de amilase	Mais comum em mulheres	Encontrado mais comumente no corpo e cauda; massas anecoicas com aumento do reforço acústico posterior; margens irregulares, pode ter ecos internos
Tumor de células das ilhotas pancreáticas Insulinoma		Níveis plasmáticos elevados de insulina	Origina-se a partir das células B das ilhotas de Langerhans; geralmente encontrado na cauda e corpo	Massas sólidas homogêneas e pequenas (1-2 cm); geralmente hipoecoico; pode ter áreas de degeneração cística
Tumores Malignos Adenocarcinoma	Sintomas ocorrem na fase tardia da doença, dor, perda de peso, icterícia indolor	Aumento nos níveis séricos de amilase e bilirrubina; aumento da fosfatase alcalina (metástase hepática); aumento da AST (SGOT)	Origina-se a partir do tecido exócrino; responsável pela maioria de todos os tumores pancreáticos malignos; geralmente encontrados na cabeça pancreática	Massas focais com bordas irregulares mal delimitadas; ecogenicidade reduzida; sinal de Courvoisier (vesícula biliar distendida); ascite; metástases
Cistoadenocarcinoma	Dor epigástrica		Tumor maligno raro; geralmente encontrado no corpo ou cauda	Massas císticas com bordas irregulares; paredes espessas e pode conter componentes sólidos

BAÇO

Anatomia Macroscópica

O baço é a maior massa de tecido reticuloendotelial no corpo. Normalmente mede, aproximadamente, 12-14 cm de comprimento, 7 cm de largura e 3 cm na dimensão anteroposterior. Está localizado no quadrante superior esquerdo, na região hipocondríaca esquerda, inferior ao diafragma e posterolateral ao estômago. A cauda do pâncreas encontra-se medial ao hilo esplênico. O rim esquerdo está medial e posterior ao baço; o estômago e flexura cólica esquerda estão mediais ao baço.

O baço é um órgão intraperitoneal, exceto a área hilar. A cápsula é fibroelástica e composta de pequenas bandas fibrosas que fornecem ao baço seu arcabouço e permitem sua expansão. A artéria esplênica, que é um ramo do eixo celíaco, segue ao longo da borda anterossuperior do pâncreas e entra no baço através do hilo esplênico. A artéria esplênica se divide em seis ramos quando entra no baço. A veia esplênica sai no hilo esplênico e segue transversalmente ao longo da superfície posterior do pâncreas, unindo-se à veia mesentérica superior para formar a veia porta.

O baço não é essencial à vida, porém tem funções importantes, especialmente durante o período fetal. É o principal componente do sistema reticuloendotelial, e suas funções incluem: degradação da hemoglobina e a formação de pigmento biliar; formação de anticorpos, produção de linfócitos e células plasmáticas; um reservatório de sangue e formação do sangue (eritrócitos) no feto ou quando há uma anemia grave.

O baço é um órgão homogêneo, sendo ligeiramente menos ecogênico ou isoecoico que o fígado normal. O baço tem uma forma de uma meia-lua, com uma borda superolateral convexa e é côncavo medialmente. A porção inferior é afilada.

Anomalias Congênitas. A anomalia congênita mais comum é o baço acessório. Tecido esplênico separado do baço é geralmente encontrado próximo do hilo esplênico ou adjacente à cauda do pâncreas. Baços acessórios são tipicamente pequenos e redondos e apresentam a mesma ecogenicidade que o baço. São difíceis de demonstrar na ultrassonografia e devem ser diferenciados da linfadenopatia.

Um *baço errante* é um baço em uma localização ectópica, sendo geralmente encontrado na pelve. O paciente normalmente apresenta uma massa abdominal ou pélvica e dor intermitente. Torção esplênica pode ocorrer, e o Doppler em cores é utilizado para documentar a vascularidade.

Asplenia é rara e frequentemente associada à cardiopatia congênita e outras anormalidades.

Aplasia é a ausência de desenvolvimento do baço.

Neoplasias do Baço

O baço é raramente o sítio de doenças primárias, porém frequentemente o sítio de doenças secundárias. Tumores benignos e malignos são raros.

Neoplasias Benignas do Baço. Estas incluem cistos congênitos, cistos associados à doença policística, hemangiomas (tumor primário mais comum do baço) e linfangioma (Tabela 4-12).

Trauma. Trauma fechado (acidente com veículo automotor, lesões esportivas) ao baço é uma causa comum de traumatismo no baço. Um hematoma subcapsular pode-se formar, crescer e causar ruptura do baço. Ruptura espontânea do baço também pode ocorrer em determinados estados patológicos (ou seja, leucemia), quando o baço está maciçamente aumentado e macio.

Tumores Malignos do Baço

Os tumores malignos primários originam-se na cápsula (sarcoma), o mais comum sendo o angiossarcoma, ou provêm do tecido esplênico (linfa), como o linfoma. Tumores malignos secundários do baço são metástases da mama, melanoma maligno ou dos ovários (Tabela 4-12).

Patologias do Baço

O aspecto ultrassonográfico patológico do baço pode ser dividido em duas categorias: focal e difuso. Esplenomegalia difusa pode ser causada por esplenomegalia congestiva (ou seja, cirrose, hipertensão portal e insuficiência cardíaca); infecções (ou seja, hepatite, HIV/AIDS, tuberculose); doença de armazenamento (ou seja, doença de Gaucher, diabetes *mellitus* e doença de Niemann-Pick) e hemodiálise. É importante lembrar que as doenças passam por diferentes estágios, e o aspecto ultrassonográfico variará de acordo com o estágio da doença (Tabela 4-13).

Alguns processos que afetam o baço não produzirão lesões focais ou alternações na ecogenicidade do baço. Estes afetarão o tamanho do baço, causando atrofia ou aumento de volume do baço (Tabela 4-13).

Atrofia do baço é observada com menor frequência do que a esplenomegalia. Mielofibrose e doença falciforme causam destruição do parênquima esplênico. O baço diminui de tamanho e, ultrassonograficamente, torna-se ecogênico. Em muitos casos, um baço atrófico não é visualizado no ultrassom.

Tamanho Esplênico. O tamanho do baço varia com a energia e estado nutricional da pessoa. O tamanho também varia em diferentes estágios na vida – no nascimento, o baço tem a mesma proporção ao peso corporal total que em um adulto. A relação entre o baço e o tamanho corporal e estado nutricional do indivíduo é importante.

TABELA 4-12 • Patologia Focal e Difusa do Baço

Patologia Focal Sonolucente
- Cistos esplênicos
- Abscesso
- Hematoma
- Linfoma
- Metástases
- Infarto
- Linfangioma cístico

Patologia Focal Ecogênica
- Metástases
- Hemangioma cavernoso
- Hamartoma

Ecogenicidade Focal Variada
- Infarto
- Abscesso

Patologia Difusa – Ecogenicidade Reduzida
- Congestão
- Mieloma múltiplo
- Linfopoiese
- Granulocitopoiese (p. ex., infecção aguda ou crônica)
- Eritropoiese (p. ex., doença falciforme, anemia hemolítica, talassemia)

Patologia Difusa – Ecogenicidade Aumentada
- Leucemia
- Linfoma

TABELA 4-13 • Causas de Esplenomegalia

Mínima	Moderada	Maciça
Esplenite aguda	Leucemia aguda	Leucemia crônica
Congestão esplênica aguda (insuficiência cardíaca congestiva, hipertensão portal)	Mononucleose infecciosa	Linfoma
	Cirrose com hipertensão portal	Doença de Hodgkin
		Infecções parasitárias
Distúrbios febris agudos (toxemias sistêmicas, infecções intra-abdominais)	Esplenite crônica	Tumores primários do baço
	Doenças de armazenamento (p. ex., doença de Gaucher, amiloidose)	
	Tuberculose	
	Congestão crônica	

RIM

Anatomia Macroscópica

Os rins e ureteres pareados são retroperitoneais, situando-se anterior aos músculos profundos do dorso (músculo psoas maior). Os rins têm três camadas para proteção e suporte. A cápsula verdadeira ou cápsula fibrosa é a camada mais interna, sendo visualizada ultrassonograficamente como um refletor ecogênico circundando o córtex renal. Uma camada de gordura (adiposa) chamada de gordura perirrenal circunda a cápsula verdadeira. A glândula suprarrenal está localizada anterior, superior e medial a cada rim, sendo separada do rim pela camada de gordura perirrenal. A fáscia de Gerota é uma bainha fibrosa que circunda a glândula suprarrenal e o rim.

O rim é dividido em duas regiões, o seio renal e o parênquima. O parênquima renal é medido da margem do seio renal até a borda do rim. O tamanho médio do rim em um adulto é de 11,5 cm de comprimento, 6 cm de largura e 3,5 cm de espessura. Em crianças, o tamanho do rim varia com a idade.

Ultrassonograficamente, o parênquima renal tem duas áreas distintas: o córtex externo e as pirâmides medulares internas, que circundam o seio renal. O córtex é homogêneo com ecos de amplitude relativamente baixa que são ligeiramente menos ecogênicos do que o fígado normal. As pirâmides medulares são áreas redondas ou triangulares relativamente hipoecoicas, situadas entre o córtex e o seio renal. Estes são separados um do outro por bandas de tecido cortical, chamadas colunas de Bertin, que também se estendem para dentro do seio renal. Os ecos especulares intensos na junção corticomedular são provenientes das artérias arqueadas.

A porção ecogênica interna do rim consiste no seio renal. O seio renal contém gordura, cálices, infundíbulos, pelve renal, tecido conectivo, vasos renais e linfáticos. O hilo renal é o local onde vasos sanguíneos, nervos, vasos linfáticos e o ureter entram no seio renal.

A extremidade superior do ureter é expandida e forma um saco em forma de funil, denominado pelve renal, que está localizado no interior do seio renal. A pelve renal é dividida em dois ou três tubos, denominados cálices maiores, que são divididos em 8 ou 18 cálices menores. O ápice da pirâmide medular, chamada papila renal, penetra cada cálice menor.

O infundíbulo (porção em forma de funil dos cálices) é colapsado e não observado no seio renal ecogênico em um sujeito que tenha limitado a ingestão de líquidos. Durante a diurese, os canais estreitos atravessando o seio podem ser identificados. Em pacientes com uma pelve extrarrenal, uma estrutura preenchida por líquidos que se estende medialmente até o rim pode ser identificada. Ocorre compressão da pelve renal, quando o paciente é colocado em decúbito ventral, ajudando no estabelecimento do diagnóstico.

Pielocaliectasia materna sem obstrução mecânica é comumente observada durante a gravidez, sendo mais frequente no rim direito. Pielectasia fetal também é comum na vida intrauterina, e existem medidas que são utilizadas para distinguir esse processo da hidronefrose. Estruturas adjacentes aos rins (Tabela 4-14).

TABELA 4-14 • Estruturas Adjacentes aos Rins

Anterior ao Rim Direito	Anterior ao Rim Esquerdo	Posterior aos Rins
Glândula suprarrenal direita	Glândula suprarrenal esquerda	Diafragma
Fígado	Estômago	Músculos quadrados lombares
Duodeno	Baço	Músculo psoas
Cólica direita (flexura hepática)	Pâncreas	
Intestino delgado	Jejuno (2ª porção do intestino delgado)	

Funções dos Rins

Os rins atuam na excreção de compostos inorgânicos como, por exemplo, Na^+, K^+, Ca^{++}; excreção de compostos orgânicos como, por exemplo, a creatinina; regulação da pressão sanguínea; regulação do volume eritrocitário e metabolismo da vitamina D e Ca^{++}.

Os objetivos finais das funções renais são

1. Manter o equilíbrio de sal e água.
2. Regular o volume de líquidos.
3. Manter o equilíbrio acidobásico.

Valores Laboratoriais

Testes sanguíneos e urinários são realizados para determinar a disfunção renal. A função renal não pode ser estimada pelo uso de ultrassom.

1. Creatinina sérica está elevada na disfunção renal. Disfunção renal ocorre quando a unidade funcional do rim (néfron) é destruída.
2. Nitrogênio ureico no sangue (BUN) está elevado na presença de doença renal aguda ou crônica ou obstrução urinária. Uma diminuição nos níveis de BUN pode ocorrer na hiper-hidratação, insuficiência hepática ou gravidez.

Anomalias Congênitas Renais

Anomalias congênitas renais incluem posição, número e formato incorretos. Uma das anomalias mais comuns é um sistema coletor duplo. Pode haver duplicação dos ureteres, que podem entrar na bexiga urinária separadamente ou, mais comumente, eles se unem e entram na bexiga como um único ureter.

Posição. Embriologicamente, os rins se formam na pelve em uma orientação anteroposterior. Os rins ascendem e giram para a posição adulta, de modo que o polo superior de cada rim seja mais medial do que o polo inferior. Rins localizados fora da fossa renal são denominados rins ectópicos.

Rim Pélvico ocorre quando há falha da ascensão renal para fora da pelve.

Rim em Ferradura é a forma mais comum de anomalia de fusão. Os rins encontram-se na posição transversal oblíqua no abdome inferior. Os rins são mais comumente unidos nos polos inferiores do que nos polos médios ou superiores.

Número. Anomalias de número dos rins incluem um rim solitário (um único rim funcional com o rim ipsolateral atrofiado), agenesia renal unilateral (ausência de um rim e ureter) e um rim supranumerário (duplicação do rim, pelve e ureter).

Agenesia renal unilateral está frequentemente associada a outras anomalias genitais; por exemplo, útero bicorno, útero unicorno e septações uterinas e vaginais.

Agenesia renal bilateral é fatal.

Formato. Variações congênitas incluem colunas de Bertin hipertrofiadas (tecido cortical proeminente na medula < 3 cm), lobulação fetal (superfície renal lobulada), corcova de dromedário (esplênica) (protuberância do tecido cortical na superfície lateral do rim esquerdo), renúnculo e fusão do rim (rim em ferradura, rim de bolo). Todos acima, exceto o último, podem mimetizar uma massa no ultrassom. Doenças císticas congênitas que distorcem o formato reniforme também são inclusas nesta categoria, como a doença renal policística infantil, doença renal policística do adulto e doença renal multicística.

Doença Policística. Doença policística pode estar presente no nascimento ou pode não se manifestar até a vida adulta.

Doença Renal Policística Infantil (IPKD) ou doença renal policística autossômica recessiva (ARPKD) ou Potter tipo 1. Esta é a menos comum e mais fatal das três doenças císticas. É um traço autossômico recessivo e é mais comum em indivíduos do sexo feminino (2:1). Ultrassonograficamente observam-se, bilateralmente, rins aumentados, ecogênicos e com cistos (os cistos, classicamente, são muito pequenos para serem resolvidos). Na sobrevivência após o período da infância, fibrose hepática se torna uma complicação, com morte em consequência de insuficiência hepática e/ou sangramento de varizes esofágicas.

Doença Renal Policística do Adulto (APKD) ou doença renal policística autossômica dominante (ADPKD) ou Potter tipo III. Esta é uma doença autossômica dominante que ocorre com relativa frequência. A doença pode ficar latente por muitos anos e não se manifestar até a quarta década de vida. Os pacientes apresentam diminuição da função renal, hipertensão e podem ter dor no flanco. Ultrassonograficamente, a APKD se apresenta como rins grandes bilateralmente com cistos corticais de vários tamanhos aleatoriamente distribuídos. Em estágios avançados, os rins perdem a forma reniforme. Um achado associado é a presença de cistos no fígado, pâncreas e baço. Destruição do tecido renal residual nos estágios avançados resulta em falência renal.

Doença Cística Medular. Pode ser dominante ou recessiva. A doença de início juvenil é autossômica recessiva, e a de início na vida adulta é autossômica dominante. Clinicamente, os pacientes apresentam falência renal. Ultrassonograficamente há cistos pequenos na porção medular de ambos os rins, com uma definição reduzida nas junções cortical/medular. Hidronefrose é causada por uma obstrução da via de saída da urina. A pelve renal e os cálices se tornam dilatados e comprimem o parênquima renal, causando insuficiência renal. A dilatação pode ser unilateral ou bilateral, dependendo do nível de obstrução. A quantidade de dilatação determina se a doença é leve (Grau 1), moderada (Grau 2) ou grave (Grau 3). A ausência de um jato renal e um RI inferior a 0,70 confirmarão o diagnóstico de obstrução renal.

Hidronefrose. Existem duas categorias principais de hidronefrose: intrínseca e extrínseca.

Hidronefrose Intrínseca. Esta pode ser o resultado de:
  Estenose
  Cálculos renais
  Sangramento ou coágulo sanguíneo
  Ureterocele
  Pielonefrose
  Tuberculose

Hidronefrose Extrínseca. Esta pode ser o resultado de:
  Gravidez (geralmente envolve o rim direito)
  Massas pélvicas (p. ex., ovarianas ou fibroides)
  Obstrução do colo vesical
  Trauma
  Fibrose retroperitoneal
  Hipertrofia prostática
  Uretrite
  Lesões inflamatórias – pelve, gastrointestinal, retroperitoneal
  Bexiga neurogênica

Hidronefrose Congênita. Esta está presente e é existente no momento do nascimento. Pode apresentar-se como:
  Obstrução da junção uteropélvica (UPJ)
    Ureterocele ectópica, geralmente causada por um sistema coletor duplo
    Ureter retrocava
    Válvula de uretra posterior (PUV)

Hidronefrose Falso-Positiva. Indica um teste com resultado positivo para hidronefrose, quando não há hidronefrose presente. Ultrassonograficamente, as seguintes condições podem apresentar uma aparência similar à hidronefrose (dilatação do sistema coletor).
  Diurese normal
  Bexiga urinária hiperdistendida
  Cisto parapélvico

Lipomatose do seio renal
Pelve extrarrenal
Refluxo vesicoureteral
Diabetes insipidus

Hidronefrose Falso-Negativa. Indica um teste com resultado que erroneamente exclui o diagnóstico de hidronefrose. Pacientes sofrendo de desidratação grave ou obstrução intermitente podem ter hidronefrose sem dilatação do sistema coletor.
Desidratação grave
Nefrolitíase com obstrução intermitente

As Tabelas 4-15 e 4-16 resumem os achados clínicos e ultrassonográficos associados a massas renais císticas e sólidas

Nefrolitíase (Cálculos Renais)

Nefrolitíases são mais comumente encontradas em homens do que em mulheres e, tipicamente, em pessoas que sofrem de estase urinária. As nefrolitíases podem ser compostas de ácido úrico, cistina ou cálcio. Ultrassonograficamente, os cálculos renais aparecem como focos ecogênicos altamente refletores. Um transdutor de alta frequência, com ajustes apropriados das zonas focais, é necessário para documentar a sombra acústica posterior. O uso de imagens harmônicas teciduais também pode auxiliar na visualização de sombra acústica posterior. O "sinal *twinckle*" é um artefato colorido demonstrado na presença de cálculos urinários. O "sinal *twinckle*" é descrito como uma mudança rápida de cores que são visualizadas na região posterior de um refletor ecogênico, ou seja, os cálculos. Um cálculo de Staghorn é a presença de cálculos grandes na porção central do rim, o sistema coletor, que tomam a forma dos cálices. Obstrução renal pode ser secundária a cálculos localizados no sistema coletor.

Valores Laboratoriais. Em casos de obstrução crônica, há um aumento nos níveis séricos de creatinina e BUN. Na obstrução aguda, não há valores laboratoriais específicos. A urina pode exibir hematúria e/ou bactérias.

Sinais e Sintomas. Cólica renal, dor no flanco, náusea e vômito.

Insuficiência Renal

A insuficiência renal é a incapacidade do fígado de filtrar metabólitos do sangue, resultando em uma diminuição da função renal, que pode ser aguda ou crônica. Os achados laboratoriais incluem aumento nos níveis séricos de BUN e creatinina.

Etiologia

Causas Pré-Renais. Pode ocorrer hipoperfusão renal secundário a uma causa sistêmica causada por distúrbios vasculares, o que resulta em insuficiência renal e inclui as seguintes condições.

Nefroesclerose. Arteriosclerose das artérias renais, resultando em isquemia do rim. Nefroesclerose se desenvolve rapidamente em pacientes com hipertensão grave.

Infarto. Pode ser provocado pela oclusão ou estenose da artéria renal.

Estenose da Artéria Renal. Qualquer estreitamento da artéria renal afetará o fluxo sanguíneo dos rins, resultando em atrofia do rim e redução da função renal.

Insuficiência Cardíaca Congestiva. Pode causar hipoperfusão renal secundária à insuficiência cardíaca.

Trombose. Trombose da veia renal aumentará a pressão intravascular e, portanto, diminuir o fluxo sanguíneo ao rim.

Ultrassonografia. Doppler da artéria renal é empregado para detectar os padrões de fluxo sanguíneo arterial, tanto diretamente a partir da artéria renal, como indiretamente a partir dos padrões de fluxo no parênquima.

Doença do Parênquima Renal – Infecção e Doença Inflamatória

Necrose Tubular Aguda. Dentre as doenças renais agudas médicas, esta é a causa mais comum de insuficiência renal aguda. Pode ocorrer destruição de células epiteliais dos túbulos distal e proximal convoluto decorrente da ingestão ou inalação de agentes tóxicos, isquemia causada por trauma, hemorragia, nefrite intersticial aguda, necrose cortical e doenças dos glomérulos.

Pielonefrite. Infecção é a doença mais comum do trato urinário, e a combinação de inflamação do parênquima, cálice e pelve constitui a pielonefrite. Bactérias que ascendem da bexiga urinária ou linfonodos adjacentes para o rim geralmente causam infecção renal.

Glomerulonefrite. Etiologia é desconhecida, porém frequentemente ocorre após outras infecções.

Distúrbios Metabólicos. Diabetes mellitus, amiloidose, gota e nefrocalcinose (depósito de cálcio no parênquima renal) são distúrbios metabólicos associados à insuficiência renal.

Nefrotoxicidade Crônica. Este processo é causado por exposição à radiação, metais pesados, solventes industriais e fármacos.

Ultrassonografia. Na insuficiência renal aguda, o tamanho do rim pode estar normal ou aumentado. Pode haver uma definição reduzida entre as junções medular/cortical. Conforme o caso evolui de agudo para crônico, a ecogenicidade aumenta. Não existe uma correlação definitiva entre a ecogenicidade do rim, o tamanho do rim e o grau de diminuição da função renal. Pacientes com doença renal terminal apresentarão rins pequenos e ecogênicos que são difíceis de visualizar ultrassonograficamente.

Causas Pós-Renais. Estas incluem obstrução do trato urinário, que causa hidronefrose, e podem ser congênitas ou intrinsicamente e extrinsecamente adquiridas.

Ultrassonografia. Há graus variados de dilatação do seio renal, cálices, infundíbulo e pelve.

Doenças Renais Médicas (Tabela 4-17)

Tipo I. Há aumento da ecogenicidade cortical com uma redução na diferenciação corticomedular. As doenças do tipo I são aquelas causadas por infiltrado glomerular, como glomerulonefrites aguda e crônica, nefrite lúpica aguda, nefroesclerose, qualquer

TABELA 4-15 • Massas Renais Císticas

Massas Císticas	Achados Clínicos	Achados Ultrassonográficos
Cisto simples	1. Observado em 50% dos pacientes com mais de 55 anos de idade 2. Geralmente se origina no córtex renal 3. Assintomático, salvo se for grande e obstruir o sistema coletor 4. Unilocular	1. Anecoico 2. Paredes finas 3. Redondo 4. Aumento da transmissão direta
Cisto atípico	1. Septado ou multilocular 2. Septações não têm significância patológica	Satisfaz todos os critérios para um cisto simples, apresentará linhas internas ecogênicas, ou seja, septações
Cisto parapélvico	1. Origina-se no parênquima renal e é observado no hilo renal 2. Pode-se manifestar com hipertensão e dor	1. Satisfaz os critérios para um cisto simples, porém está localizado no interior da pelve renal 2. Solitário e grande 3. Não se comunica com o sistema coletor
Cistos peripélvicos	1. Origina-se na pelve renal 2. Pode-se desenvolver a partir do sistema linfático ou de uma obstrução	1. Pequeno, múltiplo e de formato irregular 2. Pode aparecer como uma pelve renal dilatada 3. Não se comunica com o sistema coletor
Cistos inflamatórios	1. Cistos simples que se tornaram infectados 2. Um aumento na leucocitose 3. Dor	1. Padrão complexo de ecos internos em consequência dos *debris* inflamatórios 2. Paredes ligeiramente espessadas, mas não tão espessas quanto no abscesso crônico
Cistos hemorrágicos	1. 6% de todos os cistos renais sangrarão 2. Maior incidência na doença policística	Padrão complexo de ecos dependendo do estado de hemorragia
Cistos calcificados	2% de todos os cistos calcificarão	1. Anecoico 2. Bordas redondas lisas que são ecogênicas ou têm focos ecogênicos 3. Paredes calcificadas atenuam o som, dificultando a visualização do cisto completo
Abscesso renal (carbúnculo)	1. Febre, calafrios, dor no flanco 2. Contagem de leucócitos elevada	1. Pode aparecer sólido na fase inicial 2. Padrão complexo de ecos em decorrência de *debris* 3. Paredes são espessas e irregulares 4. Gás pode produzir uma sombra acústica suja
Hidronefrose	Obstrução a. Intrínseca – no sistema coletor por um cálculo ou estenose b. Extrínseca – uma massa comprime o ureter ou a saída vesical	Os cálices, infundíbulos e pelve renal dilatam-se em razão de obstrução do fluxo urinário. Dilatação leve (Grau 1) – leve alargamento do sistema coletor Dilatação moderada (Grau 2) – maior dilatação do sistema coletor com adelgaçamento do parênquima Dilatação grave (Grau 3) – sistema coletor anecoico enorme com perda do formato e muito pouco parênquima
Pionefrite	Pus no sistema coletor dilatado como complicação da hidronefrose que ocorre secundária à estase urinária e infecção	Sistema pielocalicial dilatado preenchido com ecos internos, mudança no nível urina-*debris*, pode haver sombra acústica causada por microrganismos formadores de gás
Doença do seio renal Lipomatose do seio renal	Mais comum em pacientes mais velhos; pode ser secundária à doença calculosa crônica e inflamação. O seio renal é substituído por tecido gorduroso	Na lipomatose de reposição, o rim está aumentado, o seio renal aparece hipoecoico por causa da gordura (uma das poucas vezes em que a gordura aparece hipoecoica em vez de ecogênica)

TABELA 4-16 • Massas Renais Sólidas

Tumores	Achados Clínicos	Achados Ultrassonográficos
Tumores Sólidos Benignos Angiomiolipoma, também chamado de hamartoma renal (tumor composto de gordura, músculo e vasos sanguíneos) Adenomas (correspondente benigno do carcinoma de células renais) Tumores do tecido conectivo 1. Hemangiomas 2. Fibromas 3. Miomas 4. Lipomas	Mais comum em mulheres do que em homens (2:1). Os sintomas incluem dor no flanco, hematúria e hipertensão Hematúria assintomática ou indolor, geralmente encontrado na necropsia Hematúria macroscópica	Massa discreta altamente ecogênica encontrada no córtex Massa pequena e bem definida, isoecoica ou hipoecoica, encontrada no córtex Estes tumores se apresentam como lesões homogêneas e ecogênicas em relação à sua vascularidade e teor de gordura
Tumores Sólidos Malignos Hipernefroma (também conhecido como adenocarcinoma, carcinoma de células renais [RCC] e tumor de Grawitz)	1. Afeta mais os homens do que as mulheres (2:1), geralmente após os 50 anos de idade 2. Hematúria 3. Uma arteriografia renal demonstra uma massa com suprimento sanguíneo aumentado e ramificação irregular 4. Metástase para os ossos, coração e cérebro	1. Unilateral, solitário e encapsulado 2. Ecogenicidade variada, desde hipoecoico até ecogênico 3. Procurar por metástases que se disseminam pela circulação sanguínea, infiltrando a veia renal e a veia cava inferior 4. Procurar por metástases no rim contralateral, ureter, peritônio, fígado e baço
Carcinoma de células transicionais (afeta o urotélio e pode estar localizado em qualquer região do sistema urinário)	1. Ocorre na pelve renal 2. Geralmente assintomático, pode haver dor ou uma massa palpável 3. Hematúria indolor 4. Comprovadamente invasivo	1. Tumor invasivo mal delimitado ou encapsulado no interior da pelve renal 2. Ocasionalmente aparece como uma massa volumosa discreta 3. Hipoecoico ou isoecoico
Linfoma renal	1. Relativamente comum em pacientes com malignidade linfomatosa amplamente disseminada	1. Massa sólida com ecos internos de baixa amplitude 2. Pode ter uma aparência similar aos cistos renais, porém não demonstrará aumento da transmissão direta
Tumor de Wilm (nefroblastoma)	1. Malignidade mais comum de origem renal em crianças 2. Massa abdominal, hipertensão, náusea 3. Hematúria	1. Encapsulado no início e, tardiamente, pode se estender para a área perirrenal 2. Aspecto ultrassonográfico varia de acordo com a quantidade de necrose e/ou hemorragia

tipo de nefrite e rejeição do transplante renal. Todos estes distúrbios podem provocar uma ecogenicidade do córtex renal maior que a do fígado e baço. Conforme a doença progride para o estado crônico, o rim se torna menor, o córtex se torna mais ecogênico e, eventualmente, a medula se tornará igualmente ecogênica.

Tipo II. Há distorção da anatomia normal envolvendo o córtex e pirâmides medulares; ultrassonograficamente há uma diminuição na diferenciação corticomedular, tanto de modo focal como difuso. O padrão do tipo II é observado com lesões focais, como cistos, abscessos, hematomas, nefrite bacteriana (Nefronia lobar), doença policística infantil, doença policística do adulto, pielonefrite crônica e glomerulonefrite crônica.

Transplantes Renais

O rim transplantado é colocado na fossa ilíaca. Uma ultrassonografia basal é realizada nas primeiras 48 horas do pós-operatório para documentar a localização exata, o tamanho e o aspecto ultrassonográfico do rim transplantado. O sinal mais grave de rejeição do transplante é insuficiência renal. Os sinais clínicos de rejeição renal incluem febre, dor e débito urinário reduzido. Os resultados laboratoriais são os mesmos que da insuficiência renal, com níveis séricos elevados de BUN e creatinina.

Rejeição aguda do rim transplantado pode ser causada por necrose tubular aguda ou obstrução arterial. É importante a diferenciação entre as diferentes causas de insuficiência renal para garantir que o tratamento apropriado seja administrado.

Em casos de rejeição aguda, o rim aparece aumentado ultrassonograficamente, com aumento da ecogenicidade cortical, diminuição da ecogenicidade do seio renal, áreas sonolucentes irregulares no córtex, aumento e redução da ecogenicidade das pirâmides, distorção do contorno renal e junção corticomedular indistinta.

Rejeição causada por necrose tubular aguda resulta em uma ultrassonografia normal. Na rejeição causada por oclusão arterial renal aguda, o aspecto ultrassonográfico parece totalmente nor-

TABELA 4-17 • Doenças Renais Médicas

Doença	Achados Clínicos	Aspecto Ultrassonográfico
Pielonefrite aguda	Noventa por cento são mulheres, disúria, frequência urinária, febre, leucocitose, bacteriúria	Rins normais ou aumentados, pode haver hidronefrose leve; área corticomedular aumentada com redução da ecogenicidade e perda da definição entre o córtex e a medula; ecos de baixa amplitude podem ser produzidos por múltiplos abscessos pequenos e áreas de necrose no córtex e medula
Pielonefrite crônica	Afeta homens e mulheres; geralmente causada por infecção do trato urinário recorrente ou pielonefrite inadequadamente tratada; proteinúria	Rins normais ou pequenos; adelgaçamento do parênquima; aumento da ecogenicidade decorrente da fibrose
Nefronia lobar aguda (nefrite bacteriana focal aguda)	Massa inflamatória sem pus drenável resulta de uma infecção por bactérias Gram-negativas que ascende a partir do refluxo ureteral; febre, calafrios, dor no flanco	Massa cística pouco mal delimitada contendo ecos que podem alterar a junção corticomedular; incapaz de ser diferenciada de um abscesso
Pielonefrite xantogranulomatosa	Forma rara de doença inflamatória encontrada em pacientes com cálculos renais de longa duração	Rins aumentados com múltiplas áreas anecoicas ou hipoecoicas
Glomerulonefrite	Doença glomerular resulta de uma reação imunológica, em que os complexos antígeno-anticorpo na circulação são presos nos glomérulos. No estágio agudo – oligúria, edema, aumento nos níveis séricos de BUN, creatinina e K. No estágio crônico – poliúria, proteinúria em um grau tão alto que 50% dos pacientes desenvolvem síndrome nefrítica	Ecogenicidade aumentada do córtex renal com uma diminuição do tamanho renal à medida que a doença progride
Necrose tubular aguda	Causa mais comum de insuficiência renal aguda, pode ser causada por isquemia, redução de fluxo sanguíneo para o rim e proveniente do rim, transplante renal. Pode ser induzida por toxinas ou resultar de um trauma/cirurgia	Rim aumentado, especialmente no diâmetro anteroposterior; parênquima renal normal; pirâmides medulares renais aparecerão mais proeminentes e anecoicas

mal. No entanto, os exames com Doppler dúplex podem revelar uma ausência ou uma diminuição do fluxo diastólico.

Acúmulos de líquido perinéfrico, comumente associados a rins transplantados, são linfoceles, urinomas, abscessos e hematomas (Tabela 4-18).

URETERES

Os ureteres estão localizados na cavidade retroperitoneal e seguem ao longo da superfície anterior do músculo psoas na superfície medial. Os ureteres têm um diâmetro de, aproximadamente, 6 mm. Os três locais mais comuns de obstrução são: na junção ureteropélvica (UPJ); quando atravessam a margem pélvica; e na junção na bexiga urinária. Na pelve, os ureteres se encontram anterior aos vasos ilíacos.

A urina pode ser visualizada entrando na bexiga urinária com o uso do Doppler em cores. Utiliza-se a técnica de Doppler em cores, pois o jato ureteral causará um desvio de frequência Doppler em razão das mudanças contínuas do fluxo turbulento na urina. A visualização dos jatos ureterais pode não ser possível, caso a bexiga tenha sido recentemente hiperdistendida, pois a gravidade específica da urina nos ureteres e na bexiga é similar, não havendo desvio de frequência Doppler. Jatos ureterais ocorrem em intervalos regulares, aproximadamente a cada 2-3 segundos. Estes aparecem como pulsos de cor entrando pela base da bexiga urinária, fluindo em direção ao centro da bexiga com duração de uma fração de segundo. A ausência ou diminuição de um jato ureteral indica a presença de uma obstrução.

Anomalias Congênitas dos Ureteres

Estas incluem um ureter duplo ou bífido, estreitamento, estenoses, divertículos e hidroureter causados por um defeito congênito, como no rim policístico, ou um defeito adquirido, como na uropatia obstrutiva baixa.

Megaureter na Infância (Primário-Megaureter Não Obstrutivo e Não Refluxivo)

Esta entidade inclui a síndrome de Prune Belly (síndrome de Eagle-Barrett), deficiência da musculatura abdominal, anormalidades do trato urinário (bexiga grande e hipotônica, testículos criptorquídicos, hidroureter) e fibrose peritoneal, que fixa o ureter e previne peristalse ureteral, resultando em uma obstrução funcional.

TABELA 4-18 • Coleções Líquidas Perinéfricas

Tipo	Achados Clínicos	Aspecto Ultrassonográfico
Abscesso (carbúnculo renal é uma confluência de vários abscessos pequenos)	Dor no flanco, contagem elevada de leucócitos, febre	Geralmente ecogênico com paredes espessadas irregulares, pode conter sombra acústica formada por gases
Hematoma	Queda do hematócrito	Mesmo aspecto ultrassonográfico que um abscesso, dependendo da idade e quantidade de coágulo/liquefação
Urinoma	Uma coleção encapsulada de urina extravasada	Geralmente anecoico, pode ter ecos de baixa amplitude se sobreposto a uma infecção
Linfocele	Acúmulo de líquido linfático	Geralmente anecoico, pode ter ecos de baixo nível se sobreposto a uma hemorragia

Abscesso, hematoma, urinoma e linfocele estão comumente associados, embora não sejam exclusivos, a um transplante renal.

Megaureter Secundário

Esta condição é causada por refluxo da urina ou obstrução. Anormalidades ureterais são visualizadas na Tabela 4-19.

BEXIGA URINÁRIA

Anatomia Macroscópica

A bexiga urinária é uma estrutura triangular de parede fina, localizada imediatamente posterior ao osso púbico. O ápice da bexiga aponta anteriormente e está conectado ao umbigo pelo ligamento umbilical mediano, um remanescente do úraco fetal. Os ureteres entram em um ângulo posteroinferior, e a uretra estende-se do colo vesical até o exterior do corpo. O trígono é a área da bexiga entre o colo e o ápice. O trígono contém três orifícios: dois para os ureteres e um para a uretra.

No ultrassom, uma bexiga urinária distendida normal é visualizada como uma estrutura anecoica simétrica situada na linha média. A parede da bexiga é visualizada como uma linha ecogênica, lisa e fina de 3 a 6 mm de espessura. O volume vesical normal varia e geralmente pode alcançar 500 mL sem provocar um desconforto maior.

Cálculos vesicais podem-se desenvolver na bexiga ou se formar no rim. A passagem de um cálculo pelo trato urinário provoca cólica renal, dor no flanco e hematúria. Ultrassonograficamente, o cálculo vesical aparece como um foco ecogênico com sombra acústica posterior. Cálculos são dependentes da gravidade (os cálculos se deslocam para a porção dependente da bexiga quando o paciente é colocado em uma posição de decúbito). Jatos ureterais são geralmente normais; raramente os cálculos obstruem o ureter.

Durante o exame de ultrassonografia pélvica, a espessura da parede vesical, as irregularidades da parede, o formato da bexiga e o lúmen devem ser avaliados. Pode haver uma massa extrínseca; por exemplo, um fibroide ou uma próstata aumentada, comprimindo a bexiga e causando distorção da mesma. A Tabela 4-20 revisa as anormalidades que distorcem a parede e o formato da bexiga.

GLÂNDULAS SUPRARRENAIS

Anatomia Macroscópica

As glândulas suprarrenais fazem parte do sistema endócrino e consistem em duas regiões distintas: a medula, que é circundada pelo córtex. As glândulas suprarrenais são estruturas de formato triangular, localizadas superior e anteromedial ao polo superior do rim. Elas medem 5 × 5 × 1 cm, porém ao nascimento são proporcionalmente muito maiores. Os rins, as suprarrenais e a gordura perinéfrica são contidos pela fáscia de Gerota.

TABELA 4-19 • Anormalidades Ureterais

Anormalidade	Achado Clínico	Aspecto Ultrassonográfico
Síndrome da válvula de uretra posterior (PUV): um retalho do tecido mucoso recobre a abertura na área da uretra prostática, causando uma obstrução da via de saída urinária	Causa mais comum de obstrução urinária em bebês do sexo masculino e é a segunda causa mais comum de hidronefrose no neonato. Diminuição do débito urinário, déficit de crescimento e casos graves de insuficiência renal em bebês. Pacientes mais velhos apresentarão diminuição do débito urinário, disúria e infecções do trato urinário (UTIs)	Bexiga urinária distendida com hidroureteres de parede espessada bilateralmente, observados medial e posterior à bexiga e em casos graves de hidronefrose. A bexiga pode ter um aspecto de "buraco de fechadura", com dilatação da porção proximal da uretra
Ureterocele: uma dilatação cística da porção distal do ureter com estreitamento do orifício uretérico; pode ser congênito ou adquirido	Os pacientes são geralmente assintomáticos, e os cistos são geralmente pequenos. Ureteroceles podem causar obstrução e infecção do trato urinário superior. Quando grandes, podem causar obstrução da saída vesical	Uma estrutura anecoica de parede fina, tamanho variável e formato que se projeta para a bexiga

TABELA 4-20 • Anormalidades da Bexiga Urinária

Anormalidade	Achados Clínicos	Achados Ultrassonográficos
Cistos do úraco: o úraco conecta o ápice da bexiga ao alantoide (uma estrutura embrionária sem função após o nascimento) através do cordão umbilical. Normalmente, o úraco sobre fibrose ao nascimento, porém pode, em parte ou em sua totalidade, permanecer patente. O úraco situa-se no espaço de Retzius (anterior à bexiga urinária)	Um cisto do úraco permanece clinicamente assintomático até o desenvolvimento de uma infecção e, então, há dor abdominal indistinta ou queixas urinárias	Uma estrutura tubular anecoica na parede anterior da porção mediana inferior do abdome. Pode-se estender do umbigo até a bexiga
Divertículos da bexiga; evaginações similares a um saco da parede vesical. Podem ser congênitos ou adquiridos	Os divertículos constituem um sítio de estase urinária que tende a se tornar infectado	Os divertículos variam muito de tamanho e podem aparecer separados da bexiga. São massas císticas redondas, bem delimitadas e de parede fina. Para ajudar a diferenciá-lo de uma massa anexial, peça ao paciente para urinar; o divertículo deve desaparecer
Reduplicação: reduplicação completa da bexiga é rara	Reflexo unilateral, obstrução ou infecção	Serão visualizadas duas bexigas separadas por uma prega peritoneal, com duas uretras e duas aberturas externas.
Refluxo: refluxo vesicoureteral é uma anormalidade comum do trato urinário em crianças, sendo secundário a anomalias como válvula de uretra posterior ectópica, síndrome de Prune Belly, bexiga neurogênica e anormalidades congênitas primárias da bexiga	Refluxo pode ser uma causa de insuficiência renal crônica com alterações cicatriciais e atróficas no rim	Cysto-Conray (20%) é injetado na bexiga. A varredura de cada rim é realizada, enquanto o contraste é injetado. Com cada grau crescente de refluxo, há um aumento na dilatação do sistema coletor renal
Obstrução do colo vesical: a porção inferior contínua como uretra é chamada de colo	Na bexiga masculina, a obstrução do colo geralmente está associada a uma hipertrofia prostática benigna (BPH) ou um carcinoma. Na obstrução prolongada, a parede da bexiga se torna espessada e trabeculada	Uma bexiga de paredes espessa e irregular
Cistite: infecção ou inflamação da bexiga. Mais comum em mulheres por causa da uretra mais curta	Secundário a divertículos, obstrução uretral, fístulas, cistocele, neoplasia vesical, pielonefrite, disfunção neurogênica, cálculos vesicais, trauma, gravidez, fístula retal/vaginal	Em casos de infecção ou inflamação prolongada (crônica), as paredes vesicais podem exibir alterações inflamatórias e espessamento. Em casos de uma bexiga neurogênica, ecos de baixa amplitude podem ser vistos na bexiga, produzindo um nível de secreção com pus na urina
Tumor benigno primário (incomum): papiloma, epitelial, leiomiomas, neurofibroma, adenoma (associado à cistite)	Pacientes apresentam hematúria indolor, disúria e frequência urinária	A ultrassonografia não é capaz de diferenciar entre um tumor benigno e maligno. Tumores sólidos pequenos a maciços são vistos se projetando a partir da parede vesical. Alguns destes tumores podem demonstrar evaginação da parede vesical e apresentar um contorno liso ou irregular. Podem mimetizar uma hipertrofia prostática benigna ou uma cistite. Obstrução do fluxo de saída e hidronefrose também devem ser avaliadas
Tumor maligno primário: 95% são carcinomas de células transicionais (TCC); 5% são carcinomas de células escamosas	Crescimentos invasivos, com 40% metastatizando para os linfonodos e invadindo a próstata e vesículas seminais. Geralmente não são detectados até que tenham metastatizado. Os pacientes apresentam hematúria, frequência urinária e disúria	A ultrassonografia não é capaz de diferenciar entre um tumor benigno e maligno. Tumores sólidos pequenos a maciços são vistos se projetando a partir da parede vesical. Alguns destes tumores podem demonstrar evaginação da parede vesical e apresentar um contorno liso ou irregular. Podem mimetizar uma hipertrofia prostática benigna ou uma cistite. Obstrução do fluxo de saída e hidronefrose também devem ser avaliadas

A glândula suprarrenal direita situa-se posterior lateral à veia cava inferior, lateral ao pilar direito do diafragma e medial ao lobo hepático direito. Para visualizar a glândula suprarrenal direita, o paciente é tipicamente posicionado em decúbito lateral esquerdo (lado direito para cima). A glândula suprarrenal direita está localizada entre o lobo hepático direito, a veia cava inferior e o rim direito.

A glândula suprarrenal esquerda situa-se medial ao baço, lateral à aorta e posterior à cauda do pâncreas. Ultrassonograficamente, as glândulas suprarrenais normais em adultos são difíceis de visualizar, pois são pequenas e possuem uma ecotextura similar à gordura retroperitoneal adjacente. Para visualizar a glândula suprarrenal esquerda, o paciente é posicionado em decúbito lateral direito (lado esquerdo para cima), e o transdutor é colocado em uma posição coronal. As glândulas suprarrenais esquerdas encontram-se entre o baço, a aorta e o rim esquerdo, e estas estruturas são utilizadas como referências ultrassonográficas. Tomografia computadorizada (CT) é a modalidade imagiológica de escolha. Geralmente, os tumores suprarrenais podem ser identificados em uma ultrassonografia pelo deslocamento e/ou compressão de estruturas adjacentes. Veja a Tabela 4-21 para as disfunções da glândula suprarrenal.

TABELA 4-21 • Disfunções da Glândula Suprarrenal

Malformações	Achados Clínicos	Achados Ultrassonográficos
Córtex Suprarrenal Hiperfunção adrenocortical Síndrome de Cushing	Diabetes mellitus decorrente do aumento da produção de corticosteroides, abdome protuberante provocado por fraqueza muscular e perda do tecido elástico, faces arredondadas, hipertensão leve, aumento do volume cardíaco e edema	Varia – as glândulas suprarrenais podem aparecer normais, difusamente aumentadas, sólidas, císticas ou complexas, com áreas focais de necrose ou hemorragia
Síndrome de Conn – benigna	Hiperaldosteronismo causado por um aumento na produção de aldosterona e retenção de sódio, resultando em hipertensão essencial, aumento da sede e micção	Varia – as glândulas suprarrenais podem aparecer normais, difusamente aumentadas, sólidas, císticas ou complexas, com áreas focais de necrose ou hemorragia.
Adenomas – podem ser funcionais ou não funcionais	Tumores benignos associados às síndromes de Cushing e Conn. Podem-se manifestar com hipertensão, diabetes, hipertireoidismo e carcinoma de células renais	Formato redondo ou oval, tamanho superior a 1 cm, hipoecoica
Hipofunção adrenocortical Doença de Addison – condição rara	Produção hormonal reduzida, causando hipotensão, mal-estar, perda de peso, alterações na pigmentação cutânea, perda de pelos corporais e irregularidade menstrual. oitenta por cento dos casos são atribuíveis à destruição idiopática, provavelmente de natureza autoimune, e 20% são causados por tuberculose	Normal ou hiperecoica, pode estar pequena em razão da destruição de tecido cortical
Medula Suprarrenal Feocromocitoma – tumores vasculares raros	Hipertensão paroxística ou sustentada, angina, arritmias cardíacas, ansiedade, náusea, vômito e cefaleias. Estas características são causadas pela concentração de catecolaminas liberada na circulação. Tumores grandes podem provocar insuficiência cardíaca e morte	Massas bem delimitadas, grandes e altamente vasculares que podem ser císticas, sólidas ou heterogêneas com calcificações
Neuroblastoma	Um tumor altamente maligno que se origina no tecido nervoso simpático ou medula suprarrenal. Crianças podem ser assintomáticas ou ter perda de peso, episódios febris de taquicardia, sudorese e cefaleias com uma massa abdominal palpável	Apresentação variada – massa grande ecogênica e heterogênea, com áreas de degeneração cística e calcificações focais. O rim estará deslocado posterior e inferiormente
Massas Suprarrenais Metástases suprarrenais	Geralmente de CA broncogênico, adenocarcinoma pulmonar, carcinoma de mama ou estômago	Metástases para as suprarrenais variam no tamanho e ecogenicidade
Cistos suprarrenais – raros	Nenhum – pacientes são geralmente assintomáticos	Formato redondo ou oval, anecoico com aumento da transmissão direta. Os cistos suprarrenais tendem a calcificar, aparecendo como uma estrutura livre de ecos, com uma parede posterior ecogênica e sombra acústica posterior (não há transmissão direta)
Hematomas suprarrenais	Geralmente observado em bebês e causado por trauma no parto, prematuridade ou hipóxia. Em adultos, é causado por trauma ou terapia anticoagulante	Varia de acordo com a idade do sangramento, inicialmente o hematoma é ecogênico e, após, torna-se sonolucente a complexo e, então, calcificado

Patologia na Suprarrenal Direita Deslocará

Anteriormente
A linha de gordura retroperitoneal
A veia cava inferior
A veia renal direita

Posteriormente
O rim direito

Patologia na Suprarrenal Esquerda Deslocará

Anteriormente
A veia esplênica

Posteriormente
O rim esquerdo

Córtex Suprarrenal

O córtex suprarrenal produz hormônios esteroides e é subdividido em três zonas (da mais externa para a mais interna): (1) a zona glomerulosa que produz mineralocorticoides (para a regulação de aldosterona que age no metabolismo eletrolítico); (2) a zona fasciculada que produz glicocorticoides (para a regulação de cortisol que é um hormônio antiestresse e anti-inflamatório); e (3) a zona reticular que produz gonadocorticoides (para regulação da secreção de andrógenos e estrógenos, que são os hormônios sexuais de um indivíduo).

Os hormônios produzidos pelo córtex suprarrenal são regulados pelos hormônios adrenocorticotróficos (ACTH) da hipófise anterior. Uma *diminuição* na função adrenocortical leva a um aumento de ACTH, que, por sua vez, estimula o córtex suprarrenal. Um *aumento* na concentração de hormônios suprarrenais ocasiona uma queda na secreção de ACTH, resultando em uma queda na atividade do córtex suprarrenal.

O córtex suprarrenal pode ser afetado por lesões que produzem um excesso de hormônios esteroides ou por lesões que produzem uma deficiência. Os níveis de hormônio adrenocortical podem estar anormais (produção aumentada ou diminuída) em razão da presença de um tumor hipofisário que pode causar a superprodução ou subprodução de ACTH.

Medula Suprarrenal

A medula suprarrenal produz epinefrina (adrenalina) e norepinefrina. Estes hormônios têm uma ampla gama de efeitos.

A epinefrina dilata os vasos coronários e contrai a pele e os vasos renais. Este hormônio aumenta o débito coronário, eleva o consumo de oxigênio e causa hiperglicemia.

A norepinefrina contrai todos os vasos arteriais, exceto as artérias coronárias (que dilatam). É o regulador essencial da pressão sanguínea.

A epinefrina, em particular, é a responsável pela reação de lutar ou fugir. Este hormônio estimula a taxa metabólica, concedendo energia que é mais disponível.

TRATO GASTROINTESTINAL

A ultrassonografia não é regularmente utilizada para visualizar o trato gastrointestinal em decorrência da presença de ar no interior do lúmen intestinal. Padrões intestinais normais podem ser visualizados, e a peristalse intestinal, reconhecida no exame ultrassonográfico do abdome. Conhecimento do trato gastrointestinal (GI) é essencial para identificar a localização da patologia.

Anatomia Macroscópica

O trato GI é composto pelo esôfago, estômago, intestino delgado e cólon.

O esôfago é uma estrutura tubular que se estende da faringe até o estômago. Sua principal função é levar o alimento e a água ao estômago. A junção gastroesofágica (GEJ) pode ser identificada ligeiramente à esquerda da linha média em uma varredura sagital. Ultrassonograficamente, a GEJ aparece redonda com um centro ecogênico e uma margem hipoecoica, também denominada "sinal do alvo" ou "olho de boi", e localizada posterior ao lobo hepático esquerdo e anterior à aorta.

O estômago se encontra entre o esôfago e o duodeno. A abertura entre o estômago e o duodeno é denominada orifício pilórico. A principal função do estômago é transformar o alimento em quimo, que passa para o duodeno. Ultrassonograficamente, o estômago preenchido por líquido é visualizado como uma estrutura anecoica, com focos ecogênicos e paredes finas. O intestino delgado está situado entre o estômago e o cólon, e é dividido em três partes: duodeno, jejuno e íleo. A principal função do intestino delgado é a absorção de alimentos.

A valva ileocecal conecta a porção distal do íleo à primeira seção do cólon, o ceco. O apêndice está localizado no quadrante inferior direito como uma estrutura tubular que se estende do ceco. O cólon ascendente sobe pelo lado direito do corpo, desde o ceco até a superfície posteroinferior do fígado. O cólon ascendente dobra para a esquerda e forma a flexura hepática. O cólon transverso se estende desde a flexura hepática até a flexura esplênica. A flexura esplênica está localizada posterior e inferior ao baço, e dobra inferiormente formando o cólon descendente, que segue ao longo do lado esquerdo do corpo e termina no cólon sigmoide.

O sigmoide é a porção mais estreita do cólon, e sua extremidade distal forma o reto. O canal anal é a extremidade distal do reto que expele resíduos sólidos (fezes) do corpo.

DIAFRAGMA

Anatomia Macroscópica

O diafragma é um músculo em forma de cúpula que separa o tórax da cavidade abdominal. O diafragma cobre a borda superior e lateral do fígado no lado direito e o baço no lado esquerdo. Ultrassonograficamente, o diafragma é identificado como uma interface fina, ecogênica e curvilínea entre os pulmões e o fígado (baço).

O *espaço subfrênico* encontra-se entre o fígado (ou baço) e o diafragma, sendo um sítio comum para abscessos.

CRURA DO DIAFRAGMA

As cruras diafragmáticas são feixes fibromusculares direitos e esquerdos que se ligam à vertebra lombar no nível da L3 à direita e L1 à esquerda. Estas estruturas atuam como âncoras para o diafragma.

A crura esquerda pode ser visualizada anterior à aorta, acima do nível da artéria celíaca. Abaixo da artéria celíaca, a crura se estende ao longo das superfícies laterais das colunas vertebrais. A crura direita é visualizada posterior ao lobo caudado e veia cava inferior.

COLEÇÕES DE LÍQUIDO

Ascite

Ascite é um acúmulo anormal de líquido seroso no peritônio. Cirrose é a causa mais comum de ascite nos Estados Unidos, sendo responsável por cerca de 80% das causas.[3] A ascite é classificada em:

- Transudativa – anecoica/movimenta-se livremente, geralmente benigna, intestino flutuante no abdome
- Exsudativa – ecos internos/loculada – associada à infecção e malignidade
- Intestino emaranhado ou fixo à parede abdominal posterior – associada à malignidade
- Líquido imóvel associado a um hematoma coagulado (trauma)

Patologia Associada à Ascite

- Insuficiência cardíaca congênita
- Infecção (processo inflamatório)
- Insuficiência renal
- Insuficiência/doença hepática – fígado gorduroso em estágio final, cirrose
- Malignidade
- Aneurisma rompido
- Peritonite piogênica
- Tuberculose
- Obstrução do sistema venoso portal
- Obstrução dos linfonodos
- Obstrução dos vasos – síndrome de Budd-Chiari
- Colecistite aguda
- Gravidez ectópica
- Pós-operatória

Apresentação Clínica

A apresentação clínica da ascite é um abdome distendido. Desconforto respiratório também estará presente em casos de ascite maciça.

Achados Ultrassonográficos

Acúmulos ocorrem (posição supina) na seguinte ordem:

1. Ponta inferior – lobo hepático direito
2. Porção superior – flanco direito
3. Fundo de saco pélvico
4. Goteira paracólica direita e esquerda
5. Bolsa de Morison
   - Ascite é encontrada inferior ao diafragma
   - Ascite macroscópica (maciça) – porção extra-hepática do ligamento falciforme prende o fígado à parede abdominal anterior
   - Ascite pode causar um deslocamento distal do fígado
   - Pode fazer com que a parede da vesícula biliar pareça espessa
   - Fígado pode aparecer mais ecogênico
   - Pode-se observar patência da veia umbilical
   - Mudança da posição do paciente para observar o movimento de fluidos pode ser útil
   - Acúmulo desproporcional na bolsa omental sugestivo de patologia em um órgão adjacente (ou seja, pancreatite aguda, CA pancreático)

Abscesso

Um abscesso é uma coleção localizada de pus (agudo/crônico). Uma cavidade formada por necrose liquefativa em um tecido sólido.

Patologia Associada aos Abscessos

- Trauma penetrante (feridas)
- Procedimentos pós-cirúrgicos
- Produtos da concepção retidos
- Doença inflamatória pélvica
- Doença vesical crônica
- Septicemia – infecção bacteriana transmitida por via sanguínea
- Hematomas de longa duração
- Pós-colecistectomia – sítio da fossa da vesícula biliar
- Trato GI – perfuração da úlcera péptica; escape de conteúdo intestinal durante a cirurgia (peritonite)
- Infecção do trato urinário
- Ascite infectada com septos/*debris*
- Abscesso amebiano – pode ser densamente ecogênico

Apresentação Clínica. Dor, febre elevada, calafrios, contagem elevada de leucócitos, sítios solitários ou múltiplos, sensibilidade ao toque.

Abscesso Intra-Hepático

No hemisfério ocidental, os abscessos são mais frequentemente associados à colangite; também são observados com septicemia e trauma penetrante ao fígado.

- Localização: no parênquima hepático
- Diagnóstico diferencial: tumor sólido, lesão geralmente redonda com ecos internos dispersos, variável na transmissão direta

Sub-hepático

Abscesso associado à colecistectomia

- Localização: inferior ao fígado, acúmulo de fluidos na região anterior ao rim direito (bolsa de Morison); fossa da vesícula biliar (pós-colecistectomia)

Subfrênico

Abscesso associado ao extravasamento de bactérias no peritônio durante o procedimento cirúrgico; ruptura intestinal; perfuração da úlcera péptica; trauma.

- Localização: coleção de fluidos na região superior ao fígado, inferior ao diafragma; transmissão direta variável; gás (sombra acústica suja)

Achados Ultrassonográficos Gerais. Uma lesão cística, sólida, variável e complexa com septos, *debris* e ecos dispersos; transmissão direta pode ser boa; massa/cisto com paredes irregulares desordenadas/espessas; massa deslocando as estruturas adjacentes; massa complexa com sombra acústica suja vinda do interior. *Presença de gás em uma massa sugere um abscesso (pode também ser atribuível à comunicação fistulosa com o intestino ou ar externo).*

Diagnóstico Diferencial Geral. Tumor necrosado com centro líquido (estes tumores geralmente possuem paredes espessas e *ausência de gás*).

Ascite *Versus* Abscesso

Uma área localizada de ascite pode ser confundida com um abscesso. Colocar o paciente em posição ereta ou na posição de Trendelenburg; a ascite se deslocará para a porção dependente, mas não um abscesso, a menos que contenha ar; o nível hidroaéreo mudará.

Efusão Pleural

Efusões pleurais são reações inespecíficas a uma doença pulmonar ou sistêmica subjacente, como a cirrose. A obtenção do fluido para análise pode conceder um diagnóstico mais específico.

O aspecto ultrassonográfico exibe uma efusão pleural, geralmente na forma de uma área em forma de cunha livre de ecos (anecoica), situada posteromedial ao fígado e posterior ao diafragma. Ocasionalmente, efusões pleurais contêm ecos internos, algumas vezes indicando a presença de uma neoplasia. Estes ecos podem ser causados por sangue ou pus (empiema), especialmente quando a coleção for loculada. Efusões loculadas nem sempre se localizam adjacente ao diafragma e podem ser loculadas em qualquer região da parede torácica. Algumas vezes, as efusões se encontram entre o pulmão e o diafragma, sendo conhecidas como subpulmonares. Efusões pleurais no lado direito podem ser facilmente avaliadas com uma incidência que demonstre o diafragma e o fígado. Efusões no lado esquerdo são mais difíceis de visualizar na posição supina, mas podem ser vistas mais facilmente com o paciente em uma posição oblíqua e uma incidência através do baço.

RETROPERITÔNIO

O retroperitônio é a área entre a porção posterior do peritônio parietal e a parede abdominal posterior, estendendo-se do diafragma até a pelve.

Divisões

O retroperitônio é dividido em três áreas pela fossa renal (fáscia de Gerota). A Fig. 4-8 demonstra a divisão do retroperitônio nos espaços perirrenal anterior e perirrenal posterior.

1. O espaço perirrenal anterior contém a porção retroperitoneal dos intestinos e o pâncreas.
2. O espaço perirrenal contém os rins, ureteres, glândulas suprarrenais, aorta, IVC e linfonodos retroperitoneais.
3. O espaço perirrenal posterior contém a parede abdominal posterior, o músculo iliopsoas e o músculo quadrado.

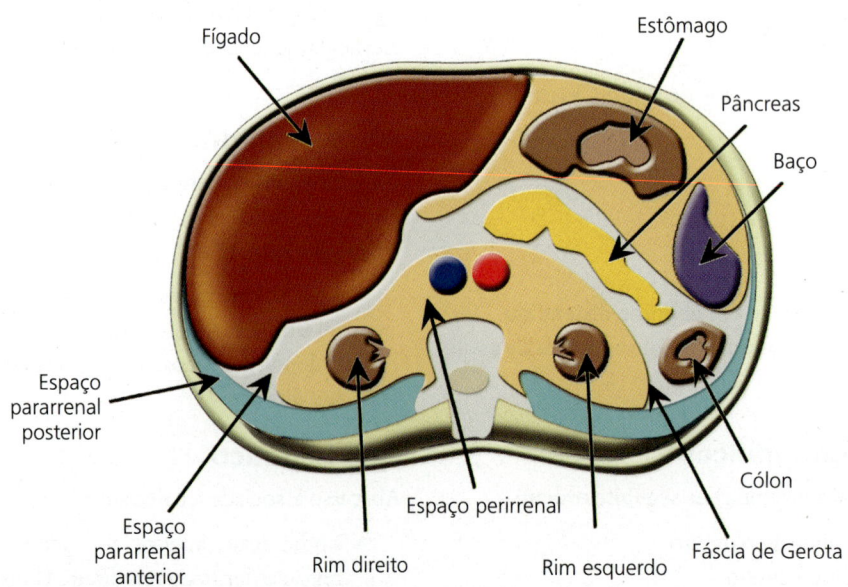

FIGURA 4-8. Anatomia transversal dos compartimentos retroperitoneais.

Patologia

A área retroperitoneal está sujeita à infecção, sangramento, inflamação e tumores.

Espaço Perirrenal Anterior. Patologia pancreática, carcinoma do duodeno, cólon ascendente e descendente causando espessamento intestinal ou infiltração, resultando em um "olho de boi".

Espaço Perirrenal. Doenças renais, doenças suprarrenais, invasão ou deslocamento da veia cava inferior, aneurismas aórticos, anormalidades ureterais, sarcoma, lipossarcoma e adenopatias retroperitoneal e aórtica.

Espaço Perirrenal Posterior. Transplante renal é geralmente realizado extraperitonealmente no interior da fossa ilíaca, com o uso dos vasos ilíacos para anastomose.

Tumores Retroperitoneais Primários

Tumores retroperitoneais primários são geralmente malignos, de crescimento rápido, e os tumores maiores são mais prováveis de exibir evidência de necrose e hemorragia. A presença simultânea de uma massa e ascite indica invasão das superfícies peritoneais.

Lipossarcoma. Origina-se no tecido adiposo. O lipossarcoma tem um padrão ecogênico complexo com paredes espessas.

Fibrossarcoma. Origina-se no tecido conectivo. O fibrossarcoma tem um padrão complexo, geralmente sonolucente, com invasão de tecidos adjacentes.

Rabdomiossarcoma. Origina-se no músculo. Ocorre como uma massa ecogênica sólida, complexa ou homogênea, com invasão de tecidos adjacentes.

Leiomiossarcoma. Origina-se no músculo liso. Ocorre como uma massa ecodensa complexa que pode apresentar áreas de necrose e degeneração cística.

Teratoma. Origina-se das três camadas germinativas. A maioria dos teratoma ocorre na área do polo superior do rim esquerdo. Noventa por cento são benignos. São tumores complexos com áreas ecogênicas e císticas. Cinquenta por cento ocorrem em crianças.

Tumores Neurogênicos. Originam-se no tecido nervoso e geralmente ocorrem na região paravertebral. São heterogêneos e ecogênicos.

Tumores Retroperitoneais Secundários

Tumores retroperitoneais secundários são recorrências primárias de tumores previamente removidos ou massas recorrentes de um prévio carcinoma renal.

Líquido ascético junto com um tumor retroperitoneal geralmente indica implantação ou invasão tumoral da superfície peritoneal. Uma avaliação da região para-aórtica deve ser realizada para verificar a ocorrência de extensão para os linfonodos. O fígado também deve ser avaliado para envolvimento metastático.

Fibrose Retroperitoneal

Fibrose retroperitoneal é a formação de faixas espessas de tecido conectivo que se estendem do espaço perirrenal até a cúpula da bexiga. A fibrose retroperitoneal envolve, em vez de deslocar, os grandes vasos, ureteres e canais linfáticos, causando obstrução. Também pode provocar uma uropatia grave. A etiologia da fibrose retroperitoneal é geralmente idiopática, mas pode, ocasionalmente, estar associada a um aneurisma aórtico.

Achados Clínicos. Os achados clínicos na fibrose retroperitoneal incluem hidronefrose, hipertensão, anúria, febre, leucocitose, anemia, náusea e vômito, perda de peso, mal-estar, massa abdominal ou retal palpável, e dor no abdome, dorso ou flanco. É mais frequente em homens do que em mulheres e é mais comum entre 50 e 60 anos de idade.

Achados Ultrassonográficos. A fibrose aparece como massas espessas nas regiões anterior e lateral à aorta e veia cava inferior, que se estendem dos vasos renais até o promontório sacral. A região anterior aos feixes hipoecoicos tem margens anteriores lisas e bem delimitadas e margens posteriores irregulares e mal delimitadas. O diagnóstico diferencial inclui linfoma, metástases linfonodais e sarcoma retroperitoneal ou hematoma.

Coleções Líquidas Retroperitoneais. Coleções de líquidos no retroperitônio incluem abscessos, hematomas, urinomas, linfoceles e cistos.

SISTEMA LINFÁTICO

Anatomia Macroscópica

O sistema linfático se origina de veias no embrião em desenvolvimento e está intimamente associado às veias na maior parte do corpo. Os vasos linfáticos auxiliam as veias em suas funções, drenando a maioria dos tecidos e, desse modo, aumentando a quantidade de líquido que retorna ao coração. A rede vascular linfática não forma um sistema de circuito fechado como o sistema vascular sanguíneo. Os vasos linfáticos começam como capilares minúsculos, incolores e não conectados nos tecidos conectivos. Estes capilares se fundem para formar vasos progressivamente maiores que são interrompidos em vários sítios por pequenas estações de filtragem chamadas linfonodos. O líquido linfático de todo o corpo drena para a veia cava inferior.

Esta rede linfática tem uma enorme significância clínica. Interrupção da drenagem linfática em uma área geralmente cria um inchaço considerável (edema) em razão do acúmulo de fluidos. Além disso, os vasos linfáticos oferecem uma variedade de vias para as células cancerígenas se deslocarem de um sítio para outro (metástase).

Linfonodos

Linfonodos contêm linfócitos e células reticulares e têm a função de filtrar e produzir linfócitos e anticorpos. Toda a linfa passa pelos linfonodos, que atuam como filtros não só contra bactérias, como também contra células cancerígenas. Aumento dos linfonodos é um sinal comum de um processo bacteriano ou carcinogênico em curso. Linfonodos normais medem < 1 cm. Os linfonodos parietais seguem o mesmo trajeto que os vasos pré-vertebrais, enquanto que os linfonodos viscerais são mais superficiais e geralmente seguem o mesmo trajeto que os vasos órgão-específicos. Ultrassonograficamente é possível avaliar os linfonodos na pelve, retroperitônio, *porta-hepatis*, região perirrenal e vasculatura pré-vertebral.

Função. As funções dos linfonodos são: (1) formação de linfócitos, (2) produção de anticorpos e (3) filtração da linfa.

Aspecto Ultrassonográfico. Para visualizar os linfonodos, eles precisam ter, no mínimo, 2 cm. Os linfonodos são muito homogêneos e tipicamente hipoecoicos, porém não há transmissão direta. Os linfomas têm uma aparência inespecífica, mas, em geral, as seguintes afirmações são verdadeiras:

- Adenopatia secundária a um linfoma é geralmente sonolucente.
- Adenopatia secundária a uma doença metastática é geralmente complexa.
- Linfonodos aumentados após terapia são geralmente muito ecogênicos, mas podem desenvolver áreas císticas por causa da necrose.

Linfonodos periaórticos apresentam características específicas: podem envolver os grandes vasos anteriormente (ocultando a borda vascular anterior pronunciada); podem ter uma aparência lobular, lisa ou ondulada; e, no envolvimento mesentérico, podem preencher grande parte do abdome em uma necrose irregular complexa.

Linfonodos para-aórticos podem causar o deslocamento anterior do eixo celíaco e da artéria mesentérica superior. Linfonodos aumentados na área posterior da aorta deslocarão os grandes vasos em direção oposta à coluna vertebral; isto é referido como o sinal da aorta flutuante. O sinal de "sanduíche" ocorre, quando os linfonodos circundam os vasos mesentéricos.

Técnica Ultrassonográfica. Concentra-se nos vasos pré-vertebrais, aorta, veia cava inferior; porta hepática (pode produzir *obstrução biliar*); tamanho do baço; músculos iliopsoas; contorno da bexiga urinária; região perirrenal; retroperitônio e pelve.

Os linfonodos para-aórticos estão envolvidos em 25% dos casos de linfoma e 40% dos casos de doença de Hodgkin. O aspecto ultrassonográfico desses linfonodos linfomatosos varia de hipoecoico a anecoico, sem aumento da transmissão direta. Ocasionalmente, massas linfonodais anecoicas podem ter um aspecto similar a estruturas císticas. Aumento linfonodal secundário a outras neoplasias ou processos inflamatórios, como a fibrose retroperitoneal, podem ser indistinguíveis da linfadenopatia linfomatosa. Linfonodos para-aórticos ou paracavais frequentemente ocultam a borda vascular anterior pronunciada ou comprimem a aorta ou a veia cava inferior. O posicionamento do paciente em decúbito, demonstrando a aorta e a veia cava inferior, facilita a visualização ultrassonográfica da área retroperitoneal até a bifurcação da aorta.

Tumores do Tecido Linfoide

Linfomas (Tumores do Tecido Linfoide). Doença de Hodgkin (40%) é uma condição maligna, caracterizada por um aumento generalizado do tecido linfoide (p. ex., linfonodos e baço aumentados). Homens são afetados duas vezes mais do que as mulheres. Linfomas geralmente ocorrem entre 15 e 34 anos, ou após 50 anos de idade. Classificação histopatológica: células de Reed-Sternberg (RS) e células multinucleadas estão presentes.

Doença não Hodgkin (60%) é subdividida em histopatologia nodular e difusa. É um grupo heterogêneo de doenças, caracterizado pela proliferação neoplásica de células linfoides que geralmente se disseminam por todo o corpo. Ocorre em todas as faixas etárias, e a incidência aumenta com a idade.

Há envolvimento de linfonodos mesentéricos em <4% dos pacientes com doença de Hodgkin, porém em >50% dos pacientes com linfoma não Hodgkin. Infiltração celular linfomatosa do omento maior pode ser observada como uma estrutura uniformemente espessa, hipoecoica e em forma de bastão. A aparência dos linfonodos mesentéricos pode ser similar àquela dos linfonodos retroperitoneais.

Massas mesentéricas também podem aparecer como múltiplas massas císticas ou separadas, com aspecto similar àquele de alças intestinais preenchidas por líquido. Linfonodos peri-hepáticos, linfonodos do tronco celíaco, linfonodos do hilo esplênico e hilo renal também podem ser demonstrados ultrassonograficamente. Embora a maioria seja hipoecoica a anecoica, áreas inomogêneas de ecogenicidade elevada podem ser encontradas em áreas de necrose focal nos linfonodos grandes. Os linfonodos podem envolver ou invadir os órgãos adjacentes e produzir um deslocamento significativo do órgão, enquanto que os linfonodos portais produzem obstrução biliar.

Linfoma Extranodal. O fígado, rins, trato GI, pâncreas e tireoide podem exibir envolvimento linfomatoso.

Linfoma Hepático. Envolvimento hepático linfomatoso se apresenta como múltiplos defeitos parenquimais focais hipoecoicos ou anecoicos. Embora possam ter um aspecto similar àquele de estruturas císticas, essas lesões anecoicas raramente demonstram aumento do reforço acústico posterior ou sombra acústica periférica refratária. Abscessos hepáticos, metástases de sarcomas ou melanomas, áreas focais de colangite, fibrose por radiação e hemossiderose extensa se apresentaram com achados ultrassonograficamente indistinguíveis do linfoma hepático.

Linfomas Renais. Menos de 3% de todos os linfomas não Hodgkin se apresentam com envolvimento renal, principalmente o linfoma de Burkitt ou os linfomas histiocíticos difusos.

Linfoma Gastrointestinal. Cinquenta por cento dos linfomas não Hodgkin podem-se apresentar com envolvimento intestinal. Os aspectos ultrassonográficos incluem uma massa relativamente hipoecoica com focos ecogênicos centrais. O aspecto ultrassonográfico é inespecífico para envolvimento linfomatoso; carcinoma gástrico ou edema da parede gástrica podem ter o mesmo aspecto ultrassonográfico.

Linfoma Pancreático. Dez por cento dos pacientes com linfoma não Hodgkin apresentam envolvimento pancreático – porções de tecido representadas por massas anecoicas ou hipoecoicas focais.

Linfoma de Tireoide. Massas tireoidianas linfomatosas também se apresentam do mesmo modo.

Condições Inflamatórias

Existem três condições inflamatórias do sistema linfático: linfadenite aguda e crônica e mononucleose infecciosa.

Tumores primários comuns com metástases para o sistema linfático são aqueles da mama, pulmão, melanoma, próstata, colo do útero e útero.

Armadilhas Ultrassonográficas

1. Linfonodos aumentados podem apresentar um aspecto similar àquele do aneurisma aórtico nos ajustes de ganho menor nas varreduras longitudinais; varreduras transversais são necessárias para a diferenciação.
2. O aumento dos aneurismas é bastante simétrico, enquanto que os linfonodos aumentados tendem a envolver os vasos pré-vertebrais.
3. O intestino pode apresentar um aspecto similar aos linfonodos, portanto verifique a presença de peristalse; linfonodos são reproduzíveis, o intestino não.

MASSAS RETROPERITONEAIS *VERSUS* INTRAPERITONEAIS

A localização retroperitoneal de uma massa é confirmada na presença de qualquer um dos seguintes:

- Deslocamento renal anterior
- Deslocamento anterior de ureteres dilatados
- Deslocamento anterior de gordura retroperitoneal ventralmente e, com frequência, cranialmente, enquanto que as lesões hepáticas e sub-hepáticas produzem deslocamentos inferior e posterior. A direção do deslocamento pode possibilitar o diagnóstico da origem anatômica de massas no quadrante superior direito
- Deslocamento vascular anterior – aorta, veia cava inferior, veia esplênica, veia mesentérica superior

Referências

1. Crossin JD, Mauradali D, Wilson SR. US of Liver Transplants: Normal and Abnormal 1. *RadioGraphics.* 2003:1093-1114.
2. Kanterman RY, Darcy MD, Middleton WD, et al. Doppler sonography findings associated with transjugular intrahepatic portosystemic shunt malfunction. *AJR.* 1997;168:467-472.
3. Runyon BA. Care of Patients with Ascitis. *N. Engl J Med* 1994;330:337.
4. Rumack CM, Wilson SR, Charboneau JW. *Diagnostic Ultrasound.* 3rd ed. Elsevier Mosby. St. Louis. Missouri; 2005.
5. Tortora GJ. Derrickson B. *Principles of Anatomy and Physiology.* 11th ed. John Wiley & Sons Inc. Hoboken, NJ; 2006.

Perguntas

INSTRUÇÕES GERAIS: Para cada pergunta, selecione a resposta apropriada. Marque apenas uma resposta para cada pergunta, exceto se solicitado de outro modo.

1. Quais são as três estruturas que compõem a tríade portal?
    (A) veia porta, artéria porta e ducto biliar comum
    (B) artéria hepática, veia porta e ducto biliar
    (C) veia hepática, artéria porta e ducto cístico
    (D) artéria hepática, artéria porta e ducto biliar
    (E) ducto hepático, veia hepática e ducto biliar comum

2. Um menino de 4 anos com hipertensão, hematúria e uma massa palpável no flanco esquerdo. Um exame ultrassonográfico é realizado e uma massa renal sólida é identificada. Este achado é mais característico de qual dos seguintes?
    (A) hipernefroma
    (B) doença renal policística infantil
    (C) neuroblastoma
    (D) nefroblastoma
    (E) leucemia linfoblástica aguda

3. Um paciente apresenta obstrução da ampola de Vater, distensão da vesícula biliar e icterícia indolor. Com qual das seguintes alternativas esta apresentação está associada?
    (A) vesícula biliar hidrópica
    (B) cisto do colédoco
    (C) sinal de Courvoisier
    (D) síndrome de Mirizzi
    (E) doença de Caroli

4. Qual dos seguintes ocasionará obstrução do ducto cístico de longa duração?
    (A) vesícula biliar de porcelana
    (B) vesícula biliar hidrópica
    (C) vesícula biliar septada
    (D) septações da vesícula biliar
    (E) contração da vesícula biliar

5. Durante a realização de um exame de ultrassom, o ultrassonografista constata que ambos os rins medem 5 cm de comprimento. Os rins são muito ecogênicos. Deve-se considerar a possibilidade de todas as condições seguintes, *exceto*
    (A) glomerulonefrite crônica
    (B) pielonefrite crônica
    (C) doença vascular renal
    (D) trombose da veia renal
    (E) hipoplasia renal

6. Um cálculo de Staghorn refere-se a um cálculo grande localizado em qual dos seguintes?
    (A) pâncreas
    (B) bexiga urinária
    (C) pelve renal do rim
    (D) colo da vesícula biliar
    (E) ducto hepático

7. Qual hormônio peptídeo gastrointestinal estimula a contração da vesícula biliar?
    (A) gastrina
    (B) colecalciferol
    (C) colestiramina
    (D) colecistocinina
    (E) colestase

8. Qual é o nome da porção do fígado que *não* é revestida por peritônio?
    (A) lobo quadrado
    (B) intraperitoneal
    (C) lobo de Riedel
    (D) área nua
    (E) hepatopetal

9. Qual é a espessura normal da parede da vesícula biliar?
    (A) 15 mm
    (B) 10 mm
    (C) 3 cm
    (D) 5 mm
    (E) 3 mm

10. **Onde a cabeça pancreática está localizada?**
    (A) caudal à veia porta e medial à veia mesentérica superior
    (B) cranial à veia porta e medial à veia mesentérica superior
    (C) caudal à veia porta e anterior à veia cava inferior
    (D) cranial à veia porta e anterior à veia cava inferior

11. **Identifique o padrão ultrassonográfico que melhor descreve a hidronefrose.**
    (A) distorção do formato reniforme
    (B) múltiplas massas císticas por toda parte dos rins
    (C) sistema coletor pielocalicial preenchido por líquido
    (D) espaço pararrenal preenchido por líquido
    (E) córtex renal ecogênico

12. **Um paciente apresenta um ducto inter-hepático dilatado, uma vesícula biliar dilatada e um ducto biliar comum dilatado. Isto é mais característico de qual dos seguintes níveis de obstrução?**
    (A) região proximal do ducto biliar comum
    (B) região distal do ducto biliar comum
    (C) região distal do ducto hepático comum
    (D) ducto cístico
    (E) colo da vesícula biliar

13. **Qual é o local mais comum de pseudocisto pancreático?**
    (A) bolsa omental
    (B) área do *porta-hepatis*
    (C) região inguinal
    (D) hilo esplênico
    (E) mediastino

14. **Qual das seguintes alternativas é verdadeira em relação à porção extra-hepática do ligamento falciforme?**
    (A) segue entre a veia cava inferior e a vesícula biliar
    (B) é visualizada quando uma ascite maciça está presente
    (C) conecta o fígado à bolsa omental
    (D) é visualizada quando peritonite está presente
    (E) é visualizada quando há recanalização da veia umbilical

15. **A artéria mesentérica superior se origina 1 cm abaixo do tronco celíaco e segue**
    (A) 1 cm antes de sofrer bifurcação
    (B) inferiormente e lateral à cabeça do pâncreas
    (C) anterior e paralelo à aorta
    (D) transversalmente e caudal
    (E) posterior à veia cava inferior

16. **A separação dos lobos hepáticos direito e esquerdo com o uso da anatomia de Couinaud é feita por**
    (A) fissura lobar principal
    (B) ligamento venoso
    (C) ligamento falciforme
    (D) ligamento hepatoduodenal
    (E) artérias hepáticas

17. **Qual dos seguintes é a porção do pâncreas situada posterior à veia e artéria mesentérica superior?**
    (A) cabeça
    (B) colo
    (C) processo uncinado
    (D) corpo
    (E) cauda

18. **Qual vaso segue ao longo da superfície posterior do corpo e cauda do pâncreas?**
    (A) artéria mesentérica superior
    (B) veia renal esquerda
    (C) aorta
    (D) artéria esplênica
    (E) veia esplênica

19. **Ultrassonograficamente, onde a junção gastroesofágica pode ser visualizada?**
    (A) anterior à veia cava inferior e posterior ao lobo direito do fígado
    (B) anterior à aorta e posterior ao lobo esquerdo do fígado
    (C) lateral à cabeça do pâncreas
    (D) anterior ao estômago e medial ao baço
    (E) posterior ao lobo hepático esquerdo e medial ao estômago

20. **Qual dos seguintes descreve uma adenomiomatose da vesícula biliar?**
    - (A) uma anomalia congênita que se manifesta na quarta ou quinta década de vida
    - (B) uma inflamação da vesícula biliar e ductos biliares
    - (C) associada à hepatite crônica
    - (D) proliferação da camada mucosa, que se estende para a camada muscular
    - (E) um processo maligno que envolve a parede e o lúmen da vesícula biliar

21. **Qual é a causa mais comum de pielonefrite aguda?**
    - (A) hipertensão
    - (B) *Escherichia coli*
    - (C) *Klebsiella*
    - (D) hidronefrose
    - (E) enterococos fecais

22. **Uma ultrassonografia renal é realizada, e uma massa ecogênica bem delimitada é identificada no córtex renal. Isto é característico de qual dos seguintes?**
    - (A) angiomiolipoma
    - (B) coluna de Bertin
    - (C) adenocarcinoma
    - (D) pionefrose
    - (E) cálculo renal

23. **A artéria gastroduodenal é um ramo de qual dos seguintes?**
    - (A) aorta
    - (B) eixo celíaco
    - (C) artéria hepática comum
    - (D) artéria gástrica esquerda
    - (E) artéria duodenal

24. **Identifique o vaso que é visto anterior à aorta e posterior à artéria mesentérica superior.**
    - (A) veia esplênica
    - (B) artéria hepática comum
    - (C) artéria gonadal
    - (D) artéria renal esquerda
    - (E) veia renal esquerda

25. **O fígado é revestido por uma membrana espessa de fibras colágenas misturadas com elementos elásticos. Como essa membrana é chamada?**
    - (A) cápsula de Glisson
    - (B) fáscia de Gerota
    - (C) cápsula de Bowman
    - (D) cápsula adiposa
    - (E) cápsula membranosa

26. **Qual dos seguintes pode causar deslocamento anterior da veia esplênica?**
    - (A) pancreatite
    - (B) pseudocisto
    - (C) hiperplasia suprarrenal esquerda
    - (D) aneurisma
    - (E) trombos na veia cava inferior

27. **Qual dos seguintes vasos se origina no eixo celíaco e é muito tortuoso?**
    - (A) artéria esplênica
    - (B) artéria hepática
    - (C) artéria gástrica direita
    - (D) artéria gastroduodenal
    - (E) artéria espiralada

28. **Quando baços acessórios estão presentes, onde estão geralmente localizados?**
    - (A) na margem superior do baço
    - (B) na superfície posterior do baço
    - (C) próximo do rim
    - (D) próximo do hilo esplênico
    - (E) próximo do diafragma esquerdo

29. **Como uma dobra localizada no fundo da vesícula biliar é geralmente chamada?**
    - (A) bolsa de Hartmann
    - (B) dobra juncional
    - (C) válvulas de Heister
    - (D) barrete frígio
    - (E) bolsa de Douglas

30. **A veia cava inferior se forma na confluência de qual dos seguintes vasos?**
    - (A) veias carótidas direita e esquerda
    - (B) veias ilíacas comuns direita e esquerda
    - (C) veias lombares direita e esquerda
    - (D) veias renais direita e esquerda
    - (E) artérias ilíacas comuns direita e esquerda

31. Espessamento difuso da parede da vesícula biliar pode ser observado ultrassonograficamente em todas as condições seguintes, *exceto*

    (A) colecistite aguda
    (B) hepatite
    (C) insuficiência cardíaca congestiva
    (D) ascite
    (E) hipertensão portal

32. Um exame ultrassonográfico da vesícula biliar é realizado, e uma vesícula biliar pequena com dilatação intra-hepática é observada. Isto pode indicar que a obstrução está no nível de qual das seguintes estruturas?

    (A) colo da vesícula biliar
    (B) ducto biliar comum
    (C) ducto cístico
    (D) ducto hepático comum
    (E) nenhuma das alternativas

33. Qual é o diâmetro interno máximo do ducto pancreático principal em adultos jovens?

    (A) 10 mm
    (B) 5 mm
    (C) 2 cm
    (D) 3 cm
    (E) 2 mm

34. Qual dos seguintes é produzido pela função endócrina do pâncreas?

    (A) insulina
    (B) lipase
    (C) amilase
    (D) tripsina
    (E) quimotripsina

35. Qual teste laboratorial é utilizado para avaliar a função renal?

    (A) creatinina sérica
    (B) bilirrubina sérica
    (C) aspartato aminotransferase (AST)
    (D) fosfatase alcalina
    (E) amilase sérica

36. A doença policística do adulto pode ser caracterizada por todos os seguintes, *exceto*

    (A) é uma doença autossômica dominante
    (B) pode estar associada a cistos no fígado, pâncreas e baço
    (C) rins ecogênicos e pequenos bilateralmente
    (D) geralmente não produz sintomas até a terceira ou quarta década de vida
    (E) os rins perdem seu formato reniforme

37. Qual é a melhor janela ultrassonográfica para visualizar o hemidiafragma esquerdo?

    (A) fígado
    (B) baço
    (C) estômago
    (D) rim esquerdo
    (E) bexiga urinária

38. Um paciente no estágio tardio da anemia falciforme apresentará um baço:

    (A) aumentado e lobulado
    (B) aumentado e ecogênico
    (C) pequeno e hipoecoico
    (D) pequeno e ecogênico
    (E) atrófico e isoecoico

39. Hidronefrose bilateral frequentemente ocorre em todos os seguintes, *exceto*

    (A) urinoma
    (B) válvula de uretra posterior
    (C) final da gravidez
    (D) útero fibroide
    (E) hipertrofia prostática benigna (BPH)

40. Em um paciente com hepatite aguda, qual é o aspecto do parênquima hepático ultrassonograficamente?

    (A) hipoecoico
    (B) ecogênico
    (C) complexo
    (D) normal
    (E) anecoico

41. O que é uma hipertrofia da coluna de Bertin?

    (A) tumor benigno do rim
    (B) tumor maligno do trato urinário inferior
    (C) variante renal
    (D) uma causa comum de hidronefrose
    (E) complicação do transplante renal

42. O que é uma junção ureterovesical?
    (A) junção entre a pelve renal e o ureter proximal
    (B) junção entre o ureter distal e a base da bexiga
    (C) junção entre as pirâmides renais e os cálices distais
    (D) junção entre os ductos ejaculatórios e a uretra

43. Qual é a referência anatômica para a borda posterolateral da tireoide?
    (A) traqueia
    (B) esôfago
    (C) músculo infra-hióideo
    (D) artéria carótida comum
    (E) artéria tireóidea superior

44. Qual dos seguintes *não* é um sinal clínico de doença renal?
    (A) oligúria
    (B) massa palpável no flanco
    (C) edema generalizado
    (D) hipertensão
    (E) icterícia

45. Hidrocele aguda pode ser causada por todos os seguintes, *exceto*
    (A) infarto
    (B) tumor
    (C) torsão testicular
    (D) trauma
    (E) infecção do testículo ou epidídimo

46. Qual é a malignidade mais comum de glândula suprarrenal em crianças?
    (A) adenoma suprarrenal
    (B) neuroblastoma
    (C) nefroblastoma
    (D) feocromocitoma
    (E) linfoma

47. Se uma massa na área da cabeça pancreática for encontrada, qual outra estrutura deve ser examinada ultrassonograficamente?
    (A) o fígado
    (B) a veia cava inferior
    (C) o baço
    (D) o rim
    (E) o intestino

48. Qual é o carcinoma primário mais comum do pâncreas?
    (A) insulinoma
    (B) cistoadenocarcinoma
    (C) adenocarcinoma
    (D) pseudocisto pancreático
    (E) linfoma

49. Quais os dois lobos hepáticos o ligamento venoso separa?
    (A) lobos direito e esquerdo
    (B) porção medial do lobo esquerdo e a porção lateral do lobo esquerdo
    (C) lobo caudado e lobo esquerdo do fígado
    (D) porção anterior do lobo direito e a porção posterior do lobo direito
    (E) lobo quadrado e o lobo esquerdo do fígado

50. Qual é a neoplasia benigna mais comum do fígado?
    (A) hemangioma
    (B) angiomiolipoma
    (C) hiperplasia nodular focal
    (D) abscesso
    (E) tumor de Wilm

51. Qual dos seguintes pode-se desenvolver em pacientes com insuficiência cardíaca direita e pressão venosa sistêmica elevada?
    (A) fígado gorduroso
    (B) anastomose portossistêmica
    (C) lesões hepáticas focais
    (D) dilatação das veias intra-hepáticas
    (E) hematomas

52. Qual dos seguintes separa os lobos hepáticos direito e esquerdo?
    (A) ligamento coronário
    (B) fissura lobar principal
    (C) ligamento falciforme
    (D) ligamento venoso
    (E) fissura inter-hemisférica

53. Qual dos seguintes *não* é uma estrutura retroperitoneal?
    (A) rim
    (B) pâncreas
    (C) aorta
    (D) baço
    (E) músculo psoas

54. Qual das seguintes afirmações é *verdadeira* sobre a veia porta?
    (A) é formada pela união do ducto hepático comum e ducto cístico
    (B) é visualizada ultrassonograficamente apenas quando há patologia hepática
    (C) é formada pela união da veia esplênica e veia mesentérica superior
    (D) é muito pulsátil
    (E) é um sítio comum para a formação de cálculos

55. O ducto biliar comum une-se ao ducto pancreático à medida que entra
    (A) na primeira porção do duodeno
    (B) na segunda porção do duodeno
    (C) na terceira porção do duodeno
    (D) na quarta porção do duodeno
    (E) no piloro do estômago

56. Um paciente apresenta empiema da vesícula biliar. O que o ultrassonografista deve esperar encontrar?
    (A) pus na vesícula biliar
    (B) obstrução do ducto biliar comum
    (C) cálculos na vesícula biliar
    (D) abscesso circundando a vesícula biliar
    (E) duplicação da vesícula biliar

57. Identifique o valor laboratorial específico para um hepatoma do fígado.
    (A) fosfatase alcalina
    (B) alfafetoproteína
    (C) amilase sérica
    (D) bilirrubina
    (E) albumina sérica

58. Se uma próstata estiver aumentada, qual dos seguintes o ultrassonografista deve verificar?
    (A) baço para aumento
    (B) escroto para hidrocele
    (C) rins para hidronefrose
    (D) fígado para metástases
    (E) vesícula biliar para cálculos

59. O corpo do pâncreas está ligado à sua superfície anterior por qual dos seguintes?
    (A) antro do estômago
    (B) omento maior
    (C) veia esplênica
    (D) ducto biliar comum
    (E) duodeno

60. Em uma varredura transversal, a veia porta é observada como uma estrutura anecoica circular
    (A) anterior à veia cava inferior
    (B) posterior à aorta
    (C) medial à cabeça do pâncreas
    (D) inferior à cabeça do pâncreas
    (E) anterior ao ducto biliar comum

61. Hipertireoidismo relacionado com um bócio difuso está associado a qual dos seguintes?
    (A) carcinoma papilar
    (B) doença de Graves
    (C) tireoidite de Hashimoto
    (D) adenoma

62. Identifique a parte do pâncreas que se encontra anterior à veia cava inferior e posterior à veia mesentérica superior.
    (A) cabeça
    (B) colo
    (C) corpo
    (D) processo uncinado
    (E) cauda

63. Em um aneurisma dissecante, a dissecção ocorre através de qual dos seguintes?
    (A) a camada adventícia
    (B) a camada média
    (C) a camada íntima
    (D) as três camadas
    (E) lúmen

64. A glândula suprarrenal pode ser dividida em qual das seguintes partes?
    (A) pelve e seio
    (B) córtex e medula
    (C) cálices maior e menor
    (D) cabeça e cauda
    (E) fundo e corpo

65. Onde uma veia umbilical patente pode ser encontrada?
    (A) ligamento venoso
    (B) fissura lobar principal
    (C) ligamento Teres
    (D) ligamento intersegmentar
    (E) fossa da vesícula biliar

66. Todas as alternativas seguintes são características de ductos biliares intra-hepáticos dilatados, *exceto*
    (A) o sinal do canal paralelo
    (B) bordas irregulares dos ductos biliares dilatados
    (C) reforço acústico atrás dos ductos dilatados
    (D) redução do tamanho à medida que seguem em direção ao *porta-hepatis*
    (E) os ductos biliares não são preenchidos com cor

67. Um abscesso retroperitoneal pode ser encontrado em todos os seguintes, *exceto*
    (A) o músculo reto abdominal
    (B) o músculo psoas
    (C) o músculo ilíaco
    (D) o músculo quadrado lombar

68. Dilatação dos ductos biliares intra-hepáticos sem dilatação dos ductos extra-hepáticos pode ser causada por todos os seguintes, *exceto*:
    (A) um tumor de Klatskin
    (B) linfonodos portais aumentados
    (C) um colangiocarcinoma
    (D) um carcinoma pancreático

69. Uma mulher de 42 anos apresenta pós-colecistectomia com dor no quadrante superior direito, bilirrubina sérica elevada (principalmente conjugada) e bilirrubina em sua urina. Estas características representam melhor qual dos seguintes?
    (A) hepatite
    (B) cálculo, tumor ou estenose causando obstrução do ducto biliar
    (C) cálculo pequeno < 5 mm de diâmetro no ducto comum
    (D) fosfatase alcalina estará normal
    (E) pseudocisto pancreático

70. Qual é a causa de uma vesícula biliar pequena?
    (A) jejum prolongado
    (B) diabetes dependente de insulina
    (C) colecistite crônica
    (D) hidropsia
    (E) ascite

71. Identifique o vaso que está localizado superior ao pâncreas.
    (A) veia cava inferior
    (B) artéria mesentérica superior
    (C) veia esplênica
    (D) eixo celíaco
    (E) veia renal esquerda

72. Um tumor no espaço retroperitoneal deslocará os órgãos adjacentes em qual posição?
    (A) anterior
    (B) posterior
    (C) medial
    (D) lateral
    (E) inferior

73. Qual dos seguintes pode causar deslocamento anterior da aorta abdominal?
    (A) glândula suprarrenal aumentada
    (B) massa renal
    (C) aneurisma aórtico
    (D) linfonodos aumentados
    (E) trombo na veia cava inferior

74. Ultrassonograficamente, como os linfonodos aumentados geralmente aparecem?
    (A) como massas sólidas
    (B) como massas complexas
    (C) como massas císticas com aumento da transmissão direta
    (D) como massas hipoecoicas sem aumento da transmissão direta
    (E) como massas de formato irregular com pequenas áreas focais de calcificação

75. Qual das alternativas abaixo melhor descreve o fluxo sanguíneo hepatofugal?
    (A) sangue flui em direção oposta ao fígado
    (B) fluxo sanguíneo turbulento
    (C) fluxo sanguíneo intermitente
    (D) sangue flui em direção ao fígado
    (E) contaminação sanguínea por fungos nas veias hepáticas

76. Quais referências anatômicas podem ser utilizadas para localizar ultrassonograficamente a glândula suprarrenal esquerda?
    (A) aorta, estômago e baço
    (B) aorta, baço e rim esquerdo
    (C) veia cava inferior, baço e rim esquerdo
    (D) veia cava inferior, estômago e rim esquerdo
    (E) estômago, pâncreas e rim esquerdo

77. Qual dos seguintes é mais provável de aparecer como focos sem sombra acústica, imóveis e ecogênicos, quando visualizado no lúmen da vesícula biliar?
    (A) pólipos
    (B) cálculos
    (C) gravela biliar
    (D) bolas de lama
    (E) bile fina

78. O que é hidropsia da vesícula biliar?
    (A) uma vesícula biliar pequena e contraída
    (B) uma vesícula biliar com uma parede espessa
    (C) uma vesícula biliar com parede espessada e preenchida por cálculos
    (D) duplicação congênita da vesícula biliar
    (E) uma vesícula biliar aumentada

79. Qual dos seguintes é o mais provável de causar icterícia em um paciente pediátrico?
    (A) hepatite
    (B) infiltração gordurosa
    (C) atresia biliar
    (D) cirrose
    (E) hipertensão portal

80. A maioria dos tumores retroperitoneais primários é maligna. Qual dos seguintes é um exemplo de um tumor retroperitoneal primário?
    (A) hepatoma
    (B) hipernefroma
    (C) leiomiossarcoma
    (D) adenocarcinoma
    (E) hematoma

81. Compare as estruturas abaixo e as coloque em ordem crescente de ecogenicidade.
    (A) seio renal < pâncreas < fígado < baço < parênquima renal
    (B) seio renal < fígado < baço < pâncreas < parênquima renal
    (C) pâncreas < fígado < baço < seio renal < parênquima renal
    (D) parênquima renal < fígado < baço < pâncreas < seio renal
    (E) parênquima renal < pâncreas < seio renal < baço < fígado

82. Quando comparado à ecotextura normal em adultos, o pâncreas em crianças será relativamente
    (A) mais ecogênico
    (B) menos ecogênico
    (C) mesma ecogenicidade
    (D) maior e menos ecogênico
    (E) complexo

83. Os rins, a gordura perinéfrica e as glândulas suprarrenais são revestidos por qual dos seguintes?
    (A) uma cápsula verdadeira
    (B) fáscia de Gerota
    (C) peritônio
    (D) cápsula de Glisson
    (E) músculo quadrado lombar

84. Qual é o maior e principal ramo visceral da veia cava inferior?
    (A) veia porta
    (B) veias hepáticas
    (C) veias renais
    (D) veia mesentérica inferior
    (E) veias gonadais

85. O baço varia em tamanho, porém é considerado ser qual dos seguintes?
    (A) côncavo superior e inferiormente
    (B) convexo superiormente e côncavo inferiormente
    (C) côncavo superiormente e convexo inferiormente
    (D) convexo superior e inferiormente

86. Uma massa renal sólida maligna pode ser todas as doenças abaixo, *exceto*
    (A) carcinoma de células renais
    (B) adenocarcinoma do rim
    (C) oncocitoma
    (D) carcinoma de células transicionais

87. **Qual das seguintes afirmações descreve corretamente a localização anatômica das estruturas adjacentes ao baço?**
    (A) o diafragma está superior, lateral e inferior ao baço
    (B) o fundo do estômago e a bolsa omental estão medial e posterior ao hilo esplênico
    (C) o rim esquerdo se encontra inferior e medial ao baço
    (D) o pâncreas está situado anterior e medial ao baço
    (E) a glândula suprarrenal está anterior, superior e lateral ao baço

88. **Qual dos seguintes achados ultrassonográficos está associado à hematocele?**
    (A) um cisto ao longo do trajeto do ducto deferente
    (B) uma bolsa preenchida por sangue que envolve o testículo, secundário a um trauma ou uma cirurgia
    (C) veias dilatadas causadas por obstrução do retorno venoso
    (D) uma condição em que não ocorre a descida dos testículos
    (E) uma massa sólida fora dos testículos

89. **Durante a varredura de um paciente de 22 anos para exclusão de colelitíase, uma única lesão ecogênica é observada no fígado. Esta lesão é mais característica de:**
    (A) um hemangioma cavernoso
    (B) um hematoma
    (C) um cisto hepático
    (D) um abscesso
    (E) lipoma

90. **Quais são as medidas normais da glândula tireoide?**
    (A) 3-4 cm de diâmetro anteroposterior e comprimento
    (B) 2-3 cm de diâmetro anteroposterior e 4-6 cm de comprimento
    (C) 1-2 cm de diâmetro anteroposterior e 4-6 cm de comprimento
    (D) 3-5 cm de diâmetro anteroposterior e 6-8 cm de comprimento
    (E) 4-6 cm de diâmetro anteroposterior e 8-10 cm de comprimento

91. **Ascite pode ser causada por todos os seguintes, *exceto***
    (A) malignidade
    (B) síndrome nefrítica
    (C) insuficiência cardíaca congestiva
    (D) tuberculose
    (E) adenomiomatose

92. **Qual o modo mais adequado de delinear um aneurisma dissecante na ultrassonografia?**
    (A) iniciar a varredura em corte transversal e documentar as varreduras seriadas
    (B) demonstrar um *flap* da íntima pulsando com o fluxo sanguíneo
    (C) realizar a varredura com o paciente em posição de decúbito para documentar a aorta e veia cava inferior simultaneamente
    (D) documentar as artérias renais
    (E) solicitar ao paciente que realize a manobra de Valsalva para dilatar a aorta

93. **Icterícia obstrutiva pode ser diagnosticada ultrassonograficamente pela demonstração de qual dos seguintes?**
    (A) uma massa na cabeça do pâncreas com um ducto biliar comum dilatado
    (B) um fígado aumentado
    (C) um fígado fibrótico e atrófico
    (D) colangite
    (E) hipertensão portal

94. **Onde um abscesso sub-hepático estaria localizado?**
    (A) superior ao fígado
    (B) inferior ao fígado, anterior ao rim direito
    (C) inferior ao fígado, posterior ao rim direito
    (D) adjacente ao *porta-hepatis*
    (E) inferior à pleura e superior ao fígado

95. **Qual dos seguintes *não* é um remanescente da circulação fetal?**
    (A) ligamento Teres
    (B) ligamento venoso
    (C) ligamento falciforme
    (D) ligamento coronário

96. **Qual das seguintes é um ramo principal da artéria hepática comum?**
    (A) artéria gastroduodenal
    (B) artéria coronária
    (C) artéria esofágica
    (D) artéria gástrica esquerda
    (E) artéria duodenal

97. Um paciente de 44 anos apresenta icterícia indolor e uma massa palpável no quadrante superior direito, que é mais característico de qual das seguintes condições?

    (A) hepatite aguda
    (B) cirrose
    (C) vesícula biliar de porcelana
    (D) vesícula biliar de Courvoisier
    (E) tumor de Klatskin

98. Uma variante anatômica comum é um abaulamento da borda lateral do rim esquerdo. Como isto é chamado?

    (A) defeito juncional do parênquima
    (B) barrete frígio
    (C) coluna de Bertin
    (D) cápsula de Bowman
    (E) corcova de dromedário

99. Qual dos seguintes *não* será visualizado em um caso de doença hepática terminal?

    (A) ascite
    (B) fígado atrofiado pequeno
    (C) dilatação biliar
    (D) hipertensão portal
    (E) fígado nodular ecogênico

100. A cabeça do pâncreas está localizada anterior a qual dos seguintes vasos?

    (A) veia cava inferior
    (B) aorta
    (C) artéria mesentérica superior
    (D) veia esplênica
    (E) veia porta

101. A bolsa omental está localizada entre quais estruturas?

    (A) pâncreas e veia cava inferior
    (B) estômago e pâncreas
    (C) parede abdominal e estômago
    (D) fígado e rim direito
    (E) estômago e baço

102. Onde as pirâmides renais são encontradas?

    (A) córtex
    (B) medula
    (C) pelve renal
    (D) seio renal
    (E) alça de Henle

103. Qual dos seguintes está associado à doença renal crônica?

    (A) um rim aumentado com um rim contralateral pequeno
    (B) hidronefrose unilateral
    (C) rins ecogênicos pequenos
    (D) carbúnculo renal
    (E) um rim ectópico

104. Uma mulher de 50 anos com um longo histórico de alcoolismo apresenta aumento da circunferência abdominal. Qual dos seguintes é o achado mais provável em uma ultrassonografia do abdome?

    (A) metástases hepáticas
    (B) ascite maciça com um fígado pequeno ecogênico
    (C) hepatoma
    (D) vesículas biliares com uma massa no lúmen da vesícula biliar
    (E) ductos biliares intra-hepáticos dilatados

105. Hepatite ativa crônica é uma doença hepática destrutiva progressiva que eventualmente provoca qual dos seguintes?

    (A) cistos hepáticos
    (B) hepatoma
    (C) cirrose
    (D) pancreatite
    (E) metástases hepáticas

106. Uma criança de 6 anos com febre recorrente, dor no quadrante superior direito e icterícia. Uma ultrassonografia abdominal é realizada. O fígado e a vesícula biliar parecem normais, mas um cisto de 2 cm é observado se comunicando com o ducto biliar comum. O que esta estrutura cística provavelmente representa?

    (A) um cisto do colédoco
    (B) um pseudocisto
    (C) um aneurisma aórtico
    (D) uma mucocele
    (E) cisto hidático

107. Uma mulher de 35 anos apresenta sensibilidade cervical e, no exame físico, uma tireoide aumentada é encontrada. Uma tireoide inomogênea aumentada com bordas irregulares é observada na ultrassonografia. Estes sinais e sintomas são mais característicos de:

    (A) uma lesão maligna
    (B) doença de Graves
    (C) cisto
    (D) hiperplasia adenomatosa
    (E) tireoidite de Hashimoto

108. Como a calcificação da parede da vesícula biliar é chamada?
    (A) colesterolose
    (B) vesícula biliar de Courvoisier
    (C) vesícula biliar hidrópica
    (D) vesícula biliar de porcelana

109. Um homem de 60 anos apresenta uma massa abdominal pulsátil e hipertensão arterial. Estes sintomas são mais característicos de:
    (A) um aneurisma
    (B) um cisto mesentérico
    (C) cálculos biliares
    (D) síndrome de Budd-Chiari
    (E) hipertensão portal

110. Identifique o vaso que pode ser visualizado posterior à veia cava inferior.
    (A) veia renal direita
    (B) artéria renal direita
    (C) veia renal esquerda
    (D) artéria renal esquerda
    (E) nenhum vaso segue posterior à veia cava inferior

111. O espaço retroperitoneal é definido como a área entre qual dos seguintes?
    (A) porção posterior do peritônio parietal e os músculos da parede abdominal posterior
    (B) porção anterior do peritônio parietal e os músculos da parede abdominal posterior
    (C) porção anterior do peritônio parietal e a porção posterior do peritônio parietal
    (D) parede abdominal anterior e o peritônio parietal posterior
    (E) posterior aos grandes vasos e anterior à coluna lombar

112. Uma ultrassonografia abdominal é realizada e há um indício de uma massa na cabeça do pâncreas. Identifique as outras estruturas que deveriam ser avaliadas.
    (A) o sistema biliar e a vesícula biliar para verificar a presença de obstrução biliar
    (B) as artérias hepática e artéria esplênica para documentar dilatação
    (C) o rim para avaliar a presença de obstrução renal
    (D) o fígado para avaliar a presença de massas focais
    (E) o baço para documentar o tamanho

113. Identifique os valores laboratoriais que são mais compatíveis com um paciente com pancreatite aguda.
    (A) aumento nos níveis de creatinina e BUN, porém a creatinina permanece elevada por um maior período de tempo
    (B) aumento nos níveis de amilase e fosfatase alcalina, porém a amilase permanece elevada por um maior período de tempo
    (C) aumento nos níveis de amilase e lipase a uma mesma velocidade, porém a lipase permanece elevada por um maior período de tempo
    (D) aumento nos níveis de insulina e glicose, porém a glicose permanece elevada por um maior período de tempo
    (E) aumento nos níveis de epinefrina e norepinefrina, ambas permanecem elevadas pelo mesmo período de tempo

114. Quando uma estenose hipertrófica do piloro é visualizada no eixo curto, qual é a menor medida da parede muscular?
    (A) 2 mm
    (B) 4 mm
    (C) 6 mm
    (D) 8 mm
    (E) 12 mm

115. Como é chamado o tumor maligno de glândula suprarrenal encontrado em crianças?
    (A) nefroblastoma
    (B) neuroblastoma
    (C) hepatoma
    (D) linfoma
    (E) sarcoma

116. Os linfonodos podem ser ultrassonograficamente confundidos com todos os seguintes, *exceto*
    (A) um aneurisma da aorta abdominal
    (B) pancreatite crônica
    (C) a crura do diafragma
    (D) o intestino

117. Uma ultrassonografia abdominal é realizada em um homem de 35 anos com um histórico de câncer primário do fígado que apresenta dor abdominal e aumento da circunferência abdominal. Estas características são mais compatíveis com:
    (A) colecistite
    (B) pancreatite
    (C) hipertensão portal
    (D) síndrome de Budd-Chiari
    (E) insuficiência renal

118. Durante uma ultrassonografia abdominal, a recanalização da veia umbilical é identificada. A recanalização poderia estar associada a:
    (A) ascite
    (B) um abscesso
    (C) um hematoma
    (D) hepatoma
    (E) hipertensão portal

119. Qual dos seguintes é característico de um rim pélvico?
    (A) uma aparência anormal em uma localização normal
    (B) uma aparência normal em uma localização anormal
    (C) uma aparência normal em uma localização normal
    (D) um formato irregular
    (E) o dobro do volume renal

120. A junção ureteropélvica está localizada entre qual das seguintes estruturas?
    (A) pelve renal e porção proximal do ureter
    (B) ureter distal e base da bexiga
    (C) uretra e a bexiga
    (D) medula e o córtex
    (E) ápice e a base da bexiga

121. Um método para diagnosticar obstrução renal é a documentação de um índice de resistência (RI) superior a
    (A) 0,07
    (B) 0,09
    (C) 0,30
    (D) 0,50
    (E) 0,70

122. Identifique a síndrome que está associada a uma massa suprarrenal.
    (A) síndrome de Murphy
    (B) síndrome de Budd-Chiari
    (C) síndrome de Cushing
    (D) síndrome de Frohlich
    (E) síndrome de Graves

123. Tumores de células das ilhotas pancreáticas são *mais* prováveis de estarem localizados em qual porção do pâncreas?
    (A) cabeça e colo
    (B) colo e cauda
    (C) processo uncinado
    (D) corpo e cauda
    (E) cabeça e corpo

124. Os ramos do tronco celíaco consistem em quais artérias?
    (A) artérias hepática comum, esplênica e gástrica direita
    (B) artérias hepática comum, gastroduodenal e gástrica esquerda
    (C) artérias hepática comum, gástrica esquerda e esplênica
    (D) artérias hepática comum, coronária e frênica
    (E) artérias hepática comum, gástricas direita e esquerda

125. Qual é a massa benigna mais comum do baço?
    (A) hemangioma cavernoso
    (B) angiossarcoma
    (C) cisto congênito
    (D) linfoma
    (E) hematoma

126. Qual dos seguintes é a estrutura que reveste a cavidade abdominal?
    (A) peritônio visceral
    (B) peritônio parietal
    (C) pleura
    (D) revestimento do endométrio
    (E) revestimento seroso

127. Um rim transplantado com função normal aparecerá ultrassonograficamente com qual dos seguintes?
    (A) mais ecogênico que o rim normal
    (B) com um córtex renal fino e pirâmides medulares proeminentes
    (C) igual ao rim normal
    (D) o dobro do tamanho de um rim normal
    (E) com o seio e córtex renal isoecoicos

128. Durante a realização de um exame da vesícula biliar, porque o paciente é solicitado a permanecer em regime NPO (nada por via oral) por, aproximadamente, 6 horas antes do exame?
    (A) para eliminar qualquer gás intestinal sobrejacente
    (B) para tornar o paciente mais cooperativo
    (C) para causar desidratação, que facilitará a varredura do paciente
    (D) provoca acúmulo de bile na vesícula biliar
    (E) provoca dilatação dos ductos biliares

129. Onde os rins transplantados são geralmente posicionados?
    (A) na fossa renal
    (B) na pelve, ao longo da margem do iliopsoas
    (C) na pelve, anterior à bexiga
    (D) na bainha do reto abdominal
    (E) na bolsa de Morison

130. O que os tumores de Klatskin causam?
    (A) dilatação dos ductos intra-hepáticos
    (B) dilatação dos ductos extra-hepáticos
    (C) cálculos biliares
    (D) pancreatite
    (E) vesícula biliar de porcelana

131. Qual dos seguintes *não* está localizado na cavidade peritoneal?
    (A) vesícula biliar
    (B) fígado
    (C) baço
    (D) pâncreas
    (E) veias hepáticas

132. A artéria esplênica
    (A) origina-se na aorta abdominal anterior
    (B) situa-se posterior à veia cava inferior
    (C) é tortuosa e segue ao longo da superfície superior do corpo e cauda do pâncreas
    (D) é o primeiro ramo da aorta abdominal
    (E) segue ao longo da superfície posterior do corpo e cauda do pâncreas

133. Ecos artefatuais podem ocorrer nos cistos em razão de cada um dos seguintes, *exceto*
    (A) artefatos de espessura de corte
    (B) artefatos de lobo lateral
    (C) artefatos de borda
    (D) artefatos de reverberação

134. Qual das seguintes maneiras a ascite afeta o fígado ultrassonograficamente?
    (A) não haverá efeito
    (B) o fígado aparecerá mais ecogênico
    (C) a ascite atenuará o fígado, resultando em ecos reduzidos
    (D) a ascite fará com que o fígado pareça inomogêneo

135. Se o feixe de ultrassom atravessar um tumor gorduroso no fígado, sabendo-se que o som na gordura é menor do que no tecido mole, onde este tumor gorduroso estará localizado?
    (A) mais longe do que realmente está
    (B) mais próximo do que realmente está
    (C) em sua posição verdadeira
    (D) menor tamanho do que realmente é
    (E) pode ser qualquer uma das alternativas acima, dependendo da frequência do transdutor

136. Qual das alternativas abaixo representa uma coleção líquida pós-trauma localizada entre o diafragma e o baço?
    (A) ascite
    (B) uma efusão pleural
    (C) um hematoma subcapsular
    (D) um abscesso subfrênico
    (E) fibrose retroperitoneal

137. Qual dos seguintes pode ser deslocado por um sarcoma retroperitoneal?
    (A) rim posteriormente
    (B) baço anteriormente
    (C) pâncreas posteriormente
    (D) diafragma inferiormente
    (E) aorta posteriormente

138. Esplenomegalia pode ser causada por todos os seguintes, *exceto*:
    (A) um processo inflamatório
    (B) trombo na veia porta
    (C) um abscesso subfrênico esquerdo
    (D) policitemia vera
    (E) linfoma e leucemia crônica

139. A causa de uma vesícula biliar grande inclui todos os seguintes, *exceto*
    (A) adenomiomatose
    (B) carcinoma pancreático
    (C) *diabetes mellitus*
    (D) um paciente em jejum
    (E) obstrução do ducto comum

140. Onde os músculos quadrados lombares estão localizados?
    (A) medial à coluna lombar
    (B) na parede abdominal anterior
    (C) entre os rins e as glândulas suprarrenais
    (D) posterior aos rins
    (E) perirrenal

141. Todas as alternativas abaixo estão associadas à cirrose, *exceto*
    (A) ascite
    (B) esplenomegalia
    (C) icterícia
    (D) hepatomegalia
    (E) desenvolvimento de vasos colaterais

142. Qual das alternativas seguintes é compatível com a ausência de um jato ureteral?
    (A) pielonefrose
    (B) cisto renal parapélvico
    (C) hidronefrose obstrutiva
    (D) válvulas uretrais posteriores
    (E) carcinomas de células renais

143. Uma massa cística que se estende da pelve renal até a região externa da cápsula renal é
    (A) um cisto parapélvico
    (B) uma pelve extrarrenal
    (C) um aneurisma de artéria renal
    (D) uma hidronefrose de grau II
    (E) sistema coletor duplo

144. A Fig. 4-9 é uma varredura longitudinal à esquerda da linha média. A seta longa aponta para qual das seguintes estruturas?
    (A) diafragma
    (B) ascite
    (C) veia cava inferior
    (D) efusão pleural esquerda
    (E) coração

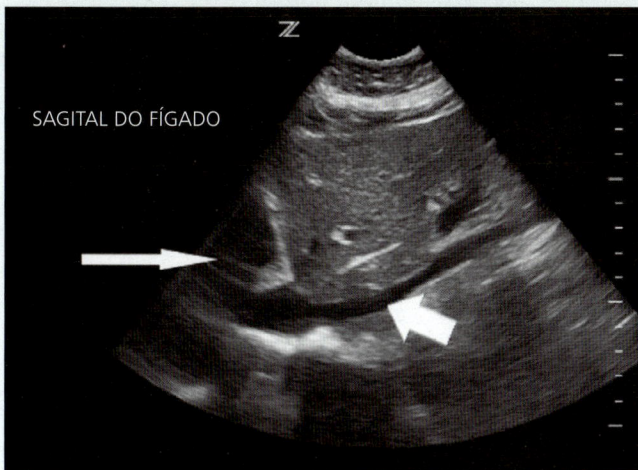

FIGURA 4-9. Ultrassonografia em corte longitudinal do abdome superior.

145. Qual das seguintes estruturas as setas larga e curta estão apontando na Fig. 4-9?
    (A) um aneurisma abdominal
    (B) um esôfago
    (C) a veia cava inferior
    (D) uma veia hepática
    (E) a aorta

146. A Fig. 4-10 é uma incidência transversal do abdome superior. Para qual estrutura a seta está apontando?
    (A) a aorta
    (B) a veia cava inferior
    (C) a veia porta
    (D) a coluna vertebral
    (E) um linfonodo aumentado

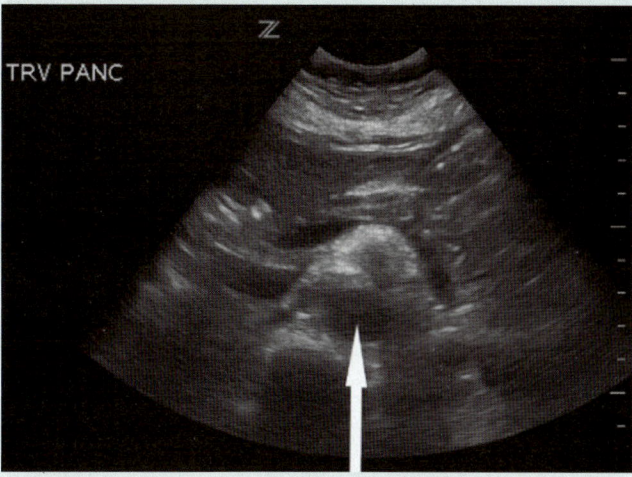

FIGURA 4-10. Ultrassonografia em corte transversal do abdome superior.

147. Um paciente com resultados normais nos testes de função renal é submetido a uma ultrassonografia dos rins. A Fig. 4-11 é uma imagem longitudinal do rim esquerdo. O que esta imagem provavelmente representa?
    (A) rins policísticos
    (B) cistos infectados
    (C) hidronefrose
    (D) cistos renais parapélvicos
    (E) dois cistos simples

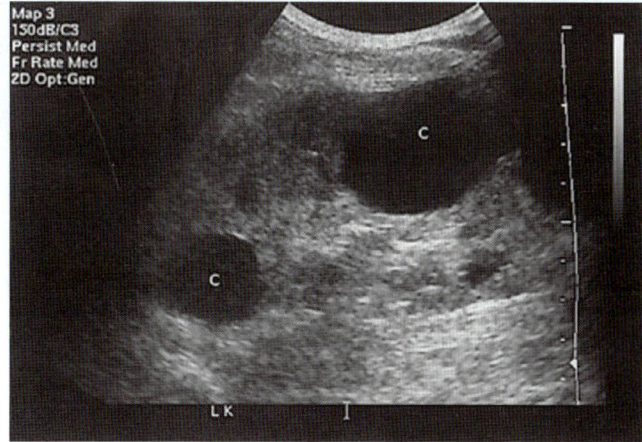

FIGURA 4-11. Incidência longitudinal do rim esquerdo.

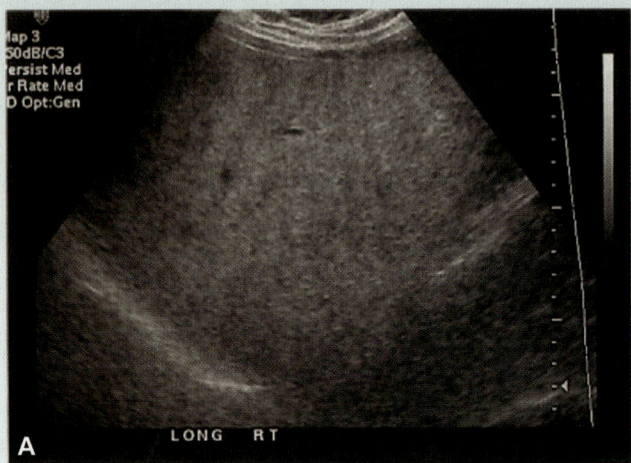

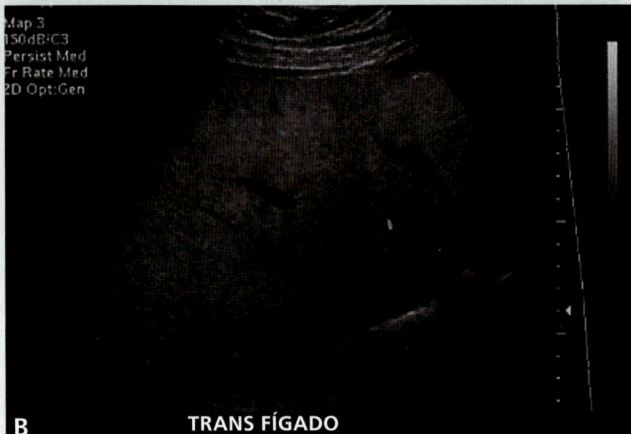

FIGURA 4-12. (A) Ultrassonografia em corte longitudinal do fígado. (B) Ultrassonografia em corte transversal do fígado.

148. Um homem de 35 anos com um histórico de diabetes apresenta níveis elevados de AST e ALT e uma dor abdominal indistinta. O que as imagens longitudinais e transversais na Fig. 4-12 provavelmente representam?

    (A) fígado gorduroso
    (B) hepatite grave
    (C) cirrose
    (D) metástases
    (E) síndrome de Budd-Chiari

149. A seta na Fig. 4-13 aponta para

    (A) aorta
    (B) artéria mesentérica superior
    (C) veia porta
    (D) linfonodo aumentado
    (E) veia cava inferior

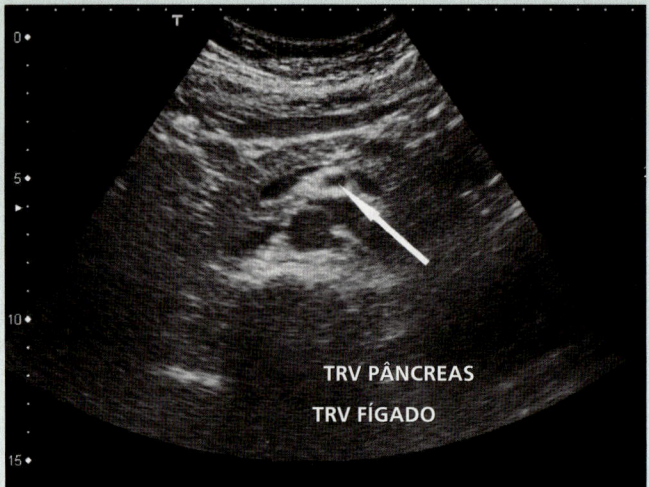

FIGURA 4-13. Ultrassonografia em corte transversal do abdome superior.

150. Uma mulher de 35 anos apresenta dor no quadrante superior direito, náusea e vômito. Os achados na Fig. 4-14 são mais compatíveis com qual dos seguintes?

    (A) colecistite aguda
    (B) colecistite crônica
    (C) adenomiose
    (D) uma vesícula biliar de um paciente que acabou de se alimentar
    (E) uma vesícula biliar normal

151. Qual estrutura a ponta de seta na Fig. 4-14 está apontando?

    (A) coleção líquida pericolecística
    (B) alça do intestino
    (C) artéria cística
    (D) artéria gastroduodenal
    (E) veia porta

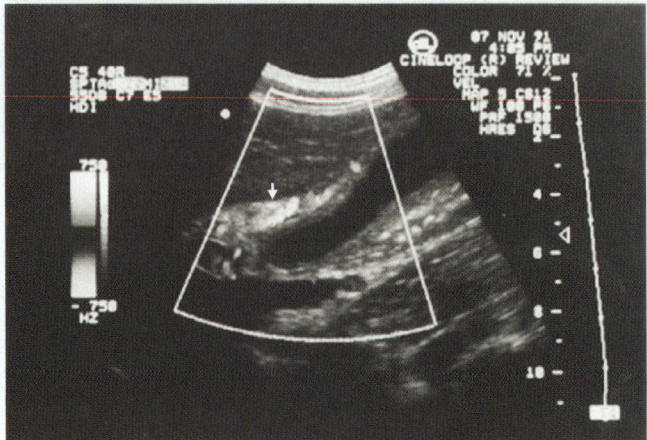

FIGURA 4-14. Uma ultrassonografia em corte longitudinal no nível da vesícula biliar.

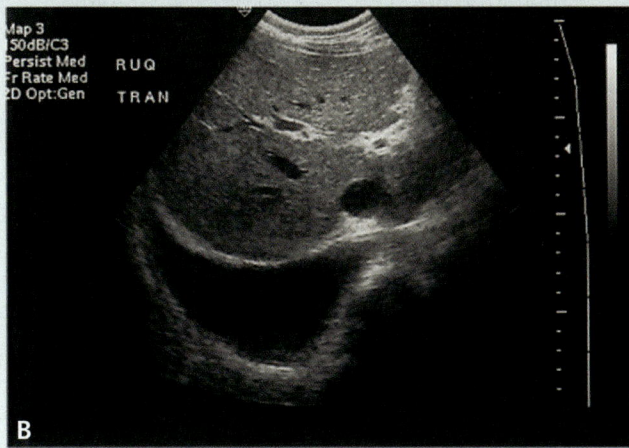

FIGURA 4-15. (A) Ultrassonografia em corte longitudinal do abdome superior. (B) Ultrassonografia em corte transversal do abdome superior.

152. O achado na Fig. 4-15A e B é característico de
 (A) efusão pleural
 (B) abscesso pleural
 (C) ascite
 (D) aneurisma dissecante
 (E) fígado gorduroso

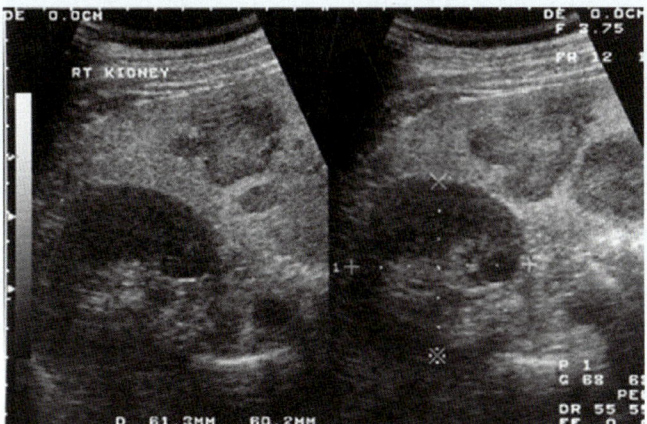

FIGURA 4-16. Uma incidência transversal do rim direito.

153. A Fig. 4-16 representa uma varredura transversal no nível do fígado e rim direito. Esta anormalidade hepática é mais compatível com:
 (A) um cisto hidático
 (B) um hematoma
 (C) lesões metastáticas
 (D) um hemangioma cavernoso
 (E) cistos infectados

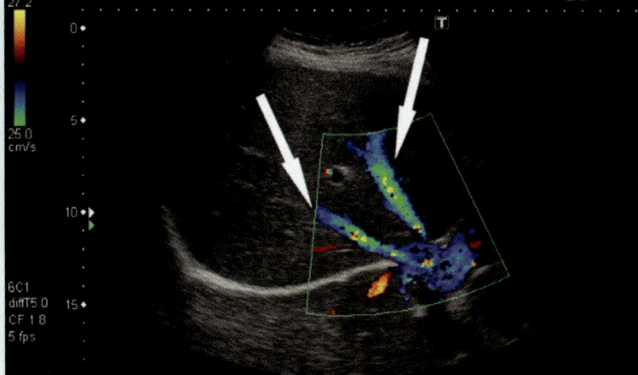

FIGURA 4-17. Varredura transversal do abdome superior.

154. Qual estrutura as setas na Fig. 4-17 estão apontando?
 (A) veias portas principais
 (B) veias hepáticas
 (C) veias portas direita e esquerda
 (D) veias frênicas
 (E) ductos hepáticos

155. Qual estrutura a seta na Fig. 4-18 está apontando?
 (A) a crura direita do diafragma
 (B) a artéria renal direita
 (C) a glândula suprarrenal direita
 (D) a veia renal direita
 (E) a veia porta direita

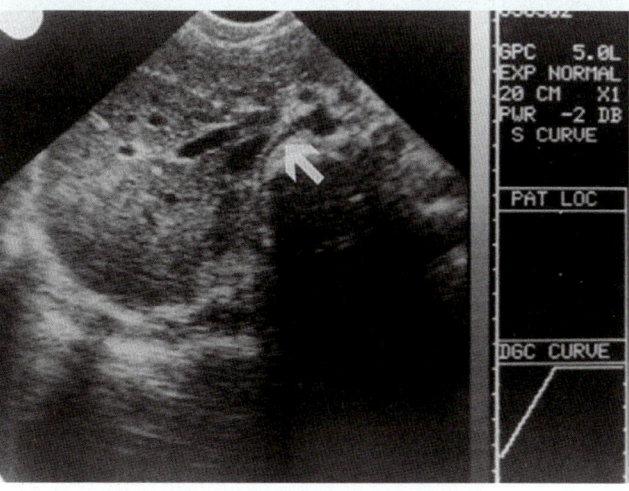

FIGURA 4-18. Varredura transversal do abdome.

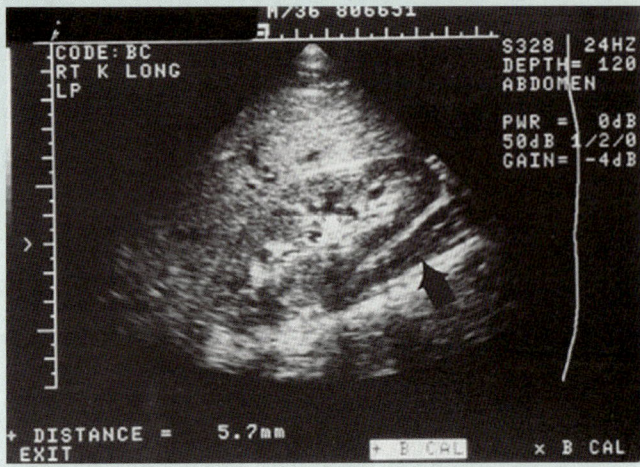

FIGURA 4-19. Varredura longitudinal do rim direito.

156. Qual estrutura a seta na Fig. 4-19 está apontando?
    (A) músculo levantador do ânus
    (B) músculo quadrado lombar
    (C) músculo psoas
    (D) músculo oblíquo interno
    (E) músculo reto abdominal

157. O paciente na Fig. 4-20 apresentou uma ascite maciça. Para qual estrutura a seta está apontando?
    (A) ligamento Teres
    (B) ligamento venoso
    (C) ligamento falciforme
    (D) ligamento coronário
    (E) ligamento esplenorrenal

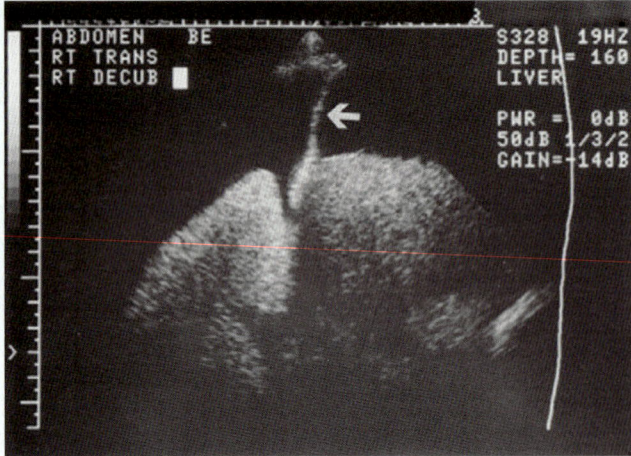

FIGURA 4-20. Varredura transversal do fígado.

158. Um recém-nascido do sexo masculino de 1 semana de idade apresenta uma massa no flanco esquerdo. Um IVP demonstra um rim direito normal, porém não há visualização do rim esquerdo. Uma ultrassonografia é realizada e várias estruturas císticas redondas não comunicantes são demonstradas na fossa renal esquerda, sendo que a maior delas está localizada lateralmente. Nenhum parênquima renal é identificado. O rim direito está normal. Isto provavelmente representa qual dos seguintes?
    (A) hidronefrose grave
    (B) rins policísticos
    (C) um rim multicístico
    (D) nefroblastoma
    (E) agenesia renal unilateral

159. Qual dos seguintes é uma linha linear ecogênica que se estende da veia porta até o colo da vesícula biliar?
    (A) ducto cístico
    (B) veia hepática direita
    (C) veia porta esquerda
    (D) fissura lobar principal
    (E) ligamento redondo

160. Qual é a neoplasia primária mais comum do pâncreas?
    (A) um adenocarcinoma
    (B) um insulinoma
    (C) um pseudocisto
    (D) um cistoadenoma
    (E) um cisto congênito

161. Um paciente apresenta sensibilidade epigástrica, febre e um aumento nos níveis séricos de amilase e lipase. Para qual estrutura a ponta de seta na Fig. 4-21 está apontando?
    (A) artéria mesentérica superior
    (B) veia esplênica
    (C) veia porta
    (D) artéria hepática
    (E) ducto pancreático

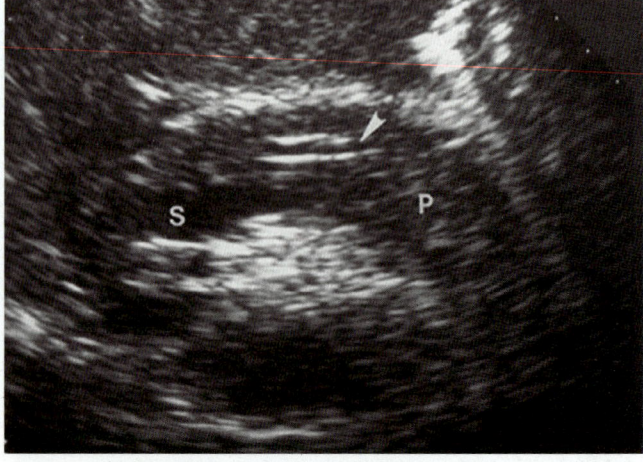

FIGURA 4-21. Varredura transversal do pâncreas.

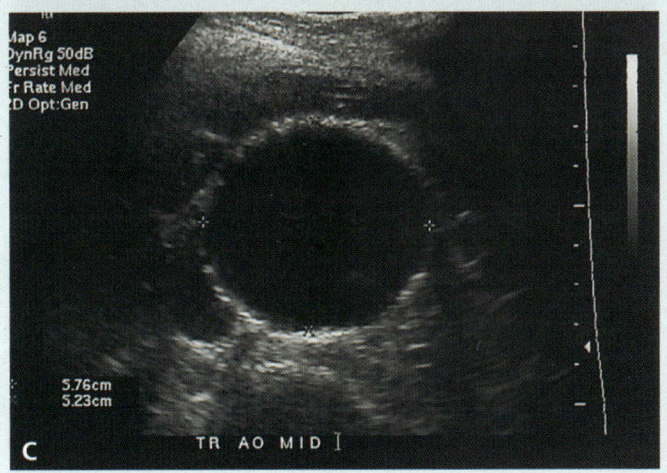
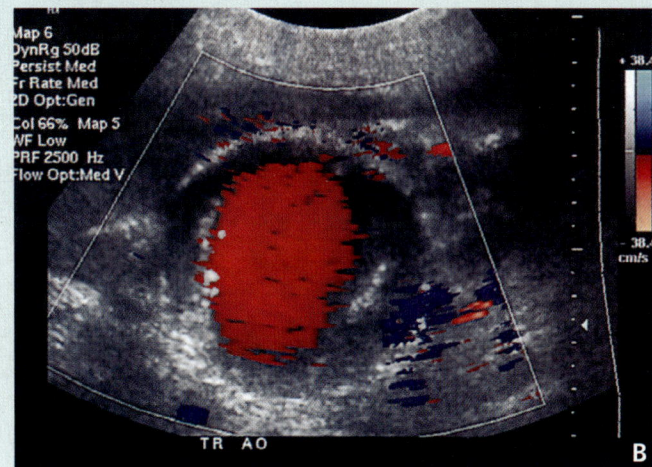
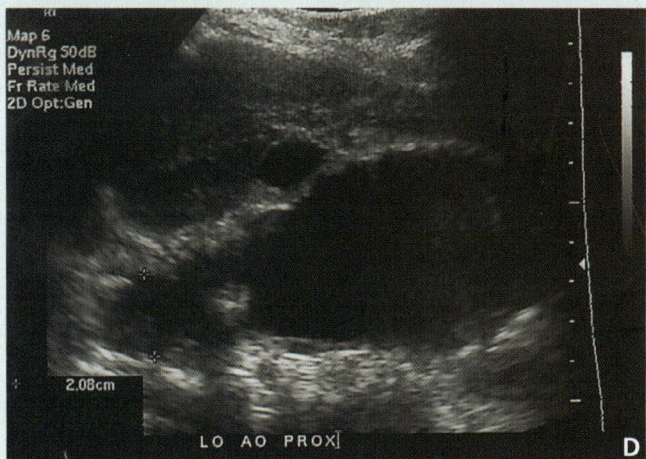

FIGURA 4-22. (**A**) Varredura longitudinal da aorta. (**B**) Varredura transversal da aorta. (**C**) Ultrassonografia em corte transversal da aorta na porção média do abdome. (**D**) Ultrassonografia em corte longitudinal da porção proximal da aorta.

162. Qual das seguintes alternativas é o diagnóstico mais provável do paciente da Fig. 4-21?
    (A) pancreatite aguda
    (B) pancreatite flegmonosa
    (C) pancreatite hemorrágica
    (D) pancreatite crônica
    (E) pâncreas normal

163. Um paciente de 65 anos apresenta um histórico de hipertensão e uma massa pulsátil palpável no exame físico. Qual é o achado mais provável na Fig. 4-22A-D?
    (A) colecistite com um cálculo biliar
    (B) um hematoma
    (C) um aneurisma aórtico
    (D) um abscesso
    (E) um pseudocisto hemorrágico

164. Qual estrutura a seta na Fig. 4-23 está apontando?
    (A) veia esplênica
    (B) artéria mesentérica superior
    (C) artéria celíaca
    (D) artéria esplênica
    (E) veia mesentérica superior

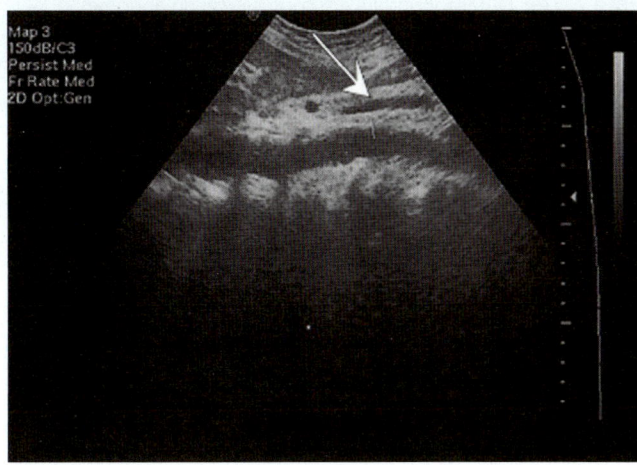

FIGURA 4-23. Varredura longitudinal da linha média do abdome.

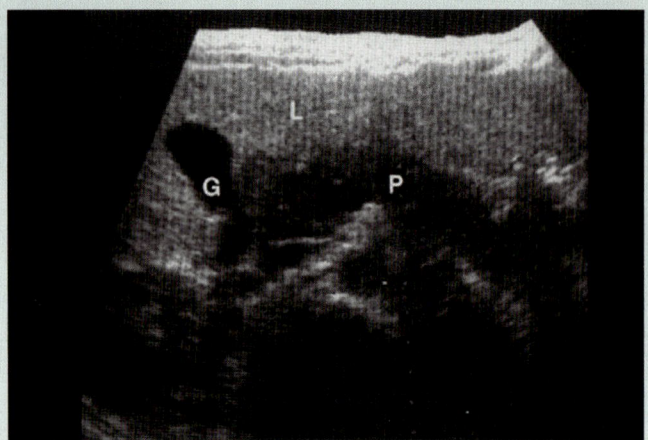

FIGURA 4-24. Ultrassonografia em corte transversal do pâncreas.

165. O que os achados na Fig. 4-24 representam?
   (A) pancreatite aguda
   (B) um pseudocisto pancreático
   (C) pancreatite crônica
   (D) adenocarcinoma do pâncreas
   (E) um pâncreas normal

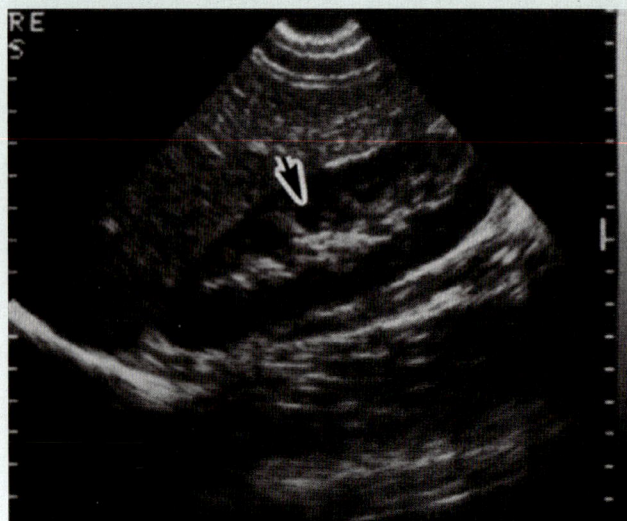

FIGURA 4-25. Ultrassonografia em corte sagital do abdome superior direito.

166. Qual estrutura a seta na Fig. 4-25 está apontando?
   (A) uma pirâmide medular
   (B) um cisto renal
   (C) divertículos do cálice
   (D) um cisto parapélvico
   (E) um aneurisma de artéria renal

167. A seta na Fig. 4-26 está apontando para
   (A) uma bola de lama na vesícula biliar
   (B) um pólipo no colo da vesícula biliar
   (C) cálculos

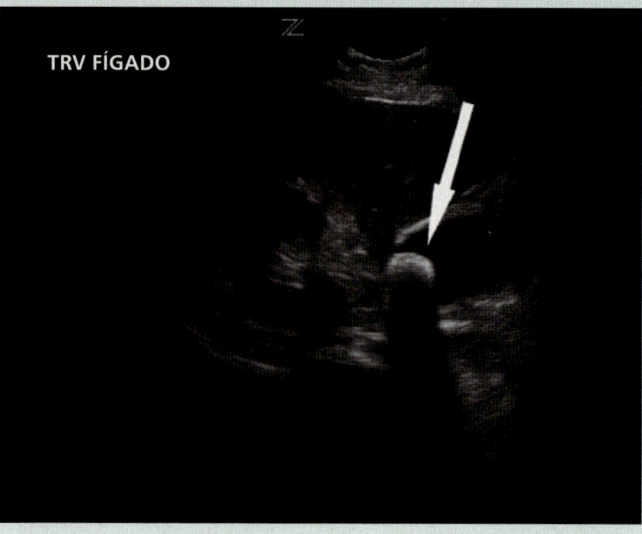

FIGURA 4-26. Ultrassonografia em corte longitudinal da vesícula biliar.

   (D) um grampo cirúrgico com sombra acústica distal
   (E) uma vesícula biliar normal

168. Como o artefato na Fig. 4-26 é chamado?
   (A) reverberação
   (B) um artefato em cauda de cometa
   (C) dispersão
   (D) sombra acústica
   (E) reforço acústico posterior

169. Qual estrutura anecoica linear está sendo medida pelos *calipers* na Fig. 4-27?
   (A) veia porta esquerda
   (B) veia porta principal
   (C) veia hepática média
   (D) veia umbilical
   (E) ducto biliar comum

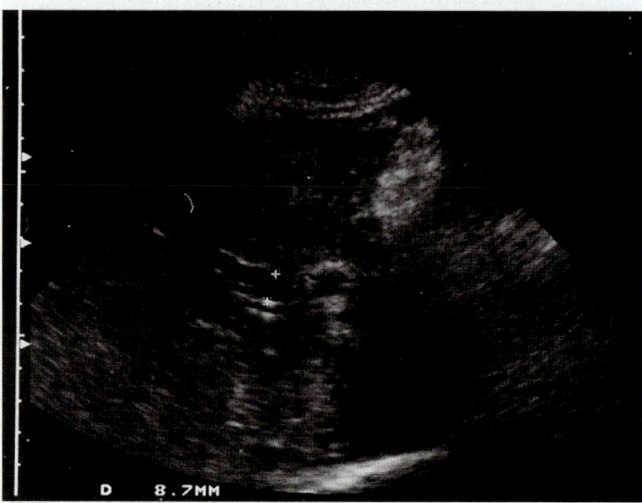

FIGURA 4-27. Incidência transversal do quadrante superior direito.

170. O que pode ser dito sobre a estrutura sendo medida pelo *caliper* na Fig. 4-27?

   (A) calibre normal
   (B) calibre pequeno
   (C) calibre grande
   (D) incapaz de determinar

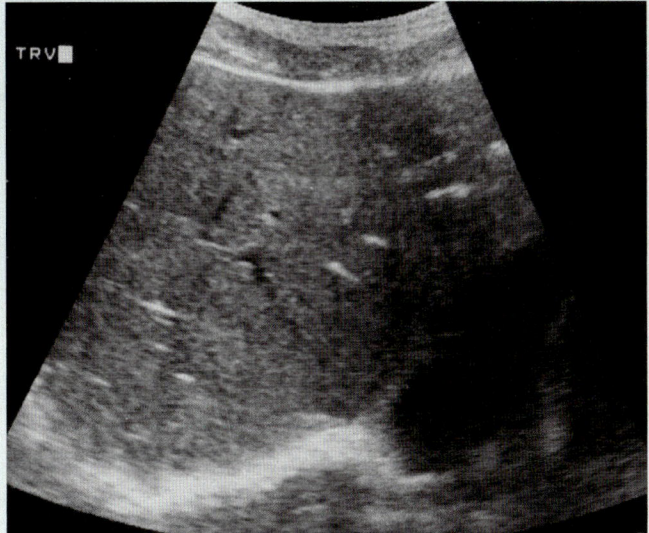

FIGURA 4-28. Ultrassonografia em corte transversal do abdome superior.

171. Os achados na Fig. 4-28 são característicos de

   (A) dilatação intra-hepática
   (B) pneumobilia
   (C) hepatite aguda
   (D) hepatite crônica
   (E) carcinoma hepatocelular

172. Qual dos seguintes achados anormais é exibido na Fig. 4-29?

   (A) doença hidática
   (B) fígado gorduroso
   (C) hemangioma cavernoso
   (D) múltiplos abscessos
   (E) metástase hepática

173. Qual dos seguintes achados ultrassonográficos é exibido na Fig. 4-30?

   (A) esplenomegalia
   (B) um abscesso subfrênico
   (C) hematoma subcapsular
   (D) baço de aspecto normal
   (E) metástase no baço

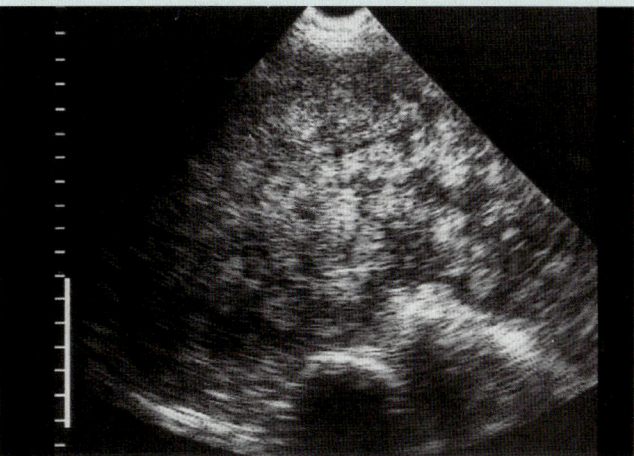

FIGURA 4-29. Varredura transversal do fígado.

174. O ducto biliar comum é formado por qual dos seguintes?

   (A) união entre os ductos hepáticos direito e esquerdo e o ducto cístico
   (B) união entre os ductos cístico e hepático direito
   (C) união entre os ductos comum e cístico
   (D) união entre o ducto comum e o colo da vesícula biliar
   (E) união entre os ductos comum e pancreático

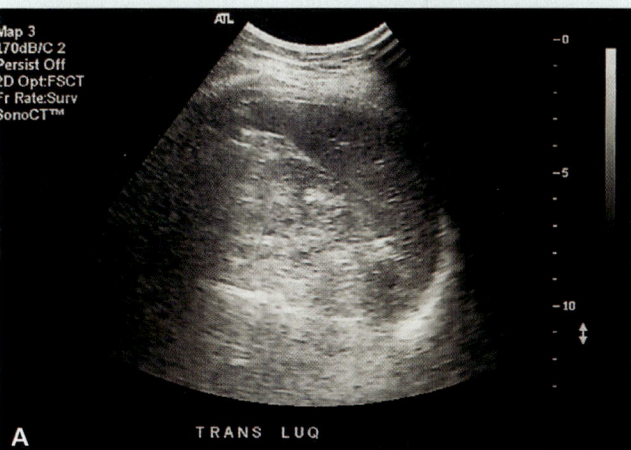
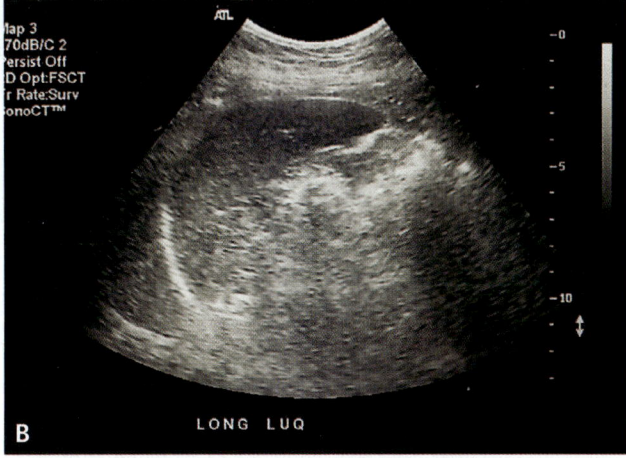

FIGURA 4-30. Imagem coronal do quadrante superior esquerdo.

175. Qual dos seguintes é geralmente a causa de um aneurisma?

    (A) doença articular degenerativa
    (B) aterosclerose
    (C) hipertensão
    (D) diabetes
    (E) fibrose cística

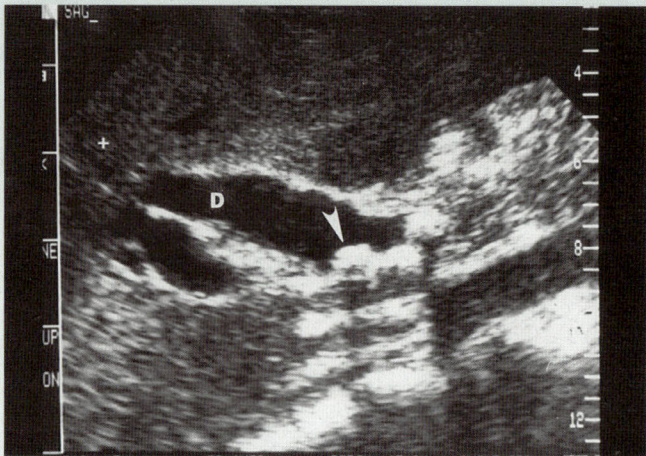

FIGURA 4-33. Ultrassonografia oblíqua magnificada da área do *porta-hepatis*.

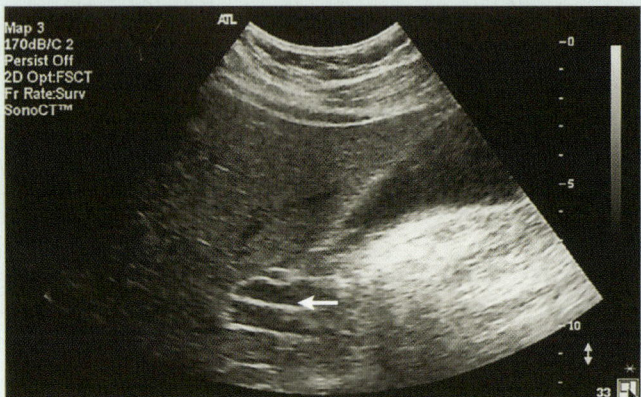

FIGURA 4-31. Ultrassonografia em corte sagital magnificada da área do *porta-hepatis*.

176. Qual estrutura a seta na Fig. 4-31 está apontando?

    (A) ducto hepático comum
    (B) artéria hepática
    (C) ducto biliar comum
    (D) veia porta
    (E) veia hepática

177. Os achados ultrassonográficos exibidos na Fig. 4-32 são compatíveis com

    (A) coluna de Bertin
    (B) pirâmide renal proeminente
    (C) defeito juncional do parênquima
    (D) sistema coletor duplo
    (E) lipomatose do seio renal

178. Qual estrutura a ponta de seta na Fig. 4-33 está apontando?

    (A) cálculo no ducto biliar comum
    (B) cálculo no colo da vesícula biliar
    (C) ar no sistema biliar
    (D) um tumor de Klatskin
    (E) lama

179. Uma ultrassonografia renal é realizada em um paciente de 30 anos com dor no flanco direito e níveis elevados de BUN e creatinina. Os achados na Fig. 4-34 são compatíveis com todas as alternativas abaixo, *exceto*

    (A) um cálculo no ureter
    (B) uma próstata aumentada
    (C) cálculos biliares
    (D) válvula de uretra posterior
    (E) uma massa na bexiga

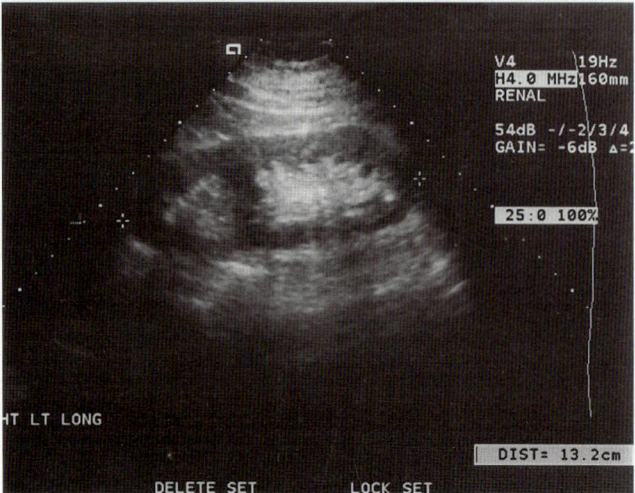

FIGURA 4-32. Incidência de eixo longo do rim esquerdo. (*Cortesia de Shpetim Telegrafi, MD, New York University.*)

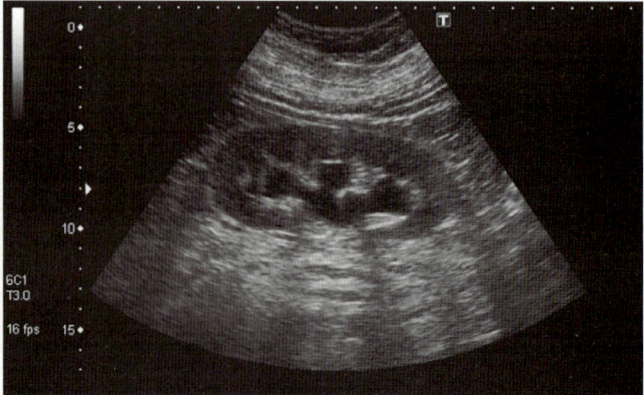

FIGURA 4-34. Incidência de eixo longo do rim esquerdo. (*Cortesia de Shpetim Telegrafi, MD, New York University.*)

180. Os ultrassonografistas são algumas vezes solicitados para auxiliar na toracocentese com agulha guiada por ultrassom. Qual é a posição recomendada para o paciente?

(A) posição de Trendelenburg
(B) posição sentada vertical
(C) posição de Sims
(D) posição reclinada
(E) posição supina

181. Pacientes com hipertireoidismo causado pela doença de Graves são mais prováveis a ter quais dos seguintes marcadores bioquímicos?

(A) aumento de T3 e T4
(B) diminuição de T3 e T4
(C) TSH elevado
(D) nenhuma alteração nos níveis de T3 e T4
(E) hiponatremia

182. Qual é a característica ultrassonográfica da tireoidite de Hashimoto?

(A) tecido tireoidiano atrófico com ecotextura homogênea
(B) múltiplos micronódulos hipoecoicos
(C) aumento bilateral da tireoide com múltiplos cistos pequenos
(D) hipertrofia da glândula tireoide com ecotextura homogênea
(E) hiperplasia com níveis líquidos

183. Qual dos seguintes está associado a um aumento do marcador bioquímico CEA?

(A) pós-radioimunoterapia
(B) cirurgia de descompressão intestinal
(C) cisto folicular dos ovários
(D) recidiva de câncer colorretal
(E) colostomia

184. Uma massa abdominal foi encontrada em um homem de 35 anos e uma biópsia aspirativa por agulha fina guiada ultrassonograficamente foi solicitada. Qual o tipo de anestesia normalmente utilizada para este tipo de procedimento?

(A) tópica
(B) regional
(C) geral
(D) local
(E) raquianestesia

185. Pneumobilia é mais provável de ser observada após qual dos procedimentos abaixo?

(A) colecistectomia
(B) enema de bário
(C) litotripsia biliar
(D) colangiopancreatografia retrógrada endoscópica (ERCP)
(E) colecistografia oral

186. Qual das seguintes estruturas anatômicas *não* é vista anterior à veia cava inferior no abdome?

(A) fissura lobar principal
(B) veia porta principal
(C) veia hepática esquerda
(D) lobo caudado
(E) artéria renal direita

187. A doença de Hashimoto é uma doença crônica de qual das seguintes glândulas?

(A) pâncreas
(B) tireoide
(C) suprarrenal
(D) próstata
(E) timo

188. Quais são as causas mais comuns de pancreatite aguda nos Estados Unidos?

(A) tabagismo e uso abusivo de álcool
(B) cocaína e maconha
(C) colelitíase e tumor pancreático
(D) colelitíase e alcoolismo
(E) úlcera péptica e trauma abdominal

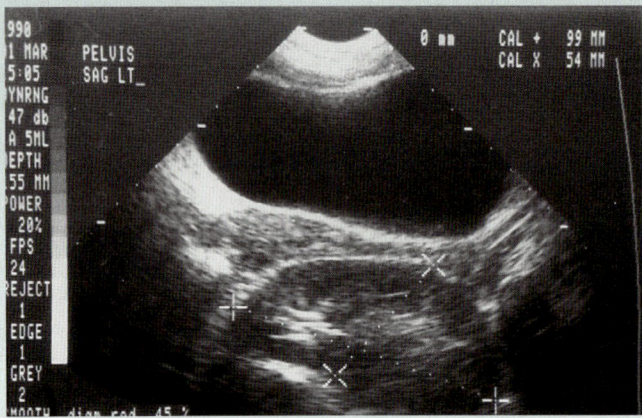

FIGURA 4-35. Ultrassonografia em corte sagital da pelve.

189. A Fig. 4-35 sugere que o paciente tem qual dos seguintes?
 (A) rim em ferradura
 (B) agenesia renal unilateral
 (C) três rins
 (D) rim pélvico
 (E) rim ectópico cruzado

190. Um paciente apresenta um histórico de dor epigástrica e lipase elevada. A seta na Fig. 4-36 está apontando para
 (A) linfonodos
 (B) cistos mesentéricos
 (C) pseudocisto
 (D) abscessos
 (E) vasos normais

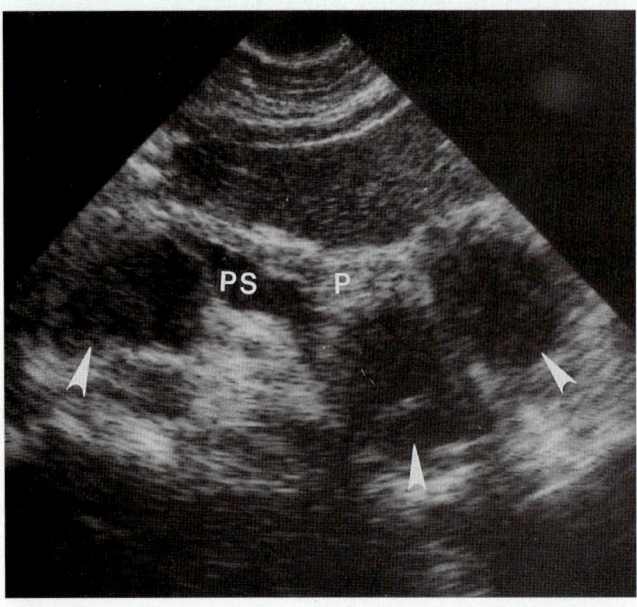

FIGURA 4-36. Ultrassonografia em corte transversal da região pancreática.

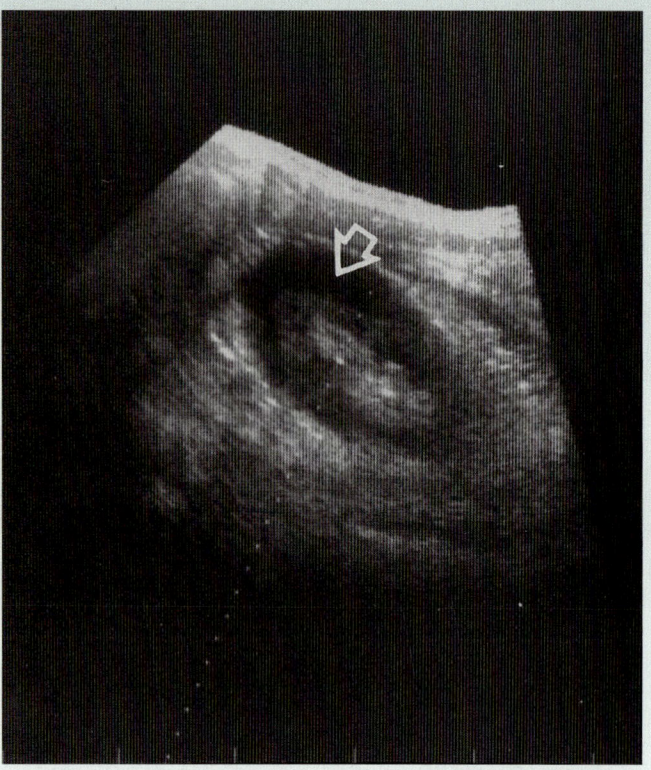

FIGURA 4-37. Ultrassonografia em corte longitudinal do rim.

191. A seta na Fig. 4-37 está apontando para
 (A) um pseudocisto
 (B) líquido perirrenal
 (C) uma corcova de dromedário
 (D) efusão pleural
 (E) um cisto renal

192. Os achados na Fig. 4-38 são mais compatíveis com
 (A) paciente que acabou de se alimentar
 (B) vesícula biliar de porcelana com cálculos biliares
 (C) carcinoma da vesícula biliar

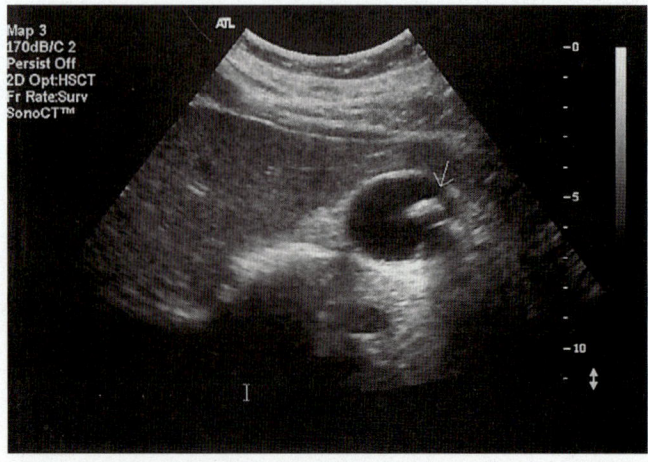

FIGURA 4-38. Varredura em decúbito esquerdo do abdome superior.

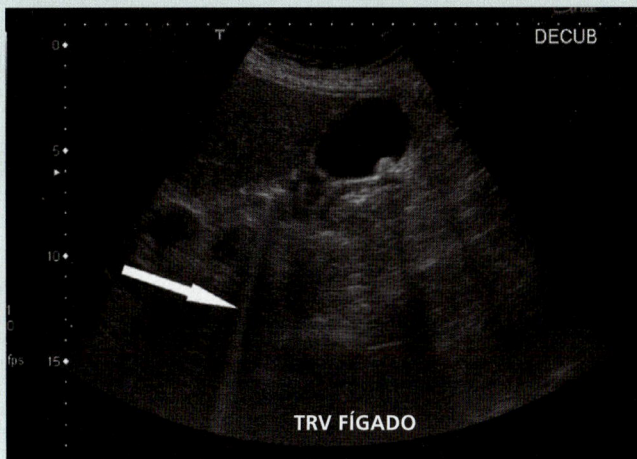

FIGURA 4-39. Varredura em decúbito esquerdo do abdome superior.

(D) adenomiomatose
(E) colecistite aguda com cálculos biliares

193. Identifique o artefato exibido na Fig. 4-39 (seta).
    (A) cauda de cometa
    (B) ruído
    (C) sombra acústica distal
    (D) refração
    (E) lobos laterais

194. Qual estrutura a seta na Fig. 4-40 está apontando?
    (A) a vesícula biliar
    (B) uma hidronefrose do polo superior
    (C) um cisto renal
    (D) um aneurisma
    (E) um ureter dilatado

195. O paciente na Fig. 4-40 provavelmente apresentará qual dos seguintes sintomas?
    (A) dor no flanco
    (B) febre
    (C) náusea e vômito
    (D) nenhum sintoma
    (E) icterícia

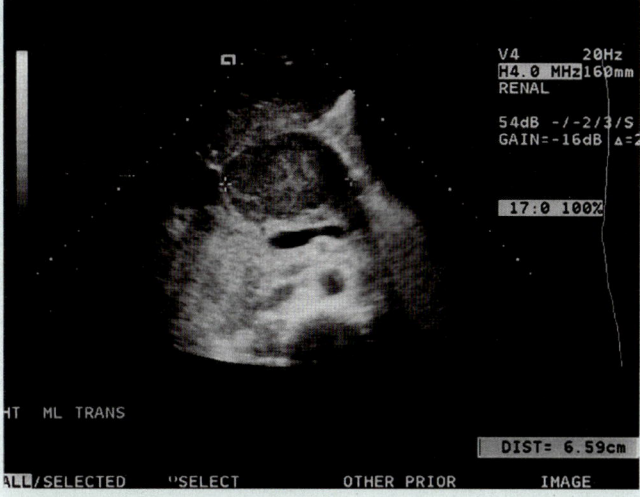

FIGURA 4-41. Ultrassonografia em corte transversal do abdome superior. (*Cortesia de Shpetim Telegrafi, MD, New York University.*)

196. O que os *calipers* na Fig. 4-41 estão medindo?
    (A) antro do estômago
    (B) linfonodo
    (C) pseudocisto pancreático
    (D) corpo do pâncreas
    (E) aorta preenchida por trombo

197. Um homem de 35 anos apresenta dor no quadrante superior direito e ataques recorrentes de pancreatite. Espera-se que seus resultados laboratoriais indiquem qual dos seguintes?
    (A) aumento do nitrogênio ureico no sangue (BUN)
    (B) diminuição da amilase sérica
    (C) aumento da lipase
    (D) aumento da bilirrubina indireta
    (E) aumento da fosfatase alcalina

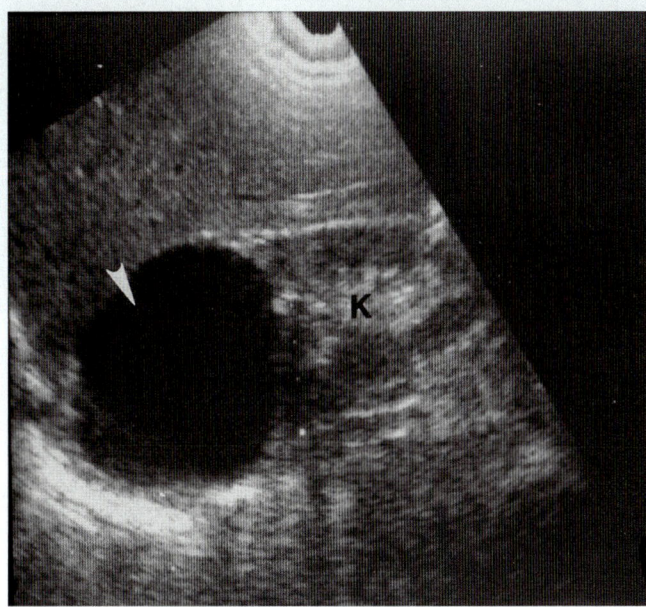

FIGURA 4-40. Incidência de eixo longo de um rim.

198. Ultrassonograficamente, é possível reconhecer uma infiltração gordurosa do fígado através de todos os seguintes, *exceto*

    (A) hepatomegalia
    (B) ecos parenquimatosos são ecogênicos
    (C) estrutura vascular reduzida
    (D) diminuição da transmissão direta
    (E) uma massa focal

199. Obstrução do ducto biliar comum por uma massa na cabeça do pâncreas ocasionará qual dos seguintes?

    (A) uma vesícula biliar dilatada com radículas biliares dilatadas
    (B) uma vesícula biliar contraída com radículas biliares dilatadas
    (C) radículas biliares dilatadas com vesícula biliar normal ou contraída
    (D) hipertensão portal
    (E) cirrose

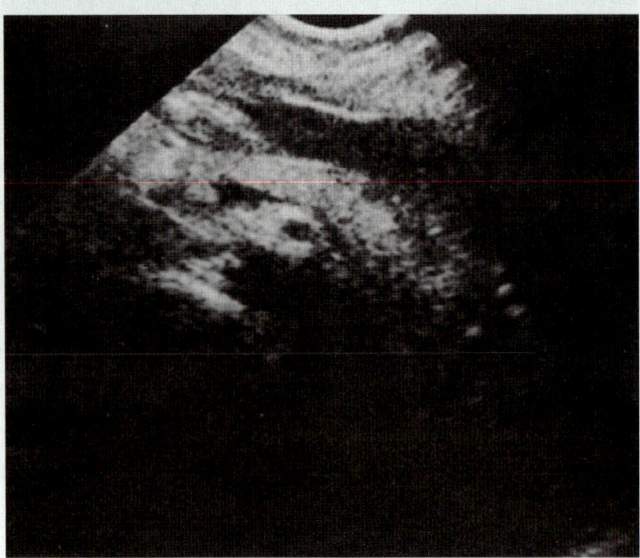

FIGURA 4-42. Ultrassonografia em corte transversal do abdome superior.

200. Um homem de 41 anos apresenta dor epigástrica e um histórico de alcoolismo. Os achados na Fig. 4-42 incluem qual dos seguintes?

    (A) pâncreas gorduroso
    (B) adenocarcinoma
    (C) doença metastática no pâncreas
    (D) pancreatite crônica
    (E) resultados normais

201. Uma mulher de 50 anos com hematúria indolor. Uma incidência longitudinal do rim esquerdo é visualizada na Fig. 4-43. Os achados são mais compatíveis com

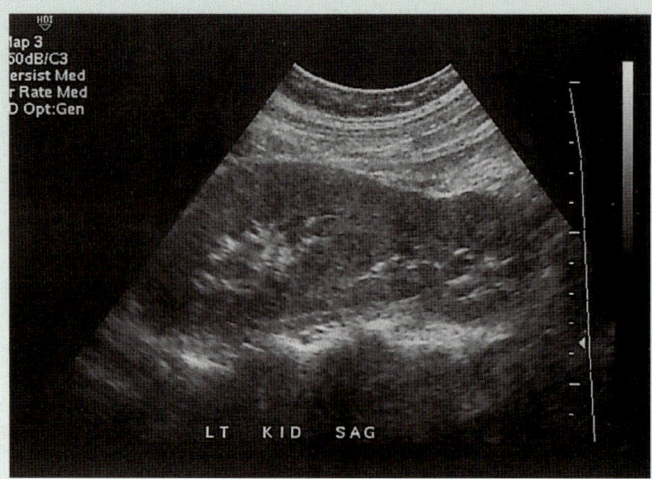

FIGURA 4-43. Uma ultrassonografia em corte longitudinal do rim esquerdo.

    (A) carcinomas de células transicionais
    (B) carcinoma de células renais
    (C) adenoma
    (D) angiolipoma
    (E) oncocitoma

202. Qual é a doença médica mais comum que causa insuficiência renal aguda?

    (A) necrose tubular aguda
    (B) infarto renal
    (C) diabetes
    (D) hipertensão
    (E) nefrocalcinose

203. A Fig. 4-44 é compatível com

    (A) rins policísticos do adulto
    (B) hidronefrose
    (C) rim esponja medular
    (D) doença cística medular
    (E) doença cística adquirida encontrada na diálise

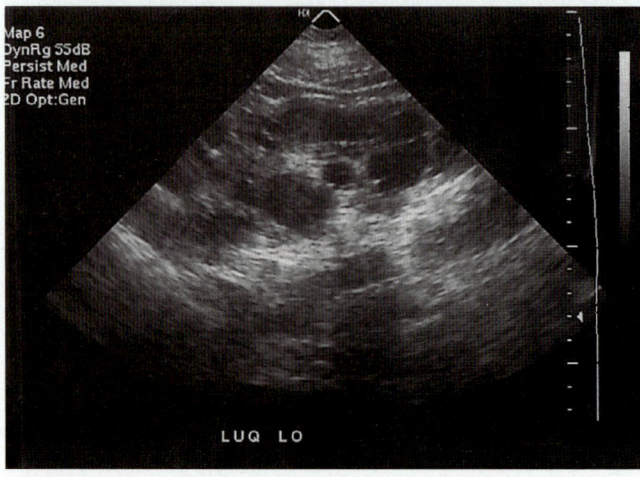

FIGURA 4-44. Ultrassonografia em corte longitudinal do rim.

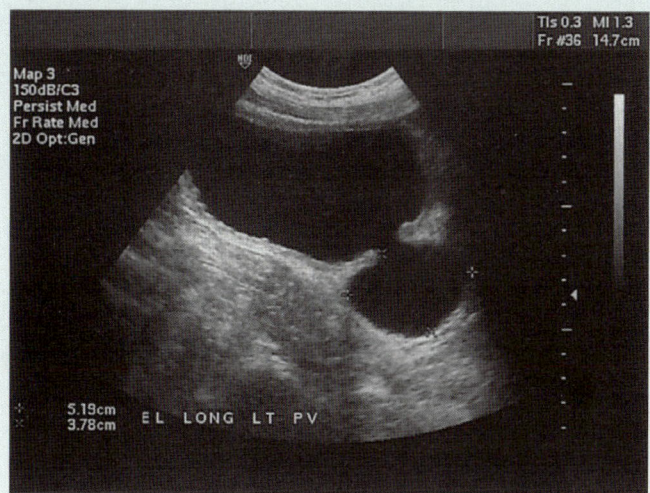

FIGURA 4-45. Ultrassonografia sagital esquerda da pelve.

204. Uma ultrassonografia pélvica é realizada. A Fig. 4-45 é compatível com
    (A) uma próstata aumentada
    (B) um cateter de Foley com balão
    (C) uma ureterocele
    (D) um cisto vesical
    (E) divertículo

205. A seta na Fig. 4-46 está apontando para
    (A) trombo
    (B) pólipo
    (C) intestino
    (D) cálculo
    (E) cisto parapélvico

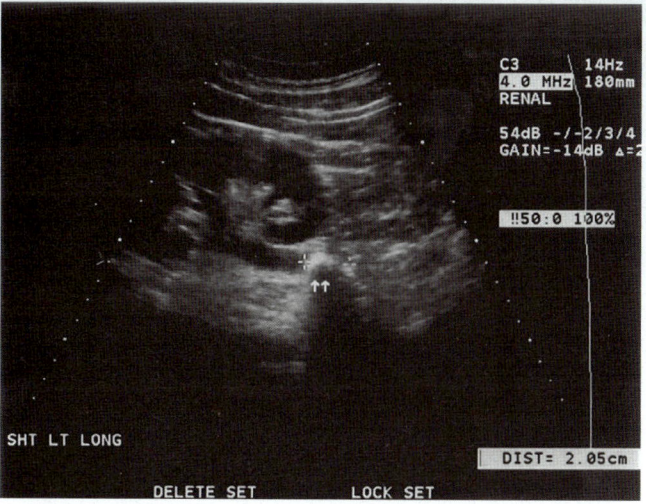

FIGURA 4-46. Varredura longitudinal do rim esquerdo. (*Cortesia de Shpetim Telegrafi, MD, New York University.*)

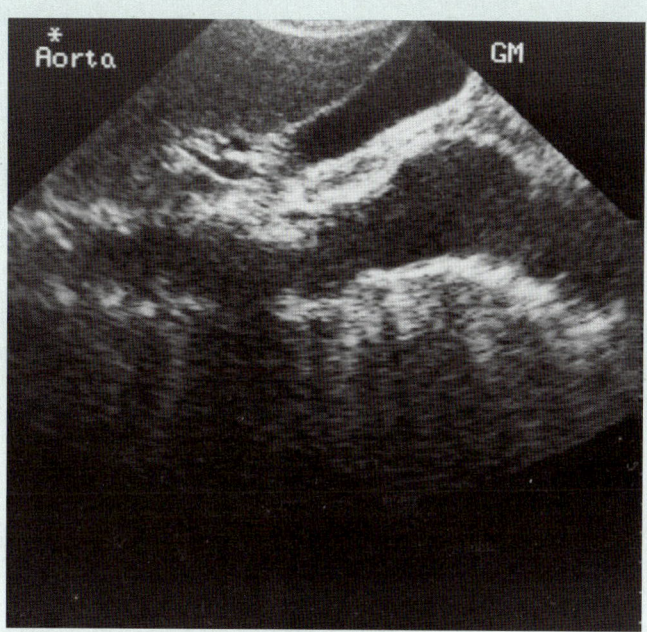

FIGURA 4-47. Varredura longitudinal mediana do abdome.

206. A Fig. 4-47 é uma varredura longitudinal mediana do abdome. Qual é a anormalidade?
    (A) uma vesícula biliar ectópica
    (B) dilatação aneurismática da aorta abdominal distal
    (C) oclusão da aorta abdominal por trombo
    (D) um aneurisma dissecante
    (E) um músculo psoas aumentado

207. Qual termo é utilizado para descrever o início de dor durante um exame sobre a vesícula biliar?
    (A) sinal de Kehr
    (B) sinal da vela
    (C) sinal de Murphy
    (D) sinal de Chandelier
    (E) vesícula biliar de Courvoisier

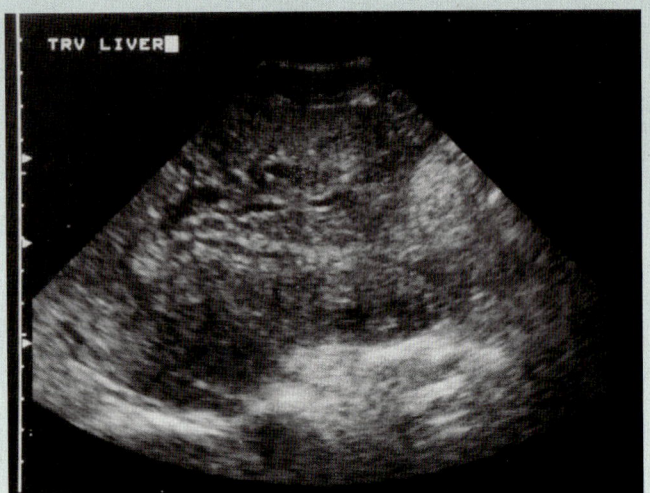

FIGURA 4-48. Ultrassonografia em corte transversal do fígado.

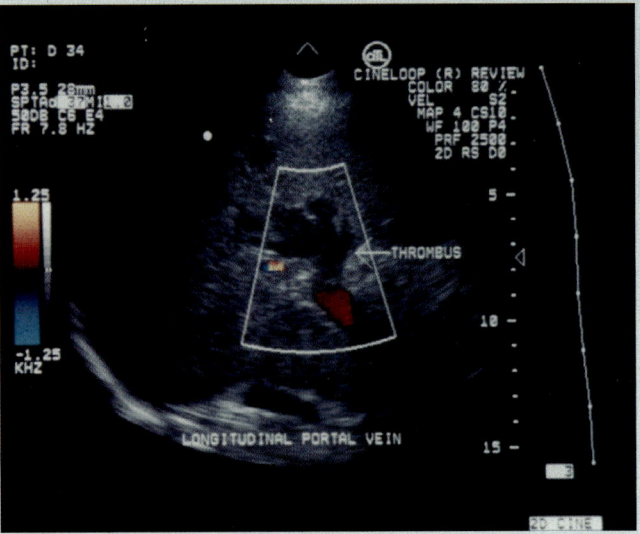

FIGURA 4-49. Ultrassonografia em corte longitudinal da veia porta.

208. Qual é o diagnóstico mais provável que pode ser estabelecido pelos achados exibidos na Fig. 4-48?

(A) obstrução biliar causada por colelitíase
(B) obstrução biliar causada por pancreatite
(C) veia porta distendida causada por hipertensão portal
(D) veia hepática distendida causada por insuficiência cardíaca congestiva crônica
(E) obstrução do ducto comum distal causada por um tumor pancreático

209. Qual das seguintes afirmações a respeito dos padrões ultrassonográficos de linfonodos periaórticos *não* está correta?

(A) podem drapear ou revestir os grandes vasos anteriormente
(B) podem deslocar a artéria mesentérica superior posteriormente
(C) podem deslocar os grandes vasos anteriormente
(D) podem ter um aspecto lobar, liso ou ondulado
(E) conforme ocorre envolvimento mesentérico, a adenopatia pode preencher grande parte do abdome em um padrão complexo irregular

210. Qual dos seguintes achados *não* está representado na Fig. 4-49?

(A) diabetes
(B) hepatite
(C) malignidade
(D) pancreatite crônica
(E) derivações porto-cava

211. O fluxo sanguíneo na Fig. 4-50 é compatível com

(A) insuficiência cardíaca direita
(B) cirrose
(C) síndrome de Budd-Chiari
(D) transformação cavernosa da veia porta
(E) fluxo sanguíneo normal nas veias hepática e porta

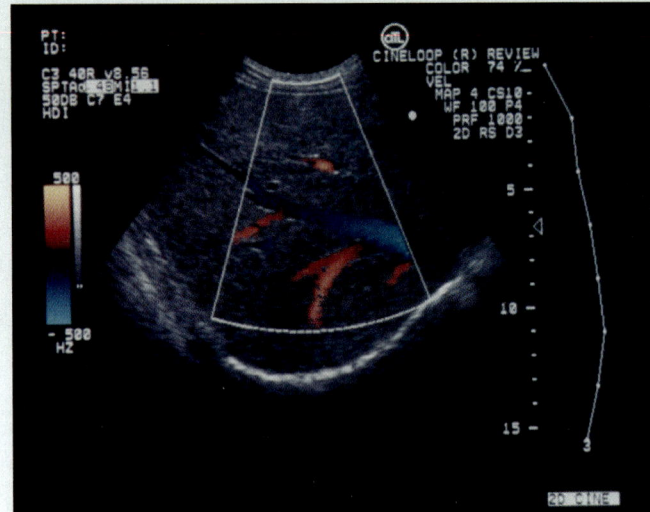

FIGURA 4-50. Ultrassonografia em corte transversal da região superior do fígado.

212. A seta na Fig. 4-51 está apontando para

(A) uma massa na cabeça do pâncreas
(B) alça em C do duodeno
(C) massa intestinal
(D) cálculo
(E) fluido loculado com *debris*

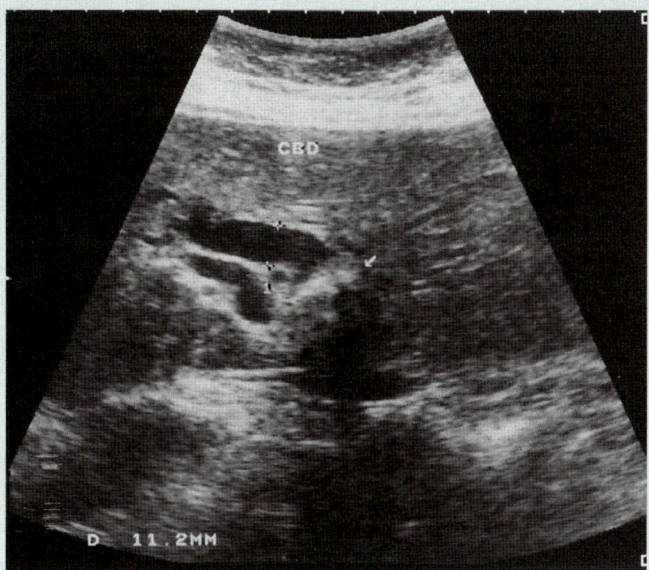

FIGURA 4-51. Ultrassonografia oblíqua do fígado.

213. O que os *calipers* na Fig. 4-51 estão medindo?
    (A) ducto hepático comum
    (B) ducto biliar comum
    (C) veia porta principal
    (D) veia hepática
    (E) veia cava inferior

214. Os achados na Fig. 4-51 são mais compatíveis com
    (A) massa na cabeça do pâncreas
    (B) obstrução intra-hepática
    (C) coledocolitíase
    (D) trauma hepático
    (E) carcinomas de células hepáticas

215. A Fig. 4-52 é uma ultrassonografia em corte transversal do lobo direito da tireoide. Os achados são compatíveis com
    (A) doença de Graves
    (B) tireoidite
    (C) carcinoma papilar
    (D) hiperplasia primária
    (E) adenoma

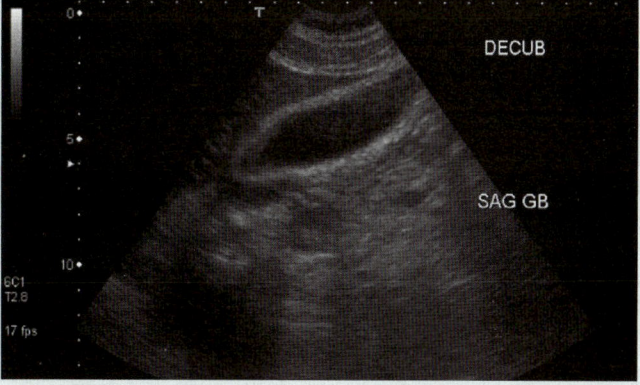

FIGURA 4-53. Ultrassonografia do abdome superior direito.

216. Qual dos seguintes achados é *menos* provável de estar associado ao distúrbio exibido na Fig. 4-53?
    (A) leucocitose
    (B) afebril
    (C) sinal de Murphy
    (D) elevação dos níveis séricos de bilirrubina total
    (E) náusea e vômito

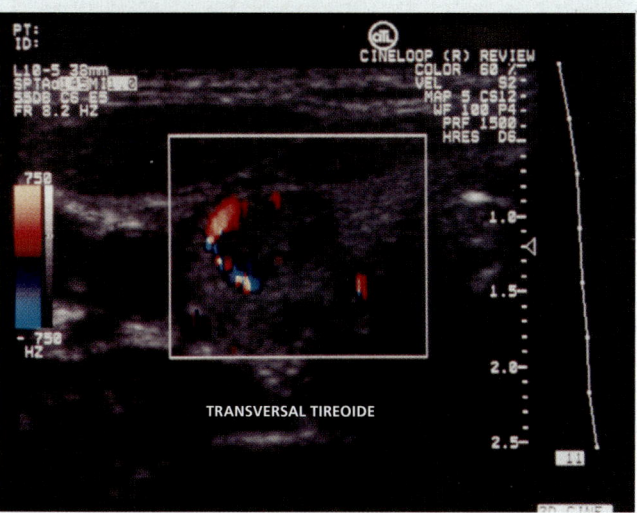

FIGURA 4-52. Ultrassonografia em corte transversal da tireoide.

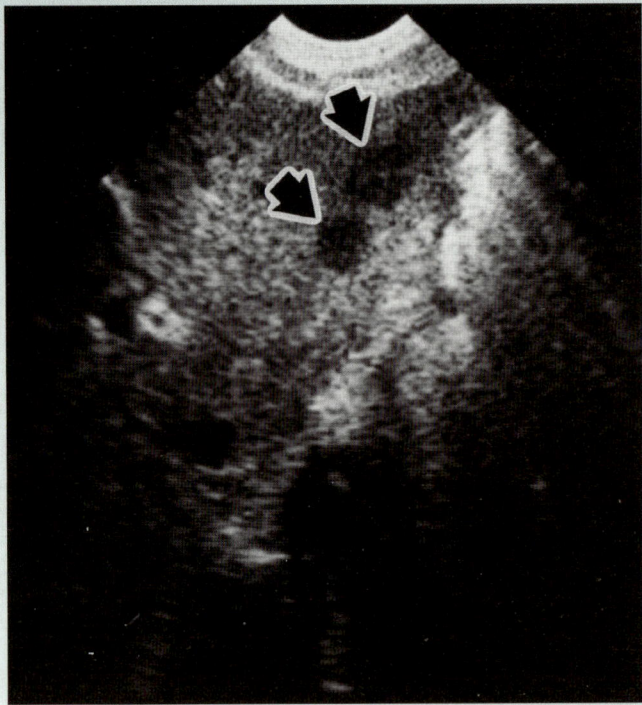

FIGURA 4-54. Ultrassonografia em corte transversal do lobo hepático esquerdo.

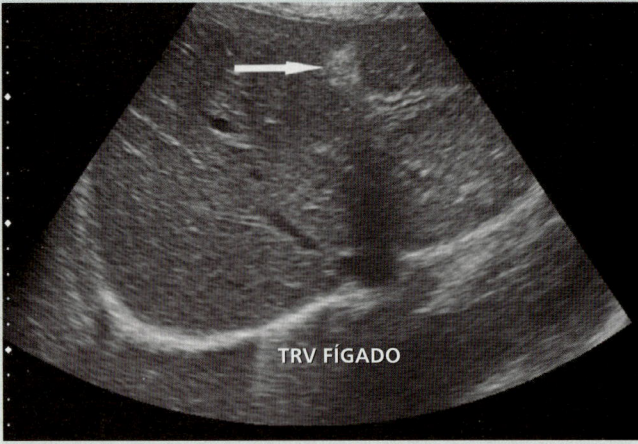

FIGURA 4-55. Varredura transversal do fígado.

(A) aumento no nível de alfafetoproteína
(B) aumento da bilirrubina direta
(C) aumento da fosfatase alcalina
(D) icterícia
(E) nenhuma das alternativas

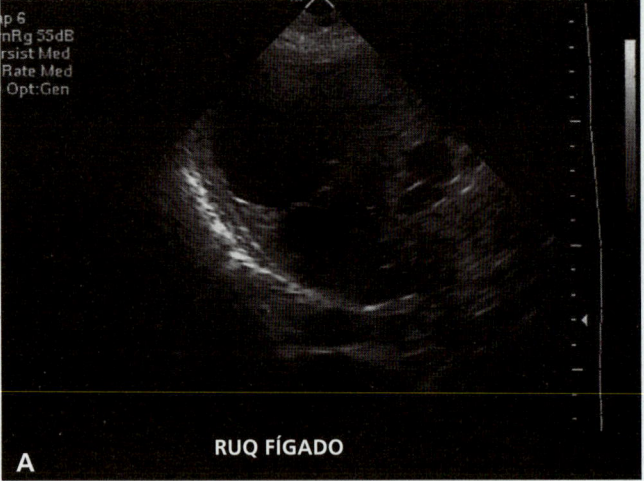
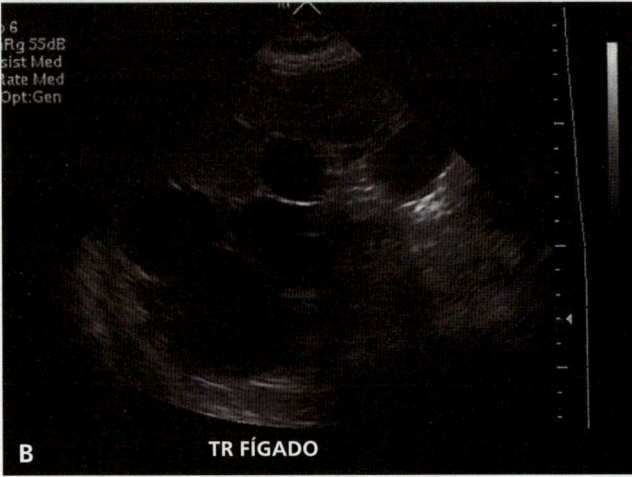

FIGURA 4-56. Varreduras (**A**) longitudinal e (**B**) transversal do lobo hepático direito.

217. A Fig. 4-54 é uma ultrassonografia em corte transversal do lobo hepático esquerdo. As setas estão apontando para

(A) vasos hepáticos
(B) lesões hipoecoicas
(C) seios portais
(D) radículas biliares
(E) nenhuma das alternativas

218. As possibilidades diagnósticas dos achados na Fig. 4-54 incluem qual das alternativas abaixo?

(A) metástases
(B) hemangiomas
(C) focos infecciosos
(D) abscessos

219. Qual estrutura a seta na Fig. 4-55 está apontando?

(A) ligamento coronário
(B) ligamento Teres
(C) cálculo biliar
(D) omento menor
(E) fissura lobar principal

220. Os achados na Fig. 4-56 estão associados a todos os seguintes, *exceto*

221. Os achados na Fig. 4-56 são compatíveis com
    (A) síndrome de Budd-Chiari
    (B) hipertensão portal
    (C) insuficiência cardíaca direita
    (D) cistos hidáticos hepáticos
    (E) hemangioma

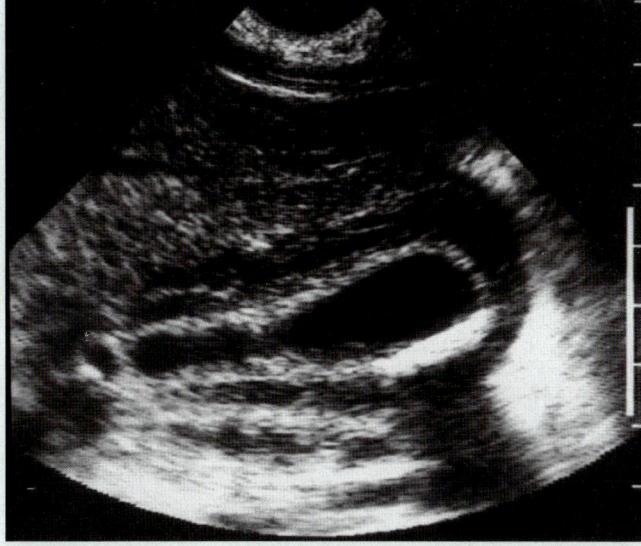

FIGURA 4-57. Ultrassonografia em corte longitudinal magnificada da vesícula biliar.

222. Os achados na Fig. 4-57 estão associados a todos os seguintes, *exceto*:
    (A) hipoproteinemia
    (B) insuficiência cardíaca congestiva
    (C) hepatite aguda
    (D) colecistite
    (E) coledocolitíase

223. Os achados na Fig. 4-58 são sugestivos de
    (A) hepatite aguda
    (B) fígado gorduroso
    (C) doença metastática do fígado
    (D) múltiplos hematomas
    (E) cirrose

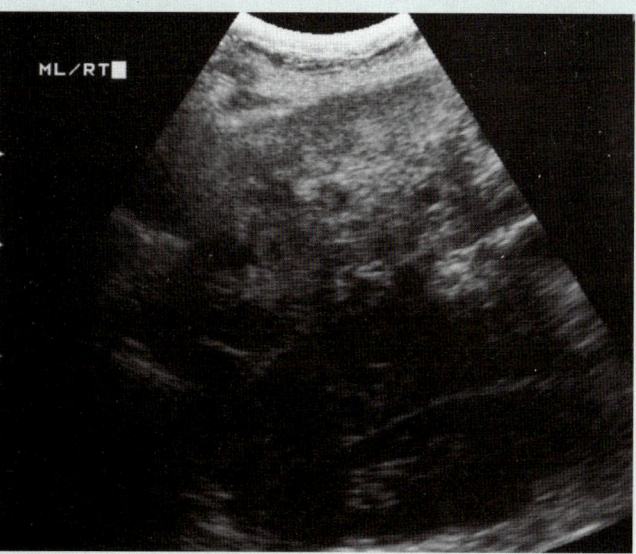

FIGURA 4-58. Ultrassonografia em corte longitudinal do lobo hepático direito.

224. Os achados laboratoriais de insuficiência renal incluem qual dos seguintes?
    (A) creatinina e fosfatase alcalina
    (B) creatinina e nitrogênio ureico no sangue
    (C) amilase sérica e lipase
    (D) amilase sérica e creatinina
    (E) fosfatase alcalina e alfafetoproteína

225. A cabeça do pâncreas está localizada à direita de qual dos seguintes?
    (A) eixo celíaco
    (B) veia cava inferior
    (C) artéria gastroduodenal
    (D) ducto biliar comum
    (E) confluência esplenoportal

226. O que é doença de Crohn?
    (A) uma massa no estômago
    (B) uma condição parasitária
    (C) uma inflamação do intestino
    (D) fluido loculado na cavidade peritoneal
    (E) uma massa relativa ao pâncreas e sistema biliar

227. Um índice de resistência (RI) > 0,70 em um rim é compatível com o estágio inicial de
    (A) icterícia obstrutiva
    (B) hidronefrose obstrutiva
    (C) carcinoma de células renais
    (D) cisto renal benigno
    (E) doença renal policística

228. Coleção líquida perirrenal após um transplante renal pode ser todos os seguintes, *exceto*
 (A) cisto parapélvico
 (B) urinoma
 (C) linfoma
 (D) hematoma
 (E) abscesso

229. Qual dos seguintes descreve a característica Doppler do fluxo sanguíneo venoso em uma varicocele?
 (A) aumento do fluxo sanguíneo
 (B) forma de onda irregular
 (C) fluxo trifásico
 (D) nenhuma alteração no fluxo
 (E) ausência de fluxo sanguíneo

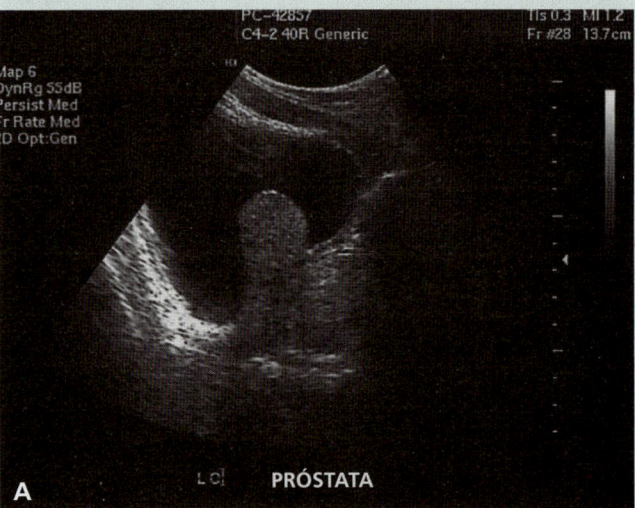

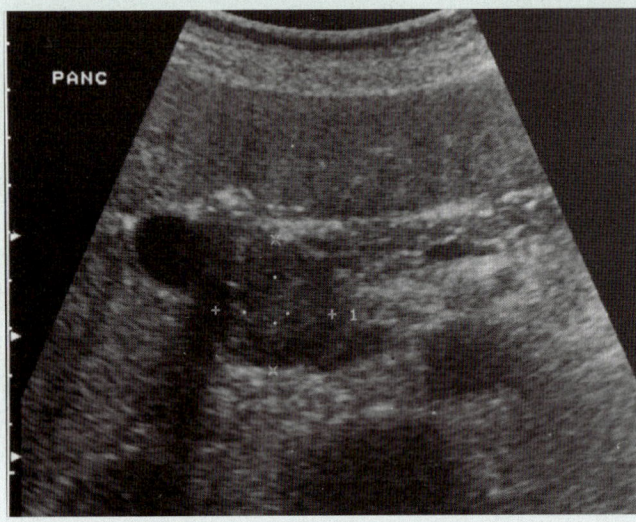

FIGURA 4-59. Ultrassonografia em corte transversal no nível do pâncreas.

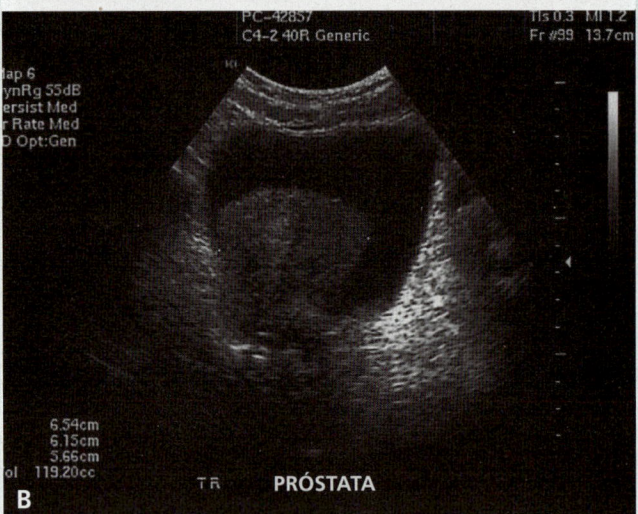

FIGURA 4-60. (A) Varredura transabdominal longitudinal no nível da bexiga. (B) Varredura transabdominal transversal da bexiga.

230. Um paciente de 40 anos com dor epigástrica e icterícia. A Fig. 4-59 é uma varredura transversal da porção mediana do abdome. As barras transversais representam a área de interesse. Isto é compatível com qual dos seguintes?
 (A) massa intestinal
 (B) massa hepática
 (C) massa omental
 (D) massa pancreática
 (E) achado normal

231. Um homem de 60 anos é submetido a uma ultrassonografia pélvica. Os achados na Fig. 4-60A e B são consistentes com
 (A) cateter de Foley
 (B) cistite
 (C) carcinoma de bexiga
 (D) pólipo
 (E) próstata aumentada

232. A seta na Fig. 4-61 está apontando para
 (A) ascite
 (B) efusão pleural
 (C) um abscesso
 (D) um hematoma
 (E) um cisto

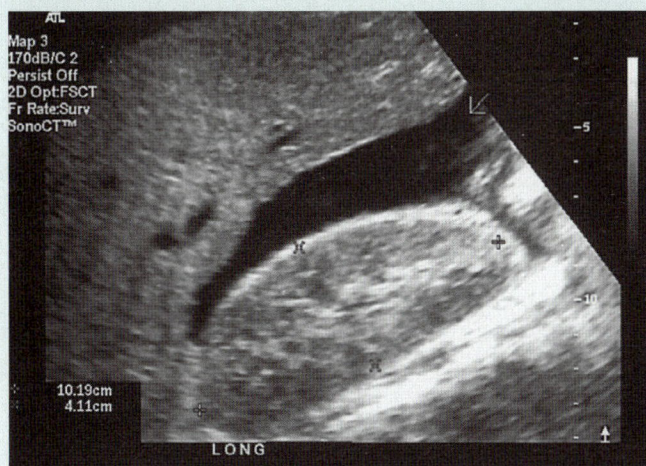

FIGURA 4-61. Ultrassonografia em corte sagital obtida da região superior direta do abdome.

233. Infiltração gordurosa do fígado pode ser avaliada ultrassonograficamente pela visualização de qual dos seguintes?

(A) paredes dos vasos ecogênicas observadas em todo o fígado
(B) diafragma hipoecoico
(C) aumento da ecogenicidade hepática
(D) múltiplas massas focais ecogênicas
(E) fígado nodular pequeno

234. Qual é o diagnóstico mais provável do paciente na Fig. 4-62?

(A) hematoma
(B) metástase
(C) abscesso
(D) hemangioma
(E) cistos hidáticos

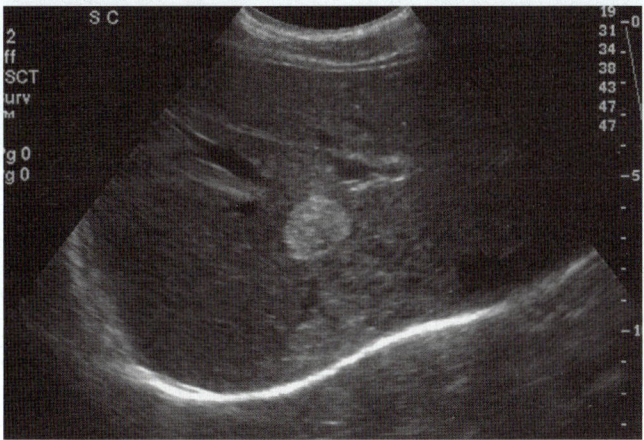

FIGURA 4-62. Ultrassonografia em corte transversal do lobo hepático direito. (*Cortesia de Dunstan Abraham, MPH, PA-C, RDMS.*)

235. Um paciente que sofreu um trauma fechado no abdome naquele dia apresenta dor no quadrante superior esquerdo e uma redução no hematócrito. Uma massa ecogênica é visualizada no baço. Este quadro é compatível com

(A) abscesso
(B) linfoma
(C) infecção
(D) hematoma
(E) leucemia

236. Qual dos seguintes exames pode ser utilizado para diagnosticar hemangiomas?

(A) biópsia aspirativa com agulha
(B) uma cintilografia hepática com hemácias marcadas
(C) uma tomografia computadorizada (CT)
(D) uma imagem por ressonância magnética (MRI)
(E) todas as alternativas

237. Qual o diagnóstico mais provável do paciente na Fig. 4-63?

(A) cirrose
(B) pionefrite
(C) glomerulonefrite aguda
(D) doença renal crônica
(E) agenesia renal

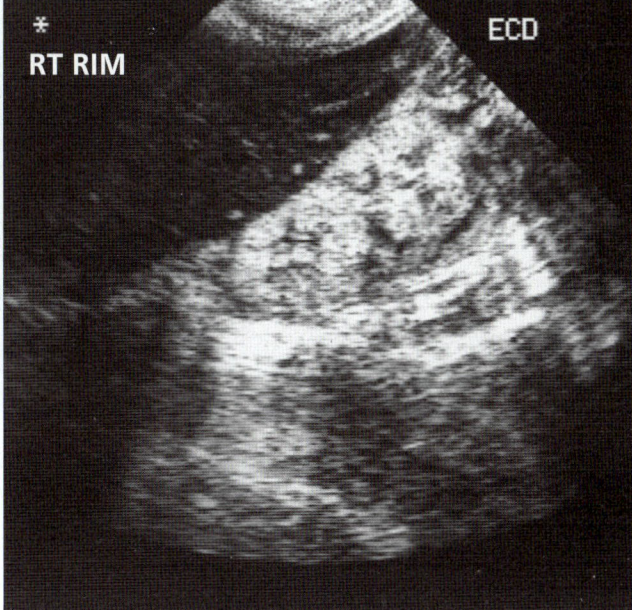

FIGURA 4-63. Ultrassonografia em corte sagital obtida do quadrante superior direito.

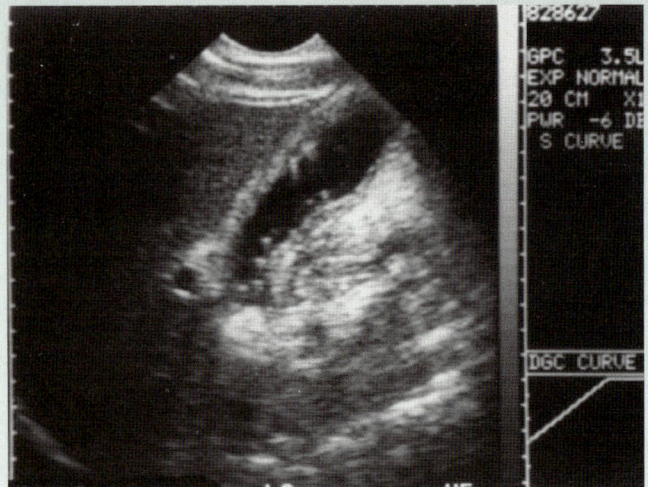

FIGURA 4-64. Varredura longitudinal da vesícula biliar.

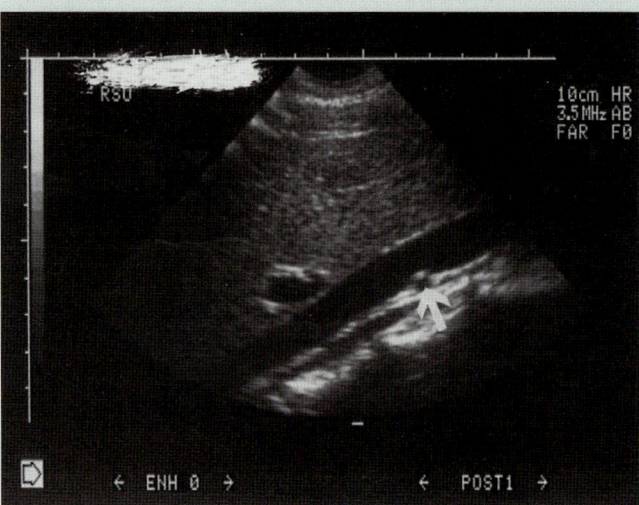

FIGURA 4-65. Varredura longitudinal do abdome superior.

238. Os achados na Fig. 4-64 são compatíveis com qual dos seguintes?
    (A) carcinoma de vesícula biliar
    (B) adenomiomatose
    (C) colecistite
    (D) pólipo na vesícula biliar
    (E) metástases para a vesícula biliar

239. Qual dos seguintes pode ser descoberto em uma criança ictérica do sexo masculino com um distúrbio hemolítico?
    (A) aumento na bilirrubina direta
    (B) aumento na bilirrubina indireta
    (C) aumento na alfafetoproteína
    (D) aumento no tempo de protrombina
    (E) resultados normais nos testes de função hepática

240. Qual das seguintes afirmações é verdadeira?
    (A) a cápsula de Bowman é a cápsula fibrosa em torno do rim
    (B) um glomérulo, a cápsula de Bowman e os túbulos renais constituem um néfron
    (C) néfrons são as únicas estruturas em que o transporte ativo de substâncias pela membrana celular não ocorre
    (D) o córtex renal secreta hormônios chamados corticoides
    (E) néfrons não são uma parte importante da produção de urina

241. A Fig. 4-65 é uma varredura longitudinal do abdome. Qual vaso longitudinal linear está sendo visualizado?
    (A) aorta
    (B) veia cava inferior
    (C) veia porta principal
    (D) nenhuma das alternativas

242. A seta na Fig. 4-65 está apontando para qual dos seguintes?
    (A) músculo psoas
    (B) veia renal esquerda
    (C) artéria mesentérica superior
    (D) artéria renal direita
    (E) artéria frênica

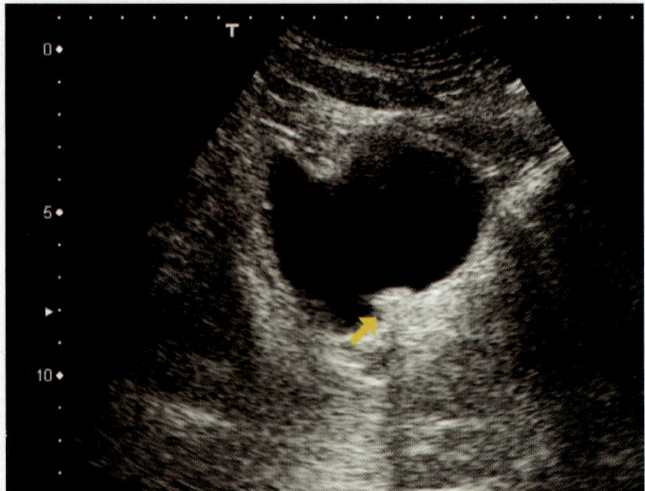

FIGURA 4-66. Ultrassonografia em corte transversal obtida da bexiga urinária.

243. A Fig. 4-66 é uma ultrassonografia em corte transversal obtida da bexiga urinária. Esta imagem é consistente com qual das seguintes condições?

(A) um espessamento da parede posterior da bexiga
(B) litíase vesical
(C) colelitíase
(D) ureterocele
(E) divertículo da bexiga urinária

244. Qual dos seguintes é o diagnóstico mais provável do paciente na Fig. 4-66?

(A) tumor da bexiga
(B) bexiga hiperdistendida
(C) cistite
(D) ureterocele
(E) Cateter de Foley

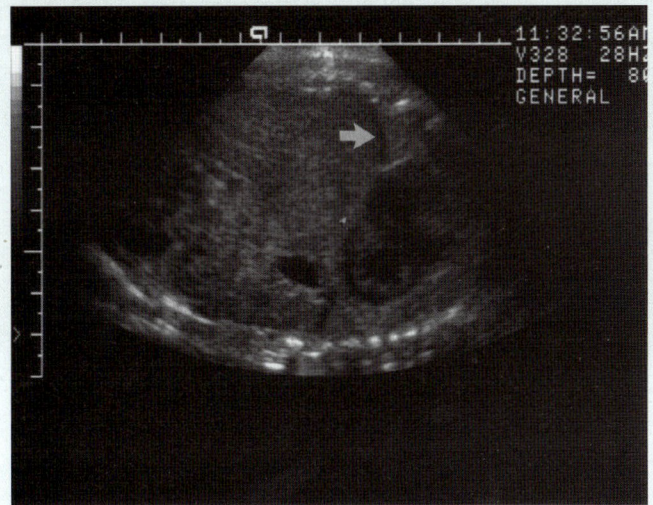

FIGURA 4-67. Varredura longitudinal do abdome superior direito.

245. Uma varredura longitudinal é realizada no lado direito do abdome. A seta na Fig. 4-67 está apontando para uma pequena coleção líquida em qual das seguintes estruturas?

(A) cavidade pleural
(B) bolsa omental
(C) goteira paracólica direita
(D) espaço sub-hepático
(E) espaço subfrênico direito

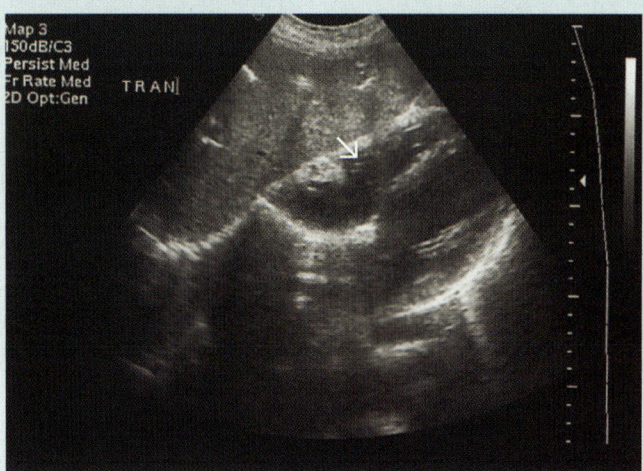

FIGURA 4-68. Varredura transversal do abdome superior.

246. Uma varredura transversal do abdome superior é realizada. A seta na Fig. 4-68 está apontando para

(A) o coração
(B) efusão pleural
(C) efusão pericárdica
(D) hemangioma
(E) cisto hidático

247. O fígado na Fig. 4-68 é consistente com qual dos seguintes achados?

(A) infiltrações gordurosas
(B) hepatite
(C) carcinoma hepatocelular
(D) *diabetes mellitus*
(E) achado normal

248. Qual dos seguintes termos descreve uma variante normal do fígado, em que o lobo hepático direito se estende abaixo do polo inferior do rim direito?

(A) lobo de Murphy
(B) lobo caudado
(C) duplicação do lobo direito
(D) lobo de Riedel
(E) lobo extra

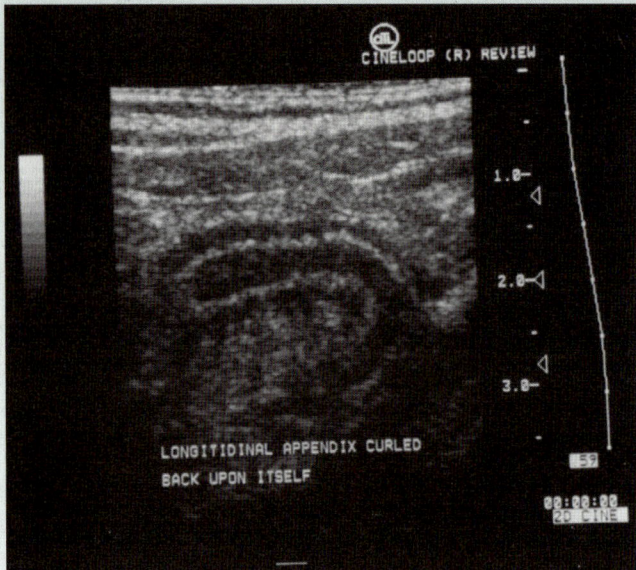

FIGURA 4-69. Ultrassonografia em corte longitudinal do quadrante inferior direito.

249. A Fig. 4-69 é uma varredura longitudinal do quadrante inferior direito. Esta imagem é compatível com qual dos seguintes diagnósticos?
    (A) apendicite
    (B) obstrução intestinal
    (C) doença de Crohn
    (D) intussuscepção
    (E) volvo

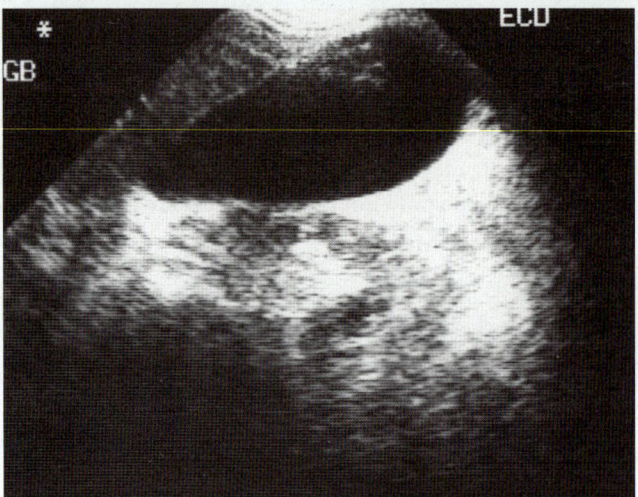

FIGURA 4-70. Imagem do eixo longo da vesícula biliar.

250. A Fig. 4-70 é uma incidência de eixo longo da vesícula biliar que exibe qual das seguintes anormalidades?
    (A) uma vesícula biliar distendida com paredes espessadas
    (B) um sinal parede-eco-sombra (WES) positivo
    (C) múltiplos ecos flutuantes de baixa amplitude
    (D) uma vesícula biliar hidrópica
    (E) vesícula biliar de porcelana

251. Qual é o diagnóstico mais provável do paciente na Fig. 4-70?
    (A) obstrução do ducto cístico
    (B) tumor de Klatskin
    (C) colecistite acalculosa
    (D) carcinoma de vesícula biliar
    (E) adenoma da vesícula biliar

252. Hidropsia da vesícula biliar pode ser secundária a todos os seguintes, *exceto*
    (A) lama
    (B) massa na cabeça do pâncreas
    (C) obstrução do ducto biliar comum distal por uma massa da ampola de Vater
    (D) cálculos na bolsa de Hartmann
    (E) cirurgia

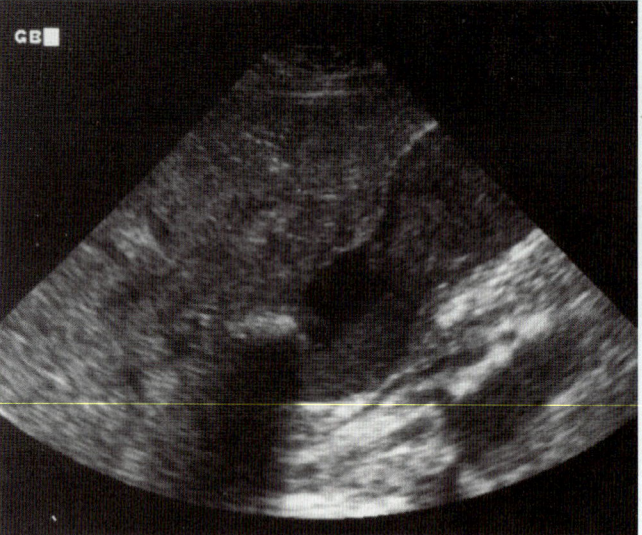

FIGURA 4-71. Ultrassonografia em corte longitudinal magnificada do quadrante superior direito.

253. A Fig. 4-71 é uma incidência longitudinal da vesícula biliar em um paciente com um histórico de doença da vesícula biliar. Esta imagem é mais consistente com qual dos seguintes?
    (A) colecistite crônica
    (B) hepatite
    (C) metástase para a vesícula biliar
    (D) carcinoma de vesícula biliar
    (E) um paciente que acabou de comer uma carne gordurosa

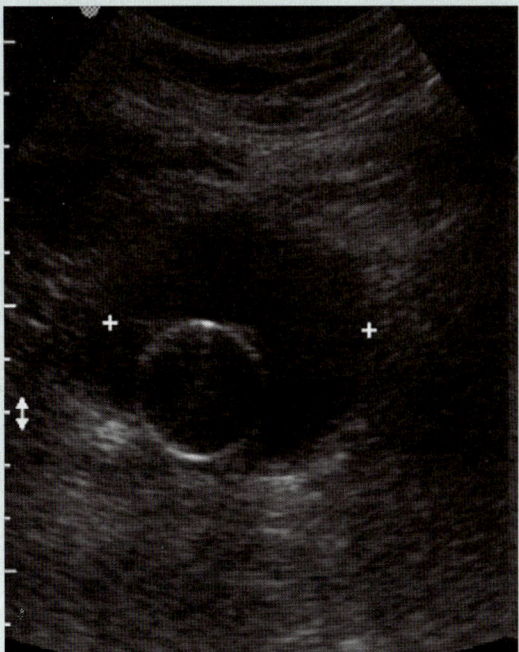

FIGURA 4-72. Ultrassonografia da bexiga urinária.

254. A Fig. 4-72 é uma ultrassonografia da bexiga urinária. O que é a estrutura anecoica redonda na bexiga?

(A) uma cateter de Foley
(B) um cisto vesical
(C) uma ureterocele
(D) uma litíase vesical
(E) um jato ureteral

255. Uma varredura longitudinal do lobo hepático direito é realizada em um paciente pós-operatório. Qual é o diagnóstico mais provável do paciente na Fig. 4-73?

(A) coleção subfrênica
(B) coleção subcapsular
(C) coleção sub-hepática
(D) ascite loculada
(E) coleção perigástrica

256. O paciente na Fig. 4-73 tem febre e hematócrito baixo. O paciente foi colocado em uma posição de decúbito, e os ecos de baixa amplitude no interior da coleção não se moveram. Isto é provavelmente diagnóstico de qual dos seguintes?

(A) abscesso
(B) hematoma
(C) cisto infectado
(D) cisto hemorrágico
(E) fluido maligno

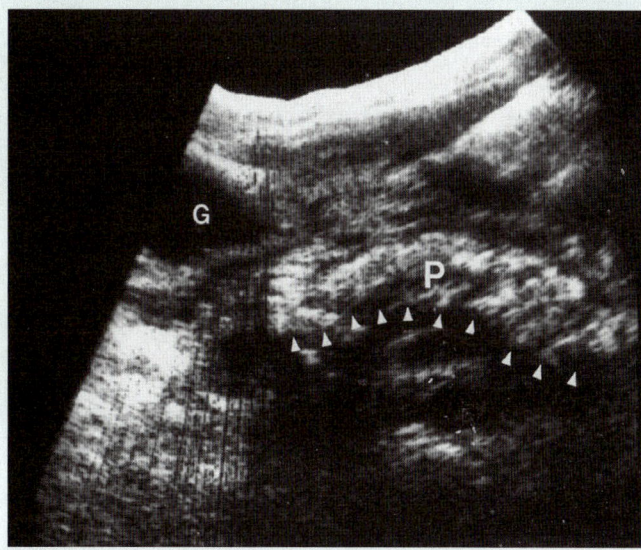

FIGURA 4-74. Uma varredura transversal no nível do pâncreas.

257. A Fig. 4-74 é uma varredura transversal no nível do pâncreas. Para quais estruturas a seta está apontando?

(A) intestino
(B) estômago
(C) bolsa omental
(D) duodeno
(E) pâncreas

258. O paciente na Fig. 4-74 apresenta valores laboratoriais normais e dor epigástrica persistente. A imagem é mais compatível com qual das seguintes patologias?

(A) pancreatite crônica
(B) pancreatite aguda
(C) pseudocisto pancreático complicado
(D) massa intestinal
(E) insulinoma

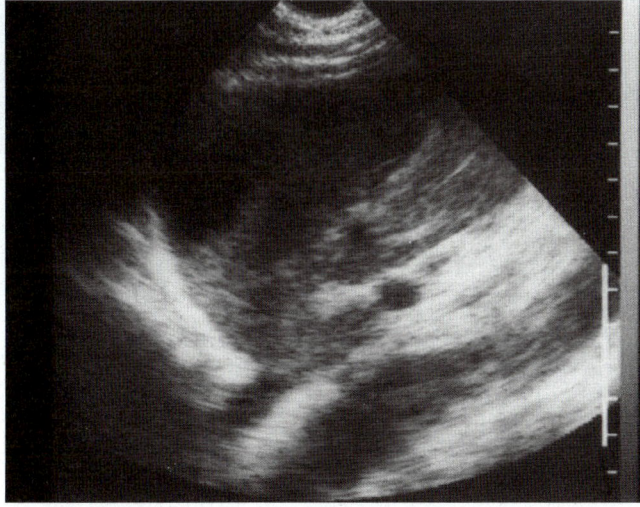

FIGURA 4-73. Uma varredura longitudinal do lobo hepático direito.

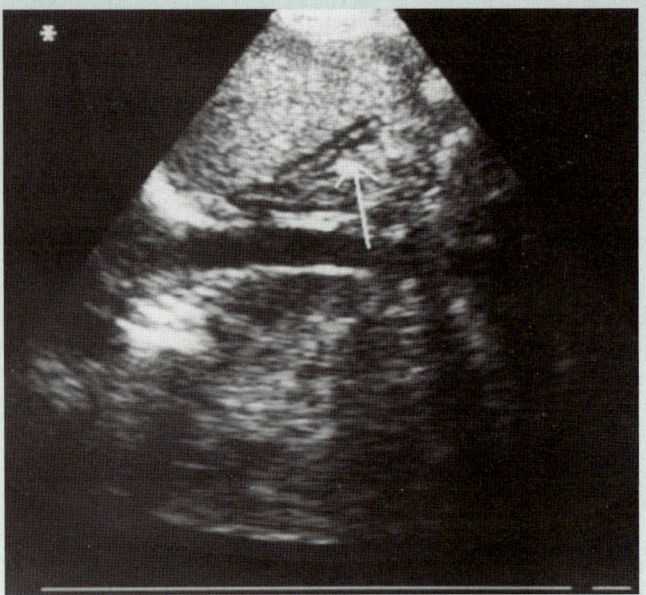

FIGURA 4-75. Imagem coronal do quadrante superior esquerdo.

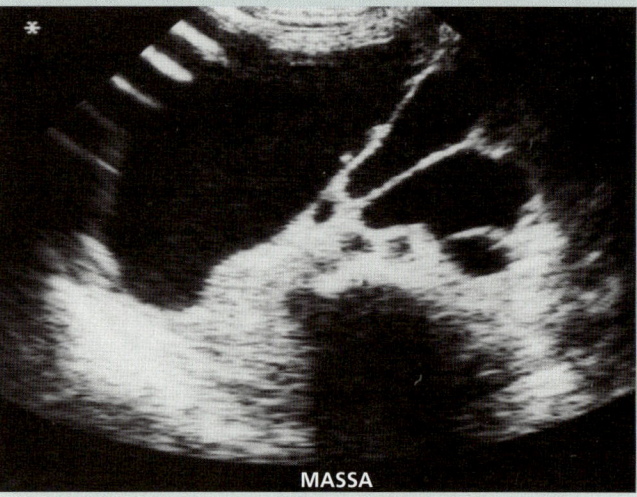

FIGURA 4-76. Varredura transversal obtida do abdome de uma criança com uma massa palpável.

259. A Fig. 4-75 é uma imagem coronal do quadrante superior esquerdo do abdome. A seta está apontando para
   (A) rim esquerdo
   (B) glândula suprarrenal esquerda normal
   (C) estômago
   (D) a crura esquerda do diafragma
   (E) a flexura esplênica

260. O que é a estrutura anecoica longitudinal exibida na Fig. 4-75?
   (A) veia renal direita
   (B) artéria renal esquerda
   (C) aorta
   (D) veia cava inferior
   (E) artefato

261. Qual das seguintes condições pode afetar a glândula suprarrenal?
   (A) hipotensão neonatal
   (B) infecção por tuberculose fulminante grave
   (C) carcinoma pulmonar maligno
   (D) carcinoma de mama
   (E) todas as alternativas

262. A Fig. 4-76 é uma varredura transversal obtida do abdome de uma criança com uma massa palpável que é
   (A) uma massa complexa com áreas de septações e *debris*
   (B) uma massa cística que parece deslocar o intestino e o mesentério
   (C) líquido livre no abdome
   (D) coleção líquida loculada

263. Qual é o diagnóstico mais provável do paciente na Fig. 4-76?
   (A) cisto mesentérico
   (B) ascite complicada
   (C) carcinoma ovariano
   (D) abscesso

264. Fig. 4-77A e B são ultrassonografias de eixo curto do antro gástrico de uma criança. Qual das alternativas abaixo melhor descreve a imagem?
   (A) atrofia da parede do antro
   (B) massa da parede do antro
   (C) antro espessado com aumento do comprimento
   (D) canal pilórico encurtado e comprimento encurtado
   (E) normal

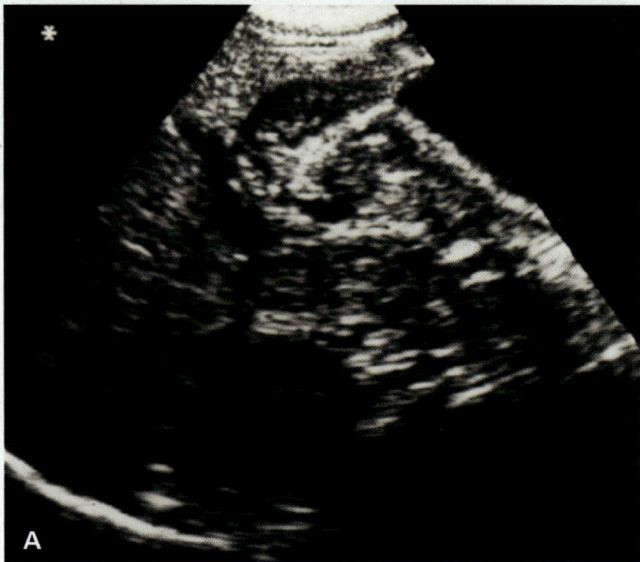

FIGURA 4-77. (**A**) Imagem longitudinal do antro gástrico de uma criança.

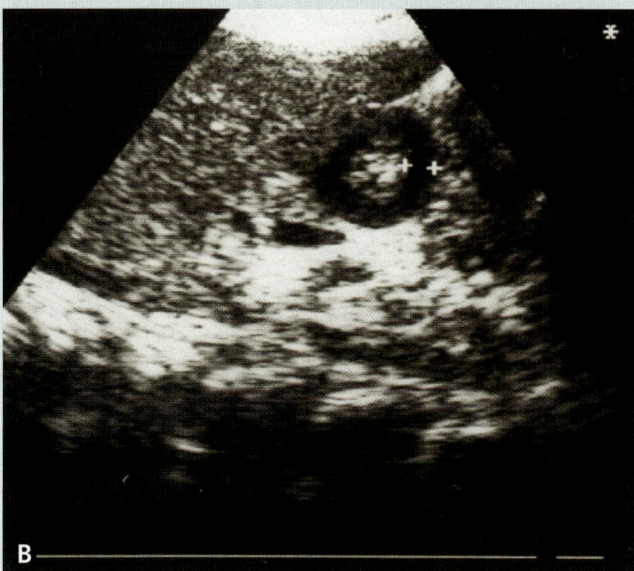

FIGURA 4-77 (*Continuação*) (**B**) Varredura transversal do antro gástrico de uma criança.

265. Qual o diagnóstico mais provável do paciente na Fig. 4-77A e B?

(A) estômago normal
(B) estenose pilórica hipertrófica
(C) tumor duodenal
(D) massa na bolsa omental
(E) linfonodos infectados

266. A Fig. 4-78 é uma ultrassonografia em corte transversal do abdome superior. Esta imagem é mais consistente com qual dos seguintes diagnósticos?

(A) pancreatite crônica
(B) obstrução da saída gástrica
(C) insulinoma
(D) hipertensão portal
(E) pâncreas normal

267. Qual porção do pâncreas está situada anterior à formação da veia porta?

(A) cabeça
(B) colo
(C) istmo
(D) corpo
(E) cauda

268. Qual é o tumor de células das ilhotas pancreáticas mais comum?

(A) adenocarcinoma
(B) pseudocisto
(C) cisto verdadeiro
(D) insulinoma
(E) gastrinoma

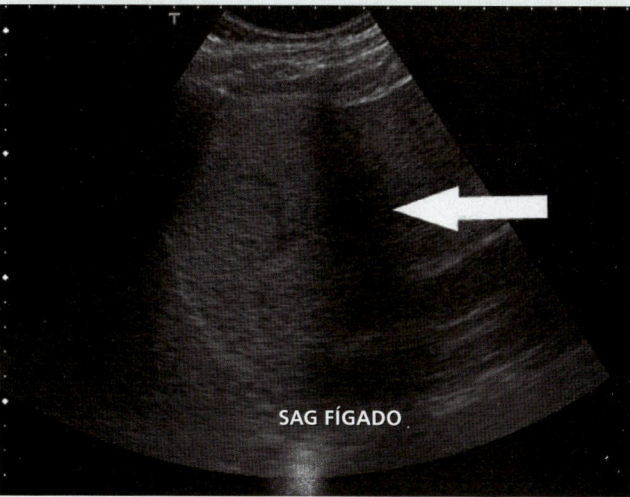

FIGURA 4-79. Varredura longitudinal do fígado.

269. A Fig. 4-79 é uma imagem longitudinal do fígado. O que é a sombra acústica distal nessa imagem?

(A) sombra costal
(B) artefato em cauda de cometa
(C) cálculo
(D) sombra intestinal
(E) sombra do ligamento falciforme do fígado

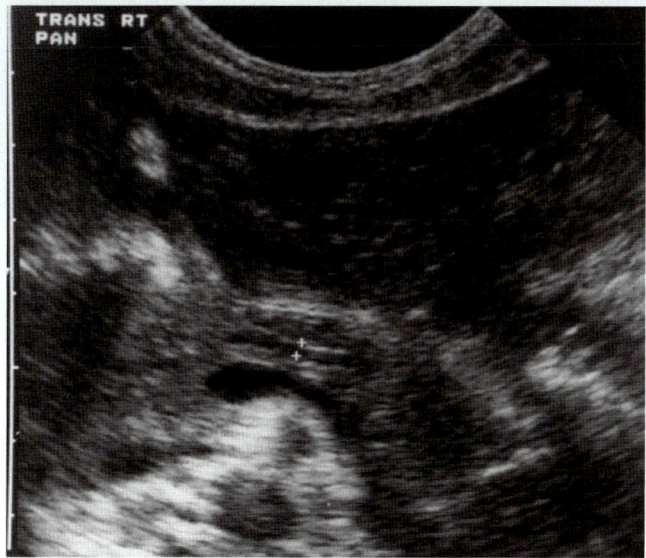

FIGURA 4-78. Imagem transversal obtida no abdome superior.

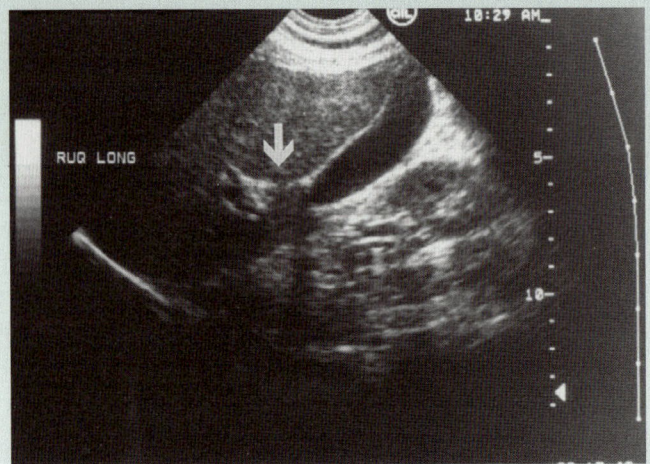

FIGURA 4-80. Varredura longitudinal do quadrante superior direito.

270. **Qual estrutura a seta na Fig. 4-80 está apontando?**
(A) fissura lobar principal
(B) ligamento Teres
(C) ligamento venoso
(D) ar no ducto biliar
(E) grampo de colecistectomia

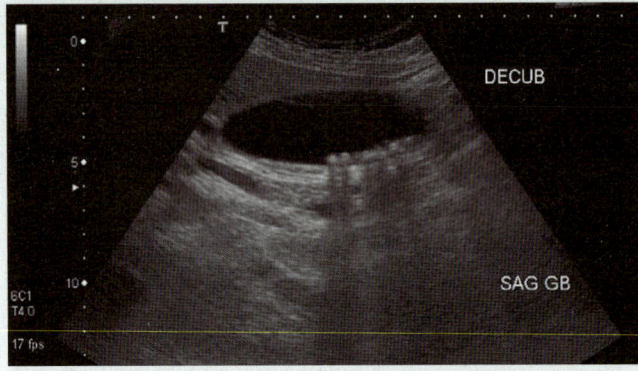

FIGURA 4-81. Varredura longitudinal da vesícula biliar.

271. **Os achados na Fig. 4-81 estão associados a todos os seguintes, *exceto***
(A) um aumento na fosfatase alcalina
(B) um aumento na transaminase glutâmico-oxalacética sérica
(C) doença falciforme
(D) um aumento na alfafetoproteína
(E) icterícia

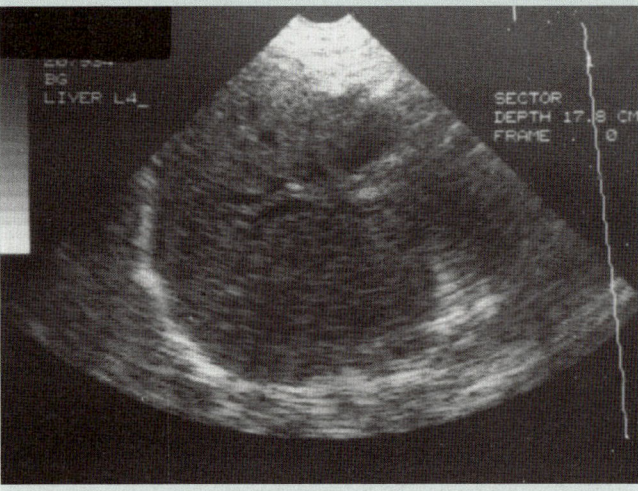

FIGURA 4-82. Varredura longitudinal do fígado.

272. **Os achados na Fig. 4-82 são consistentes com qual dos seguintes diagnósticos?**
(A) síndrome de Budd-Chiari
(B) hepatite
(C) radículas biliares dilatadas
(D) cálculos biliares
(E) infiltrações gordurosas

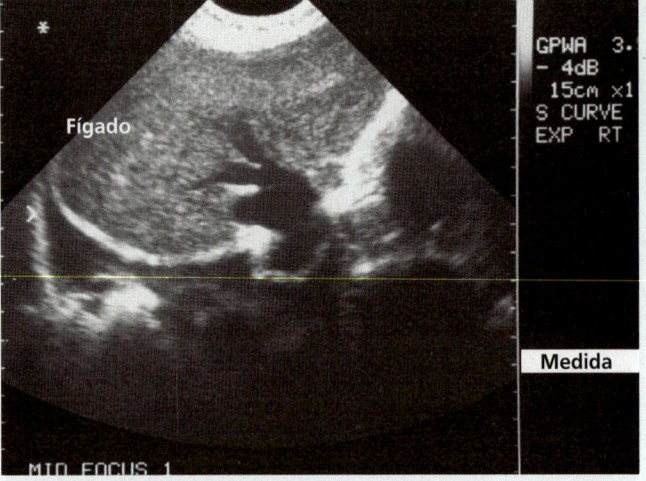

FIGURA 4-83. Varredura transversal do fígado.

273. **Os achados na Fig. 4-83 são consistentes com qual dos seguintes diagnósticos?**
(A) hipertensão portal
(B) insuficiência cardíaca congestiva
(C) doença do fígado gordo
(D) cirrose
(E) uma imagem normal

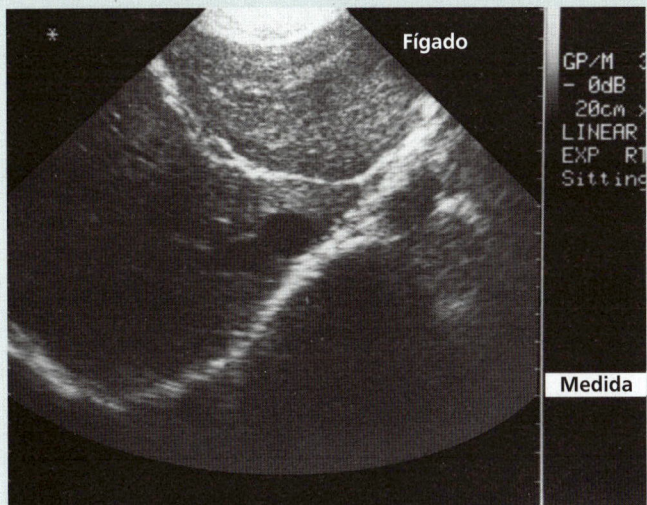

FIGURA 4-84. Varredura transversal do fígado.

274. Qual dos seguintes ligamentos são visualizados na Fig. 4-84?

(A) ligamento lobar médio
(B) ligamento venoso
(C) ligamento coronário
(D) ligamento redondo
(E) ligamento gastroduodenal

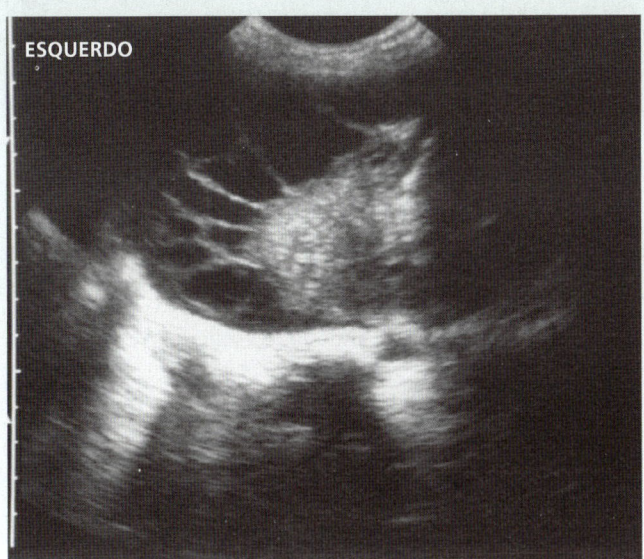

FIGURA 4-85. Uma imagem coronal, obtida com o paciente na posição vertical do terço inferior do hemitórax esquerdo de uma criança de 12 anos com tosse e febre.

275. A Fig. 4-85 é uma imagem coronal, obtida com o paciente na posição vertical, do terço inferior do hemitórax esquerdo de uma criança de 12 anos com febre. Qual das seguintes anormalidades pode ser observada?

(A) efusão pleural loculada
(B) efusão pleural não loculada
(C) rim hidronefrótico
(D) intestino herniado

276. Qual dos seguintes é o diagnóstico mais provável do paciente na Fig. 4-85?

(A) efusão simples
(B) massa pulmonar cística
(C) intestino obstruído
(D) empiema
(E) rim obstruído

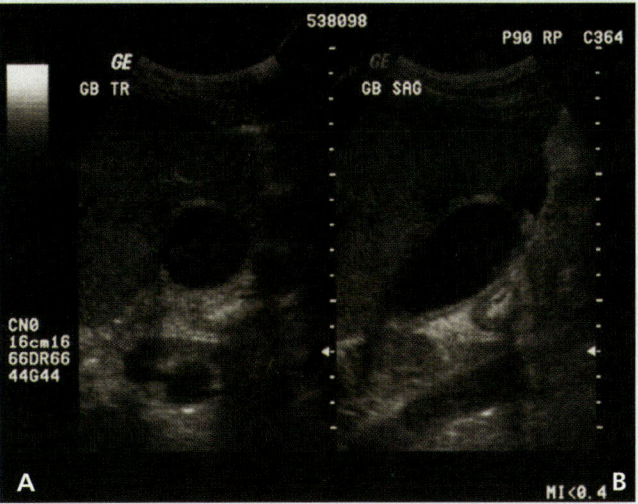

FIGURA 4-86. (A) Imagem transversal da vesícula biliar. (B) Imagem do eixo longo da vesícula biliar.

277. Um paciente apresenta dor no quadrante superior direito, febre, náusea e leucocitose. Os achados na Fig. 4-86 são mais compatíveis com qual dos seguintes diagnósticos?

(A) carcinoma de vesícula biliar
(B) colecistite crônica
(C) adenomiomatose
(D) colecistite crônica
(E) contração pós-prandial da vesícula biliar

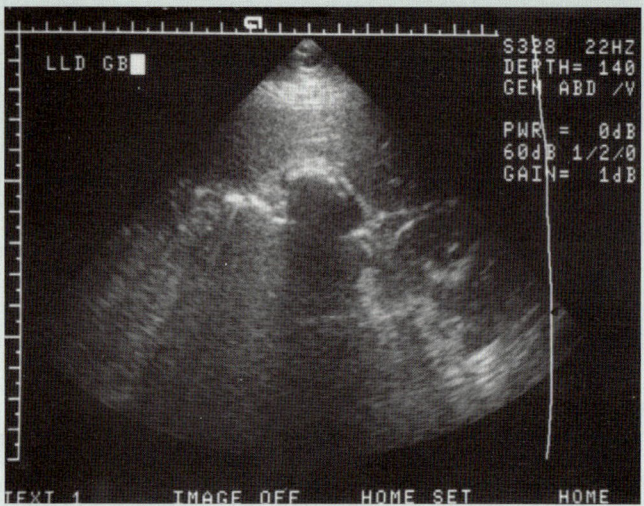

FIGURA 4-87. Varredura longitudinal do quadrante superior direito.

278. Os achados exibidos na Fig. 4-87 são compatíveis com qual dos seguintes diagnósticos?
   (A) colecistite crônica com colelitíase
   (B) adenomatose
   (C) contração pós-prandial da vesícula biliar
   (D) bulbo duodenal
   (E) grampo pós-colecistectomia

279. Um paciente apresenta um aumento na bilirrubina direta, alanina aminotransferase (ALT) e fosfatase alcalina. Os achados na Fig. 4-88 são sugestivos de
   (A) metástase hepática
   (B) hepatoma
   (C) cirrose
   (D) infiltrações gordurosas
   (E) hematomas

280. Um paciente apresenta dor indistinta no quadrante superior direito e resultados normais nos testes laboratoriais de função hepática. A massa ecogênica na Fig. 4-89 é sugestiva de um
   (A) abscesso hepático
   (B) hematoma hepático
   (C) hepatoma
   (D) cisto equinocócico no fígado
   (E) hemangioma hepático

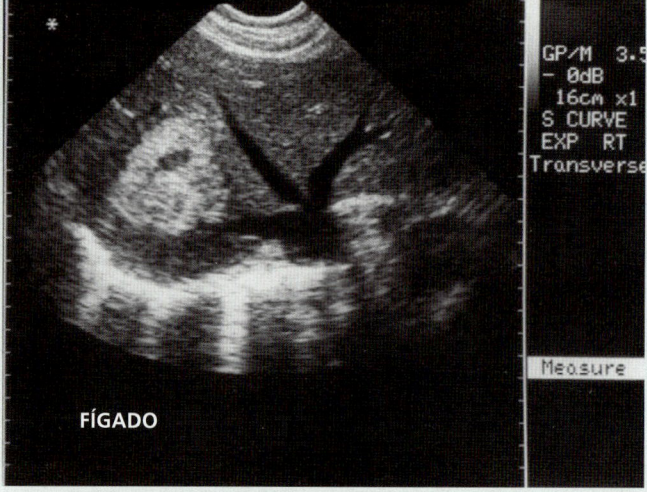

FIGURA 4-89. Varredura transversal do fígado.

281. Onde a massa ecogênica exibida na Figura 4-89 está localizada?
   (A) segmento posterior do lobo direito
   (B) segmento anterior do lobo direito
   (C) segmento anterior do lobo esquerdo
   (D) segmento medial do lobo direito
   (E) segmento medial do lobo esquerdo

282. Qual dos seguintes termos descreve a malformação variante na vesícula biliar que envolve uma bolsa agudamente angulada do fundo?
   (A) barrete frígio
   (B) duplicação da vesícula biliar
   (C) bolsa de Hartmann
   (D) dobra juncional
   (E) barrete de Murphy

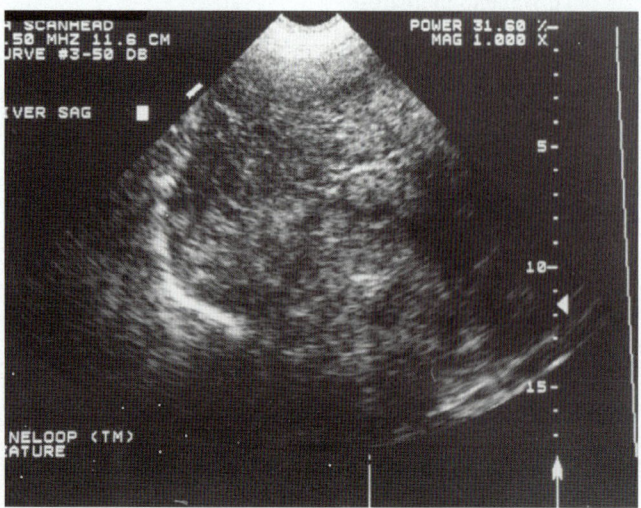

FIGURA 4-88. Varredura longitudinal do fígado.

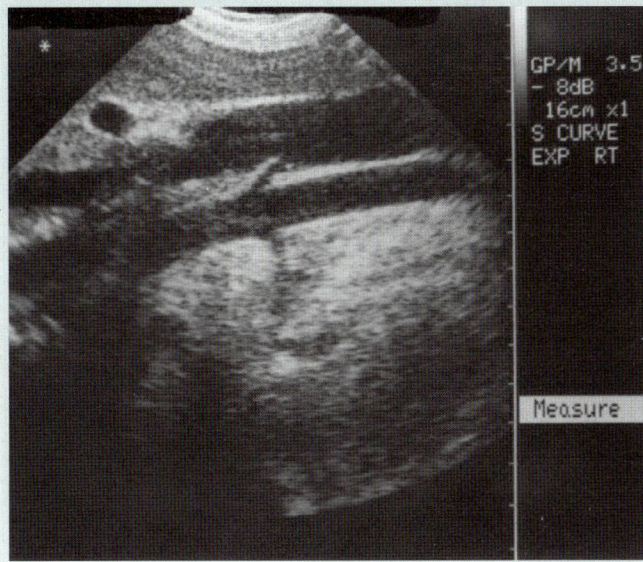

FIGURA 4-90. Varredura coronal da porção mediana do abdome.

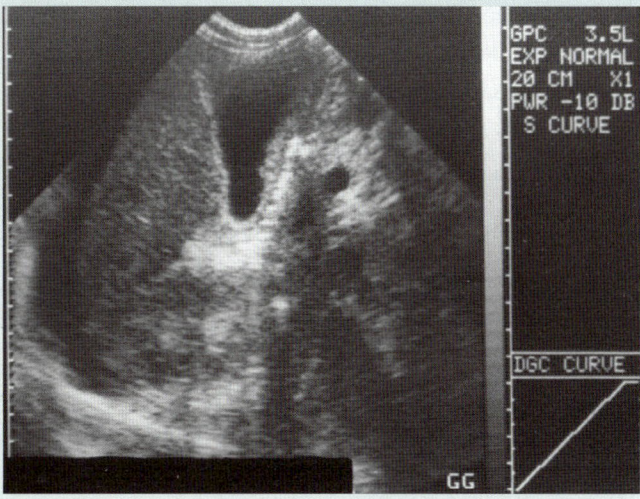

FIGURA 4-91. Varredura longitudinal do fígado e vesícula biliar

283. Identifique os vasos sendo visualizados na Fig. 4-90 na ordem em que aparecem (anterior para posterior).

(A) veia cava inferior, veia porta, veia renal esquerda, veia renal direita
(B) veia cava inferior, aorta, artéria hepática direita, artéria esplênica
(C) veia cava inferior, aorta, veia renal esquerda, veia renal direita
(D) veia cava inferior, artéria renal direita, artéria renal esquerda
(E) veia cava inferior, veia porta, veia hepática direita, veia hepática esquerda

284. Qual das seguintes afirmações *não* diferencia as veias portas das veias hepáticas?

(A) as veias portas se tornam maiores à medida que se aproximam do diafragma
(B) as veias portas têm bordas ecogênicas
(C) as veias portas bifurcam em ramos direito e esquerdo.
(D) a veia porta principal faz parte da tríade portal

285. Rim em ferradura pode ser confundido ultrassonograficamente com qual dos seguintes?

(A) carcinoma da cabeça pancreática
(B) linfadenopatia
(C) hipernefroma
(D) massa gástrica
(E) aneurisma aórtico

286. Um homem de 53 anos com um histórico de cirrose hepática apresenta aumento da circunferência abdominal. A Fig. 4-91 demonstra uma vesícula biliar espessada, que está frequentemente associada a qual das seguintes condições?

(A) colecistite acalculosa
(B) pancreatite
(C) hipertensão portal
(D) ascite adjacente
(E) perda de apetite

287. A seta na Fig. 4-92 está apontando para

(A) veia cava inferior
(B) artéria mesentérica superior
(C) celíaca
(D) crura direita do diafragma
(E) músculo psoas

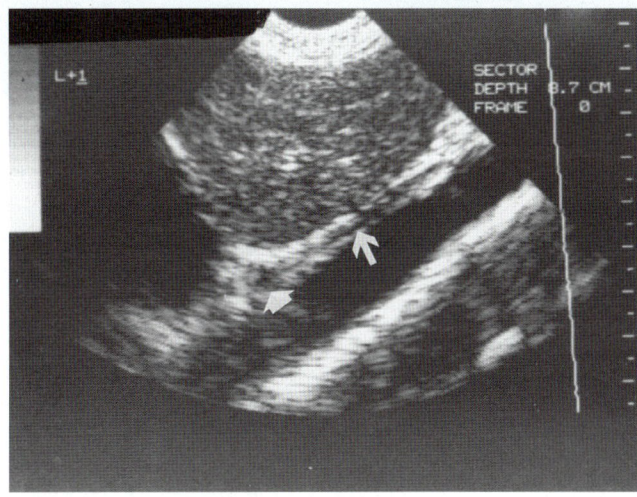

FIGURA 4-92. Varredura longitudinal da aorta.

288. A crura esquerda do diafragma pode ser confundida com qual dos seguintes?

   (A) glândula suprarrenal esquerda
   (B) aorta
   (C) veia esplênica
   (D) artéria mesentérica superior
   (E) baço acessório

289. Qual estrutura a seta longa na Fig. 4-93 está apontando?

   (A) veia cava inferior
   (B) músculo psoas
   (C) artéria lombar
   (D) crura direita do diafragma
   (E) glândula suprarrenal direita

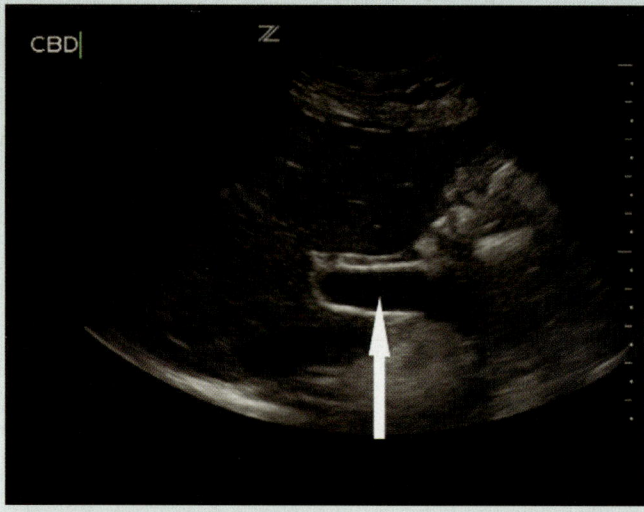

FIGURA 4-94. Varredura longitudinal da vesícula biliar.

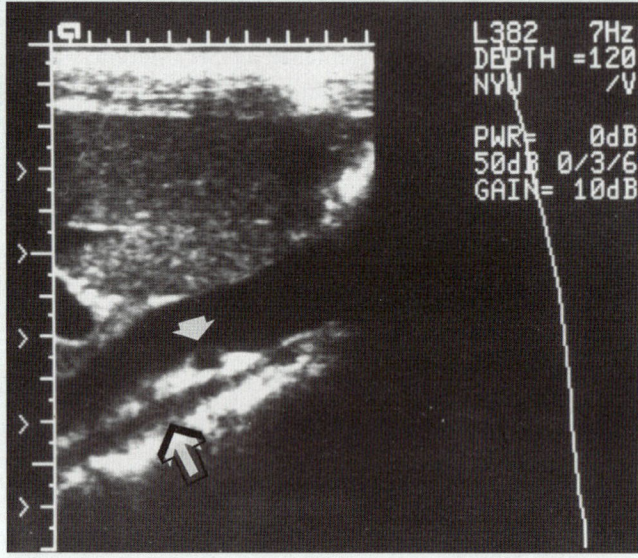

FIGURA 4-93. Varredura longitudinal da veia cava inferior.

292. O que é o lúmen visto anterior e paralelo à seta na Fig. 4-94?

   (A) eixo celíaco
   (B) ducto cístico
   (C) veia renal esquerda
   (D) veia hepática
   (E) ducto comum

293. Parece haver duas massas ecogênicas na Fig. 4-95. Uma está anterior ao diafragma (indicada pelos *calipers*), e a outra está posterior ao diafragma (indicada pela seta). Qual dos seguintes geralmente causa esse fenômeno?

   (A) artefato do tipo espessura do corte
   (B) reflexão
   (C) artefato de imagem em espelho
   (D) refração
   (E) artefato de lobo lateral

290. Qual estrutura a seta curta na Fig. 4-93 está apontando?

   (A) veia renal direita
   (B) artéria renal direita
   (C) veia renal esquerda
   (D) artéria renal esquerda
   (E) eixo celíaco

291. Qual estrutura a seta na Fig. 4-94 está apontando?

   (A) artéria hepática
   (B) ducto comum
   (C) veia hepática
   (D) veia porta
   (E) veia cava inferior

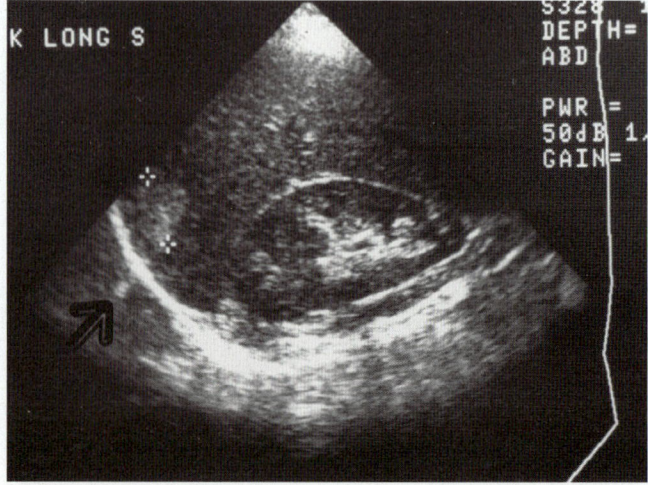

FIGURA 4-95. Varredura longitudinal do quadrante superior direito.

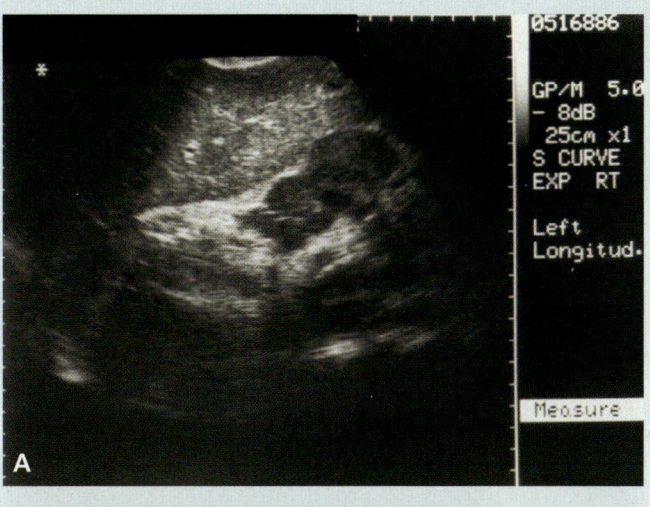

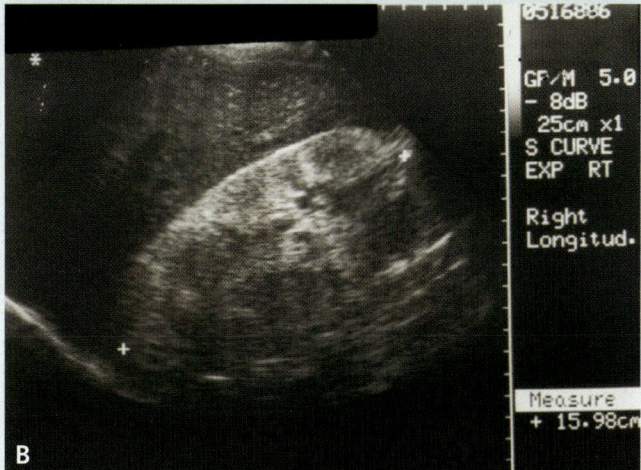

FIGURA 4-96. (A) Varredura sagital do quadrante superior direito. (B) Varredura sagital do rim direito.

294. Um homem de 38 anos, que é um usuário de drogas intravenosas, com uma massa mediastinal, é visto na Fig. 4-96A e B. O que a Fig. 4-96 mostra?

(A) uma massa próximo da cabeça do pâncreas
(B) linfadenopatia periportal
(C) colecistite crônica
(D) tumor de Klatskin
(E) massa hepática

295. Qual dos seguintes é demonstrado na Fig. 4-96B?

(A) um rim normal
(B) um rim compatível com insuficiência renal aguda
(C) um rim compatível com insuficiência renal crônica
(D) carcinoma de células renais
(E) uma glândula suprarrenal na fossa renal

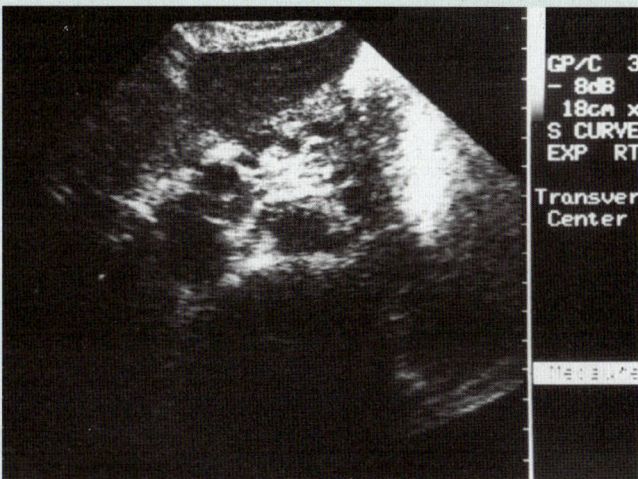

FIGURA 4-97. Varredura transversal do abdome.

296. Uma ultrassonografia é realizada em uma mulher de 32 anos com um histórico de carcinoma pancreático. Qual dos seguintes diagnósticos é provavelmente representado na varredura da Fig. 4-97?

(A) nódulos celíacos
(B) um aneurisma aórtico
(C) rim em ferradura
(D) lesão gástrica
(E) massa na bolsa omental

297. Qual o tipo de aneurisma demonstrado na Fig. 4-98?

(A) fusiforme
(B) sacular
(C) cilíndrico
(D) em baga
(E) dissecante

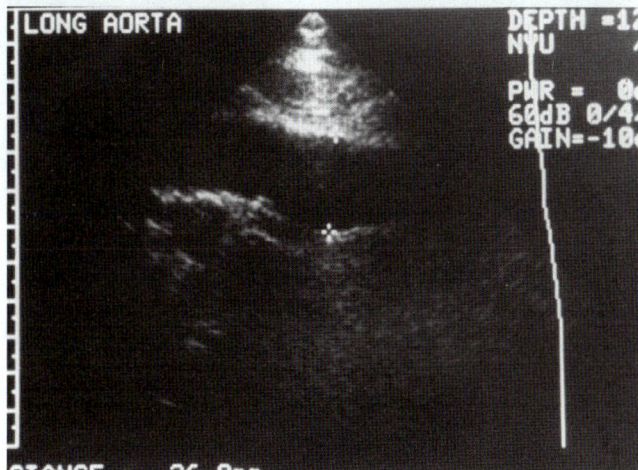

FIGURA 4-98. Varredura longitudinal da aorta abdominal.

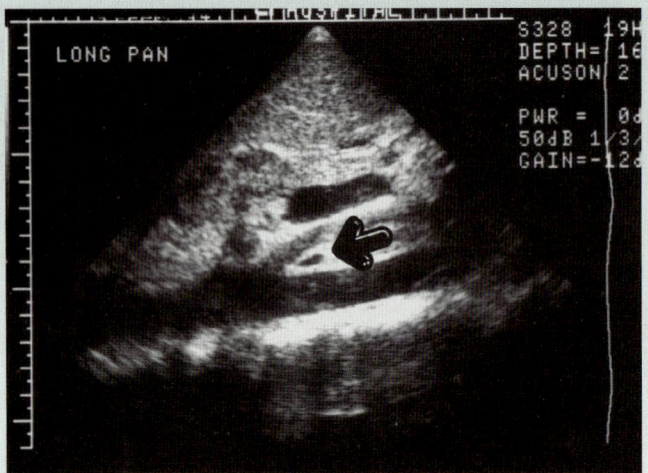

FIGURA 4-99. Varredura longitudinal da aorta abdominal.

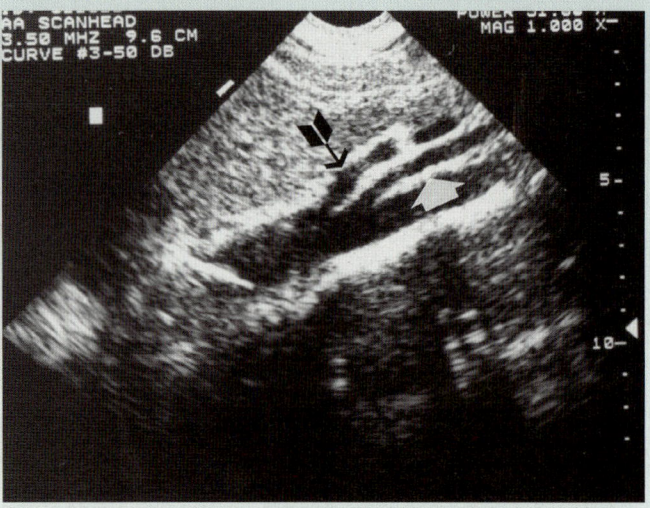

FIGURA 4-101. Varredura sagital do quadrante superior direito.

298. A seta na Fig. 4-99 está apontando para
    (A) artéria renal direita
    (B) veia renal direita
    (C) artéria renal esquerda
    (D) veia renal esquerda
    (E) junção gastroesofágica

299. A seta na Fig. 4-100 está apontando para
    (A) cabeça do pâncreas
    (B) corpo do pâncreas
    (C) lobo caudado do fígado
    (D) superfície medial do lobo esquerdo
    (E) lobo hepático direito

300. A seta preta fina na Fig. 4-101 está apontando para
    (A) artéria celíaca
    (B) artéria mesentérica superior
    (C) veia porta
    (D) artéria gástrica esquerda
    (E) artéria hepática

301. A ponta de seta branca na Fig. 4-101 está apontando para
    (A) artéria celíaca
    (B) artéria mesentérica superior
    (C) veia porta
    (D) artéria gástrica esquerda
    (E) artéria hepática

302. Qual é o nome do vaso que se encontra posterior ao pâncreas na Fig. 4-101?
    (A) veia esplênica
    (B) aorta
    (C) veia porta
    (D) veia renal esquerda
    (E) veia hepática

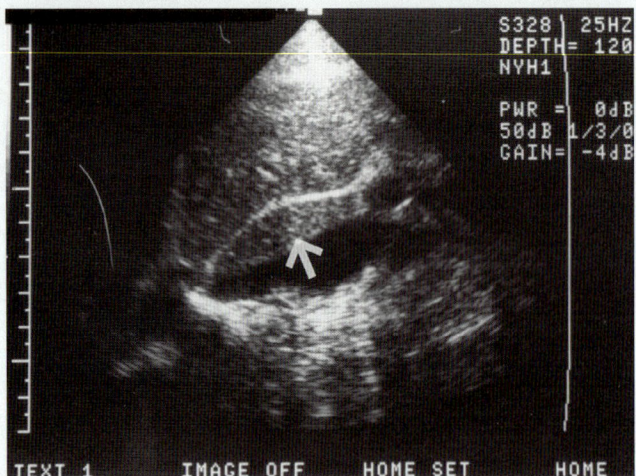

FIGURA 4-100. Varredura sagital do quadrante superior direito.

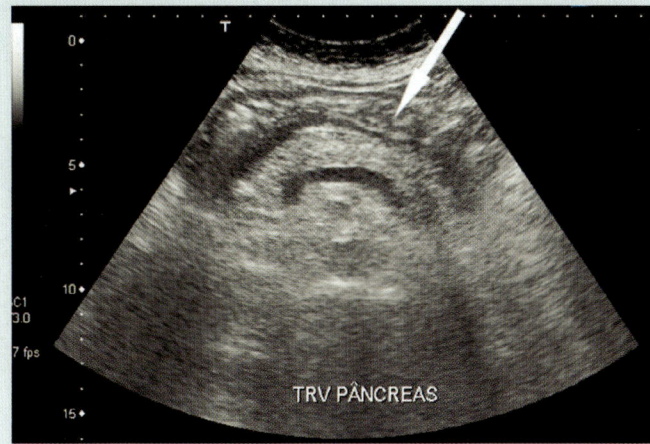

FIGURA 4-102. Varredura transversal do pâncreas.

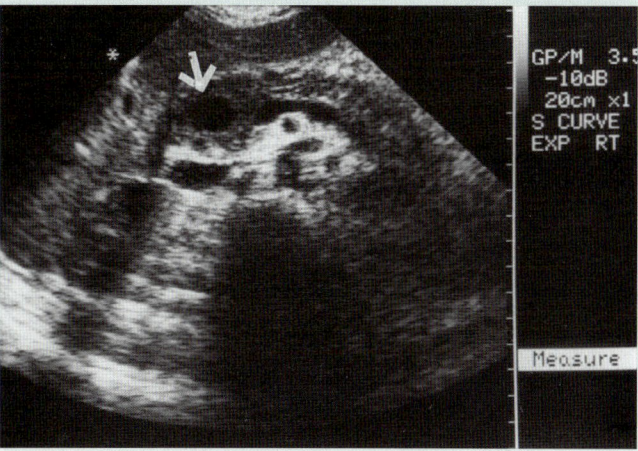

FIGURA 4-104. Ultrassonografia em corte transversal do pâncreas.

303. A seta na Fig. 4-102 está apontando para
 (A) estômago
 (B) pâncreas
 (C) alça em C do duodeno
 (D) artéria gastroduodenal
 (E) baço

306. Qual das seguintes estruturas define a superfície anterolateral da cabeça do pâncreas?
 (A) artéria mesentérica superior
 (B) veia cava inferior
 (C) veia esplênica
 (D) ducto biliar comum
 (E) artéria gastroduodenal

307. As setas na Fig. 4-105 estão apontando para
 (A) cistos peripélvicos
 (B) cistos extrapélvicos
 (C) cistos parapélvicos
 (D) pirâmides renais
 (E) cálices dilatados

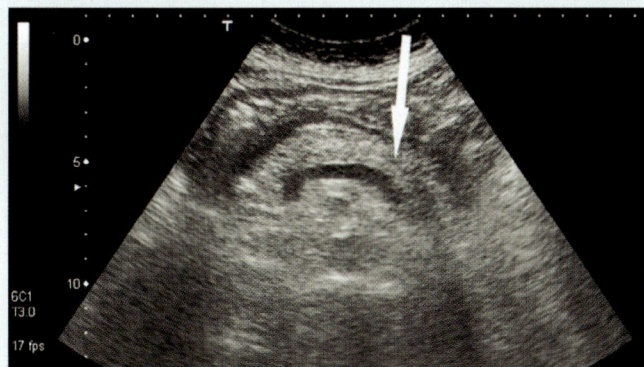

FIGURA 4-103. Ultrassonografia em corte transversal do pâncreas.

304. A seta na Fig. 4-103 está apontando para
 (A) cabeça pancreática normal
 (B) estômago normal
 (C) ducto pancreático
 (D) artéria mesentérica superior (SMA)
 (E) cauda pancreática normal

305. A seta na Fig. 4-104 está apontando para
 (A) artéria gastroduodenal
 (B) ducto biliar comum
 (C) veia porta
 (D) veia mesentérica superior
 (E) artéria hepática

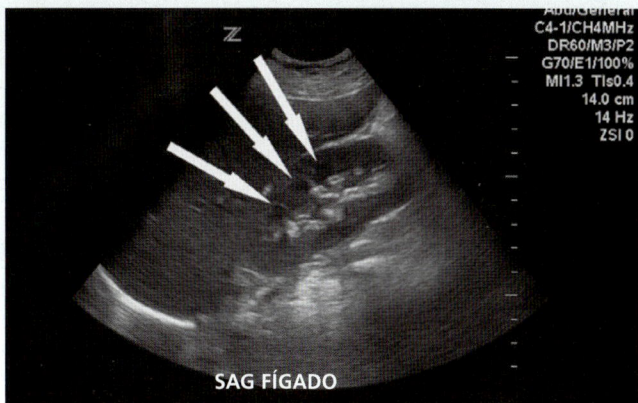

FIGURA 4-105. Imagem do eixo longo do rim direito.

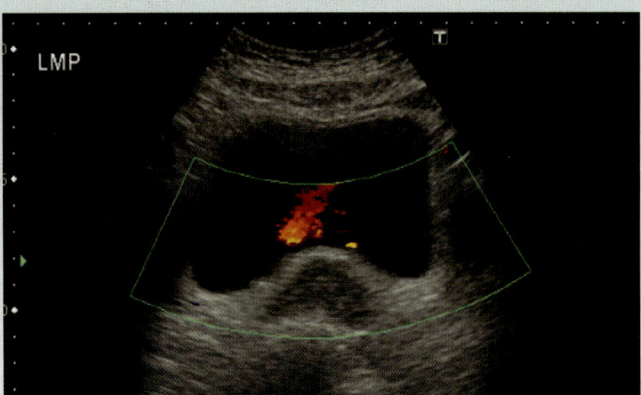

FIGURA 4-106. Ultrassonografia de eixo curto da bexiga urinária.

308. O que é demonstrado nesta imagem de Doppler em cores da bexiga na Fig. 4-106?
    (A) uropatia obstrutiva aguda
    (B) dilatação ureteral
    (C) efeito de jato do divertículo
    (D) Doppler de fluxo em cores

309. Qual é o achado observado na bexiga urinária do paciente examinado na Fig. 4-106?
    (A) jato ureteral
    (B) cateter de Foley espessado
    (C) aneurisma vesical
    (D) fluxo venoso ureteral
    (E) fluxo arterial intraluminal na bexiga

310. Jatos ureterais não serão visualizados em qual dos seguintes?
    (A) cisto extrapélvico
    (B) hidronefrose obstrutiva
    (C) aneurisma de artéria renal
    (D) cisto parapélvico
    (E) diurese transitória

311. Um paciente de 30 anos com um histórico de doença biliar apresenta febre, dor e leucocitose. Uma ultrassonografia abdominal é realizada. As áreas marcadas de "A" na Fig. 4-107 são compatíveis com qual dos seguintes diagnósticos?
    (A) hematomas
    (B) cistos complicados
    (C) abscessos
    (D) doença equinocócica
    (E) lesões metastáticas

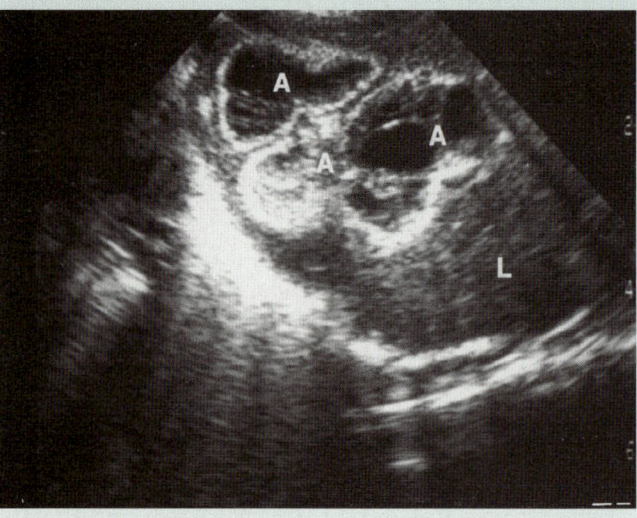

FIGURA 4-107. Ultrassonografia da bexiga urinária.

312. Um paciente apresenta doença hepática policística. Qual outro órgão também deve ser avaliado pela ultrassonografia?
    (A) baço
    (B) pâncreas
    (C) vesícula biliar
    (D) glândulas suprarrenais
    (E) rins

313. Identifique o vaso com um fluxo sanguíneo de baixa resistência pós-prandial.
    (A) artéria celíaca
    (B) artéria hepática
    (C) artéria esplênica
    (D) artéria mesentérica superior
    (E) aorta

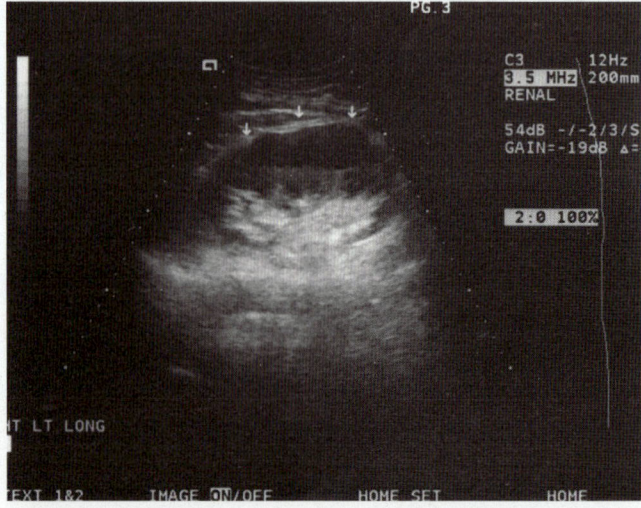

FIGURA 4-108. Ultrassonografia em corte longitudinal do rim esquerdo. (*Cortesia de Shpetim Telegrafi, MD, New York University.*)

314. As setas na Fig. 4-108 estão apontando para
 (A) ascite
 (B) líquido perinéfrico
 (C) efusão pleural
 (D) líquido na bolsa de Morison
 (E) córtex renal normal

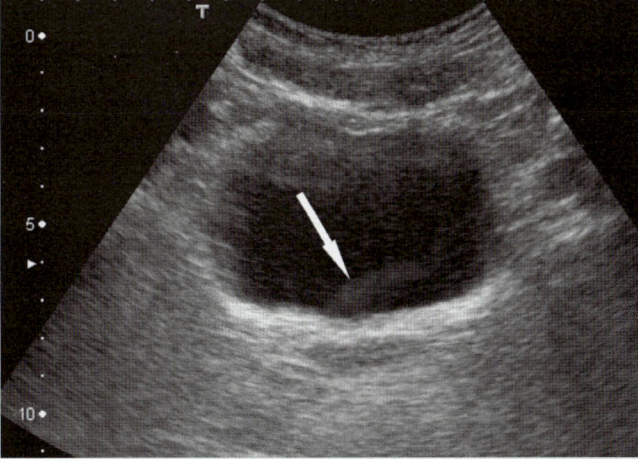

FIGURA 4-109. Varredura transversal da bexiga urinária.

315. A Fig. 4-109 é uma incidência transversal da bexiga. A seta está apontando para
 (A) litíase vesical
 (B) divertículo vesical
 (C) massa vesical
 (D) cateter de Foley
 (E) jato ureteral

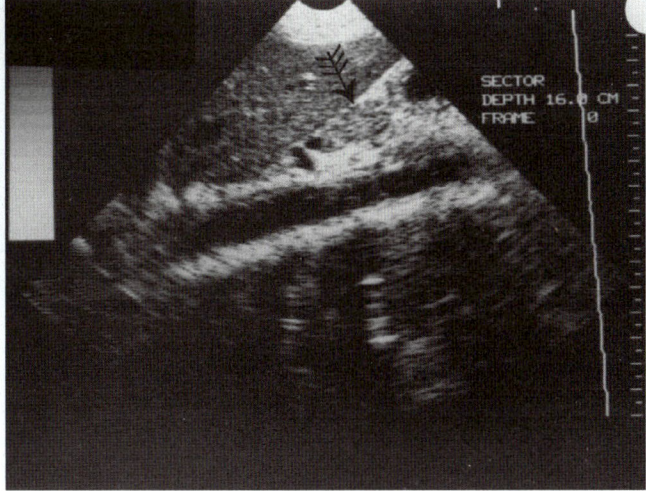

FIGURA 4-110. Varredura longitudinal da veia cava inferior.

316. Qual estrutura a seta na Fig. 4-110 está apontando?
 (A) antro do estômago
 (B) cabeça do pâncreas
 (C) lobo caudado do fígado
 (D) corpo do pâncreas
 (E) glândula suprarrenal

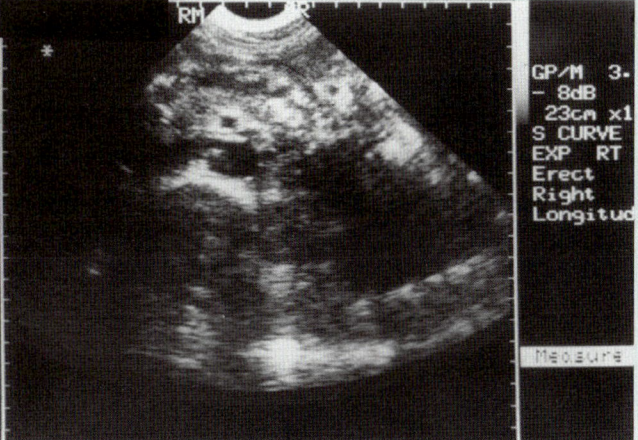

FIGURA 4-111. Ultrassonografia em corte transversal do pâncreas.

317. A Fig. 4-111 é compatível com qual dos seguintes achados?
 (A) pancreatite crônica
 (B) pancreatite aguda
 (C) adenocarcinoma
 (D) tumor de células das ilhotas pancreáticas
 (E) exame normal

318. Um homem de 37 anos com um histórico de episódios repetidos de pancreatite decorrente do alcoolismo apresenta uma massa epigástrica. O que a Fig. 4-112 sugere?
 (A) estudo negativo
 (B) adenocarcinoma
 (C) pseudocisto pancreático
 (D) pancreatite aguda
 (E) pancreatite crônica

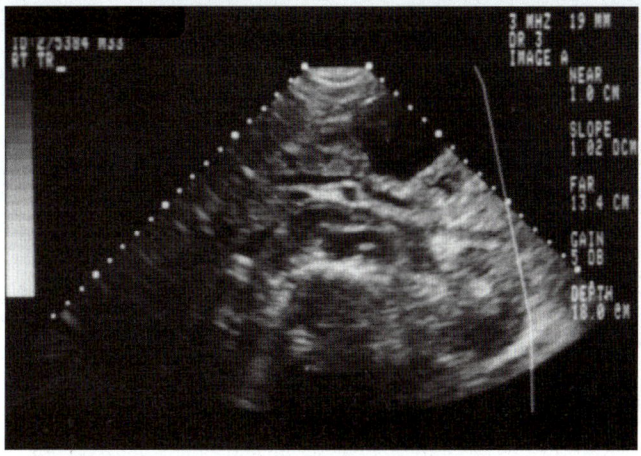

FIGURA 4-112. Ultrassonografia em corte transversal do pâncreas.

319. Qual é a complicação mais comum de um pseudocisto pancreático?

(A) infecção
(B) reabsorção
(C) calcificação
(D) hemorragia
(E) ruptura

320. Uma ultrassonografia do músculo reto abdominal é solicitada. Qual dos seguintes é o transdutor mais adequado para a obtenção das melhores imagens?

(A) linear curvo de 2,5 MHz
(B) linear curvo de 5 MHz
(C) mecânico setorial de 3,5 MHz
(D) linear de 5 MHz
(E) arranjo de vetores de 3,5 MHz

321. Qual é o nome da área anterior ao rim direito e posterior ao lobo hepático direito?

(A) bolsa de Douglas
(B) bolsa de Morison
(C) bolsa da Hartmann
(D) bolsa omental
(E) cavidade peritoneal

322. Um homem de 34 anos apresenta dor no flanco. Os jatos ureterais estão normais. Qual achado a Fig. 4-113 sugere?

(A) carcinoma de células renais
(B) pionefrose
(C) pielocaliectasia
(D) Pielonefrose
(E) transplante renal

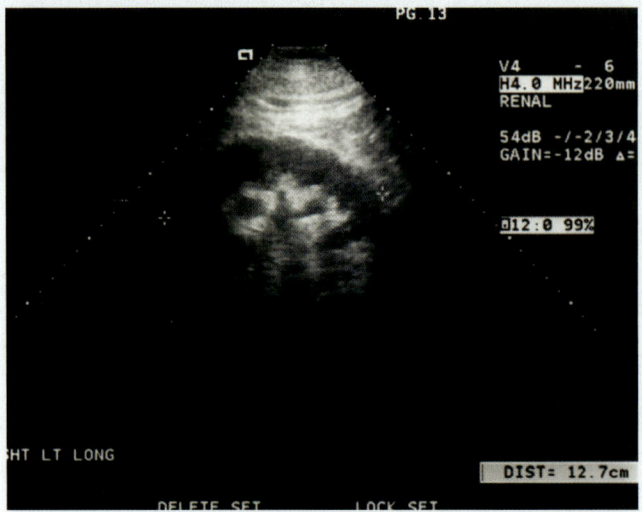

FIGURA 4-113. Uma ultrassonografia em corte longitudinal do rim esquerdo. (*Cortesia de Shpetim Telegrafi, MD, New York University*)

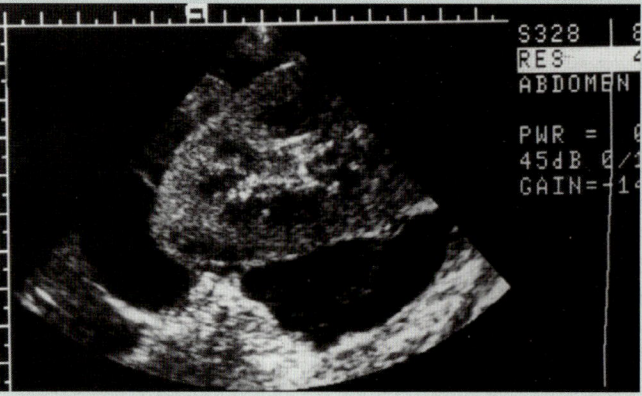

FIGURA 4-114. Varredura longitudinal do rim.

323. O paciente de transplante renal exibido na Fig. 4-114 foi encaminhado para uma ultrassonografia. A coleção líquida perirrenal pode estar associada a todos os seguintes, *exceto*

(A) abscesso
(B) hematoma
(C) ascite
(D) urinoma
(E) linfocele

324. Um paciente submetido a um transplante renal apresenta febre, dor no flanco, sensibilidade localizada e leucocitose. Uma ultrassonografia renal é realizada, e uma coleção líquida perinéfrica é documentada. Este achado é mais compatível com qual dos seguintes?

(A) abscesso
(B) hematoma
(C) linfocele
(D) cisto renal
(E) urinoma

325. Na Fig. 4-115, quais são as estruturas anecoicas visualizadas no fígado?

(A) ductos biliares normais
(B) ductos biliares dilatados
(C) artérias hepáticas
(D) veias hepáticas
(E) veias portas

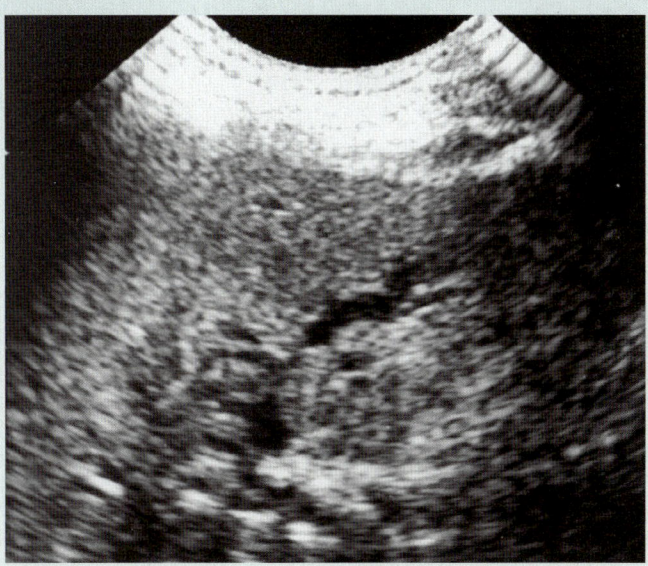

FIGURA 4-115. Uma incidência magnificada do fígado.

326. Na Fig. 4-116, o órgão que a seta está apontando é compatível com qual dos seguintes diagnósticos?

(A) pâncreas normal
(B) pancreatite aguda
(C) pancreatite crônica
(D) adenocarcinoma
(E) tumor de células das ilhotas pancreáticas

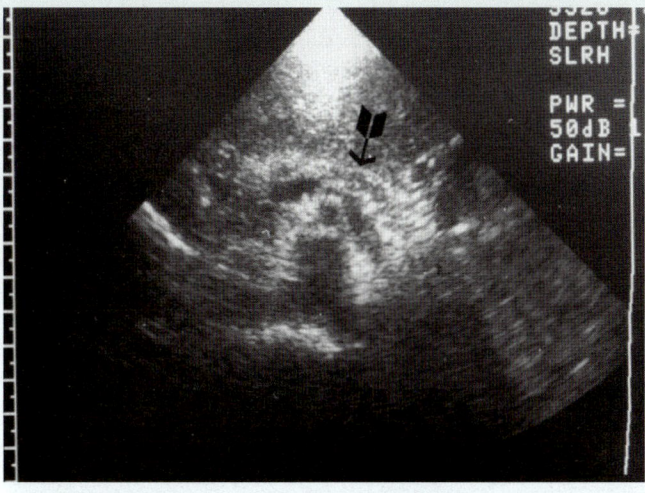

FIGURA 4-116. Varredura transversal do pâncreas.

327. Um homem de 38 anos com um histórico de enurese apresenta-se para uma ultrassonografia pélvica. A Fig. 4-117 é mais compatível com qual dos seguintes diagnósticos?

(A) um saco pélvico normal
(B) uma próstata aumentada
(C) espessamento difuso da parede vesical
(D) obstrução da saída vesical
(E) endometriose de parede vesical

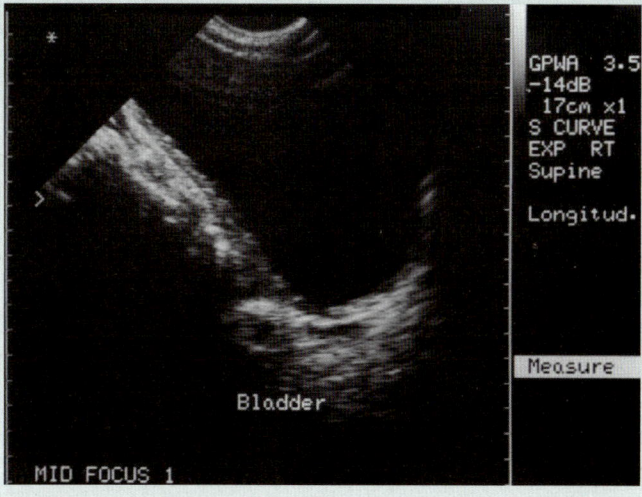

FIGURA 4-117. Varredura longitudinal de uma pelve masculina.

328. A Fig. 4-118 é mais compatível com qual dos seguintes diagnósticos?

(A) hepatite
(B) cirrose
(C) pielonefrite
(D) pielocaliectasia
(E) insuficiência renal crônica

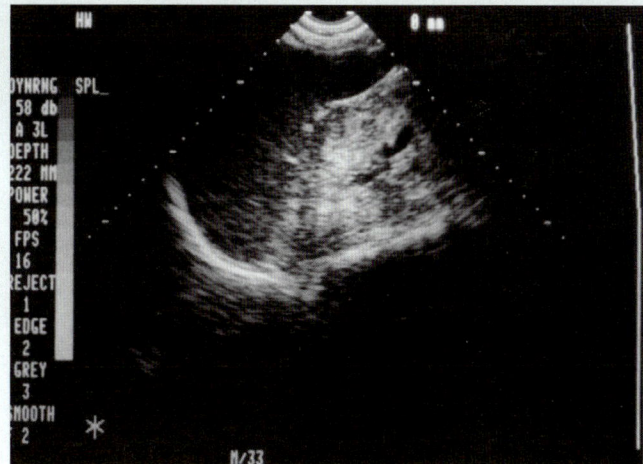

FIGURA 4-118. Varredura longitudinal do rim direito.

329. Identifique os valores laboratoriais que provavelmente estariam elevados no paciente da Fig. 4-118.

(A) alanina aminotransferase (ALT) e aspartato aminotransferase (AST)
(B) fosfatase alcalina e bilirrubina
(C) amilase e lipase
(D) creatinina e nitrogênio ureico no sangue (BUN)
(E) fosfatase ácida e leucócitos (WBC)

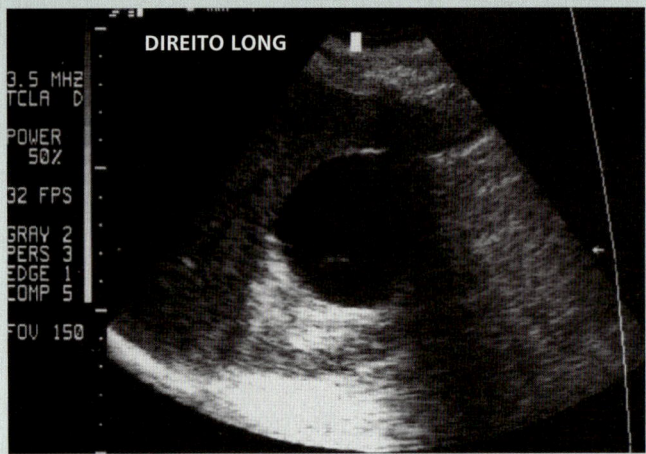

FIGURA 4-119. Varredura longitudinal do rim direito.

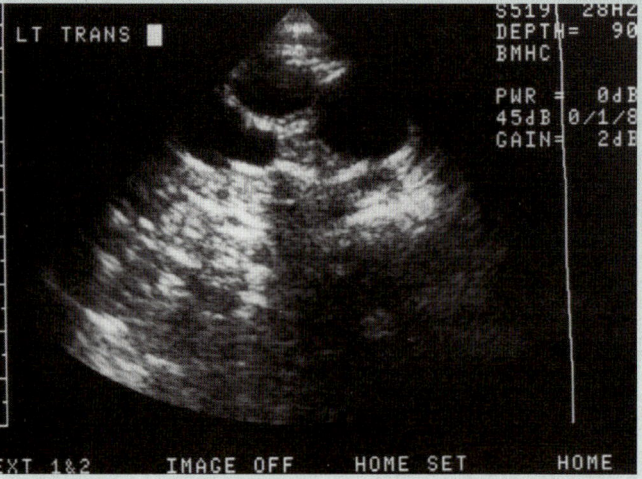

FIGURA 4-121. Varredura transversal do rim esquerdo de um recém-nascido.

330. Ecos internos dentro do cisto renal, demonstrados na Fig. 4-119, podem ser decorrentes de todos os seguintes, *exceto*

(A) reverberação
(B) artefato de largura do feixe
(C) refração
(D) atenuação
(E) artefato de lobo lateral

332. O neonato na Fig. 4-121 apresentou uma massa abdominal palpável. A ultrassonografia é mais sugestiva de

(A) rim displásico multicístico
(B) pionefrose
(C) doença policística infantil
(D) cistos peripélvicos
(E) cistos extrapélvicos

333. A Fig. 4-122 sugere que este paciente possa ter todas as condições abaixo, *exceto*

(A) um rim normal
(B) hiperplasia prostática benigna
(C) prostatite
(D) cálculo
(E) fibrose retroperitoneal

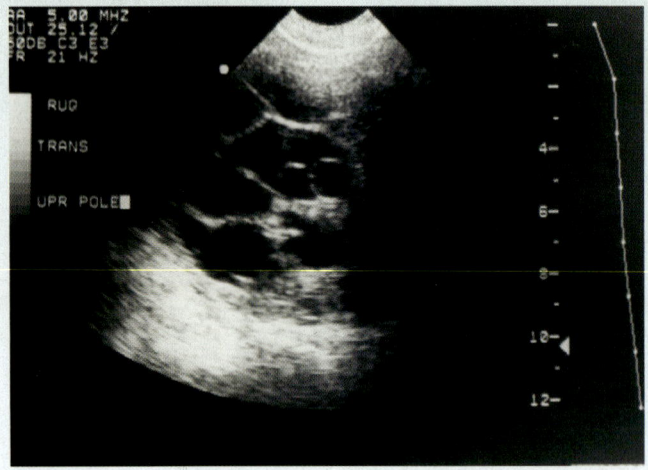

FIGURA 4-120. Varredura transversal do rim direito.

331. Os achados na varredura transversal do rim direito na Fig. 4-120 são mais compatíveis com qual dos seguintes diagnósticos?

(A) cisto parapélvico
(B) obstrução da junção ureteropélvica (UPJ)
(C) hidronefrose não obstrutiva
(D) doença renal policística do adulto
(E) doença renal policística infantil

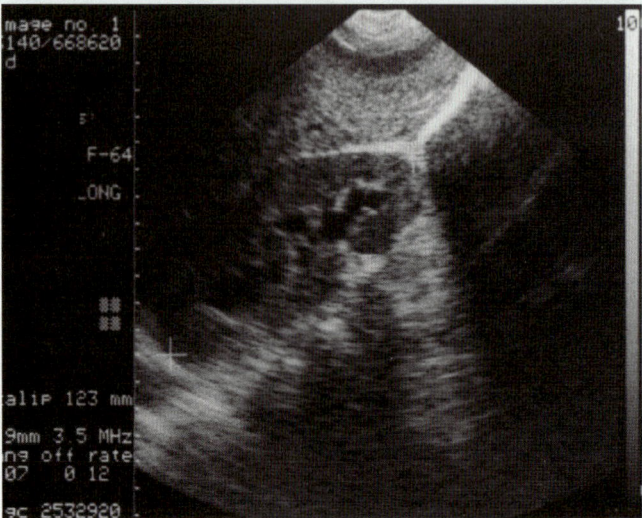

FIGURA 4-122. Varredura longitudinal do rim direito.

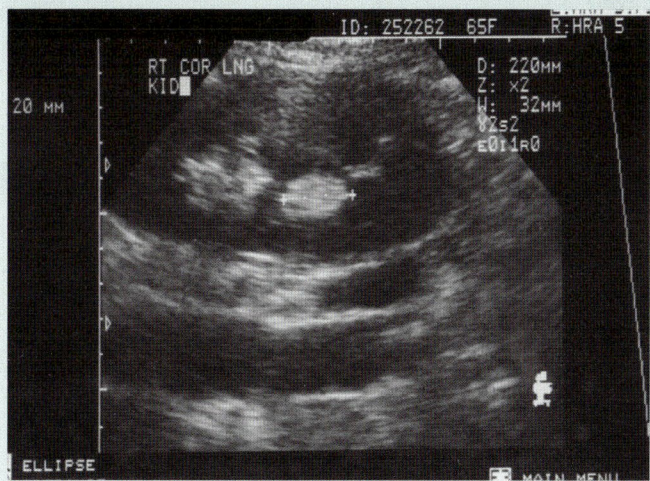

FIGURA 4-123. Varredura coronal do rim direito.

334. A varredura longitudinal do rim direito na Fig. 4-123 é compatível com qual dos seguintes diagnósticos?
    (A) pielonefrite aguda
    (B) necrose tubular aguda
    (C) esclerose tubular
    (D) nefrite bacteriana focal aguda
    (E) sistema coletor duplo

335. Uma varredura transversal do abdome superior é exibida na Fig. 4-124. Qual estrutura a seta está apontando?
    (A) veia hepática
    (B) artéria esplênica
    (C) eixo celíaco
    (D) artéria hepática
    (E) confluência portal

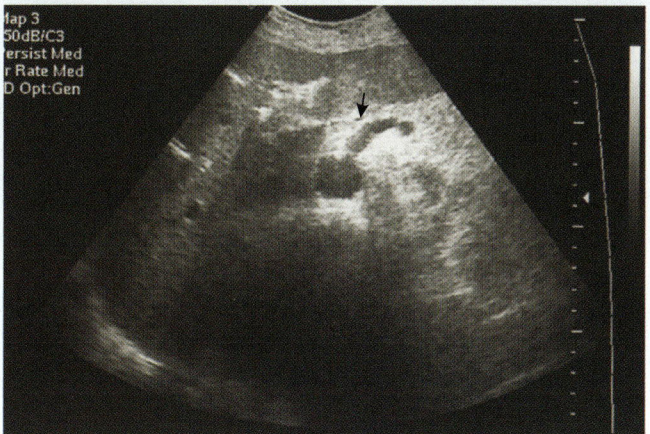

FIGURA 4-124. Varredura transversal do abdome superior.

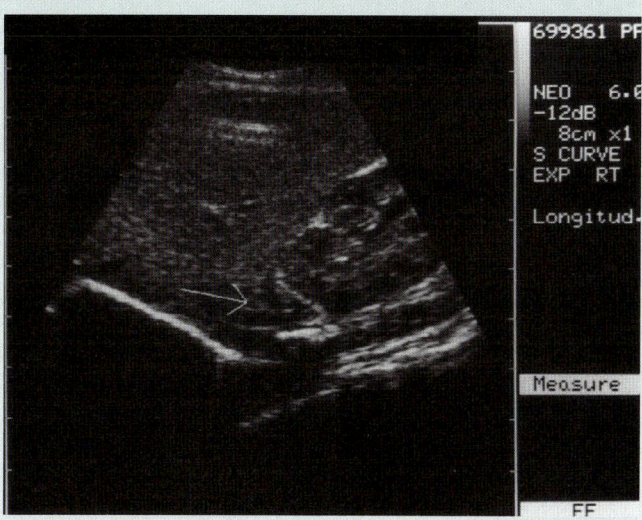

FIGURA 4-125. Ultrassonografia em corte longitudinal da área do rim direito de um neonato.

336. A Fig. 4-125 é uma varredura longitudinal do abdome de um recém-nascido do sexo masculino de 14 dias de idade, nascido duas semanas prematuro. A seta está apontando para
    (A) glândula suprarrenal normal
    (B) hemorragia perirrenal
    (C) gordura retroperitoneal
    (D) neuroblastoma
    (E) feocromocitoma

337. A varredura coronal do rim esquerdo, exibida na Fig. 4-126, é sugestiva de qual dos seguintes diagnósticos?
    (A) um cisto extrapélvico
    (B) hidronefrose
    (C) pionefrose
    (D) urinoma
    (E) infarto renal

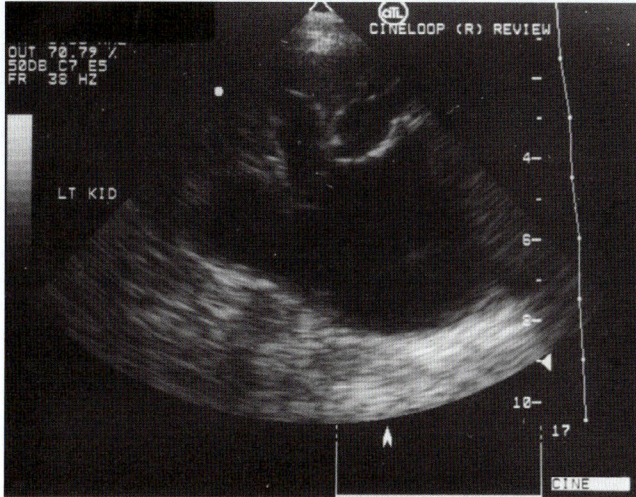

FIGURA 4-126. Varredura coronal do rim.

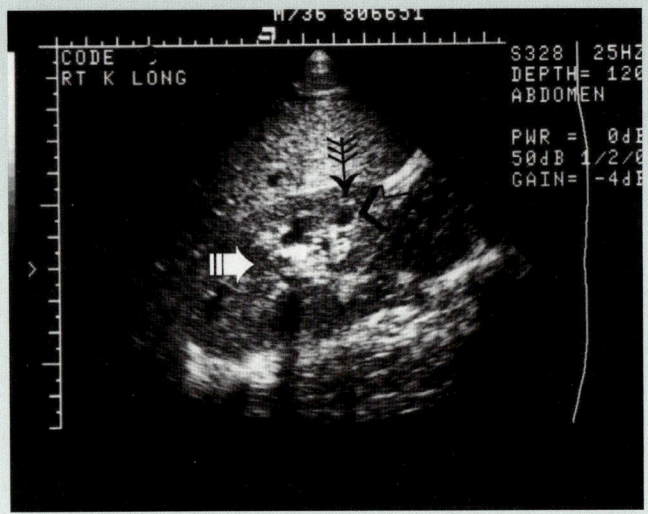

FIGURA 4-127. Varredura longitudinal do rim direito.

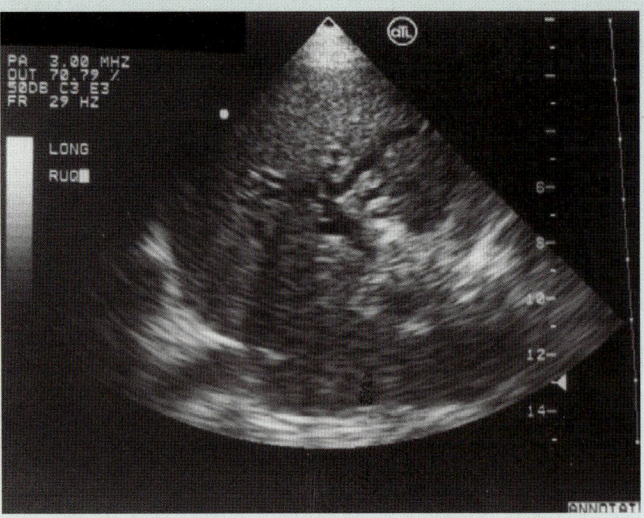

FIGURA 4-128. Varredura longitudinal do fígado.

338. Uma varredura longitudinal do rim direito é realizada. A seta preta fina na Fig. 4-127 está apontando para
   (A) o seio renal
   (B) artérias arqueadas
   (C) pirâmides da medula renal
   (D) cistos renais simples
   (E) cálculo renal

339. A ponta de seta aberta na Fig. 4-127 está apontando para
   (A) o seio renal
   (B) artérias arqueadas
   (C) pirâmides da medula renal
   (D) cisto renal simples
   (E) cálculos renais

340. A seta branca na Fig. 4-127 está apontando para
   (A) coluna renal de Bertin
   (B) um angiomiolipoma
   (C) corcova de dromedário
   (D) sistema coletor bífido
   (E) a pelve renal

341. Um paciente apresenta dor abdominal indistinta e níveis elevados de bilirrubina e nos testes de função hepática. O achado na Fig. 4-128 pode ser iniciado por todos os seguintes, *exceto*
   (A) cálculo no ducto biliar comum
   (B) massa na cabeça do pâncreas
   (C) massa na ampola de Vater
   (D) doença metastática difusa do fígado
   (E) cirrose

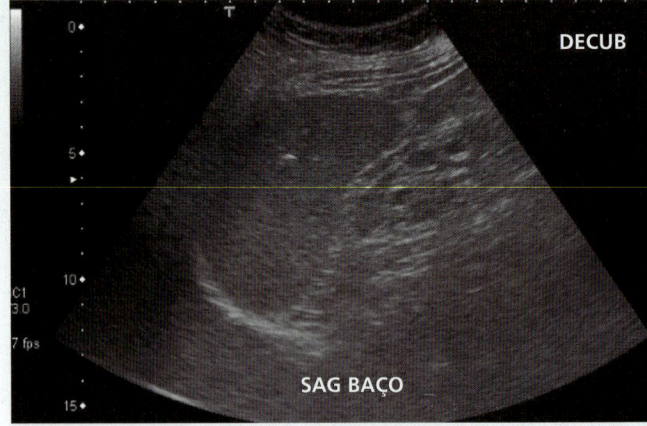

FIGURA 4-129. Varredura longitudinal do baço.

342. Um paciente apresenta um baço palpável no exame físico. A Fig. 4-129 é uma imagem longitudinal do baço. Qual dos seguintes não está associado à esplenomegalia?
   (A) linfoma
   (B) hipertensão portal
   (C) doença infecciosa
   (D) mieloproliferação
   (E) neuroblastoma

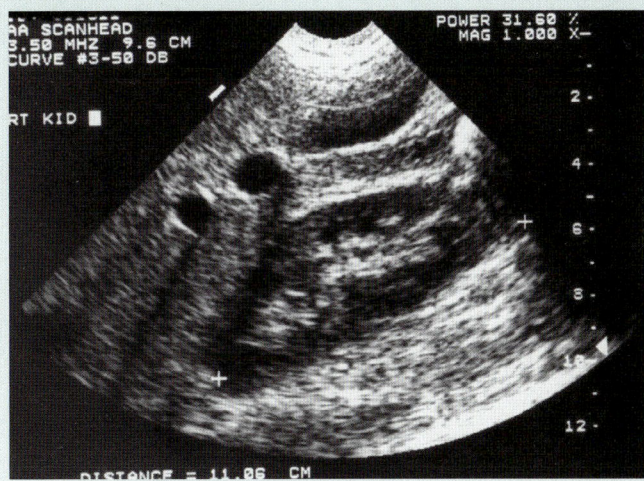

FIGURA 4-130. Varredura longitudinal do quadrante superior direito.

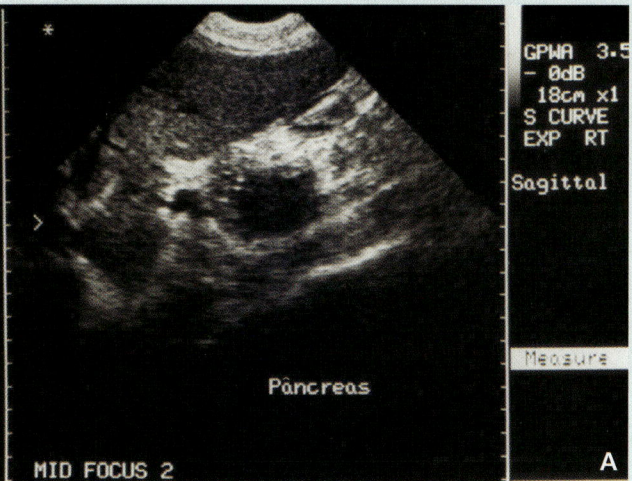

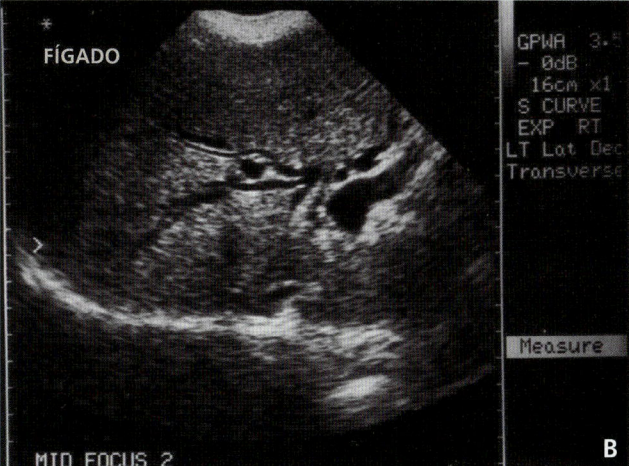

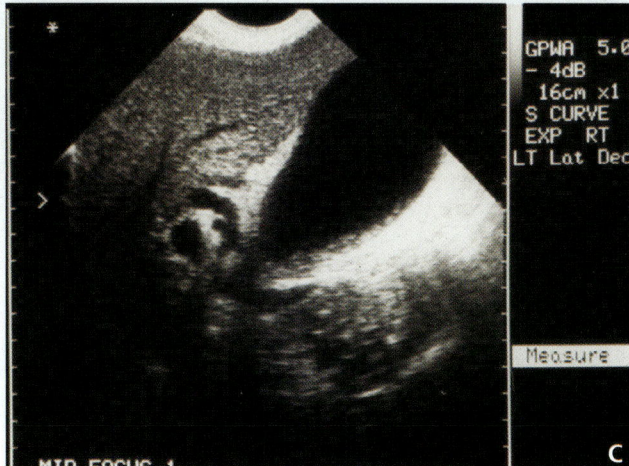

FIGURA 4-131. (A) Varredura sagital da cabeça do pâncreas. (B) Varredura sagital do fígado. (C) Varredura sagital da vesícula biliar.

343. Uma mulher de 25 anos se apresenta-se para uma ultrassonografia abdominal. Uma varredura longitudinal do fígado é realizada. Qual o diagnóstico mais provável das duas estruturas císticas na Fig. 4-130?

(A) metástases hepáticas
(B) cistos hidáticos
(C) cistos benignos simples
(D) linfoma
(E) doença hepática policística

344. A Fig. 4-131A-C é uma varredura de um homem de 70 anos com um histórico de perda de peso, dor abdominal e anorexia. O que o exame sugere?

(A) estudo negativo
(B) pseudocisto pancreático
(C) pancreatite aguda
(D) pancreatite crônica
(E) adenocarcinoma pancreático

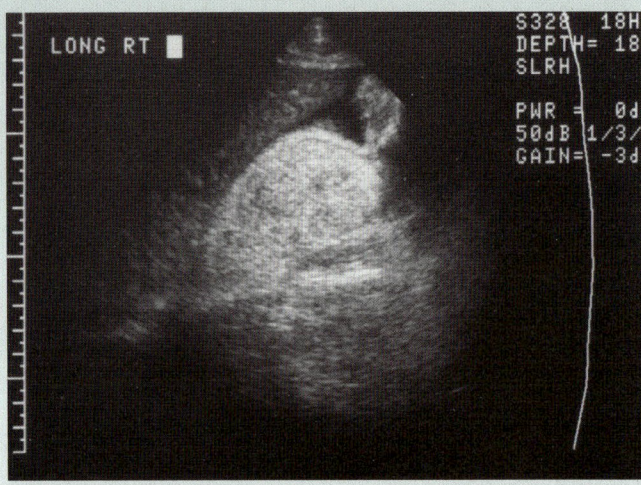

FIGURA 4-132. Varredura longitudinal do rim direito.

345. A Fig. 4-132 é mais compatível com qual dos seguintes diagnósticos?
 (A) pielonefrite aguda
 (B) necrose tubular aguda
 (C) esclerose tubular
 (D) glomerulonefrite crônica
 (E) nefrocalcinose medular

346. A Fig. 4-133 é uma ultrassonografia transversal do fígado. A seta branca está apontando para
 (A) pâncreas
 (B) baço
 (C) aneurisma da aorta abdominal
 (D) estômago
 (E) coração

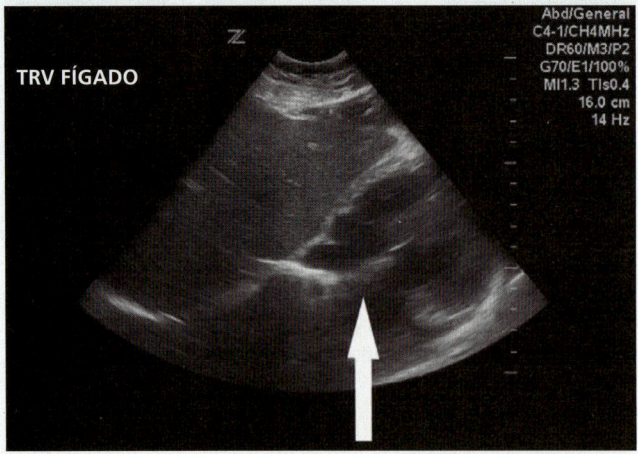

FIGURA 4-133. Imagem transversal do abdome superior.

347. A doença de Hashimoto é um tipo de
 (A) gastroenterite crônica
 (B) tireoidite crônica
 (C) orquite crônica
 (D) prostatite crônica
 (E) hepatite crônica

348. Qual dos seguintes é um tipo de massa suprarrenal maligna?
 (A) adenoma
 (B) mielolipoma
 (C) cisto
 (D) feocromocitoma
 (E) neuroblastoma

349. Uma glândula suprarrenal direita aumentada deslocará a veia cava inferior em qual das seguintes direções?
 (A) anteriormente
 (B) posteriormente
 (C) medialmente
 (D) lateralmente
 (E) não há deslocamento

350. Os achados na Fig. 4-134 são provavelmente de
 (A) parênquima hepático normal
 (B) veias portas dilatadas
 (C) ductos biliares comuns dilatados
 (D) veias hepáticas dilatadas
 (E) ductos intra-hepáticos dilatados

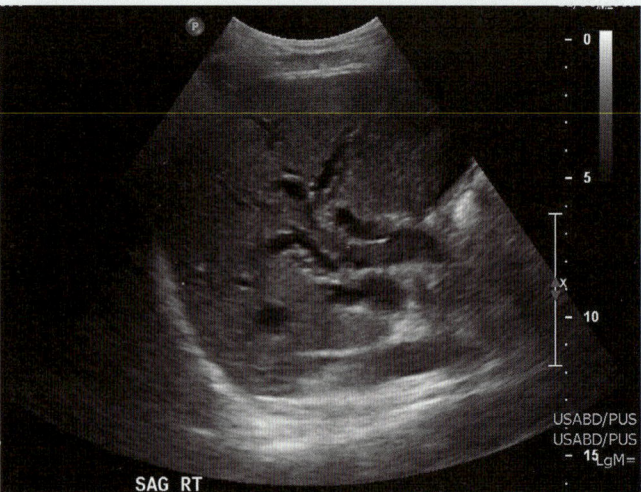

FIGURA 4-134. Incidência longitudinal do fígado.

351. Qual das seguintes condições não está associada à pneumobilia?
    (A) colecistite enfisematosa
    (B) fístula colecistoentérica
    (C) coledocojejunostomia
    (D) carcinoma pancreático
    (D) colecistite aguda prolongada

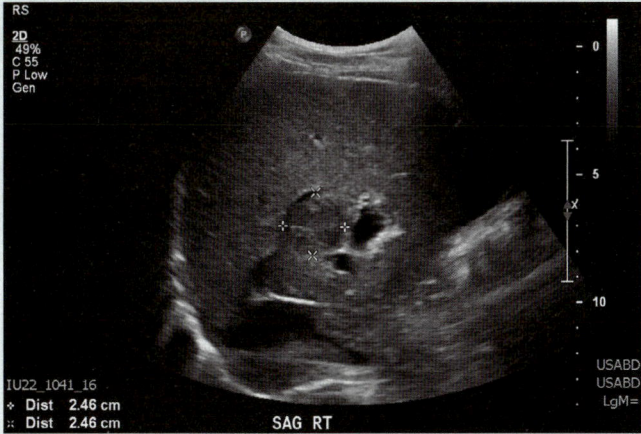

FIGURA 4-135. Incidência longitudinal do fígado.

352. Qual das seguintes estruturas é mais provável de estar sendo medida na Fig. 4-135?
    (A) hipernefroma
    (B) peliose hepática
    (C) infecção fúngica do rim
    (D) hemangioma
    (E) cisto hidático

353. Qual dos seguintes ajustes não aumentará a probabilidade de uma sombra acústica na região posterior de um cálculo renal pequeno?
    (A) ganho reduzido
    (B) zona focal ajustada no nível do cálculo
    (C) aumento da frequência do transdutor
    (D) uso de um transdutor linear
    (E) uso de harmônicas teciduais

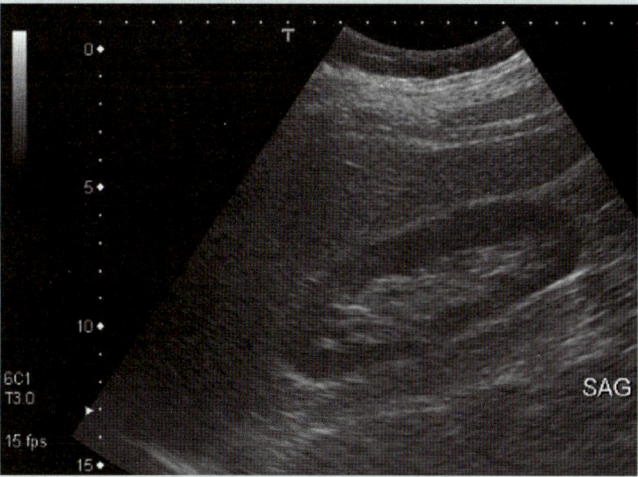

FIGURA 4-136. Incidência longitudinal do fígado e rim direito.

354. A Fig. 4-136 do rim é compatível com qual dos seguintes diagnósticos?
    (A) hidronefrose
    (B) hidroureter
    (C) pionefrose
    (D) obstrução vesicoureteral
    (E) achados normais

355. A Fig. 4-137 é uma varredura longitudinal do quadrante superior direito. Qual anormalidade é observada?
    (A) uma textura hipoecoica do parênquima renal
    (B) uma textura hepática ecogênica
    (C) atrofia do rim
    (D) metástase
    (E) nenhuma – configurações técnicas inapropriadas

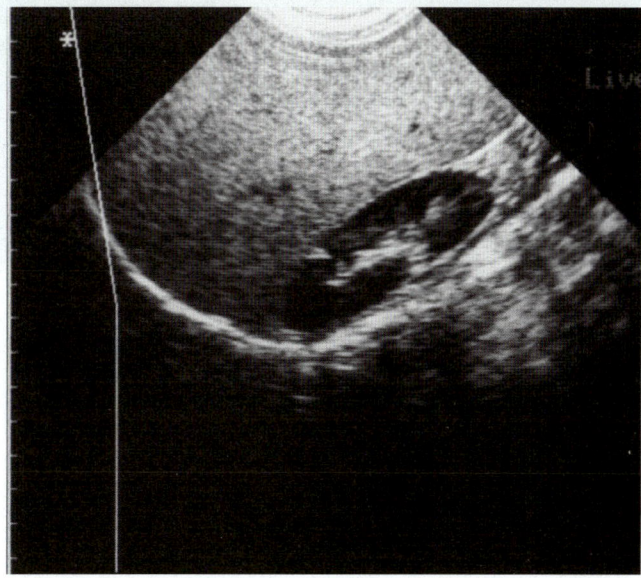

FIGURA 4-137. Varredura longitudinal do quadrante superior direito.

356. A Fig. 4-137 *não* é compatível com qual dos seguintes diagnósticos?

   (A) doença do armazenamento de glicogênio
   (B) metamorfose gordurosa
   (C) doença equinocócica
   (D) hepatite grave
   (E) hemocromatose

357. Para otimizar uma ultrassonografia, todas as alternativas abaixo devem ser levadas em consideração, *exceto*

   (A) mudança do ganho total
   (B) compensação do ganho de tempo (TGC)
   (C) profundidade e foco
   (D) tipo e frequência do transdutor
   (E) velocidade do som

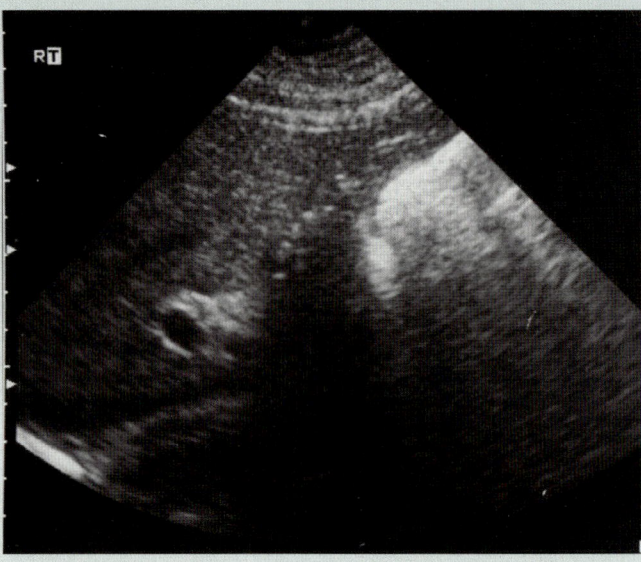

FIGURA 4-139. Ultrassonografia de eixo longo do abdome superior.

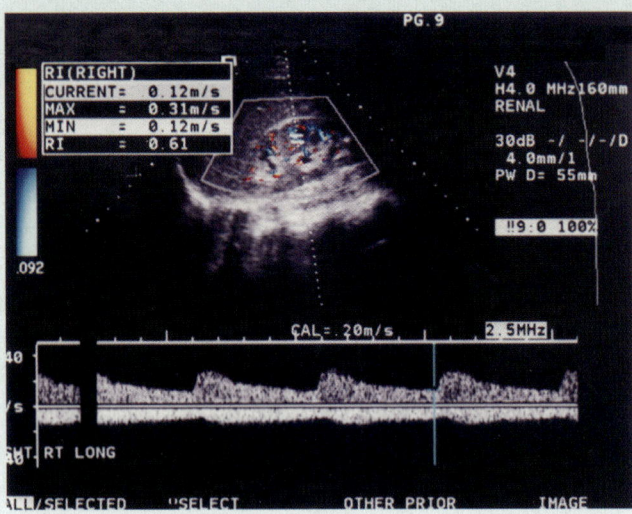

FIGURA 4-138. Incidência de eixo longo do rim direito. (*Cortesia de Shpetim Telegrafi, MD, New York University.*)

358. A Fig. 4-138 é uma ultrassonografia dúplex Doppler colorido do rim direito. Qual dos seguintes diagnósticos é compatível com os achados no Doppler?

   (A) rim normal
   (B) uropatia obstrutiva
   (C) ectasia pélvica
   (D) estenose da artéria renal
   (E) hipertensão

359. Esplenomegalia é diagnosticada quando o baço é superior a quantos centímetros?

   (A) 8 cm
   (B) 11 cm
   (C) 13 cm
   (D) 15 cm
   (E) 18 cm

360. A Fig. 4-139 é uma ultrassonografia de eixo longo do quadrante superior direito do abdome. Qual das alternativas abaixo melhor descreve a imagem?

   (A) vesícula biliar contraída preenchida por cálculos
   (B) vesícula biliar contraída sem cálculos
   (C) pós-colecistectomia
   (D) fígado heterogêneo
   (E) massa focal ecogênica

361. Qual das seguintes alternativas é o diagnóstico mais provável do paciente na Fig. 4-139?

   (A) colecistectomia
   (B) massa gástrica
   (C) colecistite acalculosa
   (D) colecistite calculosa
   (E) abdome normal

362. O achado laboratorial no paciente da Fig. 4-139 seria provavelmente mais compatível com qual dos seguintes?

   (A) aumento na amilase
   (B) aumento na creatinina
   (C) diminuição no tempo de protrombina
   (D) diminuição na bilirrubina indireta
   (E) aumento na fosfatase alcalina

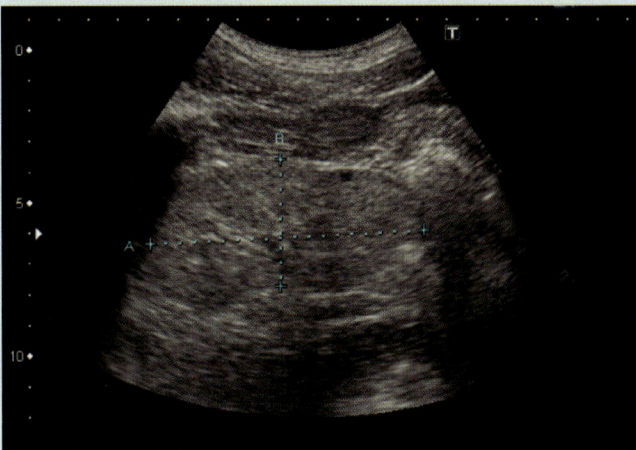

FIGURA 4-140. Varredura longitudinal do rim.

363. Os achados na Fig. 4-140 são provavelmente decorrentes de qual dos seguintes diagnósticos?
    (A) rim esponja medular
    (B) doença do parênquima renal
    (C) carcinoma de células renais
    (D) nefrocalcinose medular
    (E) lipomatose do seio renal

364. Qual é a causa congênita mais comum de obstrução do trato urinário em indivíduos do sexo masculino?
    (A) obstrução da junção ureteropélvica (UPJ)
    (B) válvula de uretra posterior (PUV)
    (C) doença renal policística infantil
    (D) testículos criptorquídicos
    (E) sistema coletor duplo

365. Onde as válvulas espirais de Heister estão localizadas?
    (A) ampola de Vater
    (B) junção dos ductos cístico e comum
    (C) junção dos ductos hepáticos comuns direito e esquerdo
    (D) porção proximal do ducto cístico
    (E) fundo da vesícula biliar

366. Identifique a condição preexistente que ocorre em pacientes com hepatomas.
    (A) hematomas
    (B) abscessos
    (C) cálculos biliares
    (D) cistos de desenvolvimento
    (E) cirrose

367. Uma criança de 3 anos com um histórico clínico de dor intermitente, icterícia e uma massa palpável apresenta-se para uma ultrassonografia abdominal. Uma dilatação cística do ducto biliar comum é observada no fígado. Este aspecto é mais característico de qual dos seguintes diagnósticos?
    (A) atresia biliar
    (B) hepatite
    (C) cisto do colédoco
    (D) estenose hipertrófica do piloro
    (E) achado hepático normal

368. Qual dos seguintes descreve como o carcinoma de vesícula biliar provavelmente apareceria?
    (A) vesícula biliar de parede fina
    (B) vesícula biliar pequena com paredes espessadas
    (C) vesícula biliar grande com um halo circundante
    (D) vesícula biliar difusamente espessada com cálculos biliares
    (E) massa ecogênica sem características distintivas de uma vesícula biliar

369. Onde o cisto de Baker está geralmente localizado?
    (A) adjacente à tireoide
    (B) atrás do mamilo em uma mama
    (C) no interior do parênquima hepático
    (D) posterior ao útero
    (E) atrás do joelho

370. O que é o lobo de Riedel?
    (A) alongamento do lobo esquerdo
    (B) uma duplicação do lobo caudado
    (C) extensão similar a um gancho do lobo direito
    (D) um lobo direito pequeno
    (E) transposição dos lobos hepáticos

Estudos de Casos

CASO 1

Histórico: homem de 56 anos com icterícia. Imagens sagitais em escala de cinza (A) (C) (D) e Doppler em cores (B) do fígado, ducto biliar comum e cabeça pancreática.

1-1. Qual das seguintes alternativas é uma afirmação verdadeira a respeito desta ultrassonografia?

(A) os ductos biliares intra-hepáticos e extra-hepáticos não estão dilatados

(B) apenas os ductos biliares extra-hepáticos estão dilatados

(C) apenas os ductos biliares intra-hepáticos estão dilatados

(D) os ductos biliares intra-hepáticos e extra-hepáticos estão dilatados

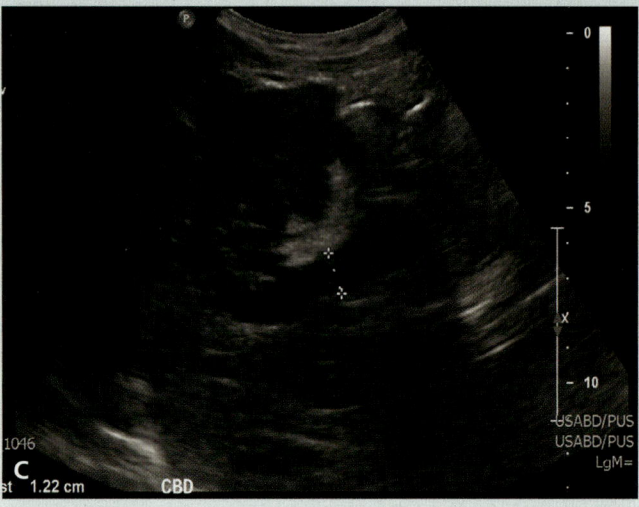

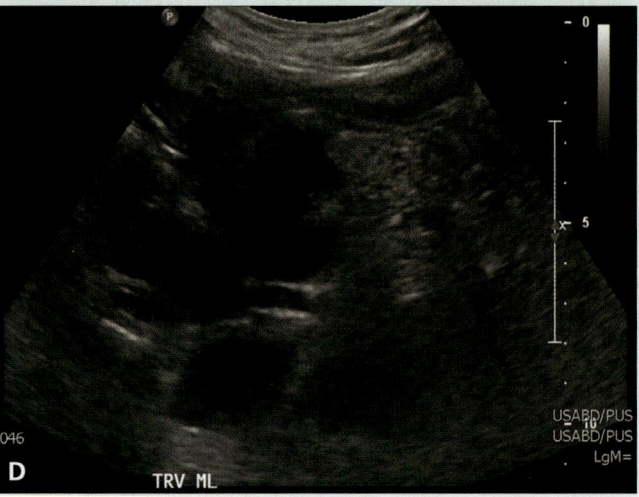

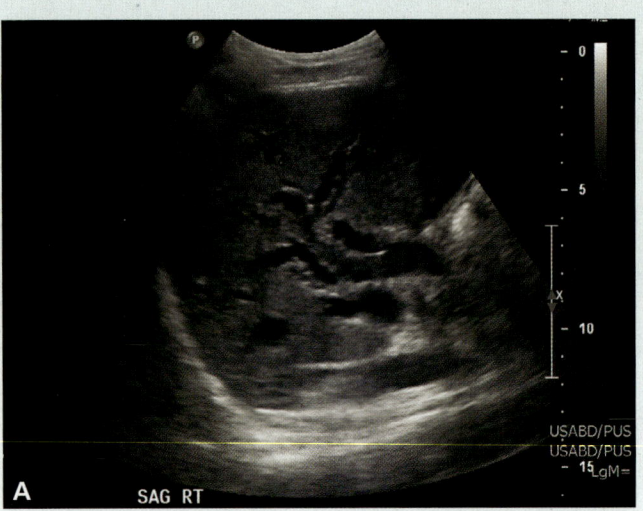

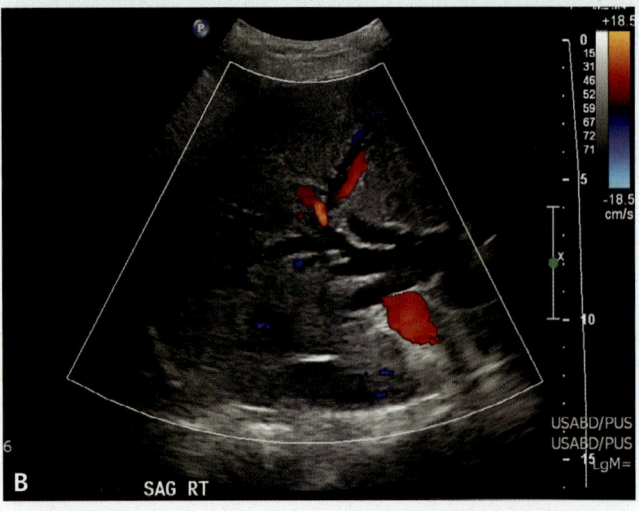

1-2. Qual é a possível causa deste achado?

(A) estenose na ampola de Vater

(B) massa na cabeça pancreática

(C) cálculos na porção distal do ducto biliar comum

(D) todas as alternativas

1-3. Neste caso, qual é a causa mais provável de dilatação dos ductos?

(A) câncer pancreático

(B) cálculos na porção distal do ducto biliar comum

(C) difícil dizer

(D) hepatoma

CASO 2

Histórico: mulher de 36 anos com hepatite C crônica. Imagem sagital em escala de cinza (A), Doppler em cores (B) e ultrassonografia hepática (C).

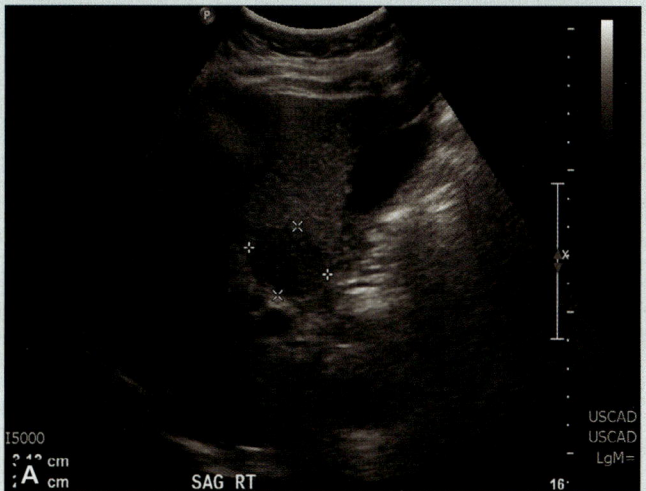

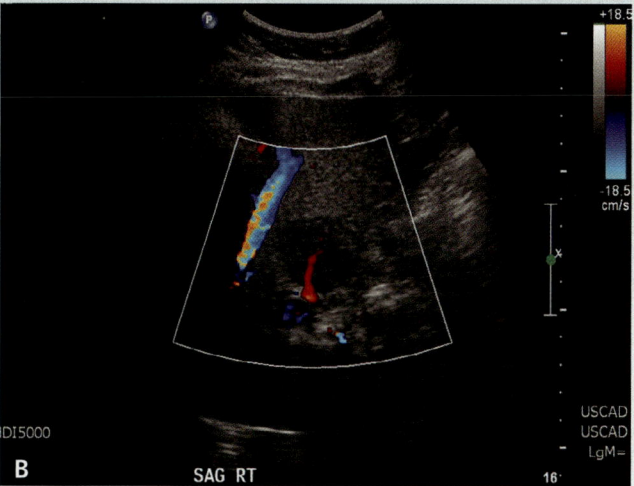

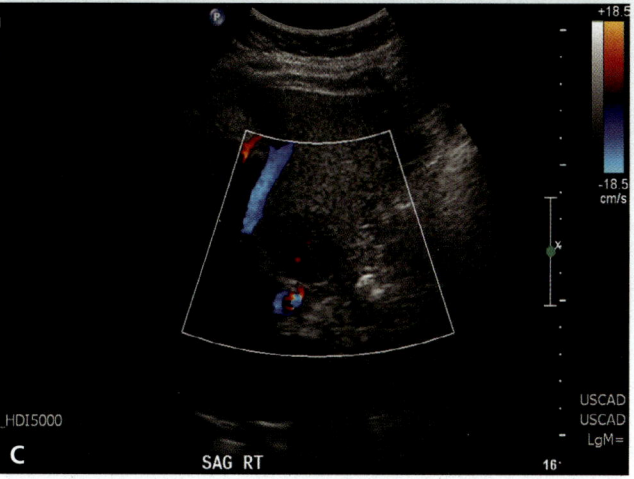

2-1. Qual a afirmação mais correta a respeito da ultrassonografia deste paciente?
- (A) há uma massa hipoecoica de 2 cm com um vaso central
- (B) há uma massa anecoica no fígado
- (C) há uma massa vascular no fígado
- (D) há uma área focal de fígado normal envolta por fígado gorduroso

2-2. Qual é o diagnóstico mais provável?
- (A) câncer hepatocelular
- (B) hemangioma
- (C) hiperplasia nodular focal
- (D) lesão metastática

2-3. Qual das seguintes modalidades pode ser útil para confirmar esta impressão ultrassonográfica?
- (A) tomografia computadorizada
- (B) ressonância magnética
- (C) angiografia
- (D) imagem nuclear
- (E) A ou B

CASO 3

Histórico: homem de 51 anos com resultados elevados no teste de função hepática. Imagens sagital e transversal em escala de cinza (A, B, C) do fígado.

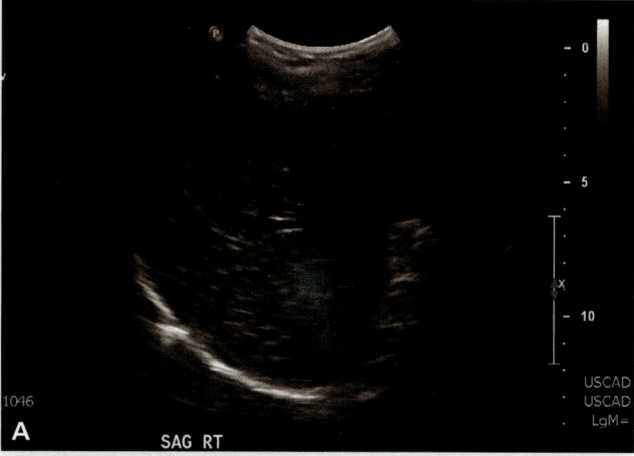

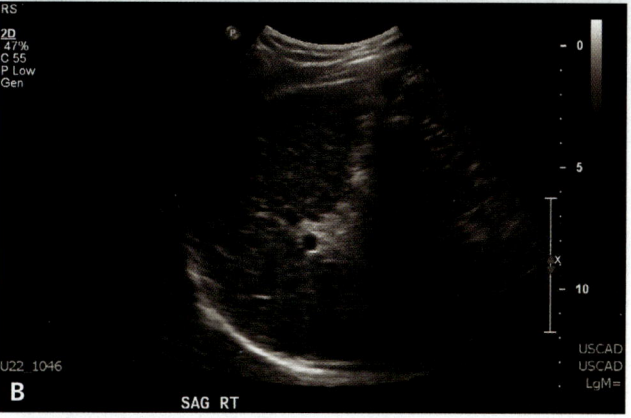

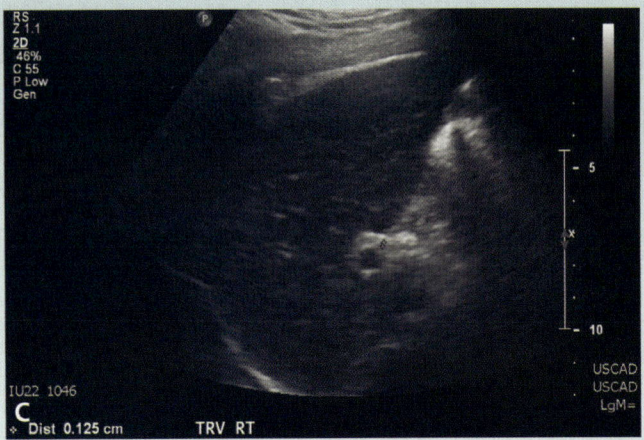

3-1. Qual das seguintes alternativas é uma afirmação verdadeira a respeito da ultrassonografia deste paciente?
   (A) a textura hepática está normal
   (B) a textura hepática está difusamente irregular
   (C) o tecido hepático está substituído por tecido adiposo.
   (D) há inúmeras lesões metastáticas

3-2. O que é mensurado pelos *calipers*?
   (A) a artéria hepática
   (B) a veia porta
   (C) o ducto biliar comum
   (D) o ducto pancreático

3-3. Qual dos seguintes pode ser incluído nas possibilidades diagnósticas?
   (A) fígado normal
   (B) alteração gordurosa
   (C) hepatite
   (D) doença metastática

CASO 4

Histórico: um homem de 51 anos com resultados elevados nos testes de função hepática. Imagem sagital (B) e transversal em escala de cinza (A), Doppler em cores (C) e tomografia computadorizada (CT) durante a fase arterial (D).

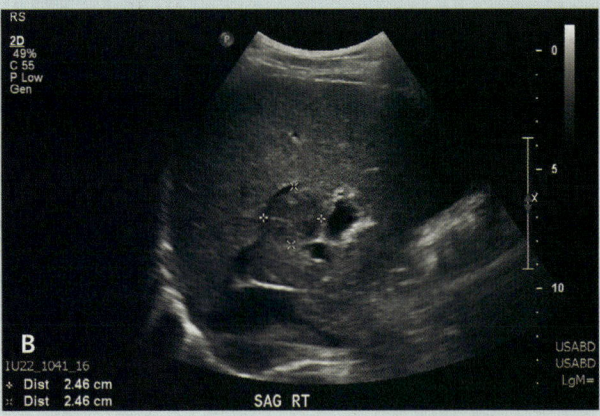
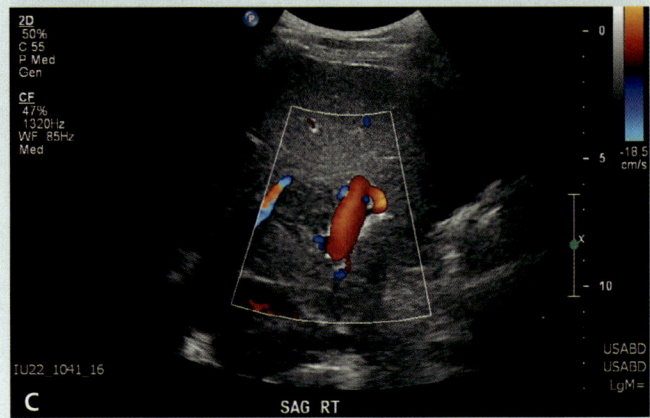
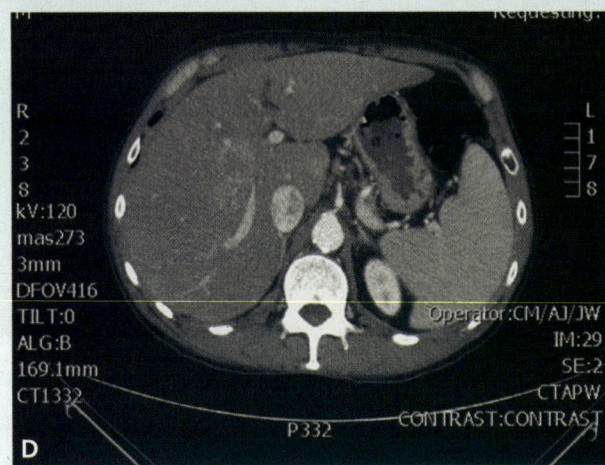
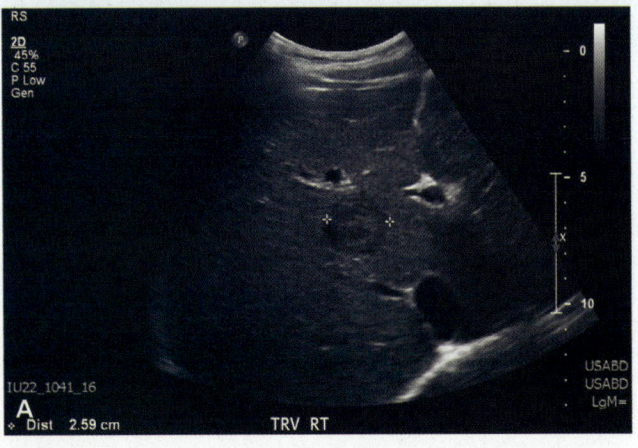

4-1. Qual das seguintes afirmações é verdadeira em relação aos exames imagiológicos desse paciente?
   (A) há uma massa sólida no lobo esquerdo
   (B) há uma massa sólida no segmento anterior do lobo direito
   (C) há uma massa sólida no segmento posterior do lobo direito
   (D) não há massas no fígado

4-2. Com base nos achados imagiológicos, qual é o diagnóstico mais provável?

(A) carcinoma hepatocelular
(B) hemangioma
(C) lesão metastática
(D) todas as alternativas acima são possíveis

4-3. Qual das alternativas abaixo é exibida durante a fase arterial da CT?

(A) realce periférico em "forma de nuvem"
(B) vascularidade central
(C) nada
(D) doença metastática difusa

CASO 5

Histórico: homem de 62 anos após transplante hepático com resultados elevados nos testes de função hepática. Imagens transversais em escala cinza (A) e Doppler em cores (B, C) das veias portas principal e direita.

5-1. Qual dos seguintes achados anormais é exibido nas imagens?

(A) fluxo reverso na veia porta principal
(B) textura hepática anormal
(C) A e B
(D) nenhuma das alternativas

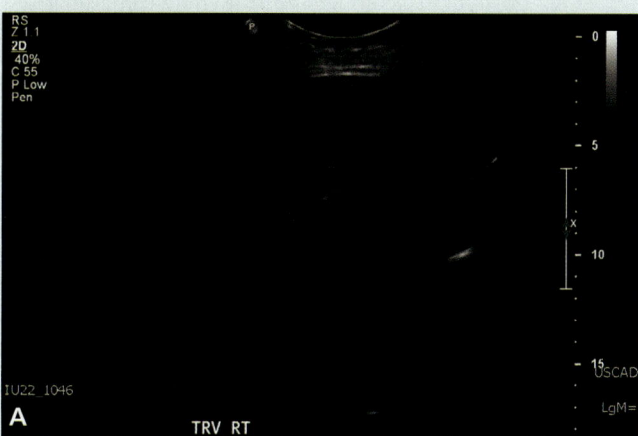

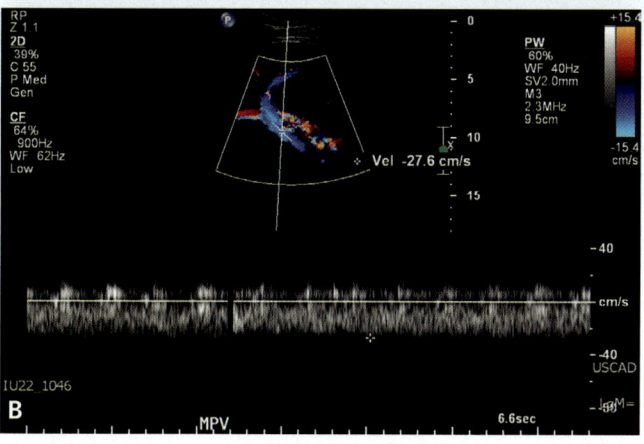

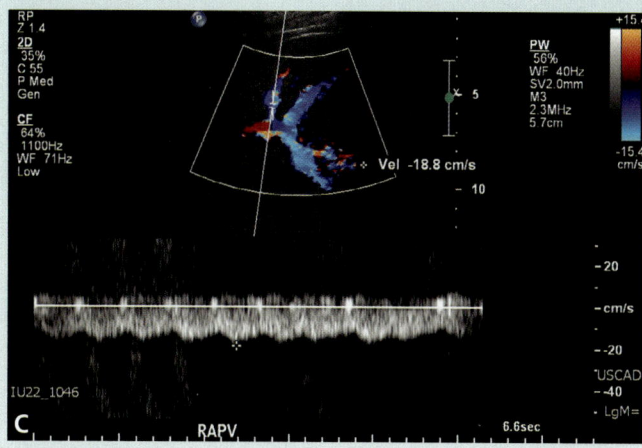

5-2. Qual dos seguintes é uma possível causa deste achado?

(A) rejeição
(B) trombose arterial
(C) infiltração difusa pelo tumor
(D) anastomose defeituosa da veia porta

5-3. Qual é o diagnóstico mais provável?

(A) hipertensão portal
(B) esteatose hepática
(C) A e B
(D) nenhuma das alternativas

CASO 6

Histórico: indivíduo de 53 anos com histórico de doença inflamatória intestinal. Imagem sagital em escala de cinza (A) (B) e Doppler em cores (C) do fígado.

6-1. Qual dos seguintes achados anormais é exibido nas imagens?

(A) trombose da veia porta principal
(B) múltiplas massas hepáticas
(C) ductos biliares intra-hepáticos e extra-hepáticos dilatados
(D) nenhuma das alternativas

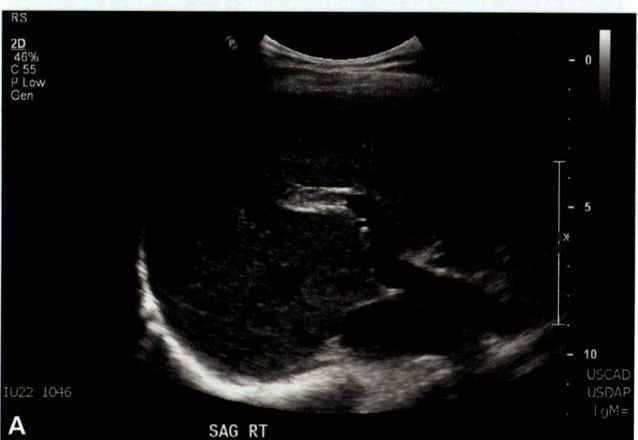

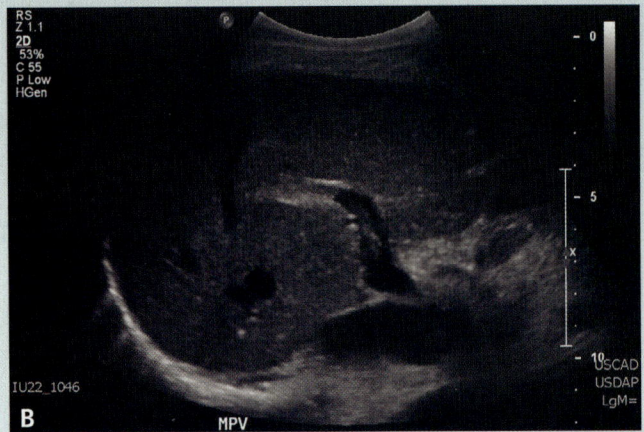

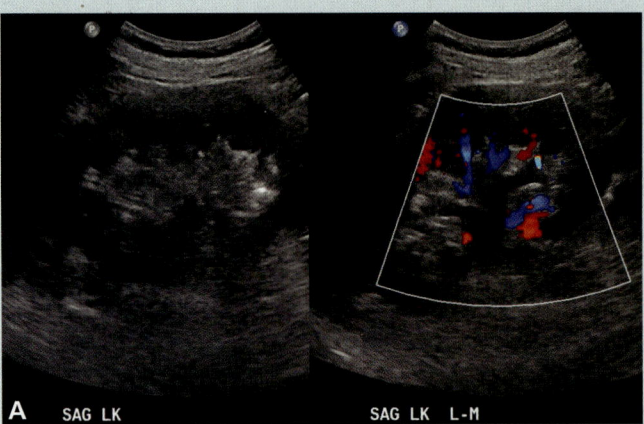

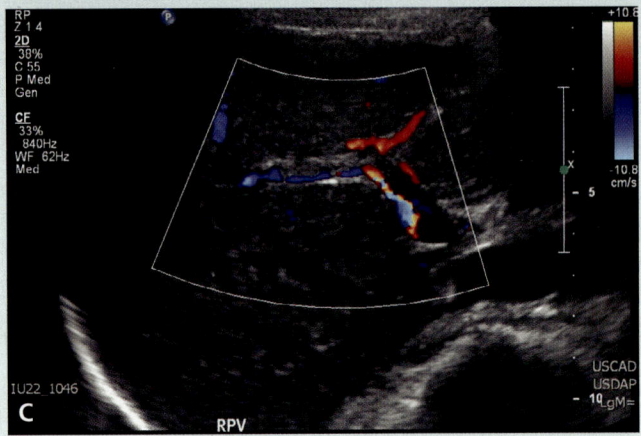

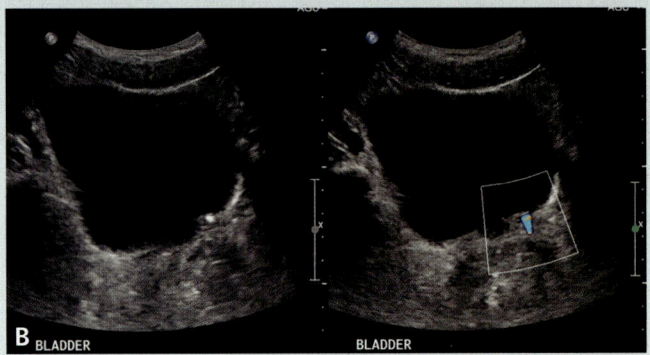

6-2. Quais das seguintes alternativas são possíveis causas de trombose da veia porta?

(A) extensão do tumor hepático para a veia porta
(B) distúrbio hematológico
(C) distúrbios inflamatórios gastrointestinais
(D) todas as alternativas

6-3. Qual é a importância clínica da trombose de veia porta?

(A) transplante hepático não pode ser realizado
(B) maior risco de disseminação metastática
(C) pode ser "branda", não relacionada com um tumor
(D) deve ser removida por cateterismo

CASO 7

Histórico: um indivíduo de 19 anos com dor no quadrante inferior esquerdo. Imagem sagital em escala de cinza e Doppler em cores do (A) rim esquerdo e da (B) bexiga.

7-1. Qual das alternativas abaixo é uma afirmação verdadeira a respeito desta ultrassonografia?

(A) existe um cálculo não obstrutivo no rim esquerdo
(B) existe um cálculo na junção ureterovesical esquerda
(C) A e B são verdadeiras
(D) nem A nem B é verdadeira

7-2. Qual das alternativas abaixo é uma afirmação verdadeira a respeito do artefato de "cintilação"?

(A) pode superestimar o tamanho do cálculo
(B) pode subestimar o tamanho do cálculo
(C) é encontrado apenas com determinados cálculos
(D) não ocorre secundariamente à calcificação vascular

7-3. Embora não exibido aqui, a presença de um jato ureteral indica qual dos seguintes achados?

(A) ausência de obstrução uretérica
(B) sedimento urinário na bexiga
(C) não pode representar a urina, visto que todos os líquidos são hipoecoicos
(D) nenhuma das alternativas

CASO 8

Histórico: mulher de 30 anos com dor no quadrante superior direito. Imagens sagital (A) e transversal (B) em escala de cinza e Doppler em cores (C) da vesícula biliar.

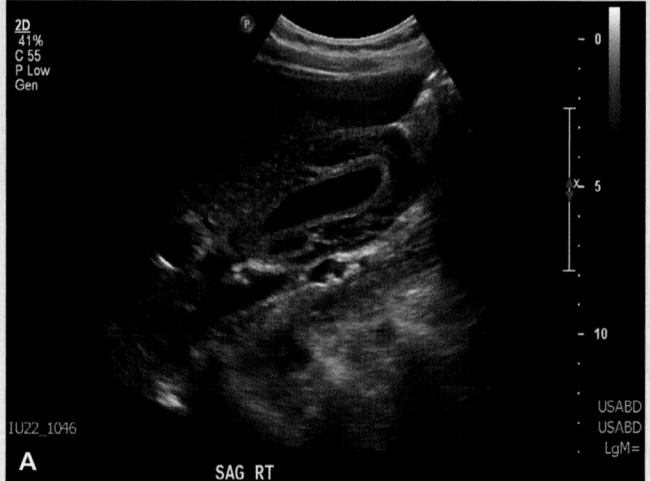
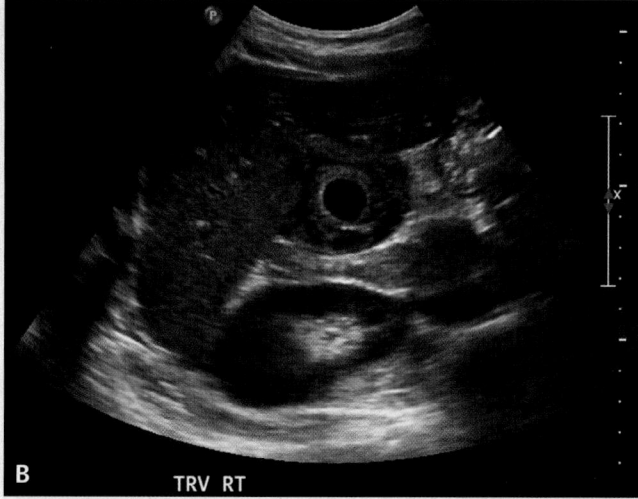
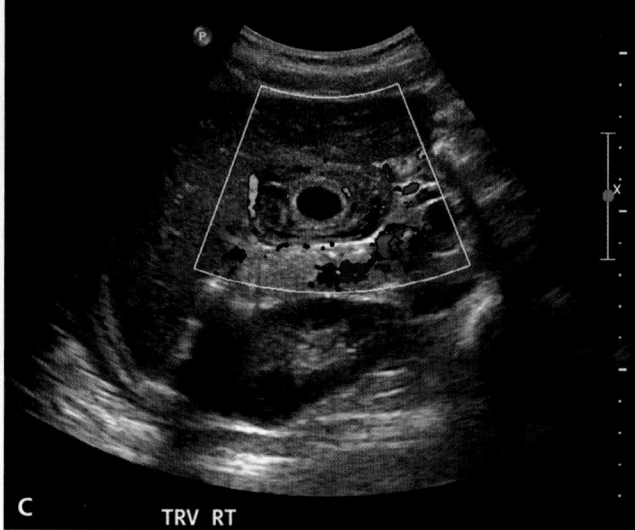

8-2. Qual das alternativas abaixo é uma possibilidade diagnóstica?
(A) causas cardíacas
(B) envolvimento metastático
(C) hepatite
(D) cirrose
(E) todas as alternativas

8-3. Qual das alternativas abaixo é verdadeira se o paciente sente dor quando o transdutor está sobre a vesícula biliar?
(A) pode haver uma colecistite aguda
(B) isto é denominado sinal de Murphy
(C) o exame deve ser interrompido.
(D) nenhuma das alternativas é verdadeira

CASO 9

Histórico: homem de 56 anos com hepatite C crônica. Imagem sagital em escala de cinza (A) e Doppler em cores (V) do fígado.

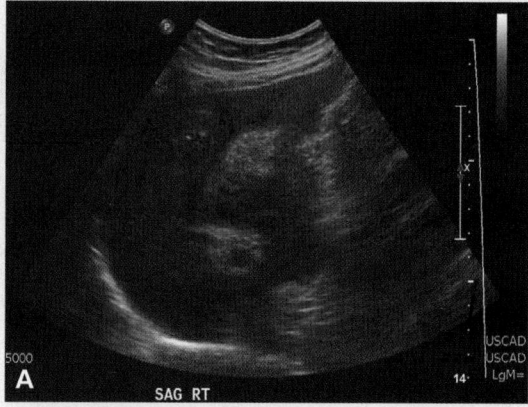
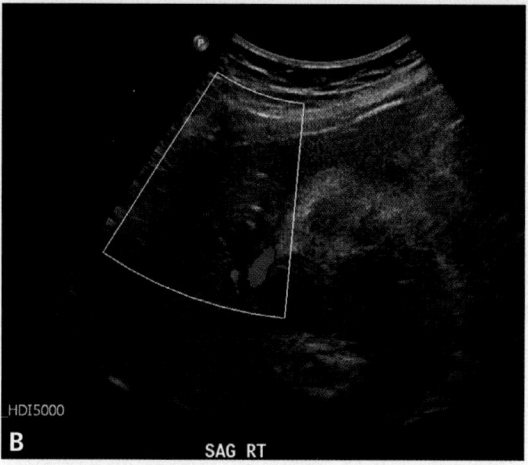

8-1. Qual das alternativas abaixo é uma afirmação verdadeira a respeito desta ultrassonografia?
(A) há um edema grave da parede da vesícula biliar
(B) há múltiplos cálculos no lúmen
(C) não há colesterolose difusa da parede
(D) há espessamento focal da parede

9-1. Qual das alternativas abaixo é uma afirmação falsa a respeito dessa ultrassonografia?
(A) há uma massa focal e bem delimitada
(B) a massa contém um foco ecogênico
(C) A ou B
(D) há um halo hipoecoico bem definido circundando a massa

9-2. Qual das alternativas abaixo é uma possibilidade diagnóstica para este estudo?

(A) lesão metastática

(B) carcinoma hepatocelular

(C) A ou B

(D) hemangioma

9-3. Qual dos seguintes pode ser dito sobre a biópsia guiada por ultrassom desta lesão?

(A) impossível

(B) pode ser realizada

(C) requer acompanhamento com CT

(D) nenhuma das alternativas

CASO 10

Histórico: homem de 64 anos após um procedimento de TIPS. Múltiplas ultrassonografias Doppler em cores (A, B) do fígado com uma venografia hepática associada (C).

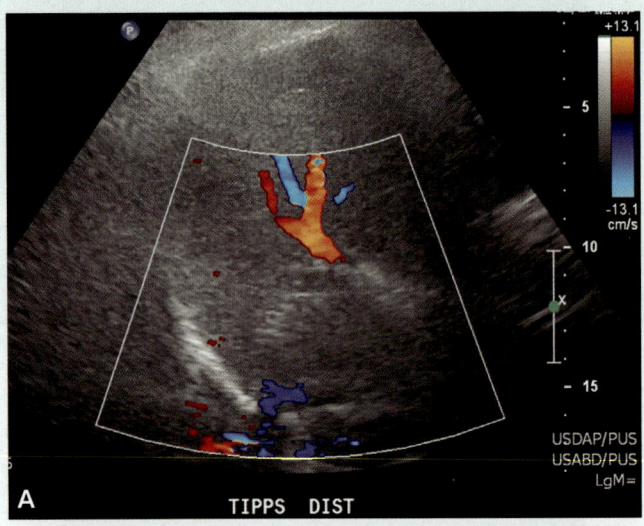

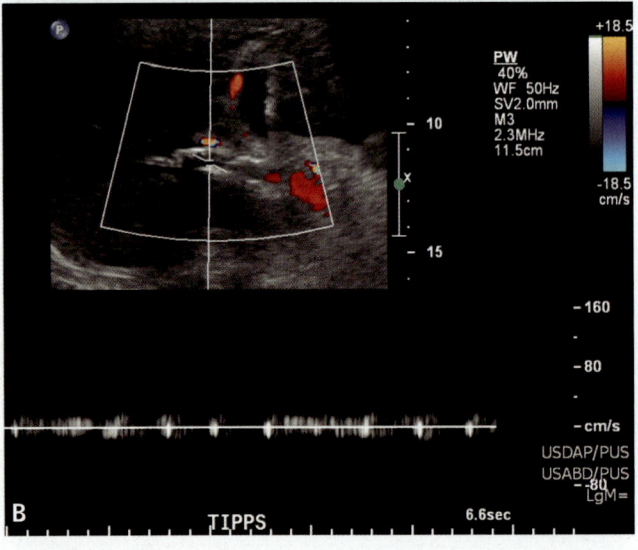

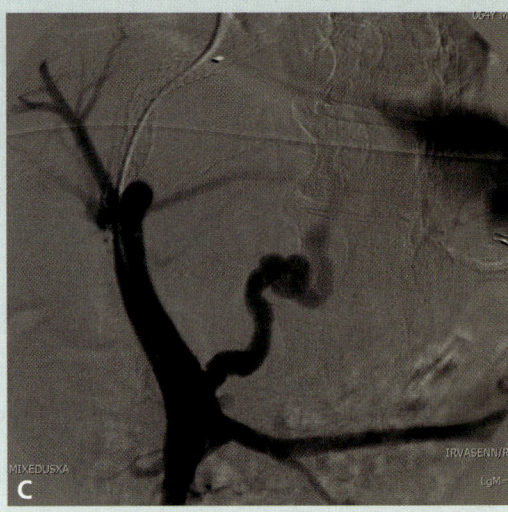

10-1. Qual das seguintes afirmações é verdadeira a respeito dessas imagens?

(A) a TIPS está perfeita

(B) a TIPS está obstruída

(C) a veia porta principal está ocluída

(D) a veia hepática esquerda está ocluída

10-2. Qual é o diagnóstico mais provável?

(A) oclusão da TIPS

(B) oclusão da veia porta principal

(C) oclusão da veia hepática

(D) patência normal da TIPS

10-3. No Doppler espectral, as velocidades normais em uma TIPS:

(A) são entre 50 e 150 cm/s

(B) são próximas de 0 cm/s

(C) não podem ser calculadas, apenas em razão da potência

(D) não variam com a respiração

CASO 11

Histórico: paciente grávida de 28 anos com dor no quadrante inferior direito. Imagem transversal em escala de cinza (A, C) e Doppler em cores (B) do quadrante inferior direito.

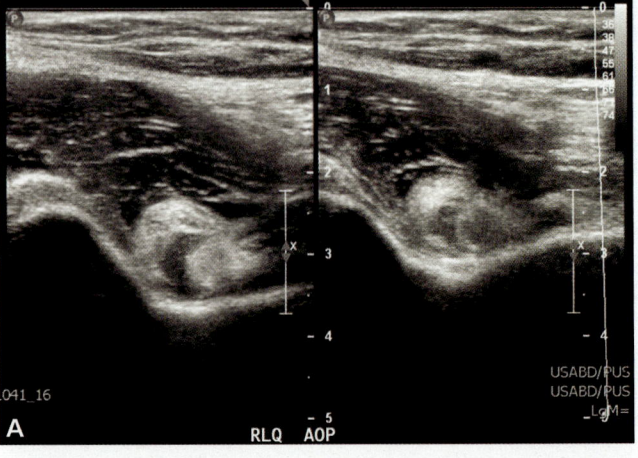

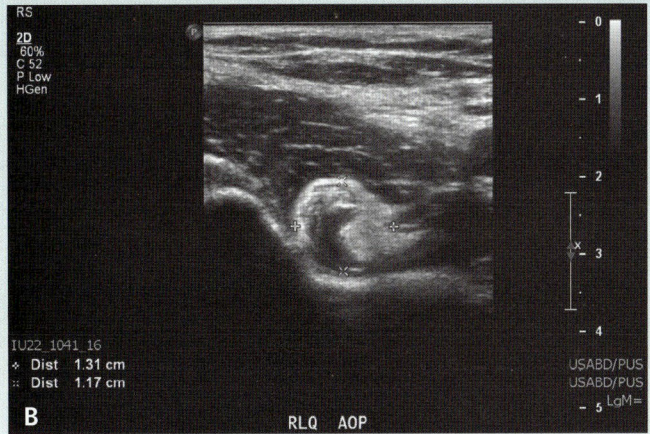
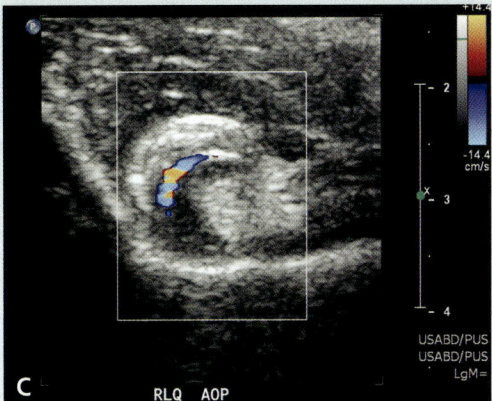

11-1. Os achados positivos incluem quais dos seguintes?

(A) um segmento intestinal anormal

(B) um rim anormal

(C) uma gravidez ectópica

(D) cálculos renais

11-2. Qual das alternativas seguintes é uma possibilidade diagnóstica?

(A) apendicite

(B) intussuscepção no intestino delgado

(C) A ou B

(D) nenhuma das alternativas

11-3. A espessura normal de um apêndice comprimido:

(A) não pode ser medida com precisão

(B) é inferior a 3 mm

(C) é inferior a 6 mm

(D) é inferior a 9 mm

CASO 12

Histórico: Imagem sagital em escala de cinza (A) e Doppler em cores (B) do lobo direito da tireoide.

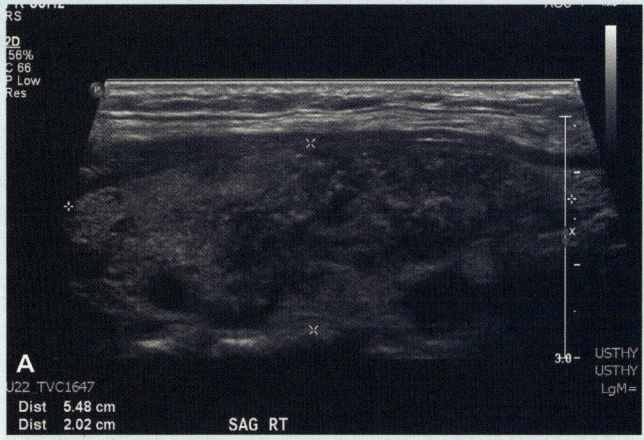
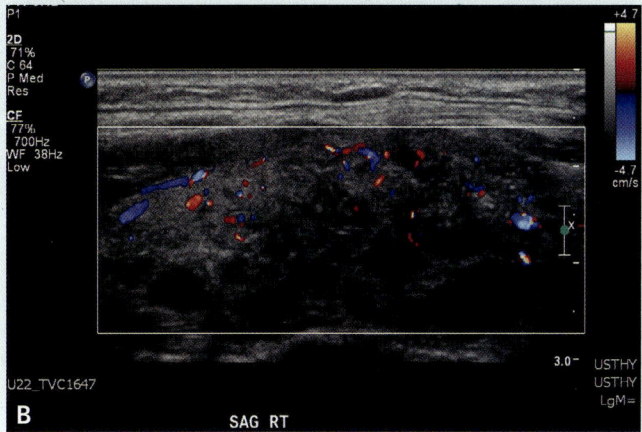

12-1. Qual das seguintes afirmações é verdadeira a respeito deste paciente?

(A) há múltiplos nódulos em todo o lobo direito

(B) o lobo direito está acentuadamente aumentado

(C) há uma inomogeneidade difusa do lobo direito

(D) os ajustes de ganho não estão configurados adequadamente

12-2. Uma consideração diagnóstica inclui qual das seguintes?

(A) tireoidite linfocítica crônica

(B) tireoidite de Hashimoto

(C) câncer

(D) A e B

12-3. Você é solicitado para fornecer orientação ultrassonográfica para uma biópsia deste paciente. Qual dos seguintes deve ser incluído em seus próximos passos?

(A) questionar se uma biópsia desta lesão é realmente indicada

(B) utilizar um guia de agulha

(C) recusar a ajudar com a biópsia

(D) pedir para outra pessoa

Respostas e Explicações

Ao final de cada resposta explicada, há uma combinação numérica entre parênteses. O primeiro número identifica a fonte de referência; o segundo número (ou grupo de números) indica a página (ou páginas) em que a informação relevante pode ser encontrada.

1. **(B)** As três estruturas que compõem a tríade porta são a artéria hepática, a veia porta e o ducto biliar. (*1:82*)

2. **(D)** Tumor de Wilm, também conhecido como nefroblastoma, é o tipo mais comum de câncer renal em crianças entre 2 e 4 anos. Os sintomas mais comuns do tumor de Wilm são hematúria e hipertensão. (*1:1926*)

3. **(C)** Sinal de Courvoisier. A lei de Courvoisier é caracterizada por um aumento da vesícula biliar, causado por uma obstrução do ducto biliar comum decorrente de um processo fora do sistema biliar. A obstrução geralmente resulta de um carcinoma da cabeça do pâncreas e não de um cálculo no ducto comum. O último produz pouca ou nenhuma dilatação da vesícula biliar, pois a mesma está geralmente cicatrizada por causa da infecção. Classicamente, os pacientes apresentam icterícia indolor e uma vesícula biliar insensível e distendida. (*1:213*)

4. **(B)** Vesícula biliar hidrópica. Obstrução completa do colo da vesícula biliar ou do ducto cístico resulta em hidropsia ou mucocele da vesícula biliar. Nesta condição, a bile na vesícula biliar é absorvida e substituída por uma secreção mucoide produzida pelo revestimento da vesícula biliar. (*6:130*)

5. **(D)** Trombose da veia renal no estado agudo está associada a rins aumentados, com dilatação da veia renal proximal à obstrução. Haverá uma redução ou ausência de fluxo sanguíneo no Doppler. Rins pequenos bilateralmente estão associados à doença renal terminal. O comprimento dos rins normais de um adulto varia de 9 a 12 cm. O parênquima renal é normalmente menos ecogênico quando comparado ao parênquima hepático. Em casos de doença renal terminal, os rins se tornam mais ecogênicos. Doença renal terminal pode ser causada por glomerulonefrite crônica, pielonefrite e doença vascular renal. (*2:98, 99*)

6. **(C)** Um cálculo de Staghorn é um cálculo grande localizado na pelve renal do rim. (*7:375*)

7. **(D)** Colecistocinina, um hormônio secretado pela mucosa intestinal, estimula a liberação de bile da vesícula biliar e de enzimas pancreáticas do pâncreas. (*2:164*)

8. **(D)** O fígado é uma estrutura intraperitoneal. A porção do fígado que não é revestida pelo peritônio é denominada área nua. A área nua está localizada entre os ligamentos triangulares direito e esquerdo. (*2:144-146*)

9. **(E)** A espessura normal da parede da vesícula biliar é de 3 mm. Paredes mais espessas sugerem uma condição patológica que pode ser de natureza biliar. (*2:175*)

10. **(C)** A cabeça pancreática está localizada caudal à veia porta e anterior à veia cava inferior. (*2:208*)

11. **(C)** Hidronefrose é sistema coletor pielocalicial preenchido por líquido. Ultrassonograficamente, a hidronefrose tem aspectos variáveis, desde um sistema coletor pielocalicial levemente distendido até um sistema coletor pielocalicial moderadamente distendido. Na forma mais grave, os rins aparecem císticos com uma quantidade muito pequena de tecido cortical renal. (*2:284, 285*)

12. **(B)** Em um exame ultrassonográfico, quando uma dilatação dos ductos intra-hepáticos, ducto biliar comum e vesícula biliar (a vesícula biliar aumenta de volume antes da árvore biliar, pois possui a maior área superficial) é visualizada, deve-se esperar que a obstrução esteja na porção distal do ducto biliar comum. (*2:189*).

13. **(A)** O local mais comum de um pseudocisto pancreático é a bolsa omental, que está localizada anterior ao pâncreas e posterior ao estômago. (*2:216*)

14. **(B)** A porção extra-hepática do ligamento falciforme pode ser visualizada, quando há uma ascite maciça. O ligamento falciforme contém o ligamento *teres* e aparecerá ultrassonograficamente como uma banda linear ecogênica ligando a área nua do fígado à parede abdominal anterior. (*2:114*)

15. **(C)** Anterior e paralelo à aorta. (*7:55*)

16. **(A)** A separação dos lobos hepáticos direito e esquerdo com o uso da anatomia de Couinaud é feita pelo plano imaginário, ou seja, pela fissura lobar principal. (*6:94*)

17. (C) Um processo uncinado proeminente do pâncreas está situado posterior à veia e artéria mesentéricas superiores. (*2:208; 7:55*)

18. (E) A veia esplênica segue transversalmente pelo corpo, ao longo da porção posterior do corpo e cauda do pâncreas. (*6:151*)

19. (B) A junção gastroesofágica pode ser visualizada ultrassonograficamente anterior à aorta e posterior ao lobo hepático esquerdo. (*2:231*)

20. (D) Adenomiomatose é uma proliferação benigna e espessamento da camada muscular e glandular da vesícula biliar, com formação de divertículos intramurais chamados de seios de Rokitansky-Aschoff (RAS). Existem três formas: difusa, segmentar e localizada. É mais comum em mulheres, com uma maior incidência após 40 anos de idade. (*6:134, 135*)

21. (B) A causa mais comum de pielonefrite aguda é a *Escherichia coli*, uma bactéria Gram-negativa em forma de bastão que invade o tecido renal. É mais comum em mulheres do que em homens. (*10:142*)

22. (A) Angiomiolipoma é uma massa renal benigna incomum composta por vasos sanguíneos, gordura e músculo. Na ultrassonografia, aparecem como uma massa ecogênica bem delimitada, localizada no córtex renal. Quando a massa é pequena, o paciente é geralmente assintomático. Geralmente, os sintomas não aparecem até que a massa aumente e sangre, o que causa severa dor no flanco e hematúria. (*10:152*)

23. (C) A artéria gastroduodenal é um ramo da artéria hepática comum. A artéria gastroduodenal é uma referência anatômica para a superfície anterolateral da cabeça do pâncreas. (*7:241*)

24. (E) A veia renal esquerda segue transversalmente pelo corpo e entra na veia cava inferior. Pode ser identificada ultrassonograficamente como uma estrutura tubular anecoica entre a aorta e a artéria mesentérica superior. (*9:183*)

25. (A) A cápsula de Glisson é uma membrana fibroelástica densa que circunda completamente o fígado e envolve a veia porta, artéria hepática e ductos biliares no fígado. (*4:117*)

26. (C) Hiperplasia suprarrenal esquerda pode causar deslocamento anterior da veia esplênica e deslocamento posterior ou inferior do rim esquerdo. (*7:489*)

27. (A) O eixo celíaco tem três ramos: a artéria hepática comum, a artéria gástrica esquerda e a artéria esplênica. Ultrassonograficamente, apenas um pequeno segmento da artéria esplênica pode ser visualizado em razão do seu trajeto tortuoso. (*6:72, 73*)

28. (D) Baços acessórios é a anomalia congênita mais comum do baço. São difíceis de visualizar ultrassonograficamente, porém quando visualizados são frequentemente vistos no hilo esplênico. (*2:312*)

29. (D) Uma dobra congênita entre o corpo e o fundo da vesícula biliar é chamada de barrete frígio. (*6:126*)

30. (B) A veia cava inferior se forma na confluência das veias ilíacas comuns direita e esquerda e esvazia no átrio direito do coração. (*6:75*)

31. (E) Espessamento difuso da parede da vesícula biliar é um achado inespecífico frequentemente observado na ausência de doença primária da vesícula biliar. Pode ser visto nas colecistites aguda e crônica, mas também pode ser secundário à insuficiência cardíaca direita, hepatite e ascite benigna. Contração fisiológica da vesícula biliar ocorre em um paciente que não esteja em regime NPO, e é uma das causas mais comuns de espessamento difuso da parede da vesícula biliar. (*7:217*)

32. (D) Se ductos intra-hepáticos dilatados e uma vesícula biliar pequena forem encontrados em um exame de ultrassonografia a obstrução geralmente estará localizada no nível do ducto hepático comum, acima da entrada do ducto cístico. A bile não será capaz de passar pelo nível de obstrução para preencher a vesícula biliar. (*7:220*)

33. (E) O diâmetro interno máximo do ducto pancreático principal em um paciente adulto jovem é de 2 mm. (*6:152*)

34. (A) A função endócrina do pâncreas é produzir insulina, glucagon e somatostatina. A função exócrina do pâncreas é produzir lipase, amilase, tripsina e quimotripsinogênio. (*6:149-159*)

35. (A) Creatinina e nitrogênio ureico no sangue (BUN) são comumente utilizados para medir a função renal. A creatinina é normalmente filtrada fora do sangue pelos rins e removida do organismo pela urina. (*2:296*)

36. (C) A doença renal policística do adulto é uma doença autossômica dominante que geralmente não produz sintomas até a terceira ou quarta década de vida. Também está associada a cistos no fígado, pâncreas, baço e testículos. Ultrassonograficamente, os rins estão aumentados com múltiplos cistos de tamanhos variados. Os rins perdem seu formato reniforme, à medida que os cistos aumentam de volume. (*2:264*)

37. **(B)** O baço é a melhor janela ultrassonográfica para visualizar o hemidiafragma esquerdo. (*6:225*)

38. **(D)** Pacientes com crise falciforme (estágios iniciais da doença) terão um baço aumentado. No estágio tardio, o baço se torna fibrótico e atrofia. Quando o baço não é visualizado, é denominado de autoesplenectomia. (*6:233*)

39. **(A)** Urinoma. Hidronefrose bilateral ocorre por causa de uma obstrução no sistema urinário inferior, ou seja, aumento da próstata de causa benigna ou maligna, fibroides uterinos, final da gravidez e síndrome da válvula de uretra posterior. Urinoma é um acúmulo de urina fora do rim decorrente de uma ruptura no ureter ou pelve renal. (*6:186*)

40. **(D)** Normal. A quantidade de lesão hepática em pacientes com hepatite aguda varia de leve a grave. O parênquima hepático pode parecer normal em um paciente com hepatite aguda. (*2:138, 139*)

41. **(C)** Variante renal. Hipertrofia da coluna de Bertin é uma variante normal do rim, em que há uma endentação do tecido cortical no seio renal. (*2:257*)

42. **(B)** A junção ureterovesical é a junção entre o ureter distal e a base da bexiga. (*6:172*)

43. **(D)** Posterolateral à tireoide estão a artéria carótida comum, a veia jugular interna e o nervo vago. (*2:397*)

44. **(E)** Icterícia. Sinais de insuficiência renal incluem: oligúria, massa palpável no flanco, edema generalizado, dor, febre, hipertensão e fraqueza muscular são alguns dos sinais clínicos da insuficiência renal aguda. (*7:392, 393*)

45. **(C)** Torção testicular. Uma hidrocele é uma causa comum de dor escrotal. Pode ser congênita ou causada por trauma, massa, infarto ou inflamação. (*2:418*)

46. **(B)** Neuroblastoma suprarrenal é a malignidade mais comum de glândula suprarrenal encontrada em crianças. (*2:343*)

47. **(A)** Quando uma massa é visualizada na área da cabeça do pâncreas, deve-se examinar o fígado para metástase e dilatação dos ductos intra-hepáticos. Os ductos biliar comum e pancreático principal podem estar dilatados em razão da obstrução causada pelo aumento de volume da massa. (*3:218, 219*)

48. **(C)** pAdenocarcinoma é o carcinoma primário mais comum o pâncreas. É encontrado com maior frequência na cabeça do pâncreas. Os sintomas clínicos são de erda de peso, icterícia indolor, náusea e dor que se irradia para o dorso. (*2:218*)

49. **(C)** O ligamento venoso separa a porção anterior do lobo caudado do lobo esquerdo do fígado, e o ligamento Teres (ligamento redondo) é um ligamento em forma de cordão que está localizado na margem livre do ligamento falciforme. O ligamento falciforme divide o lobo hepático esquerdo nos segmentos medial e lateral. A fissura lobar principal divide o fígado em lobos direito e esquerdo. (*6:95*)

50. **(A)** A neoplasia benigna mais comum do fígado é um hemangioma, que também é chamado de hemangioma cavernoso. O hemangioma pode ser único ou múltiplo e é mais comumente encontrado em mulheres e no lobo hepático direito. (*6:103, 104*)

51. **(D)** As veias hepáticas drenam sangue para a veia cava inferior, que transporta sangue desoxigenado para o átrio direito do coração. Insuficiência cardíaca direita produzirá congestão venosa do fígado, resultando em uma dilatação acentuada das veias intra-hepáticas. (*7:155*)

52. **(B)** A fissura lobar principal separa os lobos hepáticos direito e esquerdo. O ligamento venoso separa a porção anterior do lobo caudado do lobo hepático esquerdo, e o ligamento Teres (ligamento redondo) é um ligamento em forma de cordão que está localizado na margem livre do ligamento falciforme. O ligamento falciforme divide o lobo hepático esquerdo nos segmentos medial e lateral. (*4:121*)

53. **(D)** O baço é uma estrutura intraperitoneal. Estruturas retroperitoneais incluem o rim, pâncreas, grandes vasos, glândulas suprarrenais, músculos psoas e duodeno. (*7:507*)

54. **(C)** A veia esplênica e veia mesentérica superior se unem para formar a veia porta. A junção da veia esplênica com a veia mesentérica superior ocorre posterior ao colo do pâncreas. (*6:78*)

55. **(B)** O ducto biliar comum se une ao ducto pancreático principal imediatamente antes de entrar na segunda porção do duodeno. (*2:197*)

56. **(A)** Empiema da vesícula biliar é uma complicação da colecistite aguda. O paciente apresenta febre elevada, calafrios e leucocitose. As paredes da vesícula biliar estão espessadas, e o lúmen está preenchido por pus e *debris*. Pode haver uma sombra acústica "suja" causada por gás, que é formado pelas bactérias. (*7:216*)

57. **(B)** Uma causa de aumento no nível de alfafetoproteína em não gestantes é um hepatoma. (*2:148*)

58. **(C)** Se a próstata estiver aumentada, devem-se verificar os rins para a presença de hidronefrose. Uma glândula prostática aumentada é uma causa comum de obstrução do colo vesical em homens mais velhos. (*7:419*)

59. (A) A parede anterior do corpo do pâncreas é a parede posterior do antro do estômago. (2:196)

60. (A) Em uma varredura transversal, a veia porta é observada como uma estrutura circular anterior à veia cava inferior e superior à cabeça do pâncreas. (2:87)

61. (B) A causa mais comum de hipertireoidismo é a doença de Graves, que é uma doença autoimune em que o sistema imune ataca a tireoide e causa aumento difuso da glândula tireoide. (6:277)

62. (D) Um processo uncinado proeminente está localizado anterior à veia cava inferior e posterior à veia mesentérica superior. (2:196)

63. (C) Um aneurisma aórtico dissecante é quando há uma laceração da camada íntima, e um canal preenchido por sangue forma-se na parede aórtica. Os pacientes são geralmente homens hipertensivos com um aneurisma diagnosticado. (2:91, 92)

64. (B) As glândulas suprarrenais podem ser divididas em córtex e medula. O córtex tem três zonas, e cada zona secreta um tipo diferente de hormônio esteroide, enquanto que a medula secreta epinefrina e norepinefrina. (2:336)

65. (C) O ligamento Teres é formado embriologicamente no seio portal da veia umbilical. Este canal fecha após o nascimento. Recanalização da veia umbilical está associada à cirrose terminal e hipertensão portal. (6:97, 111)

66. (D) O sinal do canal paralelo, as bordas irregulares e o reforço acústico posterior aos ductos dilatados são característicos de ductos biliares intra-hepáticos dilatados. O ducto biliar comum próximo da porta hepática é o primeiro a dilatar e a estrutura de maior tamanho. (7: 227-229)

67. (A) O músculo reto abdominal se origina nas linhas pélvicas, porém reveste a parede abdominal anterior; portanto, não está localizado na cavidade retroperitoneal. (7:19)

68. (D) Um tumor de Klatskin se origina na junção dos ductos hepáticos direito e esquerdo. Colangiocarcinoma é um adenocarcinoma primário localizado nos ductos intra-hepáticos. Um tumor de Klatskin, colangiocarcinoma e linfonodos portais aumentados causarão apenas obstrução intra-hepática. Carcinoma pancreático inicialmente obstruirá o ducto biliar comum antes que ocorra dilatação intra-hepática. (2:189)

69. (B) Níveis elevados de bilirrubina direta ou conjugada são observados em casos de icterícia obstrutiva. Os resultados laboratoriais sugerem uma icterícia obstrutiva, sendo necessário verificar as causas de obstrução. (7:199)

70. Jejum prolongado e diabetes, especialmente em um paciente dependente de insulina, são causas de aumento da vesícula biliar. Ascite é uma causa não biliar de espessamento difuso da parede da vesícula biliar. Colecistite crônica é uma causa de vesícula biliar pequena. (7:217, 220)

71. (D) O eixo celíaco se origina nos primeiros 2 cm da aorta abdominal; portanto, está localizado superior ao pâncreas. Todos os vasos listados são utilizados como referência anatômica para localização e visualização do pâncreas. (6:150, 151)

72. (A) Massas retroperitoneais tendem a causar deslocamentos anterior e cranial de órgãos adjacentes. A direção do deslocamento é uma maneira de diferenciar entre uma massa retroperitoneal e uma massa peritoneal. (2:343)

73. (D) Linfonodos paraespinhais aumentados podem deslocar a aorta anteriormente, fazendo com que aorta pareça estar "flutuando". (2:339)

74. (D) Ultrassonograficamente, linfonodos aumentados aparecem como massas hipoecoicas sem demonstração de transmissão direta, por causa de sua composição. (2:340, 341)

75. (A) Fluxo sanguíneo hepatofugal (portafugal) é a reversão do fluxo sanguíneo, ou seja, o sangue flui em direção oposta ao fígado. Isto pode ser causado por hipertensão portal ou doença hepática. (4:10, 11)

76. (B) As referências anatômicas úteis para localização da glândula suprarrenal esquerda são a aorta, o baço, o rim esquerdo e a crura esquerda do diafragma. (2:331)

77. (A) Pólipos na vesícula biliar podem ser diferenciados de cálculos pela ausência de sombra acústica e mobilidade. (1:207-208)

78. (E) Hidropsia é a dilatação da vesícula biliar, que pode ser causada por uma obstrução no ducto cístico. A vesícula biliar é palpável, e o paciente pode ser assintomático ou pode apresentar dor, náusea e vômito. Os ductos intra-hepáticos e extra-hepáticos não estão dilatados. (5:130)

79. (C) A causa mais comum de icterícia no paciente pediátrico é a atresia biliar, que é o estreitamento e obstrução do ducto biliar intra-hepático. (7:204)

80. (C) Exemplos de tumores retroperitoneais primários visualizados ultrassonograficamente são leiomiossarcomas, tumores neurogênicos, fibrossarcomas, rabdomiossarcomas e tumores teratomatosos. (2:344)

81. **(D)** Uma série de ecogenicidade relativa foi estabelecida. Indo do menos para o mais ecogênico: parênquima renal < fígado < baço < pâncreas < seio renal. (*6:153; 7:328*)

82. **(D)** O pâncreas em crianças será relativamente menos ecogênico e de tamanho maior em relação ao tamanho corporal. A ecogenicidade do pâncreas aumenta com a idade, pois há um aumento na deposição de gordura corporal, elevando a quantidade de gordura corporal no parênquima do pâncreas. (*2:248-249*)

83. **(B)** Os rins são revestidos por três camadas: a cápsula verdadeira é a camada mais interna que recobre apenas o rim; a gordura perinéfrica é a camada média, que está situada entre o rim e a glândula suprarrenal; e a fáscia de Gerota envolve os rins, a gordura perinéfrica e as glândulas suprarrenais. (*2:292*)

84. **(B)** As veias hepáticas média, direita e esquerda se originam no fígado e drenam diretamente para a veia cava inferior no nível do diafragma. Estas veias são os maiores e principais ramos viscerais da veia cava inferior. (*6:76*)

85. **(B)** O baço varia em tamanho, mas é considerado convexo superiormente e côncavo inferiormente. (*2:258-359*)

86. **(C)** Hipernefroma é um tumor sólido renal maligno, chamado de carcinoma de células renais ou adenocarcinoma do rim. Carcinoma de células transicionais é o tumor mais comum do sistema coletor. Oncocitoma é um tumor renal benigno raro. (*1:350-352; 2:322-327*)

87. **(C)** O rim esquerdo se encontra inferior e medial ao baço. O diafragma está superolateral e posterior ao baço, estômago e cauda do pâncreas; a flexura esplênica está medial ao baço. (*1:322-323; 2:92*)

88. **(B)** Uma hematocele é uma condição em que o sangue preenche a bolsa escrotal. Ultrassonograficamente, uma hematocele aguda aparece com paredes escrotais espessas e líquido no interior da bolsa escrotal, sem aumento da transmissão direta. Geralmente resulta de trauma ou cirurgia. (*7:752, 753*)

89. **(A)** Um hemangioma cavernoso é a neoplasia hepática benigna mais comum, e o aspecto ultrassonográfico mais comum é o de uma lesão ecogênica redonda ou oval com bordas bem delimitadas. (*2:147*)

90. **(C)** A glândula tireoide normal mede 1-2 cm de diâmetro anteroposterior e 4-6 cm de comprimento. (*2:396*)

91. **(E)** Na maioria dos casos, a ascite é secundária a um processo patológico primário. Algumas das causas de ascite incluem insuficiência cardíaca congestiva, síndromes nefríticas e infecções, p. ex., tuberculose, trauma e malignidade. Adenomiomatose é uma condição benigna da vesícula biliar, em que há proliferação da mucosa de revestimento da vesícula biliar na camada muscular. Ocorre formação de divertículo na camada muscular, podendo haver acúmulo de bile, o que causa artefatos do tipo *ring-down*. (*6:134, 135; 7:46*)

92. **(B)** Ultrassonograficamente, o modo mais adequado de diagnosticar um aneurisma dissecante é documentando o movimento do *flap* da íntima com as pulsações de sangue através da aorta. (*7:70, 71*)

93. **(A)** Uma massa na cabeça do pâncreas com um ducto biliar comum dilatado é sugestivo de icterícia obstrutiva. (*2:189*)

94. **(B)** Um abscesso sub-hepático estaria localizado inferior ao fígado e anterior ao rim direito. Este espaço também é denominado de bolsa de Morison. Outros sítios comuns de abscesso são os espaços subfrênico, perinéfrico, intrarrenal, intra-hepático, pélvico e ao redor de lesões no sítio de cirurgia. (*6:255*)

95. **(D)** O ligamento venoso é um remanescente do ducto venoso fetal; o ligamento Teres e o ligamento falciforme são remanescentes da veia umbilical fetal. Os ligamentos coronários definem a área nua do fígado. (*2:114; 5:95*)

96. **(A)** A artéria gastroduodenal é um ramo principal da artéria hepática comum. (*6:73*)

97. **(D)** Pacientes com vesícula biliar de Courvoisier apresentam icterícia indolor e uma massa palpável no quadrante superior direito. A obstrução do ducto biliar comum é geralmente causada pelo aumento da cabeça do pâncreas. Pacientes com hepatite aguda e cirrose têm icterícia indolor. A icterícia não é causada por obstrução do sistema biliar. É causada pela destruição do parênquima hepático. Vesícula biliar de porcelana é a calcificação da parede da vesícula biliar. (*6:109-111, 137*)

98. **(E)** Uma corcova de dromedário é um abaulamento cortical da borda lateral do rim esquerdo. Um defeito juncional do parênquima é uma divisão distinta entre os polos superior e inferior do rim. Uma coluna de Bertin é a presença de endentações proeminentes do seio renal. Todas estas variantes têm um efeito de massa no ultrassom. Um barrete frígio é uma dobra entre o fundo e o corpo da vesícula biliar. (*2:256, 257*)

99. **(C)** Ascite, fígado pequeno, hipertensão portal e bordas hepáticas nodulares podem estar presentes na doença hepática terminal. Os ductos biliares não estarão dilatados por causa do parênquima hepático fibrótico. (*2:139*)

100. **(A)** A cabeça do pâncreas está localizada anterior à veia cava inferior. (*2:196*)

101. **(B)** A bolsa omental está localizada entre o estômago e o pâncreas. (*2:216*)

102. **(B)** As pirâmides renais estão localizadas na medula renal. (*2:248*)

103. **(C)** Na doença renal crônica, ambos os rins são pequenos e ecogênicos. (*2:268*)

104. **(B)** Um longo histórico de alcoolismo é uma causa principal de cirrose, e a ascite é geralmente observada secundariamente à cirrose. (*7:149, 152*)

105. **(C)** Hepatite ativa crônica pode progredir para cirrose. A etiologia da hepatite ativa crônica é geralmente idiopática, porém pode ser viral ou imunológica. (*2:148*)

106. **(A)** Cisto do colédoco é uma dilatação cística focal rara do ducto biliar comum, causada por uma junção anômala entre o ducto biliar comum e o ducto pancreático principal. O refluxo das enzimas pancreáticas causa enfraquecimento da parede do ducto biliar comum e uma evaginação da parede. Cistos do colédoco podem estar associados a cálculos biliares, cirrose e pancreatite. Clinicamente, o paciente apresenta dor, febre, massa abdominal ou icterícia. (*2:177*)

107. **(E)** Tireoidite de Hashimoto é uma inflamação crônica da tireoide. É uma causa comum de hipotireoidismo em regiões com carência de iodo. A glândula tireoide inteira está envolvida e, ultrassonograficamente, a tireoide está aumentada com bordas irregulares e ecos heterogêneos reduzidos. Pessoas com a doença de Graves apresentam hipertireoidismo, exoftalmia e espessamento cutâneo. A tireoide está distendida, com aumento da vascularidade. Tumores malignos da tireoide são raros e possuem uma aparência variada no ultrassom, podendo se apresentar como um único nódulo sólido pequeno, hipoecoico a isoecoico em relação ao tecido tireoidiano. Em 50% dos casos, haverá calcificação. (*2:402*)

108. **(D)** Calcificação de parte ou de toda a parede da vesícula biliar é chamada de vesícula biliar de porcelana. A vesícula biliar de porcelana está associada à colecistite crônica e cálculos biliares. Estes pacientes apresentam um maior risco de carcinoma da vesícula biliar. (*2:185*)

109. **(A)** Pacientes tipicamente são diagnosticados com um aneurisma aórtico, quando uma massa pulsátil é observada no exame físico. Estes pacientes geralmente apresentam um histórico de tabagismo e doença vascular, como hipertensão. No ultrassom, é importante medir o diâmetro do lúmen e a localização do aneurisma com referência às artérias renais. (*2:90, 91*)

110. **(B)** A artéria renal direita segue posterior à veia cava inferior e pode ser visualizada como uma estrutura anecoica redonda, situada posterior à veia cava inferior em uma varredura longitudinal. (*2:84*)

111. **(A)** O espaço retroperitoneal é a área entre a porção posterior do peritônio parietal e o músculo da parede abdominal posterior. (*2:238*)

112. **(A)** Quando existe pressão extrínseca e obstrução do ducto biliar comum (ou seja, uma massa na cabeça do pâncreas), a vesícula biliar e a árvore biliar estarão aumentadas. (*6:159-162*)

113. **(C)** Os níveis séricos de amilase e lipase aumentam com o início da pancreatite, porém a amilase alcança seu valor máximo em 24 horas. A lipase permanece elevada por um maior período de tempo. (*7:249*)

114. **(B)** Estenose hipertrófica do piloro (HPS) é mais comumente observada em bebês do sexo masculino de 1 semana a 6 meses de idade. O piloro é o canal entre o estômago e o duodeno. Quando o músculo do piloro está espessado, o alimento é impedido de entrar no estômago. A criança tipicamente apresenta vômito em jato, desidratação e uma massa palpável do tamanho de uma azeitona na região epigástrica. O diagnóstico de HPS é estabelecido quando o comprimento do piloro é superior a 18 mm, o diâmetro anteroposterior é superior a 15 mm ou a espessura muscular é superior a 4 mm. (*7:587, 588*)

115. **(B)** Neuroblastoma é um tumor maligno da medula suprarrenal encontrado em crianças. (*7:503*)

116. **(B)** Pancreatite crônica. Linfonodos aumentados são hipoecoicos, sem aumento da transmissão direta. Ultrassonograficamente, o aneurisma aórtico, a crura do diafragma e o intestino podem estar hipoecoicos. Pancreatite crônica é visualizada como uma estrutura ecogênica. (*7:512*)

117. **(D)** Síndrome de Budd-Chiari é causada por trombose das veias hepáticas ou da veia cava inferior, causando obstrução do fluxo sanguíneo ao coração. A obstrução pode ser congênita ou adquirida. A síndrome de Budd-Chiari está associada ao carcinoma de células renais, carcinoma primário do fígado ou uso prolongado de contraceptivos orais. É caracterizada por dor abdominal, ascite maciça e hepatomegalia. Ultrassonograficamente, o lobo direito do fígado pode ser pequeno, com um lobo caudado normal ou aumentado. Haverá ausência de fluxo sanguíneo nas veias hepáticas e veia cava inferior ou um padrão de fluxo sanguíneo anormal no Doppler. (*7:160, 161*)

118. **(E)** Em resposta ao aumento de pressão na veia porta, que está associada à hipertensão portal, pode haver recanalização da veia umbilical, que está localizada no ligamento *teres*. (2:154, 155)

119. **(B)** Um rim pélvico é um rim que não ascende para a fossa renal. Está localizado na pelve, mas tem o mesmo aspecto ultrassonográfico que um rim localizado na fossa renal. (6:173)

120. **(A)** A junção ureteropélvica está localizada onde a pelve renal sofre estreitamento e se une à porção proximal do ureter. (6:172)

121. **(E)** De acordo com Platt *et al.*, um RI da artéria renal superior a 0,70 tem uma precisão de 90% no diagnóstico de obstrução renal. (6:211)

122. **(C)** Síndrome de Cushing é uma doença suprarrenal, em que há hipersecreção de glicocorticoides. (2:343)

123. **(D)** Corpo e cauda. Tumores de células das ilhotas pancreáticas são massas sólidas bem circunscritas com ecos de baixa amplitude que são frequentemente encontradas no corpo e cauda e raramente na cabeça do pâncreas. (2:219, 223)

124. **(C)** A artéria celíaca tem três ramos: a artéria hepática comum, a artéria gástrica esquerda e a artéria esplênica. (6:72)

125. **(A)** A massa benigna mais comum do baço é um hemangioma cavernoso. O tumor maligno mais comum do baço é um angiossarcoma. Cistos congênitos do baço são raros, e linfomas não são massas benignas. (6:234)

126. **(B)** O peritônio parietal reveste a cavidade abdominal. Os órgãos são intraperitoneais se forem envoltos pelo peritônio ou retroperitoneais se apenas suas superfícies anteriores forem revestidas. (7:35-37)

127. **(C)** Um rim transplantado com função normal terá o mesmo aspecto ultrassonográfico que um rim normal localizado na fossa renal. (7:400)

128. **(D)** Quando alimento contendo gordura entra no intestino delgado, colecistocinina é secretada na circulação sanguínea, que ativa a contração da vesícula biliar e o relaxamento do esfíncter de Oddi. (7:198)

129. **(B)** Um rim transplantado é geralmente posicionado na pelve, ao longo da margem do iliopsoas e anterior ao músculo psoas. O ureter do rim doador é anastomosado à bexiga. A artéria renal doadora é anastomosada à artéria ilíaca externa, enquanto que a veia renal é conectada à veia ilíaca interna. (7:399)

130. **(A)** Tumores de Klatskin se originam na junção dos ductos hepáticos direito e esquerdo e causam dilatação dos ductos intra-hepáticos, sem dilatação dos ductos extra-hepáticos. (6:141, 142)

131. **(D)** Pâncreas. O fígado, baço, veias hepáticas e vesícula biliar estão localizados na cavidade peritoneal. Os grandes vasos, pâncreas, glândulas suprarrenais e rins não são envoltos pelo peritônio; portanto, estes órgãos estão localizados na cavidade retroperitoneal. (2:328)

132. **(C)** A artéria esplênica se origina no eixo celíaco e segue ao longo da superfície superior do corpo e cauda do pâncreas. (6:72)

133. **(C)** Artefatos resultam de uma variedade de fontes, incluindo artefatos de espessura e de lobo lateral, artefatos de reverberação, ruído eletrônico e artefatos de ambiguidade de alcance. Efeitos de borda causam sombra acústica por causa da reflexão e refração do som. (6:12, 13)

134. **(B)** Quando presente, a ascite age como uma janela acústica. Portanto, o fígado estará mais ecogênico. Sempre há reforço acústico posterior quando o som se propaga pelo líquido. (6:11)

135. **(A)** O equipamento de ultrassom é calibrado em 1.540 m/s, ou seja, a velocidade do som no tecido mole. Quando o feixe de ultrassom atravessa um tumor gorduroso com uma menor velocidade de propagação, o tumor aparecerá *mais longe* do que sua real distância. (6:13)

136. **(D)** Uma coleção líquida localizada entre o diafragma e o baço pode representar um abscesso subfrênico. (2:348)

137. **(B)** Se uma massa for sólida, o deslocamento de órgãos adjacentes ajudará na avaliação da origem da massa. Em um sarcoma retroperitoneal, o rim, o baço e o pâncreas seriam deslocados anteriormente. (2:348, 349)

138. **(C)** Esplenomegalia pode ser causada por congestão, ou seja, trombose portal, trauma, infecção, doença de Hodgkin, linfoma, neoplasias, doenças de armazenamento e policitemia vera. (2:318, 319)

139. **(A)** Adenomiomatose é uma doença infiltrativa benigna que causa um espessamento difuso da parede da vesícula biliar. Esta doença não causa um aumento no volume da vesícula biliar. (6:134, 135)

140. **(D)** Posterior aos rins estão os músculos quadrados lombares, o diafragma, o músculo psoas e a décima segunda costela. (*6:248*)

141. **(D)** Pacientes com cirrose crônica apresentarão um fígado fibrótico nodular pequeno, que impede o fluxo sanguíneo através do fígado, causando o desenvolvimento de vasos colaterais e hipertensão portal. Ascite, edema periférico e esplenomegalia são geralmente secundários ao aumento de pressão na veia porta. Falência hepática causa icterícia e um aumento no tempo de coagulação. Ultrassonograficamente, o fígado é pequeno e ecogênico. (*7:151*)

142. **(C)** Jatos ureterais não estão presentes, se houver uma hidronefrose obstrutiva. Um tumor vesical ou válvulas uretrais posteriores podem obstruir a saída de urina do corpo. Em casos de obstrução severa, a pressão elevada na bexiga urinária pode causar dilatação dos ureteres e do sistema coletor renal. Um cisto parapélvico não causa hidronefrose. (*2:285*)

143. **(B)** Uma pelve extrarrenal se estende da pelve renal até a região externa da cápsula renal. Uma maneira de diferenciar uma pelve extrarrenal da hidronefrose é colocando o paciente na posição prona. A pressão causará colapso da pelve extrarrenal. (*6:285, 284*)

144. **(E)** A seta estreita longa aponta para o coração. A aorta e a veia cava inferior entram na cavidade torácica em direção ao coração. (*2:104*)

145. **(E)** A seta larga e curta está apontando para a aorta, que entra na cavidade torácica em direção ao coração. A aorta encontra-se posterior ao lobo hepático esquerdo. (*2:104*)

146. **(A)** A seta está apontando para uma estrutura anecoica redonda anterior e ligeiramente à esquerda da coluna vertebral, que é a aorta. (*2:108*)

147. **(E)** Cistos simples estão presentes em 50% de todos os adultos com mais de 50 anos de idade. Geralmente, não são clinicamente importantes e podem estar localizados em qualquer região do rim. A Fig. 4-11 do rim esquerdo exibe um cisto pequeno do polo superior, com um cisto grande do polo inferior. (*2:263*)

148. **(A)** As causas mais comuns de um fígado gorduroso são o uso abusivo de álcool e a obesidade. Diabetes, quimioterapia, fibrose cística e tuberculose são outras causas de infiltração gordurosa do fígado. A aparência do fígado varia de acordo com a gravidade das alterações gordurosas. O parênquima hepático terá um aumento na ecogenicidade, com uma diminuição na penetração acústica. Em casos de infiltração gordurosa grave, haverá uma diminuição na ecogenicidade das paredes dos vasos portais causada pelo aumento na ecogenicidade do parênquima hepático. Pode haver dificuldade na visualização do diafragma em razão do aumento do parênquima hepático. (*7:145*)

149. **(B)** A artéria mesentérica superior (SMA) se origina na aorta abdominal. É vista posterior ao pâncreas. (*1:216*)

150. **(A)** Colecistite aguda está geralmente associada a cálculos biliares. Algumas vezes pode haver colecistite sem cálculos biliares, sendo denominada de colecistite acalculosa. O aspecto ultrassonográfico será o mesmo, exceto pela presença de focos ecogênicos com sombra acústica posterior no lúmen da vesícula biliar. (*6:213*)

151. **(C)** Artéria cística. As características ultrassonográficas da colecistite aguda incluem uma vesícula biliar aumentada, com um diâmetro transversal > 5 cm, parede da vesícula biliar > 5 mm, líquido pericolecístico, um sinal de Murphy positivo e uma artéria cística aumentada. Nem todos os critérios ultrassonográficos estarão presentes em cada caso de colecistite. (*6:213, 216*)

152. **(A)** O saco pleural envolve os pulmões. A pleura interna (pleura visceral) reveste os pulmões, enquanto que a pleura externa (pleura parietal) reveste a superfície interna da parede torácica. Uma efusão pleural é a presença de líquido no saco pleural, superior ao diafragma. O diafragma deve ser identificado para diferenciar entre líquido no espaço pleural e líquido na cavidade abdominal (ascite). (*2:552*)

153. **(C)** O fígado é um sítio comum de envolvimento metastático. Os sítios primários mais comuns incluem o cólon, a mama e os pulmões. Lesões metastáticas para o fígado apresentam aspectos ultrassonográficos variados. Estas lesões podem ser hipoecoicas, ecogênicas e bem delimitadas ou causar um padrão hepático ecogênico difuso. (*2:152, 153*)

154. **(B)** A seta está apontando para uma veia hepática normal, que drena para a veia cava inferior. (*6:76*)

155. **(B)** A seta está apontando para a artéria renal direita, que se encontra posterior à veia cava inferior. (*6:74*)

156. **(B)** O músculo quadrado lombar está situado posterior ao rim e segue lateral ao músculo psoas. Este músculo protege as porções posterior e lateral da parede abdominal. (*7:19, 324*)

157. **(C)** O ligamento falciforme se estende do umbigo até o diafragma e pode ser visualizado ultrassonograficamente somente quando uma ascite maciça está presente. (*2:114*)

158. **(C)** Um rim multicístico (displásico) é uma causa comum de uma massa neonatal palpável. É geralmente unilateral. Uma patologia multicística bilateral é incompatível com a vida. (*2:270*)

159. **(D)** A fissura lobar principal é uma referência anatômica utilizada para documentar a fossa da vesícula biliar, quando não há visualização da vesícula biliar. Ultrassonograficamente, a fissura lobar principal aparece como uma estrutura linear ecogênica que se estende da veia porta até o colo da vesícula biliar. (*2:114*)

160. **(A)** A neoplasia primária mais comum do pâncreas é um adenocarcinoma. (*2:218*)

161. **(E)** A ponta de seta está apontando para um ducto pancreático distendido. A medida normal do ducto pancreático é < 2 mm. (*7:244*)

162. **(A)** Ultrassonograficamente, a pancreatite aguda pode aparecer normal ou difusamente aumentada com uma diminuição na ecogenicidade. O ducto pancreático pode estar aumentado. O aspecto da pancreatite hemorrágica depende da idade da hemorragia. Geralmente, haverá uma massa bem definida na cabeça do pâncreas. Pancreatite flegmonosa tipicamente apresenta uma massa hipoecoica mal delimitada no ultrassom. Na pancreatite crônica, o pâncreas está geralmente e é muito ecogênico em uma ultrassonografia. Pode haver dilatação do ducto pancreático principal secundário a um cálculo no ducto.

163. **(C)** Aneurisma aórtico com um trombo pequeno na aorta proximal e oclusão parcial documentada pelo Doppler em cores nas incidências transversal e longitudinal. (*7:66*)

164. **(B)** A artéria mesentérica superior é um ramo ventral da aorta. Esta artéria segue paralela e anterior à aorta abdominal. (*9:44*)

165. **(A)** O aspecto ultrassonográfico da pancreatite aguda varia de acordo com a gravidade da inflamação. A ecogenicidade é hipoecoica e geralmente menor que a do fígado. O pâncreas pode estar aumentado com um ducto pancreático dilatado. (*10:88-89*)

166. **(A)** A seta está apontando para uma pirâmide medular. (*2:255*)

167. **(C)** Litíases biliares (cálculos) aparecem ultrassonograficamente como focos ecogênicos móveis com sombra acústica posterior. (*10:59*)

168. **(D)** Sombra acústica.. (*10:59*)

169. **(E)** O ducto biliar comum é uma estrutura tubular sonolucente, visualizada anterior à veia porta. (*10:53*)

170. **(C)** O limite superior do ducto biliar comum (CBD) é de 8 mm. Após 50 anos de idade, o diâmetro do CBD aumenta, aproximadamente, 1 mm/década. (*10:53*)

171. **(B)** Pneumobilia é a presença de ar no trato biliar. Ar no trato biliar pode ser causado por colecistite crônica, fístula biliar-entérica ou uma complicação cirúrgica. Ultrassonograficamente, pneumobilia aparece como um foco ecogênico geralmente encontrado na região da *porta hepatis*. Pode haver focos com movimento e fraca sombra acústica posterior. (*10:80*)

172. **(E)** A doença metastática hepática tem vários aspectos ultrassonográficos. Pode-se apresentar como múltiplas massas ecogênicas de tamanhos variados. Massas malignas tendem a ter bordas irregulares e invadem o tecido adjacente. Metástase do fígado pode-se apresentar como uma massa bem delimitada, uma massa hipoecoica ou uma lesão cística. Os sítios primários incluem o cólon e a mama. (*10:34*)

173. **(D)** O baço aparece normal. (*9:139*)

174. **(C)** O ducto biliar comum é formado pela confluência entre o ducto hepático comum e o ducto cístico. (*9:92*)

175. **(B)** Aterosclerose é a causa mais comum de um aneurisma. (*2:90*)

176. **(C)** A seta está apontando para o ducto biliar comum, que está localizado anterior à veia porta. A veia porta principal, o ducto biliar comum e a artéria hepática formam o *porta-hepatis*. (*9:82*)

177. **(D)** Um sistema coletor duplo é uma variante renal comum. O seio renal ecogênico está separado pelo parênquima renal. Um sistema coletor duplo pode apresentar um aspecto similar a uma massa ocupando parte do seio renal. (*2:257*)

178. **(A)** Um foco ecogênico com sombra acústica posterior é o aspecto ultrassonográfico de um cálculo. Um cálculo no ducto biliar comum pode causar dilatação do ducto. (*2:86*)

179. **(C)** Cálculos biliares. Hidronefrose pode ser unilateral ou bilateral. Uma próstata aumentada, válvula de uretra posterior, massa pélvica ou uma massa na bexiga urinária podem causar obstrução renal bilateral. Um cálculo no ureter pode causar hidronefrose unilateral. Cálculos biliares não causam compressão do sistema urinário e não têm efeito sobre o sistema urinário. (*7:368, 369*)

180. **(B)** Posição sentada vertical. O posicionamento correto do paciente sendo submetido a uma toracocentese por agulha é significativo para um procedimento bem-sucedido. (*12:118*)

181. **(A)** Doença de Graves é uma doença autoimune que afeta a glândula tireoide, os olhos e a pele. O nome deriva de Robert Graves, MD, um médico irlandês que foi o primeiro a descrever este tipo de hipertireoidismo. A anormalidade bioquímica é uma redução nos níveis do hormônio estimulante da tireoide e um aumento nos níveis de T3 e T4. (*2:520; 7:665, 666*)

182. **(B)** Múltiplos micronódulos hipoecoicos. A tireoidite de Hashimoto é uma tireoidite linfocítica crônica. A doença é autoimune e geralmente causada por hipotireoidismo. O aspecto ultrassonográfico típico é um aumento das glândulas tireoides com múltiplos nódulos hipoecoicos. (*1:762*)

183. **(D)** CEA significa antígeno carcinoembrionário, um tipo de molécula proteica encontrada em células tumorais e no feto em desenvolvimento. Condições benignas e malignas podem aumentar o CEA. Os tipos de câncer que podem aumentar o CEA são as neoplasias pancreáticas, hepáticas, de estômago, de mama e de pulmão. Um aumento no CEA-125 está associado ao câncer ovariano. Níveis elevados também são observados em condições não cancerígenas, como inflamação, úlcera péptica e colite ulcerativa. Fumantes podem apresentar níveis de CEA mais elevados do que não fumantes. Um aumento consistente em CEA após a remoção cirúrgica de um tumor canceroso é sugestivo de recidiva. (*13:490*)

184. **(D)** Biópsias com agulha fina são tipicamente realizadas com anestesia local. (*1:2072; 2:436-442*)

185. **(D)** Pneumobilia (ar no interior da árvore biliar) é comumente vista após uma prévia intervenção biliar: cateteres no ducto biliar comum, fístula coledocoduodenal, colecistite enfisematosa e íleo biliar com colangiopancreatografia retrógrada endoscópica (ERCP) são as mais comuns. (*1:180; 4:30, 31*)

186. **(E)** A artéria direita se origina na aorta anterolateral e segue posterior à veia cava inferior (IVC) até o hilo renal direito. O pâncreas, duodeno, veias hepáticas, lobo caudado e a fissura lobar principal estão localizados anterior à IVC. (*2:111; 4:193*)

187. **(B)** A doença de Hashimoto é uma doença autoimune que afeta a tireoide. Também é conhecida como tireoidite de Hashimoto e é a causa mais comum de hipotireoidismo. (*2:522; 4:297*)

188. **(D)** As causas mais comuns de pancreatite aguda nos Estados Unidos é o cálculo biliar (colelitíase) e o uso abusivo de álcool; outras causas menos comuns incluem trauma abdominal, úlcera péptica, carcinoma pancreático e uso de determinados medicamentos. (*2:255; 4:90*)

189. **(D)** Rim pélvico. Os rins normalmente migram para a fossa renal durante o período embrionário. Qualquer rim não localizado na fossa renal é um rim ectópico. Um rim pélvico pode ter um aspecto similar a uma massa anexial e está associado a outras anormalidades, ao refluxo vesicoureteral e anomalias genitais. (*2:258*)

190. **(C)** Pseudocistos pancreáticos são estruturas com conteúdo líquido que podem ser uma complicação da pancreatite aguda. São geralmente preenchidos por enzimas pancreáticas, porém também podem consistir em sangue ou pus. Pseudocistos possuem diversos aspectos ultrassonográficos. Podem aparecer císticos com ou sem *debris*, ou podem aparecer sólidos. São geralmente encontrados na região ao redor do pâncreas, bolsa omental ou na cauda pancreática. (*7:251*)

191. **(B)** O retroperitônio tem três espaços potenciais, em que coleções líquidas e lesões expansivas (abscessos e hematomas) podem ser encontradas: o espaço pararrenal anterior, o espaço pararrenal posterior e o espaço perirrenal. O espaço perirrenal está localizado na fáscia de Gerota. Os rins, glândulas suprarrenais, linfonodos, vasos sanguíneos e gordura perirrenal estão localizados na fáscia de Gerota. (*2:40*)

192. **(E)** Na maioria dos casos de colecistite aguda, também haverá cálculos biliares. Espessamento simétrico >3 mm da parede da vesícula biliar é um sinal inespecífico de colecistite aguda. Espessamento da parede da vesícula biliar também é observado em pacientes com ascite, hepatite, hipoproteinemia, hipoalbuminemia, insuficiência cardíaca, doença renal e hipertensão venosa sistêmica, bem como em pacientes que tenham se alimentado antes do exame imagiológico. (*2:175*)

193. **(A)** Artefato do tipo *ring-down* também é chamado de artefato em cauda de cometa. Um artefato do tipo *ring-down* é uma série de reverberações que aparecem como linhas lineares posteriores a uma interface forte. Na Fig. 4-39, as reverberações foram causadas pelo gás no intestino. (*7:226*)

194. **(C)** Cistos renais são comumente observados em mais de 50% das pessoas com mais de 50 anos. Os cistos são anecoicos, de formato redondo ou oval com aumento da transmissão direta. Podem ser únicos ou múltiplos e localizados em qualquer região do rim. (*2:263*)

195. (D) Cistos renais geralmente afetam a função renal, e os pacientes são tipicamente assintomáticos, salvo se o cisto for muito grande ou comprimir o sistema coletor causando hidronefrose. (*2:263*)

196. (B) Em um exame ultrassonográfico, os linfonodos são visualizados apenas se estiverem aumentados > 1 cm. Os sítios comuns de visualização de linfonodos aumentados incluem ao redor dos grandes vasos (para-aórticos e paracavais), região peripancreática, hilo renal e região mesentérica. Ultrassonograficamente, os linfonodos são massas redondas, hipoecogênicas e homogêneas, sem aumento no reforço acústico posterior. (*2:332, 338, 339*)

197. (C) Um aumento no nível de lipase indica pancreatite aguda ou carcinoma pancreático. Os níveis de amilase também aumentarão na pancreatite aguda, porém não permanecem tão elevados quanto ou tão específicos quanto os níveis de lipase. (*2:204, 205*)

198. (E) Infiltração gordurosa do fígado geralmente causa um padrão hiperecoico difuso, não um padrão focal. (*7:145*)

199. (A) A lei de Courvoisier afirma que a obstrução do ducto biliar comum decorrente de uma pressão externa ao sistema biliar ocasionará um aumento da vesícula biliar com dilatação das radículas biliares. (*2:218*)

200. (D) Pancreatite crônica ocorre após acessos repetidos de pancreatite aguda, que é geralmente causada por doença biliar ou alcoolismo. O tecido pancreático torna-se fibrótico em razão da inflamação crônica. As alterações fibróticas e gordurosas fazem com que o pâncreas pareça mais ecogênico do que o normal na ultrassonografia. As bordas podem ser irregulares, e a dilatação do ducto pancreático pode ser secundária à formação de cálculos, que causam dilatação do ducto pancreático. Conforme as pessoas envelhecem, o pâncreas se torna mais ecogênico; é uma parte normal do processo de envelhecimento. (*2:214*)

201. (B) Carcinomas de células renais é o tumor renal mais comum. É mais comum em homens, e a incidência é mais elevada em pacientes em diálise por tempo prolongado ou que tenham a doença de von Hippel-Lindau. O aspecto ultrassonográfico varia de acordo com o estágio da massa. No estágio um, não há metástase da massa para fora da cápsula verdadeira do rim. Angiolipoma, adenoma e oncocitoma são tumores renais benignos. (*2:266, 272*)

202. (A) Necrose tubular aguda é a causa médica mais comum de doença renal. Infarto renal é a oclusão de um vaso causada por trombos; geralmente ocorre na periferia do rim. Pacientes com diabetes podem ter rins ecogênicos pequenos, que é o aspecto ultrassonográfico da doença renal crônica. Nefrocalcinose aparece ultrassonograficamente como pirâmides renais ecogênicas com ou sem sombra acústica. (*2:289*)

203. (A) A doença renal policística do adulto é uma doença hereditária autossômica dominante que frequentemente se manifesta na quarta década de vida. Manifesta-se por dilatação cística dos túbulos convolutos proximais, da cápsula de Bowman e dos túbulos coletores. É geralmente um processo bilateral, com cistos associados no fígado, pâncreas, pulmões, baço, tireoide, bexiga, ovários e testículos. Os rins estão aumentados com cistos no córtex renal, e o rim pode perder sua forma reniforme. (*7:349, 350*)

204. (E) Divertículo da bexiga é uma evaginação da mucosa vesical através da camada muscular. Um divertículo pode ser congênito ou adquirido. Um aumento de pressão na bexiga pode ser causado por uma obstrução da saída vesical ou por uma bexiga neurogênica, o que pode provocar fraqueza da parede da bexiga, resultando em uma evaginação da mesma. Uma pequena conexão entre a bexiga e o divertículo pode ser observada no ultrassom, mesmo depois que o paciente esvazia sua bexiga. Uma ureterocele é uma evaginação sacular do ureter distal para dentro da bexiga urinária. (*2:352*)

205. (D) Um cálculo no ureter proximal. (*2:301*)

206. (B) Um aneurisma fusiforme é uma dilatação uniforme de um vaso. A maioria dos aneurismas ocorre abaixo do nível das artérias renais. (*7:65, 66*)

207. (C) O sinal ultrassonográfico de Murphy é a presença de dor sobre a região da vesícula biliar durante a palpação no exame físico. O sinal de Kehr é a presença de dor no quadrante superior esquerdo que se irradia para o ombro esquerdo. Está associado a um baço rompido. (*6:127*)

208. (E) Este é um exemplo de obstrução do ducto biliar dos ductos intra-hepáticos e extra-hepáticos. Uma massa na cabeça do pâncreas pode causar dilatação dos ductos intra-hepáticos e extra-hepáticos, além de uma vesícula biliar aumentada preenchida por líquido (lei de Courvoisier). (*10:94*)

209. (B) Linfonodos periaórticos deslocarão a artéria mesentérica superior anteriormente, *não* posteriormente. (*2:338, 339*)

210. (A) Diabetes. Trombo da veia porta pode estar associado a várias patologias e condições: hepatite, pancreatite crônica, trauma, malignidade, septicemia, gravidez, derivações porto-cava e esplenectomia. O desenvolvimento de colaterais é denominado transformação cavernosa da veia porta. (*1:105*)

211. (E) A imagem é de um fluxo sanguíneo normal nas veias hepática e porta. O mapeamento de fluxo em cores no lado esquerdo da imagem é utilizado para decifrar a direção do fluxo sanguíneo. De acordo com o mapeamento de fluxo em cores, vermelho representa o fluxo sanguíneo em direção ao transdutor, e azul representa o fluxo sanguíneo em direção oposta ao transdutor. (*1:28*)

212. (D) A imagem é de um cálculo no ducto biliar comum, causando dilatação do ducto. (*1:186*)

213. (B) O ducto biliar comum dilatado está localizado anterior à veia porta. (*1:186*)

214. (C) Coledocolitíase. Cálculos são geralmente produzidos na vesícula biliar e esta deve ser avaliada para a presença de cálculos. Qualquer obstrução do ducto biliar comum causa obstrução e dilatação do ducto. (*2:181*)

215. (E) Uma adenoma é uma massa tireoidiana benigna que comprime o tecido adjacente. Ultrassonograficamente, o aspecto do adenoma varia de anecoico a ecogênico. Comumente, um halo pode ser visto circundando o adenoma. Quando há hiperfunção, um aumento do fluxo sanguíneo pode ser demonstrado em torno da massa. A doença de Graves está associada ao hipertireoidismo, com um aspecto homogêneo difuso no ultrassom. Carcinoma papilar tem um aspecto hipoecoico com microcalcificação no ultrassom. (*2:303*)

216. (B) Afebril. Quando inflamação da vesícula biliar ocorre sem cálculos biliares, é denominada de colecistite acalculosa. Os sintomas clínicos incluem dor no quadrante superior direito, sinal de Murphy, febre, náusea e vômito. Os achados laboratoriais incluem leucocitose e elevação dos níveis séricos de bilirrubina total. (*7:212, 213*)

217. (B) As setas apontam para lesões hipoecoicas no lobo esquerdo. Hiperplasia nodular focal também pode ser observada como massas focais hipoecoicas ou hiperecoicas. (*7:168*)

218. (C) Lesões hipoecoicas podem ser o resultado de focos infecciosos. É muito incomum a presença de metástases com uma ecogenicidade hipoecoica. Ocasionalmente, os linfomas podem aparecer como metástases hepáticas hipoecoicas. Hemangiomas são ecogênicos. (*7:168*)

219. (B) A seta está apontando para o ligamento Teres. O ligamento Teres é mais facilmente visualizado em uma varredura transversal do fígado. Este ligamento divide o lobo hepático esquerdo nos segmentos medial e lateral. (*2:111*)

220. (A) O nível de alfafetoproteína está elevado em casos de carcinoma hepatocelular e em mulheres grávidas. Em casos de obstrução biliar, o paciente pode apresentar icterícia, níveis elevados de bilirrubina direta e fosfatase alcalina e prurido. (*2:139, 148*)

221. (D) Esta ultrassonografia demonstra múltiplas massas císticas de tamanhos variados no parênquima hepático. Cisto hepático ou cisto hidático hepático demonstrariam esta aparência. (*1:92-94*)

222. (E) Coledocolitíase aparece como focos ecogênicos no ducto biliar comum, com dilatação do ducto. Colecistite, insuficiência cardíaca direita e hipoproteinemia são algumas das causas de espessamento da parede da vesícula biliar. (*3:38*)

223. (C) Metástase é o envolvimento neoplásico no fígado, causando aumento hepático com múltiplos nódulos de padrões ultrassonográficos variados. Metástases foram descritas como hipoecoicas, ecogênicas, olho de boi, anecoicas e difusamente inomogêneas. O paciente tipicamente apresenta perda de peso, apetite reduzido, resultados anormais dos testes de função hepática e hepatomegalia. (*2:152, 153*)

224. (B) Níveis elevados de creatinina e nitrogênio ureico no sangue são observados na insuficiência renal. (*2:251*)

225. (E) A cabeça do pâncreas está localizada à direita da confluência esplenoportal, anterior à veia cava inferior e medial à alça em C do duodeno. (*2:196*)

226. (C) A doença de Crohn é uma inflamação crônica do intestino. Geralmente afeta o íleo, porém pode afetar os intestinos delgado e grosso. É observada com maior frequência em adultos jovens. (*7:296*)

227. (B) Um sinal precoce de hidronefrose obstrutiva é um RI > 0,70 dos vasos intrarrenais. O RI retorna ao normal após 72 horas. (*2:285*)

228. (A) Um cisto parapélvico está localizado no hilo renal. Um hematoma, linfoma, abscesso e urinoma são coleções líquidas perirrenais que podem ser facilmente identificadas no ultrassom. (*2:269, 292*)

229. (A) Aumento do fluxo sanguíneo nos vasos dilatados pode ser observado com uma manobra de Valsalva. Varicoceles são mais comuns no lado esquerdo. (*4:750*)

230. (D) Massa na cabeça do pâncreas. (*10:94*)

231. **(E)** A próstata aumentada pode ser vista durante um exame pélvico transabdominal penetrando a base da bexiga urinária. Uma avaliação da glândula prostática também pode ser realizada por ultrassonografia transretal. (*1:424*)

232. **(A)** Ascite é o acúmulo de líquido livre, sendo anecoica nas ultrassonografias. (*2:38, 352*)

233. **(C)** Em casos de infiltração gordurosa moderada a grave, a ecogenicidade do fígado estará aumentada. A visualização do diafragma e das bordas do vaso intra-hepático pode ser difícil por causa do aumento da atenuação do parênquima hepático. (*2:134, 135*)

234. **(D)** Este é um foco ecogênico no fígado, mais consistente com um hemangioma. Hemangiomas são as neoplasias benignas mais comuns do fígado. (*6:103*)

235. **(D)** O baço é um sítio comum de trauma abdominal fechado. O hematoma estará contido no baço se não houver ruptura da cápsula esplênica. Uma redução no hematócrito é um indício de que há perda de sangue proveniente do sistema cardiovascular. (*2:321*)

236. **(E)** Um hemangioma apresenta o mesmo aspecto ultrassonográfico que o adenoma de células hepáticas, a hiperplasia nodular focal, o carcinoma hepatocelular e metástases hepáticas. Todas estas condições são neoplasias benignas que podem aparecer ecogênicas no ultrassom. Outros testes diagnósticos podem ser utilizados para estabelecer um diagnóstico definitivo. (*2:148*)

237. **(D)** Doença renal crônica é visualizada como rins pequenos e ecogênicos. Pode ser unilateral ou bilateral. Doença renal crônica tem muitas causas, como doença parenquimatosa, hipertensão e estenose da artéria renal. (*2:289*)

238. **(B)** Esta ultrassonografia é uma imagem clássica de adenomiomatose de vesícula biliar. Ultrassonograficamente deve-se procurar por espessamento segmentar difuso da parede da vesícula biliar, com divertículo intramural se projetando para o lúmen. (*7:224*)

239. **(B)** Na doença hemolítica associada a uma destruição súbita de grandes quantidades de hemácias, as células reticuloendoteliais recebem mais bilirrubina do que são capazes de remover. Portanto, o paciente apresentaria níveis elevados de bilirrubina indireta ou não conjugada. (*2:154-155*)

240. **(B)** Juntos, a cápsula de Bowman e os glomérulos são denominados corpúsculo renal. O túbulo renal se estende da cápsula de Bowman. Cada túbulo tem três seções: um túbulo proximal, um túbulo convoluto distal e uma alça de Henle. Juntos, a cápsula de Bowman, os glomérulos e os túbulos renais constituem um néfron. (*7:333-335*)

241. **(B)** O grande vaso sendo visualizado é a veia cava inferior. Nenhum vaso é visualizado ultrassonograficamente posterior à aorta. (*9:171*)

242. **(D)** A artéria renal direita é o único vaso localizado posterior à veia cava inferior. (*9:169*)

243. **(B)** Cálculo da bexiga urinária. (*2:352-354*)

244. **(C)** Um espessamento focal da parede da bexiga será decorrente da cistite. Existem muitas causas de inflamação da parede da bexiga, incluindo cateterismo, litíase vesical, massa vesical, doença renal, falta de higiene e qualquer estado patológico que cause estase da urina na bexiga. (*7:432*)

245. **(D)** O espaço sub-hepático está localizado entre o lobo hepático direito e o rim direito. (*7:39*)

246. **(A)** A seta está apontando para o coração.

247. **(E)** O fígado na imagem ultrassonográfica está normal. O fígado normal é homogêneo com ecogenicidade de nível intermediário. (*9:85*)

248. **(D)** Lobo de Riedel é uma variante normal do lobo hepático direito. Há uma projeção inferior similar a um gancho do lobo direito. O lobo direito se estende abaixo do polo inferior do rim direito durante a respiração normal. (*9:86*)

249. **(A)** Um paciente com uma apendicite aguda apresenta dor no quadrante inferior direito e dor à descompressão sobre o ponto de McBurney, contagem elevada de leucócitos, febre, náusea e vômito. Ultrassonograficamente, a parede do apêndice estará espessada em mais de 2 mm, e o diâmetro externo será > 6 mm. O apêndice será não compressível. (*2:237-240*)

250. **(D)** Esta ultrassonografia exibe uma vesícula biliar aumentada (hidrópica). (*10:69*)

251. **(A)** Hidropsia da vesícula biliar pode estar relacionada com uma obstrução no nível do ducto biliar comum cístico ou distal. (*10:69*)

252. **(A)** Lama na vesícula biliar não causa hidropsia da vesícula biliar. Algumas causas de hidropsia incluem síndrome do linfonodo mucocutâneo (doença de Kawasaki), estase biliar prolongada, hiperalimentação e hepatite. (*10:69*)

253. **(D)** Carcinoma de vesícula biliar é raro. Pacientes que um histórico de doença da vesícula biliar apresentam um maior risco de carcinoma primário de vesícula biliar. Os pacientes nem sempre têm sintomas e, quando têm, são os mesmos que aqueles de outras doenças da vesícula biliar. Carcinoma primário de vesícula biliar geralmente não é diagnosticado nos estágios iniciais; portanto, há uma alta taxa de mortalidade. Carcinomas de vesícula biliar apresentam vários aspectos diferentes na ultrassonografia e são inespecíficos. Cálculos biliares com uma massa intraluminal são altamente sugestivos de carcinoma de vesícula biliar. A adenomiose, colecistite aguda ou crônica, coágulo sanguíneo, colesterolose e adenoma papilar podem ter o mesmo aspecto ultrassonográfico que o carcinoma de vesícula biliar. (10:71, 72)

254. **(A)** Cateter de Foley. Uma cateter de Foley com balão tem um aspecto anecoico com um anel ecogênico. Ureterocele é uma dilatação cística submucosa do segmento terminal do ureter. (7:423)

255. **(B)** Coleções subcapsulares estão localizadas inferior ao diafragma e se ajustam ao formato do órgão. (2:34)

256. **(B)** Hematomas podem ser uma complicação da cirurgia. A maioria dos hematomas se resolverá, porém alguns se infectarão e evoluirão para um abscesso. Os pacientes podem apresentar uma redução no hematócrito e febre. Um modo de distinguir entre uma lesão expansiva (hematoma, abscesso) e a ascite seria colocar o paciente em uma posição diferente. O aspecto de uma lesão expansiva não mudará, enquanto que o líquido livre se deslocará para a porção mais dependente do corpo. (2:445)

257. **(E)** O pâncreas está ecogênico com calcificações. (10:90)

258. **(A)** Pacientes com pancreatite crônica podem apresentar dor epigástrica crônica ou dor no quadrante superior direito que se irradia para a região dorsal. A dor pode ser precedida por uma refeição grande ou pelo consumo de bebidas alcóolicas. Os níveis de lipase sérica, amilase sérica e bilirrubina estarão normais, salvo na presença de inflamação aguda do tecido pancreático. O aspecto ultrassonográfico varia desde uma aparência normal até um padrão ecogênico heterogêneo com áreas de calcificação. O ducto pancreático principal pode estar dilatado e, em alguns casos, haverá dilatação dos ductos biliares extra-hepáticos. (10:90, 91)

259. **(B)** Glândula suprarrenal esquerda normal. (2:337)

260. **(C)** Aorta. Esta ultrassonografia demonstra uma glândula suprarrenal esquerda normal. As referências ultrassonográficas para visualização da glândula suprarrenal esquerda são a aorta e o rim esquerdo. (2:337)

261. **(E)** Todas as alternativas são condições que podem afetar a glândula suprarrenal. A malignidade primária que metastatiza para a glândula suprarrenal pode ser dos pulmões, mama, fígado, ossos, linfoma, melanoma e do trato gastrointestinal. Uma redução no oxigênio durante o parto pode causar hemorragia das glândulas suprarrenais durante o período neonatal. (7:489-491)

262. **(B)** Uma massa cística que parece deslocar o intestino. (2:357)

263. **(A)** A imagem é mais consistente com um cisto mesentérico. O cisto mesentérico desloca posteriormente o intestino e o mesentério. Um cisto ovariano e líquido livre não deslocam o intestino posteriormente. (2:357)

264. **(C)** As varreduras longitudinal e transversal demonstram espessamento acentuado e prolongamento do músculo antral (músculo e canal pilóricos). (2:462)

265. **(B)** A imagem é compatível com uma estenose pilórica hipertrófica. Os critérios para este diagnóstico incluem uma espessura > 3,5 mm e comprimento pilórico >16 mm. (2:463)

266. **(E)** A imagem é consistente com um pâncreas normal. O ducto pancreático principal pode ser visualizado em um pâncreas normal. O ducto pancreático normal mede < 2 mm. (2:197)

267. **(B)** A veia porta principal é formada na região posterior ao colo do pâncreas. (2:201)

268. **(D)** O tumor funcional de células das ilhotas pancreáticas mais comum é um insulinoma. Tumores de células das ilhotas podem ser funcionais ou não funcionais, benignos ou malignos. (2:219)

269. **(A)** Sombra acústica distal das costelas. (7:144)

270. **(A)** A fissura lobar principal é observada em uma varredura longitudinal como um eco linear que segue da veia porta direita até o colo da vesícula biliar. Também é utilizada como referência anatômica, dividindo o fígado em lobos direito e esquerdo. (4:121)

271. **(D)** Na icterícia obstrutiva, a fosfatase alcalina e a bilirrubina direta estarão muito elevadas, e um aumento na enzima aspartato aminotransferase (AST) também é observado. Pacientes com hepatite também apresentarão um aumento na alanina aminotransferase (ALT). Alfafetoproteína está elevada em não gestantes na presença de carcinoma do fígado. Cálculos biliares pigmentados são comuns na doença falciforme. (4:9)

272. **(C)** A ultrassonografia demonstra radículas biliares dilatadas. O Doppler em cores pode ser utilizado especialmente no lobo hepático esquerdo para distinguir a diferença entre radículas biliares dilatadas e veias portas. (*7:29*)

273. **(B)** Esta ultrassonografia exibe veias hepáticas dilatadas e uma veia cava inferior dilatada. Insuficiência cardíaca congestiva e hipertensão são duas das causas mais comuns de dilatação geral da veia cava inferior. (*6:85*)

274. **(B)** O ligamento venoso é visualizado na ultrassonografia. A fissura do ligamento venoso também contém o ligamento hepatogástrico, que é usado como uma referência anatômica. O ligamento venoso separa o lobo caudado do lobo esquerdo do fígado. (*6:95*)

275. **(A)** Esta ultrassonografia demonstra uma grande quantidade de fluido loculado acima do hemidiafragma esquerdo. Líquido pleural é o excesso de líquido que acumula entre as duas camadas pleurais (visceral e parietal). (*2:348*)

276. **(D)** A ultrassonografia demonstra que a densidade do fluido contém múltiplos septos, causando loculações do fluido, que é consistente com um empiema. Empiema é uma coleção líquida preenchida com pus. (*1:608*)

277. **(D)** Os sinais clínicos da colecistite aguda são leucocitose, febre, náusea, vômito e dor no quadrante superior direito que pode ser irradiada para o ombro direito, quando a inflamação causa irritação do diafragma. Ultrassonograficamente, a vesícula biliar está aumentada, com uma parede espessa >5 cm. Pode haver cisto pericolecístico, que é secundário à inflamação. (*7:212*)

278. **(A)** Na colecistite crônica, a vesícula biliar está geralmente contraída, com paredes espessadas e colelitíase. O sinal parede-eco-sombra (WES), a parede anterior da vesícula biliar, os focos ecogênicos e a sombra acústica causada pelo cálculo são achados consistentes em pacientes com colecistite crônica. Em casos de colecistite aguda, a vesícula biliar está geralmente aumentada com paredes espessas e colelitíase. (*7:217, 220*)

279. **(A)** O fígado está aumentado e heterogêneo, compatível com uma doença metastática. Padrões metastáticos no fígado têm vários aspectos ultrassonográficos: anecoico, hipoecoico, ecogênico ou uma aparência de olho de boi. (*77:176*)

280. **(E)** Hemangioma é uma neoplasia benigna comum do fígado. Os hemangiomas são geralmente achados incidentais em uma ultrassonografia. Ultrassonograficamente são normalmente ecogênicos e podem ser únicos ou múltiplos no fígado. Clinicamente, os pacientes não apresentam sintomas, exceto quando o hemangioma se torna muito grande e sofre hemorragia. (*7:168*)

281. **(B)** O hemangioma está localizado entre as veias hepáticas direita e média; portanto, está no segmento anterior do lobo direito. A veia hepática direita separa o lobo direito nos segmentos anterior e posterior; a veia hepática média divide o fígado em lobos direito e esquerdo. (*7:121, 125*)

282. **(A)** Um barrete frígio é uma variante normal da vesícula biliar. Consiste em uma dobra na extremidade do fundo da vesícula biliar. Não há problemas associados a um barrete frígio. (*2:126*)

283. **(D)** O paciente está posicionado em decúbito lateral (lado direito para cima), com o transdutor colocado ao longo do eixo longitudinal do abdome. O fígado é utilizado como uma janela para visualizar a veia cava inferior, situada anterior à aorta. Ocasionalmente, as artérias renais podem ser visualizadas se originando na aorta. Esta incidência é utilizada para descartar linfadenopatia em torno dos grandes vasos. (*2:339*)

284. **(A)** A veia porta é maior na região do *porta-hepatis*, e a veia porta principal ramifica-se em veias portas direita e esquerda. A veia porta esquerda segue um trajeto superoanterior e fornece sangue ao lobo esquerdo. A veia porta direita é maior e segue um trajeto caudal e posterior, fornecendo sangue ao lobo hepático direito. As paredes das veias portas são mais ecogênicas do que as paredes das veias hepáticas. As veias hepáticas seguem um trajeto dorsomedial em direção à veia cava inferior. O método mais preciso para diferenciar as veias portas das veias hepáticas é seguindo o trajeto dos vasos no fígado. (*2:117*)

285. **(B)** Linfadenopatia. Rins em ferradura ocorrem durante o desenvolvimento fetal, com fusão geralmente dos polos inferiores dos rins. Os polos unidos e o istmo envolvem a coluna vertebral e podem ser confundidos com linfadenopatia. (*7:348*)

286. **(D)** Cirrose é uma doença progressiva crônica que provoca destruição das células hepáticas, hipertensão portal, hepatoma e ascite. A parede da vesícula biliar espessada está provavelmente relacionada com a hipoproteinemia e à ascite adjacente que fará com que a vesícula biliar pareça espessada. (*7:152*)

287. **(D)** As cruras do diafragma são extensões (fibras tendinosas) do diafragma que se ligam ao processo vertebral da L3 à direita e L1 à esquerda. A crura direita aparece como uma estrutura linear hipoecoica e pode ser visualizada à medida que segue da região posterior à veia cava inferior à região anterior da aorta. (*2:331*)

288. **(A)** A crura esquerda do diafragma encontra-se medial à glândula suprarrenal esquerda. (*2:331*)

289. **(D)** A crura direita do diafragma. A crura direita encontra-se posteromedial à veia cava inferior e anteromedial à glândula suprarrenal direita. (2:332)

290. **(B)** A artéria renal direita segue posterior à veia cava inferior e anterior à crura direita do diafragma. (2:332)

291. **(D)** Veia porta. (7:132)

292. **(E)** O ducto comum está localizado anterior e paralelo à veia porta. (10:42)

293. **(C)** Os focos ecogênicos posteriores ao diafragma (seta) é um artefato de imagem em espelho. Um artefato de imagem em espelho é um artefato de duplicação, em que o feixe sonoro reflete um refletor forte presente em seu trajeto, ou seja, o diafragma. Este refletor forte atua como um espelho e a imagem se apresentará como dois objetos refletidos em vez de um. A imagem mais distante do transdutor será o artefato. (6:13, 49)

294. **(B)** A ultrassonografia demonstra linfadenopatia periportal, que é caracterizada por linfonodos aumentados secundariamente envolvidos em quase todas as infecções e distúrbios neoplásicos. Linfonodos consistem em linfócitos e células reticulares, tendo como função a filtração e produção de linfócitos. Toda a linfa atravessa esses linfonodos que atuam como filtros, não apenas para bactérias, mas também para células cancerígenas. Ultrassonograficamente é possível avaliar os linfonodos na pelve, retroperitônio, porta hepática e vasculatura perirrenal e pré-vertebral. O aspecto ultrassonográfico dos linfonodos linfomatosos varia de hipoecoico a anecoico, com uma transmissão sonora muito boa. (7:508)

295. **(C)** Não existe uma correlação definitiva entre o tamanho do rim, a ecogenicidade e o grau da função renal. Como regra geral, se o parênquima renal (córtex) for mais ecogênico do que o fígado normal, uma insuficiência renal crônica deve ser considerada. (7:388)

296. **(A)** A ultrassonografia demonstra nódulos celíacos circundando a artéria celíaca e sua configuração em forma de asa. Observe o aumento na distância entre a artéria celíaca e a aorta provocado por essas massas. (7:508, 512)

297. **(A)** A ultrassonografia representa um aneurisma fusiforme. O aneurisma fusiforme tipicamente dilata o vaso sanguíneo, afinando nas extremidades. O aneurisma sacular é uma estrutura redonda discreta, e o aneurisma ectásico é uma dilatação longitudinal que produz alongamento do vaso expandido em um diâmetro uniforme. A aorta é considerada aneurismática quando excede 3 cm. Cirurgia não é necessária, até que a aorta exceda 6 cm, pois a probabilidade de ruptura é baixa. (6:80)

298. **(D)** A veia renal esquerda segue entre a aorta e a artéria mesentérica superior. (6:77)

299. **(C)** O lobo caudado está situado anterior às veias cavas inferior e posterior ao lobo caudado. (6:95)

300. **(A)** A artéria celíaca é o primeiro ramo da aorta abdominal. Origina-se na superfície anterior da aorta, no nível das vértebras torácicas. (6:72)

301. **(B)** A artéria mesentérica superior é o segundo ramo da aorta abdominal. (6:74)

302. **(A)** A veia esplênica se encontra posterior ao corpo do pâncreas. (6:78)

303. **(A)** Estômago. O estômago está localizado anterior ao pâncreas. (2:251)

304. **(E)** Cauda normal, que se encontra anterior à veia esplênica. (2:248, 249)

305. **(B)** Ducto biliar comum, que define a margem posterolateral do pâncreas. (6:150)

306. **(E)** A artéria gastroduodenal define a margem anterolateral do pâncreas. (6:150)

307. **(D)** As pirâmides da medula renal são hipoecoicas. As pirâmides renais estão localizadas entre o seio renal ecogênico e o córtex renal menos ecogênico. (1:255)

308. **(D)** Esta ultrassonografia demonstra um Doppler de fluxo em cores com a urina entrando na bexiga urinária, que é conhecido como o efeito de jato ureteral. (2:334-335)

309. **(A)** O Doppler em cores pode ser utilizado para documentar jatos ureterais. Obstrução do ureter causa ausência ou diminuição de fluxo no jato ureteral no mesmo lado da patologia. (2:336)

310. **(B)** O jato ureteral não está presente unicamente quando há hidronefrose obstrutiva ou quando a bexiga está cheia. (2:285)

311. **(C)** Os sintomas clínicos de um paciente com abscesso hepático incluem febre, dor no quadrante superior direito e leucocitose. Os abscessos podem aparecer ultrassonograficamente como estruturas redondas, hipoecoicas e com aumento do reforço acústico posterior, ou podem ser complexos e de formato irregular. No abscesso piogênico, pode haver gás presente. O gás é hiperecoico com uma sombra suja. (2:144, 145)

312. **(E)** Doença renal policística está associada à doença hepática policística em 60% dos pacientes. (*2:144*)

313. **(D)** O fluxo sanguíneo na artéria mesentérica superior em um paciente de jejum apresenta um alto índice de resistência. Pós-prandialmente, o fluxo sanguíneo muda para um baixo índice de resistência com um aumento no fluxo diastólico. (*2:100*)

314. **(B)** O espaço perinéfrico está envolto pela fáscia de Gerota. (*2:329*)

315. **(E)** A seta está apontando para um jato ureteral normal. Um dos motivos para a não visualização de jatos ureterais é a presença de hidronefrose obstrutiva. (*2:285*)

316. **(B)** A cabeça do pâncreas está situada anterior à veia cava inferior. (*6:150*)

317. **(A)** Pancreatite crônica está associada a um pâncreas normal ou pequeno, bordas irregulares, e aumento da ecogenicidade provocado por alterações fibróticas e calcificação. Pode haver dilatação ductal com ou sem um cálculo no ducto. Os valores laboratoriais na pancreatite crônica são geralmente normais. (*2:259*)

318. **(C)** Um pseudocisto pancreático é uma coleção líquida que surge como uma complicação da pancreatite aguda. O ducto pancreático obstruído aumenta de tamanho até se romper, causando o escape de enzimas pancreáticas para fora do pâncreas. O líquido fica localizado e é encapsulado, formando um pseudocisto. O local mais comum é a bolsa omental, porém um pseudocisto também pode ser encontrado no espaço pararrenal, ou se estendendo para a pelve ou cranialmente para o mediastino. (*2:216*)

319. **(E)** A complicação mais comum de um pseudocisto pancreático é a ruptura espontânea, que ocorre em 5% dos pacientes. Em metade dos casos, o líquido drenará para a cavidade peritoneal e, na outra metade, para o trato gastrointestinal. O primeiro tem uma taxa de mortalidade de 50%. (*2:216*)

320. **(D)** Transdutor linear de 5 MHz. O músculo reto do abdome segue da superfície anterior da sínfise púbica e crista púbica até as 5ª, 6ª e 7ª cartilagens costais e processo xifoide. Este músculo protege e recobre a parede abdominal anterior; portanto, um transdutor linear de alta frequência é a opção mais adequada, pois não é necessário penetrar profundamente para visualizar o músculo reto do abdome, e o arranjo linear tem um amplo campo de visão. (*2:31; 5:15*)

321. **(B)** A bolsa de Morison está localizada anterior ao rim direito e posterior à porção inferior do lobo hepático direito. A bolsa omental está anterior ao pâncreas e posterior ao estômago. A bolsa de Douglas está posterior ao útero e anterior ao reto. A cavidade peritoneal se estende do diafragma até a pelve e contém a maioria dos órgãos abdominais. A bolsa de Morison, ou recesso hepatorrenal, foi nomeado após um cirurgião inglês chamado James Rutherford Morison. (*2:36, 51*)

322. **(C)** Pielocaliectasia é a dilatação do sistema coletor. O sistema coletor pode estar dilatado em razão da hiper-hidratação, sendo um achado comum em pacientes submetidos ao transplante renal. (*2:301; 4:405*)

323. **(C)** Ascite. A coleção líquida perirrenal pode estar associada à linfocele, que é um acúmulo de líquido linfático causado por lesão aos canais linfáticos durante o transplante, a um hematoma, que é um acúmulo de sangue e a um abscesso. Todos estão associados ao transplante renal. É difícil diferenciar um processo do outro. Urinoma é um acúmulo de urina decorrente de a uma fístula urinária de uma anastomose ureteropélvica ou uretero-ureteral. Abscesso é um acúmulo de pus causado por uma resposta inflamatória. Ascite não está associada ao transplante renal. (*7:403, 404*)

324. **(A)** Coleções líquidas perinéfricas são comuns no pós-operatório de pacientes de transplante renal. Febre, dor no flanco e leucocitose estão mais correlacionados com um abscesso. Visto que muitas coleções líquidas possuem o mesmo aspecto ultrassonográfico, os sintomas clínicos do paciente ajudarão a diferenciá-las. Abscessos e hematomas tendem a ter uma aparência mais complexa do que os urinomas e linfoceles. Hematomas, abscessos e urinoma geralmente se desenvolvem em um estágio mais precoce do que as linfoceles. As linfoceles tipicamente não se desenvolvem até 4-8 semanas do pós-operatório. Um cisto renal não está associado a um transplante renal. (*7:403, 404*)

325. **(B)** Diversos critérios ultrassonográficos são utilizados para descrever a dilatação biliar. Nesta ultrassonografia, é possível reconhecer (1) translucências tubulares no fígado, demonstrando reforço acústico posterior. Bile oposta ao sangue aumenta a transmissão; (2) os túbulos estão irregulares com paredes denteadas, ao contrário das veias e artérias que são retas – ductos normais não são visualizados no fígado. (*7:229*)

326. **(C)** A seta está apontando para um exemplo de pancreatite crônica. Na pancreatite crônica, o pâncreas geralmente é difusamente menor e mais fibrótico do que o habitual, com áreas de calcificação e dilatação ductal. Na pancreatite aguda, o pâncreas geralmente é difusamente maior e menos ecogênico do que o normal. No adenocarcinoma e nos tumores de células das ilhotas, o pâncreas geralmente está focalmente aumentado na cabeça e na cauda pancreática, respectivamente. (*2:211*)

327. (C) Há um espessamento irregular difuso da parede vesical de origem desconhecida. A próstata não está aumentada e não há evidência de uma obstrução da saída vesical, que geralmente é secundária à hipertrofia prostática benigna ou carcinoma. Tecido endometrial aumentado pode ser encontrado penetrando na parede da bexiga e se estendendo para o lúmen em casos graves de endometriose em mulheres na pré-menopausa. (2:303)

328. (E) Em pacientes com insuficiência renal crônica, ambos os rins aparecem pequenos e ecogênicos. É um achado inespecífico que pode resultar de hipertensão, inflamação crônica ou isquemia crônica. (2:289)

329. (D) Creatinina sérica e nitrogênio ureico no sangue estão elevados na doença renal. (2:250)

330. (D) Atenuação é a diminuição da amplitude e intensidade conforme uma onda se propaga por um meio. Um dos critérios para um cisto é o reforço acústico posterior. Uma característica do líquido é que ele não absorve (atenua) as ondas sonoras. (11:288)

331. (D) Doença renal policística do adulto é a dilatação cística dos túbulos convolutos proximais, da cápsula de Bowman e dos túbulos coletores. À medida que cresce, o cisto comprime os néfrons, causando insuficiência renal, que geralmente se manifesta na quarta década de vida. Cistos também podem ocorrer no fígado, baço, pâncreas, pulmões, ovários ou testículos. A forma mais grave da doença policística infantil não é compatível com a vida. Nas formas menos graves, o rim estará aumentado e ecogênico em razão das pequenas interfaces císticas que ocorrem no rim. Cistos parapélvicos são encontrados em torno da região pélvica renal. Estes geralmente não interferem com a função renal. A junção ureteropélvica é uma das causas congênitas mais comuns de hidronefrose. Ultrassonograficamente é observada como uma dilatação do sistema coletor e da porção proximal do ureter. (2:270)

332. (A) A doença renal displásica multicística é a causa mais comum de uma massa abdominal no recém-nascido. É geralmente unilateral, ocorrendo com maior frequência no rim esquerdo. O rim contralateral apresenta um maior risco para anormalidades como obstrução da junção ureteropélvica. Ultrassonograficamente, os cistos são de tamanho variado, com os cistos maiores localizados na periferia, há ausência de conexões entre os cistos, ausência de um seio renal identificável e ausência de parênquima renal envolvendo os cistos. (2:270)

333. (A) O rim não está normal nesta ultrassonografia. Há dilatação dos cálices renais. Existem várias causas de hidronefrose: qualquer patologia no sistema urinário inferior pode causar hidronefrose bilateral, enquanto que uma patologia no sistema urinário superior pode causar hidronefrose unilateral. Algumas das causas de hidronefrose incluem anomalias congênitas, como nas válvulas uretrais posteriores e obstrução do colo vesical; anomalias adquiridas, como cálculo, aumento da próstata, inflamação e tumor da bexiga; causas intrínsecas, como cálculo, pielonefrite, estenose e inflamação; e causas extrínsecas, como neoplasia e adenopatia retroperitoneal. (2:279)

334. (B) Necrose tubular aguda é a causa médica mais comum de insuficiência renal. É uma doença renal reversível. Ultrassonograficamente, os rins estarão aumentados, com pirâmides renais ecogênicas. A esclerose tuberosa envolve vários sistemas do organismo. Ultrassonograficamente, múltiplos cistos ou angiomiolipomas são observados. (2:289)

335. (C) O eixo celíaco é o primeiro ramo principal da aorta. Origina-se na superfície anterior da aorta antes de sofrer trifurcação em artéria hepática, artéria esplênica e artéria gástrica esquerda. (6:72)

336. (A) A ultrassonografia demonstra uma glândula suprarrenal direita normal. No útero e no recém-nascido, as glândulas suprarrenais são proeminentes, sendo de um terço o tamanho do rim. (7:622)

337. (B) Esta ultrassonografia em corte coronal, com o paciente posicionado em decúbito, mostra uma dilatação grave do sistema coletor renal se estendendo para a pelve renal, com adelgaçamento acentuado do parênquima renal. Os ecos internos de baixa amplitude são causados por artefatos. Pionefrose é um acúmulo de pus no sistema coletor dilatado. O pus é causado pela estase urinária de longa duração. Ultrassonograficamente, os cálices dilatados terão ecos internos sem aumento do realce acústico posterior. (2:284, 289)

338. (B) As artérias arqueadas são vasos em forma de arco que separam o córtex da medula. São visualizados ultrassonograficamente como uma pequena linha ecogênica acima das pirâmides renais. (2:247)

339. (C) A ponta de seta aberta está apontando para as pirâmides da medula renal. (2:254)

340. (A) A coluna renal de Bertin é composta de tecido cortical que se estende para a área medular entre as pirâmides. (2:257)

341. (E) Cirrose. A ultrassonografia mostra dilatação das radículas biliares causadas por sua obstrução. Dilatação da radícula biliar pode ser secundária a um cálculo, lesões expansivas na área da cabeça do pâncreas, uma neoplasia ou a lesões metastáticas no fígado. Cirrose está relacionada com a icterícia clínica e não haverá evidência de dilatação biliar. (2:189)

342. **(E)** Um neuroblastoma é uma massa suprarrenal encontrada em crianças. Neuroblastoma não causa esplenomegalia. (*1:1407*)

343. **(C)** O paciente era assintomático; a estrutura cística é provavelmente um cisto hepático benigno simples. Geralmente, não há desenvolvimento de sintomas, salvo se o cisto for grande. Pacientes com linfoma, metástase, cistos hidáticos ou doença hepática policística apresentarão sintomas e resultados laboratoriais elevados. (*2:142*)

344. **(E)** Adenocarcinoma é encontrado com maior frequência em homens, especialmente em negros. Existe uma maior incidência de adenocarcinoma em pacientes com um histórico de tabagismo, uma dieta rica em gordura, pancreatite crônica, diabetes ou cirrose. O adenocarcinoma geralmente se apresenta como uma massa hipoecoica na cabeça do pâncreas (Fig. 4-131A), com dilatações biliares intra-hepáticas (Fig. 4-131B) e vesícula biliar aumentada (vesícula biliar de Courvoisier) (Fig. 4-131C). (*7:255*)

345. **(D)** A ultrassonografia mostra um rim pequeno e ecogênico, com uma perda da distinção entre o córtex, a medula e o seio renal. Glomerulonefrite crônica é a causa mais comum de insuficiência renal crônica. (*2:289*)

346. **(E)** Quando o transdutor é posicionado transversalmente em um ângulo agudo, o coração fica visível em uma varredura abdominal. (*7:144*)

347. **(B)** Existem diferentes tipos de tireoidite, e a tireoidite crônica é a doença de Hashimoto. Esta doença é a causa mais comum de hipotireoidismo. Geralmente ocorre em mulheres jovens. Ultrassonograficamente, a tireoide está aumentada, com um padrão de ecos heterogêneos ou hipoecoicos. (*6:279*)

348. **(E)** Neuroblastoma é uma massa maligna rara, geralmente encontrada em crianças com menos de 8 anos de idade. Adenoma, cisto, mielolipoma e feocromocitoma são massas suprarrenais benignas. Raramente, os feocromocitomas podem ser malignos. (*6:246*)

349. **(A)** A glândula suprarrenal direita está localizada posterior à veia cava inferior. Quando aumenta de volume, a glândula suprarrenal direita pode deslocar a veia cava inferior anteriormente. (*5:240*)

350. **(E)** Ductos intra-hepáticos dilatados. (*6:177*)

351. **(D)** Ar no interior da árvore biliar é conhecido como pneumobilia. Pneumobilia é causada por colecistite enfisematosa, fístula colecistoentérica, coledocojejunostomia e colecistite aguda prolongada. Carcinoma pancreático não é uma causa conhecida. (*1:180*)

352. **(D)** Hemangioma. Hemangiomas hepáticos são os tumores hepáticos benignos mais comuns. A maioria é assintomática. (*7:375*)

353. **(D)** Um transdutor linear tem um formato retangular, possibilitando um maior campo de visão. O grande campo de varredura de um transdutor linear dificulta a varredura intercostal em razão dos artefatos costais e não aumenta a resolução. Um aparelho de ultrassom configurado para produzir a maior resolução é necessário para documentar a sombra acústica posterior de cálculos pequenos. Fatores que o ultrassonografista pode controlar para aumentar a resolução incluem o uso de um transdutor de alta frequência, ganho reduzido (diminui a dispersão), posicionamento da zona focal na área de interesse e o uso de harmônicas teciduais. (*5:15, 185*)

354. **(E)** Aspecto ultrassonográfico normal do fígado e rim direito. (*2:278*)

355. **(B)** Esta ultrassonografia demonstra um aumento acentuado na ecogenicidade do fígado, quando comparado ao rim. A ecogenicidade do fígado deve ser comparada à do rim. (*2:253*)

356. **(C)** No adulto, a doença do armazenamento de glicogênio, metamorfose gordurosa, hepatite crônica, cirrose e a hemocromatose se apresentam com um fígado ecogênico e diminuição da penetração. Em uma criança, isto é frequentemente uma complicação da doença do armazenamento de glicogênio. (*2:172*)

357. **(E)** O ultrassonografista não tem controle sobre a velocidade sonora. Para otimizar a imagem ultrassonográfica, o ultrassonografista é capaz de ajustar e escolher o ganho total, a compensação do ganho de tempo, o tipo e frequência do transdutor, e o controle da profundidade e do foco. (*2:126*)

358. **(A)** Um índice de resistência (RI) inferior a 0,70 é considerado normal. (*2:284*)

359. **(C)** Esplenomegalia é diagnosticada quando o baço mede mais que 13 cm no eixo longo. Ultrassonograficamente, o rim esquerdo estará comprimido e deslocado posteriormente. (*2:314*)

360. **(A)** Esta imagem é de uma vesícula biliar preenchida por cálculos. (*2:180*)

361. **(D)** Esta ultrassonografia demonstra uma colecistite calculosa. Quando a vesícula biliar está preenchida por cálculos, o único evento que talvez seja visualizado na ultrassonografia é o sinal parede-eco-sombra (WES).

362. (E) Os achados laboratoriais em pacientes com colelitíase são compatíveis com um aumento na fosfatase alcalina. Outros resultados dos testes de função hepática podem ser anormais (AST, ALT). A amilase sérica pode estar elevada em pacientes com pancreatite; aumento na creatinina é compatível com insuficiência renal; bilirrubina indireta sérica está elevada em pacientes com doença hepatocelular. (*1:176*)

363. (B) Doença do parênquima renal. O marco ultrassonográfico desta doença é um aumento bilateral na ecogenicidade em todo o parênquima renal. (*7:388*)

364. (B) Válvula de uretra posterior é a causa mais comum de obstrução uretral em meninos. As válvulas estão localizadas na uretra posterior e obstruem a uretra. Dilatação da uretra, hidrouretra e hidronefrose podem ocorrer secundáriamente à obstrução. (*7:606*)

365. (D) As válvulas de Heister são válvulas minúsculas localizadas na porção proximal do ducto cístico. Estas válvulas previnem o encurvamento do ducto. (*1:194; 2:204*)

366. (E) Pacientes com um histórico de cirrose apresentam uma maior incidência de hepatomas de desenvolvimento. (*2:139*)

367. (C) Um cisto do colédoco é geralmente diagnosticado na infância, sendo mais comum em asiáticos. O aspecto ultrassonográfico mais comum de um cisto do colédoco é de um cisto se comunicando com o ducto biliar comum. Se os cistos do colédocos não forem diagnosticados e tratados precocemente, o paciente corre um maior risco de desenvolver carcinoma de vesícula biliar e colangiocarcinoma. (*6:137*)

368. (D) Carcinoma primário de vesícula biliar é mais comumente encontrado em mulheres, e há uma maior incidência em pessoas que trabalham em indústrias têxteis, de borracha e automotivas. Cálculos biliares estão presentes na maioria dos casos, e uma porcentagem dos casos apresentará uma vesícula biliar de porcelana. Ultrassonograficamente, a vesícula biliar também pode ter uma parede espessada, e uma massa pode ser vista em seu lúmen. (*6:222*)

369. (E) Um cisto de Baker está localizado na bursa posterior ao fêmur distal. (*7:777*)

370. (C) Um lobo de Riedel é uma variação anatômica do fígado, em que o lobo hepático direito tem uma extensão similar a um gancho. É mais comum em mulheres e, no exame físico, o fígado dará a impressão de hepatomegalia. (*7:126*)

Folha de Resposta dos Estudos de Casos

Caso 1
1-1. D
1-2. B
1-3. A

Há dilatação dos ductos biliares intra-hepáticos e extra-hepáticos. A ultrassonografia Doppler em cores exibe a dilatação de múltiplas estruturas tubulares com os ductos biliares intra-hepáticos e extra-hepáticos. A imagem transversal mediana exibe uma massa hipoecoica na cabeça pancreática.

Caso 2
2-1. A
2-2. C
2-3. E

Isto é típico de uma hiperplasia nodular focal. Estas lesões normalmente têm um vaso central. Tomografia computadorizada ou ressonância magnética podem confirmar o diagnóstico.

Caso 3
3-1. B
3-2. C
3-3. C

Este é um exemplo de uma textura hepática difusamente irregular decorrente da hepatite. O ducto biliar comum é de calibre normal.

Caso 4
4-1. B
4-2. D
4-3. A

Há uma massa hipoecoica que exibe realce arterial periférico em forma de "nuvem" na fase arterial da tomografia computadorizada, compatível com o diagnóstico de um hemangioma.

Caso 5
5-1. A
5-2. A
5-3. C

Há um fluxo reverso na veia porta secundário à hipertensão portal. Há uma alteração gordurosa difusa no fígado, que tem uma variedade de causas, incluindo rejeição, hepatite e insulto vascular.

Caso 6
6-1. A
6-2. D
6-3. A

Trombose da veia porta pode estar associada à extensão do tumor para a veia porta, ser "branda" por causa da hipercoagulabilidade do sangue ou estar associada à doença inflamatória gastrointestinal. O transplante hepático não pode ser realizado na presença de trombose da veia porta, visto que requer anastomose entre a veia porta receptora e a veia porta doadora.

Caso 7
7-1. C
7-2. A
7-3. D

Este paciente tem um cálculo não obstrutivo no rim esquerdo e outro no ureter distal. A "cintilação" é criada no Doppler em cores decorrente da reverberação no cálculo e, desse modo, pode superestimar seu tamanho verdadeiro. A presença de um jato ureteral é observada onde há uma suboclusão do ureter pelo cálculo.

Caso 8
8-1. A
8-2. E
8-3. B

Há espessamento acentuado da parede da vesícula biliar, que é um achado inespecífico. Uma colecistite aguda pode estar presente, se houver dor localizada, quando a varredura é realizada diretamente sobre a vesícula biliar (sinal de Murphy).

Caso 9
9-1. C
9-2. C
9-3. B

Esta é uma massa bem delimitada com um halo hipoecoico típico de uma lesão metastática. A ultrassonografia forneceu orientação para a biópsia.

Caso 10

10-1. A

10-2. A

10-3. A

O Doppler em cores e o Doppler espectral são importantes para o estabelecimento do fluxo em uma TIPS. As velocidades normais variam de 50 a 150 cm/s, podendo variar de acordo com a respiração.

Caso 11

11-1. A

11-2. C

11-3. C

Há uma alça intestinal espessada no quadrante inferior direito. Embora este ocorrido também possa ser observado na apendicite, este caso era um divertículo de Meckel intussusceptado.

Caso 12

12-1. C

12-2. D

12-3. A

Este é um exemplo de tireoidite linfocítica crônica. Há uma irregularidade difusa das porções média e inferior do lobo direito. Biópsia não é indicada.

Referências

1. Rumack CM, Wilson SR, Charboneau JW, Levine D. *Diagnostic Ultrasound*. 4th ed. Mosby; 2011.
2. Hagen-Ansert SL. *Textbook of Diagnostic Ultrasonography*. 6th ed. St. Louis: CV Mosby; 2006.
3. *Dorland's Illustrated Medical Dictionary*. 30th ed. Philadelphia: W.B Saunders; 2003.
4. *NCER National Certification Examination Review*. Dallas: Society of Diagnostic Medical Sonography; 2009.
5. Mc Gaham JP, Goldberg BB. *Diagnostic Ultrasound: A logical Approach*. Philadelphia PA: Lippincott-Raven Publishers. 1998.
6. Gill K. *Abdominal Ultrasound A Practitioner's Guide*. Philadelphia: WB Saunders; 2001.
7. Kawamura DM. *Diagnostic Medical Sonography: A Guide to Clinical Practice: Abdomen and Superficial Structures*. 2nd ed. Philadelphia: Lippincott; 1997.
8. Curry RA, Tempkin BB. *Sonography: Introduction to Normal Structure and Function*. 3rd ed. Saunders; 2011.
9. Krebs CA, Giyanani VL, Eisenberg RL. *Ultrasound Atlas of Disease Processes*. Norwalk, CT: Appleton & Lange; 1993.
10. Kremnau F. *Sonography: Principles and Instruments*. 8th ed. Saunders; 2011.
11. Criner GJ, Alonzo GE. *Critical Care Guide: Text and Review*. New York: Springer-Verlag; 2002.
12. Mc Catehey KD. *Clinical Laboratory Medicine*. 2nd ed. Philadelphia: Lippincott-Williams & Wilkins; 2002.

5

Ultrassonografia da Tireoide e Escroto

Arthur C. Fleischer ▪ *Charles S. Odwin**

Guia de Estudo

TIREOIDE

Anatomia Macroscópica

A tireoide é uma glândula endócrina que secreta três hormônios principais: tiroxina (T4), triiodotironina (T3) e calcitonina. A tireoide está localizada no pescoço e tem dois lobos conectados anteriormente por um feixe estreito de tecido denominado istmo.

A artéria carótida comum e a veia jugular interna encontram-se posterior e lateral, definindo as margens posterolaterais da tireoide. Os "músculos infra-hióideos" estão situados anterior à superfície lateral da tireoide, definindo as margens anterolaterais da tireoide.

Musculatura e Estruturas Adjacentes

Músculo esterno-hióideo – anterior e ligeiramente lateral

Músculo esternotireóideo – posterior ao esterno-hióideo

Músculo longo do pescoço – adjacente à traqueia e posterior à tireoide e às artérias carótidas comuns

Esôfago – ligeiramente à esquerda da linha média e posterior à tireoide

Ultrassonograficamente, a tireoide tem uma ecogenicidade homogênea maior que a dos músculos infra-hióideos.

Medidas Normais da Tireoide

Lobos
Comprimento: 4-6 cm
Largura: 1,5-2 cm
Altura: 2-3 cm

Istmo
Comprimento: 2 cm
Largura: 2 cm
Altura: 2-6 cm

---

*Kerry E. Weinberg foi o autor da versão anterior deste capítulo.

Fisiologicamente, existem duas condições básicas que ocorrem com a tireoide: hipotireoidismo ou hipertireoidismo. A glândula hipófise anterior produz um hormônio estimulante da tireoide (TSH) que regula os hormônios secretados pela glândula tireoide. A Tabela 5-1 resume as patologias da tireoide que podem ser visualizadas ultrassonograficamente.

ULTRASSONOGRAFIA DOS NÓDULOS TIREOIDIANOS

A ultrassonografia fornece informações clínicas importantes em relação à presença de um nódulo tireoidiano, sua consistência interna e o número de lesões. Transdutores de alta frequência fornecem uma descrição detalhada do tamanho relativo, localização, borda e vascularidade com a ultrassonografia Doppler em cores. Há determinados parâmetros que o ultrassonografista deve documentar, como

- Tamanho
- Localização
- Bordas
- Consistência interna
- Linfadenopatia cervical

Os ultrassonografistas devem estar também cientes de determinados "padrões clássicos" que permitem a caracterização de nódulos tireoidianos. Estes padrões podem ser divididos naqueles que requerem punção aspirativa por agulha fina (FNA) e naqueles que geralmente não precisam de FNA. Os achados que geralmente requerem FNA incluem:

- *Nódulos Contendo Microcalcificações* – Estes são geralmente cânceres papilares
- *Nódulos Sólidos Hiperecoicos com Calcificação Grosseira ou Focos Ecogênicos* – Estes também podem ser observados

TABELA 5-1 • Patologia da Tireoide

Patologia Visualizada por Ultrassonografia	Características Ultrassonográficas
Adenomas (benignos): nódulo mais comum que ocorre na tireoide; pode ser único ou múltiplo; também é comumente observado nas glândulas paratireoides	Massa redonda ou oval bem delimitada, com tamanho que varia de pequeno a muito grande; ecogenicidade variada de ecogênico, isoecoico a uma massa sólida homogênea com poucos ecos internos, similar a uma estrutura cística; geralmente massas sólidas, que normalmente apresentam um halo anecoico, criado por sangue e tecido edematoso comprimindo o parênquima adjacente; um halo pode ser também observado com massas malignas
Cisto simples: geralmente do desenvolvimento, como o ducto tireoglosso (localizado na linha média anteriormente à traqueia) e a fenda branquial (localizada mais lateralmente)	Anecoico, ausência de ecos internos, liso, paredes finas bem delimitadas, aumento da transmissão acústica direta
Cistos hemorrágicos: geralmente causados por trauma ou degeneração do adenoma	Massa cística com bordas irregulares, que pode conter múltiplas septações ou ecos internos de baixa amplitude
Tireoidite aguda: a tireoidite é geralmente encontrada em mulheres de meia-idade; clinicamente, a tireoide está aumentada, sensível, e o paciente apresenta febre	Aumento difuso com ecogenicidade diminuída dos lobos; aumento dos lobos não é simétrico, e o lobo direito é geralmente maior
Tireoidite subaguda	Aumento difuso com ecogenicidade diminuída da glândula
Tireoidite de Hashimoto: causa mais comum de hipotireoidismo em mulheres jovens ou de meia-idade; caracteristicamente, há um aumento difuso doloroso da glândula tireoide; o tratamento inclui hormônios tireoidianos	Padrão inomogêneo com diminuição geral da ecogenicidade da glândula
Bócio: consiste em múltiplos adenomas e está associado ao hiperparatireoidismo	Em seus estágios iniciais, a tireoide está aumentada e pode ter um padrão ultrassonográfico normal; nos estágios tardios, a glândula pode conter múltiplos nódulos discretos ou ser difusamente nodular com um padrão de ecotextura heterogênea e ausência de tecido normal; pode haver degeneração cística e calcificação dos nódulos
Doença de Graves: uma doença autoimune, caracterizada por tireotoxicose; é a causa mais comum de hipertireoidismo	A tireoide está difusamente aumentada e hipoecoica, com um aumento da vascularidade identificado pelo Doppler em cores
Carcinoma – 80% são papilares: geralmente crescem lentamente e são observados em adultos; os pacientes podem apresentar dificuldade na respiração e deglutição, com uma massa cervical palpável	Não é possível diferenciar ultrassonograficamente entre uma lesão benigna e uma maligna; malignidades tendem a ter bordas irregulares ou são pouco definidas; o aspecto ultrassonográfico é variado; a massa pode ser pequena ou grande, geralmente única e hipoecoica; degeneração cística e calcificações focais podem estar presentes.

em cânceres medulares e papilares ou, raramente, em lesões benignas. Estes nódulos devem ser submetidos a uma FNA

- *Nódulo Sólido com Calcificações Periféricas* – Estes são geralmente adenomas foliculares benignos, porém podem necessitar de ressecção para avaliação histológica
- *Nódulos com Sombreamento de Borda* – Estes podem se originar em uma cápsula fibrosa de um câncer de tireoide

Os achados que geralmente não requerem FNA incluem:

- *Nódulos Contendo Focos Ecogênicos com Artefato do Tipo "Ring-Down"* – Estes geralmente correspondem a um coloide condensado no interior de um nódulo benigno
- *Nódulos Contendo Padrão em "Favo-De-Mel"* – Estes são típicos de um adenoma coloide benigno
- Nódulos císticos são tipicamente benignos
- *Múltiplos Focos Hipoecoicos* – Estes são típicos da tireoidite linfocítica crônica (tireoidite de Hashimoto)

O ultrassonografista deve documentar também o tamanho, o formato e a morfologia dos linfonodos cervicais. Achados anormais incluem aumento (altura > 6 mm), áreas hipoecoicas e microcalcificação. Cânceres papilares de tireoide podem estar associados à disseminação para os linfonodos. Linfonodos "reativos" também podem ser observados na inflamação cervical.

Os ultrassonografistas podem também auxiliar na FNA guiada de uma ou mais massas anormais da tireoide.

O leitor interessado é remetido ao artigo a seguir para uma discussão mais aprofundada dos vários aspectos ultrassonográficos dos nódulos de tireoide.[1]

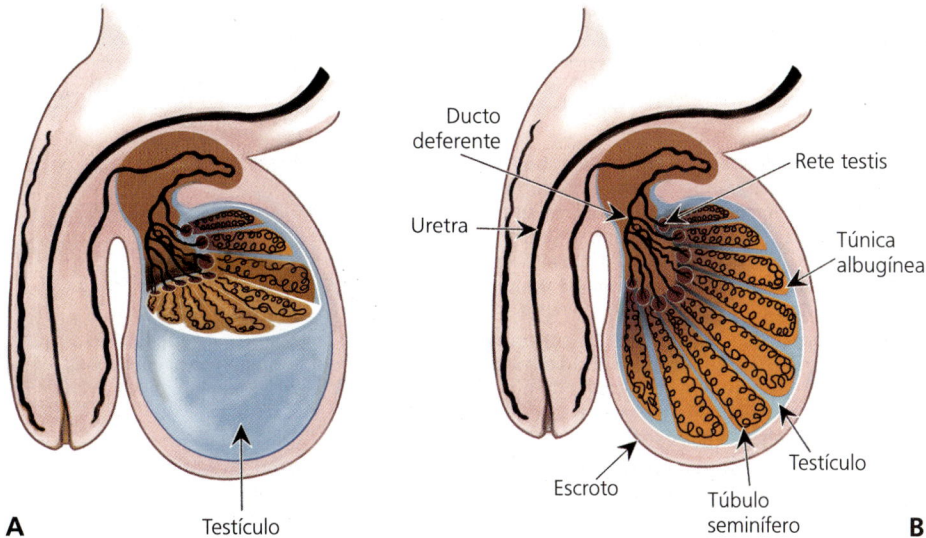

FIGURA 5-1. (A e B) Anatomia seccional do testículo e epidídimo.

ESCROTO

Anatomia Macroscópica

O escroto é uma bolsa contínua com o abdome e é dividido por um septo, a rafe mediana. Cada espaço contém um testículo, um epidídimo, uma porção do cordão espermático e o ducto deferente (Fig. 5-1). Uma camada fina e dupla de peritônio e a túnica vaginal revestem a parede interna do escroto. Essa camada dupla de peritônio normalmente contém uma pequena quantidade de líquido.

Os testículos são glândulas ovoides que medem, aproximadamente, $4 \times 2 \times 3$ cm. Uma densa cápsula fibrosa branca, a túnica albugínea, envolve cada testículo e, então, entra na glândula, separando o testículo em, aproximadamente, 200 lóbulos em forma de cone. Nestes lóbulos, duas funções primárias ocorrem: a espermatogênese (produção de espermatozoides) e a secreção de testosterona pelas células intersticiais (células de Leydig).

As secreções são levadas pelos lóbulos até a *rete testis*. Uma série de ductos, os dúctulos eferentes, drenam a *rete testis*, perfurando a túnica albugínea e entrando na cabeça do epidídimo.

O epidídimo consiste em um único ducto fortemente espiralado que se estende ao longo da margem posterior do testículo. A porção mais posterior do epidídimo é a cabeça, seguida pelo corpo e cauda. Este ducto continua como o ducto deferente, deixando a pelve através do canal inguinal com a artéria testicular, as veias de drenagem do escroto, nervos e linfáticos para formar o cordão espermático. Cada cordão espermático se estende sobre o topo e abaixo da superfície posterior da bexiga, unindo-se ao ducto da vesícula seminal para formar o ducto ejaculatório. Os ductos ejaculatórios atravessam a glândula prostática, terminando na uretra.

Anatomia Ultrassonográfica Normal do Escroto

O testículo normal tem um padrão de ecotextura homogênea e ecogenicidade média. A pele é uma estrutura linear fina, lisa e ecogênica < 2 mm. Posterior e superiormente cobrindo o testículo, a cabeça do epidídimo é claramente diferenciada por causa do seu padrão mais áspero e mais ecogênico. O corpo do epidídimo é mais difícil de diferenciar decorrente de sua posição posterior, e a cauda é raramente observada. Uma banda ecogênica brilhante, representando o mediastino testicular, é observada na posição de 9 horas; no lado esquerdo, é observada na posição de 3 horas. Entre as camadas da túnica vaginal, uma pequena quantidade de líquido é normalmente encontrada.

A artéria e veias testiculares do plexo pampiniforme, que seguem ao longo da superfície posterior do testículo na região do epidídimo, normalmente não são observadas.

A varredura transversal do testículo, comparando o tamanho, a ecogenicidade e a vascularidade de cada testículo e epidídimo, é a mais adequada para detectar lesões, aumento ou torção.

Não existem testes laboratoriais específicos utilizados para identificar patologia escrotal. Uma diminuição na contagem espermática pode ocorrer em casos de infertilidade masculina (a Tabela 5-2 resume as patologias escrotais, com achados clínicos e ultrassonográficos associados).

TABELA 5-2 • Patologia Escrotal

Patologia	Achados Clínicos	Achados Ultrassonográficos
Epidídimo		
Epididimite aguda	Epididimite específica deriva da gonorreia, sífilis, caxumba e/ou tuberculose. Epididimite inespecífica geralmente resulta de uma infecção do trato urinário. Epididimite traumática causada por exercícios vigorosos. A causa mais comum de dor escrotal aguda que aumenta ao longo de um período de 1 a 2 dias, febre e disúria	O epidídimo está aumentado e mais hipoecoico
Epididimite crônica	Epididimite específica deriva da gonorreia, sífilis, caxumba e/ou tuberculose. Epididimite inespecífica geralmente resulta de uma infecção do trato urinário. Epididimite traumática causada por exercícios vigorosos	O epidídimo está espessado e muito ecogênico, podendo conter calcificações
Abscesso escrotal	Geralmente precedido por Epididimite ou orquite. Caracterizado por febre, dor escrotal e inchaço escrotal	Massa sonolucente ou complexa com aumento de fluxo sanguíneo para a periferia e ausência de fluxo sanguíneo na massa
Espermatocele	Uma massa cística do epidídimo contendo espermatozoides	Uma estrutura cística, encontrada superior ao testículo, pode ser loculada e conter ecos de baixa amplitude
Testículo		
Orquite	Inflamação de um testículo causado por trauma, metástase, caxumba ou infecção (Clamídia)	O testículo está aumentado e é menos ecogênico do que o testículo normal. Um abscesso do testículo aparece como áreas heterogêneas localizadas
Seminoma (maligno)	Mais comum, porém o tumor maligno testicular menos agressivo encontrado em homens entre 30 e 40 anos de idade. Geralmente encontrado na túnica albugínea. Pacientes apresentam níveis elevados do hormônio folículo-estimulante	Geralmente uma massa sólida, hipoecoica, homogênea, que pode ter áreas hiperecoicas
Teratoma	Este tumor é geralmente benigno, mas pode se tornar maligno, se não tratado. Encontrado em homens jovens entre 25 e 35 anos de idade	Massa complexa bem delimitada com áreas de hemorragia, necrose e calcificações
Torção testicular (torção do cordão espermático)	Geralmente ocorre em meninos pré-púberes. Há torção do cordão espermático, causando estrangulamento do suprimento sanguíneo ao testículo que, por sua vez, causa edema. Dor escrotal aguda com náusea e vômito	Aspecto inespecífico variado, inicialmente o testículo e cabeça do epidídimo estão aumentados e hipoecoicos por causa do edema. A parede escrotal pode-se tornar espessada e uma hidrocele pode ser encontrada. Se a torção for parcial, haverá redução do fluxo sanguíneo, com aumento do fluxo para o tecido mole peritesticular. Se a torção for completa, não haverá fluxo sanguíneo. Na torção crônica, o testículo é pequeno e heterogêneo em razão das áreas de infarto e necrose. Comparação do fluxo sanguíneo no testículo contralateral é necessária para um diagnóstico
Hemorragia intratesticular		Massa ecogênica
Plexo pampiniforme		
Varicocele	Aumento das veias do cordão espermático, geralmente ocorre no lado esquerdo decorrente da drenagem para a veia renal esquerda. Uma varicocele no lado direito está associada a um tumor renal	Várias estruturas tortuosas anecoicas situadas posterior ao testículo e estendendo-se superiormente até depois do epidídimo. O aumento da pressão venosa, ao pedir para o paciente realizar a manobra de Valsalva ou ao paciente se levantar, causará dilatação das veias
Hidrocele testicular	Quantidade anormal de fluido seroso entre as camadas parietal e visceral da túnica vaginal do escroto. Geralmente causada por Epididimite, porém também pode ser causada por orquite, torção ou trauma; também pode ser congênita. Frequentemente encontrada em bebês do sexo masculino e o fluido será reabsorvido no primeiro ano de vida	O testículo e o epidídimo são circundados por líquido
Hérnia inguinal	Herniação dos conteúdos abdominais para a bolsa escrotal	Peristalse da massa será visualizada ultrassonograficamente. Serão observados focos ecogênicos com uma sombra acústica suja, representando ar nas alças intestinais
Testículos não descidos (criptorquidismo)	O testículo não está localizado na bolsa escrotal. Oitenta por cento são encontrados no canal inguinal e são palpáveis	Difícil de identificar os testículos na cavidade abdominal

Perguntas

INSTRUÇÕES GERAIS: Para cada pergunta, selecione a resposta apropriada. Marque apenas uma resposta para cada pergunta, exceto se solicitado de outro modo.

1. Qual é a localização mais comum para uma espermatocele?
   - (A) cabeça do epidídimo
   - (B) corpo do epidídimo
   - (C) cauda do epidídimo
   - (D) túnica vaginal
   - (E) mediastino testicular

2. Um menino de 15 anos apresenta uma dor intensa e súbita no escroto direito, náusea e vômito. Uma ultrassonografia é realizada, e um escroto hipoecoico direito aumentado com fluxo arterial reduzido é documentado. O escroto esquerdo está normal. Isto é mais compatível com qual dos seguintes?
   - (A) ruptura testicular
   - (B) varicocele
   - (C) espermatocele
   - (D) torção
   - (E) hidrocele

3. Qual das seguintes afirmações é verdadeira em pacientes com epididimite aguda não complicada?
   - (A) há aumento do escroto, com espessamento focal ou generalizado do epidídimo
   - (B) o epidídimo está uniformemente aumentado e mais anecoico do que o habitual
   - (C) o epidídimo está pequeno, com áreas de calcificações
   - (D) há redução do fluxo sanguíneo para o epidídimo
   - (E) o epidídimo é muito sensível ao toque, e uma varredura não pode ser realizada

4. Em uma varredura longitudinal do escroto, qual das alternativas abaixo é a porção mais superior?
   - (A) ducto deferente
   - (B) *rete testis*
   - (C) cabeça do epidídimo
   - (D) túnica albugínea
   - (E) cordão espermático

5. Qual das seguintes alternativas é verdadeira sobre as vesículas seminais?
   - (A) elas produzem esperma e estão localizadas no interior da próstata
   - (B) elas produzem esperma e estão localizadas posteriormente à bexiga urinária
   - (C) elas são o reservatório para esperma e estão localizadas posteriormente à bexiga urinária
   - (D) elas são o reservatório para esperma e estão localizadas entre o mediastino testicular e o plexo pampiniforme
   - (E) elas são o reservatório para esperma e estão localizadas na zona periférica da próstata

6. Em um exame ultrassonográfico, qual dos seguintes descreve a aparência de um seminoma do testículo?
   - (A) massas sólida e homogênea
   - (B) massas cística grande e multilocular
   - (C) cistos simples e pequeno
   - (D) aumento difuso do testículo
   - (E) massas complexa e pequena

7. Em um exame ultrassonográfico, qual dos seguintes descreve a aparência da tireoidite?
   - (A) múltiplos cistos na tireoide
   - (B) uma tireoide com aumento difuso e ecogenicidade reduzida
   - (C) uma tireoide pequena e ecogênica
   - (D) múltiplas massas complexas na tireoide
   - (E) coleção líquida envolvendo uma tireoide aumentada

8. Um feocromocitoma é um tumor benigno produtor de hormônios de qual das seguintes estruturas?
   - (A) tireoide
   - (B) rim
   - (C) testículo
   - (D) pâncreas
   - (E) glândula suprarrenal

9. Qual dos seguintes é o diagnóstico mais provável exibido na Fig. 5-2?

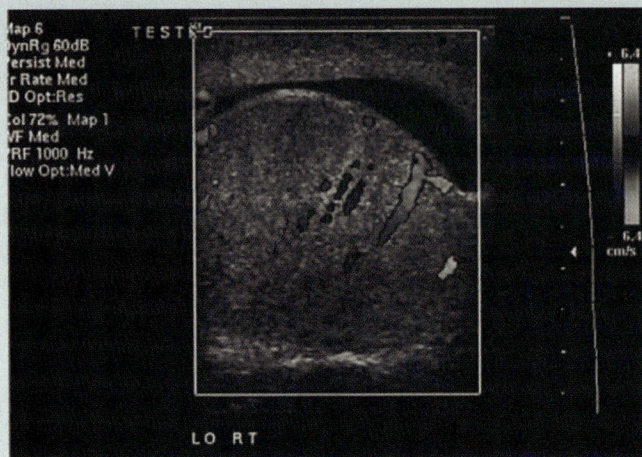

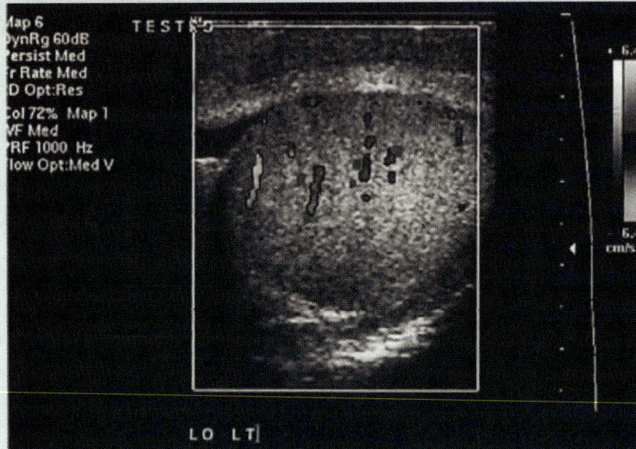

FIGURA 5-2. Ultrassonografia Doppler a cores, em corte longitudinal, do hemiescroto direito e esquerdo.

(A) um tumor testicular
(B) torção testicular
(C) epididimite
(D) um criptorquidismo
(E) um testículo normal

10. Qual dos seguintes pode ser o sintoma de apresentação de um tumor testicular maligno?
(A) linfadenopatia para-aórtica
(B) dor escrotal aguda
(C) leucemia
(D) linfadenopatia retroperitoneal
(E) todas as alternativas

11. A veia testicular esquerda drena para qual das seguintes veias?
(A) veia cava inferior
(B) veia ilíaca interna esquerda
(C) veia ilíaca interna comum
(D) veia renal esquerda
(E) veia prostática

12. Na fase subaguda da torção testicular, qual dos seguintes descreve a aparência do testículo?
(A) áreas anecoicas no testículo com fluxo sanguíneo reduzido
(B) pequeno e ecogênico
(C) distendido com aumento do fluxo sanguíneo
(D) de tamanho normal com uma redução no tamanho do epidídimo

13. A Fig. 5-3 é uma ultrassonografia transversal do hemiescroto direito e esquerdo. Com qual das alternativas abaixo esta imagem é mais compatível?

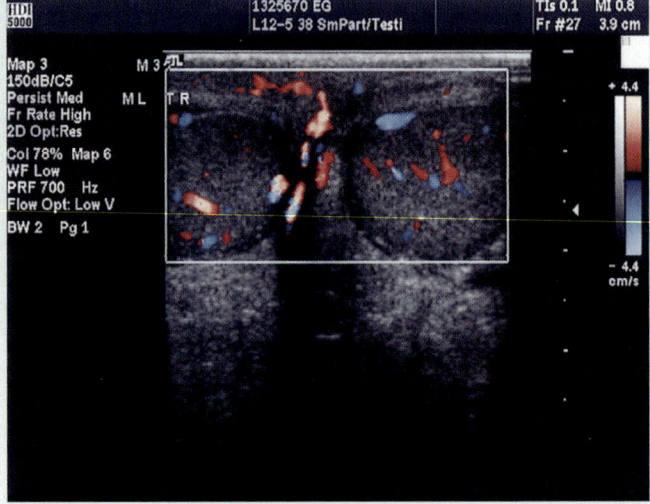

FIGURA 5-3. Ultrassonografia Doppler a cores, em corte transversal, dos testículos direito e esquerdo.

(A) torção
(B) orquiectomia
(C) criptorquidismo
(D) epididimite
(E) testículos normais

14. A Fig. 5-4 é uma ultrassonografia Doppler duplex obtida no hemiescroto superior. Qual é a anormalidade?

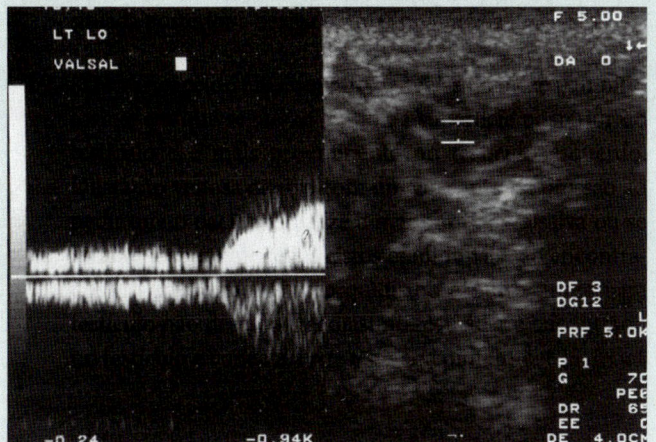

FIGURA 5-4. Ultrassonografia Doppler dúplex obtida no hemiescroto superior direito.

(A) um ducto espermático dilatado
(B) vasos dilatados próximo da cabeça do epidídimo
(C) um tumor vascular extratesticular
(D) um plexo venoso pampiniforme
(E) artéria diferencial dilatada

15. Com base nos achados na Fig. 5-4, qual o diagnóstico mais provável?

(A) varicocele
(B) hidrocele
(C) torção testicular
(D) espermatocele
(E) infarto testicular

16. Uma varredura escrotal foi realizada em um homem de 69 anos. Os achados na Fig. 5-5 são compatíveis com qual dos seguintes diagnósticos?

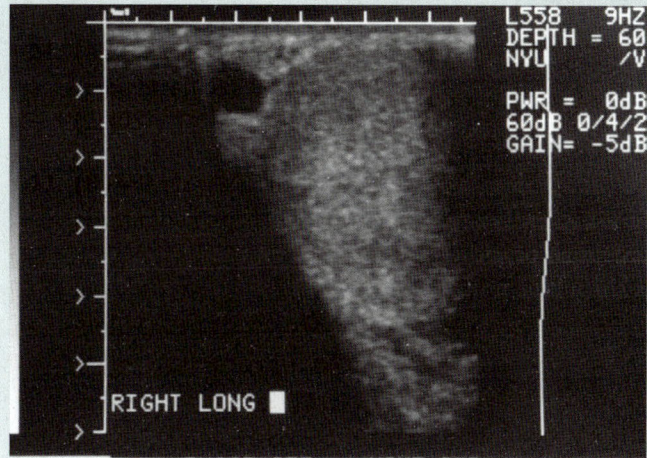

FIGURA 5-5. Varredura longitudinal do testículo direito.

(A) epididimite
(B) hidrocele
(C) seminoma
(D) varicocele
(E) espermatocele

17. Uma varredura escrotal foi realizada em um homem de 78 anos. A seta na Fig. 5-6 está apontando para

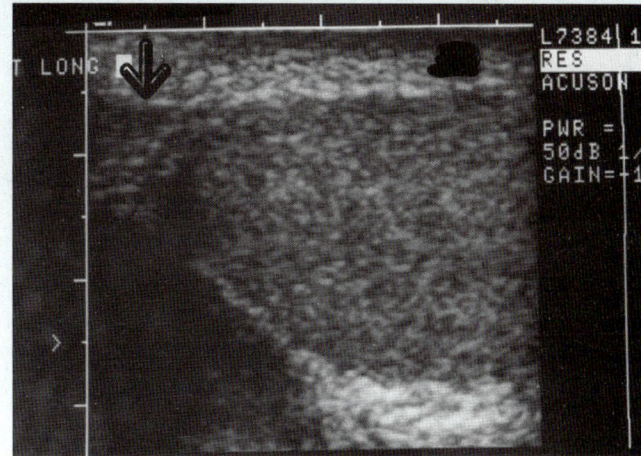

FIGURA 5-6. Varredura longitudinal magnificada do testículo direito.

(A) um testículo fraturado
(B) a cabeça normal do epidídimo
(C) o mediastino
(D) seminoma
(E) torção testicular

18. A Fig. 5-7 é uma varredura longitudinal de uma pelve masculina. Para qual estrutura a seta está apontando na imagem?

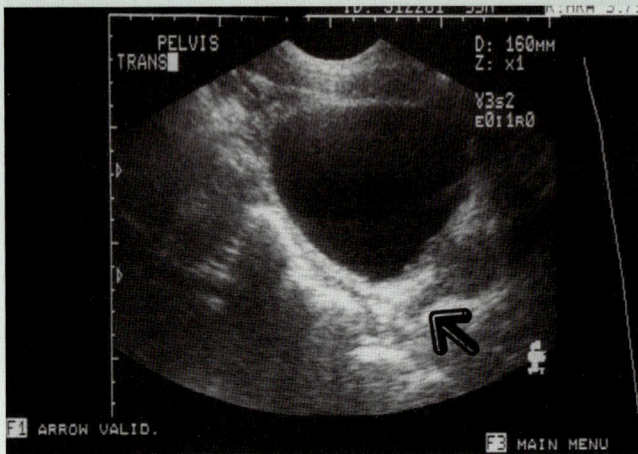

FIGURA 5-7. Varredura longitudinal de uma pelve masculina normal.

(A) próstata
(B) vesícula seminal
(C) uretra prostática
(D) uretra membranosa
(E) uretra

19. Um paciente jovem do sexo masculino apresenta dor no testículo esquerdo. Uma varredura de seus testículos é realizada. A seta na Fig. 5-8 está apontando para

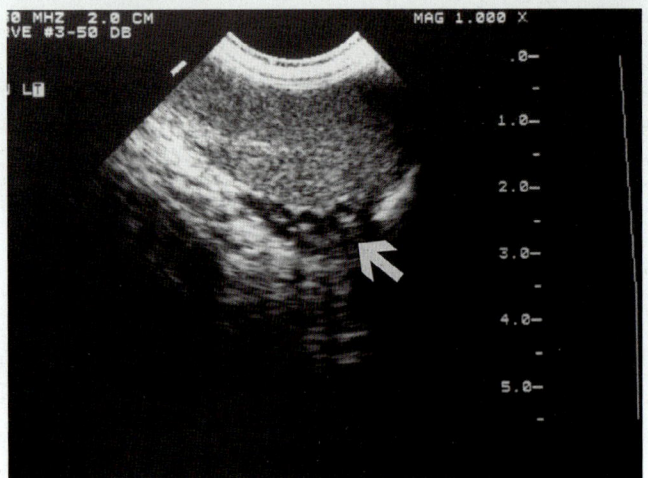

FIGURA 5-8. Varredura longitudinal do testículo esquerdo.

(A) uma espermatocele
(B) um cisto epididimal
(C) um criptorquidismo
(D) uma varicocele
(E) o mediastino

20. Qual dos seguintes conecta os dois lobos da tireoide?
(A) músculo esternotireóideo
(B) artéria carótida comum
(C) traqueia
(D) istmo
(E) polos inferiores

21. Adenomas da paratireoide podem estar associados a qual dos seguintes?
(A) hipercalcemia
(B) hipertensão
(C) distensão abdominal
(D) acne
(E) dores de cabeça

22. Qual é a causa congênita mais comum de obstrução do trato urinário em indivíduos do sexo masculino?
(A) obstrução da junção ureteropélvica (UPJ)
(B) válvula de uretra posterior (PUV)
(C) doença renal policística infantil
(D) testículo não descido
(E) sistema coletor duplo

Estudos de Casos

CASO 1

Histórico: paciente de 65 anos com uma massa testicular bilateral. Corte sagital em escala de cinza (A) e transversal (B) do testículo direito.

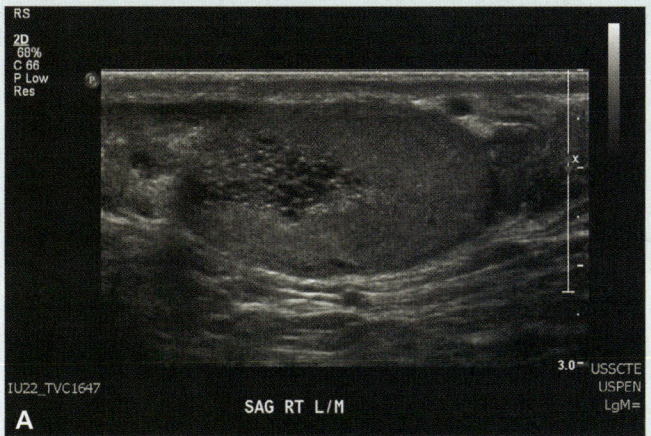

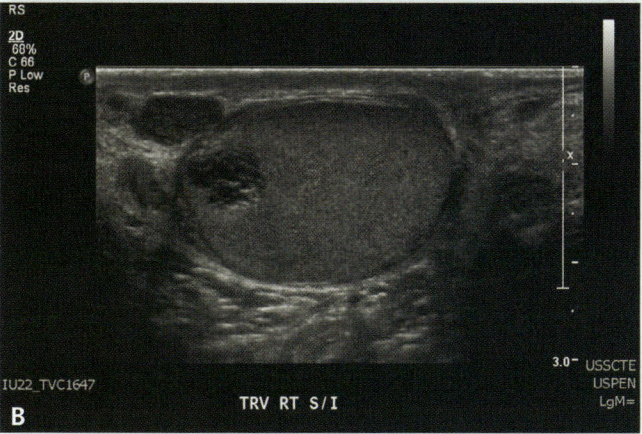

1-1. Qual das seguintes afirmações é verdadeira a respeito desta ultrassonografia escrotal?

(A) há massas bilaterais no mediastino de ambos os testículos

(B) há dilatação do *rete testis* do testículo direito

(C) há dilatação de ambos os epidídimos

(D) há uma torção testicular bilateral

1-2 Qual é o diagnóstico mais provável?

(A) uma variante normal

(B) tumor testicular bilateral

(C) torção crônica

(D) nenhuma das alternativas

1-3. Qual o procedimento adequado a ser adotado pelos ultrassonografistas se o paciente afirma que tem uma massa escrotal palpável?

(A) ignorar qualquer coisa que o paciente tenha a dizer sobre seu escroto

(B) tentar realizar uma varredura sobre a área de anormalidade palpável para confirmar a presença de uma massa

(C) realizar uma ultrassonografia escrotal, enquanto o paciente realiza uma manobra de Valsalva

(D) explicar ao paciente que a maioria das massas escrotais palpáveis é benigna e você tem certeza que a dele também é

CASO 2

Histórico: um homem de 28 anos de idade com dor aguda no testículo direito. (A) Varredura sagital do testículo direito. (B) Ultrassonografia em escala de cinza no plano sagital e Doppler em cores do testículo direito.

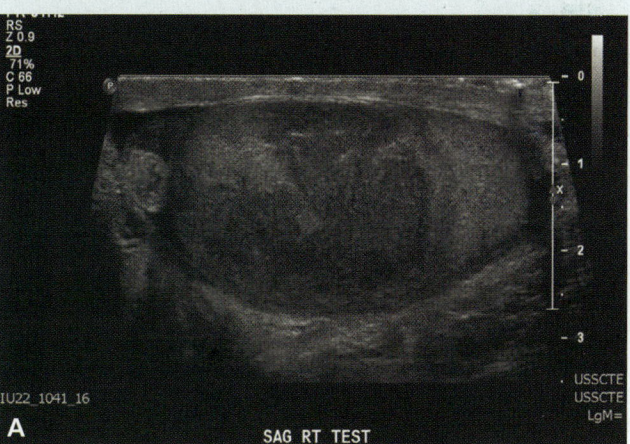

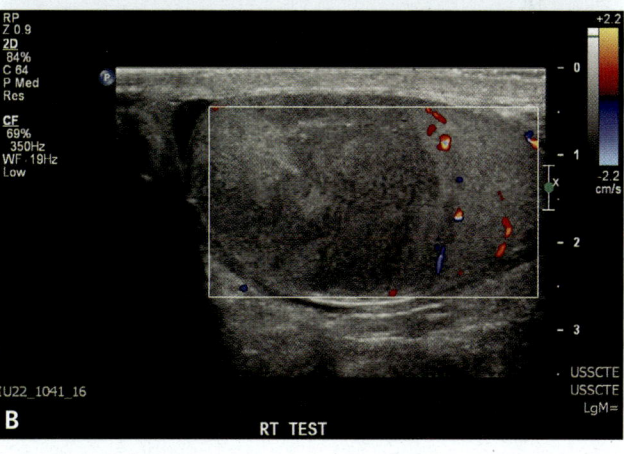

345

2-1. Qual dos seguintes pode ser incluído nos achados?
(A) área hipoecoica no polo superior
(B) área hipovascular no polo superior
(C) textura anormal difusa
(D) A e B

2-2. Qual o diagnóstico mais provável?
(A) infarto testicular
(B) epididimite
(C) seminoma
(D) nenhuma das alternativas

2-3. Porque o Doppler de amplitude foi utilizado?
(A) é mais sensível ao fluxo nas imagens com Doppler colorido com base na frequência
(B) possui menor exposição
(C) há uma possibilidade de escutar a área e restaurar o fluxo
(D) nenhuma das alternativas

CASO 3

Histórico: Imagens sagitais (A e B) no nível III do lado direito do pescoço.

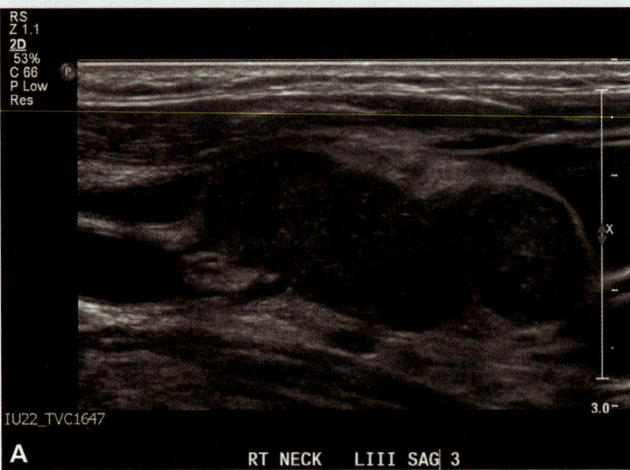

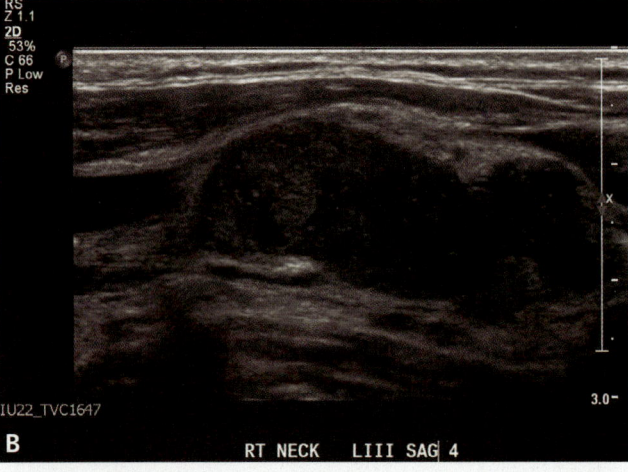

3-1. Quais das alternativas abaixo são afirmações verdadeiras a respeito deste paciente?
(A) há múltiplos nódulos tireoidianos
(B) os linfonodos estão normais
(C) há aumento dos linfonodos
(D) os linfonodos têm uma morfologia anormal
(E) B e C são verdadeiras

3-2. Qual dos seguintes é um aspecto ultrassonográfico dos linfonodos cervicais normais?
(A) um hilo central ecogênico
(B) formato alongado
(C) altura <6 mm
(D) todas as alternativas

3-3. Se um ultrassonografista encontra um nódulo tireoidiano suspeito, qual é o próximo passo mais apropriado?
(A) uma imagem dos linfonodos cervicais deve ser obtida
(B) uma biópsia da lesão deve ser realizada
(C) uma punção aspirativa por agulha fina pode ser indicada
(D) A e C devem ser realizadas

CASO 4

Histórico: Ultrassonografias sagital em escala de cinza (A) e Doppler em cores em corte transversal (B) obtidas do lobo esquerdo da tireoide.

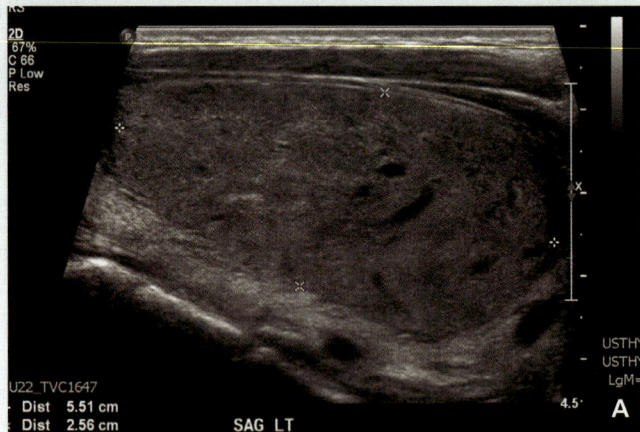

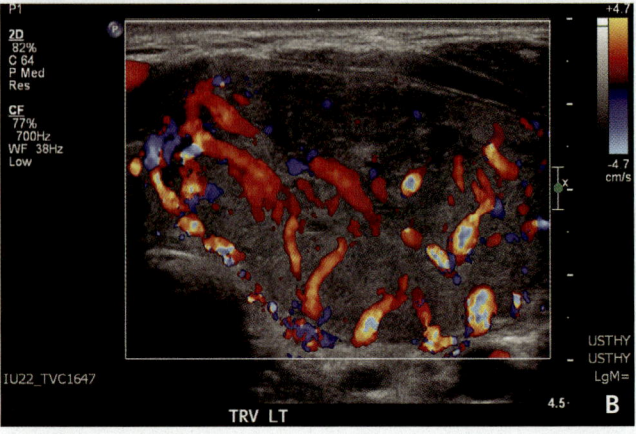

4-1. Qual das seguintes afirmações é verdadeira a respeito do papel da ultrassonografia Doppler em cores (CDS) de nódulos tireoidianos?

(A) CDS é altamente específica para cânceres da tireoide
(B) CDS deve ser realizada quando um nódulo tireoidiano é observado na ultrassonografia em escala de cinza
(C) traçados espectrais são necessários para diferenciar entre nódulos benignos e câncer
(D) CDS não tem utilidade clínica para nódulos tireoidianos

4-2. Qual o diagnóstico mais provável nesse paciente?

(A) câncer papilar da tireoide
(B) nódulo benigno
(C) nódulo hiperplásico
(D) lesão metastática de tumor colônico

4-3. Punção aspirativa por agulha fina (FNA) guiada ultrassonograficamente desta lesão:

(A) seria contraindicada em razão de todos os vasos
(B) poderia ser realizada com segurança
(C) provavelmente resultaria em extensa hemorragia
(D) esta lesão requer biópsia, não FNA

CASO 5

Histórico: Ultrassonografias sagital (A) e Doppler em cores (CDS) (B) do lobo direito da tireoide.

5-1. Qual das seguintes afirmações é verdadeira em relação à ultrassonografia deste paciente?

(A) há um nódulo grande e hipoecoico no polo superior
(B) há um nódulo mal delimitado e hipoecoico no polo superior
(C) há um nódulo hipervascular no polo superior
(D) há um nódulo hipervascular no polo inferior

5-2. Qual das seguintes afirmações é verdadeira em relação à ultrassonografia Doppler em cores de nódulos tireoidianos?

(A) suas vascularidades relativas refletem suas funções
(B) tumores possuem vasos centrais
(C) lesões benignas tendem a ter fluxo periférico
(D) todas as alternativas

5-3. Qual das seguintes afirmações é verdadeira a respeito dos achados ultrassonográficos na tireoidite?

(A) áreas hipoecoicas focais podem representar tumores tireoidianos normais
(B) múltiplas áreas puntiformes hipoecoicas podem ser observadas representando um infiltrado linfocítico
(C) punção aspirativa por agulha fina (FNA) é raramente indicada
(D) FNA é sempre indicada

CASO 6

Histórico: Ultrassonografias em escala de cinza no plano sagital (A) e Doppler em cores (B) obtidas do lobo esquerdo da tireoide.

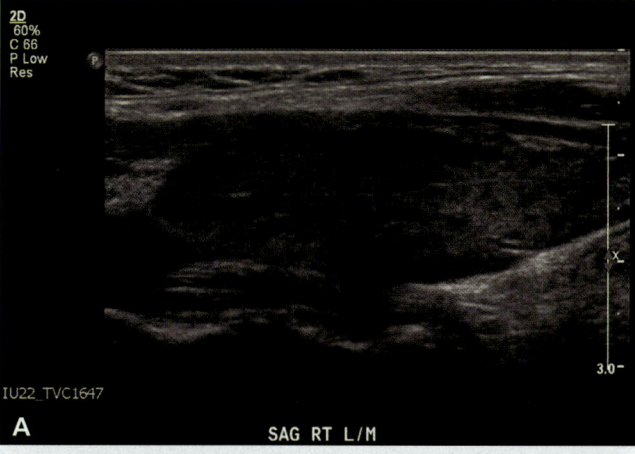
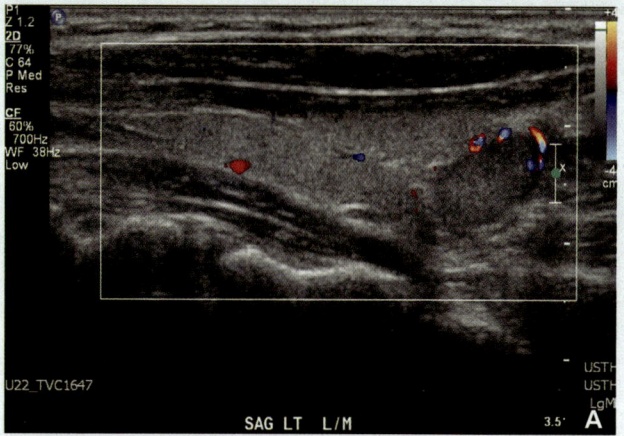
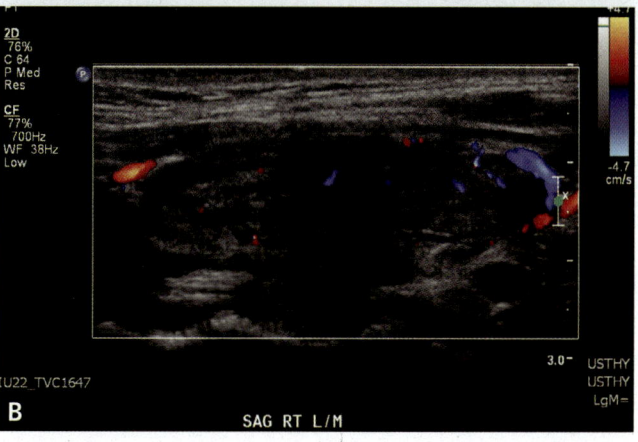
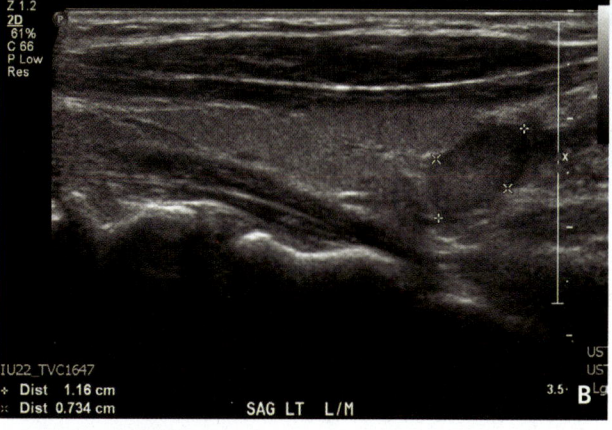

6-1. Qual das seguintes afirmações é verdadeira a respeito da ultrassonografia da tireoide deste paciente?

(A) há um linfonodo aumentado, obstruindo a superfície inferior do polo inferior

(B) há um nódulo tireoidiano hipoecoico no polo inferior

(C) há uma massa paratireoide esquerda aumentada

(D) esta é uma ultrassonografia normal da tireoide

6-2. Qual das alternativas abaixo é verdadeira a respeito do aspecto ultrassonográfico das glândulas paratireoides normais?

(A) estão tipicamente situadas posterior à tireoide

(B) são observadas na área do músculo longo do pescoço

(C) são aproximadamente de 3 × 5 mm

(D) todas as alternativas

6-3. Qual o diagnóstico mais provável?

(A) adenoma da paratireoide

(B) câncer de tireoide

(C) câncer papilar da tireoide

(D) adenoma folicular

CASO 7

Histórico: Uma ultrassonografia do pescoço em escala de cinza na linha média do plano sagital.

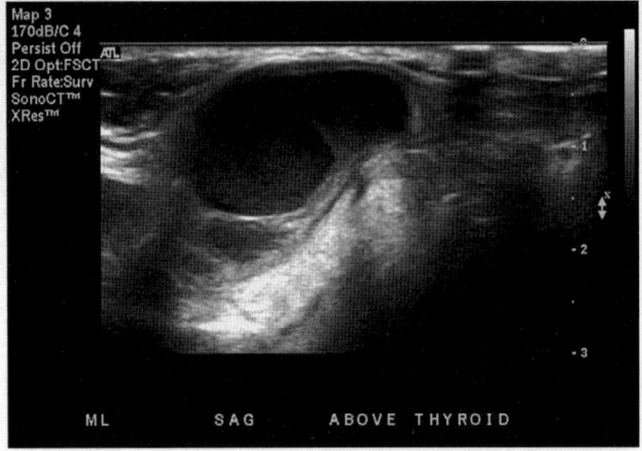

7-1. Qual das seguintes afirmações é falsa a respeito desta varredura?

(A) há aumento da transmissão direta, sugerindo uma consistência interna cística

(B) esta massa tem todos os aspectos ultrassonográficos de um tumor de tireoide

(C) visto que esta massa está na linha média, é possível que seja um cisto do ducto tireoglosso

(D) punção aspirativa por agulha fina é necessária nesse paciente

7-2. Qual o diagnóstico mais provável?

(A) neoplasia de tireoide

(B) cisto multinodular

(C) cisto do ducto tireoglosso

(D) linfonodos aumentados

7-3. Qual das seguintes afirmações é verdadeira a respeito dos cistos do ducto tireoglosso?

(A) estão tipicamente situados na linha média

(B) necessitam ser aspirados

(C) são malignos

(D) devem ser biopsiados para confirmar o diagnóstico

CASO 8

Histórico: Ultrassonografias em escala de cinza no plano sagital (A) e Doppler em cores (CDS) (B) do lobo direito da tireoide.

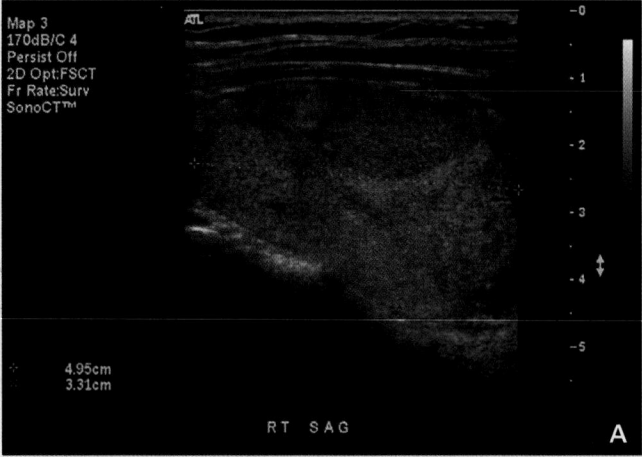

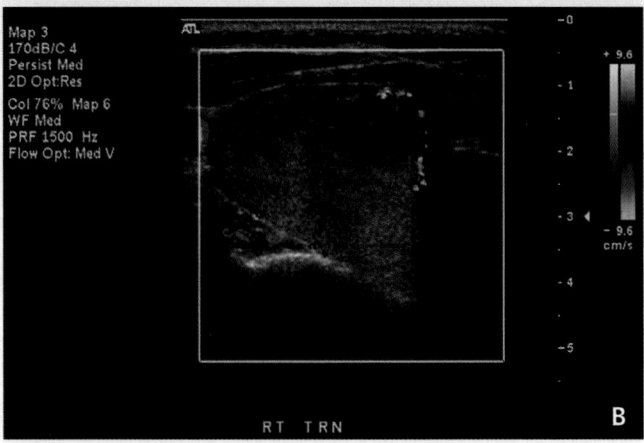

8-1. Neste caso, qual das seguintes afirmações é verdadeira?
- (A) CDS foi útil para confirmar se o nódulo é benigno
- (B) CDS foi útil para confirmar se o nódulo é maligno
- (C) CDS não foi útil

8-2. Qual dos seguintes deve ser incluído nas considerações diagnósticas?
- (A) adenoma benigno
- (B) câncer folicular
- (C) nódulo metastático
- (D) todas as alternativas

8-3. Qual das alternativas abaixo é verdadeira em relação às metástases para a tireoide?
- (A) nunca ocorre
- (B) raramente ocorre
- (C) não é incomum
- (D) ocorre frequentemente

Respostas e Explicações

Ao final de cada resposta explicada, há uma combinação numérica entre parênteses. O primeiro número identifica a fonte de referência; o segundo número (ou grupo de números) indica a página (ou páginas) em que a informação relevante pode ser encontrada.

1. **(A)** O local mais comum de uma espermatocele é a cabeça do epidídimo. Uma espermatocele é um cisto de retenção que pode ocorrer após uma vasectomia, cirurgia escrotal ou epididimite. (*5:748*)

2. **(D)** Torção é mais comum em crianças ou adolescentes do sexo masculino. É um enfraquecimento na inserção do mesentério do cordão espermático ao testículo. Clinicamente, o paciente apresenta uma dor extrema e súbita no escroto. O tratamento deve ser realizado em até 5 ou 6 horas do início para salvar o testículo. O aspecto ultrassonográfico varia de acordo com o tempo em que o diagnóstico é estabelecido. Torção aguda ocorre nas primeiras 24 horas. Nos estágios iniciais, há uma redução no fluxo arterial ao testículo. Um epidídimo aumentado e um testículo hipoecoico aumentado são visualizados. Pode haver espessamento da pele escrotal ou a formação de uma hidrocele. (*4:333*)

3. **(B)** Em pacientes com epididimite aguda não complicada, haverá aumento da cabeça ou de todo o epidídimo. O epidídimo apresenta uma redução na ecogenicidade e pode haver aumento do fluxo sanguíneo com uma hidrocele reativa. (*3:413-415*)

4. **(C)** A cabeça do epidídimo está localizada superior ao testículo. O restante do epidídimo segue inferiormente ao longo da margem posterior do testículo. (*5:721, 722*)

5. **(C)** As vesículas seminais são reservatórios para esperma e estão localizadas posteriormente à bexiga urinária. (*3:408*)

6. **(A)** Um seminoma é uma massa sólida maligna dos testículos, geralmente unilateral e com aspecto hipoecoico em um exame ultrassonográfico. (*4:338*)

7. **(B)** A tireoidite aparece ultrassonograficamente como um aumento difuso da tireoide, com uma redução na ecogenicidade. (*4:279*)

8. **(E)** Feocromocitoma é um tumor suprarrenal benigno da medula. Este tumor secreta epinefrina e norepinefrina. (*5:502, 503*)

9. **(A)** A imagem é de um tumor testicular. O epidídimo está aumentado em casos de torção testicular e epididimite. Em casos de varicocele, haverá vasos dilatados, e uma espermatocele produz uma lesão sonolucente, geralmente na região próxima da cabeça do epidídimo. O epidídimo está normal na imagem. (*3:415, 421*)

10. **(E)** Linfadenopatia, leucemia ou dor escrotal aguda pode ser um sintoma de apresentação associado a um tumor testicular. (*3:421, 423*)

11. **(D)** A veia renal esquerda. (*3:410*)

12. **(A)** O testículo pode ter áreas anecoicas, e o epidídimo tem uma aparência complexa. Achados associados incluem um epidídimo aumentado e uma hidrocele reativa. O Doppler espectral e o Doppler colorido são utilizados para determinar se a torção é completa ou incompleta. Em casos de torção completa, não haverá fluxo sanguíneo para o testículo afetado. (*4:333*)

13. **(E)** Testículos normais possuem uma aparência homogênea. Durante a realização do Doppler em cores, os parâmetros devem ser ajustados o mais baixo possível no lado não afetado, e este deve ser comparado ao lado afetado. Criptorquidismo é um testículo não descido; orquiectomia é a remoção do testículo; e epididimite é a inflamação do escroto. (*3:323*)

14. **(B)** Esta ultrassonografia demonstra vasos dilatados próximo da cabeça do epidídimo. (*4:329*)

15. **(A)** Uma varicocele aparece como vasos tortuosos próximo da cabeça do epidídimo, ocorrendo principalmente à esquerda. O motivo pelo qual as varicoceles ocorrem com maior frequência no lado esquerdo é que a veia testicular esquerda segue para a veia renal esquerda, enquanto que a veia testicular direita drena para a veia espermática direita. (*4:329*)

16. **(E)** Um cisto extratesticular é documentado na ultrassonografia. Este é compatível com uma espermatocele, que é um cisto no epidídimo, contendo espermatozoides. Um cisto epidimal apresenta a mesma aparência ultrassonográfica. Uma varicocele (aumento das veias do cordão espermático) também é extratesticular, mas está localizada na superfície posterior, sendo mais comum no lado esquerdo; ultrassonograficamente tem um formato tubular. Seminoma é um tumor maligno de células germinativas no testículo. (*4:331*)

17. **(B)** Cabeça normal do epidídimo. (*3:410*)

18. **(B)** A seta está apontando para a vesícula seminal, que está situada posterior à bexiga e superior à próstata. (*3:424*)

19. **(D)** Varicocele é um aumento das veias do plexo pampiniforme, em que segue ao longo da superfície posterior do testículo e é mais proeminente no testículo esquerdo. Dilatação venosa ocorre com um aumento da pressão ao pedir que o paciente realize a manobra de Valsalva ou se levante. Espermatocele e cistos epididimais são encontrados no epidídimo. Criptorquidismo é outro nome para testículo não descido. Mediastino testicular é encontrado no testículo e conecta a *rete testis* ao epidídimo. (*3:415*)

20. **(D)** Os dois lobos da tireoide são conectados pelo istmo, que está situado anterior à traqueia. A artéria carótida comum está localizada lateral à tireoide, e o músculo esternotireóideo está anterolateral à tireoide. (*4:272*)

21. **(A)** Um paciente com um adenoma de paratireoide pode apresentar hipercalcemia e baixos níveis séricos de fosfato. (*2:405*)

22. **(B)** Válvulas de uretra posterior é a causa mais comum de obstrução uretral em meninos. As válvulas localizadas na uretra posterior obstruem a uretra. Dilatação da uretra, hidroureter e hidronefrose podem ocorrer secundária à obstrução. (*5:606*)

Folha de Resposta dos Estudos de Casos

Caso 1
1-1. A
1-2. B
1-3. B

Esta é uma área hipoecoica bem circunscrita com fluxo reduzido. Isto pode ocorrer como uma sequela de infarto ou tumor. O ultrassonografista deve realizar a varredura de uma área de preocupação e pesquisar uma anormalidade. Este é um caso de *rete testis* dilatado, uma variante normal em homens mais velhos.

Caso 2
2-1. D
2-2. A
2-3. A

Este testículo contém uma área hipovascular e hipoecoica bem circunscrita no polo superior que é hipovascular. Embora hipovascular, este poderia ter uma aparência similar a um tumor testicular, como um seminoma; esta imagem representava infarto testicular provocado por levantamento de peso.

Caso 3
3-1. C
3-2. D
3-3. D

Este é um linfonodo aumentado e distorcido. Isto pode estar associado à disseminação metastática de câncer papilar folicular ou pode ser "reativo" por causa da inflamação.

Caso 4
4-1. B
4-2. A
4-3. B

Este é um câncer papilar grande da tireoide, contendo vários vasos. Uma punção aspirativa por agulha fina poderia ser realizada com segurança.

Caso 5
5-1. B
5-2. D
5-3. B

Há um grupo mal delimitado de nódulos hipervasculares no polo superior. Punção aspirativa por agulha fina seria indicada para uma avaliação mais aprofundada.

Caso 6
6-1. C
6-2. D
6-3. A

Esta ultrassonografia exibe uma massa paratireoide inferior ao lobo esquerdo.

Caso 7
7-1. B
7-2. C
7-3. A

Este é um típico cisto do ducto tireoglosso. Estes cistos são geralmente encontrados na linha média e podem conter alguns ecos de baixa amplitude.

Caso 8
8-1. A
8-2. D
8-3. C

Este é um nódulo sólido, que foi constatado ao representar uma lesão metastática para a tireoide.

Referências

1. Reading CC, Charboneau JW, Hay ID, Sebo TJ. Sonography of thyroid nodules–A "classic pattern" diagnostic approach. *Ultrasound Q.* 205;21(3).
2. Rumack CM, Wilson SR, Charboneau JW, Levine D. *Diagnostic Ultrasound.* 4th ed. Mosby; 2011.
3. Hagen-Ansert SL. *Textbook of Diagnostic Ultrasonography.* 6th ed. St. Louis: CV Mosby; 2006.
4. Gill K. *Abdominal Ultrasound A Practitioner's Guide.* Philadelphia: WB Saunders; 2001.
5. Kawamura DM. *Diagnostic Medical Sonography: A Guide to Clinical Practice: Abdomen and Superficial Structures.* 2nd ed. Philadelphia: Lippincott; 1997.

Ultrassonografia Endorretal da Próstata

Dustan Abraham

Guia de Estudo

A próstata é um órgão heterogêneo de formato oval que circunda a uretra proximal. No adulto, a glândula normal mede, aproximadamente, 3,8 cm (cefalocaudal) por 3 cm (anteroposterior) por 4 cm (transverso).[1] A glândula normalmente pesa cerca de 20 g, porém pode ser ligeiramente maior em homens com mais de 40 anos de idade. A próstata é composta de tecido glandular e fibromuscular e está localizada no retroperitônio entre o assoalho da bexiga urinária e o diafragma urogenital. A base da próstata, sua margem superior, situa-se adjacente à superfície inferior da bexiga urinária. A glândula está delimitada anteriormente pela fáscia e gordura da próstata, lateralmente pelos músculos obturador interno e levantador do ânus, e posteriormente pelo tecido areolar e fáscia de Denonvillier, que separa a próstata do reto.

As **vesículas seminais** são duas estruturas em forma de saco que evaginam do ducto deferente e estão situadas na superfície posterossuperior da próstata entre a bexiga e o reto. As vesículas seminais unem-se ao ducto deferente para formar os **ductos ejaculatórios,** que entram na base da próstata para se unir à uretra no verumontano. O **verumontano** é uma região central entre a base e o ápice prostático e circunda a uretra. O tamanho e teor líquido das vesículas seminais são variáveis.

A **uretra prostática** segue através da substância da glândula e é dividida em um segmento proximal e um distal. O segmento proximal se estende do colo da bexiga até a base do verumontano; o segmento distal começa neste ponto e se estende até o ápice da glândula.

O suprimento sanguíneo para a próstata provém das artérias ilíacas internas, que, eventualmente, originam artérias uretrais e capsulares. O retorno venoso ocorre através do plexo prostático, que drena para a veia ilíaca interna.[2] A próstata produz líquido seminal, que é essencial à função dos espermatozoides.

ANATOMIA SECCIONAL NORMAL

As descrições anatômicas anteriores da próstata dividiam a glândula em cinco lobos principais: **anterior, posterior, médio** e **dois laterais.** Estudos histológicos mais recentes, entretanto, dividiram a próstata em três zonas glandulares: as **zonas transicional, central** e **periférica.** Também há uma região não glandular chamada de **estroma fibromuscular anterior**[2] (Fig. 6-1A, B).

Zona de Transição

A zona de transição representa cerca de 5% da próstata glandular e está localizada na região central em ambos os lados da uretra proximal.[2] Os ductos da zona transicional seguem paralelo à uretra e terminam na uretra proximal, no nível do verumontano.

Zona Central

A zona central constitui, aproximadamente, 25% do tecido glandular prostático e está localizada na base da glândula.[2] Esta zona possui um formato cuneiforme, está orientada horizontalmente e circunda os ductos ejaculatórios em todo o seu trajeto. A zona se estreita em um ápice no verumontano. Ductos dos canais deferentes e vesículas seminais juntam-se para formar os ductos ejaculatórios, que atravessam a zona central e unem-se à uretra no verumontano.

Zona Periférica

A zona periférica constitui cerca de 70% do tecido glandular.[2] A zona consiste nas partes posterior, lateral e apical da próstata e também se estende anteriormente. Os ductos da zona periférica entram na uretra no, e distal ao, verumontano.

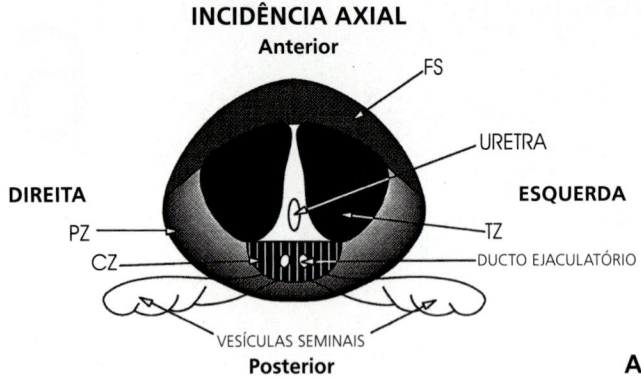

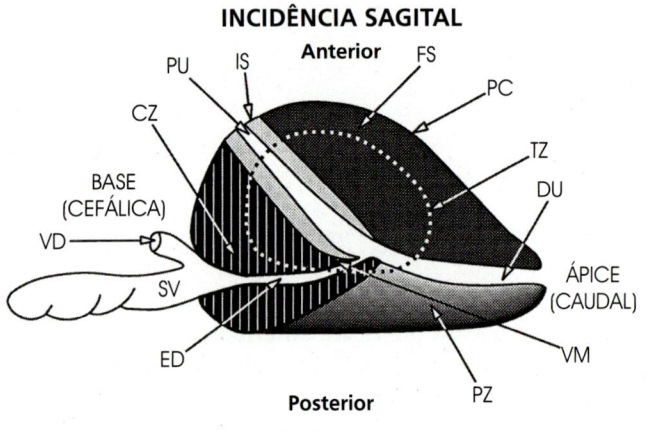

FIGURA 6-1. (**A**) Uma incidência axial da anatomia prostática normal: CZ é a zona central, FS é o estroma fibromuscular, TZ é a zona de transição e PZ é a zona periférica. (**B**) Incidência sagital da anatomia prostática normal: SV é a vesícula seminal, ED é o ducto ejaculatório, DU é a uretra distal, PC é a cápsula prostática, VD é o ducto deferente, VM é o verumontano, PU é a uretra proximal, CZ é a zona central, FS é o estroma fibromuscular, TZ é a zona de transição, PS é o estroma periuretral e PZ é a zona periférica. *(Modificada com permissão de Dakin R. et al. Transrectal ultrasound of the prostate: Technique and sonographic findings. JDMS. 1989; 5(1):1-15.)*

Estroma Fibromuscular Anterior

O estroma fibromuscular anterior é uma bainha de tecido não glandular espessa que recobre toda a superfície anterior da próstata. Este tecido é composto de músculo liso e tecido fibroso.

ANATOMIA ULTRASSONOGRÁFICA NORMAL

Ultrassonograficamente, a próstata é uma glândula homogênea com ecos de baixa amplitude. O tecido glandular periuretral que circunda a uretra proximal é homogêneo e isoecoico. A zona central é normalmente mais ecogênica do que a zona periférica, pois há uma maior quantidade de **corpos amiláceos** (depósitos calcificados) na zona central. A cápsula fibromuscular, localizada anteriormente, é lisa, hiperecoica e bem definida.

Na ultrassonografia, os termos glândulas externa e interna são algumas vezes utilizados para distinguir entre as zonas anteriores. A glândula externa consiste nas zonas periférica e central, enquanto a glândula interna consiste na zona de transição, estroma fibromuscular anterior interno e do esfíncter uretral interno. A cápsula cirúrgica separa a glândula interna da zona periférica.

As vesículas seminais são visualizadas como estruturas simetricamente pareadas, ligeiramente menos ecoicas do que a próstata. Os ductos deferentes podem ser visualizados como estruturas hipoecoicas tubulares que se unem às vesículas seminais medialmente. Na imagem transversal, são redondos ou ovais e estão localizados entre as vesículas seminais. O ducto ejaculatório, quando vazio, pode ser observado como uma linha hiperecoica se unindo à uretra. A uretra vazia é identificada por suas paredes ecogênicas que seguem através da próstata. Quando preenchidas com líquido, a uretra é reconhecida mais facilmente. A cápsula cirúrgica é geralmente vista como uma linha hipoecoica, porém, pode ser também ecogênica por causa da calcificação.

Em cortes longitudinais, o espaço anterior entre a próstata e as vesículas seminais (**ângulo próstata-vesícula seminal**) é variável, porém é o mesmo bilateralmente. De modo similar, o espaço posterior entre a próstata e a vesícula seminal (ou mamilo) é simétrico em ambos os lados.[1]

INDICAÇÕES PARA ULTRASSONOGRAFIA

Pacientes podem ser encaminhados para ultrassonografia endorretal da próstata por vários motivos, como os seguintes:[1,2]

- Um exame retal digital anormal, como indicado por um nódulo prostático palpável ou uma próstata com um tamanho ou formato assimétrico
- Biópsia de áreas anormais detectadas ultrassonograficamente
- Evidência clínica de câncer de próstata, como um nível elevado de antígeno específico da próstata ou metástase óssea detectada radiograficamente
- Guiar tratamentos para câncer de próstata como radioterapia e crioterapia
- Monitorização da resposta de um paciente à terapia
- Inflamação levando à formação de abscesso prostático
- Infertilidade causada pela ausência de vesículas seminais ou por uma obstrução bilateral dos ductos ejaculatórios
- Dificuldades miccionais causadas por uma obstrução da uretra prostática
- Cálculo do volume prostático antes da cirurgia

EQUIPAMENTO E TÉCNICAS DE EXAME

Inovações técnicas levaram à disponibilidade de vários tipos de sistemas imagiológicos endorretais. Os sistemas originais eram **transdutores radiais (axiais)** que produziam cortes transversais da próstata. Mais tarde, **transdutores matriciais lineares**, que

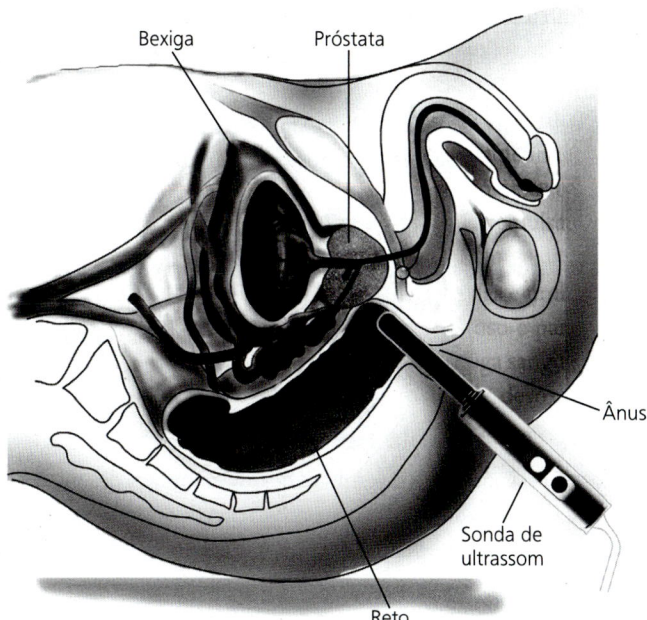

FIGURA 6-2. Desenho demonstrando a introdução do transdutor endorretal e a anatomia da próstata.

produziam imagens da glândula em cortes longitudinais, foram introduzidos. Atualmente, **sondas endorretais biplanares**, capazes de produzir cortes longitudinais e transversais da glândula, estão disponíveis, eliminando a necessidade de duas sondas separadas. A frequência das sondas endorretais varia de 5 a 8 MHz. Um guia pode ser diretamente acoplado à sonda, possibilitando a biópsia segura e precisa de lesões prostáticas suspeitas. A Fig. 6-2 demonstra a introdução do transdutor endorretal e a anatomia da próstata.

Preparação do paciente para a ultrassonografia endorretal começa com a autoadministração de enema antes do exame. O enema não apenas elimina o material fecal do reto, que pode adversamente afetar a qualidade da imagem, como também reduz o risco de contaminação da próstata. Se uma biópsia for necessária, antibióticos profiláticos devem ser fornecidos antes do procedimento e continuados por 24-28 horas posteriormente.[3]

O paciente é geralmente examinado na posição de decúbito lateral esquerdo. A posição de litotomia é algumas vezes utilizada, quando outros procedimentos urológicos estão sendo realizados. A sonda é previamente esterilizada e coberta com um preservativo antes de sua inserção. Um exame retal digital é realizado para excluir a presença de lesões obstrutivas ou fissuras retais e para correlacionar o exame com quaisquer anormalidades palpáveis. A varredura axial começa no nível das vesículas seminais. Em seguida, a sonda é gradualmente retraída para a aquisição sequencial de imagens da glândula até o nível do ápice.

A imagem sagital começa na linha média e exibe a glândula da base até o ápice, com porções das vesículas seminais. A sonda é, então, girada em sentido horário e anti-horário para demonstrar os lados direito e esquerdo da glândula.

No exame Doppler em cores, a vascularidade moderada das artérias capsulares e uretrais e de seus ramos pode ser visualizada.

PATOLOGIA

Carcinoma Prostático

Nos Estados Unidos, 45.000 homens morrem de câncer de próstata a cada ano. Homens com descendência afro-americana e aqueles com um histórico familiar de câncer de próstata estão em maior risco.[2] Embora a etiologia do câncer de próstata permaneça incerta, os fatores implicados em sua causalidade incluem idade, genética ou composição racial, influências hormonais e dieta.

Testes de triagem para câncer de próstata incluem exame retal digital anual e concentração dos níveis sanguíneos de antígeno específico da próstata (PSA). Recomenda-se a triagem a partir de 50 anos de idade ou aos 40 anos de idade em homens com um histórico familiar positivo de câncer de próstata. Nível normal de PSA é inferior a 4 ng/mL. Níveis elevados podem ser observados em pacientes com câncer, hiperplasia prostática benigna, prostatite e procedimentos de acompanhamento, como cistoscopia, biópsia de próstata e inserção de sonda de Foley. Níveis artificialmente reduzidos de PSA são observados em pacientes tomando medicamentos, como Proscar (finasterida), que é utilizado para tratamento de hiperplasia prostática benigna.[2]

Estudos anatômicos determinaram que 70% dos novos episódios de câncer de próstata se originam na zona periférica, 20% se originam na zona transicional, e 10% na zona central.[1] Os sintomas clínicos incluem dorsalgia e obstrução do fluxo de saída urinário que pode mimetizar uma hiperplasia prostática benigna.

Ultrassonograficamente, a ecogenicidade do câncer de próstata varia. No entanto, o aspecto mais comum é um nódulo hipoecoico na zona periférica. Cânceres hiperecoicos podem raramente se apresentar como áreas focais de calcificação. Cânceres isoecoicos são difíceis de detectar, embora sinais secundários, como abaulamento capsular e assimetria da glândula, podem ajudar no diagnóstico. Tumor invadindo toda a glândula pode ter uma aparência inomogênea.[2]

Invasão do tumor nas vesículas seminais pode ser observada como um material sólido no interior desta estrutura normalmente preenchida por líquido. A invasão pode tornar o tamanho, formato e ecogenicidade das vesículas seminais assimétricos em aparência.

Obliteração do mamilo ou do ângulo próstata-vesícula seminal representa outro critério diagnóstico para invasão pelo tumor.[1] No entanto, o critério é o de utilidade limitada, pois o mamilo não é visualizado consistentemente. Não foi demonstrada a utilidade da ultrassonografia Doppler no diagnóstico de câncer de próstata. Estadiamento do câncer de próstata com ultrassom também é possível, porém limitado por problemas de resolução.

Hiperplasia e Hipertrofia Prostática Benigna

Hiperplasia prostática benigna afeta 80-90% dos homens adultos.[1] Acredita-se que sua etiologia esteja relacionada com fatores hormonais. Os sintomas clínicos da doença podem incluir fluxo reduzido de urina, dificuldade em iniciar e terminar a micção, noctúria e retenção urinária. Hiperplasia prostática benigna origina-se na zona de transição no tecido glandular periuretral.

As características ultrassonográficas dos nódulos hiperplásicos são variáveis. Eles podem ser hipoecoicos, hiperecoicos ou de ecogenicidade mista. Aumento da glândula central pela hiperplasia prostática benigna causa deslocamento lateral da zona periférica. Acredita-se que os cálculos prostáticos frequentemente encontrados na hiperplasia prostática benigna sejam o resultado da estase de secreções prostáticas. Corpos amiláceos são observados como focos ecogênicos, similares aos cálculos prostáticos. **Hiperplasia prostática benigna** causa aumento de várias células na próstata, enquanto que a **hipertrofia prostática benigna** se refere a um aumento no tamanho das células existentes. Hiperplasia e hipertrofia frequentemente se desenvolvem concomitantemente e resultam no aumento da glândula prostática. Ultrassom transretal não é geralmente indicado em pacientes com hiperplasia prostática benigna, a menos que o câncer de próstata seja uma preocupação clínica.

Prostatite e Abscesso Prostático

Inflamação da próstata pode ser provocada por infecções bacterianas agudas ou crônicas ou por fatores não bacterianos desconhecidos. Os sintomas clínicos de prostatite podem incluir febre, dor pélvica e dor lombar, frequência e urgência urinárias, e disúria. Embora a prostatite geralmente envolva a zona periférica em seus estágios iniciais, pode-se originar em qualquer área da glândula.

Na prostatite aguda, o principal achado ultrassonográfico é uma glândula hipoecoica com áreas anecoicas que podem mimetizar um carcinoma. Aumento do fluxo sanguíneo pode ser observado no Doppler em cores. Na prostatite crônica, os achados ultrassonográficos podem incluir massas focais de ecogenicidade variável, calcificações no ducto ejaculatório, espessamento ou irregularidade da cápsula prostática, dilatação das veias periprostáticas e distensão das vesículas seminais.[2]

Um abscesso prostático pode-se desenvolver secundariamente à prostatite. A ultrassonografia endorretal pode exibir áreas hipoecoicas, que correspondem à liquefação no abscesso. A ultrassonografia pode ser utilizada para guiar a aspiração de um abscesso, se necessário.

Cistos de Utrículo Prostático

Cistos de utrículo prostático ocorrem como resultado da dilatação do utrículo prostático. Na ultrassonografia, são estruturas pequenas e anecoicas localizadas na linha média. No entanto, estes cistos podem-se tornar grandes e medir vários centímetros.

Cistos do Ducto Ejaculatório

Cistos no ducto ejaculatório ocorrem secundariamente à obstrução ou um divertículo do ducto. Estes cistos contêm espermatozoides e estão associados à infertilidade. Na ultrassonografia, são observados como massas anecoicas no interior dos ductos ejaculatórios.

Cistos da Vesícula Seminal

Cistos da vesícula seminal resultam de uma anomalia do ducto de Wolff. Cistos grandes e solitários podem estar associados à agenesia renal. Também podem estar associados à infertilidade, quando obstruem a vesícula seminal.

Infertilidade

Pacientes com azoospermia (ausência de esperma no ejaculado) podem ser examinados para excluir a presença de obstrução do ducto ejaculatório. Obstrução é diagnosticada quando a vesícula seminal mede mais de 1,5 cm no diâmetro anteroposterior, na presença de um ducto ejaculatório dilatado e um cisto na linha média. Achados ultrassonográficos adicionais na infertilidade podem incluir os seguintes: ausência bilateral do ducto deferente; oclusão bilateral do ducto deferente, vesículas seminais e ductos ejaculatórios por calcificação ou fibrose e cisto obstrutivo da vesícula seminal, ductos ejaculatórios ou próstata.

Referências

1. Rifkin M. *Ultrasound of the Prostate*. New York: Raven Press; 1988.
2. Toi A, Bree R. The prostate. In: Rumack C, Wilson S, Charboneau W, et al., eds. *Diagnostic Ultrasound*. 3rd ed, Vol. 1. St. Louis: Mosby; 2005.
3. Reiter R, Dekernion J. Epidemiology, etiology and prevention of prostate cancer. In: Walsh P, Ritik A, et al., eds. *Campbell's Urology*. 8th ed. Philadelphia: WB Saunders; 2001.

Perguntas

INSTRUÇÕES GERAIS: Para cada pergunta, selecione a resposta apropriada. Marque apenas uma resposta para cada pergunta, exceto se solicitado de outro modo.

1. **Qual das seguintes alternativas melhor descreve o estroma fibromuscular?**
   - (A) recobre a superfície anterior da próstata
   - (B) é o principal sítio de hipertrofia prostática benigna
   - (C) é uma região não glandular
   - (D) A e C

2. **Qual dos seguintes não é uma indicação para a ultrassonografia endorretal da próstata?**
   - (A) um abscesso prostático
   - (B) biópsia de um nódulo prostático palpável
   - (C) um nível elevado de antígeno específico da próstata
   - (D) diferenciação entre um nódulo benigno e maligno por imagem

3. **Pacientes sendo submetidos a uma ultrassonografia endorretal da próstata são comumente examinados em qual das seguintes posições?**
   - (A) decúbito lateral esquerdo
   - (B) posição ereta
   - (C) posição de Trendelenburg
   - (D) posição de Fowler

4. **Qual das seguintes afirmações sobre a zona de transição é falsa?**
   - (A) está localizada centralmente em torno da uretra
   - (B) representa cerca de 5% da glândula
   - (C) é o sítio primário de hiperplasia prostática benigna
   - (D) é o sítio primário de adenocarcinoma

5. **Qual das seguintes afirmações é falsa?**
   - (A) a zona central constitui aproximadamente 25% do tecido glandular
   - (B) a zona central está localizada no ápice da próstata
   - (C) os ductos deferentes se unem às vesículas seminais na zona central
   - (D) a zona central circunda os ductos ejaculatórios

6. **A zona periférica representa qual porcentagem do tecido glandular prostático?**
   - (A) 50%
   - (B) 10%
   - (C) 70%
   - (D) 1%

7. **Qual das seguintes afirmações sobre a próstata é falsa?**
   - (A) seu ápice está localizado superiormente.
   - (B) sua base está situada adjacente à bexiga urinária
   - (C) tem três zonas
   - (D) a uretra passa pela glândula

8. **Qual das alternativas abaixo é uma função da próstata?**
   - (A) secreções hormonais
   - (B) produção de testosterona
   - (C) secreção de líquido seminal
   - (D) produção de espermatozoides

9. **As vesículas seminais se unem com qual dos seguintes para formar o ducto ejaculatório?**
   - (A) o ducto de Denonvillier
   - (B) o ducto deferente
   - (C) o verumontano
   - (D) a uretra

10. **O ducto ejaculatório se une a qual das seguintes estruturas no verumontano?**
    - (A) ducto deferente
    - (B) ductos eferentes
    - (C) epidídimo
    - (D) uretra

11. **As vesículas seminais estão localizadas em qual superfície da próstata?**
    - (A) a superfície anteroinferior
    - (B) a superfície posteroinferior
    - (C) a superfície posterossuperior
    - (D) a superfície inferolateral

12. Qual das seguintes afirmações sobre o câncer de próstata *não* é verdadeira?
    (A) origina-se principalmente na zona central
    (B) é comumente uma lesão hipoecoica
    (C) seus fatores associados incluem uma influência genética e hormonal
    (D) a apresentação clínica pode incluir obstrução urinária

13. Qual dos seguintes é comumente incluído nos aspectos ultrassonográficos da prostatite aguda?
    (A) uma glândula hipoecoica com áreas anecoicas
    (B) um nódulo hipoecoico na zona periférica
    (C) aumento unilateral da vesícula seminal
    (D) uma massa anecoica na linha média

14. Hiperplasia prostática benigna se origina em qual das seguintes áreas da próstata?
    (A) o estroma fibromuscular
    (B) a zona periférica
    (C) os ductos ejaculatórios
    (D) a zona de transição

15. Qual das seguintes afirmações é verdadeira sobre os corpos amiláceos?
    (A) fazem parte da cápsula fibromuscular anterior
    (B) são depósitos calcificados na próstata
    (C) aparecem hipoecoicos no ultrassom endorretal
    (D) nunca são observados no ultrassom endorretal

16. Qual dos seguintes *não* é um aspecto ultrassonográfico comum do câncer de próstata?
    (A) um nódulo hipoecoico na zona periférica
    (B) distorção da cápsula
    (C) obliteração do "mamilo"
    (D) compressão acentuada da uretra prostática

17. Um exame endorretal da próstata deve iniciar com qual dos seguintes?
    (A) varredura transversal
    (B) varredura longitudinal
    (C) incidências das vesículas seminais
    (D) um exame retal digital

18. Qual das alternativas abaixo melhor descreve o câncer de próstata?
    (A) ecogênico
    (B) anecoico
    (C) hipoecoico
    (D) ultrassonograficamente variável

19. Qual das alternativas abaixo melhor descreve o verumontano?
    (A) uma região central entre a base e o ápice da próstata
    (B) uma anormalidade congênita da próstata
    (C) parte da zona periférica
    (D) parte da vesícula seminal

20. Um nível elevado do antígeno específico da próstata pode comumente indicar todos os seguintes, *exceto*
    (A) inflamação prostática
    (B) câncer de próstata
    (C) hiperplasia prostática benigna
    (D) obstrução da vesícula seminal

21. Qual dos seguintes se estreita em um ápice no verumontano?
    (A) a zona central
    (B) a zona periférica
    (C) a zona de transição
    (D) o estroma fibromuscular

22. Qual o peso normal da próstata na vida adulta?
    (A) 10 g
    (B) 20 g
    (C) 30 g
    (D) 40 g

23. Qual das seguintes afirmações sobre as vesículas seminais está incorreta?
    (A) sua ausência geralmente não afeta a fertilidade
    (B) são unidas pelo ducto deferente
    (C) são normalmente menos ecoicas que a próstata
    (D) seu tamanho varia

24. A Fig. 6-3 representa uma varredura longitudinal obtida à direita da linha média. Qual das seguintes estruturas é indicada pela seta?
    (A) a uretra proximal
    (B) uma vesícula seminal
    (C) o verumontano
    (D) o ducto ejaculatório

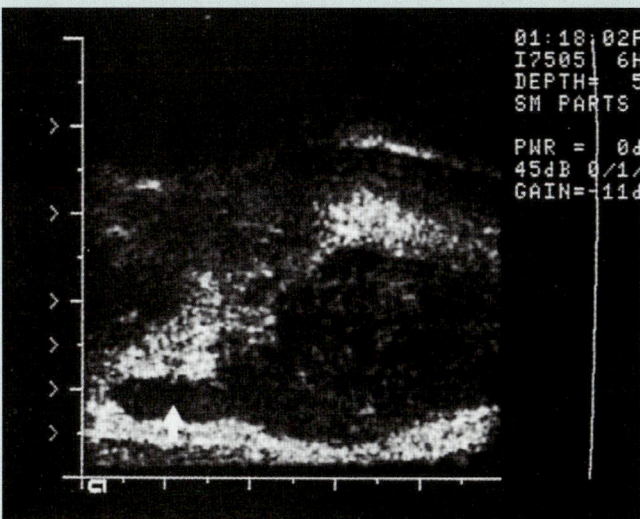

FIGURA 6-3. Varredura longitudinal à direita da linha média.

25. A Fig. 6-4 representa uma varredura transversal. Para qual estrutura a seta está apontando?
    (A) um tumor na zona periférica
    (B) prostatite envolvendo as áreas periuretrais
    (C) calcificação da glândula central
    (D) distorção da cápsula prostática

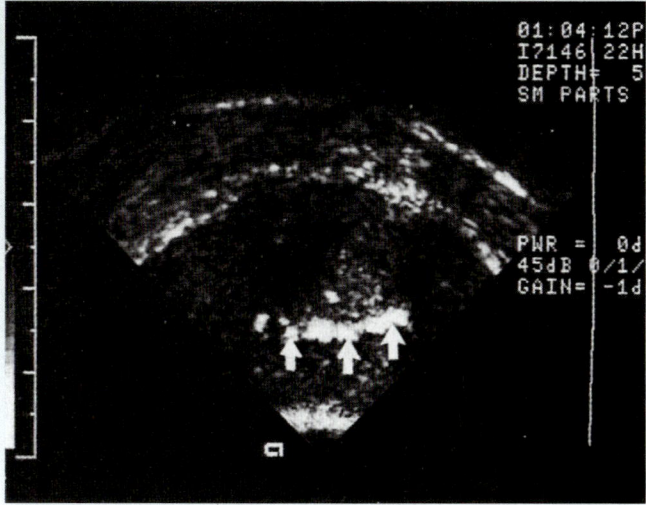

FIGURA 6-4. Varredura transversal da próstata.

26. A Fig. 6-5 representa uma varredura longitudinal de um paciente de 60 anos com frequência urinária. Ele foi encaminhado para uma ultrassonografia endorretal da próstata. Qual área está delineada pela seta branca?
    (A) obliteração do "ângulo próstata-vesícula seminal"
    (B) uma massa hipoecoica na zona central

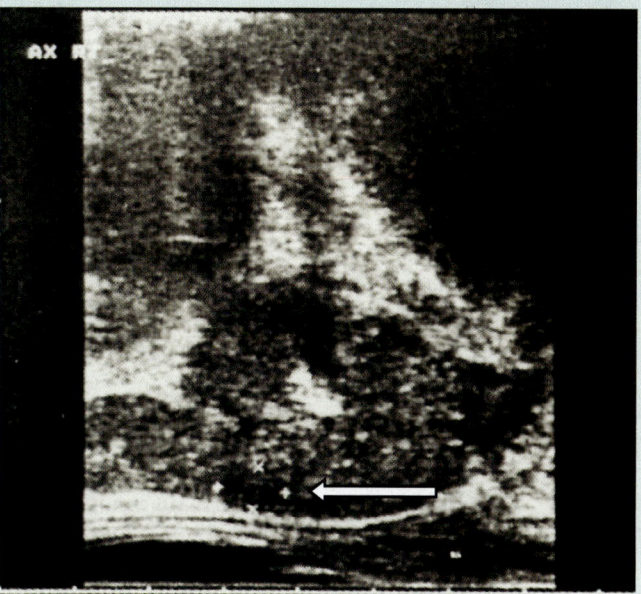

FIGURA 6-5. Varredura longitudinal da próstata.

(C) um tumor na zona periférica
(D) abaulamento da cápsula prostática

27. A Fig. 6-6 representa uma varredura longitudinal. Qual região é indicada pela seta branca?
    (A) um estroma fibromuscular
    (B) a vesícula seminal
    (C) a zona periférica
    (D) a zona central

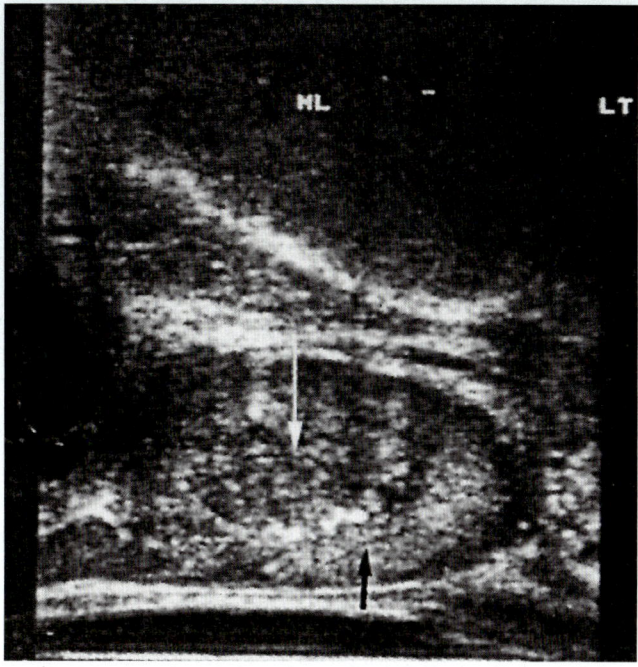

FIGURA 6-6. Varredura longitudinal da próstata.

28. A Fig. 6-6 representa uma varredura longitudinal. Qual região é indicada pela seta preta?

    (A) a zona periférica
    (B) a zona central
    (C) a cápsula prostática
    (D) o ducto deferente

29. A Fig. 6-7 representa uma varredura longitudinal obtida de um paciente com um histórico de infertilidade. A seta branca provavelmente indica qual dos seguintes achados?

    (A) hipertrofia prostática benigna
    (B) um cisto no ducto ejaculatório
    (C) extensão de um tumor na região do mamilo
    (D) doença glandular central

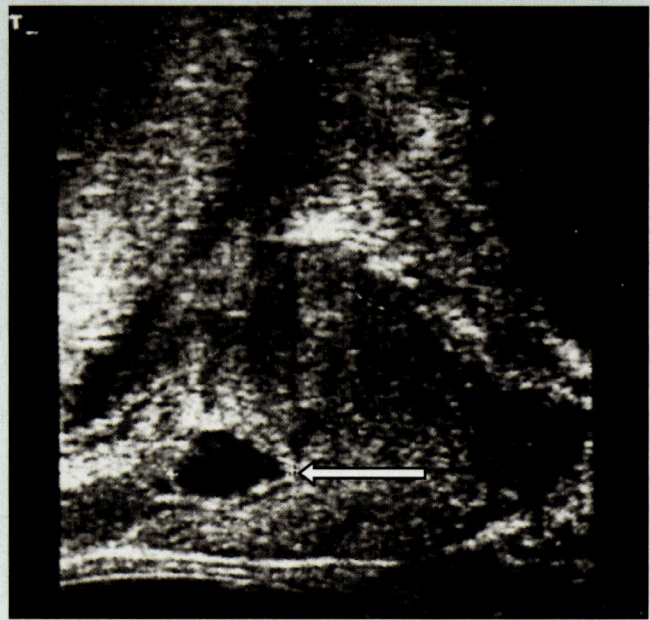

FIGURA 6-7. Varredura longitudinal da próstata.

Respostas e Explicações

Ao final de cada resposta explicada, há uma combinação numérica entre parênteses. O primeiro número identifica a fonte de referência; o segundo número (ou grupo de números) indica a página (ou páginas) em que a informação relevante pode ser encontrada.

1. **(D)** A e C. O estroma fibromuscular é uma região não glandular que recobre a superfície anterior da próstata. Portanto, ambas as alternativas A e C estão corretas. (*1:396*)

2. **(D)** Diferenciação entre um nódulo benigno e maligno por imagem. A ultrassonografia não é capaz de estabelecer um diagnóstico específico de doenças prostáticas. Biópsia é necessária para estabelecer o diagnóstico. (*1:411*)

3. **(A)** Decúbito lateral esquerdo. Pacientes sendo submetidos a uma ultrassonografia endorretal da próstata são geralmente examinados na posição de decúbito lateral esquerdo. (*1:402*)

4. **(D)** É o sítio primário de adenocarcinoma. A zona de transição está localizada em ambos os lados da uretra proximal e representa 5% da glândula. Também é o sítio primário da hiperplasia prostática benigna. (*1:397*)

5. **(B)** A zona central está localizada no ápice da próstata. A zona central é uma estrutura triangular localizada na base da próstata, com seu ápice no verumontano. (*1:397*)

6. **(C)** 70%. A zona periférica constitui mais de 2/3 do tecido glandular prostático. (*1:396*)

7. **(A)** Seu ápice está localizado inferiormente, e a base da próstata está localizada superiormente. (*Veja Fig. 6-1B no Guia de Estudo.*)

8. **(C)** Secreção de líquido seminal. A próstata secreta este líquido na uretra para aumentar a motilidade do esperma. (*2:2*)

9. **(B)** O ducto deferente. As vesículas seminais unem-se ao ducto deferente para formar o ducto ejaculatório, que atravessa a zona central. (*Veja Fig. 6-1B no Guia de Estudo.*)

10. **(D)** Uretra. O ducto ejaculatório esvazia na uretra no nível do verumontano. (*Veja Fig. 6-1B no Guia de Estudo.*)

11. **(C)** A superfície posterossuperior. (*Veja Fig. 6-1B no Guia de Estudo.*)

12. **(A)** O câncer de próstata se origina principalmente na zona central. Setenta por cento dos novos episódios de câncer de próstata se originam na zona periférica. (*1:411*)

13. **(A)** Uma glândula hipoecoica com áreas anecoicas. (*1:403*)

14. **(D)** A zona de transição. (*1:403*)

15. **(B)** Corpos amiláceos são depósitos calcificados na próstata. (*1:402*)

16. **(D)** Compressão acentuada da uretra prostática. O estágio inicial do câncer de próstata pode-se apresentar como lesões hipoecoicas na zona periférica. Estas lesões podem penetrar na cápsula prostática, causando distorção, ou podem invadir as vesículas seminais. (*1:412*)

17. **(D)** Um exame retal digital. Este exame deve ser realizado antes que a sonda seja inserida, a fim de excluir lesões obstrutivas e para correlacionar o estudo imagiológico com o exame retal digital. (*1:402*)

18. **(D)** Ultrassonograficamente variável. O câncer de próstata pode de hipoecoico, hiperecoico ou isoecoico. (*1:412*)

19. **(A)** Uma região central entre a base e o ápice da próstata. (*Veja Fig. 6-1B no Guia de Estudo.*)

20. **(D)** Obstrução da vesícula seminal. Um nível elevado do antígeno específico da próstata (PSA) pode ocorrer no câncer de próstata, na prostatite ou na hiperplasia prostática benigna (BPH). (*1:410*)

21. **(A)** A zona central. (*Veja Fig. 6-1B no Guia de Estudo.*)

22. **(B)** A próstata pós-púbere normal pesa aproximadamente 20 g. (*Guia de Estudo: 349.*)

23. **(A)** Sua ausência geralmente não afeta a fertilidade. Em raros casos, a infertilidade pode ser causada pela ausência das vesículas seminais ou por uma obstrução nos ductos ejaculatórios. (*1:405*)

24. **(B)** Uma vesícula seminal. A estrutura demonstrada na Fig. 6-1B é a vesícula seminal direita, que se une ao ducto deferente (não exibido) para formar o ducto ejaculatório. (*Guia de Estudo: Fig. 6-1B.*)

25. **(C)** Calcificação da glândula central. A Fig. 6-4 exibe ecos brilhantes, representando calcificação prostática, que pode ser solitária ou pode ocorrer em grupos. (*Guia de Estudo: 351.*)

26. **(C)** Um tumor na zona periférica. A massa hipoecoica observada na zona periférica na Fig. 6-4 é caraterística do câncer de próstata. (*Guia de Estudo: 351.*)

27. **(D)** A zona central. A zona (seta branca) na Fig. 6-6 está claramente demarcada na zona periférica (seta preta) por uma banda curva de ecos. (*Guia de Estudo: 350.*)

28. **(A)** A zona periférica. (*Guia de Estudo: 350.*)

29. **(B)** Um cisto no ducto ejaculatório. A estrutura cística exibida na Fig. 6-7 está claramente localizada no interior do ducto ejaculatório. (*Guia de Estudo: 350.*)

Referências

1. Toi A, Bree R. The prostate. In: Rumack C, Wilson S, Charboneau W, *et al. Diagnostic Ultrasound*. 3rd ed., vol. 1. St. Louis, MO: Mosby; 2005.
2. Paulson D. Diseases of the prostate. *Clin Symposia*. 1989;41.

SEÇÃO IV

Ultrassonografia em Ginecologia e Obstetrícia

7

Ultrassonografias Obstétrica e Ginecológica e Ultrassonografia Transvaginal

Charles S. Odwin ▪ *Cynthia A. Silkowski* ▪ *Arthur C. Fleischer*

Guia de Estudo

PREPARAÇÃO E TÉCNICAS DE CUIDADOS À PACIENTE

Antes de se iniciar um exame por ultrassom, é necessário rever completamente a história da paciente.

Você deverá se apresentar à paciente e explicar as técnicas de varredura usadas para o procedimento. As pacientes têm o direito de recusar o ultrassom. A história menstrual, sangramento vaginal anormal, dor e cirurgias anteriores são dados que devem ser obtidos na história.

Os sintomas clínicos e o diagnóstico de encaminhamento da paciente deverão ser considerados à medida que a história está sendo revisada. Com frequência, este relatório nos dará dicas quanto à anormalidade atual. É importante rever também a história reprodutiva da paciente. Grávida (G) diz respeito às gestações. Primigesta é a primeira gestação da paciente; multigrávida significa várias gestações. Nuligrávida (nulípara) é a paciente que nunca engravidou. Paridade (P) é a condição da mulher com respeito a ter tido prole viável. Tipicamente, a paridade é demonstrada como uma série de quatro dígitos. O primeiro número são os nascimentos a termo, o segundo são os nascimentos prematuros, o terceiro são os abortos (espontâneos, eletivos, gravidez perdida ou ectópica), assim como as complicações da gestação com menos de 20 semanas resultando em aborto, e o quarto número é o número de filhos vivos.[1] A duração da gestação pode ser calculada a partir do primeiro dia do último período menstrual normal e é conhecida como idade menstrual. A duração média de uma gestação é de, aproximadamente, 280 dias, 40 semanas, 9 meses calendário ou 10 meses lunares.[1] A data esperada do parto pode ser estimada pela regra de Nagele, que se baseia em um ciclo menstrual de 28 dias:

- Identificar a data de início do último período menstrual
- Acrescentar 7 dias
- Subtrair 3 meses
- Adicionar 1 ano

Além da história clínica, os testes de laboratório também deverão ser revistos. Para ultrassonogramas ginecológicos, todo o trabalho sanguíneo deverá ser revisto. Uma contagem elevada de eritrócitos (células brancas do sangue) poderá ajudar a diagnosticar uma massa infecciosa, por exemplo. Outros testes devem incluir: esfregaços de Papanicolaou, biópsias e testes de triagem para câncer de ovário (CA 125). Para a paciente obstétrica, existem muitos testes de laboratório que podem estar disponíveis em estágios diferentes na gestação. O tipo sanguíneo deverá ser verificado sempre, assim como os títulos de anticorpos. Na gestação precoce, títulos de hCG sérica (gonadotropina coriônica humana) podem sugerir gestação falha, gestação ectópica ou gestação intrauterina normal, dependendo dos níveis dessa substância.

Tanto o crescimento da bolsa gestacional quanto a produção de hCG se relacionam com a função trofoblástica. Qualquer divergência entre esses dois parâmetros pode sugerir uma anormalidade em desenvolvimento. O aumento acentuado da hCG pode sugerir gestação de gêmeos ou molar. No segundo trimestre, todas as gestantes podem escolher se submeterem ao teste de triagem tripla de alfafetoproteína sérica (MSAF3), ou alfafetoproteína 3 (AFP3). O número "3" se refere aos marcadores testados, incluindo AFP. Estes são estriol não conjugado e hCG. A avaliação de valores do MSAFP3 está relacionada também com fatores maternos, como idade, peso, condição diabética, gestação múltipla e etnia. Marcadores de triagem são usados para calcular o risco de uma mulher dar à luz uma criança com síndrome de Down ou defeitos do tubo neural.

367

A documentação apropriada é pertinente a qualquer exame clínico. As imagens deverão ser rotuladas com a identificação da paciente e a anatomia mostrada nessas imagens. Caso quaisquer anormalidades sejam identificadas, as imagens também deverão ser rotuladas de acordo com a localização, de modo que os outros profissionais que as examinarem possam localizá-las. Todos os exames deverão ser documentados em alguma forma de cópia impressa, como radiografia, disco óptico, papel térmico, disco rígido ou DVD. Além disso, um relatório por escrito do exame deverá ser incluído com a cópia impressa. O sistema de arquivo e comunicação de figuras (PACS, em Inglês) é um dispositivo digital de armazenamento de imagens que está atualmente substituindo a cópia impressa mencionada anteriormente. O dispositivo permite que imagens, como ultrassom, radiografia, tomografia computadorizada (CT) e ressonância magnética (MRI), sejam armazenadas digitalmente ou vistas em uma tela sem desvanecimento ou distorção. O relatório final pode conter informações variadas, mas deverá incluir todas as medições, motivo do exame, achados do ultrassom e a opinião do médico. Para fins de cobrança e codificação, todos os relatórios devem conter um diagnóstico derivado do exame ou um diagnóstico de encaminhamento que suporte o código de faturamento.

PREPARAÇÃO DO TRANSDUTOR

As mãos devem ser lavadas antes e depois de cada procedimento ultrassonográfico para reduzir a infecção hospitalar. Com base nas diretrizes do *American Institute of Ultrasound in Medicine* (AIUM), na conclusão do exame, todos os transdutores transabdominais deverão ser limpos do excesso de gel com uma toalha limpa e um limpador desinfectante. Toalhinhas úmidas disponíveis no comércio funcionam bem e são fáceis de usar.

Os transdutores transvaginais são instrumentos intracavitários reutilizáveis. Portanto, medidas de precaução devem ser consideradas. Os microrganismos causadores de doenças sexualmente transmissíveis, incluindo o vírus da imunodeficiência adquirida (HIV), estão, às vezes, presentes nas secreções vaginais. Embora esses microrganismos sejam frequentemente transmitidos pelo contato sexual por um parceiro infectado, eles podem ser transmitidos por instrumentos reutilizáveis contaminados. Os métodos atuais usados para prevenir a transmissão de infecção com transdutores transvaginais são:

1. Desinfetantes químicos.
2. Proteção externa do transdutor (preservativos, luvas de látex e bainhas).

Os dois métodos são exigidos para prevenir infecção cruzada do transdutor, pois, embora o transdutor esteja coberto, qualquer laceração microscópica na cobertura permitirá a exposição do instrumento à membrana vaginal e ao orifício cervical externo. O transdutor deverá ser desinfetado antes de ser devolvido ao fabricante ou ao pessoal do suporte técnico para manutenção ou reparo.

Os primeiros passos a tomar na preparação do transdutor para um exame são: desinfetar o transdutor das bactérias, vírus e fungos do organismo causadores de doenças. Vários métodos de agentes desinfetantes estão disponíveis; a maioria representa desinfetantes químicos frios, à base de glutaraldeído (p.ex. Cidex, MetriCide, Wavicide). O cristal piezoelétrico do transdutor é sensível ao calor. Por isso, autoclaves a vapor não deverão ser usadas, pois o excesso de calor poderá destruir o transdutor. Normalmente, os fabricantes de transdutores recomendam o tipo de substância química segura para esses dispositivos, especificações e o limite de tempo para imersão química do transdutor.

Os transdutores transvaginais são compostos de metais, plástico, cristal e materiais de ligação e não são construídos da mesma maneira. Por isso, um desinfetante químico pode ser seguro para alguns transdutores, mas destruidores para outros. Os ultrassonografistas não devem tentar desinfetar um transdutor até que tenham revisado cuidadosamente o manual de instruções do fabricante e consultado o pessoal de suporte técnico sobre quaisquer alterações que tenham ocorrido desde que esse manual foi publicado. Para evitar respingos químicos e reduzir os vapores químicos para os profissionais de cuidados de saúde, pode-se usar uma estação de imersão comercialmente disponível, mas que esteja conforme com as exigências reguladoras da *Occupational Safety and Health Administration* (OSHA) e da *Joint Commission on Accreditation of Healthcare Organizations* (JCAHO).

Além das exigências de desinfecção, uma capa para o transdutor deve ser usada. Essas capas são bainhas especialmente desenhadas para cobrir transdutores e estão disponíveis em tamanhos diferentes para se ajustarem a todos os tipos de dispositivos. Elas são feitas de vários materiais, como látex, polietileno e poliuretano, e aprovadas pela *Food and Drug Administration* (FDA) dos EUA. Essas capas também estão disponíveis em embalagens esterilizadas ou não. A paciente e os profissionais de cuidados de saúde com hipersensibilidade ao látex deverão usar capas e luvas alternativas. As capas de transdutores e as luvas deverão ser tratadas como resíduos potencialmente infecciosos e descartadas conforme a regulamentação em vigor.

INTRODUÇÃO À ULTRASSONOGRAFIA TRANSVAGINAL

A ultrassonografia transvaginal (TVS) envolve a inserção de um transdutor especificamente desenhado na vagina para investigar as estruturas pélvicas por imagens. Vários nomes têm sido aplicados a esse tipo de varredura: endovaginal, endocavitária, endossonografia e transvaginal. Os termos transvaginal e endovaginal são ambos descritivos da abordagem técnica à varredura e não são específicos para a investigação da vagina. Na verdade, apenas uma pequena área da vagina é investigada; as imagens são predominantemente do útero e de seus anexos.

CONCEITOS FÍSICOS

O conceito de usar transdutores de alta frequência dentro da cavidade vaginal para investigar o útero e seus anexos por imagem deriva do conceito básico da física do ultrassom. A colocação do transdutor em proximidade íntima com os órgãos ou estruturas pélvicas permite o uso de frequências mais altas, que, por sua vez, fornecem melhor resolução, tanto axial quanto lateral. Essa proximidade do transdutor resulta também em atenuação reduzida e melhor focalização. Como resultado, a ultrassonografia transvaginal permite um diagnóstico tanto mais precoce e mais definitivo quanto possível com as técnicas transabdominais convencionais.

A ultrassonografia transvaginal (TVS) tem muitas aplicações clínicas na Obstetrícia e na Ginecologia por causa de sua habilidade de delinear o útero e seus anexos, a saber:

- Avaliação do endométrio em mulheres com sangramento pós-menopausa ou sangramento uterino disfuncional (DUB)
- Avaliação de massas pélvicas
- Diagnóstico de gestação ectópica e outras gestações precoces complicadas
- Avaliação do colo do útero
- Monitorização dos folículos de uma paciente não fértil que se submete à indução da ovulação
- Orientação da colocação da agulha durante a inspiração ou aspiração folicular de líquido do fundo de saco
- Avaliação da tuba uterina
- Avaliação do fluxo de sangue para o saco gestacional e artéria uterina com investigação por imagens com Doppler
- Obtenção de informações diagnósticas complementares em conjunto com a ultrassonografia transabdominal
- Detectar a presença de placenta prévia
- Avaliação da anatomia intracraniana do feto e prolapso do cordão umbilical durante o segundo e terceiro trimestres

CONTRAINDICAÇÕES À ULTRASSONOGRAFIA TRANSVAGINAL

- Pacientes que recusam o procedimento
- Bebês e crianças
- Pacientes virgens
- Pacientes idosas com introito estreito ou vaginite atrófica que sofrem dor ou desconforto durante a inserção da transdutor
- Paciente inconsciente (sem consentimento informado)
- Paciente com doença mental (sem procuração para cuidados de saúde ou um consentimento administrativo)

VANTAGENS DA ULTRASSONOGRAFIA TRANSVAGINAL

- Melhor resolução
- Diagnóstico mais precoce e mais definitivo
- **Não** exige bexiga completamente cheia
- Tratamento clínico mais rápido
- Informações complementares
- Eliminação do desconforto durante o enchimento da bexiga

DESVANTAGENS DA ULTRASSONOGRAFIA TRANSVAGINAL

- Campo de visão limitado
- As massas grandes podem não ser visualizadas por estarem além da zona de foco do transdutor
- Não é possível visualizar os dois ovários na mesma imagem
- A documentação do tamanho do útero pode ser difícil por causa da ampliação no campo próximo
- O espaço confinado da vagina limita a mobilidade do transdutor; portanto, as imagens sequenciais completas obtidas com a ultrassonografia transabdominal podem não ser obtidas com a ultrassonografia transvaginal
- Com a abordagem transvaginal só é possível visualizar as partes do feto e do colo do útero que se apresentam na gestação no segundo e terceiro trimestres

PREPARO DA PACIENTE

A paciente deverá urinar antes do início do exame, e o procedimento deverá ser explicado a ela. Se o examinador for do sexo masculino, uma acompanhante deverá estar presente durante todo o exame. O pessoal na sala deverá ser apresentado à paciente. A acompanhante deverá ser parte permanente da equipe da instituição e familiarizada com o procedimento. Voluntários e membros da família não são acompanhantes apropriados. O nome da acompanhante e a duração do procedimento deverão ser documentados.

TRANSDUTORES

Os transdutores para a varredura transvaginal têm tamanho, forma e frequência específicos. O diâmetro varia de 12 a 16 mm; esse diâmetro menor que o usual permite penetração mais fácil no lúmen vaginal sem desconforto para a paciente. Além disso, esses transdutores são duas vezes mais longos, quando comparados aos transdutores transabdominais.

A extensão normal do lúmen vaginal é de 7,5-9,5 cm. Por isso, o transdutor transvaginal precisa ser mais comprido para que uma parte dele possa ser inserida, e a outra parte sirva de alça para o operador. A faixa normal de frequência usada na ultrassonografia transvaginal é de 5-10 MHz, com um campo de visão de setor de 90°-115°. Quanto maiores esses campos de visão por setor, maior a porção do órgão ou estrutura a ser visualizada.

ULTRASSONOGRAFIA COM DOPPLER COLORIDO (CDS)

O Doppler colorido transvaginal é uma combinação de imagem do modo B, Doppler de onda pulsada e exibição em fluxo colorido (investigação tripla por imagens). A direção do fluxo sanguíneo é indicada designando-se uma cor aos ecos trocados por Doppler que se superpõem na imagem em escala de cinza.

A direção do fluxo em direção ao e afastado do transdutor se apresenta em cores diferentes na imagem. Por exemplo, o vermelho representa o fluxo em direção ao transdutor, enquanto o azul é o fluxo que se afasta dele, e uma mistura de cores representa fluxo turbulento. O Doppler colorido tem várias vantagens. Primeiro, uma vez que uma rede de vasos sanguíneos às vezes possa imitar folículos, o Doppler colorido permite a diferenciação rápida entre estruturas vasculares e folículos. Ele também permite a colocação precisa do volume de amostra para análise de ondas Doppler.

POSIÇÃO DA PACIENTE E A MESA DE EXAME

Durante o exame transvaginal, a paciente é colocada na posição de litotomia para inserção do transdutor e para a varredura. O transdutor pode ser inserido pela paciente, pelo médico ou pelo ultrassonografista. Quando a paciente faz a inserção, o cabo do transdutor deverá ser seguro de modo que ela não possa derrubar acidentalmente o dispositivo..

A mesa ideal é aquela para exame ginecológico que permite vários graus de posições pélvicas inclinadas e tem suportes para os calcanhares da paciente. A mesa é colocada na posição leve de Fowler (também chamada de posição reversa de Trendelenburg) (Fig. 7-1). A elevação das coxas permite que o transdutor se movimente livremente de um lado para o outro (plano horizontal). A mesa de exame ginecológico permite o movimento livre para cima e para baixo do transdutor (plano vertical), e a posição da mesa em Fowler leve permite o acúmulo da pequena quantidade de líquido peritoneal normalmente encontrado na região do fundo de saco, o que permite melhor delineamento das estruturas pélvicas. A posição de Trendelenburg não deve ser usada porque drena esse líquido para fora. Se a mesa de exame ginecológico não estiver disponível, pode-se preparar uma mesa plana de exame, colocando-se uma almofada ou uma comadre invertida sob a pelve da paciente.

TÉCNICAS DE VARREDURA

As manobras do transdutor normalmente usadas para a ultrassonografia transvaginal são:

a) Para dentro e para fora Fig. 7-2 (A)
b) Rotação Fig. 7-2 (B)
c) Angulações anterior e posterior Fig. 7-2 (C)
d) Angulação de anexo direito Fig. 7-3 (D)
e) Angulação de anexo esquerdo Fig. 7-3 (E)

Essas manobras são limitadas pelo tamanho do lúmen vaginal. A Fig. 7-2 (A) ilustra o movimento para dentro e para fora do transdutor, usado para obter a variação na profundidade da representação por imagem do colo para o fundo do útero. A investigação por imagens é otimizada pela retirada gradual da transdutor com angulações para cima. A Fig. 7-2 (B) ilustra o movimento de rotação do transdutor para obter vários graus de planos semiaxiais a semicoronais. A Fig. 7-2 (C) ilustra o movimento de angulação do transdutor dentro do canal vaginal para obter imagens dos fundo de saco anterior e posterior. Os movimentos lado a lado usados visam a obter imagens dos anexos (Fig. 7-3 D e E).

SONO-HISTEROGRAFIA

A técnica recentemente desenvolvida para avaliação do endométrio com infusão de soro fisiológico no lúmen endometrial durante a ultrassonografia transvaginal, denominada de sono-histerografia, é cada vez mais frequentemente utilizada nos consultórios dos ginecologistas ou nas salas de ultrassonografia para a avaliação de distúrbios endometriais suspeitos ou de certos distúrbios do miométrio.[2] A técnica fornece um meio de detectar lesões endometriais polipoides, miomas da submucosa, aderências e malformações uterinas que afetam o lúmen e podem causar sangramento ou infertilidade. Uma vez que o código CPT que é usa-

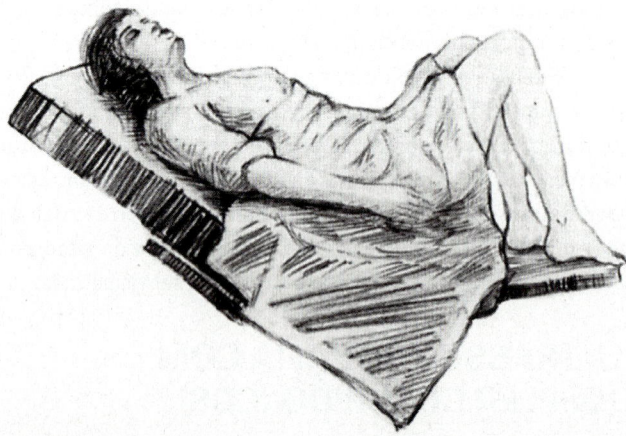

FIGURA 7-1. Mesa de exame em posição leve de Fowler com 20° de elevação. A paciente fica na posição de litotomia.

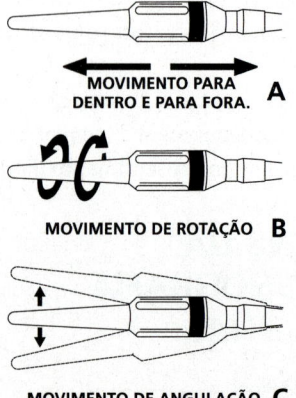

FIGURA 7-2. Técnicas de varredura: (A) para dentro e para fora; (B) movimento de rotação; (C) movimento de angulação. (*Reproduzida com autorização de Philips Healthcare.*)

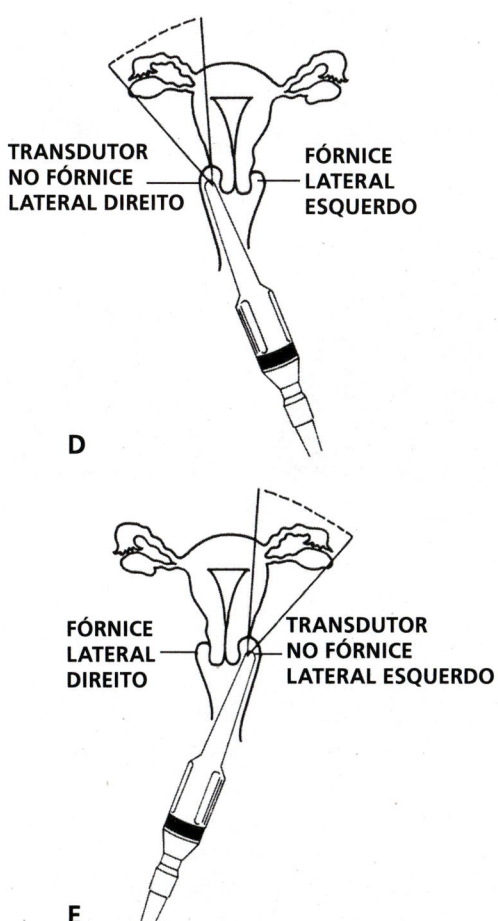

FIGURA 7-3. (**D**) Transdutor no fórnice lateral direito. (**E**) Transdutor no fórnice lateral esquerdo. (*Reproduzida com autorização de Phillips Healthcare.*)

do para faturamento esteja listado como "sono-histerografia", este é o termo preferido.

A sono-histerografia desempenha papel importante na avaliação da paciente com sangramento pós-menopausa não explicado e naquelas pacientes em que o endométrio está espessado ou não distinto na ultrassonografia transvaginal. Pólipos são tumores enigmáticos causados, aparentemente, por resistência à apoptose induzida por progesterona ou exposição ao excesso de estrogênio endógeno ou exógeno. Tipicamente, eles estão associados ao sangramento intermenstrual, cãibras ou infertilidade. Os carcinomas também podem ser polipoides ou surgir dentro de pólipos.[3] A sono-histerografia permite a detecção nítida do pólipo e de seu pedículo. Este aparece em contraste com um endométrio espessado como resultado de hiperplasia ou carcinoma endometrial.

Os acúmulos de líquido intraluminal são vistos com frequência na ultrassonografia transvaginal. Embora eles possam estar associados ao câncer endometrial em algumas pacientes, estão associados, com mais frequência, a condições benignas, como a estenose cervical.[3] A sono-histerografia pode ser usada com vantagem para delinear as superfícies do endométrio. Esta revisão fornece um resumo para a utilidade clínica desse exame, suas limitações e a discussão sobre as circunstâncias em que ele deverá ser solicitado.

TÉCNICA

Com o uso mais extenso da ultrassonografia transvaginal e os cateteres flexíveis pequenos, a obtenção de um delineamento aperfeiçoado do lúmen endometrial com a instilação de líquido intraluminal tornou-se possível.[3] A técnica usa soro fisiológico esterilizado como meio de contraste negativo (anecoico) para delinear o lúmen endometrial sob visualização ultrassonográfica transvaginal contínua.[4]

A sono-histerografia é usada principalmente para avaliação de pólipos endometriais, avaliando-se a presença e a extensão de miomas submucosos, na detecção de sinéquias uterinas e em casos selecionados de malformações uterinas que envolvam o lúmen endometrial. O leitor deve consultar as várias e excelentes descrições do espectro dos achados ultrassonográficos com esta técnica.[3,5]

Antes da instilação do soro fisiológico, segue-se o procedimento padrão para a ultrassonografia transvaginal, incluindo-se a cobertura do transdutor com um preservativo e a colocação desse transdutor transvaginal no fórnice vaginal e região média da vagina para obter o melhor delineamento possível das interfaces endometriais nos eixos longo e curto. As imagens deverão ser registradas em papel impresso, PACS ou DVD para revisão posterior.

A sono-histerografia envolve a colocação de um cateter no lúmen uterino através do canal endocervical. As escolhas de cateteres que podem ser usados incluem: cateter de inseminação, pediátrico, de Foley, tubo pediátrico de alimentação, cateter plástico para sono-histerografia ou cateter flexível especialmente desenhado com um introdutor (Akrad Co., Cranford, NJ). O cateter de Akrad é o preferido, pois pode ser introduzido facilmente pelo introdutor no colo, sem muita dor ou desconforto (Fig. 7-4). O cateter de balão é recomendado ao se tentar avaliar o lúmen uterino quanto à patência. Uma vez feita a limpeza do colo com uma solução apropriada, e o colo estabilizado com um espéculo, o cateter poderá ser avançado no lúmen, injetando-se 3-10 mL de soro fisiológico esterilizado durante a visualização ultrassonográfica. A instilação lenta do soro, permitindo o refluxo para fora do colo, também diminui a possibilidade de dor durante a instilação. O

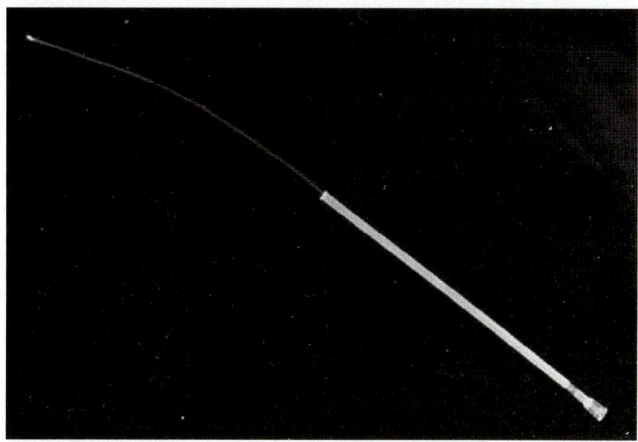

FIGURA 7-4. O cateter de Tampa consiste em um introdutor e um cateter flexível.

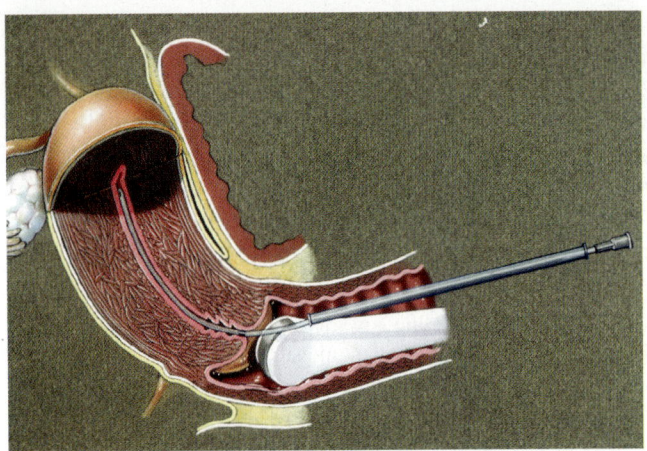

FIGURA 7-5. Diagrama mostrando o cateter colocado. O dispositivo avança sobre o introdutor, e a ponta é mais bem posicionada no fundo do lúmen endometrial.

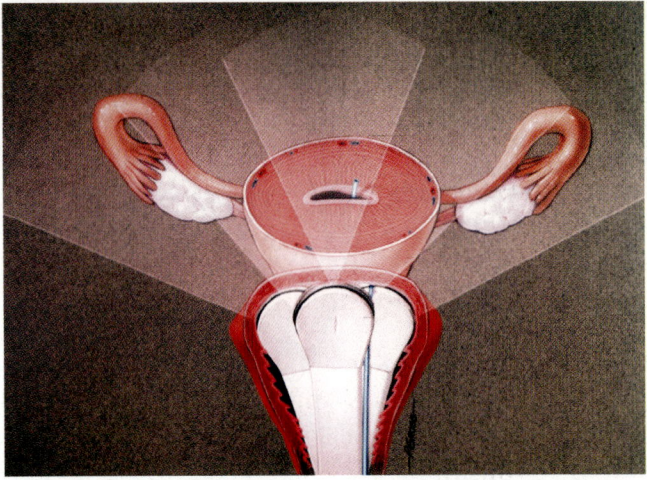

FIGURA 7-7. Diagrama mostrando a varredura do transdutor no eixo curto.

endométrio é investigado nos eixos longo e curto, com atenção especial à sua regularidade e espessura (Figs. 7-5, 7-6 e 7-7). Por causa da natureza dinâmica do exame, o registro do procedimento em DVD é recomendado com algumas imagens representativas congeladas e registradas para interpretação.

O procedimento é mais bem executado na fase folicular inicial. Isto evita as imagens confusas que surgem do endométrio de secreção interdigital moderadamente irregular ou coágulo que possa ser encontrado na porção de secreção tardia do ciclo e também reduz a possibilidade de desalojar uma gestação precoce não suspeitada. Uma vez que a maioria dos pólipos endometriais seja ecogênica, eles podem ser mais bem visualizados contra o endométrio de fase proliferativa relativamente hipoecoica.[5] Por outro lado, os miomas submucosos podem ser mais bem investigados por imagens na fase secretória porque eles são tipicamente hipoecoicos, e sua relação com o endométrio deslocado pode ser mais bem delineada durante esta fase do ciclo.

As contraindicações à sono-histerografia incluem: hematométrio, doença inflamatória extensa da pelve ou estenose cervical significativa. Se houver suspeita de doença inflamatória da pelve (PID), pode-se administrar Doxiciclina (100 mg p.o. duas vezes ao dia) alguns dias antes do exame. Raramente, a vagina atrófica ou estenótica decorrente do envelhecimento ou de radioterapia anterior pode produzir desconforto significativo, mesmo com a colocação do espéculo vaginal.

Tipicamente, a paciente não sofrerá desconforto significativo, se o cateter for colocado adequadamente no fundo, e apenas pequenos volumes de líquido forem infundidos suavemente, dando espaço para que o refluxo ocorra para fora do colo. Os antibióticos profiláticos geralmente não são necessários, mas as drogas anti-inflamatórias não esteroides (AINES) antes do procedimento ajudam a minimizar as cãibras uterinas.

ACHADOS ULTRASSONOGRÁFICOS TÍPICOS

A superfície intraluminal do endométrio normal é com frequência delineada inteiramente após a introdução do líquido intraluminal. No eixo curto, podem ser visualizadas as áreas normais de invaginação endometrial nos dois óstios tubários. Em geral, o endométrio mede até 3 mm de espessura por camada e deverá ter textura relativamente regular e homogênea. Na fase secretória, o endométrio é moderadamente irregular e pode conter "rugas endometriais" de alguns milímetros de altura, representando espessamento focalizado na superfície endometrial entrelaçada. O endométrio é tipicamente semelhante em espessura e textura, mas irregularidades focalizadas podem ser observadas em algumas pacientes (Figs. 7-8 e 7-9).

PÓLIPOS

Os pólipos endometriais são tipicamente ecogênicos e se projetam no lúmen do endométrio (Fig. 7-10). No endométrio não distendido, eles tipicamente deslocam o eco mediano, o que pode representar refluxo do muco cervical, e são mais bem visualizados logo antes da ovulação. À medida que se dilatam, eles

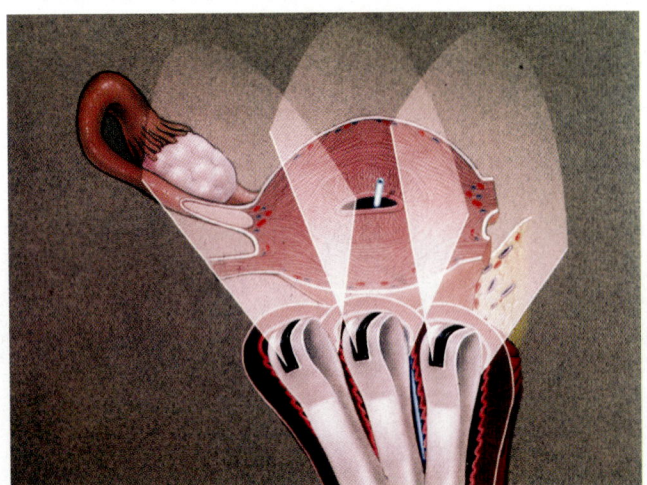

FIGURA 7-6. Diagrama mostrando a varredura do transdutor no eixo longo.

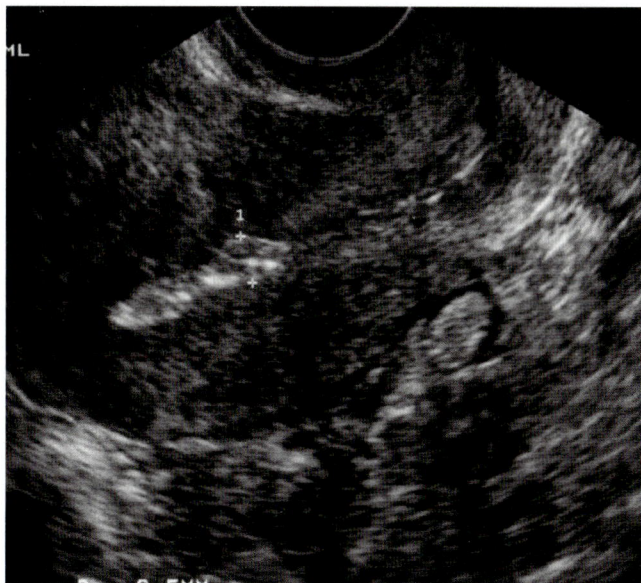

FIGURA 7-8. Hiperplasia endometrial focalizada. O ultrassom transvaginal mostra espessamento focalizado (entre os cursores) no corpo.

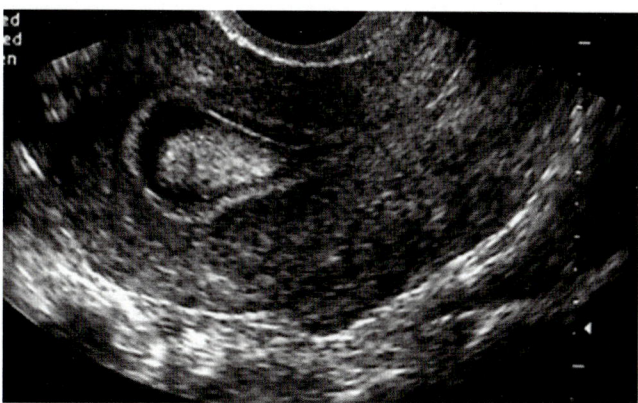

FIGURA 7-10. Pólipo ecogênico no lúmen endometrial.

podem distender a cavidade e se mostrarem aparentes sem distensão iatrogênica do lúmen endometrial. Alguns são delineados por líquido intraluminal aprisionado, muco ou sangue. A vascularidade do pedículo pode ser demonstrada em alguns casos com a ultrassonografia transvaginal com Doppler colorido.

MIOMAS SUBMUCOSOS

Os miomas submucosos são tipicamente hipoecoicos e deslocam a camada basal do endométrio. O volume da extensão para as camadas do miométrio é importante para distinguir miomas sub-

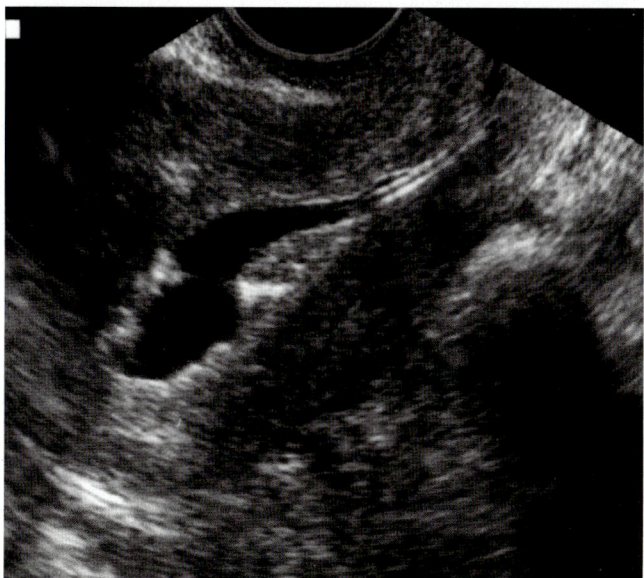

FIGURA 7-9. Hiperplasia endometrial focalizada. Após a instilação do soro fisiológico, ocorre o espessamento focalizado do endométrio, que se verificou representar uma hiperplasia.

mucosos superficiais daqueles que se estendem para o lúmen e podem ser tratados com ressecções com laços de fios, enquanto os miomas submucosos ou intramurais exigem abordagem transperitoneal. Se um fibroide submucoso tiver um pedículo delgado, ele poderá ser removido com laços de fios ou pinça jacaré, enquanto aqueles que se estendem além da interface endometrial-miometrial não serão passíveis desse tipo de ressecção.

SINÉQUIAS

As sinéquias ocorrem, tipicamente, como sequelas da instrumentação intrauterina e podem ser ou ecogênicas ou hipoecoicas, dependendo de seu conteúdo fibroso. As sinéquias hipoecoicas são mais bem delineadas no contexto do endométrio da fase secretora tipicamente ecogênica.[6]

OUTROS

Certas malformações uterinas que afetam o lúmen, como o útero bicorno (com dois cornos) ou septado, podem ser avaliadas com ultrassom em 3D e ultrassonografia com Doppler colorido (CDS). A presença ou ausência de uma fenda de fundo é importante para distinguir o útero bicorno do septado.

A ultrassonografia com Doppler colorido pode ajudar a identificar o pedículo vascular de um pólipo, assim como a borda vascular de certos leiomiomas. A sono-histerografia ajuda a determinar se um pólipo tem um pedículo largo ou estreito, pois aqueles com pedículo delgado são removidos mais facilmente no consultório com uma pinça, que aqueles com pedículo espesso.

A sono-histerografia também é especialmente útil para determinar se certas áreas císticas intraluminais estão dentro de um pólipo ou do miométrio. Espaços císticos pontilhados são vistos com frequência dentro de pólipos, como resultado de obstrução glandular. Eles podem ser visualizados também dentro do miométrio em mulheres tratadas com tamoxifeno ou com um modulador seletivo de receptores de estrogênio (SERM), possivelmente como resultado da reativação de adenomiose dormente.[2]

A sono-histerografia permite a delineação detalhada da superfície endometrial. Pólipos, miomas submucosos e sinéquias são prontamente delineados, usando esta técnica.

Este guia de estudo fornece uma descrição das principais aplicações da TVS em Obstetrícia e Ginecologia. Recomenda-se que o leitor consulte as referências listadas ao final deste capítulo para mais informações.

GINECOLOGIA (ANATOMIA PÉLVICA NORMAL)

Os órgãos reprodutivos da pelve feminina são divididos em genitálias externa e interna.

A genitália externa é chamada de vulva. A vulva ou pudendo é um termo para os órgãos genitais externos que são visíveis na pele. Os órgãos genitais internos estão localizados na pelve verdadeira e só são visíveis durante a investigação clínica por imagens ou uma cirurgia.

Útero

O útero está situado na porção medial da pelve, posterior à bexiga urinária e anterior ao reto, podendo ser dividido em quatro regiões diferentes: (1) colo ou cérvice, (2) istmo, (3) corpo e (4) fundo (Fig. 7-11). Este órgão tem três funções primárias: (1) menstruação, (2) gestação e (3) trabalho de parto. O colo é a porção inferior do útero e invagina para a vagina. O istmo é superior ao colo e começa no orifício interno do colo. O corpo do útero é mais largo que o colo. O fundo é a porção mais superior do útero e está localizado superiormente, onde as tubas uterinas surgem a partir do útero.

O útero é composto de três camadas de tecido:

1. Peritônio (cobertura uterina).
2. Miométrio (músculo uterino).
3. Endométrio (cavidade uterina).

A camada externa, ou peritônio, é a camada serosa. A porção muscular do útero é chamada de miométrio. A camada interna, onde as duas paredes do útero se encontram, é chamada de endométrio. Esta camada varia em espessura e ecogenicidade com o ciclo menstrual e será descrita mais tarde neste capítulo. O peritônio é a membrana serosa que forma o revestimento das cavidades abdominal e pélvica. Uma prega do peritônio forma três espaços potenciais na região pélvica feminina, que são importantes para a ultrassonografia pélvica. O peritônio que cobre a superfície anterior do útero e o aspecto superior da bexiga forma um fundo de saco denominado fundo de saco anterior ou bolsa vesicouterina. O peritônio também cobre a superfície posterior do útero e a superfície anterior do reto, denominada, de fundo de saco posterior ou escavação retouterina (bolsa de Douglas). Essa é a posição mais dependente do espaço potencial, permitindo, por isso, o acúmulo de sangue ou a coleção de fluidos livres nesse espaço. Uma pequena quantidade de líquido é, às vezes, identificada na escavação retouterina por causa do líquido folicular posterior à ovulação. O terceiro espaço peritoneal é anterior à bexiga e denominado de espaço pré-vesical ou retropúbico.[1]

O miométrio é homogêneo em textura de eco, exceto nos casos de miomas, que podem causar alterações múltiplas na textura normal do útero. Às vezes, a porção do miométrio se contrai, causando dor e espessamento focalizado durante 20-30 minutos, mas o quadro desaparece espontaneamente com o tempo. Esse achado é fisiológico e não deverá ser confundido com um achado patológico. A ultrassonografia transvaginal fornece um meio objetivo de avaliar a extensão do colo uterino e sua configuração. O colo normal tem entre 2,0 e 2,5 cm de comprimento e não mostra afunilamento ou dilatação do canal endocervical. Uma faixa fina e ecogênica no canal endocervical pode ser visualizada

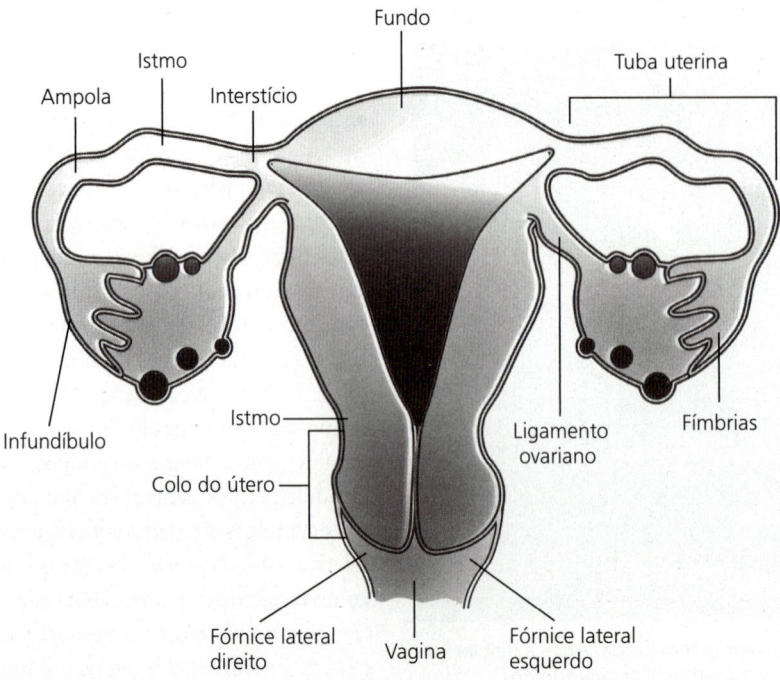

FIGURA 7-11. Diagrama dos órgãos reprodutivos internos normais da mulher.

na maioria dos casos e fica contígua ao canal endometrial (Fig. 7-12). Este canal se abre na vagina, no orifício externo do colo. Massas císticas pequenas isoladas ou múltiplas são, às vezes, observadas no e ao redor do canal cervical e representam cistos de Naboth (cistos mucinosos de retenção), causados pela oclusão dos ductos das glândulas cervicais de secreção (Fig. 7-13).

O tamanho do útero varia e depende da idade e da situação gestacional da paciente. Antes da puberdade e após a menopausa, o útero é pequeno. Durante a idade reprodutiva, um aumento nas grávidas geralmente resulta em aumento no tamanho do útero.[1] O útero pré-pubertal tem 2-4 cm de comprimento, com o *corpus* (ou corpo do útero) apresentando a metade do comprimento do colo. Na mulher adulta nulípara o útero tem 6-8 cm de extensão, largura de 3-5 cm e dimensão anteroposterior de 2-4 cm. O corpo e o colo têm comprimentos iguais. Um útero multíparo adulto tem 8-9 cm × 4-5 cm × 3-5 cm sendo o *corpus* duas vezes mais comprido que o colo. Nas mulheres pós-menopausa, o útero se atrofia, independentemente do estado de grávida antes da menopausa. As medidas uterinas da mulher pós-menopausa são de 6,5-3,5 cm de comprimento, 2-3 cm de largura e 2 cm de dimensão anteroposterior.[3] Por causa da ampliação e do campo relativamente pequeno de visão fornecido pela ultrassonografia transvaginal, as medições para indicar o tamanho do útero são mais bem obtidas com a ultrassonografia transabdominal. O útero pode variar levemente de posição, dependendo da distensão da bexiga. As descrições a seguir se referem à posição uterina com a bexiga vazia. Em 90% das vezes, o útero se inclina para frente e em posição antevertida, significando que forma um ângulo de 90° com a parede vaginal posterior. Entretanto, ele pode se apresentar em qualquer uma das posições a seguir:

- Antevertida: o útero se inclina para frente com um ângulo de 90° com a parede vaginal posterior
- Anteflexionada: o corpo do útero fica flexionado anteriormente no colo, formando um ângulo agudo nessa região
- Retrovertida: o útero se inclina para trás sem ângulo reto entre o corpo e o colo
- Retroflexionada: o corpo do útero flexiona-se para trás no colo, formando um ângulo agudo nessa região
- Mediana: posição na linha média
- Dextroversão: desvio lateral direito
- Levoversão: desvio lateral esquerdo

Suprimento Sanguíneo ao Útero

As artérias uterinas e ovarianas são ramos da artéria ilíaca interna (hipogástrica). A artéria uterina corre superiormente a partir do colo, lateralmente ao útero no ligamento largo. Na junção do útero com as tubas uterinas, a artéria uterina se une à artéria ovariana. A artéria uterina dá origem às artérias arqueadas, que correm dentro do miométrio externo (Fig. 7-14), identificando o plexo venoso arqueado. A investigação desses vasos por imagens pode ser realçada com a ultrassonografia vaginal colorida. As artérias arqueadas se ramificam nas artérias radiais, que suprem as camadas internas do miométrio e do endométrio. Elas, então, ramificam-se nas artérias reta e espiral, que alimentam o endométrio. Os canais venosos da pelve seguem curso similar ao das artérias.[1]

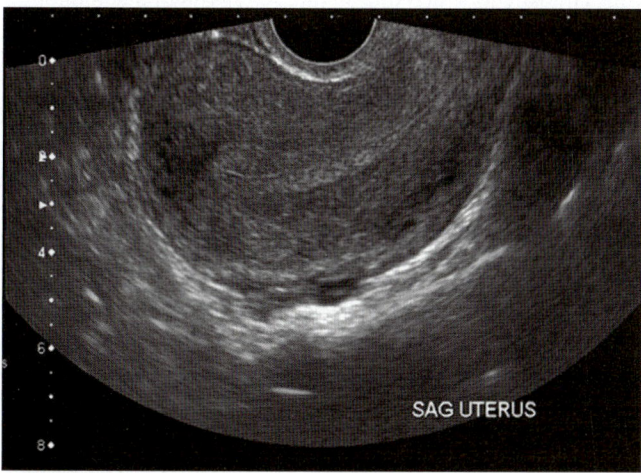

FIGURA 7-12. Ultrassonografia transvaginal do endométrio no eixo longo.

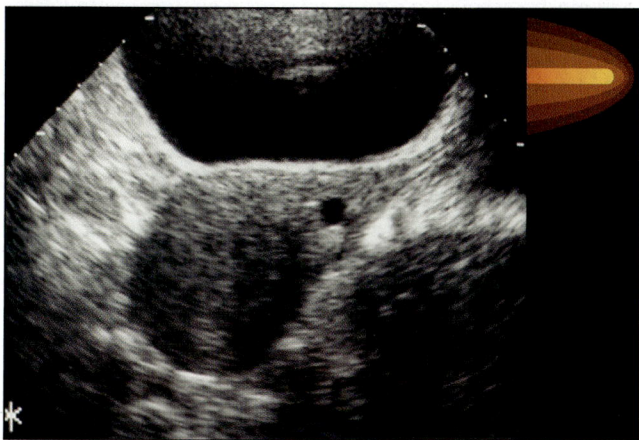

FIGURA 7-13. Útero retrovertido com cisto de Naboth.

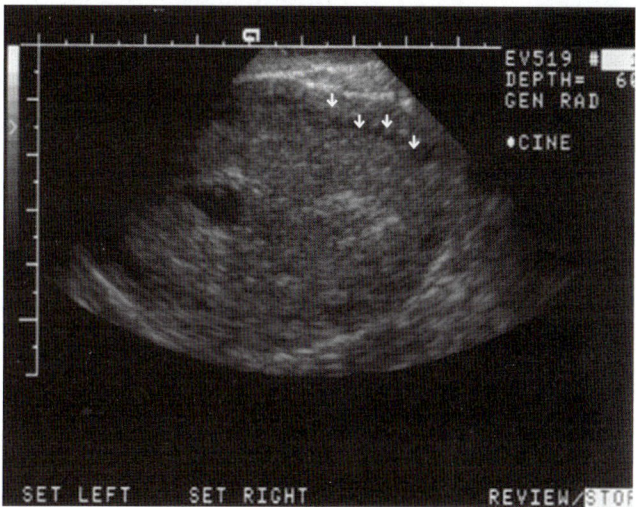

FIGURA 7-14. Ultrassonografia transvaginal do útero no eixo curto. As setas pequenas apontam para o plexo arqueado.

Anomalias Congênitas do Útero

As anomalias congênitas do útero resultam da fusão defeituosa dos ductos mullerianos ou paramesonéfricos. Ao se fundirem, o septo que os separa se rompe, resultando em uma única cavidade uterina. A falta de fusão resulta em malformação uterina diferente, como mostrado na Fig. 7-15. Por causa do desenvolvimento próximo do corpo e do colo do útero, uma malformação uterina também pode afetar o colo e impactar sua função durante a gravidez. O útero se desenvolve em sincronia com o sistema urinário. Na presença de anomalias uterinas congênitas, os rins deverão ser avaliados por ultrassonografia.[3] Na ausência de um rim ou de rim ectópico, o útero deverá ser investigado em busca de malformações. O útero bicorno é bem reconhecido pela ultrassonografia por dois ecos endometriais nas cavidades, que estão amplamente separadas.

Endométrio

O revestimento endometrial é a camada mais interna do útero. Esse revestimento é significativamente influenciado por hormônios e responsável pelo aceite do embrião para implantação. A ultrassonografia transvaginal fornece delineamento detalhado da espessura e da textura do endométrio, que deverá ser medido na espessura anterior/posterior maior, como exibido em seu eixo longo (espessura de camada dupla).

Embora a imagem e a medição sejam usadas para caracterizar o endométrio, elas precisam ser avaliadas completamente e caracterizadas por varreduras de "scanner" realizadas nos eixos longo e curto do útero. Em uma mulher em idade reprodutiva, o endométrio mede entre 3 e 6 mm na fase proliferativa (dias 5-9 após a menstruação) e até 14-16 mm na fase de secreção (dias 14-28).

A textura muda de isoecoica para multicamada no meio do ciclo para ecogênica na fase média de secreção. Nas mulheres após a menopausa, o revestimento endometrial se atrofia. Qualquer sangramento uterino durante esse estágio é considerado anormal.[3] Uma causa comum do sangramento vaginal em mulheres pós-menopausa é a hiperplasia endometrial.[5] Nessas pacientes, o endométrio deverá ter espessura de camada dupla de 6 mm e textura homogênea. Isto vale para a maioria das mulheres em terapia de reposição hormonal. Cistos pontilhados podem ser vistos no miométrio interno em mulheres tratadas com tamoxifeno, e acredita-se que representem adenomiomas reativados. Os pólipos aparecem, tipicamente, como massas endometriais ecogênicas que se insinuam entre as camadas do endométrio. Eles são vistos principalmente quando se executa a infusão de soro fisiológico por sono-histerografia (SHG).

Tipicamente, o carcinoma endometrial causa assimetria e irregularidade do endométrio. Se houver invasão, a junção endometrial-miometrial se romperá. O câncer endometrial é diagnosticado mais frequentemente em mulheres entre 60-70 anos de idade, mas pode ocorrer em pacientes mais jovens. Os sintomas podem incluir metrorragia, menorragia ou ambas. Clinicamente, esses sintomas são similares aos da hiperplasia endometrial e pólipos. Na mulher sem terapia de reposição hormonal, o revestimento endometrial pode-se mostrar com mais de 5-6 mm no ultrassom. Um revestimento endometrial superior a 5 mm é geralmente considerado anormal em pacientes na pós-menopausa tratadas com terapia de reposição hormonal.[2,3] Esse revestimento se mostra ecogênico e pode apresentar contornos irregulares do endométrio, à medida que o câncer vai invadindo o endométrio. O diagnóstico é feito por biópsia endometrial.[2,3,5]

Ovários

Os ovários têm formato elipsoide e medem, aproximadamente, 3 cm no eixo longo e 2 cm nas dimensões anteroposterior e transversa.[5] Eles estão localizados laterais ao útero, na fossa ovariana (também conhecida como fossa de Waldeyer). Essa fossa ovariana é ligada lateralmente pelas artérias e veia ilíacas internas. O limite medial é o útero.[1] Os ovários normais são homogêneos em textura de eco com a medula se mostrando mais ecogênica. Múltiplos cistos foliculares pequenos podem ser vistos na periferia no córtex (Fig. 7-16). Na maioria dos casos, o ultrassom transvaginal

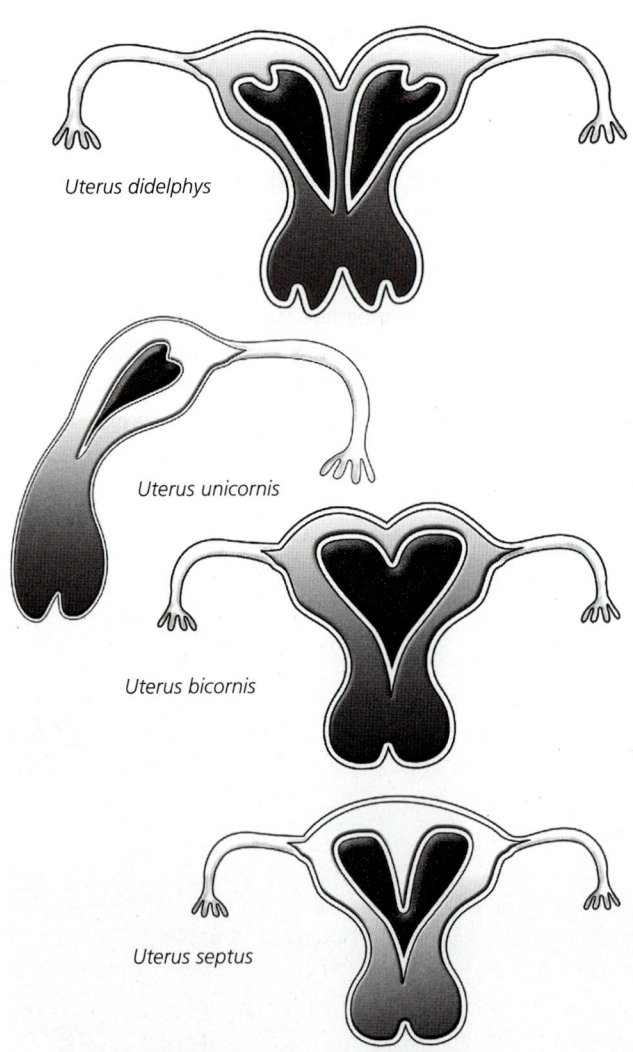

FIGURA 7-15. Diagrama dos tipos comuns de anomalias uterinas congênitas.

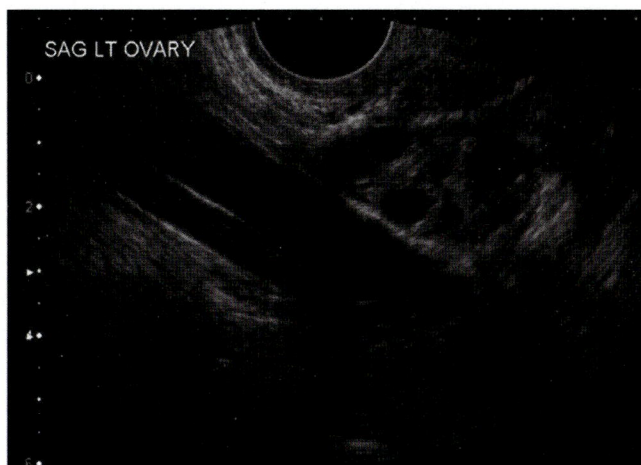

FIGURA 7-16. Ultrassonografia sagital transvaginal do ovário esquerdo com folículos normais. A veia e a artéria ilíacas internas são visualizadas posteriores ao ovário.

fornece visualização melhor dos ovários por causa da proximidade do transdutor, o que permite que um transdutor de frequência mais alta seja usado. Isto, por sua vez, fornece melhor resolução. Para investigar o ovário direito por imagens usando-se a abordagem transvaginal, o ultrassonografista move a alça do transdutor em direção à coxa esquerda da paciente de modo que a ponta do transdutor fique no fórnice lateral direito. Para investigar o ovário esquerdo, ele move a alça em direção à coxa direita da paciente, de modo que a ponta da transdutor fique no fórnice lateral esquerdo. Embora os ovários possam ser demonstrados de praticamente qualquer posição parauterina, eles são em geral demonstrados ou laterais ao útero ou no fundo de saco. Diferentemente da ultrassonografia transabdominal, que permite a investigação simultânea dos dois ovários relativamente com frequência, a ultrassonografia transvaginal pode investigar melhor apenas um ovário de cada vez. Ultrassonograficamente, a aparência dos ovários varia conforme a idade da paciente, estágio no ciclo menstrual, situação da gravidez e hábito corporal. Na idade reprodutiva, os ovários podem ser identificados por folículos ao redor da borda externa deles. Os cistos foliculares são pequenos (< 3-5 mm), lisos e de paredes finas além de anecoicos, com sons satisfatórios durante a transmissão. Os folículos aumentarão de tamanho durante o ciclo com folículos múltiplos visíveis nos dias 5-7. Nos dias 8-12, um ou mais folículos dominantes (> 10 mm) começarão a emergir. O folículo dominante atinge um diâmetro médio de 20 mm com borda hipoecoica. Uma vez o óvulo (*ovum*) liberado, poderá ocorrer sangramento no folículo, tornando-o ecogênico. O cisto folicular se transforma em um cisto de corpo lúteo com paredes espessas e que se mostra de anecoico a hipoecoico. Esse cisto de corpo lúteo reterá líquido durante 4-5 dias e mede aproximadamente 2-3 cm, sendo rico em suprimento sanguíneo. O exame com Doppler colorido do fluxo revelará um anel colorido ao redor da periferia do cisto. Se a gravidez não acontecer, o cisto de corpo lúteo se atrofiará gradualmente. Caso ocorra a gravidez, o cisto permanecerá e regressará gradualmente por volta de 12-14 semanas.[2] O cisto folicular e os cistos de corpo lúteo são todos cistos funcionais do ovário.[1] Nas mulheres após a menopausa, é mais difícil identificar os ovários por causa da ausência de folículos e da atrofia dos ovários.[3,5] Em pacientes submetidas à histerectomia, pode ser difícil demonstrar os ovários por causa do intestino cheio de ar que ocupa o espaço deixado pela remoção do útero.

Tubas Uterinas

As tubas uterinas surgem nos aspectos laterais do útero, conhecidos como cornos e variam em comprimento de 7 a 12 cm. Cada tuba tem cinco subdivisões: (1) intersticial, (2) istmo, (3) ampola, (4) infundíbulo e (5) fímbrias.[1] A porção intersticial da tuba aparece na ultrassonografia como uma linha ecogênica fina que se estende do canal endometrial e atravessa todo o miométrio até o corno do útero.[7] O istmo é a porção mais estreita da tuba e está localizado adjacente ao segmento intersticial, nos cornos uterinos. A tuba continua lateralmente e se alarga para formar a ampola. O infundíbulo é a porção mais lateral da tuba e se abre para o peritônio, nas fímbrias.[1] A tuba uterina tem a função de ajudar na fertilização e transportar o ovo do ovário até o útero. As tubas uterinas normais são difíceis de se identificar pela ultrassonografia transabdominal ou transvaginal a menos que estejam cercadas de líquido ou cheias de líquido.[5]

Ligamentos

O útero fica solto e suspenso no centro da cavidade pélvica por meio de:

- Ligamentos redondos
- Ligamentos uterossacros
- Ligamentos cardinais

Embora o útero esteja suspenso por ligamentos, ele tem liberdade de movimento. Durante a gravidez, ou na presença de massa uterina, o útero se move para cima e durante o prolapso uterino ele se move para baixo. A porção superior do útero é suportada por vários ligamentos. Os ligamentos cardinais ou ligamentos cervicais transversos se originam do colo e do corpo uterino e se inserem em uma ampla porção da parede pélvica lateral e do sacro. Na porção distal, o ligamento tem o nome de ligamento uterossacro. Esse ligamento ancora o colo e é responsável pela orientação do útero.[1]

Os dois ligamentos redondos se originam do corno uterino e estão localizados em uma prega do peritônio, terminando na porção superior dos grandes lábios.[1] Esse ligamento é responsável pela inclinação anterior do útero e ajuda a estabilizar o fundo do útero.

Existem dois ligamentos que não são ligamentos verdadeiros, mas sim pregas do peritônio. O primeiro é o ligamento suspensor que surge da parede lateral da pelve e contém vasos ovarianos. Ele ajuda a suportar tanto a tuba uterina quanto o ovário dentro do ligamento largo.[2] O ligamento largo é também uma prega dupla do peritônio. Ele se abre sobre os anexos e divide as porções anterior e posterior da pelve[1], e faz muito pouco para suportar o útero. Esse ligamento não é visualizado frequentemente no ultrassom, exceto nos casos de ascite pélvica ou cisto rompido ou hemoperitônio.[8]

Músculos

Uma série de feixes musculares diferentes passa pela pelve feminina. Alguns desses músculos são facilmente visualizados pela ultrassonografia e podem, com frequência, ser confundidos com estruturas dos anexos. O músculo mais frequentemente visualizado é o iliopsoas. Nas projeções sagitais, ele aparece como um par de tiras longas e hipoecoicas com linhas lineares ecogênicas. Nas imagens transversas, porém, ele se mostra ovoide e é visualizado lateral e anterior às cristas ilíacas.[1] O músculo iliopsoas desce até se anexar ao trocanter inferior do fêmur. Esse quadro pode ser com frequência confundido com um ovário, até que se obtenha a projeção sagital. Os músculos pélvicos podem ser identificados ultrassonograficamente por sua aparência. Eles se mostram hipoecoicos e exibem ecos internos lineares. As bordas dos músculos são ecogênicas, representando a fáscia.[3,5] O músculo reto do abdome está localizado na parede abdominal anterior e se estende do processo xifoide até a sínfise púbica. Os obturadores internos são músculos bilaterais que revestem a margem lateral da pelve verdadeira; eles repousam laterais aos ovários. O levantador do ânus é um músculo semelhante a uma rede de pescar que se estende desde o corpo do púbis e da espinha do ísquio até o cóccix.

Bexiga e Ureteres

A bexiga urinária é um músculo de paredes espessas e capaz de se distender, localizado anterior ao útero. Ele está fixo na posição inferiormente, na sínfise púbica. Essa região inferior é descrita como o trígono, definido pelos orifícios dos dois ureteres e de uma uretra. A bexiga é mais espessa e mais rígida aqui que em qualquer outro local.[7] O ureter se origina na pelve renal e desce anterior à artéria ilíaca interna e posterior ao ovário. Ele viaja em orientação posterior-anterior e segue de perto a artéria uterina em sua porção inferior. Depois passa em sentido anteromedial para penetrar no trígono da bexiga.[1] Durante um exame por ultrassonografia transabdominal da pelve, a bexiga urinária deve estar distendida por várias razões, a saber: (1) a bexiga cheia de urina empurra o intestino para cima e para fora da cavidade pélvica verdadeira; (2) empurra o útero para cima e para longe da sínfise púbica; (3) permite a orientação anatômica rápida; (4) fornece uma via de atenuação baixa para a qual o ultrassom pode se propagar; e (5) ajuda a elevar a cabeça do feto para facilitar as medições. Embora uma bexiga distendida seja um pré-requisito extremamente importante para um estudo transabdominal, a bexiga vazia é o pré-requisito mais importante para o estudo transvaginal. O não preenchimento adequado da bexiga para estudos transabdominais pode resultar em erros graves de diagnóstico. Por outro lado, uma bexiga excessivamente distendida também pode levar a erros. Em termos ultrassonográficos, a posição e a forma do útero afetam a bexiga urinária. Se o útero for antevertido, a bexiga normalmente distendida terá indentação leve na região posterocraniana. Se o útero for ausente ou removi-

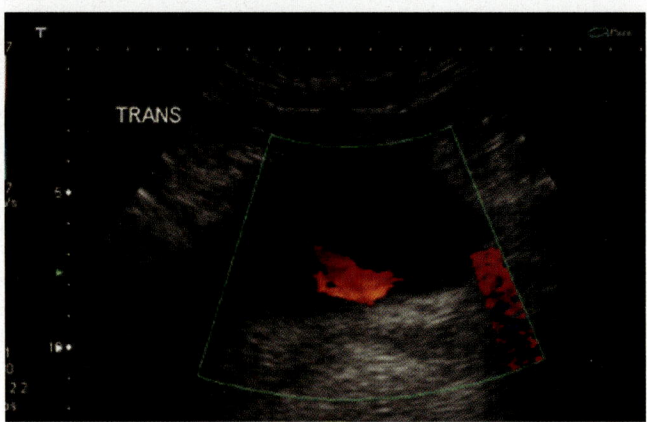

FIGURA 7-17. Ultrassom transverso da bexiga urinária com exame Doppler colorido mostrando um jato ureteral.

do cirurgicamente, a bexiga terá contorno diferente. Portanto, o contorno da bexiga depende da forma e da posição de suas estruturas circundantes. Quando a bexiga estiver sendo preenchida, poder-se-á observar a urina entrando nela em tempo real, o que foi denominado de "jatos ureterais".[2] Os jatos começam nos orifícios ureterais e fluem para o centro da bexiga (Fig. 7-17). Os divertículos da bexiga podem ser adquiridos ou congênitos. Os adquiridos resultam mais frequentemente de uma obstrução do fluxo de saída da bexiga. Os divertículos congênitos estão localizados próximos ao orifício ureteral e são conhecidos como divertículos de Hutch.[3,5] Ultrassonograficamente, os divertículos aparecem como sacos projetados para fora da parede da bexiga, com uma abertura em uma extremidade do saco que se comunica com a bexiga.

Patologia Uterina

Os tumores uterinos mais comuns são os miomas (também conhecidos como leiomioma, fibroide e fibromioma). Eles estão presentes em 25% da população feminina e ocorrem, aproximadamente, aos 30-35 anos, com porcentagem mais elevada na população afro-americana, e tornam-se mais prevalentes com o avanço da idade das pacientes. Acredita-se que os miomas sejam estimulados por estrogênio, de modo que tendem a aumentar de tamanho durante a gravidez e diminuem após a menopausa. Eles são classificados conforme sua localização no útero (Fig. 7-18). Se um fibroide estiver confinado no miométrio, ele será chamado de intramural. Se estiver localizado na cavidade uterina, será chamado de submucoso e se se projetar a partir da superfície do peritônio, será chamado de subseroso. Com frequência, eles são encontrados no exame pélvico, sem que a paciente apresente sintomas. Quando os sintomas ocorrem, eles podem incluir sangramento anormal, pressão abdominal, frequência urinária aumentada e aumento na circunferência abdominal. Acredita-se que a forma maligna de leiomioma, um leiomiossarcoma, embora rara, apareça a partir de um fibroide preexistente.[1] O leiomiossarcoma é responsável por cerca de 1,3% das malignidades uterinas.[3] No ultrassonografia, ele se mostra semelhante ao leiomioma e pode ser extremamente difícil de se diagnosticar antes da cirurgia. O

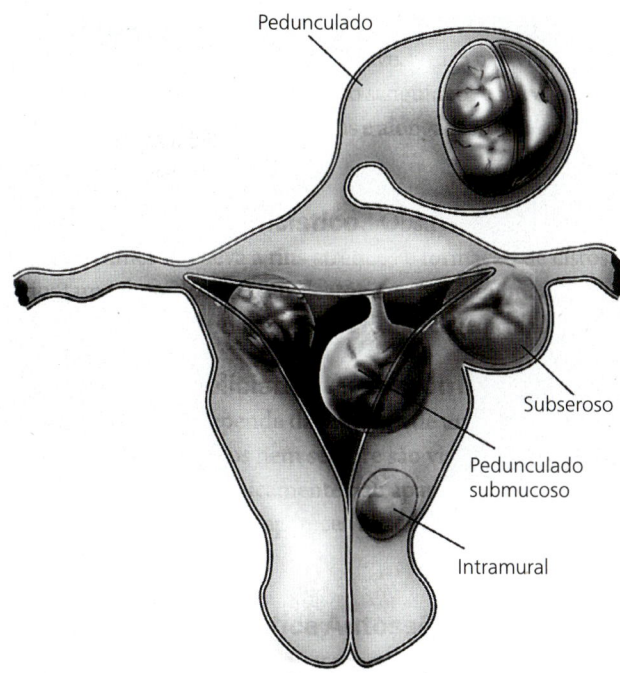

FIGURA 7-18. Diagrama demonstrando várias localizações de miomas.

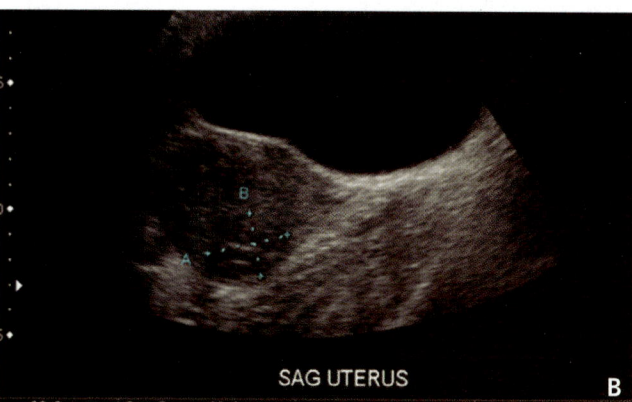

FIGURA 7-19B. Ultrassonografia sagital transabdominal de um mioma localizado no fundo do útero.

crescimento rápido e acelerado pode ser a única indicação clínica de um possível processo maligno.[3,5] Na ultrassonografia os miomas apresentam aparência variável:

- Textura uterina não homogênea
- Útero dilatado, em formato irregular
- Calcificações com sombreamento acústico distal
- Massa sólida no útero que não pode ser separada do útero
- Deslocamento do endométrio
- Dilatação uterina difusa

A Fig. 7-19A mostra um útero dilatado com ecotextura não homogênea. A Fig. 7-19B demonstra um fibroide intramural no fundo do útero. A Fig. 7-19C mostra achados patológicos graves de um útero com miomas múltiplos.

A degeneração e a necrose de tecido fibroso podem produzir espaços císticos dentro dos miomas. Os miomas são a causa mais comum de dilatação uterina na mulher não grávida. Quando o útero está dilatado em mais de 14 cm na extensão, os rins deverão ser investigados em busca de hidronefrose. Um útero grande com miomas pode comprimir o ureter quando este penetra na pelve, resultando em obstrução do fluxo da urina. Miomas na cavidade uterina podem, às vezes, causar sangramento vaginal substancial, resultando em anemia aguda.

O quadro de *adenomiose* é definido como uma invasão de tecido endometrial no miométrio superior a 2 mm. Ela ocorre mais frequentemente em multíparas, e os sintomas podem incluir menorragia, dismenorreia e sensibilidade pélvica.[9] Na ultrassonografia, o útero se mostra grande com pequenos cistos visíveis no miométrio interno. Com frequência, o miométrio do útero aparecerá sem homogeneidade, semelhante a um fibroide, mas as bordas distintas não podem ser identificadas.[3,5]

Hematocolpos é o acúmulo de sangue [menstrual] na vagina. Essa condição pode ser causada por um hímen imperfurado ou por um septo vaginal transverso.[3] No ultrassom, a cavidade vaginal aparece distendida com ecos hipoecoicos e possíveis níveis de líquido-líquido, representando sangue retido. Uma vez que a vagina pode ser distendida até o mesmo tamanho do fundo do útero, ela poderá ter a aparência de uma ampulheta.

Hematométrio é o acúmulo de sangue na cavidade uterina secundário à atrofia do canal endocervical ou estenose cervical.

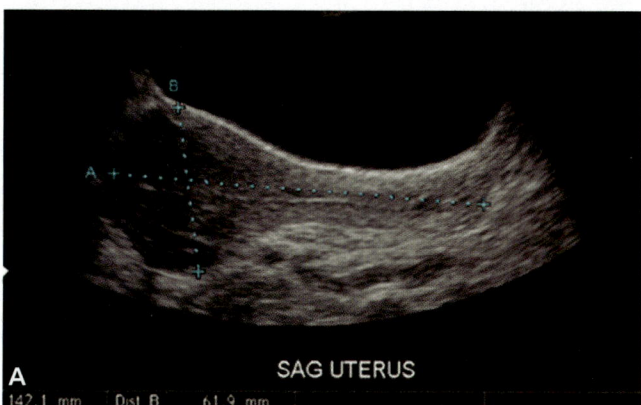

FIGURA 7-19A. Ultrassonografia sagital transabdominal de um útero dilatado com mioma no fundo.

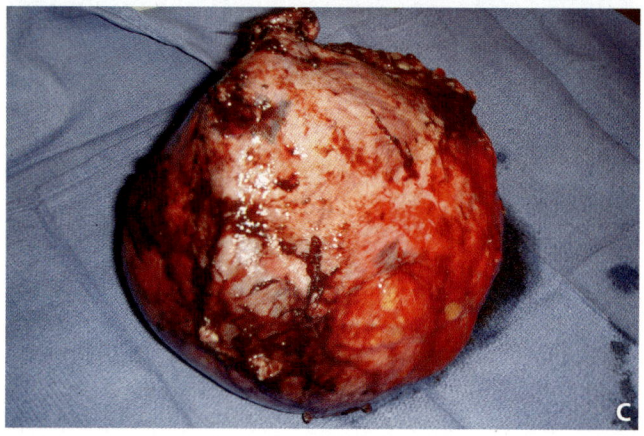

FIGURA 7-19C. Achados patológicos graves do útero com miomas.

TABELA 7-1 • Terminologia de Sangramento Anormal
Menorragia – sangramento prolongado que ocorre na época de um período menstrual, seja em duração ou em volume
Metrorragia – sangramento uterino que ocorre em intervalos irregulares
Metromenorragia – sangramento excessivo e prolongado ocorrendo em intervalos frequentes e irregulares

Na ultrassonografia, o hematométrio aparece como distensão acentuada do útero. A Tabela 7-1 define a terminologia usada para descrever um sangramento vaginal anormal.

Cisto de Ovário

As massas císticas benignas dos ovários tendem a apresentar paredes lisas, bem definidas e anecoicas com aumento no realce acústico posterior (Fig. 7-20). Os ovários normais nas mulheres em idade reprodutiva apresentam folículos múltiplos de vários tamanhos (maduros e imaturos). Esses folículos servem como marcadores ultrassonográficos anatômicos para identificar os ovários. Um cisto folicular ocorre quando um folículo maduro falha na ovulação. O tamanho desses folículos depende do ciclo menstrual.[3] O folículo maduro mede cerca de 20-25 mm.[3] Um cisto folicular é um cisto funcional. Os três cistos funcionais mais comuns dos ovários são: (1) cistos foliculares, (2) cistos do corpo lúteo e (3) cistos teca-luteais.[1,3,5] Os ultrassonografistas deverão estar cientes das alterações cíclicas normais dos ovários e de suas múltiplas aparências ultrassonográficas normais. A Fig. 7-21 mostra ovários normais com um cisto folicular.

A ultrassonografia transvaginal é um meio preciso de avaliar os ovários e as estruturas anexas quanto à presença ou ausência de massa pélvica. As massas pélvicas podem ser caracterizadas de acordo com sua localização (órgão de origem) e consistência interna (cística, sólida, mista, septada, multiloculada). Estes cistos fisiológicos, como o cisto do corpo lúteo, podem ser caracterizados como surgindo de dentro ou das redondezas do ovário,

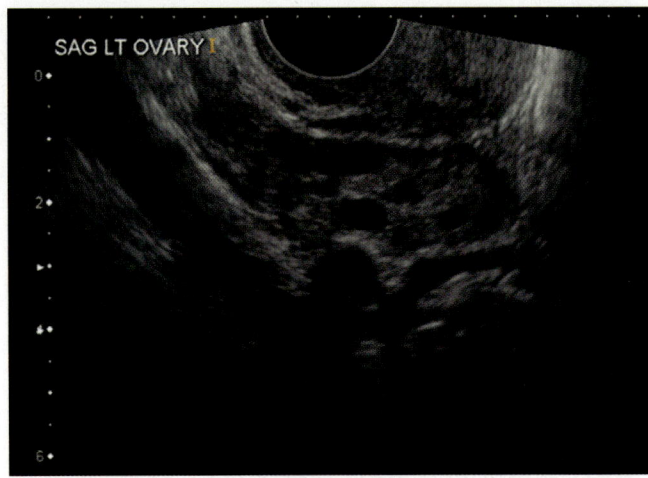

FIGURA 7-21. Ovário esquerdo com folículos.

enquanto essas massas ovarianas extras, como os endometriomas, aparecem fora do ovário.

As massas císticas precisam ser investigadas com ultrassonografia transvaginal quanto à integridade intacta de suas paredes e a presença de qualquer excrescência papilar. As estruturas internas, como as áreas septadas ou sólidas, precisam ser mostradas em um mínimo de dois planos de investigação por imagens.

A doença do ovário policístico é um transtorno endocrinológico, caracterizado pela produção excessiva de androgênio ovariano, que tem espectros de manifestações clínicas:[10]

- Anovulação
- Amenorreia
- Diabetes tipo 2
- Obesidade
- Acne
- Hirsutismo
- Infertilidade

Os ovários policísticos são ultrassonograficamente caracterizados por ovários bilaterais dilatados com número aumentado de folículos pequenos e imaturos, cujo tamanho varia entre 3 e 5 mm, geralmente com mais de oito folículos em cada ovário (Fig. 7-22).

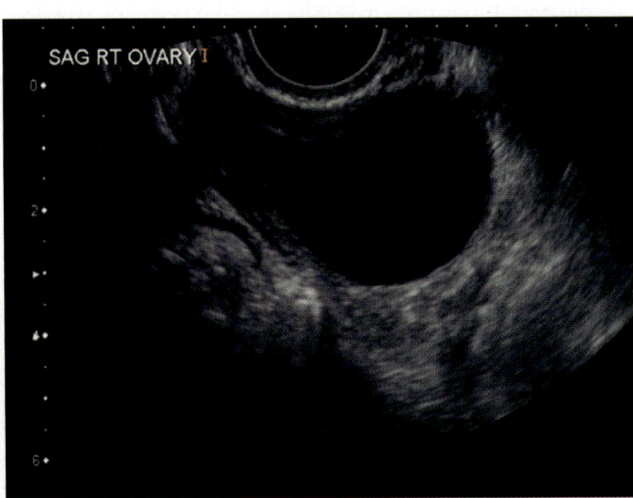

FIGURA 7-20. Cisto do ovário direito.

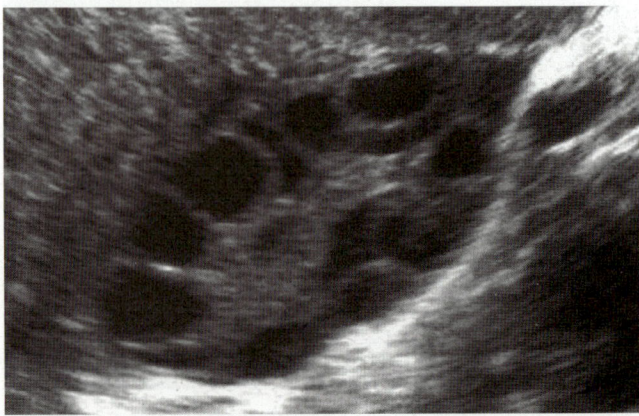

FIGURA 7-22. Ovário policístico.

Torção Ovariana

Chamamos de torção ovariana a torção do ovário e de seus vasos como resultado da oclusão de seu suprimento sanguíneo. A torção do ovário com o pedículo vascular sobre seu eixo resulta em obstruções arterial, venosa e linfática, causando necrose do ovário.[3,5] Cerca de 95% dos casos estão associados a massas anexas. Os anexos direitos estão mais frequentemente envolvidos por causa do cólon sigmoide que ocupa o quadrante inferior esquerdo.[3,5,10] A massa mais comum associada à torção ovariana é o cisto dermoide. A aparência ultrassonográfica da torção ovariana dependerá de a torção ser parcial, intermitente ou completa. Esse tipo de massa é ultrassonograficamente caracterizada por áreas hiperecogênicas, formação de camadas de líquido-líquido e calcificações dentro da massa. A ultrassonografia com Doppler colorido é importante na avaliação de um quadro de suspeita de torção (Tabela 7-2).

A Fig. 7-23A mostra um ovário e massa ovariana esquerdos. A Fig. 7-23B mostra a investigação com Doppler colorido e de espectro sem fluxo. A Fig. 7-23C mostra achados patológicos graves de um ovário necrótico e massa ovariana removida cirurgicamente após um quadro de torção ovariana.

A doença ovariana maligna tem incidência de pico entre os 55 e os 59 anos de idade. Outros fatores de risco incluem: história familiar (materna ou de irmãs), anos de ovulação e meio ambiente (Tabelas 7-3, 7-4, 7-5).[2]

TABELA 7-2 • Achados com Doppler para Torção Ovariana

Estudo Doppler	Achados	Achados ultrassonográficos
Sem fluxo Doppler venoso ou arterial	Obstrução completa	Torção
Sem fluxo venoso, mas presença de fluxo arterial	Obstrução parcial	Torção parcial
Presença de fluxo venoso e arterial	Sem obstrução	Chances reduzidas de torção

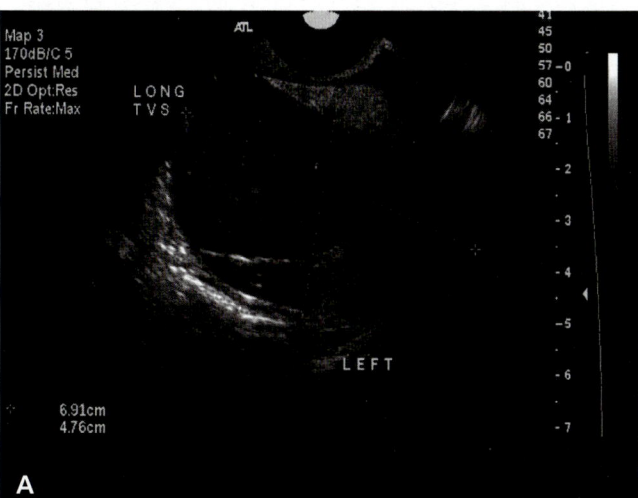

FIGURA 7-23A. Ovário esquerdo dilatado com massa ovariana.

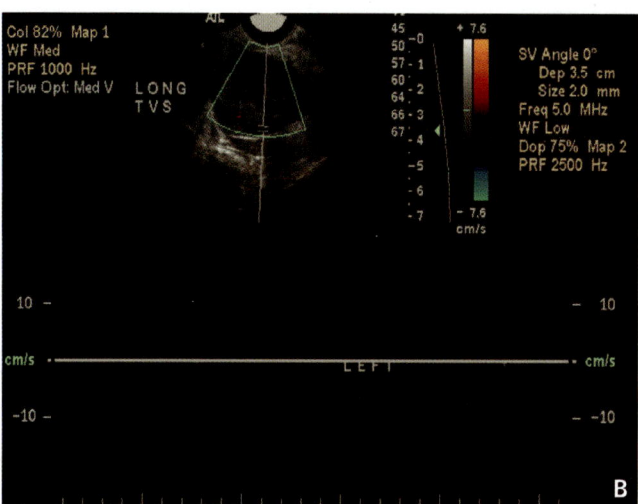

FIGURA 7-23B. Doppler colorido e de espectro com ausência de fluxo.

OBSTETRÍCIA

Teste de Gravidez

Gonadotropina Coriônica Humana (hCG). A hCG é uma glicoproteína produzida pelas células sinciciotrofoblásticas do trofoblasto.[1,11] Essa glicoproteína é composta de duas subunidades dissimilares, alfa e beta. Os anticorpos contra a subunidade beta são usados especificamente para medir a hCG. A hCG beta quantitativa é muito útil no diagnóstico de gestação ectópica, doença trofoblástica gestacional ou gestação anormal.

Durante o primeiro trimestre da gravidez, a hCG beta do soro normalmente duplica a cada 48 horas (2 dias) ou aumenta pelo menos 66% cada 48 horas antes de 8 semanas de gestação. No caso de gestação ectópica, cerca de 80% da hCG beta sérica tem beta anormal em duplicação (baixo tempo de duplicação permanece o mesmo ou diminui levemente). Entretanto, 10% das gestações ectópicas podem apresentar duplicação anormal em 48 horas, mas também podem, por fim, cair em titulos ou pla-

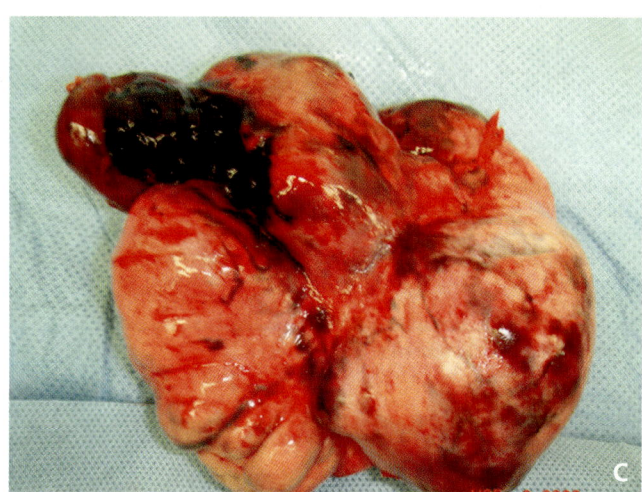

FIGURA 7-23C. Torção ovariana patológica grave.

TABELA 7-3 • Massas Císticas do Ovário

Massa	Achados Clínicos	Achados ultrassonográficos
Cisto de corpo lúteo	Associado à gestação	Unilocular: pode conter ecos internos de baixo nível; pode aparecer como massa cística multisseptada; normalmente regride após 14ª semana de gestação
Cisto teca-luteínico	Representa uma resposta exagerada à hCG aumentada Pode estar associado à hiperestimulação do ovário, gravidez molar, corioadenoma *destruens* e coriocarcinoma	Ovários bilaterais dilatados; múltiplos cistos multiloculares pequenos
Ovários policísticos (síndrome de Stein-Leventhal)	Uma construção de folículos imaturos com cobertura externa espessa evitando a ovulação Associado ao hirsutismo, níveis aumentados de testosterona, ciclos irregulares	Ovários bilateralmente dilatados; múltiplos cistos pequenos, aparecendo como um "colar de pérolas"
Síndrome de resto ovariano	Tecido ovariano residual após ooforectomia	Pode produzir cistos, neoplasmas; pode causar sintomas; comum com endometriose e aderências
Torção ovariana	Pode ser causada por um grande cisto ou tumor causando rotação do ovário Cisto dermoide	Na fase precoce, apresentará um ovário dilatado com fluxo venoso intraovariano, mas ausência de fluxo arterial intraovariano. Nos estágios tardios, aparecerá como massa cística ou complexa com paredes espessas e ausência de fluxo sanguíneo

Fonte: Rumack et al.[3] e Mishell et al.[10]

TABELA 7-4 • Tumores Sólidos do Ovário

Massa	Achados Clínicos	Achados ultrassonográficos
Disgeminoma	Tumor maligno incomum de células germinativas. Ocorre na segunda e terceira décadas de vida. Um dos neoplasmas mais comuns na gravidez. Historicamente semelhante ao seminoma	Predominantemente sólido com ecos internos hipoecoicos. Pode crescer rapidamente
Fibroma	Ocorre na quinta e sexta décadas. Parte da família do estroma, junto com outros diferenciais: tecoma, células granulosas e androblastoma A síndrome de Meigs é uma tríade de fibroma ovariano benigno, ascite e efusão pleural	Hipoecoico a ecogênico com padrão heterogêneo misto Massa ovariana sólida com ascite e efusão pleural
Tecoma	84% ocorrem após a menopausa	Aspectos ultrassonográficos semelhantes aos do fibroma Unilocular
Célula granulosa	95% ocorrem após a menopausa	Aspectos ultrassonográficos semelhantes aos do fibroma; os tumores pequenos são sólidos; os grandes são complexos
parAndroblastoma (células de Sertoli-Leydig)	Ocorre na segunda e terceira décadas. Pode causar testosterona elevada e hirsutismo	Aspectos ultrassonográficos semelhantes aos do fibroma
Célula de transição (Brenner)	Ocorre da quarta até a oitava décadas. A maioria é benigna. Sintomas: sangramento uterino anormal	Tumores pequenos e hipoecoicos. Os tumores maiores estão em grande risco de malignidade

Fonte: Rumack et al.[3] e Mishell et al.[10]

TABELA 7-5 • Tumores Ovarianos Complexos

Massa	Achados Clínicos	Achados ultrassonográficos
Endometriose	Tecido endometrial ectópico que pode sangrar durante a menstruação Os cistos são chamados de endometriomas ou cistos de chocolate por causa da presença de sangue Sintomas: dor durante a menstruação e infertilidade	Massas anexas císticas únicas ou múltiplas com paredes espessas e ecos internos de baixo nível. Pequenas lesões ecogênicas posteriores ao útero
Teratoma cístico benigno (dermoide)	O tumor benigno de células germinativas mais comum Composto de todas as três camadas de células germinativas Varia na composição com gordura, osso, pelos, pele e dentes Mais comum na idade reprodutiva	Níveis de fluido-fluido. Sombreamento acústico distal. Calcificações. Sinal da ponta do *iceberg* (não através da transmissão do som)
Cistoadenoma seroso	Benigno. Frequentemente unilateral. Responde por 25% dos tumores ovarianos benignos. Ocorre na quarta e quinta décadas	Grande massa cística com septações internas de paredes finas
Cistoadenocarcinoma seroso	Responde por 50% dos tumores ovarianos malignos desde a quarta até a sexta década	Grandes, multiloculares com projeções papilares. A ascite é comum
Cistoadenoma mucinoso	O maior de todos os tumores ovarianos. Responde por 25% dos tumores ovarianos benignos. Ocorre desde a terceira até a quinta décadas	Grande massa cística com septações de paredes espessas. Pode apresentar camadas de desbridamentos por causa dos componentes internos espessos
Cistoadenocarcinoma mucinoso	Maligno. Responde por 5%-10% dos tumores ovarianos malignos.	As projeções papilares não são tão comuns como as do cistoadenocarcinoma seroso. Associado à ascite
Tumor endometrioide	80% são malignos. Ocorre desde a quinta até a sexta décadas. Surge da endometriose	Massa cística com projeções papilares. Às vezes, pode ser sólido
Tumor de células claras	Carcinoma invasivo que ocorre na quinta e sexta décadas.	Massa complexa, predominantemente cística
Abscesso tubo-ovariano	Processo infeccioso dentro das tubas e dos ovários	Níveis de fluido-fluido com hidrossalpinge. Pode ser visto como massa complexa ou cística com ecos de baixo nível, bordas irregulares e septações internas

Fonte: Rumack *et al*.[3] e Mishell *et al*.[10]

tôs.[11] A hCG beta sérica quantitativa em série em redução constante no primeiro trimestre indica gestação anormal, independente da localização da gravidez.

Os níveis séricos para gêmeos são duas vezes mais elevados que aqueles para gestações únicas, e as pacientes com mola benigna apresentam níveis mais altos que aquelas com gestação normal. Aquelas com mola invasiva apresentam proporções mais altas que aquelas com molas não invasivas, e aquelas com coriocarcinoma apresentam níveis ainda mais elevados que aquelas com molas invasivas.[3]

São vários os métodos de informar a hCG beta. Alguns laboratórios comunicam os resultados da hCG beta quantitativa sérica nos termos da *International Reference Preparation* (1st IRP), enquanto outros informam os resultados de acordo com o *Second International Standard* (2º IS). O método mais atual é o *Third International Standard* (3º IS). O 3º IS é idêntico ao 1º IRP e 1,8 vezes aquele informado para o 2º IS. Portanto, os valores conforme o 3º IS foram calculados multiplicando-se o 2º IS por 1,88, que é o fator de conversão.[11,12]

Teste Rápido Qualitativo de Gravidez. Este pequeno *kit* usado para detecção de hCG na urina ou no soro está disponível para uso imediato em hospital ou consultório e agora também disponível para venda sem prescrição para uso privado. A hCG beta é um hormônio produzido normalmente pela placenta e que está presente no soro e na urina de uma mulher grávida. Este *kit* rápido é um excelente marcador sobre a confirmação qualitativa de gravidez enquanto se espera pelo resultado de um teste mais preciso de hCG beta sérica quantitativa. O *kit* usa um resultado codificado em cores em uma pequena janela de resultados, pois a amostra contém uma quantidade detectável de hCG em 3-5 minutos. Um resultado (-) menos na janela de resultados significa "não grávida" ou "abaixo da faixa de sensibilidade para hCG". Um resultado (+) mais na janela indica gravidez ou recentemente grávida. Geralmente, a primeira urina da manhã tem o nível mais alto de hCG presente.

A sensibilidade para urina varia de 20 a 25 mUI/mL já aos 7-10 dias após a concepção, com precisão de 99%. Um resultado falso-negativo pode ocorrer com a amostra de urina que esteja exageradamente diluída. Portanto, para evitar resultado falso-negativo, o teste deverá ser realizado antes da ingestão de volume elevado de fluidos para a ultrassonografia ou volume elevado de líquido intravenoso para hidratação. O teste também pode resultar falso-negativo, se a sensibilidade dos níveis detectáveis de hCG for inferior a 20 mUI/mL. Drogas para fertilidade contendo hCG, como Pergonal, podem alterar o resultado.[1,10]

Correlação da Beta hCG do Soro com o Ultrassom

O nível de beta hCG do soro para o qual um saco gestacional deverá ser visualizado no ultrassom é chamado de zona discriminatória. Esse conceito foi desenvolvido por Kadar et al., que correlacionou os achados do ultrassom de pacientes com gestação intrauterina com os valores de beta hCG sérica, usando a varredura transabdominal. Esta zona ficou entre 6.000 e 6.500 mUI/mL de hCG usando-se a *First International Reference Preparation* (1º IRP).[11,12] Mais tarde, Nyberg et al. informaram uma modificação da zona de discriminação em 1.800 mUI/mL pelo *Second International Standard* (2º IS), que é equivalente a 3.600 mUI; mL pelo 1º IRP.[11]

O 2º IS foi liberado pela Organização Mundial de Saúde (OMS), que corresponde a, aproximadamente, a metade dos valores do IRP.[11] Os níveis de beta hCG mais atuais em que um saco gestacional intrauterino pode ser visualizado no ultrassom transvaginal estão hoje por volta de 1.000-1.500 mUI/mL, dependendo da frequência do transdutor transvaginal usada.[3] A sensibilidade aumentada na quantidade detectável de hCG na urina e no soro das gestantes e o rápido avanço nos computadores, fizeram com que se o equipamento de ultrassom em tempo real pudesse realizar diagnósticos cada vez mais precoces. Portanto, espera-se que o nível atual em que um saco gestacional deverá ser visualizado no ultrassom seja reduzido à medida que a tecnologia avança. Se o saco gestacional não for visualizado nesse nível, a gestação pode ser ou anormal ou ectópica. Entretanto, um nível repetido pode ser necessário para confirmação. Em raras ocasiões, a beta hCG sérica pode ser positiva sem evidência de gestação ou doença; isto é conhecido como beta hCG fantasma ou teste falso-positivo de hCG. Os anticorpos gerados no corpo contra outros anticorpos humanos podem ligar anticorpos tanto humanos, quanto animais (anticorpos heterofílicos). Estes podem interferir com os testes de hCG ao causarem hCGfantasma ou resultados falso-positivos de hCG. Às vezes, a cirurgia e a quimioterapia são realizadas para gestação ectópica, unicamente na base de dados de teste de hCG fantasma ou falso-positivo.[13] Os anticorpos de interferência estão presentes nas amostras de soro, mas não nas de urina. A hCG fantasma pode ser confirmada pela demonstração de perda da hCG nas amostras de urina.[13]

O Nível de Progesterona

Os níveis de progesterona normalmente aumentam com a idade gestacional. Entretanto, no caso de gravidez ectópica, o corpo lúteo não produz tanta progesterona quanto aquela que ocorre na gestação normal. Portanto, a concentração da progesterona sérica é frequentemente mais baixa nas gestações ectópicas. Um valor de 25 ng/mL ou mais é, em 98% das vezes, associado à gestação intrauterina normal, enquanto um valor < 5 ng/mL identifica uma gestação não viável, seja qual for a localização.[10]

A combinação de beta hCG sérica, nível de progesterona e ultrassonografia transvaginal resultou em melhora significativa no diagnóstico e tratamento de gravidez ectópica nos últimos 15-20 anos.

GRAVIDEZ ECTÓPICA

Qualquer gestação fora da cavidade endometrial é chamada de gravidez ectópica (Fig. 7-24). A incidência desse tipo de gravidez tem aumentado, mas a taxa de morte daí decorrente tem diminuído. Esta redução resulta do diagnóstico mais precoce.[3] A maioria das gestações ectópicas ocorre na tuba uterina, aproximadamente 90%, e é responsável por cerca de 12% de todos os óbitos maternos.[1] Esta condição pode ocorrer em quaisquer segmentos da tuba uterina, mas a frequência maior ocorre na região da ampola. Outros sítios menos comuns para a implantação ectópica são: colo do útero, ovários e abdome. Se a gestação ocorrer no abdome com idade gestacional avançada, as varreduras transabdominais deverão ser realizadas em primeiro lugar e, se necessário, as varreduras transvaginais serão feitas também. A gravidez abdominal é a única forma de gravidez ectópica que pode ir a termo. A incidência de nascimentos vivos após uma gestação abdominal é muito rara. O autor só viu dois casos irem a termo em 28 anos de experiência, e ambos foram bem-sucedidos por meio de cirurgia abdominal. Nos dois casos, a placenta foi deixada no abdome após a cirurgia. Às vezes, em uma gestação abdominal, a placenta pode se aderir ao intestino e aos vasos sanguíneos, e a remoção poderia resultar em hemorragia significativa. Nesses casos, a placenta é deixada *in situ* e por fim reabsorvida.[1,10]

Saco pseudogestacional é um molde decidual ou sanguíneo na cavidade uterina que imita um saco gestacional. As diferenças entre o saco gestacional entre a 5ª e a 6ª semanas e o saco pseudogestacional são:

Saco Gestacional	Saco Pseudogestacional
Saco vitelino	Ausência de saco vitelino
Embrião	Ausência de embrião
Sinal duplo de saco decidual	Ausência de sinal duplo de saco decidual
Anel-coriodecidua altamente ecogênico	Parede fina
Crescimento de 1 mm/dia[3]	Sem aumento no tamanho
Estruturas lacunares no Doppler colorido	Ausência de estruturas lacunares
Sinal duplo-decidual	Camada decidual única
Fluxo peritrofoblástico	Ausência de fluxo peritrofoblástico

A gravidez intrauterina coexistente com a gravidez ectópica, conhecida como heterotópica, também pode ocorrer. Ela foi informada pela primeira vez à taxa de 1 em 30.000, a seguir 1 em

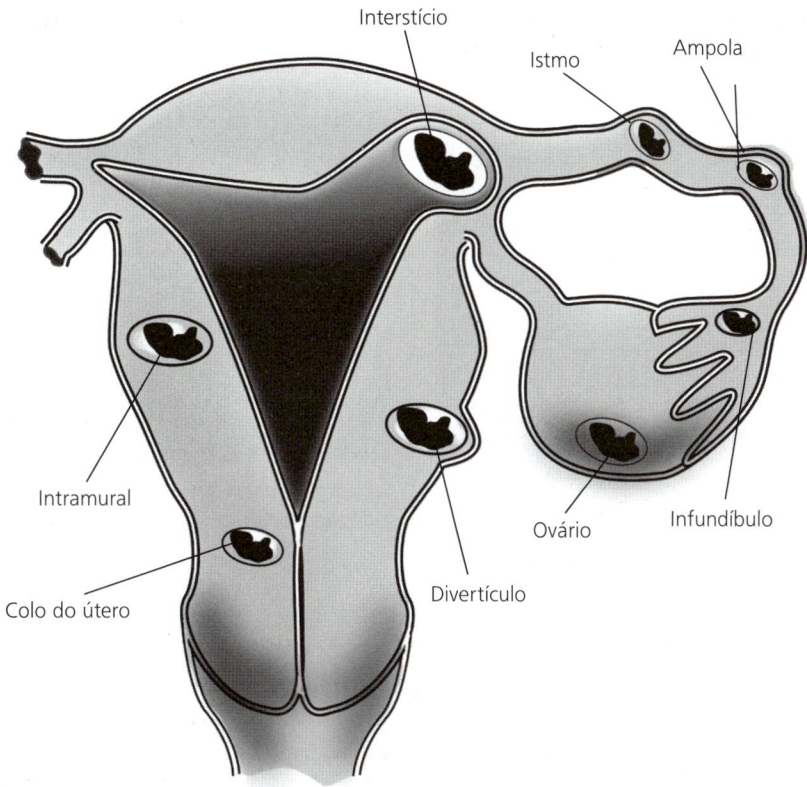

FIGURA 7-24. Diagrama demonstrando vários sítios de localização de gravidez ectópica.

16.000 e mais recentemente 1 em 39.000.[1] Esse aumento em gestações ectópicas pode ser atribuível ao aumento na indução da ovulação.[3,10] A gravidez ectópica de gêmeos na mesma tuba uterina também pode ocorrer (Fig. 7-25). Raramente, uma gravidez ectópica também pode ocorrer em uma cicatriz anterior de parto cesariano (Fig. 7-26). Essa paciente sofrera vários partos cesarianos anteriores e se apresentou com sangramento vaginal na gravidez. As gestações ectópicas no corno são, com frequência, diagnosticadas erroneamente tanto no exame clínico quanto no ultrassonográfico, por vários motivos. Sua localização permite sintomas clínicos, e a ruptura pode ocorrer mais tarde, cerca de 12-16 semanas, e ultrassonograficamente podem ser mal interpretadas como gravidez intrauterina com implantação excêntrica. A gravidez ectópica no corno tem taxa mais alta de mortalidade em comparação à de outras formas de gravidez ectópica por causa dos vasos sanguíneos maiores no sítio de implantação e da ruptura tardia. A Fig. 7-27 demonstra um quadro de gravidez ectópica no corno direito.

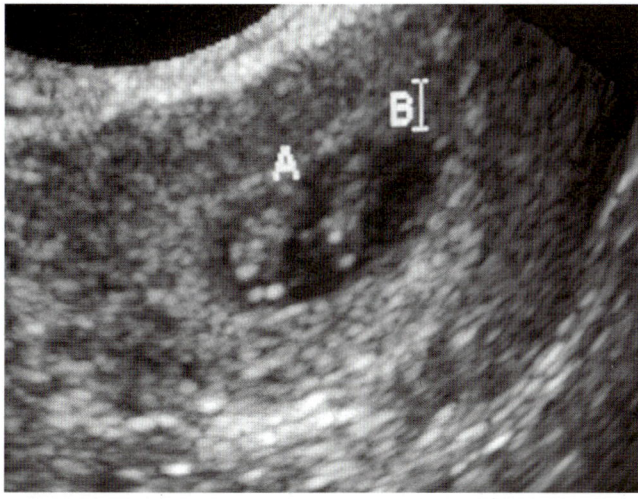

FIGURA 7.25. Ultrassonografia transvaginal com gravidez ectópica de gêmeos na mesma tuba uterina.

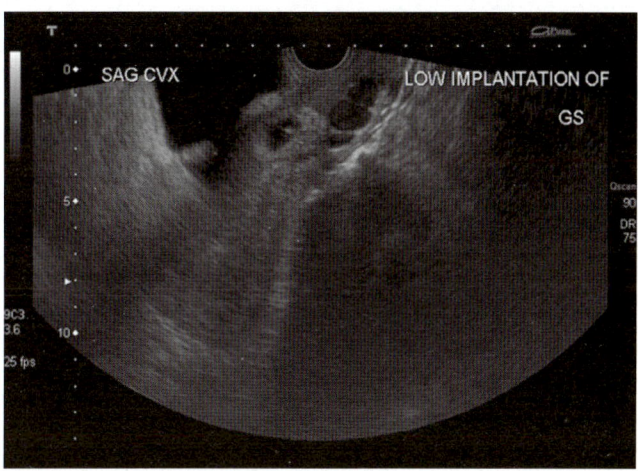

FIGURA 7-26. Sonograma sagital transvaginal com gravidez ectópica na cicatriz da cesariana.

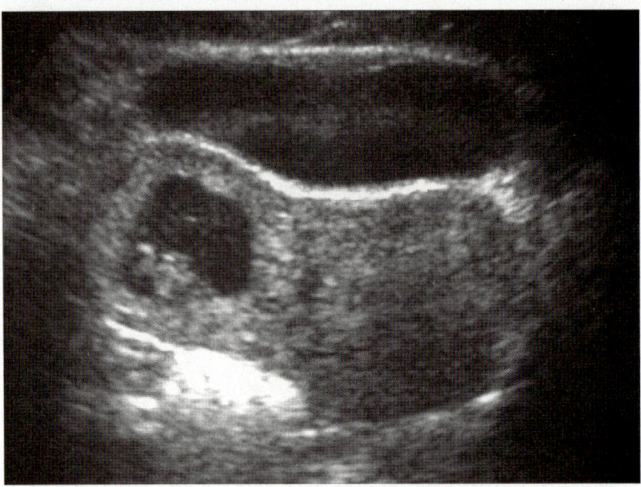

FIGURA 7-27. Varredura transversa transabdominal com gravidez ectópica no corno direito.

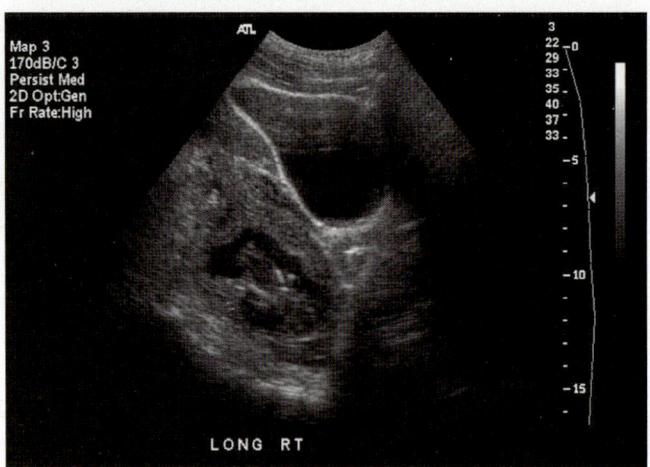

FIGURA 7-28. Varredura sagital transabdominal com gravidez ectópica no fundo de saco posterior.

Fatores de Risco para Gravidez Ectópica
- Salpingite resultante de infecção por Clamídias ou doença inflamatória da pelve
- Gravidez ectópica anterior
- Operações anteriores na tuba uterina, ligação tubária bilateral ou cirurgia de tuboplastia
- O tabagismo afeta a ação ciliar na nasofaringe, trato respiratório e tubas uterinas[10]

Sinais e Sintomas Clínicos de Gravidez Ectópica Não Rompida
- Dor unilateral na pelve, que aumenta em intensidade com o tempo
- Manchas ou sangramento vaginal
- Amenorreia
- Massa anexa
- Teste de gravidez positivo
- Náusea e vômito

Sinais e Sintomas Clínicos de Gravidez Ectópica Rompida
- Dor abdominal generalizada
- Sensibilidade de rebote
- Sensibilidade no movimento do colo do útero.
- Sensibilidade bilateral nos anexos
- Dor no ombro direito
- Taquicardia e hipotensão
- Hematócrito reduzido
- Síncope
- Taquipneia

GRAVIDEZ ECTÓPICA NÃO ROMPIDA

A gravidez ectópica deverá ser suspeita quando não houver saco gestacional intrauterino e a beta hCG do soro estiver em um nível em que a gestação deveria ser visualizada (valores de 1.500 mUI/mL ou mais). A aparência ultrassonográfica da gravidez ectópica depende, principalmente, de a gestação estar rompida, não rompida, de sua localização e do seu tamanho. O equipamento de ultrassonografia, a frequência do transdutor transvaginal, assim como as habilidades do operador desempenham papéis importantes. Um equipamento avançado de ultrassom nas mãos de um operador habilitado pode, às vezes, demonstrar uma gravidez ectópica antes de a paciente manifestar sintomas clínicos. A demonstração precoce do quadro antes da ocorrência de uma ruptura tubária é fundamental para evitar o risco potencial de perda significativa de sangue e dano à tuba. Entretanto, algumas pacientes retardam a busca por tratamento médico, quando os sintomas começam, chegando ao pronto-socorro após a ruptura.

A aparência ultrassonográfica de uma gravidez ectópica não rompida é a de uma massa anexa semelhante à de um anel com fluxo colorido aumentado ao redor da periferia dessa massa ("anel de fogo"). O centro desse anel anexo é anecoico, e a periferia é ecogênica, lembrando um "donut". É obrigatório que o operador identifique e demonstre o ovário no lado do anel anexo. Um cisto hemorrágico de corpo lúteo poderá imitar esse achado. Raramente, um saco gestacional extrauterino é observado com um embrião vivo. A Fig. 7-28 mostra uma gravidez ectópica viva no fundo de saco posterior.

A Fig. 7-29A é uma projeção sagital demonstrando a cavidade uterina livre de qualquer gravidez intrauterina. A Fig. 7-29B, da mesma paciente, é uma projeção transversa com um saco gestacional extrauterino e um embrião.

GRAVIDEZ ECTÓPICA ROMPIDA

A gravidez ectópica na tuba uterina cresce em orientação linear e circunferencial.[10] O crescimento ocorre mais paralelo que circunferencial por causa do espaço maior e da resistência menor ao crescimento no eixo longo da tuba. Isto dá à gravidez ectópica a aparência de uma salsicha (Fig. 7-30). A ruptura da tuba uterina se deve ao estiramento máximo da tuba com isquemia e necroses.

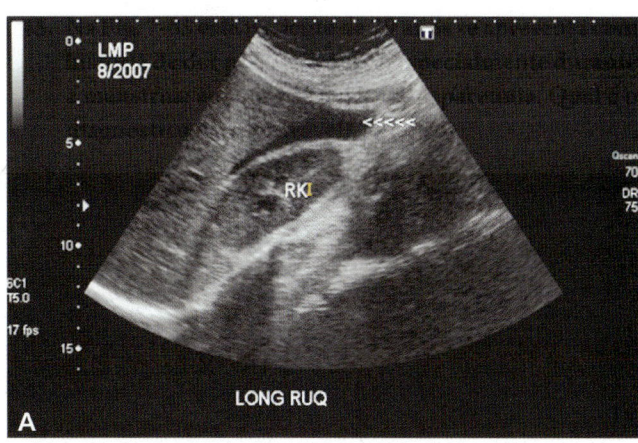

FIGURA 7-31A. Ultrassonografia sagital do quadrante superior direito com recesso hepatorrenal cheio de líquido.

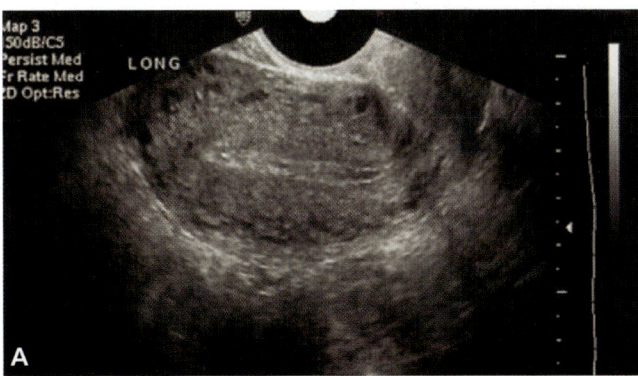

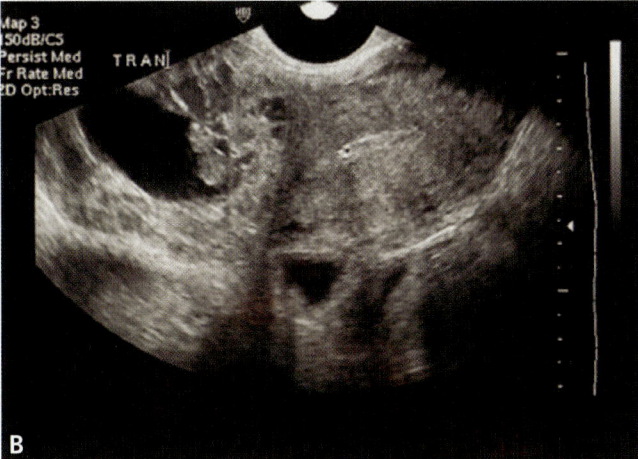

FIGURA 7-29. (A) Varredura sagital transvaginal do útero livre de qualquer gravidez intrauterina. **(B)** Varredura coronal transvaginal com gravidez ectópica não rompida do lado direito.

Após a ruptura de uma gravidez ectópica, o sangue acumula-se no abdome e na pelve, e o quadro pode ser prontamente demonstrado na ultrassonografia tanto transabdominal quanto transvaginal. O sangue pode aparecer completamente anecoico, com algumas áreas de líquido ecogênico atribuíveis a sangue coagulado. A paciente é investigada na posição supina, permitindo o acúmulo de líquido livre na posição dependente da gravidade. As regiões do recesso hepatorrenal (bolsa de Morrison), calhas paracólicas e fundo de saco posterior são os locais mais comuns para o sangue intraperitoneal após a ruptura. Um cisto de corpo lúteo hemorrágico rompido poderá imitar um quadro de gravidez ectópica rompida, tanto no exame clínico, quanto ultrassonográfico. O único tipo de gravidez ectópica que se sabe passível de rompimento sem coleção intraperitoneal é a gravidez ectópica cervical. Pacientes com grande volume de sangue no abdome podem desenvolver dor no ombro direito por causa da irritação ao diafragma, taquicardia e hipotensão secundárias ao choque vascular. Não há necessidade de se distender a bexiga urinária nesses casos, pois o líquido intraperitoneal é um bom meio acústico para visualizar as vísceras abdominais e pélvicas. A ingestão de líquido para distender a bexiga urinária para a varredura transabdominal em uma paciente que esteja hemodinamicamente instável pode retardar ainda mais os tratamentos clínico e cirúrgico imediatos e interferir ainda mais com as pacientes que precisam estar em jejum (NPO) para a cirurgia. Os ultrassonografistas deverão ter experiência em reconhecer essa emergência e buscar assistência imediatamente. Fig. 7-31A mostra regiões de recessos hepatorrenais de líquido livre. A Fig. 7-31B mostra o útero livre de gravidez. A Fig. 7-31C mostra o anel anexo próximo ao ovário. A Fig. 7-31D mostra os achados cirúrgicos de gravidez ectópica via cirurgia laparoscópica.

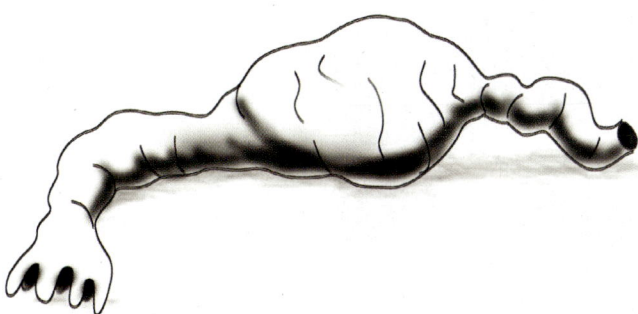

FIGURA 7-30. Diagrama de uma tuba uterina dilatada por causa de uma gravidez ectópica.

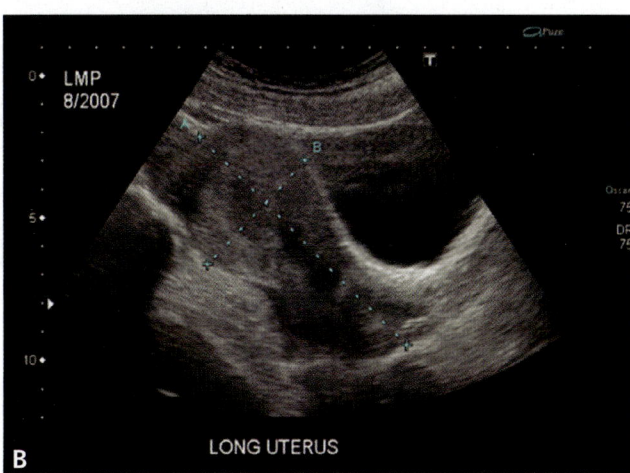

FIGURA 7-31B. Ultrassonografia sagital transabdominal do útero sem qualquer gravidez intrauterina.

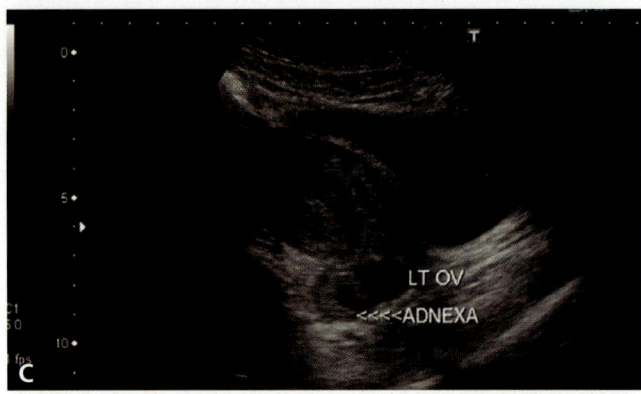

FIGURA 7-31C. Varredura sagital transabdominal dos anexos esquerdos com anel anexo próximo ao ovário esquerdo.

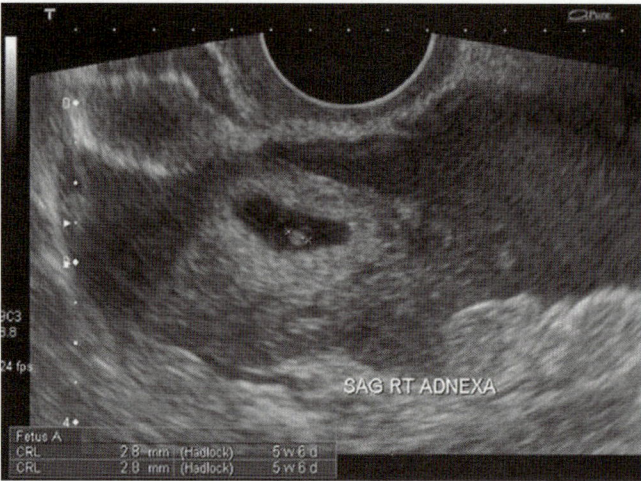

FIGURA 7-32. Varredura sagital transvaginal dos anexos direitos com saco gestacional ectópico e um pequeno embrião. Observa-se líquido livre ecogênico próximo ao saco gestacional.

Tratamento

O tratamento da gravidez ectópica depende de a gestação estar rompida ou não, do tamanho, localização e das condições clínicas da paciente. O uso de metotrexato, um antagonista do ácido fólico que inibe a síntese do DNA nas células trofoblásticas, tem sido bem-sucedido no tratamento dos casos de gravidez ectópica não rompida.[10]

O tratamento clínico com metotrexato é muito útil, quando a gravidez está localizada no colo, na tuba ou no ovário, ou quando o tratamento cirúrgico representa um risco significativo.[10] O objetivo do tratamento clínico é evitar o risco potencial tanto de anestesia, quanto de cirurgia, e poupar a tuba uterina do trauma cirúrgico ou do dano causado pela ruptura espontânea. A taxa de sucesso é alta, se o saco gestacional não rompido for menor que 4 cm e não houver evidência ultrassonográfica de atividade do coração fetal.[10] Este tratamento médico não é infalível. Existe a possibilidade de ruptura em 3 a 4% dos casos tratados clinicamente.[3,5,10]

Pacientes com gravidez ectópica rompida geralmente manifestam dor intensa acompanhada de hipotensão, taquicardia e sensibilidade de rebote. Normalmente o sangue coagula após a ruptura e se caracteriza, na ultrassonografia, como líquido livre ecogênico. A Fig. 7-32 demonstra um saco gestacional ectópico com um pequeno embrião no saco e líquido livre ecogênico no fundo de saco posterior após o vazamento da hemorragia. Os ultrassonogra-

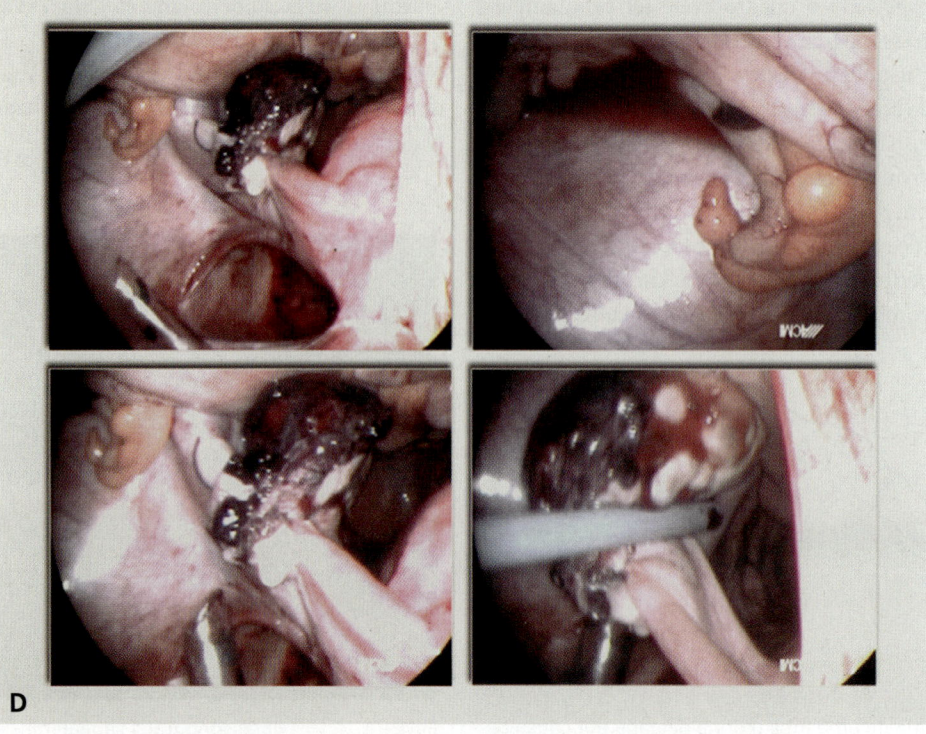

FIGURA 7-31D. Achados laparoscópicos de gravidez ectópica do lado esquerdo.

fistas deverão estar alertas para o fato de que, antes da ruptura, a dor aumenta de intensidade e, então, diminui após a ruptura. A dor então recorre após a ruptura como dor abdominal generalizada ou dor no quadrante superior direito (RUQ) com sensibilidade de rebote após o hemoperitônio. Os ultrassonografistas devem ser informados antes da execução de um ultrassom ou de qualquer história de gravidez ectópica que esteja sendo ou foi anteriormente tratada com metotrexato. Na paciente para a qual o medicamento falhou e que esteja hemodinamicamente instável, a varredura por ultrassom pode não ser útil, pois a demora no tratamento cirúrgico poderá levar a paciente ao choque.

Tratamento Cirúrgico

A salpingostomia laparoscópica ou a salpingectomia parcial são, atualmente, os procedimentos cirúrgicos preferidos para tratamento de gravidez ectópica quando o metotrexato não é recomendado, exceto para a gravidez ectópica no corno, que, na maioria dos casos, exige a ressecção do corno via laparotomia.[1,10] Esta é indicada quando as pacientes estão hemodinamicamente instáveis ou quando a cirurgia laparoscópica possa representar risco significativo.[14] Os ultrassonografistas deverão obter alguma história cirúrgica anterior, caso não incluída no formulário de pedido da ultrassonografia. Você já teve gravidez ectópica antes? A tuba uterina foi removida? De que lado ocorreu a gravidez ectópica anterior? Os ultrassonografistas deverão estar alertas para qualquer manifestação de dor abdominal e cicatrizes cirúrgicas na pelve, que podem ser o resultado de remoção cirúrgica anterior de vísceras abdominais/pélvicas. A falha na observação e na obtenção da história da paciente pertinente à varredura poderá resultar em diagnóstico errado.

Salpingostomia. Incisão cirúrgica na tuba uterina para remoção de gravidez tubária. A incisão é deixada aberta, e a tuba uterina não é removida.

Salpingotomia. Incisão cirúrgica na tuba uterina para remoção de gravidez tubária. A incisão é fechada com sutura, e a tuba uterina não é removida.

Salpingectomia: Remoção cirúrgica de gravidez tubária pela remoção parcial ou total da tuba uterina.

OBSTETRÍCIA NO PRIMEIRO TRIMESTRE

A gestação é dividida em três trimestres iguais:
- Primeiro trimestre: 0-13 semanas
- Segundo trimestre: 13-28 semanas
- Terceiro trimestre: 28-42 semanas

Gestação precoce

A documentação da gravidez intrauterina pode ser feita já com 4 semanas por ultrassonografia transvaginal com a identificação de um saco gestacional dentro do útero. Nesse momento, esse saco gestacional tem um centro anecoico que representa o líquido coriônico e um anel altamente ecogênico que representa as vilosidades coriônicas em desenvolvimento e tecido decidual (*chorion-decidua capsularis*). O saco gestacional tem cerca de 5 mm de tamanho quando demonstrado pela primeira vez e aumenta à medida que a gravidez avança, com taxa de crescimento de 1 mm/dia[3]. Nesse estágio precoce, o saco gestacional se mostra vazio e livre de um embrião ou de saco vitelino. Nesse momento, a idade gestacional pode ser prognosticada, medindo-se o diâmetro do saco.

Essas medições são obtidas pelo diâmetro longitudinal do saco, pelo diâmetro anteroposterior e pelo diâmetro transverso da cavidade coriônica, excluindo-se o anel ecogênico circundante. Todas as dimensões são somadas e divididas por 3 para se obter o diâmetro médio do saco.

Por volta de 5 semanas de idade gestacional, as estruturas lacunares podem ser visualizadas em um semicírculo de um lado do saco gestacional na cório-decídua e representam o início da circulação uteroplacentária (espaços intervilosos).[8] Ultrassonograficamente, elas aparecem como pequenas estruturas hipoecoicas arredondadas medindo cerca de 2-3 mm. A investigação transvaginal com Doppler colorido pode demonstrar o fluxo de sangue nesses espaços. O saco vitelino é a primeira estrutura anatômica vista dentro do saco gestacional na quinta semana e mede cerca de 5-6 mm.

O saco vitelino repousa na cavidade coriônica (o celoma extraembrionário) entre o âmnio e o cório (Fig. 7-33) e tem as seguintes funções:

1. Formar células sanguíneas (hematopoiese).
2. Dar origem à célula sexual (espermatozoide e ovo).
3. Suprir nutrientes do trofoblasto para o embrião.

Na ultrassonografia, o saco vitelino pode ser demonstrado entre 5 e 10 semanas de gestação, preenchido com líquido vitelino e anecoico. O saco está ligado ao tubo digestório médio por um pedículo estreito chamado pedículo vitelino, ducto vitelino ou ducto onfalomesentérico (Fig. 7-34). Esse pedículo se destaca do tubo digestório médio por volta da sexta semana, e a parte dorsal do saco vitelino é incorporada ao embrião, como o intestino primitivo. À medida que a gestação progride, o saco vitelino se

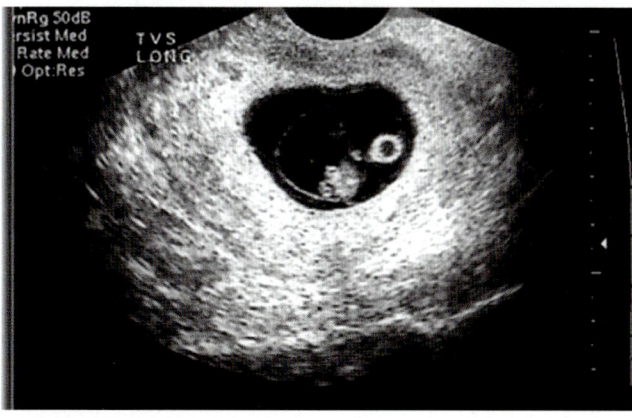

FIGURA 7-33. Saco vitelino visto na cavidade coriônica e o embrião na cavidade amniótica.

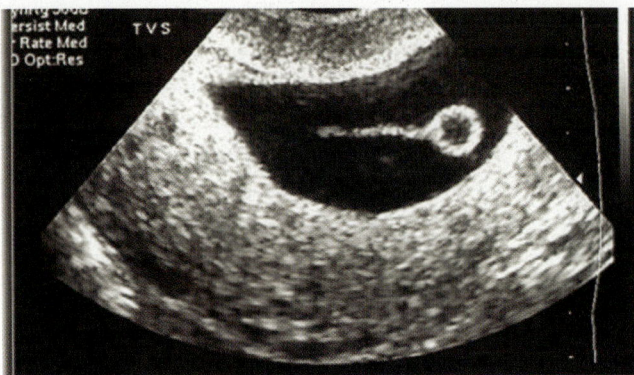

FIGURA 7-34. Saco vitelino com pedículo vitelino de ligação.

encolhe, torna-se sólido, e, seu pedículo se torna relativamente mais comprido.[1] A Fig. 7-35 ilustra uma gestação precoce, saco vitelino e suas estruturas anatômicas circundantes.

O saco vitelino pode prevalecer durante toda a gestação e ser reconhecido na superfície fetal da placenta, próximo ao anexo do cordão umbilical; este quadro é extremamente raro e não tem qualquer significado. Em cerca de 2% dos adultos, a porção proximal do pedículo vitelino persiste como um divertículo do íleo, denominado divertículo ileal (divertículo de Meckel).[1,3,10]

Complexo Saco Vitelino-Embrião. Por volta de 6 semanas de gestação, o comprimento coroa-nádega do embrião é de 3-5 mm e encosta no saco vitelino. Os batimentos cardíacos podem ser demonstrados nessa época. Os botões das extremidades superiores aparecem primeiro, na 7ª semana, seguidos dos botões das extremidades inferiores.

Por volta de 8 semanas de gestação, a herniação fisiológica do tubo digestório médio pode ser visualizada na ultrassonografia como uma protuberância hiperecoica do cordão próxima ao

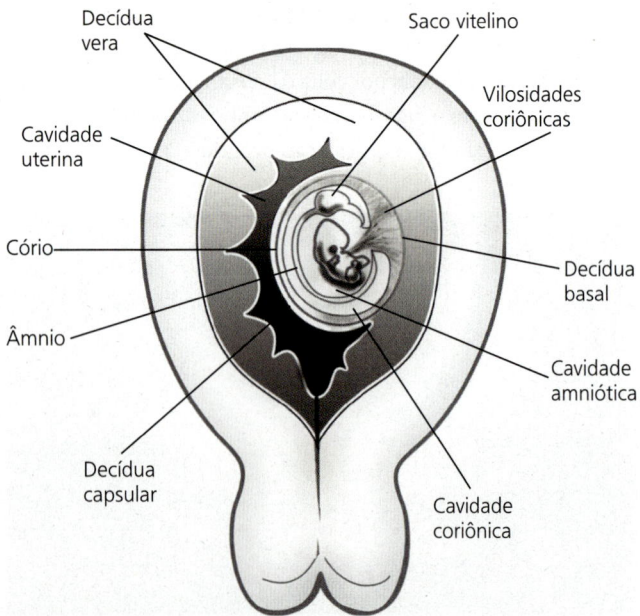

FIGURA 7-35. Gestação precoce com saco vitelino e estruturas anatômicas circundantes.

TABELA 7-6 • Quadro Cronológico: Ultrassonografia Obstétrica Transvaginal	
Idade Gestacional	**Observações Ultrassonográficas**
4 semanas	Nesse momento o saco gestacional é visto pela primeira vez. Ele mede 4-5 mm e está cercado pela decídua com centro anecoico. Nessa época o embrião e o saco vitelino não são visualizados
5 semanas	O saco vitelino é visto pela primeira vez e mede 3-5 mm. As estruturas lacunares podem ser vistas de um lado do saco gestacional, e o fluxo de sangue dos espaços pode ser demonstrado com Doppler colorido
6 semanas	O polo fetal pode ser visto medindo 4-5 mm e encostando no saco vitelino (complexo saco vitelino; embrião). Os batimentos cardíacos podem ser vistos, e o comprimento coroa-nádega pode ser medido
7 semanas	Os botões dos membros aparecem pela primeira vez, e a membrana de âmnio e a cavidade coriônica podem ser visualizadas
8 semanas	Vesículas cerebrais sonolucentes e herniação do intestino médio são visualizadas
9 semanas	O plexo coroide é visualizado
10 semanas	O septo cardíaco intraventricular é visualizado
11 semanas	O cordão umbilical é visível. A translucência nucal pode ser vista
12 semanas	O celoma extraembrionário está obliterado, e a herniação do intestino médio desaparece. A placenta pode ser visualizada
13 semanas	As estruturas orbitárias são visualizadas
14 semanas	O coração de quatro câmaras torna-se visível

ponto onde o cordão penetra no abdome do feto. O tubo digestório médio volta ao abdome, onde sofre uma segunda rotação de 180° em sentido anti-horário.[1,10] Por isso, o tubo sofre uma rotação total de 270° e se falhar nesse retorno ao abdome durante esse segundo estágio de rotação, o quadro resultará em onfalocele. A Tabela 7-6 descreve os eventos cronológicos da gestação precoce.

Translucência Nucal

A translucência nucal diz respeito ao espaço entre a porção posterior do pescoço e a pele de revestimento do feto. Esse espaço anecoico é produzido pela coleção de líquido sob a pele. Esse achado é observado em todos os fetos entre 11 a 13 semanas e 6 dias de idade gestacional[15] (Fig. 7-36A) e não pode ser confundido com uma prega nucal, que é medida da borda externa do osso occipital até a margem externa da pele no segundo e terceiro trimestres. Existe forte associação entre o tamanho da translucência e a anormalidade cromossômica, especialmente o risco para as síndromes de Down (trissomia 21) e de Turner.[15]

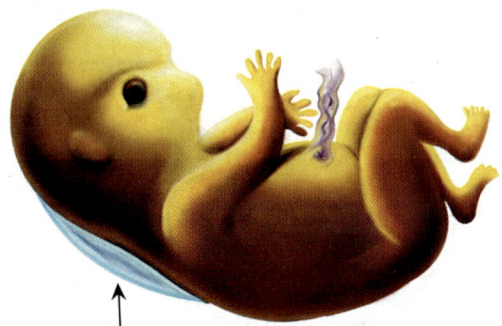

FIGURA 7-36A. Translucência nucal normal.

HIGROMA CÍSTICO NO PRIMEIRO TRIMESTRE

O higroma cístico é uma obstrução linfática congênita entre as vias linfática e venosa, resultando em acúmulo de líquido linfático no saco linfático dentro da região da nuca. A aparência ultrassonográfica do higroma cístico no primeiro trimestre é diferente daquela no segundo trimestre. No primeiro trimestre, o higroma cístico se caracteriza pela dilatação excessiva da translucência nucal (Fig. 7-36B), que se estende por todo o eixo longo do embrião, com ou sem septações. Os higromas císticos do primeiro trimestre estão associados a trissomias, enquanto aqueles do segundo trimestre estão associados à monossomia do cromossoma X (Síndrome de Turner).[15] Após a 14ª semana de gestação, a medição da translucência nucal não é mais viável, e a aparência ultrassonográfica do higroma cístico caracteriza-se por massas septadas isoladas ou múltiplas do pescoço do feto. Os higromas císticos ocorrem no pescoço em 80% dos casos[15], mas também ocorrem nas axilas, tórax e parede abdominal.[16]

Medições Ultrassonográficas de Translucência Nucal

Cerca de 90% das medições da translucência nucal (TN) inferiores a 3 mm às 12 semanas são normais ao nascimento, enquanto 10% representam anomalias.[1] A TN é um teste de triagem, enquanto a amniocentese e a amostragem de vilosidades coriônicas são testes diagnósticos. O teste de triagem depende do operador, com a maioria dos erros ocorrendo por causa da colocação incorreta do compasso de calibre digital.[17] (Colocação correta e incorreta de compassos digitais Fig. 7-37). Para reduzir esse erro, recomendam-se:

Diretrizes para medição:

- Usar somente compassos "+", pois os demais são menos precisos. Tomar 3 medições e registrar a maior (não fazer a média)
- O comprimento coroa-nádega (CRL) deverá ser de 45-84 mm (11-14 semanas)
- A medição pode ser feita por via [ultrassonográfica] transabdominal ou transvaginal
- O feto deverá estar no plano médio-sagital
- O pescoço do feto deverá estar em posição neutra
- Os compassos deverão ser colocados perpendiculares ao eixo longo do feto
- Os compassos deverão ser colocados da borda interna para a borda interna
- Diferenciar entre pele fetal e âmnio

O desenvolvimento cronológico do embrião e do feto durante a gravidez é descrito na (Tabela 7-7). Os achados do primeiro trimestre são investigados por imagens de ultrassonografia transvaginal (TVS).

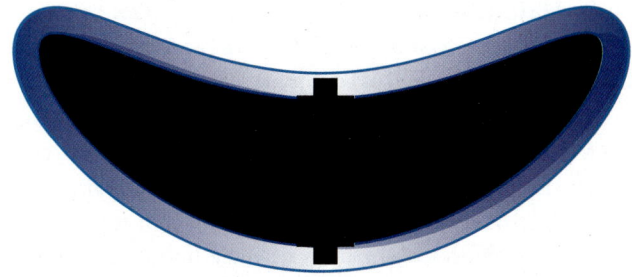

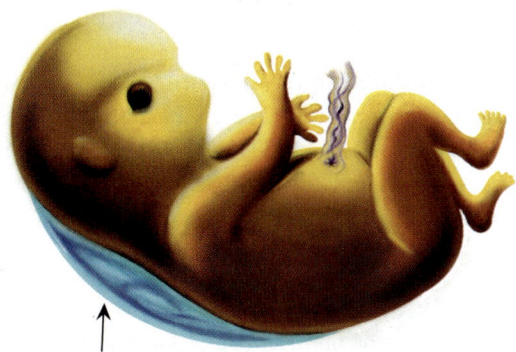

FIGURA 7-36B. Dilatação de translucência nucal.

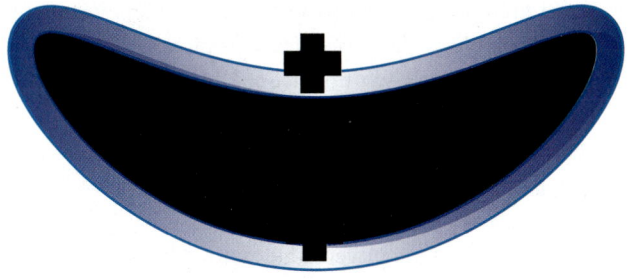

FIGURA 7-37. Colocações correta e incorreta de compassos de calibre digital.

TABELA 7-7 • Desenvolvimento Embriológico

Idade Gestacional	Parâmetros	Observações Ultrassonográficas
4-5 semanas	MSD médio 4-10 mm	Saco gestacional pequeno cercado por borda ecogênica de sinal "decidual duplo" de tecido (duas linhas ecogênicas cercando porção do saco). O saco vitelino é visível por volta da 5ª semana
6 semanas	CRL 3-5 mm	CRL 3-5 mm com atividade cardíaca > 100 bpm. Todas as estruturas principais internas e externas começam a se formar
7-8 semanas	CRL 6-16 mm	Botões dos membros evoluindo para as extremidades superiores/inferiores, o tronco fetal alonga-se. Começa a herniação do intestino médio para a cavidade uterina (UC), base do cordão < 7 mm. Frequência cardíaca > 137 bpm
9 semanas	CRL 25 mm	Romboencéfalo visível como estrutura cística no crânio posterior
10 a 11 semanas	CRL 45 mm	O intestino volta ao abdome. O crânio é visualizado com plexo coroide proeminente. Cabeça fetal grande, compreendendo metade da CRL. Presença de movimento fetal satisfatório. Todas as extremidades são visualizadas. Abdome/tórax anterior visualizados. Pode-se avaliar a translucência nucal (11-14 semanas). O osso nasal do feto pode ser visualizado. O saco vitelino começa a desaparecer
12 semanas	CRL 55 mm	Fim do primeiro trimestre. Começa a fusão âmnio/cório. Podem-se identificar gestação gemelar, encefaloceles, holoprosencefalia, ectopia do cordão e gemes unidos
13-16 semanas	Parâmetros múltiplos	O comprimento do fêmur (FL), a circunferência abdominal (AC), a circunferência da cabeça (HC) e BPD podem ser medidos. HC > AC. Podem-se identificar o crânio, a parede abdominal, a coluna vertebral e as extremidades
16-20 semanas	Parâmetros múltiplos	Pode-se avaliar completamente a anatomia fetal. A anatomia cardíaca pode ser frequentemente avaliada após 18 semanas

Fonte: Referências:[3,5,10]

ANORMALIDADES DO PRIMEIRO TRIMESTRE

Mola Hidatiforme. Este é o componente mais comum e benigno da doença trofoblástica gestacional (proliferação anormal dos elementos trofoblásticos) que pode ser parcial ou completa.

Completa – os achados ultrassonográficos são uma cavidade uterina dilatada e cheia de ecos complexos, lembrando, com frequência, tecido placentário com múltiplas vesículas císticas. A Fig. 7-38A e B mostra um ultrassom do útero com aparência de favo de mel observada em casos de mola hidatiforme. A Fig. 7-38C mostra um Doppler colorido e espectral do útero com mola hidatiforme.

A mola hidatiforme está associada a um aumento acentuado da β-hCG e pode ter cistos bilaterais teca-luteínicos em 18 a 30% das vezes.[10] A Fig. 7-38D mostra um cisto teca-luteínico com septações múltiplas próximo ao útero. A Fig. 7-38E mostra uma amostra de patologia de vilosidades hidrópicas após evacuação do útero. Se a mola hidatiforme não for tratada, poderá evoluir para um coriocarcinoma maligno.[1,3,5,10]

Parcial – A combinação de um feto vivo ou morto e uma área da placenta com degeneração molar. Noventa por cento das molas parciais são tripoidias. No ultrassom, uma mola parcial apresenta-se como uma placenta hidrópica dilatada, com espaços focais multicístico e anecoicos, substituindo a aparência homogênea normal do órgão.[10]

Aparência Ultrassonográfica da Mola Hidatiforme

- Aparência de queijo suíço
- Aparência de tempestade de neve
- Textura ultrassonográfica vesicular
- Aparência de favo de mel

Sinais e Sintomas Clínicos de Mola Hidatiforme

- Sangramento vaginal
- O útero é mais largo que o esperado para a idade gestacional
- Nível acentuadamente elevado de hCG beta do soro
- Hipertireoidismo
- Vômito pernicioso da gravidez (*hyperemesis gravidarum*)
- Pré-eclâmpsia antes de 20 semanas de gestação

Ovo Gorado (Gestação Anembriônica). Trata-se de um saco gestacional grande (> 2 cm) sem embrião ou saco vitelino. Às vezes, o saco gestacional tem forma irregular e se mostra fragmentado, com cório-decídua fina. A β-hCG do soro pode falhar na duplicação ou declínio. O saco gestacional não cresce à média de 1 mm/dia.[3]

Aborto Retido. Trata-se de um embrião sem movimento cardíaco fetal retido no útero antes de 20 semanas. A morte fetal após 20 semanas é chamada de morte fetal intrauterina (IUFD). A β-hCG sérica diminuirá com o tempo.

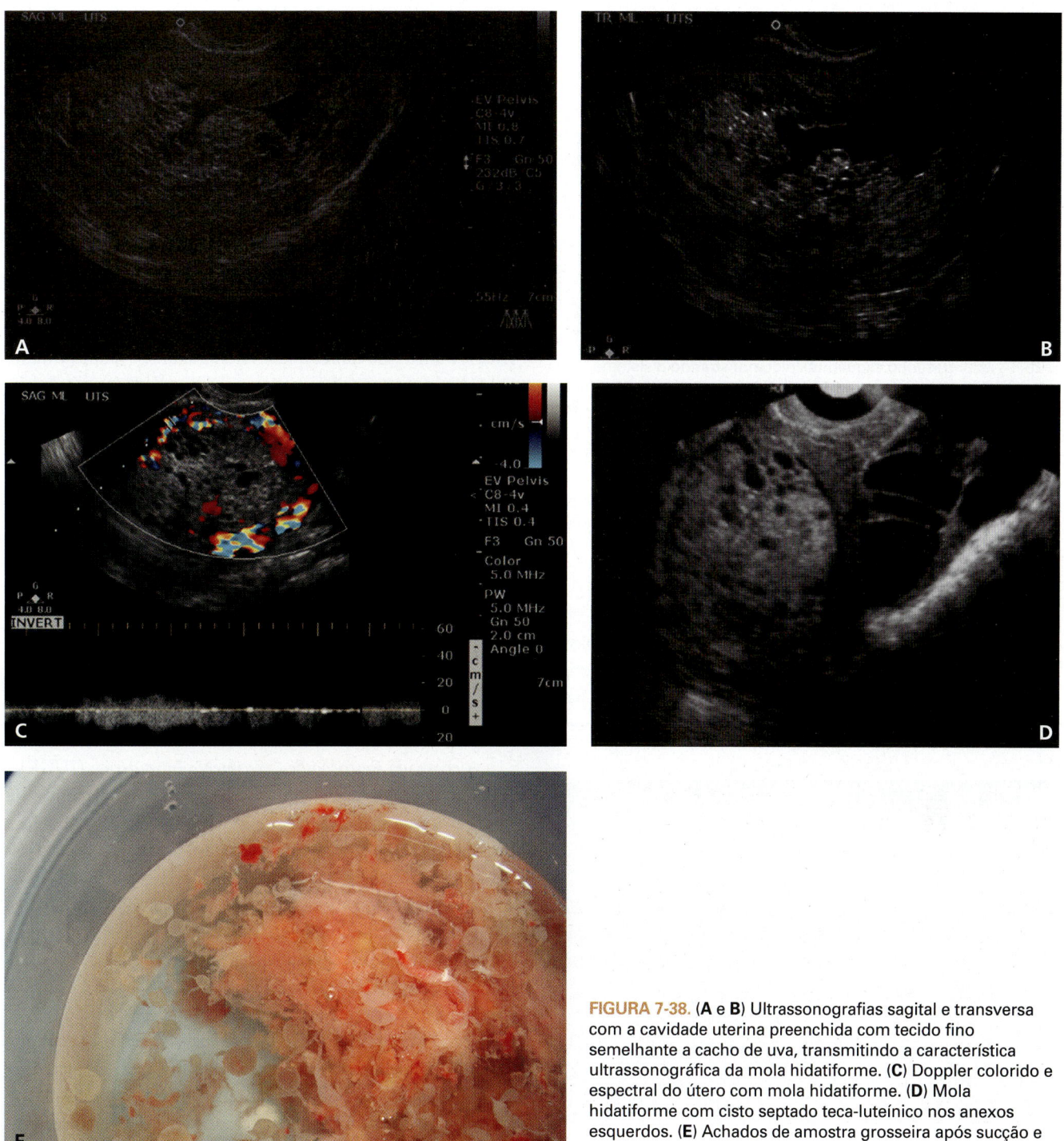

FIGURA 7-38. (**A** e **B**) Ultrassonografias sagital e transversa com a cavidade uterina preenchida com tecido fino semelhante a cacho de uva, transmitindo a característica ultrassonográfica da mola hidatiforme. (**C**) Doppler colorido e espectral do útero com mola hidatiforme. (**D**) Mola hidatiforme com cisto septado teca-luteínico nos anexos esquerdos. (**E**) Achados de amostra grosseira após sucção e curetagem, vilosidades hidrópicas numerosas.

OBSTETRÍCIA NO SEGUNDO E TERCEIRO TRIMESTRES

A avaliação cardíaca básica do feto tornou-se um componente intrincado da ultrassonografia fetal. A circulação cardíaca do feto é mostrada na Fig. 7-39. Observe os três desvios presentes na circulação fetal e que desaparecem após o nascimento: (1) forame oval – entre os átrios esquerdo e direito; (2) ducto arterioso – entre o tronco pulmonar e o arco aórtico transverso; e (3) ducto venoso – entre as veias umbilical e cava inferior.[18]

A avaliação cardíaca básica deverá incluir a projeção das quatro câmaras e projeções mostrando a origem dos tratos de fluxo de saída e sua relação uns com os outros. A veia cava inferior também deverá ser visualizada, e a frequência cardíaca fetal registrada. Sessenta e cinco por cento das anomalias cardíacas podem ser detectadas a partir dessa projeção de quatro câmaras. Oitenta

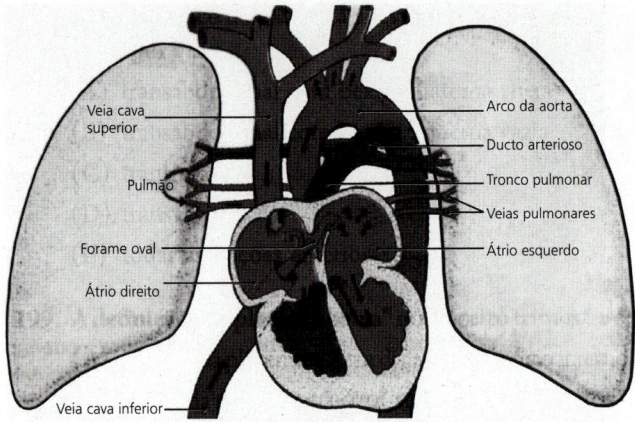

FIGURA 7-39. Desenho esquemático demonstrando o sistema circulatório cardíaco do feto. (*Adaptada com autorização de Moore KL. The Developing Human: Clinically Oriented Embryology, 4, 8th ed., Philadelphia: WB Saunders, 2008.*)

TABELA 7-8 • Idade Gestacional e Margem de Erro		
Idade Gestacional	**Medições**	**Margem de Erros**
Primeiro trimestre	CRL	± 3-5 dias, mais preciso
14-20 semanas	BPD, HC, AC, FL	± 10 dias
20-30 semanas	BPD, HC, AC, FL	± 14 dias
30-40 semanas	BPD, HC, AC, FL	± 21 dias

Com medições múltiplas, quanto mais usados os parâmetros, mais precisa será a data. Pelo menos dois parâmetros devem ser usados.
Fontes.[3,10]

e cinco por cento dos defeitos podem ser detectados, se as projeções dos grandes vasos forem incluídas na investigação (Fig. 7-40).[3,10]

Idade Gestacional e Crescimento

A estimativa da idade gestacional pode ser calculada usando os vários parâmetros mostrados na Tabela 7-8. O peso fetal poderá, então, ser registrado em uma curva de crescimento normal para avaliar o tamanho do feto. Macrossomia é um quadro que descreve um feto com mais de 4.000 g. Grande para a idade gestacional (LGA) é um termo clínico que se refere à altura do fundo do útero. O LGA tem muitas causas, como: um feto grande (acima do percentil 90), excesso de líquido amniótico, miomas, gêmeos ou gravidez molar. Com frequência, a macrossomia é uma manifestação de diabetes melito dependente de insulina (IDDM). Ela está associada ao aumento da massa muscular e de gordura, levando ao aumento da circunferência abdominal (AC) e ombros espessados. Assim como o feto grande, existe com frequência um volume aumentado de líquido amniótico (AFV) e proporção de circunferência da cabeça/abdome (HC/AC) reduzida por causa de AC grande. Um feto macrossômico está em risco de distocia do ombro, fraturas do úmero/clavícula, aspiração de mecônio, trabalho de parto prolongado e lesão por asfixia. A macrossomia carrega um índice aumentado de mortalidade perinatal, tornando seu diagnóstico por ultrassom muito importante.[2]

A chamada *Restrição de Crescimento Intrauterino (IUGR)* é definida por ultrassom como peso inferior ao percentil 10. Outros achados de medição com IUGR são: proporções HC/AC e FL/AC aumentadas, oligoidrâmnio (redução no líquido amniótico) e grau placentário avançado. Uma IUGR simétrica se refere à restrição geral de crescimento, enquanto a IUGR assimétrica se refere ao abdome medindo menos que o normal para a idade gestacional e aumento nas proporções HC/AC e FL/AC. Na IUGR assimétrica, o sangue é desviado para o cérebro em um esforço para poupar o cérebro e levado para longe do intestino. A IUGR de início precoce com oligoidrâmnio sugere anormalidade cromossômica ou infecção. Outras causas da IUGR podem estar relacionadas com a insuficiência placentária. As condições maternas que podem estar associadas à IUGR incluem: hipertensão, doença vascular, doença autoimune e má nutrição. A ultrassonografia pulsada com Doppler pode ajudar na avaliação do bem-estar fetal além das varreduras em série, avaliação de AFV, perfil biofísico (BPP) e a avaliação do padrão da frequência cardíaca fetal*. Quando o fluxo de sangue do cordão umbilical é satisfatório, o formato de onda (proporção sistólico-diastólica) demonstra fluxo diastólico contínuo.[3,10] Uma proporção sistólico-diastólica aumentada da artéria umbilical sugere aumento da resistência na placenta, levando à redução na velocidade e no volume de sangue.[3] O feto comprometido

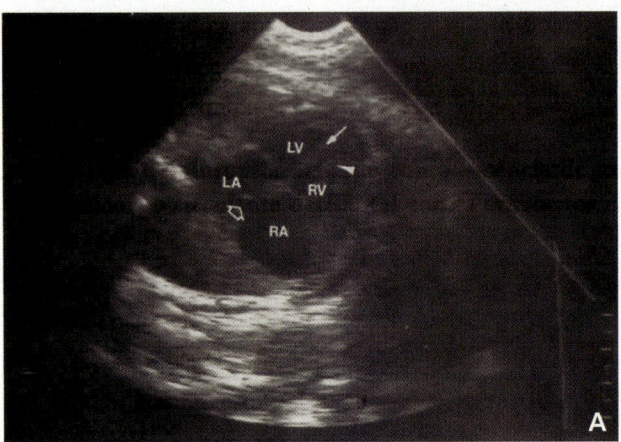

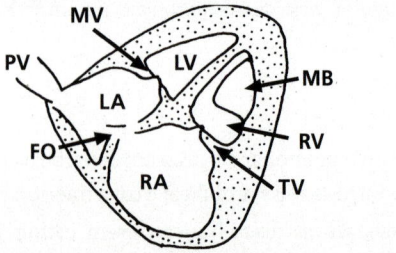

FIGURA 7-40. (**A**) Ultrassonografia demonstrando a projeção de quatro câmaras. (**B**) Diagramas esquemáticos demonstrando a projeção de quatro câmaras. *Reproduzida com autorização de Cyr DR et al. A systematic approach to fetal echocardiography using real time two-dimensional sonography. J Ultrasound Med. 1986; June; 5(6): 343-350.*

---

*N do T.: teste não de esforço ou *nonstress test*.

pode demonstrar fluxo pulsátil ou reverso na veia umbilical, um outro sinal de resistência aumentada ao fluxo de sangue que avança da placenta para o feto é um sinal de comprometimento cardíaco. A ultrassonografia com Doppler colorido pode ser usada para amostrar a artéria cerebral média e o ducto venoso. A interrogação por Doppler desses sítios é crucial para identificar o feto que esteja em alto risco de comprometimento grave. No feto significativamente comprometido, o fluxo aumentado para o cérebro é evidenciado por fluxo diastólico aumentado na artéria cerebral média. Além disso, o fluxo pode ser desviado para longe do fígado, resultando em fluxo do ducto venoso.[10]

A ultrassonografia com Doppler colorido (CDS) pode ser usada para avaliar o fluxo na artéria uterina materna ao se ramificar da artéria ilíaca interna. A amostragem nesse ponto revela, tipicamente, um formato de onda com incisura diastólica. Essa incisura deverá ter desaparecido após 26 semanas, e, caso contrário, isto poderá indicar falha da placenta e tendência a um quadro de hipertensão induzido pela gestação (PIH) ou IUGR.[3,10]

Perfil Biofísico

A ultrassonografia em tempo real é vital para determinar as condições do feto, conforme evidenciado por atividades fisiológicas observadas na "respiração" fetal e nos movimentos do corpo. O feto comprometido pode exibir movimentos corporais e "respiração" reduzidos ou ausentes. A hipóxia afeta certos centros autônomos neurológicos em ordem reversa à sua maturação. Por exemplo, o centro nervoso central para movimento do corpo e "tônus" desenvolve-se precocemente na maturação fetal, seguido por centros para a variação da frequência cardíaca e "respiração". Entretanto, uma das primeiras anormalidades a se desenvolver no feto hipóxico é a falta de aceleração da frequência cardíaca seguida pela respiração e movimento corporal reduzidos do feto.

O teste não de esforço (NST, ou *nonstress test*) avalia as alterações na frequência cardíaca, quando o feto se movimenta. Um NST negativo (reativo) tem valor prognóstico negativo alto, mas resultados falso-positivos surgem e são desgastantes para a mãe jovem e seu médico.

O perfil biofísico incorpora o NST, o líquido amniótico, a respiração fetal e os movimentos do corpo (tanto macroscópico quanto tônus). Cada componente recebe um escore 2 se presente, 0 se ausente, sendo 10 o escore máximo. Alguns perfis biofísicos não incluem o NST, sendo 8 o escore máximo.

As técnicas Doppler mencionadas anteriormente também podem ser incluídas na avaliação do bem-estar fetal. Por isso, há várias técnicas ultrassonográficas para monitorização desse bem-estar.[3]

Morte Fetal

A morte fetal é definida como a morte do feto em desenvolvimento após 20 semanas de gestação, e os sinais clínicos e ultrassonográficos para essa ocorrência são numerosos. Os sinais ultrassonográficos podem ser divididos em específicos e não específicos, a saber. Específicos: (1) falha em encontrar o tônus do coração fetal no exame com Doppler; (2) ausência de movimento cardíaco fetal no modo M; e (3) ausência de movimentos ou da pulsação do coração do feto observado em tempo real na ultrassonografia. Os sinais não específicos são:

- Superposição das suturas fetais (sinal de Spalding)
- Hidrâmnio ou oligoidrâmnio
- Cabeça achatada (oblonga) do feto
- Ausência da foice do cérebro
- Anatomia fetal distorcida
- Redução no diâmetro biparietal quando as medições são repetidas de uma semana para outra
- Redução no tamanho do útero
- Partes moles edematosas ao redor da cabeça (O sinal "halo" ou sinal de Druel)
- Fragmentação da pele fetal
- Edema difuso de todo o feto (anasarca)
- Separação do âmnio do cório após 20 semanas
- Gás no sistema circulatório fetal (sinal de Robert)
- Inchaço hidrópico da placenta

Os achados clínicos e de laboratório da morte fetal são a falha de crescimento do útero, dois testes de gravidez negativos (β-hCG sérica), ausência de movimento fetal, ausência de sons cardíacos na auscultação e líquido amniótico vermelho ou marrom.[14] A Fig. 7-41 ilustra a superposição dos ossos cranianos do feto nas suturas cranianas e edema do couro cabeludo.

Líquido Amniótico

O líquido amniótico tem muitas funções. Ele protege o feto contra traumatismos, permite o crescimento, controla a temperatura, permite a respiração, permite os desenvolvimentos gastrointestinal e musculoesquelético normais e evita a infecção por causa de suas propriedades antibacterianas. No primeiro trimestre, o líquido amniótico é produzido pela placenta. Após 12 semanas, as fontes primárias de líquido amniótico são os rins, pulmões e pele do feto. O líquido é reacumulado no corpo por meio da deglutição fetal. O volume de líquido amniótico (AFV) normalmente aumenta até 33 semanas de gestação, quando atinge o pico. Depois começa a diminuir para o restante da gestação.[1,3,10] O volume exato de AFV não pode ser obtido com ultrassom; entretanto, o índice de líquido amniótico (AFI) é um meio indireto de quan-

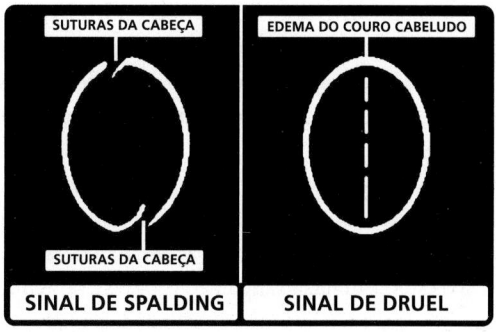

FIGURA 7-41. Sinais de Spalding e de Druel.

tificar o volume desse líquido. O abdome materno é dividido em quatro quadrantes. Em cada um, obtém-se uma medição anteroposterior do líquido amniótico que não contenha partes do corpo ou do cordão umbilical. Os valores dos quatro quadrantes são somados, e essa soma representa o AFI. Este AFI pode ser comparado a uma curva normal de AFI para avaliar AFV. Outro meio de medir o líquido amniótico é a medição de bolsa única. A bolsa maior de AF que não contenha partes do corpo ou do cordão umbilical é medida na dimensão anteroposterior. Se uma bolsa mais profunda e única de líquido amniótico medir entre 0 e 2 cm, então o diagnóstico de oligoidrâmnio poderá ser feito.[3,14] A medição de bolsa única é menos confiável que o AFI, mas pode ser útil em situações, como gestações múltiplas e amniocentese de pré- e pós-descompressão.

Oligoidrâmnio é a redução do AFV abaixo do percentil 2,5 e pode ser causado por: anormalidade ou obstrução renal, insuficiência placentária, ruptura prematura de membranas ou pós-maturidade. O oligoidrâmnio com insuficiência placentária é causado por fluxo sanguíneo reduzido para o útero, o que, por sua vez, causa perfusão renal reduzida.[5] A falta de AFV pode contribuir para a hipoplasia pulmonar e contraturas extremas. O recurso mnemônico DRIPP ajuda a memorizar as cinco condições mais comuns associadas ao oligoidrâmnio:

- D (*demise* – morte) (Poli-hidrâmnio imediatamente após a morte decorrente da falta de deglutição fetal, seguido de oligo-hidrâmnio por causa da absorção de fluido pelo feto)
- R (agenesia renal)
- I (restrição de crescimento intrauterino [IUGR])
- P (ruptura prematura das membranas [PROM])
- P (pós-maturidade)

Poli-hidrâmnio é o acúmulo excessivo de AFV, acima do percentil 95. Sessenta por cento dos casos são idiopáticos, 20% são estruturais e 20% são maternos (IDDM).[1,3]

Placenta e Cordão Umbilical

A *placenta* é responsável pela troca materno-fetal de nutrientes, oxigênio e resíduos, e pode aderir a qualquer parte do útero. O lado fetal consiste em uma camada fundida de âmnio e cório, com vasos subjacentes localizados nas vilosidades coriônicas. O componente materno consiste em cotilédones, compostos de sinusoides maternos e estruturas de vilosidades coriônicas. O sangue materno oxigenado penetra nos espaços intervilosos que banham as vilosidades coriônicas. Gases e nutrientes são trocados pelas paredes das vilosidades, e os resíduos cruzam de dentro das vilosidades para os espaços intervilosos e para os vasos maternos que os transportam para longe da placenta. O fluxo de sangue materno aumenta na gravidez para acomodar o aumento da demanda da placenta. A placenta é um órgão de baixa resistência que permite a redução da resistência do feto, à medida que este vai crescendo.[1] Isto resulta em fluxo sanguíneo progressivamente maior, à medida que a gestação avança. A insuficiência placentária está relacionada com o aumento da resistência no leito vascular e resulta em redução do fluxo de sangue para o feto. Essa insuficiência pode ser monitorada indiretamente por ultrassonografia com Doppler pulsado do cordão umbilical. A proporção de fluxo sistólico para fluxo diastólico mostrará a quantidade de resistência no leito placentário. A proporção mais baixa terá menos resistência; a proporção mais alta será mais resistente. As proporções normais variam com a idade gestacional, havendo tabelas disponíveis, mostrando as faixas normais.

Placenta prévia é o quadro em que a placenta cruza o orifício interno do colo do útero e é a causa principal de sangramento no terceiro trimestre, embora o sangramento possa ocorrer da placenta prévia a qualquer momento durante a gestação.[1] A placenta prévia pode ainda ser subclassificada em: (1) completa – placenta cobrindo totalmente o orifício interno; (2) parcial – placenta sobre a borda, mas não cruzando o orifício interno; (3) marginal – placenta tocando a borda do orifício interno; e (4) "low lying" – placenta localizada 2 cm dentro do orifício interno. O achado clínico na placenta prévia é o sangramento vaginal indolor. A distensão da bexiga e a contração do miométrio podem distorcer o segmento uterino inferior e fornecer a falsa imagem de placenta prévia. As imagens após a urinação ajudam a evitar este erro técnico. As placentas podem apresentar um lobo substituto ou acessório conectado ao lobo principal da placenta por vasos sanguíneos dentro de uma membrana. Se esses vasos cruzarem o orifício interno, a placenta será considerada como *vasa* prévia.[1,3]

Descolamento da placenta é a separação prematura da placenta da parede uterina após 20 semanas de gestação. Os sintomas podem incluir sangramento vaginal doloroso e dores ou cãibras abdominais. Embora o diagnóstico seja em geral feito clinicamente, os achados ultrassonográficos são uma área retroplacentária hipoecoica composta principalmente de veias com mais de 2 cm e grandes hematomas periplacentários. A aparência dos hematomas varia: os agudos são hiperecoicos, tornam-se isoecoicos e finalmente hipoecoicos a anecoicos. O descolamento da placenta é uma das causas principais de mortalidade perinatal e responde por 15%-20% de todas as mortes perinatais.[1] Ele pode estar associado à doença vascular materna, hipertensão, traumatismo abdominal, abuso de cocaína, tabagismo, idade materna avançada e alfafetoproteína materna sérica elevada (MSAFP) sem explicação.[1]

Placenta accreta é o quadro de aderência anormal de tecido placentário ao útero e se divide em: (1) *placenta accreta* – aderência placentária ao miométrio sem invasão; (2) *placenta increta* – invasão da placenta no miométrio; e (3) *placenta percreta* – invasão da placenta pelo útero e, com frequência, invasão para a bexiga ou reto. Os fatores de risco incluem cicatrização uterina de cesariana e idade materna avançada.[1] Os sítios de implantação em risco são: cicatrizes uterinas, fibroide submucoso, segmento uterino inferior, corno rudimentar e cornos uterinos. Neste quadro de *placenta accreta* a faixa normal hipoecoica de 1-2 cm de miométrio está ausente ou afinada (< 2 mm) com perda da interface placenta/miométrio.[5,10] Pode haver grandes espaços hipoecoicos a anecoicos na placenta, denominados "aparência de queijo suíço". A vascularidade placentária também se mostra aumentada.⁵ O ultrassom com Doppler é usado para ajudar o diagnóstico ultrassonográfico.

O *corioangioma* é o tumor benigno mais comum da placenta. Trata-se de uma malformação vascular que surge do tecido coriônico e aparece como massa hipoecoica bem definida e próxima à superfície coriônica e, com frequência, próxima ao sítio de inserção do cordão.³ O exame Doppler colorido e pulsado confirmará a vascularidade aumentada dessa lesão.

O cordão umbilical consiste em duas artérias e uma veia. A veia penetra no feto e drena para o ducto venoso e para a veia porta esquerda no fígado. A veia umbilical carrega sangue oxigenado. As artérias umbilicais, carregando sangue desoxigenado, são vistas cursando lateralmente ao redor da bexiga ao deixarem o corpo fetal. Os vasos no cordão são cercados por geleia de Wharton para proteção. Normalmente, o cordão umbilical se insere na porção central da placenta. Entretanto, ele pode se inserir excentricamente ou próximo às membranas. Ele também pode ser uma inserção velamentosa ao se inserir nas membranas e cursar através da membrana para a placenta.³,⁵ Essas duas inserções podem ter seu papel na insuficiência placentária e no crescimento fetal. Às vezes, somente uma artéria estará presente, resultando em um cordão umbilical de dois vasos. Ele pode estar associado a outras anormalidades e poderá possivelmente afetar o crescimento fetal, embora isto não seja comum. A ultrassonografia com Doppler Colorido pode ajudar a identificar a ausência de artéria umbilical, assim como o cordão nucal e os nós do cordão.⁵

Cabeça, Pescoço e Coluna Vertebral do Feto

Defeito do Tubo Neural. Este é um espectro de malformações do tubo neural que inclui: (1) anencefalia; (2) espinha bífida e (3) cefalocele. A ingestão diária de ácido fólico antes e durante a gestação comprovou reduzir o risco dessa anomalia.¹

Anencefalia. Esta é a forma mais grave de defeito do tubo neural e se caracteriza pela ausência da porção superior da abóbada craniana e dos hemisférios cerebrais subjacentes. A face e o tronco cerebral do feto normalmente estão presentes nesse quadro. A anencefalia pode ser diagnosticada já com 12 semanas pela ultrassonografia transvaginal e está associada a um aumento acentuado da MSAFP, poli-hidrâmnio, defeitos da coluna e órbitas fetais salientes, dando ao feto a aparência de um sapo.¹⁹

Espinha Bífida. Este é um defeito nos processos laterais das vértebras, permitindo a exposição da medula, o que, por sua vez, rompe o músculo e a pele de cobertura. A herniação pode ficar limitada às meninges (Meningocele) ou envolver o tecido neural também (mielomeningocele). Os sítios mais comuns de espinha bífida são: lombar, lombossacro e toracolombar. Os achados cranianos associados à espinha bífida são: (1) "sinal da banana" coerentemente presente com um defeito (99%) e (2) "sinal do limão". O sinal da banana é o deslocamento do cérebro para baixo, e a cisterna magna geralmente está obliterada. Na projeção transversa, o cerebelo lembra uma banana em vez de sua projeção característica. O sinal do limão inclui a depressão bilateral do osso frontal, dando a impressão ultrassonográfica de uma cabeça em forma de "limão" (Fig. 7-42A e B). Com frequência, a espinha bífida está associada ao aumento da MSAFP, ventriculomegalia e pés tortos.¹,³,¹⁹

Cefalocele. Trata-se da protrusão dos conteúdos cranianos através de um defeito ósseo no crânio. A encefalocele contém tecido do cérebro, e a maioria dos casos é occipital (75%).³,¹⁹ Com frequência, esses defeitos causam bloqueio do líquido cefalorraquidiano, levando à ventriculomegalia. Defeitos muito grandes podem estar associados à microcefalia. Os dois tipos de defeito apresentam prognóstico ruim.³,¹⁹

Ventriculomegalia. A anatomia do sistema ventricular é imperativa para se reconhecer as aparências ultrassonográficas normal e anormal (Fig. 7-43 A e B). Esta anormalidade representa o alargamento dos ventrículos laterais em mais de 10 mm no diâ-

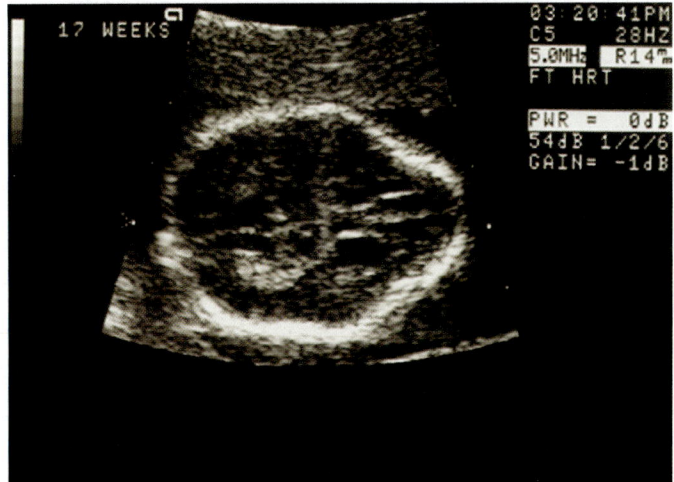

FIGURA 7-42. (**A**) Limão. (**B**) Ultrassonografia de uma cabeça em formato de "limão".

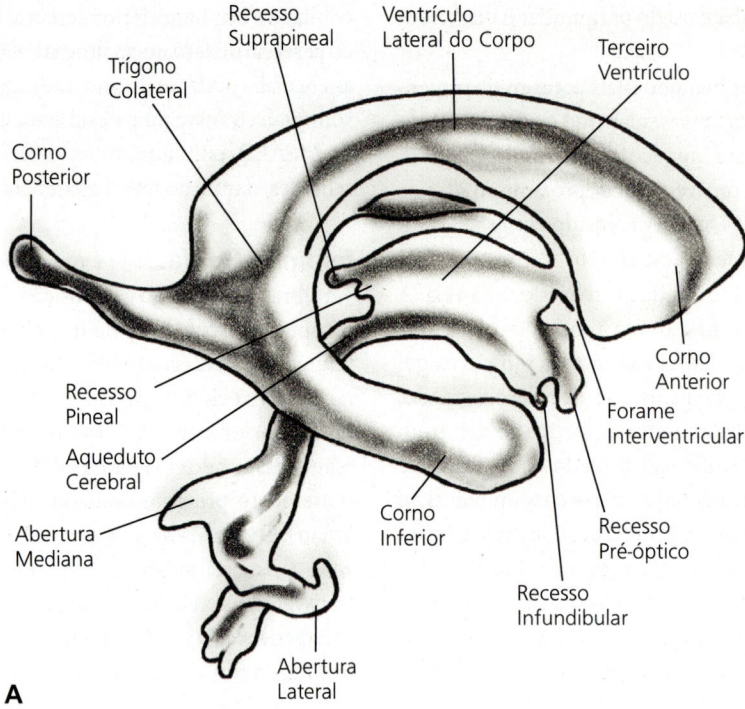

FIGURA 7-43A. Diagrama do sistema ventricular na projeção lateral.

metro atrial. Na falta de um defeito da coluna, a ventriculomegalia pronunciada (> 15 mm) está mais frequentemente associada à obstrução do sistema ventricular. Em ordem de ocorrência, essas obstruções são: estenose do aqueduto, hidrocefalia comunicante e malformação de Dandy-Walker. A hidrocefalia congênita é uma anormalidade ligada ao X que só afeta os homens, embora as mulheres sejam as portadoras. Se houver história familiar significativa, a verificação do DNA está disponível.[3,19] A ventriculomegalia está frequentemente associada a outras anormalidades.

Malformação de Dandy-Walker. Esta anomalia consiste em alargamento do verme cerebelar, dilatação do quarto ventrículo, cisterna magna aumentada (> 10 mm) e ventriculomegalia. Ela pode estar associada a anormalidades cromossômicas e é frequentemente relacionada com outros defeitos cranianos da linha média como agenesia do corpo caloso e também com anomalias de outros sistemas.[3]

Holoprosencefalia. Este é um grupo de defeitos da linha média resultante da clivagem incompleta do prosencéfalo. As três principais variedades são: (1) alobar – ventrículo rudimentar único, foice cerebral ausente, tálamo fundido, ausência do terceiro ventrículo. Os achados faciais podem variar de ciclopia a hipotelorismo intenso. É comum a presença de fenda medial do lábio/palato. O nariz pode estar substituído por um probóscide ou se apresentar bem achatado; (2) semilobar – os hemisférios cerebrais estão parcialmente separados posteriormente, com separação parcial dos ventrículos laterais. A holoprosencefalia tanto alobar quanto semilobar está associada à microcefalia; (3) lobar –

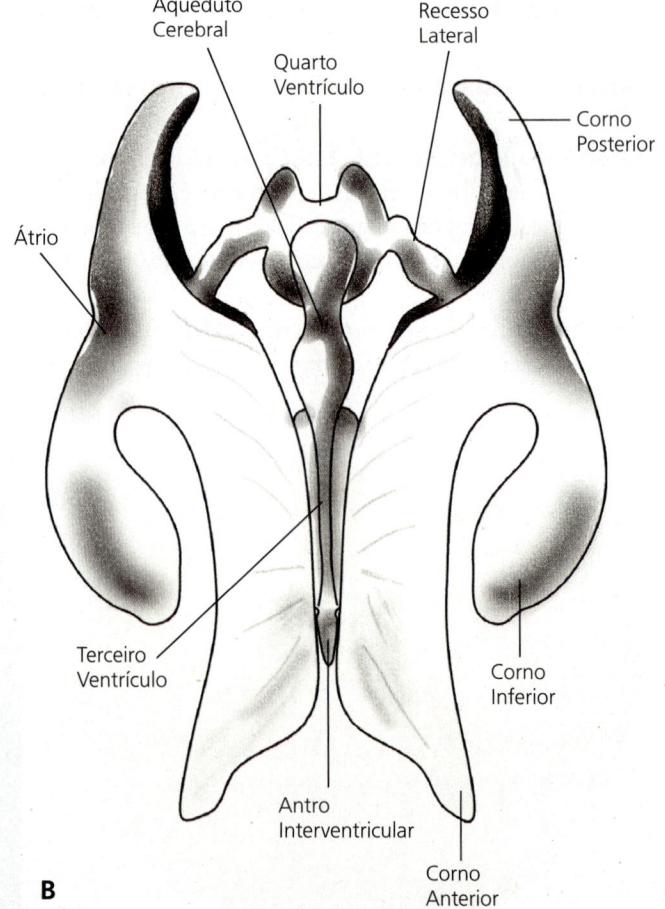

FIGURA 7-43B. Diagrama do sistema ventricular na projeção superior.

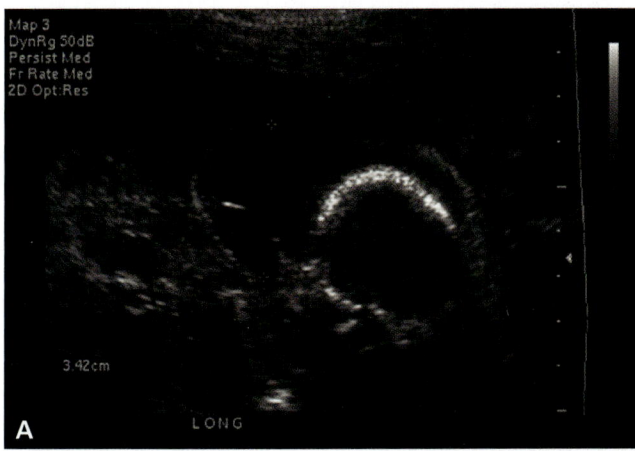

FIGURA 7-44A. Ultrassonografia longitudinal do feto com higroma cístico na região posterior do pescoço fetal.

separação quase completa do cerebelo e dos ventrículos, exceto para os cornos anteriores fundidos dos ventrículos laterais. Outros achados ultrassonográficos são a ausência da cavidade do septo pelúcido. Os achados faciais são menos intensos que aqueles encontrados na holoprosencefalia alobar ou semilobar.[3]

Higroma Cístico. Essa anomalia ocorre mais frequentemente na porção posterior do pescoço. O higroma é um saco cheio de fluido linfático causado pela obstrução do sistema linfático. Ele pode ser multiloculado ou conter um septo na linha média e está frequentemente associado à síndrome de Turner ou à síndrome de Down.[19]

A Fig. 7-44A mostra uma ultrassonografia longitudinal de um pescoço fetal com higroma cístico. A Fig. 7-44B mostra uma ultrassonografia transversa do mesmo caso, demonstrando septações múltiplas na massa.

Cisto de Plexo Coroide. Este é um cisto no plexo coroide dos ventrículos laterais. Com outros achados ultrassonográficos, ele pode ser associado à trissomia dos cromossomas 18 ou 21.

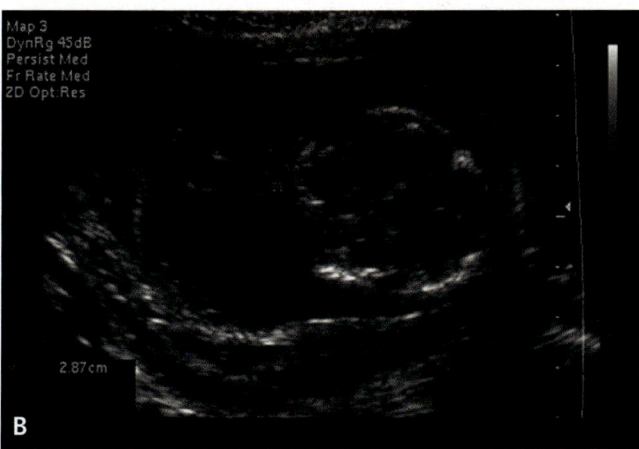

FIGURA 7-44B. Ultrassonografia transversa do mesmo caso demonstrando as múltiplas septações na massa.

Isoladamente, muitos investigadores consideram este cisto como uma variante anatômica normal.[3,10]

Iniencefalia. Este é um defeito do occipício envolvendo o forame magno e caracterizado por retroflexão acentuada da cabeça fetal e, com frequência, coluna vertebral encurtada. Este achado é raro e tem forte associação a outras anormalidades.[3]

Agenesia do Corpo Caloso. O corpo caloso começa a se desenvolver por volta de 12 semanas da gestação, e seu desenvolvimento se completa por volta de 20 semanas.[19] Esta anormalidade não pode ser diagnosticada até depois da 18ª semana da gestação. Os achados que ajudam no diagnóstico são: (1) ausência da cavidade do septo pelúcido, (2) dilatação do corno posterior do ventrículo lateral, (3) cornos frontais extremamente estreitos e (4) dilatação e deslocamento para cima do terceiro ventrículo. A agenesia do corpo caloso tem forte associação a outras anormalidades.[3,10,19]

Hidranencefalia. Este é um processo destrutivo grave que se acredita seja resultante da oclusão das artérias carótidas internas. O córtex cerebral é substituído por fluido, causando macrocefalia, mas tálamo, tronco cerebral e cerebelo são poupados.[3,10]

Aneurisma da Veia Cerebral Magna (Veia de Galeno). Esta é uma malformação arteriovenosa na veia cerebral magna localizada posteriormente ao terceiro ventrículo, na linha média. A ultrassonografia com Doppler colorido e pulsado demonstrará fluxo sanguíneo arterial e venoso em alta velocidade. Essa anomalia está associada à insuficiência cardíaca congestiva e à hidropsia.[10]

Fenda Labial/Palatina. A fenda labial e/ou palatina isolada é a anomalia facial congênita mais comum. A fenda labial lateral geralmente é isolada. A fenda labial medial está associada a anormalidades cromossômicas.[10]

Coração

Defeito Septal Atrial/Ventricular. Malformação congênita do septo que aparece como uma abertura entre as câmaras. Este é o defeito cardíaco mais comum, responsável por 26% de todos os defeitos.[20]

Defeito do Canal Atrioventricular. Também conhecido como defeito septal atrioventricular ou defeito do coxim endocárdico. O defeito completo tem apenas um único ventrículo, um só átrio e só uma válvula atrioventricular. A aparência pode variar nos defeitos parciais dos septos atrial ou ventricular. Este é o defeito cardíaco mais comum na trissomia 21.[20]

Síndrome do Coração Esquerdo Hipoplásico. Hipoplasia do ventrículo, átrio, válvula atrioventricular e fluxo aórtico de saída do lado esquerdo. O lado direito do coração mostrar-se-á dilatado.[20] A aparência pode variar, dependendo dos graus de gravidade.

Coarctação da Aorta. Este é um segmento estreitado da aorta ao longo do arco aórtico. O estreitamento é difícil de se visualizar, mas pode estar presente como forma mais moderada da síndrome do coração esquerdo hipoplásico mais tarde na gestação. Estudos com Doppler pulsado também podem mostrar redução no fluxo sanguíneo na porção proximal da aorta.[20]

Tetralogia de Fallot. Esta anomalia se apresenta com os seguintes defeitos: (1) defeito septal ventricular, (2) aorta cavalgando, (3) estenose ou atresia pulmonar e (4) hipertrofia ventricular direita. Esta anomalia está fortemente associada a anormalidades cromossômicas.[19,20]

Anomalia de Ebstein. Este é um deslocamento inferior da válvula atrioventricular direita (ou tricúspide). O átrio direito mostra-se dilatado, e a válvula, que geralmente é anormal, pode-se mostrar espessa e com movimento irregular. A regurgitação dessa válvula é observada com frequência.[20]

Ventrículo Direito com Saída Dupla. Tanto a artéria pulmonar quanto a aorta se originam do ventrículo direito, dando a aparência dos grandes vasos correndo paralelos. Com frequência, existe um defeito septal ventricular.[20]

Transposição dos Grandes Vasos. A aorta surge do ventrículo direito, e a artéria pulmonar surge do ventrículo esquerdo. No ultrassom, os grandes vasos aparecem paralelos. A bifurcação pulmonar e os vasos braquiocefálicos devem ser identificados para o diagnóstico correto da entidade. É frequente a presença dos defeitos septais atrial e ventricular.[3,20]

Tronco Arterioso. Este é um trato de fluxo de saída ventricular grande e único que "cavalga" um defeito septal ventricular. O trato de fluxo de saída do ventrículo direito não será visualizado, e os ramos da artéria pulmonar, assim como os ramos aórticos, serão visualizados surgindo do tronco.[20]

Rabdomioma. Este é o mais comum dos tumores intracardíacos. Ele pode ser múltiplo e aparece como massa ecogênica localizada em qualquer lugar dentro do sistema cardíaco. O tumor não é visualizado antes de 22 semanas de gestação e está fortemente associado à esclerose tuberosa.[20]

Taquicardia Supraventricular. O batimento cardíaco fetal se mostra superior a 200 bpm. Tanto a taquicardia supraventricular quanto o *flutter* atrial podem levar à insuficiência cardíaca por causa do débito cardíaco aumentado.[20]

Tórax

Hérnia Diafragmática Congênita. Trata-se de um defeito congênito no diafragma que permite que os conteúdos abdominais formem hérnia para o tórax. Ele pode estar do lado esquerdo (75-90%), do lado direito (10%) ou ser bilateral (< 5%). Na ultrassonografia: (1) o coração fetal pode estar desviado, (2) o estômago ou intestino pode ser visualizado no tórax, (3) a área adjacente ao coração pode aparecer não homogênea e (4) pode haver poli-hidrâmnio. O conteúdo abdominal intratorácico pode causar hipoplasia pulmonar, um fator significativo na alta taxa de mortalidade perinatal (50-80%) desse transtorno. Se o fígado estiver dentro do tórax, a hérnia diafragmática congênita terá prognóstico pior (43% de sobrevida) *versus* a de um fígado intra-abdominal (80% de sobrevida). Anomalias associadas (15-45%) e anormalidades cromossômicas (5-15%) também afetarão a sobrevida perinatal.[19,20]

Malformação Adenomatoide Cística Congênita. Esta é a massa mais frequentemente identificada no tórax fetal. Ela é tipicamente unilateral e tem três tipos: (1) tipo I, macrocística – múltiplos cistos grandes medindo 2-10 cm, (2) tipo II – cistos múltiplos de tamanho médio com menos de 2 cm, e (3) tipo III, microcística – aparecendo ultrassonograficamente como massa pulmonar sólida, ecogênica e homogênea. Muitas malformações adenomatoides císticas congênitas regridem espontaneamente de tamanho durante o terceiro trimestre. O prognóstico depende do tamanho, grau do desvio mediastinal e presença ou ausência de hidropsia e de poli-hidrâmnio. Tipicamente, os tipos I e II possuem melhor prognóstico.[20]

Sequestro Pulmonar. Massa sólida e inoperante de tecido pulmonar sem comunicação com a árvore traqueobrônquica. Ela possui seu próprio suprimento sanguíneo e geralmente surge diretamente da aorta, sendo alimentada por um único vaso. A maioria é visualizada, assim como massas circunscritas na base inferior do pulmão esquerdo. Essas massas podem causar desvio mediastinal e hidropsia. Dez por cento delas podem ser encontradas embaixo do diafragma e deverão ser consideradas como qualquer massa suprarrenal no abdome esquerdo. Entre 50% e 75% dos sequestros regridem espontaneamente.[20]

Efusão Pleural. Trata-se de um acúmulo anormal de fluido no revestimento pleural do tórax fetal. As etiologias são: hidropsia fe-

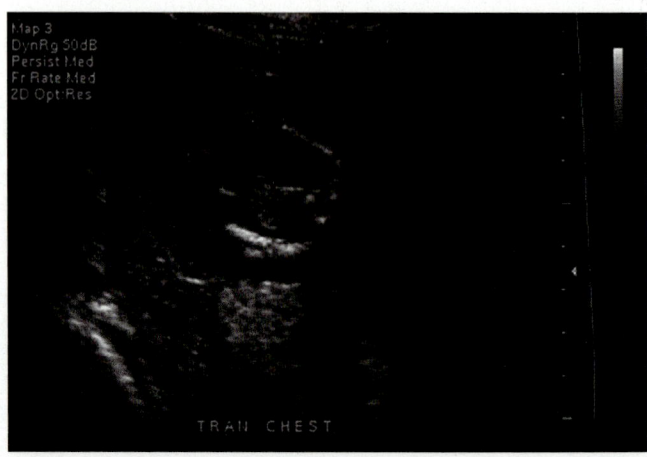

FIGURA 7-45. Ultrassonografia transversa de um feto com efusões pleurais bilaterais.

tal, cromossômica e infecção fetal. A Fig.7-45 mostra uma ultrassonografia transversa do tórax fetal com efusões pleurais bilaterais.

Gastrointestinal

Atresia Esofágica. Esta é uma formação incompleta do esôfago. Há cinco tipos de atresia, com 90% delas apresentando uma fístula traqueoesofágica que se comunica com o estômago do feto. Ultrassonograficamente, o exame pode ser normal ou mostrar uma bolha de estômago pequena ou ausente e poli-hidrâmnio. Mesmo com a visualização dessa bolha de estômago, o quadro deve ser considerado normal com poli-hidrâmnio não explicado. Esta condição está significativamente associada a outras anomalias e anormalidades cromossômicas.[20]

Atresia Duodenal. Trata-se de uma obstrução parcial ou completa do duodeno, causada por falha de recanalização desse órgão, sendo a obstrução intestinal perinatal mais comum. O estômago e o duodeno se enchem de fluido próximo ao sítio da obstrução, criando o sinal clássico de "bolha dupla". Cinquenta por cento dos casos estão associados a outros achados, incluindo restrição de crescimento, poli-hidrâmnio e anomalias gastrintestinais e cardíacas. A atresia duodenal tem forte associação à trissomia 21.[3,10]

Gastrosquise. Este é um defeito da parede abdominal anterior, mais frequentemente do lado direito do umbigo, o que permite a herniação dos conteúdos abdominais para dentro da cavidade amniótica. O achado mais comum é o intestino boiando livre no líquido amniótico, mas estômago e bexiga também podem formar hérnias para dentro do líquido amniótico. A exposição ao líquido amniótico e a compressão contra a parede abdominal podem levar à dilatação e edema do intestino. De modo geral, este quadro tem bom prognóstico e não está significativamente associado a defeitos cromossômicos ou a outras anomalias, mas tem associação a uma MSAFP elevada.[3]

Onfalocele. Trata-se de um defeito na linha média na parede abdominal anterior com herniação dos conteúdos abdominais para a base do cordão umbilical. A massa é coberta por uma membrana e nem sempre apresenta MSAFP elevada, ou pode não aumentar a MSAFP tão substancialmente quanto a gastrosquise. Pode-se visualizar o cordão umbilical inserindo-se na massa abdominal. Frequentemente, as onfaloceles contêm fígado, mas podem conter também outros órgãos intestinais, como o intestino delgado, e estão fortemente associadas a outras anomalias (50-80%), particularmente cardíacas, assim como anormalidades cromossômicas (40-60%). Se a onfalocele for pequena e contiver somente intestino delgado, aumentará o risco de aneuploidia.[2]

Pentalogia de Cantrell. Defeito extenso da parede toracoabdominal caracterizada por: (1) ectopia do coração, (2) onfalocele, (3) defeito septal ventricular, (4) defeito do esterno e (5) hérnia diafragmática. Esta anomalia pode ser distinguida na ultrassonografia por causa da onfalocele e da ectopia do coração. Há muitas outras anormalidades craniofaciais associadas, e o defeito está frequentemente associado a anormalidades cromossômicas.[19,20]

Síndrome de Beckwith-Wiedemann. Trata-se de um grupo de transtornos incluindo onfalocele, macroglossia, organomegalia, hipoglicemia e hemi-hipertrofia.[20]

Extrofia da Cloaca. Defeito associado a anomalias, incluindo onfalocele, estrutura herniada e cheia de fluido inferior à onfalocele no lugar da bexiga urinária, ânus imperfurado e defeito do tubo neural. Este defeito tem MSAFP acentuadamente aumentada.[20]

Íleo Meconial. Esta é a terceira causa mais comum de obstrução do intestino do neonato. Os achados ultrassonográficos incluem: intestino delgado ecogênico, alças intestinais dilatadas e cheias de fluido e intestino dilatado e ecogênico. O quadro tem associação significativa com a fibrose cística. Um diâmetro interno do intestino delgado superior a 7 mm sugere obstrução.[1,3]

Peritonite Meconial. Esta é uma reação à perfuração do intestino. O mecônio causa uma reação peritoneal que forma uma membrana, que veda a perfuração e pode ser visualizada como um cisto de parede espessa. Outros achados são: ascite e calcificações meconiais.[1,3,19]

Complexo Membros-Parede Abdominal (LBWC). Este é um conjunto complexo de anormalidades, causadas por insuficiência de fechamento da parede abdominal anterior. Os achados incluem defeitos completos da parede corporal, ausência de cordão umbilical, escoliose intensa e anormalidades de membros inferiores. Essas anormalidades se espalham amplamente, e a aparência pode ser a de uma massa de tecido com poucos aspectos distintos.[3,19]

Síndrome da Faixa Amniótica. A ruptura precoce do âmnio na gravidez resulta na formação de filamentos amnióticos que perfuram e embaraçam partes fetais, resultando em amputação de dedos, braços e pernas. A restrição do movimento fetal por causa das faixas amnióticas ajuda o diagnóstico ultrassonográfico.[3,19]

Hidropsia. Há dois tipos: (1) não imune – acúmulo de fluido nas cavidades corporais (pleural, pericárdica e peritoneal) e partes moles. Esta anormalidade tem várias causas, mas as principais são: insuficiência cardíaca, anemia, derivações arteriovenosas, compressão mediastinal, doenças metabólicas, infecções fetais, tumores fetais, defeitos fetais congênitos, anomalias cromossômicas e placentárias; (2) imune – os achados ultrassonográficos são os mesmos. Esta anormalidade é causada por anticorpos maternos que destroem as células sanguíneas vermelhas do feto, o que por fim leva à eritroblastose fetal ou à insuficiência cardíaca congestiva.[2]

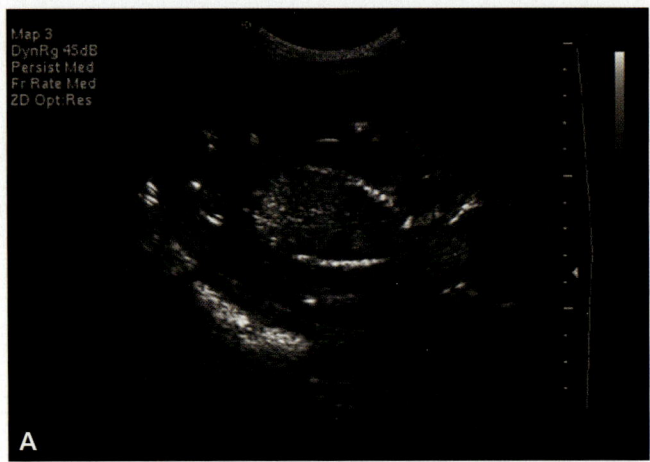
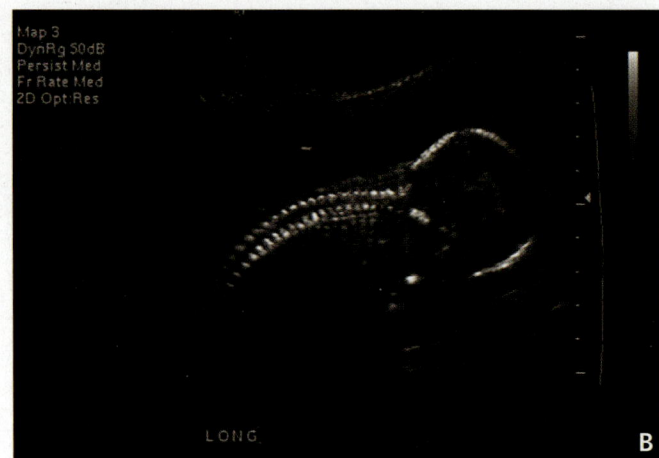
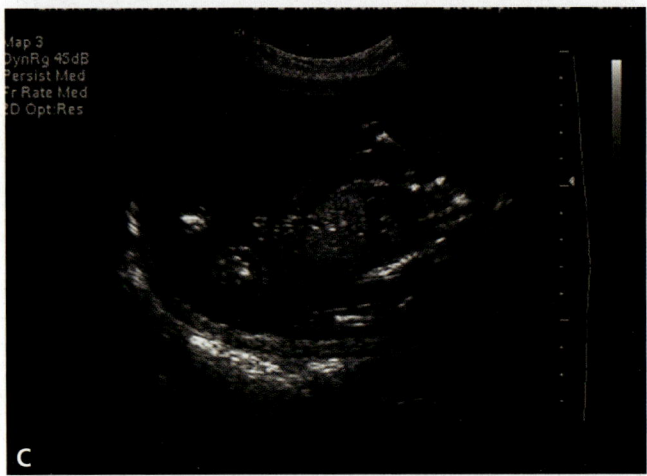

FIGURA 7-46. (A, B, C). Ultrassonografias demonstrando hidropsia, efusões bilaterais e poli-hidrâmnio fetais.

A Fig. 7-46A, B e C representa ultrassonografias que demonstram a hidropsia fetal, efusões pleurais bilaterais e poli-hidrâmnio, respectivamente.

Ascite. Trata-se de fluido livre dentro da cavidade abdominal. O transtorno pode fazer parte do complexo de hidropsia ou estar isolado por causa da perfuração do intestino ou da bexiga.

Situs Inversus Totalis. Trata-se de uma reversão orgânica abdominal e torácica completa. O *situs* parcial envolve somente o órgão abdominal. Essa reversão está frequentemente associada à poliesplenia e a defeitos cardíacos congênitos.[2]

Cisto Abdominal. O diferencial para um cisto abdominal isolado não relacionado com o trato GI ou GU inclui cisto ovariano, cisto mesentérico, cisto do omento ou cisto uracal como os mais comuns.

Geniturinário

Obstrução da Junção Ureteropélvica. Obstrução na junção da pelve renal e do ureter, sendo a causa mais comum de hidronefrose. A obstrução completa levará à hidronefrose substancial, causando, por fim, displasia.

Obstrução da Junção Ureterovesical. Obstrução na junção do ureter com a bexiga. Os achados ultrassonográficos incluem hidronefrose leve e hidroureter. Frequentemente associada a anomalias renais duplicadas, incluindo o ureter. O ureter anormal geralmente apresenta abertura estenótica para a bexiga e forma uma ureterocele, que aparece como estrutura cística dentro da ou adjacente à bexiga.

Válvula Uretral Posterior – Obstrução do Orifício de Saída da Bexiga. Trata-se de uma obstrução das válvulas uretrais posteriores. Predominantemente encontrada no sexo masculino, a bexiga se mostra significativamente dilatada com hidroureteres e hidronefrose. A hidronefrose maciça pode levar à atrofia dos rins. O anidrâmnio está presente com obstrução completa. No ultrassom, a bexiga tem a aparência característica de "buraco de fechadura", à medida que a urina preenche a uretra proximal. A parede abdominal se torna exageradamente distendida, o que resulta na síndrome de ventre de passa (desenvolvimento anormal da musculatura abdominal levando a uma parede abdominal frouxa nos recém-nascidos). A falta de líquido amniótico causa o fenômeno de fácies de Potter (fácies achatadas, orelhas em colocação baixa) e contraturas de flexão das extremidades. A hipoplasia pulmonar, causada por anidrâmnio, é a causa principal da morte neonatal nessa síndrome.

Agenesia Renal. O diagnóstico é feito pelos seguintes achados: anidrâmnio a oligo-hidrâmnio grave, bexiga não visualizada e rins ausentes, sem evidência de fluxo sanguíneo renal. As glândulas suprarrenais aparecem achatadas e alongadas, o que pode ajudar no diagnóstico.

Rim Displásico Multicístico. Obstrução que ocorre no primeiro trimestre e leva a rins atréticos e formação de cistos de vários tamanhos e localização aleatória no parênquima do rim. O parênquima também mostra aumento da ecogenicidade.

Doença Renal Policística Autossômica Dominante. Este transtorno depende da presença de um dos pais afetado para ocorrer. Os achados nem sempre são visualizados na gravidez e, se o forem, eles tipicamente não aparecerão até o terceiro trimestre. Os rins podem aparecer dilatados e ecogênicos com múltiplos cistos grandes.

Doença Renal Policística Autossômica Recessiva. Também conhecida como doença renal policística infantil. Múltiplos cistos microscópicos dão a aparência de rins muito grandes e ecogênicos com AFV reduzido após 20 semanas. Os achados podem ser normais antes e 20 semanas.

Nefroma Mesoblástico Congênito. Tumor renal raro que aparece, na ultrassonografia, como massa grande, sólida, bem circunscrita e altamente vascular. A vascularidade aumentada pode causar sobrecarga cardíaca e poli-hidrâmnio.

Neuroblastoma. Este tumor maligno é encontrado frequentemente na glândula suprarrenal. Ultrassonograficamente, ele aparece como massa suprarrenal ecogênica e heterogênea.[19,20]

Esqueleto

O encurtamento dos membros pode ser descrito como: (1) rizomélico – encurtamento do membro proximal, (2) mesomélico – encurtamento dos ossos do antebraço ou da porção inferior da perna, (3) micromelia – encurtamento de todas as porções dos membros, tanto graves quanto moderadas. Existem muitos tipos de síndrome de membros curtos, e as variedades letais e não letais mais comuns são discutidas nesta revisão.

As síndromes de membros curtos são consideradas letais, se a circunferência torácica estiver abaixo do quinto percentil para a idade gestacional, sugerindo hipoplasia pulmonar. Outros achados são: (1) micromelia intensa, menos de quatro desvios-padrão da média, e (2) identificação desses aspectos específicos como fraturas graves.

Letais

Displasia Tanatofórica. Esta é a displasia esquelética mais comum e uniformemente letal.

Os achados são:

- Crânio – macrocrania, hidrocefalia, bossa frontal, crânio em forma de folha de trevo e ponte nasal deprimida
- Tórax – seriamente hipoplástico dando a aparência de "formato de sino", costelas curtas
- Ossos – rizomelia grave com arqueamento ("receptor de telefone"); hipomineralização; a coluna vertebral aparece estreita; poli-hidrâmnio

Acondrogênese – Tipo I, a Mais Grave. Este quadro exibe micromelia grave, abdome em protrusão, crânio insatisfatório e ossificação vertebral. O tipo II responde por 80% dos casos.

- Crânio – macrocrania
- Tórax – tronco encurtado
- Ossos – micromelia intensa com arqueamento e mineralização reduzida.

Osteogênese Imperfeita Tipo II – Letal. A OI Tipo II é subclassificada em três tipos, mas todos eles são discutidos neste texto em termos gerais.

- Tórax – formato de sino, com tórax pequeno; as costelas apresentam fraturas múltiplas; pode aparecer fino e exacerbado
- Ossos – micromelia; podem-se observar fraturas ou os ossos aparecerem espessados, irregulares e arqueados por causa das fraturas sobre si mesmas
- Movimento fetal reduzido e poli-hidrâmnio

Não Letais

Acondroplastia Heterozigota. Esta é a forma mais comum de displasia esquelética genética, mas nem sempre pode ser identificada antes de 27 semanas de gestação.

- Crânio – Circunferência da cabeça (HC) aumentada, bossa frontal, ponte nasal deprimida
- Ossos – encurtamento rizomélico leve a moderado, mão em "tridente"

Osteogênese Imperfeita – Tipos I, III, IV

- Tipo I – pode não ser identificada antes de 24 semanas, micromelia leve e arqueamento; podem-se visualizar fraturas isoladas
- Tipo III – mostrará crescimento retardado precoce de ossos longos com encurtamento e arqueamento leves a moderados
- Tipo IV – semelhante ao tipo I

Displasia Torácica Asfixiante (Distrofia Torácica de Jeune)

- Tórax – pode aparecer em formato de sino
- Ossos – micromelia leve à moderada (rizomélica) com possível arqueamento, possível polidactilia e poli-hidrâmnio.[2]

GESTAÇÕES MÚLTIPLAS

As gestações múltiplas respondem por 3,3% dos nascimentos vivos. Os gêmeos, dizigóticos, ou fraternos, ocorrem quando dois ovos separados são fertilizados. Gêmeos monozigotos ou idênticos ocorrem quando um só óvulo se divide. Setenta e cinco por cento dos gêmeos são dizigóticos, e 25% são monozigóticos. A frequência da gestação gemelar monozigótica é constante e ocorre em 1:250 nascimentos. A gestação gemelar varia muito e depende da etnia, idade materna, paridade (risco aumentado com o aumento da paridade), história familiar da mãe e medicamentos para infertilidade.[1]

É muito importante determinar o número de sacos coriônicos e amnióticos nas gestações gemelares. A melhor época e a mais apropriada para essa avaliação é o primeiro trimestre. Todos os gêmeos dizigóticos são dicoriônicos e diamnióticos. Os gêmeos monozigóticos, por outro lado, podem ter várias apresentações, dependendo do dia em que o zigoto se divide.[2]

Dia da Divisão	Aparência
< 4 dias	Dicoriônica/diamniótica, mesmo sexo, ocorre em 24% das vezes
4-8 dias	Monocoriônica, diamniótica, ocorre em 75% das vezes
8-12 dias	Monocoriônica, monoamniótica, 1%
> 13 dias	Conjunta, monocoriônica, monoamniótica

A ultrassonografia não pode distinguir entre gêmeos dizigóticos e monozigóticos a menos que sejam de sexo diferente. Existem dicas ultrassonográficas para ajudar na identificação de corionicidade e amniocidade.

Os achados ultrassonográficos no primeiro trimestre são:

Dicoriônicos – os sacos serão divididos por uma borda ecogênica espessa; a contagem dos sacos determina a corionicidade

Monocoriônicos – aparecerão semelhantes a uma gestação única com saco gestacional ecogênico espesso, cercando ambos os fetos

Diamnióticos – cada saco terá seu próprio saco vitelino (> 8 semanas). O saco amniótico é muito fino e pode ser de difícil identificação no primeiro trimestre[2]

Segundo trimestre – achados dicoriônicos:

1) Sexo diferente
2) Duas placentas separadas
3) Sinal de pico gemelar – projeção triangular do cório em membranas dividindo-se aparece como um "pico" no ultrassom, forte prognosticador < 28 semanas
4) Espessura da membrana – membrana espessa, mais de 1 mm, sugere dicorionicidade. Este achado é mais preciso com menos de 26 semanas, mas ainda é um prognosticador fraco[2]

As gestações gemelares representam de quatro a seis vezes mais o risco de mortalidade perinatal, e duas vezes mais morbidade por várias razões. A complicação mais comum de gêmeos é o trabalho de parto pré-termo. Outras complicações são a restrição de crescimento, anomalias (duas a três vezes mais que na gestação única) e condições maternas, como hipertensão e pré-eclâmpsia.[3,4]

Anormalidades em Gêmeos

Síndrome da Transfusão Feto-Fetal (TTTS). Este quadro pode ocorrer com gêmeos monocoriônicos. As comunicações arteriovenosas dentro da placenta podem resultar em TTTS. Um feto terá o sangue desviado para longe e será rotulado como o doador, enquanto o outro feto receberá o sangue desviado e será rotulado como receptor. Esta síndrome se apresenta com uma série de achados ultrassonográficos relacionados com o desvio do sangue. O gêmeo doador geralmente apresenta restrição de crescimento com discordância entre os gêmeos superior a 20%. Com frequência, existe oligo-hidrâmnio com o doador e poli-hidrâmnio com o receptor. O feto doador aparecerá "emperrado" no saco. Esta aparência é característica da TTTS. O doador se tornará hipovolêmico e anêmico. As imagens por Doppler do cordão umbilical mostram, com frequência, uma proporção sistólico-diastólica aumentada, demonstrando o aumento da resistência no cordão umbilical. O receptor se tornará hipervolêmico e pletórico. A hidropsia pode ocorrer, à medida que o feto entrar em insuficiência cardíaca congestiva. As paredes ventriculares do coração podem se espessar, e a contratilidade do coração poderá ser reduzida, à medida que a insuficiência cardíaca piora. À medida que o fluxo de sangue aumenta para o receptor, a proporção S/D diminui, e a velocidade total do sangue é alta. Os dois fetos estão em risco significativamente aumentado de mortalidades intrauterina e perinatal.[1,20]

Gêmeos Monoamnióticos. Esta entidade carrega risco de 50% de mortalidade por causa do emaranhado do cordão que obstrui o fluxo sanguíneo ao feto. Na ultrassonografia, o Doppler colorido pode ajudar na busca de massa de cordão com áreas de velocidade aumentada, sugerindo fluxo estenótico.

Gêmeos Unidos. Quadro raro. A maioria dos gêmeos conjuntos nasce prematuramente, e 40% nascem mortos. A apresentação mais comum é a da fusão da parede anterior. Eles podem compartilhar órgãos, e esses órgãos podem, com frequência, apresentar anormalidades. O poli-hidrâmnio está presente em 50% dos casos. Os tipos mais comuns são: toraco-onfalópagos (unidos pelo tórax e abdome), toracópagos (unidos pelo tórax) e onfalópagos (unidos pelo abdome). Eles respondem por 56% dos tipos de gêmeos unidos.[1,20]

Gêmeos Acardíacos. Quadro raro. Todos os casos apresentam um desvio arterial a arterial e um desvio venoso a venoso, permitindo a perfusão do gêmeo acardíaco.[20] Este gêmeo acardíaco ou apresenta um coração rudimentar ou é completamente acardíaco. Ele apresenta a porção superior do corpo totalmente não desenvolvida com crânio e cérebro pequenos ou ausentes. Caso se desenvolva, existem sempre anormalidades significativas. Os pulmões e os órgãos abdominais também podem ser anormais ou ausentes. As extremidades inferiores são levemente mais desenvolvidas.[1] O gêmeo normal ou provedor está em grande risco de sofrer insuficiência cardíaca congestiva, que se apresentará no ultrassom como poli-hidrâmnio e hidropsia fetal. Os cromossomas foram informados como anormais em até 50% dos casos. O Doppler pode verificar o fluxo revertido no cordão umbilical do gêmeo acardíaco.[20]

ANORMALIDADES CROMOSSÔMICAS E VERIFICAÇÃO

Trissomia 21. Este é o transtorno cromossômico mais comum. A trissomia 21 ocorre quando existem três cópias do cromossoma 21. A frequência da síndrome de Down aumenta com o avanço da idade materna. Nesse momento, o único teste definitivo para determinar essa síndrome é a amniocentese. A verificação não invasiva inclui exames de sangue e ultrassom.[1]

A triagem no primeiro trimestre combina marcadores bioquímicos, idade materna (MA) e translucência nucal do feto. A translucência nucal é uma medição feita na parte posterior do pescoço do feto no imageamento da CRL e se aplica entre a 11ª e a 14ª semanas de gestação. A translucência nucal aumenta com a idade gestacional, e existem tabelas disponíveis para comparação; entretanto, qualquer medição inferior a 3 mm é normal. A triagem para a síndrome de Down por idade materna e translucência nucal demonstrou identificar 80% dos fetos com essa síndrome (com taxa falso-positiva de 5%). Outros defeitos cromossômicos (trissomias 18, 13, triploidia e síndrome de Turner), defeitos cardíacos, displasias esqueléticas e síndromes genéticas também podem apresentar translucência nucal aumentada.[3,19,20]

Para que a translucência nucal seja precisa, regras muito estritas deverão ser obedecidas. O feto é medido no plano sagital, o mesmo usado para a CRL. Deve-se dedicar consideração cuidadosa para dividir o feto exatamente na linha média, evidenciada pela inserção do cordão umbilical. A imagem deverá ser ampliada de modo que o feto ocupe pelo menos ¾ da imagem. O operador deverá ser capaz de distinguir entre a pele fetal e o âmnio, ambas aparecendo como uma membrana fina. Chega-se a isso esperando que o feto se mova espontaneamente para longe do âmnio. O primeiro compasso de calibre deverá ser colocado de modo que a barra horizontal do compasso fique sobre a borda externa da membrana interna na região nucal. O segundo compasso deverá ser colocado de modo que a barra horizontal fique sobre a borda interna da pele do feto. A colocação dos compassos é muito importante para a previsibilidade e a precisão da translucência nucal. Muito cuidado deve ser tomado para se conseguir a imagem e a colocação corretas do compasso (Fig. 7-47).[3,19,20]

A bioquímica do primeiro trimestre inclui a análise da hCG e da PAPP-A (proteína A do plasma associada à gravidez).[6] Quanto mais alta a hCG e mais baixa a PAPP-A, maior o risco de

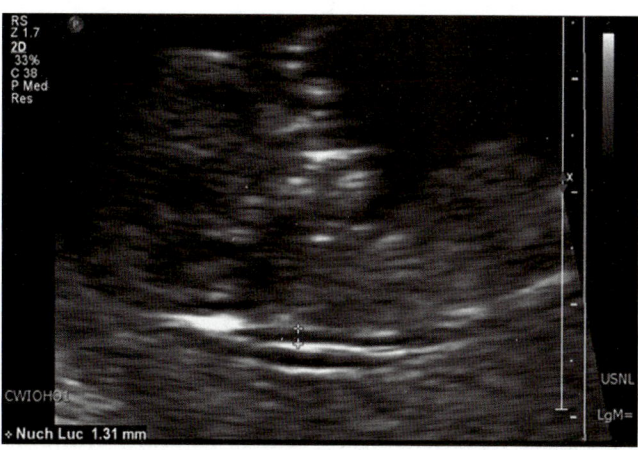

FIGURA 7-47. Feto com compassos de calibre eletrônicos medindo a translucência nucal.

trissomia 21. A taxa de detecção da trissomia 21, combinando idade materna, translucência nucal e bioquímica é de 90%, com taxa falso-positiva de 5%.[20]

Os marcadores de ultrassom do segundo trimestre podem ser divididos em achados maiores e menores. Os maiores justificam a oferta só da verificação invasiva, enquanto os marcadores menores exigem dois ou mais achados para justificar a oferta dessa invasão. Os principais marcadores ultrassonográficos são: prega nucal aumentada (> 6 mm), defeito cardíaco, hérnia diafragmática, onfalocele, fenda facial e atresia (esofágica ou duodenal).[3,20] Os marcadores secundários incluem: proporção anormal de comprimentos femoral e umeral observados/esperados, hipoplasia da meia falange do quinto dedo, focos ecogênicos do coração, pielectasia, intestino ecogênico, deformidade tipo "sandal gap" do dedo do pé, cistos do plexo coroide, orelhas pequenas e, mais recentemente, osso nasal.[6,20]

A bioquímica do segundo trimestre ou AFP3 do soro materno (MSAFP3) consiste em hCG, AFP e estriol. O risco de trissomia 21 é calculado com base nesses valores e aumenta com hCG mais alta, AFP mais baixa e estriol mais baixo. A combinação do ultrassom com os marcadores de bioquímica identificará cerca de 60% dos fetos com trissomia 21.[20]

Trissomia 18. Neste transtorno, há três cópias do cromossoma 18. Noventa e cinco por cento dos casos resultam em morte fetal ou natimorto.[1] O transtorno está, em geral, mas nem sempre, associado a defeitos múltiplos. Na ultrassonografia, esses achados maiores podem ser vistos com a trissomia 18: restrição de crescimento, translucência nucal aumentada, defeito do tubo neural, cabeça em forma de morango, cistos do plexo coroide, ACC, cisterna magna dilatada, comprimentos reduzidos das extremidades, defeitos cardíacos, hérnia diafragmática, atresia esofágica, onfalocele e agenesia renal. Os achados menores do ultrassom incluem: mãos em garra, intestino ecogênico, pés em cadeira de balanço, micrognatia e artéria umbilical única.[6,20] A MSAFP3 mostra redução de todos os três marcadores.[1]

Trissomia 13. Neste transtorno, existe uma cópia extra do cromossoma 13. Ele pode estar associado a múltiplas anormalidades; entretanto, os achados ultrassonográficos mais comuns são: holoprosencefalia (incluindo os espectros faciais), defeitos cardíacos, polidactília pós-axial, rins ecogênicos ou policísticos, onfalocele e microcefalia.[1,20]

Triploidia. Neste transtorno, há três conjuntos completos de cromossomas. Se derivados do pai, o achado típico será uma placenta grande com múltiplas áreas císticas (mola parcial). Se derivados da mãe, achados múltiplos incluem IURG grave com cabeça anormalmente grande e abdome pequeno, hipertelorismo, micrognatia, ventriculomegalia, defeitos cardíacos, defeito do tubo neural, holoporencefalia, malformação de Dandy-Walker, higroma cístico, anomalias renais, pé torto, artéria umbilical única e oligoidrâmnio.[1,20]

Anormalidades do Cromossoma Sexual. As principais anormalidades do cromossoma sexual são: síndrome de Turner, 47, XXX; 47,XXY e 47, XYY.[20] Ultrassonograficamente, os achados da síndrome de Turner são: higroma cístico, linfangiectasia, defeitos cardíacos, anormalidades renais e hidropsia.[1,20] As outras anormalidades do cromossoma sexual não apresentam, tipicamente, achados ultrassonográficos pré-natais.

VERIFICAÇÃO INVASIVA

Amniocentese. Este é um procedimento invasivo em que uma agulha é inserida na cavidade amniótica para retirada de líquido amniótico. Tipicamente, este fluido é avaliado para cariótipo, níveis de bilirrubina no líquido amniótico associados à doença de Rh, alfafetoproteína do líquido amniótico, acetilcolinesterase para defeitos da coluna vertebral, infecção, maturidade do pulmão fetal e estudos específicos de DNA. Nossa instituição qualifica um risco de 1:300 para risco de aborto com a amniocentese com base na média nacional. A amniocentese padrão é oferecida após a 14ª semana de gestação.

Hibridização por Fluorescência in Situ (FISH). Esta investigação é, atualmente, um adjunto à amniocentese. No momento, ela é considerada experimental, de modo que todos os achados deste teste devem ser confirmados por resultados da amniocentese. "Tags" ou marcadores que aderem a certos cromossomas (atualmente verificando 13, 18, 21, X e Y) por fluorescência. Isto permite que o geneticista conte os cromossomas quanto a elementos extra ou eliminados. Os resultados ficam disponíveis em 24-48 horas.[21]

A amniocentese precoce é realizada da mesma forma que a normal, mas durante a 11ª e a 14ª semana de gestação já foi associada a muitos problemas. A taxa de perda é mais alta, 1:100, e é tecnicamente mais difícil de ser realizada, por causa da falta de fusão do âmnio e do cório. As membranas não fundidas são difíceis de penetrar e causam, com frequência, a necessidade de picadas múltiplas, o que, por sua vez, aumenta o risco de perda. A amniocentese precoce também foi associada ao quadro de *talipes equinovarus*.[20]

Amostragem de Vilosidades Coriônicas (CVS). Trata-se de um procedimento em que um cateter é inserido na placenta, aspirando-se vilosidades coriônicas para cariotipagem. Este procedimento pode ser feito por via transabdominal ou transvaginal, dependendo da localização da placenta. A CVS é realizada entre 10 e 12 semanas de gestação, e os resultados são obtidos em 3-8 dias, contra 10-14 dias para a amniocentese. A CVS não verifica a alfetoproteína do líquido amniótico e não pode descartar defeitos da coluna vertebral. Embora a taxa de perda seja ligeiramente mais alta que a da amniocentese, a taxa de perda da CVS é comparável à da amniocentese precoce. A CVS realizada antes de 10 semanas está associada a defeitos graves dos membros e não é tipicamente executada nesse período.[2,20,21]

Amostragem Percutânea do Sangue Umbilical (PUBS). Trata-se de procedimento similar ao da amniocentese, exceto que a agulha avança pelo líquido amniótico até o sítio de inserção do cordão na placenta. A agulha é, então, inserida na base do cordão umbilical. A CDS pode ajudar na localização da inserção do cordão umbilical na placenta.[5] Este procedimento tem taxa de perda mais alta, 1%-2%, e é tecnicamente mais difícil de executar. Ele permite a cariotipagem rápida (48-72 horas). A aplicação mais comum de PUBS é com a verificação da isoimunização de Rh. O sangue fetal é testado quanto à quantidade de pigmentos de bilirrubina e permite ao perinatologista a realização de uma transfusão de sangue, se necessária.[21]

Referências

1. Leveno K, Bloom S, Hauth J, et al. *Williams Obstetrics*. 23rd ed. New York, NY: McGraw-Hill Companies; 2009.
2. Fleischer AC. Sonohysterography combined with sonosalpingography: correlation with endoscopic findings in infertility patients. *J Ultrasound Med*. 1997;16:381-384.
3. Rumack CM, Wilson SR, Charboneau JW, et al. *Diagnostic Ultrasound*. 3rd ed. St. Louis, MO: Elsevier Mosby; 2005.
4. Callen PW. *Ultrasonography in Obstetrics and Gynecology*. 5th ed. Philadelphia, PA: Sanders, Elsevier; 2008.
5. Fleischer A, Toy E, Manning F, et al. Sonography. In: *Obstetrics & Gynecology: Principles and Practice*. 7th ed. New York, NY: McGraw-Hill Companies; 2011.
6. Pardo J, Kaplan B, Nitke S, Ovadia J, Segal J, Neri A. Postmenopausal intrauterine fluid collection: correlation between ultrasound and hysteroscopy. *Ultrasound Obstet Gynecol*. 1994;4:224-226.
7. Nyberg DA, Filly RA, Filho DD, et al. Abdominal pregnancy: early diagnosis by US and serum chorionic gonadotropin levels. *Radiology*. 1986;158:393-396.
8. Timor-Tritsch IE, Rottem S. *Transvaginal Sonography*. 2nd ed. New York: Elsevier; 1991.
9. Lyons EA. Abnormal premenopausal vaginal bleeding. *Gynecological Causes. Lecture and Paper*, SDMS 17th annual conference; 2000.

10. Mishell DR, Stenchever MA, Droegemueller W, *et al. Comprehensive Gynecology.* 3rd ed. St. Louis, MO: Mosby–Year Book; 1997.
11. Braunstein GD. *hCG Testing: Volume I: A Clinical Guide for the Testing of Human Chorionic Gonadotropin.* Abbott Park, IL: Abbott Diagnostics Educational Services; 1993.
12. Braunstein GD. *hCG Testing: Volume II: Answers to Frequently Asked Questions about hCG Testing.* Abbott Park, IL: Abbott Diagnostics Educational Services; 1991.
13. Soderstrom RM. *Serum Pregnancy Test—The Dangers of False Positives.* OB Management. 2001;86-89.
14. Mishell DR, Stenchever MA, Droegemueller W, Herbst A. *Comprehensive Gynecology.* 3rd ed. St. Louis, MO: Mosby Year Book; 1997.
15. Simpson LL, Levine D, *et al. First Trimester Cystic Hygroma and Enlarged Nuchal Translucency.* Waltham, MA: Up to Date; 2010.
16. Bianchi DW, Crombleholme TM, *et al. Fetology Diagnosis and Management of Fetal Patient.* New York: McGraw-Hill; 2000.
17. Thilaganathan B, Sairam S, Michailidis G, *et al.* First trimester nuchal translucency: effective routine screening for Down's syndrome. *Br J Radiol.* 1999;72.
18. Tortora GJ, Derrickson B. *Principles of Anatomy and Physiology.* 11th ed. Hoboken, NJ: John Wiley & Sons. Inc; 2006.
19. Hagen-Ansert SL. *Textbook of Diagnostic Ultrasonography.* 7th ed. St. Louis, MO: Mosby; 2012.
20. Creasy RK, Resnik, R. *Maternal-Fetal Medicine.* 6th ed. Philadelphia, PA: WB Saunders Company; 2009.
21. Bianchi DW, Crombleholme TM, D'Alton ME. *Fetalogy: Diagnosis and Management of the Fetal Patient.* New York: McGraw-Hill; 2000.

Perguntas

INSTRUÇÕES GERAIS: Para cada pergunta, selecione a resposta apropriada. Marque apenas uma resposta para cada pergunta, exceto se solicitado de outro modo.

1. O achado ultrassonográfico na Fig. 7-48 é:

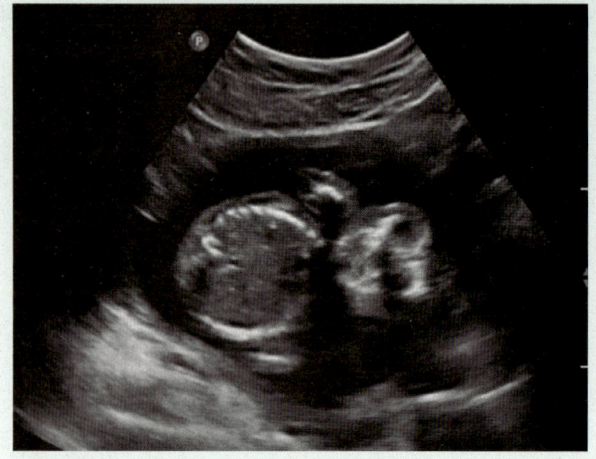

FIGURA 7-48.

(A) face fetal normal
(B) lábio leporino
(C) anencefalia
(D) epignato

2. A Fig. 7-49 demonstra:

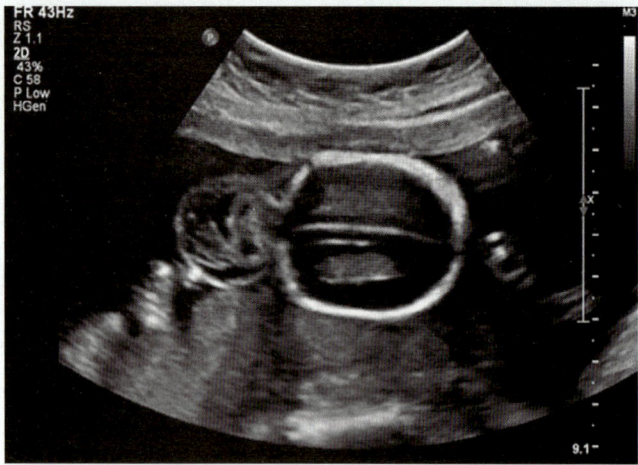

FIGURA 7-49.

(A) onfalocele
(B) encefalocele
(C) higroma cístico

(D) craniossinostose
(E) cisto aracnoide

3. O achado ultrassonográfico na Fig. 7-50 inclui:

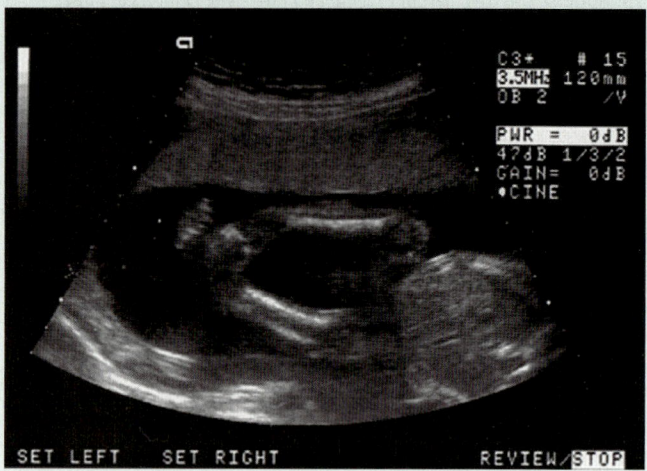

FIGURA 7-50.

(A) equinovarus
(B) postura normal do pé
(C) associação à espinha bífida
(D) A e C
(E) todas as opções anteriores

4. A Fig. 7.51 demonstra:

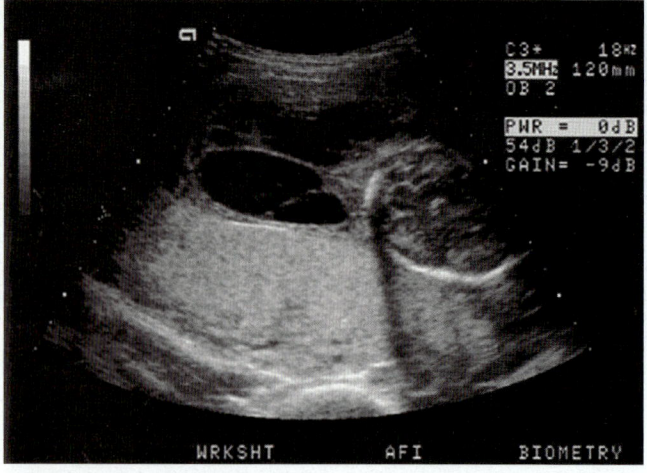

FIGURA 7-51.

(A) higroma cístico
(B) espinha bífida
(C) encefalocele
(D) hidropsia não imune
(E) edema do couro cabeludo

5. A Fig. 7-51 é um marcador ultrassonográfico para:

   (A) síndrome de Turner
   (B) síndrome de Down
   (C) trissomia 18
   (D) infecção fetal
   (E) síndrome de Potter

6. O diagnóstico mais provável para a Fig. 7-52 inclui:

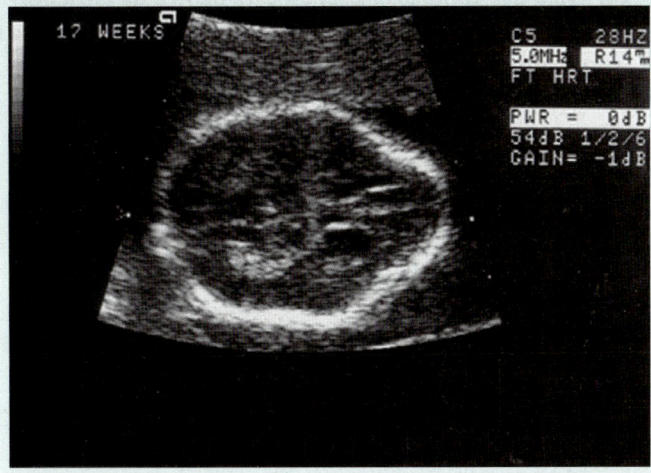

FIGURA 7-52.

   (A) sinal de Spalding
   (B) síndrome de Down
   (C) crânio em forma de "limão"
   (D) microcefalia
   (E) A e C
   (F) C e D

7. O achado ultrassonográfico na Fig. 7-53 é:

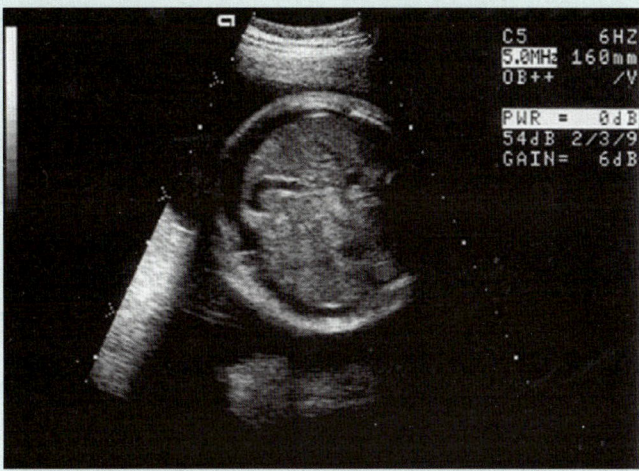

FIGURA 7-53.

   (A) ascite abdominal fetal
   (B) peritonite por mecônio
   (C) sinal de Spalding
   (D) hidropsia não imune
   (E) edema do couro cabeludo

8. A Fig. 7-54 demonstra:

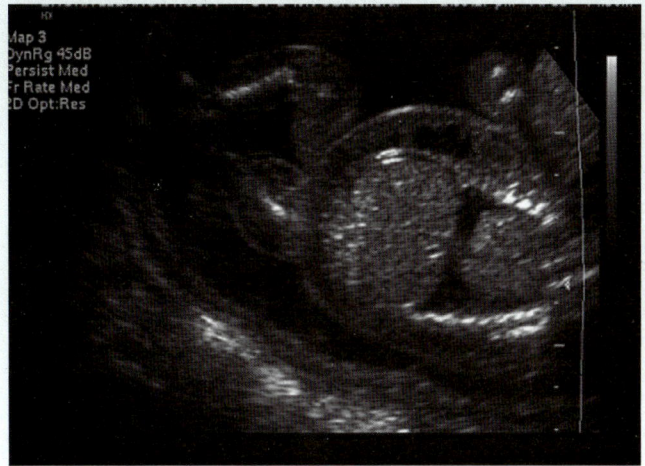

FIGURA 7-54.

   (A) efusões pleurais bilaterais e edema
   (B) higroma cístico e edema do couro cabeludo
   (C) sonolucência nucal aumentada e ascite fetal
   (D) encefalocele
   (E) achados normais

9. A Fig. 7-55 é um exemplo de:

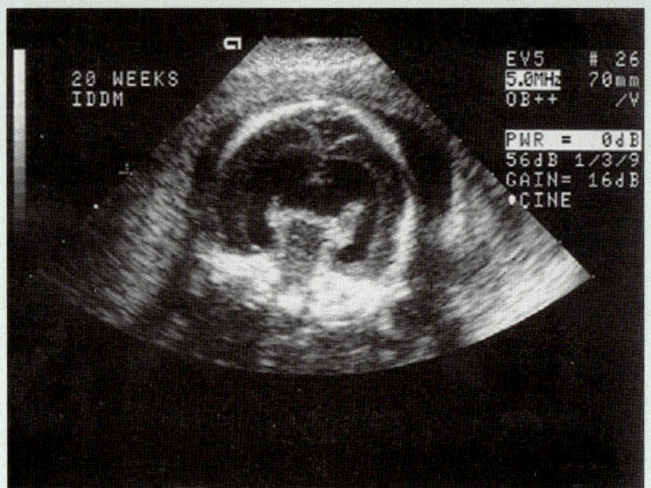

FIGURA 7-55.

(A) artefato ultrassonográfico
(B) ventriculomegalia intensa
(C) holoprosencefalia
(D) edema do couro cabeludo
(E) nenhuma das opções anteriores

10. Qual dos seguintes achados ultrassonográficos não está associado à trissomia 18?
    (A) retardo de crescimento intrauterino
    (B) mãos em garra
    (C) holoprosencefalia
    (D) higroma cístico

11. A triploidia derivada do pai tem os seguintes marcadores ultrassonográficos:
    (A) mola completa
    (B) retardo assimétrico intenso de crescimento intrauterino
    (C) placenta grande com áreas císticas múltiplas
    (D) oligoidrâmnio
    (E) A e D
    (F) B e D

12. Qual dos seguintes achados ultrassonográficos é visto na triploidia derivada da mãe?
    (A) mola completa
    (B) retardo assimétrico intenso de crescimento intrauterino
    (C) placenta grande com áreas císticas múltiplas
    (D) oligoidrâmnio
    (E) A e D
    (F) B e D

13. O Oligoidrâmnio está mais provavelmente associado a qual dos quadros a seguir?
    (A) síndrome de Potter
    (B) atresia duodenal
    (C) hidrocefalia
    (D) diabetes materna
    (E) hidropsia fetal

14. Qual das condições a seguir está dentro da faixa normal da frequência cardíaca fetal quando documentada no modo M com 6 semanas de gestação?
    (A) 40-80 batimentos por minuto
    (B) 80-100 batimentos por minuto
    (C) 112-136 batimentos por minuto
    (D) 136-200 batimentos por minuto
    (E) 200-250 batimentos por minuto

15. Uma senhora de 60 anos com adenocarcinoma primário do estômago se apresenta agora com uma grande massa complexa ovariana direita e ascite. Qual é o diagnóstico mais provável?
    (A) neurofibromatose
    (B) tumor de Sertoli-Leydig
    (C) tumor de Krukenberg
    (D) síndrome de Meigs
    (E) cistoadenofibroma

16. Uma paciente de 25 anos se apresenta para um ultrassom com história de hiperemese da gravidez e pré-eclâmpsia. A Fig. 7-56 é uma ultrassonografia do útero que demonstra qual dos quadros a seguir?

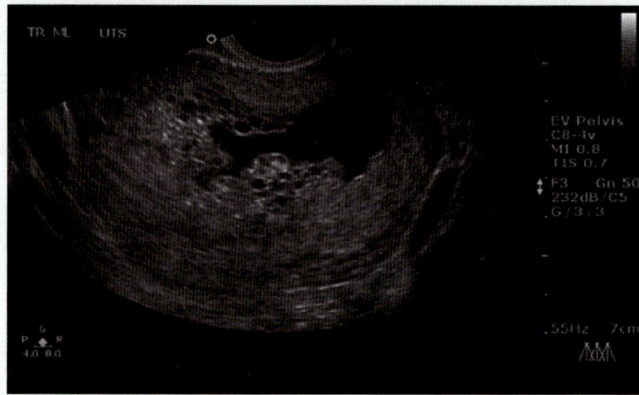

FIGURA 7-56.

(A) ovo gorado
(B) leiomiossarcoma
(C) aborto retido
(D) mola hidatiforme
(E) cisto teca-luteínico

17. Quando a sola do pé é visualizada no mesmo plano anatômico que a tíbia e a fíbula, quais são os achados mais prováveis?

    (A) pé torto
    (B) nanismo
    (C) polidactília
    (D) osteogênese imperfeita
    (E) acondrogênese

18. Qual é a zigosidade gemelar mais comum?

    (A) gêmeos unidos
    (B) monocoriônica/diamniótica
    (C) dicoriônica/diamniótica
    (D) monocoriônica/monoamniótica

19. Qual das situações a seguir mais bem descreve o sinal de "pico gemelar"?

    (A) também conhecido como sinal beta
    (B) uma projeção triangular do cório para dentro da membrana em divisão
    (C) um prognosticador ultrassonográfico para gêmeos dizigóticos
    (D) B e C
    (E) todas as opções anteriores

20. Qual das declarações a seguir sobre gêmeos unidos *não* é verdadeira?

    (A) sessenta por cento nascem vivos
    (B) cinquenta e seis por cento dos gêmeos unidos estão ligados pela parede ventral
    (C) é comum a presença de poli-hidrâmnio
    (D) o maior risco de morte fetal tem origem no embaraçamento do cordão

21. Qual das descrições a seguir mais bem descreve a posição uterina mostrada na Fig. 7-57?

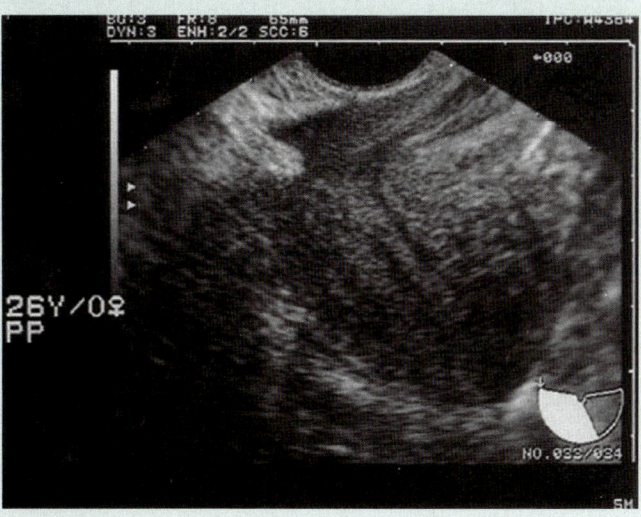

FIGURA 7-57.

    (A) retrovertida
    (B) retroflexionada
    (C) antevertida
    (D) anteflexionada

22. Qual é o indicador mais confiável para morte fetal no segundo e terceiro trimestres?

    (A) oligoidrâmnio
    (B) poli-hidrâmnio
    (C) a mãe afirmando que não percebeu nenhum movimento fetal
    (D) a presença ultrassonográfica de edema do couro cabeludo fetal, ascite e hidropsia
    (E) a ausência de movimento cardíaco

23. Em uma paciente pós-menopausa a presença de fluido na cavidade endometrial pode estar associada a qual das situações a seguir?

    (A) aumento no estrogênio
    (B) atrofia vaginal
    (C) endometriose
    (D) gravidez ectópica
    (E) estenose cervical

24. Qual dos sinais/sintomas a seguir não está frequentemente associado ao descolamento da placenta?

    (A) fluido amniótico sanguinolento
    (B) sangramento vermelho brilhante indolor
    (C) início súbito de dor e aumento no tônus uterino
    (D) angústia fetal
    (E) choque materno

25. Qual das seguintes não é uma estrutura da linha média?

    (A) cavidade do septo pelúcido
    (B) terceiro ventrículo
    (C) forame interventricular do cérebro (de Monro)
    (D) glândula hipofisária
    (E) hipocampo

26. Qual das seguintes é a síndrome de membro curto mais comum?

    (A) acondrogênese
    (B) displasia tanatofórica
    (C) osteogênese imperfeita
    (D) distrofia torácica de Jeune
    (E) nenhuma das anteriores

27. Quais achados ultrassonográficos seriam identificados em um feto com acondroplasia heterozigota?

    (A) hidrocefalia
    (B) bossa frontal
    (C) tórax "em forma de sino"
    (D) "mão em tridente"
    (E) A e C
    (F) B e D
    (G) todas as opções anteriores

28. A Fig. 7-58 é um plano transverso de projeção através do útero. O que representam as duas linhas ecogênicas?

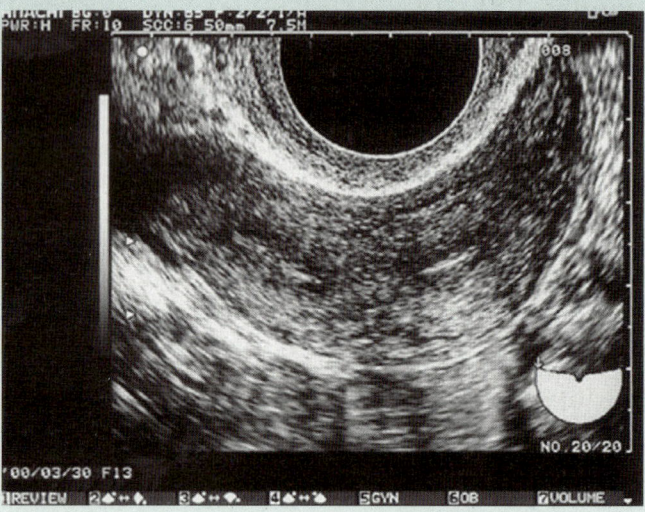

FIGURA 7-58.

    (A) a porção intersticial da tuba uterina
    (B) dois revestimentos endometriais de um útero septado
    (C) revestimento endometrial único
    (D) dois revestimentos endometriais de um útero com dois cornos
    (E) nenhuma das opções anteriores

29. Qual anomalia fetal é demonstrada na Fig. 7-59?

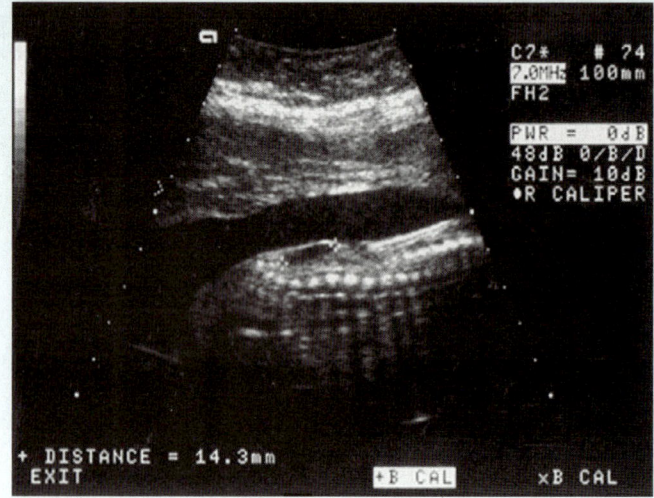

FIGURA 7-59.

    (A) agenesia sacral
    (B) meningocele
    (C) mielomeningocele
    (D) teratoma sacrococcígeo
    (E) cisto pélvico

30. Qual dos quadros a seguir é um exemplo ultrassonográfico na Fig. 7-60?

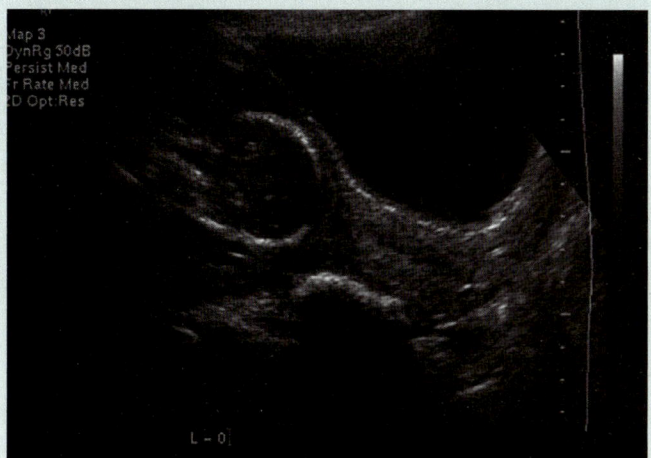

FIGURA 7-60.

(A) placenta acreta
(B) descolamento da placenta
(C) placenta prévia marginal
(D) placenta prévia vasa
(E) achados normais

31. A Fig. 7-61 é um plano transverso de projeção na região nucal do feto. Qual dos seguintes é o achado ultrassonográfico?

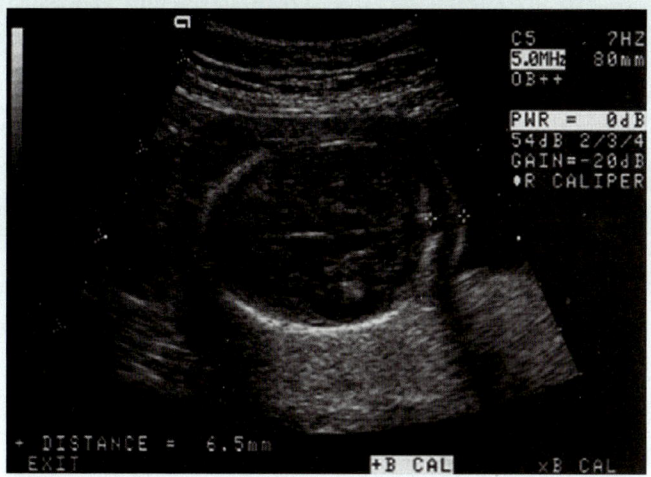

FIGURA 7-61.

(A) higroma cístico
(B) dobra de pele nucal aumentada
(C) edema do couro cabeludo fetal
(D) translucência nucal aumentada
(E) cordão nucal

32. A Fig. 7-62 é um plano longitudinal de projeção através da linha média do útero. Qual dos quadros a seguir é representado pelos focos ecogênicos?

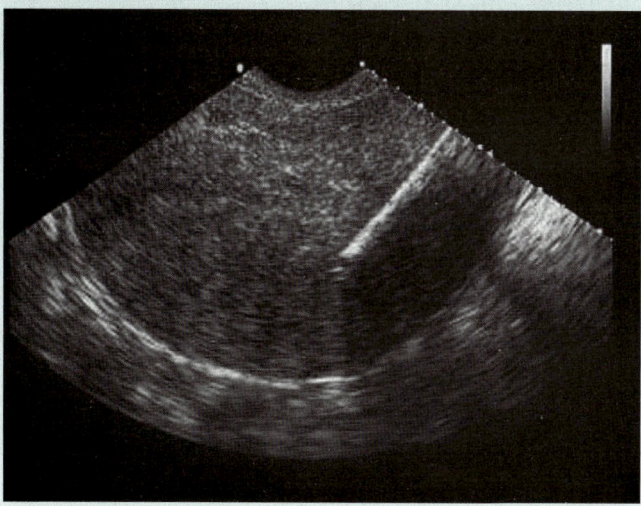

FIGURA 7-62.

(A) pólipo endometrial
(B) IUD *in situ*
(C) hiperplasia endometrial
(D) câncer endometrial
(E) IUD fora do centro

33. Qual anormalidade ovariana é demonstrada na Fig. 7-63?

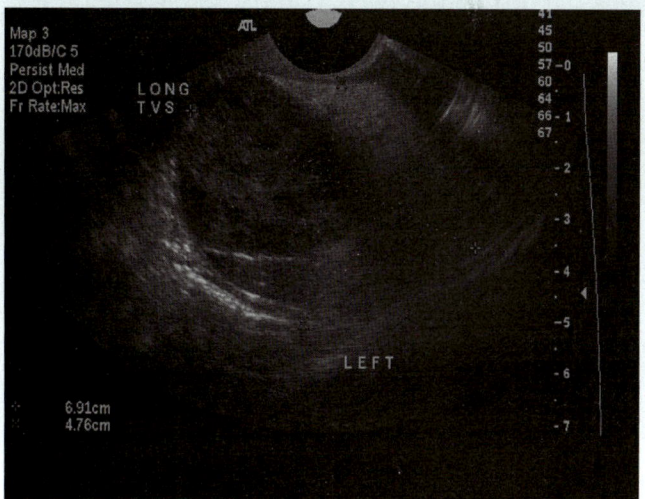

FIGURA 7-63.

(A) cisto de corpo lúteo hemorrágico
(B) abscesso tubo-ovariano
(C) teratoma cístico benigno
(D) cisto ovariano septado
(E) ovários policísticos

34. Qual dos achados a seguir é demonstrado na Fig. 7-64?

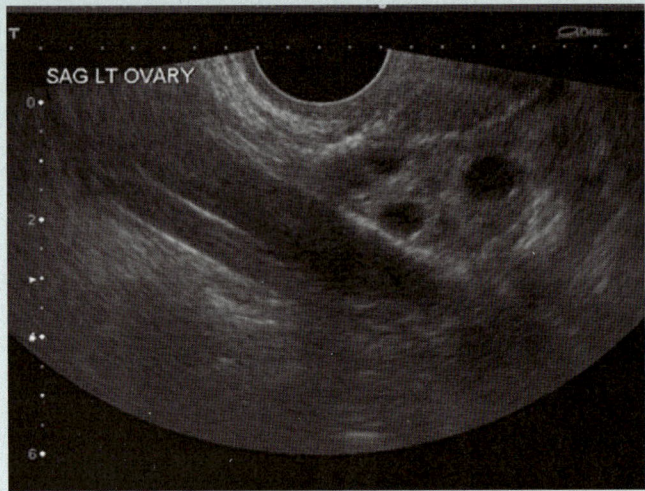

FIGURA 7-64.

(A) gravidez ectópica esquerda
(B) cisto de corpo lúteo
(C) doença do ovário policístico
(D) hidrossalpinge esquerda posterior ao ovário esquerdo
(E) ovário normal com vasos ilíacos

35. A Fig. 7-65 é a imagem de um feto com 8 semanas de idade gestacional. Qual é a estrutura cística dentro do feto?

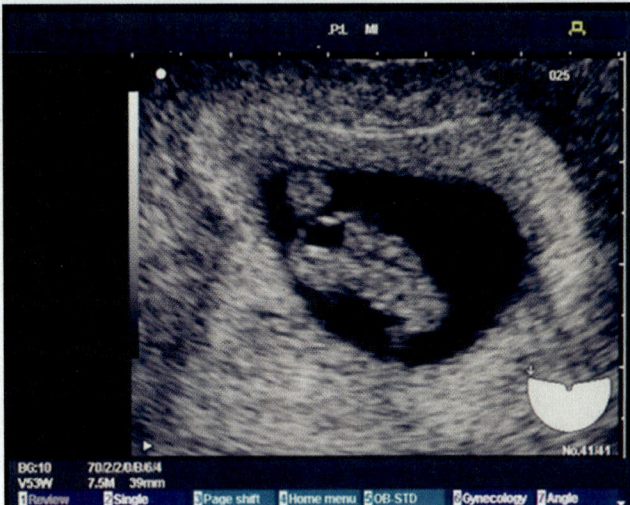

FIGURA 7-65.

(A) rombencéfalo
(B) higroma cístico
(C) translucência nucal aumentada
(D) hidrocefalia
(E) malformação de Dandy-Walker

36. A Fig. 7-66 mostra varreduras transversas do útero. O que é a massa medida nessa figura?

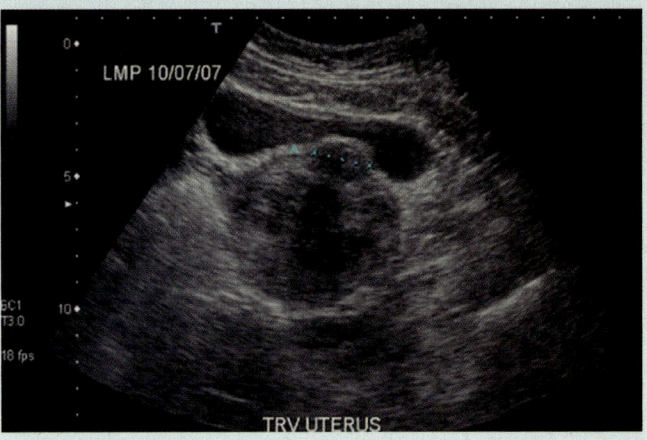

FIGURA 7-66.

(A) fibroide intramural
(B) fibroide calcificado
(C) fibroide submucoso
(D) fibroide pedunculado
(E) fibroide subseroso

37. Uma paciente de 27 anos G5P4 apresentae-se com queixas de menorragia e dor pélvica. A hCG-beta do soro foi de 4.500 mUI/mL, sem gestação intrauterina (IUP) observada na primeira ultrassonografia e dilatação e curetagem (D&C) realizada. A β-hCG do soro foi repetida 48 horas após a D&C com achados de 4.900 mUI/mL. A Fig. 7-67 é uma ultrassonografia longitudinal repetida após a D&C. Qual é o diagnóstico mais provável?

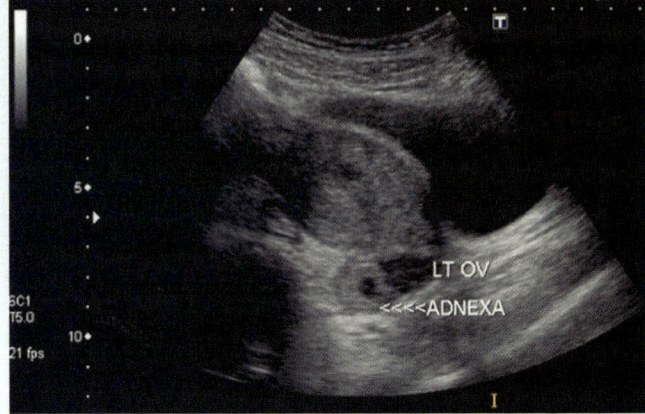

FIGURA 7-67.

(A) aborto completo
(B) mola hidatiforme
(C) aborto retido
(D) aborto incompleto
(E) gravidez ectópica

38. **Qual é o diagnóstico mais provável para a imagem dos anexos na Fig. 7-68?**

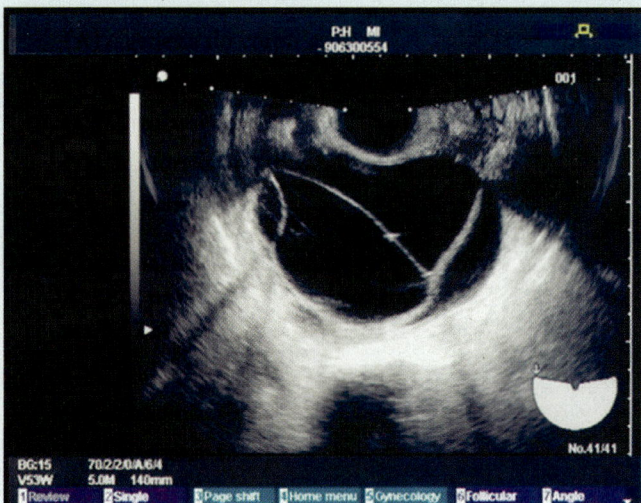

FIGURA 7-68.

(A) cistoadenoma seroso
(B) dermoide
(C) cisto ovariano septado
(D) abscesso tubo-ovariano
(E) cisto paratubal
(F) todas as opções anteriores

39. **Qual é a anormalidade mostrada na Fig. 7-69?**

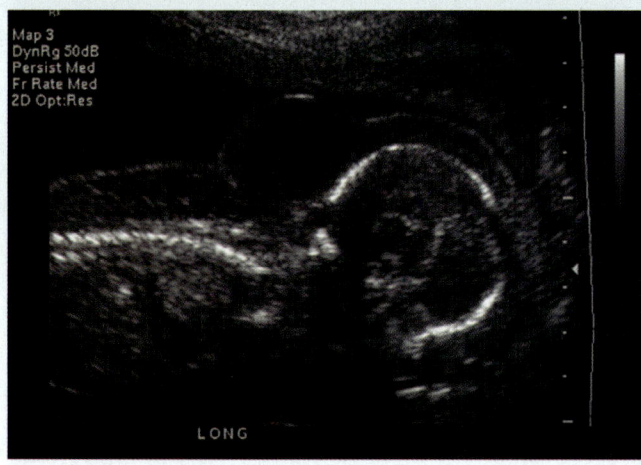

FIGURA 7-69.

(A) ascite abdominal
(B) encefalocele
(C) anasarca com higroma cístico
(D) síndrome do ventre de passa
(E) dois fetos um ao lado do outro

40. **Qual das seguintes anormalidades ultrassonográficas é demonstrada na Fig. 7-70?**

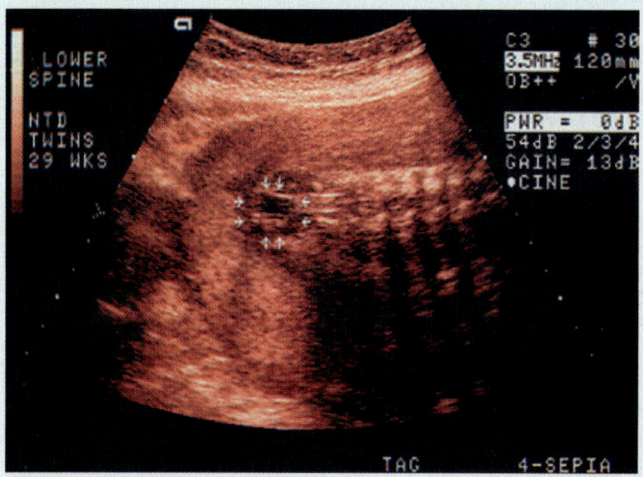

FIGURA 7-70.

(A) hemivértebra
(B) raquísquise
(C) agenesia sacral
(D) nenhuma das opções anteriores

41. **Com quais achados a imagem ultrassonográfica na Fig. 7-71 é coerente?**

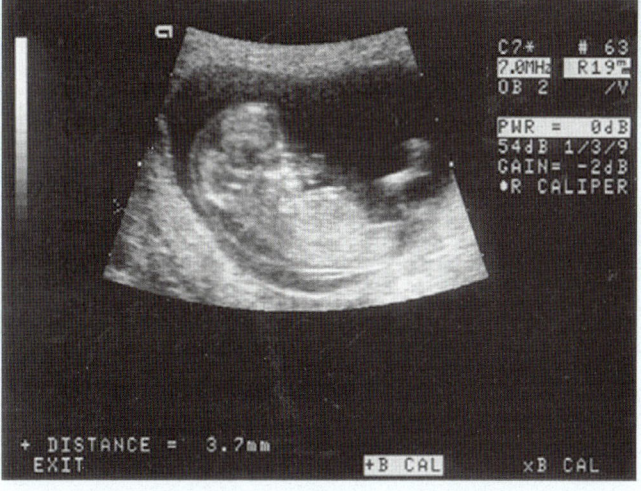

FIGURA 7-71.

(A) sessenta por cento de valor prognóstico positivo para trissomia 21
(B) translucência nucal aumentada
(C) oitenta por cento de valor prognóstico positivo para trissomia 21
(D) A e B
(E) B e C

42. Com qual dos quadros a seguir os achados na Fig. 7-71 estão associados?

   (A) defeitos cardíacos
   (B) displasia do esqueleto
   (C) síndrome de Down
   (D) A e C
   (E) todas as opções anteriores

43. Qual anormalidade da bexiga fetal é demonstrada na Fig. 7-72?

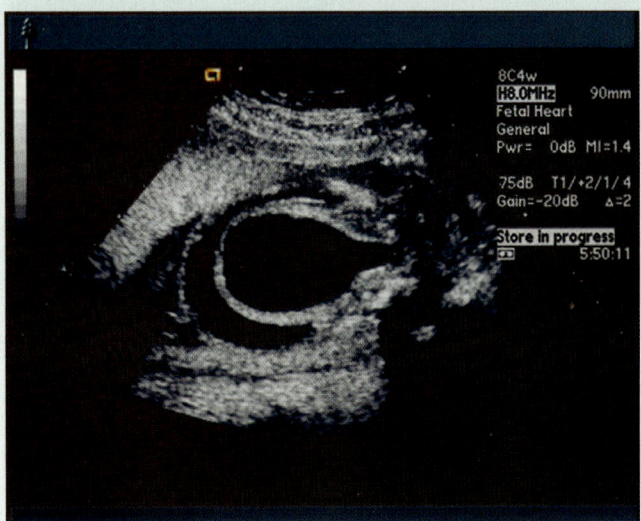

FIGURA 7-72.

   (A) ureterocele
   (B) obstrução posterior da válvula uretral
   (C) extrofia da cloaca
   (D) bexiga normal cheia

44. Qual é o defeito cardíaco mostrado na imagem ultrassonográfica da Fig. 7-73?

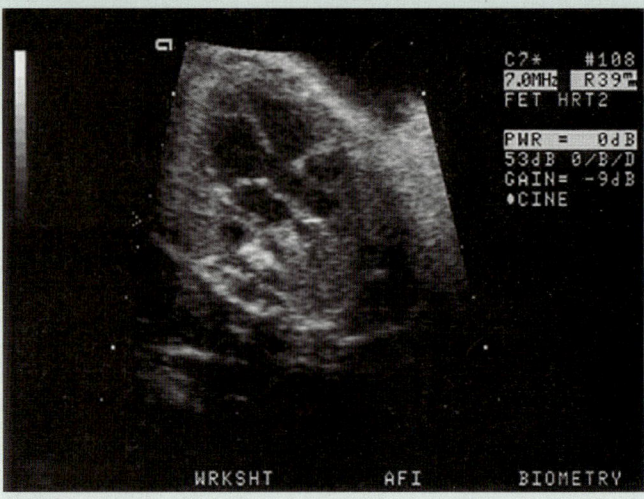

FIGURA 7-73.

   (A) defeito septal ventricular
   (B) aorta cavalgando
   (C) tetralogia de Fallot
   (D) A e C
   (E) todas as opções anteriores

45. Qual dos quadros a seguir é demonstrado na imagem ultrassonográfica da Fig. 7-74?

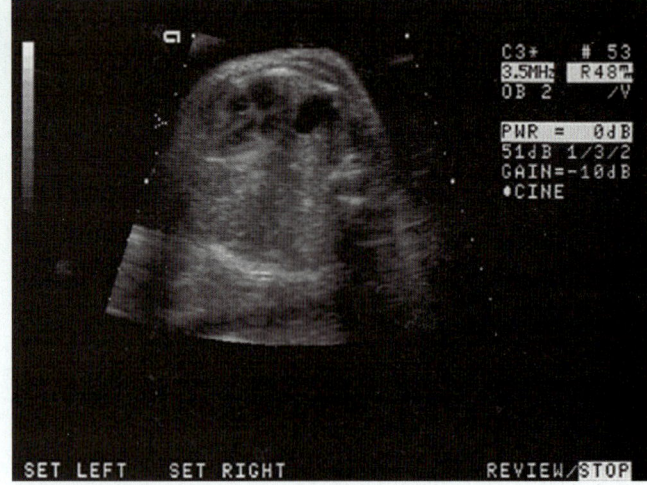

FIGURA 7-74.

   (A) tórax e coração fetais normais
   (B) malformação adenomatoide cística congênita do pulmão tipo III
   (C) sequestração pulmonar
   (D) hérnia diafragmática congênita esquerda
   (E) nenhuma das opções anteriores

46. Qual achado ultrassonográfico é demonstrado na Fig. 7-75?

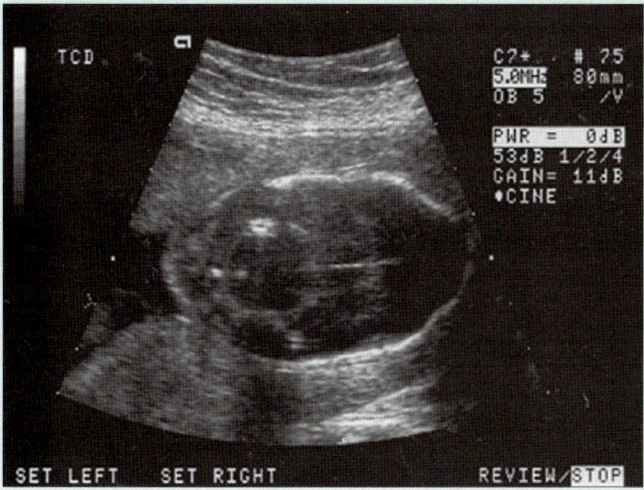

FIGURA 7-75.

(A) malformação de Dandy-Walker
(B) cerebelo normal
(C) cisto aracnoide
(D) malformação de Arnold-Chiari
(E) holoprosencefalia

47. Qual dos quadros a seguir é exemplificado ultrassonograficamente na Fig. 7-76?

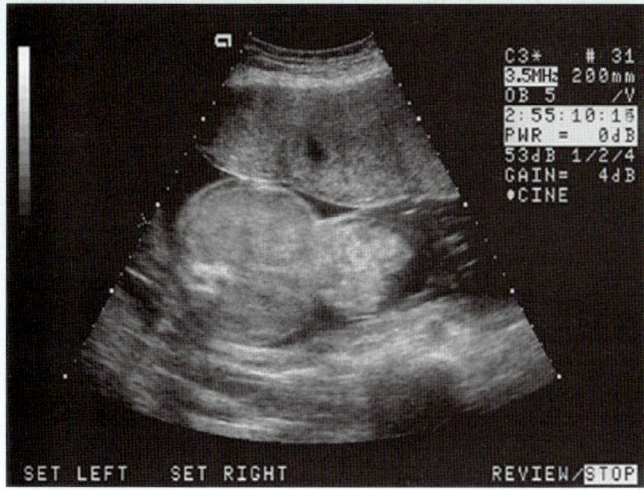

FIGURA 7-76.

(A) gastrosquise
(B) onfalocele
(C) herniação fisiológica normal do tubo digestório médio
(D) atresia duodenal
(E) encefalocele

48. Qual achado ultrassonográfico é demonstrado na Fig. 7-77?

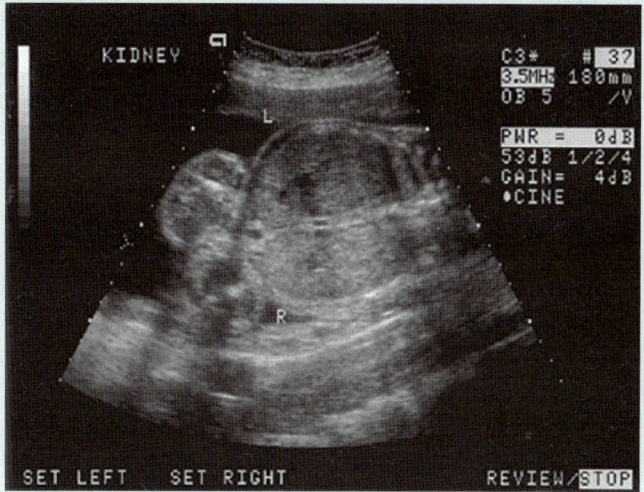

FIGURA 7-77.

(A) rins normais
(B) rins displásicos
(C) doença do rim policístico infantil
(D) rins dilatados
(E) agenesia dos rins fetais

49. Qual anormalidade fetal é demonstrada na Fig. 7-78?

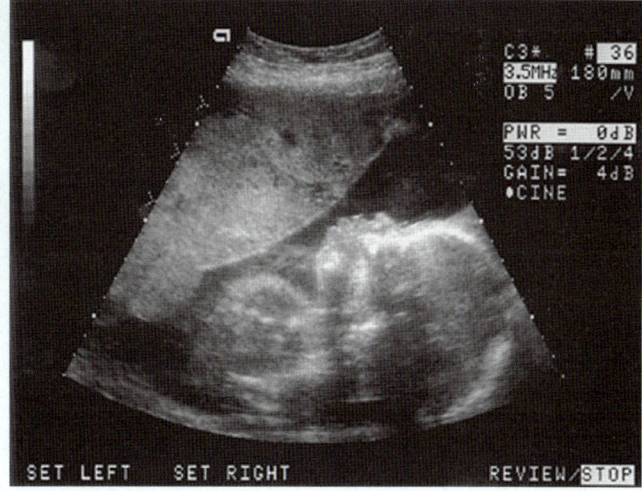

FIGURA 7-78.

(A) micrognatia
(B) macroglossia
(C) bossa frontal
(D) perfil fetal normal
(E) nenhuma das opções anteriores

50. Qual é o diagnóstico mais provável se as [imagens das] Figs. 7-76, 7-77 e 7-78 forem encontradas no mesmo feto?

    (A) trissomia 18
    (B) trissomia 13
    (C) síndrome de Beckwith-Wiedemann
    (D) nefrose de Finnish
    (E) síndrome do álcool fetal

51. Qual dos quadros a seguir é exemplificado ultrassonograficamente na Fig. 7-79?

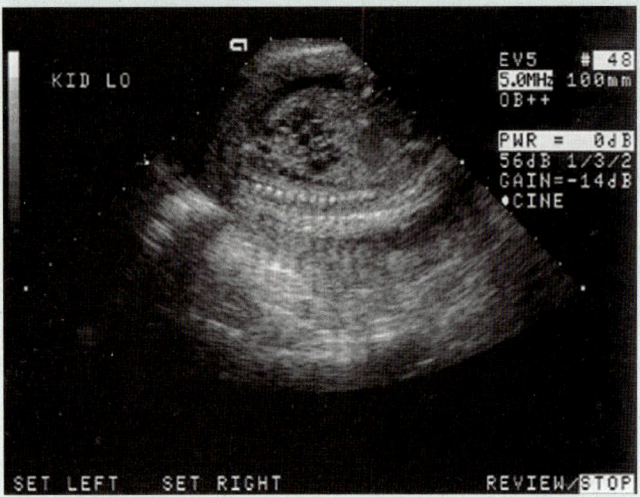

FIGURA 7-79.

    (A) doença do rim displásico multicístico
    (B) doença do rim policístico infantil
    (C) obstrução UPJ
    (D) A e B
    (E) B e C

52. Qual é a anomalia facial congênita mais comum?

    (A) probóscide
    (B) hipotelorismo
    (C) fenda labial/palatina isolada
    (D) orelhas de posição baixa
    (E) hipoplasia do meio da face

53. A representação tridimensional de superfície é usada para executar qual dos seguintes procedimentos?

    (A) obter medidas de volume
    (B) obter imagens tecnicamente difíceis
    (C) obter imagens da coluna vertebral do feto
    (D) obter imagens da face do feto
    (E) exclusão de artefato

54. Qual é a idade mais precoce em que um saco gestacional pode ser visualizado por ultrassonografia transvaginal?

    (A) 2 semanas
    (B) 4 semanas
    (C) 6 semanas
    (D) 8 semanas
    (E) 10 semanas

55. Qual é a melhor época para a realização de um ecocardiograma fetal?

    (A) 14-18 semanas
    (B) 18-24 semanas
    (C) 24-28 semanas
    (D) 28-32 semanas
    (E) 38-40 semanas

56. As reconstruções tridimensionais volumétricas são usadas para demonstrar todas as situações a seguir, exceto

    (A) a face fetal
    (B) os membros do feto
    (C) os rins
    (D) os dedos
    (E) o coração

57. Quais anormalidades o ultrassonografista pode identificar por volta de 12 semanas de idade gestacional?

    (A) gêmeos unidos
    (B) anencefalia
    (C) atresia duodenal
    (D) A e B
    (E) todas as opções anteriores

58. Quais complicações do terceiro trimestre podem ser causadas por um aumento inexplicável na triagem tripla do soro materno (MSAFP3)?

    (A) ruptura prematura das membranas
    (B) descolamento de placenta
    (C) trabalho de parto pré-termo
    (D) A e B
    (E) todas as opções anteriores

59. Com qual dos achados a seguir um aumento acentuado de alfafetoproteína sérica materna (MSAFP) estaria associado?

    (A) folhas amnióticas
    (B) extrofia da cloaca
    (C) hérnia diafragmática congênita
    (D) síndrome de Smith-Lemli-Opitz
    (E) síndrome de Down

60. Se um marcador triplo de triagem mostrar alfafetoproteína reduzida, estriol reduzido e hCG reduzida, para qual quadro a seguir o feto estará em risco?
    (A) trissomia 21
    (B) síndrome de Smith-Lemli-Opitz
    (C) trissomia 18
    (D) trissomia 13
    (E) trissomia 9

61. Qual dos quadros a seguir não é um achado ultrassonográfico direto de obstrução posterior da válvula uretral?
    (A) sinal do "buraco de fechadura"
    (B) oligoidrâmnio
    (C) hidronefrose
    (D) hipoplasia pulmonar
    (E) hidroureter bilateral

62. Qual achado craniano pode causar insuficiência cardíaca congestiva e hidropsia?
    (A) aneurisma da veia cerebral magna (veia de Galeno)
    (B) leucomalacia periventricular
    (C) malformação de Dandy-Walker
    (D) iniencefalia
    (E) corpo caloso

63. Qual é o nome da anomalia cardíaca com um trato de fluxo de saída dando origem a ambos os ramos pulmonar e aórtico e associada ao defeito septal ventricular?
    (A) tronco arterioso
    (B) ventrículo direito com saída dupla
    (C) tetralogia de Fallot
    (D) transposição dos grandes vasos
    (E) anomalia de Ebstein

64. A anormalidade cardíaca que consiste em um defeito septal ventricular (VSD), uma aorta cavalgando, um tronco pulmonar pequeno ou atrético e hipertrofia ventricular direita descreve:
    (A) ventrículo direito com saída dupla
    (B) síndrome do coração esquerdo hipoplásico
    (C) transposição dos grandes vasos
    (D) tetralogia de Fallot
    (E) anomalia de Ebstein

65. Todas as opções a seguir estão associadas à doença do rim policístico infantil, *exceto*:
    (A) distúrbio recessivo autossômico
    (B) rins dilatados bilaterais
    (C) oligoidrâmnio
    (D) rins ecogênicos
    (E) cistos visíveis com mais de 20 mm de diâmetro são vistos com frequência nos rins

66. Qual das afirmações a seguir sobre hérnia diafragmática congênita são verdadeiras?
    (A) mais frequente no lado direito que no esquerdo
    (B) tem prognóstico ruim
    (C) pode estar associada a anormalidades cromossômicas
    (D) todas as opções anteriores
    (E) A e C
    (F) B e C

67. A atresia esofágica é:
    (A) diagnosticada por ultrassom em 90% dos casos
    (B) associada ao oligo-hidrâmnio
    (C) um componente do complexo VACTERL
    (D) facilmente diagnosticada no segundo e terceiro trimestres
    (E) todas as opções anteriores

68. O aumento da MSAFP está associado a todos os quadros a seguir, *exceto*:
    (A) trissomia 21
    (B) defeito do tubo neural
    (C) pré-eclâmpsia materna
    (D) gastrosquise
    (E) erro na avaliação pelo ultrassonografista

69. Qual ligamento uterino é responsável pela orientação do útero?
    (A) ligamento transversal
    (B) ligamento largo
    (C) ligamento uterossacro
    (D) ligamento redondo
    (E) ligamento ovariano

70. Quais os dois ligamentos que não são ligamentos verdadeiros?
    (A) ligamentos uterossacro e largo
    (B) ligamentos suspensor e largo
    (C) ligamentos uterossacro e redondo
    (D) ligamentos cardinal e suspensor
    (E) ligamentos ovariano e redondo

71. Qual é o músculo pélvico mais frequentemente visualizado e que é sempre confundido com um ovário?
    (A) músculo piriforme
    (B) músculo levantador do ânus
    (C) músculo coccígeo
    (D) músculo iliopsoas
    (E) músculo glúteo máximo

72. Como é chamada a porção mais dependente do peritônio?
    (A) saco de Douglas
    (B) bolsa vesicouterina
    (C) espaço retropúbico
    (D) recesso hepatorrenal (bolsa de Morrison)
    (E) nenhuma das opções anteriores

73. Quais são os três espaços peritoneais na cavidade pélvica?
    (A) fundo de saco posterior, fundo de saco anterior e bolsa vesicouterina
    (B) fundo de saco posterior, escavação retouterina (bolsa de Douglas) e fundo de saco anterior
    (C) fundo de saco posterior, fundo de saco anterior e espaço pré-vesical
    (D) fundo de saco posterior, fundo de saco anterior e espaço intersticial
    (E) recesso hepatorrenal, espaço retropúbico e saco de Douglas

74. Quais são as diretrizes da AIUM para limpeza e preparo de uma transdutor transvaginal?
    (A) pré-limpeza com sabão líquido não abrasivo e água
    (B) imersão em solução desinfetante de alto nível
    (C) limpeza com *novelettes* úmidas no final do dia
    (D) capas descartáveis para transdutores
    (E) preservativos lubrificados ou medicados
    (F) todas as opções anteriores
    (G) A, B e D

75. A mola invasiva também é conhecida como:
    (A) mola hidatiforme
    (B) gestação molar triploide
    (C) endometrioma
    (D) corioadenoma *destruens*
    (E) lipomiossarcoma

76. Qual das afirmações a seguir é verdadeira sobre mola hidatiforme e feto coexistente?
    (A) coerente com a trissomia 13 derivada da mãe
    (B) coerente com a trissomia 13 derivada do pai
    (C) dois por cento terão um feto
    (D) A e C
    (E) B e C

77. Em qual porção da tuba uterina a fertilização frequentemente ocorre?
    (A) intersticial
    (B) istmo
    (C) ampola
    (D) infundíbulo
    (E) franjas

78. Uma paciente informa antes da ultrassonografia que foi diagnosticada anteriormente com gravidez extrauterina há 10 dias e que ingeriu metotrexato. Isto indica que, muito provavelmente, ela teve qual dos quadros a seguir?
    (A) gravidez ectópica rompida
    (B) gravidez ectópica não rompida
    (C) gravidez intrauterina com mais de 12 semanas sem movimento cardíaco do feto
    (D) hCG beta superior a 10.000 mUI/mL
    (E) cisto de ovário rompido

79. Uma paciente informa, antes da ultrassonografia, que desmaiou várias vezes antes de ser diagnosticada com gravidez ectópica. Ela sofreu salpingectomia. Isto indica que, muito provavelmente, ela teve qual dos quadros a seguir?
    (A) gravidez ectópica não rompida
    (B) gravidez intrauterina precoce (IUP) com cisto rompido
    (C) término voluntário da gestação
    (D) aborto retido ou aborto espontâneo
    (E) gravidez ectópica rompida

80. Qual dos sintomas a seguir mais bem define a morte fetal intrauterina?
    (A) ovo gorado
    (B) tônus cardíaco fetal ausente após 20 semanas de gestação
    (C) ausência de movimento fetal
    (D) aborto retido
    (E) todas as opções anteriores

81. **Qual das afirmações a seguir não é verdadeira sobre disgerminoma?**
    (A) trata-se de um tumor sólido maligno de células germinativas do ovário
    (B) é a contraparte do seminoma dos testículos
    (C) é um tumor relativamente incomum para cerca de 2% dos cânceres de ovário
    (D) é predominantemente ecogênico
    (E) é um tumor sólido benigno

82. **Qual das afirmações a seguir tem menos probabilidade de ser verdadeira sobre tumores dermoides?**
    (A) pode moldar uma sombra acústica
    (B) encontrados mais em mulheres com mais de 40 anos
    (C) também chamados de teratomas císticos benignos
    (D) tumor benigno de células germinativas mais comum nas mulheres
    (E) unilateral em cerca de 80% dos casos

83. **Qual é a medição dos ovários normais adultos?**
    (A) 3 × 2 × 2 cm
    (B) 3 × 2 × 2 mm
    (C) 4 × 4 × 2 cm
    (D) 4 × 2 × 2 mm
    (E) 7 × 4 × 3 mm

84. **Qual é o primeiro sinal ultrassonográfico definitivo de uma gravidez intrauterina?**
    (A) saco gestacional
    (B) saco vitelino
    (C) polo fetal
    (D) sinal da decídua dupla
    (E) endométrio espessado

85. **Qual porcentagem de defeitos cardíacos pode ser detectada da projeção de quatro câmaras?**
    (A) 50
    (B) 65
    (C) 80
    (D) 85
    (E) 95

86. **Qual porcentagem de defeitos cardíacos pode ser detectada da projeção de quatro câmaras e tratos de fluxo de saída?**
    (A) 50
    (B) 65
    (C) 80
    (D) 85
    (E) nenhuma das opções anteriores

87. **Um cisto simples pode exibir todas as aparências a seguir, *exceto*:**
    (A) interior anecoico
    (B) realce posterior
    (C) parede fina
    (D) sombras acústicas distais
    (E) sonolucência

88. **Qual dos tipos de cisto de ovário a seguir é comumente associado à mola hidatiforme?**
    (A) dermoide
    (B) paraovariano
    (C) teca luteínico
    (D) corpo lúteo
    (E) vilosidades hidrópicas

89. **Qual é o método mais preciso para estabelecer a data estimada de confinamento (EDC)?**
    (A) ultrassom no primeiro trimestre
    (B) ultrassom no segundo trimestre
    (C) último período menstrual (LMP)
    (D) regra de Angele
    (E) altura do fundo

90. **Qual é a precisão do comprimento coroa-nádega (CRL) no primeiro trimestre?**
    (A) 3-5 dias
    (B) ± 10 dias
    (C) ± 14 dias
    (D) ± 21 dias
    (E) nunca foi prognosticada

91. **Qual é a precisão da idade gestacional de 13 a 20 semanas?**
    (A) 3-5 dias
    (B) ± 10 dias
    (C) ± 14 dias
    (D) ± 21 dias
    (E) nunca foi prognosticada

92. Qual é a precisão da idade gestacional de 20 a 30 semanas?
    (A) 3-5 dias
    (B) ± 10 dias
    (C) ± 14 dias
    (D) ± 21 dias
    (E) nunca foi prognosticada

93. Qual é a precisão da idade gestacional no terceiro trimestre?
    (A) 3-4 dias
    (B) ± 10 dias
    (C) ± 14 dias
    (D) ± 21 dias
    (E) nunca foi prognosticada

94. O aumento normal da hCG na gestação viável deverá:
    (A) dobrar em 24 horas
    (B) dobrar em 48 horas
    (C) dobrar em 72 horas
    (D) dobrar em 1 semana
    (E) diminuir em 2 dias

95. As condições associadas a um aumento ou redução insatisfatórios na hCG incluem todas as mencionadas, exceto:
    (A) gestação gemelar
    (B) gravidez ectópica
    (C) morte anembrionária
    (D) datas incorretas
    (E) aborto retido

96. Uma massa ovariana identificada em uma ultrassonografia é complexa, Predominantemente hipoecoica e com septações. A paciente se queixa de dor intensa durante a menstruação. Qual é o diagnóstico mais provável?
    (A) cisto de corpo lúteo
    (B) célula da granulosa
    (C) tecoma
    (D) endometrioma
    (E) cisto folicular

97. Se o último período menstrual de uma paciente for 08/10/2011, pela regra de Nagele, qual é a data estimada de confinamento?
    (A) 10/agosto/2012
    (B) 30/abril/2012
    (C) 17/maio/2012
    (D) 30/junho/2012
    (E) 02/maio/2012

98. Qual dos cenários a seguir mais bem descreve os tumores de Krukenberg?
    (A) neoplasmas ovarianos metastáticos secundários
    (B) geralmente de origem primária gástrica ou colônica
    (C) geralmente massas sólidas bilaterais
    (D) todas as opções anteriores

99. Qual das características a seguir não é verdadeira para um cistoadenoma seroso?
    (A) geralmente grande, paredes finas
    (B) septações espessas
    (C) projeções papilares são vistas ocasionalmente
    (D) neoplasma ovariano benigno mais comum
    (E) a incidência de pico ocorre na quarta e quinta décadas

100. Qual é a outra denominação para a síndrome do ovário policístico?
    (A) síndrome de Stein-Leventhal
    (B) célula de Sertoli-Leydig
    (C) tumor de Brenner
    (D) cisto de chocolate
    (E) *mittelschmerz*

101. Qual é a etiologia da mola hidatiforme completa?
    (A) alterações trofoblásticas em um ovo gorado
    (B) inchaço hidátido da placenta retida em um aborto retido
    (C) fertilização de um óvulo vazio com cariótipo diploide normal e sem embrião
    (D) A e B
    (E) todas as opções anteriores

102. Qual das características a seguir de energia Doppler colorida (CDE) é verdadeira?
    (A) a CDE pode determinar a direção do fluxo sanguíneo
    (B) a CDE pode determinar a velocidade do fluxo sanguíneo
    (C) as cores diferentes representam fluxo para perto ou para longe do transdutor
    (D) a CDE baseia-se na amplitude da onda sonora

103. Qual das descrições a seguir corresponde ao termo "trofoblasto"?
    (A) as células periféricas extraembrionárias do blastocisto
    (B) um estado rígido do microrganismo flagelado
    (C) o saco gestacional
    (D) as características de uma doença
    (E) multiplicação de tecido similar

104. Qual é o diâmetro médio de um cisto folicular dominante à época da ovulação?
    (A) 5 mm
    (B) 10 mm
    (C) 15 mm
    (D) 25 mm
    (E) 25 cm

105. Qual é o neoplasma mais comum do útero?
    (A) leiomioma
    (B) adenomiose
    (C) leiomiossarcoma
    (D) hiperplasia endometrial
    (E) endometrioma

106. Uma massa anexa complexa é identificada em uma paciente com sensibilidade e temperatura e contagem de leucócitos (cbc) elevadas. Qual é o diagnóstico mais provável?
    (A) abscesso tubo-ovariano
    (B) cisto de corpo lúteo
    (C) cistoadenoma seroso
    (D) tumor de Brenner
    (E) endometrite

107. Qual das afirmações a seguir é verdadeira para o cistoadenocarcinoma mucinoso?
    (A) composto de camadas germinativas, ectoderma, mesoderma e endoderma
    (B) quando rompido pode resultar em pseudomixoma do peritônio
    (C) ocorre mais frequentemente em mulheres entre 40 e 70 anos de idade
    (D) contém material gorduroso e sebáceo, osso, dentes e cabelo
    (E) dá a aparência ultrassonográfica chamada "ponta do iceberg"

108. O revestimento endometrial em mulheres após a menopausa e *sem* terapia de reposição hormonal deverá ser inferior a:
    (A) 10 mm
    (B) 8 mm
    (C) 3 mm
    (D) 2 mm
    (E) 3 cm

109. O revestimento endometrial em mulheres após a menopausa e com terapia de reposição hormonal (HRT) deverá ser inferior a:
    (A) varia, dependendo do tipo e da dosagem da terapia de reposição hormonal usada
    (B) 5 mm
    (C) 5 cm
    (D) 3 cm
    (E) 3 mm

110. Em qual estágio do ciclo menstrual seria o momento ideal para avaliar o endométrio quanto à presença de um pólipo?
    (A) fase de menstruação
    (B) fase folicular
    (C) fase proliferativa
    (D) fase secretória
    (E) todas as opções anteriores

111. A data do último período menstrual é contada a partir da:
    (A) data da ocorrência da fertilização
    (B) data quando o sangramento menstrual terminou
    (C) a data da ocorrência da ovulação
    (D) a data quando o sangramento menstrual começou
    (E) 48 horas após o início do sangramento menstrual

112. Qual dos diagnósticos a seguir não imita a característica ultrassonográfica de mola hidatiforme?
    (A) endometriose
    (B) aborto incompleto
    (C) leiomioma uterino degenerativo
    (D) alterações trofoblásticas em um ovo gorado
    (E) aborto retido

113. Qual é a porcentagem de pacientes diagnosticadas com mola hidatiforme que frequentemente seguirão um curso benigno?
    (A) 20%
    (B) 10%
    (C) 50%
    (D) 80%
    (E) 2%

114. O útero pode ser dividido em regiões. Qual das escolhas a seguir relaciona essas regiões de baixo para cima?

(A) colo, istmo, corpo, fundo
(B) serosa, miometrial, endometrial
(C) fundo, istmo, corpo, colo
(D) colo, corpo, istmo, fundo
(E) vagina, colo, corpo, fundo

115. Quais são as camadas uterinas?

(A) vagina, endométrio, endocervical
(B) serosa, miometrial, endometrial
(C) fundo, istmo, corpo, colo
(D) peritônio, serosa e miometrial
(E) vagina, útero, tubas, ovários

Perguntas 116 a 118: Combinar as estruturas numeradas na Fig. 7-80 com a lista de termos na Coluna B.

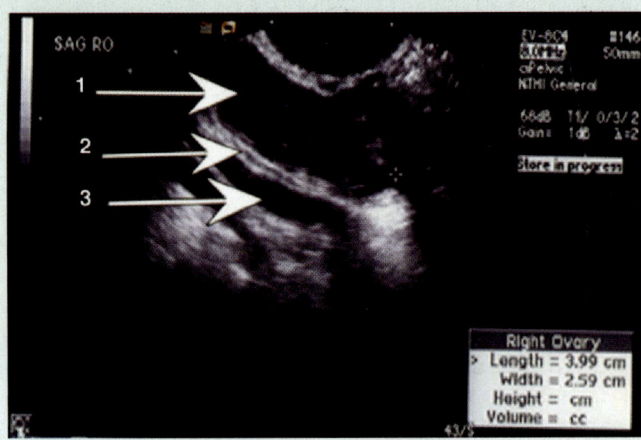

FIGURA 7-80.

COLUNA A
116. Seta nº 1: _____
117. Seta nº 2: _____
118. Seta nº 3: _____

COLUNA B
(A) Veia ilíaca interna
(B) Ovário
(C) Artéria ilíaca interna
(D) Ureter

119. Qual é o tamanho normal de um útero multíparo?

(A) 5 × 4 × 3 cm
(B) 7 × 5 × 4 cm
(C) 9 × 6 × 5 cm
(D) 6 × 4 × 3 cm

120. Qual é o nome da abertura anatômica entre o terceiro e o quarto ventrículo?

(A) aqueduto do mesencéfalo (Aqueduto de Sylvius)
(B) forames interventriculares (Forame de Monro)
(C) abertura mediana do quarto ventrículo [NA] (Forame de Magendie)
(D) abertura lateral do quarto ventrículo [NA] (Forame de Luschka)
(E) plexo coroide

121. As anormalidades congênitas do útero resultam da fusão imprópria de quais das seguintes estruturas?

(A) ductos mesonéfricos
(B) ductos paramesonéfricos
(C) ducto longitudinal do epoóforo [NA] (Ducto de Gartner)
(D) ductos de Wolffian (Ductos mesonéfricos)
(E) ducto sublingual maior [NA] (Ducto de Bartholin)

122. Durante a fase proliferativa precoce, o endométrio se mostra:

(A) como uma linha fina, ecogênica, de 4-8 mm
(B) como uma linha fina, hipoecoica, 4-8 mm
(C) espessado e hipoecoico medialmente com uma camada basal ecogênica
(D) espessado e ecogênico em toda a extensão
(E) como uma linha fina, ecogênica, de 4-8 cm

123. Durante a fase periovulatória, o endométrio se mostra:

(A) como uma linha fina, ecogênica, de 4-8 mm
(B) como uma linha fina, hipoecoica, de 4-8 mm
(C) espessado e hipoecoico medialmente com uma camada basal ecogênica
(D) espessado e ecogênico em toda a extensão
(E) com menos de 2 mm

124. Durante a fase secretória, o endométrio se mostra:

(A) como uma linha fina, ecogênica, de 4-8 mm
(B) como uma linha fina, hipoecoica, de 4-8 mm
(C) espessado e hipoecoico medialmente com uma camada basal ecogênica
(D) espessado e ecogênico
(E) inferior a 2 mm

125. **Mulheres com endometriose podem ter:**
    (A) dispareunia
    (B) metromenorragia
    (C) dismenorreia
    (D) todas as opções anteriores
    (E) D e C

126. **Qual das afirmações a seguir mais bem descreve a endometriose?**
    (A) tecido endometrial funcional fora da cavidade uterina
    (B) invasão benigna de tecido endometrial no miométrio
    (C) endomiossarcoma com tecido chocolate
    (D) inflamação do endométrio
    (E) invasão maligna de tecido endometrial no miométrio

127. **Qual é a localização anatômica mais comum para um cisto dermoide?**
    (A) fundo de saco posterior
    (B) anexos direitos
    (C) anexos esquerdos
    (D) superior ao fundo uterino
    (E) quadrante superior direito

128. **Macrossomia é:**
    (A) um feto com peso > 4.000 g
    (B) um feto > 90% para a idade gestacional
    (C) um feto com espessura de ombro > 10 mm
    (D) um feto grande para a idade gestacional (LGA)
    (E) um feto com cabeça maior que 10 cm

129. **A que se refere o termo LGA?**
    (A) um feto com peso > 4.000 g
    (B) um feto > 90%
    (C) uma avaliação clínica de altura aumentada do fundo
    (D) poli-hidrâmnio
    (E) um aumento no tamanho da cabeça

130. **Para qual das situações a seguir um feto macrossômico está em risco?**
    (A) distocia do ombro
    (B) mortalidade perinatal aumentada
    (C) trabalho de parto prolongado
    (D) todas as opções anteriores
    (E) nenhuma das opções anteriores

131. **Qual dos quadros a seguir frequentemente não é a causa de oligo-hidrâmnio?**
    (A) higroma cístico
    (B) obstrução posterior da válvula uretral
    (C) retardo do crescimento intrauterino (IUGR)
    (D) pós-maturidade
    (E) ruptura prematura das membranas (PROM)

132. **Qual dos quadros a seguir pode ser causado pelo aumento da altura do fundo?**
    (A) feto macrossômico
    (B) poli-hidrâmnio
    (C) gêmeos
    (D) gravidez com miomas no fundo
    (E) todas as opções anteriores

133. **Restrição de crescimento intrauterino (IUGR) é:**
    (A) peso fetal estimado (EFW) inferior a 10% para uma dada idade gestacional
    (B) AFV Reduzido
    (C) tamanho aumentado do cordão umbilical.
    (D) proporções anormais de crescimento
    (E) peso fetal em ou inferior a 3% para uma dada idade gestacional.

134. **Uma HC/AC aumentada é sugestiva de:**
    (A) início tardio de IUGR
    (B) esforço para poupar o cérebro
    (C) insuficiência placentária
    (D) anasarca
    (E) todas as opções anteriores

135. **As causas da IUGR assimétrica incluem:**
    (A) infecção fetal
    (B) anormalidade cromossômica
    (C) insuficiência placentária
    (D) todas as opções anteriores
    (E) nenhuma das opções anteriores

136. **Qual das opções a seguir é o indicador mais sensível para avaliação de IUGR?**
    (A) proporção BPD:OFD
    (B) proporção FL:AC
    (C) proporção HC:AC
    (D) AC
    (E) nenhuma das opções anteriores

137. A verificação com Doppler dos vasos que pode ajudar no diagnóstico de IUGR é:
   (A) cordão umbilical
   (B) seio reto
   (C) eixo celíaco
   (D) veia jugular
   (E) A e C
   (F) todas as opções anteriores

138. A amostragem com Doppler da artéria uterina materna < 26 semanas mostra uma incisura diastólica. Esta incisura é indicativa de:
   (A) IUGR
   (B) hipertensão materna
   (C) normal
   (D) A e B
   (E) nenhuma das opções anteriores

139. Qual é o diagnóstico mais provável mostrado na Fig. 7-81?

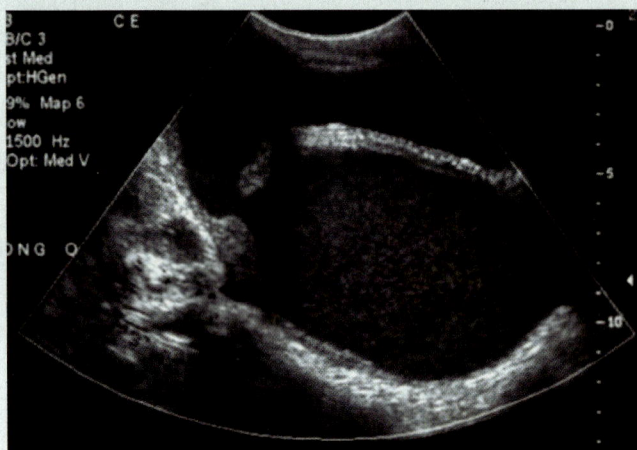

FIGURA 7-81.

   (A) hidrométrio
   (B) hematométrio
   (C) mola parcial
   (D) mioma
   (E) hematometrocolpos

140. Quando uma paciente em tratamento para infertilidade demonstrou ovários multicísticos bilateralmente dilatados e ascite, foi feito o diagnóstico de síndrome da estimulação exagerada dos ovários (OHSS). As pacientes em risco de desenvolver OHSS são aquelas:
   (A) em tratamento com Clomid ou Pergonal
   (B) com síndrome de Stein-Leventhal
   (C) com história de OHSS
   (D) todas as opções anteriores

141. Na Fig. 7-82 a imagem endovaginal foi obtida ao nível do corpo uterino. A paciente tem 55 anos e está em terapia de reposição hormonal (HRT). Qual dos quadros a seguir não deverá ser incluído no diagnóstico diferencial?

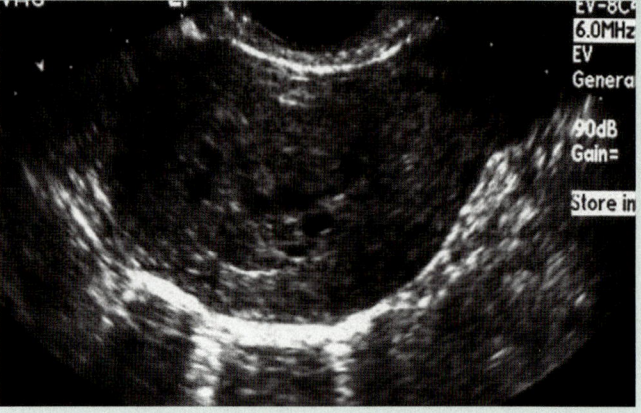

FIGURA 7-82.

   (A) hiperplasia endometrial
   (B) carcinoma endometrial
   (C) endometriose
   (D) pólipo endometrial
   (E) mola hidatiforme

142. Na Fig. 7-83 para onde a seta está apontando?

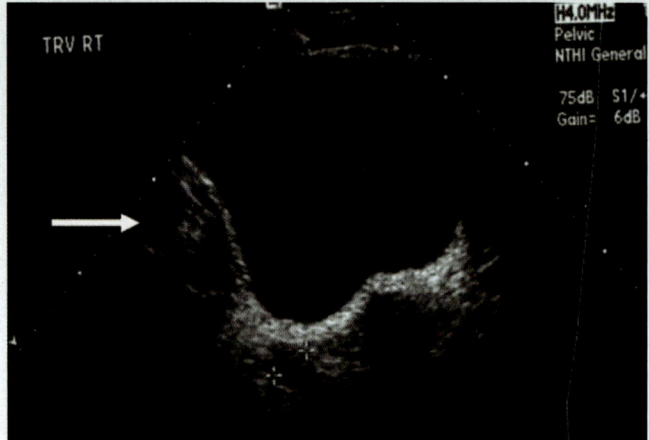

FIGURA 7-83.

   (A) músculo iliopsoas
   (B) ovário direito
   (C) massa intestinal
   (D) músculo piriforme

143. Um saco pseudogestacional normalmente demonstra:

(A) um segundo saco vitelino dentro do saco pseudogestacional

(B) córion-decídua de alta amplitude

(C) centro anecoico com anel delgado

(D) aumento de 1 mm no tamanho por dia

(E) um embrião pequeno

144. Na Fig. 7-84 a imagem endovaginal de sangramento vaginal anormal em paciente de 32 anos é mais sugestiva de qual dos diagnósticos a seguir?

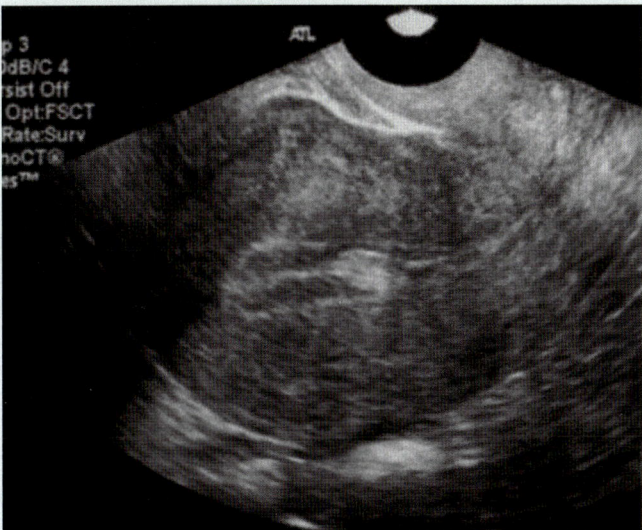

FIGURA 7-84.

(A) endometrioma

(B) adenoma

(C) pólipo endometrial

(D) mioma

(E) leiomioma sarcoma

145. Na Fig. 7-85 esta paciente de 29 anos se apresenta com história de dor pélvica crônica, especialmente durante a menstruação, dor nas costas e dispareunia. Qual é o diagnóstico mais provável?

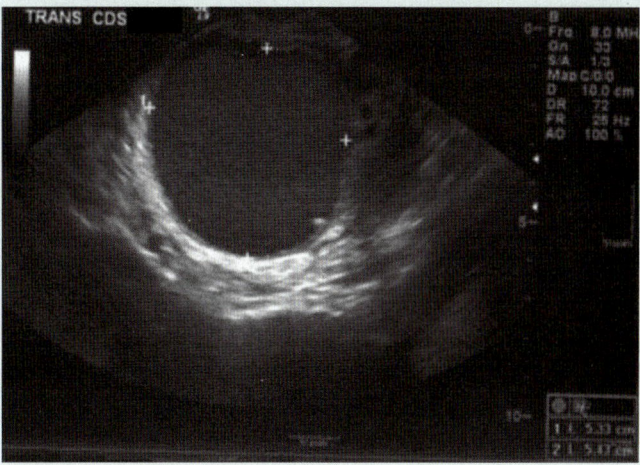

FIGURA 7-85.

(A) tumor de Brenner

(B) fibroma

(C) tecoma

(D) endometrioma

(E) cistoadenocarcinoma

146. A Fig. 7-86 refere-se a uma paciente negra, de 38 anos, que se apresentou com útero palpável e dilatado, dor e sangramento vaginal anormal. Qual é o diagnóstico mais provável?

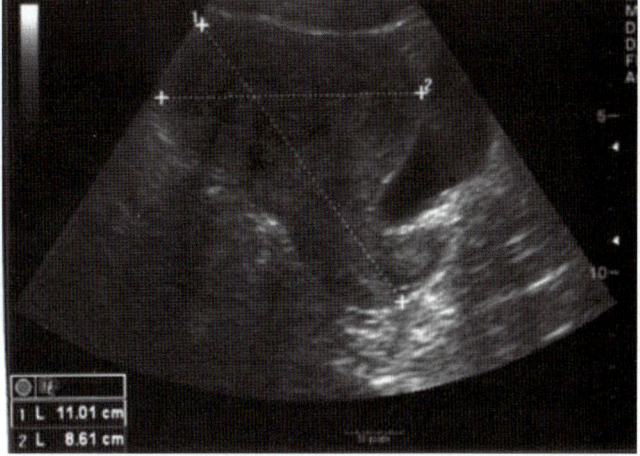

FIGURA 7-86.

(A) mioma intramural

(B) mioma subseroso

(C) mioma submucoso

(D) leiomiossarcoma

(E) fibroide pedunculado

147. A Fig. 7-87 é uma ultrassonografia endovaginal dos anexos direitos de uma paciente de 24 anos que se apresentou com início agudo de dor pélvica. Qual é o diagnóstico mais provável?

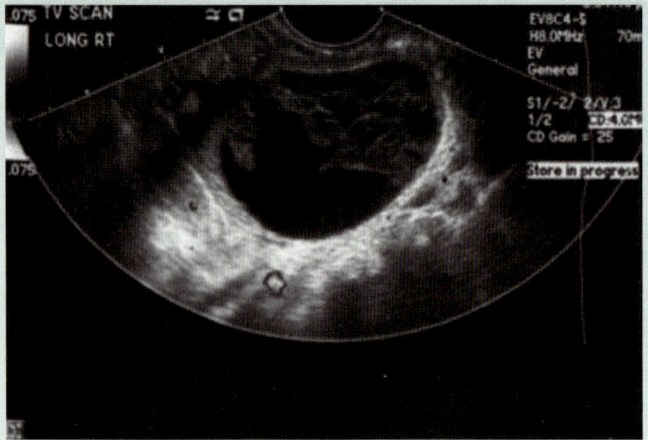

FIGURA 7-87.

(A) cisto hemorrágico
(B) síndrome de ovário hiperestimulado
(C) endometrioma
(D) cistoadenocarcinoma seroso
(E) cisto folicular

148. De qual dos diagnósticos a seguir a Fig. 7-88 é mais sugestiva?

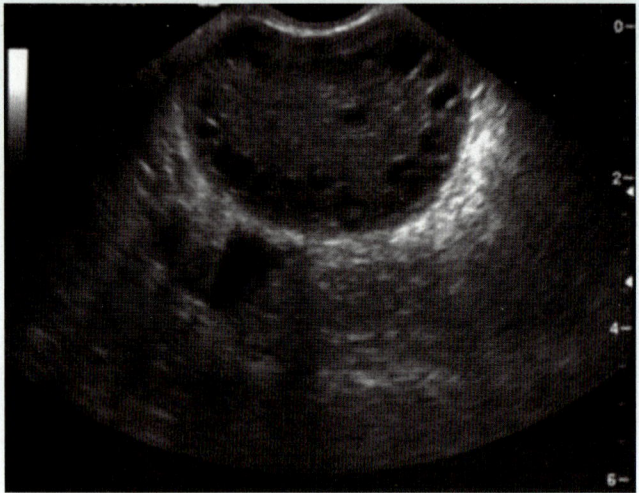

FIGURA 7-88.

(A) ovário hiperestimulado
(B) cisto de corpo lúteo
(C) cistoadenoma
(D) ovário policístico
(E) ovário com aparência normal

149. A paciente descrita na pergunta anterior pode-se apresentar com qualquer uma das opções a seguir, *exceto*:

(A) agenesia ovariana
(B) amenorreia
(C) infertilidade
(D) hirsutismo
(E) obesidade

150. Uma paciente de 35 anos apresentou-se com corrimento e sensibilidade na pelve. As informações clínicas junto com a ultrassonografia endovaginal na Fig. 7-89 são mais sugestivas de qual dos diagnósticos a seguir?

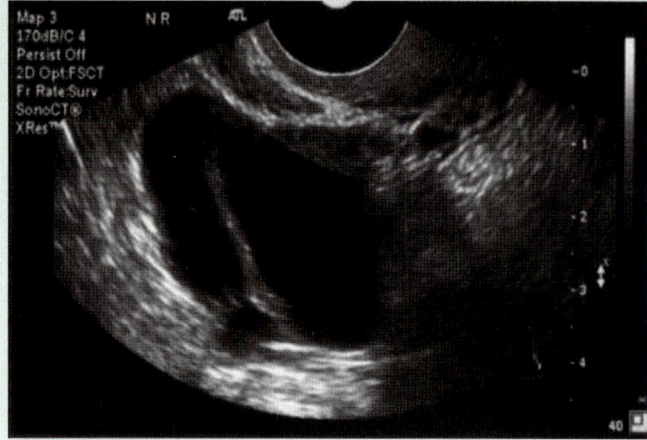

FIGURA 7-89.

(A) hidrossalpinge
(B) endometrioma
(C) ascite
(D) gravidez ectópica
(E) dermoide

151. Uma paciente de 29 anos apresentou-se com menorragia e dismenorreia. No exame físico foi possível apalpar um útero dilatado. A ultrassonografia da Fig. 7-90 é sugestiva de qual dos diagnósticos a seguir?

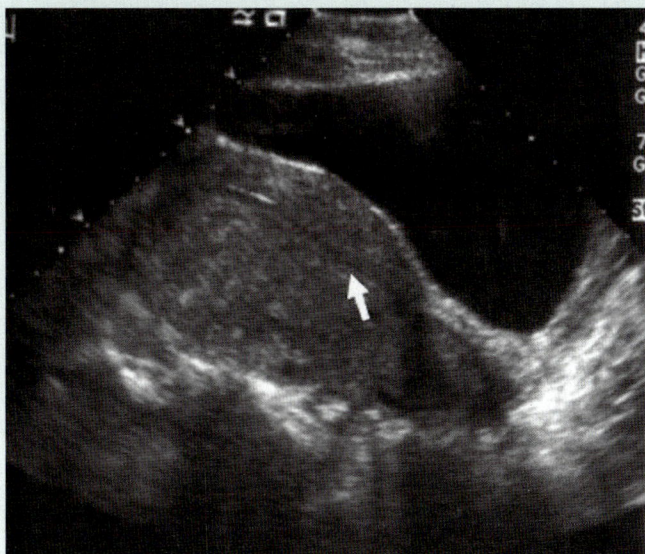

FIGURA 7-90.

(A) útero miomatoso
(B) adenomiose
(C) endometriose
(D) dispositivo contraceptivo intrauterino (IUCD)
(E) hematométrio

152. Na Fig. 7-91 A ultrassonografia endovaginal de uma paciente pós-menopausa em tratamento com tamoxifeno para câncer de mama é sugestiva de qual dos diagnósticos a seguir?

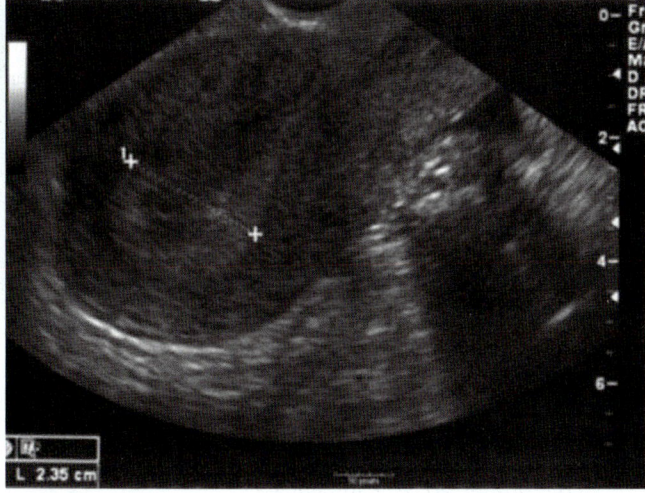

FIGURA 7-91.

(A) hiperplasia endometrial
(B) endométrio normal
(C) imagem de má qualidade, não possibilitando a elaboração de diagnóstico
(D) Endometriose
(E) Nenhuma das opções anteriores

153. Na Fig. 7-92 qual das estruturas a seguir deverá ser notada durante a realização da ultrassonografia?

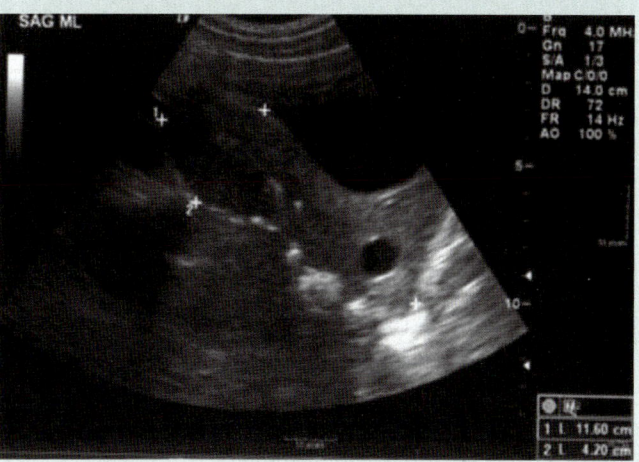

FIGURA 7-92.

(A) cisto do ducto longitudinal do epoóforo [NA] (ducto de Gartner)
(B) cisto de Naboth
(C) cisto de Bartholin
(D) mioma cervical
(E) saco gestacional intrauterino

154. A ultrassonografia endovaginal na Fig. 7-93 é a de uma paciente de 28 anos com história de Clamídia, dor pélvica e febre. A β-hCG do soro é negativa. Esta ultrassonografia é sugestivo de qual dos diagnósticos a seguir?

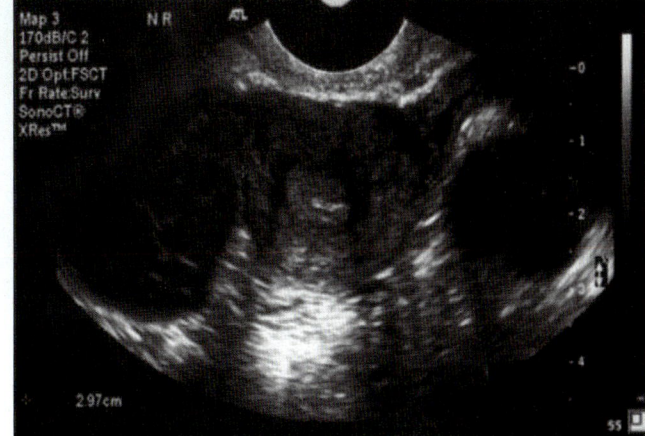

FIGURA 7-93.

(A) ovários bilaterais dilatados
(B) cisto de corpo lúteo direito
(C) dermoides bilaterais
(D) abscessos tubo-ovarianos
(E) gravidez ectópica bilateral

155. Na Fig. 7-94 o útero não é visualizado satisfatoriamente. O que pode ser feito para melhorar a visualização do útero?

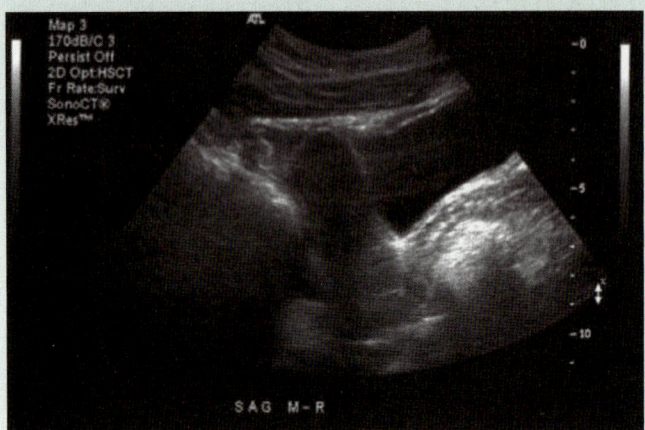

FIGURA 7-94.

(A) aumentar o ganho próximo
(B) aumentar o ganho distante
(C) mudar os transdutores transabdominais
(D) distender um pouco mais a bexiga urinária
(E) examinar a paciente após urinação

156. Na Fig. 7-95 os ecos no aspecto anterior da bexiga urinária são um exemplo de qual artefato normalmente presente?

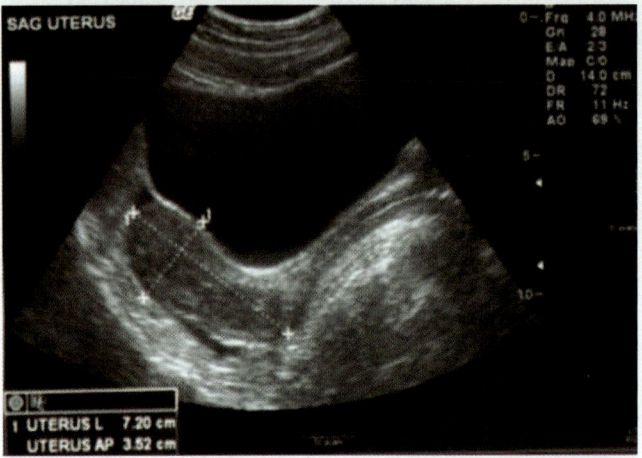

FIGURA 7-95.

(A) borda
(B) cauda de cometa
(C) atenuação
(D) reverberação
(E) realce acústico distal

Perguntas 157 a 160: Classificar as situações a seguir em ordem de desenvolvimento neurológico, do mais precoce para o mais tardio.

COLUNA A   COLUNA B
157. _____ (A) movimento corporal
158. _____ (B) tônus fetal
159. _____ (C) respiração
160. _____ (D) aceleração da frequência cardíaca do feto

161. O quadro patológico caracterizado por tumor ovariano sólido, efusões pleurais direitas e ascite representa:

(A) síndrome de Meigs
(B) disgerminoma
(C) síndrome de Stein-Leventhal
(D) cistoadenoma mucinoso
(E) leiomioma sarcoma

162. Os componentes do perfil biofísico são:

(A) respiração fetal, Doppler, teste não de esforço (NST), movimento corporal total e volume de líquido amniótico (AFV)
(B) classificação placentária, teste não de esforço (NST), movimento corporal total e volume de líquido amniótico (AFV)
(C) teste não de esforço (NST), Doppler, movimento corporal total, volume de líquido amniótico (AFV) e flexão/extensão fetal
(D) volume de líquido amniótico (AFV), movimento corporal total, flexão/extensão fetal, respiração fetal e teste não de esforço (NST)
(E) BPD, AC, FL e teste não de esforço (NST)

163. Quanto tempo deve durar a respiração fetal para ser contada no perfil biofísico (BPP)?

(A) 20 segundos
(B) 30 segundos
(C) 1 minuto
(D) 2 minutos
(E) 5 minutos

164. Em um feto normal, se a artéria cerebral média fosse amostrada, qual das situações a seguir poderíamos esperar encontrar?

(A) proporção S/D aumentada
(B) proporção S/D reduzida
(C) fluxo retrógrado
(D) fluxo ausente
(E) sem alteração na proporção S/D

165. Uma paciente de 27 anos apresentou-se no pronto-socorro com queixa de sangramento vaginal intenso e dor na gestação. Qual é o achado na ultrassonografia na Fig. 7-96?

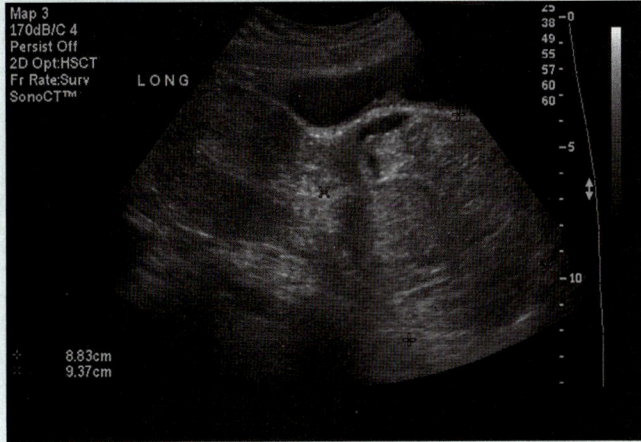

FIGURA 7-96.

   (A) gravidez ectópica rompida
   (B) útero com fibroide no fundo
   (C) gravidez ectópica não rompida
   (D) fase cervical de um aborto iminente
   (E) nenhuma das opções anteriores

166. Em qual idade gestacional na gravidez o feto começa a engolir o líquido amniótico?

   (A) 8 semanas
   (B) 12 semanas
   (C) 20 semanas
   (D) 33 semanas

167. Qual dos quadros a seguir não é a causa da doença inflamatória da pelve e sua contribuição para a infertilidade

   (A) clamídia
   (B) actinomicetes
   (C) gonorreia
   (D) herpes genital
   (E) tuberculose por micobactéria

168. Qual das estruturas a seguir não faz parte dos anexos?

   (A) bexiga urinária
   (B) franjas
   (C) cisto folicular
   (D) ligamentos largos
   (E) artérias ilíacas internas

169. Usando a técnica de bolsa única para avaliação de líquido amniótico, o quadro de oligoidrâmnio é sugerido quando o líquido amniótico for:

   (A) uma bolsa única de 2 cm
   (B) uma bolsa única de 20 cm
   (C) uma bolsa única de 5 cm
   (D) uma bolsa única de 8 cm

170. No método de índice de líquido amniótico para medir os quatro quadrantes, quando se pode fazer o diagnóstico de oligoidrâmnio?

   (A) quando o volume amniótico for < 300 mL
   (B) quando o volume amniótico for < 200 mL
   (C) quando o índice de líquido amniótico for < ao 10º percentil
   (D) quando o índice de líquido amniótico for < ao 2,5º percentil
   (E) nenhuma das opções anteriores

171. Quais dos seguintes são sinais não específicos de morte fetal: (1) ecos no líquido amniótico, (2) ausência da foice cerebral, (3) redução nas medições de diâmetro biparietal (BPD), (4) contorno duplo da cabeça fetal (sinal do halo ultrassonográfico) e (5) ausência de movimento cardíaco fetal?

   (A) 3 e 4
   (B) somente 4
   (C) somente 1, 2, 3 e 4
   (D) somente 5
   (E) 1, 2, 3, 4 e 5

172. Quanto tempo depois da morte fetal o edema do couro cabeludo pode ser visualizado pela primeira vez?

   (A) 2-3 dias
   (B) 5-10 dias
   (C) 10-20 dias
   (D) 20-30 dias
   (E) 2-3 semanas

173. O termo "decídua" denota o endométrio da gravidez transformado. Quais são as regiões diferentes da decídua?

   (A) duas regiões chamadas decídua basal e vilosidades coriônicas
   (B) uma região chamada reação decidual
   (C) três regiões chamadas: decídua basal, decídua parietal e decídua capsular
   (D) três regiões chamadas: endoderma, mesoderma e ectoderma
   (E) âmnio, córion e celoma extraembrionário

174. Qual das opções a seguir não pode ser incluída na categoria de massas císticas da vagina?
    (A) cisto do ducto longitudinal do epoóforo (ducto de Gartner)
    (B) cisto de Naboth
    (C) hematocolpia
    (D) cisto de Bartholin
    (E) todas as opções anteriores

175. Quais são as funções do saco vitelino secundário?
    (A) nutrientes para o embrião
    (B) hematopoiese
    (C) contribuir para o desenvolvimento do sistema reprodutivo
    (D) dar origem a células que, mais tarde, se tornarão células sexuais
    (E) todas as opções anteriores

176. Em cerca de 2% dos adultos, o saco vitelino persiste como um divertículo do ílio. Como esse quadro é chamado?
    (A) divertículo de Michael
    (B) divertículo ileal [NA] (Divertículo de Meckel)
    (C) divertículo de Turner
    (D) divertículo de Smith
    (E) celoma diverticular

177. O saco vitelino está localizado:
    (A) dentro do cordão umbilical
    (B) dentro da bolsa amniótica
    (C) na cavidade coriônica entre o âmnio e o cório
    (D) fora da cavidade coriônica entre o cório e a parede endometrial
    (E) com o estômago do embrião

178. Com quantas semanas de gestação o saco vitelino já pode ser visualizado na ultrassonografia transvaginal?
    (A) 4 semanas
    (B) 5 semanas
    (C) 6 semanas
    (D) 7 semanas
    (E) 8 semanas

Perguntas 179 a 182: Arrumar em sequência na Coluna A os estágios embrionários após a fertilização relacionados na Coluna B.

COLUNA A	COLUNA B
179. _____	(A) mórula
180. _____	(B) clivagem
181. _____	(C) zigoto
182. _____	(D) blastocisto

183. Qual das opções a seguir não é uma complicação associada ao oligoidrâmnio?
    (A) ruptura prematura de membranas (PROM)
    (B) restrição de crescimento intrauterino (IUGR)
    (C) gravidez pós-data (> 42 semanas)
    (D) estenose uretral
    (E) síndrome da válvula uretral posterior

184. A proporção S/D do cordão umbilical normalmente:
    (A) aumenta durante toda a gestação
    (B) diminui durante toda a gestação
    (C) permanece a mesma durante toda a gestação
    (D) é controlada pelo cerebelo fetal
    (E) não se altera na proporção S/D

185. A insuficiência placentária é monitorada indiretamente por:
    (A) uma proporção S/D do cordão umbilical cada vez maior
    (B) uma proporção S/D do cordão umbilical cada vez menor
    (C) Doppler dos espaços entre as vilosidades da placenta
    (D) Doppler das artérias arqueadas da mãe
    (E) nenhuma das opções anteriores

186. A terminologia "vasa prévia" é a melhor descrição para:
    (A) placenta próxima ao orifício interno
    (B) placenta tocando o orifício interno
    (C) placenta cruzando o orifício interno
    (D) vasos da placenta cruzando o orifício interno
    (E) separação prematura da placenta

187. Qual é a causa principal do sangramento vaginal indolor no terceiro trimestre?
    (A) placenta prévia
    (B) cisto ovariano rompido
    (C) placentomegalia
    (D) descolamento da placenta
    (E) má apresentação

188. Qual das opções a seguir é verdadeira em relação ao saco pseudogestacional?
    (A) ele está localizado no segmento da ampola da tuba uterina
    (B) ele está localizado na cavidade uterina
    (C) ele tem duas camadas de decídua chamadas de "sinal decidual duplo"
    (D) ele tem um saco vitelino
    (E) sua taxa de crescimento é de, aproximadamente, 1 mm por dia

189. Qual das afirmações a seguir *não é verdadeira* em relação ao saco vitelino?
    (A) o saco vitelino deverá ser incluído nas medições de CRL
    (B) o saco vitelino encolhe-se, à medida que a gestação avança
    (C) o saco vitelino é importante no desenvolvimento do sangue e na transferência de nutrientes
    (D) o saco vitelino está anexo ao pedúnculo corporal e localizado entre o âmnio e o cório
    (E) o saco vitelino contém líquido vitelino

190. Os vasos do cordão umbilical normal consistem em:
    (A) duas artérias, uma veia
    (B) duas veias, uma artéria
    (C) uma artéria, uma veia ilíaca e a artéria ilíaca
    (D) uma artéria, uma veia
    (E) duas artérias, duas veias

191. O termo "defeito do tubo neural" se refere a:
    (A) defeito da coluna vertebral
    (B) defeito de tubo aberto
    (C) anencefalia
    (D) cefalocele
    (E) todas as opções anteriores

192. Mielomeningocele é um quadro que se refere a:
    (A) defeito do tubo neural caracterizado por ausência do cerebelo
    (B) protrusão de meninges e de tecido neural embora um defeito
    (C) tumor adiposo e meninges na região lombar
    (D) hérnia de meninges e do cérebro através de um defeito na calvária
    (E) tumor muscular da coluna vertebral do feto

193. Qual é a idade gestacional estimada para uma CRL de 28 mm?
    (A) 9,3 semanas
    (B) 6,5 semanas
    (C) 5,5 semanas
    (D) 12 semanas
    (E) 14 semanas

194. O sinal de "limão" do crânio fetal no diagnóstico de espinha bífida se refere a:
    (A) ao estreitamento do processo vertebral na área do defeito
    (B) à aparência total da coluna vertebral do feto na presença de um defeito
    (C) à aparência do cerebelo na presença de um defeito da coluna vertebral
    (D) à aparência do crânio fetal na presença de um defeito da coluna vertebral
    (E) ao cerebelo em formato de um limão

195. O sinal da "banana" do crânio fetal no diagnóstico de espinha bífida se refere a:
    (A) ao estreitamento do processo vertebral na área do defeito
    (B) à aparência geral da coluna vertebral do feto na presença de um defeito
    (C) à aparência do cerebelo na presença de um defeito da coluna vertebral
    (D) à aparência do crânio fetal na presença de um defeito da coluna vertebral
    (E) à aparência dos ossos do crânio fetal em formato de uma banana

196. O sinal da "banana" está presente nos defeitos da coluna vertebral:
    (A) 50% dos casos
    (B) 75% dos casos
    (C) 85% dos casos
    (D) 95% dos casos
    (E) 25% dos casos

197. Qual das afirmações a seguir é verdadeira sobre o sinal de "limão" e os defeitos do tubo neural?
    (A) o sinal de "limão" não é tão preciso quanto o sinal da "banana"
    (B) o sinal de "limão" pode estar presente no feto normal no terceiro trimestre
    (C) o sinal de "limão" pode ser produzido artificialmente ao nível dos ventrículos
    (D) o sinal de "limão" é prognosticador do quadro de espinha bífida
    (E) todas as afirmações anteriores são verdadeiras

198. O diagnóstico de placenta prévia é feito com mais precisão por via
    (A) transabdominal com bexiga materna cheia
    (B) transabdominal com bexiga materna vazia
    (C) transretal
    (D) transvaginal
    (E) todas as opções anteriores

199. A definição de "placenta baixa" no terceiro trimestre é:
    (A) a borda da placenta > 3 cm distante do orifício interno
    (B) borda da placenta < 2 cm distante do orifício interno
    (C) borda da placenta < 3 cm distante do orifício interno
    (D) borda da placenta no segmento uterino inferior
    (E) borda da placenta > 20 cm distante do orifício interno

200. A rotação do coração no tórax fetal deverá ser:
    (A) 45° com o ápice apontado para a direita
    (B) 45° com o ápice apontado para a esquerda
    (C) 60° com o ápice apontado para a direita
    (D) o coração não deverá ser girado no tórax fetal
    (E) paralelo com o ápice apontado para o plano médio

201. O coração fetal é horizontal no tórax por causa de:
    (A) um baço grande
    (B) um diafragma achatado
    (C) um fígado grande
    (D) um tórax grande
    (E) um intestino grande

202. O tipo de hidropsia definido como ausência de um anticorpo circulante detectável contra eritrócitos na mãe é:
    (A) imune
    (B) não imune
    (C) eritroblastose fetal
    (D) isoimunização fetal
    (E) todas as opções anteriores

203. Qual porcentagem de cefalocele é occipital?
    (A) 50
    (B) 60
    (C) 75
    (D) 99
    (E) 25

204. O diagnóstico de ventriculomegalia poderá ser feito quando o ventrículo medir:
    (A) mais de 10 mm no átrio do corno occipital
    (B) mais de 15 mm no corno posterior
    (C) quando o terceiro ventrículo puder ser visualizado
    (D) quando a coroide não tocar a parede medial do ventrículo lateral
    (E) mais de 10 cm no corno posterior

205. Uma paciente afirma ter recebido um medicamento chamado RhoGAM após sangramento de escape na gravidez. O motivo mais provável foi:
    (A) gravidez ectópica
    (B) aborto
    (C) quadro Rh-negativo da mãe
    (D) infecção pélvica
    (E) vírus da imunodeficiência humana

206. A hidrocefalia congênita é:
    (A) genética e afeta homens e mulheres
    (B) capaz de ser detectada tanto em homens quanto em mulheres por teste de DNA
    (C) expressa somente no sexo masculino
    (D) A e C
    (E) B e C
    (F) todas as opções anteriores

207. Calcificações intracranianas e microcefalia do feto estão associadas a:
    (A) cisto de Dandy-Walker
    (B) aneurisma da veia cerebral magna [NA] (veia de Galeno)
    (C) diabetes gestacional
    (D) infecções TORCH
    (E) agenesia do corpo caloso

208. Qual dos quadros a seguir é um tipo de gravidez ectópica que, quando rompida, tem menos probabilidade de apresentar hemorragia interna?
    (A) ectópica cervical
    (B) ectópica do corno
    (C) ectópica abdominal
    (D) ectópica ampular
    (E) ovariana

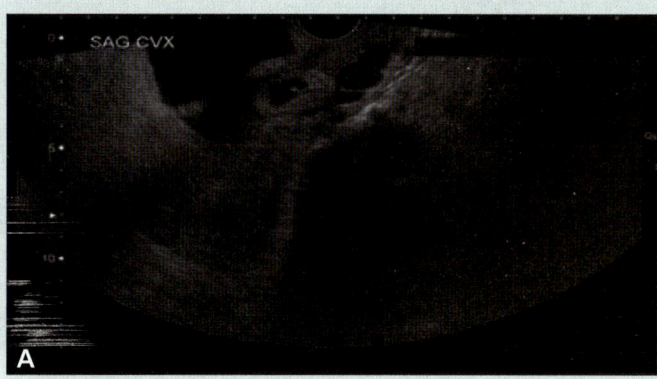

FIGURA 7-97.

209. Uma paciente de 29 anos apresentou-se ao pronto-socorro com sangramento vaginal indolor durante a gravidez. A β-hCG do soro estava em 3.500 mUI/mL. Qual é o achado nas ultrassonografias transvaginais mostradas nas Fig. 7-97A e B?

(A) implantação de cicatriz cervical
(B) saco pseudogestacional
(C) gravidez abdominal
(D) gravidez tubária
(E) aborto completo

210. Na ultrassonografia da Fig. 7-98, para onde a seta está apontando?

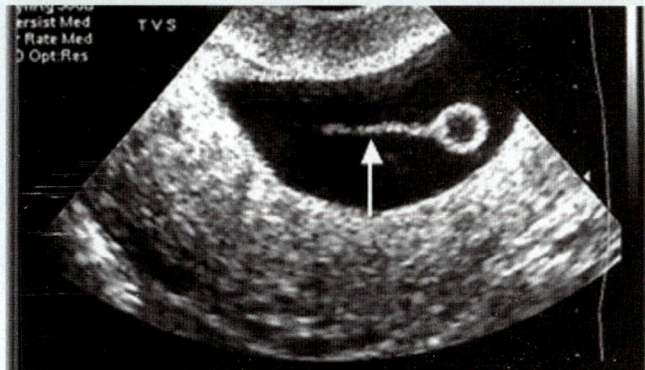

FIGURA 7-98.

(A) saco vitelino
(B) âmnio
(C) córion
(D) ducto vitelino
(E) ducto de Wharton

211. A Fig. 7-99 é uma ultrassonografia transvaginal após a colocação de um dispositivo intrauterino (IUD). O que esta imagem demonstra?

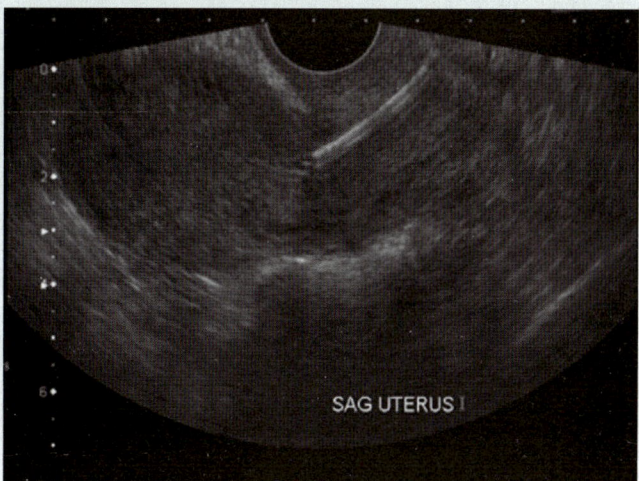

FIGURA 7-99.

(A) IUD *in situ*
(B) IUD no fundo uterino
(C) IUD na vagina
(D) nenhuma visualização de IUD
(E) IUD no colo do útero

212. A cisterna magna é considerada aumentada quando:
(A) medir > 5 mm
(B) o cerebelo puder ser visualizado e delineado por líquido
(C) o verme cerebelar se mostrar oblíquo
(D) medir > 11 mm
(E) nenhuma das opções anteriores é verdadeira

213. Os achados no ultrassom incluem: cisterna magna aumentada, agenesia do verme cerebelar com comunicação para o quarto ventrículo e ventriculomegalia. Qual é o diagnóstico mais provável?
(A) malformação de Dandy-Walker
(B) variante da malformação de Dandy-Walker
(C) cisto aracnoide
(D) hidrocefalia comunicante
(E) agenesia do corpo caloso

214. Os achados no ultrassom incluem: hidrocefalia, cisterna magna dilatada e verme cerebelar intacto elevado por um cisto na fossa posterior. Qual é o diagnóstico mais provável.
(A) malformação de Dandy-Walker
(B) variante da malformação de Dandy-Walker
(C) cisto aracnoide
(D) hidrocefalia comunicante
(E) agenesia do corpo caloso

215. Quais são os outros achados associados à malformação de Dandy-Walker?
(A) holoprosencefalia
(B) fenda facial
(C) defeitos cardíacos
(D) somente B e C
(E) todas as opções anteriores

216. Uma paciente que se apresentou para um ultrassom pélvico informa que sofre de infertilidade secundária e que está atualmente sendo tratada com medicamento para estimular a indução da ovulação. Esse medicamento provavelmente é:
(A) ácido fólico
(B) citrato de clomifeno
(C) metotrexato
(D) lupron
(E) vitamina B12

217. As complicações associadas à malformação de Dandy-Walker incluem:
(A) anormalidades cromossômicas
(B) inteligência subnormal após o nascimento
(C) aumento de morte neonatal
(D) somente A e B
(E) todas as opções anteriores

218. A causa mais comum do hipotelorismo é:
(A) malformação de Dandy-Walker
(B) Arnold-Chiari Tipo II
(C) síndrome de Goldenhar
(D) holoprosencefalia
(E) cisto aracnoide

219. Ciclopia, hipotelorismo, probóscide, Cebocefalia e fenda labial/palatina são:
(A) achados intracranianos anormais
(B) achados faciais anormais
(C) quadros associados à hidrocefalia
(D) todas as opções anteriores
(E) nenhuma das opções anteriores

220. A anormalidade cromossômica mais comum associada à holoprosencefalia é:
(A) trissomia 21
(B) trissomia 18
(C) trissomia 13
(D) síndrome de Turner
(E) trissomia 9

221. A causa mais comum de hipertelorismo é:
(A) cefalocele anterior
(B) holoprosencefalia
(C) hidranencefalia
(D) craniossinostose
(E) nenhuma das opções anteriores

222. Os teratomas na gravidez estão localizados:
(A) na região sacrococcígea
(B) intracranianos
(C) cervicais
(D) lombares
(E) todas as opções anteriores

223. Quais achados no feto a doença de Graves materna e a tireoidite de Hashimoto podem provocar?
    (A) ascite fetal
    (B) bócio fetal
    (C) oligoidrâmnio
    (D) não há efeito no feto
    (E) todas as opções anteriores

224. A causa mais comum de macroglossia é:
    (A) micrognatia
    (B) trissomia 18
    (C) síndrome de Backwith-Wiedemann
    (D) obstrução da via aérea fetal
    (E) malformação de Dandy-Walker

225. Na Fig. 7-100, para qual estrutura anatômica a seta está apontando?

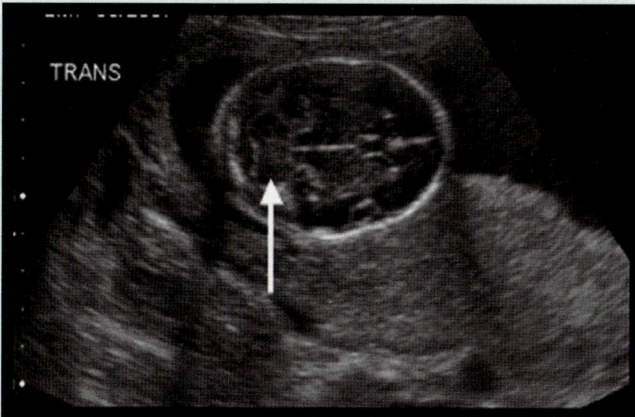

FIGURA 7-100.

    (A) cérebro
    (B) cerebelo
    (C) cisterna magna
    (D) pedúnculo cerebral
    (E) cavidade do septo pelúcido

226. Com que frequência a macroglossia está presente na síndrome de Beckwith-Wiedemann?
    (A) 15% das vezes
    (B) 25% das vezes
    (C) 50% das vezes
    (D) 97% das vezes
    (E) 76% das vezes

227. Qual é o tipo mais comum de fenda labial/palatina isolada?
    (A) fenda labial unilateral
    (B) fendas labial e palatina unilaterais
    (C) fenda labial bilateral
    (D) fendas labial e palatina bilaterais
    (E) nenhuma das opções anteriores

228. Na Fig. 7-101 para qual estrutura anatômica a seta está apontando?

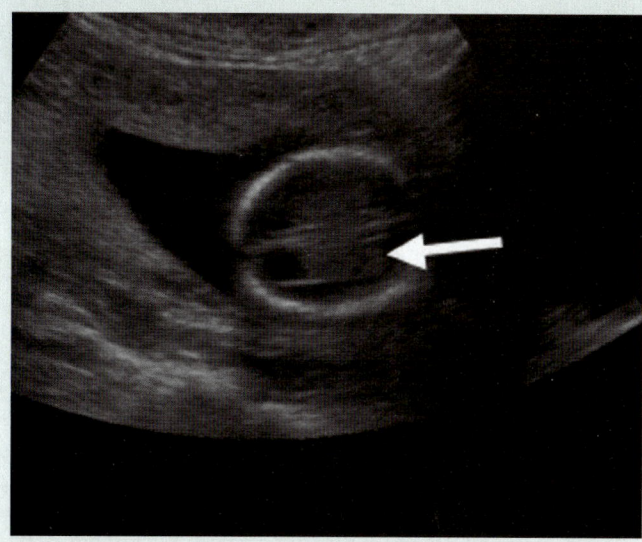

FIGURA 7-101.

    (A) foice do cérebro
    (B) plexo coroide
    (C) cavidade do septo pelúcido
    (D) terceiro ventrículo
    (E) cerebelo

229. A fenda labial medial está fortemente associada a qual anormalidade?
    (A) hidrocefalia
    (B) síndrome de Turner
    (C) holoprosencefalia
    (D) hidranencefalia
    (E) todas as opções anteriores

230. A micrognatia pode estar associada a qual das síndromes a seguir?
    (A) síndrome de Pierre Robin
    (B) trissomia 18
    (C) displasia campomélica
    (D) todas as opções anteriores
    (E) nenhuma das opções anteriores

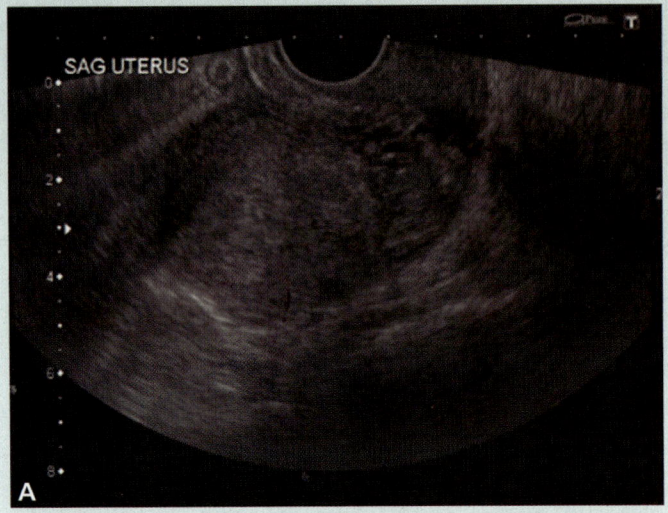
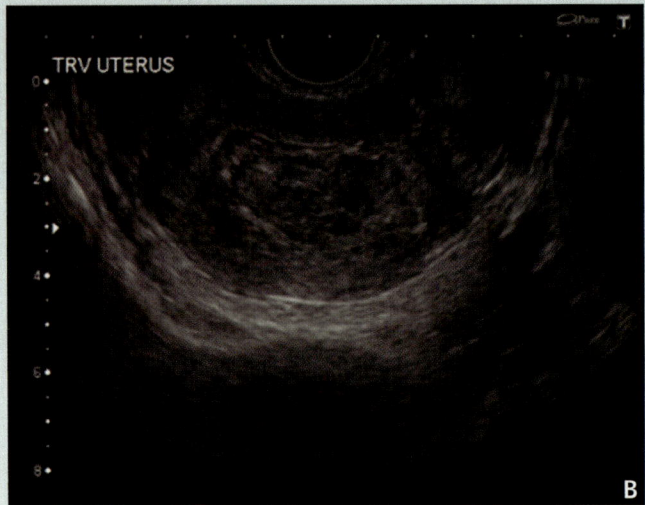

FIGURA 7-102.

231. Uma paciente de 32 anos queixa-se de cãibras no abdome inferior e de sangramento vaginal com coágulos. Sua β-hCG sérica obtida há 2 dias estava em 5.200 mUI/mL, e um teste repetido obtido 48 horas depois do primeiro resultou em 1.200 mUI/mL. A Fig. 7-102A e B é a ultrassonografia dela. Quais são os achados mais prováveis?

   (A) gravidez ectópica rompida
   (B) gravidez ectópica não rompida
   (C) mola hidatiforme
   (D) aborto completo
   (E) aborto incompleto

232. Se um osso nasal fetal não for visualizado, qual das opções seguintes nós deveremos procurar?

   (A) aumento da prega nucal
   (B) língua em protrusão
   (C) defeitos cardíacos
   (D) síndrome de Down
   (E) A e D
   (F) todas as opções anteriores

233. Qual das afirmações a seguir é verdadeira em relação à contração focal do miométrio?

   (A) ela é fisiológica
   (B) ela aumenta o risco de aborto espontâneo
   (C) ela aumenta o risco de trabalho de parto prematuro
   (D) ela é patológica
   (E) ela tem a probabilidade de se resolver espontaneamente
   (F) tanto B quanto D estão corretas
   (G) tanto A quanto E estão corretas

234. A agenesia do corpo caloso não pode ser diagnosticada por ultrassom antes de:

   (A) 10 semanas
   (B) 14 semanas
   (C) 18 semanas
   (D) 28 semanas
   (E) 34 semanas

235. Em 90% dos casos de agenesia do corpo caloso, qual outro achado ultrassonográfico está presente?

   (A) poli-hidrâmnio
   (B) onfalocele
   (C) polidactília
   (D) ventrículos em forma de "gota de lágrima"
   (E) sinal da bolha dupla

236. Em qual anormalidade craniana se observa a ausência de córtex cerebral?

   (A) holoprosencefalia
   (B) hidrocefalia
   (C) hidranencefalia
   (D) agenesia do corpo caloso
   (E) malformação de Dandy-Walker

237. A microcefalia é definida como:

   (A) HC ≤ 2 SD da média
   (B) HC ≤ 3 SD da média
   (C) intervalo de 2 semanas em HC
   (D) tanto A quanto B
   (E) todas as opções anteriores

238. Um feto apresenta lesão anecoica na linha média no cérebro, hidropsia fetal e insuficiência cardíaca congestiva. Qual é o diagnóstico mais provável para essa lesão?
    (A) agenesia do corpo caloso
    (B) dilatação do terceiro ventrículo
    (C) cisto aracnoide
    (D) malformação atrioventricular
    (E) hidranencefalia

239. Com qual dos quadros a seguir os cistos do plexo coroide têm uma associação significativa, quando encontrados com outras anormalidades associadas?
    (A) síndrome de Noonan
    (B) trissomia 18
    (C) trissomia 13
    (D) hidrocefalia ligada ao X
    (E) nenhuma das opções anteriores

240. Qual das opções a seguir não é uma causa conhecida de gravidez ectópica?
    (A) tabagismo
    (B) esterilização por ligação tubária bilateral
    (C) *Chlamydia trachomatis*
    (D) doença inflamatória da pelve
    (E) herpes genital

241. Em qual nível a prega de pele nucal no segundo trimestre deverá ser medida?
    (A) ao nível do pedúnculo cerebral
    (B) na mesma imagem que a do círculo arterial do cérebro (círculo de Willis), foice do cérebro e quarto ventrículo
    (C) ao nível da cavidade do septo pelúcido, cerebelo e cisterna magna
    (D) ao nível dos ventrículos
    (E) todas as opções anteriores

242. Onde os ovários estão normalmente localizados?
    (A) tubas uterinas
    (B) escavação retouterina (bolsa de Douglas)
    (C) bolsa de Morrison
    (D) fossa ovariana
    (E) ligamento sacrouterino

243. Qual dos quadros a seguir é a causa mais provável do acúmulo anormal de fluido intraperitoneal que fica preso por aderências em uma paciente com história de cirurgia anterior?
    (A) cisto de inclusão
    (B) torção ovariana
    (C) cisto dermoide
    (D) cisto folicular
    (E) leiomiossarcoma

244. Qual dos quadros a seguir é indicado por um índice cefálico > 85?
    (A) braquicefalia
    (B) dolicocefalia
    (C) microcefalia
    (D) macrocefalia
    (E) índice cefálico normal

245. Qual dos quadros a seguir é indicado por um índice cefálico < 75?
    (A) braquicefalia
    (B) dolicocefalia
    (C) microcefalia
    (D) macrocefalia
    (E) índice cefálico normal

246. Quando um procedimento ultrassonográfico deve ser realizado envolvendo inserção de agulha, qual dos tipos de gel a seguir o operador deverá usar?
    (A) gel morno para ultrassom
    (B) gel estéril
    (C) gel hipoalergênico
    (D) somente gel de transmissão
    (E) óleo mineral

247. Qual dos lubrificantes a seguir *não* deverá ser usado em capas de látex para transdutores?
    (A) gel K-Y
    (B) gel de acoplamento
    (C) gel à base de água
    (D) produtos à base de óleo
    (E) gel hipoalergênico

248. Com quais quadros a dolicocefalia está sempre associada?
    (A) feto de nádegas
    (B) oligoidrâmnio
    (C) feto grande para a idade gestacional
    (D) A e B
    (E) A e C
    (F) todas as opções anteriores

249. Com quais quadros a seguir a braquicefalia está associada?

(A) trissomia 21
(B) variante normal
(C) mielomeningocele
(D) A e B
(E) A e C
(F) todas as opções anteriores

Perguntas 250 a 252: A proporção entre circunferência da cabeça e circunferência do corpo normalmente se altera com a evolução da gestação. Combine as semanas de gestação da Coluna A com a proporção cabeça:corpo na Coluna B:

COLUNA A	COLUNA B
250. 12-24 _____	(A) abdome maior que a cabeça
251. 32-36 _____	(B) cabeça e corpo iguais
252. 36-40 _____	(C) cabeça maior que o abdome

253. Ao executar a medição do diâmetro biparietal (BPD) e o eco da linha média permanecer contínuo e ininterrupto, o que isso indicará sobre o plano de varredura?

(A) normal
(B) muito alto
(C) através do pescoço do feto
(D) correto
(E) muito baixo

254. Qual das afirmações a seguir é verdadeira sobre o fluido dentro de um higroma cístico?

(A) fluido seroso
(B) fluido amniótico
(C) ascite
(D) fluido linfático
(E) hemorrágico

255. Qual das opções a seguir é causadora de higromas císticos?

(A) obstrução do sistema linfático ao nível das veias jugulares
(B) obstrução do sistema linfático ao nível das veias ilíacas
(C) obstrução do sistema venoso ao nível das veias jugulares
(D) obstrução da artéria carótida
(E) obstrução do círculo arterial do cérebro (círculo de Willis)

256. Qual das afirmações a seguir *não* é verdadeira em relação à mola hidatiforme?

(A) pré-eclâmpsia antes de 24 semanas da gestação
(B) pode apresentar sintomas clínicos de hiperemese da gravidez
(C) paciente pode mostrar sinais de toxemia ou de hipertireoidismo
(D) passagem de pequenas vilosidades inchadas via vagina
(E) o útero está frequentemente menor para as datas

257. Em qual região ocorrem 80% dos higromas císticos?

(A) na axila
(B) no mediastino
(C) na região cervical
(D) na região lombar
(E) na região do sacro

258. Com qual dos quadros a seguir os higromas císticos estão associados?

(A) síndrome de Potter
(B) síndrome de Beckwith-Wiedermann
(C) níveis elevados de alfafetoproteína
(D) síndrome de Turner
(E) C e D
(F) B e D
(G) todas as opções anteriores

259. Qual das opções a seguir mais bem descreve a aparência ultrassonográfica de gravidez molar?

(A) "tempestade de neve"
(B) textura ultrassonográfica vesicular
(C) aparência de queijo suíço
(D) aparência de "ponta de iceberg"
(E) todas as opções anteriores
(F) somente A, B e C

Perguntas 260 a 269: Combine as estruturas na Fig. 7-103 com a lista de termos na Coluna B.

Gravidez Precoce

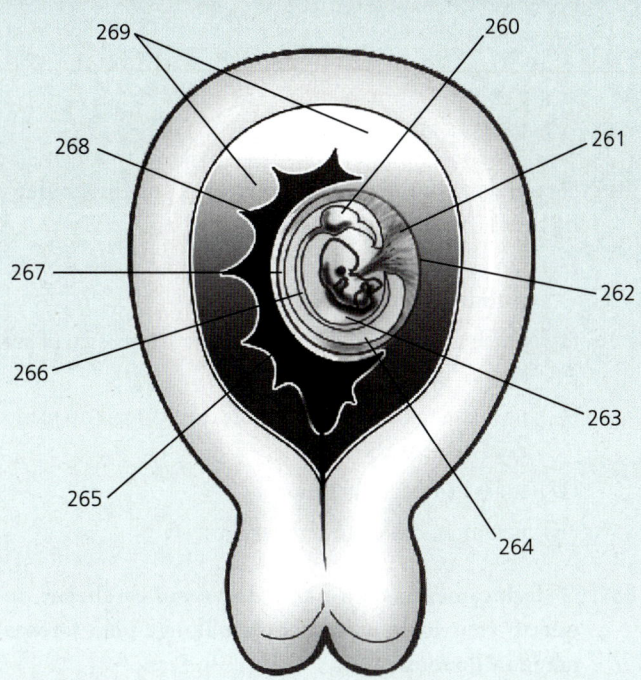

FIGURA 7-103.

Perguntas 270 a 272: Combine as estruturas na Fig. 7-104 com a lista de termos na Coluna B.

Miomas

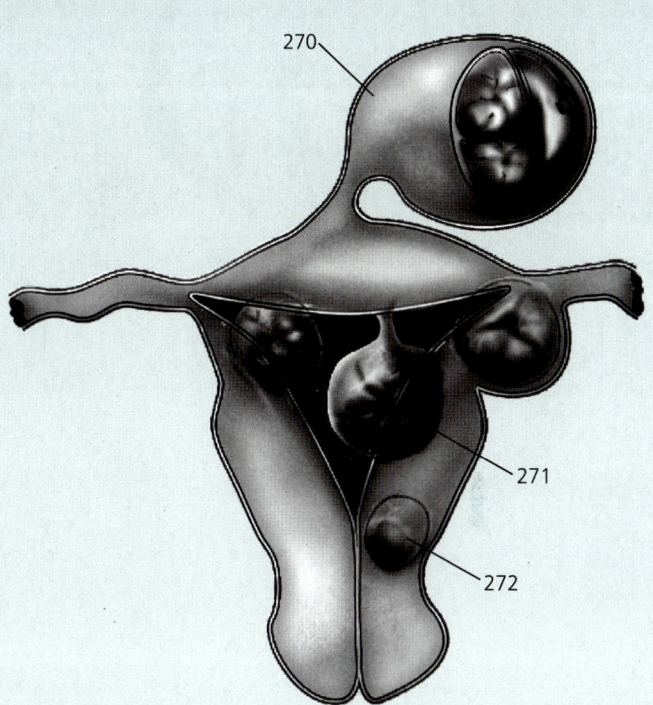

FIGURA 7-104.

COLUNA A	COLUNA B
260. _____	(A) âmnio
261. _____	(B) córion
262. _____	(C) decídua parietal (vera)
263. _____	(D) decídua capsular
264. _____	(E) saco vitelino
265. _____	(F) cavidade amniótica
266. _____	(G) cavidade uterina
267. _____	(H) cavidade coriônica
268. _____	(I) vilosidades coriônicas
269. _____	(J) decídua basal

COLUNA A	COLUNA B
270. _____	(A) submucoso
271. _____	(B) pedunculado
272. _____	(C) intracavitário

Perguntas 273 a 281: Combine as estruturas na Fig. 7-105 com a lista de termos na Coluna B.

COLUNA A	COLUNA B
273. _____	(A) terceiro ventrículo
274. _____	(B) átrio
275. _____	(C) corno inferior
276. _____	(D) corno posterior
277. _____	(E) antro interventricular
278. _____	(F) aqueduto cerebral
279. _____	(G) recesso lateral
280. _____	(H) corno anterior
281. _____	(I) terceiro ventrículo

Sistema Ventricular

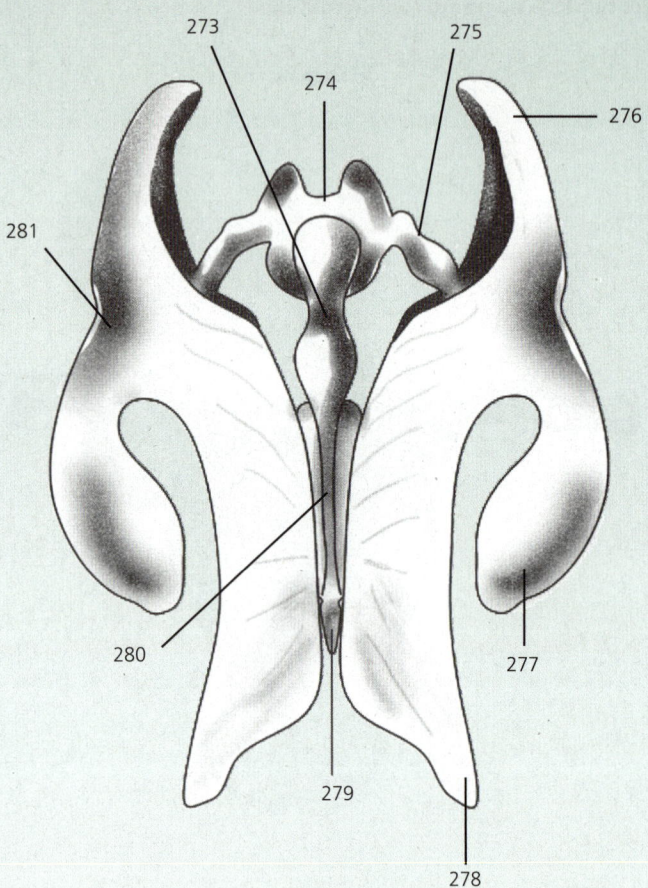

FIGURA 7-105.

282. **O desvio fetal entre os átrios esquerdo e direito é:**
    (A) ducto venoso
    (B) ducto arterioso
    (C) forame oval
    (D) ducto pulmonar
    (E) todas as opções anteriores

283. **O desvio fetal conectando o tronco aórtico transverso e o tronco pulmonar principal é:**
    (A) ducto venoso
    (B) ducto arterioso
    (C) forame oval
    (D) ducto pulmonar
    (E) todas as opções anteriores

284. **Acredita-se que a hidranencefalia resulte de:**
    (A) anormalidades cromossômicas
    (B) acidente vascular das veias jugulares
    (C) acidente vascular das artérias carótidas internas
    (D) calcificação do círculo arterial do cérebro (Willis)
    (E) nenhuma das opções anteriores

285. **O diagnóstico diferencial para hidranencefalia pode ser:**
    (A) holoprosencefalia semilobar
    (B) holoprosencefalia alobar
    (C) hidrocefalia intensa
    (D) A e C
    (E) B e C
    (F) todas as opções anteriores

286. **Na ultrassonografia as hemivértebras podem ser identificadas como:**
    (A) um estreitamento das vértebras individuais no plano coronal de projeção
    (B) um estreitamento das vértebras individuais no plano sagital de projeção
    (C) um estreitamento das vértebras individuais no plano axial de projeção
    (D) todas as opções anteriores
    (E) nenhuma das opções anteriores

287. **O deslocamento para baixo do verme cerebelar, do quarto ventrículo e da medula oblonga pelo forame magno é denominado:**
    (A) sinal do "limão"
    (B) malformação de Dandy-Walker
    (C) cisto aracnoide
    (D) malformação de Arnold-Chiari
    (E) agenesia do corpo caloso

288. **As grandes encefaloceles podem ser associadas a:**
    (A) hidranencefalia
    (B) hipotelorismo
    (C) microcefalia
    (D) macrocefalia
    (E) todas as opções anteriores

289. **Uma paciente se apresenta para uma varredura anatômica. A cabeça do feto mostra um só ventrículo, coroide único, dois hemisférios cerebelares e tálamo fundido. A anormalidade mais provável é:**
    (A) holoprosencefalia semilobar
    (B) holoprosencefalia alobar
    (C) hidranencefalia
    (D) hidrocefalia
    (E) cisto aracnoide

290. Uma paciente se apresenta para uma varredura anatômica. A cabeça do feto mostra uma só cavidade cística grande com borda de córtex cerebral. Identifica-se também um tálamo fundido. Qual é o diagnóstico mais provável?

   (A) holoprosencefalia alobar
   (B) holoprosencefalia semilobar
   (C) hidranencefalia
   (D) hidrocefalia
   (E) cisto aracnoide

291. Uma paciente se apresenta para uma varredura anatômica. A cabeça do feto mostra crânio cheio de fluido anecoico e ausência de córtex cerebral. O tronco cerebral é identificado. Qual é o diagnóstico mais provável?

   (A) holoprosencefalia semilobar
   (B) holoprosencefalia alobar
   (C) hidranencefalia
   (D) hidrocefalia
   (E) malformação de Dandy-Walker

292. Qual é a época mais precoce para a detecção por ultrassom da anencefalia?

   (A) 10 semanas
   (B) 14 semanas
   (C) 16 semanas
   (D) 20 semanas
   (E) 24 semanas

293. Qual das afirmações a seguir mais bem descreve a acrania?

   (A) tecido cerebral anormal com ausência da calvária
   (B) o primeiro estágio da anencefalia antes da exposição prolongada ao fluido amniótico
   (C) tecido cerebral normal com fácies anormais
   (D) A e B
   (E) todas as opções anteriores

Para as perguntas 294 a 298 quais números no termo "parity G7 P3214" correspondem ao que segue?

294. o número de crianças vivas: _____

295. o número de bebês pré-termo: _____

296. o número de gestações totais: _____

297. o número de abortos: _____

298. o número de gestações a termo: _____

299. Uma paciente teve seis gestações: três a termo, um parto prematuro de gêmeos, um aborto espontâneo e uma perda fetal com 22 semanas. Como isso seria classificado?

   (A) G6P3215
   (B) G6P3124
   (C) G7P5411
   (D) G7P2135
   (E) G6P3132

300. Adenomiose é:

   (A) crescimento e penetração benignos de glândulas endometriais e estroma para dentro do miométrio
   (B) crescimento e penetração malignos de glândulas endometriais e estroma para dentro do miométrio
   (C) estroma e glândulas endometriais localizados fora do útero
   (D) inflamação do endométrio
   (E) B e C

301. A MSAFP3 aumentada pode estar associada a qual dos quadros a seguir?

   (A) anencefalia
   (B) espinha bífida oculta
   (C) espinha bífida coberta de pele
   (D) A e C
   (E) nenhuma das opções anteriores

302. Um embrião é identificado dentro de um saco gestacional com idade gestacional estimada de 8 semanas. Qual é a medição aproximada da CRL?

   (A) 4 mm
   (B) 1,5 cm
   (C) 2,7 cm
   (D) 80 mm
   (E) 0,8 mm

303. Até qual idade gestacional a CRL é uma medição apropriada de data?

   (A) 8 semanas
   (B) 10 semanas
   (C) 12 semanas
   (D) 15 semanas
   (E) 40 semanas

304. Em um feto sem anormalidades no segundo e início do terceiro trimestre, quais são os melhores parâmetros para se usar o peso fetal estimado (EFW)?
    (A) CRL
    (B) FL/AC
    (C) BPD, HC, AC, FL
    (D) BPD/FL
    (E) medição orbitária e medição cerebelar

305. Onde os compassos de calibre devem ser posicionados para medir o fêmur?
    (A) na borda mais externa do osso
    (B) incluindo a placa epifisária
    (C) na diáfise da haste do fêmur fetal
    (D) nas bordas de todo o osso, incluindo a cabeça e o colo do fêmur
    (E) em todas as opções anteriores

306. Com qual achado o poli-hidrâmnio está mais frequentemente associado?
    (A) diabetes melito dependente de insulina
    (B) atresia duodenal
    (C) idiopático
    (D) micrognatia
    (E) morte fetal

307. Com qual dos quadros a seguir o poli-hidrâmnio pode ser associado?
    (A) osteogênese imperfeita
    (B) fenda labial
    (C) diabetes materno
    (D) transfusão feto-fetal
    (E) A e B
    (F) todas as opções anteriores

308. Em qual idade gestacional o âmnio e o córi são fundidos?
    (A) 8 semanas
    (B) 10 semanas
    (C) 16 semanas
    (D) 20 semanas

309. Por qual dos quadros a seguir a placenta *não* é responsável?
    (A) troca de nutrientes
    (B) hematopoiese
    (C) troca de oxigênio
    (D) barreira para alguns medicamentos
    (E) produção de hormônio

310. Qual das seguintes é a causa menos provável de descolamento da placenta?
    (A) hipertensão materna
    (B) miomas
    (C) cocaína
    (D) acidente automotivo
    (E) contração focalizada do miométrio

311. Qual das afirmações a seguir mais bem descreve o descolamento da placenta?
    (A) a separação prematura da placenta antes de 20 semanas de gestação
    (B) a separação prematura da placenta após 20 semanas de gestação
    (C) a separação prematura da placenta em qualquer semana da idade gestacional
    (D) o mesmo que um coágulo retrocoriônico
    (E) a implantação da placenta no segmento uterino inferior

312. Quais dos sinais ultrassonográficos a seguir se referem ao quadro de descolamento da placenta?
    (A) veias retroplacentárias > 2 cm
    (B) lagos entre as vilosidades
    (C) hematomas periplacentários hipoecoicos
    (D) A e C
    (E) todas as opções anteriores

313. Os riscos para placenta acreta incluem:
    (A) hipertensão materna
    (B) isoimunização
    (C) parto cesariano anterior
    (D) infertilidade
    (E) todas as opções anteriores

314. A placenta percreta significa:
    (A) invasão de tecido placentário através do útero e para dentro da bexiga
    (B) invasão de tecido placentário para o miométrio
    (C) invasão da placenta até a camada serosa
    (D) anexo placentário para o miométrio sem invasão
    (E) separação prematura da placenta antes de 20 semanas de gestação

315. Qual é a malformação vascular placentária que aparece como massa hipoecoica próximo à inserção do cordão?
    (A) anastomose vascular fetal
    (B) lago placentário
    (C) aneurisma placentário
    (D) corioangioma
    (E) cisto alantoico

316. Por qual das opções a seguir os vasos no cordão umbilical são protegidos?
    (A) gel de Wharton
    (B) fluido amniótico
    (C) fluido seroso
    (D) miométrio
    (E) placenta

317. Como se chama um cisto no cordão umbilical?
    (A) cisto alantoico
    (B) cisto do saco vitelino
    (C) cisto de Meckel
    (D) cisto ectodérmico
    (E) corioangioma

318. Qual dos termos a seguir denota a inserção do cordão umbilical nas membranas a caminho da placenta?
    (A) Inserção normal do cordão
    (B) Inserção sucenturiada do cordão
    (C) Inserção excêntrica do cordão
    (D) Inserção velamentosa do cordão
    (E) cordão nucal

319. Qual dos termos a seguir mais bem descreve a inserção do cordão umbilical na borda da placenta?
    (A) inserção normal do cordão
    (B) inserção marginal do cordão
    (C) inserção excêntrica do cordão
    (D) inserção velamentosa do cordão
    (E) cordão nucal

320. Qual dos seguintes é o defeito cardíaco mais comum?
    (A) síndrome do coração esquerdo hipoplásico
    (B) defeito septal atrial/ventricular
    (C) tetralogia de Fallot
    (D) transposição das grandes artérias
    (E) anormalidade de Ebstein da válvula atrioventricular direita (tricúspide)

321. O lado esquerdo do coração é responsável pela perfusão:
    (A) dos aspectos cranianos do feto
    (B) dos aspectos sistêmicos do feto
    (C) da placenta
    (D) dos membros inferiores do feto
    (E) nenhuma das opções anteriores

322. O lado direito do coração é responsável pela perfusão:
    (A) dos aspectos cranianos do feto
    (B) dos aspectos sistêmicos do feto
    (C) da placenta
    (D) só do cordão umbilical
    (E) nenhuma das opções anteriores

323. Qual porcentagem do tórax fetal deverá ser ocupada pelo coração?
    (A) 25%
    (B) 30%
    (C) 60%
    (D) 75%
    (E) 90%

324. Se o eixo do coração estiver apontado para a direita, qual das opções a seguir o ultrassonografista deverá buscar?
    (A) a veia cava inferior interrompida
    (B) outras anormalidades do coração
    (C) orientação abdominal do órgão
    (D) dextrocardia
    (E) todas as opções anteriores

325. Qual é o defeito cardíaco mais comum associado à trissomia 21?
    (A) defeito septal atrial/ventricular
    (B) síndrome do coração esquerdo hipoplásico
    (C) defeito do canal atrioventricular
    (D) transposição dos grandes vasos
    (E) dextrocardia

326. A partir da projeção de quatro câmaras, o transdutor é inclinado em direção ao ombro esquerdo do feto. Qual projeção cardíaca será obtida?
    (A) projeção de cinco câmaras
    (B) projeção do eixo curto
    (C) projeção do eixo longo
    (D) arco aórtico
    (E) nenhuma das opções anteriores

327. Qual anatomia deverá ser avaliada na projeção de quatro câmaras?
    (A) junção das válvulas atrioventriculares com os septos atrial e ventricular intactos
    (B) câmaras ventriculares de tamanho idêntico
    (C) contratilidade do coração
    (D) A e B
    (E) todas as opções anteriores

328. Qual das opções a seguir mais bem descreve o sinal da "banana"?
    (A) a formação côncava dos ossos frontais
    (B) o achatamento do cerebelo
    (C) o cerebelo em forma de haltere
    (D) dilatação do terceiro ventrículo
    (E) ausência do corpo caloso

329. Uma paciente apresenta-se para um ultrassom e informa ter sofrido uma gravidez ectópica rompida há um ano, na qual desmaiou. Qual das opções a seguir foi, provavelmente, o tratamento para a gravidez ectópica?
    (A) metotrexato
    (B) histerectomia
    (C) salpingectomia
    (D) dilatação e curetagem
    (E) ácido fólico

330. Qual das anormalidades cardíacas a seguir é difícil ou impossível de se identificar na ecocardiografia fetal?
    (A) coarctação da aorta
    (B) anomalia de Ebstein
    (C) ventrículo direito com saída dupla
    (D) defeito septal atrial/ventricular
    (E) nenhuma das opções anteriores

331. A maioria das hérnias diafragmáticas congênitas é:
    (A) do lado esquerdo
    (B) do lado direito
    (C) bilateral
    (D) na linha média
    (E) Nenhuma das opções anteriores

332. Na ultrassonografia fetal, o coração do feto está desviado para a direita, com o ápice apontado para a esquerda. Quais possíveis anomalias o ultrassonografista deverá considerar?
    (A) hérnia diafragmática congênita
    (B) malformação adenomatoide cística congênita
    (C) teratoma
    (D) A e B
    (E) todas as opções anteriores

333. Na identificação de hérnia diafragmática congênita, qual das opções a seguir é o órgão mais importante que o ultrassonografista também deverá acessar?
    (A) a localização do fígado fetal
    (B) os rins do feto
    (C) a bexiga do feto
    (D) a placenta
    (E) todas as opções anteriores

334. A mortalidade perinatal significativa de fetos com hérnia diafragmática congênita é causada por:
    (A) anormalidades cromossômicas
    (B) oligoidrâmnio
    (C) defeitos cardíacos associados
    (D) hipoplasia pulmonar
    (E) poli-hidrâmnio

335. A hérnia diafragmática congênita tem diagnóstico pior se:
    (A) for um defeito situado no lado esquerdo
    (B) o estômago estiver localizado à esquerda e anterior
    (C) se o intestino for identificado no tórax
    (D) se o fígado for identificado no tórax
    (E) nenhuma das opções anteriores

336. A massa torácica mais frequentemente identificada é:
    (A) hérnia diafragmática do lado direito
    (B) hérnia diafragmática do lado esquerdo
    (C) malformação adenomatoide cística congênita
    (D) sequestração pulmonar
    (E) onfalocele

337. A malformação adenomatoide cística congênita é dividida em 3 tipos. O Tipo 1 é:
    (A) microcístico
    (B) cistos de tamanho médio
    (C) macrocístico
    (D) cistos de vários tamanhos
    (E) megacisto

338. A malformação adenomatoide cística congênita do Tipo II é:
    (A) microcística
    (B) cistos de tamanho médio
    (C) macrocística
    (D) cistos de vários tamanhos
    (E) megacisto

339. A malformação adenomatoide cística congênita do Tipo III é:
    (A) microcística
    (B) cistos de tamanho médio
    (C) macrocística
    (D) cistos de vários tamanhos
    (E) megacisto

340. Que tipo de tumor tem mais probabilidade de produzir hCG e AFP?
    (A) cisto dermoide
    (B) útero fibroide
    (C) síndrome de Meigs
    (D) disgerminoma
    (E) endometrioma

341. Onde é encontrada a maioria das sequestrações pulmonares?
    (A) na área inferior ao diafragma
    (B) na base inferior do pulmão esquerdo
    (C) na base inferior do pulmão direito
    (D) no lobo superior esquerdo do pulmão
    (E) no ápice dos pulmões

342. Em qual dos seguintes quadros o metotrexato *não* é frequentemente administrado?
    (A) na presença de gravidez ectópica não rompida
    (B) se a β-hCG estiver inferior a 1.500 U/L
    (C) se não for percebido movimento cardíaco do embrião ectópico
    (D) se o saco gestacional ectópico for superior a 4 cm
    (E) todas as opções anteriores

343. Qual porcentagem de atresia esofágica tem uma fístula traqueoesofágica?
    (A) 25%
    (B) 50%
    (C) 75%
    (D) 90%
    (E) 10%

344. Qual dos quadros a seguir está associado a 80% dos fetos com atresia esofágica no terceiro trimestre?
    (A) retardo de crescimento intrauterino
    (B) macrossoma
    (C) poli-hidrâmnio
    (D) circunferência abdominal diminuída
    (E) oligoidrâmnio

345. Com qual anormalidade cromossômica a atresia esofágica tem associação significativa?
    (A) trissomia 21
    (B) trissomia 18
    (C) trissomia 13
    (D) translocação
    (E) nenhuma das opções anteriores

346. A qual das opções a seguir se refere o sinal "bolha dupla"?
    (A) cordão umbilical com dois vasos
    (B) atresia duodenal
    (C) ureterocele
    (D) hipotelorismo
    (E) duas estruturas preenchidas com ar

347. Qual das anormalidades a seguir também está associada a 50% dos fetos com atresia duodenal?
    (A) defeitos da coluna vertebral
    (B) defeitos cardíacos
    (C) macrossomia
    (D) A e B
    (E) todas as opções anteriores.

348. Com qual anormalidade cromossômica a atresia duodenal tem forte associação?
    (A) trissomia 21
    (B) trissomia 18
    (C) trissomia 13
    (D) translocação não equilibrada
    (E) nenhuma das opções anteriores

349. Por volta de qual idade gestacional a herniação fisiológica do intestino para dentro do cordão umbilical está completa?
    (A) 8 semanas
    (B) 9 semanas
    (C) 10 semanas
    (D) 13 semanas
    (E) 40 semanas

350. Qual das seguintes características não é encontrada em um saco pseudogestacional?

    (A) centro anecoico
    (B) saco vitelino
    (C) falha de crescimento de uma semana para outra
    (D) estrutura semelhante a um saco
    (E) esfacelamento da decídua

351. Qual das opções a seguir representa sinais/sintomas de gravidez ectópica rompida?

    (A) dor unilateral de anexos que aumenta com o tempo
    (B) sangramento vaginal pesado com coágulos
    (C) dor no ombro direito e desmaio
    (D) náusea e vômito
    (E) corrimento vaginal e frequência urinária

352. Qual das afirmações a seguir sobre gastrosquise é verdadeira?

    (A) mais comum com o avanço da idade materna
    (B) frequentemente associada a outras anormalidades
    (C) tem prognóstico muito bom com taxa de sobrevida de 80%-90%
    (D) tem herança recessiva autossômica
    (E) tem herniação coberta por uma membrana consistindo em âmnio e peritônio

353. Qual das opções a seguir *não* está incluída nos sinais ultrassonográficos de perfuração intestinal?

    (A) alças intestinais espessadas
    (B) calcificações abdominais
    (C) cistos de mecônio
    (D) oligoidrâmnio
    (E) poli-hidrâmnio

354. Qual das opções a seguir pode causar complicações intrauterinas de gastrosquise?

    (A) retardo de crescimento intrauterino
    (B) parede intestinal edematosa
    (C) obstrução intestinal
    (D) estômago fetal dilatado
    (E) todas as opções anteriores

355. Em qual nível a gastrosquise é uma fissura na parede abdominal anterior?

    (A) lado direito do cordão umbilical
    (B) lado esquerdo do cordão umbilical
    (C) na inserção do cordão umbilical com a ligação do cordão à gastrosquise
    (D) medial e inferior ao cordão umbilical
    (E) nenhuma das opções anteriores

356. A herniação fisiológica do tubo digestório médio não inclui:

    (A) o intestino delgado
    (B) o ceco e o apêndice variforme
    (C) o fígado
    (D) a artéria mesentérica superior
    (E) a artéria vitelina

357. Uma paciente de 24 anos apresenta-se com dores no quadrante inferior direito, náusea com vômito e sangramento vaginal há 2 dias, assim como β-hCG sérica em 1.500 mUI/mL. Qual é o achado na ultrassonografia mostrada na Fig. 7-106?

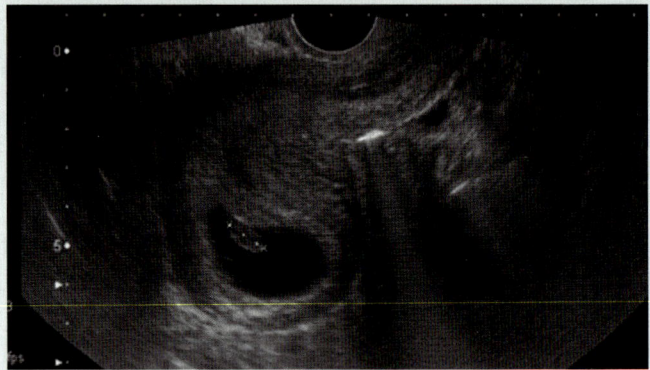

FIGURA 7-106.

    (A) gravidez ectópica com fluido livre
    (B) aborto completo
    (C) apendicite com gravidez ectópica rompida
    (D) gravidez intrauterina precoce em útero retrovertido
    (E) abordo retido

358. Qual das opções a seguir nomeia um defeito da linha média na parede abdominal anterior com herniação do conteúdo abdominal na base do cordão umbilical?

    (A) gastrosquise
    (B) onfalocele
    (C) extrofia da cloaca
    (D) pentalogia de Cantrell
    (E) movimento duplo para cima e para baixo

359. Com qual das opções a seguir as onfaloceles *não* estão associadas?
    (A) idade materna avançada
    (B) anormalidades cromossômicas
    (C) tabagismo materno
    (D) anormalidades cardíacas
    (E) herniação coberta por membrana, consistindo em âmnio e peritônio

360. Qual dos termos a seguir mais bem descreve um defeito de linha média do tórax com o coração herniado para fora do tórax?
    (A) raquísquise
    (B) *ectopia cordis*
    (C) extrofia da cloaca
    (D) complexo da parede do membro-corpo
    (E) tetralogia de Fallot

361. Em uma ultrassonografia são identificados os quadros de onfalocele e de *ectopia cordis*. Qual quadro deverá ser incluído no diagnóstico diferencial?
    (A) pentalogia de Cantrell
    (B) trissomia 18
    (C) síndrome de Beckwith-Wiedemann
    (D) A e B
    (E) todas as opções anteriores

362. A síndrome de Beckwith-Wiedemann é um grupo de qual dos transtornos a seguir?
    (A) onfalocele
    (B) encurtamento unilateral dos membros
    (C) macroglossia
    (D) poli-hidrâmnio
    (E) A e C
    (F) todas as opções anteriores

363. Se a bexiga estiver herniada pela parede ventral e um defeito da coluna for identificado, qual quadro deverá ser considerado?
    (A) extrofia da bexiga
    (B) extrofia da cloaca
    (C) pentalogia de Cantrell
    (D) complexo da parede do membro-corpo
    (E) onfalocele

364. Um quadro em que não se identifica o cordão umbilical junto com defeitos da parede ventral e escoliose é mais provavelmente:
    (A) extrofia da cloaca
    (B) sinéquias amnióticas
    (C) complexo da parede do membro-corpo
    (D) defeito completo da parede ventral
    (E) pentalogia de Cantrell

365. A síndrome das faixas amnióticas difere das folhas amnióticas (sinéquias) porque:
    (A) as faixas amnióticas estão anexas ao útero nas duas extremidades
    (B) as folhas amnióticas sempre causam rompimento no primeiro trimestre
    (C) as faixas amnióticas podem causar amputação ou deformidades dos membros
    (D) não há diferença entre faixas amnióticas e folhas amnióticas
    (E) nenhuma das opções anteriores

366. A isoimunização de Rh resulta de qual das combinações a seguir?
    (A) mãe Rh- e pai Rh-
    (B) mãe Rh+ e pai Rh-
    (C) mãe Rh+ e feto Rh-
    (D) mãe Rh- e feto Rh+
    (E) nenhuma das opções anteriores

367. Qual é o nome do medicamento dado às mães RH-negativas para prevenir a doença hemolítica do recém-nascido?
    (A) ácido fólico
    (B) Clomid
    (C) metotrexato
    (D) RhoGAM
    (E) Lupron

368. O processo hemolítico de destruição dos eritrócitos fetais por anticorpos maternos é chamado de:
    (A) hipercoagulação
    (B) eritroblastose fetal
    (C) trombocitopenia
    (D) hidropsia não imune
    (E) anemia microcítica-hipocrômica

369. **Qual das opções a seguir não é característica de um ovo gorado?**
    (A) o saco gestacional não cresce de uma semana para outra
    (B) saco gestacional grande e vazio
    (C) embrião morto
    (D) reação trofoblástica fina
    (E) saco gestacional em formato irregular

370. **Os sinais de insuficiência cardíaca congestiva no feto são:**
    (A) efusões serosas
    (B) fígado fetal dilatado
    (C) ascite fetal
    (D) efusões pericárdicas
    (E) todas as opções anteriores

371. **Como o diagnóstico de hidropsia fetal é feito por ultrassonografia?**
    (A) dois sítios fetais de acúmulo de fluido
    (B) ascite fetal e um sítio de fluido acumulado
    (C) um sítio de fluido acumulado e oligoidrâmnio
    (D) A e B
    (E) A e C
    (F) todas as opções anteriores

372. **Nos casos de angústia fetal em mães diabéticas, o coração fetal pode:**
    (A) apresentar paredes ventriculares espessadas
    (B) apresentar contratilidade reduzida
    (C) apresentar débito cardíaco aumentado
    (D) A e B
    (E) todas as opções anteriores

373. **As principais causas da hidropsia não imune são:**
    (A) anormalidades fetais
    (B) parvovírus
    (C) anticorpos anti-Kell
    (D) A e B
    (E) A e C
    (F) todas as opções anteriores

374. **A confirmação por ultrassom de que um dispositivo intrauterino (IUD) está *in situ* é:**
    (A) um eco ecogênico altamente linear na cavidade endometrial com sombreamento acústico distal
    (B) a demonstração do colar do IUD no ultrassom na cavidade endometrial
    (C) a demonstração do IUD no miométrio com sombra acústica distal
    (D) a demonstração da tira endometrial
    (E) a posição excêntrica do IUD com reflexões de entrada-saída

375. **A dor no quadrante superior direito (RUQ) devida a aderências e inflamação entre o fígado e o diafragma após infecção pélvica ascendente é conhecida como:**
    (A) síndrome de Fitz-Hugh-Curtis
    (B) mittelschmerz
    (C) síndrome de Stein-Leventhal
    (D) gravidez ectópica
    (E) salpingite do lado direito

376. **Nos casos de *situs inversus* parcial, qual das opções a seguir o ultrassonografista deverá considerar?**
    (A) defeitos cardíacos
    (B) polisplenia
    (C) asplenia
    (D) veia cava inferior interrompida
    (E) B e C
    (F) todas as opções anteriores

377. **Em uma ultrassonografia, o feto tem hidronefrose unilateral, ureteres não visualizados, bexiga normal e volume de líquido amniótico normal. Qual é o diagnóstico provável?**
    (A) obstrução da junção ureterovesical unilateral (UVJ)
    (B) obstrução da junção ureteropélvica unilateral (UPJ)
    (C) válvulas uretrais posteriores (PUV)
    (D) todas as opções anteriores
    (E) nenhuma das opções anteriores

378. **A quais outros achados a obstrução da junção ureterovesical (UVJ) pode ser associada?**
    (A) ureterocele
    (B) hidronefrose unilateral
    (C) rim pélvico
    (D) A e C
    (E) nenhuma das opções anteriores

379. Qual é a aparência ultrassonográfica dos ureteres fetais no ultrassom?
    (A) na maioria das ultrassonografias os ureteres fetais se mostram dilatados por causa da bexiga do feto
    (B) na maioria das ultrassonografias os ureteres fetais se mostram dilatados por causa dos rins do feto
    (C) eles são visualizados normalmente próximos aos vasos ilíacos no ultrassom
    (D) apenas um ureter está dilatado por causa da posição do fígado do feto
    (E) os ureteres têm 1 a 2 mm de diâmetro e raramente são mostrados no ultrassom

380. O trígono refere-se:
    (A) ao ponto em que o ureter penetra no rim
    (B) à região onde a uretra deixa o corpo
    (C) à base da bexiga contendo os orifícios dos ureteres e da uretra
    (D) à região da bexiga contendo o orifício da uretra
    (E) à parede anterior da bexiga próximo à uretra

381. Uma paciente de 35 anos com queixa de cãibras no abdome inferior que aparecem e desaparecem. Ela também se queixa de sangramento vaginal pesado com coágulos. O teste de β-hCG feito na segunda-feira estava em 8.200 mUI/mL, e um segundo teste sérico feito na quarta-feira (48 horas depois) deu 20 mUI/mL. A paciente agora diz que as cãibras e o sangramento desapareceram. As ultrassonografias transvaginal e transabdominal não demonstram gravidez intrauterina (IUP), nem massa anexa, nem líquido livre. A espessura endometrial é de 2 mm. Qual é o diagnóstico mais provável?
    (A) gravidez ectópica rompida
    (B) gravidez ectópica não rompida
    (C) gravidez abdominal
    (D) aborto incompleto
    (E) aborto completo

382. Qual das opções a seguir não é uma característica ultrasultrassonográfica de obstrução completa de válvula ureteral posterior?
    (A) hidrâmnio
    (B) hidronefrose
    (C) hidroureter
    (D) uretra em "buraco de fechadura"
    (E) bexiga urinária com distensão anormal

383. O quadro de fácies de Potter se refere a:
    (A) aspectos faciais achatados por causa da falta de líquido amniótico
    (B) desenvolvimento anormal dos músculos abdominais causados pela superdistensão da bexiga urinária
    (C) fendas labial e palatina
    (D) órbitas protuberantes com aceitação dos ossos cranianos
    (E) boca pequena com língua em protrusão e orelhas pequenas

384. Qual é a causa principal de óbito na síndrome da saída da válvula uretral posterior (PUV)?
    (A) insuficiência renal
    (B) sepse
    (C) sobrecarga cardíaca
    (D) hipoplasia pulmonar
    (E) poli-hidrâmnio

385. Qual das opções a seguir não está incluída nos aspectos ultrassonográficos da agenesia renal?
    (A) incapacidade de demonstrar fluxo sanguíneo em artérias renais
    (B) glândulas suprarrenais alongadas na fossa renal
    (C) poli-hidrâmnio
    (D) incapacidade de visualização da bexiga fetal
    (E) nível baixo de líquido amniótico

386. Qual é a frequência do esvaziamento da bexiga urinária do feto?
    (A) cada 5 minutos
    (B) cada 30 a 45 minutos
    (C) cada 1 a 2 horas
    (D) cada 4 horas
    (E) cada 1 minuto

387. Qual das opções a seguir não faz parte do sangramento vaginal anormal?
    (A) carcinoma endometrial
    (B) síndrome do ovário policístico
    (C) torção ovariana
    (D) miomas submucosos
    (E) hipertireoidismo

388. Quantos rins são formados nos estágios iniciais da organogênese?
    (A) 2
    (B) 3
    (C) 4
    (D) 6
    (E) dois pares

389. Qual outro sistema orgânico tem forte correlação com as anormalidades renais?
    (A) cardíaco
    (B) uterino
    (C) ovariano
    (D) muscular
    (E) cerebral

390. Qual das afirmações a seguir sobre doença displásica multicística do rim é falsa?
    (A) causada por obstrução no primeiro trimestre
    (B) causada por obstrução no segundo trimestre
    (C) cistos múltiplos e de tamanhos variados no parênquima
    (D) parênquima ecogênico
    (E) causada por obstrução no terceiro trimestre

391. No caso de doença displásica multicística unilateral do rim, o rim contralateral com frequência:
    (A) aumentará
    (B) tornar-se-á obstruído
    (C) terá função reduzida
    (D) permanecerá o mesmo
    (E) será pequeno

392. Se um dos pais for portador da doença renal policística autossômica dominante, o risco para o feto ter a mesma doença será de:
    (A) 25%
    (B) 50%
    (C) 75%
    (D) 90%
    (E) 100%

393. Um feto de 26 semanas se apresenta com rins ecogênicos grandes contendo alguns cistos pequenos. O volume de líquido amniótico é normal. O diagnóstico diferencial inclui:
    (A) doença renal policística autossômica recessiva
    (B) doença renal policística autossômica dominante
    (C) síndrome de Meckel
    (D) A e C
    (E) todas as opções anteriores.

394. Em um plano axial de projeção quanto da área do abdome fetal deverá estar ocupado pelos rins?
    (A) 1/4
    (B) 1/3
    (C) 1/2
    (D) 2/3
    (E) 3/4

395. Os cistos anecoicos que cercam a periferia do rim em aparência de "colar de pérolas" representam, mais provavelmente:
    (A) doença renal displásica multicística
    (B) doença renal policística autossômica dominante
    (C) pirâmides renais normais
    (D) pirâmides renais obstruídas em estágio inicial
    (E) síndrome de Stein-Leventhal

396. Em qual idade gestacional o feto começa a produzir urina?
    (A) 10 semanas
    (B) 12 semanas
    (C) 17 semanas
    (D) 20 semanas
    (E) 24 semanas

397. A gravidez ectópica é definida como:
    (A) gravidez nas tubas uterinas
    (B) gravidez no espaço peritoneal
    (C) gravidez fora do útero
    (D) gravidez na cavidade uterina
    (E) gravidez fora da cavidade endometrial

398. Qual é o tamanho da pelve renal normal no segundo trimestre?
    (A) menos de 20 mm
    (B) menos de 15 mm
    (C) menos de 8 mm
    (D) menos de 6 mm
    (E) 4-6 cm

Perguntas 399 a 403: Combinar o sistema de classificação renal na Coluna A com a descrição na Coluna B.

COLUNA A	COLUNA B
399. Grau 0 _____	(A) cálices e pelve renal dilatados
400. Grau I _____	(B) sem dilatação
401. Grau II _____	(C) dilatação da pelve renal com ou sem infundíbulos visíveis
402. Grau III _____	(D) cálices e pelve renal dilatados com afinamento do parênquima
403. Grau IV _____	(E) dilatação pélvica renal com cálices visíveis

404. Um tumor renal raro, grande, sólido e altamente vascular é um:
    (A) neuroblastoma
    (B) teratoma renal
    (C) nefroma mesoblástico congênito
    (D) nenhuma das opções anteriores
    (E) rim policístico

405. Um tumor maligno da glândula suprarrenal que aparece como massa ecogênica e heterogênica é um:
    (A) neuroblastoma
    (B) teratoma
    (C) tumor de Wilms
    (D) nefroblastoma
    (E) nenhuma das opções anteriores

406. Um nefroma mesoblástico congênito é conhecido também como:
    (A) neuroblastoma
    (B) teratoma
    (C) tumor de Wilms
    (D) tumor de Williams
    (E) angiomiolipomas

Perguntas 407 a 409: Combinar as estruturas na Fig. 7-107 com um dos músculos a seguir.

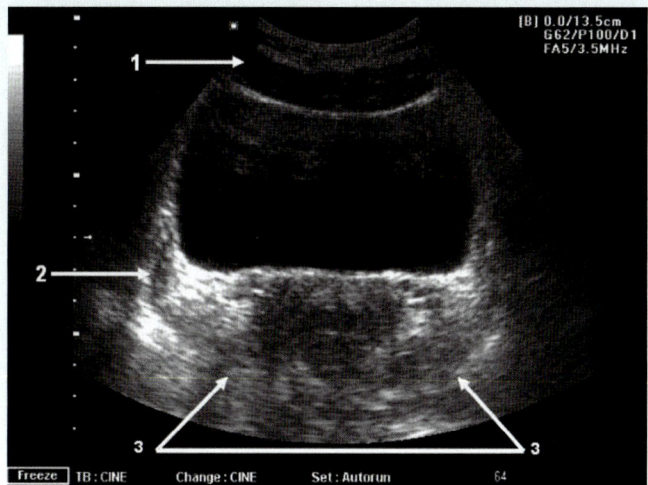

FIGURA 7-107.

407. A seta nº 1 aponta para _____ (A) Obturador interno

408. A seta nº 2 aponta para _____ (B) Reto do abdome

409. A seta nº 3 aponta para _____ (C) Piriforme

410. Qual das opções a seguir é representada na Fig. 7-108 pelas as regiões hipoecoicas bilaterais visualizadas posterior e lateral à vagina?

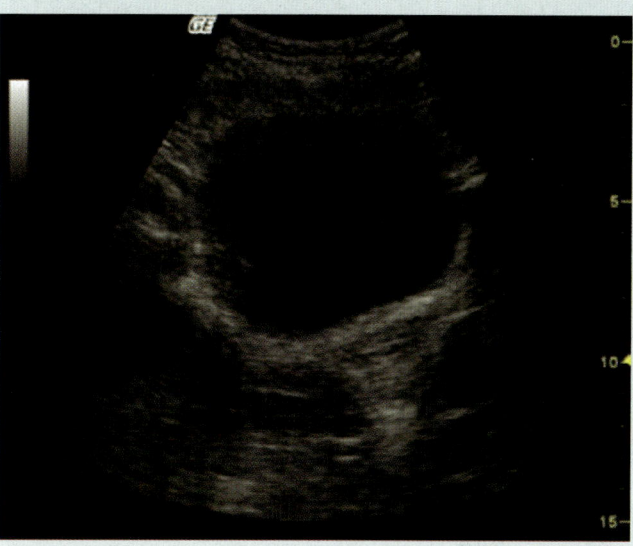

FIGURA 7-108.

    (A) ovários
    (B) músculos obturadores internos
    (C) massas bilaterais
    (D) grupo de músculos levantadores do ânus

411. O grau em que as formas de cabeça podem afetar o diâmetro biparietal (BPD) pode ser estimado por qual das fórmulas a seguir?
    (A) HC = BPD2 + OFD
    (B) índice = HC/OFD × 1,54
    (C) CI = BPD/OFD × 100
    (D) BPD = BPD × OFD/1,256
    (E) CI = BPD/OFD × 1,54

412. Qual é a causa mais comum da torção ovariana?
    (A) tumores ovarianos
    (B) hiperestimulação do ovário
    (C) aderências
    (D) hipervascularidade do ovário
    (E) doença inflamatória da pelve

413. De qual das opções a seguir é proveniente o suprimento de sangue para os ovários?
    (A) artéria ovariana
    (B) aorta
    (C) artéria uterina
    (D) A e B
    (E) A e C

414. Os ovários que tenham sofrido superestimulação por medicamentos para infertilidade estão em risco de qual opção a seguir?

(A) produção de cistos grosseiramente dilatados

(B) torção

(C) endometriose

(D) A e B

(E) todas as opções anteriores

415. Qual das seguintes não é uma característica de torção ovariana em adultos?

(A) ovário dilatado com grande cisto dermoide

(B) sinal de Whirlpool

(C) ausência de fluxo venoso mas presença de fluxo arterial

(D) aparências ultrassonográficas variáveis

(E) ovários bilaterais de tamanho normal com cisto folicular e fluxo Doppler presente

(F) salpingo-ooforectomia bilateral

416. Qual das opções a seguir é um sinal/sintoma precoce de câncer endometrial?

(A) sangramento vaginal após a menopausa

(B) dores abdominal e pélvica

(C) ascite observada no ultrassom

(D) perda significativa de peso

(E) cefaleia

417. Um fibroide de crescimento rápido no primeiro trimestre da gravidez não é tão preocupante quanto o mesmo fenômeno ocorrendo em uma mulher após a menopausa por causa:

(A) do aumento rápido do nível de progesterona no primeiro trimestre

(B) da redução do estrogênio na mulher pós-menopausa

(C) o crescimento rápido de um fibroide não é preocupante

(D) os dois casos são preocupantes

(E) os miomas não dependem de hormônios

418. O que sugere o crescimento rápido de um fibroide em uma mulher após a menopausa sem terapia de reposição hormonal?

(A) leiomiossarcoma

(B) degeneração fibrosa

(C) infiltração hemorrágica

(D) alterações de calcificação

(E) gravidez

419. No primeiro e segundo trimestres o pulmão fetal:

(A) tem mais ecogenicidade que o fígado fetal

(B) apresenta ecogenicidade reduzida se comparado à do fígado fetal

(C) é isoecoico ao fígado fetal

(D) varia em aparência

(E) não é visível ultrassonograficamente

420. No terceiro trimestre o pulmão fetal:

(A) tem mais ecogenicidade que o fígado fetal

(B) apresenta ecogenicidade reduzida se comparado à do fígado fetal

(C) é isoecoico ao fígado fetal

(D) varia em aparência

(E) está cheio de líquido

421. As placas epifisárias do fêmur são visualizadas na ultrassonografia após:

(A) 8 semanas

(B) 12 semanas

(C) 15 semanas

(D) 24 semanas

(E) 32 semanas

422. Polidactilia pós-axial é:

(A) um dedo extra no aspecto ulnar da mão fetal

(B) um dedo extra no aspecto radial da mão fetal

(C) curvatura do último dedo no aspecto ulnar

(D) um dedo extra no pé do feto

(E) ausência da mão fetal

423. Polidactilia pré-axial é:

(A) um dedo extra no aspecto ulnar da mão fetal

(B) um dedo extra no aspecto radial da mão fetal

(C) curvatura do último dedo no aspecto ulnar

(D) um dedo extra no pé do feto

(E) ausência do pé

424. Crescimento concordante em gêmeos se refere a:

(A) < 10% de diferença em peso fetal estimado (EFW) entre os gêmeos

(B) < 20% de diferença em peso fetal estimado (EFW) entre os gêmeos

(C) ambos os fetos dentro da faixa normal em uma curva de crescimento normal

(D) feto permanecendo no mesmo percentil de peso fetal estimado (EFW) de um exame para o outro

(E) todas as opções anteriores

425. Uma paciente de 27 anos apresentou-se para ultrassom de anatomia com 38 semanas de gestação. Após 20 minutos de varredura, a paciente se queixa de náusea, vertigem e sensação de desfalecimento e tornou-se pálida e suada. Qual é o motivo mais provável?
   (A) síndrome hipotensiva supina
   (B) gravidez ectópica
   (C) hiperemese da gravidez
   (D) síndrome hipertensiva supina
   (E) síndrome de Fitz-Hugh-Curtis

426. Qual é a fórmula para determinar a discordância de EFW em gêmeos?
   (A) o menor EFW + o maior EFW/menor EFW
   (B) o menor EFW × 2 − maior EFW/maior EFW
   (C) o maior EFW − menor EFW/maior EFW x 100
   (D) o maior EFW × 100 − menor EFW/maior EFW
   (E) nenhuma das opções anteriores.

427. O que é parto pélvico?
   (A) quando ambos os pés passam para o segmento uterino inferior
   (B) quando um pé passa para a vagina
   (C) quando a cabeça do feto fica no lado direito da mãe, e as nádegas ficam no lado esquerdo
   (D) quando as nádegas aparecem primeiro, as coxas e as pernas se estendem para cima junto com o tronco anterior do feto
   (E) quando um pé passa para o segmento uterino inferior, e a outra perna fica acima da cabeça

428. O que é parto completo de nádegas?
   (A) quando os dois pés passam para o segmento uterino inferior
   (B) quando os dois pés passam para a vagina
   (C) quando as nádegas aparecem primeiro, os joelhos estão flexionados, e o bebê está sentado com as pernas cruzadas
   (D) quando as coxas e as pernas se estendem para cima junto com o tronco anterior do feto
   (E) quando um pé aparece no segmento uterino inferior, e a outra perna fica acima da cabeça

429. O que é parto podálico?
   (A) quando um ou os dois pés passam para o segmento uterino inferior
   (B) quando um pé passa para o fundo
   (C) quando as nádegas aparecem primeiro, os joelhos flexionados, e o bebê sentado com as pernas cruzadas
   (D) quando as coxas e as pernas se estendem para cima junto com o tronco anterior fetal
   (E) quando a cabeça do feto está no lado esquerdo da mãe, e os pés no lado direito

430. Qual sítio de gravidez ectópica tem a maior morbidade ou mortalidade materna?
   (A) gravidez abdominal
   (B) gravidez no corno
   (C) gravidez ampular
   (D) gravidez ovariana
   (E) gravidez no istmo

431. Um cariótipo fetal de 47X indica qual das opções sobre o feto?
   (A) afetado com síndrome de Down
   (B) afetado com síndrome de Turner
   (C) um menino
   (D) uma menina

432. Ao executar um exame ultrassonográfico, espera-se que o operador execute todos os procedimentos a seguir, *exceto*:
   (A) explicar ao paciente procedimento que será realizado
   (B) colocar o nome do paciente e o número do registro médico no equipamento de ultrassom
   (C) rever os exames de imagem anteriores
   (D) explicar brevemente o achado ultrassonográfico para a/o paciente e membros da família que estejam observando o procedimento na sala
   (E) examinar brevemente o prontuário do/da paciente quanto a valores de laboratório relevantes

433. Ao rotular gêmeos, o feto A deverá ser:
   (A) o primeiro feto identificado
   (B) o feto mais próximo do fundo
   (C) o feto mais próximo do orifício interno
   (D) qualquer um dos métodos anteriores é apropriado
   (E) o feto visualizado primeiro na ultrassonografia

434. O feto está vertical com a coluna no lado direito da mãe. O lado esquerdo fetal deverá estar:
   (A) anterior
   (B) posterior
   (C) inferior
   (D) superior
   (E) nenhuma das opções anteriores

435. O feto está na transversal com a cabeça no lado esquerdo da mãe. A coluna do feto está inferior. O lado esquerdo fetal deverá estar:
    (A) anterior
    (B) posterior
    (C) inferior
    (D) superior
    (E) nenhuma das opções anteriores

436. O feto está de nádegas com a coluna no lado esquerdo da mãe. O lado esquerdo do feto deverá estar:
    (A) anterior
    (B) posterior
    (C) inferior
    (D) superior
    (E) nenhuma das opções anteriores

437. Os lagos placentários subcoriônicos:
    (A) estão associados ao retardo do crescimento intrauterino
    (B) estão associados ao oligoidrâmnio
    (C) são conhecidos também como deposição de fibrina subcoriônica
    (D) são achados ultrassonográficos de descolamento de placenta
    (E) são todas as opções anteriores

438. A maturação precoce da placenta pode estar associada a:
    (A) hipertensão
    (B) diabetes melito gestacional
    (C) tabagismo materno
    (D) A e C
    (E) todas as opções anteriores

439. Uma placenta fina (< 1,5 cm) não está associada a qual das opções a seguir?
    (A) pré-eclâmpsia
    (B) retardo de crescimento intrauterino
    (C) diabetes melito dependente de insulina
    (D) triploidia
    (E) infecção intrauterina

440. Uma placenta espessa (> 5 cm) não está associada a qual das opções a seguir?
    (A) diabetes melito gestacional
    (B) infecção
    (C) gestações múltiplas
    (D) hipertensão
    (E) hidropsia

441. Qual das opções a seguir das causas maternas não está incluída no retardo de crescimento intrauterino?
    (A) infecção materna
    (B) mães diabéticas com vasculopatia
    (C) tabagismo materno
    (D) diabetes melito gestacional
    (E) história anterior de feto com retardo de crescimento intrauterino

442. Qual das opções a seguir é a mais imperativa antes de executar o procedimento de amniocentese em uma paciente?
    (A) examinar brevemente o prontuário da paciente quanto aos valores de laboratório relevantes
    (B) confirmar que o consentimento informado foi obtido
    (C) inserir o nome e o número médico da paciente no equipamento de ultrassom
    (D) obter exames de imagem anteriores
    (E) assegurar que a sala e o transdutor estejam limpos

443. A síndrome da regressão caudal está associada a:
    (A) diabetes melito dependente de insulina
    (B) anormalidades cromossômicas
    (C) síndrome de Noonan
    (D) hipertensão
    (E) todas as opções anteriores

444. Qual órgão ou tecido tem a preocupação principal com respeito aos efeitos biológicos quando se utiliza ultrassom em seres humanos?
    (A) pele
    (B) embrião
    (C) baço
    (D) osso
    (E) eritrócitos adultos

445. Qual é o maior volume de intensidade de débito tipicamente usado em ultrassom diagnóstico?
    (A) doppler de onda pulsado com imageamento em tempo real
    (B) mapeamento de amplitude por Doppler colorido
    (C) monitor fetal com Doppler
    (D) tempo real
    (E) nenhuma das opções anteriores

446. A síndrome de Turner afeta homens e mulheres:
(A) igualmente
(B) mais os homens que as mulheres
(C) mais as mulheres que os homens
(D) somente os homens
(E) somente as mulheres

447. Para reduzir a exposição acústica à paciente obstétrica, qual das opções a seguir o ultrassonografista deve adotar?
(A) reduzir os controles de débito de energia e aumentar os ganhos de receptor
(B) reduzir o quase ganho e aumentar o ganho de longe e o débito de energia
(C) aumentar o ganho total do receptor e a energia de débito ao mesmo tempo
(D) reduzir o tempo de varredura e aumentar o débito de energia
(E) aumentar o débito de energia e os ganhos do receptor para aumentar a atenuação, que reduzirá a exposição da paciente

448. Qual das opções a seguir pode representar complicações fetais causadas por diabetes materna?
(A) síndrome da regressão caudal
(B) defeitos cardíacos
(C) distocia dos ombros
(D) A e B
(E) todas as opções anteriores

449. Em quais casos é usada a amniocentese de maturidade do pulmão?
(A) no quadro de feto com retardo de crescimento intrauterino e peso fetal estimado (EFW) em declínio
(B) no caso de diabetes melito dependente de insulina
(C) no caso de ruptura prematura completa das membranas
(D) A e B
(E) todas as opções anteriores

450. Qual dos marcadores ultrassonográficos a seguir não podem ser usados para acessar um caso de macrossomia?
(A) espessura umeral do ombro
(B) diâmetro bochecha a bochecha
(C) proporção HC/AC
(D) volume do líquido amniótico
(E) espessura do tecido subcutâneo abdominal

451. No caso de aniidrâmnio, como se pode obter um cariótipo?
(A) por amostragem do sangue umbilical percutâneo
(B) por amostragem de vilosidades coriônicas
(C) por cistocentese
(D) todas as opções anteriores
(E) nenhuma das opções anteriores

452. Em qual dos testes a seguir a amniocentese pode *não* ser aplicada?
(A) doença de células falciformes
(B) bilirrubina fetal
(C) síndromes específicas de membros curtos
(D) fibrose cística
(E) fenda palatina

453. Qual efeito a hipertensão materna pode ter na gravidez?
(A) poli-hidrâmnio
(B) placentomegalia
(C) retardo de crescimento intrauterino
(D) anormalidades cromossômicas
(E) macrossomia

454. Com qual dos fatores de risco a seguir está associado um caso de placenta calcificada excessivamente acelerada no segundo trimestre?
(A) tabagismo materno excessivo
(B) anormalidade cromossômica
(C) precursor do retardo de crescimento intrauterino no terceiro trimestre
(D) hidropsia
(E) todas as opções anteriores

455. A abreviação BBOW se refere a:
(A) bebê abaixo da água externa (*baby below outer water*)
(B) bebê braquiocefálico a caminho (*brachycephalic baby on way*)
(C) bolsa d'água protuberante (*bulging bag of water*)
(D) bebê abaixo da asa occipital (*baby below occipital wing*)
(E) bebê abaixo do peso obstétrico (*baby below obstetrical weight*)

456. A abreviação PROM se refere a:
(A) membrana externa parcialmente rompida (*partially ruptured outer membrane*)
(B) fenda prévia de plugue de muco (*previous rip of mucus plug*)
(C) amplitude de movimento parcial (*partial range of motion*)
(D) ruptura prematura de membranas (*premature rupture of membranes*)
(E) remoção de membrana pós-parto (*postpartum removal of membrane*)

457. A distensão exagerada da bexiga urinária pode causar:
(A) placenta anterior parecendo placenta prévia
(B) fechamento de colo incompetente
(C) distorção ou fechamento do saco gestacional
(D) visualização obscurecida da veia ilíaca interna
(E) A e B
(F) todas as opções anteriores

458. Assume-se que a ovulação ocorre:
(A) durante o intercurso sexual
(B) no 7º dia do ciclo menstrual
(C) no 14º dia do ciclo menstrual
(D) no 2º dia do ciclo menstrual
(E) no 1º dia da menstruação

Perguntas 459 a 467: Combinar os termos da Coluna A com a descrição correta na Coluna B.

COLUNA A
459. Grávida _____
460. Multípara _____
461. Nulípara _____
462. Primípara _____
463. Nuligrávida _____
464. Primigesta _____
465. Multigrávida _____
466. Para _____
467. Trimestre _____

COLUNA B
(A) Mulher que deu à luz 2 ou mais vezes
(B) Mulher que nunca ficou grávida
(C) Mulher que está grávida
(D) Mulher que nunca deu à luz um bebê viável
(E) Grávida pela primeira vez
(F) Mulher que ficou grávida várias vezes
(G) O nº de gestações que continuou até a viabilidade
(H) Mulher que deu à luz um bebê viável uma vez.
(I) Período de 3 meses durante a gestação

468. O puerpério se refere ao período:
(A) ao redor do momento da concepção
(B) após a morte
(C) 6-8 semanas antes do parto
(D) começa com a expulsão da placenta
(E) a área da anatomia entre o ânus e a vagina

469. Para qual das avaliações a seguir pode ser necessário uma ultrassonografia ginecológica pós-parto?
(A) avaliação de hidronefrose materna
(B) exame do útero quanto à placenta retida
(C) verificar obstrução intestinal materna
(D) cálculos maternos na vesícula
(E) todas as opções anteriores

470. Qual dos componentes a seguir do sistema de ultrassom expõe a paciente a um risco potencial maior?
(A) rachadura na face do transdutor
(B) cabo do transdutor úmido com gel do ultrassom
(C) monitor de TV aquecido
(D) equipamento de ultrassom precisando de calibração
(E) gel de transdutor gelado

471. Qual das estruturas a seguir tem mais probabilidade de não ser visualizada em uma ultrassonografia pélvica pós-parto?
(A) útero
(B) eco endometrial
(C) vagina
(D) ovários
(E) todas as opções anteriores

472. Em que nível fica aproximadamente o fundo do útero grávido com 20 semanas de gestação?
(A) umbigo
(B) processo xifoide
(C) metade do caminho entre o umbigo e a sínfise púbica
(D) ao nível da sínfise púbica
(E) abaixo da sínfise púbica

473. Qual é a complicação mais comum durante o período pós-parto?
(A) hemorragia
(B) tromboembolismo
(C) infecção
(D) A e B
(E) todas as opções anteriores

474. Qual das opções a seguir é a causa menos provável para ascites abdominal e pélvica?

   (A) insuficiência cardíaca
   (B) síndrome nefrótica
   (C) pancreatite
   (D) câncer
   (E) útero fibroide

475. Qual é a porcentagem de fetos na apresentação de nádegas a termo?

   (A) 25%
   (B) 50%
   (C) 75%
   (D) 5%
   (E) 1%

476. Qual das características a seguir é a mais suspeita de ascite maligna?

   (A) líquido intraperitoneal livre em calhas paracólicas e no recesso hepatorrenal (bolsa de Morison)
   (B) líquido loculado com alças de intestino aderentes e fixas à parede abdominal
   (C) líquido ecogênico livre na cavidade peritoneal com alças de intestino flutuantes
   (D) líquido livre anecoico na posição do abdome dependente da gravidade
   (E) líquido livre ecogênico homogêneo nas calhas paracólicas e no recesso hepatorrenal (bolsa de Morison)

477. A abreviação VBAC se refere a:

   (A) bloqueio e fechamento vaginal (*vaginal blockage and closure*)
   (B) bloqueio vaginal após parto cesariano (*vaginal blockage after cesarean*)
   (C) nascimento vaginal após parto cesariano (*vaginal birth after cesarean*)
   (D) nenhuma das opções anteriores
   (E) bactérias vaginais no parto cesariano (*vaginal bactéria at cesarean*)

478. Em qual dos sítios anatômicos a seguir ocorre a implantação normal da gravidez?

   (A) região ampular da tuba uterina
   (B) cavidade endometrial
   (C) miométrio
   (D) abdome
   (E) ovários

Perguntas 478 a 484. Combinar os termos da Coluna A com a descrição correta na Coluna B.

COLUNA A
479. placenta prévia _____
480. placenta acreta _____
481. placenta sucenturiada _____
482. descolamento de placenta _____
483. placenta increta _____
484. placenta percreta _____

COLUNA B
(A) aderência anormal de parte ou de toda a placenta à parede uterina
(B) separação prematura da placenta após 20 semanas de gestação
(C) lobo acessório da placenta
(D) implantação da placenta no segmento uterino inferior
(E) aderência anormal de parte ou de toda a placenta em que as vilosidades coriônicas invadem o miométrio
(F) aderência anormal de parte ou de toda a placenta em que as vilosidades coriônicas invadem a parede uterina

485. O *chorion frondosum* se desenvolve progressivamente para se tornar:

   (A) um componente fetal da placenta
   (B) um componente materno da placenta
   (C) a cavidade amniótica
   (D) o saco e o pedículo vitelinos
   (E) o feto

486. A decídua basal desenvolve-se progressivamente para se tornar:

   (A) o componente fetal da placenta
   (B) o componente materno da placenta
   (C) a cavidade amniótica
   (D) o saco e o pedículo vitelinos
   (E) o embrião

487. Qual das escolhas a seguir é verdadeira sobre a síndrome HELLP?
(A) abreviação para hemólise, enzimas hepáticas elevadas, plaquetas baixas
(B) abreviação para hemivértebras, enzimas hepáticas elevadas, placenta baixa
(C) tratada de modo semelhante à pré-eclâmpsia intensa
(D) doppler pode ajudar na avaliação da síndrome hellp
(E) acrônimo para ajudar a avaliação dos pulmões, fígado e pré-eclâmpsia

488. Um útero fibroide grande é visualizado na ultrassonografia. Qual órgão o ultrassonografista deverá varrer?
(A) rins
(B) fígado
(C) fundo de saco posterior
(D) pâncreas
(E) baço

489. Qual é a infecção primária causada pelo vírus da varicela-zóster (VZV)?
(A) a quinta doença
(B) catapora
(C) papilomavírus humano (HPV)
(D) herpes simples
(E) citomegalovírus

490. Qual é a infecção viral intrauterina congênita mais comum?
(A) toxoplasmose
(B) HIV
(C) parvovírus
(D) citomegalovírus
(E) rubéola

491. Qual das afirmações a seguir sobre o saco vitelino secundário é falsa?
(A) localizado na cavidade amniótica
(B) desaparece por volta de 12 semanas de gestação
(C) é descrito antes da visualização do embrião
(D) contém líquido vitelino
(E) é essencial ao desenvolvimento do sangue

492. Qual é a causa mais comum do hematocolpos?
(A) útero com dois cornos
(B) endometrite
(C) doença inflamatória da pelve
(D) hímen não perfurado
(E) gravidez ectópica

493. A amostragem da artéria cerebral média ajuda na determinação de:
(A) IUGR e complicações relacionadas
(B) prognóstico de anemia fetal
(C) necessidade de transfusão fetal
(D) todas as opções anteriores

494. Qual das afirmações a seguir sobre leiomioma é *falsa*?
(A) calcifica e atenua o feixe do ultrassom
(B) pode imitar uma contração do miométrio
(C) normalmente aumenta de tamanho após a menopausa
(D) distorce a cavidade endometrial
(E) deriva do músculo do útero

495. Uma paciente de 24 anos apresenta-se para um ultrassom com β-hCG sérica acentuadamente elevada. O ultrassom mostra múltiplos espaços anecoicos pequenos de aproximadamente 3-5 mm na cavidade uterina. O que esse achado tem mais probabilidade de representar?
(A) cisto teca-luteínico
(B) cisto de corpo lúteo
(C) cisto folicular
(D) vilosidades hidrópicas
(E) saco pseudogestacional

496. Qual das afirmações a seguir sobre tumores do estroma é *falsa*?
(A) todos apresentam aparência ultrassonográfica similar e não podem ser diferenciados um do outro
(B) tumores ovarianos sólidos e hipoecoicos
(C) os tipos incluem: fibromas, tecomas, tumores das células de Sertoli-Leydig
(D) os tipos incluem: fibromas, tecomas e tumores de Brenner
(E) todas as opções anteriores

497. O endometrioma pode aparecer ultrassonograficamente semelhante a:
(A) teratoma cístico benigno
(B) ovários policísticos
(C) cisto hemorrágico
(D) hidrossalpinge
(E) cisto folicular

498. A hidrossalpinge pode ser diferenciada de uma massa ovariana multicística na ultrassonografia:

(A) acompanhando-se os espaços císticos para assegurar que eles se comunicam

(B) usando Doppler colorido para acompanhar a artéria ovariana até o ovário

(C) rolando a paciente para estender a tuba uterina

(D) as duas entidades não podem ser diferenciadas

(E) usando-se o mapeamento de amplitude Doppler

499. Um cisto anecoico de parede lisa é identificado em uma paciente que sofreu histerectomia/ooforectomia. Qual das opções a seguir deverá ser incluída no diagnóstico diferencial?

(A) cisto paraovariano

(B) cisto ovariano remanescente

(C) cisto mesonéfrico

(D) cisto de inclusão

(E) todas as opções anteriores

500. O cisto hidátido de Morgagni é:

(A) uma massa ovariana complexa

(B) um cisto de mola hidatiforme

(C) um cisto paramesonéfrico

(D) outro nome para a síndrome de resto ovariano

(E) um cisto hidátido dos ovários

501. A fórmula para determinar o volume ovariano é:

(A) D1 × D2 × D3 × 0,523

(B) D1 + D2 + D3 × 3,14

(C) D1 × D2 × D3 × 3,14

(D) D1 + D2 × 100

(E) D1 + D2 × 1,57

502. A imagem na Fig. 7-109 representa:

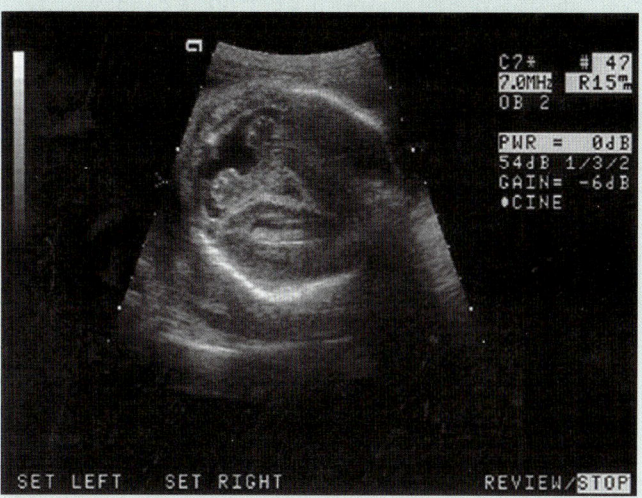

FIGURA 7-109.

(A) cisto aracnoide

(B) hidrocefalia comunicante

(C) sinal da "banana"

(D) malformação de Dandy-Walker

(E) cisto do plexo coroide

503. A Fig. 7-110 demonstra:

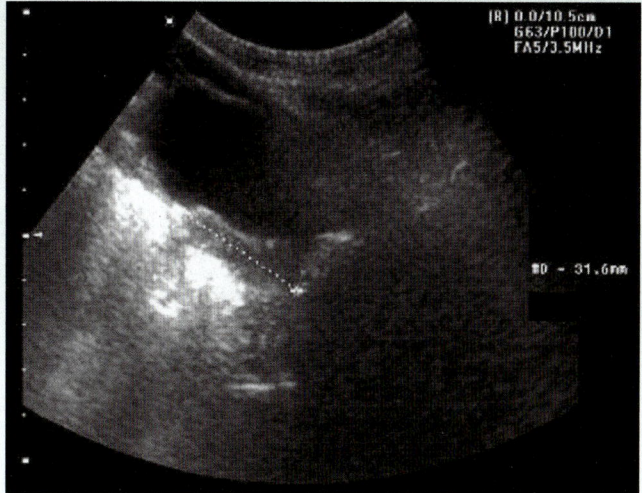

FIGURA 7-110.

(A) útero adulto normal

(B) útero multíparo

(C) útero pré-puberal

(D) útero nulíparo

(E) útero fibroide dilatado

504. A Fig. 7-111 é de uma paciente de 25 anos encaminhada para a ultrassonografia por causa de massa anexa direita apalpada. Qual é o diagnóstico mais provável?

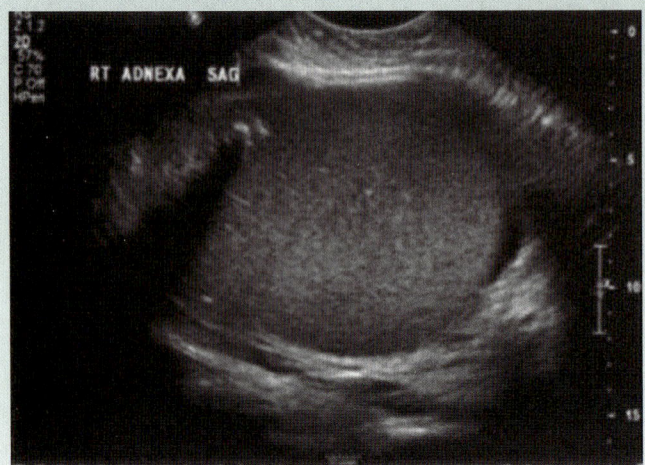

FIGURA 7-111.

(A) cistoadenoma
(B) fibroma
(C) teratoma cístico
(D) disgerminoma
(E) endometrioma

505. Na Fig. 7-112, para onde as setas estão apontando?

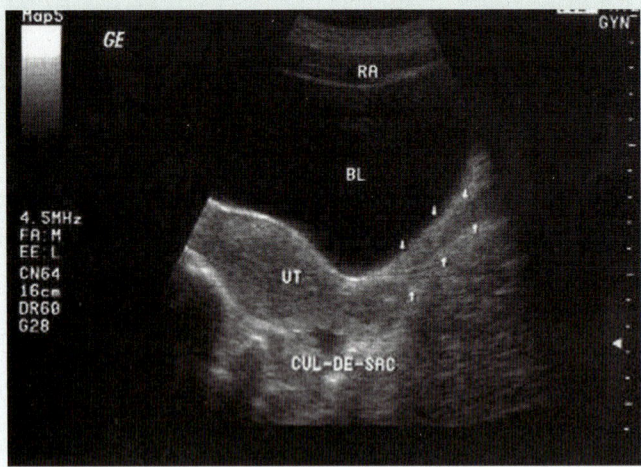

FIGURA 7-112.

(A) ligamento ovariano
(B) ligamento largo
(C) músculo obturador interno
(D) vagina
(E) colo do útero

506. Na Fig. 7-113 os marcadores estão colocados no canal endocervical; o que eles representam?

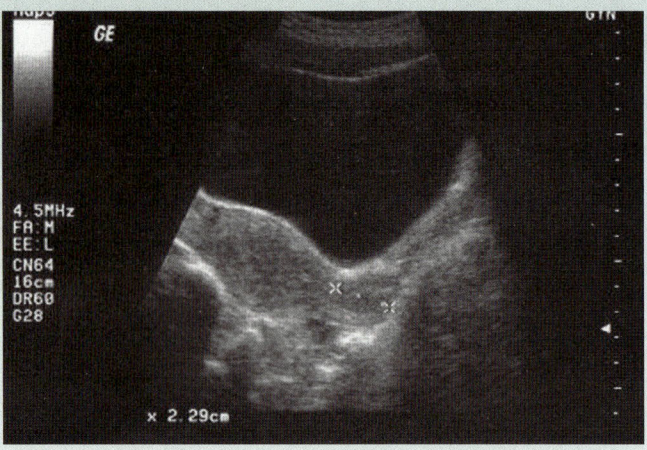

FIGURA 7-113.

(A) do istmo para o corpo
(B) fundo de saco anterior e orifício interno
(C) orifício interno para orifício externo
(D) os fórnices vaginais
(E) o canal vaginal

Perguntas 507-510. Combinar as estruturas numeradas na Fig. 7-114 com a lista de termos na Coluna B.

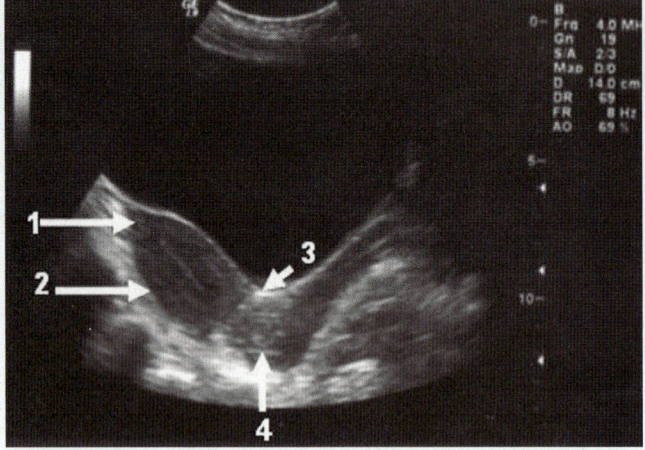

FIGURA 7-114.

507. A seta nº 1 está apontando para:
508. A seta nº 2 está apontando para:
509. A seta nº 3 está apontando para:
510. A seta nº 4 está apontando para:

(A) colo do útero
(B) fundo
(C) corpo
(D) istmo
(E) endométrio

511. Na Fig. 7-115 identificar o espaço potencial marcado com asterisco.

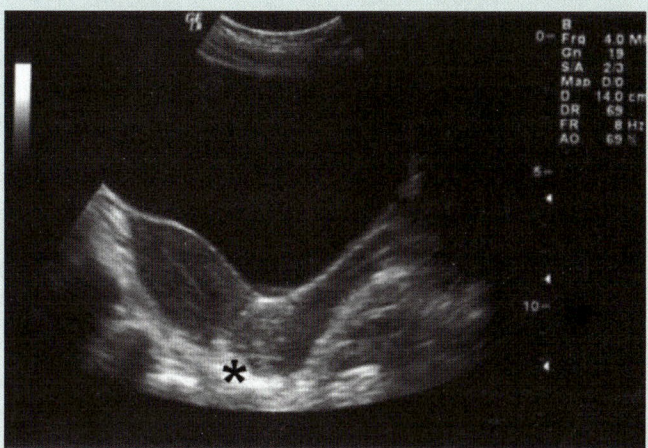

FIGURA 7-115.

(A) espaço de Retzius
(B) bolsa de Douglas
(C) fundo de saco anterior
(D) bolsa de Morrison
(E) bolsa vesicouterina

512. Qual das opções a seguir pode causar a infertilidade feminina?
(A) sinéquias uterinas
(B) síndrome do ovário policístico (PCOS)
(C) síndrome de Asherman
(D) adenomiose
(E) todas as opções anteriores podem causar infertilidade

513. Na Fig. 7-116 em qual fase do ciclo menstrual está o endométrio?

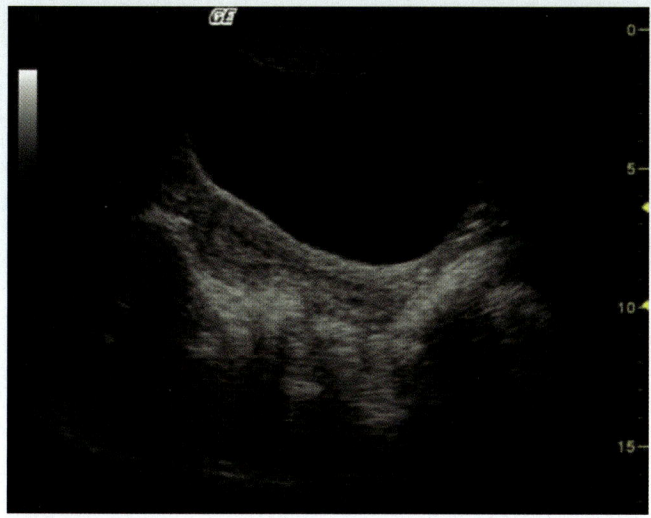

FIGURA 7-116.

(A) menstrual
(B) secretória
(C) proliferativa
(D) lútea

514. A glândula hipofisária anterior é responsável pela produção de qual das opções a seguir?
(A) FSH (hormônio de estimulação de folículos)
(B) GnRH (hormônio de liberação de gonadotropina)
(C) LH (hormônio luteinizante)
(D) Oxitocina
(E) B e D
(F) A e C

515. Ao se realizar uma avaliação com Doppler de espectro do ovário durante a fase pré-ovulatória, qual das opções é *falsa*?
(A) o formato da onda apresenta fluxo diastólico reduzido
(B) índice de resistência (RI) reduzido
(C) vasculatura da parede folicular aumentada
(D) alta quantidade de fluxo durante a diástole
(E) sem alteração no formato de onda

516. A síndrome de Meigs consiste em todas as opções a seguir, *exceto*:
(A) efusão pleural
(B) tumor uterino
(C) ascite
(D) tumor ovariano fibroso

517. O início da menstruação também é conhecido como:
(A) paridade
(B) menarca
(C) climatério
(D) Mittelschmerz
(E) puberdade

518. O intestino ultrassonograficamente normal pode se apresentar como:
(A) ecogênico
(B) com movimentos peristálticos
(C) com sombreamento acústico
(D) cheio de fluido
(E) todas as opções anteriores

519. Uma paciente de 18 anos apresenta-se com amenorreia. A ultrassonografia demonstra uma cavidade uterina cística dilatada e a cavidade vaginal contendo ecos de baixo nível. É feito o diagnóstico de hematometrocolpo. Isto pode ser resultante de todas as opções a seguir, *exceto*:

(A) obstrução ao nível da vagina
(B) posterior a hímen não perfurado
(C) septo vaginal
(D) vagina estenótica ou atrética
(E) estenose cervical

520. A incidência de carcinoma ovariano é relativamente baixa (1,4% de risco de vida, ou 1 em 70). As mulheres com pelo menos 2,0% de risco durante a vida incluem todas as opções a seguir, *exceto*:

(A) pacientes com infertilidade
(B) exposição ao talco do períneo
(C) dieta com alto teor de gordura
(D) multiparidade
(E) história familiar

521. Há vários métodos de tecnologia de reprodução assistida. Qual das opções a seguir não é um desses métodos?

(A) Fertilização *in vitro*
(B) GIFT
(C) FIFT
(D) ZIFT
(E) nenhuma das opções anteriores

522. Na Fig. 7-117, em que fase do ciclo menstrual está o endométrio?

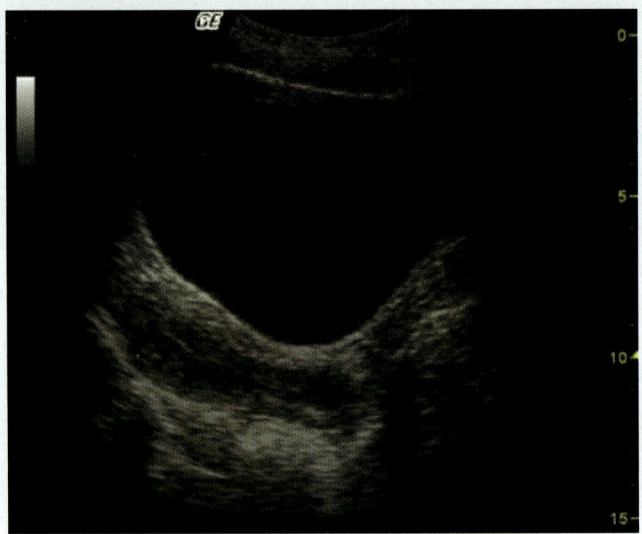

FIGURA 7-117.

(A) menstrual
(B) secretória
(C) proliferativa
(D) lútea
(E) nenhuma das opções anteriores

523. Qual é a anomalia congênita demonstrada na Fig. 7-118?

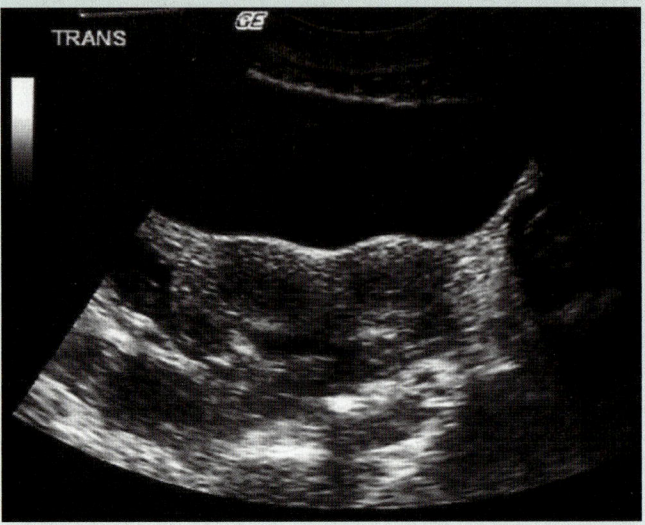

FIGURA 7-118.

(A) útero didelfo
(B) útero septado
(C) útero com dois cornos
(D) unicorno
(E) não há anomalia congênita visualizada

524. Esta paciente pode se apresentar com história de:

(A) abortos espontâneos
(B) sangramento vaginal
(C) dor pélvica
(D) infertilidade
(E) corrimento vaginal

525. A Fig. 7-119 é uma imagem sagital da linha média da pelve demonstrando massa superior ao fundo do útero, que mais provavelmente representa:

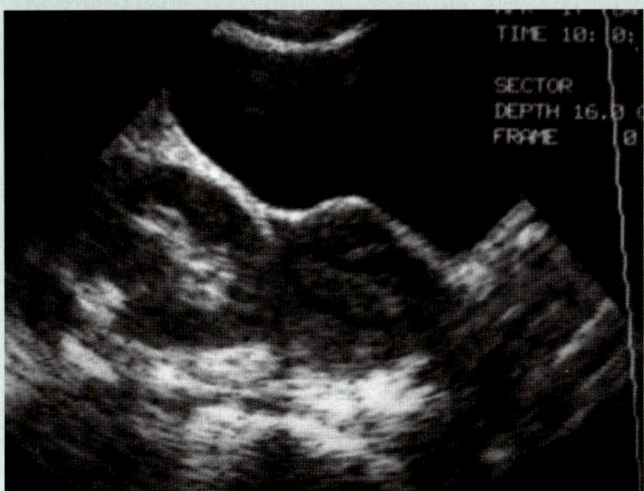

FIGURA 7-119.

(A) endometrioma
(B) rim ectópico
(C) intestino
(D) tecoma
(E) ovário

526. Qual dos músculos a seguir não está localizado na pelve verdadeira?

(A) obturador interno
(B) levantador do ânus
(C) piriforme
(D) iliopsoas
(E) coccígeo

527. Qual dos ligamentos a seguir não fornece suporte estrutural para o útero e o colo do útero?

(A) redondo
(B) cardinal e uterossacro
(C) infundibulopélvico
(D) uterossacro
(E) cardinal

528. Qual estudo ultrassonográfico exige um cateter inserido na cavidade endometrial com inserção de solução de soro fisiológico normal como meio de contraste para fins de demonstração de anormalidades da cavidade uterina?

(A) fertilização *in vitro*
(B) histerossalpingograma
(C) tomografia computadorizada
(D) sono-histerografia
(E) imageamento por ressonância magnética

529. Na presença de ascite, a Fig. 7-120 é mais sugestiva de:

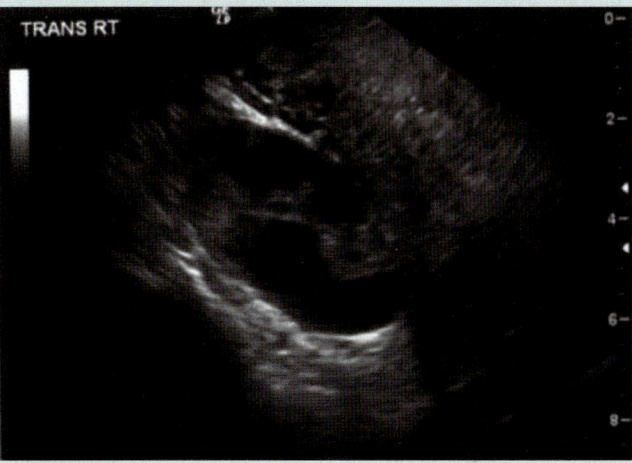

FIGURA 7-120.

(A) cistoadenoma
(B) cistadenocarcinoma seroso
(C) endometriose
(D) cisto paraovariano

530. Qual das pacientes a seguir exigirá consentimento informado para ultrassom transvaginal?

(A) paciente em coma na unidade de terapia intensiva em ventilação mecânica com possível cisto ovariano pequeno
(B) paciente com história de transtorno bipolar e esquizofrenia para descartar a presença de gravidez ectópica
(C) paciente com torção ovariana e que recusa a ultrassonografia transvaginal, que é justificada para confirmar o diagnóstico
(D) paciente que recebe superdosagem de morfina e outras drogas de controle incluindo álcool
(E) somente A, B e D
(F) todas as opções anteriores

531. Um ultrassonografista que trabalha no departamento de ultrassom de um hospital é abordado por uma funcionária de 22 anos de idade, que está solicitando um ultrassom e um DVD para seu bebê. É sua primeira gravidez e ela está muito entusiasmada. Ela quer o DVD para mostrar ao marido e à família o bebê ainda não nascido em 3D. Qual é o próximo passo mais apropriado que o ultrassonografista deve tomar?

(A) fazer o ultrassom em 3D e cobrar da paciente só o custo do DVD
(B) fazer somente o ultrassom
(C) fazer o ultrassom e dar a ela o DVD gratuitamente; o DVD faz parte do prontuário médico da paciente e, portanto, ela tem o direito legal de ficar com ele
(D) recusar-se a fazer o estudo de ultrassom, mas fazer o ultrassom em 3D em DVD para ela
(E) nenhuma das opções anteriores

532. Uma paciente informa antes da ultrassonografia que está grávida de 30 semanas. Ela fez o pré-natal em Porto Rico e veio para os EUA há 2 semanas, Agora se queixa de contrações uterinas. Ela veio para o hospital de ambulância pois não conseguia tolerar as contrações. A ultrassonografia realizada no dia não demonstra gravidez. O útero é pequeno, 6 cm de tamanho. Os testes de urina e de β-hCG sérica resultam negativos. Qual é o achado mais provável?

(A) gravidez abdominal
(B) morte fetal
(C) pseudociese
(D) gravidez ectópica
(E) aborto retido

533. Puberdade precoce é:

(A) o desenvolvimento prematuro de características sexuais secundárias antes dos 8 anos de idade
(B) o nascimento de crianças com genitais atípicos dilatados com tipo sexual não determinado
(C) uma separação rara e anormal da sínfise púbica e do músculo piriforme
(D) uma anormalidade congênita do osso púbico
(E) uma medida de prevenção antes dos anos reprodutivos da adolescência

534. Qual é a causa mais comum de pedido de ultrassom pélvico no grupo etário pediátrico?

(A) útero fibroide
(B) corpo estranho na vagina
(C) câncer de ovário e ascite
(D) puberdade precoce e ambiguidade sexual
(E) pólipos endometriais

535. O padrão ouro para prognosticar a maturidade do pulmão fetal é:

(A) proporção lecitina/esfingomielina (L/S)
(B) placenta em grau III
(C) demonstração das epífises umerais proximais
(D) alfafetoproteína (AFP)
(E) ultrassom usando os três parâmetros BPD, AC e FL

536. Uma infecção adquirida por meio de um instrumento clínico ou procedimento médico é chamada:

(A) nosocomial
(B) iatrogênica
(C) mortalidade
(D) mobilidade
(E) autoclave

537. Uma paciente de 22 anos apresenta-se no pronto-socorro queixando-se de sangramento vaginal e cãibras no abdome inferior há 7 dias após dilatação e curetagem por sucção para uma gravidez não desejada de 8 semanas. A hCG beta sérica da paciente está em 3.500 mUI/mL. Qual é o achado ultrassonográfico mostrado na Fig. 7-121?

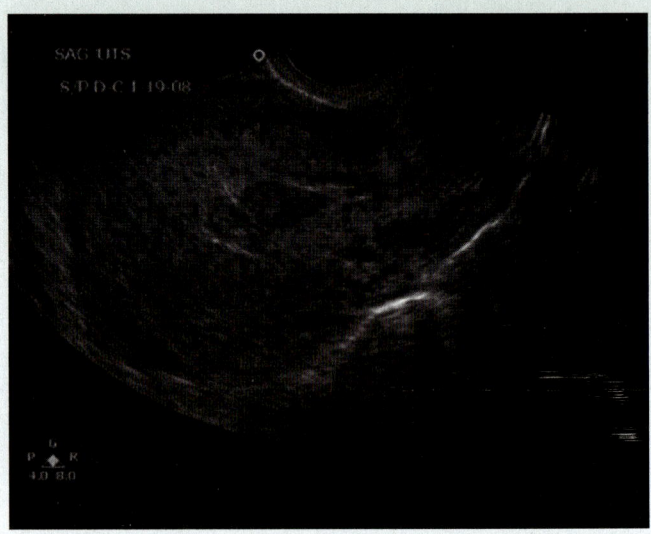

FIGURA 7-121.

(A) gravidez ectópica
(B) gravidez abdominal
(C) aborto completo
(D) saco pseudogestacional
(E) produtos retidos

538. Em qual posição a cabeça fetal deverá estar para as medições mais precisas da translucência nucal?

(A) posição neutra

(B) apresentação da fronte fetal no trabalho de parto

(C) transversa do occipício

(D) hiperflexão

(E) hiperextensão

539. As medições ultrassonográficas obtidas entre a borda externa do osso occipital e a margem externa da pele são chamadas:

(A) prega nucal

(B) translucência nucal

(C) cisterna magna

(D) distância orbitária

(E) medição cerebelar

540. A translucência nucal dilatada está frequentemente associada a todas as opções a seguir, *exceto*:

(A) aneuploidia

(B) síndrome de Down e higroma cístico

(C) síndrome de Turner

(D) doença cardíaca congênita

(E) rombencéfalo

541. A melhor época para avaliar as medições da translucência nucal é:

(A) 6-12 semanas

(B) 4-5 semanas

(C) 14-16 semanas

(D) 11-14 semanas

(E) 6-14 semanas

542. A medição média para a translucência nucal é:

(A) 30 cm

(B) 30 mm

(C) 1 mm

(D) 7 mm

(E) 3 mm

543. Qual dos termos a seguir é usado associado ao higroma cístico e à translucência nucal dilatada?

(A) prega nucal

(B) ventriculomegalia

(C) hidropsia fetal

(D) edema mesenquimatoso

(E) espinha bífida

Respostas e Explicações

Ao final de cada resposta explicada, há uma combinação numérica entre parênteses. O primeiro número identifica a fonte de referência; o segundo número (ou grupo de números) indica a página (ou páginas) em que a informação relevante pode ser encontrada.

1. **(C)** Ausência da calvária fetal acima dos olhos. Esse achado é coerente com anencefalia. (*1:19*)

2. **(B)** A imagem mostra um defeito na abóbada craniana posterior. Uma vez que o tecido cerebral esteja herniado através do defeito, isto seria uma encefalocele occipital. Este feto também demonstra microcefalia causada pelo grande defeito. (*1:19*)

3. **(D)** Equinovarus, ou pé torto, pode estar isolado ou associado a outros defeitos, mais comumente os defeitos do tubo neural. (*2:363*)

4. **(A)** A imagem representa um higroma cístico. Septações múltiplas visualizadas são características de higroma cístico do segundo trimestre. O crânio intacto diferencia o quadro de uma encefalocele. (*2:992*)

5. **(A)** Setenta e cinco por cento dos fetos com higromas císticos apresentam anormalidade cromossômica, mais frequentemente a síndrome de Turner. (*2:56*)

6. **(C)** A imagem é um exemplo do crânio em forma de "limão", mais frequentemente associado a defeitos da coluna vertebral, mas pode estar presente com encefaloceles e em fetos normais 1%-2% do tempo. (*2:286*)

7. **(A)** A ascite abdominal desenha as vísceras abdominais. Ascite associada à peritonite por mecônio pode ter partículas de desbridamentos dentro dela, e focos ecogênicos estão sempre presentes no fígado fetal. A hidropsia não imune precisa ter duas coleções de fluido ou uma coleção de fluido com anasarca. (*2:470, 471*)

8. **(A)** Efusões pleurais bilaterais e edema. (*14:1460-1461*)

9. **(C)** A holoprosencefalia alobar se caracteriza por um único ventrículo, coroide única e tálamo fundido. (*1:20*)

10. **(D)** O higroma cístico está associado à síndrome de Turner, não à trissomia 18. (*3:499-502*)

11. **(C)** A triploidia derivada do pai está associada a um feto de crescimento relativamente normal que apresenta cabeça de tamanho proporcional. A placenta é grande com múltiplos espaços císticos, lembrando a gravidez molar. Isto responde por 90% da triploidia. (*2:850*)

12. **(F)** A triploidia derivada da mãe está associada a uma placenta pequena. O feto tem restrição grave de crescimento assimétrico e oligoidrâmnio. (*2:851; 3:506*)

13. **(A)** A síndrome de Potter está associada à agenesia renal, oligoidrâmnio, hipoplasia pulmonar e malformação das mãos e dos pés. (*20:1282*)

14. **(C)** A atividade cardíaca do embrião pode ser visualizada com 6 semanas de gestação e, em alguns casos, com 5 semanas e meia com transdutores de frequência mais alta. A frequência cardíaca do embrião com 6 semanas varia de 112 a 136 bpm, o que aumenta para a frequência de 140 a 160 bpm com 9 semanas. Uma frequência cardíaca inferior a 80 bpm está associada à insuficiência de gestação. (*20:994; 14:1094*)

15. **(C)** O tumor de Krukenberg é um tumor maligno do ovário que cria metástases de um tumor primário no trato gastrointestinal. A síndrome de Meigs é um tumor benigno dos ovários associado à ascite e efusão pleural. (*20:920; 943*)

16. **(D)** Mola hidatiforme. Esta ultrassonografia demonstra múltiplos espaços císticos minúsculos, representando vesículas. Isto dá a aparência ultrassonográfica de um favo de mel ou de tempestade de neve, o que é característico da mola hidatiforme. (*20:1012; 14:1578*)

17. **(A)** *Talipes equinovarus* ou pé torto é uma deformidade de desenvolvimento em que o pé fica invertido e fletido para a planta do pé, de modo que o eixo longo do metatarso fica no mesmo plano da tíbia e da fíbula. A deformidade afeta os músculos e os tendões do pé. O pé torto também pode ocorrer pela restrição de movimento devida ao quadro de oligoidrâmnio. (*20:1309; 14:1453*)

18. **(C)** Setenta e cinco por cento dos gêmeos são dizigóticos. (*1:27*)

19. **(D)** O pico de gêmeos é formado quando o tecido da placenta migra entre as camadas coriônicas. Isto é de 94 a 100% prognóstico de gêmeos dizigóticos. (*2:182, 183*)

20. **(D)** Quarenta por cento dos gêmeos unidos nascem mortos. Cinquenta e seis por cento dos gêmeos unidos são tóraco-onfalópagos, toracópagos e onfalópagos. O quadro de poli-hidrâmnio está presente em 50% dos casos. Em comum, há um cordão umbilical que pode ter um número anormal de vasos e é compartilhado pelos gêmeos unidos. (*1:29*)

21. **(A)** Em 90% dos casos, o útero se inclina para frente em posição antevertida, significando que forma um ângulo de 90° com a parede vaginal posterior. O útero, porém, pode estar em qualquer uma das posições a seguir:
    - Antevertido: o útero se inclina para frente em ângulo de 90° com a parede vaginal posterior
    - Antefletido: O corpo uterino se flexiona para frente no colo, formando um ângulo agudo nesse sítio
    - Retrovertido: O útero se inclina para trás sem ângulo agudo entre o corpo e o colo
    - Retrofletido: O corpo uterino fica fletido para trás no colo, formando um ângulo agudo no colo
    - Esta ultrassonografia demonstra um útero retrovertido. (*2:531*)

22. **(E)** Ausência de movimento cardíaco. (*Guia de Estudo*).

23. **(E)** Líquido na cavidade endometrial em paciente pós-menopausa pode estar associado à estenose cervical ou malignidade. (*14:544*)

24. **(B)** Hemorragia com sangue vermelho brilhante indolor está associada à placenta prévia. (*20:1149*)

25. **(E)** O hipocampo é uma estrutura pareada em forma de ferradura e localizada nos hemisférios cerebrais esquerdo e direito. Não se trata de uma estrutura da linha média. (*10:853*)

26. **(B)** A taxa de ocorrência de displasia tanatofórica é de 1/6.000-1/17.000 nascimentos. Os achados ultrassonográficos são: poli-hidrâmnio, rizomelia intensa e micromelia com arqueamento. O tórax tem a forma de sino, e o crânio tem a forma de um trevo com hidrocefalia e bossa frontal. (*1:28; 2:343*)

27. **(F)** A acondroplasia heterozigota responde por 80% dos casos de acondroplasia. Esta é a forma mais comum de displasia genética do esqueleto e, com frequência, não é identificada antes de 26-27 semanas. (*1:27*)

28. **(B)** O delineamento de um útero septado é relativamente normal e contém duas cavidades endometriais separadas por um septo fibroso fino. Um útero com dois cornos contém duas cavidades endometriais, mas existe uma endentação profunda no contorno do fundo. (*19:534-538*)

29. **(B)** Meningocele é um quadro de espinha bífida com herniação somente das meninges. (*1:19*)

30. **(E)** Apresentação cefálica normal, com a cabeça fetal próxima ao orifício interno do colo do útero. A placenta não é identificada nessa imagem. (*20:1148-1153*)

31. **(B)** Esta é uma imagem de uma prega nucal aumentada (> 6 mm). As medições da prega nucal são obtidas entre 15 a 20 semanas de gestação. A translucência nucal é realizada entre 11 a 14 semanas de gestação. Tanto a prega quanto a translucência nucal são medições usadas para triagem da síndrome de Down. (*14:1233-1234; 20:1027*)

32. **(E)** Esta ultrassonografia demonstra um dispositivo intrauterino de contracepção (IUD) que está em posição excêntrica. (*20:915-916*)

33. **(C)** A imagem representa um teratoma cístico benigno (BCT). Um diferencial para essa massa poderia ser um endometrioma. (*1: Tabela 9-4*)

34. **(E)** Ovário esquerdo normal com vasos ilíacos. (*20:885*)

35. **(A)** A estrutura cística no aspecto posterior da cabeça do embrião representa o rombencéfalo. Trata-se de uma estrutura normal vista entre 7-9 semanas e que, mais tarde, formará o quarto ventrículo. (*2:139; 14:1113*)

36. **(E)** Fibroide subseroso. (*20:903*)

37. **(E)** A β-hCG sérica normalmente diminui muito após a dilatação e curetagem (D&C). Um aumento após o procedimento é altamente sugestivo de gravidez ectópica. Esta imagem após D&C é uma ultrassonografia sagital transabdominal com gravidez ectópica não rompida esquerda, próxima ao ovário esquerdo. (*14:1102, 1113*)

38. **(A)** Os cistoadenomas serosos são os neoplasmas ovarianos mais comuns, respondendo por 20%-25% de todos os neoplasmas ovarianos benignos. Eles geralmente se apresentam como grandes massas císticas uniloculares e de paredes finas que podem conter septações ecogênicas finas. (*14:566-568*)

39. **(C)** A hidropsia fetal é um acúmulo de líquido nas cavidades corporais e partes moles. Esta imagem mostra um higroma cístico com anasarca do corpo. (*14:1137*)

40. **(D)** A anormalidade é a espinha bífida da coluna lombar. O diferencial pode incluir um teratoma sacrococcígeo com base só na imagem; entretanto, este feto tem um sinal positivo de limão/banana. (*1:19*)

41. **(E)** A imagem é uma translucência nucal aumentada. Ela tem 80% de valor prognóstico positivo para trissomia 21. Se combinada com a bioquímica do primeiro trimestre, ela terá 90% de valor prognóstico positivo para trissomia 21. (*1:30*)

42. **(E)** A translucência nucal aumentada está associada a anormalidades cromossômicas específicas, síndromes genéticas e defeitos estruturais. (*1:30*)

43. **(B)** A dilatação da uretra proximal dá à bexiga fetal a aparência clássica de "buraco de fechadura" associada à obstrução da válvula uretral posterior. (*1:25*)

44. **(E)** A Tetralogia de Fallot é composta de um VSD, aorta cavalgando, estenose pulmonar e hipertrofia ventricular direita. A hipertrofia nem sempre está presente, especialmente no início da metade do segundo trimestre. Essa imagem mostra VSD e aorta cavalgando. (*1:21*)

45. **(D)** O estômago está localizado posterior ao coração fetal, que está desviado para o lado direito do tórax. A aparência sólida no lado esquerdo do tórax é coerente com o fígado. (*1:22*)

46. **(D)** Esta imagem demonstra um cerebelo deslocado e de formato irregular, que se mostra curvado como uma banana e é conhecido como "sinal da banana". Ele se caracteriza pelo deslocamento inferior do cerebelo e está fortemente associado a defeitos da coluna vertebral e à malformação de Arnold-Chiari (*2:73*)

47. **(B)** A imagem é um exemplo de onfalocele. Atipicamente, o intestino está herniado em vez do fígado. Observe a membrana ao redor do intestino e o cordão umbilical inserindo-se na membrana. (*1:23*)

48. **(D)** A imagem é coerente com rins dilatados. Rins displásicos teriam múltiplos cistos. A doença do rim policístico infantil está associada a rins grandes; entretanto, eles são ecogênicos e existe oligoidrâmnio. (*2:543*)

49. **(B)** A língua pode ser vista projetando-se da boca, coerente com macroglossia. O queixo, testa e perfil são normais. (*4:225*)

50. **(C)** A síndrome de Beckwith-Wiedemann é um grupo de transtornos que inclui onfalocele, macroglossia, organomegalia e hemi-hipertrofia. (*1:24*)

51. **(A)** Rins displásicos e multicístico possuem cistos múltiplos de vários tamanhos. Os cistos ocorrem aleatoriamente e não seguem nenhum padrão, assim como as pirâmides renais dilatadas. O parênquima é frequentemente ecogênico. (*1:25*)

52. **(C)** Tem prevalência variável com o americano nativo sendo o mais elevado, na faixa de 3,6/1.000 nascimentos. (*2:322*)

53. **(D)** O imageamento 3D dos órgãos internos é denominado de imageamento de volume. As imagens tridimensionais das estruturas de superfície, como da face fetal, é a chamada renderização de superfície (*surface rendering*). (*1:1020*)

54. **(B)** Existe uma limitação quanto ao que pode ser visualizado pelo olho humano ao usar o imageamento clínico. Um transdutor vaginal de 7 a 10 MHz pode exibir um saco gestacional de 5 mm já com 4 semanas de gestação. (*14:1081*)

55. **(B)** O ecocardiograma fetal pode ser feito antes de 18 semanas, mas depende do hábito materno. Após 24 semanas, os ossos do feto se tornam mais densos e mais calcificados e começam a limitar as janelas ultrassonográficas que permitem a visualização das estruturas cardíacas. (*2:378, 379*)

56. **(A)** O imageamento tridimensional de estruturas de superfície, como da face do feto, é denominado de renderização de superfície (*surface rendering*). (*1:1020*)

57. **(D)** Embora a atresia duodenal tenha sido detectada no primeiro trimestre, o sinal clássico da "bolha dupla" não está frequentemente presente até o final do segundo e começo do terceiro trimestres. (*2:466*)

58. **(E)** Quando a AFP aumentada não tem explicação, acredita-se que a causa seja um aumento placentário da transferência da AFP. A disfunção placentária pode ocorrer com várias anormalidades da placenta que podem estar associadas a certas complicações do terceiro trimestre. (*2:30*)

59. **(B)** A extrofia da cloaca se caracteriza por um defeito da parede abdominal inferior à inserção do cordão umbilical com extrofia do saco da cloaca e um defeito de tubo neural, estando associada à MSAFP acentuadamente aumentada. Folhas amnióticas e hérnia diafragmática congênita não aumentam a MSAFP. A síndrome de Smith-Lemli-Opitz está associada ao baixo nível de uE3 materna e MSAFP normal. (*2:29, 503*)

60. **(C)** Se AFP (< 0,6 MoM), uE3 (< 0,5 MoM) e hCG (< 0,3 MoM) estão reduzidas, a triagem tripla mostrará risco aumentado para trissomia 18. (*2:29*)

61. **(D)** Pode-se assumir a hipoplasia pulmonar pela circunferência torácica pequena e aniidrâmnio, mas os pulmões fetais subdesenvolvidos não são visíveis na ultrassonografia. (*1:25*)

62. **(A)** O aneurisma da veia cerebral magna (veia de Galeno) é uma malformação AV localizada posterior ao terceiro ventrículo, na linha média do cérebro. (*1:21*)

63. **(A)** O tronco arterioso consiste em um trato de fluxo de saída cavalgando um VSD. O trato de fluxo de saída ventricular direito está ausente. O diagnóstico diferencial inclui tetralogia de Fallot com atresia pulmonar. A identificação das artérias pulmonares se ramificando a partir do tronco principal diferenciaria o defeito. (*4:390*)

64. (D) Os achados ultrassonográficos mais prognósticos são a aorta cavalgando e o VSD. Se o VSD for perimembranoso, ele não aparecerá na projeção de quatro câmaras. O ventrículo direito pode aparecer maior que o esquerdo, mas isto não é um achado coerente e depende do grau de estenose pulmonar. O diagnóstico diferencial incluiria o tronco arterioso. (4:426)

65. (A) A malformação adenomatoide cística congênita (CCAM) é dividida em três subconjuntos: macro, médio e microcístico. A taxa de sobrevida combina todos os tipos e tamanhos e é de 75-80%. Estudos mostraram que a CCAM regride em 55-69% dos casos. (2:439-441)

66. (F) A hérnia diafragmática congênita fica do lado esquerdo em 75-90% dos casos. O prognóstico é ruim, especialmente se o fígado estiver herniado para dentro do tórax. Cinco a quinze por cento das hérnias diafragmáticas congênitas estão associadas a anormalidades cromossômicas, frequentemente trissomia 18. (2:433-438)

67. (D) Noventa por cento das atresias esofágicas apresentam fístula traqueoesofágica. Isto permite que o líquido amniótico atinja o estômago, mas em frequência mais lenta. O estômago será visualizado, mas pode ser menor que o usual. O poli-hidrâmnio ocorre da metade até o fim do segundo trimestre. O complexo VACTERL é: anomalias vertebrais, atresia anal, anormalidades cardíacas, atresia traqueoesofágica, anomalias renais e anomalias dos membros. Pelo menos três das anomalias mencionadas devem estar presentes para o diagnóstico do quadro de VACTERL. (2:103, 460)

68. (A) A trissomia 21 está associada à MSAFP reduzida e à hCG aumentada. (5:71)

69. (C) O ligamento uterossacro é a porção distal do ligamento cardinal. Ele ancora o colo do útero e é responsável pela orientação uterina. (1:5)

70. (B) Tanto o ligamento suspensor quanto o largo são pregas do peritônio. (1:5)

71. (A) Os músculos piriformes se localizam mais posteriormente e são ovoides e simétricos. (16:292)

72. (A) A porção mais dependente é a bolsa de Douglas, ou o fundo de saco posterior. Ela está localizada posterior ao colo do útero e anterior ao reto. (1:6)

73. (C) O fundo de saco posterior (bolsa de Douglas) está localizado posterior ao útero. O fundo de saco anterior (bolsa vesicouterina) está localizado anterior ao útero. O espaço pré-vesical (espaço retropúbico) está anterior à bexiga. Eles formam os espaços peritoneais da cavidade pélvica. (1:6)

74. (G) Os transdutores transvaginais precisam ser limpos antes com água e sabão, assim como embebidos em solução desinfetante e cobertos com uma capa de transdutor descartável. Os transdutores deverão ser limpos após cada exame. (1:4)

75. (D) Mola invasiva e mola hidatiforme são proliferações trofoblásticas em excesso. Diferentemente da mola hidatiforme, o corioadenoma *destruens* é maligno e invade o miométrio. (3:734)

76. (E) A trissomia 13 derivada do pai se apresenta com placenta grande, às vezes denominada de mola parcial. Menos frequentemente, pode ocorrer uma gestação dizigótica. Um feto resulta da fertilização normal de um óvulo, e uma gravidez molar completa resulta da fertilização do outro óvulo. Nesses casos, é possível que a mola hidatiforme avance para um coriocarcinoma. (3:734)

77. (C) O óvulo penetra na tuba uterina nas extremidades com franjas e vai até a ampola, onde ocorre a fertilização, 24-36 horas após a ovulação. (6:211, 212)

78. (B) O metotrexato (MTX) é um antagonista do ácido fólico usado como tratamento médico para gravidez ectópica não rompida. As candidatas recomendadas para esse tratamento são: pacientes hemodinamicamente estáveis, com hCG inferior a 5.000 mUI/mL, sem atividade cardíaca fetal e tamanho da massa ectópica inferior a 4 cm. Essa é a recomendação corrente à época da elaboração deste texto. Anteriormente, o recomendado era β-hCG sérica inferior a 10.000 mUI/mL. (24:25)

79. (E) Muito provavelmente, esta paciente teve gravidez ectópica rompida. O tratamento médico é a primeira opção, se a paciente estiver hemodinamicamente estável e com gravidez não rompida. Entretanto, essa paciente declarou ter sofrido um episódio de síncope seguido de salpingectomia, caso em que é mais provável a presença de gravidez ectópica rompida. (14:1102-1113)

80. (B) A morte fetal intrauterina (IUFD) é definida como ausência de tônus cardíacos fetais após 20 semanas. Um ovo gorado não tem embrião (gravidez anembrionária). O aborto retido é um embrião morto que não foi abortado no primeiro trimestre. Um feto pode ficar em modo de repouso sem movimento, mas demonstrar tônus cardíaco fetal. (1:14)

81. (E) O disgerminoma é um tumor maligno. (14:570)

82. (B) Os cistos dermoides são mais comuns em mulheres mais jovens e apresentam aparência ultrassonográfica variável, desde completamente anecoicos até hiperecoicos. (14:569, 570)

83. **(A)** O ovário normal adulto tem 3 × 2 × 2 cm de tamanho. (*17:104*)

84. **(B)** O primeiro achado é o saco gestacional; entretanto, as gestações ectópicas também podem estar presentes como pseudossaco. Um saco vitelino é o primeiro sinal ultrassonográfico definitivo de uma gravidez intrauterina. (*6:198*)

85. **(B)** A taxa de detecção é de 65%, mas pode variar entre pacientes, dependendo do hábito materno, da posição fetal, de AFV, do *scanner* do ultrassom e da experiência do ultrassonografista e do médico. (*6:325*)

86. **(D)** A taxa de detecção é de 85%, mas pode variar entre as pacientes, dependendo do hábito materno, posição fetal, de AFV, do *scanner* do ultrassom e da experiência do ultrassonografista e do médico. (*6:325*)

87. **(D)** O sombreamento acústico distal está associado à massa sólida. (*6:124*)

88. **(C)** Os cistos teca-luteínicos estão presentes em 18-37% das molas hidatiformes. (*20:1153*)

89. **(A)** O comprimento coroa-nádega (CRL) é a medida mais precisa, pois o crescimento fetal é muito uniforme e raramente afetado por transtornos patológicos. As escolhas C e D se baseiam em memória humana do LMP materno, que assume a ovulação do dia 14. (*3:138*)

90. **(A)** O crescimento fetal no primeiro trimestre é muito uniforme, permitindo assim a coleta precisa de datas, se o total de três medições do comprimento coroa-nádega for obtido e tirada a média. (*1:Tabela 9-6*)

91. **(B)** O crescimento fetal está começando a mostrar variação e múltiplos parâmetros são usados para calcular EDC. Esses dois fatores permitem margem de erro aumentada. (*1:Tabela 9-6*)

92. **(C)** O crescimento fetal está mostrando quantidade moderada de variação, o que permite aumentar a margem de erro. (*1:Tabela 9-6*)

93. **(D)** O crescimento fetal varia significativamente no terceiro trimestre, e a obtenção das imagens para EFW pode ser desafiadora, dependendo da posição e do tamanho do feto. Isto permite a maior margem de erro na gravidez. (*1: Tabela 9-6*)

94. **(B)** A hCG dobra em aproximadamente 48 horas até 10 semanas ou um mínimo de 66% em 48 horas. (*6:195*)

95. **(A)** A gravidez gemelar está associada à hCG elevada. (*6:225*)

96. **(D)** O componente interno de um endometrioma é tipicamente o sangue do tecido endometrial ectópico hemorrágico durante a menstruação. O diagnóstico diferencial pode incluir um tumor dermoide; entretanto, a maioria das mulheres tende a ser assintomática com dermoides. (*Tabela 9-4*)

97. **(C)** A regra de Nagele é: (1) identificar LMP, (2) adicionar 7 dias, (3) subtrair 3 meses e (4) adicionar 1 ano. (*1:397*)

98. **(D)** O tumor de Krukenberg é um adenocarcinoma metastático do ovário. O estômago é o sítio primário na maioria dos casos. A massa frequentemente é bilateral. (*14:571-572*)

99. **(B)** Os cistoadenomas podem ter septações finas. Os cistoadenocarcinomas podem conter septações espessadas. (*14:566*)

100. **(A)** O tumor de células de Sertoli-Leydig é um androblastoma, e o tumor de células de Brenner é um tumor de células de transição. Cisto chocolate é outro nome para endometrioma. A síndrome de Stein-Leventhal é um subgrupo de uma doença mais abrangente chamada síndrome do ovário policístico (PCOS). (*1:Tabela 9-9, 3,4*)

101. **(C)** A etiologia da mola hidatiforme é a fertilização de um óvulo sem qualquer material cromossômico ativo. (*7:357*)

102. **(D)** A direção e a velocidade do fluxo sanguíneo são característicos do imageamento com Doppler colorido. (*1:1-2*)

103. **(A)** As células periféricas extraembrionárias do blastocisto. O trofoblasto forma estas células, que formam a parede do blastocisto. (*7:357*)

104. **(D)** À época da ovulação, um folículo dominante cresce para aproximadamente 20 a 25 mm. (*15:404*)

105. **(A)** Os leiomiomas estão presentes em 20-30% da população feminina, com porcentagem mais alta nas mulheres negras. (*14:538*)

106. **(A)** A doença inflamatória pélvica aguda ou crônica (PID) é causada principalmente por gonorreia ou *Chlamydia*. Sem tratamento, a infecção pode progredir para um abscesso tubo-ovariano em que o pus é cercado por tecidos tubário e ovariano. (*16:399*)

107. **(B)** Os cistoadenocarcinomas mucinosos quando se rompem estão associados ao pseudomixoma do peritônio. Todas as outras escolhas estão relacionadas com cisto dermoide. (*20:937-939*)

108. (C) O revestimento endometrial normal nas mulheres após a menopausa e sem terapia de reposição hormonal deverá ser inferior a 3 mm. A espessura endometrial de menos de 3 mm está associada a baixo risco de doença endometrial. *(14:543)*

109. (B) As mulheres recebendo tamoxifeno como tratamento ou prevenção de câncer de mama e aquelas recebendo terapia com estrogênio apresentam endométrio espessado. A espessura endometrial de 5 mm é assumida como a faixa normal de corte para mulheres em terapia de reposição hormonal (HRT). *(2:841)*

110. (C) Na fase proliferativa, o revestimento é espesso, mas o componente interno é hipoecoico. Isto permite a visualização do pólipo ecogênico. Na fase secretória todo o revestimento endometrial é ecogênico e vai mascarar o pólipo. *(1:10)*

111. (D) LMP se refere ao primeiro dia da menstruação. *(1:11)*

112. (A) Os diagnósticos diferenciais que podem imitar molas hidatiformes são: abortos retidos, leiomiomas císticos degenerativos, ovo gorado e aborto incompleto. A endometriose é o tecido endometrial fora do revestimento endometrial. *(20:1012)*

113. (D) 80%. *(7:424)*

114. (A) O colo é a porção mais inferior do útero e invagina para dentro da vagina. Movimentando-se para cima, a próxima seção é o istmo começando no orifício interno. O corpo, ou *corpus*, do útero é a maior porção do útero. A porção mais superior é o fundo. *(1:4)*

115. (B) A camada externa é a camada serosa, ou peritoneal. A grande camada média muscular é o miométrio, e a camada interna é o endométrio. *(1:4-5)*

116-118 (B) (D) (A) No plano sagital, os ovários podem ser identificados como uma estrutura hipoecoica contendo pequenos folículos anecoicos que sofrem alterações cíclicas. As marcas para os ovários incluem os vasos ilíacos internos anecoicos posteriormente. Os ureteres, quando visualizados, são estruturas tubulares anecoicas. Ao entrarem na pelve, eles cursam ao longo do músculo psoas, entre os ovários e os vasos ilíacos internos e penetram na bexiga urinária posteriormente. *(18:180, 283-285)*

119. (C) Um útero nulíparo tem 7 × 5 × 4 cm. O multíparo aumenta o tamanho normal mais de 1 cm por dimensão. O útero pós-menopausa se torna atrófico e diminui de tamanho. *(14:532)*

120. (A) O aqueduto cerebral (aqueduto de Sylvius) é um canal estreito que liga o terceiro ventrículo ao quarto ventrículo. *(20:1224)*

121. (B) As anormalidades congênitas resultam da fusão imprópria dos ductos müllerianos (paramesonéfricos). *14:534)*

122. (A) A fase proliferativa corresponde aos dias 5-9 após a menstruação. *(1:8)*

123. (C) A fase periovulatória, ou proliferativa tardia, corresponde aos dias 10-14 após a menstruação. *(1:8)*

124. (D) A fase secretória corresponde aos dias 15-28 após a menstruação. A ecogenicidade é o resultado de edema da zona funcional do endométrio. *(1:8)*

125. (D) Os sintomas de endometriose causada por aderências incluem dismenorreia, dor na parte inferior das costas, dispareunia (intercurso sexual dolorido), sangramento irregular e infertilidade. *(2:868)*

126. (A) A endometriose é definida como a presença de glândulas endometriais no estroma, fora da cavidade uterina. O tecido endometrial normalmente envolve estruturas dentro da pelve, ovários e ligamento largo. Entretanto, o tecido ectópico endometrial pode ser encontrado no abdome, tórax ou cérebro. *(14:522; 21:517-528)*

127. (D) Os tumores dermoides estão mais frequentemente localizados superiores ao fundo do útero. *(7:436)*

128. (A) Um feto maior que o percentil 90 para peso fetal estimado é chamado de grande para a idade gestacional (LGA). Um feto maior que 4.000 g é macrossômico. *(3:544; 2:215)*

129. (B) LGA se refere a um feto maior que o percentil 90 para idade gestacional. *(3:544; 2:215)*

130. (D) Todas as opções. A identificação de um feto macrossômico pode alertar o obstetra quanto a complicações de macrossomia durante o parto. *(2:215)*

131. (A) O higroma cístico está associado a poli-hidrâmnio *(Guia de Estudo)*

132. (E) As outras causas para aumento da altura do fundo incluem datas incorretas e gravidez molar. *(2:215; 6:465)*

133. (A) Embora os outros aspectos, como oligoidrâmnio, frequentemente coexistam e interagem com IUGR, o diagnóstico de IUGR é o de um feto < 10% para a idade gestacional. *(2:206)*

134. (B) Aumento na proporção HC/AC é resultado da redistribuição do sangue fetal para longe do intestino e direcionado à cabeça fetal. (*3:522*)

135. (D) Todas as opções. O IUGR pode ser encontrado em anormalidades cromossômicas, infecção precoce na gravidez e na insuficiência placentária. (*2:207*)

136. (D) A circunferência abdominal (AC) é o único indicador mais sensível para IUGR. (*20:1076*)

137. (A) O ultrassom com Doppler já mostrou que, no feto com IUGR assimétrico, a resistência vascular aumenta na artéria umbilical e diminui na artéria cerebral média. (*20:1081*)

138. (C) A incisura diastólica é normal antes de 26 semanas e relacionada com a invasão trofoblástica. (*2:685*)

139. (E) O hematometrocolpos é um acúmulo de secreções e de sangue por causa de uma obstrução ao nível da vagina. A vagina e a cavidade endometrial ficam distendidas com material ecogênico. Se varridas antes da puberdade, as secreções aparecem anecoicas. (*14:544*)

140. (D) Pacientes que recebem indução de ovulação ou hormônios de estimulação de folículos para reprodução assistida estão em risco de OHSS. (*2:866*)

141. (B) O carcinoma endometrial é a malignidade ginecológica mais comum na América do Norte, com 75-80% de incidência ocorrendo em mulheres pós-menopausa. Existe forte associação para pacientes em terapia de reposição hormonal. O endométrio tem textura eco-heterogênea com bordas irregulares ou mal definidas. Alterações císticas no endométrio também são visualizadas em pacientes com hiperplasia endometrial e pólipos. Endometriose é tecido endometrial ectópico fora do útero. (*14:548*)

142. (A) A aparência ultrassonográfica dos músculos iliopsoas é hipoecoica; estruturas bilaterais semelhantes a massas com eco central brilhante. No plano transverso, os músculos pareados estão localizados no aspecto anterolateral da bexiga urinária. (*18:274*)

143. (C) O saco pseudogestacional é visto em 20% dos casos de gravidez ectópica. Ele não tem embrião nem saco vitelino. Ele não cresce na mesma inclinação de um saco gestacional verdadeiro. (*20:1006*)

144. (C) Os pólipos endometriais podem-se apresentar como lesões homogeneamente focais ecogênicas ou complexas dentro da cavidade endometrial. Eles podem conter um ou mais cistos pequenos. (*17:293*)

145. (D) Dada a história clínica, um endometrioma é o diagnóstico mais provável. A aparência característica é a de um cisto de anexo preenchido com ecos homogeneamente de baixo nível. Isto foi conhecido como aparência de "vidro moído". Os endometriomas também são conhecidos como cistos de chocolate. Eles também podem-se apresentar como cistos com septações finas ou semelhantes a um cisto hemorrágico e podem conter níveis de fluido-fluido. (*17:313*)

146. (B) Os miomas (miomas, leiomiomas) são tumores benignos de ocorrência comum no útero. Esse mioma subseroso pode ser visto projetando-se da superfície serosa do útero. (*17:284*)

147. (A) Cistos hemorrágicos possuem aparência ultrassonográfica variável, dependendo da quantidade da hemorragia e do tempo dessa hemorragia em relação ao momento do exame. Cistos hemorrágicos agudos são geralmente hiperecoicos e podem imitar uma massa sólida. Ecos difusos internos de baixo nível são vistos com mais frequência em endometriose. O padrão mais complexo da massa representa hemólise por coágulo. O cistadenocarcinoma seroso ocorre mais frequentemente em mulheres na e após a menopausa. (*14:557; 566*)

148. (D) Ovários policísticos apresentam-se com centro mais ecogênico com pequenos folículos imaturos e anecoicos revestindo a periferia. (*16:289*)

149. (A) Pacientes com a síndrome do ovário policístico (síndrome de Stein-Leventhal) geralmente se apresentam com amenorreia, infertilidade, hirsutismo e com múltiplos folículos pequenos e imaturos nos ovários. A agenesia do ovário é o desenvolvimento imperfeito ou ausente dos ovários. (*16:289*)

150. (A) A aparência ultrassonográfica típica é a de uma estrutura cística tubular ou ovoide. Podem ser vistas pregas que aparecem ecogênicas. (*14:560, 572, 573*)

151. (B) A adenomiose resulta da invasão do miométrio por glândulas endometriais e pode ser difusa ou localizada. Estas glândulas respondem à estimulação hormonal. Há várias características ultrassonográficas. Nessa imagem essas características incluem cistos pequenos dentro do miométrio e dilatação do miométrio posterior. Observar a cavidade endometrial em localização excêntrica. (*17:287-289*)

152. (A) O tamoxifeno tem efeito estrogênico no útero. Pacientes tratadas com essa substância estão em risco aumentado de hiperplasia endometrial, carcinoma endometrial e pólipos endometriais. (*14:549*)

153. **(B)** Os cistos de Naboth, também conhecidos como cistos de inclusão, não visualizados comumente no colo do útero. Eles podem ser múltiplos e variar de tamanho e podem conter ecos internos decorrente da hemorragia ou infecção. (*14:551*)

154. **(D)** Os abscessos tubo-ovarianos (TOA) geralmente resultam da doença inflamatória crônica da pelve. As pacientes normalmente apresentam história de doença sexualmente transmitida. Trata-se de um processo progressivo e à medida que a infecção piora, aderências periovarianas podem-se formar, resultando na fusão das tubas e dos ovários dilatados e inflamados (complexo tubo-ovariano). Com a progressão da doença, TOAs podem-se formar e aparecer como massas multiloculadas complexas com septações, bordas irregulares, ecos internos e realce acústico posterior. (*14:572, 573*)

155. **(D)** A bexiga urinária deverá estar distendida até o ponto onde cobre todo o fundo do útero. A bexiga distendida fornece janela acústica para a visualização dos órgãos pélvicos e serve também como padrão de referência para avaliar estruturas císticas. (*14:529*)

156. **(D)** O artefato de reverberação ocorre quando o feixe de ultrassom salta entre duas ou mais interfaces em modo de repetição. Isto é visto com frequência no aspecto anterior da bexiga urinária por causa da reverberação entre os planos fasciais da parede abdominal e o transdutor e aparece como ecos dentro da bexiga urinária. (*16:631, 632*)

157. **(B)** O sistema nervoso central que regula o tônus fetal funciona pela primeira vez por volta de 7,5-8,5 semanas. (*2:663*)

158. **(A)** O sistema nervoso central que regula os movimentos corporais começa a funcionar com 9 semanas, (*2:663*)

159. **(C)** O sistema nervoso central que regula a respiração fetal começa com 21 semanas. (*2:663*)

160. **(D)** O sistema nervoso central para a reatividade da frequência cardíaca do feto funciona ao final do segundo trimestre ou começo do terceiro trimestre. (*2:663*)

161. **(A)** A síndrome de Meigs é definida como uma tríade ovariana benigna de fibroma, ascite e efusão pleural com a efusão ocorrendo mais frequentemente à direita. (*2:882*)

162. **(D)** Perfil biofísico (PPP) é um teste usado para avaliar o bem-estar fetal por meio de um sistema de escores. Ele envolve a combinação de ultrassom e de teste de não esforço com cinco variáveis. Cada uma dessas cinco variáveis recebe um escore de 0 ou 2, dependendo dos critérios específicos medidos. (*14:1513*)

163. **(B)** A respiração fetal deve durar pelo menos 30 segundos em um período de tempo de 30 minutos para receber o escore 2 no perfil biofísico. (*2:663*)

164. **(A)** Em resposta à hipóxia, o feto redireciona o sangue para o cérebro na tentativa de poupá-lo. A artéria cerebral média normalmente tem resistência mais alta, mas diminuirá para compensar o fluxo sanguíneo aumentado e o esforço de poupar o cérebro. (*2:690,691*)

165. **(D)** A fase cervical é um aborto iminente. O útero tem aparência de ampulheta porque o colo está dilatado para o tamanho do fundo. Sangramento vaginal pesado e cãibras abdominais são sinal e sintomas clínicos de um aborto em progresso. A dor é causada pelas contrações uterinas. (*14:1092*)

166. **(B)** O fluido amniótico é produzido pelos rins do feto, cordão umbilical, pele fetal e pulmões. A remoção do fluido é feita pelo trato gastrointestinal, pulmões e cordão umbilical. O volume máximo de fluido amniótico tem pico por volta de 33 semanas e, então, começa a cair. O feto começa a engolir o fluido por volta de 12 semanas de gestação. (*20:1169*)

167. **(D)** A doença inflamatória pélvica (PID) é uma infecção ascendente, e suas causas mais comuns são *Chlamydia* e gonorreia. Outras causas bacterianas são: *Actinomyces israelli*, micoplasma e tuberculose. A doença causa inflamação dor órgãos pélvicos à medida que sobe, causando oclusão das tubas uterinas e, portanto, resultando em infertilidade. Herpes genital é uma doença sexualmente transmitida que causa bolhas nos genitais. O vírus viaja para as células neurais e permanece no corpo pelo resto da vida. (*20:947*)

168. **(A)** Os anexos ficam em qualquer parte acessória, órgão, estruturas ou massa localizados laterais ao útero. As tubas uterinas, ovários, ligamentos largos, cisto ovariano e artéria ovariana são todos anexos. A bexiga urinária, útero e vagina são estruturas da linha média e não são estruturas de anexos. (*20:873*)

169. **(A)** A única bolsa mais profunda (SDP) é uma dimensão vertical da maior bolsa de fluido amniótico. Medições inferiores a 2 cm são sugestivas de oligo-hidrâmnio. (*2:642*)

170. **(D)** Todos os quatro quadrantes são adicionados e comparados a um volume esperado de fluido amniótico para aquela idade gestacional do feto. A faixa normal estende-se de 2,5 a 97,5%. (*8:1168*)

171. (C) Sinais não específicos de morte fetal são: contorno duplo da cabeça fetal causado por edema do couro cabeludo, ausência da foice cerebral por causa da liquefação do cérebro, ecos no fluido amniótico por causa da fragmentação da pele fetal e redução nas medições do diâmetro biparietal por causa do colapso das suturas cranianas após o óbito. A ausência de movimento cardíaco fetal é sinal específico de morte do feto. (7:429)

172. (A) O edema do couro cabeludo pode ser visto entre 2-3 dias ou 48-72 horas após a morte fetal. (7:429)

173. (C) A decídua da gravidez intrauterina precoce é dividida em: decídua basal, decídua parietal (vera) e decídua capsular. Esta alteração hipertrófica acentuada no endométrio ocorre independente da localização da gestação. A mucosa uterina responde por uma reação decidual causada por estímulos hormonais. Entretanto, quando ocorre uma gravidez ectópica, a decídua uterina responde por uma libertação (*cast-off*) denominada libertação decidual, o que não deverá ser confundido com a decídua normal na gravidez inicial. (7:431)

174. (B) O cisto de Naboth está localizado no colo do útero. Os cistos do ducto longitudinal do epoóforo (de Gartner) e os cistos de Bartholin são massas vaginais. Hematocolpia é também uma massa vaginal em que a vagina está cheia de sangue menstrual. (14:550)

175. (E) Todas as opções. As funções do saco vitelino são: transferência nutricional de nutrientes ao embrião; desenvolvimento de hemopoiese-células sanguíneas; desenvolvimento de células sexuais que mais tarde se tornam espermatogonia ou oogonia. (7:431)

176. (B) O saco vitelino diminui de tamanho à medida que a gravidez avança. Entretanto, ele pode persistir durante toda a gravidez e continua a persistir na vida adulta. Em cerca de 2% dos adultos, a parte intra-abdominal proximal do saco vitelino apresenta-se como um divertículo do ílio, chamado divertículo de Meckel. (7;431)

177. (C) O saco vitelino está localizado adjacente à placa embrionária na gravidez precoce e dentro da cavidade coriônica. (2:113)

178. (B) O saco vitelino pode ser visível já com 5 semanas no ultrassom vaginal e com 6 semanas no ultrassom transabdominal. (20:788)

179. (C) Zigoto. (7:433)

180. (B) Clivagem. (7:433)

181. (A) Mórula. (7:433)

182. (D) Blastocisto. (7:433)

183. (D) As condições anormais mais comuns associadas ao oligoidrâmnio são: (1) morte fetal, (2) agenesia renal, (3) restrição de crescimento intrauterino, (4) ruptura prematura das membranas, (5) gravidez pós-termo, e (6) síndrome da válvula uretral posterior. O recurso mnemônico DRIPPP serve como chave para memorizar as seis condições mais frequentemente associadas ao oligoidrâmnio. A estenose uretral está associada ao poli-hidrâmnio. (20:1174)

184. (B) À medida que a gravidez avança, a placenta se torna menos resistente. Isto permite que mais sangue e mais oxigênio cheguem ao feto em desenvolvimento. (2:687)

185. (A) Um aumento na proporção S/D do cordão umbilical é sinal de resistência vascular dentro da placenta, o que por fim leva à redução no oxigênio para o feto. (2:268)

186. (D) *Vasa previa* é um quadro em que o cordão umbilical é a parte que se apresenta. Este quadro pode ser associado também à placenta sucenturiada ou à inserção de um cordão velamentoso. Este quadro raro tem risco aumentado de hemorragia e compressão do cordão. (20:1093)

187. (A) A incidência de placenta prévia a termo é de 0,5-1%, com 90% da prévia sangrando antes de 38 semanas. Clinicamente, a paciente pode apresentar sangramento vaginal indolor. (9:403; 20:1148)

188. (B) O saco pseudogestacional é uma libertação decidual (fluido), localizado na cavidade uterina que pode imitar a aparência ultrassonográfica de uma gravidez intrauterina e é visualizado em cerca de 20% dos casos de gravidez ectópica. Um saco pseudogestacional não contém nem embrião nem saco vitelino e não tem inclinação para crescer de tamanho. (20:999)

189. (A) O saco vitelino está localizado na cavidade coriônica entre o âmnio e o saco coriônico e mede de 5 mm a 6 mm. Esse saco se encolhe à medida que a gravidez avança e não deverá ser medido na CRL. (7:427)

190. (A) O cordão umbilical consiste, normalmente, em duas artérias e uma veia. (1:17)

191. (E) Defeito de tubo aberto, anencefalia e cefalocele são parte do espectro de defeitos de tubo neural. (1:19)

192. (B) A herniação isolada das meninges é chamada de meningocele. (1:19)

193. **(A)** Para calcular a idade gestacional usando a regra prática, converter primeiro 28 mm em centímetros movendo o ponto decimal um espaço para a esquerda; 28 mm são agora 2,8 cm. Então adicionar 6,5 à CRL para estimar a idade gestacional, que neste caso é de 9,3 semanas. (*7:Tabela 8-4*)

194. **(D)** O "limão" se refere ao estreitamento dos ossos parietais dando a aparência de um crânio em forma de limão na projeção axial. (*1:19*)

195. **(C)** A "banana" se refere ao deslocamento do cerebelo para baixo e para dentro do canal cervical superior. Na projeção transversa, o cerebelo é pequeno e lembra uma banana. (*1:19*)

196. **(D)** 95% das vezes. (*1:19*)

197. **(E)** O sinal do limão é encontrado em 1-2% dos fetos normais. (*2:286*)

198. **(D)** Não há contraindicação para a varredura da placenta prévia por via transvaginal, e isto fornece o diagnóstico mais preciso. A varredura transabdominal pode dar falso-positiva causada pela bexiga materna cheia comprimindo o orifício interno ou uma projeção inadequada desse orifício. (*2:591*)

199. **(B)** Se a placenta for maior que 2 cm desde o orifício interno, o parto vaginal será considerado seguro. (*2:591*)

200. **(B)** O coração normalmente posicionado deverá ser girado em cerca de 45% com o ápice apontado para a esquerda. (*2:384*)

201. **(C)** A posição horizontal do coração fetal se deve amplamente ao tamanho grande do fígado. (*7:432*)

202. **(B)** A hidropsia não imune é definida pela ausência de antibióticos detectáveis em circulação contra eritrócitos (RBCs) na mãe. Antes da descoberta do RhoGAM (imunoglobulina anti-D), a maioria dos casos de hidropsia era imune, o que causava um transtorno hemolítico conhecido como eritroblastose fetal. (*14:1459*)

203. **(C)** 75% das cefaloceles é occipital. (*1:19*)

204. **(A)** Na ausência de defeito da coluna vertebral, se os ventrículos laterais forem maiores que 10 mm no átrio do corno occipital, isto está frequentemente associado a uma obstrução do sistema ventricular. (*14:1242*)

205. **(C)** A imunoglobulina RhoGAM Rh (D) é feita do plasma humano, uma injeção intramuscular aplicada para prevenir a doença hemolítica do recém-nascido. Ela é aplicada com 28 semanas de gravidez e outra dose dentro de 72 horas após o nascimento se a criança tiver sangue Rh-positivo. A RhoGAM não é administrada a mães RH-positivas com episódios de sangramento. (*20:1087*)

206. **(E)** A hidrocefalia congênita é uma anormalidade ligada ao X, com expressão no sexo masculino e as mulheres sendo portadoras. O quadro pode ser detectado por meio de teste de DNA. (*1:19*)

207. **(D)** TORCH representa um grupo de infecções (toxoplasmose, outras, rubéola, citomegalovírus e herpes simples [HSV]) que podem cruzar a barreira placentária e causar microcefalia, ventriculomegalia e calcificações. (*14:1262*)

208. **(A)** A gravidez ectópica cervical fica próxima à vagina com o orifício externo do colo posicionado na vagina; com a ruptura, o sangramento é externo. Quando rompidas, todas resultam em hemoperitônio. (*21:441*)

209. **(A)** O ultrassom transvaginal demonstra um saco gestacional implantado no segmento uterino inferior na cicatriz de um parto cesariano anterior. Observe a proximidade do saco ectópico à parede da bexiga urinária posterior. Existe vascularidade proeminente no sítio de implantação, e múltiplas estruturas císticas pequenas são múltiplos cistos de Naboth. (*14:1109*)

210. **(D)** A seta aponta para o ducto vitelino, também conhecido como ducto onfalomesentérico ou pedúnculo vitelino. (*14:1080*)

211. **(E)** A colocação normal de um dispositivo intrauterino (IUD) é na cavidade uterina. O ultrassom pode demonstrar a má posição do IUD. Esse IUD é visto no colo com linhas duplas ecogênicas e paralelas (reflexões de entrada-saída). (*14:550*)

212. **(D)** A cisterna magna está dilatada se medir mais de 11 mm. A medida normal fica entre 3-11 mm, com a média de 5-6 mm. (*20:1027*)

213. **(A)** A malformação verdadeira de Dandy-Walker está associada à agenesia do verme cerebelar com comunicação para o quarto ventrículo. A malformação variante de Dandy-Walker é descrita como tendo algum grau de agenesia do verme cerebelar, mas não de agenesia completa. Um cisto aracnoide empurrará o cerebelo para cima sem alargá-lo. (*2:292*)

214. **(C)** Um cisto aracnoide não causará alargamento do cerebelo, e o verme cerebelar estará intacto. (*2:292*)

215. **(A)** A malformação de Dandy-Walker está associada a outros defeitos da linha média, incluindo agenesia do corpo caloso e cefaloceles, assim como holoprosencefalia, fendas e defeitos cardíacos. A malformação de Dandy-Walker tem 50-70% de risco de anormalidades associadas. (*2:292*)

216. **(B)** O citrato de clomifeno (Clomid) é uma das drogas de primeira linha usadas para indução da ovulação. O ácido fólico é uma Vitamina B que ajuda na prevenção de defeitos do tubo neural. O metotrexato é uma droga usada para tratar artrite reumatoide e gravidez ectópica. (*20:963*)

217. **(E)** A inteligência subnormal é informada em 40-70% dos casos. As taxas de morbidade estão em 24%, mas estão melhorando com o aumento da anestesia e das técnicas cirúrgicas. (*2:295*)

218. **(D)** A causa mais comum de hipotelorismo é a holoprosencefalia. O hipotelorismo é encontrado em muitas síndromes diferentes e em anormalidades cromossômicas e está fortemente associado a anormalidades do cérebro. (*2:309; 4:223*)

219. **(B)** Ciclopia – nariz ausente com protrusão de tecido ao nível dos soquetes oculares; hipotelorismo – órbitas muito próximas; Cebocefalia – nariz com uma só narina; e fenda labial/palatina são todos achados faciais anormais fortemente associados à holoprosencefalia. (*2:309-311*)

220. **(C)** Trinta a cinquenta por cento dos fetos com holoprosencefalia apresentam anormalidades cromossômicas, a mais comum sendo a trissomia 13. (*4:119*)

221. **(A)** A causa mais comum de hipertelorismo é um defeito que evita a migração dos olhos para sua posição normal. Uma cefalocele anterior é o bloqueio mais comum dessa migração. (*2:311*)

222. **(E)** Os teratomas podem ocorrem em vários sítios. A região mãos comum é a sacrococcígea, que responde por 50% dos teratomas fetais. O segundo sítio mais comum é o orofacial (incluindo a região intracraniana) e o cervical, respondendo por 5% dos teratomas fetais. (*2:317*)

223. **(B)** A doença materna de Graves e a tireoidite de Hashimoto produzem anticorpos que cruzam a placenta e podem afetar a produção da tireoide fetal. (*2:318*)

224. **(C)** A macroglossia está presente em 97,5% da síndrome de Beckwith-Wiedemann. (*2:320*)

225. **(B)** A seta aponta para o cerebelo. (*20:585*)

226. **(C)** Outros achados da síndrome de Beckwith-Wiedemann incluem onfalocele, organomegalia, hemi-hipertrofia e hipoglicemia. A macroglossia está presente em 97% dos casos dessa síndrome. (*1:24*)

227. **(B)** Dos casos isolados de fendas labial e palatina, 40% são fendas labiais e palatinas unilaterais, 29% são fendas labiais unilaterais, 27% são fendas labiais e palatinas bilaterais e 5% são fendas labiais bilaterais. (*2:324*)

228. **(B)** A seta aponta para o plexo coroide. (*20:999*)

229. **(C)** A fenda labial medial está associada ao espectro de defeitos da linha média, a holoprosencefalia sendo o mais comum. (*2:314*)

230. **(D)** A síndrome de Pierre Robin, a trissomia 18 e a displasia campomélica estão todas associadas à micrognatia e ao poli-hidrâmnio. A micrognatia normalmente causa dificuldade de engolir, resultando em poli-hidrâmnio. (*2:56, 327, 352*)

231. **(E)** As ultrassonografias A e B demonstram ecos desorganizados no segmento uterino inferior, sugestivos de aborto incompleto (produtos retidos). Não se observa gravidez intrauterina nem fluido livre. A queixa da paciente de cãibras no abdome inferior é um sintoma clínico comum de aborto espontâneo por causa das contrações uterinas. A hCG beta sérica diminuiu mais da metade em 48 horas, o que também sugere aborto. (*14:577; 21:403*)

232. **(F)** A ausência do osso nasal do feto está associada à trissomia 21 (síndrome de Down). O ultrassonografista deverá buscar outros aspectos físicos associados: orelhas pequenas, língua em protrusão, defeitos cardíacos e da coluna vertebral e prega nucal aumentada. (*2:327; 14:1135; 20:1116*)

233. **(G)** A contração miometrial focalizada é fisiológica e deverá desaparecer dentro de 20-30 minutos. (*16:450*)

234. **(C)** O desenvolvimento do corpo caloso ocorre entre 12 e 18 semanas; portanto, a visualização não é possível antes de 18 semanas. (*2:290*)

235. **(D)** A aparência em "lágrima" (dilatação do átrio e dos cornos occipitais e deslocamento lateral dos cornos anteriores) está presente em 90% dos casos. (*2:290; 6:255*)

236. **(C)** A hidranencefalia existe quando os hemisférios cerebrais são substituídos por fluido. O tronco cerebral geralmente é poupado. Acredita-se que as causas sejam infecção ou obstrução da artéria carótida interna. (*2:297*)

237. **(D)** A microcefalia tem sido descrita como HC entre -2 e -3 desvios-padrão (SD) da média, (*2:298*)

238. (D) O aneurisma da veia cerebral magna (veia de Galeno) é um tipo de malformação arteriovenosa (AV). A agenesia do corpo caloso, a dilatação do terceiro ventrículo e um cisto aracnoide são lesões císticas da linha média, mas não terão o fluxo de sangue alto e turbulento de uma malformação AV. (*2:301*)

239. (B) O cisto isolado do plexo coroide tem risco pequeno de trissomia 18. Se outras anormalidades forem identificadas junto com esse cisto, o risco para trissomia 18 aumentará. (*2:301*)

240. (E) Sabe-se que o tabagismo (cigarro) afeta a ação ciliar na nasofaringe, no trato respiratório e nas tubas uterinas. A ligação tubária bilateral também é um fator de risco. *Chamydia trachomatis* e PID estão entre os fatores de risco mais comuns. O herpes genital é uma infecção STD viral que causa lesões doloridas na pele que se escondem dentro das células neurais. Não se sabe se o vírus do herpes causa PID ou se é um fator de risco para gravidez ectópica. (*21:434*)

241. (C) A imagem também deverá mostrar a cavidade do septo pelúcido, cerebelo e cisterna magna. As medições deverão ser tomadas a partir da borda externa do crânio até a borda externa da pele. A prega de pele deverá ter menos de 5 mm. (*6:245*)

242. (D) Os ovários estão normalmente localizados na fossa ovariana, mediais aos vasos ilíacos externos e anteriores aos vasos ilíacos internos e ureter. (*20:865*)

243. (A) Um cisto de inclusão ocorre quando o fluido produzido pelos ovários não é absorvido e se torna prisioneiro entre as aderências. Isto ocorre mais frequentemente em pacientes com história de cirurgia anterior ou doença inflamatória da pelve. (*14:507*)

244. (A) Um índice cefálico superior a 85 descreve BPD aumentado, quando comparado a OFD mais curto. A cabeça tem aparência redonda no ultrassom. (*6:244*)

245. (B) Dolicocefalia é uma cabeça longa e estreita com diâmetro biparietal pequeno quando comparado a um OFD mais longo. (*6:381*)

246. (B) O procedimento de esterilização exige um campo esterilizado. Exige-se gel estéril. (*7:322-324*)

247. (D) Os lubrificantes à base de óleo, como gel de petróleo, cremes frios, óleo infantil ou óleos minerais, deverão ser evitados porque causam deterioração do látex, resultando em ruptura. (*7:323*)

248. (D) A dolicocefalia está associada a fetos de nádegas e oligoidrâmnio. (*2:991*)

249. (F) A braquicefalia com occipício achatado é característica da trissomia 21. Ela pode estar presente também com espinha bífida por causa do alargamento ventricular. Mais frequentemente, a braquicefalia é uma variante normal. (*4:1009*).

250. (C) A cabeça é mais larga que o abdome entre 12-24 semanas. (*7:434*)

251. (B) Com 32-36 semanas, a cabeça e o corpo ficam quase do mesmo tamanho. (*7:434*)

252. (A) Após 36 semanas, o abdome é maior que a cabeça. (*7:434*)

253. (B) O plano de varredura é muito alto. Ao executar uma medição do diâmetro biparietal (BPD), a cabeça fetal deverá ser ovoide e a medição obtida ao nível do tálamo e da cavidade do septo pelúcido. (*7:440*)

254. (D) O fluido dentro de um higroma cístico é fluido linfático de um sistema linfático obstruído. (*6:263*)

255. (A) Um higroma cístico ocorre quando os sacos de linfa jugular não se comunicam com o sistema venoso. O fluido linfático obstruído preenche os sacos e forma o higroma cístico. (*6:263*)

256. (E) O útero é, com frequência, maior para as datas. (*21:998*)

257. (C) A região cervical. (*7:426*)

258. (E) C e D. Os higromas císticos estão associados à MSAFP elevada e à síndrome de Turner. (*7:365*)

259. (F) A aparência ultrassonográfica da mola hidatiforme é a de textura ultrassonográfica: múltipla, de tempestade de neve, queijo suíço, favo de mel e vesicular. (*14:1577*)

260-269. Ver Fig. 7-103

270-272. Ver Fig. 7-104

273-281. Ver Fig. 7-105

282. (C) O forame oval permite que o sangue oxigenado passe do átrio direito para o átrio esquerdo. (*6:323*)

283. (B) O ducto arterioso permite que aproximadamente 70% do sangue seja derivado para os pulmões não ativos. (*6:323*)

284. (C) Trata-se de um processo destrutivo que oblitera o córtex cerebral. O tronco cerebral geralmente é poupado. Outras causas incluem infecção e estrangulamento intrauterino. (*3:385*)

285. (E) A holoprosencefalia alobar e a hidrocefalia grave podem-se apresentar na ultrassonografia semelhantes à hidranencefalia. Ultrassonograficamente, a holoprosencefalia lobar apresenta-se com uma fissura inter-hemisférica anterior e posterior, sendo por isso excluída no diferencial. (*2:299*)

286. (D) O quadro de hemivértebra é mais fácil de se visualizar no plano sagital de projeção porque as outras vértebras podem ser usadas como referência do normal. Esse quadro é visível nos outros planos de projeção também, mas exige uma varredura mais meticulosa. (*3:456*)

287. (D) A malformação de Arnold-Chiari está mais frequentemente associada à mielomeningocele e à hidrocefalia. (*2:73*)

288. (C) A microcefalia é o resultado da hérnia de uma grande porção do tecido cerebral para fora do crânio. (*1:19*)

289. (A) A holoprosencefalia semilobar é um ventrículo anterior único com separação parcial dos hemisférios cerebelares posteriores. (*1:20*)

290. (A) O diagnóstico mais provável seria holoprosencefalia alobar. O diagnóstico diferencial deverá incluir hidranencefalia e hidrocefalia. A hidranencefalia não mostrará córtex cerebral, e somente o tronco cerebral seria poupado. A hidrocefalia mostrará um tálamo bilobado com terceiro ventrículo dilatado. (*1:20*)

291. (C) A hidranencefalia se apresentará sem córtex cerebral visível. O diferencial inclui holoprosencefalia alobar (tálamo fundido) e hidrocefalia grave (tálamo bilobado com terceiro ventrículo dilatado). (*1:20*)

292. (B) Pode ser possível diagnosticar a anencefalia antes de 12 semanas, mas ela deverá ser diagnosticada definitivamente por volta de 14 semanas. (*1:19*)

293. (D) Teoricamente, acrania é o achado da anencefalia no primeiro trimestre. Com a exposição prolongada ao fluido amniótico, o tecido cerebral anormal é erodido, e o achado do segundo trimestre de anencefalia pode ser observado (*3:379, 380*)

294. (4) O último número representa o número de crianças vivas. (*1:3*)

295. (2) O número de nascimentos pré-termo é o segundo número após a paridade. (*1:3*)

296. (7) G refere-se à grávida ou número de gestações. (*1:3*)

297. (1) O terceiro número após a paridade representa o número de abortos (espontâneos e eletivos). (*1:3*)

298. (3) O primeiro número após a paridade representa o número de gestações a termo. (*1:3*)

299. (A) O número de gestações é listado após grávida (G). O primeiro após paridade (P) é o número de gestações a termo (3), o segundo é o número de gestações pré-termo (um conjunto de gêmeos, gravidez única e uma morte fetal pré-termo > 20 semanas = 2), o terceiro é o número de abortos (1), e o número final representa crianças vivas (5). (*1:3*)

300. (A) A penetração benigna e o crescimento das glândulas endometriais e do estroma no miométrio. (*21:898*)

301. (A) A AFP é produzida pelo feto. Uma concentração anormal ocorre sempre que houver uma abertura anormal no feto, permitindo aumento no volume da proteína no fluido amniótico. (*2:25*)

302. (B) Usando a regra prática, subtrair 6,5 de 8, o que iguala 1,5 cm. (*7:Tabela 8-4*)

303. (C) Após 12 semanas, o feto apresenta forma curvilínea tornando tecnicamente mais difícil a obtenção de medições lineares precisas. (*21:995*)

304. (C) Os parâmetros múltiplos ajudam a aumentar a precisão do peso fetal estimado. (*3:146*)

305. (C) Somente a diáfise do fêmur deverá ser medida na extensão do osso, excluindo-se a o colo femoral e outros centros de calcificação epifisária. (*7:442*)

306. (C) Dos casos de poli-hidrâmnio, 60% são idiopáticos, 20% são estruturais e 20% são de diabetes melito materno dependente de insulina. (*1:16*)

307. (F) O poli-hidrâmnio tem muitas causas que podem incluir: produção aumentada de urina ou deglutição fetal reduzida. (*1:29; 2:348, 651*)

308. (C) A fusão do âmnio com o cório inicia-se com 12 semanas e completa-se rotineiramente por volta de 14-16 semanas. (*2:124*)

309. (B) A hematopoiese, ou produção de eritrócitos, é feita pelo feto e pelo saco vitelino no começo da gravidez. A placenta é responsável pela troca de nutrientes, oxigênio e resíduos e também atua como barreira, embora alguns medicamentos possam atravessá-la. (*1:16*)

310. (E) A hipertensão materna é vista em aproximadamente 50% dos casos de descolamento intenso. Outras causas são o abuso de cocaína, traumatismo, miomas, cordão curto e placenta prévia. A contração miometrial focalizada é fisiológica e temporária e menos provável de causar descolamento. (*21:1152*)

311. (B) O descolamento da placenta é definido como a separação prematura da placenta após 20 semanas de gestação. Se a placenta prematura se separar antes de 20 semanas, ela será chamada de aborto espontâneo. (*2:612; 20:1152*)

312. (D) A região hipoecoica atrás da placenta deverá medir 1-2 cm em espessura. Qualquer aumento na espessura dessa área deverá alertar o ultrassonografista para um possível hematoma. (*2:611*)

313. (C) Os sítios de implantação em risco para placenta acreta são: cicatrizes uterinas, miomas submucosos, segmento uterino inferior, corno rudimentar e cornos uterinos. (*2:613, 614*)

314. (A) A placenta acreta pode ser dividida em (1) placenta acreta – anexo placentário ao miométrio sem invasão; (2) placenta increta – invasão da placenta no miométrio e (3) placenta percreta – invasão da placenta pelo útero e para dentro de outros órgãos. (*1:17*)

315. (D) O corioangioma é uma massa vascular que surge do tecido coriônico e é semelhante a um hemangioma. (*2:612*)

316. (A) O gel de Wharton é um tecido conectivo mucoide que cerca a veia e a artéria umbilicais. (*6:440*)

317. (A) Um cisto verdadeiro de cordão é atribuível a resíduos do ducto alantoico e acredita-se que seja mais comum no primeiro trimestre. (*2:621; 3:212*)

318. (D) A inserção de cordão velamentoso está associada a IUGR, particularmente em gêmeos monocoriônicos. (*2:620*)

319. (C) A inserção excêntrica do cordão é considerada uma variante normal e não tem significância clínica. (*3:206; 2:620*)

320. (B) Os defeitos septais atriais e ventriculares são os defeitos mais comuns e responsáveis por 26% das anormalidades cardíacas. (*1:21*)

321. (A) Em geral, o lado esquerdo do coração verte o crânio fetal. (*7:449*)

322. (B) Em geral, o lado direito do coração verte a circulação sistêmica do feto. (*7:449*)

323. (B) A proporção circunferência fetal/circunferência torácica deverá ser de 30-50%. (*2:384*)

324. (E) Este quadro tem o nome de *situs inversus* (parcial ou total), dextrocardia e síndrome de heterotaxia. Junto com a dextrocardia, pode haver anomalias intracardíacas significativas, anomalias dos grandes vasos e veia cava inferior interrompida, um sistema anômalo de retorno venoso, asplenia ou polisplenia e possível heterotaxia dos órgãos abdominais, dependendo de o quadro ser completo ou parcial. (*4:385*)

325. (C) Cinquenta por cento dos casos de trissomia 21 apresentam defeito cardíaco, com a maioria sendo defeitos do canal atrioventricular. (*2:45*)

326. (C) Esta projeção permite a visualização dos tratos de fluxo de saída ventricular direito e esquerdo e do cruzamento desses fluxos. (*2:385*)

327. (E) Outras estruturas para avaliação incluem: tamanhos atriais, forame oval, vasos coronarianos e espessura das paredes ventriculares, orientação cardíaca e tamanho. (*2:385*)

328. (B) O sinal da banana é um nivelamento anormal do cerebelo dando a ele o formato de uma banana. O formato normal desse órgão deverá ser o de um haltere. Os sinais da banana e do limão estão ambos associados à espinha bífida. (*20:1072*)

329. (C) O tratamento para gravidez ectópica depende de a gravidez estar rompida ou não rompida e de se a paciente está hemodinamicamente estável. Essa paciente afirmou ter tido gravidez ectópica rompida e desmaio. O desmaio não é um bom sinal na gravidez ectópica; isto indica perda temporária da consciência possivelmente secundária à perda de sangue resultante da gravidez ectópica rompida. Uma salpingectomia via laparotomia é, mais provavelmente, a cirurgia anterior dessa paciente. O metotrexato é a droga administrada para gravidez ectópica não rompida para pacientes hemodinamicamente estáveis. (*21:452*)

330. (A) A coarctação da aorta é um estreitamento do vaso, geralmente próximo ao ducto arterioso. Pode ser muito difícil de obter imagens, dependendo do grau da estenose. Com frequência, o diagnóstico baseia-se na discrepância ventricular, indicando a presença de uma estenose. (*4:366*)

331. (A) Oitenta por cento das hérnias diafragmáticas congênitas ficam do lado esquerdo. (*14:1304*)

332. **(E)** Sempre que o coração é desviado com a orientação correta do ápice, o ultrassonografista deverá considerar a presença de massa torácica. (*2:429, 433, 440; 6:290*).

333. **(A)** É importante identificar a localização do fígado fetal. Se ele for intratorácico, o prognóstico de sobrevivência será de 43%. Se o fígado estiver intra-abdominal, o prognóstico de sobrevivência será de 80%. (*1:22*)

334. **(D)** Embora as anormalidades cromossômicas e as anomalias associadas sejam prevalentes na hérnia diafragmática congênita, o fator significativo na mortalidade é a hipoplasia pulmonar. (*1:22*)

335. **(D)** Se o fígado estiver dentro do tórax, a taxa de sobrevivência será de 43%, e se estiver dentro do abdome essa taxa será de 80%. (*1:22*)

336. **(C)** A CCAM responde por 75-80% dos casos de malformação pulmonar congênita com mais de 95% dos casos sendo unilaterais. (*2:439*)

337. **(C)** Dá-se o nome de macrocisto aos cistos grandes e múltiplos medindo entre 2 e 10 cm. (*1:22*)

338. **(B)** Os cistos do tipo II têm menos de 2 cm, mas ainda são visíveis. (*1:22*)

339. **(A)** Ultrassonograficamente, a imagem parece ser de uma massa pulmonar ecogênica, sólida e homogênea. (*1:22*)

340. **(D)** O disgerminoma é o tipo mais comum de tumor de células germinativas malignas e está associado à elevação da alfafetoproteína (AFP) e da gonadotropina coriônica humana (hCG). (*21:931*)

341. **(B)** A aparência mais comum detectada antes do nascimento é uma massa ecogênica bem circunscrita na base do pulmão inferior esquerdo. (*2:441*)

342. **(D)** O metotrexato é um antagonista do ácido fólico que inibe a síntese do DNA e mata as células trofoblásticas que se dividem rapidamente. A droga é um tratamento médico para gravidez ectópica e tem um protocolo para segurança e uso efetivo. A paciente precisa estar clinicamente estável, a gravidez ectópica não pode estar rompida, a β-hCG sérica deverá ser inferior a 5.000 mUI/mL, e o saco ectópico deverá ser inferior a 3,5 cm de tamanho. (*14:1112; 21:455*)

343. **(D)** Há cinco tipos de fístulas TE. Elas compõem 90% dos casos de atresia esofágica. (*2:460*)

344. **(C)** Independente da presença de uma fístula TE, 80% dos fetos derivam para poli-hidrâmnio por volta do terceiro trimestre. (*2:457*)

345. **(B)** A atresia esofágica é um marcador muito forte para a trissomia 18. (*2:4547*)

346. **(B)** O fluido amniótico preenche o estômago e o duodeno próximo ao sítio da obstrução. A aparência ultrassonográfica lembra uma "bolha dupla". (*2:466*)

347. **(D)** Trinta e três por cento terão defeitos da coluna, 36% terão defeitos cardíacos. (*2:466*)

348. **(A)** Trinta por cento dos fetos com atresia duodenal apresentam trissomia 21. (*2:466*)

349. **(C)** O intestino começa a formar hérnias por volta de 7 semanas e torna-se mais visível no ultrassom com 9-10 semanas. Então ele volta para o abdome por volta do final da 12ª semana. (*22:248*)

350. **(B)** O saco pseudogestacional é visto em cerca de 20% das gestações ectópicas. Ele é anecoico e resulta da decídua em esfacelamento. Este não é um saco gestacional verdadeiro; portanto, ele não contém embrião nem saco vitelino, além de também não ter inclinação normal para crescer 1 mm por dia, como um saco gestacional verdadeiro. (*14:1105; 20:1005*)

351. **(C)** Os sinais/sintomas de gravidez ectópica variam, dependendo de a gravidez estar rompida ou não. Um sintoma de gravidez ectópica não rompida é a dor unilateral que aumenta de intensidade com o tempo. Após a ruptura, os sintomas mudam por causa do hemoperitônio, que está associado à dor abdominal generalizada, sensibilidade de rebote, desmaio, taquicardia, hipotensão e dor no ombro direito por causa do sangue que irrita os nervos diafragmáticos. (*4:474*)

352. **(C)** A gastrosquise está raramente associada a transtornos cromossômicos ou não gastrointestinais e tem excelente taxa de sobrevivência. (*2:492*)

353. **(D)** Quando o intestino sofre perfuração, o mecônio penetra no espaço peritoneal. Forma-se uma membrana que veda o intestino no sítio da perfuração. O mecônio que penetrou no peritônio pode causar depósitos de cálcio. Outros achados são: poli-hidrâmnio, ascite com desbridamentos ecogênicos e dilatação do intestino. (*2:470, 471*)

354. **(E)** Todas as opções. Todas elas podem causar uma complicação na gastrosquise e deverão ser monitoradas com ultrassom durante toda a gravidez. (*2:497*)

355. (A) Embora a gastrosquise do lado esquerdo tenha sido informada, ela está tipicamente do lado direito do cordão umbilical. (*4:473, 474*)

356. (C) A hérnia fisiológica é a projeção para fora do cordão umbilical por causa dos intestinos grosso e delgado à medida que eles giram ao redor da artéria mesentérica superior (SMA). Ela ocorre no início da 7ª semana e é uma migração normal do tubo digestório médio para dentro do cordão umbilical. Essa migração ocorre porque não há espaço suficiente no abdome para o tubo digestório médio em rápido crescimento. Esse tubo digestório volta para o abdome por volta da 10ª semana. O fígado fetal não migra para o cordão umbilical. (*22:248*)

357. (D) Esta ultrassonografia mostra uma gravidez precoce intrauterina com embrião pequeno em um útero retrovertido. Embora esta paciente se apresentasse com sintomas clínicos de gravidez ectópica, sua gestação está *in situ* confirmada por esta ultrassonografia. (*14:1102*)

358. (B) As onfaloceles pequenas podem ser confundidas com um hematoma do cordão. Se o defeito na base da inserção do cordão for superior a 7 mm, tratar-se-á mais provavelmente de uma onfalocele. (*4:484*)

359. (C) As onfaloceles não estão associadas a teratógenos, como o tabagismo materno. (*4:484*)

360. (B) O quadro de *ectopia cordis* resulta do subdesenvolvimento ou da agenesia do esterno fetal. Ele raramente está isolado e é mais frequentemente parte da pentalogia de Cantrell. (*4:467*)

361. (D) A pentalogia de Cantrell envolve defeitos do esterno inferior, diafragma, pericárdio diafragmático, parede abdominal e defeitos intracardíacos e também está associada às trissomias 13 e 18. (*2:501; 4:493*)

362. (F) A síndrome de Beckwith-Wiedemann é causada pela disfunção dos níveis aumentados de excreção do hormônio de crescimento da placenta, levando à organomegalia, macroglossia, onfalocele, hemi-hipertrofia e anormalidades cardíacas. (*2:501*)

363. (B) Acredita-se que a extrofia da cloaca resulte do desenvolvimento irregular da membrana da cloaca. Os defeitos do tubo neural estão presentes em 50% dos casos. (*2:508*)

364. (C) O complexo da parede membro-corpo (LBWC) é o defeito mais grave da parede abdominal com rompimento de toda a parede ventral. Se o cordão umbilical for visualizado, ele será muito curto e haverá escoliose grave. (*2:508; 4:453-455, 762*)

365. (C) A síndrome da faixa amniótica é a ruptura precoce do âmnio na gravidez. Essa ruptura permite que faixas de tecido amniótico flutuem livremente no fluido amniótico. Se essas faixas entrarem em contato com o feto poderão causar estrituras, amputações e aderência às próprias faixas. As folhas amnióticas, também conhecidas como sinéquias uterinas, são causadas por cicatrizes ou aderências no útero. O âmnion e o córion crescem ao redor das sinéquias e formam uma membrana espessa com duas camadas de âmnion e córion de cada lado da membrana. Essa membrana fica anexa ao útero nas duas extremidades e não impede o feto, de maneira nenhuma. (*2:502-504, 511; 4:762-766*)

366. (D) Se a mãe for Rh- ela produzirá anticorpos contra um feto Rh+. Os anticorpos da mãe perceberão o sangue fetal como estranho e atacarão os eritrócitos fetais, resultando em eritroblastose fetal. (*9:413*)

367. (D) RhoGAM é uma globulina imune anti-D usada para prevenir a imunização de Rh. O ácido fólico é uma Vitamina B usada para prevenir defeitos do tubo neural, e Clomid é uma droga para tratamento de infertilidade. O metotrexato é uma droga quimioterapêutica usada para outros quadros clínicos, como a gravidez ectópica e a artrite reumatoide. (*20:1087*)

368. (B) Este quadro causará hidropsia imune no feto. (*9:413*)

369. (C) Um ovo gorado é também uma gravidez anembrionária. Ultrassonograficamente, este é um saco gestacional grande que não contém saco vitelino nem embrião. Um aborto retido é definido como embrião morto. Tanto o ovo gorado como o aborto retido são falhas de gestação. A diferença é a de que o ovo gorado não tem embrião, e o aborto retido tem embrião, mas não tem atividade cardíaca. (*20:1011*)

370. (E) Os achados de insuficiência cardíaca incluem efusões pericárdicas, contratilidade reduzida, espessura ventricular aumentada, cordão umbilical anormal e Doppler da artéria cerebral média. (*2:567; 3:276; 6:492*)

371. (D) A hidropsia fetal é definida como dois sítios de acúmulo de fluido e ascite fetal. (*2:551*)

372. (D) As paredes ventriculares cardíacas aumentarão de espessura e reduzirão a contratilidade, levando à redução do débito cardíaco. Isto pode causar acidose, hematócrito aumentado e aumento na morbidade neonatal. (*3:339*)

373. (D) A lista de causas para a hidropsia fetal não imune (NIHF) tem mais de 120 quadros, alguns dos quais são raros. As causas principais são: arritmias e tumores cardíacos, cromossomas anormais, insuficiência cardíaca, anemia, derivações arteriovenosas, compressão do mediastino, doença metabólica, infecção fetal, tumores fetais, defeitos fetais congênitos e defeitos placentários. (*1:24*)

374. **(A)** Definimos *in situ* como: no local ou posição corretos. A colocação correta de um IUD é na cavidade uterina, e o colar do IUD deve ser colocado na vagina. Esse colar não pode ser visualizado no ultrassom. Excêntrico significa "fora do centro" e é o termo descritivo para um IUD colocado em posição incorreta. Os IUDs de hoje são feitos de plástico flexível com ou sem cobre. Quando *in situ*, o IUD aparece na ultrassonografia como ecos lineares de alta amplitude com sombreamento acústico distal. (*14:550*)

375. **(A)** A síndrome de Fitz-Hugh-Curtis é uma inflamação da cápsula do fígado e do diafragma secundária à disseminação bacteriana da pelve para o quadrante superior direito. Esses achados são vistos em casos de doença inflamatória da pelve. (*14:2002*)

376. **(F)** *Situs inversus* parcial, dividido em asplenia e poliesplenia, tem 40% de incidência de anomalias que incluem doença complexa do coração, vesícula biliar ausente, veia cava inferior interrompida com retorno venoso ázigo e anormalidades esplênicas. (*2:480; 6:274*)

377. **(B)** A obstrução da junção ureteropélvica (UPJ) ocorre na junção do ureter e da pelve renal. Portanto, a urina fetal fica obstruída dentro do rim, causando hidronefrose, mas não hidroureter. Enquanto o rim contralateral estiver funcionando normalmente, o fluido amniótico deverá se manter normal. (*1:25*)

378. **(A)** A obstrução na junção ureterovesical (UVJ) ocorre na junção do ureter e da bexiga fetal e está associada a anomalias do ureter, como duplicação e sítios de inserção anormais. A ureterocele é frequente causada pela inserção anormal do ureter. É comum a presença de hidroureter e de hidronefrose leve. (*1:25; 2:527*)

379. **(E)** Os ureteres têm cerca de 1 a 2 mm de diâmetro e não são normalmente visíveis no ultrassom. (*20:1045; 14:1396*)

380. **(C)** O trígono está localizado na porção inferior da parede posterior da bexiga. (*16:194, 195*)

381. **(E)** O aborto espontâneo caracteriza-se por cãibras no abdome inferior e sangramento vaginal em razão das contrações uterinas. Quando o aborto é completo, as contrações e o sangramento vaginal desaparecem. Em geral, a β-hCG do soro sofrerá redução significativa de mais da metade em 48 horas. Ulatrassonograficamente, o útero se mostrará livre de quaisquer produtos de retenção. (*2:529*)

382. **(A)** A obstrução completa das válvulas uretrais posteriores (PUV) não permite nenhuma urinação do feto; portanto, ocorrerá um quadro grave de oligo-hidrâmnio. (*2:535*)

383. **(A)** As fácies de Potter se caracterizam por orelhas baixas, nariz e queixo achatados. A síndrome de Potter é predominantemente um transtorno masculino e está associada à agenesia renal bilateral, oligoidrâmnio e pé torto. Boca pequena com língua em protrusão e orelhas pequenas são aspectos faciais da síndrome de Down. (*2:536*)

384. **(D)** A causa principal da morte neonatal na síndrome das válvulas uretrais posteriores (PUV) é a hipoplasia pulmonar, embora as outras entidades também sejam complicações graves. (*1:25*)

385. **(C)** Nos casos de agenesia renal, particularmente após 16 semanas, o anidrâmnio está presente. (*2:537*)

386. **(B)** Uma bexiga fetal normal deverá esvaziar a cada 30-45 minutos. (*6:281*)

387. **(C)** A torção ovariana pode causar sangramento interno, mas não relacionado com o sangramento vaginal. Todas as outras escolhas estão associadas ao sangramento vaginal anormal. Hipertiroidismo e hipotireoidismo também podem causar sangramento vaginal anormal. (*21:1025-1039*)

388. **(D)** Três pares de rins se formam em estágios sucessivos: pronefro, mesonefro e metanefro, este último permanecendo como rim em funcionamento. (*10:687*)

389. **(B)** O sistema urinário se desenvolve em proximidade com o desenvolvimento uterino. Vinte ou trinta por cento das pacientes com anomalias uterinas também apresentam ectopia renal ou agenesia. (*2:828*)

390. **(B)** A doença do rim displásico multicístico é causada por uma obstrução no primeiro trimestre. O rim tem atresia ureteral e não funciona. (*2:541*)

391. **(A)** Nos casos de rim unilateral não funcionando, o rim contralateral frequentemente aumentará para compensar. O rim unilateral geralmente fornece função suficiente para o indivíduo. (*2:S440*)

392. **(B)** Em uma doença dominante autossômica com um dos pais afetado, o risco ao feto é de 50%. (*2:542*)

393. **(B)** Tipicamente, a doença do rim policístico autossômica dominante não causa doença renal antes do nascimento e, portanto, o fluido amniótico é normal. Os rins podem aparecer grandes e ecogênicos. A doença do rim policístico autossômica recessiva afeta a função renal e está associada ao oligo-hidrâmnio. A síndrome de Meckel está associada às encefaloceles e à polidactília pós-axial. (*2:545*)

394. (B) Embora os rins cresçam durante toda a gestação, a proporção rins-abdome permanece constante em 0,27-0,30. (*2:519*)

395. (C) A menos que o rim esteja ecogênico ou obstruído, os cistos anecoicos na periferia representam pirâmides renais normais. (*3:518, 534*)

396. (B) A produção de urina fetal começa com 12 semanas, mas os rins do feto não produzem a maioria da urina fetal até 16 semanas. (*2:517; 6:296*)

397. (E) Define-se gravidez ectópica como qualquer gravidez fora da cavidade endometrial. Embora cerca de 90% das gestações ectópicas ocorram na tuba uterina, elas podem ocorrer também em outros sítios, como abdome e ovários. A gravidez ectópica pode ocorrer no útero como uma cicatriz cervical ou de histerotomia de um parto cesariano anterior. (*21:439; 14:1109*)

398. (D) Embora este tema já tenha sido discutido, muitas fontes marcam um número de 4 a 6 mm como o limite superior do normal no segundo trimestre. (*2:520; 3:496*)

399. (B) Grau 0 – sem dilatação. (*2:521*)

400. (C) Grau I – dilatação pélvica renal com ou sem infundíbulos visíveis. (*2:521*)

401. (E) Grau II – dilatação pélvica renal com cálices visíveis. (*2:521*)

402. (A) Grau III – pelve renal e cálices dilatados. (*2:521*)

403. (D) Grau IV – pelve renal e cálices dilatados com afinamento do parênquima. (*2:521*)

404. (C) Por causa da vascularidade, o feto pode sofrer insuficiência cardíaca e poli-hidrâmnio. No ultrassom, um nefroma mesoblástico congênito lembrará um tumor de Wilms. (*2:548*)

405. (A) Um neuroblastoma aparece como massa suprarrenal e deverá ser considerado quando a massa for identificada superior ao rim. O nefroblastoma (tumor de Wilms) é um tumor renal maligno que afeta as crianças. (*2:549*)

406. (C) O nefroblastoma. Também conhecido como tumor de Wilms, é um tumor renal maligno que aparece na ultrassonografia parecido com um nefroma mesoblástico. (*4:880, 881*)

407-409. (B) Reto do abdome. **(A)** Obturador interno. **(C)** Piriforme. No plano transverso, os músculos retos do abdome aparecem como ecos hipoecoicos de baixo nível na porção mais anterior da linha média da parede abdominopélvica. Os músculos obturadores internos são posteriores e mediais aos músculos iliopsoas e aparecem como ecos finos, bilineares e de baixo nível no aspecto posterolateral da bexiga urinária. Os músculos piriformes são estruturas hipoecoicas bilaterais vistas posteriores ao útero e anteriores ao sacro. (*18:275, 276*)

410. (D) Os músculos levantadores do ânus formam o diafragma pélvico e são facilmente visualizados em um plano transverso transabdominal. Esses músculos bilaterais aparecem hipoecoicos e parecem mediais aos músculos obturadores internos e posteriores ao colo e à vagina. (*18:275*)

411. (C) Uma alteração na forma da cabeça, como braquicefalia ou dolicocefalia, afeta a medição precisa para prognosticar a idade gestacional. O grau até onde a forma da cabeça fetal afeta a BPD pode ser estimado com a fórmula: CI = BPD/OFD × 100. (*7:438*)

412. (A) Os tumores ovarianos respondem por 50-81% das torções. Ovários hiperestimulados produzem cistos grandes que podem sofrer torção, mas menos comuns que os tumores ovarianos. (*2:872*)

413. (E) O ovário tem suprimento sanguíneo duplo: as artérias ovariana e uterina. As artérias ovarianas se originam da aorta, logo abaixo dos vasos renais, com cada uma cursando para o interior do espaço retroperitoneal. A artéria penetra no ligamento largo e entra através do hilo do ovário. A veia ovariana esquerda drena para dentro da veia renal esquerda. A veia ovariana direita se conecta diretamente na veia cava inferior. A artéria uterina surge da divisão anterior da artéria hipogástrica (artéria ilíaca interna). (*20:52; 21:866*)

414. (D) Ovários hiperestimulados produzem cistos grandes que podem ser torcidos, assim como causam sensação de saciedade e náusea na paciente. Raramente, complicações mais intensas podem ocorrer por causa da mudança no fluido resultando em ascite e efusões. (*2:866*)

415. (F) A apresentação da torção ovariana varia, dependendo da duração e do grau do comprometimento vascular. A torção ovariana é a torção do ovário e de seus vasos, resultando em oclusão do suprimento sanguíneo. Cerca de 95% dos casos estão associados à massa anexa. Embora a torção de um ovário normal possa ocorrer, isso é mais frequente em crianças que em adultos. O ultrassom com Doppler é muito útil na confirmação da presença de fluxo sanguíneo. Entretanto, em raras ocasiões, o ultrassom pode demonstrar fluxo bilateral em uma paciente com torção ovariana. Isto se deve à torção e distorção do ovário. Os sintomas clínicos de dor unilateral com náusea e vômito estão geralmente presentes mesmo em um ultrassom falso-positivo. A torção do ovário não ocorre, se os ovários e as tubas uterinas forem removidas. (*14:562, 563; 20:931; 21:507*)

416. **(A)** O câncer endometrial é uma das malignidades ginecológicas mais comuns depois do câncer cervical. O sangramento após a menopausa é um sinal precoce. Ascite abdominal/pélvica, massa intra-abdominal e dor pélvica são sinais tardios. A maioria dos cânceres é indolor nos estágios iniciais. (21:873)

417. **(B)** Os miomas dependem do estrogênio e geralmente aumentam na gravidez, diminuindo após a menopausa. A única diferença ultrassonográfica entre um leiomioma e um leiomiossarcoma é o crescimento rápido. (2:841)

418. **(A)** Na ultrassonografia, um leiomioma e um leiomiossarcoma aparecem iguais. Clinicamente, a única diferença é o crescimento rápido nas mulheres após a menopausa. (2:841)

419. **(C)** O pulmão fetal é isoecoico ao fígado fetal no segundo trimestre. (2:634)

420. **(A)** Embora o pulmão aumente em ecogenicidade durante toda a gravidez, os pesquisadores não conseguiram correlacionar o aumento com a maturidade do pulmão. (2:634; 6:272)

421. **(E)** A visualização da placa epifisária femoral é obtida em fetos com idade gestacional superior a 33 semanas com 95% de precisão. (2:632)

422. **(A)** A polidactília pode ser isolada ou ocorrer como parte de uma síndrome. O dedo extra pode ter um osso ou ser constituído somente de partes moles. Pós-axial se refere ao aspecto ulnar da mão. (2:362)

423. **(B)** A polidactília pode estar isolada ou ocorrer como parte de uma síndrome. O dedo extra pode ter um osso ou ser constituído somente de partes moles. Pré-axial se refere ao aspecto radial da mão. (2:362)

424. **(B)** A discordância em gêmeos dicoriônicos/diamnióticos é mais aceitável por causa de sua constituição genética diferente, desde que o gêmeo menor não tenha menos que o 10º percentil em EFW. Em gêmeos monocoriônicos, o EFW deverá concordar e não diferir em mais de 20%. (2:184)

425. **(A)** A síndrome da hipotensão supina se deve à obstrução pelo útero grávido na veia cava inferior, resultando em retorno venoso reduzido ao coração. A paciente deverá ser girada para o lado esquerdo, e os sintomas desaparecerão. A posição sentada também ajudará. (7:362)

426. **(C)** A discordância fetal de gêmeos é determinada subtraindo-se o gêmeo maior do menor e dividindo-se pelo gêmeo maior. Este número é multiplicado por 100 para se determinar a porcentagem. (2:184)

427. **(D)** O nascimento de nádegas é descrito como as nádegas descendo primeiro, e as coxas e pernas se estendendo para cima ao longo do tronco fetal anterior. (7:445)

428. **(C)** O parto completo de nádegas é descrito como as nádegas descendo primeiro com os joelhos fletidos, e o feto sentado com as pernas cruzadas. (7:445)

429. **(A)** Parto podálico é aquele em que um ou os dois pés passam para o segmento uterino inferior. (7:445)

430. **(B)** A gravidez ectópica na região intersticial (do corno) da tuba uterina aumenta o risco de mobilidade e de mortalidade materna. Isto se deve à localização, dando ao ectópico mais espaço para crescer. Ele se rompe em um tamanho maior com proximidade à artéria uterina, tornando este tipo de gravidez ectópica mais potencialmente fatal. (20:1009; 21:433)

431. **(B)** O cariótipo XY indica um feto masculino. O cariótipo XX indica um feto feminino. A síndrome de Down é rotulada como 47,+21, e a síndrome de Turner é rotulada como 45X. (2:20, 21)

432. **(D)** A HIPAA é uma legislação federal que proíbe os profissionais de cuidados de saúde de fornecer informações ao paciente sem consentimento, mesmo para outros membros da família. Os ultrassonografistas devem obedecer a essa legislação. Se o ultrassonografista não obedecer, ele/ela poderá enfrentar multas de US$ 250 mil e/ou prisão de até 10 anos. (23:77)

433. **(C)** O feto (independente da parte do corpo), assim como o saco, mais próximo ao orifício interno é rotulado como feto A. (6:467)

434. **(A)** O feto estará repousando no lado direito, com o lado esquerdo mais próximo à parede abdominal da mãe. (7:432)

435. **(A)** O feto estará repousando no lado direito, com o lado esquerdo mais próximo da parede abdominal da mãe. (7:432)

436. **(A)** O feto estará repousando no lado direito, com o lado esquerdo mais próximo à parede abdominal da mãe. (7:432)

437. **(C)** Lagos placentários são áreas de fibrina sob o cório, no lado fetal da placenta e não possuem significância clínica. (2:603)

438. (D) A hipertensão e o tabagismo materno podem submeter a placenta à maturação prévia. O tabagismo pode causar aumento nas calcificações na placenta. Infelizmente, a maturação da placenta não provou ser uma ferramenta confiável para avaliar a função placentária ou o bem-estar do feto. (2:604)

439. (D) A triploidia de componente paterno se apresenta com uma placenta cística grande. (2:599; 6:421)

440. (D) A hipertensão materna pode causar restrição de fluxo nos vasos uterinos, o que, por sua vez, pode reduzir a perfusão placentária. (2:599; 6:421)

441. (D) O diabetes melito gestacional causa macrossomia decorrente do aumento nos açúcares sanguíneos maternos. (2:215)

442. (B) Embora seja importante certificar-se de que a sala de exame e o transdutor estejam esterilizados antes de qualquer procedimento. O consentimento informado é mais imperativo antes do procedimento. Um consentimento informado é um acordo pelo paciente de se submeter a uma intervenção médica específica. Este acordo inclui riscos, benefícios e alternativas ao procedimento. O formulário deverá ser assinado pelo paciente e pelo médico e inclui uma testemunha. O paciente deverá ter idade legal e ser mentalmente competente. (22:181)

443. (A) A síndrome da regressão caudal está associada ao diabetes melito dependente de insulina em até 16% dos casos. Acredita-se que a ocorrência dessa síndrome se deva ao controle insuficiente da glicose no primeiro trimestre. Os achados incluem agenesia sacral, anormalidades da coluna e dos membros inferiores, hipoplasia femoral e anormalidades gastrointestinais e geniturinárias. (2:364-366)

444. (B) O tecido adulto é mais tolerante de aumentos de temperatura que o tecido do embrião ou dos ossos fetais em ossificação. (24:306-334)

445. (A) Estudos com Doppler de pulso duplo (Doppler com ondas de pulso em tempo real) têm intensidades de débito significativamente mais altas que o mapeamento de amplitude por Doppler colorido ou monitor fetal com Doppler. (24:306-334)

446. (E) O fenótipo para a síndrome de Turner é 45X, indicando só um único cromossoma X, ou feminino. (2:21)

447. (A) O princípio ALARA (tão baixo quanto razoavelmente atingível) emprega a manutenção do débito de energia o mais baixo possível e o aumento do ganho do receptor para alterar a qualidade da imagem. Este princípio também emprega a redução do tempo de varredura para minimizar a exposição da paciente ao ultrassom. (24:322)

448. (E) A síndrome da regressão caudal e os defeitos cardíacos são insultos do primeiro trimestre, e o risco de ocorrência aumenta com o aumento nos níveis de açúcar no sangue nesse período. A distocia dos ombros pode ocorrer quando do parto de fetos macrossômicos. (3:544)

449. (D) Dependendo da idade gestacional do feto, a amniocentese de maturidade do pulmão pode ser realizada para assegurar a maturação do pulmão antes do parto. Nos casos de PROM completa, com frequência não existe uma amostra adequada de fluido amniótico disponível para a verificação da maturação. (2:628)

450. (D) Embora um volume aumentado de fluido amniótico esteja associado à macrossomia, isto não é uma afirmação direta de macrossomia. (3:544)

451. (D) CVS e PUBS podem ser realizados desde que a placenta ou o cordão umbilical estejam acessíveis. Se a bexiga fetal estiver cheia, como nos casos da síndrome PUV, a urina fetal poderá ser testada quanto ao cariótipo. (2:32)

452. (E) A amniocentese é um teste pré-natal para analisar o fluido amniótico. Ela pode ser usada para detectar múltiplas anormalidades em potencial como: síndrome de Down, fibrose cística, doença de células falciformes, defeito do tubo neural e maturidade dos pulmões do feto. Ela também pode ser usada para testar o nível de bilirrubina fetal, infecção e para um volume limitado de síndromes de membros curtos. Entretanto, a amniocentese não é útil na detecção de fenda palatina ou labial. (2:33, 566; 14:1602-1604)

453. (C) A hipertensão pode afetar o leito vascular da placenta, resultando em retardo de crescimento intrauterino. (2:214)

454. (A) O tabagismo materno excessivo tem sido associado à maturação acelerada da placenta. Ele não é prognóstico, porém, na perfusão real da placenta para o feto. (6:420)

455. (C) BBOW, bolsa d'água protuberante, se refere à membrana amniótica que se projeta para dentro da vagina. (13:156)

456. (D) PROM, ruptura prematura de membranas, é a ruptura das membranas antes de 37 semanas. (2:588)

457. **(F)** Todas as opções. A distensão excessiva da bexiga urinária pode resultar em erro diagnóstico grave. Essa distensão excessiva pode resultar em fechamento de um colo incompetente decorrente da compressão da bexiga sobre esse colo; a placenta prévia é causada pela compressão da bexiga sobre o segmento uterino inferior; o fechamento do saco gestacional causado pela compressão da bexiga que causa o encontro dos dois lados do saco, resultando em perda do centro anecoico ou uma alteração no formato do saco (distorção); a não visualização da veia ilíaca interna por causa do deslocamento. (7:432)

458. **(C)** A ovulação ocorre aproximadamente 14 dias após o primeiro dia do último período menstrual. (2:105)

459. **(C)** Grávida é uma mulher que está gestante. (7:435)

460. **(A)** Multípara é uma mulher que deu à luz duas ou mais vezes. (7:435)

461. **(D)** Nulípara é a mulher que nunca deu à luz uma criança viável. (7:435)

462. **(H)** Primípara é uma mulher que deu à luz uma vez uma criança viável, independente de a criança estar viva ao nascer e de se o parto foi único ou múltiplo. (7:435)

463. **(B)** Nuligrávida é uma mulher que nunca ficou grávida. (7:435)

464. **(E)** Primigesta é uma mulher que está gestante pela primeira vez. (7:435)

465. **(F)** Multigrávida é uma mulher que ficou grávida várias vezes. (7:435)

466. **(G)** Para é o número de gestações que continuaram até a viabilidade. (7:435)

467. **(I)** Trimestre é um período de 3 meses durante a gestação. (7:435)

468. **(D)** O período do puerpério começa com a expulsão da placenta e continua até que a fisiologia e a anatomia maternas voltem ao nível de antes da gravidez, cerca de 6 a 8 semanas. (6:533)

469. **(B)** A avaliação ultrassonográfica dos rins e intestino maternos não seria considerada como uma ultrassonografia ginecológica. (6:533)

470. **(A)** Quando o transdutor está em contato direto com a paciente, ele expõe a paciente ao maior risco possível de choque elétrico por um equipamento rachado. Água e metais são condutores de eletricidade. (24:330)

471. **(D)** Os ovários são provavelmente os menos visíveis em uma ultrassonografia pélvica pós-parto. Isto pode ser por causa da posição extrapélvica dos ovários causada pelo útero dilatado. (7:438)

472. **(A)** Por volta de 20-22 semanas de gestação, o fundo do útero grávido está ao nível do umbigo e com 12 semanas de gestação ele está na sínfise púbica. Isto é conhecido como altura do fundo. (7:347)

473. **(E)** Hemorragia, tromboembolismo e infecção são as complicações mais comuns durante o período pós-parto. A placenta prévia é uma complicação antes do parto. (7:438)

474. **(E)** Ascite é o acúmulo anormal de fluido na cavidade abdominal (peritoneal). As causas são várias: insuficiência cardíaca, síndrome nefrótica, pancreatite, hepatite alcoólica por câncer e tuberculose. Um útero fibroide é um tumor benigno e geralmente não causa ascite. (16:133)

475. **(D)** Vinte e cinco dos fetos estão de nádegas por volta de 28 semanas, 7% com 32 semanas e 3%-4% a termo. (9:451)

476. **(B)** A ascite maligna se caracteriza por coleção de fluido intraperitoneal loculado com alças de intestino aderentes à parede abdominal. (16:143)

477. **(C)** VBAC é a abreviação comumente usada para parto vaginal após parto cesariano. (12:370)

478. **(B)** O sítio anatômico normal para a implantação da gravidez é a cavidade endometrial (uterina), e a localização normal para a fertilização do óvulo é a região ampular da tuba uterina. (20:984)

479. **(D)** Placenta prévia é a implantação da placenta no segmento uterino inferior. (7:438)

480. **(A)** Placenta acreta é a aderência anormal de parte ou de toda a placenta à parede uterina. (7:439)

481. **(C)** Placenta sucenturiada é um lobo acessório da placenta. (7:439)

482. **(B)** Descolamento da placenta é a separação prematura do órgão após 20 semanas de gestação. (7:439)

483. **(E)** Placenta increta é a aderência anormal de parte ou de toda a placenta em que as vilosidades coriônicas invadem o miométrio. (7:439)

484. **(F)** Placenta percreta é a aderência anormal de parte ou de toda a placenta em que as vilosidades coriônicas invadem a parede uterina. (7:439)

485. **(A).** O componente fetal da placenta. *(7:447)*

486. **(B).** O componente materno da placenta. *(7:447)*

487. **(A).** Os achados HELLP ultrassonográficos fetais incluem: IUGR, oligoidrâmnio e possíveis sinais de angústia fetal (BPP insuficiente, UC Doppler anormal, por exemplo). Clinicamente, HELLP é um acrônimo para hemólise, enzimas hepáticas elevadas e contagem baixa de plaquetas. É uma variante de pré-eclâmpsia, mas pode ocorrer por si mesma. *(2:86)*

488. **(A)** Os rins deverão ser varridos em busca de hidronefrose. Um fibroide dilatado superior a 14 cm de tamanho pode comprimir o ureter distal e causar hidronefrose. Estes achados também podem ser devidos ao útero grávido na gestação. Uma pseudonefrose pode ocorrer com uma bexiga urinária com distensão excessiva, mas desaparece após a urinação. *(20:331)*

489. **(B)** A infecção primária que causa o vírus da varicela-zóster (VZV) resulta da catapora. O herpes-zóster, também conhecido como cobreiro, resulta da reativação do vírus da varicela-zóster (VZV). *(3:676)*

490. **(D)** O citomegalovírus é a infecção viral fetal congênita uterina mais comum. O risco materno de transmissão ao feto é de 40-50%, independente da idade gestacional. *(2:567)*

491. **(A)** O saco vitelino secundário está localizado na cavidade coriônica (celoma extraembrionário). O saco vitelino primitivo não é visualizado no ultrassom. Este saco contém fluido vitelino e tem muitas funções, incluindo a transferência de nutrientes e desenvolvimento de sangue (hematopoiese). Por volta de 12 semanas, o âmnion e o cório começam a se unir, e o saco vitelino desaparece. *(20:988, 989; 22:130, 131)*

492. **(D)** Hematocolpia é a presença de sangue na vagina e é causada mais frequentemente por hímen não perfurado. A estenose cervical é uma condição adquirida com obstrução do orifício cervical, que também pode resultar em hematometra, mas é menos comum. O hematometrocolpos é a presença de sangue na vagina e no útero. *(14:544)*

493. **(D)** No caso de IUGR, o feto direcionará mais fluxo de sangue para o cérebro. Isto reduzirá PI e a proporção S/D da artéria cerebral média (MCA). Mais recentemente, vários estudos foram conduzidos mostrando que a velocidade de pico da MCA é um bom prognosticador da anemia fetal. A velocidade de pico é medida e registrada em uma curva para determinar se o feto precisa de transfusão de sangue fetal por causa da anemia. *(2:689, 690; 11:13)*

494. **(C)** Leiomiomas (miomas) são tumores benignos do músculo do útero, que são estimulados por estrogênio. Após a menopausa, o fibroide normalmente diminui de tamanho, em razão da redução do estrogênio. Um aumento no tamanho de miomas após a menopausa é sugestivo de leiomiossarcoma. *(20:902-905)*

495. **(D)** Espaços múltiplos cheios de fluido na cavidade uterina com níveis acentuadamente altos de hCG beta sérica são altamente sugestivos de mola hidatiforme, que se caracteriza por vilosidades hidrópicas. O cisto mais comum associado à mola hidatiforme é o cisto teca-luteínico, que se localiza no ovário. O cisto de corpo luteínico está associado a uma gravidez intrauterina. O saco pseudogestacional está associado a uma gravidez ectópica. *(14:1576)*

496. **(D)** Os tumores sexuais de cordão-estroma incluem: fibroma, tecoma, célula granulosa e androblastoma (células de Sertoli-Leydig). Eles aparecem hipoecoicos a ecogênicos com padrão misto heterogêneo e parecem similares entre si no ultrassom. *(2:874, 877)*

497. **(C)** Os endometriomas possuem uma variedade de aparências ultrassonográficas. Cisto hemorrágico e abscessos ovarianos são conhecidos por imitar essas aparências. *(2:868-869)*

498. **(A)** A hidrossalpinge pode parecer inicialmente como massa cística com septações. Ao exame mais minucioso, as septações não estão completas. O ultrassonografista é capaz de acompanhar a conexão dos espaços císticos. Isto assume que a estrutura é tubular e se comunica com a hidrossalpinge. *(2:870)*

499. **(E)** O cisto paraovariano ou mesonéfrico se origina do ducto mesonéfrico. Um cisto paraovariano pode se formar, independente do estado do útero ou do ovário. Ocasionalmente, o tecido ovariano permanece após a ooforectomia, especialmente se houver aderências. O tecido ovariano remanescente ainda funciona e produz um cisto. Isto é chamado de síndrome de resto ovariano e deverá ser considerada com qualquer massa cística identificada em uma paciente pós-ooforectomia. O cisto de inclusão peritoneal é visto, algumas vezes, após a ooforectomia por causa do fluido aprisionado entre as aderências. *(2:867, 868)*

500. **(C)** O cisto hidátido de Morgagni, também conhecido como cisto paratubário, é o cisto paramesonéfrico mais comum. Ele mede entre 2-10 mm e aparece similar aos cistos ovarianos. *(2:868; 21:492)*.

501. **(A)** $D1 \times D2 \times D3 \times 0{,}5213$. *(14:554)*

502. **(D)** A imagem mostra a malformação de Dandy-Walker. O cerebelo está fendido, e o verme está ausente. Existe comunicação com o quarto ventrículo. *(1:20)*

503. (C) Antes da puberdade o útero tem cerca de 3 cm de extensão. (16:281)

504. (C) Os teratomas císticos (dermoide) ocorrem mais frequentemente nas mulheres entre 10 e 30 anos de idade e têm aparência ultrassonográfica variável. Eles podem ser císticos a complexos, altamente ecogênicos e podem conter focos ecogênicos com sombreamento posterior. Pode-se notar a presença de fluido no aspecto periférico da massa. (16:298, 299)

505. (D) A vagina vai do colo do útero até a genitália externa entre a bexiga e o reto. Ela aparece como uma estrutura tubular hipoecoica em colapso com um eco central altamente refletivo representando a interface entre as paredes anterior e posterior da vagina. O útero forma um ângulo de 90° com a parede vaginal posterior. (14:551)

506. (C) O canal endocervical se estende desde o orifício interno, que fica aproximadamente ao nível do istmo, onde se une ao canal endocervical, até o orifício externo, que se projeta para dentro da vagina. (18:259)

507-510. (B) Fundo; **(C)** Corpo (*corpus*); **(D)** Istmo; **(A)** Colo. O útero tem quatro componentes. O fundo é o segmento mais amplo e mais superior. O corpo, que é o maior segmento, é contínuo com o fundo. Existe um constritor normal em que o segmento cervical começa, que é chamado de istmo. O colo do útero tem forma cilíndrica e se projeta para a vagina. (18:259)

511. (B) O fluido pode-se acumular em vários espaços potenciais na pelve. A bolsa de Douglas (fundo de saco posterior, bolsa retouterina) está situada posterior ao útero e anterior à parede do reto. O espaço de Retzius fica entre a sínfise púbica e a parede anterior da bexiga urinária. O fundo de saco anterior (bolsa vesicouterina) está situado entre o útero e a parede posterior da bexiga urinária. O recesso hepatorrenal (bolsa de Morison) está localizado no abdome, entre o lobo direito do fígado e o rim direito. (18:257)

512. (E) Sinéquias são aderências que ocorrem dentro do útero decorrente de um trauma mecânico. Na síndrome de Asherman existem tantas aderências que a cavidade uterina fica completamente fechada. A adenomiose se caracteriza pela invasão do endométrio no miométrio. Este quadro é frequentemente assintomático, mas também pode-se apresentar com sangramento uterino, dor e infertilidade. Outras causas possíveis de infertilidade incluem massas endometriais intracavitárias, miomas submucosos, pólipos endometriais e síndrome do ovário policístico. (19:1085-1101)

513. (B) A aparência e a espessura ultrassonográficas do endométrio se alteram ciclicamente com o ciclo menstrual. Durante a fase secretória (dias 15-28) a zona funcional do endométrio atinge sua espessura total e se torna edematosa. A aparência ultrassonográfica é mais ecogênica quando comparada ao miométrio adjacente e mede entre 7-14 mm. (18:278, 279)

514. (F) O hipotálamo produz o hormônio de liberação da gonadotropina (GnRH). A oxitocina é produzida pela glândula hipofisária posterior. (18:265, 266)

515. (A) Um formato de onda com fluxo diastólico reduzido indicará padrão de alta resistência, levando ao aumento de RI. (19:1078, 1079)

516. (B) Fibromas são tumores benignos do ovário. Quando este tumor é associado à efusão pleural e ascite, ele é conhecido como síndrome de Meigs. (14:571)

517. (B) Paridade se refere ao número de proles viáveis, climatérico é um termo para menopausa e Mittelschmerz se refere à dor média antes da ovulação. Puberdade é o desenvolvimento físico após o qual a reprodução sexual se torna possível pela primeira vez. (2:841, 861; 19:260)

518. (E) O intestino pode apresentar aparência ecogênica variável, dependendo do conteúdo interno. (16:51)

519. (E) A estenose cervical envolve, com frequência, o orifício interno e pode causar obstrução secundária da cavidade uterina, mas não da cavidade vaginal. Isso pode resultar da radioterapia, de neoplasia e de infecção. A aparência característica é uma cavidade endometrial dilatada e cheia de fluido. Ecos internos podem ser visualizados por causa de desbridamentos ou coágulos. (2:836, 827; 14:1998, 1999)

520. (D) As mulheres que não deram à luz (nulíparas) têm 2% de risco na vida. (19:1004, 1005)

521. (C) A fertilização *in vitro* (IVF) e a transferência do embrião são procedimentos usados em pacientes com tubas uterinas ausentes ou significativamente doentes. A transferência por tuba intrauterina do gameta e a transferência por tuba intrauterina do zigoto (ZIFT) envolvem a transferência do esperma e do ovo diretamente na tuba uterina. (19:1048, 1049)

522. (C) A aparência e a espessura ultrassonográficas do endométrio se alteram ciclicamente com o ciclo menstrual. Durante a fase proliferativa (dias 5-14) o endométrio começa a se espessar (4-8 mm) e aparece linear e hipoecoico em relação ao miométrio adjacente. Durante a fase menstrual (dias 1-4), o endométrio é fino com um eco central brilhante, representando a interface entre as duas camadas endometriais. (18:278, 279)

523. (C) Um útero com dois cornos tem duas cavidades endometriais amplamente separadas com uma endentação no contorno do fundo. (*14:537*)

524. (A) As anomalias uterinas congênitas estão associadas ao aumento na incidência de abortos espontâneos. (*14:534*)

525. (B) Um rim pélvico (ectópico) ocorre durante o desenvolvimento embriológico, e esse rim não sobe para o abdome. Frequentemente ele é pequeno e com giro anormal. O seio renal ecogênico normal pode ser notado. (*14:328*)

526. (D) Os músculos iliopsoas junto com os músculos retos do abdome e os músculos transversos do abdome estão localizados dentro da falsa pelve. (*18:253*)

527. (C) Os ligamentos infundibulopélvicos junto com os ligamentos ovarianos fornecem suporte aos ovários e ajudam a manter sua posição na região dos anexos. (*18:255*)

528. (D) A sono-histerografia envolve a inserção de soro fisiológico normal na cavidade uterina para visualizar o endométrio. (*20:1134, 1135*)

529. (B) O cistoadenocarcinoma seroso responde por 40-50% de todos os neoplasmas ovarianos malignos. Ultrassonograficamente, eles aparecem em geral como massas císticas complexas grandes e multiloculares com projeções papilares surgindo das paredes e podem conter septos espessados e material sólido ecogênico. As paredes podem estar espessadas. Quanto maior a quantidade de material sólido interno ou septos irregulares, maior a probabilidade de malignidade. A presença de ascite pode indicar extensão do tumor para além de sua cápsula. (*14:566; 19:906*)

530. (E) Em circunstâncias normais, o ultrassom transvaginal é realizado só com consentimento verbal. Entretanto, pacientes mentalmente incompetentes, drogadas ou inconscientes não têm condições de consentir. Na maioria dos casos, essas pacientes exigem um consentimento informado administrativo, consentimento judicial ou de um procurador de cuidados de saúde ou de um membro da família. Se a paciente coerente recusar o procedimento que for realizado sem o consentimento dela, mesmo que se justifique para salvar sua vida, o ultrassonografista poderá ser responsabilizado por assalto e agressão. Um consentimento implícito, que é usado quando um paciente inconsciente está em risco ou se houver uma emergência, não pode ser usado em situações de não emergência. Emergência é definida como a situação em que o procedimento é imediata ou iminentemente necessário, e qualquer atraso ocasionado pela tentativa de obter o consentimento ameaçaria razoavelmente a vida. (*23:180, 181*)

531. (E) Embora o DVD de ultrassom em 3D possa ser um gesto de cortesia para a família, a Food and Drug Administration (nos EUA) e outras organizações médicas profissionais desencorajam o uso de ultrassom por motivos não clínicos. As ultrassonografias deverão ser solicitadas por um médico com causa clínica justificável. (*23:194*)

532. (C) A pseudociese (falsa gravidez) é um quadro em que uma mulher não grávida acredita estar grávida. Às vezes, esta paciente contará histórias convincentes de gravidez. Ela pode na verdade apresentar mal-estar matinal, aumento das mamas e cessação da menstruação. Entretanto, na pseudociese, não existe evidência física, ultrassonográfica ou laboratorial de gravidez. No aborto retido, nas gravidezes ectópica e abdominal, o teste de gravidez resulta positivo e terá alguma evidência ultrassonográfica. Na morte fetal, a hCG beta sérica é positiva durante várias semanas, dependendo da idade gestacional e da época do óbito. (*25:32*)

533. (D) Puberdade precoce é o início prematuro das características sexuais secundárias antes dos 8 anos para as meninas e dos 9 anos para os meninos. Quando o sexo da criança está em questão ao nascer em razão da aparência atípica, isto é conhecido como genitália ambígua. (*20:656; 21:271-278*)

534. (D) A puberdade precoce e a genitália ambígua são as causas mais comuns de solicitação de ultrassom pediátrico. A ingestão acidental de um corpo estranho é muito comum, mas mais bem demonstrada por radiografia. Um corpo estranho na vagina é menos solicitado. Úteros miomas raramente são vistos antes da puberdade. (*21:268-275*)

535. (A) O padrão ouro para prognosticar a maturidade dos pulmões fetais é a proporção entre lecitina e esfingomielina do fluido amniótico. O ultrassom não pode prognosticar essa maturidade; entretanto, alguns achados ultrassonográficos aumentam a probabilidade. (*25:969*)

536. (B) Uma infecção adquirida via um instrumento médico ou procedimento médico é chamada de iatrogênica. A infecção contraída enquanto sob cuidados médicos é chamada de nosocomial. (*23:108*)

537. (E) Produtos de concepção retidos (RPOC). Esta ultrassonografia transvaginal demonstra ecos desorganizados na cavidade uterina após dilatação e curetagem, o que é altamente sugestivo de RPOC. A β-hCG sérica é positiva após aborto ou um parto normal e pode continuar assim por várias semanas, dependendo da idade gestacional. (*14:1578*)

538. (A) A varredura deverá ser obtida com o feto em corte sagital com posição neutra da cabeça. (*28:90*)

539. (A) As medições da prega nucal são realizadas no segundo trimestre e medidas desde a borda externa do osso occipital até a margem externa da pele. (*26:1*).

540. (E) A translucência nucal espessada está associada a higroma cístico, edema nucal, aneuploidia e doença cardíaca congênita. As síndromes mais comuns associadas à translucência espessada são as de Turner e de Down. O rombencéfalo é uma vesícula cerebral normal vista no embrião em desenvolvimento inicial. (*26:1; 27:26*)

541. (D) A melhor época para avaliar medições para translucência nucal é entre 11 e 14 semanas. (*26:1*)

542. (E) A espessura da translucência nucal aumenta com o comprimento coroa-nádegas (CRL). As medições aumentam de 1,2 mm com 11 semanas para 3 mm com 14 semanas. (*26:1; 28:90*)

543. (D) O edema do mesênquima é um termo usado para descrever a translucência nucal excessivamente dilatada em associação a higroma cístico. (*26:1*)

Referências

1. Krebs C. *Appleton & Lange's Review for the Ultrassonography Examination.* 3rd ed. New York: Appleton & Lange; 2001.
2. Callen PW. *Ultrasonography in Obstetrics and Gynecology.* 4th ed. Philadelphia: WB Saunders; 2000.
3. Fleischer A, Manning F, Jeanty P, Romero R. *Sonography in Obstetrics and Gynecology: Principles and Practice.* 5th ed. Stanford, CT: Appleton & Lange; 1996.
4. Bianchi DW, Cromblelholme TM, D'Alton ME. *Fetalogy: Diagnosis and Management of the Fetal Patient.* New York: McGraw-Hill; 2000.
5. Nyberg D, Mahony B, Pretorius D. *Diagnostic Ultrasound of Fetal Anomalies.* St. Louis, MO: Mosby-Year Book; 1990.
6. Berman MC, Cohen HL. *Obstetrics and Gynecology.* 2nd ed. Philadelphia: Lippincott; 1997.
7. Odwin CS, Dubinsky T, Fleischer AC. *Appleton & Lange's Review for the Ultrasonography Examination.* 2nd ed. Norwalk, CT: Appleton & Lange; 1993.
8. Moore TR, Cayle JE. The amniotic fluid index in normal human pregnancy. *Am J Obstet Gynecol.* 1990;162:1168-1173.
9. Zuspan F, Quilligan E, Blumenfeld M. *Handbook of Obstetrics, Gynecology, and Primary Care.* St. Louis, MO: Mosby-Year Book; 1998.
10. Tortora GJ, Derrickson B: *Principles of Anatomy and Physiology.* 11th ed. New York: John Wiley & Sons, Inc; 2006.
11. Mari G et al. Proceedings SMFM. Miami Beach, FL; January 2000.
12. Gabbe S, Niebyl J, Simpson JL. *Obstetrics: Normal and Problem Pregnancies.* New York: Churchill Livingstone; 1996.
13. Thomas C. *Taber's Cyclopedic Medical Dictionary.* Philadelphia: F.A. Davis; 1982.
14. Rumack C et al. *Diagnostic Ultrasound.* 3rd ed. St. Louis, MO: Elsevier Mosby; 2005.
15. Schmidt G. *Differential Diagnosis in Ultrasound Imaging.* Stuttgart, Germany: Thieme; 2006.
16. Sanders R et al. *Clinical Sonography A Practical Guide.* 4th ed. Maryland: Lippincott, Williams & Wilkins; 2007.
17. Doubilet P et al. *Atlas of Ultrasound in Obstetrics and Gynecology: A Multimedia Reference.* Philadelphia, PA: Lippincott, Williams & Wilkins; 2003.
18. Curry RA et al. *Sonography: Introduction to Normal Structure and Function.* 2nd ed. St. Louis, MO: Saunders; 2004.
19. Fleischer AC et al. *Sonography in Obstetrics and Gynecology: Principles and Practice.* 6th ed. New York: McGraw-Hill; 2001.
20. Hangen-Ansert S. *Textbook of Diagnostic Ultrasonography.* 6th ed. St. Louis, MO: Mosby; 2006.
21. Mishell DR, Stenchever MA, Droegemueller W, et al. *Comprehensive Gynecology.* 3rd ed. St. Louis, MO: Mosby–Year Book, Inc; 1997.
22. Moore KL, Persaud TVN. *The Developing Human: Clinically Oriented Embryology.* 5th ed. Philadelphia, PA: 1993.
23. Craig M. *Essentials of Sonography and Patient Care.* 2nd ed. St. Louis, MO; 1993.
24. Kremkau FW. *Diagnostic Ultrasound: Principles and Instruments.* 6th ed. St. Louis, MO; 2006.
25. Cunningham G, MacDonald, Grant NF, et al. *Williams Obstetrics.* 20th ed. New York: Appleton & Lange; 1997.
26. Simpson LL, Levine D, et al. *First Trimester Cystic Hygroma and Enlarged Nuchal Translucency.* Waltham, MA: Up to Date; 2010.
27. Bianchi DW, Crombleholme TM, et al. *Fetology Diagnosis and Management of Fetal Patient.* New York, NY: McGraw-Hill; 2000.
28. Goldberg BB, Mc Gaham JP. *Atlas of Ultrasound Measurements.* Elsevier Health Sciences; 2006.
29. Thilaganathan B, Sairam S, Michailidis G, et al. First trimester nuchal translucency: effective routine screening for Down's syndrome. *Br J Radiol.* 1999;72.
30. Lipscomb GH. Medical Therapy for ectopic pregnancy. *Semin Reprod Med Memphis.* TN;25:93.2007.

8

Ultrassonografias Obstétrica e Ginecológica Tridimensionais (3D) – Um Resumo Ilustrativo

Arthur C. Fleischer

Guia de Estudo

A ultrassonografia tridimensional (3D) se tornou uma técnica clinicamente útil para a solução de problemas que também pode agilizar exames ultrassonográficos em certos transtornos obstétricos e ginecológicos. A instrumentação aperfeiçoada possibilitou sua incorporação na prática clínica e fornece novas áreas interessantes para aplicações futuras. Apresentamos aqui um resumo ilustrativo dos pontos importantes na ultrassonografia 3D para o ultrassonografista e o sonologista. Recomendamos a leitura dos artigos que descrevem novas e constantes aplicações desta técnica.[1-5]

INSTRUMENTAÇÃO/TÉCNICA

As aquisições tridimensionais podem ser obtidas com varreduras à mão livre de uma área de interesse ou com transdutores automatizados que investigam uma área de interesse especificada. Esses transdutores automatizados tridimensionais consistem em uma matriz de imageamento montada em um cardan. Eles podem ser tão pequenos quanto uma sonda transvaginal ou tão grandes quanto uma sonda portátil. O eixo de corte da varredura pode ser selecionado desde 30° até mais de 120° (Figs. 8-1 e 8-2). O paciente precisa suspender a respiração e permanecer imóvel, enquanto as imagens são obtidas para evitar os artefatos de varredura.

Para a varredura à mão livre, a memória do *scanner* é preenchida com imagens bidimensionais (2D) que são reprocessadas em um volume 3D. Embora a ultrassonografia 3D adequada possa ser obtida dessa forma, sua resolução não é tão satisfatória quanto aquela obtida com uma sonda automaticamente setorizada.

As sondas automatizadas dos transdutores 3D contêm uma matriz de elementos do transdutor que são varridos em um arco selecionável pela área de interesse. As imagens são exibidas em formato multiplanar com o eixo longo, o eixo curto e os planos coronais, assim como com a imagem volumétrica. Essas imagens multiplanares são geralmente exibidas com a projeção do eixo longo no topo à esquerda, seguidas pelas imagens do eixo curto obtidas a 90° ou ortogonais ao eixo longo exibido no topo à direita, seguidas do plano coronal de varredura das imagens (Fig. 8-3, embaixo à esquerda). É mostrado o volume combinado, dentro do qual (Fig. 8-3, embaixo à direita) o plano de varredura pode ser manobrado.

Esse *layout* de imagens multiplanares reconstruídas pode ser variado para enfatizar as imagens volumétricas como as maiores imagens exibidas. As imagens 3D podem ser manipuladas para enfatizar a superfície (*surfacerendering* ou renderização de superfície) ou todo o volume (renderização de volume). A habilidade de visualizar a estrutura a partir de um plano de varredura selecionável é particularmente útil, quando esses planos não podem ser prontamente obtidos de uma imagem 2D. Isto é realmente verdadeiro na avaliação do coração fetal, quando se obtém uma imagem ideal dos tratos de fluxo de saída: isto pode não ser possível na aquisição em 2D, mas pode ser muito possível com 3D. Outro aspecto novo é a habilidade de exibir imagens tomográficas múltiplas (Philips'iSlice) obtidas a intervalos e espessura de cortes selecionáveis.

ULTRASSONOGRAFIA 3D OBSTÉTRICA

A ultrassonografia tridimensional oferece a descrição detalhada da face fetal, das extremidades, dos contornos externos e de certos órgãos, como coração, cérebro, fígado, rins e coluna vertebral do feto (Figs. 8-4 a 8-27). A demonstração do feto com ultrassonografia 3D ganhou demandas universal e disseminada. Entre-

CAPÍTULO 8 Ultrassonografias Obstétrica e Ginecológica Tridimensionais (3D) – Um Resumo Ilustrativo

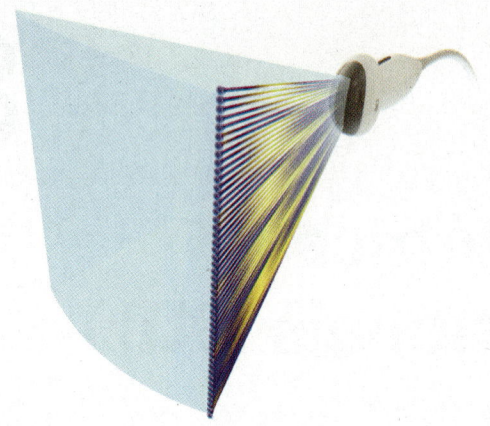

FIGURA 8-1. Sonda obstétrica tridimensional mostrando volume setorizado. (*Cortesia de Philips Healthcare.*)

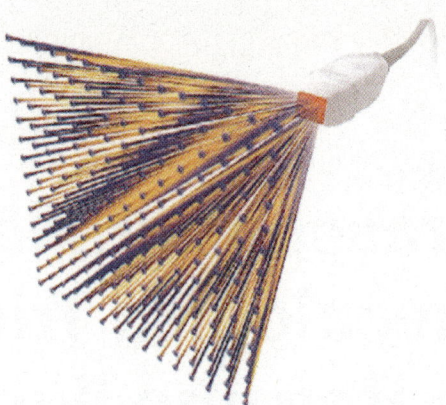

FIGURA 8-2. Sonda com matriz 4D. (*Cortesia de Philips Healthcare.*)

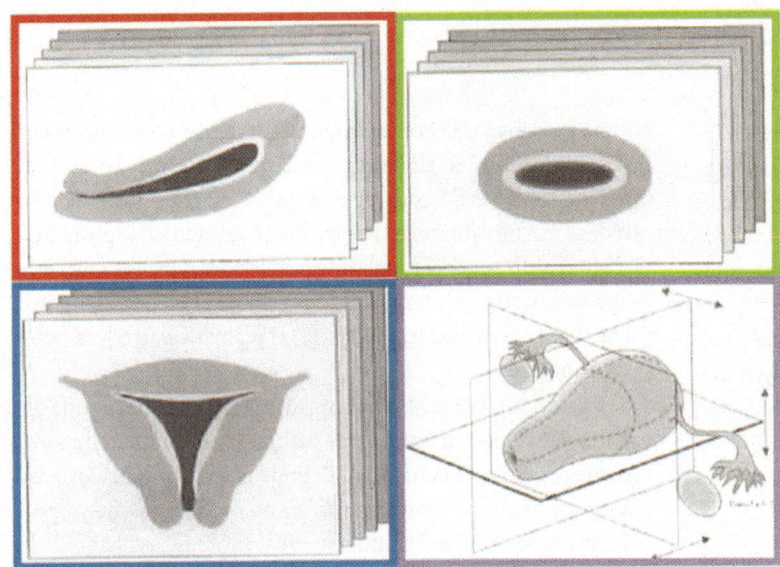

FIGURA 8-3. Formato de imageamento multiplanar. (*Cortesia de Philips Healthcare.*) Em cima, à esquerda: plano do eixo longo; em cima, à direita: plano do eixo curto; embaixo, à esquerda: plano coronal; embaixo, à direita: volume 3D.

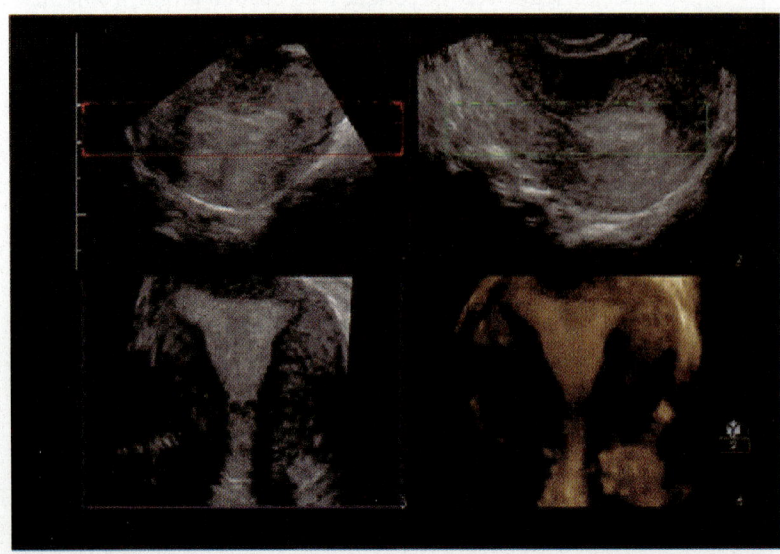

FIGURA 8-4. Útero e endométrio normais mostrados em imagens multiplanares. (*Cortesia de Philips Healthcare.*) Em cima, à esquerda: útero no eixo curto; em cima, à direita: útero no eixo longo; embaixo, à esquerda: coronal; embaixo, à direita: volume de renderização de superfície.

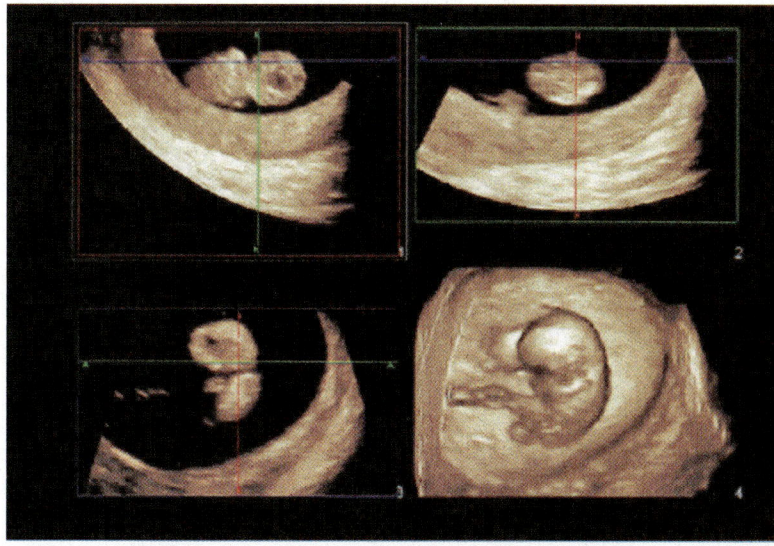

FIGURA 8-5. Ultrassonografia tridimensional de gestação intrauterina de 10 semanas. (*Cortesia de Philips Healthcare.*) Em cima, à esquerda: eixo longo mostrando o coração e o tronco fetais; em cima, à direita: eixo curto por baixo da mão esquerda; embaixo, à esquerda: plano coronal; embaixo, à direita: volume 3D com renderização de superfície mostrando todo o feto e o cordão umbilical.

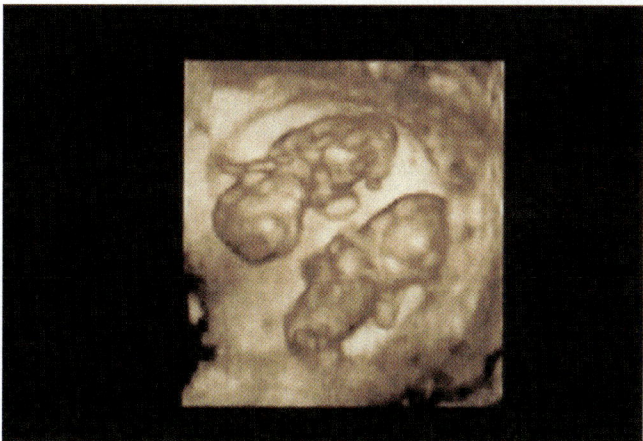

FIGURA 8-6. Imagem tridimensional de gêmeos com 11 semanas de gestação. (*Cortesia de Philips Healthcare.*)

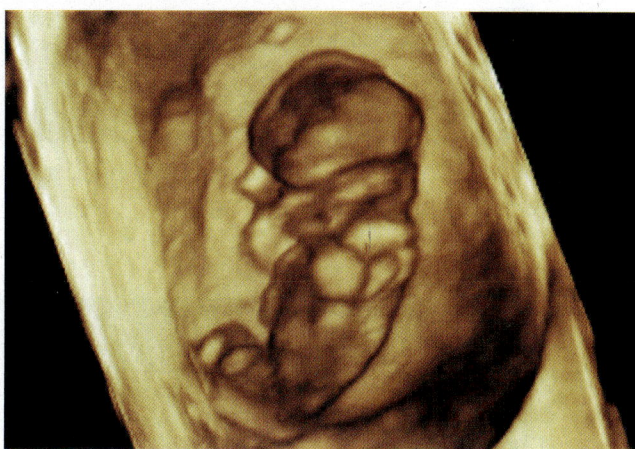

FIGURA 8-7. Ultrassonografia tridimensional de um feto com 12 semanas mostrando a inserção abdominal normal do cordão umbilical. A herniação fisiológica do intestino na base do cordão, que pode ser vista entre 8 e 12 semanas, deverá ser completada por volta de 12 semanas. (*Cortesia de Philips Healthcare.*)

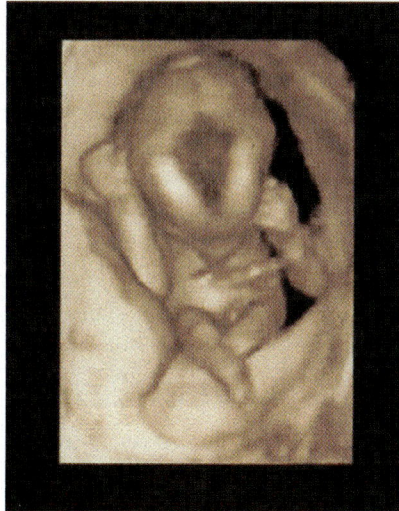

FIGURA 8-8. Ultrassonografia tridimensional de um feto de 17 semanas mostrando suturas cranianas não fundidas. (*Cortesia de Philips Healthcare.*)

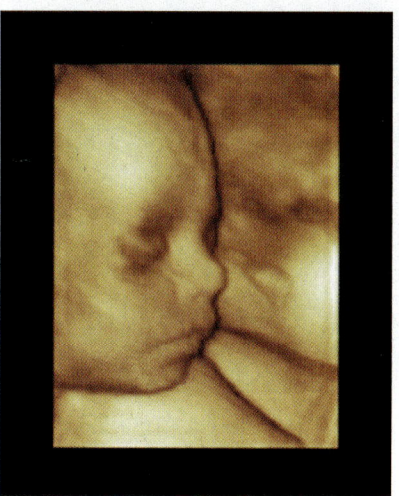

FIGURA 8-9. Ultrassonografia tridimensional da face de um feto de 20 semanas. (*Cortesia de Philips Healthcare.*)

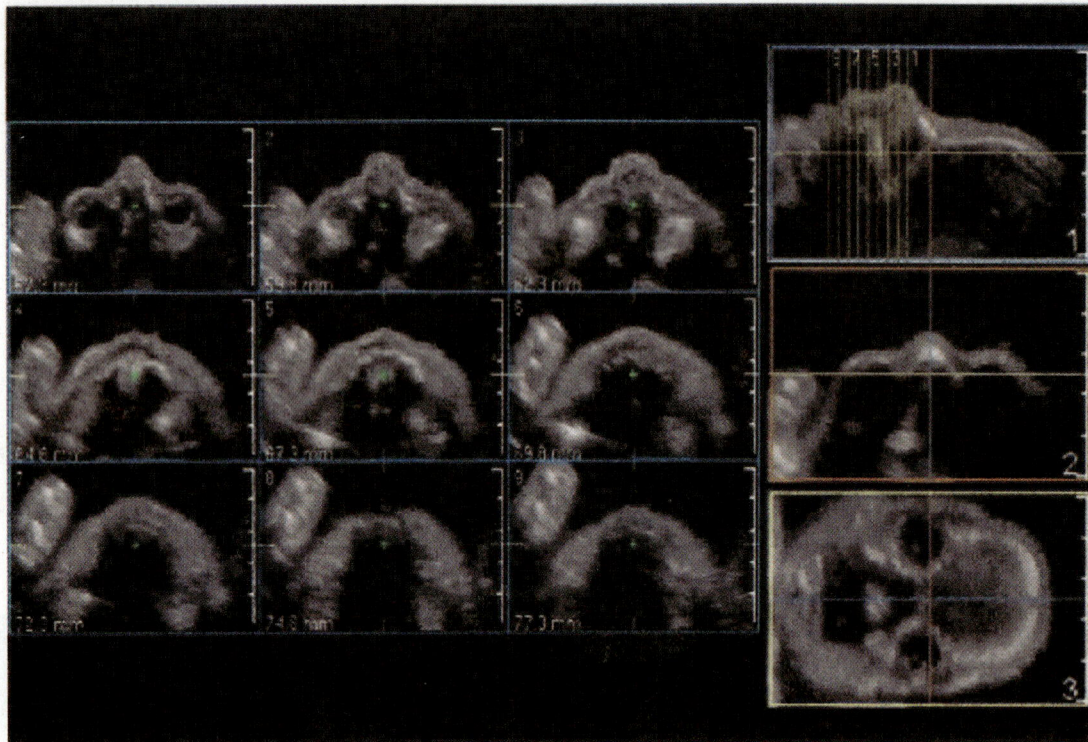

FIGURA 8-10. iSlice em 3D mostrando o palato fetal normal. (*Cortesia de Philips Healthcare.*)

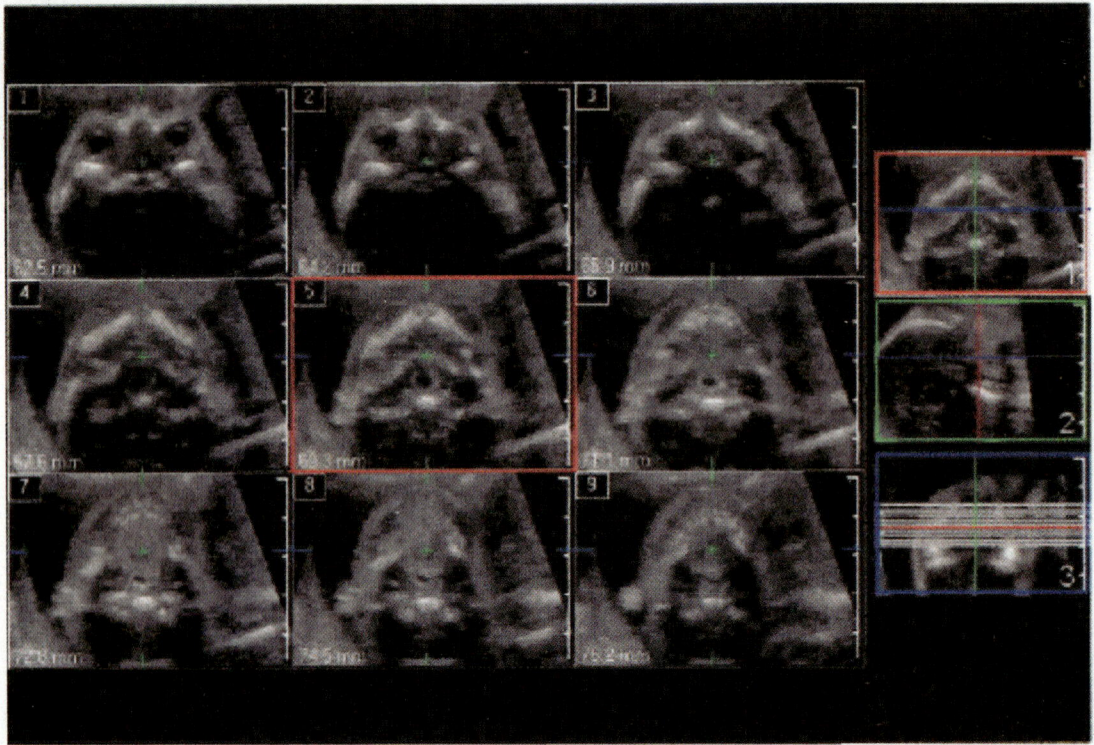

FIGURA 8-11. iSlice em 3D mostrando o palato e a mandíbula normais do feto. (*Cortesia de Philips Healthcare.*)

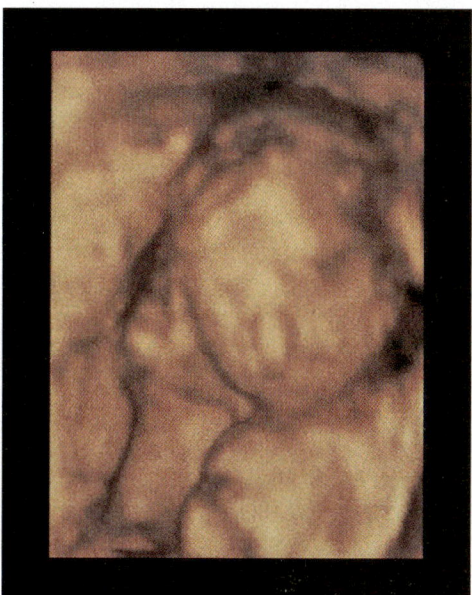

FIGURA 8-12. Ultrassonografia tridimensional mostrando fenda palatina bilateral. (*Cortesia de Philips Healthcare.*)

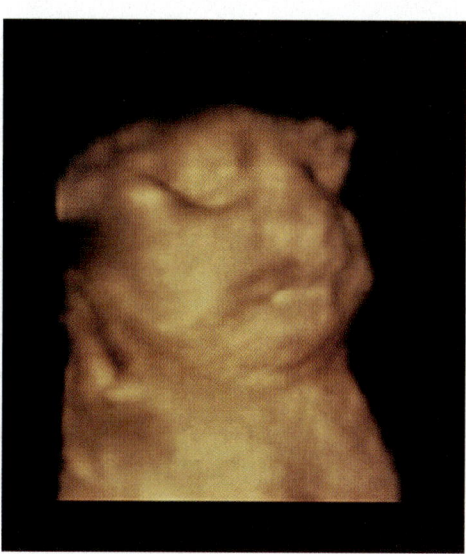

FIGURA 8-14. Ultrassonografia em 3D de um feto com encefalia. (*Cortesia de Philips Healthcare.*)

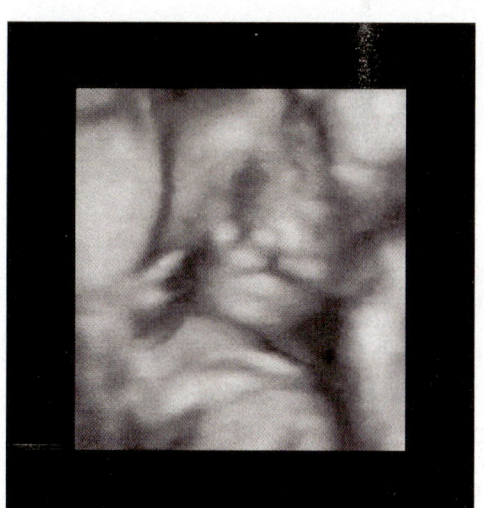

FIGURA 8-13. Ultrassonografia tridimensional mostrando fendas labial e palatina de um feto. (*Cortesia de Philips Healthcare.*)

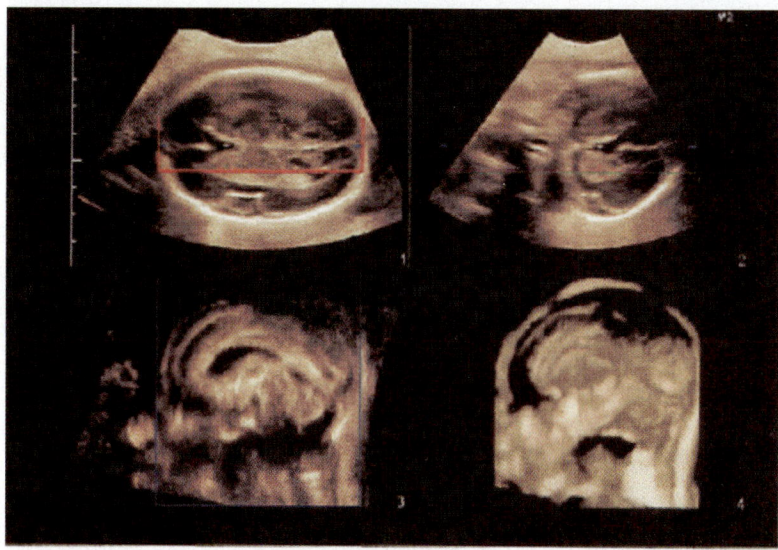

FIGURA 8-15. Imagem multiplanar e reconstrução em 3D do cérebro de um feto com 25 semanas de gestação. O corpo caloso é descrito nitidamente na imagem volumétrica (4). (*Cortesia de Philips Healthcare.*)

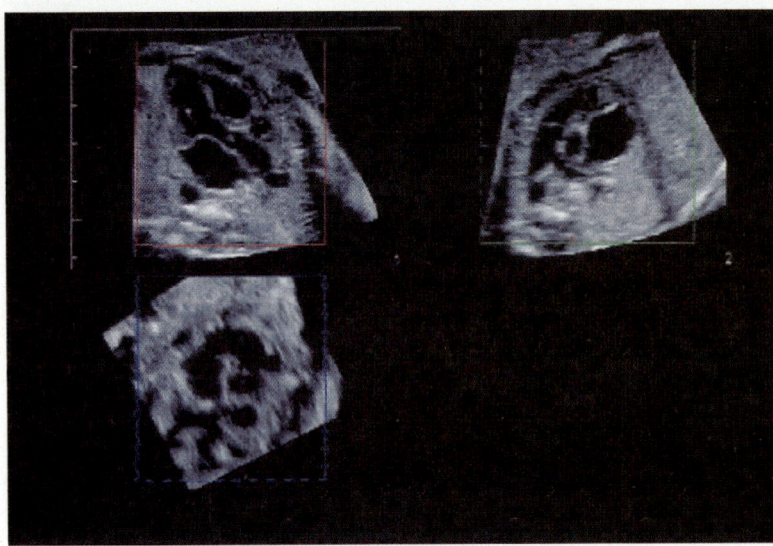

FIGURA 8-16. Correlação de imagens espacial e temporal de ventrículos/átrios e tratos de fluxo de saída normais de um feto. (*Cortesia de Philips Healthcare.*)

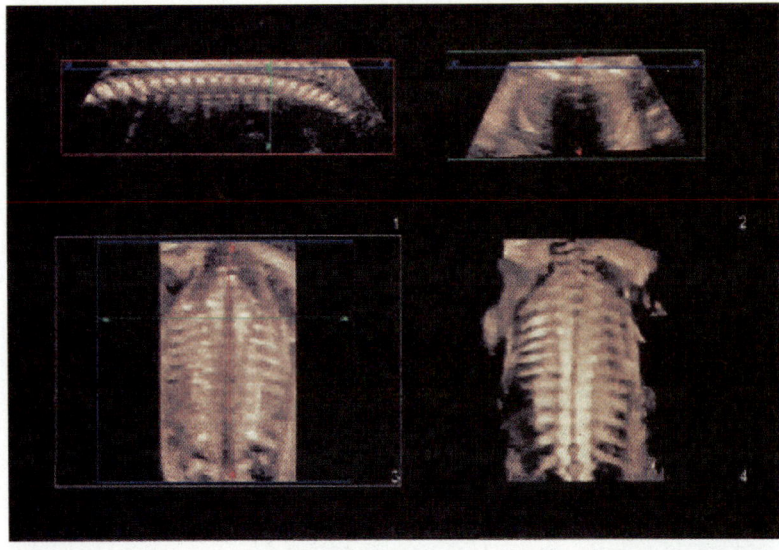

FIGURA 8-17. Imagem multiplanar da coluna vertebral normal de um feto. (*Cortesia de Philips Healthcare.*)

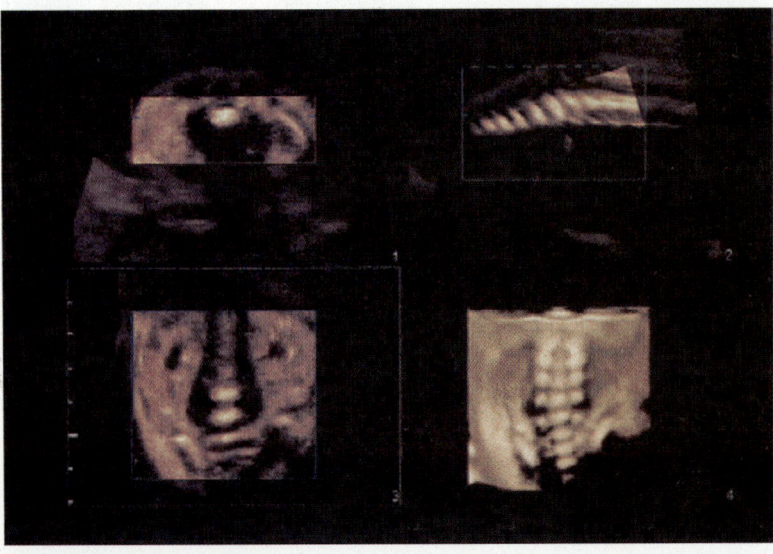

FIGURA 8-18. Imagem multiplanar do sacro normal de um feto com 26 semanas de gestação. (*Cortesia de Philips Healthcare.*)

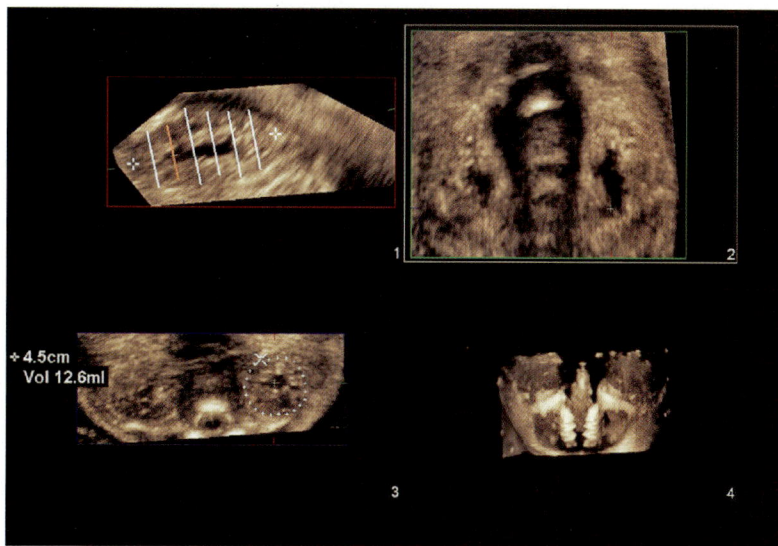

FIGURA 8-19. Imagem multiplanar reconstruída de rins normais. (*Cortesia de Philips Healthcare.*)

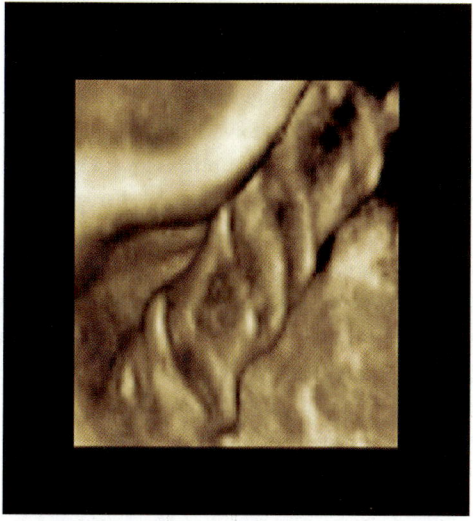

FIGURA 8-20. Ultrassonografia tridimensional do cordão umbilical normal mostrando duas (pares) artérias enroladas ao redor da veia umbilical. (*Cortesia de Philips Healthcare.*)

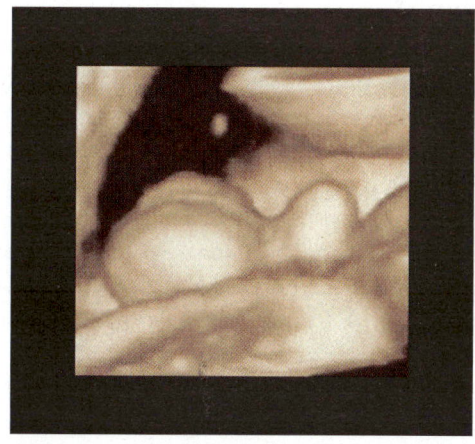

FIGURA 8-22. Ultrassonografia tridimensional do escroto e pênis de um feto com 31 semanas de gestação. (*Cortesia de Philips Healthcare.*)

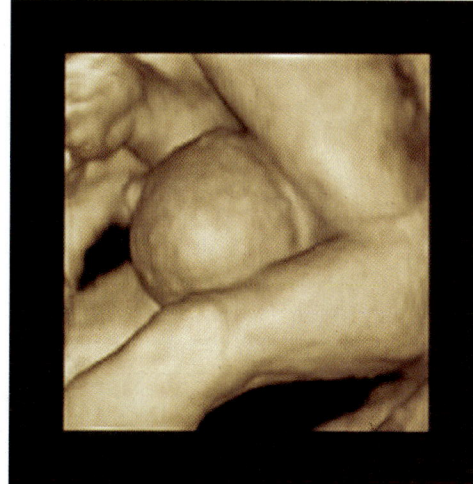

FIGURA 8-21. Ultrassonografia tridimensional de um feto com 26 semanas de gestação e onfalocele significativa. (*Cortesia de Philips Healthcare.*)

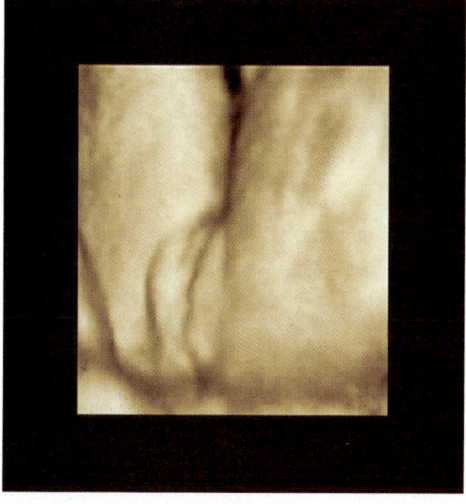

FIGURA 8-23. Ultrassonografia tridimensional dos lábios maiores de um feto feminino com 30 semanas de gestação. (*Cortesia de Philips Healthcare.*)

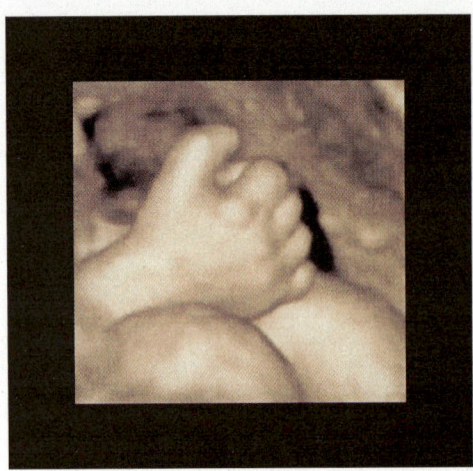

FIGURA 8-24. Ultrassonografia tridimensional da mão de um feto com 29 semanas de gestação. (*Cortesia de Philips Healthcare.*)

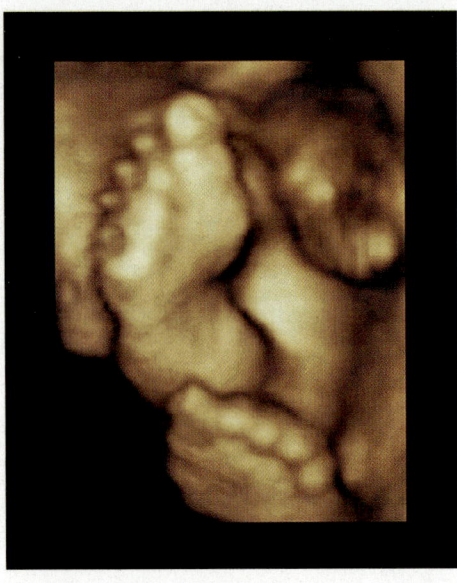

FIGURA 8-26. Ultrassonografia tridimensional dos pés e dedos fetais. (*Cortesia de Philips Healthcare.*)

tanto, deverá haver indicação clínica para esses estudos, já que qualquer exposição desnecessária ao ultrassom (ver a Declaração do *American Institute of Ultrasound in Medicine* sobre o uso do ultrassom 3D para "diversão") deverá ser evitada.

As malformações da face do feto como fenda labial ou palatina são visualizadas prontamente em 3D. É importante determinar se um defeito de fenda labial se estende para o palato duro. As anomalias faciais do feto possuem associação mais alta a malformações cerebrais, e a técnica 3D pode ser usada para avaliar as anomalias intracranianas.

A ultrassonografia tridimensional é particularmente útil na avaliação do coração fetal, por causa da habilidade da técnica em exibir planos de varredura selecionados que podem não ser passíveis de obtenção na ultrassonografia bidimensional. O volume cardíaco pode ser obtido com um *software* especial que permite a correlação de imagens espacial e temporal (STIC, em inglês para *spatial and temporal image correlation*). Esta técnica permite a avaliação sistemática de estruturas cardíacas, independentemente da posição do feto.

A ultrassonografia tridimensional pode ser útil na exibição de anomalias completas, envolvendo uma parede abdominal anormal, como a onfalocele ou rupturas internas, como a hérnia diafragmática congênita. Por meio da ultrassonografia 3D pode-se estimar o volume real dos pulmões remanescentes de um feto com hérnia diafragmática congênita.

Outras aplicações de 3D em obstetrícia incluem a avaliação do leito vascular placentário ou da inserção do cordão umbilical ou anomalias de enrolamento. As incisuras nucais e do cordão umbilical são prontamente exibidas em 3D.

A ultrassonografia tridimensional com Doppler colorido pode fornecer o arranjo de vasos intraplacentários, assim como áreas focalizadas de hemorragia retroplacentária. A ultrassonografia 3D pode mostrar a inserção placentária anormal do cordão umbilical, como as inserções velamentosas do cordão na membrana, em vez de na placa coriônica de superfície da placenta.

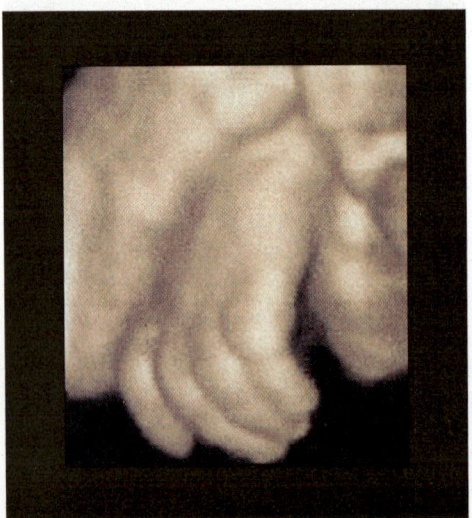

FIGURA 8-25. Ultrassonografia tridimensional dos dedos de um feto com 30 semanas de gestação. (*Cortesia de Philips Healthcare.*)

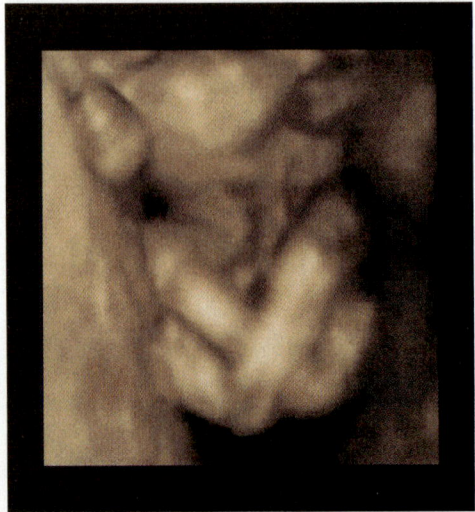

FIGURA 8-27. Ultrassonografia tridimensional mostrando a deformidade de pé torto. (*Cortesia de Philips Healthcare.*)

Outras aplicações podem incluir o uso da ultrassonografia 3D para mostrar gestações ectópicas e sua relação espacial com o ovário, assim como avaliar malformações de órgãos internos. À medida que a técnica 3D é usada cada vez mais, os ultrassonografistas sem dúvida vão descobrir aplicações clínicas novas e expandidas dessa técnica.

ULTRASSONOGRAFIA 3D GINECOLÓGICA

A ultrassonografia tridimensional tem muitas aplicações clínicas em transtornos ginecológicos (Figs. 8-28 a 8-37). Como na 3D obstétrica, a 3D ginecológica permite a descrição do útero e dos ovários em um plano de varredura selecionável, incluindo aqueles não obtidos de imediato com a ultrassonografia bidimensional, a saber: descrição aperfeiçoada de massas endometriais, como pólipos e fibroides submucosos, localização melhorada e cálculo de alterações em volume fibroide, descrição realçada de massas tubárias, localização de dispositivo intrauterino e malformações uterinas. A descrição em 3D da morfologia e da vascularidade de um tumor dentro das massas ovarianas tem implicações importantes na distinção entre massas malignas e benignas.

A ultrassonografia tridimensional permite a descrição da configuração do fundo uterino. No útero septado, o contorno do fundo é suave, enquanto no útero com dois cornos ou didelfo observa-se uma fenda aguda.

Os fibroides apresentam uma borda periférica de vascularidade, e isto é visualizado prontamente com a ultrassonografia 3D com Doppler colorido. Quaisquer colaterais, como aqueles que surgem dos vasos ovarianos, podem ser vistos. As alterações acentuadas nos fibroides de vascularidade, como aquelas que ocorrem após a embolização da artéria uterina, podem ser documentadas com a ultrassonografia 3D.

Por causa de sua habilidade de exibição no plano coronal, a ultrassonografia 3D é precisa na descrição de massas intraluminais, como pólipos ou fibroides. A localização de um dispositivo contraceptivo intrauterino (IUCD) dentro do endométrio é

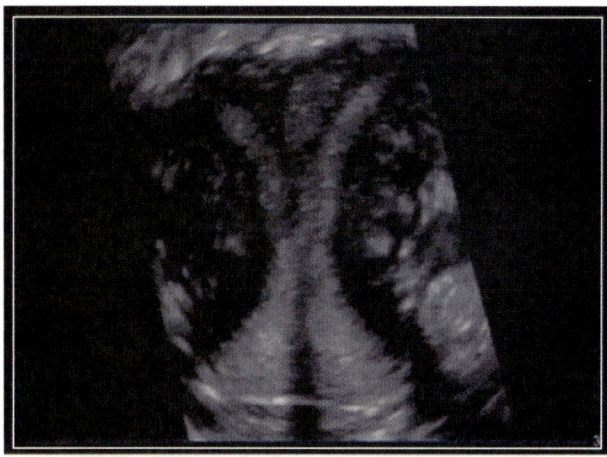

FIGURA 8-29. Duas cavidades endometriais separadas e cornos uterinos. (*Cortesia de Philips Healthcare.*)

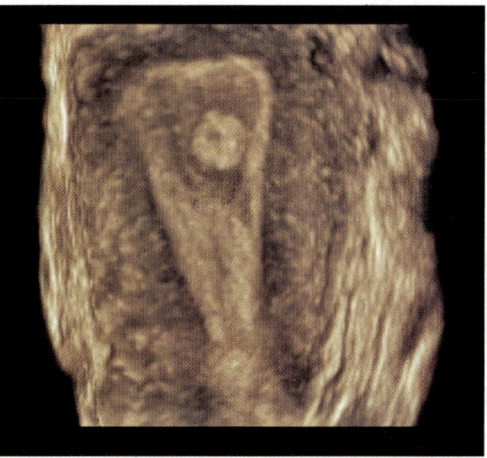

FIGURA 8-30. Pólipo endometrial pedunculado demonstrado no plano coronal em 3D com renderização de superfície. (*Cortesia de Philips Healthcare.*)

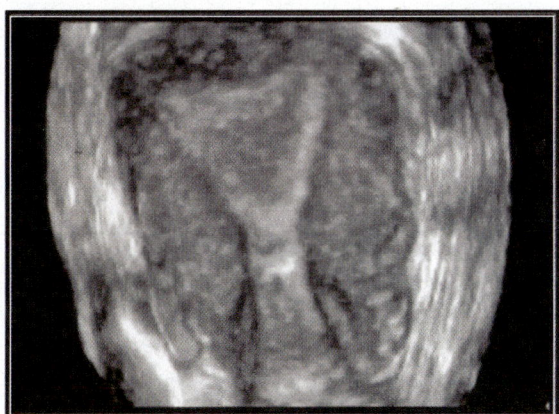

FIGURA 8-28. Endométrio normal, como mostrado no plano coronal em 3D. (*Cortesia de Philips Healthcare.*)

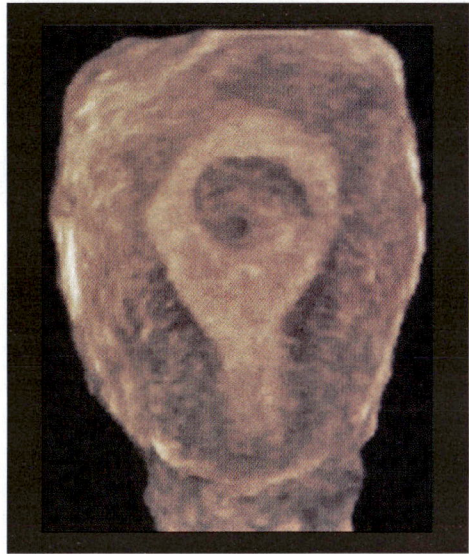

FIGURA 8-31. Fibroide submucoso intraluminal e descrito em plano coronal 3D. (*Cortesia de Philips Healthcare.*)

504 CAPÍTULO 8 Ultrassonografias Obstétrica e Ginecológica Tridimensionais (3D) – Um Resumo Ilustrativo

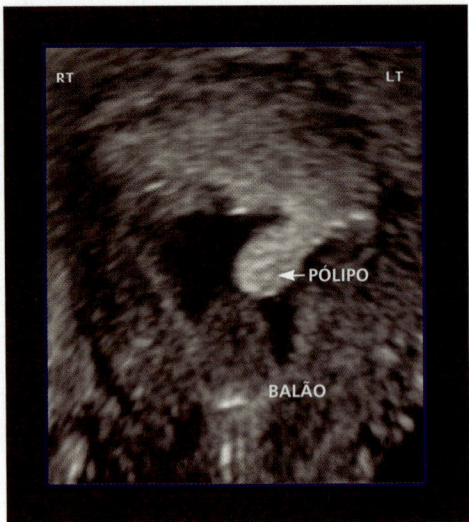

FIGURA 8-32. Imagem com renderização de superfície em 3D obtida durante sono-histerografia, mostrando um pólipo (seta). (*Cortesia de Philips Healthcare.*)

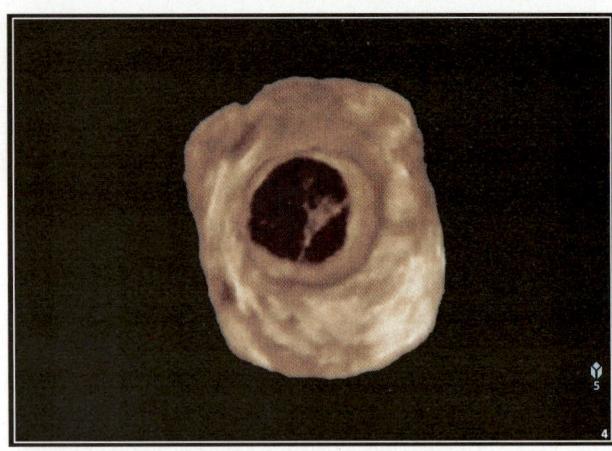

FIGURA 8-34. Imagem 3D de um cisto de ovário contendo filamentos de fibrina. (*Cortesia de Philips Healthcare.*)

prontamente descrita com a ultrassonografia 3D. A ultrassonografia tridimensional obtida no plano transverso do fundo do útero também é útil na identificação de massas tubárias, já que suas origens podem ser tracejadas até a área do corno do útero.

A ultrassonografia 3D pode descrever irregularidades focalizadas da parede no interior da maioria das lesões císticas dos anexos. A ultrassonografia 3D com Doppler colorido pode descrever a densidade e o padrão de ramificação do vaso. Os vasos dentro de um tumor se mostram tipicamente em cacho e apresentam diferença de calibre.

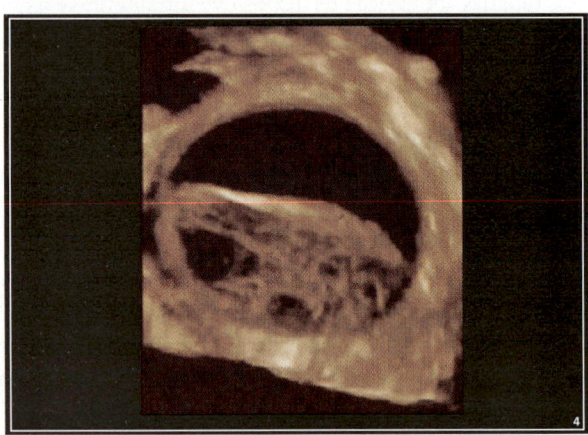

FIGURA 8-35. Imagem tridimensional de massa hemorrágica ovariana contendo coágulo formado. (*Cortesia de Philips Healthcare.*)

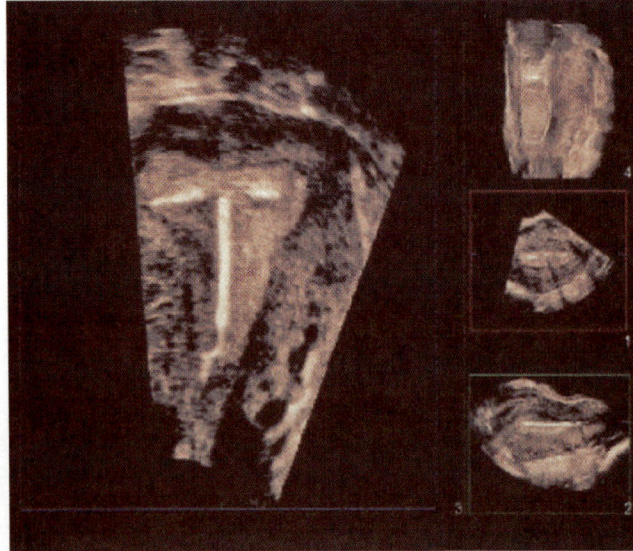

FIGURA 8-33. Imagem multiplanar mostrando dispositivo contraceptivo intrauterino centralizado. (*Cortesia de Philips Healthcare.*)

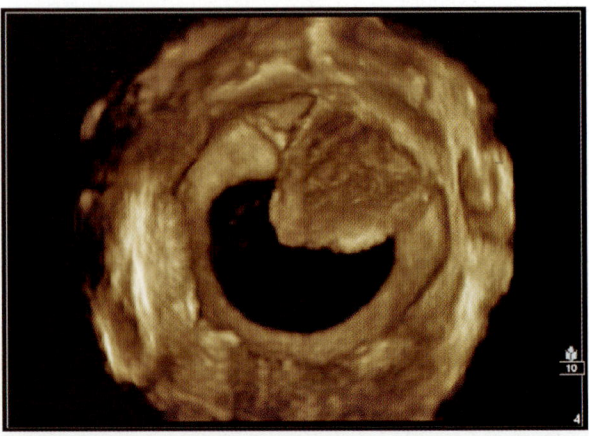

FIGURA 8-36. Imagem tridimensional de tumor ovariano contendo excrescência papilar. (*Cortesia de Philips Healthcare.*)

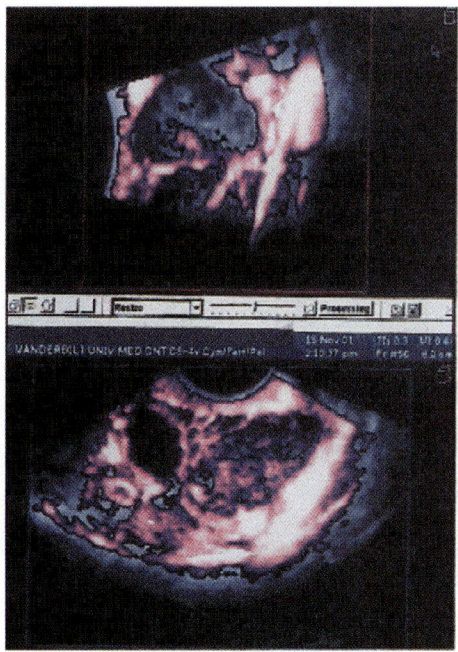 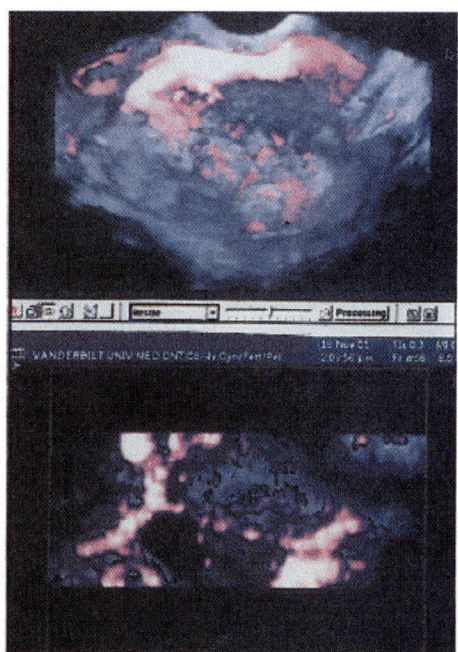

FIGURA 8-37. Imagens tridimensionais de um câncer de ovário mostrando cachos de vasos anormais (em cima, à direita) em área de excrescência papilar. (*Cortesia de Philips Healthcare.*)

ULTRASSONOGRAFIA VOLUMÉTRICA

A aquisição de volumes grandes de amostra permite a avaliação posterior dos órgãos em planos de varredura selecionados. Alguns defendem que a aquisição volumétrica em obstetrícia e ginecologia pode agilizar os exames, tornando-os mais rápidos de se obter e mais completos.[3] É necessário mais tempo para se obterem os planos de varredura exigidos a partir do conjunto de volume em 3D.

APLICAÇÕES FUTURAS

Está claro que a ultrassonografia em 3D tem papel importante na avaliação de certos transtornos obstétricos e ginecológicos. A técnica 3D ou "4D" ao vivo pode descrever o comportamento fetal e também terá muitas aplicações para procedimentos orientados.[4]

Sem dúvida, as aplicações futuras dessa técnica evoluirão muito com o uso mais difundido.[5]

Referências

1. Merz E. *3D Ultrasound in Obstetrics/Gynecology*. New York: Lippincott Publishers; 1998.
2. Fleischer AC, Black AS, Grippo RJ, Pham T. 3D pelvic sonography: current use and potential applications. *J Women's Imaging*. 2003;5(2):52-59.
3. Benacerraf BR. Tomographic sonography of the fetus: is it accurate enough to be a frontline screen for fetal malformation? *J Ultrasound Med*. 2006;25:687-689.
4. Goncalves LF, Espinoza J, Kusanovic JP, et al. Applications of 2-dimensional matrix array for 3- and 4-dimensional examination of the fetus: a pictorial essay. *J Ultrasound Med*. 2006;25:745-755.
5. Goncalves LF, Nien JK, Espinoza J, et al. What does 2-dimensional imaging add to 3- and 4-dimensional obstetric ultrasonography? *J Ultrasound Med*. 2006;25:691-699.

Perguntas

INSTRUÇÕES GERAIS: Para cada pergunta, selecione a resposta apropriada. Marque apenas uma resposta para cada pergunta, exceto se solicitado de outro modo.

1. A ultrassonografia em 3D na Fig. 8-38 é mostrada como:
   - (A) imagem com renderização de superfície
   - (B) imagem multiplanar
   - (C) imagem no modo "visão através de" ou transparente
   - (D) há muitos artefatos para ser considerado com qualidade diagnóstica

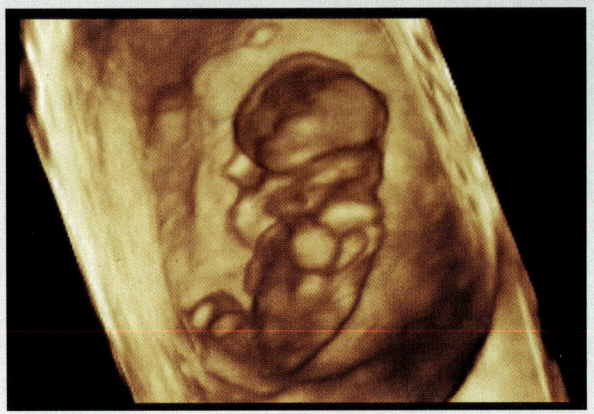

FIGURA 8-38. A ultrassonografia em 3D de um feto com 12 semanas.

2. Qual das afirmações a seguir é verdadeira sobre a Fig. 8-38?
   - (A) são visualizadas fendas palatina e labial
   - (B) visualiza-se um grande defeito da estrutura craniana
   - (C) numerosas anormalidades de membros fetais são visualizadas
   - (D) nenhuma das opções anteriores

3. Qual das afirmações a seguir também é verdadeira sobre a Fig. 8-38?
   - (A) existe uma hérnia diafragmática grande
   - (B) existe uma hérnia da parede abdominal grande
   - (C) não existe cordão umbilical
   - (D) nenhuma das opções anteriores

4. Qual das afirmações a seguir é falsa em relação à imagem na Fig. 8-38?
   - (A) existe uma faixa amniótica
   - (B) existe anencefalia
   - (C) A e B
   - (D) nenhuma das opções anteriores

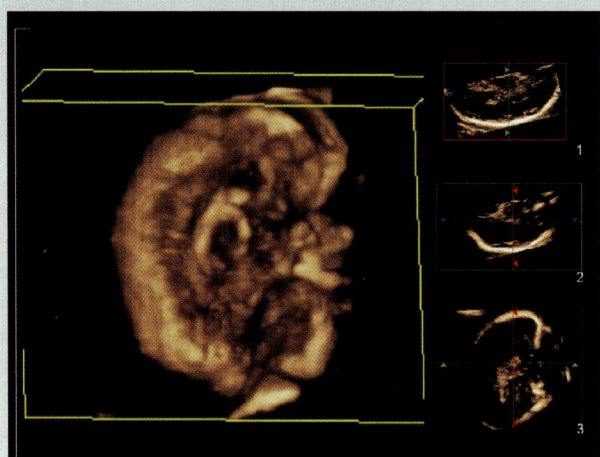

FIGURA 8-39. Eixo longo (1); eixo curto (2) e (3) planos coronais e volume em 3D do cérebro fetal na linha média.

5. Qual das afirmações a seguir é verdadeira sobre a imagem em 3D na Fig. 8-39?
   - (A) renderização de superfície
   - (B) renderização de volume
   - (C) enganosa
   - (D) obtida por um ventrículo lateral

6. Qual das descrições a seguir representa a estrutura em forma de U de cabeça para baixo no centro da imagem 3D na Fig. 8-39?
   - (A) o corpo caloso
   - (B) um grande coágulo intraventricular
   - (C) o plexo coroide
   - (D) nenhuma das opções anteriores

7. Qual das descrições a seguir é mostrada na ultrassonografia em 3D na Fig. 8-39?
   - (A) dilatação ventricular acentuada
   - (B) agenesia do corpo caloso
   - (C) aneurisma na veia cerebral magna (de Galeno)
   - (D) nenhuma das opções anteriores

8. Qual das afirmações a seguir é verdadeira sobre a Fig. 8-39?
   - (A) o feto está com a testa para baixo
   - (B) o feto está de nádegas
   - (C) a posição do feto não pode ser determinada
   - (D) o feto é anencefálico

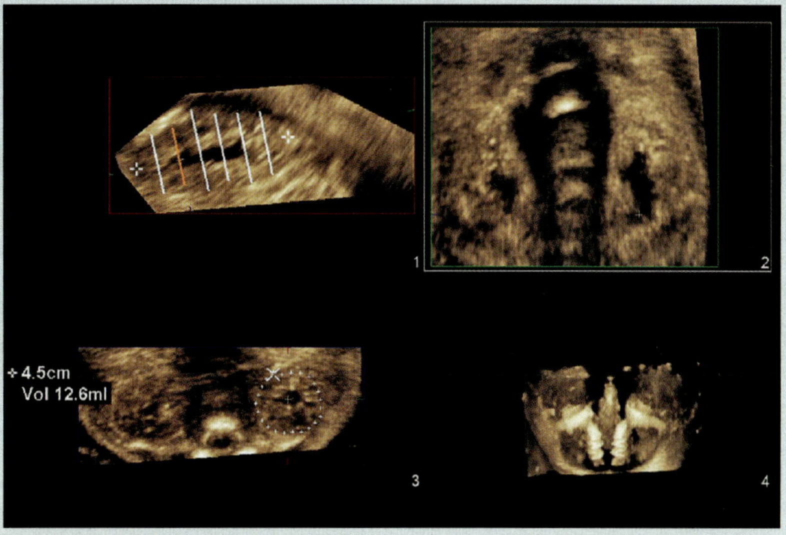

FIGURA 8-40. Ultrassonografia em 3D dos rins de um feto no segundo trimestre.

9. Na Fig. 8-40, qual dos planos de varredura a seguir foi usado para obter a imagem nº 2?
   (A) eixo longo
   (B) eixo curto
   (C) coronal
   (D) não pode ser determinado

10. Na Fig. 8-40 qual das descrições a seguir mais bem descreve a aparência dos rins?
    (A) normal
    (B) policística
    (C) atrófica
    (D) não é possível dizer

11. Qual das imagens a seguir é frequentemente mostrada em ultrassonografia 3D de rins policísticos infantis?
    (A) cistos minúsculos pequenos
    (B) rim ecogênico
    (C) rim dilatado
    (D) B e C

12. Qual das afirmações a seguir é verdadeira sobre os ureteres em um feto no segundo trimestre em uma ultrassonografia 3D?
    (A) não podem ser totalmente visualizados
    (B) podem ser visualizados por imagens no eixo longo
    (C) apresentam fluido (urina)
    (D) nenhuma das opções anteriores

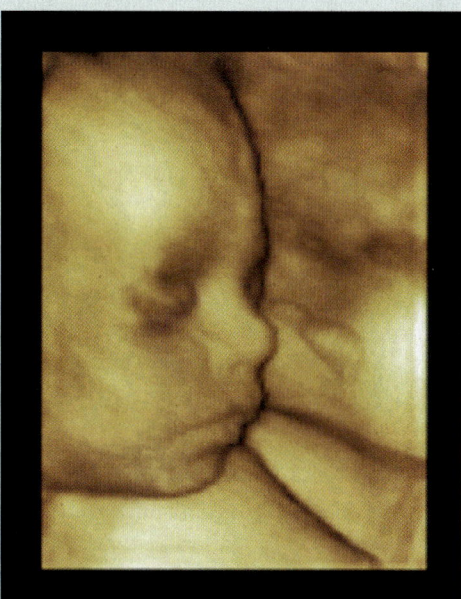

FIGURA 8-41. Ultrassonografia em 3D da face fetal.

13. Na Fig. 8-41 qual é o achado facial anormal mais comum?
    (A) fenda labial bilateral
    (B) fenda palatina bilateral
    (C) A e B
    (D) nem A nem B

14. Qual das seguintes características as imagens no eixo curto através do palato duro fetal podem mostrar?
    (A) botões dos dentes
    (B) fenda palatina
    (C) fenda labial
    (D) todas as opções anteriores

15. **Qual das afirmações a seguir geralmente é verdadeira sobre a fenda labial?**
    (A) é uma anomalia isolada
    (B) é potencialmente fatal
    (C) está associada à anomalia cerebral
    (D) é tratável por cirurgia *in utero*

16. **Qual das afirmações a seguir pode ser dita sobre o modo de transparência?**
    (A) pode ajudar a delinear a extensão da anormalidade óssea
    (B) não pode ser feito já que somente a renderização de superfície é realizada
    (C) reverte as cores do fundo
    (D) exige varreduras adicionais

19. **Qual das afirmações a seguir é verdadeira sobre o aperto ou "pitch" do enrolamento do cordão umbilical?**
    (A) está relacionado à rotação do feto *in utero*
    (B) varia de acordo com a idade gestacional do feto
    (C) prognóstico de o feto estar ou não "tombado" *in utero*
    (D) não é prognóstico de nada

20. **Um ultrassom 3D do cordão umbilical ajuda no diagnóstico de qual das condições a seguir?**
    (A) "incisuras" no cordão umbilical
    (B) embaraçamento do cordão umbilical em gêmeos
    (C) determina o número de vasos dentro do cordão
    (D) todas as afirmações anteriores

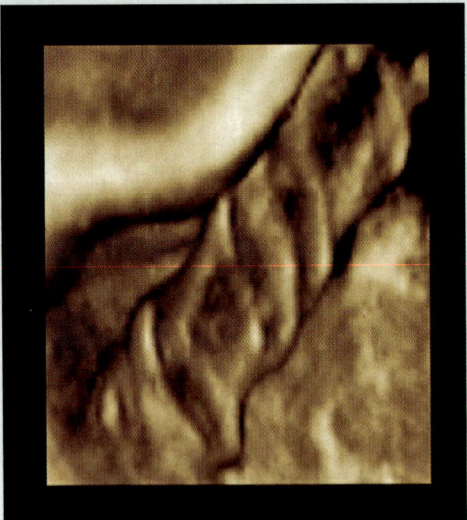

FIGURA 8-42. Ultrassom em 3D de um cordão umbilical.

17. **O que mostra o Ultrassom em 3D na Fig. 8-42?**
    (A) duas artérias umbilicais e uma veia umbilical
    (B) enrolamento espiral solto anormal
    (C) enrolamento espiral apertado anormal
    (D) nenhuma das opções anteriores

18. **Qual das condições a seguir está associada a uma única artéria umbilical?**
    (A) anormalidades geniturinárias
    (B) anormalidades do sistema nervoso central
    (C) anormalidades gastrintestinais
    (D) todas as opções anteriores

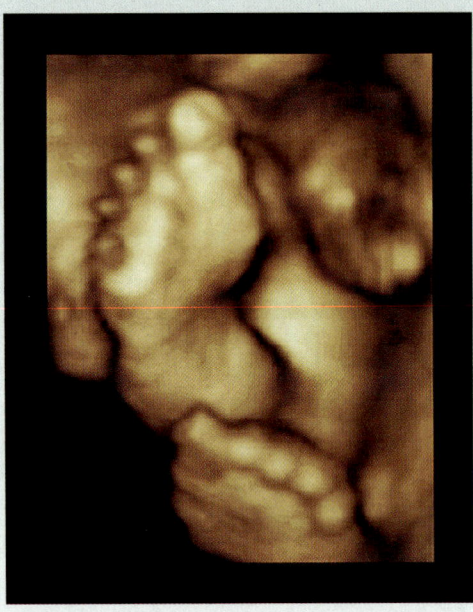

FIGURA 8-43. Sonograma em 3D dos pés de um feto quase a termo.

21. **Na Fig. 8-43, o que a imagem desse ultrassom mostra?**
    (A) número anormal de dedos
    (B) anomalia típica do espaço de "sandália" do feto de Down
    (C) A e B
    (D) pés e dedos normais

22. **Qual dos quadros a seguir pode ser associado ao pé torto?**
    (A) meningomielocele
    (B) muitos tipos de anormalidades cariotípicas
    (C) feto normal
    (D) todas as opções anteriores

23. A qual dos quadros a seguir os pés em cadeira de balanço podem ser associados?
    (A) meningomielocele
    (B) muitos tipos de anormalidades cariotípicas
    (C) feto normal
    (D) todas as opções anteriores

24. A relação dos ossos longos da perna com o pé é:
    (A) mais bem mostrada em 3D
    (B) mais bem mostrada em 2D
    (C) difícil de mostrar na presença de poli-hidrâmnio
    (D) nenhuma das opções anteriores

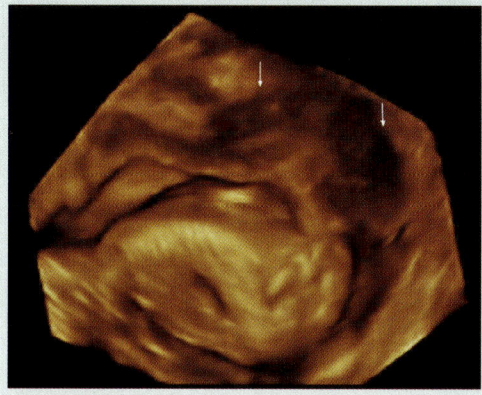

FIGURA 8-44. Ultrassonografia em 3D da placenta.

25. Na Fig. 8-44 para o que as setas estão apontando?
    (A) grande hematoma retroplacentário
    (B) artefato de varredura em 3D
    (C) hemorragia significativa do seio marginal
    (D) nenhuma das opções anteriores

26. A qual dos quadros a seguir essa condição pode ser associada?
    (A) comprometimento materno grave
    (B) comprometimento fetal grave
    (C) A e B
    (D) nenhuma das opções anteriores

27. A hemorragia retroplacentária é tipicamente vista associada a qual dos quadros a seguir?
    (A) hipertensão materna (eclâmpsia)
    (B) trauma no abdome
    (C) A e B
    (D) amniocentese

28. Quais parâmetros são importantes para se determinar em pacientes com hemorragia retroplacentária?
    (A) extensão da hemorragia retroplacentária (em relação à área de superfície da placa basal)
    (B) a área da hemorragia
    (C) A e B
    (D) nenhuma das opções anteriores

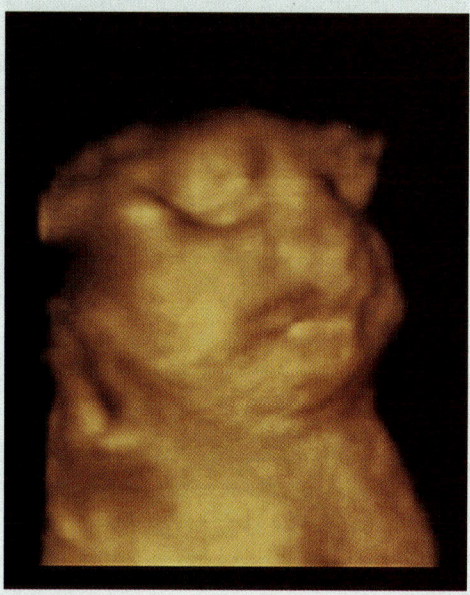

FIGURA 8-45. Ultrassonografia em 3D de um feto no segundo trimestre.

29. Qual é o diagnóstico do feto mostrado na Fig. 8-45?
    (A) hidrocefalia
    (B) artefato em 3D
    (C) fenda palatina bilateral
    (D) nenhuma das opções anteriores

30. A qual dos achados a seguir a anencefalia *não* está intimamente associada?
    (A) meningomielocele
    (B) agenesia do corpo caloso
    (C) alfafetoproteína sérica materna reduzida
    (D) diabetes materno

31. Acredita-se que a anencefalia seja resultado de qual das situações a seguir?
    (A) falha de fechamento apropriado do neuroporo anterior
    (B) falha de fechamento apropriado do neuroporo posterior
    (C) trauma materno
    (D) hipertensão materna

32. A anencefalia é um exemplo de qual das condições a seguir?
    (A) defeito do tubo neural
    (B) estágio embrionário normal
    (C) transtorno hereditário
    (D) todas as opções anteriores

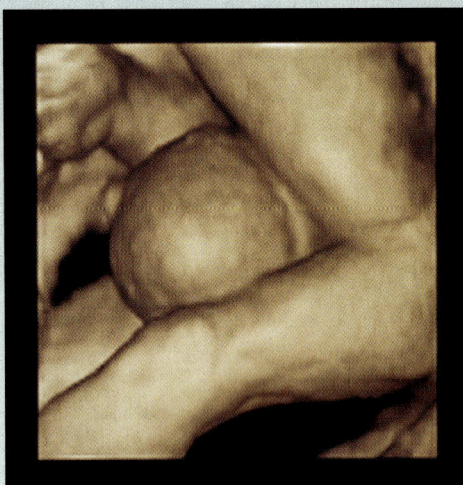

FIGURA 8-46. Ultrassonografia em 3D de um feto com 29 semanas de gestação.

33. Qual é o diagnóstico para o feto mostrado na Fig. 8-46?
    (A) onfalocele
    (B) massa escrotal
    (C) gastrosquise
    (D) nenhuma das opções anteriores

34. A qual dos quadros a seguir a onfalocele pode ser associada?
    (A) anomalias cariotípicas
    (B) coração ectópico (*cordis*)
    (C) hérnia diafragmática
    (D) todas as opções anteriores

35. A gastrosquise se caracteriza por qual dos quadros a seguir?
    (A) herniação excêntrica do cordão umbilical
    (B) mais probabilidade de anomalia cariotípica que onfalocele
    (C) intestino coberto por membrana
    (D) nenhuma das opções anteriores

36. As onfaloceles podem:
    (A) conter fígado e intestino
    (B) ser transitórias e regredir
    (C) ser A e B
    (D) não nem A nem B

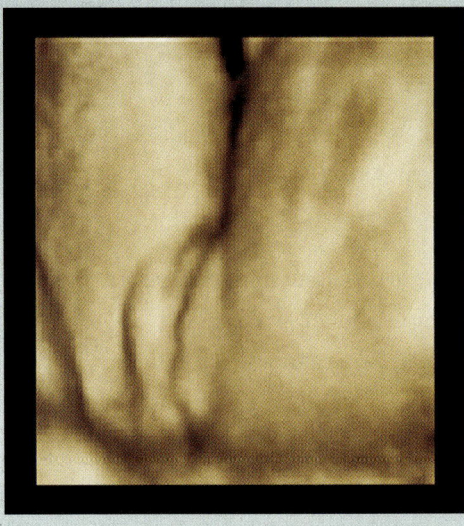

FIGURA 8-47. Ultrassonografia em 3D do períneo fetal.

37. Qual é o sexo do feto mostrado na Fig. 8-47?
    (A) masculino
    (B) feminino
    (C) ambíguo
    (D) não pode ser determinado

38. Qual das afirmações a seguir é verdadeira sobre a avaliação sonográfica do sexo do feto?
    (A) ajuda se houver suspeita de anomalia cariotípica
    (B) endossada pelo AIUM como indicação para ultrassonografia 3D de rotina
    (C) geralmente enganosa
    (D) nenhuma das opções anteriores

39. As hipospadias podem ser associadas a qual dos quadros a seguir?
    (A) hidronefrose
    (B) anomalias renais
    (C) A e B
    (D) nenhuma das opções anteriores

40. Qual tipo de processamento em 3D mais bem descreve a genitália externa?
    (A) renderização de superfície
    (B) modo de transparência
    (C) modo tomográfico
    (D) nenhuma das opções anteriores

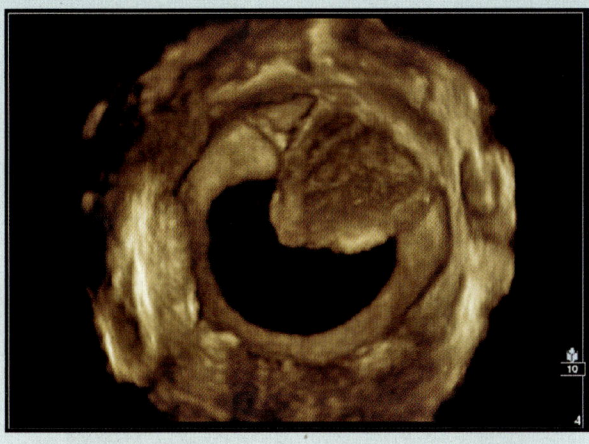

FIGURA 8-48. Imagem multiplanar e volume de superfície em 3D de um ovário.

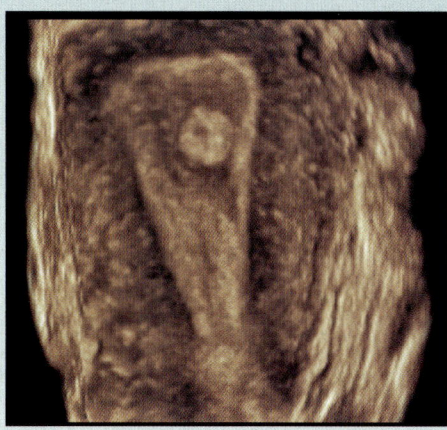

FIGURA 8-49. Ultrassonografia uterina em 3D obtida no plano coronal.

41. **Qual é o diagnóstico mais provável do achado na Fig. 8-48?**
    (A) cisto hemorrágico
    (B) tumor do ovário
    (C) nem A nem B
    (D) folículo maduro

42. **Os ecos de baixo nível dentro da massa provavelmente representam qual das opções a seguir?**
    (A) hemorragia
    (B) mucina
    (C) sebo
    (D) não pode ser determinado

43. **Qual das condições a seguir a parede contém?**
    (A) excrescência papilar
    (B) seio dérmico
    (C) coágulo sanguíneo
    (D) nenhuma das opções anteriores

44. **Qual é o tipo mais comum de tumor que contém excrescência papilar?**
    (A) cistoadenoma seroso fronteiriço
    (B) cisto dermoide
    (C) cisto folicular
    (D) cisto hemorrágico

45. **Qual é o diagnóstico mais provável para o achado na Fig. 8-49?**
    (A) pólipo
    (B) fibroide pedunculado submucoso
    (C) septo uterino
    (D) nenhuma das opções anteriores

46. **A qual das condições a seguir os pólipos podem ser associados?**
    (A) infertilidade
    (B) dor e sangramento
    (C) carcinoma
    (D) todas as opções anteriores

47. **Qual dos procedimentos a seguir é o tratamento mais apropriado para um pólipo?**
    (A) ressecção com laço de arame eletrocirúrgico (*wire-loop resection*)
    (B) dilatação e curetagem
    (C) não me pergunte; eu sou apenas um ultrassonografista
    (D) remoção histeroscópica com pinça para pólipo

48. **Qual é a melhor maneira de distinguir fibroides de pólipos?**
    (A) os fibroides são mais ecogênicos
    (B) os pólipos podem conter espaços císticos minúsculos
    (C) suprimento sanguíneo
    (D) nenhuma das opções anteriores

49. **Qual anormalidade é vista na Fig. 8-50?**
    (A) pólipo endometrial
    (B) fibroide submucoso
    (C) aderência
    (D) não pode ser determinada

50. **Qual é a chance relativa de um pólipo ser canceroso?**
    (A) baixa
    (B) alta
    (C) não pode ser determinado com base em 3D
    (D) nenhuma das opções anteriores

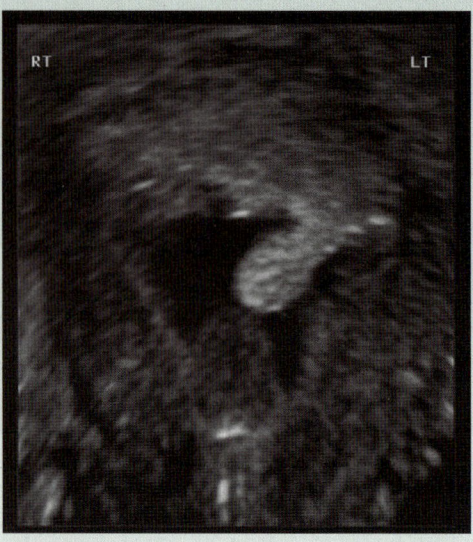

FIGURA 8-50. Ultrassonografia em 3D obtida durante uma sono-histerografia.

Respostas e Explicações

Ao final de cada resposta explicada, há uma combinação numérica entre parênteses. O primeiro número identifica a fonte de referência; o segundo número (ou grupo de números) indica a página (ou páginas) em que a informação relevante pode ser encontrada.

1. **(A)** Essa é uma imagem por renderização de superfície. *(1:90)*

2. **(D)** Nenhuma das opções anteriores. Este é um feto normal de 12 semanas, cuja parede abdominal está intacta após herniação fisiológica do intestino, completada uma semana atrás. *(1:90)*

3. **(D)** Nenhuma das opções anteriores. Consultar explicação na resposta 2. *(1:90)*

4. **(C)** Nenhuma das opções anteriores. Consultar explicação na resposta 2. *(1:90)*

5. **(A)** Esta é uma imagem por renderização de superfície obtida no plano sagital mediano. *(2:687)*

6. **(A)** Este é o corpo caloso que se forma de trás para frente. *(2:687)*

7. **(D)** Nenhuma das opções anteriores. Consultar explicação na resposta 6. *(2:687)*

8. **(C)** Não é possível descrever a posição do feto. *(2:687)*

9. **(C)** Esta é uma imagem coronal de rins normais. *(2:687)*

10. **(A)** Normal. Consultar explicação na resposta 9. *(2:687)*

11. **(D)** Os rins estão aumentados e ecogênicos por causa de túbulos renais múltiplos e dilatados. *(2:687)*

12. **(A)** Não podem ser totalmente visualizados. É difícil delinear todo o ureter em 3D. *(2:267)*

13. **(D)** Este é um feto normal. *(1:113)*

14. **(D)** A fenda labial é mais bem mostrada em 3D. *(1:113)*

15. Geralmente, a fenda labial é uma anomalia isolada, mas pode ser associada a uma anormalidade cariotípica esporádica. *(1:113)*

16. **(A)** O modo de transparência é usado para delinear anormalidades ósseas. *(1:90)*

17. **(A)** Esta ultrassonografia em 3D do cordão umbilical mostra duas artérias umbilicais e uma veia umbilical. *(1:99)*

18. **(D)** Todas podem ser associadas a uma artéria umbilical única. *(1:99)*

19. **(A)** O aperto do enrolamento do cordão umbilical está relacionado com o movimento fetal *in utero*. *(1:99)*

20. **(D)** A 3D é útil em todas as opções. *(1:99)*

21. **(D)** Trata-se de pés e dedos normais. *(1:98)*

22. **(D)** Todas as opções estão associadas ao pé torto. *(1:116)*

23. **(D)** Consultar resposta à pergunta 22. *(1:116)*

24. **(A)** A 3D é útil para mostrar a relação dos ossos longos da perna com o pé. *(1:116)*

25. **(C)** Presença de hemorragia significativa do seio marginal. *(1:138)*

26. **(B)** Pode comprometer significativamente o bem-estar do feto. *(1:138)*

27. **(C)** As duas condições podem resultar em hemorragia retroplacentária. *(1:138)*

28. **(C)** Os dois são parâmetros importantes. *(1:138)*

29. **(D)** Este feto tem anencefalia; nenhuma das opções está correta. *(1:111)*

30. **(C)** O nível de alfafetoproteína está reduzido. *(1:111)*

31. **(A)** Acredita-se que a anencefalia seja resultado real da falha de fechamento do neuroporo anterior. *(1:111)*

32. **(A)** A anencefalia é um exemplo de defeito do tubo neural. A meningomielocele é outro. *(1:111)*

33. **(A)** Trata-se de onfalocele. *(1:115)*

34. **(D)** As onfaloceles podem ser associadas a todas as condições apresentadas. *(1:115)*

35. **(A)** A gastrosquise envolve a herniação excêntrica do cordão umbilical por causa de um enfraquecimento no lado direito da inserção do cordão. Geralmente, trata-se de um defeito isolado. *(1:115)*

36. **(A)** As onfaloceles podem envolver o fígado e o intestino. *(1:115)*

37. **(B)** A figura mostra os grandes lábios de um feto feminino. *(1:100)*

38. **(A)** Pode ser útil para diagnosticar uma anormalidade cariotípica específica. *(1:100)*

39. **(C)** As hipospadias envolvem abertura anormal da uretra no pênis e podem estar associadas a anomalias renais e hidronefrose. *(1:115)*

40. **(A)** O procedimento de renderização de superfície é o que mais bem exibe a genitália externa. *(1:115)*

41. **(B)** Trata-se de massa ovariana com excrescência papilar. *(1:45)*

42. **(A)** Ecos de baixo nível estão surgindo da hemorragia. *(1:45)*

43. **(A)** A parede apresenta grande excrescência papilar. *(1:45)*

44. **(A)** As excrescências papilares são vistas com frequência no cistoadenoma ovariano seroso fronteiriço. *(1:45)*

45. **(A)** O achado mostra um pólipo. *(1:61)*

46. **(D)** Todas as sugestões podem ser associadas a um pólipo. *(1:61)*

47. **(D)** O pólipo pode ser removido por histeroscopia com pinça para pólipo. Se houver um fibroide submucoso pedunculado, a ressecção com alça de arame é o procedimento típico. *(1:61)*

48. **(B)** Os pólipos contêm, tipicamente, minúsculos espaços císticos, representando elementos glandulares. *(1:61)*

49. **(A)** Trata-se de um pólipo endometrial. *(1:61)*

50. **(A)** Baixo. Apenas 3% dos pólipos são cancerosos. *(1:61)*

9

Ecocardiografia Fetal

Teresa M. Bieker

Guia de Estudo

INTRODUÇÃO

A doença cardíaca congênita é a principal causa da mortalidade infantil, com incidência informada de, aproximadamente, 1 em 100 nascimentos vivos.[1] Entretanto, esses números se baseiam em crianças nascidas vivas e, portanto, provavelmente subestimam a incidência real no feto.[2] A perda fetal precoce e os natimortos são, com frequência, o resultado de defeitos cardíacos complexos ou defeitos cromossômicos, que apresentam um defeito cardíaco associado. Por essa razão, a incidência da doença cardíaca congênita no feto tem sido informada como sendo cinco vezes aquela encontrada em crianças nascidas vivas[1] (Tabela 9-1).

O diagnóstico *in utero* de doença cardíaca congênita permite considerar várias opções de tratamento, incluindo parto em instalações apropriadas, término da gestação e, em alguns casos, a terapia *in utero*.[3] Por outro lado, um ecocardiograma fetal normal no cenário de fator de risco aumentado fornece o conforto tanto para a paciente, quanto para o médico.

INSTRUMENTAÇÃO E TÉCNICA

O Boletim Técnico do *American Institute of Ultrasound in Medicine* (AIUM) sobre a execução de um ultrassom cardíaco básico do feto recomenda que a projeção de quatro câmaras e dos tratos de fluxo de saída ventricular direito e esquerdo seja obtida em todos os exames obstétricos com ultrassom.[4] A avaliação da projeção de quatro câmaras pode, isoladamente, reduzir substancialmente a taxa de detecção de algumas das maiores malformações cardíacas.

Quando os fatores de risco aumentam a probabilidade de doença cardíaca congênita, deve-se realizar um ecocardiograma fetal mais formal e detalhado.

Vários relatórios defendem a avaliação do coração fetal em idades gestacionais diferentes[5]. Entretanto, o Boletim Técnico do AIUM recomenda que exames ecocardiográficos em fetos sejam realizados entre 18 e 22 semanas de gestação.[4] Durante este período, pode-se conseguir ótima qualidade de imagem e, portanto, mais precisão diagnóstica. Deve-se ter em mente que mesmo com 18 semanas de gestação, o coração fetal é ainda uma estrutura muito pequena. Antes dessa idade, muitas estruturas cardíacas podem ser pequenas demais para serem avaliadas com precisão.[6] Avanços recentes em ultrassom levaram à triagem do coração fetal no primeiro trimestre. A posição do coração, assim como a projeção de quatro câmaras e dos tratos de fluxo de saída podem ser avaliadas por abordagem transabdominal ou endovaginal. A obtenção dessas projeções depende, porém, do tamanho e da posição do feto.[7] Além disso, lesões cardíacas, como coarctação da aorta e síndrome do coração esquerdo hipoplásico, podem representar lesões progressivas.[8,9] Portanto, a varredura do feto cedo demais na gestação pode resultar em diagnóstico falso-negativo.

Mais tarde na gestação, o exame ecocardiográfico pode ser obstruído pela atenuação aumentada proveniente do crânio, costelas, coluna vertebral e membros do feto, assim como por fluido amniótico reduzido, à medida que a gestação avança.[6]

Equipamento

A ecocardiografia fetal exige o uso de equipamento de ultrassom de alta resolução.[10] As frequências preferidas para o transdutor variam de 5 a 7 MHz, dependendo da idade gestacional, do hábito materno e do volume de fluido amniótico presente. O equipamento utilizado para a ecocardiografia fetal deverá ter capacidades de modo M e Doppler pulsado para fornecer avaliação fisiológica, assim como capacidade de Doppler colorido para avaliar informações espaciais e direcionais. Todas essas modalidades são vitais para a realização de um exame completo e exato.

Indicações

História familiar de doença cardíaca congênita é a indicação mais comum para se realizar um ecocardiograma fetal. Os riscos de recorrência para os fetos variam, dependendo do tipo de lesão e de sua relação com o parente afetado.

TABELA 9-1 • Frequência de Lesões Cardíacas Congênitas entre Abortos e Natimortos Afetados	
Defeito	Frequência (%)
Defeito septal ventricular	35,7
Coarctação da aorta	8,9
Defeito septal atrial	8,2
Defeito septal atrioventricular	6,7
Tetralogia de Fallot	6,2
Ventrículo único	4,8
Tronco arterioso	4,8
Coração esquerdo hipoplásico	4,6
Transposição completa dos grandes vasos	4,3
Ventrículo direito com saída dupla	2,4
Coração direito hipoplásico	1,7
Átrio único	1,2
Estenose pulmonar	0,7
Estenose aórtica	0,5
Diversos	10,6

Modificada de Hoffman JIE. Incidence of congenital heart disease: II. Prenatal incidence. *Pediatr Cardiol.* 1995;16:155-165.

TABELA 9-2 • Risco de Recorrência em Irmãos para Qualquer Defeito Cardíaco Congênito		
	Risco Sugerido (%)	
Defeito	Um Irmão Afetado	Dois Irmãos Afetados
Estenose aórtica	2	6
Defeito septal atrial	2,5	8
Canal atrioventricular	3	10
Coarctação da aorta	2	6
Anomalia de Ebstein	1	3
Fibroelastose endocárdica	4	12
Coração esquerdo hipoplásico	2	6
Atresia pulmonar	1	3
Estenose pulmonar	2	6
Tetralogia de Fallot	2,5	8
Transposição	1,5	5
Atresia da válvula AV direita (tricúspide)	1	3
Tronco arterioso	1	3
Defeito septal ventricular	3	10

Adaptada de Nora JJ, Fraser FC, Bear J, et al. *Medical Genetics: Principles and Practice.* 4th ed. Philadelphia: Lea & Febiger; 1994:371.

O risco de doença cardíaca para um feto com um irmão afetado é de, aproximadamente, 2-4%.[11,12] Se dois ou mais irmãos estiverem afetados, este risco aumenta para cerca de 10% (Tabela 9-2). Quando a mãe do feto tem uma anormalidade cardíaca congênita, o risco de recorrência é também de cerca de 10-12%.[12] O pai afetado tem risco menor (Tabela 9-3).[11,12]

A exposição aos teratógenos cardíacos conhecidos também aumenta o risco de ter um feto com defeito cardíaco.[13] A lista de substâncias consideradas teratogênicas é extensa.[14] Riscos de ocorrência específica variam com a extensão e o tipo de exposição, assim como com a substância específica envolvida.

A ocorrência de anormalidades cromossômicas tem sido informada em 13% de crianças nascidas vivas com defeito cardíaco congênito.[15,16] A incidência de cariótipo anormal no feto com anormalidade cardíaca congênita é de, aproximadamente, 35%.[2,17] Fetos com translucência nucal aumentada durante um ultrassom no primeiro trimestre também estão em risco aumentado de defeitos cardíacos congênitos.[18]

O tipo específico e o risco de ocorrência de um defeito cardíaco congênito variam, dependendo da anormalidade cromossômica. A trissomia 21 está associada a 40-50% de ocorrência de doença cardíaca congênita[15], enquanto nas trissomias 13 e 18 a associação é de quase 100%. Assim como para os agentes teratogênicos, a lista de cariótipos anormais e de síndromes associadas aos defeitos cardíacos é extensa.[14]

Vários quadros maternos também podem carregar um risco inerente ao feto. A doença cardíaca congênita aumenta em cinco vezes entre crianças de mães diabéticas,[17] enquanto a fenilcetonúria tem um risco informado de 12-16%.[20]

O bloqueio cardíaco no feto está associado à doença vascular do colágeno materna (lúpus eritematoso sistêmico). Nessas

TABELA 9-3 • Risco Sugerido de Recorrência na Prole para Defeitos Cardíacos Congênitos com um dos Pais Afetado		
	Risco Sugerido (%)	
Defeito	Pai Afetado	Mãe Afetada
Estenose aórtica	3	13-18
Defeito septal atrial	1,5	4-4,5
Canal atrioventricular	1	14
Coarctação da aorta	2	4
Estenose pulmonar	2	4-6,5
Tetralogia de Fallot	1,5	2,5
Defeito septal ventricular	2	6-10

Adaptada de Nora JJ, Fraser FC, Bear J, et al. *Medical Genetics: Principles and Practice.* 4th ed. Philadelphia: Lea & Febiger; 1994:371.

pacientes, anticorpos antinucleares em circulação dos tipos SSA ou SSB danificam o tecido conectivo em desenvolvimento.[21]

As infecções maternas, como parvovírus e citomegalovírus humanos, também apresentam associação confirmada com defeitos cardíacos no feto.[22]

Outra indicação para realizar um ecocardiograma fetal é a presença de anomalias extracardíacas em um feto.[23] A incidência geral de malformações extracardíacas em crianças identificadas como portadoras de anormalidade cardíaca congênita varia de 25 a 45% (Tabela 9-4).[23] As anormalidades cardíacas, como os defeitos septais atrioventriculares, estão associadas a defeitos extracardíacos em mais de 50% dos casos, enquanto os defeitos septais atriais, os defeitos septais ventriculares, a tetralogia de Fallot e as más posições cardíacas estão associadas a malformações extracardíacas em cerca de 30% dos casos.[23]

Uma anormalidade suspeita de ritmo ou de estrutura no coração fetal em exame obstétrico de rotina também deverá justificar um ecocardiograma fetal formal para descartar uma anormalidade estrutural subjacente ou, em alguns casos, para introduzir a terapia *in utero*.

A hidropsia fetal não imune é também indicação para a ecocardiografia fetal. Em alguns casos, pode refletir doença cardíaca estrutural, enquanto em outros é o resultado de disritmia.[21] Por fim, o poli-hidrâmnio significativo é indicação reconhecida para a ecocardiografia fetal.[21] O aumento no volume do fluido amniótico pode ser o resultado de insuficiência cardíaca congestiva, mas está mais provavelmente relacionado com defeitos associados no feto, como aqueles que causam dificuldade de engolir ou compressão do esôfago. Embora haja várias indicações predisponentes para realizar um ecocardiograma fetal, até 90% dos casos de doença cardíaca congênita ocorrem em pacientes obstétricos "normais" não selecionados.[1] Portanto, a varredura obstétrica de rotina deverá identificar a maioria dos fetos com lesões cardíacas que precisarão de um ecocardiograma fetal formal.

Posição

O exame ecocardiográfico do feto deve começar sempre pela determinação da posição fetal. Diferentemente de um paciente pediátrico ou adulto, o feto não pode ser colocado em posição padrão, nem seu coração pode ser avaliado coerentemente a partir dos ângulos de rotina. Embora o feto possa se mover durante todo o exame, o estabelecimento de posições básicas permitirá ao examinador identificar várias estruturas cardíacas mais rapidamente.[6] Uma vez determinada a posição fetal, a localização e orientação do coração deverão ser estabelecidas. Em uma projeção transversa em corte cruzado do tórax do feto, a orientação correta para o coração fetal é com o ápice apontando para a esquerda, e o volume do coração ocupando o tórax esquerdo. O ângulo normal do coração fetal em relação à linha média é de 45 ± 20°.[24] O átrio esquerdo deverá estar localizado o mais perto possível da coluna vertebral do feto, e o ventrículo direito o mais próximo possível da parede torácica anterior. Esta orientação normal tem o nome de *levocardia*.

O coração fetal normal ocupa cerca de um terço do tórax fetal.[25] O tamanho do coração do feto pode ser calculado, medindo-se o diâmetro ou a circunferência do coração e comparando ao diâmetro ou circunferência do tórax fetal, respectivamente. Ao calcular essa relação, as duas medidas devem ser obtidas da mesma imagem.

Técnica de Varredura

Quando se inicia um exame ecocardiográfico de um feto, a primeira projeção a ser obtida é a de quatro câmaras.[14] Há duas projeções de quatro câmaras diferentes: projeções apical e subcostal. A projeção de quatro câmaras apical é obtida em projeção transversa do tórax do feto, com o transdutor varrendo o coração fetal a partir do aspecto anterior ou posterior.

Na projeção apical de quatro câmaras, todas as quatro câmaras cardíacas podem ser visualizadas (Fig. 9-1). Além disso, pode-se fazer também a varredura por Doppler colorido ou pulsado das válvulas atrioventriculares esquerda (mitral) e direita (tricúspide). O Doppler deverá ser realizado no lado atrial das válvulas para avaliar a insuficiência valvular, enquanto o Doppler distal às válvulas deverá ser realizado para avaliar estenose ou atresia. As duas veias pulmonares superiores também deverão ser identificadas, penetrando-se o átrio esquerdo a partir dessa projeção. As

TABELA 9-4 • Incidência de Defeitos Cardíacos Congênitos Associados Ocorrendo com Malformações Extracardíacas em Recém-nascidos

Sistema ou Lesão	Frequência de CHD (%)
Sistema nervoso central	
Hidrocefalia	4,5-14,8
Malformação de Dandy-Walker	2,5-4,3
Agenesia do corpo caloso	14,9
Síndrome de Meckel-Gruber	13,8
Sistema gastrointestinal	
Fístula traqueoesofágica	14,7-39,2
Atresia duodenal	17,1
Atresia do jejuno	5,2
Anomalias anorretais	22
Ânus não perfurado	11,7
Parede ventral	
Onfalocele	19,5-32
Gastrosquise	0-7,7
Hérnia diafragmática	9,6-22,9
Sistema geniturinário	
Agenesia renal (bilateral)	42,8
Agenesia renal (unilateral)	16,9
Rim em ferradura	38,8
Displasia renal	5,4
Obstrução ureteral	2,1

Modificada de Copel JA, Pilu G, Kleinman CS. Congenital heart disease and extracardiac anomalies: associations and indications for fetal echocardiography. *Am J Obstet Gynecol*. 1986;154:1121-1132.

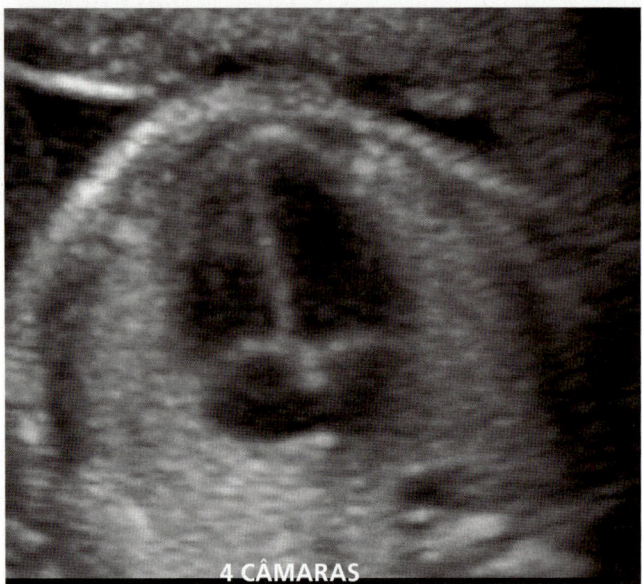

FIGURA 9-1. Projeção apical de quatro câmaras mostrando os septos interventricular e interatrial paralelos ao feixe de ultrassom.

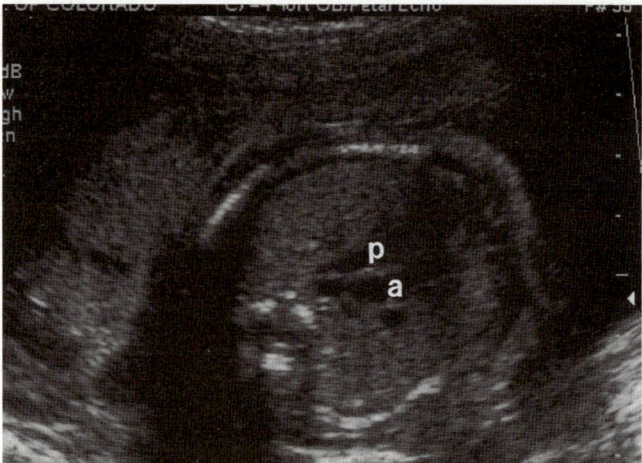

FIGURA 9-3. Projeção de três vasos. A aorta (a) e a artéria pulmonar (p) podem ser vistas como duas estruturas paralelas, angulando-se o transdutor em sentido do crânio a partir da projeção apical de quatro câmaras. A veia cava superior é visualizada em corte cruzado. Essa projeção permite ao ultrassonografista confirmar que ambos os grandes vasos estão presentes e têm o mesmo tamanho.

duas veias pulmonares inferiores geralmente não são visualizadas em um ecocardiograma fetal.

A projeção apical de quatro câmaras não é a melhor para avaliar o septo interventricular (IVS). Nessa projeção, o ângulo de incidência do feixe de som é paralelo ao septo interventricular e pode resultar em falha artificial de ecos ao nível da porção membranosa, simulando um pseudodefeito septal (Fig. 9-2).[26]

Deslizando-se o transdutor em direção ao crânio a partir de uma projeção apical de quatro câmaras, a aorta e a artéria pulmonar deverão ser visualizadas lado a lado (Fig. 9-3). Isto confirma que ambos os vasos estão presentes e, normalmente, são de igual tamanho.

A projeção subcostal de quatro câmaras é obtida varrendo-se o tórax fetal em projeção transversa a partir da parede anterior do tórax e angulando-se o transdutor levemente em direção ao crânio (Fig. 9-4). Essa projeção também permite a identificação e a comparação tanto dos átrios quanto dos ventrículos. Para a obtenção de medições do modo M dos ventrículos e do septo interventricular, o ideal é posicionar o cursor do modo M perpendicular ao septo, ao nível das válvulas atrioventriculares (Fig. 9-5).

As medições atriais podem ser obtidas movendo-se o cursor do modo M através dos dois átrios. A projeção de quatro câmaras subcostal também é a preferida para avaliar a disritmia fetal, colocando-se o cursor do modo M simultaneamente pelas paredes atrial e ventricular (Fig. 9-6). Isto permite a visualização do ritmo dos episódios de disritmia e pode ajudar a elaboração de um diagnóstico definitivo.

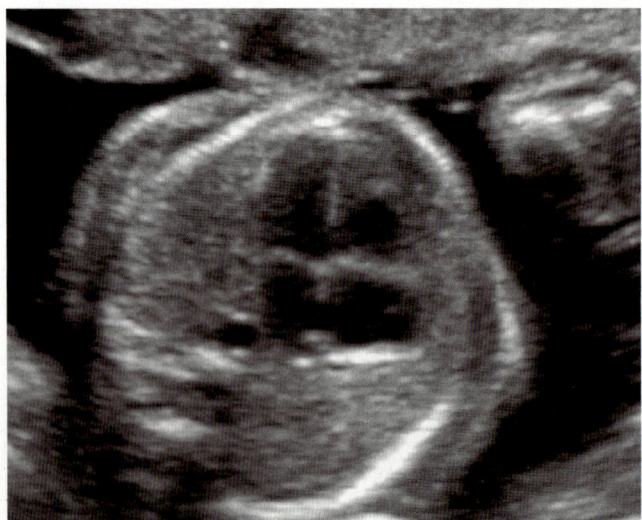

FIGURA 9-2. Projeção apical de quatro câmaras mostrando um pseudodefeito septal interventricular causado por um septo que está paralelo ao feixe de ultrassom.

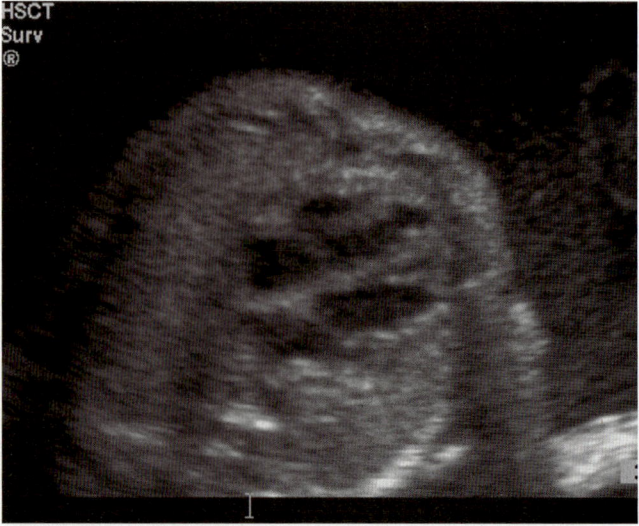

FIGURA 9-4. Projeção de quatro câmaras subcostal com os septos interventricular e interatrial perpendiculares ao feixe de ultrassom.

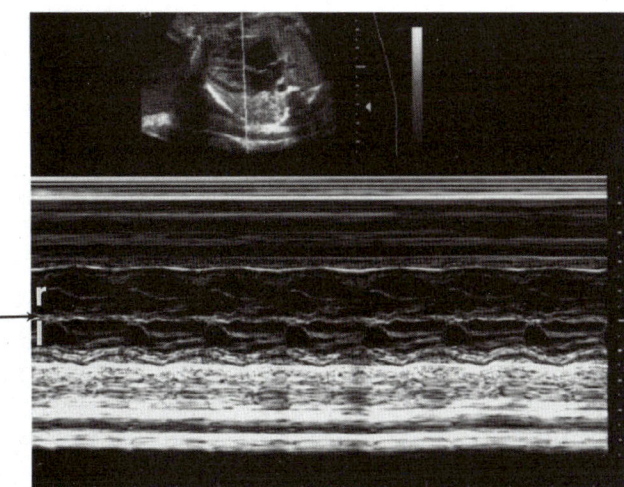

FIGURA 9-5. Traçado por modo M dos ventrículos direito (r) e esquerdo (l) ao nível das válvulas atrioventriculares. Seta = septo interventricular (IVS).

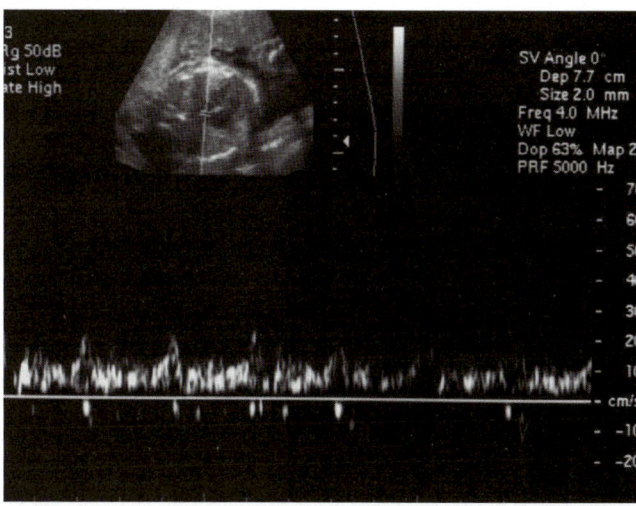

FIGURA 9-7. Traçado por Doppler pulsado do forame oval documentando o fluxo do átrio direito para o átrio esquerdo.

Tanto o Doppler pulsado quanto o colorido podem ser usados para avaliar o forame oval na projeção subcostal. A documentação do fluxo do átrio direito para o átrio esquerdo por qualquer modalidade descarta a restrição do retalho do forame (Fig. 9-7). Ela também é valiosa para avaliar a direção alterada do fluxo após um defeito estrutural. O traçado por Doppler de espectro exibirá fluxo normal no forame no dobro da frequência cardíaca do feto.

O septo interventricular (IVS) é mais bem avaliado na projeção de quatro câmaras subcostal, uma vez que o feixe de ultrassom seja perpendicular ao septo intraventricular. O Doppler colorido é o melhor meio de conseguir essa imagem pois permite a avaliação simultânea de uma grande área (Fig. 9-8). O Doppler pulsado poderá não detectar o fluxo pelo defeito septal, se o volume de amostra não for localizado precisamente.

Defeitos maiores do septo ventricular podem ser detectados só com o imageamento em escala de cinza; entretanto, muitos defeitos continuam não detectados por quaisquer meios de investigação. E mesmo quando um defeito septal ventricular está presente, a pressão no coração do feto é tamanha, que nenhum fluxo pode ser visualizado pelo septo interventricular.

A obtenção de uma projeção de quatro câmaras subcostal é essencial para a realização de um ecocardiograma fetal completo. Angulando-se o transdutor sistematicamente em direção ao ombro direito do feto a partir dessa projeção, poder-se-á obter a maior parte das visualizações do coração fetal remanescentes.

Uma leve angulação da projeção de quatro câmaras subcostal em direção ao ombro direito do feto resultará na visualização de uma projeção do eixo longo da aorta proximal. Nessa projeção, será possível determinar a continuidade da parede anterior da aorta com o septo interventricular e a parede posterior com o folheto anterior da válvula atrioventricular esquerda (Fig. 9-9). A válvula aórtica poderá ser investigada com Doppler pulsado nes-

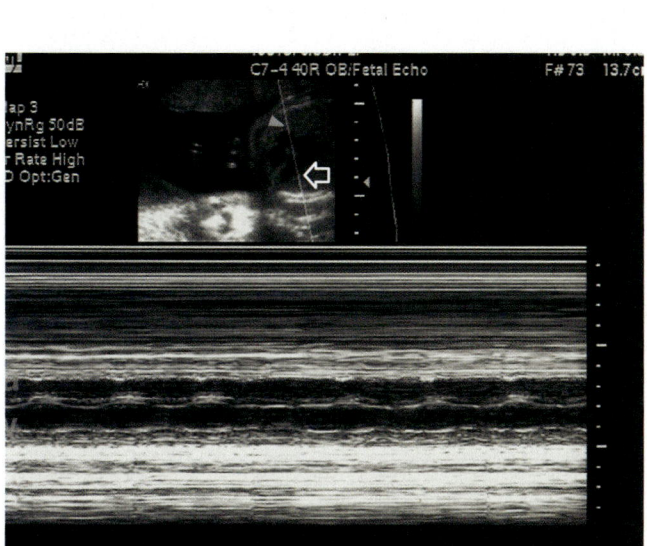

FIGURA 9-6. Traçado simultâneo por modo M pela parede atrial direita (a, ponta de seta) e ventricular esquerda (v, seta aberta) para avaliar a resposta de cada estrutura num caso de disritmia.

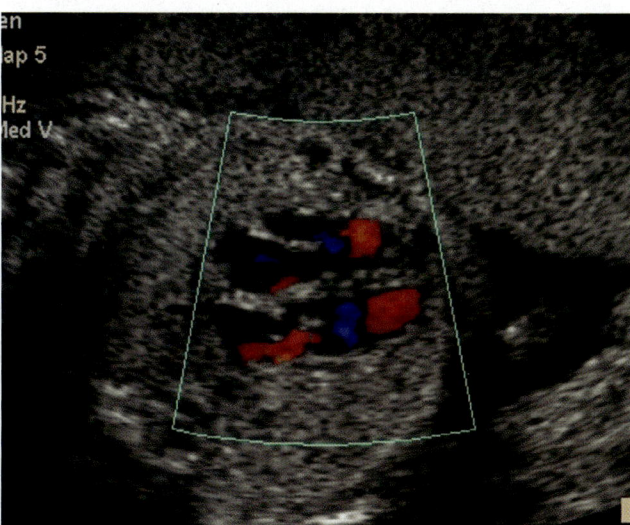

FIGURA 9-8. Imagem por Doppler colorido mostrando ausência de fluxo cruzando o septo interventricular intacto.

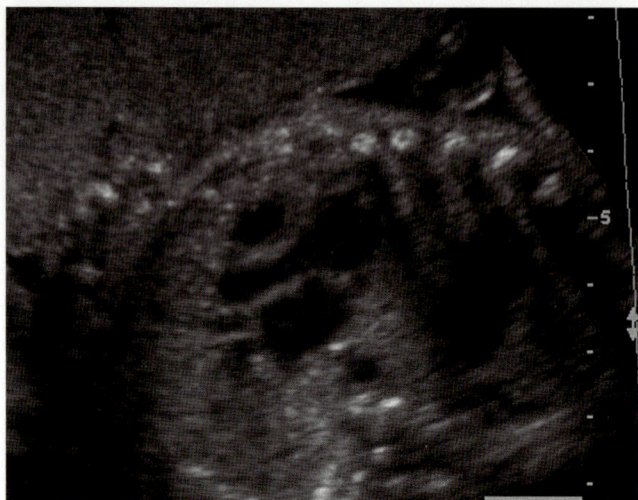

FIGURA 9-9. Visão de eixo longo da aorta surgindo do ventrículo esquerdo. A continuidade pode ser observada entre a parede anterior da aorta e o septo interventricular, e a parede posterior da aorta com o folheto anterior da válvula AV esquerda.

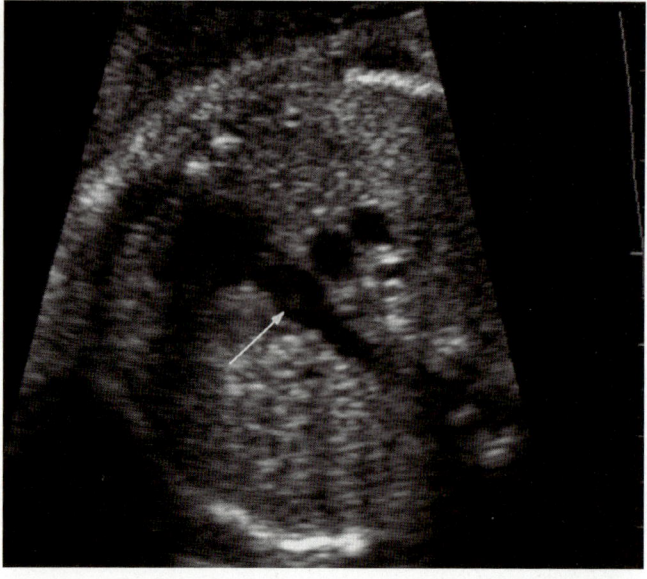

FIGURA 9-11. A angulação contínua do transdutor em direção ao ombro direito do feto, a partir da projeção de eixo longo da aorta, resulta em uma projeção de eixo longo da artéria pulmonar (seta), surgindo do ventrículo direito. Esta é uma projeção dos três vasos.

sa projeção, tanto proximal buscando pela insuficiência da aorta, quanto distal para detectar estenose ou atresia.

A projeção de eixo longo da aorta também fornece outros meios de avaliar um caso de disritmia. Usando-se um grande portal de amostra e colocando-se o cursor do Doppler pulsado entre as válvulas atrioventriculares esquerda (mitral) e aórtica, os fluxos de entrada e de saída do ventrículo esquerdo poderão ser avaliados simultaneamente (Fig. 9-10). O fluxo de entrada pela válvula AV esquerda refletirá os transtornos de ritmo que ocorrem nos átrios; o fluxo de saída do ventrículo esquerdo através da aorta reflete a resposta ventricular. Se for possível a visualização simultânea de ambos os episódios, isto poderá ajudar a diferenciar o tipo de disritmia presente.

O trato de fluxo de saída do ventrículo direito é visualizado a seguir, girando-se o transdutor um pouco mais na direção do ombro direito do feto. No feto normal, esta imagem demonstra a artéria pulmonar cursando em sentido do crânio, para a esquerda e posteriormente a partir do ventrículo direito (Fig. 9-11). No feto normal, o curso da artéria pulmonar deverá cruzar a aorta. Em outas palavras, angulando-se o transdutor a partir da imagem de eixo longo da aorta para a imagem de eixo longo da [artéria] pulmonar, os grandes vasos deverão "cruzar" as direções, se estiverem corretamente orientados. Novamente, o Doppler colorido ou pulsado é usado nessa projeção para avaliação proximal da válvula quanto à insuficiência pulmonar e distal quanto à estenose ou atresia.

Uma rotação do transdutor mais para a direita resultará em projeção sagital do tórax fetal e, por isso, uma projeção de eixo curto pelos ventrículos (Fig. 9-12). A faixa moderadora ecogêni-

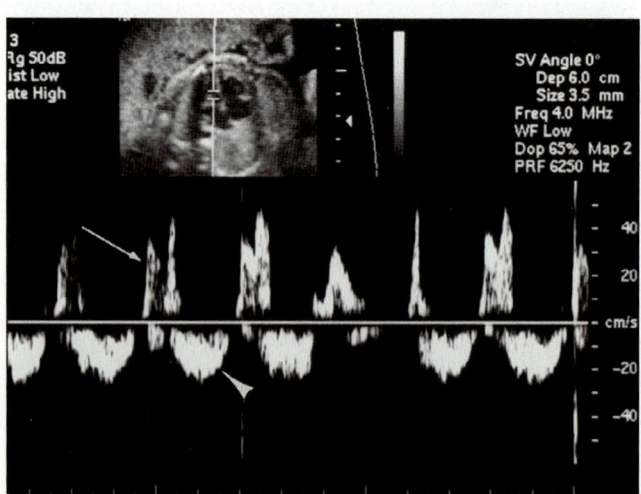

FIGURA 9-10. Traçado com Doppler pulsado, mostrando o fluxo de entrada da válvula AV esquerda (mitral) simultaneamente com o fluxo de saída da válvula aórtica (ponta de seta).

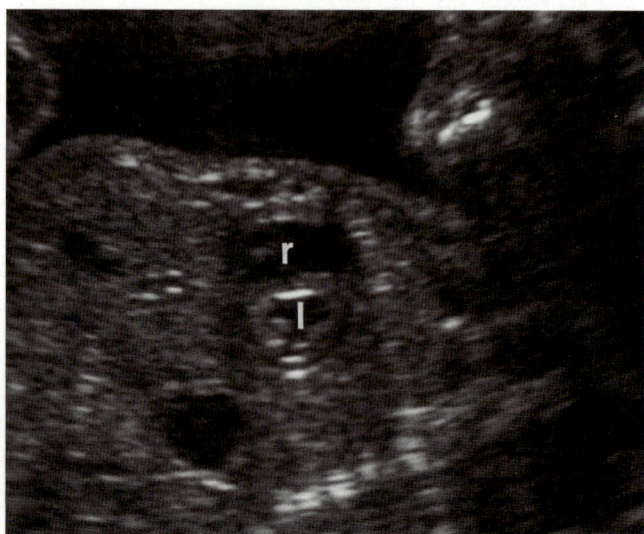

FIGURA 9-12. Projeção sagital do feto, mostrando imagem de eixo curto dos ventrículos direito (r) e esquerdo (l).

ca deverá aparecer próxima ao ápice para ajudar na identificação do ventrículo direito.

A projeção de eixo curto dos ventrículos é útil para a obtenção de medidas das paredes livres ventriculares e do septo interventricular, assim como do tamanho da câmara. O Doppler colorido deverá ser usado nessa projeção para novamente avaliar o septo interventricular quanto à presença de defeitos. Com esse recurso ativado, os ventrículos deverão ser varridos desde o ápice até o nível das válvulas atrioventriculares. Se houver cor cruzando o septo, o Doppler pulsado poderá ser aplicado para confirmar um defeito de septo.

A partir da projeção de eixo curto dos ventrículos, pode-se obter uma imagem de eixo curto dos grandes vasos, angulando-se o transdutor levemente em direção ao ombro esquerdo do feto (Fig. 9-13). Nessa projeção, a aorta aparece como uma estrutura circular com a artéria pulmonar, dobrando-se sobre ela. As válvulas aórtica, pulmonar e AV direita (tricúspide) são geralmente bem visualizadas nessa projeção. Com frequência, a artéria pulmonar principal pode ser vista bifurcando-se no ducto arterioso e na artéria pulmonar direita. Esta imagem fornece um ângulo razoável do qual as válvulas pulmonar e AV direita podem ser investigadas com Doppler pulsado quanto à presença de insuficiência, estenose ou atresia. Os grandes vasos também podem ser avaliados quanto à discrepância de tamanho na imagem em eixo curto.

O modo M simultâneo através da aorta e do átrio esquerdo é outro método útil para avaliar as disritmias fetais (Fig. 9-14). A contração atrial será descrita no movimento da parede atrial, enquanto a resposta ventricular será refletida no movimento da válvula aórtica.

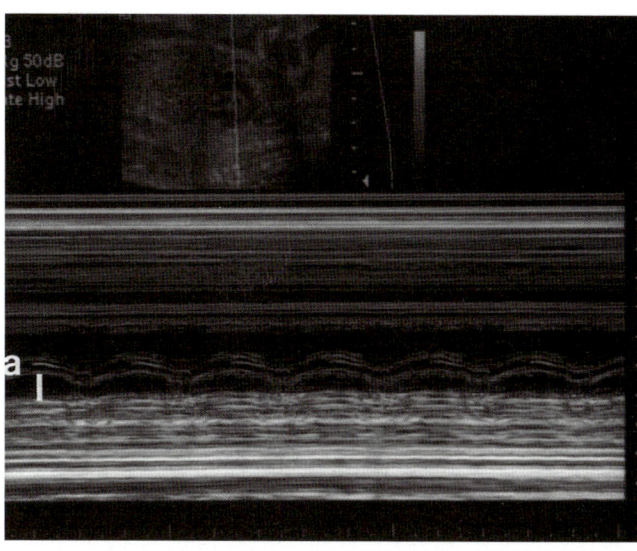

FIGURA 9-14. O modo M simultâneo através da aorta (a) e do átrio esquerdo (l) é um meio útil de avaliar uma disritmia.

No coração normal, a projeção em eixo curto dos grandes vasos confirma a relação perpendicular da aorta com a artéria pulmonar, excluindo assim esses defeitos como uma transposição –d dos grandes vasos ou do tronco arterial.

A projeção do arco da aorta é obtida a partir do plano sagital do torso fetal, com o transdutor angulado a partir do ombro esquerdo do feto para o hemitórax direito. O arco aórtico pode ser diferenciado do arco ductal mais nivelado, mais amplo e localizado mais para a cauda, identificando-se os três vasos braquiocefálicos, surgindo de seu aspecto superior (Fig. 9-15). O arco aórtico tem sido descrito como tendo uma aparência arredondada de "bastão de doce".

O Doppler pulsado deverá ser usado para avaliar o arco desde a válvula aórtica até a aorta descendente em busca de áreas de velocidade aumentada ou reduzida. A seção do arco entre a origem da artéria subclávia esquerda e a inserção do ducto arterioso

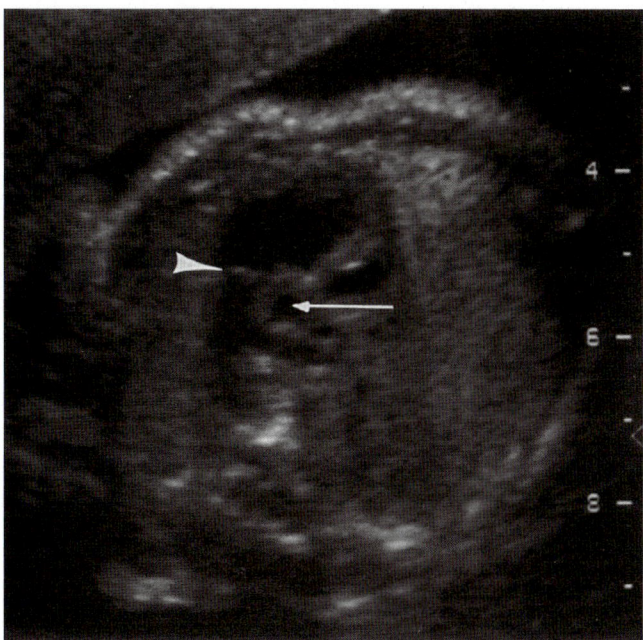

FIGURA 9-13. Angulação em direção ao ombro esquerdo do feto a partir de imagem de eixo curto dos ventrículos (Fig. 9-12), resultando em imagem de eixo curto dos grandes vasos. A artéria pulmonar (ponta de seta) pode ser visualizada normalmente, dobrando-se sobre a aorta (seta).

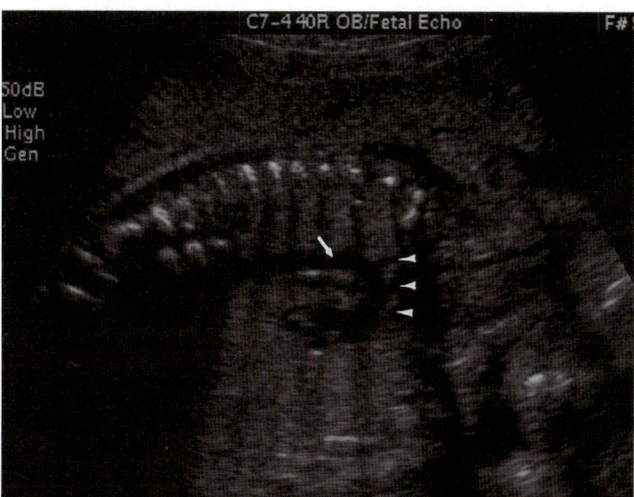

FIGURA 9-15. Projeção sagital do arco da aorta (seta) com os três vasos braquiocefálicos (pontas de seta) surgindo desse arco.

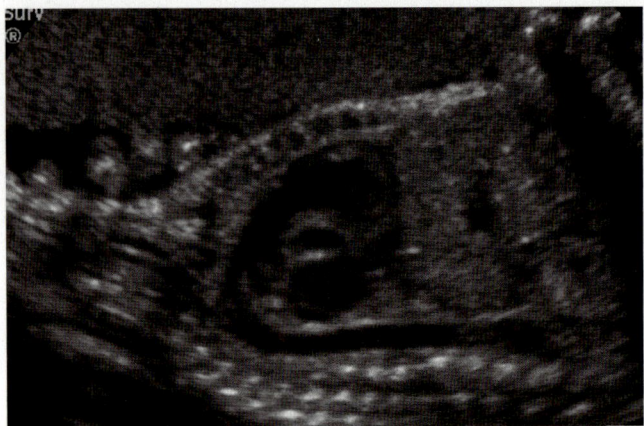

FIGURA 9-16. Projeção sagital do arco ductal com aparência mais nivelada que a do arco aórtico.

é especialmente importante, pois este sítio é o local onde ocorre a maioria das coarctações *in utero*. Deve-se ter em mente, porém, que o diagnóstico de coarctação da aorta é extremamente difícil, e o defeito pode estar presente mesmo em uma aorta aparentemente normal, com velocidades normais. Na avaliação do arco da aorta é importante também confirmar uma aorta descendente localizada do lado esquerdo.

A projeção do arco ductal é obtida voltando [o transdutor] para o eixo do tórax mais anteroposterior. Sempre é útil investigar a projeção do eixo curto dos grandes vasos e, então, angular o transdutor levemente até a confluência da artéria pulmonar/ducto arterioso se conecte com a aorta descendente (Fig. 9-16). O arco ductal tem aparência mais nivelada que o arco da aorta e é sempre referido como tendo aparência de "taco de hockey".[25] Este arco é composto da artéria pulmonar, do ducto arterioso e da aorta descendente.

A projeção final que deverá ser obtida é a do fluxo de entrada do átrio direito, permitindo a visualização das veias cavas inferior e superior. Esta imagem é obtida deslizando-se o transdutor para a direita a partir do arco aórtico e permanecendo no plano sagital do feto (Fig. 9-17).

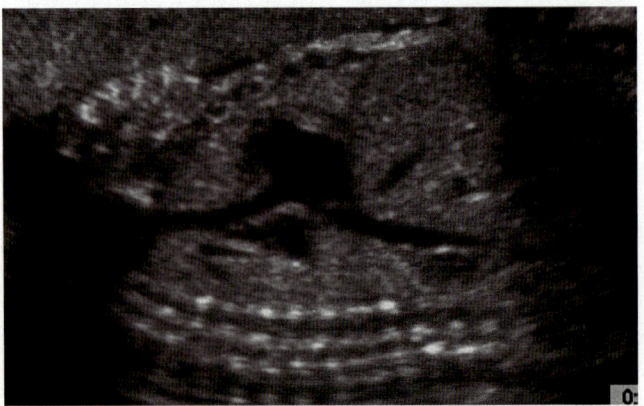

FIGURA 9-17. Projeção do fluxo de entrada do átrio direito, mostrando a veia cava inferior e a veia cava superior, penetrando no átrio direito.

Doppler Pulsado

Este recurso realça substancialmente a habilidade de se detectar malformações cardíacas *in utero*. É um meio eficaz de quantificar a velocidade de fluxo nos vasos cardíacos e através das válvulas do coração, assim como determinar a direção do fluxo. O Doppler Pulsado é útil também como adjunto na diferenciação das disritmias.[21] Em um ecocardiograma fetal padrão, este recurso deverá ser usado para avaliar todas as quatro válvulas cardíacas, tanto proximal quanto distal à válvula. A investigação com Doppler Pulsado do forame oval deverá ser feita para documentar a presença de fluxo no átrio esquerdo. O ducto arterioso e o arco aórtico também deverão ser investigados para documentar a presença e a normalidade do fluxo. Além disso, o Doppler Pulsado das veias pulmonares pode ser usado para confirmar a presença e o curso para o átrio esquerdo.

Os fatores técnicos a serem considerados incluem a tentativa de colocar o cursor do Doppler na área de interesse em um ângulo o mais próximo de 0° possível, usando as capacidades de angulação do transdutor e de correção de ângulo do equipamento usado. O portão de investigação deverá ser suficientemente pequeno de modo a minimizar a interferência do ruído da parede e do fluxo transmitido dos vasos ou válvulas adjacentes. O filtro da parede deverá ser definido para eliminar ruído desnecessário sem perder as informações essenciais de fluxo baixo, e a escala de velocidade deverá ser definida para registrar com precisão as velocidades máximas.

Doppler Colorido

Este recurso também desempenha papel essencial na ecocardiografia fetal ao fornecer meios mais eficientes e acelerados de avaliar padrões de fluxo normais e anormais no coração do feto. O Doppler Colorido fornece informações sobre a presença ou ausência de fluxo, direção do fluxo e padrões do fluxo. Sobrepondo-se a imagem colorida à imagem em escala de cinza, as informações morfológicas e hemodinâmicas podem ser avaliadas simultaneamente.

O Doppler colorido permite a visualização de fluxo nas estruturas inteiras, como no arco aórtico, tornando-o, assim, muito mais eficiente que o Doppler Pulsado em termos de ganho de tempo. Esta eficiência também é prudente na investigação de um feto, pois o imageamento com Doppler colorido produz intensidades de pico mais baixas que o Doppler pulsado.

O Doppler colorido também pode simplificar a investigação de estenose ou insuficiência valvular ao amostrar áreas grandes e identificar áreas de turbulência ou reversão de fluxo. Em alguns casos, a cor pode ajudar a visualizar as estruturas cardíacas, como os tratos de fluxo de saída, cuja visualização pode ser difícil só com o imageamento em escala de cinza. Além disso, a cor pode, às vezes, levar à detecção de uma anormalidade não evidente na escala em imagem de cinza, como: estenose valvular, pequenos defeitos do septo ventricular e fluxo reverso dentro dos arcos aórtico e ductal.

O equipamento usado para a ecocardiografia fetal deverá ter capacidades cardíacas fetais específicas, usando frequências de repetição de pulso mais altas, o que permite o imageamento em cores a uma taxa de quadros suficientemente rápida para avaliar a frequência cardíaca fetal rápida. Para manter uma taxa de quadros adequada, pode ser necessário, quando possível, usar um campo de cor estreito ou reduzir a profundidade da imagem.

É importante lembrar que o Doppler colorido só fornecerá informações de velocidade média; portanto, o Doppler pulsado é um adjunto necessário ao Doppler colorido para fornecer informações quantitativas sobre velocidades de pico.

Power Doppler

Em geral, o Mapeamento de Amplitude por Doppler (ou Power Doppler) pode manter várias vantagens sobre o Doppler colorido, como sensibilidade aumentada, falta de *aliaising* (artefato de imagem) e independência de direção. No coração fetal, porém, a direção de fluxo e as velocidades máximas são essenciais para a elaboração de um diagnóstico preciso. Portanto, o Power Doppler não é útil, exceto para estabelecer a presença de fluxo sanguíneo.

Modo M

Embora a ecocardiografia pelo Modo M não seja rotineiramente necessária nos exames ecocardiográficos fetais, ela é essencial para diferenciar algumas disrritmias.[27] Ao colocar o cursor do Modo M por uma parede ou estrutura tanto atrial quanto ventricular simultaneamente, a resposta de ambas as estruturas pode ser visualizada, ajudando na identificação do tipo de disritmia. O Modo M também pode ser usado para adquirir medições do tamanho da câmara e da espessura da parede; entretanto, isto não é absolutamente necessário, porque estas medidas também podem ser obtidas pelas imagens bidimensionais (2D).

O Modo M também é útil para avaliar a contratilidade em anormalidades cardíacas, que podem afetar o movimento da parede, como as cardiomiopatias, além de ser o método mais rápido e preciso de medir a frequência cardíaca fetal.

Ultrassom 3D e 4D

Mais recentemente, os avanços no ultrassom tridimensional (3D) e quadridimensional (4D) têm sido aplicados para avaliar o coração fetal.

O imageamento bidimensional (2D) do coração do feto continua sendo o preferido, mas o imageamento por volume em 3D tem várias vantagens. Ao se obter um conjunto de volume do coração fetal, consegue-se um terceiro plano de varredura. Isto pode ser vantajoso, quando o feto está em posição difícil.[28,29]

Várias técnicas em 3D/4D já foram aplicadas para varrer o coração do feto. As mais comuns incluem a correlação espaço-temporal de imagens [software *STIC*] e a reconstrução multiplanar.

A *spatio-temporal image correlation* (STIC): O transdutor executa uma varredura e obtém um conjunto de volume. As imagens são, então, correlacionadas com a frequência cardíaca fetal, e se produz um ciclo cardíaco completo.[28,29]

Reconstrução multiplanar: O conjunto de volume é obtido, e todos os três planos de imagem são exibidos na tela. O ultrassonografista ou o médico poderá, então, manipular cada plano, conforme o necessário para obter uma renderização de superfície em uma quarta imagem.[28,29]

ANATOMIA E FISIOLOGIA

Existem várias diferenças estruturais e fisiológicas importantes entre os sistemas cardiovasculares do feto e do adulto.[14] Diferentemente do adulto, a troca de oxigênio e dióxido de carbono no feto ocorre na placenta. Para que o sangue oxigenado chegue à circulação sistêmica, e o sangue desoxigenado volte para a placenta para oxigenação, o sistema cardiovascular contém várias derivações [ou revascularizações] não existentes no adulto.

In utero, o sangue oxigenado viaja da placenta para o feto via a veia umbilical. Após penetrar no feto, a maioria do sangue viaja pelo ducto venoso, derivando no fígado, e penetrando na veia cava inferior. O restante desse sangue oxigenado penetra no fígado e se mistura com a circulação portal.

Após penetrar na veia cava inferior, esse sangue oxigenado se mistura com o sangue desoxigenado que retorna das extremidades inferiores do feto e penetra no átrio direito. Assim que penetra nesse átrio, a maior parte do sangue é desviada pelo forame oval e para o átrio esquerdo. Um volume menor de sangue se mistura com o sangue dessaturado que volta da cabeça do feto e das extremidades superiores. Esse sangue viaja para o átrio direito e para dentro da artéria pulmonar. A resistência ao fluxo sanguíneo é alta *in utero*; portanto, a maior parte do sangue que entra na artéria pulmonar passa diretamente para a aorta descendente via ducto arterioso.

O sangue derivado pelo forame oval e para o átrio esquerdo se mistura com uma pequena quantidade de sangue dessaturado que voltou dos pulmões pelas veias pulmonares e entra no ventrículo esquerdo e depois na aorta. À medida que esse sangue viaja através do arco aórtico, grande parte dele para através dos vasos da cabeça e do pescoço para suprir a cabeça e as extremidades superiores. O restante continua para baixo pela aorta descendente, mistura-se com o sangue do ducto arterioso e flui para fora do feto pelas artérias umbilicais para a placenta.

As três revascularizações presentes no útero: ducto venoso, forame oval e ducto arterioso, normalmente se fecham após o nascimento, este último fechando-se quase imediatamente após o parto. Isto leva ao aumento da pressão no átrio esquerdo que, combinada com a pressão reduzida no átrio direito, provoca o fechamento do forame oval. A fusão completa do forame oval está concluída por volta de 1 ano de idade. As artérias umbilicais também se fecham quase imediatamente após o nascimento, levando ao fechamento do ducto venoso.

ANORMALIDADES CARDÍACAS CONGÊNITAS

Defeito Septal Ventricular

A frequência geral informada de lesões cardíacas congênitas entre os abortos e os bebês natimortos mostra que o defeito septal ventricular (VSD) é o tipo mais comum de defeito encontrado (Tabela 9-1).[14]

Nas crianças, os VSDs respondem por 20-57% dos casos de defeitos cardíacos congênitos.[2] Infelizmente, ele é o defeito mais frequentemente perdido *in utero*. O diagnóstico sonográfico de um VSA baseia-se na identificação e interrupção no septo ventricular. Esta área de perda momentânea de sinal (*dropout*) pode estar cercada por um refletor especular hiperecoico que representa a borda cega da porção intacta do septo (Fig. 9-18A). A projeção subcostal de quatro câmaras é, com frequência, a projeção mais útil na identificação de um VSD.

Os VSDs são classificados em defeitos membranosos e musculares. Os membranosos ocorrem na base do coração, próximo às válvulas. Esses defeitos são o tipo mais comum e geralmente ocorrem isoladamente. Os defeitos musculares se localizam no septo muscular, no ápice do coração. Os VSDs se dividem em quatro tipos: de entrada, de saída, trabecular e apical. Tipicamente, eles são múltiplos e caracterizados por sua localização.[14]

Os VSDs variam em tamanho e podem ser singulares ou múltiplos. Obviamente, os defeitos menores são mais difíceis de se reconhecer *in utero*. Além disso, o fechamento espontâneo de um VSD pode ocorrer durante a fase final da gestação. Portanto, um defeito que estava presente no começo da gravidez pode não estar mais presente quando reavaliado.

Os recursos Doppler pulsado e o colorido são úteis para fazer o diagnóstico de um VSD. Na verdade, alguns defeitos pequenos que quase ficam despercebidos só com o 2D podem ser visualizados com o uso da cor (Fig. 9-18B). Entretanto, deve-se ter em mente que, por causa das pressões quase iguais dos ventrículos direito e esquerdo *in utero*, o fluxo através de um defeito pequeno pode não ser observado nem com a cor nem com o pulso Doppler.

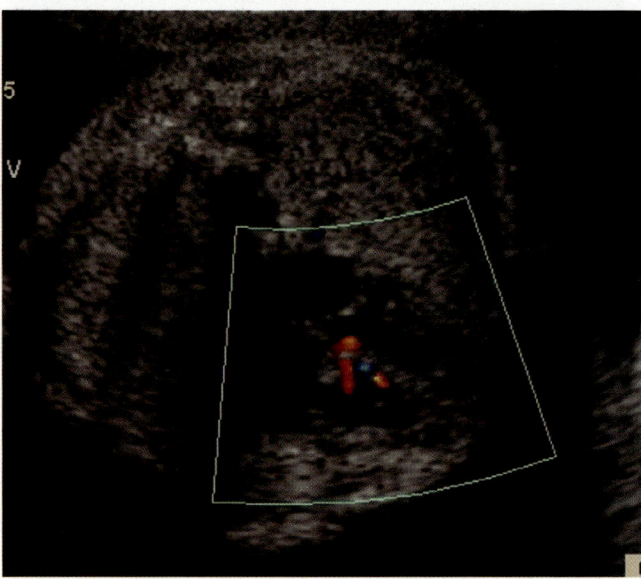

FIGURA 9-18B. Projeção subcostal de quatro câmaras de um pequeno defeito septal ventricular membranoso exibido por Doppler colorido.

Defeito Septal Atrial

Os defeitos septais atriais (ASDs) respondem por cerca de 6,7% das doenças cardíacas congênitas em bebês nascidos vivos.[30] De modo geral, os ASDs são duas vezes mais comuns no sexo feminino. É difícil fazer o diagnóstico de um ASD *in utero* por causa da derivação atrial normal, o forame oval, que permite que o fluxo de sangue passe do átrio direito para o átrio esquerdo no feto. *In utero*, a maioria dos ASDs é mais bem visualizada na projeção subcostal de quatro câmaras (Fig. 9-19). Um ASD no *ostium secundum* aparecerá como uma área maior que a esperada de falta de sinal nas vizinhanças do forame oval. Um ASD no *ostium primum* resultará na ausência da porção inferior do septo atrial, logo acima das válvulas atrioventriculares. Assim como ocorre com os VSDs, o Doppler colorido pode ser um adjunto útil na elaboração do diagnóstico.

Defeito Septal Atrioventricular

O defeito septal atrioventricular (AVSD) se refere a uma constelação de malformações cardíacas que incluem o desenvolvimento anormal do septo interatrial, do septo interventricular e das válvulas atrioventriculares esquerda (mitral) e direita (tricúspide). Este quadro é conhecido também como defeito do canal atrioventricular ou defeito do coxim cardíaco. Cerca de 30% dos AVSDs no feto estão associados à polisplenia.[3] Deste total, a maioria é acompanhada por bloqueio cardíaco completo. As anormalidades cromossômicas, especialmente a síndrome de Down, estão associadas em até 78/% dos casos.[3] Quando um AVSD está presente sem bloqueio cardíaco completo, é mais provável que ele esteja associado a cromossomas anormais.

Um AVSD completo pode geralmente ser observado pela projeção de quatro câmaras subcostal ou apical (Fig. 9-20A). Não existe coxim endocárdico, o que cria uma abertura ampla no

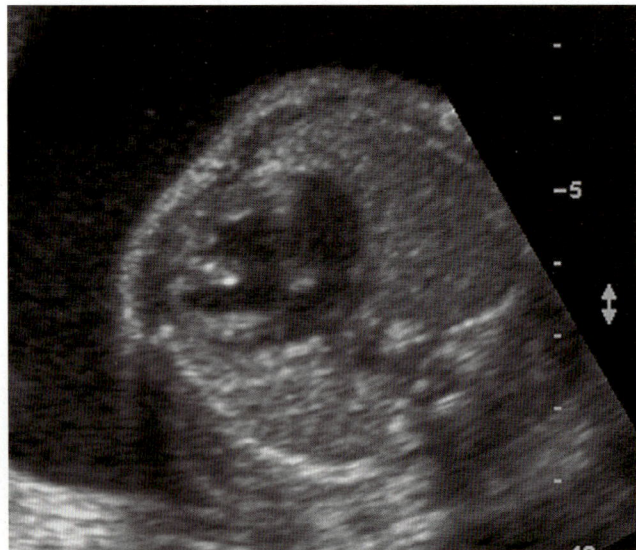

FIGURA 9-18A. Projeção subcostal de quatro câmaras, mostrando área anecoica na porção membranosa do septo interventricular, representando um defeito septal ventricular.

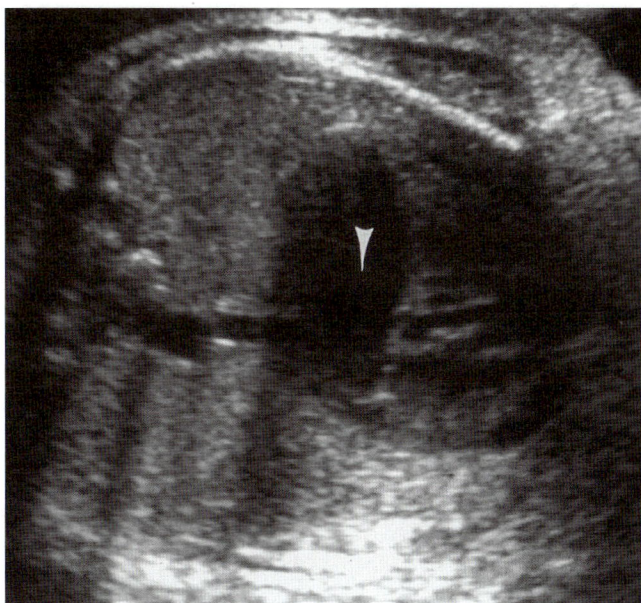

FIGURA 9-19. Projeção subcostal de quatro câmaras, mostrando área anecoica (ponta de seta) no septo interatrial, representando um defeito septal atrial.

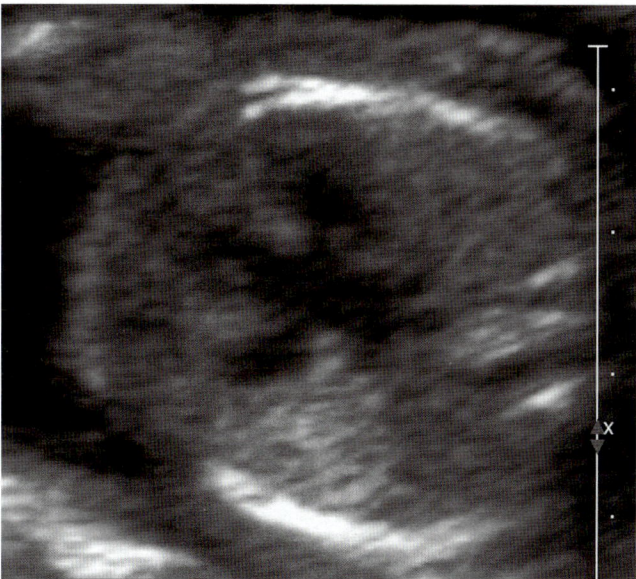

FIGURA 9-20B. Projeção apical de quatro câmaras no mesmo feto. A válvula está aberta mostrando o grande defeito de coxim endocárdico.

centro do coração (Fig. 9-20B). A continuidade entre os septos interatrial e interventricular e as válvulas atrioventriculares é perdida. Em vez de se identificar válvulas atrioventriculares esquerda (mitral) e direita (tricúspide), observa-se uma única válvula com vários folhetos.

Existe uma forma menos frequente de AVSD parcial que ocorre na presença de duas válvulas AV, mas a formação dos folhetos é sempre anormal. Este quadro pode ser difícil de se observar com US, e a presença de um defeito septal atrial e ventricular é a única dica da presença dessa anormalidade. No AVSD parcial, a projeção apical de quatro câmaras é útil na demonstração do nível de inserção anormal das válvulas atrioventriculares. No coração normal, a válvula AV direita (tricúspide) tem inserção mais apical que a válvula AV esquerda (mitral). Na presença de um AVSD parcial, as duas válvulas AV parecem se inserir no mesmo nível.[5]

As projeções ecocardiográficas adicionais do coração, como a de eixo curto e a de eixo longo da aorta e da artéria pulmonar, podem ser úteis para definir a extensão do AVSD, assim como na identificação associada de malformações cardíacas.

Síndrome do Coração Esquerdo Hipoplásico

Esta síndrome (HLHS) se refere a um grupo de anormalidades estruturais que afetam o lado esquerdo do coração. Sua marca registrada é um ventrículo esquerdo pequeno, que pode ser acompanhado por atresia da aorta, aorta ascendente hipoplásica, válvula AV esquerda (mitral) atrética ou hipoplásica e átrio esquerdo pequeno (Fig. 9-21).[4] O HLHS resulta do fluxo de sangue reduzido para dentro ou para fora do ventrículo esquerdo. Esta falta de fluxo sanguíneo resulta em subdesenvolvimento do ventrículo esquerdo.[6] Na ultrassonografia, geralmente se observa um ventrículo esquerdo muito pequeno. Esta imagem é aparente tanto na projeção de quatro câmaras quanto na de eixo curto dos ventrículos.

Quando se identifica o ventrículo esquerdo pequeno, devem ser determinadas as anormalidades das válvulas AV esquerda (mitral) e direita (tricúspide) que o acompanham. Com a atresia ou hipoplasia da válvula, o orifício valvular aparecerá menor que o normal para a idade gestacional. O Doppler colorido e o pulsado demonstrarão a falta de fluxo pela válvula. A própria aorta também aparecerá menor ou atrética. Em alguns casos, as paredes da aorta

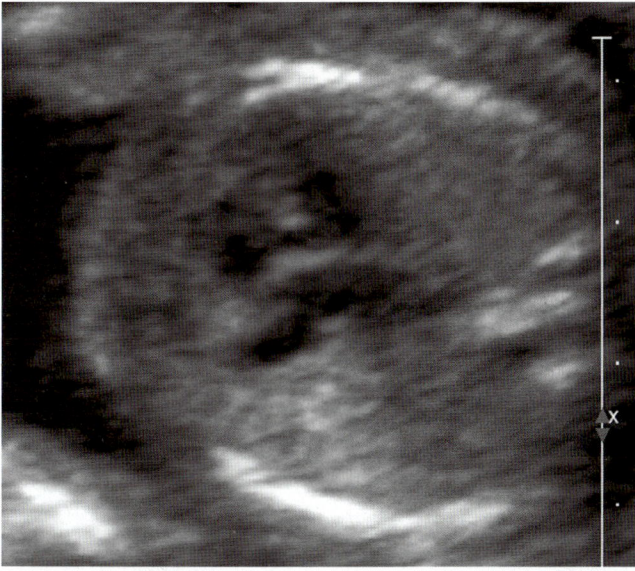

FIGURA 9-20A. Projeção apical de quatro câmaras em um feto com defeito septal atrioventricular. Pode-se observar uma válvula atrioventricular única fechando-se dentro de um defeito septal ventricular e atrial.

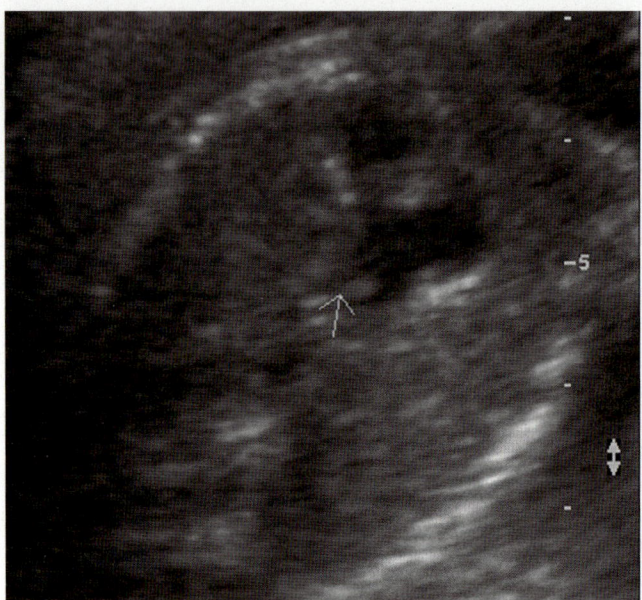

FIGURA 9-21. Projeção apical de quatro câmaras em um feto com síndrome do coração esquerdo hipoplásico. O coração esquerdo (seta) está quase obliterado, enquanto o ventrículo direito e o átrio direito se mostram dilatados.

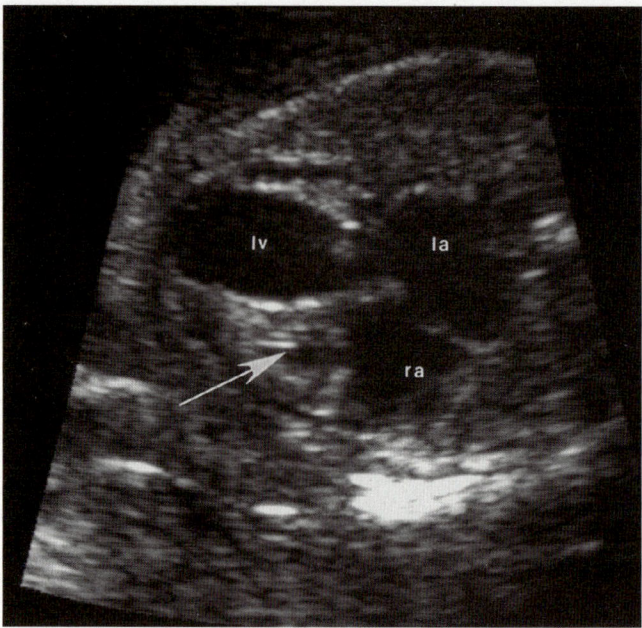

FIGURA 9-22. Projeção subcostal de quatro câmaras de um feto com síndrome do coração esquerdo hipoplásico. O ventrículo direito (seta) está quase obliterado, enquanto o átrio direito (ra), o átrio esquerdo (la) e o ventrículo esquerdo (lv) se mostram dilatados.

aparecerão mais hiperecoicas que o esperado. O fluxo de sangue através da aorta ascendente pode estar ausente ou revertido. Esta reversão de fluxo representa sangue fluindo pelo ducto arterioso e então, retrógrado através da aorta ascendente.

O HLHS tem prognóstico muito ruim, com taxa de mortalidade de 25% na primeira semana de vida. Todas as crianças não tratadas vão a óbito nas primeiras 6 semanas de vida. O tratamento dessa lesão envolve, geralmente, o reparo cirúrgico pelo procedimento de dois estágios de Norwood ou por transplante cardíaco.[10]

Coração Direito Hipoplásico

Este defeito resulta ou de atresia pulmonar com septo ventricular intacto ou da atresia da válvula AV direita, ou tricúspide.[14] Como ocorre com a HLHS, o coração direito hipoplásico ocorre quando o fluxo sanguíneo para dentro ou para fora do ventrículo fica comprometido. Os achados da ultrassonografia incluem um ventrículo direito pequeno, acompanhado de artéria e válvula pulmonar pequenas ou atréticas. A projeção de quatro câmaras tanto apical quanto subcostal é mais útil para avaliar essa anormalidade (Fig. 9-22). O Doppler colorido e pulsado confirmará a ausência de fluxo pela válvula pulmonar.

Na atresia da tricúspide, o fluxo estará ausente, ou substancialmente diminuído, através da válvula (Fig. 9-23). Frequentemente, a válvula pulmonar se mostrará estenótica, podendo haver velocidade aumentada distal à válvula. Se a estenose for intensa, pode não se detectar fluxo, dificultando a diferenciação entre atresia da tricúspide e atresia pulmonar. O Doppler colorido é essencial para avaliar os defeitos do septo ventricular. Como já afirmado, esse imageamento deverá ser feito pela projeção subcostal de quatro câmaras.

Tanto a atresia da tricúspide quanto a pulmonar com septo ventricular intacto estão associadas a um átrio esquerdo grande e um ventrículo esquerdo dilatado, frequentemente hipertrofiado. A raiz aórtica pode estar dilatada em qualquer um dos quadros. Esta dilatação do lado esquerdo é o resultado do grande volume de sangue sendo forçado pelo forame oval, pois ele não consegue penetrar o ventrículo direito.[10] O fluxo de sangue retrógrado dentro do ducto arterioso também é possível por causa do fluxo aumentado pela aorta e do fluxo associado reduzido ou ausente na artéria pulmonar.

Coração Univentricular

O coração univentricular é definido como a presença de duas válvulas atrioventriculares ou uma válvula atrioventricular comum

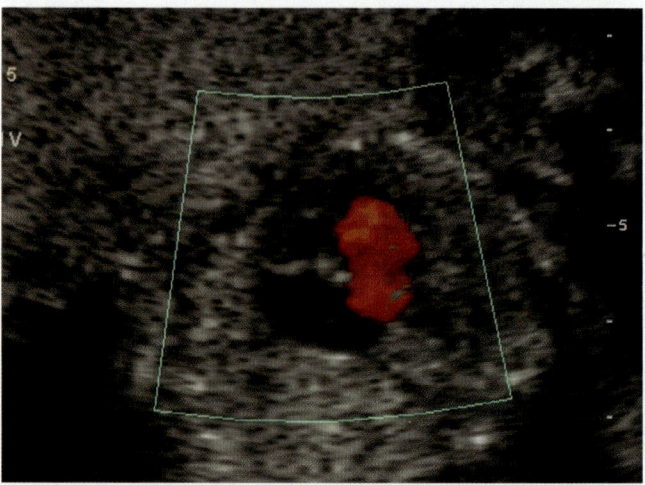

FIGURA 9-23. Projeção apical de quatro câmaras, mostrando atresia da válvula AV direita (tricúspide). Não existe fluxo através da válvula tricúspide ecogênica e imóvel.

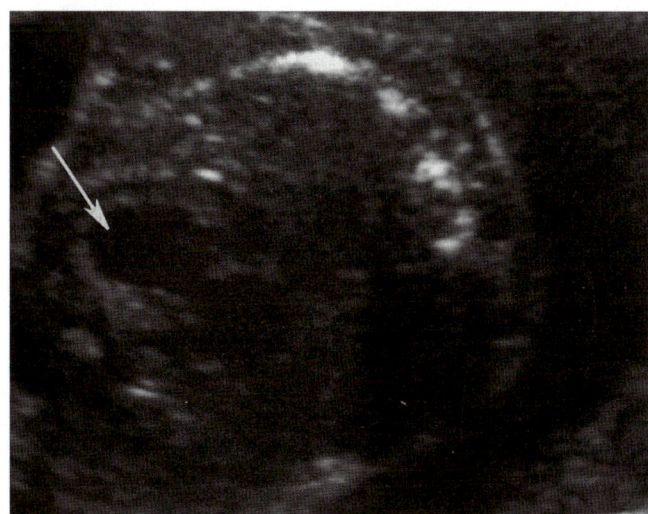

FIGURA 9-24. Projeção subcostal de quatro câmaras mostrando a presença de ventrículo único (seta) em um coração univentricular.

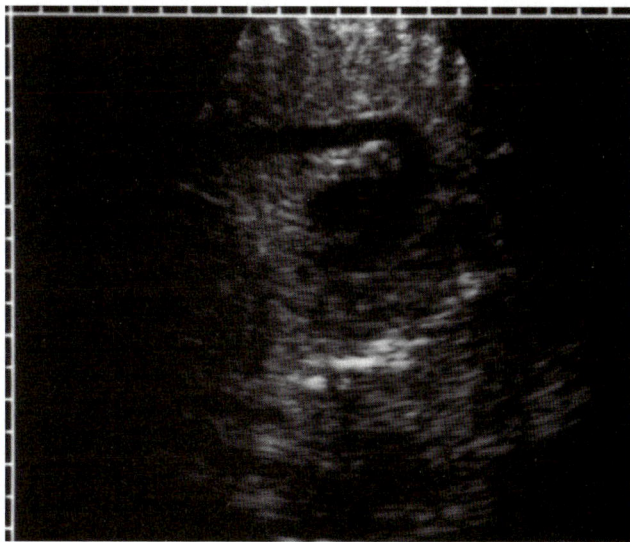

FIGURA 9-25. Projeção sagital do arco aórtico, mostrando um arco aparecendo normal no quadro de coarctação da aorta.

drenando para um ventrículo único. A partir de qualquer projeção de quatro câmaras, só três câmaras estão presentes, dois átrios e um ventrículo grande (Fig. 9.24).

Caso duas válvulas atrioventriculares sejam identificadas, mas apenas uma apareça atrética, o diagnóstico mais provável será atresia tricúspide ou mitral, um defeito frequentemente considerado separado do coração univentricular. A aorta e a artéria pulmonar estão quase sempre transpostas no quadro do coração univentricular. A atresia ou estenose pulmonar também são comuns. O quadro de coração univentricular foi associado à asplenia ou polisplenia em 13% dos casos.[11]

Coarctação da Aorta

Quando o diagnóstico de coarctação da aorta é feito *in utero* ou no início da infância, a correção é fácil, mas se não identificados os efeitos podem ser devastadores. A coarctação da aorta é o estreitamento do lúmen do vaso que resulta em uma obstrução ao fluxo sanguíneo. Em 98% dos casos, esse estreitamento ocorre entre a origem da artéria subclávia esquerda e o ducto arterioso.[12] A gravidade de uma coarctação pode variar de um estreitamento leve da extremidade distal do arco até a hipoplasia grave de todo o arco.

Intuitivamente, o diagnóstico de uma coarctação *in utero* parece direto. Entretanto, é um achado extremamente difícil. Alterações sutis associadas à coarctação, como um estreitamento do arco aórtico, podem não ser percebidas, mesmo quando o arco está bem visualizado (Fig. 9-25). A causa pode ser as derivações fisiológicas presentes no coração fetal, permitindo que a gravidade do estreitamento não seja evidente até após o nascimento.

Essas derivações também podem explicar porque as velocidades Doppler podem não ser afetadas na presença de uma coarctação. É interessante notar que um dos sinais mais confiáveis de coarctação *in utero* a ser comunicada é a dimensão do ventrículo direito maior que o esperado para a idade gestacional (Fig. 9-26). A artéria pulmonar também pode estar aumentada.[13]

Este achado pode ser sutil; portanto, as medições dos ventrículos e dos grandes vasos deverão ser sempre efetuadas em um feto em risco de coarctação, como aquelas na síndrome de Turner (XO) ou em caso de história familiar anterior de anomalias do coração esquerdo. É importante também lembrar que a coarctação da aorta é, com frequência, uma lesão progressiva, com o arco distal tornando-se mais hipoplásico à medida que a gestação progride. A reversão do fluxo de sangue através do forame oval está, com frequência, mas nem sempre, presente com a coarctação.

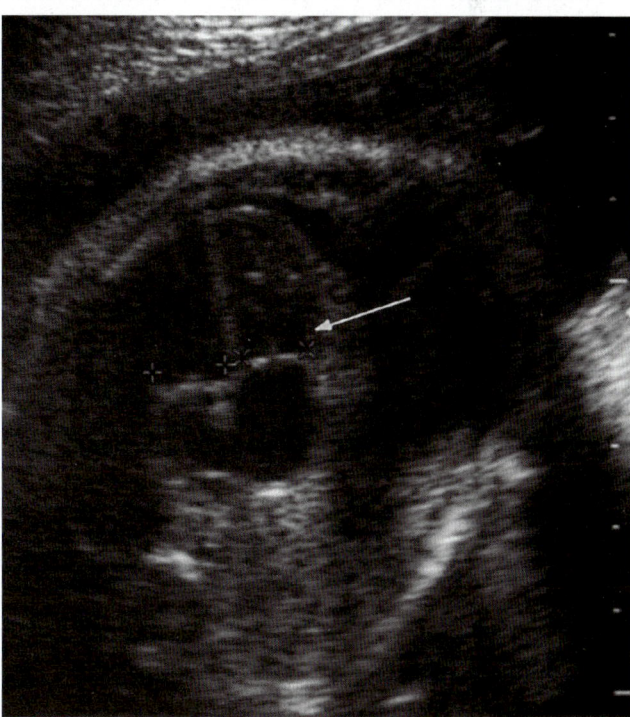

FIGURA 9-26. Projeção apical de quatro câmaras em um feto com coarctação da aorta. A única dica neste caso é um ventrículo direito (seta) ligeiramente maior que o esperado para a idade gestacional.

Estenoses Aórtica e Pulmonar

A estenose aórtica congênita é uma obstrução do trato de saída do ventrículo esquerdo. A estenose da aorta é classificada em três tipos: valvular, subvalvular e supravalvular. Sessenta a 70% dos pacientes com estenose aórtica têm estenose valvular. No ultrassom (US), a estenose aórtica pode aparecer como uma válvula espessada ou imóvel. O fluxo distal para a válvula aórtica tem a velocidade aumentada. Com a estenose intensa, não se consegue visualizar fluxo reverso ou até mesmo o próprio fluxo.[14]

A estenose pulmonar congênita é uma obstrução ou estreitamento do trato de fluxo de saída do ventrículo direito, classificada como estenose pulmonar obstrutiva ou valvular. No US pode-se observar a válvula ou o anel muscular espessados. Por Doppler pulsado observa-se velocidade aumentada distal à válvula. A estenose pulmonar pode ser encontrada no gêmeo receptor ou na síndrome da transfusão gêmeo-a-gêmeo.[14,31]

Anomalia de Ebstein

A anomalia de Ebstein é definida como o deslocamento inferior dos folhetos da válvula tricúspide de sua localização normal. A anomalia de Ebstein é uma lesão cardíaca incomum, com incidência informada de 1 em 20.000 nascimentos vivos.[15] Essa anomalia tem sido frequentemente associada ao uso de lítio pela mãe; entretanto, dados mais recentes demonstraram que essa associação é substancialmente menor que o informado anteriormente.[16]

O diagnóstico sonográfico da anomalia de Ebstein geralmente é direto. O deslocamento apical dos folhetos da válvula AV direita (tricúspide) aparece prontamente em qualquer das projeções de quatro câmaras (Fig. 9-27). Isto resulta na "atrialização" do ventrículo direito, que, junto com a insuficiência da tricúspide que quase sempre está presente, causa com frequência um átrio direito significativamente dilatado. Por sua vez, isto leva o eixo do coração a ser significativamente levocardíaco, dando ao coração uma posição muito horizontal no tórax do feto. A atresia ou estenose pulmonar, assim como as disritmias não são comuns na anomalia de Ebstein. Esta anomalia causa, com frequência, a disfunção cardíaca *in utero*, resultando em cardiomegalia e hidropsia fetal.

Tetralogia de Fallot

Este quadro consiste em quatro defeitos estruturais clássicos: um defeito septal ventricular, a aorta cavalgando o VSD, estenose pulmonar e hipertrofia ventricular direita.[14] Por causa das revascularizações normais presentes no feto, a hipertrofia ventricular direita pode não ocorrer *in utero*. Para diagnosticar essa malformação *in utero*, é preciso identificar uma raiz aórtica cavalgando o septo interventricular (Fig. 9-28). Com frequência, não é possível fazer esse diagnóstico unicamente a partir de uma projeção de quatro câmaras, apical ou subcostal. O VSD pode ser visualizado nessa projeção; mas o Doppler colorido deverá ser usado para confirmar que o defeito é real e não um artefato. Uma angulação leve do transdutor em direção ao ombro direito do feto a partir da projeção de quatro câmaras, ou em direção ao crânio a partir da projeção apical de quatro câmaras deverá permitir a visualização da aorta cavalgando o VSD. A dilatação da raiz aórtica geralmente está presente no final da gestação.[17]

Uma vez observada a aorta cavalgando o VSD, o diagnóstico da Tetralogia de Fallot vai se basear na avaliação do trato de fluxo de saída do ventrículo direito. Em geral, isto é mais bem conseguido ou na projeção de eixo longo da artéria pulmonar ou na

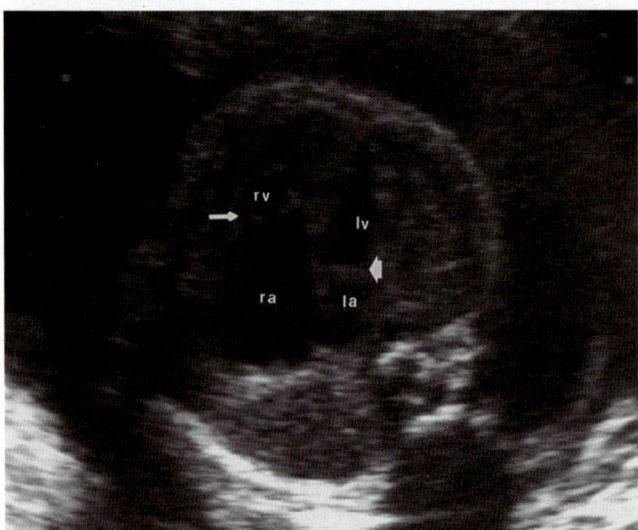

FIGURA 9-27. Projeção apical de quatro câmaras em um feto com anomalia de Ebstein. A válvula AV direita, ou tricúspide (seta) está deslocada em sentido apical, causando a atrialização do átrio direito (ra) e um ventrículo direito pequeno (rv). La = átrio esquerdo, lv = ventrículo esquerdo.

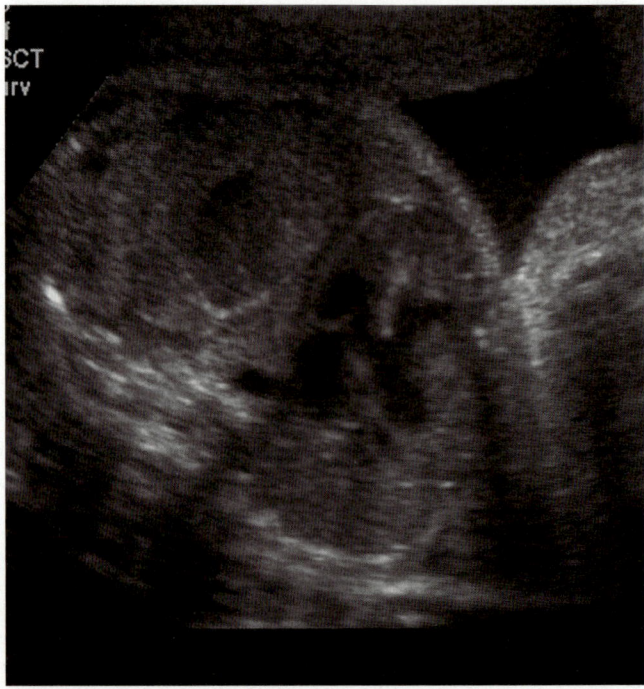

FIGURA 9-28. Projeção apical do coração em feto com a tetralogia de Fallot mostrando a aorta cavalgando um defeito septal ventricular.

projeção de eixo curto dos grandes vasos. A artéria pulmonar aparecerá pequena, às vezes tão pequena que não pode ser identificada. A investigação da válvula pulmonar com Doppler pulsado pode mostrar velocidade significativamente aumentada, indicativa de estenose, ou ausência de fluxo no quadro de estenose ou atresia graves. O fluxo retrógrado através do ducto arterioso também pode estar presente. A elaboração de um diagnóstico preciso da Tetralogia de Fallot se baseia na identificação da artéria pulmonar. Se esse vaso não puder ser visualizado, o diagnóstico diferencial incluirá atresia pulmonar com um VSD. Na ausência da artéria pulmonar principal surgindo do ventrículo direito, mas com ramos arteriais menores surgindo da aorta cavalgando o VSD, o diagnóstico será de tronco arterioso.

Quando o diagnóstico de Tetralogia de Fallot é estabelecido, a lateralidade do arco aórtico deverá ser determinada, pois, aproximadamente, 25% dos casos estão associados ao arco aórtico do lado direito.[19]

Tronco Arterioso

Este é um quadro raro. Trata-se de uma falha embriológica que resulta em um único grande vaso surgindo do coração.[14] As circulações sistêmica, pulmonar e coronariana são todas supridas por esse único vaso maior. Sonograficamente, o tronco arterioso aparece muito semelhante à Tetralogia de Fallot. Existe um VSD, e este vaso maior cavalga o defeito, semelhantemente à aorta na Tetralogia de Fallot (Fig. 9-29). A diferença está no fato de a artéria pulmonar surgir desse grande vaso e não do ventrículo direito. Dependendo do tipo de defeito do tronco presente, o número e a posição das artérias pulmonares nesse grande vaso serão variados.[32]

O diagnóstico de tronco arterioso *in utero* pode ser um desafio. O diagnóstico definitivo só pode ser feito se a origem da artéria pulmonar puder ser identificada surgindo desse vaso principal, grande e único. Em razão dos fatores técnicos inerentes associados à ecocardiografia fetal, isto pode ser difícil.

Como ocorre com a Tetralogia de Fallot, a identificação do vaso maior cavalgando é em geral obtida com a leve angulação a partir da projeção de quatro câmaras, seja apical ou subcostal. Várias projeções, incluindo as de eixos longo e curto, do fluxo de saída direito, devem ser obtidas para confirmar a ausência da artéria pulmonar. A avaliação do arco aórtico também é importante. Um arco do lado direito foi comunicado em 15 a 30% dos casos. A interrupção do arco aórtico também foi associada ao tronco arterioso.[32]

Transposição Completa dos Grandes Vasos

Oitenta por cento dos fetos com transposição dos grandes vasos apresentam uma transposição-*d* ou completa.[20] Nesse quadro, as conexões entre os átrios e os ventrículos são normais, significando que o átrio direito se conecta pela válvula AV direita (tricúspide) ao ventrículo direito, e o átrio esquerdo se conecta pela válvula AV esquerda (mitral) ao ventrículo esquerdo. Entretanto, a aorta surge do ventrículo direito e a artéria pulmonar do ventrículo esquerdo. Isto resulta em duas circulações paralelas que só permitirão a mistura dos sangues venoso e arterial através das conexões do ducto arterioso, interatrial ou interventricular.

As projeções de quatro câmaras são, com frequência, normais na presença da transposição completa. O diagnóstico é feito identificando-se a aorta, que surge do ventrículo direito e conecta-se ao arco aórtico e aorta descendente, e a artéria pulmonar, que surge do ventrículo esquerdo e ramifica-se em artérias pulmonares esquerda e direita. A partir da projeção do eixo longo dos grandes vasos, a aorta e a artéria pulmonar parecerão correr em modelo paralelo (Fig. 9-30). A projeção de eixo curto, ao nível dos grandes vasos, também é útil para a elaboração desse diagnóstico. Nesta projeção, tanto a artéria pulmonar quanto a aorta aparecem como estruturas circulares adjacentes uma à outra, em vez de sua relação normal com a artéria pulmonar dobrando-se sobre a aorta. Um defeito septal ventricular está presente em 20% dos casos, de modo

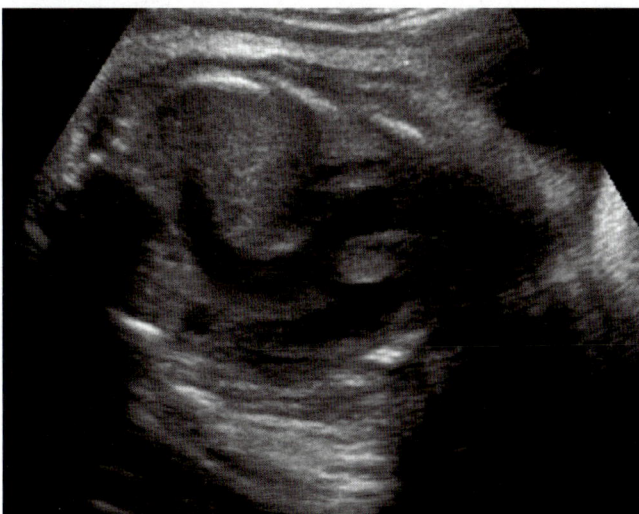

FIGURA 9-29. Projeção subcostal do coração em feto com tronco arterioso mostrando um único vaso do tronco cavalgando um defeito septal ventricular.

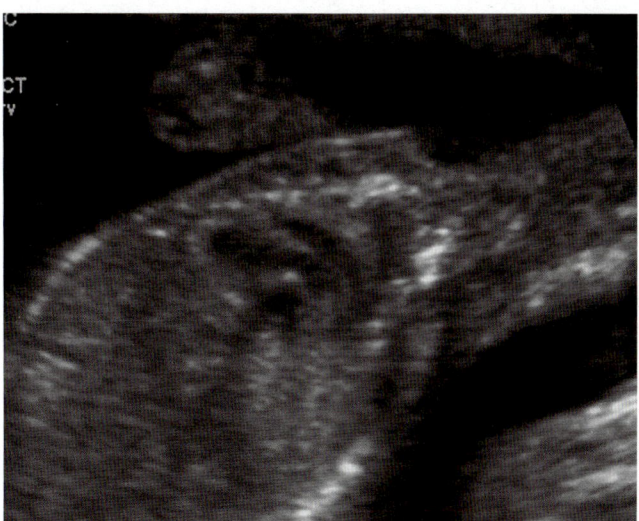

FIGURA 9-30. Transposição completa dos grandes vasos. A aorta e as artérias pulmonares correm em paralelo.

que o Doppler colorido deverá ser usado para avaliar completamente o septo interventricular.[21]

Transposição Congênita Corrigida dos grandes vasos

A correção congênita, ou transposição-l, dos grandes vasos compreende os 20% restantes dos casos de transposição.[20] Na transposição corrigida, os grandes vasos surgem dos lados corretos; entretanto, os ventrículos esquerdo e direito e as válvulas atrioventriculares esquerda e direita estão transpostos. Em outras palavras, o átrio direito está conectado ao ventrículo esquerdo, e o átrio esquerdo está conectado ao ventrículo direito. A aorta surge então do ventrículo direito localizado à esquerda, e a artéria pulmonar, do ventrículo esquerdo localizado à direita. Nessa anormalidade, a circulação sanguínea é seriada, como ocorre no coração normal; portanto, a correção cirúrgica não é necessária, a menos que existam anomalias cardíacas associadas.

A identificação sonográfica desta anormalidade pode ser sutil. A identificação correta das câmaras cardíacas é crucial na elaboração do diagnóstico. No coração normal, a inserção da válvula AV direita (tricúspide) é levemente mais apical que a válvula AV esquerda (mitral) (Fig. 9-31). O ventrículo direito também tem uma faixa moderadora proeminente próxima ao ápice que geralmente é visualizado na ecocardiografia fetal. Se esses achados aparecerem do lado esquerdo, o diagnóstico de transposição corrigida deverá ser considerado. Como ocorre com a transposição completa, os grandes vasos deixam o coração em relação mais paralela que aquela visualizada no coração normal. Isto pode ser apreciado em uma projeção de eixo curto dos grandes vasos, mas é mais sutil que na transposição completa. É comum que se perca o diagnóstico de transposição corrigida *in utero*, especialmente quando não houver outros defeitos cardíacos presentes.

Os VSDs têm sido informados em cerca de 50% dos pacientes com transposição corrigida. A estenose pulmonar e as anormalidades das válvulas AV esquerda e direita também são comuns.[20]

Ventrículo Direito de Saída Dupla

Nesse quadro (DORV) mais de 50%, tanto da raiz aórtica quanto da principal artéria pulmonar, surgem do ventrículo direito. Um defeito septal ventricular quase sempre está presente.[22]

Novamente, este é um dos muitos defeitos cardíacos facilmente despercebidos quando se obtém apenas a projeção de quatro câmaras. As projeções de eixo longo da aorta e da artéria pulmonar são mais úteis na identificação tanto dos grandes vasos como surgindo do ventrículo direito (Fig. 9-32). No DORV, a relação mais comum dos grandes vasos é lado a lado, com a aorta à direita e lateral à artéria pulmonar. Quando isto ocorre, o curso perpendicular normal dos grandes vasos é perdido. Como ocorre com a transposição dos grandes vasos, eles aparecerão paralelos um ao outro. A diferenciação de DORV da transposição baseia-se na identificação de ambos os grandes vasos como surgindo do ventrículo direito. *In utero*, isto pode ser um desafio. Assim como ocorre com todas as anormalidades cardíacas congênitas, a intervenção cirúrgica depende significativamente da presença ou ausência de outras anomalias cardíacas. Portanto, deve-se conduzir uma investigação completa do coração fetal.

O ventrículo esquerdo de saída dupla, em que tanto a raiz aórtica quanto a artéria pulmonar principal surgem do ventrículo esquerdo, também tem sido informado, mas é excessivamente raro.[23]

Conexão Venosa Pulmonar Anômala Total

Nesta anomalia (TAPVC), todas as veias pulmonares drenam ou diretamente para o átrio direito ou para canais que terminam no átrio direito.[24] No coração normal, o retorno venoso é para o átrio esquerdo. A TAPVC é rara e, como acontece com muitas outras anomalias cardíacas congênitas, é um diagnóstico difícil de ser feito no feto.

O diagnóstico baseia-se na incapacidade de se identificarem quaisquer veias pulmonares entrando no átrio esquerdo e a identificação de todas as quatro veias pulmonares entrando no átrio

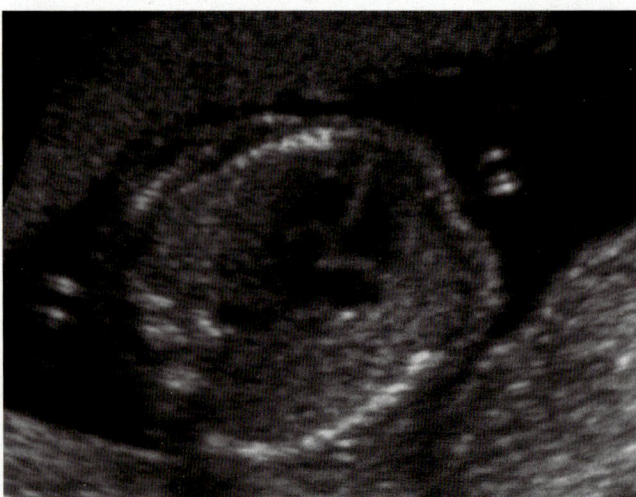

FIGURA 9-31. Transposição corrigida dos grandes vasos. Observe como a válvula tricúspide fica levemente superior à válvula mitral. No coração normal, a válvula tricúspide é mais apical.

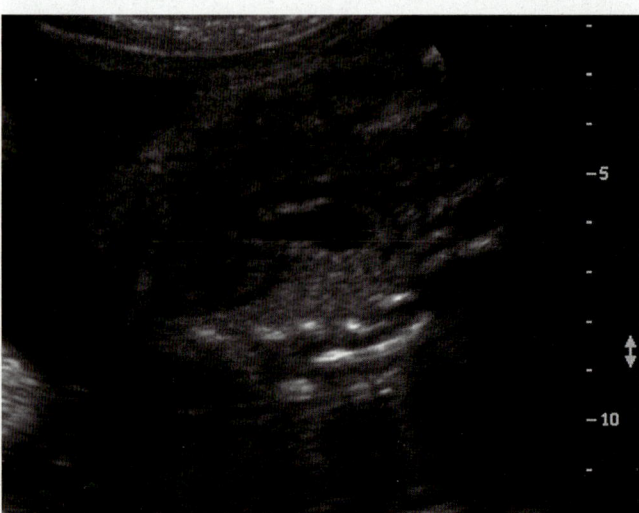

FIGURA 9-32. Ventrículo direito de saída dupla em um feto. A aorta e a artéria pulmonar surgem ambas do ventrículo direito.

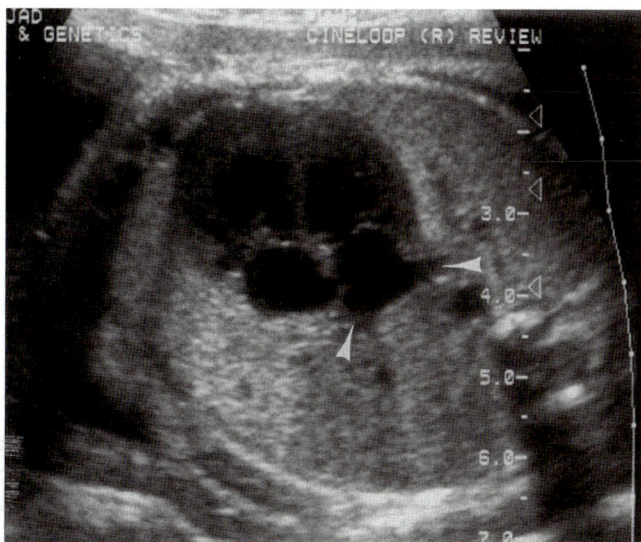

FIGURA 9-33. Projeção apical de quatro câmaras mostrando as duas veias pulmonares superiores normais penetrando apropriadamente no átrio esquerdo.

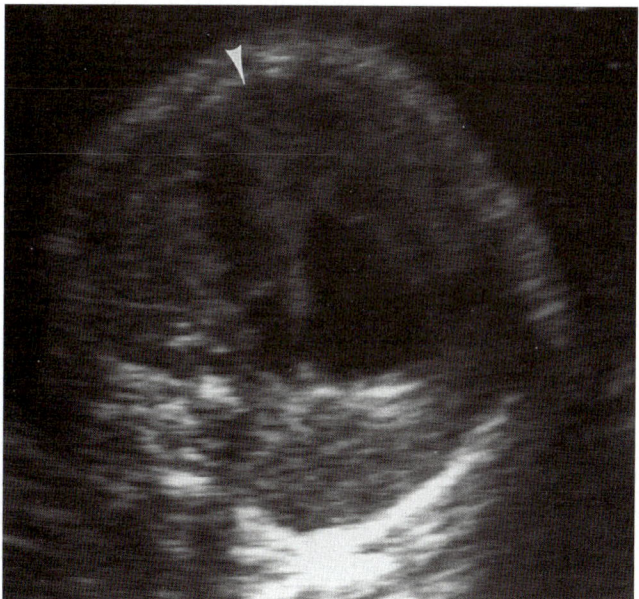

FIGURA 9-34. Levocardia intensa em feto com anomalia de Ebstein. O ápice do coração (ponta de seta) é angulado demais para o tórax esquerdo.

direito ou convergindo de modo anormal e entrando na veia cava superior, veia cava inferior, veia porta ou ducto arterioso.

Se qualquer veia pulmonar for vista entrando no átrio esquerdo, ou se todas as veias pulmonares não forem vistas entrando em uma estrutura ectópica, o diagnóstico de TAPVC será excluído. A conexão venosa pulmonar anômala parcial pode estar presente neste quadro, mas não pode ser definitivamente definida *in utero*.

As veias pulmonares são mais bem identificadas na projeção de quatro câmaras subcostal ou apical. Geralmente, só as duas veias superiores são identificadas *in utero* (Fig. 9-33), aumentando a dificuldade de se fazer este diagnóstico. A dilatação do ventrículo direito e a da artéria pulmonar podem ser sinais secundários da TAPVC.[24]

Quando a dilatação dessas estruturas está presente, e as veias pulmonares normais não podem ser identificadas ao drenarem para o átrio esquerdo, a possibilidade de TAPVC deverá ser cogitada. O uso do Doppler colorido para identificar uma convergência anormal de veias posterior ao átrio direito também pode ser útil.

Eixo e Posição Cardíacos

Como afirmado anteriormente, a determinação do eixo e posição cardíacos é um dos primeiros passos na realização de um ecocardiograma fetal. O eixo ou a posição cardíacos anormais pode ser uma dica importante da presença de um defeito estrutural.[14]

O eixo cardíaco normal é denominado de levocardia, significando que o ápice do coração aponta para o lado esquerdo do tórax do feto. Mesmo que o coração seja levocárdico, se o eixo for > 45° ± 20° para a esquerda, pode haver uma anormalidade. As anomalias cardíacas que resultam em levocardia intensa são geralmente aquelas que causam um átrio direito dilatado, como a anomalia de Ebstein (Fig. 9-34). Acredita-se que essa dilatação desvie o coração para uma posição mais horizontal. A mesocardia ocorre quando o ápice do coração aponta para a linha média. Este quadro é incomum, mas tem sido associado à transposição dos grandes vasos.[14] (Fig. 9-35).

O termo dextrocardia ou dextroversão se refere ao ápice do coração apontando anormalmente para a direita (Fig. 9-36). A dextrocardia isolada está associada a uma anormalidade cardíaca estrutural em 95% dos casos.[14] A dextrocardia associada a anormalidades do sítio abdominal tem risco menor. A dextroposição está presente quando o ápice do coração aponta normalmente para o lado esquerdo do tórax fetal, mas o coração em si está posicionado no tórax direito (Fig. 9-37).

Quando houver dextroposição, duas possibilidades deverão ser consideradas. Ou o coração está sendo deslocado para a direita

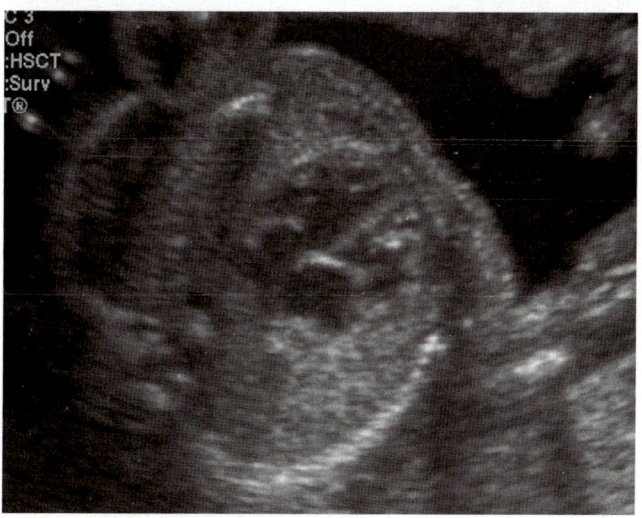

FIGURA 9-35. Projeção de quatro câmaras mostrando mesocardia, com o ápice do coração apontando para a linha média.

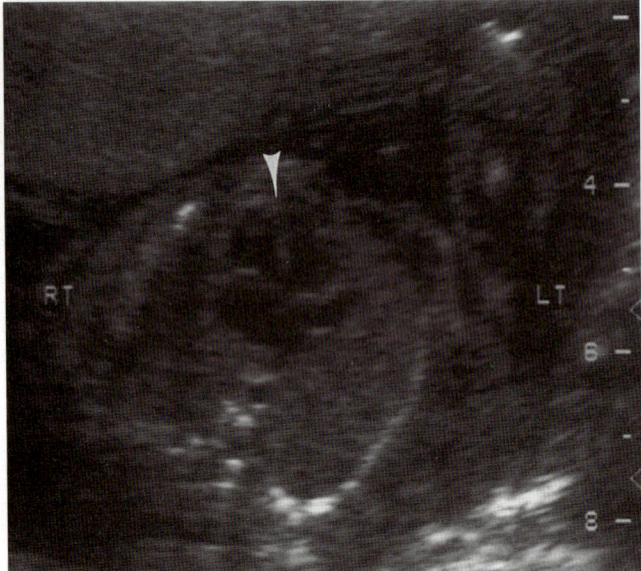

FIGURA 9-36. Dextrocardia do coração fetal. O ápice do coração (ponta de seta) está apontando incorretamente para o tórax direito.

por um defeito torácico do lado esquerdo, como hérnia diafragmática ou malformação adenomatoide cística, ou o coração está preenchendo um espaço potencial no tórax direito. Isto pode ser indicativo de um pulmão direito ausente ou hipoplásico.

Sempre que um ecocardiograma fetal for realizado, deve-se dedicar atenção especial à identificação do eixo e da posição cardíacos. Qualquer desvio do normal pode ser indicativo de um defeito intra ou extracardíaco subjacente.

Disritmias

A taxa de frequência cardíaca normal do feto é regular e está entre 100 e 180 batimentos por minuto (bpm). Uma disritmia estará presente, se a frequência estiver anormalmente rápida, lenta ou irregular. Este quadro é identificado em cerca de 1% dos fetos.[30]

A maioria das disritmias é benigna. Entretanto, em alguns casos, elas podem ser potencialmente fatais. O modo M é o método mais útil de avaliar o tipo de disritmia presente. Como já comentado, o cursor do modo M deverá ser colocado simultaneamente por uma estrutura no coração fetal que represente um batimento atrial (paredes atriais ou válvula AV) e a resposta ventricular (parede do ventrículo ou válvula semilunar).

As contrações atriais prematuras (PACs) são a disritmia mais comum encontrada no feto (Fig. 9-38).[14] Elas têm sido associadas a um retalho redundante do forame, assim como ao uso materno de cafeína, tabagismo ou abuso de álcool.[33] Raramente, as PACs podem evoluir para uma taquicardia sustentada; entretanto, a maioria se resolve à época do parto e raramente representa um problema no recém-nascido. As taquicardias são a segunda disritmia mais comum no feto e são classificadas como:

- Taquicardia supraventricular (SVT) – frequência cardíaca de 180-280 bpm, com concordância atrioventricular (Fig. 9-39)
- *Flutter* atrial – frequência cardíaca atrial de 280-400 bpm, com resposta ventricular variável (Fig. 9-40)
- Fibrilação atrial – frequência cardíaca atrial > 400 bpm com resposta ventricular variável

Uma SVT sustentada pode resultar em hidropsia fetal ou óbito e representa emergência clínica fetal.[34] A SVT está associada à doença cardíaca estrutural em 5-10% dos casos.[35]

O tratamento de uma SVT *in utero* é difícil. A terapia clínica imediata deverá ser executada, se houver sinais de compromisso fetal. Digoxina é o medicamento inicial preferido no tratamento de uma SVT fetal; entretanto, vários outros medicamentos estão disponíveis e podem ser usados em lugar de ou em combinação com a digoxina.

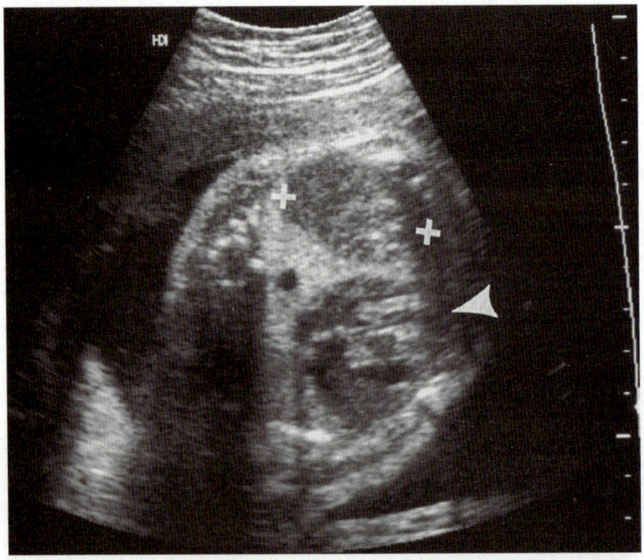

FIGURA 9-37. Dextroposição do coração fetal. O ápice do coração (ponta de seta) está apontando corretamente para o tórax esquerdo; entretanto, todo o coração está deslocado para o tórax direito pela massa no tórax esquerdo (calibres).

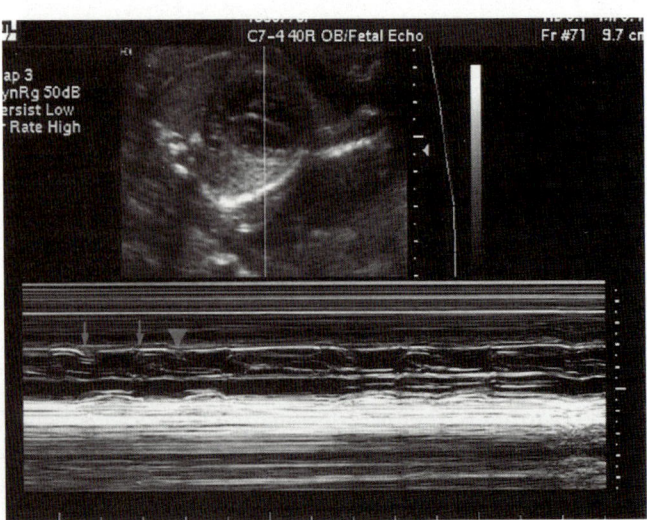

FIGURA 9-38. Traçado pelo modo M de contrações atriais prematuras em um feto. Batimentos atriais normalmente espaçados (setas) podem ser vistos seguidos por um batimento prematuro (ponta de seta).

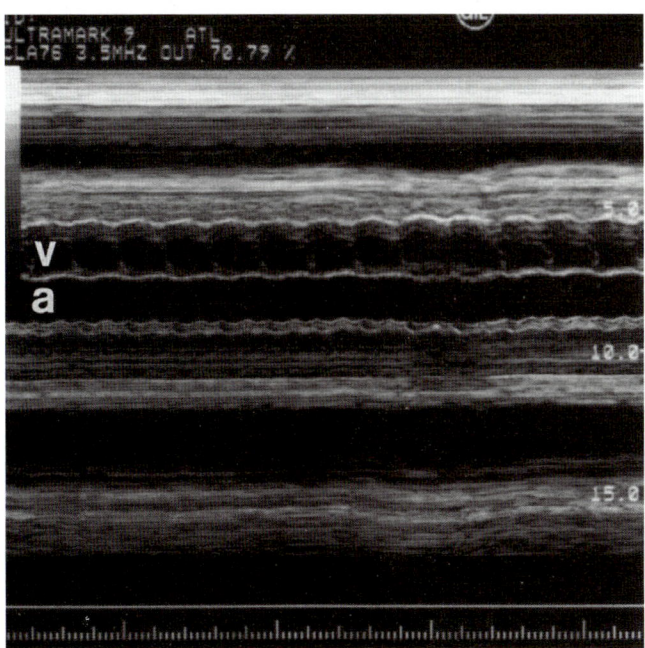

FIGURA 9-39. Traçado em Modo M de taquicardia supraventricular em um feto. As frequências ventricular (v) e atrial (a) foram de 240 bpm.

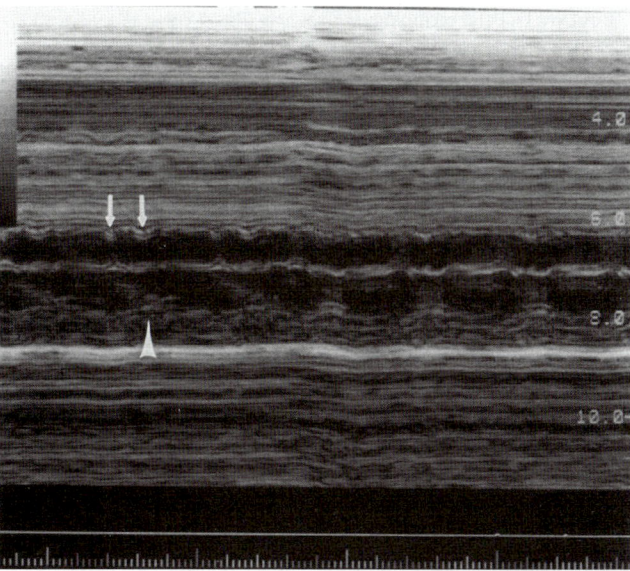

FIGURA 9-41. Traçado em Modo M de coração fetal com bloqueio cardíaco 2:1. A frequência cardíaca é de 120 bpm, enquanto a frequência ventricular é de 60 bpm.

A bradicardia também pode ser encontrada no feto. O quadro transitório é observado com frequência durante o curso de um exame por ultrassonografia secundário à pressão do transdutor. A bradicardia será resolvida quando o transdutor for removido. Esta entidade não deverá ser confundida com as bradicardias patológicas que resultam em uma frequência cardíaca lenta sustentada.

Noventa e seis por cento de fetos com bradicardia sustentada terão ou bloqueio cardíaco de segundo ou terceiro graus.[14] O bloqueio cardíaco de segundo grau é frequentemente referido como bloqueio cardíaco 2:1 ou 3:1 etc., referindo-se ao fato de que a taxa de frequência ventricular será um submúltiplo da frequência atrial. Em outras palavras, duas contrações atriais ocorrerão para cada contração ventricular, ou três contrações atriais ocorrerão para cada contração ventricular (Fig. 9-41).

O bloqueio cardíaco de terceiro grau, ou completo, está presente quando a dissociação entre as frequências atrial e ventricular é completa, e a frequência atrial é mais rápida. Cerca de 50% dos fetos com bloqueio cardíaco completo possuem doença cardíaca estrutural, especificamente: defeitos septais atrioventriculares, transposição corrigida dos grandes vasos, tumores cardíacos ou cardiomiopatia.[14] O bloqueio cardíaco completo associado a um defeito septal AV é altamente sugestivo da síndrome da polisplenia.[36] Em fetos com bloqueio cardíaco completo sem defeitos estruturais, existe alta associação a doenças do tecido conectivo da mãe, como lúpus.[37]

O bloqueio cardíaco de segundo e terceiro graus é difícil de tratar *in utero*. O aumento da frequência cardíaca fetal pela administração materna de agentes simpatomiméticos e a colocação de um marca-passo *in utero* já foram tentados, mas com pouco sucesso.[38] A administração de esteroides maternos também já foi informada.[39]

O prognóstico para fetos com bloqueio cardíaco completo e doença cardíaca estrutural é ruim. Em fetos sem a doença cardíaca estrutural, o resultado depende das frequências atrial e ventricular e da presença de hidropsia fetal.

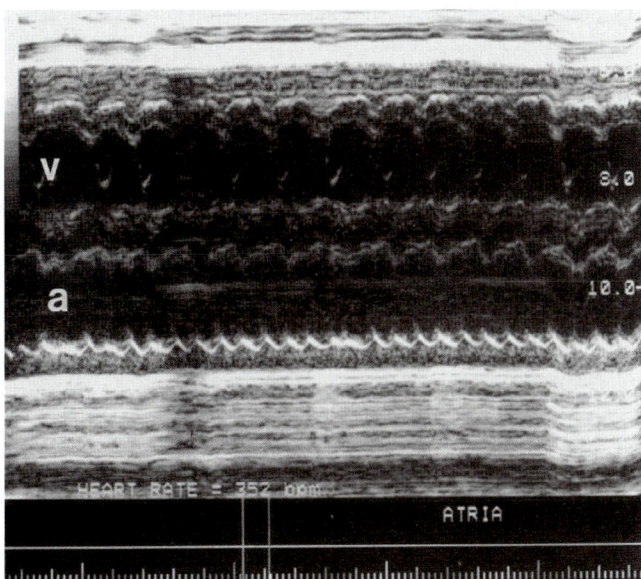

FIGURA 9-40. Traçado em Modo M de coração fetal com *flutter* atrial. A frequência atrial (a) foi de 352 bpm, enquanto a frequência ventricular foi de 180 bpm..

Referências

1. Hoffman JIE. Incidence of congenital heart disease: II. Prenatal incidence. *Pediatr Cardiol*. 1995;16:155-165.
2. Allan LD, Crawford DC, Anderson RH, *et al*. Spectrum of congenital heart disease detected echocardiographically in prenatal life. *Br Heart J*. 1985;54:523-526.

3. Allan LD. Fetal cardiology. *Ultrasound Obstet Gynecol*. 1994;4:441-444.
4. AIUM Technical Bulletin: performance of the fetal cardiac ultrasound examination. American Institute of Ultrasound in Medicine. *J Ultrasound Med*. 1998;17:601-607.
5. Dolkart LA, Reimers FT. Transvaginal fetal echocardiography in early pregnancy: normative data. *Am J Obstet Gynecol*. 1991;165:688-691.
6. DeVore GR, Medearis AL, Bear MB. Fetal echocardiography: factors that influence imaging of the fetal heart during the second trimester of pregnancy. *J Ultrasound Med*. 1993;12:659-663.
7. McAuliffe FM, Trines J, Nield LE, et al. Early fetal echocardiography—a reliable prenatal diagnosis tool. *Am J Obstet Gynecol*. 2005;193:1253-1259.
8. Allan LD. Diagnosis of fetal cardiac abnormality. *Br J Hosp Med*. 1988;40:290-293.
9. Fliedner R, Kreiselmaier P, Schwarze A, et al. Development of hypoplastic left heart syndrome after diagnosis of aortic stenosis in the first trimester by early echocardiography. *Ultrasound Obstet Gynecol*. 2006;28:106-109.
10. Fyfe DA, Kline CH. Fetal echocardiographic diagnosis of congenital heart disease. *Pediatr Clin North Am*. 1990;37:45-67.
11. Nora JJ, Fraser FC. Cardiovascular disease. In: *Medical Genetics: Principles and Practice*. 3rd ed. Philadelphia: Lea & Febiger; 1989:321-337.
12. Nora JJ, Nora AH. Maternal transmission of congenital heart diseases: new recurrence risk figures and the question of cytoplasmic inheritance and vulnerability to teratogens. *Am J Cardiol*. 1987;59:459-463.
13. Reed KL. Introduction to fetal echocardiography. *Ob Gyn Clin N Am*. 1991;18:811-822.
14. Drose JA. *Fetal Echocardiography*. Philadelphia: WB Saunders; 1998:1-300.
15. Berg KA, Boughman JA, Astemboroski JA, et al. Implications for prenatal cytogenetic analysis from Baltimore–Washington study of liveborn infants with confirmed congenital heart defects (CHD). *Am J Hum Genet*. 1986;39:A50.
16. Berg KA, Clark EB, Astemboroski JA, et al. Prenatal detection of cardiovascular malformations by echocardiography: an indication for cytogenetic evaluation. *Am J Obstet Gynecol*. 1988;159:477-481.
17. Stewart PA, Wladimiroff JW, Reuss A, et al. Fetal echocardiography: a review of six years' experience. *Fetal Ther*. 1987;2:222-231.
18. Makrydimas G, Sotiriadis A, Huggon IC, et al. Nuchal translucency and fetal cardiac defects: a pooled analysis of major fetal echocardiography centers. *Am J Obstet Gynecol*. 2005;192:89-95.
19. Nicolaides K, Shawwa L, Brizot M, et al. Ultrasonographically detectable markers of fetal chromosomal defects. *Ultrasound Obstet Gynecol*. 1993;3:56-59.
20. Levy HL, Waisbren SE. Effects of untreated maternal phenylketonuria and hyperphenylalaninemia on the fetus. *N Engl J Med*. 1983;309:1269-1274.
21. Nyberg DA, Emerson DS. Cardiac malformations. In: Nyberg DA, Mahony BS, Pretorius DH, eds. *Diagnostic Ultrasound of Fetal Anomalies: Text and Atlas*. Chicago: Yearbook Medical Publishers, Inc.; 1990:300-341.
22. Drose JA, Dennis MA, Thickman D. Infection in utero: ultrasound findings in 19 cases. *Radiology*. 1991;178:369-374.
23. Coper JA, Pilu G, Kleinman CS. Congenital heart disease and extracardiac anomalies: associations and indications for fetal echocardiography. *Am J Obstet Gynecol*. 1986;154:1121-1132.
24. Comstock CH. Normal fetal heart axis and position. *Obstet Gynecol*. 1987;70:255-257.
25. DeVore GR. The prenatal diagnosis of congenital heart disease–a practical approach for the fetal sonographer. *J Clin Ultrasound*. 1985;13:229-245.
26. Brown DL, DiSalvo DN, Frates MC, et al. Sonography of the fetal heart: normal variants and pitfalls. *AJR*. 1993;160:1251-1255.
27. Allan LD, Joseph MC, Boyd EG, et al. M-mode echocardiography in the developing human fetus. *Br Heart J*. 1982;47:573-583.
28. Yagel S, Cohen SM, Shapiro I, et al. 3D and 4D ultrasound in fetal cardiac scanning: a new look at the fetal heart. *Ultrasound Obstet Gynecol*. 2007;29:81-95.
29. Tutschek B, Sahn DJ. Three-dimensional echocardiography for studies of the fetal heart: present status and future perspectives. *Cardiol Clin*. 2007 May;25(2):341-355.
30. Southhall DP, Richard J, Hardwick RA, et al. Prospective study of fetal heart rate and rhythm patterns. *Arch Dis Child*. 1980;55:506-511.
31. Nizard J, Bonnet D, Fermont L, et al. Acquired right heart outflow tract anomaly without systemic hypertension in recipient twins in twin-twin transfusion syndrome. *Ultrasound Obstet Gynecol*. 2001 Dec;18(6):669-672.
32. Rowland TW, Hubbel JP, Nadas AS. Congenital heart disease in infants of diabetic mothers. *J Pediatr*. 1973;83:815-820.
33. Steward PA, Wladimiroff JW. Fetal atrial arrhythmias associated with redundancy/aneurysm of the foramen ovale. *J Clin Ultrasound*. 1988;16:643-650.
34. Allan LD. Cardiac ultrasound of the fetus. *Arch Dis Child*. 1984;59:603-605.
35. Beall MH, Paul RH. Artifacts, blocks, and arrhythmias confusing nonclassical heart rate tracings. *Clin Obstet Gynecol*. 1986;29:83-85.
36. Machado MV, Crawford DC, Anderson RH, et al. Atrioventricular septal defect in prenatal life. *Br Heart J*. 1988;59:352-355.
37. McCue CM, Mantakas ME, Tingelstad JB, et al. Congenital heart block in newborns of mothers with connective tissue disease. *Circulation*. 1977;56:82-85.
38. Carpenter RJ, Strasburger JF, Farson A, et al. Fetal ventricular pacing for hydrops secondary to complete atrioventricular block. *J Am Coll Cardiol*. 1986;8:1434-1440.
39. Kaaja R, Julkunen HA, Ammala P, et al. Congenital heart block: successful prophylactic treatment with intravenous gamma globulin and corticosteroid therapy. *Am J Obstet Gynecol*. 1991;165:1333-1335.

Perguntas

INSTRUÇÕES GERAIS: Para cada pergunta, selecione a resposta apropriada. Marque apenas uma resposta para cada pergunta, exceto se solicitado de outro modo.

1. Qual das opções a seguir deverá ser o primeiro passo ao se executar um ecocardiograma fetal?
   (A) frequência cardíaca fetal
   (B) posição fetal
   (C) idade gestacional
   (D) volume de fluido amniótico presente

2. Qual é a projeção mais importante quando se realiza um ecocardiograma fetal?
   (A) arco aórtico
   (B) projeção subcostal de quatro câmaras
   (C) projeção de eixo longo da aorta
   (D) arco ductal

3. Para qual das opções a seguir o Doppler Pulsado pode ser usado para investigar todas as válvulas em orientação proximal?
   (A) estenose
   (B) atresia
   (C) contratilidade
   (D) insuficiência

4. Qual das projeções a seguir deve ser incluída em todos os exames obstétricos de ultrassom de rotina além da projeção de quatro câmaras?
   (A) aorta e artéria pulmonares
   (B) válvulas AV esquerda (mitral) e direita (tricúspide)
   (C) veias pulmonares anterior e posterior
   (D) arcos aórtico e ductal

5. Através de quais estruturas o cursor do modo M deverá ser colocado simultaneamente para avaliar uma disritmia fetal?
   (A) válvulas AV esquerda (mitral) e direita (tricúspide)
   (B) ventrículos direito e esquerdo
   (C) paredes atrial e ventricular
   (D) retalho do forame

6. Qual é a direção normal do fluxo de sangue através do forame oval?
   (A) átrio direito para átrio esquerdo
   (B) átrio esquerdo para átrio direito
   (C) ventrículo direito para ventrículo esquerdo
   (D) ventrículo esquerdo para ventrículo direito

7. Todas as opções a seguir são indicações para realizar um ECG fetal, *exceto*:
   (A) mãe portadora de lúpus
   (B) mãe com diabetes
   (C) mãe com citomegalovírus
   (D) mãe com influenza

8. Qual anormalidade cromossômica carrega o mais alto risco de um defeito cardíaco congênito associado?
   (A) trissomia 21
   (B) trissomia 18
   (C) síndrome de Turner
   (D) síndrome de DiGeorge

9. O equipamento usado para a ecocardiografia fetal deverá ser equipado com todas as modalidades a seguir, *exceto*:
   (A) doppler pulsado
   (B) doppler colorido
   (C) Power Doppler
   (D) Modo M

10. Em aproximadamente quantos nascimentos vivos ocorrem anormalidades cardíacas congênitas?
    (A) 1/400
    (B) 1/300
    (C) 1/200
    (D) 1/100

11. Qual é o tipo mais comum de doença cardíaca congênita encontrada em abortos e natimortos?
    (A) defeito septal atrial
    (B) defeito septal ventricular
    (C) defeito septal atrioventricular
    (D) coarctação da aorta

12. **Qual é a projeção mais apropriada para investigar o septo interventricular?**
    (A) apical de quatro câmaras
    (B) subcostal de quatro câmaras
    (C) eixo curto dos grandes vasos
    (D) projeção de três vasos

13. **Com cerca de quantas semanas de gestação deve-se realizar um ECG fetal?**
    (A) 10-12 semanas
    (B) 15-16 semanas
    (C) 18-22 semanas
    (D) 24-28 semanas

14. **Em qual direção o ápice do coração normal aponta?**
    (A) para a esquerda
    (B) para a direita
    (C) superior
    (D) posterior

15. **Em comparação à linha média, qual é o ângulo do coração fetal normal?**
    (A) 20°
    (B) 45°
    (C) 70°
    (D) 90°

16. **Qual termo descreve a posição normal do coração?**
    (A) levocardia
    (B) dextrocardia
    (C) mesocardia
    (D) dextroposição

17. **Qual porção do tórax o coração fetal normal ocupa?**
    (A) 1/4
    (B) 2/3
    (C) 1/3
    (D) 1/2

18. **A projeção apical de quatro câmaras é obtida quando os septos do coração estão posicionados em qual direção?**
    (A) em direção ao lado direito do feto
    (B) paralelos ao transdutor do ultrassom
    (C) em direção ao lado esquerdo do feto
    (D) perpendicular ao transdutor do ultrassom

19. **Qual das opções a seguir não é a ideal para ser visualizada pela projeção apical de quatro câmaras?**
    (A) todas as quatro câmaras
    (B) as válvulas AV esquerda (mitral) e direita (tricúspide)
    (C) tamanho da câmara
    (D) septo interventricular

20. **O ultrassonografista obteve uma projeção subcostal de quatro câmaras e, então, angula [o transdutor] em direção ao ombro esquerdo do feto. Qual projeção será visualizada primeiro?**
    (A) projeção em corte cruzado dos ventrículos
    (B) projeção do eixo curto da aorta com a artéria pulmonar cruzando por cima
    (C) trato de fluxo de saída do ventrículo direito
    (D) projeção de eixo longo da aorta

21. **Qual é a orientação correta dos grandes vasos?**
    (A) paralelos um ao outro
    (B) cruzados
    (C) juntos para formar um vaso
    (D) originam-se do ventrículo direito

22. **Em qual câmara cardíaca podemos identificar a faixa moderadora?**
    (A) ventrículo esquerdo
    (B) átrio esquerdo
    (C) ventrículo direito
    (D) átrio direito

23. **Qual projeção é a *menos* precisa para identificar defeitos septais interventriculares?**
    (A) subcostal de quatro câmaras
    (B) de eixo longo da aorta proximal
    (C) de eixo curto dos ventrículos
    (D) de eixo curto dos grandes vasos

24. **Em quais estruturas a artéria pulmonar maior é vista com frequência se bifurcando em uma projeção de eixo curto dos grandes vasos?**
    (A) ducto arterioso e artéria pulmonar direita
    (B) artérias pulmonares direita e esquerda
    (C) ducto arterioso e artéria pulmonar esquerda
    (D) ducto arterioso e aorta

25. **Qual das opções a seguir não descreve a aparência do arco aórtico?**
    (A) visualização dos vasos braquiocefálicos
    (B) aparência de bastão de doce
    (C) localização superior ao arco ductal
    (D) aparência de taco de hóquei

26. **Qual anormalidade pode ser identificada na porção do arco aórtico bem distal onde se insere o ducto arterioso?**
    (A) insuficiência da válvula aórtica
    (B) coarctação da aorta
    (C) estenose da aorta
    (D) insuficiência da válvula pulmonar

27. **O arco ductal é composto de todas as opções a seguir, exceto:**
    (A) aorta descendente
    (B) artéria pulmonar
    (C) aorta ascendente
    (D) ducto arterioso

28. **Qual parente com história de defeito cardíaco coloca o feto em maior risco?**
    (A) um irmão
    (B) o pai
    (C) a mãe
    (D) avó paterna

29. **Qual das opções a seguir não é indicação para um exame de ecocardiografia fetal?**
    (A) hidropsia não imune
    (B) diabetes materna
    (C) suspeita de cromossomas anormais
    (D) projeções cardíacas subótimas em ultrassom de 12 semanas

30. **Qual das opções a seguir não representa vantagem de usar Doppler colorido durante um exame de ecocardiografia fetal?**
    (A) identificação de áreas de turbulência
    (B) indicação de direção de fluxo
    (C) indicação de velocidade de pico
    (D) identificação de pequenos defeitos septais ventriculares

31. **Em qual situação o modo M não é útil?**
    (A) na medição do tamanho da câmara
    (B) na medição da espessura da parede
    (C) na documentação de disritmias
    (D) na documentação da direção do fluxo

32. **No feto, por qual estrutura deriva a maior parte do sangue?**
    (A) forame oval
    (B) ducto venoso
    (C) ducto arterioso
    (D) ligamento venoso

33. **O Doppler pulsado das veias pulmonares é útil para determinar o fluxo em qual direção?**
    (A) para o interior do átrio esquerdo
    (B) para fora do átrio esquerdo
    (C) para o interior do átrio direito
    (D) para fora do átrio direito

34. **Qual é o melhor ângulo Doppler ao se executar Doppler pulsado no coração fetal?**
    (A) 90°
    (B) 60°
    (C) 30°
    (D) 0°

35. **O portal de amostra para o cursor do Doppler pulsado é definido como:**
    (A) pequeno, de modo que muitos vasos possam ser investigados de uma vez
    (B) grande, de modo que muitos vasos possam ser investigados de uma vez
    (C) grande, para assegurar a obtenção dos vasos de interesse
    (D) pequeno, para evitar a interferência durante obtenção do vaso de interesse

36. **Por meio de qual estrutura o sangue oxigenado flui da placenta para o feto?**
    (A) veia umbilical
    (B) artéria umbilical
    (C) ducto venoso
    (D) ducto arterioso

37. **Que tipo de sangue penetra no átrio direito do feto?**
    (A) sangue desoxigenado
    (B) sangue oxigenado
    (C) sangue oxigenado e desoxigenado
    (D) sangue materno

38. O que *não* é uma derivação presente no feto?
    (A) ducto venoso
    (B) forame oval
    (C) ducto arterioso
    (D) veia umbilical

39. Qual modalidade é a menos útil para diagnosticar um defeito septal ventricular?
    (A) imageamento 2D
    (B) doppler colorido
    (C) doppler pulsado
    (D) modo M

40. Um defeito septal atrioventricular inclui o desenvolvimento anormal de todas as opções a seguir, *exceto*:
    (A) arco aórtico
    (B) septo interatrial
    (C) septo interventricular
    (D) válvulas atrioventriculares

41. Na síndrome do coração esquerdo hipoplásico, qual é a causa de o ventrículo esquerdo se tornar hipoplásico?
    (A) fluxo sanguíneo reduzido para dentro e para fora do ventrículo esquerdo
    (B) fluxo sanguíneo aumentado para dentro e para fora do ventrículo esquerdo
    (C) fluxo sanguíneo reduzido decorrente de um forame oval fechado
    (D) um grande defeito septal ventricular

42. Em um feto com síndrome do coração esquerdo hipoplásico em quais válvulas as anormalidades podem ser visualizadas?
    (A) aórtica e pulmonar
    (B) AV esquerda (mitral) e direita (tricúspide)
    (C) AV direita (tricúspide) e pulmonar
    (D) AV esquerda (mitral) e aórtica

43. Na síndrome do coração esquerdo hipoplásico, o fluxo sanguíneo através da aorta ascendente é normalmente
    (A) ausente ou reversa
    (B) de alta velocidade
    (C) normal
    (D) de baixa velocidade

44. Com qual dos quadros a seguir os defeitos septais atrioventriculares estão associados?
    (A) lúpus
    (B) oligoidrâmnio
    (C) polisplenia
    (D) poli-hidrâmnio

45. Qual anormalidade cromossômica está mais frequentemente associada a um defeito septal atrioventricular?
    (A) trissomia 13
    (B) trissomia 18
    (C) trissomia 21
    (D) síndrome de Turner

46. Qual anomalia cardíaca tem o melhor prognóstico?
    (A) anomalia de Ebstein
    (B) defeito septal ventricular isolado
    (C) tronco arterioso
    (D) coarctação da aorta não detectada

47. Qual anomalia cardíaca tem frequentemente o pior prognóstico?
    (A) síndrome do coração esquerdo hipoplásico
    (B) síndrome do coração direito hipoplásico
    (C) estenose leve da aorta
    (D) defeito septal atrial isolado

48. Qual estrutura poderá se mostrar pequena na síndrome do coração direito hipoplásico?
    (A) válvula aórtica
    (B) válvula pulmonar
    (C) aorta
    (D) veias pulmonares

49. Qual defeito é mostrado no Doppler pulsado quando uma válvula se mostra estenótica?
    (A) velocidade proximal à válvula reduzida
    (B) velocidade distal à válvula reduzida
    (C) velocidade proximal à válvula aumentada
    (D) velocidade distal à válvula aumentada

50. Na síndrome do coração direito hipoplásico qual das opções não é visualizada?
    (A) fluxo anterógrado através do forame oval
    (B) coração grande do lado esquerdo
    (C) fluxo aumentado através da artéria pulmonar
    (D) raiz aórtica dilatada

51. **Qual condição está quase sempre presente no coração univentricular?**
    (A) transposição dos grandes vasos
    (B) coarctação da aorta
    (C) síndrome do coração esquerdo hipoplásico
    (D) anomalia de Ebstein

52. **Qual das opções a seguir não está associada ao coração univentricular?**
    (A) duas válvulas AV normais
    (B) estenose pulmonar
    (C) asplenia
    (D) polisplenia

53. **Qual opção descreve o quadro de coarctação da aorta?**
    (A) ausência da aorta
    (B) aneurisma da aorta
    (C) estreitamento do lúmen da aorta
    (D) dilatação do lúmen da aorta

54. **Entre quais estruturas ocorre a maioria das coarctações da aorta?**
    (A) aortas torácica e abdominal
    (B) válvula aórtica e ducto arterioso
    (C) artéria subclávia direita e ducto arterioso
    (D) artéria subclávia esquerda e ducto arterioso

55. **Qual das opções a seguir não é sinal de coarctação da aorta?**
    (A) ventrículo direito dilatado
    (B) ventrículo esquerdo dilatado
    (C) velocidades aumentadas na aorta
    (D) estreitamento da aorta

56. **Em qual quadro genético a coarctação da aorta é mais comum?**
    (A) síndrome de Turner
    (B) síndrome de Edwards
    (C) trissomia 13
    (D) trissomia 21

57. **Qual opção descreve a anomalia de Ebstein?**
    (A) deslocamento inferior da válvula AV esquerda (mitral)
    (B) deslocamento superior da válvula AV esquerda (mitral)
    (C) deslocamento inferior da válvula AV direita (tricúspide)
    (D) deslocamento superior da válvula AV direita (tricúspide)

58. **Com qual substância de uso pela mãe a anomalia de Ebstein tem sido associada?**
    (A) lítio
    (B) álcool
    (C) codeína
    (D) tabaco

59. **Qual defeito não é visto em um recém-nascido com tetralogia de Fallot?**
    (A) defeito septal ventricular
    (B) aorta cavalgando
    (C) estenose pulmonar
    (D) estenose da aorta

60. **Qual defeito da tetralogia de Fallot pode não estar presente in utero?**
    (A) grande defeito septal ventricular
    (B) defeito septal atrial
    (C) hipertrofia ventricular direita
    (D) aorta cavalgando

61. **Qual defeito está presente com o tronco arterioso?**
    (A) coarctação da aorta
    (B) coração direito hipoplásico
    (C) defeito septal atrial
    (D) defeito septal ventricular

62. **Qual das opções é uma descrição precisa de tronco arterioso?**
    (A) um vaso único surgindo do coração; as artérias pulmonares surgem desse grande vaso
    (B) um vaso único surgindo do coração; a aorta surge desse grande vaso
    (C) dois vasos surgem do coração e correm paralelos
    (D) dois vasos surgem do coração e se cruzam

63. **Em qual quadro um arco aórtico do lado direito não é visualizado?**
    (A) tronco arterioso
    (B) transposição congenitamente corrigida dos grandes vasos
    (C) tetralogia de Fallot
    (D) Situs inversus acima do diafragma

64. **Com qual outra anomalia o quadro de tronco arterioso pode ser confundido?**
    (A) transposição dos grandes vasos
    (B) tetralogia de Fallot
    (C) anomalia de Ebstein
    (D) coração univentricular

65. Qual projeção *não pode* ser obtida com a transposição completa dos grandes vasos?
    (A) apical de quatro câmaras
    (B) subcostal de quatro câmaras
    (C) projeção de eixo curto dos grandes vasos
    (D) arco aórtico

66. No quadro de transposição completa dos grandes vasos
    (A) os átrios, os ventrículos e as válvulas estão no local apropriado; a aorta surge do ventrículo direito e a artéria pulmonar do ventrículo esquerdo
    (B) os átrios, os ventrículos e as válvulas estão no local apropriado; a aorta surge do ventrículo esquerdo e a artéria pulmonar do ventrículo direito
    (C) os átrios, os ventrículos e as válvulas estão transpostos; a aorta surge do ventrículo direito e a artéria pulmonar do ventrículo esquerdo
    (D) os átrios, os ventrículos e as válvulas estão no local apropriado; a aorta surge do ventrículo esquerdo e a artéria pulmonar do ventrículo direito

67. Para identificar a transposição congenitamente corrigida dos grandes vasos, a faixa moderadora pode ser visualizada no:
    (A) ventrículo esquerdo do lado direito
    (B) ventrículo esquerdo do lado esquerdo
    (C) ventrículo direito do lado direito
    (D) ventrículo direito do lado esquerdo

68. No quadro de transposição congenitamente corrigida dos grandes vasos:
    (A) os átrios, os ventrículos e as válvulas estão no local apropriado; a aorta surge do ventrículo esquerdo e a artéria pulmonar do ventrículo direito
    (B) os átrios, os ventrículos e as válvulas estão no local apropriado; a aorta surge do ventrículo direito e a artéria pulmonar do ventrículo esquerdo
    (C) o átrio direito e o ventrículo esquerdo estão conectados, o átrio esquerdo e o ventrículo direito estão conectados; a aorta surge do ventrículo esquerdo do lado direito; a artéria pulmonar, do ventrículo direito do lado esquerdo
    (D) o átrio direito e o ventrículo esquerdo estão conectados, o átrio esquerdo e o ventrículo direito estão conectados; a aorta surge do ventrículo direito do lado esquerdo; a artéria pulmonar, do ventrículo esquerdo do lado direito

69. Qual é a melhor projeção para se identificar o ventrículo direito de saída dupla?
    (A) projeções de eixo longo da aorta e da artéria pulmonar
    (B) projeção apical de quatro câmaras
    (C) projeção subcostal de quatro câmaras
    (D) projeção de eixo longo da artéria pulmonar

70. No quadro de ventrículo direito de saída dupla os grandes vasos correm
    (A) da direita para a esquerda
    (B) da esquerda para a direita
    (C) paralelos
    (D) perpendiculares

71. Na presença de uma conexão venosa pulmonar anômala total, para qual estrutura drenam as veias pulmonares?
    (A) ventrículo direito
    (B) ventrículo esquerdo
    (C) átrio direito
    (D) átrio esquerdo

72. Qual anomalia tem mais probabilidade de ser identificada *in utero* com a obtenção só de uma projeção de quatro câmaras do coração?
    (A) ventrículo direito com saída dupla
    (B) tetralogia de Fallot
    (C) transposição dos grandes vasos
    (D) síndrome do coração esquerdo hipoplásico

73. Na levocardia intensa, o coração aponta para a
    (A) esquerda em ângulo de 45°
    (B) esquerda em ângulo superior a 65°
    (C) direita em ângulo de 45°
    (D) direita em ângulo superior a 65°

74. Qual termo é usado quando o ápice do coração está apontado para o lado direito?
    (A) levocardia
    (B) levoposição
    (C) dextrocardia
    (D) dextroposição

75. O coração pode estar deslocado para o lado direito do tórax por causa de todas as opções a seguir, *exceto*
    (A) insuficiência da válvula AV direita (tricúspide)
    (B) hérnia diafragmática
    (C) malformação adenomatoide cística
    (D) pulmão direito hipoplásico

76. **Qual é o tipo mais comum de disritmia?**
    (A) taquicardia supraventricular
    (B) taquicardia
    (C) *flutter* atrial
    (D) contrações atriais prematuras

77. **Se a taquicardia supraventricular for sustentada, a qual anomalia ela pode levar?**
    (A) coração direito hipoplásico
    (B) coração esquerdo hipoplásico
    (C) oligo-hidrâmnio
    (D) hidropsia

78. **Qual tipo de disritmia transitória pode ser causado pela pressão do transdutor?**
    (A) contrações atriais prematuras
    (B) *flutter* atrial
    (C) bradicardia
    (D) taquicardia

79. **Qual das descrições a seguir mostra um bloqueio cardíaco de segundo grau de 3:1?**
    (A) duas contrações atriais para cada contração ventricular
    (B) três contrações atriais para cada contração ventricular
    (C) duas contrações ventriculares para cada contração atrial
    (D) três contrações ventriculares para cada contração atrial

80. **Qual opção a seguir não está associada ao bloqueio cardíaco completo?**
    (A) *Chordae tendineae* (NA)
    (B) defeito septal atrial
    (C) tumores cardíacos
    (D) polisplenia

Respostas e Explicações

Ao final de cada resposta explicada, há uma combinação numérica entre parênteses. O primeiro número identifica a fonte de referência; o segundo número (ou grupo de números) indica a página (ou páginas) em que a informação relevante pode ser encontrada.

1. **(B)** Um ecocardiograma fetal deverá começar sempre determinando-se a posição do feto. Feito isto, o *situs* (posição do coração e do estômago) e as estruturas cardíacas podem ser precisamente identificados. (*Guia de Estudo: 469*)

2. **(B)** Na projeção subcostal de quatro câmaras todas as quatro câmaras podem ser identificadas junto com os septos interventriculares e interatriais. Esta projeção é a melhor para avaliar ASDs e VSDs, pois os septos ficam perpendiculares ao transdutor. As projeções de eixo longo são importantes para determinar a posição apropriada dos tratos de saída. (*Guia de Estudo: 470*)

3. **(D)** Quando as válvulas são insuficientes, o fechamento completo dessas válvulas não ocorre. Portanto, o sangue flui de volta e pode ser detectado com Doppler pulsado proximal à válvula. (*Guia de Estudo: 474*)

4. **(A)** A projeção de quatro câmaras do coração *não* exclui todas as anomalias. Para aumentar a chance de identificar anormalidades, devemos obter os tratos de fluxo de saída. As projeções de eixo longo da aorta e da artéria pulmonar deverão ser visualizadas "cruzando-se". (*Guia de Estudo: 467*)

5. **(C)** As disritmias envolvem átrios e ventrículos. Um batimento atrial e uma resposta ventricular podem ser avaliados se o cursor do modo M for colocado tanto pelos átrios quanto pelos ventrículos. (*Guia de Estudo: 469*)

6. **(A)** Os fluxos sanguíneos do átrio direito para o átrio esquerdo. O retalho foraminal se abre para o átrio esquerdo. (*Guia de Estudo: 474*)

7. **(D)** O bloqueio cardíaco completo está associado às mães portadoras de lúpus. As mães diabéticas têm mais probabilidade de darem à luz bebês com doença cardíaca congênita, VSDs, ventrículo direito com saída dupla, cardiomiopatias e tronco arterioso. O citomegalovírus está associado à cardiomiopatia dilatada. (*Guia de Estudo: 467*)

8. **(B)** As trissomias 13 e 18 estão associadas a defeitos cardíacos quase em 100% dos casos. A trissomia 21 tem de taxa de defeitos de 40 a 50%. (*Guia de Estudo: 468*)

9. **(C)** Os recursos Doppler pulsado e colorido e o modo M são ferramentas essenciais para o ecocardiograma fetal. Apesar de o Power Doppler ter sensibilidade mais alta, ele tem artefatos de *flash* aumentados e não pode determinar a direção do fluxo. (*Guia de Estudo: 467*)

10. **(D)** Os defeitos cardíacos congênitos ocorrem em 1/100 nascimentos vivos. (*Guia de Estudo: 467*)

11. **(B)** Os defeitos septais ventriculares são os defeitos cardíacos mais comuns e ocorrem em aproximadamente 20 a 57% dos casos de defeito cardíaco. (*Guia de Estudo: 475*)

12. **(B)** Na projeção subcostal de quatro câmaras os septos ficam perpendiculares aos transdutor; portanto, é mais provável a identificação de um defeito. Na projeção apical de quatro câmaras, as câmaras são identificadas, mas os septos ficam paralelos ao transdutor. Nessa posição, observa-se com frequência um pseudodefeito. (*Guia de Estudo: 470*)

13. **(C)** O ecocardiograma fetal deverá ser realizado entre 18 e 22 semanas. Antes dessa época o coração é pequeno demais para ser visualizado com precisão. Após 22 semanas artefatos das estruturas ósseas e volume reduzido de fluido dificultam a avaliação. (*Guia de Estudo: 467*)

14. **(A)** O ápice do coração aponta para a esquerda. Isto se chama levocardia. A dextrocardia indica o ápice do coração apontando para a direita. (*Guia de Estudo: 469*)

15. **(B)** O coração se assenta no tórax em um ângulo de aproximadamente 45°. O ângulo, entretanto, pode variar 20° em cada direção (*i. e.* 25°-65°) (*Guia de Estudo: 469*)

16. **(A)** Levocardia é a orientação normal do coração fetal. A dextrocardia ocorre quando o coração está no tórax direito, e o ápice aponta para a direita. Quando o coração está situado na linha média, e o ápice aponta para a linha média, isto é chamado de mesocardia. Dextroposição indica que o coração está no tórax direito, mas o ápice aponta para o lado esquerdo. (*Guia de Estudo: 469*)

17. (C) O coração fetal normal ocupa um terço do tórax do feto. (*Guia de Estudo: 469*)

18. (B) A projeção apical de quatro câmaras é obtida com a projeção transversa do tórax. O coração (ápice) está direcionado para ou para longe do transdutor. Em outras palavras, os septos interventriculares e interatriais correm paralelos ao feixe do transdutor. (*Guia de Estudo: 469*)

19. (D) A projeção apical de quatro câmaras do coração permite a visualização de todas as quatro câmaras, do seu tamanho e das válvulas AV esquerda (mitral) e direita (tricúspide) O septo ventricular não é muito bem visualizado, pois ele fica paralelo ao transdutor. (*Guia de Estudo: 469*)

20. (D) Uma vez obtida a projeção subcostal de quatro câmaras, o transdutor pode ser girado em direção ao ombro direito do feto. A primeira projeção visualizada será de eixo longo da aorta (trato de fluxo de saída do ventrículo esquerdo) Se a rotação continuar, o eixo longo da artéria pulmonar será visualizado (trato de fluxo de saída do ventrículo direito). A projeção de eixo curto dos ventrículos será visualizada a seguir. Esta projeção da aorta com a artéria pulmonar cruzando por cima completa a rotação. (*Guia de Estudo: 470*)

21. (B) O cruzamento dos grandes vasos deverá ser documentado. Se eles correrem paralelos, isto poderá indicar transposição de grandes vasos. O tronco arterioso ocorre quando um vaso surge do ventrículo. Quando ambos os vasos surgem do ventrículo direito, isto se chama ventrículo direito de saída dupla. (*Guia de Estudo: 471*)

22. (C) A faixa moderadora está localizada no ventrículo direito. Isto pode ajudar na determinação do *situs*, especialmente quando houver transposição congenitamente corrigida dos grandes vasos. (*Guia de Estudo: 480*)

23. (D) As projeções subcostais de quatro câmaras, de eixo longo da aorta e de eixo curto dos ventrículos são todas úteis para determinar a doença do septo ventricular. A projeção de eixo curto dos grandes vasos não demonstra esse septo. Ela é, porém, útil para determinar a orientação correta dos grandes vasos. (*Guia de Estudo: 470*)

24. (A) No feto, a artéria pulmonar principal se bifurca em ducto arterioso e artéria pulmonar direita. (*Guia de Estudo: 472*)

25. (D) O arco aórtico não tem a aparência de um taco de hóquei. O arco ductal é nivelado e mais amplo, mais parecido com um taco de hóquei. (*Guia de Estudo: 473*)

26. (B) A maioria das coarctações ocorre bem distal ao sítio, onde o ducto arterioso se insere na aorta. A insuficiência da válvula aórtica é obtida proximal à válvula aórtica. A estenose da aorta ocorre ao nível da válvula aórtica. A insuficiência da válvula pulmonar seria identificada no ventrículo direito, proximal à válvula pulmonar. (*Guia de Estudo: 477*)

27. (C) O arco ductal tem a aparência de taco de hóquei. A artéria pulmonar, ducto arterioso e aorta descendente compõem o arco ductal. (*Guia de Estudo: 473*)

28. (C) A indicação mais comum para a obtenção de um ECG fetal é a história familiar. O risco de defeito cardíaco ocorrendo novamente é mais alto quando a mãe tem o defeito (10-12%). As porcentagens são mais baixas com outros membros da família. (*Guia de Estudo: 467*)

29. (D) As projeções cardíacas subótimas no ultrassom de 12 semanas não são indicação para um ECG fetal. Com 12 semanas, o coração fetal é pequeno, e a visualização das estruturas é difícil. Se o coração continuar subótimo no ultrassom entre 18 e 20 semanas, então o ECG fetal deverá ser realizado. (*Guia de Estudo: 467*)

30. (C) As velocidades de pico só podem ser obtidas com Doppler pulsado. Entretanto, o Doppler colorido pode ajudar a determinar as áreas de maior velocidade ou turbulência. (*Guia de Estudo: 474*)

31. (D) O modo M não é útil para determinar direção de fluxo. O Doppler colorido ou pulsado pode ser usado para determinar a direção. (*Guia de Estudo: 474*)

32. (B) No feto, o sangue oxigenado viaja das veias umbilicais através do ducto arterioso, dando a volta no fígado e penetrando na veia cava inferior. A seguir, o sangue penetra no fígado e se mistura com o sistema porta. Nascido o bebê, o ducto arterioso se fecha e se transforma no ligamento venoso do fígado. (*Guia de Estudo: 474*)

33. (A) As veias pulmonares penetram no átrio esquerdo. O Doppler pulsado ajuda a determinar a direção apropriada e a localização das veias pulmonares. (*Guia de Estudo: 474*)

34. (D) O ângulo Doppler deverá estar o mais perto possível de Zero. Com um ângulo de 90°, o sinal Doppler não pode ser obtido. (*Guia de Estudo: 474*)

35. (D) O portal do Doppler deverá ser pequeno para evitar interferência de outras estruturas e vasos. (*Guia de Estudo: 474*)

36. (A) O sangue flui da placenta para o feto pela veia umbilical. As artérias umbilicais retornam o sangue de volta para a placenta. O ducto venoso é um desvio que permite ao sangue se desviar do fígado. O ducto arterioso desvia o sangue da artéria pulmonar para a aorta descendente. (*Guia de Estudo: 474*)

37. (C) O sangue oxigenado flui da placenta pela veia umbilical. A maior parte desse sangue se desvia do fígado via o ducto venoso e penetra na veia cava inferior (IVC). O sangue desoxigenado das extremidades inferiores viaja em sentido ascendente até a IVC e se mistura com o sangue oxigenado. Este sangue oxigenado e desoxigenado, então, penetra no átrio direito. (*Guia de Estudo: 475*)

38. (D) A veia umbilical não é considerada como uma derivação. Ela carrega sangue da placenta para o feto. O ducto venoso permite que o sangue se desvie do fígado. Ele se fecha logo após o nascimento e se transforma no ligamento venoso no fígado. O forame oval desvia o sangue do átrio direito para o átrio esquerdo. O ducto arterioso é uma derivação entre a artéria pulmonar e a aorta descendente. Ele também se fecha logo após o nascimento e se transforma no ligamento arterioso. O fechamento do ducto arterioso altera a pressão no coração. Após o nascimento, a pressão é mais alta no lado esquerdo do coração, provocando o fechamento do forame oval. (*Guia de Estudo: 475*)

39. (D) O modo M não é muito útil para a identificação de um defeito septal ventricular no feto. Ele é útil para determinar a frequência e o ritmo cardíacos, o tamanho da câmara e a espessura da parede. (*Guia de Estudo: 474*)

40. (A) O defeito septal atrioventricular é o desenvolvimento anormal do septo interatrial, do septo interventricular e das válvulas atrioventriculares (tricúspide e mitral). (*Guia de Estudo: 476*)

41. (A) Na síndrome do coração esquerdo hipoplásico (HLHS) ocorre redução do fluxo sanguíneo para dentro ou para fora do ventrículo. A redução no fluxo resulta no subdesenvolvimento do ventrículo. (*Guia de Estudo: 476*)

42. (D) Uma vez que a HLHS afete o coração esquerdo, as válvulas AV esquerda (mitral) e direita (tricúspide) podem ser anormais. (*Guia de Estudo: 476*)

43. (A) Na HLHS o fluxo através da aorta ascendente pode estar ausente ou reverso. Isto é causado porque o fluxo de sangue volta para trás pelo ducto arterioso e para dentro da aorta ascendente. (*Guia de Estudo: 476*)

44. (C) Os defeitos septais atrioventriculares estão associados à polisplenia em cerca de 30% dos casos. (*Guia de Estudo: 476*)

45. (C) Aproximadamente 78% dos AVSDs estão associados à síndrome de Down (trissomia 21). (*Guia de Estudo: 476*)

46. (B) O defeito septal ventricular isolado tem prognóstico melhor. Na anomalia de Ebstein, o deslocamento da válvula AV direita (tricúspide) pode levar a um átrio direito dilatado, atresia ou estenose pulmonar e cardiomegalia. O tronco arterioso tem prognóstico pior, quando não tratado. Quando tratado, ainda ocorre mistura de sangue oxigenado e desoxigenado. Se a coarctação da aorta permanecer sem tratamento, poderá ser fatal. (*Guia de Estudo: 475*)

47. (A) A síndrome do coração esquerdo hipoplásico tem o pior prognóstico. Quando não tratada, é uniformemente fatal. O prognóstico é ruim por causa do tamanho mínimo do coração esquerdo, da válvula AV esquerda (mitral) hipoplásica e aorta ascendente. A síndrome do coração direito hipoplásico, porém, tem prognóstico melhor com taxa de sobrevivência de aproximadamente 25%. A estenose leve da aorta e o defeito septal atrial isolado são tratáveis e apresentam bom prognóstico. (*Guia de Estudo: 476*)

48. (B) Na síndrome do coração direito hipoplásico a artéria e a válvula pulmonares podem ser pequenas ou atréticas. A aorta e as veias pulmonares não são afetadas por essa síndrome, uma vez que são estruturas localizadas do lado esquerdo. (*Guia de Estudo: 477*)

49. (D) Quando uma válvula é estenótica, a velocidade aumentará distal a essa válvula. O portal de amostra pode ser colocado proximal à válvula para determinar a regurgitação valvular. (*Guia de Estudo: 474*)

50. (C) Com a redução de tamanho e de fluxo através do lado direito do coração, observa-se fluxo reduzido por toda a artéria pulmonar. (*Guia de Estudo: 477*)

51. (A) O coração univentricular tem dois átrios e um ventrículo. Com frequência, na presença dessa anormalidade, ocorre transposição dos grandes vasos que saem desse ventrículo único. (*Guia de Estudo: 477*)

52. (A) No quadro de coração univentricular, observamos duas válvulas atrioventriculares. Entretanto, uma geralmente é atrética, indicando atresia da tricúspide ou da mitral. Esta atresia não está relacionada com o coração univentricular, mas é considerada como uma doença separada. A estenose pulmonar, asplenia ou polisplenia estão todas associadas ao coração univentricular. (*Guia de Estudo: 477*)

53. (C) Coarctação é o estreitamento da aorta. É difícil diagnosticar esse quadro *in utero*. (*Guia de Estudo: 477*)

54. **(D)** Cerca de 98% das coarctações ocorrem entre a artéria subclávia esquerda e o ducto arterioso. (*Guia de Estudo: 477*)

55. Com frequência, é difícil visualizar uma coarctação da aorta *in utero*. Um estreitamento do vaso ou velocidades aumentadas na aorta podem ajudar a confirmar o diagnóstico. (*Guia de Estudo: 477*)

56. **(A)** A coarctação da aorta é vista com mais frequência na síndrome de Turner. (*Guia de Estudo: 477*)

57. **(C)** A anomalia de Ebstein é um defeito cardíaco do lado direito. A válvula AV direita (tricúspide) está deslocada para baixo. (*Guia de Estudo: 478*)

58. **(A)** O uso materno de lítio tem sido associado à anomalia de Ebstein. (*Guia de Estudo: 478*)

59. **(D)** Os quatro critérios para a tetralogia de Fallot são: defeito septal ventricular, aorta cavalgando, estenose pulmonar e hipertrofia ventricular direita. (*Guia de Estudo: 478*)

60. **(C)** A hipertrofia ventricular direita pode não ser visualizada *in utero* por causa da presença de derivações fetais. Um defeito septal atrial não é defeito associado à tetralogia de Fallot. (*Guia de Estudo: 478*)

61. **(D)** Defeitos septais ventriculares estão presentes no quadro de tronco arterioso. Este defeito é cavalgado por um vaso único. (*Guia de Estudo: 479*)

62. **(A)** No tronco arterioso, um único vaso surge do coração. As artérias pulmonares então se ramificam a partir desse vaso. (*Guia de Estudo: 479*)

63. **(B)** Transposição de grandes vasos congenitamente corrigida ocorre, quando os vasos são trocados. A aorta surge do ventrículo direito no lado esquerdo e acompanha o curso normal em direção ao lado esquerdo. No tronco arterioso, o arco aórtico do lado direito é observado em cerca de 25-30% dos casos. A tetralogia de Fallot tem o arco aórtico do lado direito em 25% dos casos. Com o *situs inversus* do tórax, toda a anatomia acima do diafragma estará transposta. (*Guia de Estudo: 478-480*)

64. **(B)** Tronco arterioso e tetralogia de Fallot aparecem similares na ultrassonografia. Os dois quadros têm um único vaso, cavalgando um defeito septal ventricular. Entretanto, o tronco arterioso ocorre, quando as artérias pulmonares surgem desse vaso único, enquanto na tetralogia de Fallot a artéria pulmonar surge do ventrículo direito. Os vasos de um coração univentricular estão frequentemente transpostos. (*Guia de Estudo: 478, 479*)

65. **(C)** Com a transposição completa dos grandes vasos, os grandes vasos surgem do coração em modelo paralelo; portanto, a projeção normal de eixo curto dos grandes vasos não pode ser obtida. Um coração normal de quatro câmaras pode ser identificado. Isto reforça o ponto de por que os tratos de fluxo de saída deverão sempre ser obtidos. (*Guia de Estudo: 479*)

66. **(A)** Com a transposição completa dos grandes vasos, os átrios, ventrículos e válvulas estão no local apropriado. A aorta surge do ventrículo direito, e a artéria pulmonar surge do ventrículo esquerdo. Este quadro difere da transposição dos grandes vasos congenitamente corrigida. Na transposição congenitamente corrigida, o átrio direito está conectado ao ventrículo esquerdo, e o átrio esquerdo, ao ventrículo direito. A aorta surge do ventrículo direito do lado esquerdo, e a artéria pulmonar surge do ventrículo esquerdo do lado direito. A identificação da faixa moderadora no ventrículo direito ajuda no diagnóstico de transposição dos grandes vasos congenitamente corrigida. (*Guia de Estudo: 479*)

67. **(D)** A faixa moderadora estará sempre localizada no ventrículo direito. Na transposição dos grandes vasos congenitamente corrigida, o ventrículo direito está localizado do lado esquerdo do tórax. (*Guia de Estudo: 480*)

68. **(D)** Na transposição congenitamente corrigida, o átrio direito está conectado ao ventrículo esquerdo, e o átrio esquerdo, ao ventrículo direito. A aorta surge do ventrículo direito do lado esquerdo, e a artéria pulmonar surge do ventrículo esquerdo do lado direito. A identificação da faixa moderadora no ventrículo direito ajuda no diagnóstico de transposição dos grandes vasos congenitamente corrigida. Com a transposição completa dos grandes vasos, os átrios, ventrículos e válvulas estão no local apropriado. A aorta surge do ventrículo direito, e a artéria pulmonar surge do ventrículo esquerdo. (*Guia de Estudo: 480*)

69. **(A)** Quando as projeções de eixo longo da aorta e da artéria pulmonar são obtidas, os grandes vasos serão visualizados, surgindo do ventrículo direito. As projeções de quatro câmaras do coração não demonstrarão um ventrículo direito de saída dupla. (*Guia de Estudo: 480*)

70. **(C)** Um ventrículo direito de saída dupla ocorre, quando os dois grandes vasos surgem do ventrículo direito e correm paralelos um ao outro. (*Guia de Estudo: 480*)

71. **(C)** As veias pulmonares drenam normalmente para o átrio esquerdo. Na presença de uma conexão pulmonar venosa totalmente anormal, todas as quatro veias pulmonares drenarão para o átrio direito ou para outras estruturas venosas. (*Guia de Estudo: 480*)

72. **(D)** Das opções listadas, a síndrome do coração esquerdo hipoplásico seria o diagnóstico mais provável *in utero* somente com a projeção de quatro câmaras do coração. Todos os outros quadros listados podem ser diagnosticados com investigação cuidadosa dos tratos de fluxo de saída. (*Guia de Estudo: 476*)

73. **(B)** A levocardia intensa é definida como o ápice do coração apontando para a esquerda em um ângulo maior que o normal de 45°±20°. Este quadro é visto com frequência na anomalia de Ebstein ou em outras lesões cardíacas que causam dilatação do lado direito. (*Guia de Estudo: 481*)

74. **(C)** A dextrocardia é a posição do coração do lado direito do tórax, com o ápice do coração apontando para a direita. Levocardia é a posição normal do coração. Levocardia intensa é definida como o ápice do coração apontando para a esquerda em um ângulo maior que o normal de 45°±20°. Dextroposição é o coração do lado direito do tórax, mas com o ápice apontando para a esquerda. (*Guia de Estudo: 481*)

75. **(A)** A hérnia diafragmática e a malformação adenomatoide cística podem empurrar o coração para o lado direito do tórax. O pulmão direito hipoplásico forma um espaço potencial no lado direito para o qual o coração pode se mover. A insuficiência da tricúspide não causará posição ou eixo cardíacos anormais. (*Guia de Estudo: 481*)

76. **(D)** A disritmia mais comum são as contrações atriais prematuras (PACs), que podem ser causadas pelo uso materno de cafeína, cigarros ou álcool ou ainda por um retalho foraminal redundante, A maioria das PACs se resolve no parto. (*Guia de Estudo: 482*)

77. **(D)** A taquicardia supraventricular (SVT) ocorre quando a frequência cardíaca do feto está entre 180-280 bpm e existe também a concordância atrial-ventricular. Se a SVT permanecer durante toda a gravidez, poderá ocorrer hidropsia ou morte do feto. (*Guia de Estudo: 482*)

78. **(C)** A pressão do transdutor poderá levar à bradicardia. Quando a pressão é liberada, a frequência normal será restaurada. (*Guia de Estudo: 482*)

79. **(B)** O bloqueio cardíaco de segundo grau de 3:1 ocorre quando temos três contrações atriais para cada contração ventricular. (*Guia de Estudo: 482*)

80. **(A)** Defeitos septais atriais, tumores cardíacos e polisplenia estão todos associados ao bloqueio cardíaco completo. *Chordae tendineae* são tendões semelhantes a cordas que ligam os músculos papilares à válvula AV direita (tricúspide). (*Guia de Estudo: 482*)

10

Ultrassonografia de Mama

Lawrence E. Mason

Guia de Estudo

INTRODUÇÃO

Há muitos anos, a ultrassonografia de mama vem sendo uma ferramenta importante no tratamento de transtornos mamários. Mais recentemente, seu papel no exame minucioso de transtornos da mama se tornou mais definido, à medida que os avanços tecnológicos aperfeiçoaram as resoluções espacial e temporal. Hoje, o *American College of Radiology* exige que uma instituição de investigação mamária por imagens ofereça a ultrassonografia de mama para consideração de acreditação. Sem os efeitos potencialmente perigosos da radiação ionizante, o papel da ultrassonografia no imageamento da mama continuará a evoluir em paralelo ao avanço tecnológico.

EPIDEMIOLOGIA DO CÂNCER DE MAMA[1]

Como ultrassonografistas e médicos, nosso papel principal é o de oferecer nossos melhores esforços para educar as pacientes na detecção de transtornos da mama, ou seja, câncer de mama. Com exceção do câncer de pele, o câncer de mama é o mais comum entre as mulheres. A chance de desenvolver câncer de mama invasivo em algum momento na vida de uma mulher é de cerca de 1 em 8 (13% da população feminina).[1] Atualmente, há 2 milhões de sobreviventes de câncer de mama nos EUA. As mulheres que vivem na América do Norte têm a mais alta taxa desse transtorno no mundo.

INDICAÇÕES PARA A ULTRASSONOGRAFIA DA MAMA

O US da mama é usado como adjunto à mamografia e ao exame físico. As indicações mais comuns para a realização de ultrassom são a presença de massa palpável ou a descoberta de qualquer anormalidade na mamografia. O ultrassom é útil para determinar se a massa é cística ou sólida, o que ajuda a determinar o tratamento. A orientação por US para aspirações e biópsias também é uma indicação. Além disso, o ultrassom é o primeiro estudo por imagem na avaliação de massa na mama em gestantes ou mulheres em amamentação, com menos de 30 anos de idade e naquelas submetidas à mastectomia com queixa de dor no lado da operação.

As indicações para ultrassom de mama incluem:

- Identificação e caracterização de anormalidades palpáveis
- Identificação e caracterização de achados clínicos e mamográficos
- Orientação para procedimentos
- Acompanhamento de um achado a partir de IRM de mama ou de outro exame de mama

QUALIFICAÇÕES DO EXAMINADOR

Todos os examinadores que executam exames de US de mama, incluindo aqueles que ajudam os médicos em procedimentos de biópsias de mama orientados por ultrassom, são encorajados a reunir critérios mínimos (Tabela 10-1).[2]

Quando a ultrassonografia da mama é realizada por um examinador experiente, as pacientes com queixas relacionadas com a mama podem ser apropriadamente triadas para acompanhamento clínico, biópsia ou encaminhamento à cirurgia, conforme o necessário. Entretanto, a detecção de câncer de mama e de transtornos da mama é uma tarefa assustadora para o ultrassonografista inexperiente, e a responsabilidade pela detecção desses transtornos não fica exclusivamente nos ombros desse profissional. A função primária do ultrassonografista é documentar as regiões anatômicas limitadas da mama com conhecimento da anatomia normal. Ao desempenhar esse papel o ultrassonografista deverá ser capaz de levar à atenção do médico as áreas de interesse que exijam avaliação mais detalhada. Na maioria dos casos, uma ultrassonografia de mama exigirá correlação dos achados ultrassonográficos com os achados clínicos e mamográficos antes de a paciente deixar o recinto. Em geral, será necessária uma interação entre médico e paciente, o que pode incluir imageamento adicional.

TABELA 10-1 • Critérios para Exames de Ultrassom de Mama	
Qualificações	Ultrassonografista ou Técnico em Mamografia: US de Mama
Inicial:	Certificação ARDMS e registro em vigor ou certificação ARRT pós-primária e registro em vigor em ultrassonografia de mama, ou
	Certificação ARRT e registro em vigor (ou licença estadual sem restrições) e qualificação MOSA
	E
	Cinco unidades contínuas de educação (CEUs)/
	Educação médica continuada (CMEs) específica para ultrassom de mama
Experiência contínua	Realização regular de exames ultrassonográficos de mama

Se o examinador acreditar que os achados ultrassonográficos não correspondem com a indicação para o exame (ou seja, o exame foi feito para uma massa de 3 cm em um mamograma, mas observa-se apenas um cisto simples de 1 cm no US), a paciente poderá ser instruída para aguardar até que o médico verifique a concordância dos achados. Como alternativa, a paciente deverá ser instruída a voltar mais tarde com o entendimento de que o exame está incompleto.

O médico não precisa estar presente durante exames de ultrassom de mama, realizados por ultrassonografistas com certificação do *American Registry for Diagnostic Medical Sonography* (ARDMS) ou do *American Registry of Radiologic Technologists* (ARRT) com certificação em ultrassonografia de mama. Entretanto, um médico precisa estar no departamento durante os exames de mama por ultrassom realizados por técnicos da ARRT sem registro avançado nessa especialidade. Em todas as situações, o médico é basicamente responsável para assegurar que as imagens apropriadas sejam obtidas.[2]

EXIGÊNCIAS DO EQUIPAMENTO

O equipamento usado para a prática de ultrassom de mama deverá ter as seguintes características[3]:

1. Transdutor linear de alta resolução em tempo real.
2. Frequência do centro de pelo menos 7 MHz.
3. Zonas focais ajustáveis.

Para a ultrassonografia de mama são exigidos transdutores lineares de banda larga com frequência mínima de centro de 7 MHz. Entretanto, é preferível uma frequência de centro de 10 MHz ou mais. Transdutores na faixa de 7 a 15 MHz são usados para imageamento da mama, e as frequências mais altas ajudam a demonstrar a anatomia do ducto. A banda larga fornece varredura superficial de alta resolução com penetração do feixe a definições profundas de 4 cm ou mais. Na frequência de 7,5 MHz um transdutor linear adequado para imageamento de mama deverá ter penetração de pelo menos 4 cm. Transdutores de frequência mais alta (> 10 MHz) são focalizados à profundidade de 3 cm ou menos, otimizando a resolução de massas superficiais. Embora frequências mais altas sejam mais adequadas para resolver estruturas menores e superficiais, a desvantagem é a atenuação dependente da frequência de tecido mamário mais profundo, que restringe a habilidade do feixe em exibir adequadamente estruturas mamárias mais profundas e detalhes da lesão.

Mesmo com transdutores de alta resolução, o uso de um coxim acústico de reserva melhora, com frequência, a resolução de lesões superficiais próximas ao campo. O uso copioso de gel pode ser mais adequado que os coxins de reserva para a avaliação de lesões superficiais, particularmente daquelas em locais onde as dobras de pele impedem um contorno de superfície plana. As técnicas de imageamentos harmônico e composto também podem ser úteis para tratar artefatos em ultrassonografia de mama. A resolução espacial das imagens ultrassonográficas e do sombreamento de bordas (ou seja, sombreamento de interfaces ecogênicas adjacentes) pode ser melhorada por meio do uso de composição espacial, enquanto o imageamento harmônico pode reduzir os ecos vistos em uma lesão para melhorar a precisão do diagnóstico (ou seja, uma massa cística cheia de fluido aparecerá mais anecoica com o imageamento harmônico).

A habilidade de ajustar a zona focal é importante para a exibição de lesões da mama. Se a zona focal não for apropriadamente definida na porção média da lesão, ecos de artefatos podem ocorrer dentro dos cistos. Isto pode ocorrer apesar da otimização de outras definições.

TÉCNICA

Posicionamento da paciente

Em geral, a paciente é colocada em posição supina com a mão ipsolateral da mama a ser examinada colocada atrás da cabeça. A paciente é, então, girada para uma posição oblíqua posterior contralateral. Isto ajuda a reduzir a espessura da mama e traz as lesões posteriores para mais perto da superfície da pele, reduzindo assim as limitações de um transdutor de alta frequência. Esta técnica de posicionamento é mais eficaz para lesões no tecido lateral, mas também pode ser útil para as lesões no tecido medial. Para avaliação do tecido medial da mama, a colocação do braço ipsolateral da paciente na lateral geralmente otimiza o exame. Rolar a paciente para a posição oblíqua posterior ipsolateral ao lado a ser examinado também pode ser útil para exame do tecido medial, e isto pode ser mais confortável para um exame prolongado.

Avaliação Ultrassonográfica de Lesões Palpáveis

Em geral, as pacientes são encaminhadas para avaliação ultrassonográfica de áreas palpáveis preocupantes. Estas áreas podem ser percebidas pela paciente, mas, quase sempre, elas só são percebidas pelo médico que solicitou o exame. Este cenário cria uma questão para o ultrassonografista, pois ele pode não ser capaz de provocar qualquer preocupação verdadeira do paciente. Por essa razão, recomenda-se que os ultrassonografistas procurem receber documentação gráfica ou por escrito de onde está a área de interesse em relação ao complexo mamilo/areolar (ou seja, a distância a partir do mamilo) e de acordo com a designação "*clock face*" (de relógio) da mama.

Além disso, pode ser necessário que o médico que vai interpretar o exame verifique por exame físico que a área a ser avaliada é a área de interesse. Isto pode exigir um exame físico pelo médico antes de a paciente deixar o departamento. A correlação dos achados de imagem com os achados clínicos é fundamental para assegurar que nenhuma anormalidade passe despercebida.

A técnica de exame de uma lesão palpável não é significativamente diferente daquela de uma lesão não palpável. Para lesões que possam ser apalpadas confiavelmente, o examinador deverá tentar fixar a lesão entre dois dedos. Isto ajudará a reduzir a mobilidade da lesão e melhorar a precisão diagnóstica. Esta técnica é especialmente útil para lesões superficiais, móveis ou subjetivamente pequenas (*i. e.*, < 1 cm). Para lesões dentro da pele, deve-se usar um coxim de reserva ou um volume generoso de gel. Por fim, a zona de foco deverá ser trazida o mais próximo possível da superfície, a profundidade deverá ser minimizada, e a imagem, apropriadamente ampliada.

Além disso, o exame da área de interesse palpável é com frequência facilitado se essa área for localizada por exame físico com a paciente na posição que permita que a lesão seja apalpada com mais facilidade. A paciente poderá, então, ser reposicionada, conforme o necessário. Na avaliação de uma área de interesse palpável, o exame poderá ser realizado com a paciente numa variedade de posições: deitada, em pé e ereta para garantir ao examinador que a área de interesse está sendo realmente avaliada de modo apropriado.

IDENTIFICAÇÃO, ROTULAGEM E DOCUMENTAÇÃO DO EXAME

Cada exame deve anotar em cada imagem[3]:

- O primeiro nome e o(s) sobrenome(s) da paciente (obrigatório)
- Número da identificação e/ou data de nascimento (obrigatório)
- Data do exame (obrigatório)
- Nome e local da instituição
- Designação de mama direita ou mama esquerda
- Localização da lesão ou área de interesse, usando a anotação em face de relógio ou outra coerente, incluindo a distância a partir do mamilo
- Plano de varredura/orientação do transdutor – radial/antirradial; longitudinal/transversa (obrigatório)
- Iniciais (ou ID) do ultrassonografista que executou o exame de ultrassom e/ou do médico que realizou a biópsia

A documentação de massa/lesão exige o seguinte:

- Cada lesão deverá ser notada em dois planos ortogonais, com e sem compasso de calibre
- A dimensão máxima da massa deverá ser medida, assim como a massa em três planos
- A zona focal deverá ser definida para a profundidade da lesão

Todas as anormalidades deverão ser documentadas em dois planos ortogonais. Para a mama, o imageamento e a descrição de lesões nos planos radial e antirradial correlacionam-se com a anatomia ductal da mama, pois ambos possuem um eixo que se irradia a partir do mamilo em modelo semelhante a raios. O uso de imageamentos radial e antirradial com a notação da posição de relógio e a distância a partir do mamilo permite a localização precisa de um achado. A posição de relógio pode ser usada para identificar a localização de uma lesão na mama. É importante lembrar que a face de relógio é superposta, sem reorientação, em ambas as mamas da mesma maneira; por isso a mama direita lateral e a mama esquerda medial correspondem à posição de 9 horas.

A distância da lesão em centímetros em relação ao mamilo também é exigida para a documentação apropriada. Para avaliar a distância do mamilo, a extensão da pegada do transdutor deverá ser conhecida, e uma estimativa da distância do mamilo pode ser avaliada pelo conhecimento da posição do transdutor (*i. e.*, extensões de transdutor de 1,5 a partir do mamilo igualam 9 cm do mamilo, se o transdutor tiver 6 cm de extensão).

Além disso, pelo menos dois conjuntos de imagens de uma lesão deverão ser obtidos: um com e outro sem medições (os compassos escurecem os detalhes marginais). Ao se documentar um exame negativo de uma área de preocupação palpável, deve-se obter uma imagem no local exato da área palpável e nitidamente rotulada para indicar que a imagem corresponde à área palpável. Se o exame de ultrassom estiver sendo realizado para uma lesão-alvo ou anormalidade palpável, o quadrante correspondente da mana deverá ser examinado. Se o exame de pesquisa mamária de toda a mama for realizado, as imagens deverão ser obtidas de todos os quatro quadrantes. As imagens rotuladas com 12, 3, 6 e 9 horas ou de quadrante externo superior, interno superior, interno inferior ou externo inferior são apropriadas.

Documentação de Biópsias Orientadas por Ultrassom

As biópsias realizadas com a ajuda do ultrassom podem ser conduzidas com ou sem um dispositivo que aplique um impulso de força através do tecido mamário para dentro ou através da área de interesse. O mecanismo pelo qual esse dispositivo de biópsia produz esse impulso de força é conhecido como "firing" (disparo, descarga). Com frequência, os dispositivos de biópsia que não apresentam um mecanismo de disparo possuem a habilidade de sugar tecido para uma porção da agulha. Após a sucção de tecido para a agulha, ativa-se um dispositivo de corte que produz, então, uma amostra de tecido. Esses instrumentos são conhecidos como dispositivos de biópsia a vácuo. A documentação necessária das

TABELA 10-2 • Imagens Clínicas Exigidas: Biópsia de Agulha Grossa (A Vácuo e sem Vácuo)	
Dispositivo sem Vácuo	**Dispositivo a Vácuo**
Imagens pré-biópsia da massa em duas projeções ortogonais	Imagens pré-biópsia da massa em duas projeções ortogonais
Imagem pré-disparo de agulha adjacente à lesão no eixo longo.	Ultrassonografia mostrando a agulha adjacente à ou dentro da massa no eixo longo
Imagem pós-disparo da agulha na lesão no eixo longo	

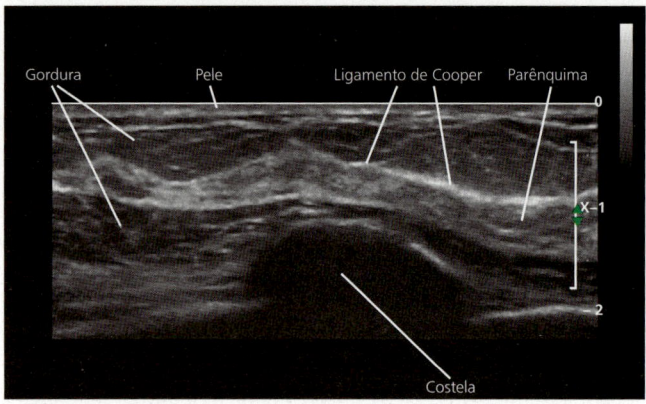

FIGURA 10-1. Ligamentos de Cooper estendendo-se desde o parênquima até a pele. Observe a borda superficial de ecogenicidade na costela e sombra mais profunda associada à calcificação.

imagens difere levemente dependendo do tipo de dispositivo usado para realizar a biópsia (Tabela 10-2).[4]

CORRELAÇÃO DOS ACHADOS

O tamanho e a localização de todas as lesões deverão estar intimamente correlacionados com as anormalidades encontradas no exame físico e outras modalidades de imageamento, na chamada mamografia. Com frequência, os achados ultrassonográficos podem ser notados onde não tenham sido previamente identificados em outras modalidades de imageamento. É importante notar esses achados enquanto se continua a busca por uma anormalidade que possa se relacionar com a razão pela qual o exame foi solicitado. Caso tenha sido um achado de imageamento, a consulta com o radiologista/médico que interpretará o exame será necessária antes de a paciente sair do departamento. Isto ajudará a reduzir o erro de interpretação e diminuirá as demoras no diagnóstico de doenças da mama, ou seja, câncer. Frequentemente, tamanho e localização são as duas características de lesão que mais ajudam em estabelecer a confiança de que o que foi visto sonograficamente se correlaciona com o que é visto em outras modalidades.

ANATOMIA DA MAMA

A mama é um órgão glandular composto principalmente de gordura, tecidos fibroso e glandular com a capacidade de alterar sua composição como resposta a vários fatores. Os estímulos hormonais efetuam as alterações pré-menopausa e a reposição dos elementos glandulares associados ao envelhecimento com tecido gorduroso. Essas mudanças contribuem para a aparência ultrassonográfica variável do tecido mamário nos diferentes estágios de desenvolvimento. A composição fibroglandular da mama é a primeira variável que determina as características de atenuação do tecido mamário.

A estrutura parenquimatosa da mama consiste em 15 a 20 lobos que convergem para o mamilo em uma distribuição radial, semelhante aos raios de uma roda. Um ducto principal, com cerca de 2 mm de diâmetro, drena cada lobo. Tipicamente, entre 5 e 10 ductos principais de coleta se abrem no mamilo.

O suprimento arterial deriva das numerosas ramificações arteriais perfurantes, incluindo as artérias: torácica interna (mamária interna), torácica lateral e as 3ª e 5ª artérias intercostais. A artéria mais medial de todas é a torácica interna (mamária interna).

Anatomia ultrassonográfica da Mama

Pele. A pele é visualizada como duas linhas finas e ecogênicas margeando uma região central hipoecoica (Figs. 10-1 e 10-2). A espessura normal é inferior a 2 mm, mas na porção inferior da mama, na junção da pele inferior da mama e do tórax (prega inframamária) e na região do mamilo (periareolar) ela chega a ter até 3 mm.

Ligamentos de Cooper. Os ligamentos de Cooper são visualizados como linhas finas, discretamente ecogênicas que se irradiam pelo parênquima da mama, estendendo-se em direção à pele (Figs. 10-1 e 10-2). Estes ligamentos ajudam a fixar o parênquima à pele de cobertura e são mais bem visualizados na região subcutânea, onde a gordura hipoecoica ao redor ajuda a mais bem visualizar sua aparência. Esses ligamentos são de difícil visualização dentro do parênquima hiperecoico.

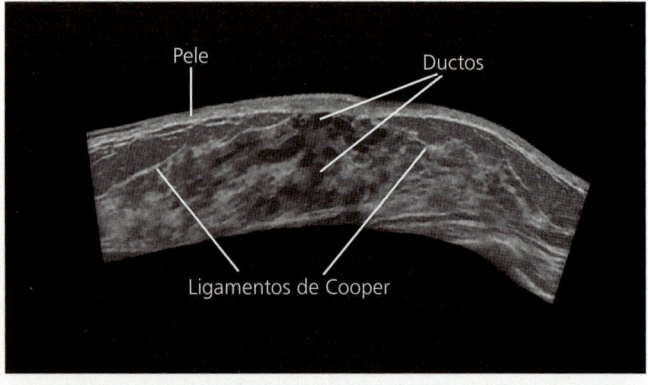

FIGURA 10-2. Ductos proeminentes são normalmente visualizados na região retroareolar.

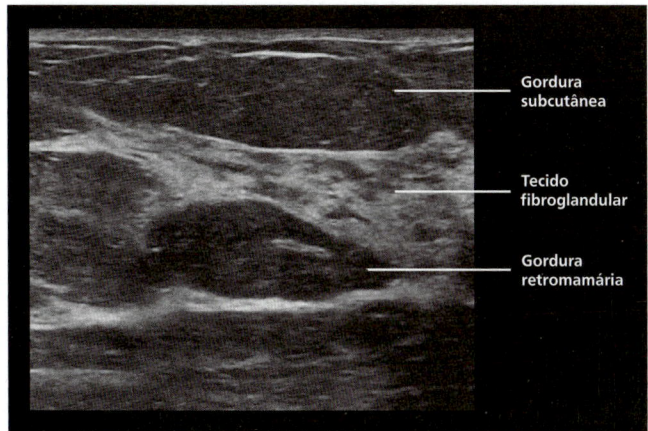

FIGURA 10-3. A aparência típica de gordura (subcutânea e retromamária) e do parênquima.

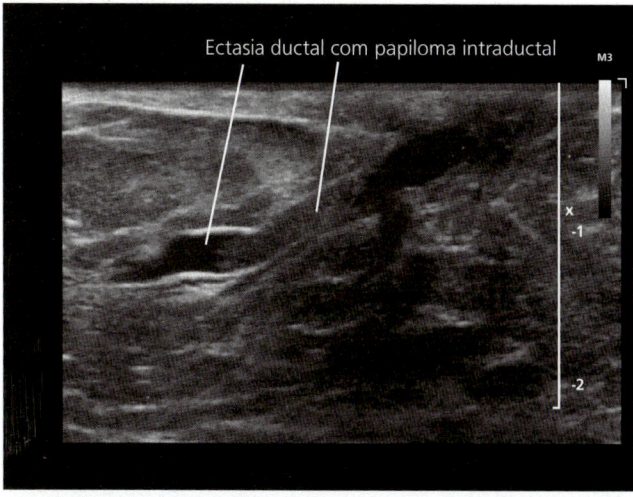

FIGURA 10-5. Ductos dilatados podem ser vistos com anormalidade detectável.

Parênquima da Mama (Tecido Fibroglandular). O parênquima mamário aparece como áreas de ecogenicidade aumentada, localizadas entre as gorduras subcutânea e retromamária (Figs. 10-2 e 10-3). A maior parte do parênquima fica na área profunda ao mamilo e na porção lateral da mama. O tecido fibroglandular geralmente ocupa a maior parte do volume da mama nas mulheres mais jovens e diminui com a idade. A terapia de reposição hormonal em mulheres após a menopausa contribui para a persistência desse tecido dentro da mama.

Ducto. Os ductos são vistos como estruturas tubulares e anecoicas visíveis mais proeminentemente na região embaixo do mamilo, onde medem tipicamente 2-3 mm no diâmetro maior (Fig. 10-2). A ectasia ductal ocorre quando os ductos possuem mais de 3 mm de diâmetro (Fig. 10-4). Eles aumentam de diâmetro como um fenômeno normal durante a gravidez e a amamentação. A avaliação quanto à presença de massa intraductal é indicada na presença de ectasia ductal ou de outras definições (Fig. 10-5).

Gordura. A gordura é vista primariamente nas regiões subcutânea e retromamária (entre o parênquima e a parede torácica) (Figs. 10-2 e 10-3). A definição de ganho da unidade de ultrassom deverá ser estabelecida de modo que a gordura seja hipoecoica com aparência em cinza médio a claro. A quantidade de gordura na mama diminui durante a gestação e a lactação.

Costelas. As costelas aparecem como estruturas hipoecoicas e uma linha ecogênica curvilínea superficial no lado mais próximo aos músculos do tórax e da mama (Fig. 10-1). Um sombreamento acústico posterior acentuado está presente profundo à costela. Com frequência, pode-se observar um foco ecogênico central dentro da costela hipoecoica. As costelas são posicionadas imediatamente profundas aos músculos da parede torácica.

Músculos da Parede Torácica. Os músculos da parede torácica estão localizados profundamente ao tecido mamário e

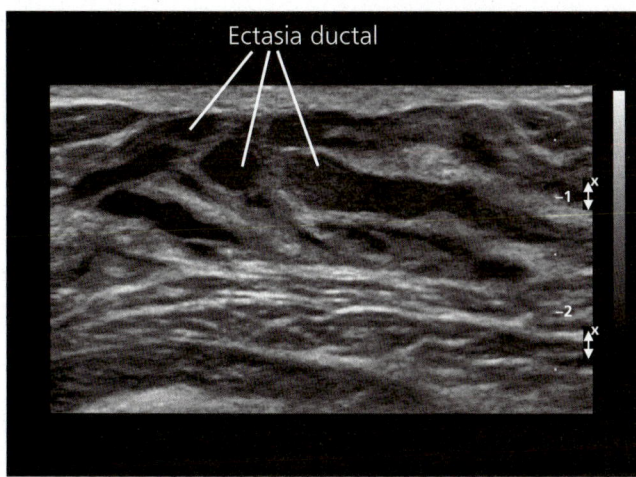

FIGURA 10-4. Ductos dilatados podem ser vistos sem anormalidade detectável.

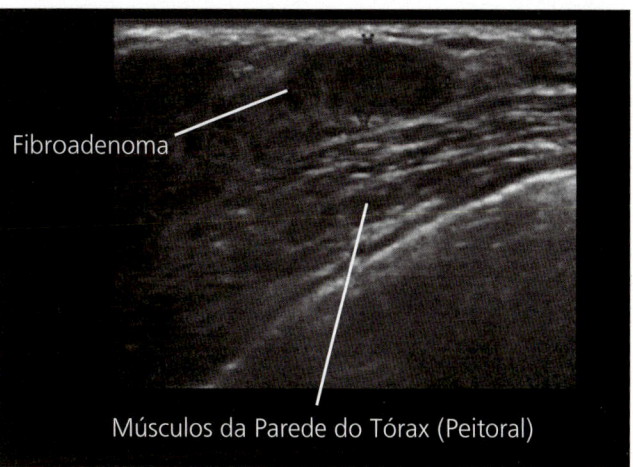

FIGURA 10-6. Aparência típica do músculo peitoral. Observe a massa oval, paralela e circunscrita, comprovada como um fibroadenoma benigno.

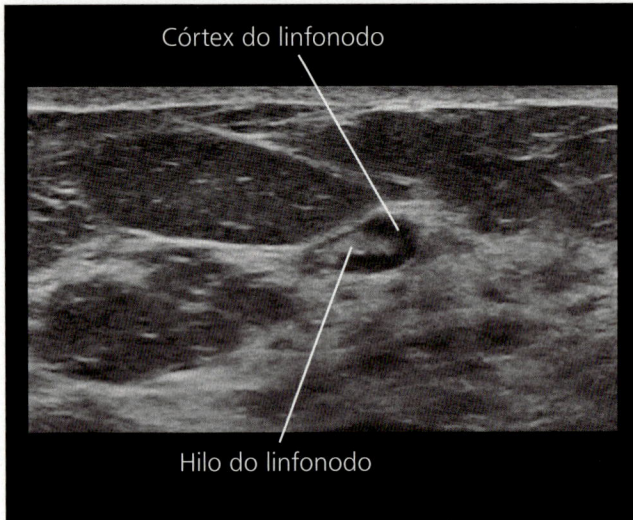

FIGURA 10-7. Esta imagem mostra a aparência típica de um linfonodo intramamário em imageamento em escala de cinza. Observe o formato de feijão do linfonodo com hilo ecogênico e periferia hipoecoica.

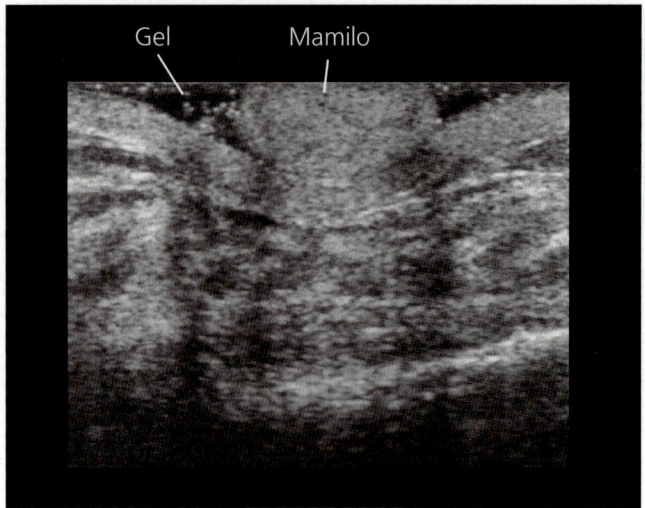

FIGURA 10-9. O imageamento do mamilo sempre exige o uso de um coxim de reserva ou volume copioso de gel.

superficiais às costelas. Morfologicamente, eles são semelhantes a placas e demonstram aparência estriada com ecotextura hipoecoica dominante e linhas ecogênicas internas (Fig. 10-6). A musculatura da parede torácica é composta principalmente dos músculos peitorais que se estendem horizontalmente de uma localização na linha média em direção às axilas.

Linfonodos. Os linfonodos (Fig. 10-7) são estruturas ovais em formato de feijão com periferia (córtex) hipoecoica e região ecogênica central (hilo). Essas estruturas são normais, quando visualizadas na mama, particularmente no quadrante superior externo e na axila. Um espessamento semelhante à massa do córtex periférico, mudança grosseira na forma (*i. e.* tornando-se globular) e ausência de hilo ecogênico são achados anormais. A avaliação com Doppler colorido geralmente leva a um fluxo detectável no hilo, onde os vasos entram e saem do linfonodo (Fig. 10-8).

Mamilo. O mamilo produz, com frequência, um sombreamento acústico posterior distal ao tecido subjacente em circunstâncias normais. O exame apropriado exige um coxim de reserva ou gel abundante para a visualização efetiva (Fig. 10-9).

CARACTERÍSTICAS DA LESÃO

A descrição apropriada das características de uma lesão é fundamental para a comunicação dos achados do exame. Cada característica deverá ser avaliada individualmente. Manter as características separadas em categorias diferentes de descritor ajuda a obter a impressão geral da lesão em questão. Como alternativa, a presença de um descritor suspeito deverá levar a uma avaliação mais completa para assegurar que não haja mais nenhuma outra característica suspeita. Um retrato preciso da lesão em questão é necessário para determinar o tratamento mais apropriado e é comum que uma única característica suspeita provoque a intervenção que pode levar ao diagnóstico de malignidade. Características sugestivas de processos malignos e benignos (Tabelas 10-3 e 10-4),

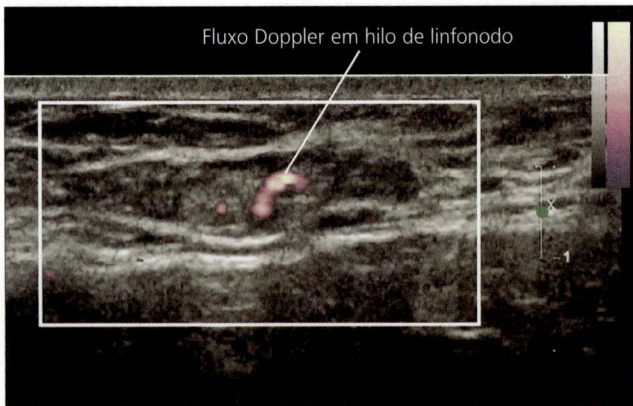

FIGURA 10-8. Esta imagem mostra a aparência típica de um linfonodo intramamário em imageamento com Doppler. Observe o formato em feijão com hilo ecogênico e periferia hipoecoica. A ultrassonografia com Doppler colorido demonstra com frequência um vaso cursando para dentro do hilo.

TABELA 10-3 • Descritores Sugestivos de Malignidade

Categoria	Descritor
Forma	Irregular
Orientação	Não paralela (mais alta que ampla)
Margens	Não circunscritas
Borda da lesão	Halo ecogênico
Aspectos acústicos posteriores	Sombreamento
Tecido ao redor	Alterações no ligamento de Cooper Distorção de arquitetura Edema Espessamento da pele Retração da pele

TABELA 10-4 • Descritores Sugestivos de Benignidade	
Categoria	Descritor
Forma	Redonda Oval
Orientação	Paralela (mais ampla que alta)
Margens	Circunscritas
Aspectos acústicos posteriores	Nenhum/realce
Tecido ao redor	N/A

TABELA 10-5 • Descritores de um Cisto Simples	
Categoria	Descritor
Forma	Redonda Oval
Margens	Circunscritas
Ecogenicidade	Anecoica
Margem da lesão	Interface abrupta
Aspectos acústicos posteriores	Realce
Tecido ao redor	N/A

assim como aquelas que tipicamente descrevem um simples cisto (Tabela 10-5) podem ser encontradas nas tabelas inclusas.

Forma[5]

A forma da lesão pode ser classificada como redonda ou oval (Tabela 10-5). As massas redondas possuem forma esférica ou globular (Fig. 10-10). As massas ovais possuem forma elíptica e

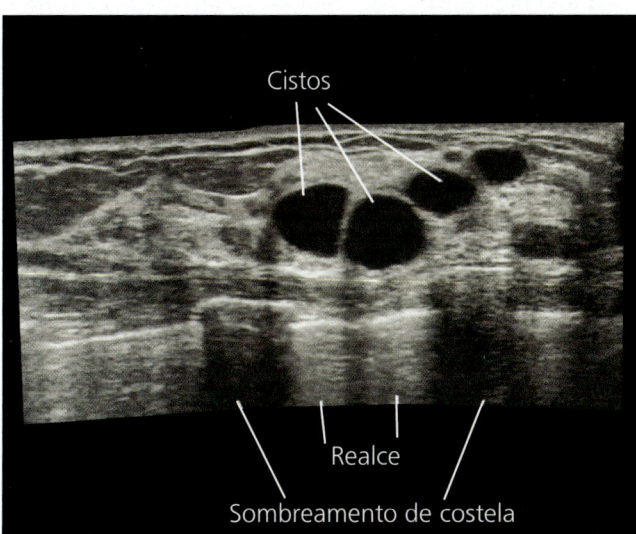

FIGURA 10-10. Massas redondas, circunscritas e anecoicas com realce acústico posterior são vistas nesta imagem e representam cistos.

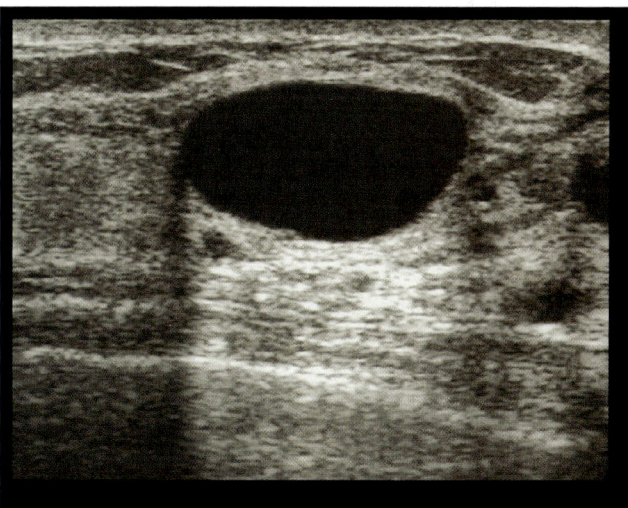

FIGURA 10-11. Massa anecoica, oval e circunscrita com transmissão realçada e realce acústico distal.

podem ter duas ou três ondulações suaves (Fig. 10-11). Todas as outras massas são caracterizadas como irregulares.

Orientação[5]

A orientação paralela (Fig. 10-13) descreve uma massa que tem sua dimensão mais extensa paralela à pele, ou seja, mais larga que alta. A orientação não paralela descreve a massa, cujo eixo longo não é paralelo à pele, ou seja, mais alto que amplo; isto inclui as lesões redondas.

Margens[5]

A massa descrita como circunscrita é aquela cujas margens são bem definidas e agudas com transição abrupta entre a massa e o tecido adjacente. As margens da massa não circunscrita podem ser descritas como indistintas (demarcação obscura com o tecido ao redor), angulares (cantos agudos com tecido adjacente), microlobuladas (aparência recortada) ou em espiga (linhas agudas projetando-se da massa) (Fig. 10-12).

Limite da Lesão[5]

A presença de uma zona de transição ecogênica interposta entre a massa e o tecido adjacente é conhecida como "halo ecogênico" (Fig. 10-12). A ausência dessa zona sugere a presença de uma interface abrupta (Figs. 10-11 e 10-13).

Ecogenicidade[5]

O termo anecoico define a massa sem quaisquer ecos internos (Fig. 10-11). Hiperecoico é o termo que descreve uma massa cujo interior tem elementos com ecogenicidade aumentada em relação à gordura ou ecogenicidade similar àquela de tecido fibroglandular (Fig. 10-14). Isoecoico é o termo que descreve a massa com ecogenicidade similar à da gordura, enquanto hipoecoica é a massa com ecos internos de nível baixo que são menores que os

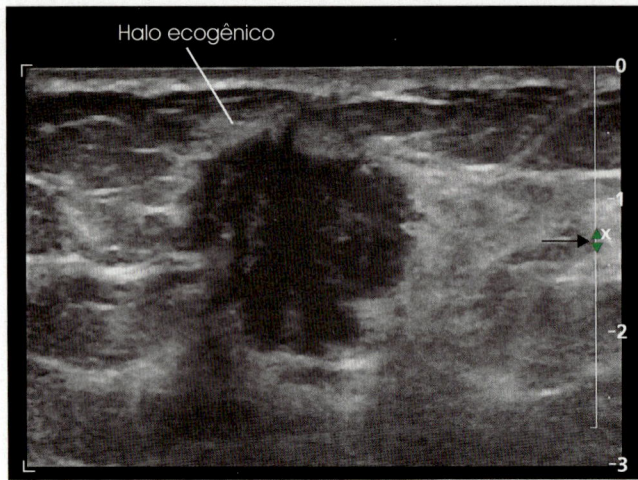

FIGURA 10-12. Visualização de massa complexa e irregular, com margens em espiga e angulares e halo ecogênico. Observe a zona focal (seta negra à direita da imagem) posicionada no centro da massa. Este era um câncer invasivo.

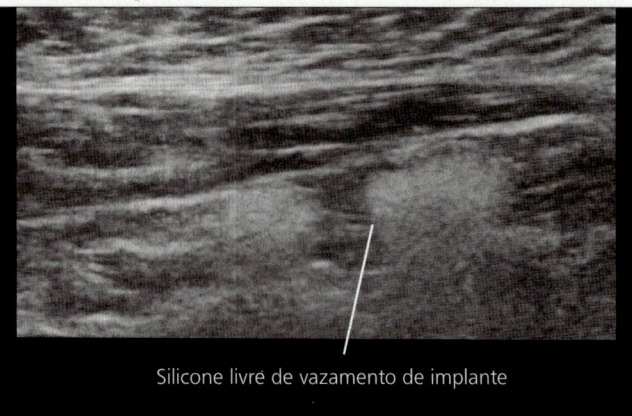

FIGURA 10-14. Pode-se observar silicone livre em linfonodos axilares ou intramamários ou em tecido da mama. A visualização das estruturas embaixo dos linfonodos cheios de silicone é insatisfatória.

da ecogenicidade da gordura (Fig. 10-13). Complexa é a massa com componentes tanto anecoicos quanto hipo-/iso-/hiperecoicos (Fig. 10-12).

Aspectos Acústicos Posteriores[5]

Se houver ecogenicidade aumentada do tecido profundo à massa, a isso dá-se o nome de realce acústico posterior (Figs. 10-10 e 10-11). Uma redução em ecogenicidade do tecido profunda à massa (não incluindo o tecido profundo às bordas da massa) é denominada de sombreamento acústico posterior. Algumas lesões não demonstram aspectos acústicos posteriores, e outras demonstram uma combinação desses aspectos.

Tecido ao redor[5]

A dilatação dos ductos (ectasia ductal, Fig. 10-4) ou alterações no padrão de ramificação podem ser observadas com certos processos. Além disso, alterações no ligamento de Cooper podem-se manifestar como um aumento na espessura ou ruptura, especialmente na presença de um processo inflamatório. Como a mama retém fluido, o edema pode-se manifestar como linhas hipoecoicas em ramificação por toda a mama aumentada (Fig. 10-15). A ruptura dos planos anatômicos normais é chamada de distorção de arquitetura (Fig. 10-16) e pode ser geralmente visualizada em malignidades e em casos pós-cirúrgicos. O espessamento da pele (Fig. 10-15), seja ele focal ou difuso, também é digno de nota, pois evidencia a retração da pele em que a superfície cutânea pode ter aparências irregular e repuxada.

Calcificações[5]

As calcificações (Fig. 10-17) são, com frequência, difíceis de se visualizar e caracterizar com ultrassom. Elas aparecem como focos ecogênicos, cuja habilidade de produzir sombreamento acústico posterior depende principalmente do tamanho. As calcificações > 0,5 mm de diâmetro são chamadas de macrocalcificações, e

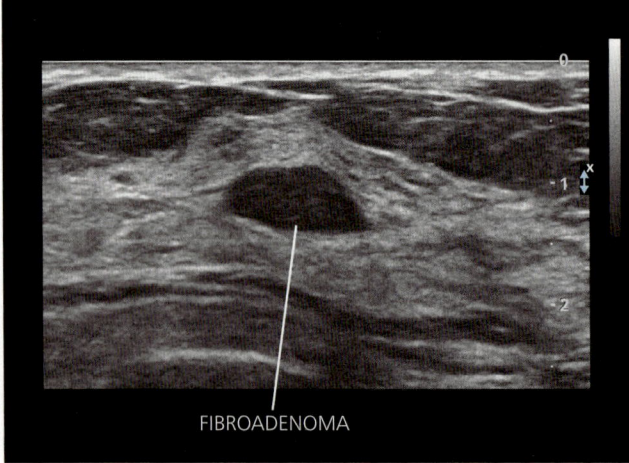

FIGURA 10-13. Observe-se a massa oval, circunscrita, paralela e hipoecoica demonstrada nessa imagem. Não se observa qualquer anormalidade do tecido ao redor. Este era um fibroadenoma benigno.

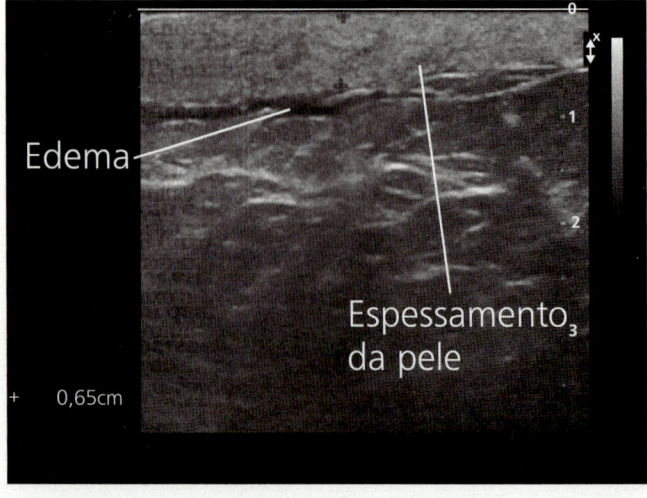

FIGURA 10-15. Nesta imagem a pele está espessada, e observa-se fluido por baixo da superfície da pele.

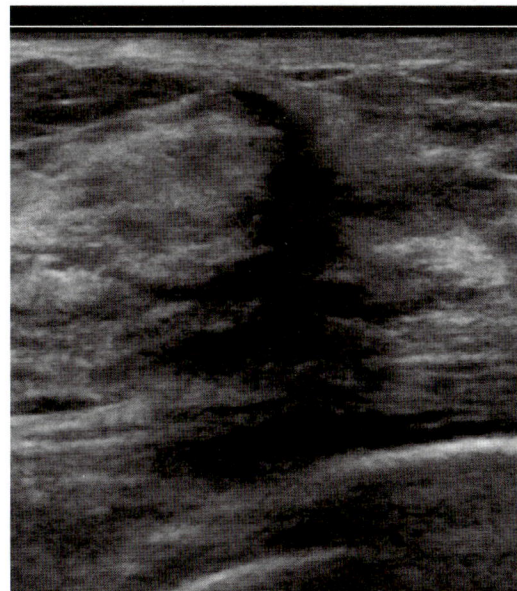

FIGURA 10-16. Cicatriz pós-cirúrgica da mama. Esta imagem mostra distorção do tecido com aparência irregular hipoecoica por causa de uma cicatriz cirúrgica.

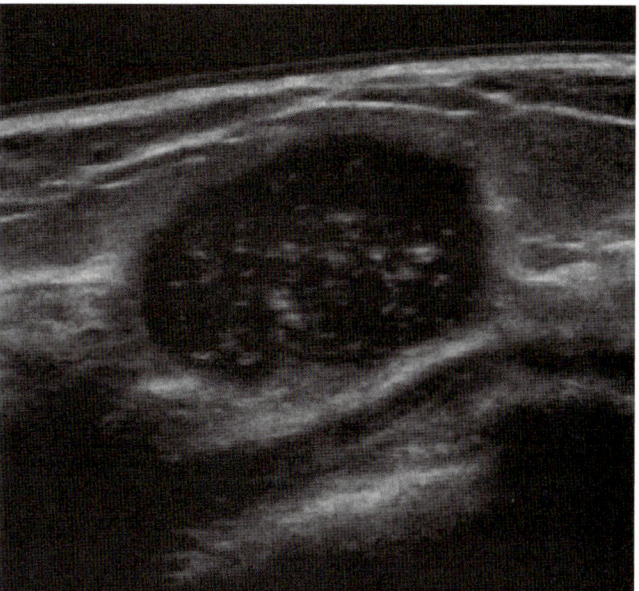

FIGURA 10-18. Cisto de mama complicado. Nessa massa significativamente anecoica são vistos múltiplos focos hiperecoicos, tudo representando um cisto complicado.

aquelas medindo < 0,5 mm de diâmetro são as microcalcificações. Caso as calcificações sejam visualizadas, é importante notar se elas são vistas em associação a uma massa.

Casos Peculiares[5]

Os microcistos aglomerados têm a aparência de um cacho de finos focos anecoicos com > 2-3 mm de diâmetro com finas (< 0,5 mm de espessura) septações intervenientes e sem conteúdo sólido. Os cistos complicados (Fig. 10-18) caracterizam-se mais frequentemente como massas com ecos internos homogêneos e de baixo nível que podem ter níveis de fluido-fluido que mudam com as alterações na posição da paciente. As massas dentro da ou sobre a pele incluem os cistos de inclusão sebáceos ou epidérmicos; estes são frequentemente vistos como entidades pelo menos contíguas à derme. As linhas ecogênicas da pele podem se separar para incluir uma porção da massa, confirmando assim a localização da massa dentro da pele. Corpos estranhos como grampos cirúrgicos, marcadores de biópsia, implantes (Fig. 10-19) ou material de implante extrudado, como silicone, deverão ser descritos. Grampos cirúrgicos e marcadores de biópsia aparecem como focos ecogênicos discretos com sombreamento acústico posterior variável e basicamente dependente do tamanho. O silicone extrudado tem aparência típica de "sombreamento sujo" ou "tempestade de areia" e pode ser visto em linfonodos regionais (Fig. 10-14).

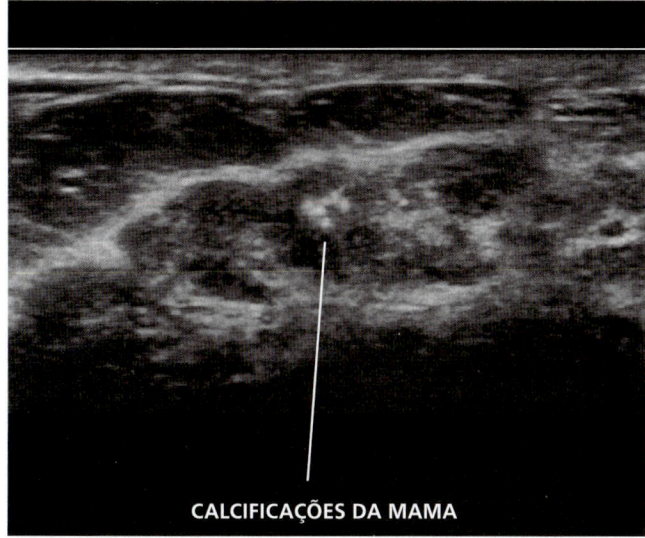

FIGURA 10-17. Focos ecogênicos discretos vistos nesta imagem e representando calcificações.

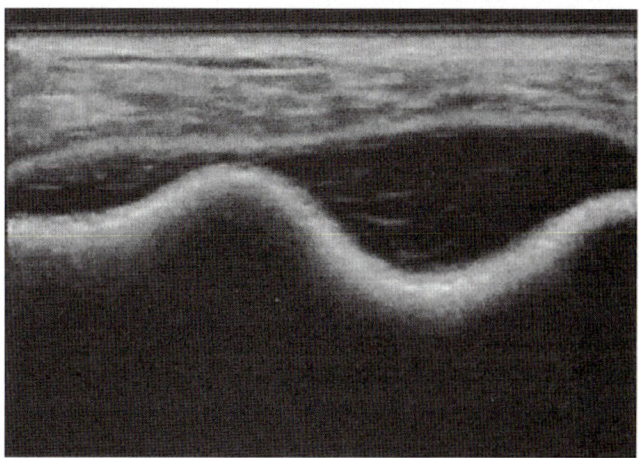

FIGURA 10-19. A cápsula de um implante de mama intacto recoberta com fluido extracapsular é mostrada nesta imagem. O fluido pode ser visto adjacente a implantes intactos normais e não significa a presença de ruptura.

Doppler[5]

A identificação de vascularidade dentro de uma lesão pode ajudar a determinar se existem componentes sólidos. Entretanto, a ausência de fluxo Doppler não exclui a presença de uma porção sólida. As mudanças reativas de tecido a partir de um processo vizinho podem se manifestar como vascularidade difusamente aumentada e demonstrar sinal Doppler aumentado.

MASSAS DA MAMA

Cistos

Os cistos são as massas mais comuns da mama, especialmente nas mulheres antes da menopausa. A descrição clássica de um cisto simples é o de massa redonda, circunscrita e anecoica com realce acústico posterior e sem distorção de arquitetura adjacente. Por causa de sua natureza cheia de fluido, o cisto não mostra vascularidade interna na avaliação com Doppler e pode, com frequência, ser deformado mediante leve pressão. Quando qualquer uma dessas características não está presente, o diagnóstico de cisto deverá ser questionado. À medida que a experiência aumenta, pode-se observar que os cistos assumem várias formas e apresentam uma faixa de ecogenicidade. Estas características atípicas podem ser suspeitas, dependendo da circunstância, e podem exigir aspiração mediante orientação ultrassonográfica. Se o cisto entrar em colapso total após a aspiração, isto será diagnóstico para cisto de mama. Entretanto, se o colapso do cisto for incompleto ou se uma porção sólida for observada dentro do, ou adjacente ao cisto, recomendar-se-á a biópsia dessa porção sólida. Cistos sintomáticos e recorrentes podem ser excisados cirurgicamente. Os cistos hemorrágicos geralmente contêm fluido ecogênico ou desbridamentos que podem parecer sólidos, exigindo, assim, a intervenção quando detectados.

Fibroadenomas

Os fibroadenomas são as massas sólidas de mama mais comuns. A descrição clássica de um fibroadenoma é a de massa oval, circunscrita e hipoecoica com o eixo longo orientado em paralelo ao tecido mamário. Pode-se observar um contorno macrolobulado (ou seja, poucas lobulações grandes). A faixa etária de pico para a detecção é a de 20 a 30 anos, mas ele pode ser visto também na oitava e nona décadas de vida. As massas sólidas geralmente possuem aspectos sobrepostos, dificultando, assim, a elaboração de exclusão de uma entidade diferente, como o carcinoma da mama. A biópsia é, com frequência, necessária para a obtenção do diagnóstico. Certas características de uma massa sólida como a recorrência após a remoção, a dilatação após a menopausa e crescimento superior a 2 cm em um ano são achados típicos que aumentam a suspeita da presença de massa diferente da de um fibroadenoma benigno.

Carcinoma

A detecção ultrassonográfica de câncer de mama é da maior importância e possui muitas armadilhas. A descrição completa da aparência de um carcinoma de mama estaria além da abrangência deste texto. Além disso, as massas de mama podem-se mostrar diferentes com variações em densidade de tecido e ecogenicidade. As massas associadas a uma borda mal definida, halo ecogênico, margens agudas e angulares, formato em espiga, sombreamento acústico posterior ou distorção de arquitetura adjacente são suspeitas de malignidade. Além disso, qualquer massa sólida vista dentro de um ducto é suspeita e deverá ser avaliada mais detalhadamente. Alterações sutis na arquitetura da mama (ou seja, espessamento dos ligamentos de Cooper adjacentes) são, com frequência, as melhores dicas de que existe um processo maligno e agressivo em andamento, mas a detecção desses achados exige, com frequência, um examinador experiente com capacidade de discriminação visual.

RESUMO

A ultrassonografia de mama é uma ferramenta útil no exame minucioso dos transtornos da mama. À medida que a experiência do examinador aumenta, a habilidade do ultrassonografista em diferenciar anormalidades sutis da mama será desenvolvida. Com a compreensão da técnica e da anatomia da mama, obediência às exigências de exame e conhecimento da linguagem necessária para caracterização apropriada dos achados, define-se a fundação sólida para o desenvolvimento de um ultrassonografista de mama.

Referências

1. American Cancer Society. Overview: Breast Cancer. 2006. Available: http://www.cancer.org/docroot/ CRI/CRI_2_ 1xasp?dt=5 (09/26/2006).
2. American College of Radiolog. Breast Ultrasound Accreditation Program requirements. 2007. Available: http://www.acr.org/accreditation/breast/breast_ultrasound_regs.aspx).
3. American College of Radiology. *ACR Practice Guidelines for the Performance of a Breast Ultrasound Examination* (Revised 2002). Reston, VA: Guidelines and Standards Committee; 1994.
4. American College of Radiology *ACR Practice Guideline for Performance of Ultrasound-Guided Percutaneous Breast Interventional Procedure* (Amended 2006). Reston, VA:1996.
5. American college of Radiology. ACR BI-RAD® – US Lexicon Classification Form Reston, VA:2006.

Perguntas

INSTRUÇÕES GERAIS: Para cada pergunta, selecione a resposta apropriada. Marque apenas uma resposta para cada pergunta, exceto se solicitado de outro modo.

1. Qual das opções a seguir *não* é indicação para ultrassom de mama?

    (A) orientação para biópsia de mama
    (B) a paciente se submeteu a um ultrassom de mama no ano passado e prefere esse exame em lugar da mamografia
    (C) o médico da paciente apalpa uma anormalidade
    (D) a paciente apalpa uma anormalidade

2. Qual das afirmações a seguir é verdadeira sobre a definição de zona focal em ultrassonografia de mama?

    (A) a zona focal deverá ser definida acima do nível da lesão, sendo investigada por imagem
    (B) a zona focal deverá ser definida ao nível da lesão, sendo investigada por imagem
    (C) deverá haver apenas uma zona focal usada para a otimização máxima da imagem
    (D) a localização da zona focal não é crítica em imageamento ultrassonográfico da mama

3. Em qual lesão da mama um coxim acústico de reserva é mais útil?

    (A) profunda no tecido mamário
    (B) axilar em localização
    (C) superficialmente posicionada dentro da mama
    (D) Móvel mediante palpação

4. Em quais dos seguintes planos de varredura as lesões de mama deverão ser medidas?

    (A) radial, antirradial
    (B) radial, transversa
    (C) sagital, transversa
    (D) longitudinal, antirradial

5. Um exame ultrassonográfico demonstrando massa anecoica e circunscrita de 2 cm na posição de 4h na mama esquerda é comparado à mamografia da paciente que sugeria massa espiculada de 2 cm na posição de 9h. Qual das ações a seguir o ultrassonografista deverá tomar?

    (A) informar a paciente de que ela tem um cisto e não há com que se preocupar
    (B) informar a paciente de que o resultado da mamografia era falso-positivo e de que ela deverá ser acompanhada por ultrassonografia para avaliação futura da massa
    (C) obter imagens de todas as anormalidades e informar a paciente de que ela pode sair e voltar no ano seguinte para a mamografia de acompanhamento
    (D) discutir as diferenças em localização e características das massas observadas na mamografia e na ultrassonografia com o médico que interpreta os resultados

6. Qual das medidas a seguir mais bem descreve a espessura da pele normal que recobre a mama?

    (A) 2-3 cm
    (B) 1-2 cm
    (C) 5-10 mm
    (D) 2-3 mm

7. Ao se preparar para realizar um exame ultrassonográfico em uma paciente encaminhada para avaliação de anormalidade palpável, a paciente declara que não pode sentir a área confiavelmente enquanto deitada. Qual atitude o ultrassonografista deverá tomar?

    (A) pedir à paciente que tente descobrir a lesão ainda deitada, pois essa é a melhor posição para o exame ultrassonográfico
    (B) pedir à paciente para encontrar a lesão enquanto sentada, pois essa é frequentemente a posição mais fácil
    (C) pedir à paciente para descobrir a lesão em qualquer posição necessária e tentar obter a imagem dela nessa posição
    (D) examinar toda a mama sem tentar localizar a anormalidade palpável

8. Qual dos seguintes aspectos ultrassonográficos sugerem malignidade?
   (A) redondo
   (B) realce acústico posterior
   (C) espiculado
   (D) circunscrito

9. Qual frequência mínima de centro em MHz é necessária para transdutores usados em ultrassonografia de mama?
   (A) 6
   (B) 7
   (C) 8
   (D) 9
   (E) 10

10. Para que a massa de mama seja caracterizada como anecoica ela precisa:
    (A) não conter nenhum eco interno
    (B) demonstrar artefatos de reverberação na borda do campo muito próximo (*near-field*)
    (C) produzir artefatos de refração nas bordas laterais
    (D) demonstrar ecogenicidade reduzida na parte profunda da massa

11. Qual é a chance aproximada de uma mulher desenvolver câncer de mama invasivo em sua vida?
    (A) 1 em 8
    (B) 1 em 15
    (C) 1 em 40
    (D) 1 em 100

12. Em qual das seguintes posições a paciente deve ser colocada para se reduzir a espessura do quadrante superior externo?
    (A) colocar a mão ipsolateral atrás da cabeça e rolar a paciente para a posição ipsolateral oblíqua posterior
    (B) colocar a mão contralateral atrás da cabeça e rolar a paciente para a posição ipsolateral oblíqua posterior
    (C) colocar a mão ipsolateral atrás da cabeça e rolar a paciente para a posição contralateral oblíqua posterior
    (D) colocar a mão contralateral atrás da cabeça e rolar a paciente para a posição contralateral oblíqua

13. Qual das informações a seguir não é documentação exigida para ultrassonografias diagnósticas?
    (A) lateralidade (mama direita ou esquerda)
    (B) anotação de face de relógio
    (C) distância em relação ao mamilo
    (D) orientação do plano de varredura
    (E) somente o último nome da paciente

14. Qual aspecto ultrassonográfico de anormalidades da mama pode ser obtido usando-se a extensão da pegada do transdutor?
    (A) profundidade da lesão
    (B) distância da lesão em relação ao mamilo
    (C) o diâmetro transverso da lesão
    (D) a profundidade em que se coloca a zona focal para melhor otimização

15. Qual anatomia da mama é mais bem demonstrada com o uso dos planos de varredura radial/antirradial?
    (A) os lobos do tecido glandular
    (B) os ligamentos de Cooper
    (C) a anatomia ductal da mama
    (D) as unidades terminais dos lobos ductais

16. Quais duas características são mais úteis para se estabelecer a concordância entre uma lesão observada no ultrassom e na mamografia?
    (A) margens e densidade
    (B) ecogenicidade e distância em relação ao mamilo
    (C) margens e ecogenicidade
    (D) tamanho e localização

17. A massa na Fig. 10-20 pode ser mais bem descrita como:

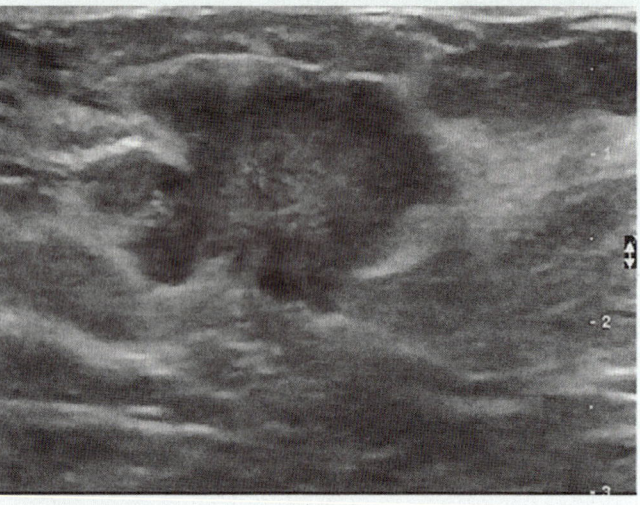

FIGURA 10-20.

    (A) irregular
    (B) circunscrita
    (C) macrolobulada
    (D) espiculada

18. A massa na Fig. 10-21 pode ser mais bem descrita como:

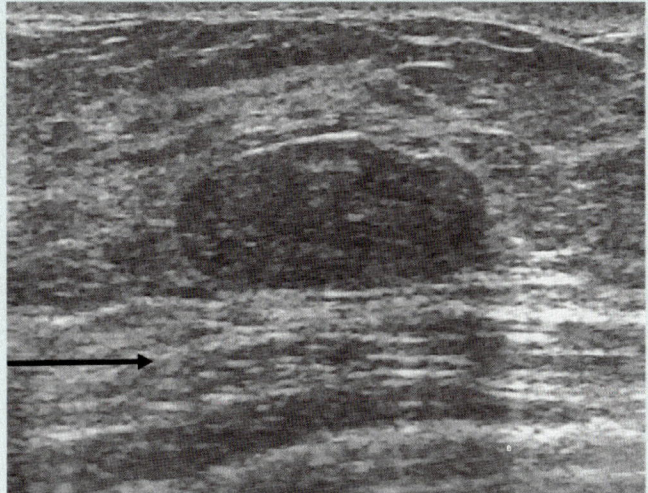

FIGURA 10-21.

(A) redonda
(B) circunscrita
(C) com realce posterior
(D) espiculada

19. Na Fig. 10-21, para qual estrutura a seta está apontando?

(A) ligamentos de Cooper
(B) músculo peitoral
(C) tecido fibroglandular
(D) pele

20. Esta imagem na Fig. 10-22 demonstra:

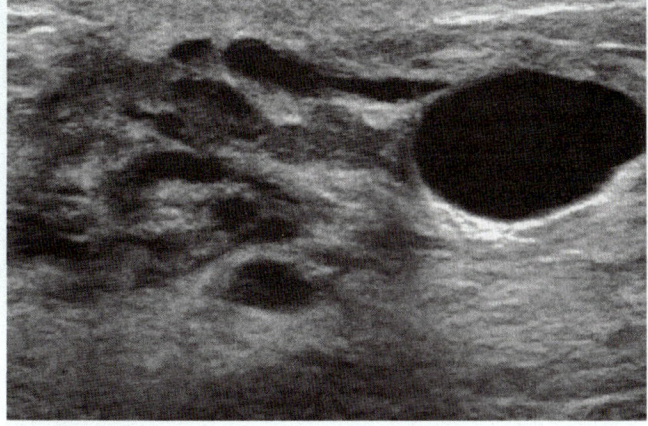

FIGURA 10-22.

(A) anatomia ductal dilatada
(B) um simples cisto com ruptura de implante de mama
(C) cistos múltiplos e irregulares
(D) um cisto único com anatomia ductal dilatada

21. Qual achado anormal não é demonstrado na Fig. 10-23?

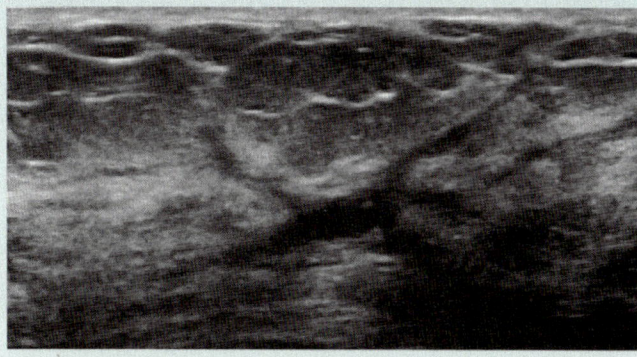

FIGURA 10-23.

(A) distorção de arquitetura
(B) atenuação acústica posterior
(C) margens angulares
(D) calcificações

22. Uma paciente assintomática recebe um ultrassom de mama como exame minucioso complementar. O exame revela massa com múltiplos focos ecogênicos internos pontilhados. O que esses focos têm mais probabilidade de representar?

(A) calcificações
(B) gás
(C) artefato
(D) gordura

23. A ultrassonografia é a modalidade de imageamento inicial recomendada para a avaliação de uma área de interesse palpável em pacientes antes de qual idade?

(A) 30
(B) 40
(C) 50
(D) 60

24. Qual dos termos a seguir não é um descritor apropriado de formato de lesão mamária?

(A) oblongo
(B) redondo
(C) oval
(D) irregular

25. Se a varredura ultrassonográfica no quadrante superior externo da mama demonstrar achados suspeitos de estrutura tubular, qual das técnicas a seguir deverá ser usada para uma análise mais detalhada?
    (A) imageamento no plano ortogonal
    (B) uso do doppler
    (C) ajuste da escala de cinza
    (D) ajuste da zona focal

26. Que tipo de transdutor deverá ser usado para ultrassonografia de mama?
    (A) curvo
    (B) linear
    (C) vetor
    (D) curvilíneo

27. Em relação a qual das estruturas a seguir a ecogenicidade de uma massa deve ser avaliada?
    (A) ligamentos de Cooper
    (B) pele
    (C) gordura
    (D) músculo

28. Para qual das opções a seguir o aparecimento de material nebuloso e ecogênico com sombreamento acústico posterior observado em uma mama aumentada levanta suspeita?
    (A) malignidade
    (B) cicatrização
    (C) doença fibrocística
    (D) ruptura de implante

29. A imagem de uma ultrassonografia realizada em uma paciente encaminhada para avaliação de anormalidade palpável revela uma área semelhante a massa oval, hipoecoica e circunscrita com ecogenicidade interna mista, observada profunda ao músculo peitoral. O que esses achados têm mais probabilidade de representar?
    (A) fibroadenoma
    (B) cisto
    (C) malignidade invasiva
    (D) linfonodo
    (E) costela

30. Qual das afirmações a seguir é verdadeira sobre uma biópsia realizada com dispositivo de ajuda a vácuo?
    (A) imagens pré-disparo e pós-disparo deverão ser obtidas
    (B) imagens pré-disparo deverão ser obtidas
    (C) imagens pós-disparo deverão ser obtidas
    (D) imagens demonstrando a agulha em ou adjacente à massa deverão ser obtidas

31. Qual das afirmações a seguir é verdadeira quanto à pós-aspiração de um cisto de mama?
    (A) não há necessidade de aquisição de uma imagem após a aspiração
    (B) a imagem pós-aspiração só deverá ser obtida de uma quantidade menor de remanescentes de fluido
    (C) a imagem pós-aspiração só deverá ser obtida se houver dúvida quanto à presença de um componente sólido
    (D) a imagem pós-aspiração deverá ser obtida rotineiramente

32. Durante o imageamento de uma área de interesse, evidencia-se a interrupção dos ligamentos de Cooper. Observa-se uma região hipoecoica com margens angulares e sombreamento acústico posterior, mas não há visualização de massa. Qual dos descritores seguintes é o mais apropriado para essa imagem?
    (A) espiculação
    (B) distorção de arquitetura
    (C) sombreamento sujo
    (D) parênquima normal

33. Em qual dos seguintes cenários o achado discutido na pergunta 32 tem mais probabilidade de ser visto?
    (A) lesões benignas
    (B) alteração pós-cirúrgica
    (C) pacientes jovens e assintomáticas
    (D) pacientes grávidas com massa palpável

Respostas e Explicações

Ao final de cada resposta explicada, há uma combinação numérica entre parênteses. O primeiro número identifica a fonte de referência; o segundo número (ou grupo de números) indica a página (ou páginas) em que a informação relevante pode ser encontrada.

1. **(B)** A ultrassonografia de mama é um adjunto à mamografia na detecção de transtornos mamários. Não é um exame usado em lugar da mamografia, mas sim como complementação e também não é usado isoladamente como ferramenta de triagem. A, C e D são todas indicações para ultrassonografia de mama. (*Guia de Estudo*)

2. **(B)** A colocação da zona focal ao nível da lesão ou da região de interesse otimiza a visualização das características da lesão. (*Guia de Estudo*)

3. **(C)** O uso de um coxim de reserva melhora a visualização das lesões superficiais dentro do quase campo, às vezes referido como o "ponto cego" ultrassonográfico. (*Guia de Estudo*)

4. **(A)** Os planos de varredura preferidos são o radial e o antirradial para imageamento da anatomia da mama com base principalmente na anatomia ductal da mama à medida que converge em direção ao mamilo. A anotação da orientação de face de relógio para o imageamento denota a colocação do transdutor para planos de varredura radial/antirradial. (*Guia de Estudo*)

5. **(D)** Todos os achados ultrassonográficos deverão ser discutidos com o médico encarregado da interpretação desses achados. (*Guia de Estudo*)

6. **(D)** A espessura normal da pele é de não mais que 2-3 mm. (*Guia de Estudo*)

7. **(C)** A localização de uma lesão palpável é fundamental para o desempenho de um exame adequado. É importante também estabilizar a lesão de modo que ela possa ser adequadamente examinada. Chega-se a esse resultado varrendo-se a paciente na posição em que a lesão for mais bem percebida. (*Guia de Estudo*)

8. **(C)** Bordas em espiga de uma massa mamária são consideradas anormais e preocupantes para malignidade. (*Guia de Estudo*)

9. **(B)** Uma frequência mínima de centro de 7 MHz é exigida para a ultrassonografia da mama, embora frequências mais altas devam ser empregadas sempre que possível. Lesões superficiais ou massas de mama menores não exigem tanta penetração, e uma frequência mais alta seria apropriada. (*Guia de Estudo*)

10. **(A)** O termo "anecoico" indica "sem ecos" e, portanto, para uma lesão receber essa classificação ela não deverá produzir qualquer eco em seu interior. Os cistos podem produzir artefatos de reverberação na borda do campo muito próximo, mas isto não é uma exigência para serem considerados anecoicos. (*Guia de Estudo*)

11. **(A)** A chance de desenvolvimento de câncer de mama na vida de uma mulher é de, aproximadamente, 1 em 8. (*Guia de Estudo*)

12. **(C)** Essa posição permite a colocação do tecido da mama em uma superfície de nível e reduz a espessura da mama no quadrante superior externo. (*Guia de Estudo*)

13. **(E)** Todas as imagens são consideradas parte do prontuário da paciente e deverão documentar o nome completo dessa paciente. (*Guia de Estudo*)

14. **(B)** A distância de uma lesão em relação ao mamilo deverá ser documentada com a maior precisão possível. Conhecendo-se a extensão da pegada do transdutor, essa distância pode ser avaliada, colocando-se a borda do transdutor no mamilo e avaliando-se a relação da posição da lesão em relação a essa borda em termos de uma proporção da extensão do transdutor. (*Guia de Estudo*)

15. **(C)** A anatomia ductal da mama converge em direção ao mamilo. A execução dos planos de varredura radial e antirradial fornece orientações longitudinal e transversa em relação à anatomia da mama. (*Guia de Estudo*)

16. **(D)** Para comparar os achados ultrassonográficos à mamografia, é importante verificar que a localização e o tamanho da lesão sejam coerentes para evitar erros de discordância. (*Guia de Estudo*)

17. **(A)** A lesão não é circunscrita. A macrolobulação é tipicamente um descritor benigno que é mais bem reservado para uma massa oval parecendo benigna, como a suspeita de um fibroadenoma. A aparência espiculada é tipicamente observada com massas mais hipoecoicas, sombreamento acústico posterior e distorção de arquitetura, similar ao que se observa com a cicatrização pós-cirúrgica. (*Guia de Estudo*)

18. **(B)** A lesão é oval e circunscrita, típica para um fibroadenoma. (*Guia de Estudo*)

19. **(B)** O músculo peitoral é demonstrado posterior ao tecido da mama e é reconhecido por estriações ecogênicas internas. (*Guia de Estudo*)

20. **(D)** Esta imagem demonstra uma lesão anecoica bem circunscrita com realce posterior, sugerindo um cisto de mama. Nas proximidades do cisto existem estruturas tubulares hipoecoicas, sugerindo a presença de ductos dilatados. (*Guia de Estudo*)

21. **(D)** Não há calcificações sugeridas nesta imagem, embora exista distorção do tecido normal da mama com margens angulares e algum sombreamento/atenuação acústica posterior. (*Guia de Estudo*)

22. **(A)** A aparência pontilhada de ecogenicidade interna de artefato e gordura é rara. Além disso, a presença de gás seria improvável em uma paciente assintomática. (*Guia de Estudo*)

23. **(A)** Tipicamente, pacientes mais jovens apresentam tecido mamário glandular denso que impede a mamografia de identificar claramente as anormalidades, mesmo que palpáveis. O uso da ultrassonografia não pode só avaliar a área de interesse, mas também deve correlacionar quaisquer achados com palpação ao mesmo tempo em que reduz a exposição da paciente à radiação ionizante. (*Guia de Estudo*)

24. **(A)** Oblongo não é um descritor aceitável de forma de lesão. (*Guia de Estudo*)

25. **(B)** O imageamento no plano ortogonal é necessário para qualquer avaliação em ultrassonografia de mama, normal ou anormal. O uso do Doppler ajudará a determinar se este achado é um vaso ou um ducto. (*Guia de Estudo*)

26. **(B)** Os transdutores de série linear fornecem a melhor resolução e são particularmente úteis em estruturas superficiais, como a mama, quando não é necessário um campo amplo de projeção. (*Guia de Estudo*)

27. **(C)** A gordura é hipoecoica em relação ao tecido mamário/glandular. A escala de cinza e as definições de ganho deverão ser estabelecidas para demonstrar a gordura como eco de nível médio e comparar todos os outros tecidos/achados à sua ecogenicidade. (*Guia de Estudo*)

28. **(D)** O silicone livre tem a aparência de "sombreamento sujo" que é descrito nessa pergunta. (*Guia de Estudo*)

29. **(E)** As costelas e a parede torácica são as únicas estruturas tipicamente identificadas e profundas ao músculo peitoral. Nessa região, linfonodos não são frequentemente identificados por ultrassom. (*Guia de Estudo*)

30. **(D)** Dispositivos de ajuda a vácuo não "disparam", quando se obtém uma amostra. (*Guia de Estudo*)

31. **(D)** Este protocolo é importante para determinar e documentar que a aspiração foi completa. (*Guia de Estudo*)

32. **(B)** A especulação é usada para descrever as margens de uma massa, quando o tecido ao redor dela está alterado e possui características angulares. A distorção de arquitetura é mais bem usada quando não se observa nenhuma massa, mas o tecido aparece alterado da mesma forma. (*Guia de Estudo*)

33. **(B)** A distorção de arquitetura é frequentemente observada após a cirurgia ou em associação a uma malignidade. (*Guia de Estudo*)

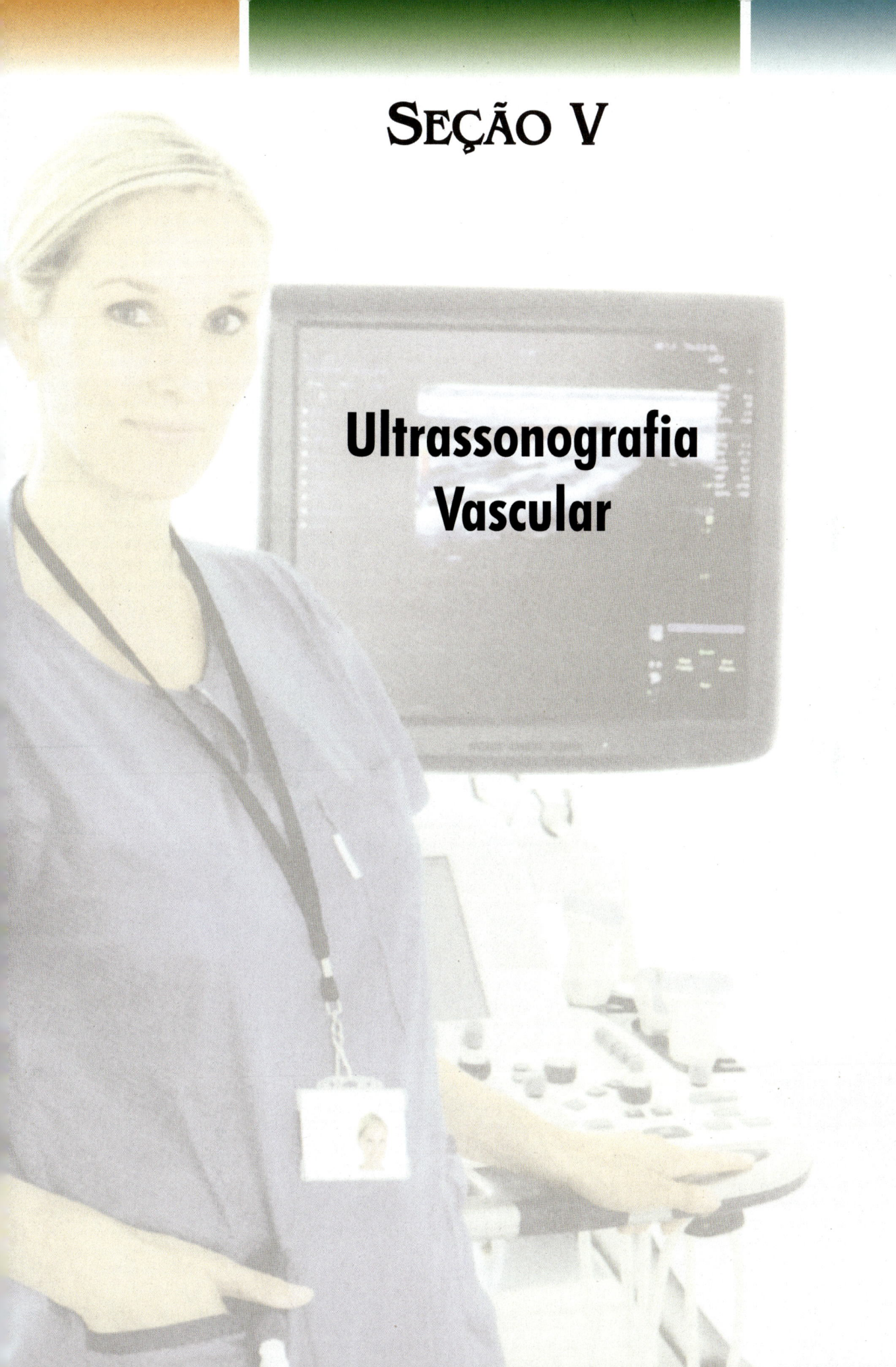

SEÇÃO V

Ultrassonografia Vascular

11

Ultrassonografia Vascular Abdominal

Marsha M. Neumyer

Guia de Estudo

INTRODUÇÃO

Nas últimas duas décadas, observou-se um avanço explosivo na tecnologia de ultrassom com transdutores que contribuiu para melhorar a penetração do tecido e a resolução das imagens. Este desenvolvimento permitiu a exploração da vasculatura abdominal com facilidade e precisão. O imageamento bidimensional em tempo real, complementado pelo Doppler de espectro, colorido e de mapeamento de amplitude fornece descrição excelente da anatomia, da textura do tecido e da densidade, das características acústicas associadas à patologia, padrões de fluxo sanguíneo e alterações na direção do fluxo. Todos estes aspectos são valiosos na diferenciação do tecido normal daquele das lesões associadas a transtornos vasculares e na classificação dos padrões hemodinâmicos, detectados no sistema circulatório do abdome.

Este capítulo trata, separadamente, dos sistemas vasculares arterial e venoso no abdome. A discussão de cada sistema cobre, individualmente, a anatomia dos vasos dentro desse sistema, os transtornos vasculares comuns, as características ultrassonográficas e do Doppler espectral e o uso de modalidades correlatas de imageamento. Felizmente, este arranjo permitirá que o estudante relacione os processos de doença com a estrutura e a anatomia funcional e com as formas de ondas do Doppler espectral de assinatura e padrões de fluxo associados às alterações em resistência vascular que normalmente ocorrem e em resposta à doença.

AORTA ABDOMINAL

Anatomia

Em aproximadamente 70% da população, a aorta abdominal começa no hiato aórtico do diafragma como continuação da aorta torácica, cursando no plano de varredura paramediano esquerdo. Ela fica paralela à veia cava inferior (IVC), que fica à sua direita.[1,2] A aorta pode ser diferenciada da IVC por seu contorno rígido, pulsatilidade e paredes ecogênicas mais espessas. Ao nível da quarta vértebra lombar, ela se bifurca nas artérias ilíacas comuns direita e esquerda. A artéria ilíaca direita repousa superior à veia ilíaca esquerda, uma situação que serve como precursora à trombose dessa veia em muitos pacientes. Em adultos normais, o diâmetro da aorta tem, em média, 2 cm proximais, afunilando-se para cerca de 1,5 cm ao nível da bifurcação. As artérias ilíacas comuns têm, em média, 1 cm de diâmetro.[3] O diâmetro da aorta abdominal varia um pouco com a idade, sexo, etnia e hábito corporal e pode ser ectático ou menor que o normal em toda a sua extensão. Uma vez que o diâmetro de um vaso afete os parâmetros de velocidade, é importante considerar o tamanho do vaso em exames vasculares diagnósticos.

Na maioria dos pacientes, a aorta abdominal pode ser investigada por imagens no plano longitudinal em toda a sua extensão. Na área proximal, a aorta pode ser visualizada logo inferior ao diafragma. As artérias celíaca e mesentérica superior surgem proximais a partir da parede anterior da aorta, enquanto as artérias renais se originam da parede lateral ou posterolateral em seu segmento médio. A artéria mesentérica inferior pequena origina-se do aspecto anterolateral da aorta média a distal (Fig. 11-1). Medições do diâmetro aórtico são mais bem determinadas de imagens em corte cruzado, o que permite a documentação de ambas as dimensões: anteroposterior e transversa.

Características Ultrassonográficas e do Doppler Espectral

A imagem ultrassonográfica da aorta demonstrará paredes com refletividade linear. Em um vaso normal, o lúmen é anecoico, e as paredes são lisas (Fig. 11-2). Uma vez que a aorta proximal dê origem a ramos que fornecem sangue para os leitos vasculares de baixa resistência do fígado, baço e rins, a onda espectral do Doppler desse segmento do vaso pode apresentar fluxo para frente por todo o ciclo cardíaco. Embaixo das artérias renais, o fluxo de sangue da aorta está suprindo os leitos vasculares de alta resistência alimentados pelas artérias lombar e da extremidade inferior, e o padrão espectral será normalmente trifásico (Fig. 11-3). Este padrão, que caracteriza fluxo arterial periférico, exibe inflexão superior da curva (*upstroke*), pico sistólico agudo, desaceleração sistólica rápida para um componente de fluxo revertido e fluxo diastólico para frente. Se houver perda de elasticidade do vaso ou complacência proximal ao sítio da amostra do Doppler, ou se houver aumento da resistência periférica distal, o componente de fluxo diastólico para frente poderá estar ausente. A velocidade sistólica de pico na aorta abdominal varia normalmente entre 70 a 140 cm/s., dependendo da idade, sexo, hábito corporal e débito cardíaco.[4]

Doença da Aorta

Estenose e Oclusão. O estreitamento do lúmen da aorta pode ser causado por doença aterosclerótica, teias ou compressão extrínseca. Um imageamento bidimensional em tempo real detalhará a doença aterosclerótica ou como uma placa acusticamente homogênea ao longo da parede da aorta e coerente com lesões gordurosas ou fibrogordurosas ou como depósitos ecogênicos brilhantes que podem demonstrar sombreamento acústico. Estes aspectos são característicos de placa complexa e calcificada. O estreitamento do lúmen decorrente da estenose ou compressão pode ser visualizado com imageamento por Doppler colorido ou de amplitude. A estenose de limitação de fluxo causa aumento nas velocidades de pico sistólica e diastólica finais e perda do componente de fluxo revertido da forma de onda normal trifásica do Doppler espectral. O fluxo desordenado ou turbulento resulta em alargamento espectral durante toda a sístole (Fig. 11-4). A comparação entre velocidades pré-estenóticas e estenóticas demonstrará, pelo menos, um aumento de duas vezes na velocidade sistólica de pico quando o diâmetro da aorta estiver estreitado em mais de 50% e, pelo menos, um aumento de quatro vezes quando o diâmetro do lúmen estiver comprometido em mais de 75%.[5] A turbulência clássica pós-estenótica e a velocidade reduzida são notadas em associação a ambas as lesões.

A oclusão da aorta se caracteriza por ecos longitudinais, em vez de [ecos] cruzados, de pulsação e intraluminais e ausência de fluxo documentada por Doppler espectral, colorido ou de amplitude otimizado. A formação da onda espectral imediatamente proximal à oclusão exibe padrão de alta resistência com fluxo diastólico baixo ou ausente e aparência de "onda sobre onda". Se a aorta for reconstituída distal à oclusão, o sinal no segmento patente da aorta será monofásico com inflexão superior sistólica atrasada, pico sistólico nulo e escoamento retardado (Fig. 11-5).

Aneurisma. Define-se aneurisma como uma dilatação focal anormal de um vaso. Todas as três camadas da parede arterial (íntima, média e adventícia) permanecem intactas em um aneu-

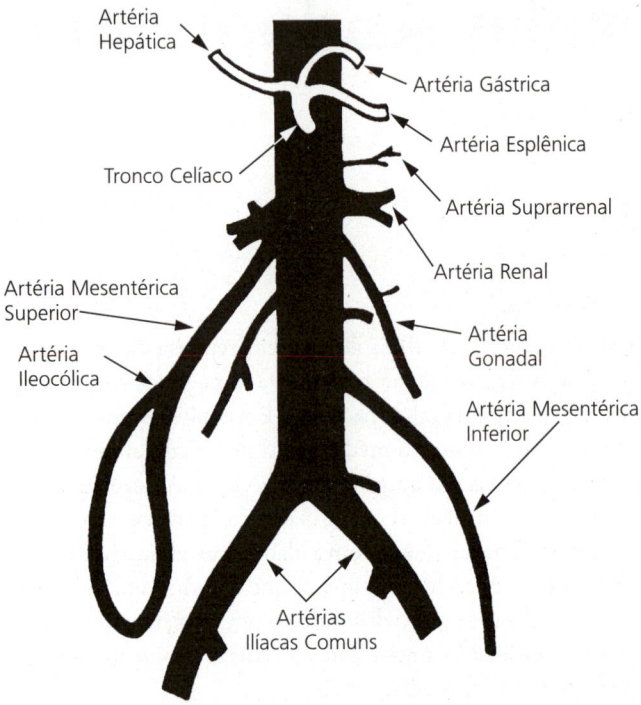

FIGURA 11-1. Diagrama da aorta abdominal e dos ramos aórticos.

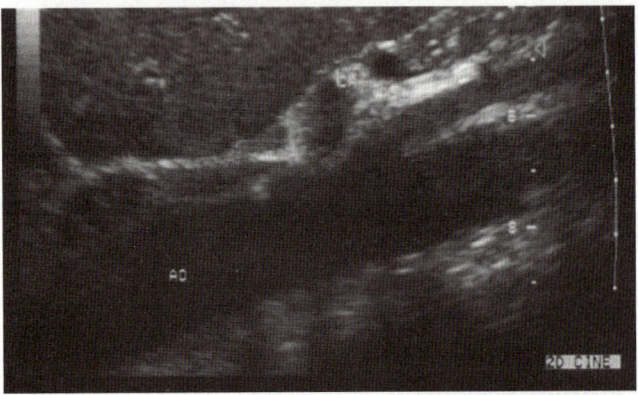

FIGURA 11-2. Imagem em tempo real da aorta abdominal.

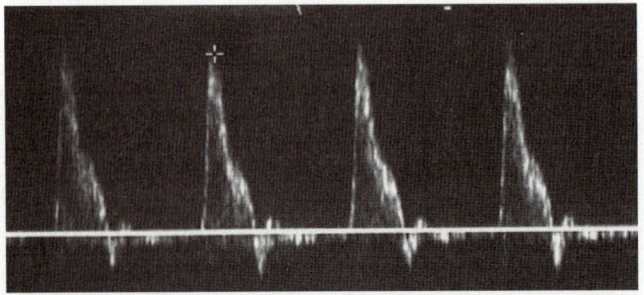

FIGURA 11-3. Formas de ondas de Doppler espectral da aorta abdominal infrarrenal normal.

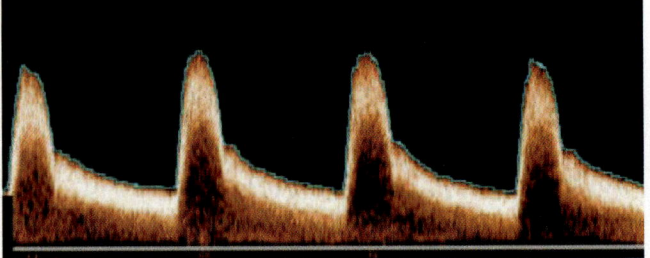

FIGURA 11-4. Formas de ondas de Doppler espectral de estenose da aorta abdominal com redução de fluxo. Observe o alargamento espectral durante toda a sístole.

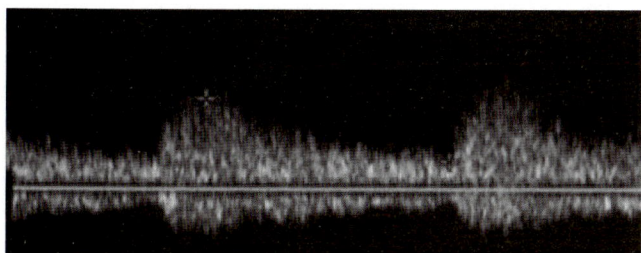

FIGURA 11-5. Formato de onda espectral Doppler distal à oclusão aórtica.

risma verdadeiro. Ao contrário, um falso, ou pseudoaneurisma, é descrito como uma laceração envolvendo duas ou todas as três camadas da parede arterial, permitindo que o sangue escape para os tecidos ao redor. Os aneurismas verdadeiros são mais frequentemente associados à aterosclerose, tabagismo, diabetes, hipertensão, hiperlipidemia, gravidez, trauma ou infecção.[3] Caracteristicamente, os pseudoaneurismas resultam de um trauma ou cirurgia, mas podem ter origem micótica.

A aorta abdominal é considerada aneurismática quando seu diâmetro exceder 3 cm ou o vaso for uma a uma vez e meia maior que o segmento mais proximal.[3] Aneurismas arteriais viscerais e periféricos são frequentemente associados à doença aneurismática da aorta abdominal.

A maioria dos aneurismas se desenvolve no segmento infrarrenal da aorta, superior à bifurcação aórtica, embora eles possam ser encontrados nos segmentos justarrenal ou suprarrenal ou envolver as artérias ilíacas.

Os aneurismas da aorta abdominal (AAAs) são mais comuns nos idosos (acima dos 65 anos), homens e fumantes. A dilatação aneurismática é quase sempre descoberta por acaso durante exames físicos de rotina. Os pacientes podem ser assintomáticos ou se apresentarem com massa abdominal pulsátil; dor nas costas ou no abdome se irradiando para a perna; uma sensação "latejante" no abdome (sopro abdominal); falta de ar ou entorpecimento nas extremidades.[6]

Os aneurismas aórticos estão em risco de ruptura, quando seu diâmetro exceder 6 cm.[3] A ruptura é considerada uma emergência cirúrgica; a taxa de mortalidade é de 50% na prática cirúrgica atual. Os pacientes geralmente sofrem dor aguda nas costas ou no abdome que piora quando assumem a posição ereta.[6] Uma descoloração de aparência cianótica pode estar presente na região da virilha.

Classificação de Aneurismas Verdadeiros. Os aneurismas são classificados de acordo com sua configuração anatômica. Aneurismas *fusiformes* mostram-se mais frequentemente em formato de fuso, com estiramento das paredes da aorta, ocorrendo concentricamente. Esta configuração anatômica responde por cerca de 90% dos aneurismas aórticos. Aneurismas *saculares* são caracterizados por uma evaginação da parede aórtica anterior (Fig. 11-6). A aorta é considerada *ectática* quando se mostra difusamente dilatada ao longo de sua extensão com medições de diâmetro, variando entre 3 e 6 cm.[3,6]

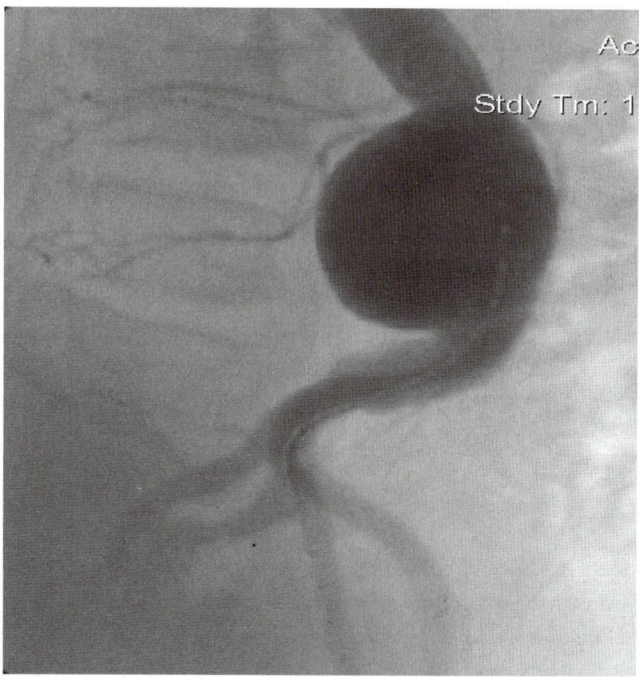

FIGURA 11-6. Arteriograma demonstrando aneurisma aórtico sacular.

Outras complicações que podem resultar na dilatação da aorta incluem: infecções micóticas e lacerações da íntima. Os aneurismas micóticos podem resultar de qualquer infecção, mas estão comumente associados a *Staphylococcus, Escherichia coli* ou *Salmonella* e foram encontrados em casos de pancreatite.[6] A maioria dos aneurismas micóticos é sacular, e eles estão localizados mais frequentemente no segmento suprarrenal da aorta.

Se as paredes de um aneurisma estiverem calcificadas, ou se o aneurisma deslocar órgãos ou estruturas ao redor, ele poderá ser identificado em uma radiografia plana, mas essa não é a modalidade de escolha para a triagem inicial. Se houver suspeita de vazamento ou ruptura de um aneurisma, isto poderá ser mais bem demonstrado com a tomografia computadorizada (CT) ou com a ressonância magnética (MRI). A varredura por CT é mais frequentemente escolhida antes do reparo cirúrgico para facilitar a escolha e a dimensão do material do enxerto, assim como a localização e a patência dos vasos dos ramos aórticos.

Características Ultrassonográficas e de Doppler dos AAAs. A ultrassonografia é o procedimento escolhido para a identificação da doença aneurismática abdominal e para monitorar a dilatação do aneurisma. O imageamento pelo modo B definirá a(s) área(s) de dilatação aórtica e permitirá a classificação do aneurisma (Fig. 11-7). Os diâmetros máximos anteroposterior e transverso deverão ser documentados com o devido cuidado para medir ao longo do eixo da aorta e não do eixo da coluna vertebral.[3] Trombo e desbridamento aterosclerótico dentro da bolsa aneurismática deverão ser documentados e anotações feitas da presença de dissecção aórtica ou de fluido livre dentro do abdome, que poderá indicar ruptura.

O imageamento com fluxo colorido facilita o reconhecimento do padrão de fluxo bidirecional em turbilhão, comum nos

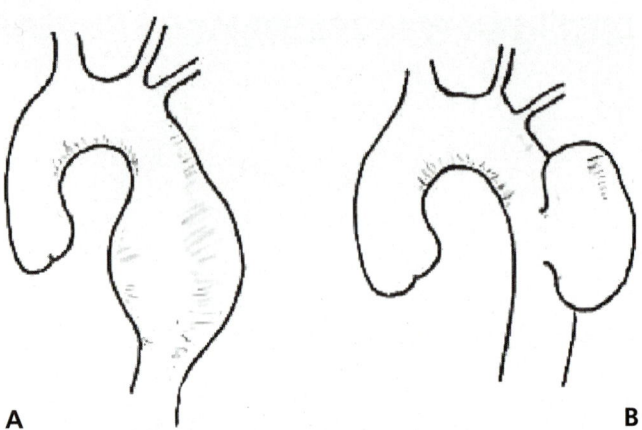

FIGURA 11-7. Diagramas ilustrando aneurismas aórticos **(A)** fusiforme e **(B)** sacular.

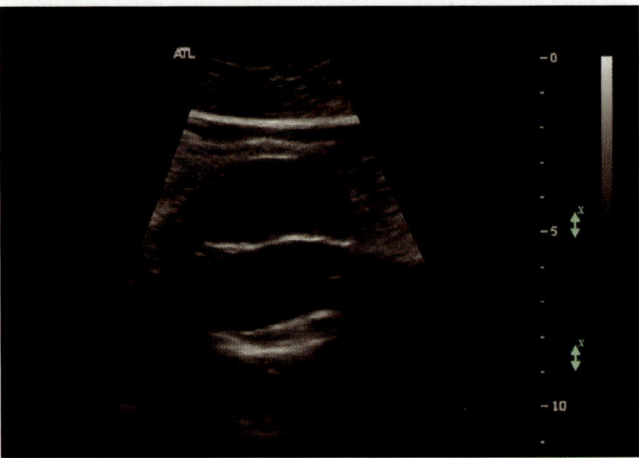

FIGURA 11-9. Imagem longitudinal em tempo real da aorta abdominal ilustrando paredes ecogênicas de um endoenxerto aórtico e do saco do aneurisma residual.

aneurismas verdadeiros (Fig. 11-8). O Doppler espectral demonstra fluxo bidirecional desordenado com velocidade de pico sistólico levemente reduzida quando comparada ao segmento normal adjacente proximal da aorta.

Reparos Cirúrgico e Endovascular de Aneurismas da Aorta. Historicamente, a maioria dos AAAs tem sido reparada cirurgicamente com ressecção ou enxertos. Mais recentemente, o reparo endovascular com inserção percutânea de enxertos aórticos tipo *stent* tem sido usado com sucesso em pacientes seletivos. Os enxertos podem ser modulares ou bifurcados e são inseridos pela artéria femoral na aorta com um cateter, eliminando o aneurisma.[3,7] A anexação do enxerto à parede da aorta é feita com dilatação por balão. O enxerto é ancorado à parede arterial, próximo e distal, por farpas metálicas. O saco residual do aneurisma permanece ao redor do enxerto de *stent* aórtico. Às vezes, o sangue pode entrar no saco do aneurisma via vazamentos (endovazamentos) nos sítios de anexação, através dos vasos de ramificação da aorta, como as artérias mesentéricas ou lombares, ou através da parede do enxerto. Se o vazamento for grave, ele poderá colocar o aneurisma em risco de ruptura.

Características Ultrassonográficas e Doppler dos Enxertos de Stent da Aorta. O imageamento de alta resolução em tempo real demonstra o saco do aneurisma aórtico residual (Fig. 11-9). Este saco conterá material acusticamente homogêneo; áreas sonolucentes ou regiões hipoecoicas podem aparecer dentro do saco, se houver endovazamentos. As paredes ecogênicas brilhantes do enxerto do *stent* da aorta são facilmente identificadas na maioria dos pacientes (Fig. 11-9). Se um enxerto bifurcado for usado, os membros do enxerto aparecerão dentro do aneurisma e podem ter sido cruzados para estabilizar esse enxerto. O imageamento com fluxo colorido facilitará a confirmação da patência do corpo e dos membros do enxerto e, quando otimizado para o fluxo lento, poderá ser usado para identificar fluxo dentro do saco residual do aneurisma. O Doppler de amplitude é a ferramenta validada para a confirmação de endovazamentos. O Doppler de espectro é usado para demonstrar os padrões de fluxo dentro do enxerto de *stent*, a direção e a fonte de fluxo associadas aos endovazamentos e a diferença no padrão espectral registrado em endovazamentos, comparada ao padrão de fluxo no enxerto de *stent*.

Dissecção. A dissecção da aorta ocorre quando há laceração da íntima ou entre a íntima e a média, permitindo que as camadas se separem da parede arterial.[3,7] O sangue pode, então, cursar entre as camadas separadas e a parede arterial remanescente, criando um lúmen verdadeiro e um falso lúmen. Este quadro tem alta taxa de mortalidade; entretanto, 50% dos pacientes tratados têm taxa de sobrevida de 10 anos.[6] A dissecção pode ocorrer após um traumatismo, cateterização da aorta ou procedimentos cirúrgicos, mas está mais frequentemente associada à síndrome de Marfan, hipertensão, coarctação da aorta, válvula aórtica bicúspide, aterosclerose, gravidez, necrose medial cística e arterite.

A classificação de DeBakey é comumente usada para descrever a extensão e a gravidade do comprometimento aórtico[3] (Fig. 11-10).

- Tipo I – a dissecção envolve a aorta ascendente, o arco aórtico e a aorta descendente

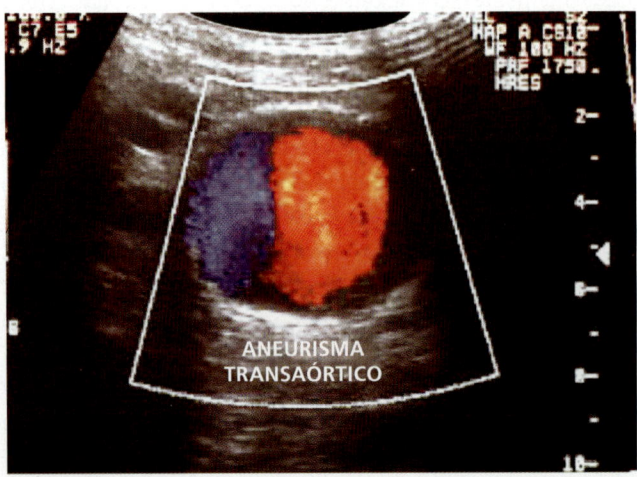

FIGURA 11-8. Imagem transversa de fluxo colorido da aorta abdominal ilustrando o padrão de fluxo bidirecional (*yin-yang*).

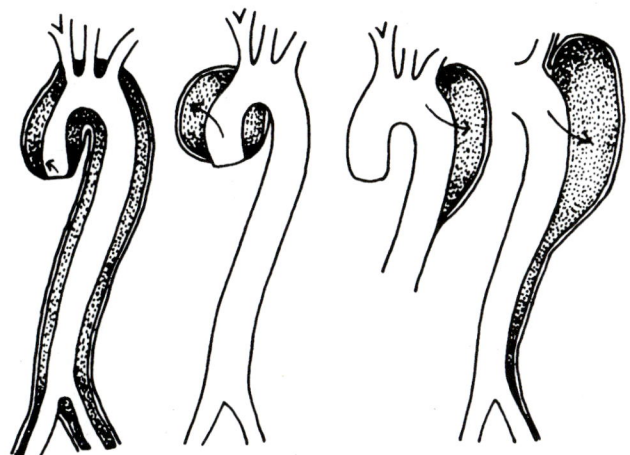

FIGURA 11-10. Classificação de DeBakey de dissecção da aorta.

- Tipo II – a dissecção envolve só a aorta ascendente
- Tipo III – a dissecção envolve a aorta torácica descendente e pode se estender para a aorta abdominal

Características Ultrassonográficas e Doppler. A imagem em tempo real detalhará a íntima ecogênica separada da parede aórtica (Fig. 11-11). O imageamento com fluxo colorido facilita a identificação dos lúmens falso, e verdadeiro. A direção do fluxo pode-se reverter no lúmen falso, se houver apenas uma laceração; entretanto, pode haver múltiplos pontos de entrada e saída, e os padrões de fluxo podem ser complexos. As formas das ondas do Doppler espectral deverão demonstrar fluxo anterógrado no lúmen verdadeiro com evidência de alargamento espectral. Fluxo turbulento e velocidade elevada não são vistos com frequência no lúmen verdadeiro, a menos que esse lúmen esteja significativamente estreitado. As formas das ondas espectrais no lúmen falso podem demonstrar resistência aumentada com fluxo diastólico baixo ou ausente, se não houver um canal de fluxo de saída. Uma vez que seja comum a trombose do lúmen falso, é importante determinar, até onde for possível, se os vasos dos ramos aórticos se originam do lúmen verdadeiro ou do falso.

A confirmação da dissecção da aorta é obtida, mais frequentemente, com a arteriografia de contraste padrão ou de contraste dinâmico ou por imageamento helicoidal por CT.

ARTÉRIAS ESPLÂNCNICAS (ARTÉRIAS CELÍACA E MESENTÉRICA)

Celíaca, Comum, Hepática, Esplênica, Gástrica Esquerda

Anatomia. A artéria celíaca é o primeiro ramo principal da aorta abdominal. Ela surge da parede aórtica anterior, cerca de 2 cm abaixo do diafragma, ao nível da 12ª vértebra torácica e da primeira vértebra lombar. A artéria celíaca (também conhecida como eixo celíaco, tronco celíaco) tem, mais frequentemente, 2-3 cm de extensão. Aproximadamente há 1-2 cm de sua origem, ela se divide em artérias hepáticas comum, esplênica e gástrica esquerda. A artéria esplênica fornece sangue para o baço, pâncreas, metade esquerda do omento maior, curvatura maior do estômago e parte do fundo do estômago. A artéria hepática comum alimenta o fígado, a vesícula biliar, o estômago, o pâncreas, o duodeno e o omento maior.[1,2]

Características Ultrassonográficas e Doppler. A artéria celíaca pode ser localizada ao surgir da parede anterior na imagem longitudinal da aorta proximal. Entretanto, ela é mais bem demonstrada no plano transverso de varredura da aorta, pois é quase sempre tortuosa. Na sua bifurcação em artérias hepáticas comum e esplênica, ela assume uma aparência de "gaivota", pois esses ramos surgem quase perpendiculares ao tronco celíaco (Fig. 11-12).

A artéria esplênica, o maior ramo da artéria celíaca, é mais frequentemente tortuosa. Ela corre ao longo da margem posterossuperior do pâncreas e termina no hilo do baço.[1,2] Seu imageamento é mais fácil ao longo de seu curso no plano transverso, embaixo do corpo do pâncreas. O segmento distal da artéria pode ser investigado no hilo esplênico, usando-se um plano de investigação lateral esquerdo com uma janela esplênica.

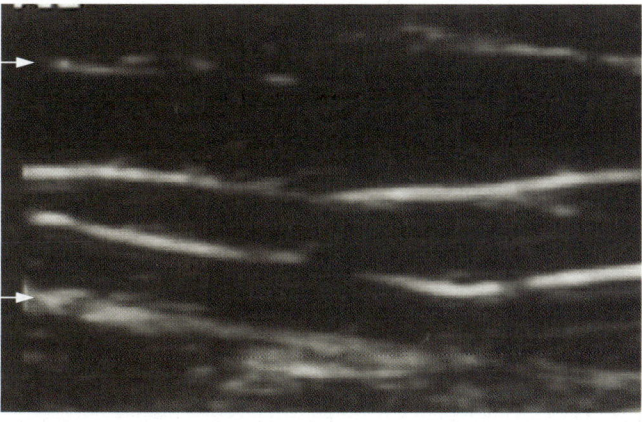

FIGURA 11-11. Imagem em tempo real de dissecção de aorta. Observa-se a íntima ecogênica separada da parede arterial (setas).

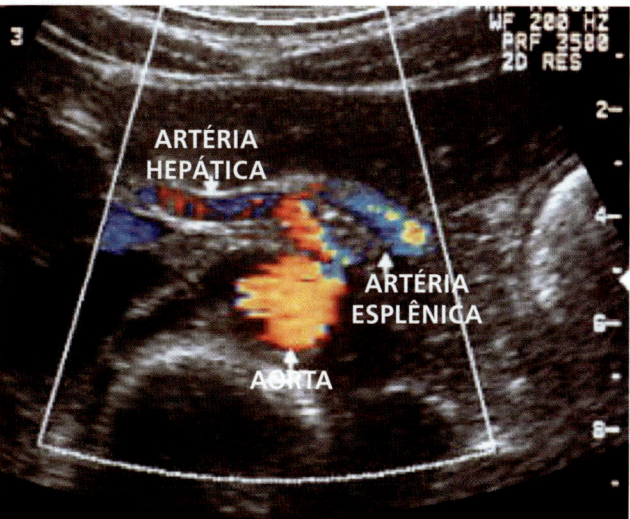

FIGURA 11-12. Imagem transversa da bifurcação da artéria celíaca. Observa-se a aparência de "gaivota" criada pela posição das artérias hepáticas comum e esplênica.

Desde sua origem na bifurcação celíaca, a artéria hepática comum corre ao longo da borda superior da cabeça pancreática.[1,2] Ela dá origem à artéria gastroduodenal entre o duodeno e a superfície anterior da cabeça do pâncreas. A seguir, corre superiormente e dá origem à artéria gástrica direita antes de penetrar na porta hepática, onde se torna a artéria hepática própria. Esta artéria se ramifica nas artérias hepáticas direita e esquerda dentro do fígado. Esses ramos então se dividem nos ramos da artéria hepática segmental e subsegmental que correm paralelos aos ductos biliares e aos ramos da veia porta.[1,2] A artéria hepática pode ser investigada por imagem desde sua origem até seu término dentro do fígado. Seu curso e padrões de fluxo são mais bem delineados com o imageamento com fluxo colorido. Os ramos intra-hepáticos são mais facilmente investigados, usando um plano coronal de imagem oblíquo.

A artéria gástrica esquerda é, às vezes, visualizada longitudinalmente por cerca de 1-2 cm, mas não é frequentemente vista na ultrassonografia por causa de seu diâmetro pequeno e curso anatômico.[6] A artéria corre ao longo da curvatura menor do estômago, enviando ramos para os segmentos anterior e posterior do estômago e do esôfago[1-2].

A artéria celíaca e seus ramos alimentam os leitos de baixa resistência vascular do fígado e do baço. Por esta razão, estes vasos normalmente demonstrarão um padrão de formato de onda de baixa resistência, caracterizado por fluxo diastólico constante para frente (Fig. 11-13). A velocidade sistólica de pico é inferior a 200 cm/s com velocidade diastólica final inferior a 55 cm/s. Na ausência de doença significativa, o fluxo é laminar. As velocidades sistólica ou diastólica pós-prandiais sofrem pequeno, ou nenhum, aumento, pois fígado e baço não alteram sua resistência vascular em resposta à digestão.[5]

Artérias Mesentéricas Superior e Inferior

Anatomia. A artéria mesentérica superior (SMA, em inglês) surge da parede anterior da aorta, aproximadamente 1-3 cm inferiores à origem da artéria celíaca, ao nível da primeira vértebra lombar.[1,2] Em uma pequena porcentagem de pacientes, a artéria celíaca e a SMA podem compartilhar um tronco comum ou a artéria hepática direita pode-se originar do segmento proximal da SMA, também conhecido como uma artéria hepática substituída. Logo abaixo de sua origem, a SMA forma um arco para frente e, então, corre inferiormente para ficar paralela à parede aórtica anterior, ao nível da válvula ileocecal.[1,2] A partir do plano de investigação transversa da aorta, pode-se observar que a SMA repousa anterior à veia renal esquerda e ao duodeno e posterior ao pâncreas. Diferentemente da artéria celíaca, a SMA tem ramos múltiplos que alimentam o pâncreas, duodeno, jejuno, íleo, ceco e os cólons ascendente e transverso. Entretanto, por causa de seu tamanho pequeno, esses vasos não são tipicamente visualizados na ultrassonografia.

A artéria mesentérica inferior (IMA, em inglês) se origina da parede anterolateral esquerda da aorta. Ela fornece vias colaterais importantes quando ocorre doença oclusiva na circulação celíaca ou da SMA. A IMA tem normalmente diâmetro menor que o da SMA e pode, mais frequentemente, ser identificada a partir do plano transverso de varredura, usando a anatomia de superfície como marco. O imageamento com fluxo colorido facilita a identificação da origem da artéria cerca da largura de dois dedos acima do nível do umbigo. A IMA alimenta o terço esquerdo do cólon transverso, o cólon descendente, o cólon sigmoide e a maior parte do reto.[1,2]

Características Ultrassonográficas e Doppler. A SMA pode ser visualizada ao longo de sua extensão a partir de um plano de imageamento longitudinal. Ela aparecerá como uma estrutura tubular que corre paralela à parede aórtica anterior, originando-se logo distal à origem da artéria celíaca (Fig. 11-14). Ela corre posterior à veia esplênica e ao pâncreas e à esquerda da veia mesentérica superior. A partir de um plano transverso de imagem, ela está localizada superior à veia renal esquerda e aparece semelhante a um disco com anel ecogênico denso, causado por um colar adiposo. A partir desse plano de imagem, nota-se que uma porção do corpo do pâncreas se dobra sobre a SMA.

Uma vez que a SMA alimente os tecidos musculares do duodeno, jejuno e cólon, ela exibirá um padrão de fluxo de alta resistência, caracterizado por fluxo diastólico baixo em sua fase de jejum (Fig. 11-15). Após a ingestão de uma refeição, a resistência vascular diminui para atender as demandas metabólicas para flu-

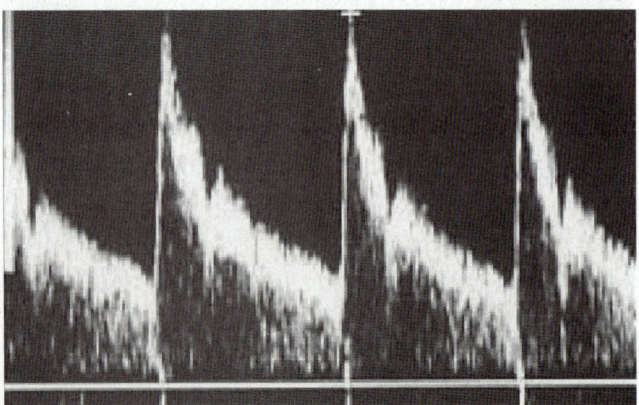

FIGURA 11-13. Formato clássico de onda Doppler espectral de baixa resistência da artéria celíaca.

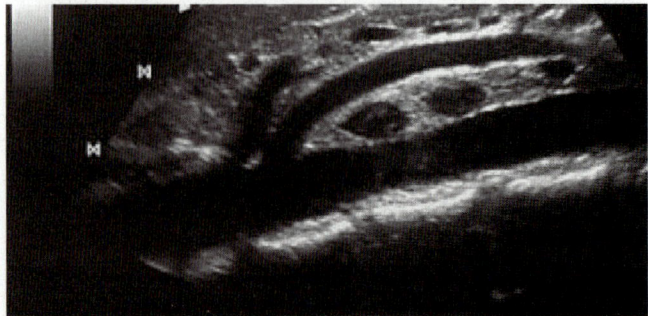

FIGURA 11-14. Imagem em tempo real da aorta abdominal demonstrando as origens das artérias celíaca e mesentérica superior. Observe também a linfadenopatia adjacente.

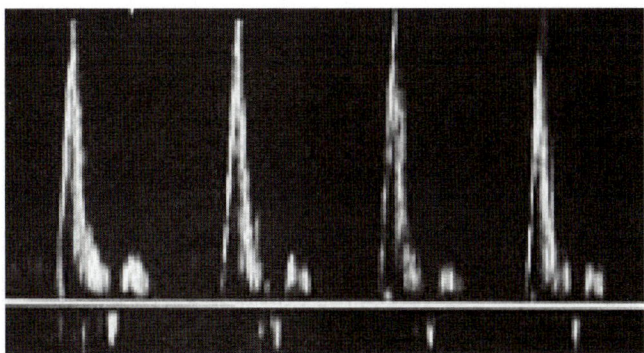

FIGURA 11-15. Padrão de formato de onda espectral de alta resistência de uma artéria mesentérica superior normal em jejum.

xo de sangue adicional que estão associadas à digestão (Fig. 11-16). Para atender essa demanda, as velocidades sistólica e diastólica normalmente aumentam pelo menos em duas vezes. Os formatos de onda espectral Doppler da IMA imitam aqueles da SMA tanto em jejum quanto no estado pós-prandial.

Doença Arterial Esplâncnica

Estenose e Oclusão. A doença de limitação de fluxo envolvendo a artéria celíaca e seus ramos ou a SMA e a IMA é causada, mais frequentemente, por aterosclerose e localiza-se usualmente nas origens do vaso ou nos pontos de bifurcação. Embora a presença de doença mesentérica oclusiva seja baixa, as mulheres são mais afetadas que os homens e, em geral, a doença mesentérica é um problema dos idosos. Em circunstâncias normais, as artérias viscerais recebem 25-30% do débito cardíaco e, na situação de jejum, contêm um terço do volume total de sangue.[6,7] Quando a demanda de fluxo na circulação gastrointestinal não pode ser medida por causa da estenose ou oclusão arterial (geralmente em pelo menos dois dos três principais vasos esplâncnicos), os pacientes queixam-se de angina abdominal pós-prandial, ou seja, dor associada à ingestão de uma refeição. Como resultado da dor associada à alimentação, eles desenvolvem uma síndrome de "medo de comer" e prejuízo gastrointestinal subsequente, além de perda significativa de peso. Mesmo que a progressão da doença aterosclerótica possa ser lenta e insidiosa, o compromisso vascular pode levar à infartação intestinal. Às vezes, os pacientes sofrem oclusão aguda das artérias mesentéricas e se apresentarão com dor abdominal intensa. Isto deverá ser considerado como emergência cirúrgica, pois a revascularização atrasada pode resultar em catástrofe gastrointestinal.

O prejuízo de fluxo também pode ser causado por compressão das artérias esplâncnicas. Durante a respiração normal, a artéria celíaca pode ser comprimida intermitentemente pelo ligamento arqueado mediano do diafragma. Este ligamento desliza para fora da artéria celíaca, permitindo seu retorno ao diâmetro normal, quando o paciente respira fundo. A artéria mesentérica superior proximal pode ser comprimida no mesentério ou o duodeno pode ser "aprisionado" entre a SMA e a aorta. Isto leva à síndrome da compressão da SMA, que se caracteriza por um sopro epigástrico, dor abdominal em cólica e, às vezes, má absorção.

A circulação arterial visceral é ricamente colateralizada com uma rede de vasos que conectam a artéria celíaca e seus ramos com os ramos das artérias mesentéricas superior e inferior.[2] Quando houver estenose crítica ou oclusão da artéria celíaca, a arcada pancreaticoduodenal, um complexo de pequenas artérias que cerca o pâncreas e o duodeno, fornece uma via colateral. O fluxo colateral através dos ramos da artéria mesentérica inferior via o arco justacólico (arcada de Riolan) ou a artéria marginal de Drummond, ou a arcada pancreaticoduodenal, pode aparecer quando houver oclusão da artéria mesentérica superior.

Características Ultrassonográficas e Doppler. Embora a doença possa ser encontrada em qualquer segmento das artérias viscerais, a doença aterosclerótica ocorre mais frequentemente nas origens dos vasos como uma extensão da placa encontrada na parede da aorta. O imageamento por modo B detalhará a localização e a extensão dessa placa. A gravidade do comprometimento do lúmen pode ser estimada visualmente por meio do Doppler colorido ou o de amplitude para definir o lúmen residual. Se a estenose for grave, um sopro colorido caracterizado por um padrão de mosaico em cores e um artefato de cor perivascular podem aparecer.

A estenose limitadora de fluxo (>60-70% de redução do diâmetro) da artéria celíaca demonstrará velocidades sistólicas de pico superiores a 220 cm/s e velocidades finais diastólicas > 55 cm/s.[3,5,7] É preciso confirmar um sinal pré-estenótico para diferenciar velocidades elevadas por causa da estenose focal daquelas associadas ao fluxo colateral de compensação. A compressão do ligamento arqueado mediano da artéria celíaca resultará em sinais de alta velocidade durante a respiração normal, com retorno às faixas de velocidade normais quando o paciente respirar fundo.

A velocidade sistólica de pico na SMA será >275 cm/s com velocidade diastólica final superior aos 45 cm/s quando o diâmetro da SMA é reduzido para mais de 70%.[3,5,7] Como acontece com a artéria celíaca, é preciso confirmar um sinal pós-estenótico para assegurar a identificação da doença focal de limitação de fluxo.

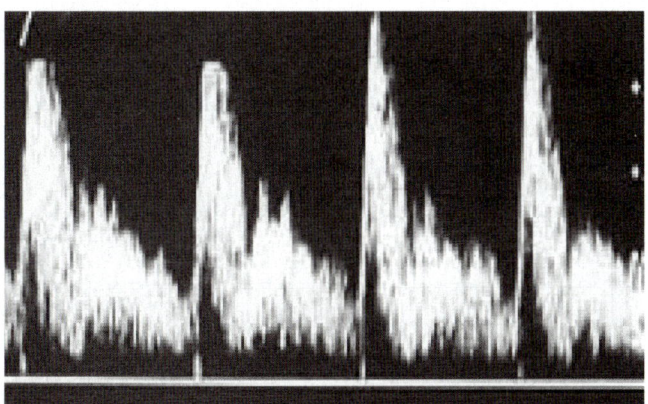

FIGURA 11-16. Padrão de formato de onda espectral de baixa resistência de uma artéria mesentérica superior pós-prandial. Observe o aumento no fluxo diastólico.

A oclusão arterial deverá ser confirmada usando Doppler espectral ou de amplitude otimizados para mostrar fluxo de baixa velocidade.

A arteriografia padrão de contraste com projeções laterais seletivas da aorta fornece confirmação de estenose ou oclusão das artérias viscerais e define a presença e a extensão da circulação colateral antes da revascularização. Recentemente, a varredura por CT demonstrou papel valioso na localização da doença e demonstração da anatomia relacionada.[8]

ARTÉRIAS RENAIS

Anatomia

As artérias renais surgem da parede lateral, posterolateral ou anterolateral da aorta abdominal, ao nível da segunda ou terceira vértebras lombares.[1,2] Com mais frequência, elas são únicas, mas em cerca de 35% da população pode haver artérias renais múltiplas de cada lado.[5,6] Esta anomalia é mais comum no lado esquerdo que no direito. A artéria renal direita é mais extensa que a esquerda e corre superiormente em seu segmento proximal e, então, corre posterior à IVC para penetrar no hilo do rim direito. A artéria renal esquerda corre através do flanco posterior à veia renal esquerda para penetrar no hilo do rim esquerdo. A artéria renal principal dá origem aos ramos que suprem sangue para as glândulas suprarrenais e ureter e então se divide em ramos posterior e anterior dentro do hilo renal. Estes, por sua vez, subdividem-se nas artérias segmentares no seio renal e, então, dão origem às artérias interlobares que correm paralelas às pirâmides renais. As artérias interlobares se dividem em artérias arqueadas que se curvam ao redor das bases das pirâmides. Estas artérias arqueadas se subdividem ainda nas artérias lobulares pequenas que alimentam o córtex renal.[1,2,5]

Características Ultrassonográficas e Doppler

Os segmentos proximal ao médio das artérias renais podem, na maioria das vezes, ser visualizados a partir do plano transverso de varredura da aorta, ao nível da veia renal esquerda (Fig. 11-17). Como alternativa, os segmentos proximais das artérias podem ser vistos surgindo lateralmente da aorta varrendo-se no plano coronal através do fígado, de modo que a IVC e a aorta sejam superpostas uma à outra (Fig. 11-18). A origem da artéria renal direita pode, com frequência, ser visualizada em imagens longitudinais da IVC como uma pequena estrutura em forma de disco posterior à IVC (Fig. 11-19). Os segmentos distal a médio das artérias renais são mais bem visualizados com o imageamento transverso do rim por abordagem subcostal ou intercostal.[5,7] Com frequência, esta abordagem fornecerá imagens excelentes da extensão da artéria renal desde o hilo até sua origem na parede lateral da aorta (Fig. 11-20). No adulto, a extensão do rim é, normalmente, de 11 a 13 cm e a largura de 5 a 7 cm (Fig. 11-21). As espessuras anteroposteriores variam entre 2 e 3 cm, com o órgão esquerdo sendo levemente maior que o direito.[6]

O formato de ondas da artéria renal normal mostra os aspectos clássicos associados ao fluxo para órgãos finais de baixa resistência. Ele se caracteriza por fluxo constante para frente por toda a diástole (Fig. 11-22). As velocidades de pico sistólica e diastólica final diminuem proporcionalmente desde a principal artéria renal até as artérias segmentares dentro do seio renal para as arté-

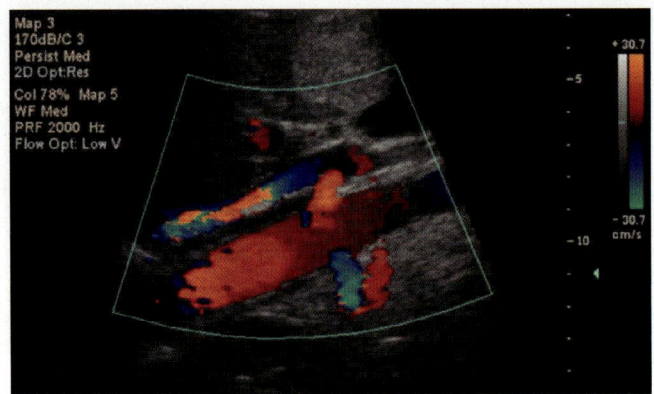

FIGURA 11-18. Imagem longitudinal de fluxo colorido da veia cava inferior e da aorta abdominal, demonstrando as origens das artérias renais a partir do plano coronal.

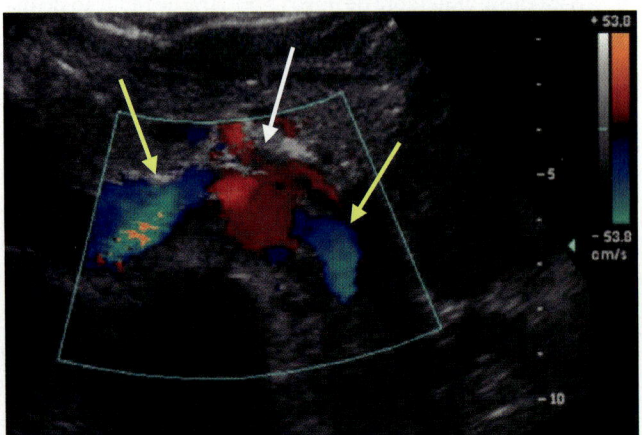

FIGURA 11-17. Imagem transversa com fluxo colorido do segmento proximal até o médio das artérias renais (setas amarelas) ao nível da veia renal esquerda (seta branca).

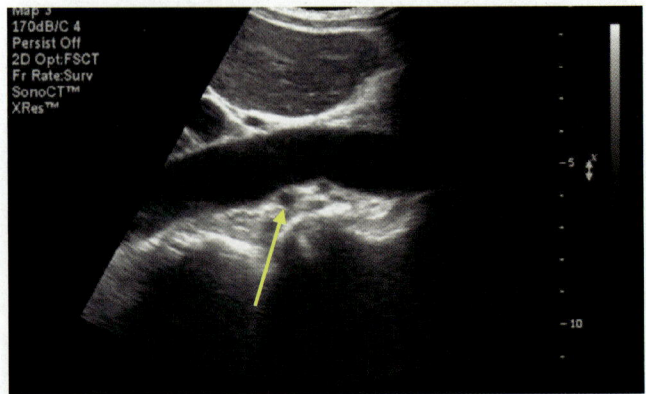

FIGURA 11-19. Imagem longitudinal em tempo real da veia cava inferior. Observe a aparência igual a disco da artéria renal direita posteriormente (seta amarela).

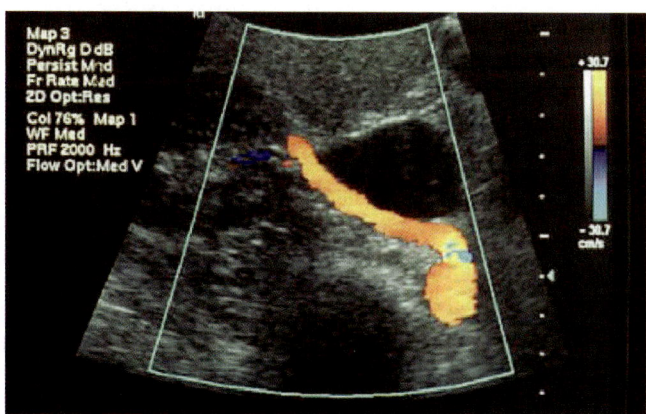

FIGURA 11-20. Imagem com fluxo colorido da artéria renal direita cursando do hilo do rim até a parede da aorta.

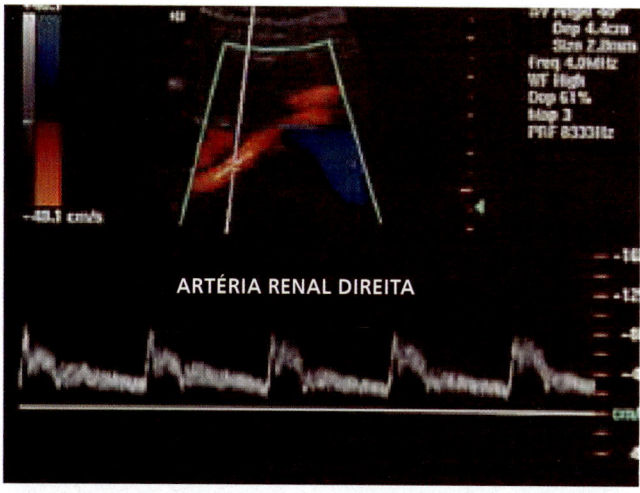

FIGURA 11-22. Imagem com fluxo colorido e formatos de onda de Doppler espectral de uma artéria renal normal. Observe o padrão clássico de formato de onda de baixa resistência.

rias arqueadas, dentro do córtex do rim. A velocidade sistólica de pico normal dentro da artéria renal principal é < 120 cm/s e a velocidade diastólica final varia entre 30-50% da velocidade sistólica de pico.[5,7] Pode-se calcular um índice de resistência para demonstrar a evidência da impedância para o fluxo arterial de entrada. Um índice de resistência normal no adulto é < 0,70, enquanto os índices são notadamente mais altos em bebês prematuros e crianças com menos de 4 anos de idade (0,70-1,0).[6]

Doença da Artéria Renal

Estenose e Oclusão. A estenose aterosclerótica da artéria renal é a causa curável mais comum da hipertensão renovascular. A placa aterosclerótica ocorre mais frequentemente no óstio (origem) da artéria renal ou no terço proximal da artéria renal. A doença do óstio representa a extensão da placa a partir da parede aórtica. A displasia fibromuscular medial da artéria renal ou de seus ramos segmentares é a segunda causa mais comum de hipertensão renovascular.[7] Trata-se de uma doença não aterosclerótica que causa regiões concêntricas de estreitamento e dilatação no segmento médio ao distal da artéria renal (Fig. 11-23). Além da aterosclerose e da displasia fibromuscular, as causas da disfunção da artéria renal incluem: arterite, aneurisma, estenose congênita da artéria renal, faixas fibrosas congênitas, neoplasmas, malformações vasculares, êmbolos, trombo, traumatismo, fístulas, feocromocitoma, neurofibromatose, síndrome aórtica do meio, coarctação da aorta, irradiação e hematoma perirrenal. Embora os pacientes com estenose ou oclusão da artéria renal possam ser assintomáticos, a maioria apresenta hipertensão sistólica (> 140 mmHg), um sopro no flanco, insuficiência cardíaca congestiva ou insuficiência renal, ou estão fora da faixa etária normal para hipertensão.

A doença renal clínica (doença intrínseca do parênquima) deverá ser incluída no diagnóstico diferencial para pacientes com hipertensão. Os transtornos vasculares parenquimatosos causarão resistência renovascular elevada. Isto pode ocorrer após uma estenose da artéria renal ou ser a etiologia primária para a pressão arterial elevada.

Características Ultrassonográficas e Doppler. O imageamento pelo modo B pode revelar segmentos estreitados ao longo do cur-

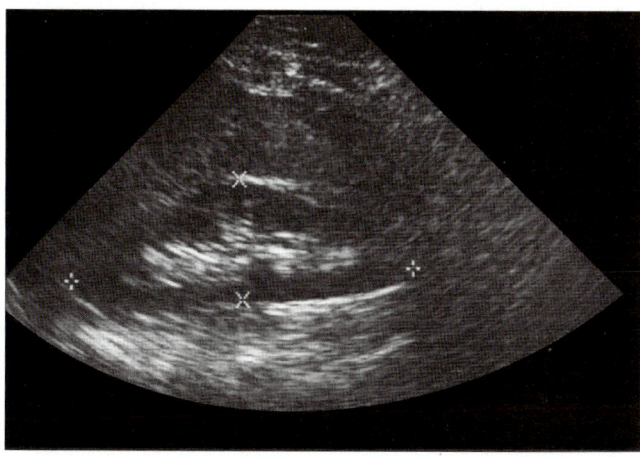

FIGURA 11-21. Imagem em escala de cinza de um rim ilustrando a medição da extensão e da espessura.

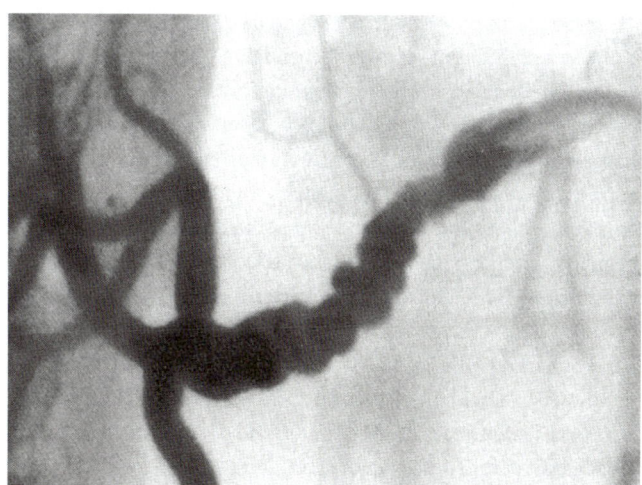

FIGURA 11-23. Arteriograma ilustrando o estreitamento concêntrico e a dilatação associada à displasia fibromuscular medial da artéria renal.

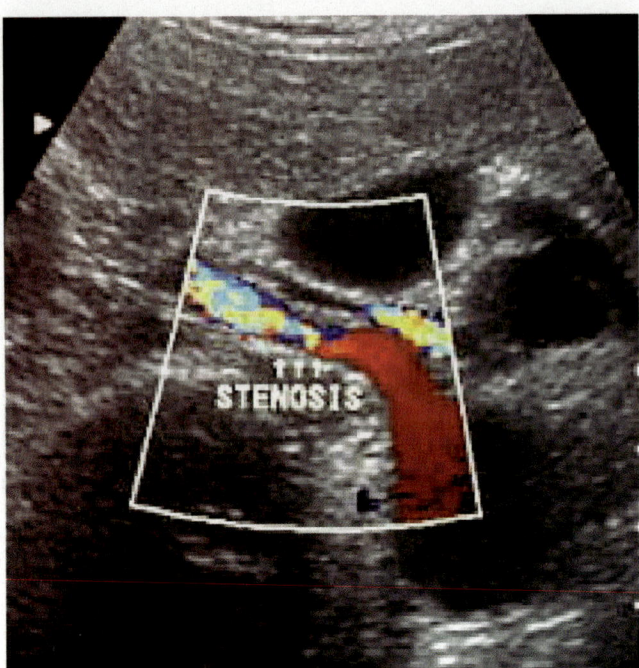

FIGURA 11-24. Imagem com fluxo colorido da artéria renal direita, demonstrando uma região de fluxo desordenado associado à estenose.

so da artéria renal, mas a confirmação da estenose será facilitada com o imageamento por Doppler colorido ou de amplitude (Fig. 11-24). Em regiões de doença, limitando o fluxo, o Doppler colorido exibirá padrões de fluxo desordenados; um artefato colorido perivascular pode estar presente, se a estenose for grave o suficiente para causar um sopro. Se a artéria renal estiver ocluída, não haverá fluxo evidente no Doppler espectral, colorido ou de amplitude otimizado para fluxo lento. Características de baixa amplitude, formatos de onda espectrais atenuados com *tardus parvus* ("atraso para aparecer") serão encontrados dentro do parênquima renal como resultado de fluxo colateral. À medida que a estenose renal progride, a extensão renal diminui. Geralmente, existe uma diferença na extensão renal superior a 3 cm de lado a lado. A extensão polo a polo do rim será, mais frequentemente, inferior a 8 cm, se a artéria renal estiver obstruída.[5,7]

A estenose da artéria renal limitadora de fluxo causa elevação na velocidade sistólica de pico. Esta velocidade pode ser comparada à velocidade da aorta como proporção da velocidade sistólica de pico aórtico do ângulo corrigido, registrada ao nível da artéria celíaca, e a velocidade mais alta de ângulo corrigido na principal artéria renal. Quando a proporção da velocidade renal-aórtica (RAR, em inglês) exceder 3,5 haverá evidência de estenose da artéria renal limitadora de fluxo (redução do diâmetro em mais de 60%). Todo cuidado deve ser tomado para assegurar que a velocidade sistólica de pico aórtico seja superior a 40 cm/s, mas inferior a 100 cm/s, pois o uso da RAR quando a velocidade estiver fora desses valores resultará em superestimativa ou subestimativa da gravidade da estenose da artéria renal.[7] Se a RAR não puder ser usada para confirmar a doença limitadora de fluxo decorrente de velocidades aórticas suspeitas, deve-se dar atenção à velocidade sistólica de pico na artéria renal e à presença ou ausência do sinal clássico pós-estenótico. O reconhecimento da estenose hemodinamicamente significativa depende de uma velocidade sistólica de pico de artéria renal superior a 180 cm/s e de um sinal pós-estenótico. A estenose menos significativa em termos hemodinâmicos (redução de diâmetro inferior a 60%) pode ser reconhecida quando a velocidade sistólica de pico da artéria renal for superior a 180 cm/s, mas sem a presença de sinal pós-estenótico.[7]

A estenose da artéria renal também pode ser identificada usando métodos indiretos que avaliam a artéria renal distal e seus ramos segmentares. Embora esta técnica não tenha sido bem validada, ela tem valor em pacientes em que a extensão da artéria renal não pode ser investigada adequadamente por causa de excesso de gás abdominal, hábito corporal e causas após intervenções ou traumáticas. Usando-se um ângulo 0° de exposição ultrassônica e velocidade lenta de varredura, os formatos de onda do Doppler espectral são registrados a partir da artéria renal distal e os ramos segmentares dentro do seio renal. Um tempo de aceleração (tempo do início da sístole até o pico sistólico precoce, que é visto na inflexão superior da curva [*upstroke*] antes da sístole de pico) superior a 100 ms indica estenose da artéria renal redutora com mais de 60% de diâmetro. Um índice de aceleração também pode ser usado para identificar a doença da artéria renal limitadora de fluxo. Este índice é definido como a mudança na distância entre o início do fluxo sistólico e a velocidade sistólica de pico dividida pelo tempo de aceleração. Um índice inferior a 291 cm/s^2 é coerente com estenose significativa de artéria renal.[7,9]

Muitos tipos de doença renal clínica são acompanhados por elevação da resistência vascular aparente nas artérias intersegmentares e arqueadas no parênquima renal. Normalmente, a velocidade diastólica final é de, pelo menos, 30%-50% da velocidade sistólica de pico. À medida que a resistência vascular aumenta, o fluxo diastólico diminui, e uma proporção de velocidades sistólica para diastólica final nos vasos intrarrenais será superior a 0,20.[5,7]

A hidronefrose se caracteriza pela dilatação anormal dos cálices renais e da pelve renal causada pela obstrução do trato urinário. Na ultrassonografia, o seio renal exibe uma área hipoecoica ou cística que pode ser variável, dependendo da gravidade do processo obstrutivo (Fig. 11-25). O índice de resistência é geralmente elevado com valores superiores a 0,70 em pacientes com hidronefrose obstrutiva, mas também pode estar aumentado em pacientes com doença renal parenquimatosa intrínseca, hematoma perinéfrico ou subescapular, hipotensão e frequência cardíaca reduzida.[4]

Embora a arteriografia-padrão de contraste permaneça como o padrão ouro para a confirmação de estenose e oclusão da artéria renal, outras modalidades de imageamento podem ser usadas para confirmação do exame ultrassonográfico ou dos achados clínicos. Elas incluem a varredura por CT ou MRI, a renografia por radionuclídeos e a pielografia intravenosa.

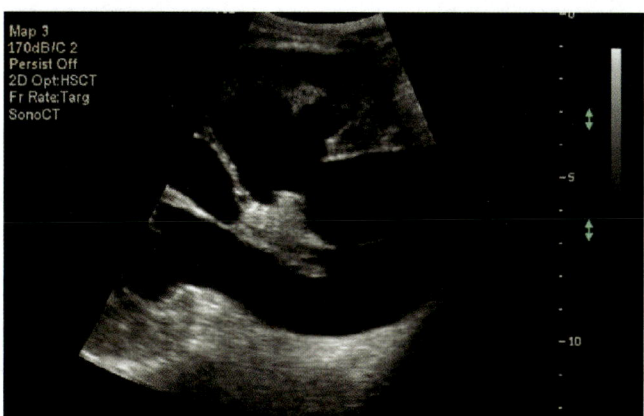

FIGURA 11-25. Imagem em tempo real de um rim com hidronefrose. Observe a aparência cística do seio renal.

VEIA CAVA INFERIOR

Anatomia

As veias ilíacas comuns se unem para formar a IVC próximo ao nível do umbigo ou da quarta vértebra lombar. A IVC distal sobe em direção ao diafragma, cursando para a direita da aorta e da coluna vertebral. Embora permaneça paralela à aorta ao longo da maioria de seu curso, ela se curva anteriormente em seu segmento proximal para penetrar no átrio direito do coração. A IVC recebe sangue das veias hepática, renal, gonadal direita, suprarrenal direita, frênica inferior e lombar.[1,2] (Fig. 11-26). Normalmente, o diâmetro da IVC é inferior a 2,5 cm, com leve aumento em diâmetro acima do nível de entrada das veias renais, por causa do volume aumentado de sangue que retorna dos rins.[6] O diâmetro da IVC depende do hábito corporal do paciente, do estágio da respiração e da pressão do átrio direito. As anomalias anatômicas podem ser observadas, incluindo duplicação (0,2-3,0% da população) ou ausência da IVC (menos de 0,2%) ou transposição para o lado esquerdo (0,2-0,5%).[1,2]

Características Ultrassonográficas e de Doppler Espectral

Normalmente, a IVC aparece como uma estrutura tubular e anecoica, cujo diâmetro varia com as alterações na respiração. A inspiração profunda causa aumento na pressão abdominal e impede o retorno venoso do abdome. Isto resulta na dilatação da IVC. Essa dilatação também pode ocorrer na presença de insuficiência cardíaca congestiva, regurgitação da válvula atrioventricular direita (tricúspide) ou de qualquer condição que resulte em aumento da pressão do átrio direito.

O Doppler espectral demonstra pulsatilidade no segmento proximal da IVC por causa da pressão atrial direita refletida. As velocidades variam, mas permanecem baixas. O formato de onda do Doppler espectral na IVC distal demonstra fasicidade (*phasicity*), semelhante à que é vista nas veias da extremidade inferior (Fig. 11-27). O imageamento com fluxo colorido revela variações direcionais associadas à fasicidade respiratória (*respiro-phasicity*) no segmento distal da veia e pulsações atriais direitas refletidas no segmento proximal.

Doença da Veia Cava Inferior

A trombose é o problema vascular mais comum que afeta a IVC e resulta, mais frequentemente, da migração de material tromboembólico das extremidades inferiores ou das veias da pelve. A trombose da IVC tem probabilidade de ocorrer com qualquer condição que promova estase do fluxo de sangue nas veias abdominais, trauma à parede da veia ou hipercoagulabilidade (tríade de Virchow). As condições associadas a esses aspectos incluem: desidratação, sepse generalizada, choque, infecção retroperitoneal, doença inflamatória da pelve, filtros ou cateteres na veia cava e cirurgia abdominal ou das extremidades. Um trombo tumoral também pode ser observado em associação a carcinomas do rim, glândula suprarrenal, pâncreas ou fígado. Outras malignidades podem envolver a IVC, incluindo neoplasmas ovarianos e uterinos, metástases linfáticas da próstata, feocromocitoma e tumor de Wilms.

Embora a trombose da IVC possa ser assintomática, a maioria dos pacientes se apresentará com edema na extremidade inferior e desconforto ou sintomas característicos de condições malignas.

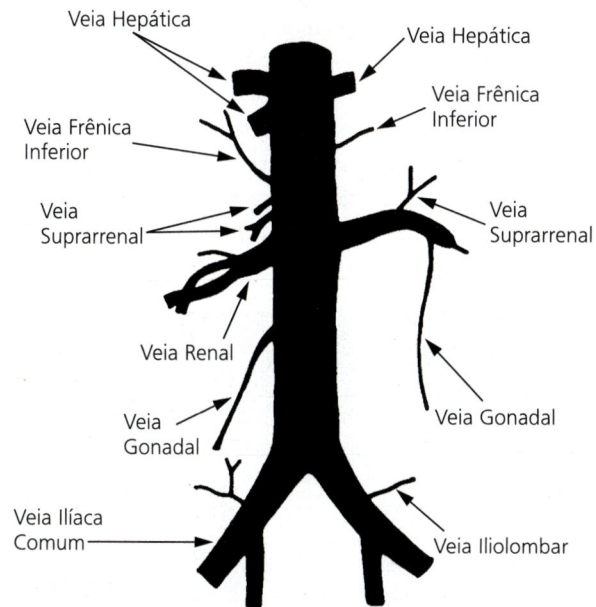

FIGURA 11-26. Diagrama da veia cava inferior ilustrando seus ramos principais.

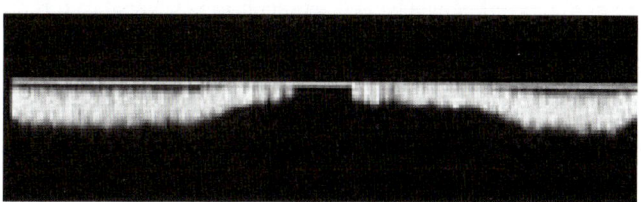

FIGURA 11-27. Formatos de ondas de Doppler espectral da veia cava inferior infrarrenal. A fasicidade respiratória (*respirophasicity*) é semelhante àquela vista nas veias das extremidades inferiores.

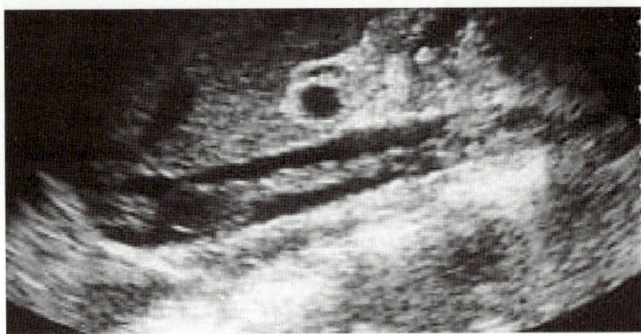

FIGURA 11-28. Imagem longitudinal em tempo real da veia cava inferior demonstrando trombo agudo flutuando livremente.

Características Ultrassonográficas e Doppler. A trombose da IVC causa dilatação no sítio da obstrução do fluxo de saída. Um trombo agudo aparecerá hipoecoico, podendo-se observar uma cauda de flutuação livre na fase muito aguda (Fig. 11-28). A IVC não poderá ser comprimida ou parcialmente comprimida com a pressão do transdutor aplicada diretamente sobre a veia no plano de imageamento transverso. À medida que o trombo atua, inicialmente ele aumentará em ecogenicidade, mas então progredirá por meio de várias características, variando de heterogeneidade acústica com regiões anecoicas para a homogeneidade. Os aspectos acústicos retornam à heterogeneidade, e as paredes da veia se contraem, à medida que o trombo se torna crônico.

Os formatos de onda do Doppler espectral demonstram padrões de fluxo não fásico contínuo com obstrução parcial do lúmen caval. Quando o lúmen estiver totalmente obstruído nenhum fluxo será demonstrado por Doppler espectral, colorido ou de amplitude, mesmo otimizados. Formatos de onda contínuos de baixa amplitude podem ser registrados distais ao sítio da trombose se tiver ocorrido a recanalização ou colateralização do segmento com trombose.

O imageamento correlativo é atingido com venocavografia, MRI ou CT.

VEIAS HEPÁTICA E PORTA

Anatomia das Veias Hepáticas

As veias hepáticas drenam para a IVC e são as maiores tributárias para a IVC. Há três veias hepáticas principais: a direita, a média e a esquerda. Essas veias maiores servem como marcadores de limites entre os lobos hepáticos e possuem múltiplos ramos menores através de todo o parênquima do fígado. As veias hepáticas esquerda e média compartilham, com frequência, um tronco comum na confluência da IVC, enquanto a veia hepática direita permanece independente. Às vezes, uma veia hepática direita acessória (inferior) pode ser observada; uma ou mais das veias hepáticas pode estar ausente. A veia hepática média cursa dentro da principal fissura interlobar e, por isso, divide o fígado nos lobos direito e esquerdo. O lobo direito do fígado é dividido em segmentos posterior e anterior pela veia hepática direita. A veia hepática esquerda divide o lobo esquerdo do fígado em segmentos medial e lateral.[1,2,5]

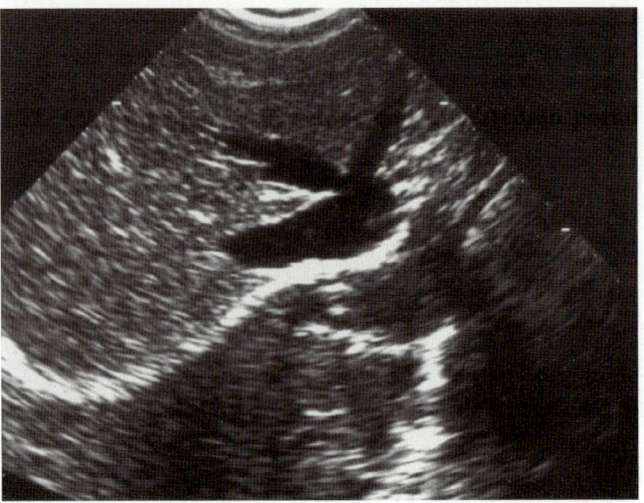

FIGURA 11-29. Imagem em tempo real de duas veias hepáticas na confluência hepatocaval. A imagem ilustra o sinal de "Coelhinho da Playboy".

Características Ultrassonográficas e de Doppler Espectral

As veias hepáticas são mais bem investigadas por imagem a partir da abordagem subcostal, angulando-se o transdutor no sentido cefálico sob o processo xifoide ou a partir de um plano de projeção intercostal direito. Mais frequentemente, todos os três ramos podem ser visualizados. Quando apenas dois ramos são visualizados a partir dessa abordagem subcostal, as veias imitam a cabeça e as orelhas de um coelho. Isto é conhecido como o sinal do "Coelho da Playboy" (Fig. 11-29). As imagens pelo modo B normalmente revelam estruturas anecoicas tubulares sem paredes ecogênicas. Embora o diâmetro dos ramos da veia hepática possa parecer pequeno no parênquima do fígado, ele aumenta, à medida que os ramos cursam em direção à IVC.[6]

O formato de onda do Doppler espectral a partir das veias hepáticas normais é pulsátil com dois ciclos de fluxo para frente, correspondendo às duas fases de preenchimento atrial. Segue-se a isso um breve período de fluxo reverso (Fig. 11-30). Este formato de onda em "W" depende das variações na pressão venosa central. Esse formato também sofre influência da respiração e da complacência do parênquima hepático. A direção de fluxo nas veias hepáticas é normalmente hepatófugo (para longe do fígado).

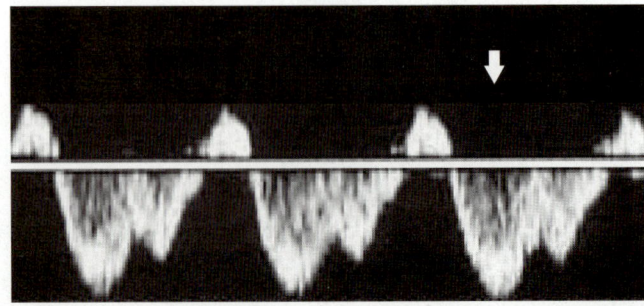

FIGURA 11-30. Padrão clássico de formação de ondas de Doppler espectral das veias hepáticas normais.

Anatomia da Veia Porta

A veia porta é formada pela confluência das veias esplênica e mesentérica superior e carrega sangue rico em nutrientes do trato gastrointestinal, vesícula biliar, pâncreas e baço para o fígado, onde ele é processado e filtrado. Essa veia é responsável por carregar cerca de 75-80% do sangue para o fígado, enquanto a artéria hepática supre os 20% remanescentes.

Para além da confluência das veias esplênica e mesentérica superior, a veia porta principal cursa para a direita e para cima para penetrar na porta hepática onde se bifurca nos ramos direito e esquerdo. A confluência das veias esplênica e porta fica posterior ao colo do pâncreas. A veia mesentérica inferior drena para a veia esplênica imediatamente à esquerda dessa confluência. A veia coronária (gástrica esquerda) penetra, mais frequentemente, a veia esplênica superiormente, próximo à confluência venosa mesentérico superior/portal e corre em um plano no sentido craniocaudal.[10] A veia porta principal fica anterior à IVC, em sentido do crânio até a cabeça do pâncreas e em sentido caudal até o lobo caudado. Ela penetra no fígado junto com a artéria hepática e o ducto biliar comum.[1,2,6,10] Essa tríade portal viaja como uma unidade por todo o parênquima do fígado ligada em conjunto por uma membrana de colágeno (cápsula fibrosa perivascular do fígado ou cápsula de Glisson).[6]

Dentro da porta hepática a veia porta principal se divide nos ramos da veia porta direito e esquerdo. A veia porta direita se divide nos ramos anterior e posterior; a esquerda se divide nos ramos medial e lateral.[1,2]

Características Ultrassonográficas e de Doppler Espectral

A veia porta pode ser acompanhada por ultrassom a partir de um plano transverso, ao nível da confluência esplênica e a porta hepática. O curso da veia, seus ramos e direção de fluxo podem ser definidos por abordagem intercostal direita com o transdutor angulado em direção à porta hepática (Fig. 11-31). Deve-se notar que, em contraste com as paredes da veia hepática, as paredes da veia porta principal e de seus ramos são ecogênicas. Este aspecto é atribuído às propriedades acústicas de fibras de colágeno encontradas nas camadas íntima e média da veia. Enquanto as veias hepáticas são formadoras de limites e cursam em sentido longitudinal na direção da IVC, as veias portais se ramificam horizontalmente e são orientadas como ramos da porta hepática. Os diâmetros das veias porta esquerda e direita são maiores na origem na região da porta hepática; mínimas alterações de diâmetro são notadas durante a respiração. O diâmetro da veia porta principal é, normalmente, inferior a 13 mm no segmento logo anterior à IVC. Um aumento no diâmetro ocorre durante a expiração, enquanto a inspiração resulta em diâmetro reduzido. Essas alterações são reguladas pelo volume do sangue penetrando no sistema arterial visceral e o fluxo de saída de volume através dos canais venosos sistêmicos.

O formato de ondas do Doppler espectral das veias porta demonstra, normalmente, fluxo hepatópeto (em direção ao fígado) com fasicidade (*phasicity*) e velocidade média variando de 20 a 30 cm/s no paciente supino e em jejum (Fig. 11-32). A velocidade média diminui levemente com a inspiração e aumenta com a expiração. A pulsatilidade das veias portas pode estar aparente em pacientes com insuficiência da válvula AV direita (tricúspide) ou com insuficiência cardíaca congestiva.

Doença Hepatoportal

Síndrome de Budd-Chiari. A obstrução das veias de fluxo de saída, ou síndrome de Budd-Chiari, resulta de estenose ou oclusão significativas de algumas, ou de todas as veias hepáticas. É uma ocorrência incomum e causada, mais frequentemente, por obstrução membranosa da porção supra-hepática ou infra-hepática da IVC, mas pode estar associada à invasão de um tumor ou trombose. Esta síndrome ocorre também após uma gestação, uso de contraceptivos orais, trauma, estados de hipercoagulabilidade, policitemia vera, radioterapia, síndrome de Behçet, ou abscessos hepáticos. As veias hepáticas podem ou recanalizar ou se tornar fibróticas. A fibrose parenquimatosa, hemorragia e congestão vascular estão associadas à doença veno-oclusiva hepática crônica. Embora muitos pacientes possam permanecer assintomáti-

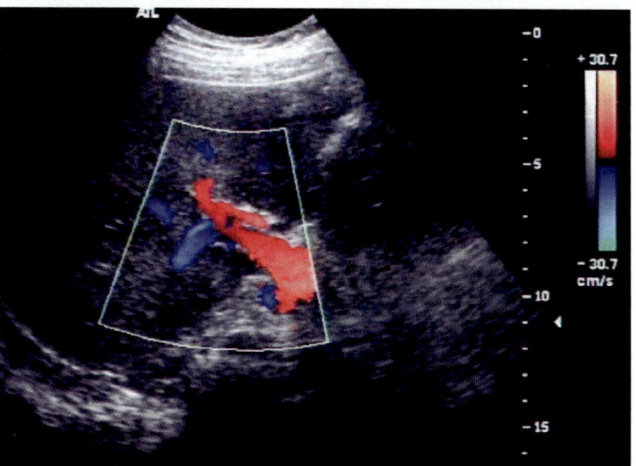

FIGURA 11-31. Imagem com fluxo colorido da veia porta principal por abordagem intercostal direita.

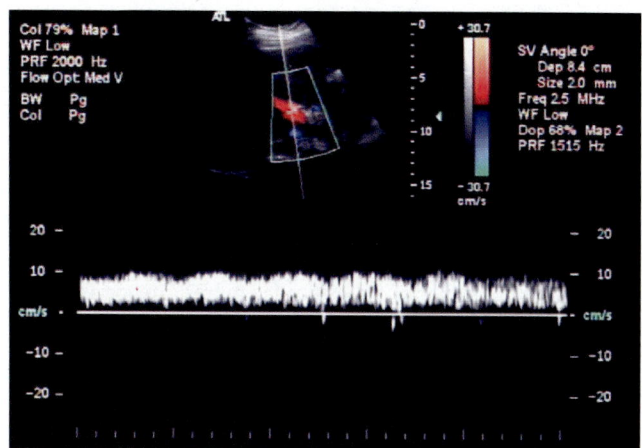

FIGURA 11-32. Imagem com fluxo colorido e formações de onda de Doppler espectral demonstrando direção normal do fluxo hepatópeto e fasicidade (*phasicity*).

cos, a maioria se apresentará com desconforto ou dor no quadrante superior direito, distensão abdominal secundária à ascite, hepatomegalia e veias colaterais superficiais. A síndrome de Budd-Chiari pode ser confirmada com varredura por CT ou MRI. Ambas as modalidades podem demonstrar o estreitamento ou ausência das veias hepáticas. A venografia pode ser usada para confirmar a obstrução completa ou parcial da IVC, bem como a presença e a extensão da colaterização.

Trombose da Veia Porta. Este quadro está mais frequentemente associado à atresia biliar, cirrose, tumor, trauma, estados de hipercoagulabilidade, hipertensão portal e condições inflamatórias igual à pancreatite ou inflamação do intestino. Outros quadros podem levar à trombose, incluindo a desidratação e os transtornos do sangue. Procedimentos de intervenção, como a escleroterapia esofágica endoscópica ou injeção percutânea de etanol para ablação de carcinoma hepatocelular, podem, ocasionalmente, resultar em trombose da veia porta. Colaterais periportais podem se formar na porta hepática (transformação cavernosa) ou a recanalização venosa pode estar aparente após a trombose da veia porta extra-hepática. Enquanto a transformação cavernosa ocorre em adultos após quadros de cirrose, pancreatite ou malignidade, ela não é normalmente vista em pacientes com doença do fígado, mas, surpreendentemente, é encontrada com frequência em pacientes com fígados mais sadios.[10] A doença já foi observada em neonatos em associação à onfalite, infecção sistêmica, inflamação abdominal ou desidratação ou como resultado da exsanguineotransfusão ou cateterização da veia umbilical.

A venografia da porta é usada mais frequentemente para confirmar os achados ultrassonográficos e determinar a pressão venosa portal. A CT com realce por contraste e a MRI também são usadas para demonstrar a trombose da veia porta e a transformação cavernosa.

Hipertensão Portal. Normalmente, a pressão arterial no fígado é baixa (5-10 mmHg) e, frequentemente, apenas um pouco mais alta que aquela da IVC. A hipertensão portal leva a pressão arterial no fígado a exceder 30 mmHg como resultado da obstrução ao fluxo venoso de saída.[5] Nos países do Ocidente, a cirrose é a causa usual de hipertensão portal seguida por trombose da veia hepática e oclusão venosa portal. À medida que a resistência ao fluxo normal da veia porta aumenta, a pressão no fígado aumenta, e vias alternativas para fluxo de sangue se desenvolvem espontaneamente. Mais frequentemente, o fluxo na veia porta principal toma a direção hepatófuga, e tributárias normais da porta aumentam para servir como vias colaterais.

A hipertensão portal é classificada em três categorias: hepática, intra-hepática e pós-hepática. A hipertensão portal pré-hepática (pré-sinusoidal) é causada por trombose ou obstrução da veia porta principal antes que ela penetre no fígado. A hipertensão portal intra-hepática (sinusoidal) é a mais comum e se deve à impedância ao fluxo venoso portal no fígado. A hipertensão portal pós-hepática (pós-sinusoidal) ocorre após a obstrução das veias do fluxo de saída da IVC supra-hepática.

Historicamente, a angiografia padrão de contraste tem sido usada para confirmação da hipertensão portal, determinação da pressão venosa portal e demonstração de colaterais portossistêmicas. A angiografia é usada também para direcionar a colocação de espiras ou espuma para embolização de varizes e cateteres para derivações portossistêmicas intra-hepáticas transjugulares (TIPSs).

Características Ultrassonográficas e Doppler da Doença Hepatoportal. A síndrome de Budd-Chiari dilata o fígado e pode resultar no desenvolvimento de ascite. A esplenomegalia frequentemente está presente, e o lobo caudado pode estar dilatado por causa do maior fluxo de saída através das veias caudadas. Na ultrassonografia, o parênquima do fígado aparece heterogêneo com ecogenicidade aumentada. Enquanto ecos intraluminares coerentes com trombo podem estar aparentes nos estágios agudos, mais frequentemente as veias hepáticas são difíceis de visualizar por causa do fluxo reduzido ou ausente. O Doppler espectral, colorido e/ou de amplitude otimizado para fluxo muito baixo deverá ser usado para demonstrar a presença de vias colaterais e confirmar a patência ou oclusão das veias hepáticas. As formas de ondas de Doppler espectrais contínuas e de baixa velocidade aparecem frequentemente proximais a segmentos estenóticos, enquanto velocidades acentuadamente elevadas são encontradas no sítio da estenose. Este padrão será alterado, se a IVC estiver obstruída; sinais de baixa velocidade serão notados mesmo em segmentos estenóticos das veias hepáticas.

Se a trombose da veia porta for aguda, a veia estará dilatada com ecos acusticamente homogêneos dentro do lúmen (Fig. 11-33). O processo trombótico pode ser segmental poupando uma ou mais das tributárias principais.[5] A trombose crônica pode

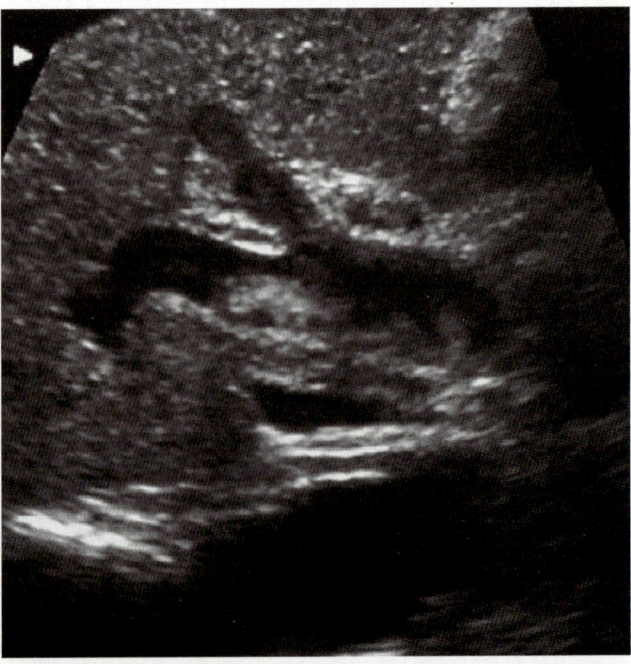

FIGURA 11-33. Imagem em tempo real demonstrando trombo agudo no lúmen da veia porta.

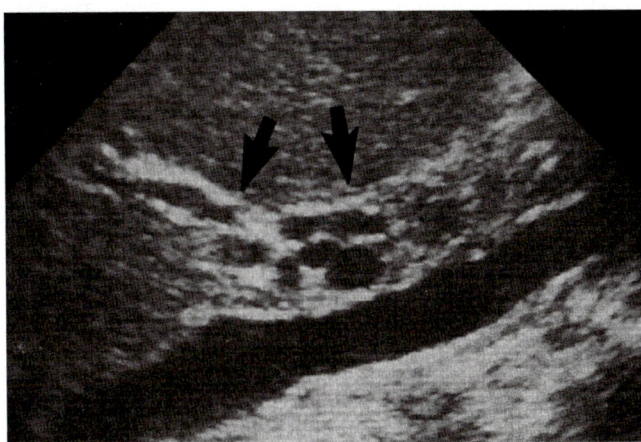

FIGURA 11-34. Imagem em tempo real da porta hepática demonstrando pequenas colaterais venosas e serpiginosas. Esse achado é coerente com a transformação cavernosa da veia porta.

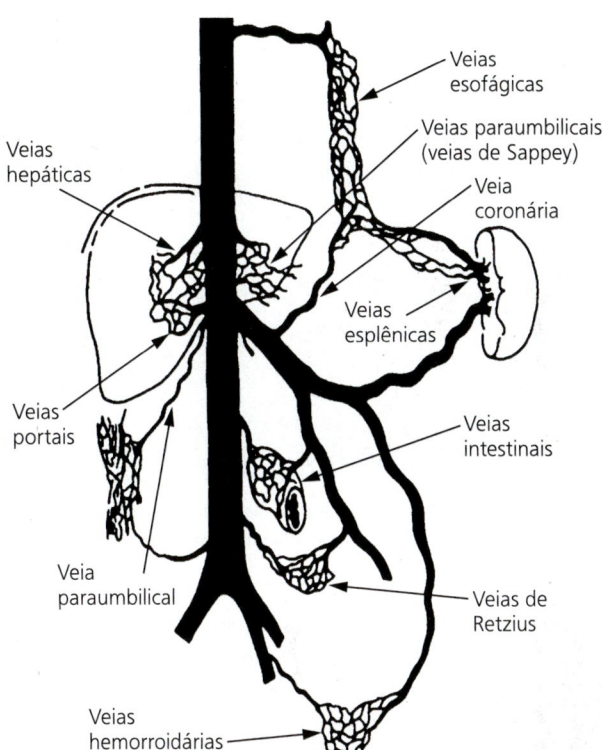

FIGURA 11-35. Diagrama ilustrando vias colaterais portossistêmicas.

dificultar a visualização da veia porta e de suas ramificações, por causa de uma redução no diâmetro da veia e da presença de ecogenicidade intraluminal aumentada, resultando de fibrose. A obstrução total da veia porta pode ser demonstrada com Doppler colorido ou de amplitude para mostrar a ausência de fluxo. A trombose pode, então, ser confirmada com Doppler espectral otimizado. O Doppler colorido ou de amplitude demonstrará fluxo ao redor do trombo, quando a veia estiver parcialmente obstruída. O formato de ondas do Doppler espectral será não fásico, coerente com a ausência de variação respiratória como resultado da pressão venosa aumentada. Se a transformação cavernosa substituiu a veia porta principal, múltiplas estruturas tubulares pequenas serão notadas na porta hepática (Fig. 11-34). Elas aparecerão anecoicas, mas demonstrarão formatos de onda espectral de baixa velocidade e de fase mínima, características de fluxo venoso portal. Quando o fluxo na veia porta estiver comprometido, a artéria hepática assumirá a responsabilidade de suprir a maioria do sangue oxigenado para o fígado. Como resultado da demanda de fluxo, a artéria hepática pode aumentar, a resistência vascular na artéria hepática diminui, e a velocidade pode aumentar.

A infiltração de tumor da veia porta ocorre mais frequentemente em pacientes com carcinoma hepatocelular ou metástases do fígado. O Doppler colorido definirá múltiplos vasos pequenos por toda a veia porta preenchida pelo tumor. Enquanto a transformação cavernosa da veia porta demonstrará sinais venosos nos canais pequenos, o fluxo de sangue do tumor se caracteriza por formatos de onda arteriais de baixa resistência.

A hipertensão portal pode ser caracterizada por seus achados ultrassonográficos. Normalmente, a veia porta é dilatada, a descompressão do fígado resulta em alterações nos padrões normais de fluxo e direção de fluxo, e vias colaterais e varizes (veias dilatadas) se desenvolvem (Fig. 11-35). A cirrose hepática resulta em perda de fasicidade respiratória (*respiro-phasicity*) na veia porta e em seus ramos. À medida que a pressão venosa portal aumenta, o formato de onda do Doppler espectral pode-se tornar bidirecional, demonstrando fluxo tanto hepatópeto quanto hepatófugo. O fluxo venoso portal hepatófugo contínuo é coerente com hipertensão portal, e a velocidade fica frequentemente abaixo de 12 cm/s (Fig. 11-36). O diâmetro da veia porta ao nível da IVC é, comumente, superior a 13 mm, e a variação respiratória no diâmetro da veia desaparece.[10] A fibrose periportal causa aumento da ecogenicidade das paredes venosas portais, e a veia pode assumir a forma de uma vírgula. O diâmetro da veia coronária geralmente aumenta até mais de 5 mm. Além disso, o diâmetro da veia esplênica e das veias mesentéricas superiores pode aumentar para mais de 10 mm, mas, mais frequentemente, existe aumento de menos de 20% no diâmetro dessas veias da respiração calma para a inspiração profunda. Varizes podem ser notadas no hilo esplênico e na região da vesícula biliar.

Existem outros achados ultrassonográficos que caracterizam a hipertensão portal. Frequentemente, ocorre infiltração gordurosa do fígado, e colaterais portossistêmicas são aparentes dentro do parênquima do fígado e do hilo esplênico (esplenorrenal e esplenocaval), assim como uma veia paraumbilical recanalizada. A identificação das vias colaterais é facilitada com o imagea-

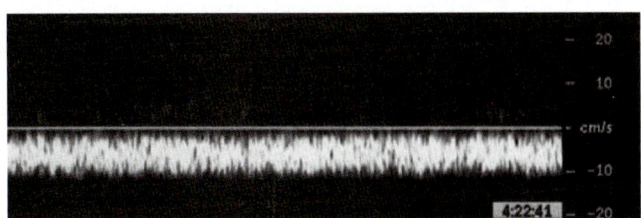

FIGURA 11-36. Formato de onda de Doppler espectral, demonstrando fluxo hepatófugo contínuo de baixa velocidade na veia porta. Este achado é sugestivo de hipertensão portal.

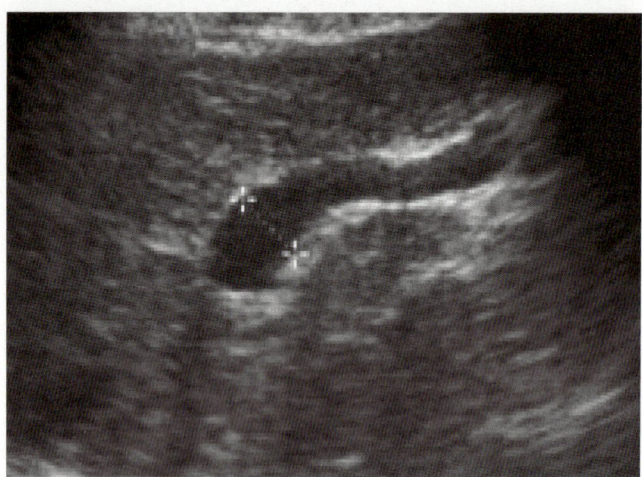

FIGURA 11-37. Imagem em escala de cinza da veia paraumbilical no eixo longo dentro do ligamento falciforme.

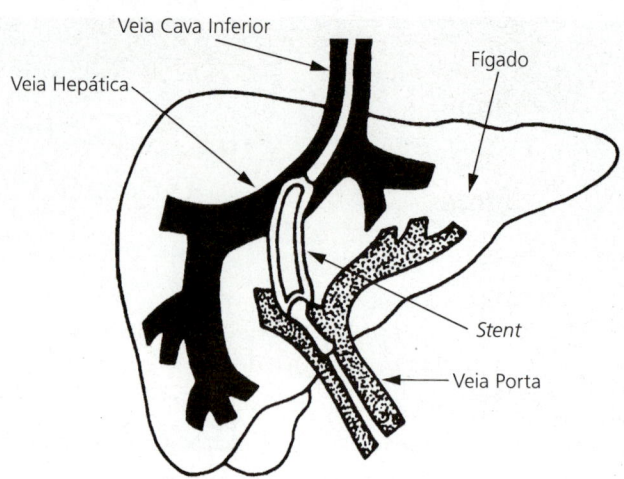

FIGURA 11-38. Diagrama ilustrando uma derivação portossistêmica intra-hepática transjugular (TIPS).

mento com fluxo colorido, que definirá sua presença e confirmará a direção do fluxo. Pode ocorrer esplenomegalia (superior a 13 cm), enquanto o tamanho do fígado diminui para menos de 10 cm em sentido anteroposterior, menos de 15 cm em extensão e menos de 20 cm em largura.[6] Veias superficiais tortuosas e dilatadas podem ser evidentes, cercando o umbigo (cabeça de Medusa). Elas surgem de uma veia paraumbilical recanalizada que pode ser investigada por imagem em plano de varredura longitudinal ou transverso na região do ligamento falciforme (Fig. 11-37).[10] A veia umbilical aparecerá como "olho de búfalo" quando investigada por imagem no plano transverso.

DERIVAÇÕES PORTOSSISTÊMICAS INTRA-HEPÁTICAS TRANSJUGULARES

O procedimento corrente não cirúrgico de escolha para redução da pressão venosa, de sangramento de varizes e de ascite é o desvio do sangue da veia porta para a circulação venosa sistêmica por meio de uma derivação intra-hepática. A derivação é criada por entrada de cateter através da veia jugular interna direita. O cateter avança, então, para a veia cava superior (SVC) e para a veia hepática (geralmente a direita ou média). Ele atravessa o parênquima do fígado e penetra na veia porta principal. Um *stent* metálico é colocado sobre o cateter, e o balão é dilatado para criar uma derivação entre o sistema venoso portal e a veia hepática (Fig. 11-38).

Características Ultrassonográficas e Doppler da TIPS

Antes da colocação da TIPS, a ultrassonografia foi valiosa na confirmação da patência e da direção de fluxo na veia porta e seus ramos, na demonstração de uma veia paraumbilical recanalizada ou outras colaterais portossistêmicas, varizes e a localização e extensão da ascite. Deve-se dar atenção à avaliação da veia jugular interna para assegurar sua patência.

Após a colocação da TIPS, a derivação é avaliada para se obterem informações básicas sobre a velocidade da derivação, direção de fluxo na veia porta principal e em seus ramos intra-hepáticos e nas veias hepáticas. As velocidades de fluxo na veia porta principal geralmente excedem 80 cm/s, com padrão de formato de onda, imitando o fluxo pulsátil comum às veias hepáticas (Fig. 11-39). Uma vez que a maior parte do fluxo intra-hepático será na direção da derivação (baixa resistência), espera-se a direção de fluxo hepatófugo nos ramos da veia porta. O fluxo nas veias hepáticas deverá permanecer hepatófugo. Uma alteração na direção normal do fluxo nos canais venosos intra-hepáticos significa disfunção da derivação, devendo-se determinar a estenose ou a oclusão da derivação.[9]

O imageamento pelo modo B de alta resolução é usado para definir a localização da derivação nas veias hepática e porta; a derivação deverá se estender bem para dentro de ambos os vasos. Na ultrassonografia, a derivação aparecerá como uma estrutura tubular ecogênica, estendendo-se ao longo de uma via curva desde a veia porta até a veia hepática (Fig. 11-40). Mais frequentemente, ela mede de 8 a 10 mm de diâmetro.

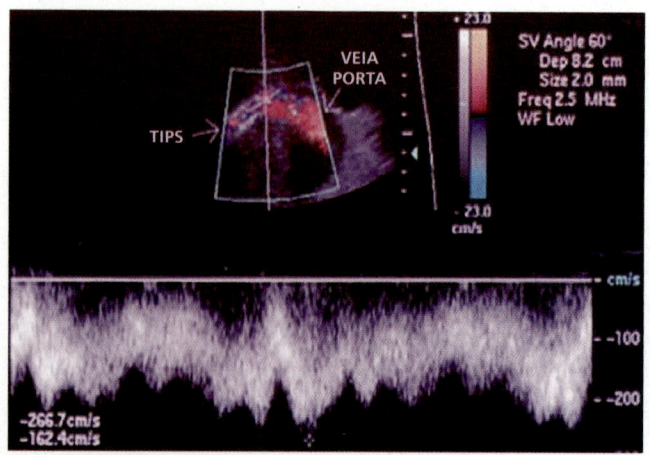

FIGURA 11-39. Imagem de fluxo colorido e de formato de ondas de Doppler espectral demonstrando fluxo normal em uma TIPS.

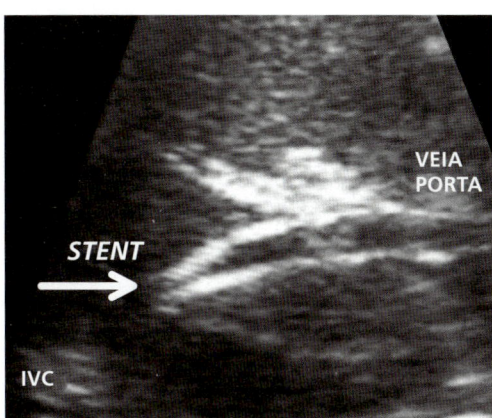

FIGURA 11-40. Imagem em tempo real de uma TIPS no parênquima do fígado. Observe as paredes ecogênicas da derivação.

Reconhecimento de Disfunção da TIPS

Uma vez que as TIPSs sejam passíveis de mau funcionamento com o tempo, é importante manter um programa de vigilância para monitorar o fluxo de sangue dentro da derivação e dos vasos intra-hepáticos. Avaliações de acompanhamento são geralmente realizadas em intervalos de três meses, enquanto a derivação permanecer patente. A disfunção da derivação é causada, mais frequentemente, por estenose da derivação ou da veia hepática ou por trombose na derivação. O trombo agudo é acusticamente homogêneo e pode causar comprometimento parcial ou total do lúmen da derivação. A presença e a extensão do trombo podem ser definidas com imageamento por Doppler colorido, enquanto a obstrução total da derivação deve ser confirmada com Doppler espectral otimizado. A direção do fluxo na veia porta principal pode reverter para hepatófugo com velocidades reduzidas e a recorrência de varizes.

A hiperplasia da íntima é o fator primário na estenose da derivação e tem como causa um acúmulo de material de colágeno entre a derivação e sua superfície endotelial. Embora ela ocorra frequentemente no período logo após a derivação, ela pode se desenvolver a qualquer momento durante o primeiro ano. Acusticamente, ela é homogênea e será percebida, comprometendo o lúmen da derivação. A extensão do comprometimento pode ser definida com imageamento com fluxo colorido e a gravidade da estenose determinada por parâmetros de velocidade da formação de ondas espectrais.

Embora problemas possam ser encontrados na veia porta, no corpo da derivação ou na veia hepática de fluxo de saída, a obstrução mais frequentemente está na extremidade hepática do conduíte. O imageamento pelo modo B confirmará a redução no diâmetro interno da derivação, quando comparada à medição da linha de base. Projeções ampliadas facilitarão medições comparativas. O imageamento com fluxo colorido definirá segmentos estreitos, regiões de fluxo desordenado e alterações na direção do fluxo nas veias porta e hepática. Os sinais adicionais de disfunção da derivação incluem: recorrência de varizes e colaterais portossistêmicas e novo surto de ascite.

As alterações em velocidade e direção de fluxo, quando comparadas à avaliação da linha de base, são essenciais para a identificação da disfunção da derivação. Dependendo da gravidade da estenose, as velocidades podem ou aumentar ou diminuir, comparadas às do exame prévio. As velocidades da TIPS são tipicamente mais altas que aquelas dos vasos nativos, mas um aumento ou redução de intervalo em velocidade superior a 50 cm/s já demonstrou ser coerente com estenose, embora as velocidades reais inferiores a 60 cm/s sejam diagnósticas de limitação de fluxo que é clinicamente significativo.[3,9]

VEIAS RENAIS

Anatomia das Veias Renais

As veias renais retornam o sangue dos rins para a IVC. As veias subcapsulares intrarrenais convergem para formar as veias estreladas. Estas veias drenam para as veias interlobulares, que esvaziam no interior das veias interlobares. As veias interlobares formam a principal veia renal. A veia renal direita cursa superiormente para a artéria renal direita para a parede lateral da IVC e é mais curta das duas veias renais. A veia renal esquerda cursa do hilo do rim esquerdo para cruzar a aorta anteriormente e o pâncreas inferiormente antes de penetrar na IVC. Ao cruzar a aorta, ela é visualizada posterior à SMA.[1,2] A veia pode ser comprimida no mesentério, entre a aorta e a SMA, resultando no "sinal de quebra-nozes". Os ramos venosos múltiplos são comuns.

Características Ultrassonográficas e Doppler

Na ultrassonografia, as veias renais aparecem como estruturas tubulares anecoicas, estendendo-se dos hilos renais para as paredes posterolaterais da IVC (Fig. 11-41). As veias renais são rotineiramente avaliadas com Doppler espectral e colorido otimizado para determinar patência e direção de fluxo. O padrão de formação de ondas do Doppler espectral demonstra fasicidade respiratória (*respiro-phasicity*) com fluxo para fora do hilo renal.

Transtornos Venosos Renais

Trombose da Veia Renal. A trombose da veia renal ocorre, mais frequentemente, após trauma ou tumor. O trauma causa

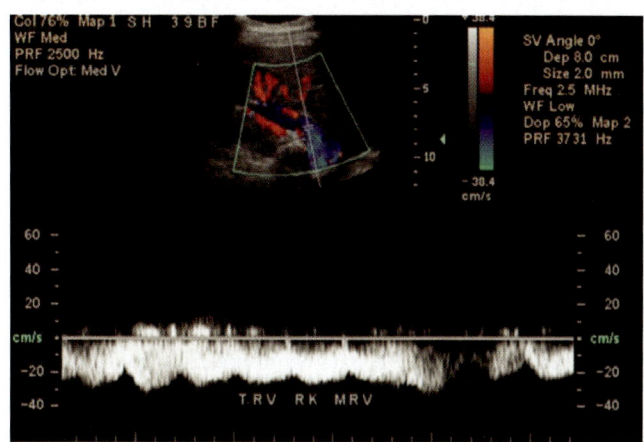

FIGURA 11-41. Imagem com fluxo colorido e formato de ondas de Doppler espectral de uma veia renal normal.

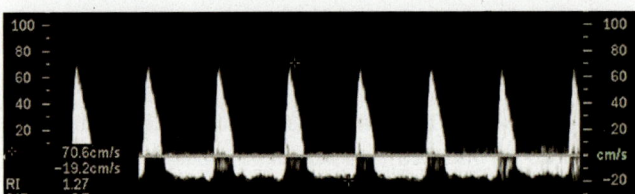

FIGURA 11-42. Formato de ondas de Doppler espectral de uma artéria renal com fluxo de saída para uma veia renal com trombose.

sempre a compressão extrínseca da veia ou dano endotelial, o que leva à obstrução de fluxo e trombose. Os tumores renais geralmente avançam para a veia renal. No neonato, a trombose pode resultar da infecção, da desidratação, da hipotensão ou de diabetes materna. Os transtornos renais primários, incluindo a glomerulonefrite e a síndrome nefrótica, são, frequentemente, a etiologia para esse quadro em adultos. As causas sistêmicas devem também ser consideradas, incluindo lúpus eritematoso, amiloidose, diabetes melito e anemia das células falciformes.

A trombose da veia renal é encontrada com mais frequência na veia renal esquerda, e as crianças são afetadas mais frequentemente que os adultos. Os pacientes podem-se apresentar com proteinúria, hematúria microscópica e desconforto epigástrico ou dor. Os adultos podem-se apresentar com desidratação aguda, congestão vascular ou hipercoagulopatias. Os sintomas clínicos também podem incluir embolia pulmonar.

Características Ultrassonográficas e Doppler de Transtornos Venosos Renais. A trombose aguda da veia renal causa aumento do rim, enquanto a ecogenicidade cortical diminui. O seio renal torna-se hipoecogênico, as pirâmides ficam proeminentes com má definição, e a junção corticomedular fica indistinta. A trombose dilata a veia renal. Um trombo agudo aparecerá acusticamente homogêneo, e a cronicidade leva ao aumento da ecogenicidade. O imageamento por Doppler colorido e de amplitude pode facilitar a diferenciação da obstrução venosa parcial da total ao delinear o defeito de preenchimento. Um fluxo contínuo e não fásico está associado à trombose parcial, enquanto a ausência de fluxo decorrente da obstrução total pode ser confirmada com Doppler espectral, colorido ou de amplitude otimizado. Na presença de trombose na veia renal, a formação de ondas do Doppler espectral da artéria renal demonstra aumento da resistência com inflexão superior (*upstroke*) sistólica rápida, desaceleração rápida e fluxo diastólico reverso nulo (Fig. 11-42).

TRANSPLANTES DE FÍGADO, DE RIM E DE PÂNCREAS

Transplante de Fígado

O transplante de fígado é o tratamento preferido para a doença hepática em estágio terminal. Com as técnicas cirúrgicas atuais e a terapia de imunossupressão, a taxa de sobrevida esperada após um ano supera os 85%.[9] A ultrassonografia desempenha papel essencial na avaliação pré- e pós-operatória. Crianças com atresia

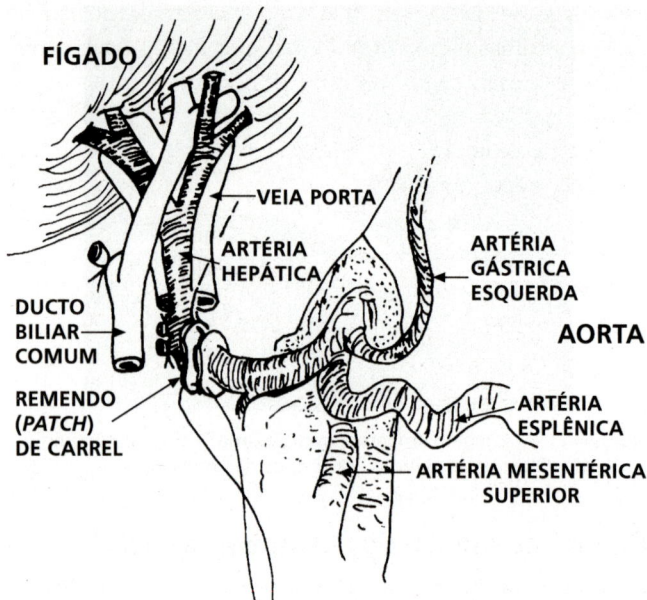

FIGURA 11-43. Diagrama ilustrando o procedimento de transplante de fígado.

biliar podem ter uma síndrome de polisplenia associada à má rotação intestinal, simetria bilateral dos brônquios principais e localização anormal da veia porta para uma posição anterior ao duodeno. Além disso, a IVC pode estar interrompida. Variantes anatômicas da artéria hepática e a presença de padrões de fluxo associados a derivações portocavais ou mesocavais devem ser definidas. É fundamental que esses quadros sejam identificados antes do transplante.

O fígado do doador pode ser originário de cadáver (ortotópico) ou o paciente pode reter seu próprio fígado e uma porção de um fígado de doador é transplantada (heterotópico). A anatomia vascular e os sítios anastomóticos diferirão com cada tipo de procedimento. Se for usado um transplante cadavérico ortotópico (OLTX), o fígado do receptor e a vesícula biliar serão removidos, e um fígado de doador cadavérico será transplantado (Fig. 11-43). As anastomoses arterial e venosa incluem a veia porta extra-hepática, a artéria hepática e a IVC supra-hepática e infra-hepática. A drenagem biliar é obtida por uma colecistojejunostomia de Roux-en-Y ou coledocostomia com tubo-T. No transplante heterotópico, as anastomoses vasculares são com a IVS supra-hepática, artéria hepática e veia porta. A drenagem biliar é temporária por meio da coledocojejunostomia.[7]

Características Ultrassonográficas e Doppler de Transplantes de Fígado. Geralmente, a ultrassonografia é realizada antes e após o transplante. Antes da operação, o abdome é avaliado quanto à coleção de fluidos e massas, hepatomegalia, esplenomegalia, patência da artéria hepática e de seus ramos, da veia porta e de seus ramos, da veia mesentérica superior, da artéria e veia esplênicas e da IVC. Atenção especial é dada às medições do fígado e do baço e à detecção de malignidade. As avaliações pós-transplante são direcionadas para a confirmação da patência dos vasos e dos padrões de fluxo nos sítios anastomóticos. As velocidades de fluxo podem estar levemente elevadas no período logo após o transplante, em razão da acomodação vascular, compressão extrínseca decorrente de edema do tecido e má combinação leve de diâmetro. Mesmo assim, normalmente não há evidência de aumento notável de velocidade em nenhum vaso ou turbulência pós-estenótica associada a comprometimento limitador de fluxo do lúmen do vaso. O imageamento com fluxo colorido pode facilitar a identificação da artéria e das veias hepáticas e a confirmação da direção apropriada de fluxo em todos os vasos.

Reconhecimento de Complicações do Transplante de Fígado

Rejeição do órgão. A rejeição do transplante de fígado é a causa primária da disfunção do órgão. Clinicamente, os pacientes apresentam febre, mal-estar, anorexia e hepatomegalia. O ultrassom não é nem sensível nem específico para a identificação da rejeição do transplante hepático, mas tem valor para excluir a estenose ou a trombose da artéria hepática, da veia porta ou da IVC, assim como as complicações biliares. Os testes de laboratório são valiosos para refinar o diagnóstico suspeito e incluem: bilirrubina sérica elevada, fosfatase alcalina e transaminase sérica. A confirmação da rejeição é obtida mais frequentemente com biópsia de agulha.

Trombose da Artéria Hepática. A trombose da artéria hepática após o transplante é considerada uma complicação crítica pois coloca em risco a viabilidade do transplante e a possibilidade de novo transplante. Embora possa ser difícil demonstrar trombo intraluminal com imageamento em tempo real, o Doppler espectral, de fluxo colorido ou de amplitude otimizado confirmará a ausência de fluxo. A angiografia padrão de contraste tem sido historicamente escolhida para validar os achados ultrassonográficos.

Estenose da Artéria Hepática. Pode ocorrer enroscamento, enrolamento ou encrespamento do segmento extra-hepático da artéria hepática por causa do comprimento excessivo de um vaso com anastomose. A estenose redutora de fluxo pode ocorrer em qualquer um dos ramos segmentares da artéria, dentro do parênquima do fígado. O imageamento com fluxo colorido definirá regiões de fluxo desordenado e evidência ocasional de artefato colorido perivascular, característico de um sopro arterial associado a padrões de fluxo caótico. O formato de ondas espectrais Doppler da artéria hepática exibirá velocidades sistólicas de pico superiores a 180 cm/s, com evidência de turbulência pós-estenótica e tempo de aceleração sistólica superior a 0,8 segundo (Fig. 11-44). Distal ao sítio do estreitamento, a formação de ondas Doppler é geralmente atenuada com fluxo diastólico para frente de baixa velocidade (índice de resistência inferior a 0,5).[4,7]

Trombose da Veia Porta. A trombose pós-transplante da veia porta está associada à falha precoce de transplante e a uma taxa elevada de mortalidade. O imageamento pelo modo B de alta resolução demonstrará dilatação da veia porta e ecos intraluminais acusticamente homogêneos. O trombo pode ser parcial ou totalmente obstrutivo. O imageamento com Doppler colorido ou de amplitude pode ser usado efetivamente para destacar o flu-

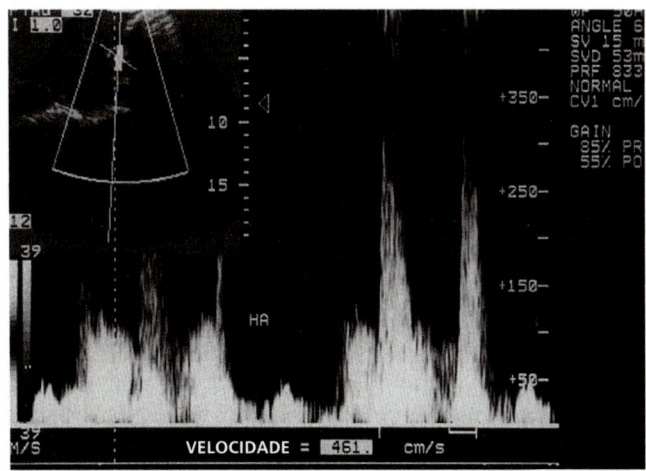
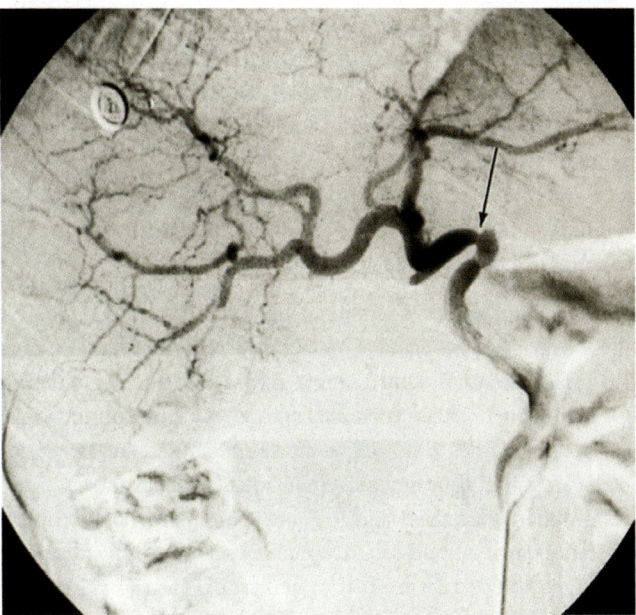

FIGURA 11-44. Arteriograma com formato de ondas de Doppler espectral associado a transplante de fígado com estenose da artéria hepática.

xo ao redor de um trombo que esteja ocluindo parcialmente um lúmen venoso ou confirmar a ausência de fluxo no caso de suspeita de obstrução total. A trombose pode-se estender para além da veia porta principal e incluir os ramos direito e esquerdo e suas tributárias. Deve-se dar atenção à identificação de colaterais periportais e à patência da artéria hepática que pode continuar a fornecer fluxo para o fígado.

Estenose da Veia Porta. A estenose da veia porta é uma complicação incomum após um transplante de fígado. Quando presente, ela é encontrada frequentemente na região da anastomose da veia porta como uma irregularidade da parede venosa ou de uma estritura semelhante a uma faixa. A dilatação aneurismática e a hipertensão portal podem estar associadas à estenose crônica.

Trombose e Estenose da Veia Cava Inferior. O fluxo poderá estar comprometido na IVC após um transplante como resultado de uma estritura anastomótica ou compressão extrínseca de edema tecidual, hematomas, ou coleções de fluido adjacentes às anastomoses à IVC. O imageamento em tempo real demonstrará ecos intraluminais acusticamente homogêneos ou heterogêneos dependentes da idade do trombo. A obstrução parcial *versus* total pode ser determinada com Doppler colorido ou de amplitude e confirmada com investigação por Doppler espectral otimizado. O comprometimento luminal pode causar elevação das velocidades da IVC na região do estreitamento com atenuação do sinal distal.

Complicações Biliares. A obstrução e os vazamentos são as complicações biliares mais comuns após o transplante. A obstrução é considerada presente, se o diâmetro do ducto biliar comum exceder 6 mm. Esta complicação é causada, mais frequentemente, por estrituras associadas a erros técnicos cirúrgicos, infecção, rejeição crônica ou isquemia. As causas adicionais podem estar relacionadas com a disfunção dos tubos-T ou dos *stents*, redundância do ducto biliar comum, cálculos biliares e mucoceles dos resíduos do ducto cístico. Os vazamentos biliares são identificados por ultrassom como coleções de fluido anecoico no sistema biliar. Bilomas podem estar presentes na fossa da vesícula biliar e na porta hepática. Eles se apresentarão semelhantes a cistos, com ecos internos, e demonstrarão realce acústico. Mais frequentemente, eles apresentam formato irregular.

Pseudoaneurismas. Os pseudoaneurismas ocorrem quando pelo menos duas das três camadas da parede arterial tenham sido puncionadas, permitindo que o sangue escape para o tecido ao redor. Os pseudoaneurismas (aneurismas falsos) podem ocorrer quando existe um vazamento de sangue através de um sítio anastomótico ou de uma artéria que tenha sido puncionada por engano durante o procedimento de transplante, ou ainda por biópsia pós-transplante. Esta é uma complicação incomum e está mais frequentemente associada à biópsia de enxerto por agulha ou à infecção. O reconhecimento dos pseudoaneurismas é facilitado com o imageamento com fluxo colorido, e a diferenciação de um pseudoaneurisma de uma dilatação aneurismática real depende da documentação de formatos de onda vaivém de Doppler espectral no trato que conecta o falso aneurisma à artéria puncionada (Fig. 11-45).

As modalidades correlativas de imageamento para a confirmação da disfunção do transplante de fígado são escolhidas com base na apresentação clínica. A arteriografia padrão de contraste é usada para demonstrar a patência das artérias e veias primárias e para avaliação da perfusão do órgão. A cintilografia por radionuclídeos demonstrou ser valiosa para avaliação da perfusão do fígado, da função dos hepatócitos e avaliação da excreção biliar. Embora os bilomas e os abscessos possam ser identificados por ultrassonografia, a cintilografia hepatobiliar é usada para confirmar estas lesões. A investigação por CT tem valor para a confirmação de necrose biliar; entretanto, a colangiografia é o procedimento escolhido para a confirmação do comprometimento do sistema biliar.

Transplante de Rim

O transplante de rim foi introduzido pela primeira vez nos anos de 1950 e se tornou o procedimento preferido para pacientes

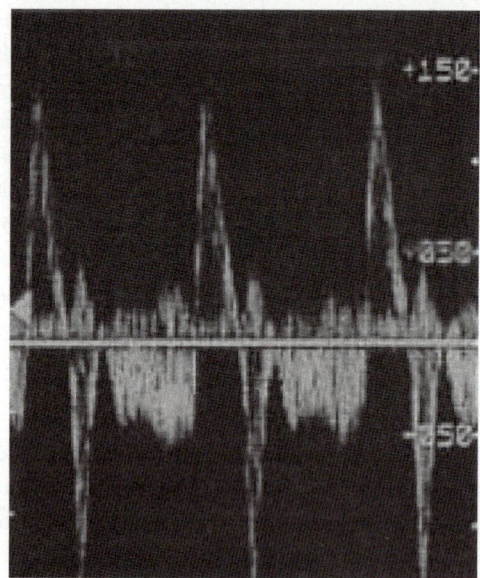

FIGURA 11-45. Padrão característico de "vaivém" do formato de ondas do Doppler espectral registrado no colo de um pseudoaneurisma.

com doença renal em estágio terminal. As taxas de sobrevida são excelentes na era cirúrgica atual, como resultado de procedimentos cirúrgicos aperfeiçoados e avanços no tratamento da imunossupressão. As causas da insuficiência renal após o transplante ainda existem e são múltiplas; entretanto, muitas delas podem ser identificadas por ultrassom. O imageamento em tempo real, combinado com Doppler espectral, colorido e de amplitude demonstrou ser uma ferramenta valiosa para avaliação pré-operatória e vigilância pós-transplante das características do tecido e do fluxo que são coerentes com a disfunção do transplante renal.

Caso seja usado o rim de um doador parente vivo, a ultrassonografia desempenha papel importante antes da operação ao assegurar que as circulações arterial e venosa são normais e que a aorta receptora e as artérias ilíacas externas estão livres de desbridamentos ateroscleróticos. Após o transplante, a vigilância ultrassonográfica é aplicada para identificar a resistência renovascular aumentada, associada à rejeição aguda, à necrose tubular aguda (ATN), à estenose/oclusão da artéria renal de transplante e à comunicação arteriovenosa.

Em pacientes adultos, o rim transplantado é, mais frequentemente, colocado superficialmente no abdome inferior direito. A artéria renal do doador sofre anastomose com a artéria ilíaca direita externa ou interna, enquanto a veia renal do transplante sofre anastomose com a veia ilíaca externa. A drenagem do ureter para a bexiga é obtida via uma ureteroneocistostomia (Fig. 11-46).

Características Ultrassonográficas e Doppler de Transplantes Renais. Desde os anos de 1980 o imageamento em tempo real tem sido usado para identificar a rejeição aguda do transplante renal. As características mais populares incluem aumento do volume renal, dilatação das pirâmides renais, redução na quantidade de gordura do seio renal, aumento da ecogenicidade cortical, redução da ecogenicidade do parênqui-

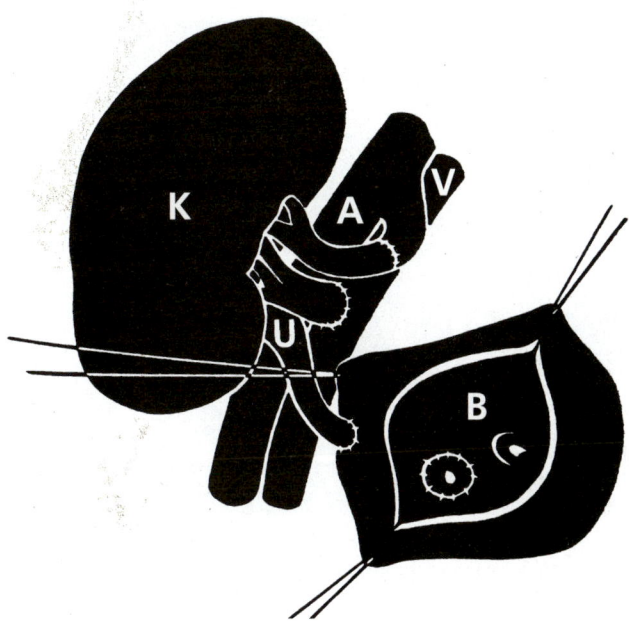

FIGURA 11-46. Diagrama mostrando as anastomoses cirúrgicas usadas para transplante renal. K = rim; A = arterial; V = venoso; U = ureter; B = bexiga.

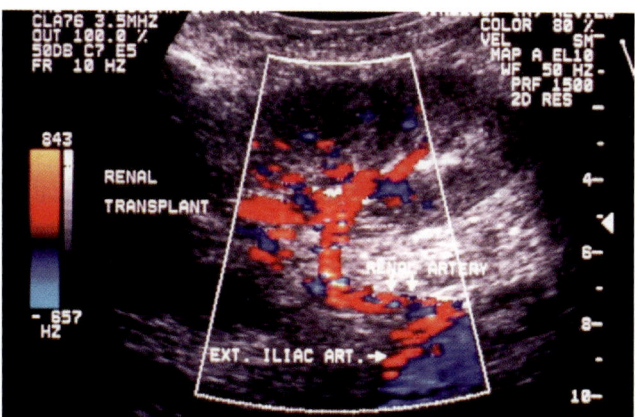

FIGURA 11-47. Imagem com fluxo colorido, ilustrando as anastomoses arterial e venosa ilíacas e o fluxo dentro do parênquima de um transplante renal.

ma renal, limites corticomedulares indistintos e espessamento da pelve renal. Esses critérios não são nem sensitivos nem específicos para a rejeição do aloenxerto renal, quando correlacionados histologicamente.

Dá-se maior ênfase à avaliação dos padrões de fluxo dentro da artéria e da veia renal do transplante e dos vasos parenquimatosos, porque esses padrões se alteram com o aumento da resistência vascular. Muitos investigadores demonstraram que a elevação do índice de resistência está associada à rejeição aguda do transplante, necrose tubular aguda, trombose da veia renal, obstrução e compressão extrínseca da artéria renal ou do transplante. Outros se concentraram em alterações nos padrões de formação de ondas do Doppler espectral que ocorrem com a resistência vascular aumentada. O monitoramento sequencial dos padrões de fluxo do sangue forneceu o reconhecimento dos padrões do Doppler espectral associado à rejeição aguda do transplante, necrose tubular aguda, estenose/oclusão da artéria renal do transplante, trombose da veia renal e fístulas arteriovenosas.[4,9]

Na ultrassonografia, o transplante renal normal aparecerá como um órgão elíptico repousando bem próximo ao músculo psoas, na fossa ilíaca direita inferior. O imageamento do ureter pode ser difícil, a menos que esteja dilatado em virtude de obstrução. A região ao redor do transplante deverá ser pesquisada quanto à presença de coleções de fluido e cuidados devem ser tomados para identificar quadro de hidronefrose ou de ecogenicidade não apropriada dos tecidos renais. O imageamento com fluxo colorido facilitará a identificação das anastomoses da artéria e da veia renais do transplante à artéria e veia ilíacas externas e a confirmação do fluxo através de todos os segmentos da medula e do córtex renais (Fig. 11-47). Fístulas arteriovenosas e estenoses associadas à torcedura ou estreitamento intrínseco de uma artéria estarão presentes na imagem com fluxo colorido como regiões de fluxo desordenado e coloração em mosaico. A infartação de tecidos é mais bem confirmada com Doppler de amplitude e espectral para demonstrar ausência de fluxo.

A formação de ondas de Doppler espectral da artéria ilíaca externa normal demonstra fasicidade com fluxo para frente no segmento da artéria proximal à anastomose da artéria renal do transplante. O padrão de fluxo resistente relativamente baixo é causado pela demanda de fluxo do órgão transplantado. No segmento da artéria ilíaca externa distal à anastomose de artéria renal, a formação de ondas do Doppler espectral será trifásica, característica do sistema arterial periférico de alta resistência das extremidades inferiores (Fig. 11-48). A veia ilíaca externa normalmente demonstra fasicidade respiratória coerente com padrões de fluxo venoso nas extremidades.[3,9]

Um leve distúrbio de fluxo pode aparecer na anastomose da artéria renal em virtude do leve desvio da corrente de fluxo. Padrões de fluxo turbulentos, de alta velocidade, não são vistos normalmente. A formação de ondas do Doppler espectral demonstra um padrão de baixa resistência com fluxo constante para frente durante toda a diástole. Este padrão é propagado por toda a artéria renal do transplante e vasos na medula e córtex do órgão (Fig. 11-49). As velocidades de pico sistólica e diastólica finais diminuem proporcionalmente a partir da artéria renal principal para os vasos arqueados dentro do córtex. Embora a fasicidade

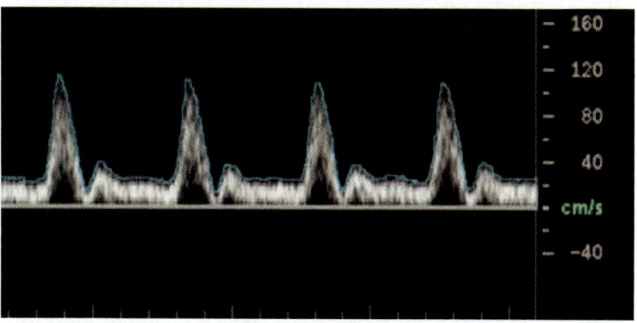

FIGURA 11-48. Formação de ondas de Doppler espectral demonstrando o padrão de fluxo na artéria ilíaca externa na região da anastomose da artéria renal do transplante.

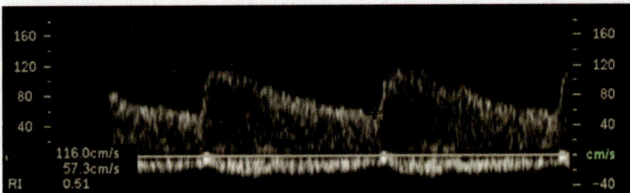

FIGURA 11-49. Formação de ondas normais de Doppler espectral de baixa resistência de um transplante renal.

respiratória venosa possa diminuir, o fluxo não fásico contínuo não é normal.[3,9]

Reconhecimento de Complicações do Transplante Renal

Rejeição Aguda de Transplante Renal. O imageamento em tempo real detalha um órgão dilatado com delineamento renal levemente irregular, limites corticomedulares indistintos, ecogenicidade das pirâmides reduzida, ecogenicidade reduzida do seio renal, ecogenicidade cortical aumentada e áreas irregulares cheias de fluido no córtex renal.

A rejeição vascular aguda se caracteriza por endovasculite proliferativa, que causa espessamento da íntima arterial. O fluxo de sangue é impedido pelo estreitamento da artéria, e a resistência vascular aumenta (índice de resistência superior a 0,8). O aumento na resistência se caracteriza pela redução no fluxo diastólico. Isto é evidente no padrão de formação de ondas do Doppler espectral por todo o rim (Fig. 11-50). À medida que o episódio de rejeição progride, o componente de fluxo diastólico da formação de ondas pode deteriorar de baixo a zero para uma fase de fluxo reverso. Nos casos mais críticos de rejeição, o fluxo diastólico pode estar totalmente ausente. Agregados de plaquetas-fibrina podem-se formar até o ponto de causar trombose nas artérias arqueadas e intersegmentares do transplante, resultando em insuficiência do órgão.[9]

Necrose Tubular Aguda (ATN, em inglês). Pode ser difícil identificar a ATN com o imageamento em tempo real, pois os tecidos parecerão normais. A ATN leve se caracteriza por necrose peritubular e derivação arteriovenosa medular. À medida que o processo necrótico se torna mais grave, edemas tubulares e intersticiais aparecem, e a impedância ao fluxo arterial de entrada para o órgão transplantado aumenta. Os índices de resistência aumentarão, mas este método quantitativo de avaliação só significa resistência renovascular aumentada e não define sua etiologia. Nós demonstramos um *continuum* de padrões de Doppler espectral associado às ATNs leve, moderada e intensa.[5,9]

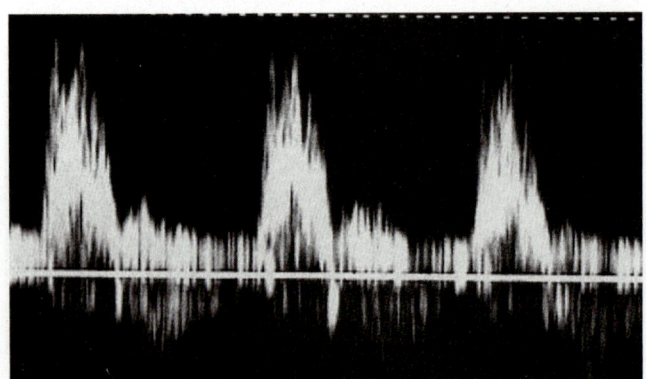

FIGURA 11-50. Padrão de formação de ondas de Doppler espectral de alta resistência associado à rejeição aguda de transplante renal.

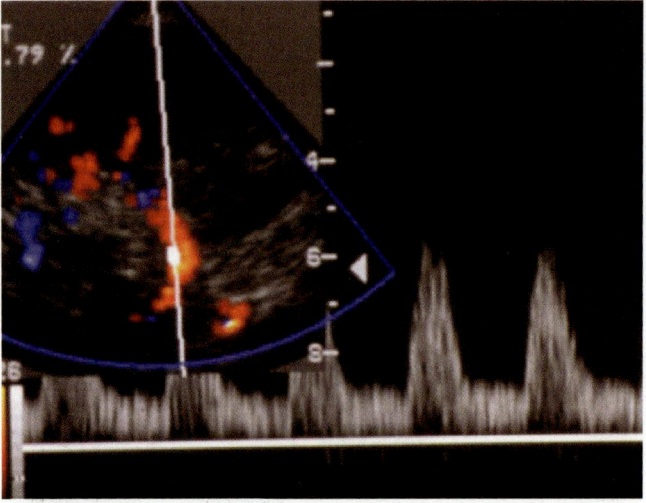

FIGURA 11-51. Padrão de formação de ondas de Doppler espectral associado à necrose tubular aguda moderada. Observe a desaceleração sistólica rápida e o aumento na pulsatilidade, em comparação ao padrão espectral normal.

A ATN leve produz um padrão espectral que parece normal, exceto pela desaceleração rápida do pico sistólico para um componente de fluxo diastólico para frente aumentado. Acredita-se que isto seja o resultado de uma derivação medular arteriovenosa. A ATN moderada está associada à formação de ondas espectrais que demonstra desaceleração sistólica rápida e pulsatilidade aumentada (Fig. 11-51). À medida que a gravidade do processo necrótico aumenta, a resistência vascular também aumenta, e o fluxo diastólico diminui mais ainda. O padrão do Doppler espectral para ATN intensa demonstra redução na quantidade de fluxo diastólico, amplitude do sinal e descida do componente de fluxo diastólico. A formação de onda pode ser indistinguível do padrão associado ao quadro de rejeição aguda intensa.[5,9]

Estenose e Oclusão de Artéria Renal do Transplante. Este quadro tem ocorrido em cerca de 12% dos casos, sendo, com mais frequência, o resultado de uma de duas complicações. A primeira se deve à angulação aguda da artéria renal do transplante na anastomose com a artéria ilíaca externa. A torcedura pode resultar em redução de fluxo na artéria renal. O segundo tipo pode resultar da estritura anastomótica como consequência de erro técnico ou da progressão da doença aterosclerótica na artéria ilíaca. Este segundo tipo também pode estar relacionado com a lesão arterial durante a colheita, rejeição crônica ou hiperplasia da íntima após o transplante. Clinicamente, os pacientes se apresentam com novo quadro de hipertensão, níveis elevados de creatinina sérica e talvez um sopro na região das anastomoses da artéria renal do transplante.

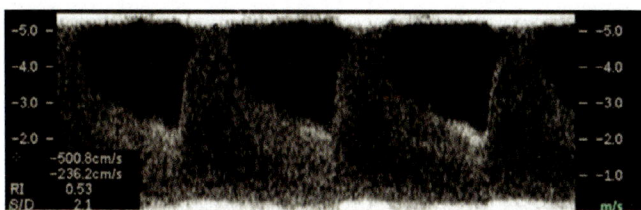

FIGURA 11-52. A estenose da artéria renal do transplante, redutora de fluxo, se caracteriza por sinais turbulentos de alta velocidade e uma proporção superior a 3,0 entre artéria renal-ilíaca.

Se houver torcedura anastomótica, o imageamento em tempo real definirá a angulação aguda no sítio da anastomose; o Doppler colorido ou de amplitude pode ser usado para confirmar o estreitamento do lúmen arterial. Os formatos de ondas do Doppler espectral das artérias ilíaca externa e renal do transplante revelam alta velocidade, fluxo turbulento e uma proporção entre as artérias renal-ilíaca superior a 3,0[5] (Fig. 11-52).

A rejeição vascular intensa pode levar à trombose da artéria renal do transplante ou dos vasos dentro do seio e do córtex do rim. A infartação pode ser completa ou segmentada. Exige-se a intervenção cirúrgica ou lítica imediata para salvar o órgão. O imageamento pelo modo B de alta resolução detalha um órgão hiperecoico ou regiões de tecido isquêmico. A oclusão das artérias renais do transplante é sugerida quando não houver evidência de fluxo, usando-se o Doppler espectral, colorido ou de amplitude.

A trombose da veia renal do transplante é causada, mais frequentemente, por complicações da técnica cirúrgica ou pela compressão da veia após a cirurgia por um hematoma, seroma ou edema tecidual. Na ultrassonografia, a veia aparece dilatada com ecos intraluminais acusticamente homogêneos. O Doppler espectral, colorido ou de amplitude confirmará a ausência de fluxo na veia renal do transplante e em toda a árvore venosa do parênquima renal. A formação de ondas do Doppler espectral das artérias renais se caracteriza por uma inflexão superior (*upstroke*) sistólica aguda seguida por desaceleração rápida para um componente de fluxo diastólico reverso e nulo, como descrito anteriormente.

Fístulas Arteriovenosas. A rejeição aguda do transplante renal tem sido historicamente confirmada por biópsia cortical com agulha. Estes procedimentos podem resultar no desenvolvimento de comunicações arteriovenosas dentro do parênquima do órgão. Estas fístulas arteriovenosas (AV) raramente comprometem seriamente o fluxo de sangue para o rim e são, em geral, autolimitantes. O imageamento com fluxo colorido pode ser usado para definir a presença, tamanho e efeito sobre as circulações arterial e venosa. As formações de ondas do Doppler espectral detalham o gradiente de pressão-fluxo na fístula, como evidenciado por fluxo turbulento e de alta velocidade nas artérias nutrientes e padrões de fluxo arterializado pulsátil nas veias de drenagem.

Pseudoaneurismas. A biópsia percutânea ou vazamento anastomótico resultam na formação de pseudoaneurismas no sítio da punção ou ruptura arterial. A maioria dos pseudoaneurismas é pequena e autolimitante; o paciente permanece assintomático. Alguns, porém, podem ser bem grandes e comprometer o fluxo para o rim transplantado ou se romper. Como descrito anteriormente, o sangue escapa da artéria para o tecido ao redor e está conectado à artéria por um colo ou pedículo. O fluxo de alta pressão penetra no falso aneurisma através do colo durante a sístole e retorna para a artéria durante a fase diastólica de pressão baixa do ciclo cardíaco. Isto resulta na formação de onda clássica de "vaivém" do Doppler espectral que é diagnóstica para padrões de fluxo associados a pseudoaneurismas (Fig. 11-45).

Coerentemente com o transplante de fígado, as modalidades de imageamento correlativo escolhidas para a confirmação de disfunção de transplante renal se baseiam na apresentação clínica. A MRI ou o imageamento com radionuclídeos é escolhido para avaliar perfusão e situação funcional do rim transplantado. A arteriografia padrão com contraste tem sido historicamente usada para avaliação vascular, enquanto o imageamento por CT demonstrou ser valioso para a avaliação tanto pré- quanto pós-transplante.

Transplante de Pâncreas

Mais frequentemente, o transplante de pâncreas é realizado em pacientes com doença renal em estágio terminal após diabetes do tipo I e para reverter as complicações relacionadas com a progressão da doença. O pâncreas é transplantado em conjunto com um transplante renal ou pode ser transplantado isoladamente em pacientes diabéticos que não tenham insuficiência renal.

O primeiro transplante segmentado de pâncreas foi realizado em 1966, e as taxas de sobrevida aumentaram na era atual como resultado de técnicas cirúrgicas e de regimes de imunossupressão aperfeiçoados. A falha do enxerto é, sempre, consequência de rejeição aguda, trombose vascular, pancreatite, coleções de fluido, infecção, pseudocisto e vazamentos anastomóticos. As complicações mais graves ocorrem no período logo após o transplante e estão frequentemente relacionadas com a trombose da veia esplênica.

O transplante pancreático é colocado superficialmente na área pélvica de maneira similar à usada no transplante renal. Quando os dois órgãos são transplantados juntos, o pâncreas é colocado no lado direito do paciente, e o rim no lado esquerdo (Fig. 11-53). A artéria celíaca e a SMA são colhidas da aorta do doador em um remendo de Carrel e anastomosadas à artéria ilíaca externa do receptor. A cauda do pâncreas é perfusada pela artéria esplênica, que é deixada intacta durante o transplante. A veia porta do doador é anastomosada à veia ilíaca externa; a veia esplênica drena a cauda do transplante do pâncreas. Um corte do duodeno do doador é anexado à bexiga do receptor para obtenção da drenagem exócrina.[9]

Os aspectos clínicos da rejeição aguda do transplante de pâncreas incluem: níveis elevados de amilase sérica, de glicose e de lipase.

Reconhecimento de Complicações do Transplante de Pâncreas

Rejeição Aguda. Em contraste com seu uso como ajuda valiosa para a detecção de rejeição aguda em transplantes renais, a ultrassonografia demonstrou pouco valor na identificação de rejei-

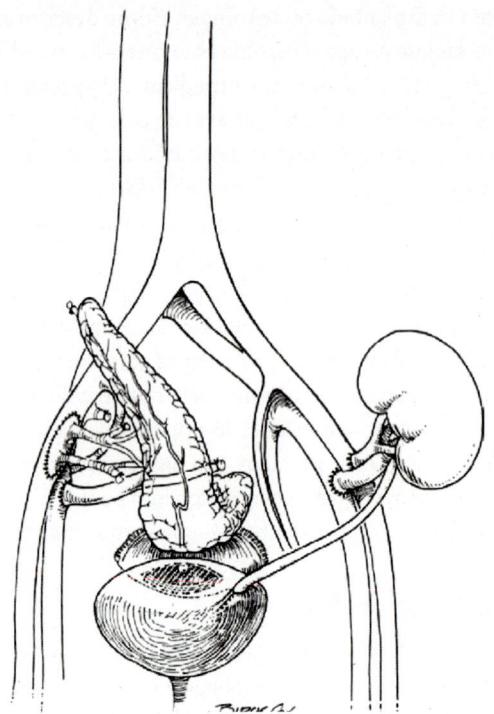

FIGURA 11-53. Diagrama ilustrando o procedimento cirúrgico usado para transplante de um rim e de um pâncreas. (*Reproduzida, com autorização, de Neumeyer MM: Ultrasonographic Assessment of Renal and Pancreatic Transplants. The Journal of Vascular Technology, 19;(5-6):321-329, 1995.*)

ção em transplantes de pâncreas. O imageamento em tempo real pode demonstrar inomogeneidade acústica, má marginação do órgão, ducto pancreático dilatado e alterações relativas em atenuação.

Trombose. A trombose é vista com mais frequência no período logo após a cirurgia, mas pode ocorrer mais tarde como consequência da rejeição do órgão transplantado ou de infecção. A trombose venosa é mais grave quando afeta a veia esplênica e pode ameaçar a viabilidade do órgão.[9] Quando múltiplos segmentos venosos estão envolvidos, o fluxo arterial de entrada fica comprometido, e a sobrevivência do órgão fica em perigo. O imageamento com fluxo colorido é usado para confirmar a patência das anastomoses arterial e venosa e a perfusão do órgão transplantado. E, o mais importante, este tem sido o procedimento preferido para confirmar a patência da veia esplênica através de seu curso tortuoso ao longo do aspecto posterior do órgão.[8]

Pancreatite. A pancreatite pode ocorrer como uma resposta inflamatória à reperfusão do órgão à época do transplante. Na maioria dos casos, este é um episódio leve, mas, quando grave, pode comprometer a viabilidade do órgão. Na ultrassonografia, na fase aguda, o pâncreas mostra-se levemente dilatado com textura hipoecoica e de aparência fofa, como resultado de edema tecidual. Fibrose e calcificações poderão ser notadas, se o quadro for duradouro.[6]

Perguntas

INSTRUÇÕES GERAIS: Para cada pergunta, selecione a resposta apropriada. Marque apenas uma resposta para cada pergunta, exceto se solicitado de outro modo.

1. Qual dos aspectos ultrassonográficos a seguir *não* é usado para diagnosticar a oclusão da artéria renal?
   (A) ausência de uma artéria renal principal visível
   (B) sinais de baixa amplitude e baixa velocidade no rim
   (C) tamanho do rim superior a 9 cm
   (D) ausência de fluxo detectado pelo Doppler espectral, colorido ou de amplitude otimizado

2. Qual dos termos a seguir descreve uma aorta difusamente dilatada?
   (A) sacular
   (B) fusiforme
   (C) em forma de fuso
   (D) ectático

3. Qual é o principal ramo da aorta abdominal?
   (A) artéria lombar
   (B) artéria renal
   (C) artéria celíaca
   (D) artéria mesentérica superior

4. Qual dos termos a seguir é usado para descrever a dilatação concêntrica, em formato de fuso da aorta abdominal?
   (A) ectático
   (B) fusiforme
   (C) sacular
   (D) dissecante

5. Os ramos de quais das artérias a seguir formam a aparência de "gaivota" em uma imagem ultrassonográfica?
   (A) artéria mesentérica inferior
   (B) artéria renal
   (C) artéria mesentérica superior
   (D) artéria celíaca

6. Quais são os ramos da artéria celíaca?
   (A) artérias hepática própria, mesentérica superior e gástrica esquerda
   (B) artérias esplênica, gástrica esquerda e hepática comum
   (C) artérias gástrica direita, esplênica e mesentérica inferior
   (D) artérias gástrica esquerda, mesentérica superior e esplênica

7. A dor abdominal que aumenta de intensidade na posição ereta é sintomática de qual dos quadros a seguir?
   (A) dissecção da aorta
   (B) pancreatite
   (C) aneurisma aórtico rompido
   (D) isquemia mesentérica aguda

8. Onde se localizam com mais frequência os aneurismas aórticos abdominais?
   (A) na aorta justarrenal
   (B) na aorta suprarrenal
   (C) na aorta infrarrenal
   (D) na bifurcação aórtica

9. Qual das artérias a seguir *não* é incluída na circulação esplâncnica?
   (A) artérias renal, superior e mesentérica inferior
   (B) artérias gástrica, celíaca e mesentérica superior
   (C) artérias celíaca, superior e mesentérica inferior
   (D) artérias mesentérica superior, celíaca e gastroduodenal

10. Qual dos achados a seguir caracteriza uma estenose redutora de diâmetro de 50 a 74% da aorta abdominal?
    (A) um aumento de 20% na velocidade sistólica de pico comparado ao segmento arterial normal proximal
    (B) um aumento de duas vezes na velocidade sistólica de pico comparado ao segmento arterial normal proximal
    (C) um aumento de quatro vezes na velocidade sistólica de pico comparado ao segmento arterial normal proximal
    (D) um aumento de 50% na velocidade sistólica de pico comparado ao segmento arterial normal proximal

11. Qual das afirmações a seguir sobre um aneurisma é verdadeira quando se usa um enxerto de *stent* aórtico para reparar um aneurisma aórtico abdominal?
    (A) ele é deixado para permanecer
    (B) ele é ressecado
    (C) ele é envolvido ao redor do enxerto aórtico
    (D) ele é ligado e derivado

12. Qual dos achados a seguir *não* é frequentemente associado à dissecção aórtica?
    (A) gravidez
    (B) síndrome de Marfan
    (C) hipertensão
    (D) idade avançada

13. Qual dos diagnósticos a seguir é sugerido por imagens em tempo real demonstrando a íntima ecogênica separada da parede aórtica?
    (A) aneurisma aórtico abdominal
    (B) dissecção arterial
    (C) aneurisma falso
    (D) aneurisma micótico

14. Quais das artérias a seguir têm origem na artéria hepática comum?
    (A) artérias gastroduodenal e gástrica direita
    (B) artérias coronária e celíaca
    (C) artérias hepática própria e gástrica esquerda
    (D) artérias gastroduodenal e hepática direita

15. Qual das estruturas a seguir *não* é alimentada com sangue pela artéria esplênica?
    (A) baço
    (B) vesícula biliar
    (C) pâncreas
    (D) estômago

16. Qual das artérias a seguir é o maior ramo da artéria celíaca?
    (A) artéria gastroduodenal
    (B) artéria gástrica esquerda
    (C) artéria hepática
    (D) artéria esplênica

17. A artéria gástrica esquerda é visualizada mais frequentemente em tempo real
    (A) longitudinalmente
    (B) surgindo da artéria mesentérica superior
    (C) inferior à artéria celíaca
    (D) ao longo da curvatura maior do estômago

18. A formação de ondas do Doppler espectral a partir da artéria celíaca normal se caracteriza por todos os aspectos a seguir, *exceto*
    (A) fluxo diastólico constante para frente
    (B) velocidade sistólica de pico inferior a 200 cm/s
    (C) velocidade diastólica final superior a 75 cm/s
    (D) inflexão superior sistólica rápida

19. A formação de onda espectral Doppler acompanhante é de uma artéria mesentérica superior em jejum. Esta formação de onda é característica de

    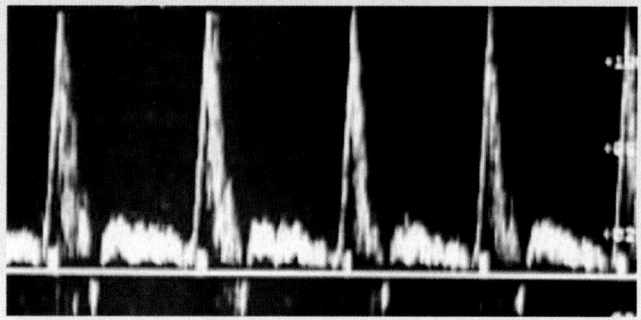

    (A) uma artéria mesentérica supeior normal (SMA)
    (B) uma estenose de SMA redutora de diâmetro de mais de 70%
    (C) um sinal pós-estenótico
    (D) estenose da SMA que não é hemodinamicamente significativa

20. Anatomicamente, a SMA cursa
    (A) anterior à veia renal esquerda
    (B) posterior ao duodeno
    (C) perpendicular à aorta
    (D) anterior ao pâncreas

21. Qual das situações a seguir *não* é um sintoma clássico associado à isquemia mesentérica crônica?
    (A) dor pós-prandial
    (B) síndrome do "medo de comida"
    (C) perda de peso
    (D) isquemias abdominais aguda e intensa

22. A formação de ondas do Doppler espectral associada à estenose da SMA redutora de fluxo *não* é caracterizada por qual dos achados a seguir?
    (A) turbulência
    (B) proporção SMA-aorta superior a 3,5
    (C) velocidade sistólica de pico superior a 275 cm/s
    (D) velocidade diastólica final superior a 45 cm/s

23. Qual dos diagnósticos a seguir é sugerido por um sinal Doppler de alta velocidade da artéria celíaca que se normaliza com a inspiração profunda?
    (A) estenose da artéria celíaca redutora de fluxo
    (B) hipertensão portal
    (C) compressão do ligamento arqueado mediano
    (D) isquemia mesentérica

24. Qual dos quadros a seguir *não* é incluído em uma via colateral para compensar a oclusão da artéria celíaca e/ou mesentérica superior?
    (A) o arco de Riolan
    (B) a arcada pancreaticoduodenal
    (C) o arco justacólico (artéria marginal de Drummond)
    (D) a artéria epigástrica inferior

25. Qual dos procedimentos de imageamento a seguir é historicamente usado para confirmação de estenose ou oclusão de artéria visceral e demonstração da extensão da colateralização?
    (A) arteriografia padrão de contraste com projeções laterais seletivas
    (B) tomografia computadorizada
    (C) imageamento por ressonância magnética
    (D) ultrassonografia com realce por contraste

26. A veia renal esquerda cursa:
    (A) posterior à veia cava inferior (IVC)
    (B) posterior à aorta
    (C) entre a aorta e a SMA
    (D) paralela à veia mesentérica superior

27. As artérias arqueadas do rim
    (A) se subdividem nas artérias intersegmentares
    (B) se curvam ao redor das bases das pirâmides
    (C) repousam no hilo renal
    (D) demonstram formato de ondas espectrais Doppler de alta resistência

28. A estenose redutora de fluxo da artéria renal é indicada quando qual dos achados a seguir é observado?
    (A) a proporção renal-aórtica é inferior a 3,0 e a velocidade sistólica de pico é superior a 180 cm/s
    (B) a velocidade sistólica de pico da artéria renal é inferior a 180 cm/s, e observa-se um sinal pós-estenótico
    (C) a velocidade diastólica final da artéria renal é superior a 20 cm/s, e o tempo de aceleração é superior a 1,0
    (D) a proporção renal-aórtica é superior a 3,5 e observa-se um sinal pós-estenótico

29. A proporção da velocidade renal-aórtica pode ser usada para diagnosticar a estenose da artéria renal se a velocidade aórtica for:
    (A) inferior a 30 cm/s
    (B) entre 40 cm/s e 100 cm/s
    (C) superior a 120 cm/s
    (D) entre 30 cm/s e 80 cm/s

30. À medida que a resistência vascular renal aumenta, o que acontece inicialmente com o fluxo diastólico?
    (A) diminui
    (B) reverte
    (C) se torna quase uniforme
    (D) aumenta

31. O índice resistivo renal (RI) *não* estaria frequentemente aumentado em pacientes com qual das condições a seguir?
    (A) doença intrínseca do parênquima renal
    (B) hematoma perinéfrico ou subescapular
    (C) frequência cardíaca reduzida
    (D) necrose tubular aguda leve

32. Um formato de onda de Doppler espectral demonstrando aspectos de alta resistência seria encontrado normalmente em qual das artérias a seguir?
    (A) artéria hepática
    (B) artéria mesentérica inferior
    (C) artéria renal
    (D) artéria esplênica

33. **Qual é a segunda causa mais comum de hipertensão renovascular?**
    (A) placa ostial aterosclerótica
    (B) estenose anastomótica
    (C) displasia fibromuscular
    (D) aneurisma da artéria renal

34. **Qual dos achados a seguir é indicado por formato de ondas *tardus parvus* de Doppler espectral dentro do parênquima renal?**
    (A) estenose ou oclusão da artéria renal
    (B) doença renal clínica
    (C) hidronefrose
    (D) pielonefrite

35. **A oclusão da artéria renal *não* é indicada por:**
    (A) um rim com extensão polo a polo inferior a 8 cm
    (B) sinais corticais de baixa amplitude e baixa velocidade
    (C) uma diferença na extensão do rim inferior a 2 cm
    (D) ausência de Doppler colorido na artéria renal investigada por imagem

36. **Qual dos diagnósticos a seguir é indicado pela proporção entre velocidades diastólica final e sistólica inferiores a 0,20 de uma artéria renal intersegmentar?**
    (A) doença renal clínica
    (B) estenose da artéria renal
    (C) oclusão da artéria renal
    (D) displasia fibromuscular

37. **As veias ilíacas comuns se unem para formar a veia cava inferior ao nível:**
    (A) da segunda vértebra lombar
    (B) da quarta vértebra lombar
    (C) da válvula ileocecal
    (D) do ligamento inguinal

38. **Qual é o problema vascular mais comum afetando a veia cava inferior?**
    (A) extensão de tumor
    (B) trombose
    (C) compressão extrínseca
    (D) transposição

39. **Quais dos vasos a seguir são frequentemente envolvidos por carcinomas do rim, das glândulas suprarrenais e do fígado?**
    (A) aorta abdominal
    (B) veias hepáticas
    (C) artérias renais
    (D) veia cava inferior

40. **Qual das situações a seguir *não tem* probabilidade de causar trombose da veia cava inferior?**
    (A) estase
    (B) sepse
    (C) cirurgia abdominal
    (D) gravidez

41. **Em um adulto normal, o índice resistivo da artéria renal não deverá ser superior a**
    (A) 0,03
    (B) 0,35
    (C) 0,70
    (D) 1,05

42. **Se a veia cava inferior estiver parcialmente obstruída, o formato das ondas do Doppler espectral será**
    (A) fásico
    (B) pulsátil
    (C) contínuo
    (D) ausente

43. **Qual das opções a seguir *não seria* usada para confirmação de trombose da veia cava inferior?**
    (A) venocavografia
    (B) angiografia com contraste
    (C) imageamento por ressonância magnética
    (D) varredura por tomografia computadorizada

44. **O fígado é dividido em lobos direito e esquerdo por qual das veias a seguir?**
    (A) veia hepática direita
    (B) veia hepática média
    (C) veia porta
    (D) veia hepática esquerda

45. **O sinal de "coelho da Playboy" se refere a:**
    (A) artéria hepática
    (B) veia porta
    (C) ducto biliar comum
    (D) veias hepáticas

46. **Quais vasos recebem drenagem das veias hepáticas?**
    (A) veia cava inferior
    (B) veia porta
    (C) veia esplênica
    (D) veia mesentérica superior

47. **O formato de ondas do Doppler espectral das veias hepáticas normalmente é:**
    (A) não fásico
    (B) pulsátil
    (C) quase uniforme
    (D) contínuo

48. **Qual dos vasos a seguir fornece a maioria do sangue oxigenado para o fígado?**
    (A) aorta
    (B) artéria hepática
    (C) artéria mesentérica superior
    (D) veia porta

49. **A veia porta é formada pela confluência de quais das veias a seguir?**
    (A) veias hepática e esplênica
    (B) veias mesentérica superior e esplênica
    (C) veias hepática e mesentérica superior
    (D) veias mesentéricas inferior e superior

50. **Onde repousa a veia porta principal?**
    (A) inferior à veia mesentérica superior
    (B) inferior à cabeça do pâncreas
    (C) em sentido do crânio para o lobo caudado
    (D) anterior à veia cava inferior

51. **Quais são os três vasos que formam a tríade portal?**
    (A) veia porta, veia mesentérica superior e veia esplênica
    (B) veia porta, ducto biliar comum e artéria hepática
    (C) veia porta, artéria hepática e artéria mesentérica superior
    (D) veia porta, ducto biliar comum e veia hepática média

52. **Qual das afirmações a seguir é verdadeira sobre as veias hepáticas?**
    (A) são formadoras de limites e cursam horizontalmente em direção à veia cava inferior
    (B) não são formadoras de limites e estão orientadas em direção à porta hepática
    (C) não são formadoras de limites e cursam longitudinalmente em direção à porta hepática
    (D) são formadoras de limites e cursam longitudinalmente em direção à veia cava inferior

53. **O formato de ondas do Doppler espectral das veias portais *não* demonstra normalmente qual das situações a seguir?**
    (A) pulsatilidade
    (B) fasicidade mínima
    (C) fluxo hepatópeto
    (D) velocidade variando de 20 a 30 cm/s

54. **Qual dos termos a seguir é usado para descrever a obstrução das veias hepáticas?**
    (A) displasia fibromuscular
    (B) transformação cavernosa
    (C) síndrome de Budd-Chiari
    (D) hemangioma

55. **Qual das afirmações a seguir descreve veias hepáticas?**
    (A) elas podem ser comprimidas com uma manobra de Valsalva
    (B) elas possuem paredes espessas e ecogênicas
    (C) elas cursam horizontalmente dentro do parênquima do fígado
    (D) elas dividem o fígado em segmentos

56. **Nos países do Ocidente, qual dos quadros a seguir é a causa mais frequente de hipertensão portal?**
    (A) hepatite
    (B) colangite esclerosante
    (C) cirrose
    (D) carcinoma hepatocelular

57. **A transformação cavernosa é encontrada em associação a:**
    (A) trombose da veia hepática
    (B) trombose da veia porta
    (C) trombose da veia mesentérica superior
    (D) trombose da veia cava inferior

58. **Qual é a pressão arterial normal no fígado?**
    (A) 5-10 mmHg
    (B) 20-30 mmHg
    (C) 0-5 mmHg
    (D) mais de 30 mmHg

59. **Qual é o tipo mais comum de hipertensão portal?**
    (A) supra-hepática
    (B) extra-hepática
    (C) intra-hepática
    (D) pós-hepática

60. **Qual dos sinais a seguir *não é* coerente com a hipertensão portal?**
    (A) diâmetro da veia porta superior a 13 mm
    (B) velocidade da veia porta inferior a 12 cm/s
    (C) variação respiratória em sinais da veia porta
    (D) fluxo venoso portal hepatófugo

61. Qual das causas a seguir leva a aneurismas micóticos?
    (A) síndrome de Marfan
    (B) trauma
    (C) lesões penetrantes
    (D) infecção

62. A veia paraumbilical é um ramo de qual das veias a seguir?
    (A) veia coronária
    (B) veia gástrica esquerda
    (C) veia portal esquerda
    (D) veia hepática média

63. Qual das veias a seguir assume a aparência de "olho de búfalo" no plano de imagem transverso na região do ligamento falciforme e após sair do fígado por formar a cabeça de Medusa na região do umbigo em pacientes com hipertensão portal?
    (A) veia paraumbilical
    (B) veia coronária
    (C) veia hepática esquerda
    (D) veia gástrica direita

64. Uma TIPS é colocada no fígado para desviar sangue de qual das seguintes veias?
    (A) artéria hepática direita para a veia hepática esquerda
    (B) veia porta esquerda para artéria hepática direita
    (C) veia porta principal para veia hepática direita
    (D) veia porta direita para veia hepática esquerda

65. A imagem de fluxo colorido e as ondas do Doppler espectral abaixo sugerem quais dos achados a seguir?

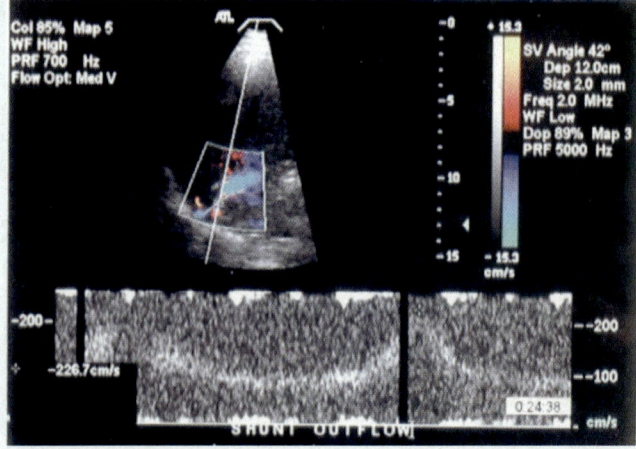

    (A) estenose da TIPS
    (B) obstrução da veia hepática de fluxo de saída
    (C) trombose da veia cava inferior
    (D) trombose da veia porta

66. Após a colocação de uma TIPS em funcionamento, o fluxo nas veias hepáticas deverá ser:
    (A) hepatópeto
    (B) fásico
    (C) hepatófugo
    (D) contínuo

67. A imagem em modo B a seguir demonstra:

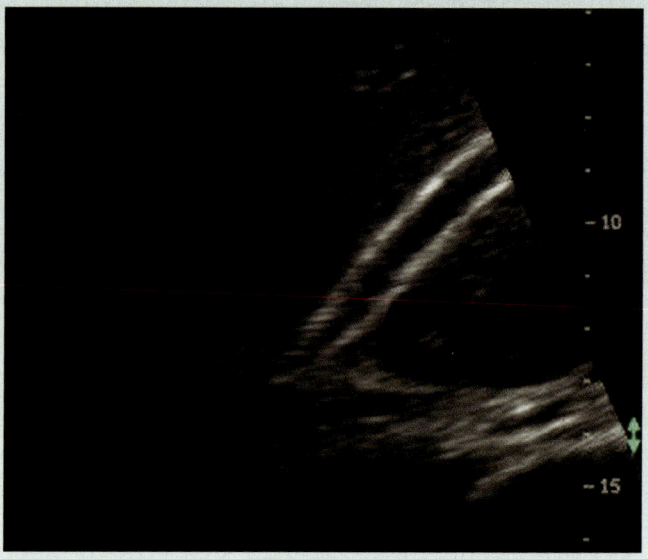

    (A) uma TIPS no fígado
    (B) carcinoma hepatocelular
    (C) hemangioma
    (D) estenose da veia hepática direita

68. Após a colocação de TIPS, a velocidade na derivação é de 180 cm/s, o fluxo na veia porta é de 110 cm/s, o fluxo na veia porta principal é hepatópeto, o fluxo nas veias porta e hepática esquerdas é hepatófugo. Com qual quadro esses achados são mais coerentes?
    (A) oclusão da TIPS
    (B) estenose da TIPS
    (C) TIPS em funcionamento normal
    (D) obstrução do fluxo hepático de saída

69. Após a colocação de uma TIPS, a velocidade dentro da derivação é de 55 cm/s, o fluxo na veia porta é de 58 cm/s, o fluxo na veia porta principal é hepatópeto e o fluxo nas veias porta e hepática esquerdas é hepatópeto. Com qual dos quadros a seguir esses achados são mais coerentes?
    (A) oclusão da TIPS
    (B) estenose da TIPS
    (C) TIPS em funcionamento normal
    (D) obstrução do fluxo de saída hepático

70. O padrão de formação de ondas do Doppler espectral que sugere trombose da veia renal é caracterizado por qual dos achados a seguir?
    (A) inflexão superior (*upstroke*) sistólica rápida, desaceleração rápida e fluxo diastólico baixo
    (B) inflexão superior (*upstroke*) sistólica retardada, desaceleração rápida e fluxo diastólico alto
    (C) inflexão superior (*upstroke*) sistólica rápida, desaceleração rápida e fluxo diastólico reverso e nulo
    (D) inflexão superior (*upstroke*) sistólica retardada, desaceleração rápida e fluxos diastólicos elevado e nulo

71. Qual dos sintomas a seguir *não* está associado à trombose da veia renal?
    (A) hematúria
    (B) embolia pulmonar
    (C) dor epigástrica
    (D) febre

72. A formação de ondas do Doppler espectral mostrada a seguir ilustra:

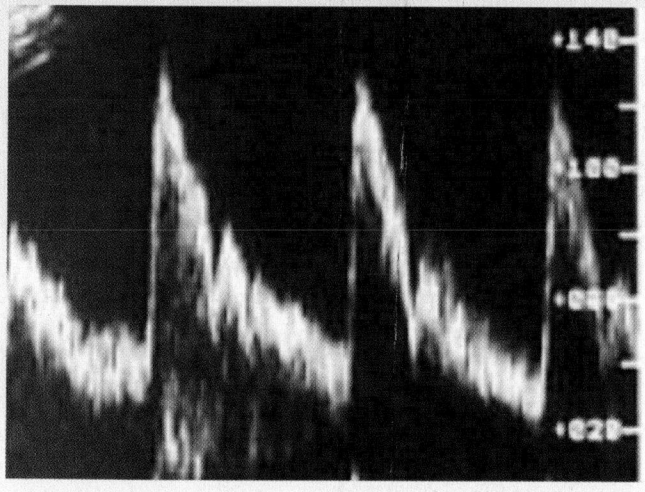

    (A) estenose da artéria celíaca redutora de fluxo
    (B) estenose da artéria renal redutora de fluxo
    (C) fluxo normal na artéria celíaca
    (D) fluxo normal na artéria renal

73. A formação de ondas do Doppler espectral mostrada a seguir é diagnóstica de:

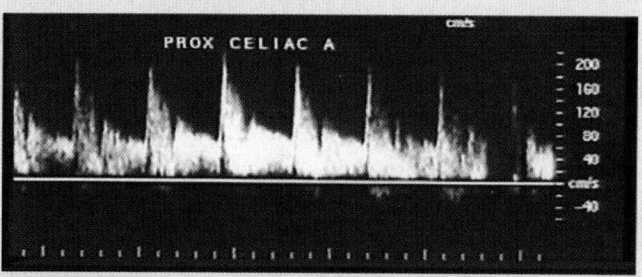

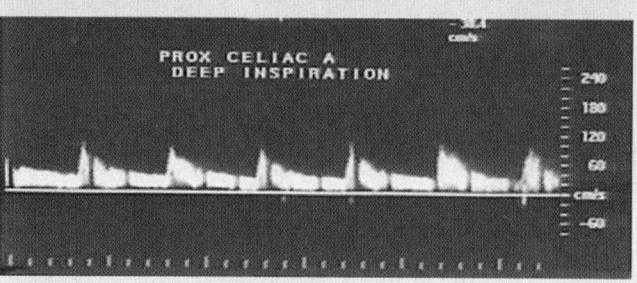

    (A) estenose aterosclerótica da artéria celíaca
    (B) compressão do ligamento arqueado mediano da artéria celíaca
    (C) fluxo pós-prandial da artéria celíaca
    (D) fluxo compensatório colateral na artéria celíaca

74. Se a uretra estiver obstruída, qual das afirmações a seguir será verdadeira?
    (A) não ocorrerá hidronefrose
    (B) a hidronefrose será unilateral
    (C) a hidronefrose será bilateral
    (D) a causa são os cálculos renais

75. Qual das afirmações a seguir será verdadeira para sugerir trombose aguda da veia renal?
    (A) o seio renal se torna hiperecogênico
    (B) a junção corticomedular é indistinta
    (C) a formação de ondas do Doppler espectral demonstra pulsatilidade
    (D) o rim é menor que o normal

76. O rim exibe uma área hipoecoica semelhante a um cisto dentro do seio renal ecogênico. Com qual dos quadros a seguir este achado é mais coerente?

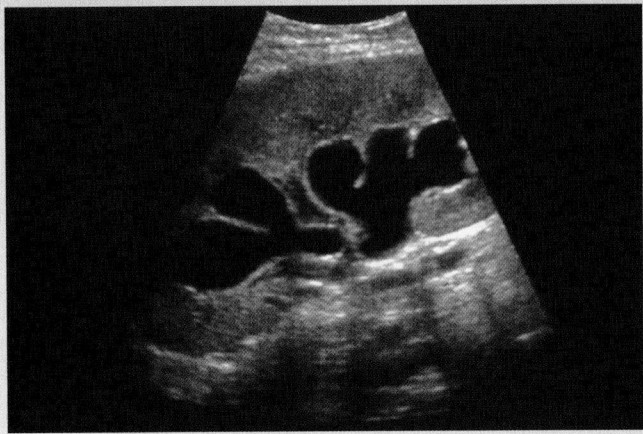

   (A) cálculo renal
   (B) hidronefrose
   (C) infartação renal
   (D) oclusão da artéria renal

77. Num quadro de hidronefrose obstrutiva, o índice resistivo é:
   (A) inferior a 0,50
   (B) superior a 1,2
   (C) superior a 3,5
   (D) superior a 0,70

78. Qual dos termos a seguir é usado para descrever um transplante de fígado de cadáver?
   (A) ortotópico
   (B) heterogêneo
   (C) heterotópico
   (D) homogêneo

79. As anastomoses arterial e venosa para um transplante de fígado de cadáver incluem:
   (A) veia porta extra-hepática, artéria hepática, veia hepática direita e IVC supra-hepática e infra-hepática
   (B) veia porta esquerda, artéria hepática, veia hepática direita e IVC
   (C) veia porta extra-hepática, artéria hepática e IVC supra-hepática e infra-hepática
   (D) veia porta direita, veia esplênica e IVC supra-hepática e infra-hepática

80. Qual das opções a seguir *não é* uma ferramenta validada para confirmação de rejeição de transplante de fígado?
   (A) ultrassonografia
   (B) arteriografia padrão com contraste
   (C) cintilografia com radionuclídeos
   (D) tomografia computadorizada

81. Qual das opções a seguir é considerada como complicação crítica após um transplante de fígado?
   (A) estenose da artéria hepática
   (B) trombose da veia hepática
   (C) estenose da IVC
   (D) trombose da artéria hepática

82. Após um transplante de fígado, as ondas do Doppler espectral da artéria hepática demonstram velocidade sistólica de pico superior a 180 cm/s, tempo de aceleração sistólica superior a 0,8 s e RI inferior a 0,5. Com qual dos quadros a seguir esses achados são mais coerentes?
   (A) artéria hepática normal
   (B) estenose da artéria hepática
   (C) trombose da artéria hepática
   (D) obstrução da veia porta

83. Os pseudoaneurismas estão associados a:
   (A) uma laceração da íntima
   (B) formação de ondas do Doppler espectral de baixa resistência
   (C) padrões de fluxo tipo "vaivém"
   (D) um sinal pós-estenótico

84. O diâmetro da veia porta é medido ao cruzar anterior à IVC em um paciente em posição supina. Esse diâmetro não deverá exceder:
   (A) 5 mm
   (B) 10 mm
   (C) 13 mm
   (D) 15 mm

85. A artéria gastroduodenal é um ramo de qual das artérias a seguir?
   (A) artéria celíaca
   (B) artéria hepática
   (C) artéria esplênica
   (D) artéria gástrica

86. Qual das opções a seguir não é causa significativa de falha de transplante renal?
   (A) rejeição aguda
   (B) necrose tubular aguda
   (C) estenose da artéria renal
   (D) displasia fibromuscular

87. Nos adultos, com qual das artérias a seguir a artéria renal do transplante é mais frequentemente anastomosada?
    (A) aorta
    (B) artéria ilíaca comum
    (C) artéria ilíaca externa
    (D) artéria hepática

88. As características de imageamento em tempo real da rejeição do transplante renal incluem:
    (A) volume renal reduzido, ecogenicidade cortical reduzida e espessamento da pelve renal
    (B) volume renal reduzido, ecogenicidade cortical aumentada e espessamento da pelve renal
    (C) gordura reduzida do seio renal, ecogenicidade cortical aumentada e espessamento da pelve renal
    (D) volume renal aumentado, ecogenicidade cortical aumentada e espessamento da pelve renal

89. O padrão de formação de ondas do Doppler espectral associado à rejeição aguda do transplante renal demonstra:
    (A) inflexão superior (*upstroke*) sistólica rápida, desaceleração rápida e fluxo diastólico baixo ou ausente
    (B) inflexão superior sistólica rápida, desaceleração atrasada e fluxo diastólico para frente
    (C) inflexão superior sistólica atrasada, desaceleração rápida e fluxo diastólico baixo ou ausente
    (D) inflexão superior sistólica atrasada, desaceleração atrasada e fluxo diastólico para frente

90. A ATN moderada está associada ao padrão do Doppler espectral demonstrando:
    (A) inflexão superior sistólica rápida, desaceleração rápida e fluxo diastólico ausente
    (B) inflexão superior sistólica rápida, desaceleração rápida e pulsatilidade aumentada
    (C) inflexão superior sistólica atrasada, desaceleração atrasada e fluxo diastólico baixo ou ausente
    (D) inflexão superior sistólica atrasada, desaceleração atrasada e índice de aceleração superior a 3,78

91. A estenose da artéria renal do transplante redutora de fluxo é sugerida por:
    (A) uma proporção de velocidade renal-aórtica superior a 3,5
    (B) uma velocidade sistólica de pico da artéria renal superior a 180 cm/s
    (C) uma proporção de velocidade renal-ilíaca superior a 3,0
    (D) uma proporção de velocidade entre diastólica final e sistólica de pico superior a 0,2

92. Qual das situações a seguir *não* se aplica à artéria renal direita?
    (A) curso posterior à IVC
    (B) surge da parede aórtica ao nível da primeira ou segunda vértebra lombar
    (C) demonstra formação de onda espectral com fluxo diastólico constante para frente
    (D) dá origem a ramos que suprem a glândula suprarrenal, o pâncreas e o ureter

93. Os formatos de onda do Doppler espectral de uma fístula arteriovenosa de transplante renal são caracterizados por:
    (A) sinais arteriais de baixa amplitude e baixa velocidade e fluxo venoso pulsátil
    (B) sinais arteriais turbulentos de alta velocidade e baixa amplitude e fluxo venoso contínuo
    (C) sinais arteriais turbulentos de alta velocidade e fluxo venoso pulsátil
    (D) sinais arteriais de baixa velocidade e baixa amplitude e fluxo venoso contínuo

94. Qual é a complicação mais grave do transplante de pâncreas?
    (A) estenose da artéria mesentérica superior
    (B) trombose da artéria hepática
    (C) trombose da veia esplênica
    (D) estenose da artéria celíaca

95. Normalmente, o fluxo da veia porta é:
    (A) pulsátil
    (B) hepatópeto
    (C) hepatófugo
    (D) bidirecional

96. A hipertensão portal severa pode ser acompanhada por todas as opções a seguir, *exceto*
    (A) uma veia paraumbilical patente
    (B) uma veia coronária patente
    (C) volume aumentado do fluxo venoso portal
    (D) uma cabeça de Medusa

97. As TIPSs são usadas para
    (A) tratar o sangramento gastrointestinal recorrente e a ascite refratária
    (B) tratar o carcinoma hepatocelular
    (C) desviar o sangue da veia esplênica para a veia renal
    (D) desviar o sangue da veia jugular para a IVC

98. A oclusão da artéria renal é sugerida por todas as opções a seguir, *exceto:*
    (A) ausência de fluxo na artéria renal usando imageamento Doppler de amplitude otimizado
    (B) ondas espectrais Doppler de baixa amplitude e baixa velocidade por todo o parênquima renal
    (C) uma diferença lado a lado na extensão renal de 1,5 cm
    (D) um rim com extensão inferior a 8 cm

99. O índice de aceleração da artéria renal é definido como:
    (A) o intervalo de tempo desde o início da sístole até o pico sistólico precoce
    (B) o intervalo de tempo desde o início da sístole até o pico sistólico dividido pela frequência Doppler
    (C) a mudança na distância entre o início do fluxo sistólico e o pico sistólico precoce
    (D) a mudança na distância entre o início do fluxo sistólico e a velocidade sistólica de pico dividida pelo tempo de aceleração

100. O termo "estenose redutora de fluxo" significa estreitamento arterial de:
    (A) 20-30%
    (B) 30-40%
    (C) 50-60%
    (D) 100%

101. A formação de ondas pós-prandial do Doppler espectral da SMA normal exibirá:
    (A) inflexão superior (*upstroke*) sistólica rápida, desaceleração rápida e fluxo diastólico reverso
    (B) inflexão superior sistólica rápida, desaceleração rápida e fluxo diastólico para frente
    (C) inflexão superior sistólica rápida, desaceleração retardada e fluxo diastólico baixo
    (D) inflexão superior sistólica rápida, pico sistólico nulo e escape (*run-off*) retardado

102. A melhor imagem das artérias celíaca, hepática comum e esplênica é obtida por meio de:
    (A) plano transverso ao nível da veia renal esquerda
    (B) plano sagital à direita da linha média
    (C) plano transverso ao nível da SMA
    (D) plano sagital ao nível da SMV

103. Um artefato colorido perivascular é observado na região de uma anastomose de artéria renal de um transplante. Qual é o quadro mais provavelmente associado?
    (A) um sopro
    (B) uma fístula arteriovenosa
    (C) oclusão da artéria renal do transplante
    (D) um pseudoaneurisma

104. Um formato de onda tipo "vaivém" do Doppler espectral está associado a:
    (A) aneurisma sacular
    (B) aneurisma dissecante
    (C) pseudoaneurisma
    (D) aneurisma fusiforme

105. A oclusão aguda de uma artéria renal provavelmente resultaria em:
    (A) formação de ondas Doppler de baixa amplitude e baixa velocidade por todo o rim
    (B) fluxo aumentado na artéria renal contralateral
    (C) formação de ondas Doppler com fluxo diastólico ausente nos vasos corticais
    (D) ausência de fluxo colateral

106. Um aneurisma aórtico abdominal superior a 6 cm em diâmetro anteroposterior deverá ser:
    (A) acompanhado com ultrassonografia a cada 6 meses
    (B) acompanhado com varredura de CT anualmente
    (C) tratado como emergência para prevenir o risco de ruptura
    (D) tratado com compressão do transdutor de ultrassom

107. Qual é a segunda causa mais comum de hipertensão renovascular?
    (A) displasia fibromuscular
    (B) estenose da artéria renal aterosclerótica
    (C) oclusão da artéria renal
    (D) insuficiência renal crônica

108. A imagem longitudinal da aorta vista a seguir ilustra:

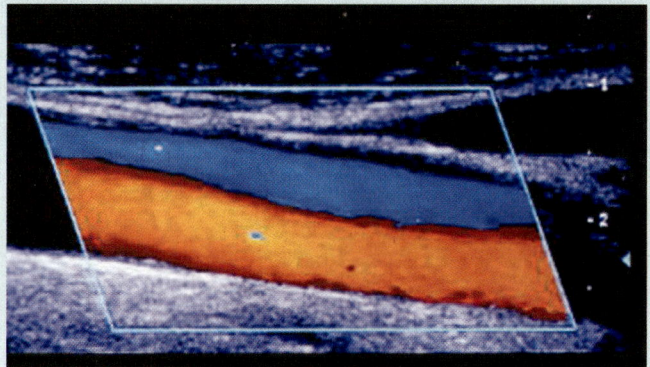

(A) aneurisma sacular
(B) aneurisma fusiforme
(C) aneurisma micótico
(D) dissecção aórtica

109. A imagem transversa da aorta vista a seguir ilustra:

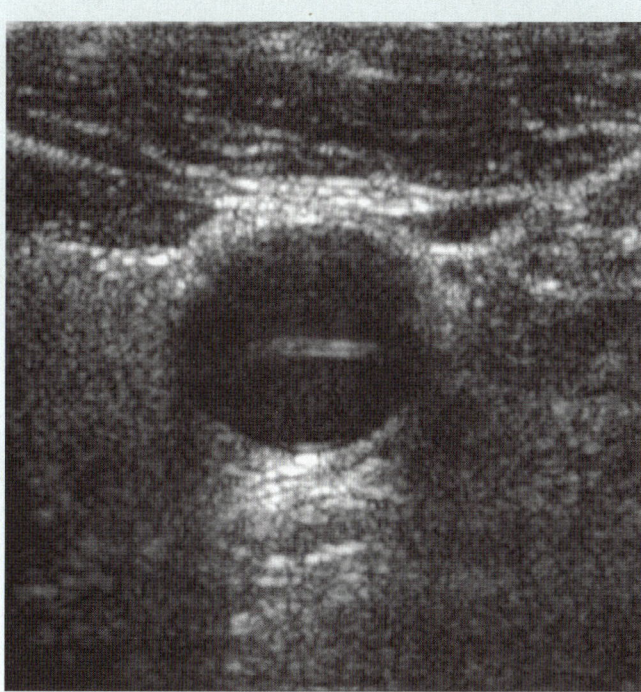

(A) aneurisma sacular
(B) aneurisma fusiforme
(C) aneurisma micótico
(D) dissecção aórtica

110. Qual artéria *não é* rotineiramente avaliada durante um estudo dúplex mesentérico?

(A) mesentérica superior
(B) esplênica
(C) gástrica esquerda
(D) celíaca

111. Na figura abaixo, a formação de ondas do Doppler espectral da SMA indica:

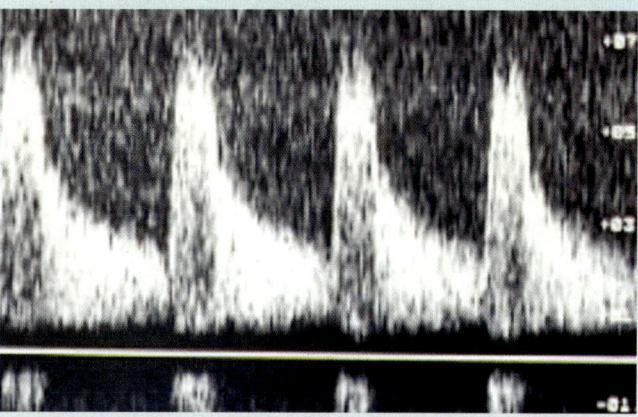

(A) colateralização
(B) estado de jejum
(C) estado pós-prandial
(D) estenose limitadora de fluxo

112. Uma redução rápida na velocidade e fluxo turbulento distal à estenose arterial é o resultado de:

(A) gradiente de pressão-fluxo
(B) estreitamento do diâmetro do vaso
(C) aumento na energia cinética na extremidade distal da estenose
(D) lesões em sequência (*tandem*)

113. Qual é o melhor plano de imagem a ser usado para visualização da veia renal esquerda?

(A) transverso
(B) coronal
(C) oblíquo
(D) longitudinal

114. A imagem com fluxo colorido vista a seguir ilustra:

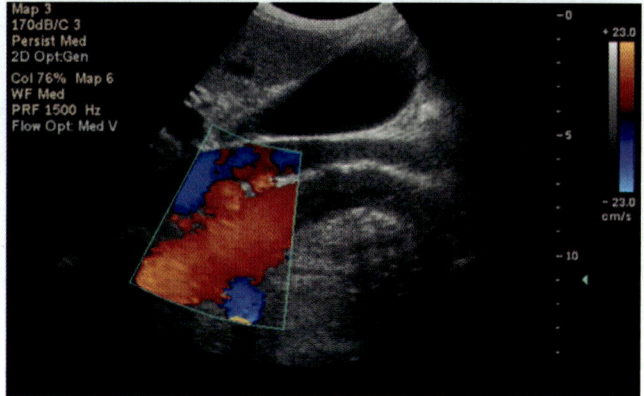

(A) artéria renal normal
(B) artérias renais múltiplas
(C) oclusão da artéria renal
(D) veia renal esquerda retroaórtica

115. O transdutor é colocado no espaço intercostal direito, direcionado para a porta hepática. A barra colorida indica que o fluxo em direção ao transdutor é vermelho e o fluxo contrário é azul. Usando este plano de varredura e a definição colorida, o fluxo na veia porta normal será:
    (A) azul
    (B) vermelho
    (C) bidirecional
    (D) ausente

116. O imageamento por Doppler de amplitude demonstra todas as situações a seguir, *exceto:*
    (A) espectro de amplitude
    (B) perfusão
    (C) intensidade
    (D) direção

117. Distal a uma estenose de 80% na artéria renal proximal, a formação de onda do Doppler espectral exibirá:
    (A) inflexão superior (*upstroke*) sistólica rápida
    (B) pico sistólico precoce
    (C) morfologia *tardus parvus*
    (D) ausência de fluxo diastólico

118. O transplante parcial heterotópico é:
    (A) frequentemente usado com transplante de pâncreas
    (B) frequentemente usado para pacientes com insuficiência renal
    (C) o tipo mais comum de transplante de fígado
    (D) usado com fígados de cadáver

119. A aorta abdominal será considerada aneurismática se seu diâmetro exceder:
    (A) 1 cm
    (B) 2 cm
    (C) 3 cm
    (D) 1 vez o diâmetro do segmento normal proximal

120. Qual vaso *não é* investigado durante a avaliação de rotina de um transplante renal?
    (A) artéria ilíaca externa
    (B) veia ilíaca externa
    (C) artéria intersegmentar
    (D) veia cava inferior

121. Qual vaso não é rotineiramente investigado durante a avaliação de um transplante de pâncreas?
    (A) artéria hepática
    (B) veia esplênica
    (C) artéria mesentérica superior
    (D) veia porta

122. Clinicamente, os pacientes com hipertensão portal podem ter:
    (A) sangramento de varizes gastroesofágicas
    (B) ascite
    (C) hepatomegalia
    (D) todas as opções anteriores

123. A velocidade aumentada por causa da estenose pode ser diferenciada do fluxo colateral de compensação notando-se que:
    (A) o sinal pós-estenótico está presente com uma estenose redutora de fluxo, mas não com fluxo colateral
    (B) a alta velocidade será vista por toda a extensão visualizada da artéria em ambos os casos
    (C) A, mas não B
    (D) A e B

124. Qual das opções a seguir é uma complicação associada a enxertos de *stent* aórticos que pode exigir acompanhamento por toda a vida?
    (A) risco de torcedura
    (B) membros cruzados
    (C) endovazamentos
    (D) estenose

125. Qual das opções a seguir *não está* associada a endovazamentos aórticos?
    (A) fluxo no saco do aneurisma residual
    (B) risco aumentado de ruptura
    (C) a formação de ondas do enxerto e dos endovazamentos é diferente
    (D) padrão turbulento de fluxo caótico

126. A artéria renal direita pode ser investigada por imagens a partir de:
    (A) abordagem transversa ao nível da veia renal esquerda
    (B) imagem longitudinal de uma IVC por um plano de varredura paramediano direito
    (C) projeção transversa do rim por abordagem intercostal
    (D) todas as opções anteriores

127. A veia porta esquerda se divide em:
    (A) veias paraumbilical e coronária
    (B) ramos medial e lateral
    (C) veias gástrica esquerda e coronária
    (D) ramos anterior e posterior

128. Em qual das veias a seguir a veia coronária penetra próximo à confluência das veias mesentéricas superior e porta?

    (A) mesentérica inferior
    (B) renal
    (C) porta
    (D) gástrica esquerda

129. A formação de ondas do Doppler espectral da veia porta normal é:

    (A) pulsátil
    (B) minimamente fásica
    (C) contínua e não fásica
    (D) altamente resistente

130. Em pacientes com hipertensão portal, é comum encontrarmos derivação venosa espontânea entre:

    (A) IVC e artéria hepática
    (B) veias coronária e paraumbilical
    (C) veias esplênica e renal
    (D) veias mesentérica superior e porta

131. Os parâmetros de velocidade diagnósticos de estenose da SMA redutora de fluxo são:

    (A) velocidade sistólica de pico inferior a 250 cm/s, velocidade diastólica final inferior a 45 cm/s
    (B) velocidade sistólica de pico superior a 275 cm/s, velocidade diastólica final superior a 55 cm/s
    (C) velocidade sistólica de pico inferior a 250 cm/s, velocidade diastólica final inferior a 45 cm/s e sinal pós-estenótico
    (D) velocidade sistólica de pico superior a 275 cm/s, velocidade diastólica final superior a 45 cm/s e sinal pós-estenótico

132. A cabeça de Medusa associada à hipertensão portal é identificada:

    (A) na região da confluência portal
    (B) como colaterais periportais na porta hepática
    (C) como colaterais superficiais cercando o umbigo
    (D) como varizes no hilo esplênico

133. Qual das artérias a seguir *não faz* parte do sistema arterial renal?

    (A) artérias segmentares
    (B) artérias arqueadas
    (C) artérias *ureterais*
    (D) artérias interlobares

134. O rim adulto normalmente tem:

    (A) 8-10 cm de extensão, 2-4 cm de largura e 4-5 cm de espessura anteroposterior
    (B) 10-14 cm de extensão, 3-5 cm de largura e 2-3 cm de espessura anteroposterior
    (C) 12-15 cm de extensão, 2-4 cm de largura e 4-5 cm de espessura anteroposterior
    (D) 11-13 cm de extensão, 5-7 cm de largura e 2-3 cm de espessura anteroposterior

135. A velocidade sistólica de pico na aorta do adulto normalmente é de:

    (A) 30-70 cm/s
    (B) 40-100 cm/s
    (C) 70-140 cm/s
    (D) 140-160 cm/s

136. O índice resistivo elevado em um transplante renal pode ser associado a:

    (A) rejeição aguda
    (B) necrose tubular aguda
    (C) pressão aumentada do transdutor sobre o transplante
    (D) todas as opções anteriores

137. O formato de ondas do Doppler espectral da aorta suprarrenal pode ser:

    (A) trifásico
    (B) bifásico
    (C) A, mas não B
    (D) A e B

138. O padrão de formato de ondas do Doppler espectral para necrose tubular aguda intensa é indistinguível do padrão associado à rejeição aguda intensa. Ambos os padrões demonstram:

    (A) inflexão superior (*upstroke*) sistólica rápida, desaceleração rápida e fluxo diastólico constante para frente
    (B) inflexão superior (*upstroke*) sistólica rápida, desaceleração rápida e fluxo diastólico baixo
    (C) inflexão superior (*upstroke*) sistólica retardada, desaceleração rápida e fluxo diastólico constante para frente
    (D) inflexão superior (*upstroke*) sistólica retardada, desaceleração retardada e fluxo diastólico baixo

139. Qual tipo de aneurisma forma um "saco protuberante" (*outpouching*) da parede da aorta?

    (A) aneurisma micótico
    (B) pseudoaneurisma
    (C) aneurisma sacular
    (D) aneurisma fusiforme

140. Um sopro epigástrico que está presente durante a respiração normal, mas que desaparece com a inspiração profunda se deve, mais provavelmente, a:
    (A) compressão do ligamento arqueado mediano da artéria celíaca
    (B) estenose aterosclerótica da aorta
    (C) síndrome de Nutcracker da artéria mesentérica superior
    (D) estenose da artéria renal

141. A proporção de velocidade renal-aórtica *não* deverá ser usada quando a velocidade sistólica de pico aórtico for:
    (A) 50-60 cm/s
    (B) 90 cm/s
    (C) menos de 30 cm/s
    (D) 100 cm/s

142. A veia mesentérica inferior drena para a veia esplênica:
    (A) à esquerda da confluência das veias porta e esplênica
    (B) à direita da confluência das veias porta e esplênica
    (C) inferior à confluência das veias porta e esplênica
    (D) superior à confluência das veias porta e esplênica

143. Qual vaso não é frequentemente visualizado na ultrassonografia?
    (A) artéria mesentérica inferior
    (B) veia cística
    (C) veia paraumbilical
    (D) veia hepática direita inferior

144. A pulsatilidade do formato das ondas Doppler da veia porta indica:
    (A) insuficiência cardíaca direita
    (B) regurgitação da tricúspide
    (C) hipertensão portal
    (D) todas as opções anteriores

145. Quando medido no plano craniocaudal, o baço é considerado dilatado quando sua extensão exceder:
    (A) 8 cm
    (B) 10 cm
    (C) 13 cm
    (D) 15 cm

146. Em pacientes com hipertensão portal, a colateral portossistêmica mais comum é a:
    (A) veia paraumbilical
    (B) veia coronária
    (C) veia esplênica
    (D) veia cística

147. A veia coronária é considerada dilatada quando seu diâmetro exceder:
    (A) 2 mm
    (B) 4 mm
    (C) 6 mm
    (D) 8 mm

148. A direção normal do fluxo na veia coronária é:
    (A) em direção às veias esplênica e porta
    (B) para longe das veias esplênica e porta
    (C) hepatófuga
    (D) em direção à veia cava inferior

149. A veia porta viaja através do fígado com a:
    (A) veia hepática média e artéria hepática esquerda
    (B) veia hepática e ducto biliar comum
    (C) veia paraumbilical e artéria hepática
    (D) artéria hepática e ducto biliar comum

150. Para obter as dimensões corretas de um aneurisma aórtico abdominal é importante investigar por imagem:
    (A) acompanhando o eixo da coluna vertebral
    (B) acompanhando o eixo da aorta
    (C) acompanhando o eixo da IVC
    (D) todas as opções anteriores

Respostas e Explicações

Ao final de cada resposta explicada, há uma combinação numérica entre parênteses. O primeiro número identifica a fonte de referência; o segundo número (ou grupo de números) indica a página (ou páginas) em que a informação relevante pode ser encontrada.

1. **(C)** O tamanho do rim diminui, à medida que o comprometimento ao fluxo de sangue aumenta. O tamanho do rim tem geralmente menos de 9 cm, quando a artéria renal está ocluída. (3:624; 7:461)

2. **(D)** Um vaso que se apresenta com dilatação difusa é considerado "ectático". Sacular, fusiforme e em forma de fuso são termos usados para descrever a forma de aneurismas. (3:529; 4:253,254)

3. **(C)** O primeiro grande ramo da aorta abdominal é a artéria celíaca, que se origina da parede anterior da aorta, logo inferior ao diafragma. Um a dois centímetros distais à origem da artéria celíaca, surge a artéria mesentérica superior da parede anterior da aorta. Estes vasos podem compartilhar um tronco comum. (3:571)

4. **(B)** Uma dilatação concêntrica em forma de fuso da aorta abdominal é denominada "fusiforme" e usada para descrever aneurismas. Um aneurisma sacular é criado por um saco protuberante da parede aórtica. Dissecante é um termo usado para descrever uma laceração no revestimento da íntima de uma artéria, permitindo que o sangue corra entre a íntima e a média. Ectasia se refere a um vaso difusamente dilatado. (4:253-255)

5. **(D)** Os ramos da artéria celíaca (hepáticos comum e esplênico) formam a aparência de "gaivota" no plano de imageamento transverso. Eles surgem quase perpendiculares ao tronco celíaco em sua bifurcação. (2; 6:72)

6. **(B)** Os três ramos da artéria celíaca são: hepático comum, esplênico e gástrico esquerdo. (4:233)

7. **(C)** Os pacientes com aneurisma aórtico rompido geralmente se apresentam com dor abdominal ou nas costas que piora na posição em pé ou ereta. (6:82)

8. **(C)** Os aneurismas aórticos estão localizados mais frequentemente embaixo das artérias renais e nas artérias ilíacas comuns. (3:532)

9. **(A)** A circulação esplâncnica fornece fluxo sanguíneo para o sistema gastrointestinal e é composta da artéria celíaca, das artérias mesentéricas superior e inferior e seus ramos. As artérias renais fazem parte do sistema urogenital. (3:571, 572)

10. **(B)** A velocidade dobrada pelos segmentos de um vaso de diâmetro similar é coerente com mais de 50% de redução no diâmetro; um aumento de quatro vezes na velocidade significa estreitamento de mais de 75%. (5:259, 260)

11. **(A)** O enxerto de *stent* aórtico (endoenxerto) é inserido por via percutânea com um cateter avançado para dentro da aorta a partir da artéria femoral. O endoenxerto exclui o aneurisma que permanece. Com o reparo cirúrgico, o aneurisma é tratado mais frequentemente com reposição de enxerto da aorta. (7:482-485)

12. **(C)** A hipertensão não é a causa comum da dissecção da aorta, embora resulte em aumento da pressão sobre a parede arterial. Uma vez que a camada medial da parede arterial enfraqueça com a idade, essa é a condição mais predisponente para a dissecção da aorta. (3:531)

13. **(B)** A dissecção arterial se caracteriza por uma laceração na íntima da parede arterial. Isto permite o curso do sangue entre a íntima e a média, criando um lúmen verdadeiro e um falso. O retalho da íntima pode ser visualizado em imagens em tempo real como uma estrutura ecogênica e pulsante dentro do lúmen da artéria. (3:531)

14. **(A)** A artéria hepática comum divide-se em artéria gastroduodenal no ligamento hepatoduodenal e a artéria gástrica direita no hilo do fígado. (2; 4:240)

15. **(B)** Vesícula biliar. A artéria esplênica fornece sangue para o baço, pâncreas, metade esquerda do omento maior, curvatura maior do estômago e parte do fundo do estômago. A artéria hepática comum alimenta a vesícula biliar. (4:240; 6:72)

16. **(D)** A artéria esplênica é o maior ramo da artéria celíaca. (6:72)

17. **(A)** Aproximadamente 1-2 cm da artéria gástrica esquerda pode ser vista no plano longitudinal. Esta artéria não é rotineiramente examinada durante a avaliação da circulação arterial mesentérica. (6:73)

18. **(C)** O formato de ondas do Doppler espectral da artéria celíaca normal exibe as características de fluxo de sangue para órgãos terminais de baixa resistência. Ele tem inflexão superior sistólica rápida, desaceleração rápida e fluxo diastólico constante para frente. A velocidade sistólica de pico é, normalmente, inferior a 200 cm/s, e a velocidade diastólica final é inferior a 55 cm/s. (3:576; 4:483)

19. **(A)** O formato de onda demonstra fluxo diastólico baixo e ausência de turbulência. Estas são características de um vaso normal suprindo sangue para um órgão final de alta resistência. A estenose da artéria mesentérica superior (SMA) redutora de fluxo aumenta nas velocidades sistólica de pico e diastólica final para mais de 275 cm/s e mais de 45 cm/s, respectivamente. Um sinal pós-estenótico seria evidente imediatamente distal à estenose como consequência do gradiente de fluxo de pressão que se desenvolve com estreitamento significativo do vaso. (3:573; 577)

20. **(A)** A SMA se origina da parede anterior da aorta, 1-2 cm abaixo da artéria celíaca e atrás do pâncreas. Ela cursa anterior à veia renal esquerda e é paralela à aorta em seu movimento caudal. (4:243; 7:467)

21. **(D)** A isquemia abdominal aguda e intensa está associada à oclusão súbita de uma ou mais das artérias mesentéricas. A isquemia mesentérica crônica tem início insidioso como consequência da progressão da doença aterosclerótica. Clinicamente, os pacientes se apresentam com uma tríade de sintomas: dor pós-prandial, síndrome do "medo da comida" e perda de peso. (3:572-574; 7:466)

22. **(B)** Os critérios diagnósticos para estenose da SMA redutora de fluxo são: velocidade sistólica de pico superior a 275 cm/s, velocidade diastólica final superior a 45 cm/s e um sinal clássico de turbulência pós-estenótica. (3:576; 5:483; 7:471)

23. **(C)** O ligamento arqueado mediano do diafragma pode comprimir a origem da artéria celíaca durante a respiração. A compressão ocorre durante a respiração normal, mas é aliviada com a inspiração profunda e sustentada por causa do relaxamento da cruz diafragmática. Enquanto a hipertensão portal pode causar aumento na velocidade da artéria hepática, isto não sofrerá variação com a respiração, e a transmissão para a artéria celíaca não é comum. A estenose da artéria celíaca redutora de fluxo e a isquemia mesentérica decorrente da doença significativa em uma ou mais das artérias mesentéricas causariam elevação da velocidade na artéria celíaca. As velocidades não sofreriam variação com manobras respiratórias. (7:470)

24. **(D)** A artéria epigástrica inferior é uma via colateral para doença oclusiva, envolvendo o sistema aortoilíaco. A oclusão das artérias mesentéricas proximais é compensada por colaterais que surgem frequentemente da artéria mesentérica inferior e seus ramos ou pela arcada pancreaticoduodenal. (3:270; 7:468)

25. **(A)** A arteriografia padrão de contraste com projeções laterais seletivas tem sido historicamente usada para confirmar os achados ultrassonográficos e definir vias colaterais antes da revascularização. Mais recentemente, varreduras por CT têm sido usadas para localizar a doença e exibir a anatomia relacionada. (8:239, 240)

26. **(C)** A veia renal esquerda corre do hilo do rim esquerdo, cruza a aorta anteriormente entre a aorta e a SMA e se move para baixo do pâncreas antes de penetrar na IVC. (4:288; 6:77)

27. **(B)** As artérias arqueadas surgem das artérias interlobares. Elas se curvam ao redor da base das pirâmides onde dão origem às artérias lobulares que suprem o córtex do rim. Normalmente, seu padrão de fluxo é de baixa resistência, como aquele da artéria renal principal e seus ramos maiores. (4:245; 5:676)

28. **(D)** A estenose da artéria renal redutora de fluxo é diagnosticada se a proporção renal-aórtica for superior a 3,5, a velocidade sistólica de pico da artéria renal for superior a 180 cm/s e existir um sinal pós-estenótico. (5:664; 7:460, 461)

29. **(B)** Se a proporção de velocidade renal-aorta for usada para determinar a intensidade da estenose da artéria renal, todo cuidado deve ser tomado para garantir que a velocidade aórtica esteja entre 40 e 100 cm/s. O uso de velocidades fora desses valores no cálculo pode resultar em sobre- ou subestimativa da intensidade da doença. Exemplo: velocidade da artéria renal = 150 cm/s e velocidade aórtica = 30 cm/s. A proporção renal-aórtica é = 5,0, sugerindo estenose arterial renal significativa. Da mesma forma, se a velocidade da artéria renal for = 320 cm/s, e a velocidade aórtica for = 120 cm/s a proporção renal-aórtica será 3,0 e a estenose da artéria renal limitadora de fluxo não seria diagnosticada. (7:460)

30. **(A)** Esta relação inversa é causada pela impedância ao fluxo arterial de entrada que resulta da doença intrínseca. Tais condições estão geralmente associadas à endovasculite e edema intersticial. Em casos de acentuada resistência renovascular, o componente de fluxo diastólico da formação de ondas do Doppler espectral pode chegar a zero ou reverter. (5:664)

31. (D) A formação de ondas do Doppler espectral associada à necrose tubular aguda leve pode ser indistinguível do sinal registrado em um rim normal. Mais frequentemente, existe aumento no fluxo diastólico como resultado de derivação arteriovenosa. Isto fica evidente em um índice resistivo normal (RI). À medida que AT progride em intensidade, a resistência renovascular aumenta, e a RI se mostra elevada. (4:247; 5:680)

32. (B) A artéria mesentérica inferior normal em jejum demonstra padrão de formação de ondas altamente resistente, típico das artérias que alimentam tecidos musculares em repouso (SMA em jejum, artérias periféricas). Os aspectos dessas formações de ondas são: inflexão superior sistólica rápida, desaceleração rápida e fluxo diastólico baixo. Pode haver um breve período de reverso precoce de fluxo diastólico. As artérias hepática, renal e esplênica suprem órgãos de demanda de fluxo alto, e seu formato de ondas é caracterizado por fluxo diastólico constante para frente. (3:577, 578; 5:696)

33. (C) A causa curável mais comum da hipertensão relacionada com os rins é a estenose da artéria renal aterosclerótica. A segunda causa mais comum é a displasia fibromuscular medial. Esta é uma doença não aterosclerótica que afeta frequentemente o segmento médio a distal da artéria renal em mulheres jovens e hipertensas. (7:458)

34. (A) O termo "tardus parvus" se refere à inflexão superior sistólica retardada e saída evidente no formato atenuado das ondas do Doppler espectral registradas distais à estenose limitadora de fluxo ou oclusão arterial. A doença renal clínica, a hidronefrose e a pielonefrite causam aumento na resistência renovascular. A formação de ondas resultante demonstrará fluxo diastólico baixo. (3:620)

35. (C) Quando o tamanho do rim difere em mais de 3,0 cm, dever-se-á suspeitar de oclusão da artéria renal do lado com o rim menor. Um rim pequeno com ausência de sinais Doppler na artéria renal e sinais atenuados dentro do parênquima renal de vasos colaterais é coerente com a oclusão da artéria renal. (7:457)

36. (A) Uma proporção de velocidade diastólica-sistólica inferior a 0,20 é coerente com doença do parênquima renal (doença renal clínica). A estenose da artéria renal, a oclusão e a displasia fibromuscular não resultam em resistência vascular elevada no rim, a menos que haja doença renal clínica associada. (7:462)

37. (B) As veias ilíacas comuns direita e esquerda se unem para formar a IVC ao nível da quarta ou quinta vértebras lombares. (4:200)

38. (B) A condição de doença que mais frequentemente afeta a veia cava inferior é a trombose. Tumores primários da IVC são incomuns, mas a extensão do tumor ou a compressão da IVC podem ocorrer. (3:545)

39. (D) Os carcinomas do rim, da glândula suprarrenal e do fígado frequentemente se estendem para a veia cava inferior via linfonodos paracavais. (3:545)

40. (D) A gravidez pode resultar em compressão extrínseca da veia cava inferior, mas a estase prolongada e intensa é incomum, e a trombose caval é uma complicação rara da gravidez. A estase devida à inatividade prolongada, incluindo a cirurgia, pode levar à trombose venosa. Condições que levam à desidratação, como sepse, promovem desenvolvimento de trombose. (6:186)

41. (C) Um índice resistivo inferior a 0,70 é considerado normal para um adulto. (5:677)

42. (C) A formação de ondas contínuas e não fásicas do espectro Doppler será registrada, quando o lúmen da veia cava inferior estiver parcialmente comprometido. (3:546, 547)

43. (B) A arteriografia com contraste não seria o procedimento escolhido para a confirmação de trombose da veia cava inferior. A arteriografia realçará a definição do lúmen das artérias, mas está limitada em sua habilidade de definir defeito de preenchimento ou ausência de fluxo na circulação de fluxo de saída. (3:283)

44. (B) A veia hepática direita divide o lobo direito do fígado em segmentos anterior e posterior. A veia hepática média divide o fígado nos lobos direito e esquerdo. A veia hepática esquerda separa os segmentos medial e lateral do lobo esquerdo do fígado. A veia porta penetra no fígado através da porta hepática. (3:520)

45. (D) O sinal de "coelho da Playboy" refere-se à imagem em tempo real de, pelo menos, duas das três veias hepáticas principais obtidas com a angulação cefálica oblíqua do transdutor por abordagem paramediana direita sob o processo xifoide. (6:76)

46. (A) As três veias hepáticas principais drenam para a veia cava inferior. A veia porta é formada pela confluência das veias mesentéricas esplênica e superior e carrega sangue oxigenado para o fígado. (3:520; 7:438)

47. (B) A formação de onda espectral das veias hepáticas normais demonstra um fluxo pulsátil relativamente caótico. Há dois ciclos de fluxo para frente em direção ao coração como resultado de reflexões das diástoles atrial e ventricular direitas. Esses são seguidos por um terceiro ciclo que é breve e reverso, acompanhando a sístole atrial. (3:523)

48. **(D)** A veia porta carrega mais de 50% do oxigênio requerido pelo fígado. Enquanto sua responsabilidade pelo suprimento sanguíneo ao fígado possa aumentar quando o fluxo venoso portal estiver comprometido, a artéria hepática mais frequentemente supre somente 30% do fluxo de sangue. A aorta e a SMA não fornecem fluxo diretamente ao fígado. (*10:319*)

49. **(B)** A veia porta é formada pela confluência das veias mesentérica superior e esplênica. (*2; 3:518*)

50. **(D)** A veia porta fica anterior à IVC, em sentido cefálico para a cabeça do pâncreas, e caudal para o lobo caudado. (*2; 7:438*)

51. **(B)** A tríade portal é composta pela veia porta, artéria hepática e ducto biliar comum. (*7:439; 10:317*)

52. **(D)** As veias hepáticas são formadoras de limites que dividem os segmentos do fígado. Elas correm em sentido longitudinal em direção à veia cava inferior, aumentando em diâmetro ao se aproximarem da confluência hepato-caval. As veias portas correm horizontalmente em direção à sua origem na porta hepática. (*2; 3:520*)

53. **(A)** O fluxo venoso portal exibe baixa velocidade, variação fásica mínima como resultado das mudanças relacionadas com a respiração na pressão torácica. A direção de fluxo é normalmente hepatópeta (em direção ao fígado). A pulsatilidade é comum à circulação venosa hepática. (*3:520*)

54. **(C)** A oclusão de uma ou mais das veias hepáticas é denominada de síndrome de Budd-Chiari. A transformação cavernosa pode acompanhar a trombose da veia porta e aparece como colaterais periportais na porta hepática. O hemangioma é um tumor benigno do fígado. A displasia fibromuscular é uma entidade de doença não aterosclerótica que causa estreitamento concêntrico e dilatação de artérias. Este quadro é observado em artérias renais e carótidas. (*3:602; 4:294*)

55. **(D)** As veias hepáticas dividem o fígado em segmentos, cursando em sentido longitudinal em direção à veia cava. Por essa razão, elas são consideradas "formadoras de limites". Diferentemente das veias portas que possuem paredes ecogênicas em razão do colágeno em seus limites, as paredes da veia hepática não possuem ecogenicidade. Em geral, as veias não sofrem compressão durante a manobra de Valsalva, que aumenta a pressão abdominal. (*7:441*)

56. **(C)** Nos países do Ocidente, a hipertensão portal é causada mais frequentemente por cirrose. A cirrose pode ser causada por hepatite, mas não é a causa direta da hipertensão portal. O carcinoma hepatocelular e a colangite esclerosante podem ser encontrados em associação à hipertensão portal, mas não são causas primárias dessa condição. (*3:588*)

57. **(B)** A trombose da veia porta pode ser acompanhada pelo desenvolvimento de colaterais periportais serpiginosas dentro do hilo hepático. Isto é conhecido como "transformação cavernosa". (*7:441*)

58. **(A)** A pressão arterial normal dentro do fígado é de 5-10 mmHg. A hipertensão portal está presente, quando o gradiente de pressão da veia porta para as veias hepáticas ou IVC excede 10 mmHg. (*3:585; 10:319*)

59. **(C)** O tipo mais comum de hipertensão portal é o intra-hepático por causa da obstrução sinusoidal resultante da cirrose. (*3:585*)

60. **(C)** A hipertensão portal causa redução na velocidade da veia porta por causa do aumento da resistência ao fluxo, e o padrão de fluxo torna-se contínuo, à medida que a variação respiratória desaparece, como resultado do aumento da pressão hepática. A veia porta aumenta para mais de 13 mm de diâmetro e com a doença intensa a direção do fluxo na veia porta se reverte para descomprimir o fígado. (*3:588; 10:320*)

61. **(D)** Aneurismas micóticos são dilatações arteriais que ficam infectadas. A síndrome de Marfan está associada ao estiramento e enfraquecimento da parede aórtica, o que pode levar ao desenvolvimento de um aneurisma. Lesões que causam penetração da parede arterial podem resultar em pseudoaneurismas. (*6:82*)

62. **(C)** Veia porta esquerda. A veia paraumbilical (umbilical) é um ramo da veia porta esquerda. Ela serve como via colateral para a descompressão do fígado em pacientes com hipertensão portal. Ela carrega sangue para fora do fígado, saindo no ligamento redondo e formando uma rede de veias cercando o umbigo (cabeça de Medusa). (*3:591; 4:295*)

63. **(A)** A veia paraumbilical (umbilical) é um ramo da veia porta esquerda. Ela serve como via colateral para a descompressão do fígado em pacientes com hipertensão portal. A veia coronária (veia gástrica esquerda) é outra via colateral importante em pacientes com hipertensão portal. (*3:591*)

64. **(C)** Quase sempre, o fluxo é derivado da veia porta principal para a veia hepática direita para esvaziar na circulação venosa sistêmica (IVC). Este é um método não cirúrgico efetivo de descompressão do fígado em pacientes com hipertensão portal. (*7:442*)

65. **(A)** A imagem de fluxo colorido e a velocidade sistólica de pico (superior a 250 cm/s) sugerem estenose da TIPS. As velocidades ficam normalmente na faixa de 65-220 cm/s com fluxo direcionado para a derivação. (*7:442; 9:290*)

66. **(C)** A direção de fluxo deverá permanecer normal, ou hepatófuga, após a colocação de uma TIPS. O fluxo hepatópeto sugerirá que a derivação não funciona, e o fluxo será desviado nas veias hepática e porta para permitir a descompressão do fígado. O fluxo normalmente é pulsátil nas veias hepáticas. Sinais contínuos e não fásicos sugerem obstrução do fluxo venoso de saída. (*9:291*)

67. **(A)** As paredes ecogênicas da TIPS são aparentes no parênquima do fígado. A estenose venosa hepática é mais bem demonstrada com imageamento com fluxo colorido. Hemangioma é um tumor benigno do fígado. O carcinoma hepatocelular não terá limites ecogênicos. (*9:290*)

68. **(C)** A velocidade sistólica de pico em uma TIPS de funcionamento normal varia de 65 a 220 cm/s. O fluxo é derivado em direção à TIPS. Portanto, a direção do fluxo na veia porta será hepatópeta. A direção de fluxo nas veias hepáticas deverá permanecer hepatófuga. (*9:291*)

69. **(B)** Esses achados sugerem estenose da TIPS. Normalmente, a velocidade na veia porta principal excede 100 cm/s. A direção de fluxo é hepatópeta. Neste caso, a velocidade da derivação caiu para menos de 60 cm/s, o que é coerente com um fluxo de derivação comprometido. A direção do fluxo nas veias hepáticas é hepatópeta, sugerindo fluxo colateral para compensar a disfunção da derivação. (*9:291*)

70. **(C)** O fluxo de entrada arterial renal pode permanecer normal mesmo que a veia renal tenha trombose. Isto posto, a formação de ondas do Doppler espectral demonstra inflexão superior sistólica rápida e desaceleração rápida, mas porque o fluxo de saída pelo sistema venoso está comprometido, o fluxo diastólico é revertido e obtuso. Isto é coerente com a impedância ao fluxo de saída através da veia renal. (*7:454*)

71. **(B)** Pacientes com trombose da veia renal podem inicialmente ter proteinúria, dor epigástrica, febre e hematúria. A trombose da veia renal é vista mais frequentemente em crianças que em adultos. (*6:212*)

72. **(C)** A formação de ondas do Doppler espectral demonstra velocidade sistólica de pico inferior a 200 cm/s, velocidade diastólica final inferior a 55 cm/s e ausência de um sinal pós-estenótico. Estes achados são coerentes com fluxo normal na artéria celíaca. (*3:579, 580*)

73. **(B)** Deve-se observar a redução na velocidade sistólica de pico associada à inspiração profunda. Estes achados são sugestivos de compressão do ligamento arqueado mediano da origem da artéria celíaca. A velocidade da artéria celíaca não se altera significativamente no estado pós-prandial, porque o fígado e o baço não participam imediatamente no atendimento às necessidades metabólicas associadas à digestão. A estenose fixa e o fluxo compensatório colateral não são afetados por alterações na respiração. (*3:581, 582*)

74. **(C)** Se a uretra estiver obstruída, a hidronefrose será bilateral, porque a uretra é o conduíte para ambos os ureteres. Em geral, os cálculos renais não são cronicamente obstrutivos ao nível ureteral. (*6:186*)

75. **(B)** Em casos de trombose aguda da veia renal, o rim se dilata e se torna hipoecogênico. As pirâmides são proeminentes, mas a junção corticomedular é indistinta. Com a obstrução parcial da veia renal, a formação de ondas do Doppler espectral demonstra ausência de fasicidade respiratória. Diferentemente dos achados com a oclusão da artéria renal, o tamanho do rim quase nunca é afetado. (*3:624, 625*)

76. **(B)** Na hidronefrose, o rim exibe uma área cística dentro do seio renal ecogênico. Essa diferença acústica pode ser leve, ou intensa, dependendo da intensidade e da extensão da obstrução. A infartação renal produz defeitos de fluxo em forma de cunha ao nível do hilo renal que podem se estender para o nível do córtex renal. A oclusão da artéria renal é evidenciada por ausência de fluxo na principal artéria renal. O fluxo colateral pode ser documentado dentro do parênquima renal. Os cálculos renais são mais frequentemente ecogênicos com sombreamentos acústicos agudo e marginado. (*6:186*)

77. **(D)** Na hidronefrose obstrutiva, o índice resistivo é, mais frequentemente, superior a 0,70. (*4:86*)

78. **(A)** Um transplante de fígado de cadáver é chamado de ortotópico. O fígado do receptor e a vesícula biliar são excisados, e o fígado de cadáver é transplantado. Quando se usa um transplante heterotópico, o fígado do receptor permanece no lugar, e uma porção do fígado doador é transplantada. Os termos "heterogêneo" e "homogêneo" se referem às propriedades acústicas da placa aterosclerótica ou outro tecido. (*5:721*)

79. **(C)** Uma vez que o fígado do receptor seja removido, um transplante de fígado ortotópico exige pelo menos três anastomoses: veia porta extra-hepática, artéria hepática e IVC supra-hepática. Uma quarta anastomose na IVC infra-hepática pode ser necessária. (*5:721*)

80. **(A)** A ultrassonografia pode definir muitos dos problemas vasculares associados à disfunção do transplante de fígado, mas falta a sensibilidade para o diagnóstico de rejeição do transplante de fígado. (7:443-445)

81. **(D)** A artéria hepática fornece fluxo sanguíneo para o transplante de fígado. A trombose da artéria hepática coloca o órgão em risco de insuficiência. Estenoses da artéria hepática e da IVC podem ser compensadas por meio de vias colaterais. A trombose de uma veia hepática tem poucas consequências, enquanto a trombose da veia porta pode ameaçar a sobrevida do órgão do transplante e do receptor. (7:443)

82. **(B)** A elevação na velocidade sistólica de pico, acompanhada por inflexão superior sistólica retardada, como evidenciado pelo tempo de aceleração sistólico superior a 0,8 e um índice resistivo baixo, é coerente com a estenose da artéria hepática limitadora de fluxo. Não haverá evidência de fluxo, se houver trombose na artéria hepática. A obstrução da veia porta não causaria aceleração retardada na artéria hepática. (4:242)

83. **(C)** O padrão de fluxo "vaivém" do Doppler espectral no colo de um pseudoaneurisma é diagnóstico. O padrão é o resultado de fluxo arterial de alta pressão penetrando o colo durante a sístole e saindo para a pressão mais baixa da artéria mãe durante a diástole. Isto produz uma inflexão superior sistólica rápida e padrão de fluxo diastólico reverso ("vaivém"). Embora o alargamento espectral seja aparente por causa das mudanças rápidas de direção, um sinal pós-estenótico não está presente. Formatos de ondas Doppler de baixa resistência estão associados a órgãos de demanda alta de fluxo e comunicações arteriovenosas. Uma laceração na íntima pode levar à dissecção arterial. (3:393)

84. **(C)** O diâmetro da veia porta, medido logo acima da IVC com o paciente em respiração quieta, é normalmente inferior a 13 mm. Com a inspiração profunda, o diâmetro pode aumentar para 15-16 mm. (10:321)

85. **(B)** A artéria hepática comum se divide em artéria gastroduodenal e artéria hepática própria ao nível do ligamento hepatoduodenal. (4:240)

86. **(D)** A displasia fibromuscular medial renal afeta os segmentos médio a distal da artéria renal ativa, mas não está associado à disfunção do transplante renal. (5:684-694; 9:322)

87. **(C)** A artéria ilíaca externa é escolhida com mais frequência como o vaso anastomótico para a artéria renal do transplante. Esta artéria renal do transplante pode sofrer anastomose com a aorta em crianças. (5:685; 9:324)

88. **(D)** A rejeição do transplante renal é sugerida pela ultrassonografia por um aumento no volume renal, ecogenicidade cortical aumentada, um limite corticomedular indistinto e espessamento da pelve renal. (4:268)

89. **(A)** O padrão de formato de ondas do Doppler espectral associado à rejeição aguda do transplante renal se caracteriza por inflexão superior sistólica rápida, desaceleração rápida e fluxo diastólico baixo ou ausente. A rejeição aguda está associada à endovasculite e acúmulo de fluido intersticial. Estes fatores causam elevação da resistência renovascular. Isto impede o fluxo arterial de entrada para o rim, e o fluxo diastólico consequentemente diminui. (5:685-688)

90. **(B)** A ATN moderada está associada ao aumento leve na resistência renovascular. O formato de ondas do Doppler espectral caracteriza-se por inflexão superior sistólica rápida, desaceleração rápida e pulsatilidade aumentada, como resultado da resistência aumentada para o fluxo arterial de entrada. (5:688, 689)

91. **(C)** A estenose da artéria renal do transplante é sugerida por uma proporção de velocidade entre a artéria renal e a artéria ilíaca superior a 3,0. As respostas (A) e (B) estão relacionadas com a estenose limitadora de fluxo em uma artéria renal nativa. A proporção de velocidade diastólica-sistólica é usada para confirmar a doença renal clínica. (5:691)

92. **(D)** A artéria renal direita tem ramos que fornecem sangue para a suprarrenal e ureter, mas não para o pâncreas. Todas as outras afirmações são verdadeiras sobre esta artéria. (5:662; 7:452-456)

93. **(C)** Por causa da transmissão de fluxo arterial de alta pressão para a circulação venosa de baixa pressão, as fístulas arteriovenosas do transplante renal demonstram sinais arteriais turbulentos de alta velocidade e fluxo venoso pulsátil. (3:631)

94. **(C)** A trombose da veia esplênica é a complicação mais grave do transplante de pâncreas, pois ameaça a sobrevida do órgão. Enquanto o fluxo arterial de entrada é mantido por canais múltiplos, a drenagem do órgão é feita principalmente pela circulação venosa esplênica. (9:327-329)

95. **(B)** O fluxo venoso portal é normalmente direcionado ao fígado, ou hepatópeto. (10:319)

96. **(C)** O volume do fluxo venoso portal diminui com a hipertensão portal. O fluxo é desviado para a circulação sistêmica via colaterais, como as veias coronária e paraumbilical. Colaterais venosas superficiais são frequentemente aparentes ao redor do umbigo (cabeça de Medusa). (10:322)

97. **(A)** As TIPSs são usadas para tratar sangramento gastrointestinal recorrente e ascite refratária decorrente da hipertensão portal. A derivação é intra-hepática e carrega sangue da veia porta para a veia hepática para drenagem na circulação venosa sistêmica (IVC). (9:289-291; 10:324)

98. **(C)** À medida que a estenose da artéria renal progride para a oclusão, o tamanho do rim diminui em razão do fluxo sanguíneo restrito. Uma diferença no tamanho do rim superior a 3 cm deverá levantar suspeita de fluxo sanguíneo comprometido do lado com o órgão menor. A extensão do rim é, mais frequentemente, inferior a 8 cm. A menos que a oclusão tenha sido aguda, sinais de fluxo colateral de baixa amplitude e baixa velocidade serão encontrados por todo o parênquima renal. (7:457)

99. **(D)** O índice de aceleração renal é definido como a mudança na distância entre o início do fluxo sistólico e a velocidade sistólica de pico dividida pelo tempo de aceleração. Ele é usado para prognosticar a estenose da artéria renal proximal significativa. (9:314)

100. **(C)** A redução na pressão e no fluxo ocorre na maioria dos vasos no sistema arterial, quando o diâmetro da artéria é estreitado em 50-60%. Isto se aproxima de uma redução de área de 75-80%. (3:10)

101. **(B)** A resistência vascular pós-prandial diminui nos tecidos alimentados pela SMA. O formato de ondas do Doppler espectral reflete a mudança pela alteração de seu padrão de fluxo normalmente de alta resistência para um padrão de resistência baixo. Isto é caracterizado por inflexão superior sistólica rápida, desaceleração rápida e fluxo diastólico adiantado. (5:700-702)

102. **(C)** O sinal de "gaivota", formado pela artéria celíaca e seus ramos primários, as artérias esplênica e hepática comum, pode ser mais bem visualizado por um plano de imagem transverso ao nível da SMA. O transdutor deverá ser angulado levemente em sentido do crânio, pois a artéria celíaca surge da parede aórtica anterior cerca de 1-2 cm proximais à SMA. (3:513; 7:468, 469)

103. **(A)** Um artefato colorido nos tecidos ao redor das artérias se deve, mais frequentemente, à turbulência associada ao fluxo rápido perturbado. O fluxo caótico causa vibração da parede arterial e dos tecidos ao redor, e o movimento é codificado por cores. Este aspecto é usado para identificar a presença de sopros associados ao transtorno de fluxo significativo, que pode ocorrer com angulação aguda de um vaso ou estenose limitadora de fluxo. Embora uma fístula arteriovenosa seja possível, é mais provável que a torcedura ou estenose no sítio anastomótico seja responsável pelo fluxo perturbado. Os pseudoaneurismas são diagnosticados pelo padrão de fluxo "vaivém" encontrado no colo que conecta o pseudoaneurisma à artéria mãe. (4:450)

104. **(C)** A formação "vaivém" de ondas do Doppler espectral é diagnóstica de um pseudoaneurisma. Ela é causada pela mudança na pressão e direção de fluxo dentro do colo do falso aneurisma, à medida que o sangue se move para dentro do aneurisma em sístole e retorna através do colo para a artéria nativa em diástole. (3:392)

105. **(D)** A oclusão aguda da artéria renal resultaria mais provavelmente na ausência de fluxo colateral no órgão. Vasos colaterais se desenvolvem em pacientes que possuem doença limitadora de fluxo e são evidentes como formações de ondas de baixa velocidade e baixa amplitude por todo o rim. Fluxo diastólico ausente indica resistência renovascular elevada e doença renal clínica. (7:457)

106. **(C)** Existe uma taxa de ruptura informada de 10% por ano para aneurismas aórticos abdominais medindo mais de 6 cm de diâmetro. Por essa razão, os grandes aneurismas deverão ser tratados como emergência para prevenir o risco de ruptura. (3:532)

107. **(A)** A segunda causa mais comum de hipertensão renovascular é a displasia fibromuscular. Esta doença não esclerótica afeta, mais frequentemente, o segmento médio a distal da artéria renal e é encontrada predominantemente em mulheres jovens. (7:458)

108. **(D)** A imagem de fluxo colorido ilustra uma dissecção da aorta que é vista como canais "verdadeiro" e "falso" dentro do lúmen aórtico. Os canais são separados por um retalho de íntima. Um aneurisma sacular aparece como um "saco protuberante" a partir da parede aórtica. Os aneurismas fusiformes têm a forma de um fuso, como resultado da dilatação concêntrica da artéria. Os aneurismas micóticos são aneurismas infectados cujas formas variam.

109. **(D)** A imagem transversa ilustra um retalho ecogênico da íntima dentro do lúmen da aorta. Esse retalho, criado por uma laceração na íntima, permite que o sangue flua entre a íntima e a média em canais verdadeiros e falsos. (3:531)

110. **(C)** A artéria gástrica esquerda não é rotineiramente avaliada durante um estudo dúplex mesentérico. É difícil obter imagens dessa artéria a menos que ela esteja dilatada como resultado de aumento do volume de fluxo, quando houver doença oclusiva nas artérias hepática, esplênica ou celíaca. (3:513, 514)

111. (D) A formação de ondas do Doppler espectral da SMA representa estenose da SMA redutora de fluxo (velocidade sistólica de pico superior a 275 cm/s, velocidade diastólica final superior a 45 cm/s e sinal pós-estenótico). Esta formação de ondas demonstra velocidade sistólica significativamente elevada e alargamento espectral pan-sistólico coerente com fluxo turbulento. A velocidade diastólica final fica bem acima de 45 cm/s. Um sinal pós-estenótico não é mostrado. As velocidades nos valores ilustrados nesse estudo não seriam coerentes com aquelas vistas como resultado da colateralização ou da alimentação. Uma formação de ondas da SMA em jejum se caracteriza por fluxo diastólico baixo. (7:471)

112. (A) Uma redução rápida em velocidade e padrões de fluxo turbulento distal à estenose arterial são características de um sinal pós-estenótico. Este padrão de fluxo é causado por uma redução na pressão e no fluxo que ocorre, quando o diâmetro de uma artéria é significativamente reduzido. A energia cinética é reduzida na extremidade distal de uma estenose. Na presença de lesões em série, o efeito de entrada e saída sobre a energia à medida que o sangue se move pelas lesões resulta em grande perda de energia na área distal. (5:160-168)

113. (A) A veia renal esquerda pode ser mais bem visualizada por um plano de imageamento transverso bem inferior à SMA. Na maioria dos pacientes será observado seu cruzamento com a aorta anteriormente. Já em uma pequena porcentagem de pacientes, a veia renal esquerda é retroaórtica ou bífida, com um membro cruzando a aorta anteriormente e o outro inferiormente. (7:454)

114. (B) A imagem de fluxo colorido ilustra duas artérias renais no lado direito. Múltiplas artérias renais ocorrem em, aproximadamente, 20% da população e, por razões ainda não bem compreendidas, são mais comuns do lado esquerdo. (7:456)

115. (B) Na veia porta normal, o fluxo é hepatópeto em direção (para o fígado). Usando o plano de varredura e a orientação do transdutor descrita, o feixe de som aponta em direção ao fluxo. A barra colorida indica que o fluxo em direção ao transdutor é vermelho. (10:318, 319)

116. (D) O Doppler de amplitude (*power Doppler*) se baseia na intensidade do sinal Doppler devolvido e a diferença entre essa intensidade e o sinal devolvido dos tecidos ao redor. Como tal, ele não depende do ângulo como o Doppler colorido, pois essa modalidade se baseia na codificação por cores das frequências trocadas. O Doppler de amplitude se sobressai na demonstração de fluxo de baixa velocidade, perfusão de tecido e as interfaces entre parede do vaso-lúmen. O fluxo é destacado por somar as velocidades para frente e reversa relevantes ao feixe de som para produzir um espectro de amplitude. A fraqueza do Doppler de amplitude é que ele não pode ilustrar a direção do fluxo. (3:78)

117. (C) Distal a uma estenose de 80%, a formação de ondas do Doppler espectral assumirá morfologia *tardus parvus*. Isso se caracteriza por inflexão superior sistólica retardada e saída retardada. O pico sistólico precoce não aparece. A ausência de fluxo diastólico é coerente com a resistência renovascular elevada, o que nem sempre acompanha a estenose da artéria renal. (3:622)

118. (C) O transplante parcial heterotópico é o tipo mais comum de transplante de fígado. Os pacientes retêm seu fígado e recebem uma porção de um fígado de um doador. O transplante ortotópico é realizado para transplantes de fígado de cadáver. (5:721-724)

119. (C) A aorta abdominal é considerada se seu diâmetro exceder 3 cm ou for 1,5 vez maior que o segmento proximal normal. (3:554)

120. (D) A IVC não é investigada rotineiramente durante o exame de um transplante renal. Os vasos de interesse são a artéria e veia de fluxo de entrada (ilíacas externas), a artéria e veia renais do transplante e os vasos no parênquima renal. (9:322, 323)

121. (A) A artéria hepática não é investigada rotineiramente durante a avaliação de um transplante de pâncreas. As artérias celíaca e mesentérica superior são anastomosadas à ilíaca receptora e deverão ser regularmente avaliadas para assegurar a perfusão arterial do transplante de pâncreas. A drenagem venosa ocorre pelo sistema venoso portal. A patência da veia esplênica deve ser confirmada, pois a trombose desse vaso impacta a sobrevida do órgão. (5:728)

122. (D) Dependendo da gravidade do comprometimento venoso portal, os pacientes podem-se apresentar com sangramento de varizes, ascite, hepatomegalia, esplenomegalia e circulação colateral extensa. (10:321)

123. (C) O perfil de fluxo clássico associado à estenose arterial significativa se caracteriza por aumento da velocidade no sítio da estenose e turbulência pós-estenótica seguida por retorno ao fluxo laminar. O fluxo colateral de compensação exibirá velocidade elevada em toda a extensão visualizada do vaso colateral. Não há evidência de gradiente de pressão-fluxo e, portanto, não há sinal pós-estenótico. (5:165-167)

124. (C) Uma complicação dos enxertos aórticos com *stent* (endoenxertos) que não é encontrada com o reparo cirúrgico dos aneurismas aórticos abdominais é o risco de o sangue penetrar de novo no saco do aneurisma residual. O sangue no saco é chamado de "endovazamento". Esses endovazamentos foram associados a todos os dispositivos do mercado e têm aparecido até 4-5 anos após o reparo do aneurisma. Por essa razão, é provável que os enxertos aórticos com *stents* exijam acompanhamento vitalício com ultrassonografia e/ou outras modalidades de imageamento que tenham a sensibilidade adequada para a detecção de endovazamentos. (*7:482*)

125. (D) Padrões de fluxo caótico e turbulento não estão associados a endovazamentos. Dependendo da origem e da classificação dos endovazamentos, os padrões de fluxo frequentemente demonstram alta resistência com fluxo diastólico baixo ou um padrão de fluxo "vaivém" associado a alterações nos gradientes de pressão entre o saco do aneurisma residual e a artéria nutriente. A formação de ondas do Doppler espectral do endovazamento terá morfologia diferente da formação de ondas espectrais registrada no corpo ou membro do enxerto aórtico com *stent*. (*3:556, 557*)

126. (D) A artéria renal direita pode ser investigada satisfatoriamente por imagens na maioria dos pacientes a partir de um plano transverso, ao nível da veia renal esquerda ou por abordagem intercostal direita através de uma imagem transversa do rim. Além disso, deverá ser reconhecido que a artéria renal direita corre posterior à IVC. A artéria pode ser visualizada em corte cruzado a partir de uma imagem longitudinal da IVC. Esse plano de imagem é usado para colocação percutânea de filtros da IVC mediante orientação por ultrassom. (*3:614, 615*)

127. (B)

128. (D)

129. (B)

130. (C) Quando a pressão arterial é elevada no fígado, o órgão tentará se descomprimir por meio de uma derivação espontânea que direciona o fluxo para longe do fígado e para a circulação venosa sistêmica. Uma via comum é a veia esplênica para a veia renal esquerda, que esvazia na IVC. (*7:437*)

131. (D) Os critérios diagnósticos atuais para identificação de estenose da SMA redutora de fluxo são: velocidade sistólica de pico superior a 275 cm/s, velocidade diastólica final superior a 45 cm/s e um sinal pós-estenótico. (*7:467-469*)

132. (C) A cabeça de medusa associada à hipertensão portal está relacionada com as veias colaterais superficiais que cercam o umbigo. As veias se originam no fígado a partir de uma veia umbilical recanalizada, um ramo da veia porta esquerda. (*10:321, 322*)

133. (C) As artérias ureterais fazem parte do sistema arterial periférico. As artérias segmentar, interlobar e arqueada são encontradas no parênquima renal. (*5:676*)

134. (D) O rim adulto normalmente tem 11-13 cm de extensão, 5-7 cm de largura e 2-3 cm de espessura anteroposterior. O tamanho do rim diminui com a progressão da estenose da artéria renal. (*6:170*)

135. (C) A velocidade sistólica de pico na aorta do adulto fica, normalmente, entre 70 e 140 cm/s. Esta velocidade diminui com a idade. (*4:240*)

136. (D) Um índice resistivo (RI) elevado é coerente com a impedância ao fluxo de entrada arterial para o rim. A causa pode ser uma endovasculite e acúmulos de fluido intersticial associados à rejeição aguda ou à necrose peritubular que é a confirmação da ATN. Deve-se notar também que a pressão aplicada pelo transdutor aos tecidos sobre o transplante renal é transmitida para o órgão e aumenta a resistência ao fluxo arterial de entrada. Isto é traduzido para RI elevado. (*5:685*)

137. (D) O fluxo sanguíneo na aorta suprarrenal está entrando nos ramos arteriais que suprem os leitos vasculares de baixa resistência do fígado, baço e rins. O único suprimento de órgão de alta resistência em um paciente em jejum é o da artéria mesentérica superior. Uma vez que a maior parte do fluxo vá para órgãos terminais de alta demanda, o padrão espectral em uma aorta abdominal suprarrenal pode ser bifásico. A morfologia da formação de ondas depende, em grande parte, da complacência da aorta e de suas artérias ramificadas e do nível de demanda de fluxo expressa pelo fígado, baço e circulação gastrointestinal em jejum. Por causa disso, formações de ondas trifásicas de alta resistência, que são geralmente vistas na aorta infrarrenal, também podem ser evidentes no segmento suprarrenal. (*3:575, 576*)

138. (B) À medida que o processo necrótico associado à necrose tubular aguda progride de moderado a intenso, a resistência ao fluxo arterial de entrada para o rim aumenta. Isto se reflete no formato de ondas do Doppler espectral que demonstra inflexão superior sistólica rápida e desaceleração rápida, porque o processo obstrutivo é distal à artéria renal. A quantidade, a amplitude e a descida do componente do fluxo diastólico são reduzidas, e o fluxo diastólico será baixo ou ausente, dependendo da intensidade da doença. (*9:324*)

139. **(C)** Um aneurisma sacular forma um saco protuberante a partir da parede da aorta. Enquanto os pseudoaneurismas possam aparecer como sacos protuberantes, eles se diferenciam dos aneurismas saculares verdadeiros pela punção de uma ou mais camadas da parede arterial, permitindo que o sangue escape para os tecidos ao redor. Um aneurisma fusiforme se caracteriza pela dilatação concêntrica da artéria. (*3:532*)

140. **(A)** A artéria celíaca surge da parede aórtica anterior. Durante a respiração normal, o ligamento arqueado mediano do diafragma pode escorregar sobre a artéria celíaca proximal. Esta compressão extrínseca causa estreitamento do lúmen arterial, e a velocidade aumenta. Com a inspiração profunda, o ligamento desliza para longe da artéria, e o fluxo normal de sangue é restaurado. (*7:470*)

141. **(C)** Para prevenir a sobre- ou subestimação da gravidade de uma estenose de artéria renal, a proporção renal-aórtica só deverá ser usada quando a velocidade da aorta estiver entre 40 cm/s e 100 cm/s (*7:460*)

142. **(A)** A veia mesentérica inferior drena para a veia esplênica, à esquerda da confluência das veias porta e esplênica. (*10:317*)

143. **(B)** A veia cística, um ramo da veia porta, drena para a vesícula biliar. Frequentemente, ela não é visualizada na ultrassonografia. Quando a drenagem da veia estiver comprometida em pacientes com hipertensão portal, varizes podem-se desenvolver na parede da vesícula biliar. A busca por essas varizes durante a avaliação ultrassonográfica pode dar suporte ao diagnóstico de hipertensão portal. (*10:318*)

144. **(D)** A pulsatilidade dos formatos de ondas do Doppler espectral registrada na veia porta é anormal e sugere, mais frequentemente, insuficiência cardíaca direita, regurgitação da válvula atrioventricular direita (tricúspide), fístula entre as veias hepática e porta ou hipertensão portal. O padrão de fluxo venoso portal é, normalmente, fásico mínimo com variação respiratória. (*10:318*)

145. **(C)** A esplenomegalia é diagnosticada quando a extensão do baço excede 13 cm. A medição deverá ser feita a partir de um plano de imageamento craniocaudal para assegurar a precisão. (*10:320*)

146. **(B)** A veia coronária é a via colateral mais comum em pacientes com hipertensão portal, sendo encontrada em mais de 80% dos pacientes. A veia paraumbilical (umbilical) também é uma via importante para descompressão do fígado. (*10:321*)

147. **(C)** A veia coronária é considerada dilatada quando seu diâmetro exceder 6 mm. (*10:321*)

148. **(A)** Quando a pressão aumenta no fígado, a direção de fluxo na veia coronária pode-se reverter. A direção normal do fluxo é em direção às veias esplênica e porta. (*10:321*)

149. **(D)** A veia porta corre por todo o fígado com a artéria hepática e o ducto biliar comum. Juntas, elas formam a tríade portal. As três estruturas são cobertas pela cápsula fibrosa perivascular do fígado (cápsula de Glisson) que é acusticamente ecogênica, sendo responsável pelo brilho das paredes da tríade. (*6:94, 95*)

150. **(B)** Uma vez que a aorta possa ser tortuosa, as dimensões corretas dos aneurismas aórticos abdominais podem ser obtidas acompanhando-se o eixo da aorta em vez do eixo da coluna vertebral. (*3:533*)

12

Ultrassonografia Vascular Cerebral

George L. Berdejo ▪ Joshua Cruz ▪ Fernando Amador ▪ Evan C. Lipsitz

Guia de Estudo

ANATOMIA

Aorta

A circulação sistêmica começa com o lado esquerdo do coração.[1-4] O arco aórtico é o primeiro segmento da aorta, que é a artéria mais longa no corpo. A aorta é dividida em quatro segmentos principais:

1. Aorta ascendente ou tronco aórtico.
2. Arco aórtico.
3. Aorta descendente ou mais comumente conhecida como aorta torácica.
4. Aorta abdominal.

Os grandes vasos incluem o arco aórtico e seus três ramos principais que incluem os seguintes:

1. Artéria inominada ou tronco braquiocefálico.
2. Artéria carótida comum (CCA) esquerda.
3. Artéria subclávia esquerda.

CIRCULAÇÃO CEREBRAL

Circulação Anterior

A anatomia da circulação cerebral consiste nos vasos intracranianos e extracranianos (Fig. 12-1). As artérias cerebrais extracranianas podem ser mais subdivididas na circulação da artéria carótida, que supre sangue à parte anterior do cérebro, e a circulação vertebrobasilar, que supre sangue à parte posterior do cérebro. As partes anterior e posterior do cérebro são conectadas pelo círculo de Willis.

Exceto pela origem das artérias carótidas comuns, a circulação das artérias carótidas direita e esquerda é idêntica. A circulação da artéria carótida direita começa ao nível da clavícula direita onde o tronco braquiocefálico se divide e se torna a artéria carótida comum direita (CCA) e a artéria subclávia direita. A CCA esquerda e a artéria subclávia esquerda se originam ambas diretamente do arco aórtico. Bilateralmente, a CCA corre anteriormente até o nível superior da glândula tireoide. Aqui, a CCA se bifurca na artéria carótida interna (ICA) e a artéria carótida externa (ECA).

O papel principal da ICA é perfundir a artéria oftálmica, a parte anterior do cérebro e o círculo de Willis. A origem da ICA é ligeiramente dilatada; daí o nome bulbo carotídeo ou seio carotídeo. O bulbo pode abranger o segmento mais distal da CCA. Este é um local anatômico importante, porque aqui é onde a doença de artéria carótida é mais tendente a se desenvolver. A ICA continua a correr anterolateralmente até entrar no crânio através do canal carotídeo. Não há ramos da ICA fora do crânio. Os ramos intracranianos da carótida interna incluem as artérias corióidea anterior, comunicante posterior e oftálmica. A artéria oftálmica, que perfunde o olho, origina-se no sifão carotídeo. O sifão carotídeo aparece como uma curva em forma de "S". A terminação da ICA forma os aspectos laterais do círculo de Willis (Fig. 12-2), e é aqui que estão localizadas as origens das artérias cerebrais média e anterior.

A artéria carótida externa corre superior e anteriormente e dá origem a vários ramos, que alimentam principalmente a tireoide, língua, tonsilas e orelhas (Tabela 12-1). A ECA não perfunde o cérebro, e mesmo quando doença está presente, não é considerada uma fonte de ataque isquêmico transitório ou acidente vascular encefálico.

A ECA pode-se tornar uma fonte importante de fluxo sanguíneo colateral na presença de doença de artéria carótida interna ipsolateral grave.[5,6] Em casos raros, estenose da ECA pode resultar em sintomas em pacientes com oclusão da ICA ipsolateral e, por essa razão, deve ser cuidadosamente avaliada nesses pacientes.

Circulação Posterior

A circulação posterior do cérebro, também conhecida como sistema vertebrobasilar, inclui as artérias vertebrais que se originam das artérias subclávias proximais.[7-9] Ambas as artérias vertebrais direita e esquerda correm em cada lado da coluna vertebral e atra-

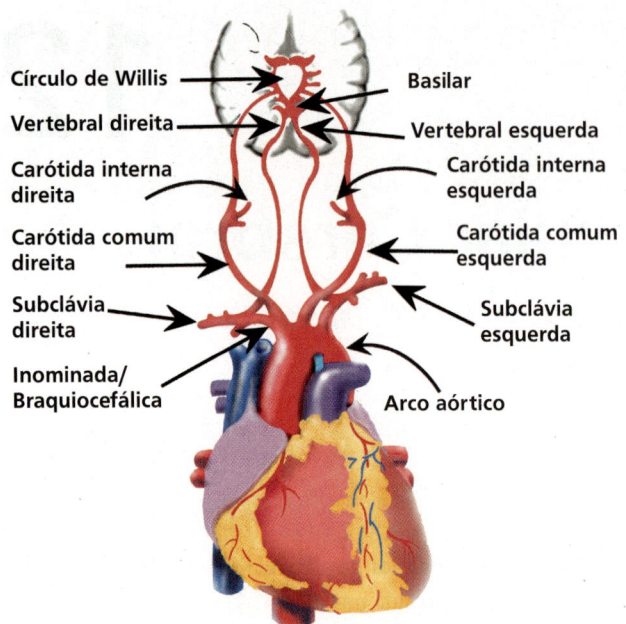

FIGURA 12-1. Diagrama que mostra a relação e localizações anatômicas dos vasos carotídeos intracranianos e extracranianos.

TABELA 12-1 • Ramos da Artéria Carótida Externa
1. Tireoidea superior
2. Faríngea ascendente
3. Occipital
4. Facial
5. Maxilar
6. Auricular posterior
7. Lingual
8. Temporal superficial

vés de aberturas em cada um dos processos transversos das vértebras cervicais. Quando as artérias vertebrais entram na base do crânio, elas se juntam para formar a artéria basilar. Esta, então, termina no círculo de Willis onde se originam as artérias cerebrais posteriores direita e esquerda.

Circulação Intracraniana

O círculo de Willis é uma rede muito pequena de vasos que têm cerca de 25 mm de diâmetro e pode servir como via colateral na presença de doença importante. O círculo de Willis é formado pela (1) terminação das ICAs direita e esquerda, (2) artérias cerebrais anteriores (ACA-A1) direita e esquerda, (3) artéria comunicante anterior (ACom), (4) artérias comunicantes posteriores (PCom) direita e esquerda, e (5) artérias cerebrais posteriores (PCAs). A artéria cerebral média (MCA) se origina para fora do círculo de Willis na terminação da ICA e não é considerada uma parte do círculo de Willis (Fig. 12-2).

Vias Colaterais

As vias colaterais são abundantes na vasculatura cerebral.[5,6] Outras vias incluem conexões entre as artérias supraorbitária e frontal (ramos da artéria oftálmica), e a artéria temporal superficial, um ramo da ECA. O ramo occipital da ECA se comunica com o ramo atlântico das artérias vertebrais.

Além de vias colaterais existe também um fator de compensação a considerar. Uma vez que a circulação intracraniana seja perfundida por quatro vasos principais, o fluxo bilateral das artérias ICA e vertebrais pode aumentar em qualquer destes vasos para compensar a presença de doença hemodinamicamente importante nas outras. Portanto, uma compreensão de todos os fatores circulatórios no sistema carotídeo deve ser levada em consideração para um quadro diagnóstico completo.

FISIOLOGIA E HEMODINÂMICA

A resistência vascular periférica de um leito vascular é um fator que determina a quantidade de fluxo sanguíneo para uma região do corpo. A resistência é principalmente controlada pela vasoconstrição e vasodilatação das arteríolas dentro desse leito vascular. Vasodilatação diminui a resistência periférica, permitindo que o sangue se mova naquela direção. Vasoconstrição aumenta a resistência, e o sangue tende a se mover na direção de menor resistência. A resistência dentro de um dado sistema é refletida no componente diastólico do traçado de ondas espectral Doppler.

O cérebro é um leito vascular de muito baixa resistência que permite suprimento sanguíneo contínuo durante todo o ciclo cardíaco, de modo que devemos esperar um fluxo contínuo para frente durante a diástole em todos os vasos que fornecem sangue diretamente ao cérebro (Fig. 12-3).[10] Estes incluem a ICA e as artérias vertebrais, que em geral produzirão traçados espectrais Doppler muito semelhantes. A ECA, entretanto, perfunde as áreas da face e estruturas menores da cabeça e geralmente fornecerá muito pouco fluxo na diástole. Por conseguinte, há uma nítida diferença nos traçados Doppler que representam estes vasos. É extremamente importante que o examinador reconheça esta

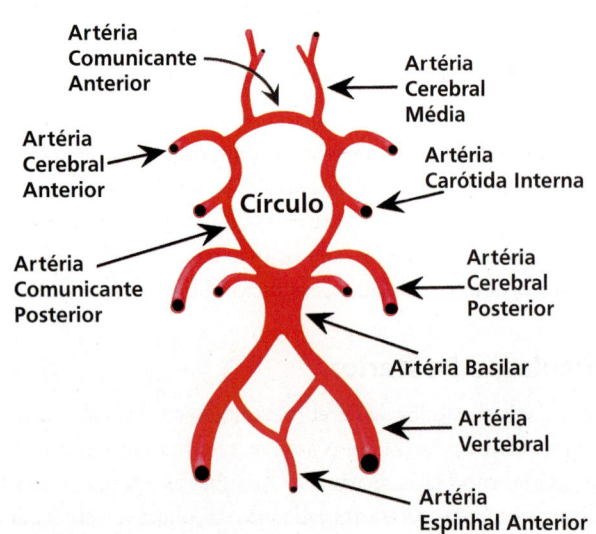

FIGURA 12-2. Círculo de Willis.

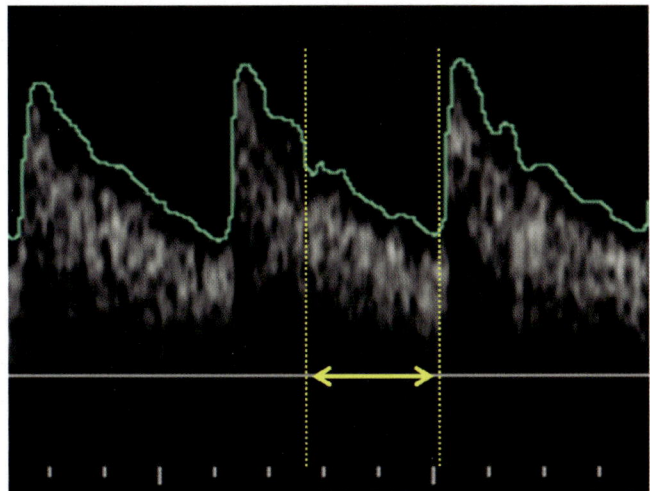

FIGURA 12-3. Traçado espectral da artéria carótida interna. O componente de fluxo diastólico do ciclo cardíaco está delineado pelas linhas amarelas tracejadas. Notar que há fluxo para frente contínuo (fluxo acima da linha básica) durante todo o ciclo cardíaco.

diferença de modo a possibilitar identificação correta dos vasos em bifurcação. Uma vez que a CCA seja comum para a ICA e a ECA, ela produz características que pertencem a ambos os vasos (Fig. 12-4).

MECANISMOS DE DOENÇA

Fatores de Risco para Acidente Vascular Cerebral (CVA)

Alguns fatores de CVA são hereditários, enquanto outros são uma função de processos naturais. Ainda outros resultam do estilo de vida da pessoa. Os fatores não modificáveis incluem idade, hereditariedade e raça, gênero, e CVA anterior, ataque isquêmico transitório (TIA) ou ataque cardíaco.[11]

Idade avançando é um fator de risco para CVA. A probabilidade de ter um CVA aproximadamente duplica para cada década de vida após 55 anos. Embora CVA seja comum em idosos, muitas pessoas com menos de 65 anos também sofrem CVA.

Hereditariedade (história familial) e raça desempenham um papel importante. É bem sabido que o risco de CVA é maior

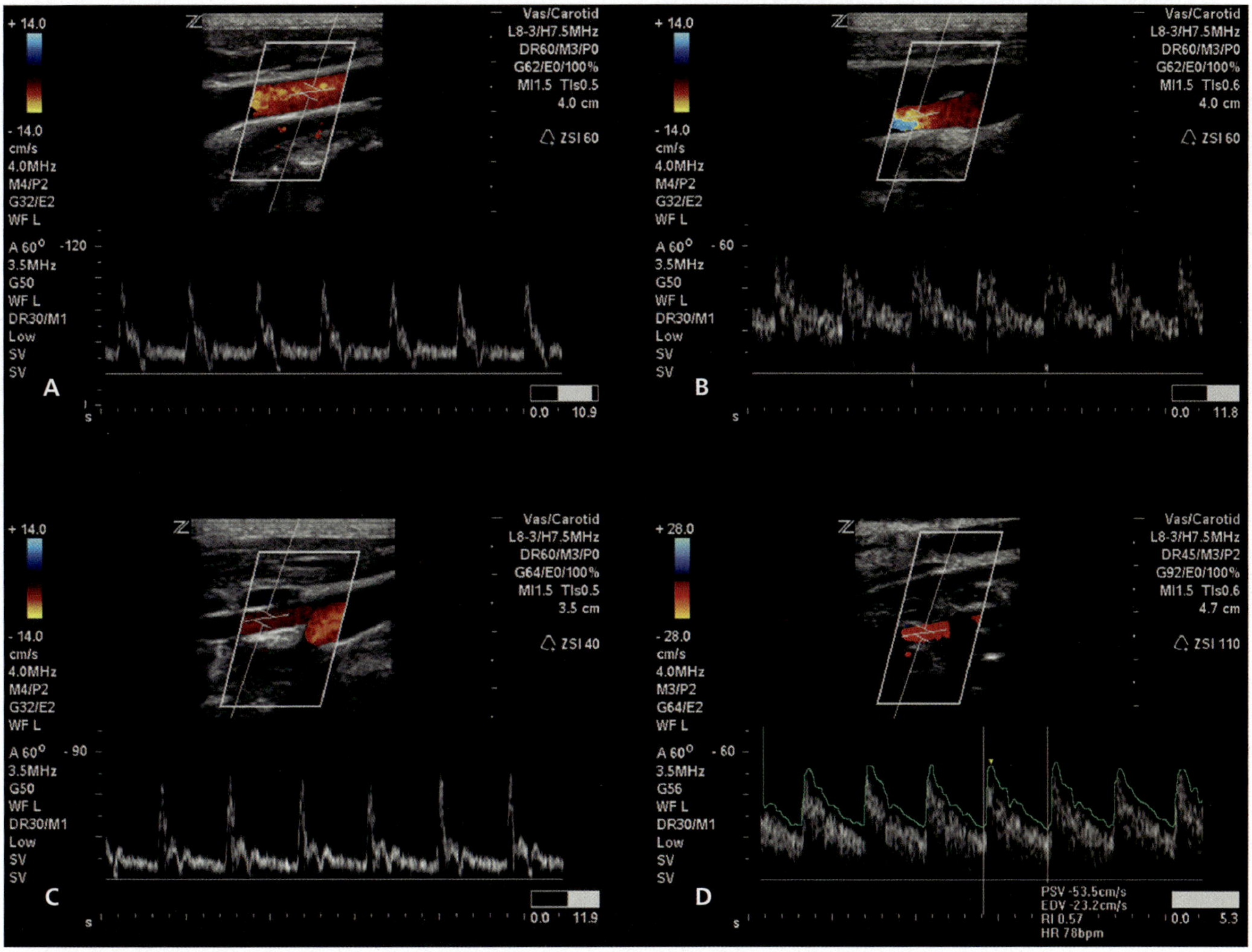

FIGURA 12-4. Imagens de ultrassom com traçados espectrais Doppler correspondente das artérias carótida comum (**A**), carótida interna (**B**), carótida externa (**C**) e vertebral (**D**).

se um dos pai, avô, irmã ou irmão teve um CVA. Afro-americanos têm um risco muito mais alto de CVA que caucasianos. Isto ocorre porque os afro-americanos têm mais altos fatores de risco de hipertensão, diabetes e obesidade.

CVA é mais comum em homens que em mulheres. Na maioria dos grupos etários, mais homens que mulheres terão um CVA em um dado ano. Entretanto, mais da metade das mortes totais por CVA ocorre em mulheres. Em todas as idades, mais mulheres que homens morrem de CVA. Uso de pílula anticoncepcional e gravidez impõe riscos especiais de CVA às mulheres.

O risco de CVA para alguém que já teve um é muitas vezes aquele de uma pessoa que não teve. Episódios de TIA são "sinais de aviso" que produzem sintomas semelhantes a CVA, mas não dano permanente. Isto é discutido mais a fundo no texto. TIAs são preditores fortes de CVA, e uma pessoa que teve um ou mais TIAs tem probabilidade quase dez vezes maior de ter um CVA do que alguém da mesma idade e sexo que não teve. Reconhecer e tratar TIAs pode reduzir o risco de um grande CVA.

Os fatores de risco modificáveis para CVA incluem hipertensão, diabetes, fumar cigarros, hiperlipidemia, estenose de artéria carótida, fibrilação atrial, consumo excessivo de álcool e inatividade física (Tabela 12-2).[12]

O mais importante fator controlável de risco é hipertensão, que aumenta o risco de CVA duas a quatro vezes.[13] Este risco mais alto é visto em hipertensões sistólica e diastólica, bem como em hipertensão sistólica isolada no idoso. Controle da pressão arterial reduz significativamente o risco de CVA; foi demonstrado que ele previne 30 CVAs para cada 1.000 pacientes tratados. Muitas pessoas acreditam que o tratamento efetivo da hipertensão arterial constitui uma razão-chave do declínio acelerado nas taxas de morte por CVA. De acordo com as recomendações atuais do Conselho de CVA da *American Heart Association* (AHA), a pressão arterial deve ser mantida em <140/90 mmHg.[11]

Diabetes melito é um fator independente de risco de CVA. Diabetes aumenta o risco de CVA 1,8 a 6 vezes. Muitas pessoas com diabetes também têm hipertensão arterial e alto colesterol sanguíneo e têm sobrepeso. Isto aumenta ainda mais o seu risco. Embora diabetes seja tratável, a presença da doença ainda aumenta o risco de CVA.

Nos últimos anos, estudos mostraram que fumar cigarro é um importante fator de risco para CVA. Aproximadamente 27% dos homens e 22% das mulheres nos Estados Unidos fumam cigarro. Fumantes têm um risco relativo de CVA na faixa de 1,8, e o risco de CVA atribuível na população estimada decorrente do fumo é de 18%. A nicotina e o monóxido de carbono na fumaça do cigarro danificam o sistema cardiovascular de muitas maneiras. O uso de anticoncepcionais orais combinado com fumar cigarro aumenta grandemente o risco de CVA. Felizmente, este risco aumentado desaparece dentro de 5 anos da cessação do fumo.[11,12]

Hiperlipidemia é um fator de risco para um CVA. Distúrbios lipídicos demonstraram aumentar o risco de CVA 1,8 a 2,6 vezes. A maior parte da informação a respeito do efeito do abaixamento do colesterol sobre o risco de CVA vem de análises secundárias de experiências sobre a prevenção de doença coronária, mas é prudente usar estas diretrizes ao avaliar pacientes em risco de CVA. Controle mais apertado de hiperlipidemia está indicado em pacientes que têm uma história de CVA ou doença cardiovascular.[12]

Doença de artéria carótida ou outra artéria resulta em um risco aumentado de CVA, uma vez que as artérias carótidas supram sangue ao cérebro. Uma artéria carótida estreitada por depósitos gordurosos de aterosclerose pode-se tornar bloqueada por um coágulo sanguíneo. Doença de artéria carótida é também chamada estenose de artéria carótida. Doença arterial periférica pode resultar no estreitamento de vasos sanguíneos que carregam sangue para os músculos das pernas e braços. Pessoas com doença arterial periférica têm um risco mais alto de doença de artéria carótida, que eleva o seu risco de CVA.

Fibrilação atrial é um distúrbio do ritmo cardíaco que eleva o risco de CVA. As câmaras superiores do coração não batem efetivamente, o que pode permitir que o sangue se acumule e coagule. Se um coágulo se destacar, entrar na corrente sanguínea e se alojar em uma artéria que leva ao cérebro, pode resultar um CVA. Pessoas com doença de artéria coronária ou insuficiência cardíaca têm um risco mais alto de CVA do que aquelas com coração que trabalha normalmente. Cardiomiopatia dilatada (coração aumentado), doença valvar cardíaca e alguns tipos de cardiopatias congênitas também aumentam o risco de CVA.

Anemia falciforme é uma doença genética que afeta principalmente crianças afro-americanas e hispânicas. Os eritrócitos "em forma de foice" são menos capazes de transportar oxigênio aos tecidos e órgãos do corpo. Estas células também tendem a se afixar às paredes dos vasos sanguíneos, o que pode bloquear artérias para o cérebro e causar um CVA. Este é o segundo principal assassino de pessoas com menos de 20 anos que sofrem de anemia falciforme.[14]

Inatividade física e obesidade podem aumentar o risco de hipertensão arterial, alto colesterol sanguíneo, diabetes, doença cardíaca e CVA.

TABELA 12-2 • Fatores de Risco: Modificáveis e Não Modificáveis

- Consumo excessivo de álcool
- Diabetes
- Doenças cardíacas
- Estenose de artéria carótida
- Fibrilação atrial
- Fumar cigarro
- Hipercolesterolemia
- Hiperlipidemia
- Hipertensão
- História de ataques isquêmicos transitórios
- História de família de CVA
- Idade avançada
- Inatividade física
- Obesidade
- Uso de anticoncepcional oral

Aterosclerose

Aterosclerose é uma doença sistêmica crônica que afeta o sistema arterial e ocorre dentro da parede arterial, tipicamente dentro ou abaixo da íntima. Há várias características da doença, entre elas localização. Aterosclerose é comumente vista nas origens e bifurcações de vasos. Uma vez que o fluxo se divida e altere suas características laminares, é criada uma força tangencial no divisor de fluxo, que com o passar do tempo é responsável pelo desgaste da íntima.[15] Por esta razão a bifurcação carotídea é uma localização principal de doença de artéria carótida. Ela é uma resposta inflamatória crônica nas paredes das artérias, em grande parte decorrente da acumulação de leucócitos macrófagos e promovida por lipoproteínas (proteínas plasmáticas que transportam colesterol e triglicerídeos) de baixa densidade (partículas especialmente pequenas) sem remoção adequada de gorduras e colesterol dos macrófagos por lipoproteínas de alta densidade (HDLs) funcionais. Ela é comumente chamada "endurecimento" das artérias.

Formação de placa pode começar como simples camadas de lipídios, chamadas estrias gordurosas, que são depositadas na parede. Com o tempo, as placas nas paredes podem progredir para um componente mais fibroso que inclui a acumulação de lipídios, colágeno e fibrina, que é de textura mole e gelatinosa, aparecendo como uma estrutura hipoecoica ao longo da parede arterial. Com o tempo, a placa pode proliferar ainda mais para dentro da lúmen causando estreitamento, também conhecido como estenose. As paredes podem endurecer secundariamente a um componente com mais cálcio e colágeno. Placas instáveis ou placas que têm áreas que são fracas, em comparação à placa mais firme ou bem integrada dentro da parede, potencialmente podem ser uma fonte de detritos embólicos.[15]

Aterosclerose é causada pela formação de múltiplas placas dentro das artérias.[15,16] A placa ateromatosa é dividida em três componentes distintos:

1. O ateroma, que é a acumulação nodular de um material amarelado, mole, flocoso, no centro de grandes placas, composto de macrófagos mais próximos do lúmen da artéria.
2. Áreas subjacentes de cristais de colesterol.
3. Calcificação na base externa das lesões antigas/mais avançadas.

Aterosclerose tipicamente começa no início da adolescência e é usualmente encontrada na maioria das grandes artérias, todavia é assintomática e não detectada pela maioria dos métodos diagnósticos durante a vida. Necrópsias de homens jovens sadios que morreram durante as Guerras da Coreia e do Vietnã mostraram evidência da doença.[17,18] Ela mais comumente se torna seriamente sintomática quando interfere com a circulação coronariana que supre o coração ou com a circulação cerebral que supre o cérebro, e é considerada a causa mais importante subjacente a CVAs, ataques cardíacos, várias doenças cardíacas, incluindo insuficiência cardíaca congestiva, e a maioria das doenças cardiovasculares em geral. Ateroma em artérias do braço ou, mais frequentemente, das pernas, que resulta em fluxo sanguíneo diminuído, é chamado doença oclusiva arterial periférica.

De acordo com dados dos EUA do ano de 2004, em cerca de 65% dos homens e 47% das mulheres, o primeiro sintoma de doença cardiovascular aterosclerótica é ataque cardíaco ou morte cardíaca súbita (morte dentro de uma hora do início dos sintomas). A maioria dos eventos perturbadores do fluxo ocorre em localizações com menos de 50% de lúmen residual.

Êmbolo

Um êmbolo pode ser um sólido, líquido ou gás que viaja através da corrente sanguínea. CVAs embólicos são frequentemente causados por um coágulo sanguíneo que se forma em outro local do corpo ou detrito de placa e viaja através da corrente sanguínea para o cérebro. CVAs embólicos frequentemente resultam de doença cardíaca ou cirurgia cardíaca e ocorrem rapidamente e sem quaisquer sinais de advertência. Cerca de 15–50% dos CVAs embólicos ocorrem em pessoas com fibrilação atrial; os restantes são atribuíveis a uma variedade de causas, incluindo (1) disfunção ventricular esquerda secundária a infarto agudo do miocárdio ou insuficiência cardíaca congestiva grave, (2) êmbolos paradoxais secundários a um forame oval patente e (3) ateroêmbolos. Estes últimos êmbolos de vaso a vaso frequentemente se originam de lesões ateroscleróticas no arco aórtico, artérias carótidas e artérias vertebrais. Na embolia paradoxal, uma trombose venosa profunda emboliza através de um defeito septal atrial ou ventricular no coração e em seguida para o cérebro.[19] Este fenômeno pode-se manifestar como sintomas de TIA ou mesmo acidente vascular cerebral (CVA), mais comumente conhecido como derrame cerebral. Pela identificação destas lesões com ultrassom dúplex, os riscos associados à doença aterosclerótica importante podem ser prevenidos com tratamento apropriado.

Síndrome de Furto Subclávio

A síndrome de furto subclávio refere-se à inversão de fluxo na artéria vertebral ipsolateral para suprir a artéria subclávia distal na presença de obstrução da artéria subclávia ou inominada proximal (Fig. 12-5). Este fenômeno demonstra os efeitos hemodinâmicos da estenose grave e a natureza compensatória do sistema circulatório. Pacientes com esta condição experimentam sintomas vertebrobasilares em resposta ao exercício do braço ipsolateral. Ela é mais comum à esquerda, uma vez que a subclávia esquerda seja uma artéria isolada e não se comunique com a artéria carótida. Portanto, a anatomia da artéria inominada é protetora. Isquemia do braço é rara nestes pacientes, embora muitas vezes exista uma diferença significativa na pressão arterial entre os dois braços. Um pulso diminuído na artéria radial, combinado com sintomas de insuficiência vertebrobasilar exacerbados por exercício do braço, é patognomônico. O diagnóstico é confirmado angiograficamente por filmes tardios, demonstrando enchimento da subclávia distal por fluxo sanguíneo vertebral retrógrado ou por detecção com ultrassom dúplex de fluxo invertido na artéria vertebral.[20] Um sinal Doppler de artéria vertebral também pode fornecer um padrão alternante (aproximando-se e afastando-se) de fluxo (Fig. 12-6). Este padrão alternante pode passar para

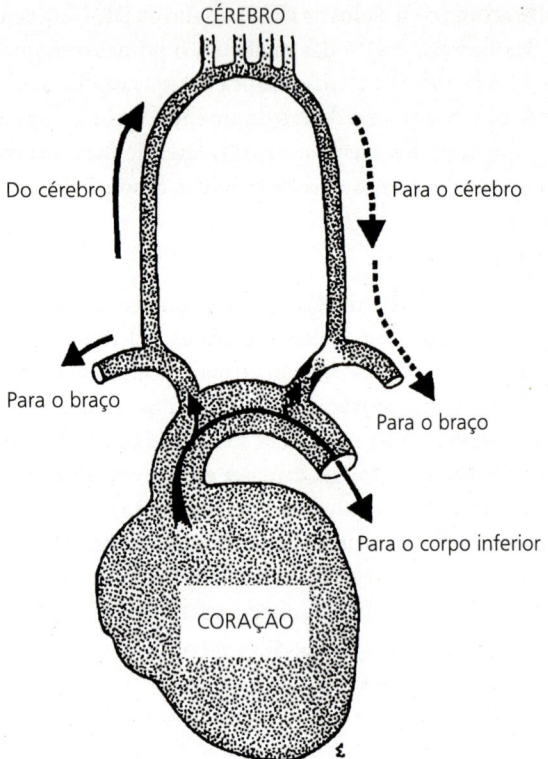

FIGURA 12-5. Este diagrama apresenta a anatomia e fisiologia de um furto subclávio. O fluxo na artéria vertebral direita é anterógrado (na direção do cérebro) para a basilar. O fluxo então se inverte na vertebral contralateral para perfundir a artéria subclávia esquerda na presença de uma estenose hemodinamicamente importante na artéria subclávia esquerda proximal à origem da artéria vertebral esquerda.

inversão completa do fluxo com exercício da extremidade superior ipsolateral ou após teste de hiperemia reativa e pode ser demonstrado pela observação do sinal Doppler da artéria vertebral após exercício ou liberação de um manguito de pressão arterial que foi inflado a uma pressão arterial suprassistólica por aproximadamente 3 minutos. Uma avaliação com Doppler transcraniano padrão com particular atenção à direção do fluxo sanguíneo e às velocidades nas artérias cerebrais e na artéria basilar também pode ser útil. O fluxo sanguíneo normalmente afastando-se do transdutor (acesso suboccipital) no sistema basilar. Se o fluxo for na direção do transdutor em repouso ou com manobras provocativas, há evidência de um furto.[21]

Dissecção

A dissecção é uma condição não aterosclerótica que é frequentemente resultado de trauma que causa uma laceração súbita no revestimento intimal do vaso. A íntima então se separa da média e adventícia (Fig. 12-7). Esta separação cria um "falso" lúmen dentro da qual o sangue pode pulsar. A dissecção pode-se estender proximal ou distalmente e pode permanecer assintomática ou pode trombosar e causar sintomas neurológicos, quando ela for limitadora do fluxo.

Aneurisma

Um aneurisma é definido como uma dilatação focal permanente de um segmento arterial maior do que 50% do diâmetro do vaso adjacente normal. Aneurismas da artéria carótida extracraniana são raros (Fig. 12-8); várias décadas atrás, esses aneurismas eram muitas vezes atribuídos à arterite sifilítica e abscesso peritonsilar. Atualmente, as causas mais comuns são trauma, necrose cística da média, displasia fibromuscular e aterosclerose.[22] As manifestações neurológicas são variadas e incluem: (1) comprometimento de nervos cranianos, o que pode produzir disartria (nervo hipoglosso), rouquidão (nervo vago), disfagia (nervo glossofaríngeo) ou zumbido e tiques faciais (nervo facial); (2) compressão da cadeia simpática cervical e síndrome de Horner; e (3) ataques sincopais isquêmicos, resultando de embolia ou interferência com o

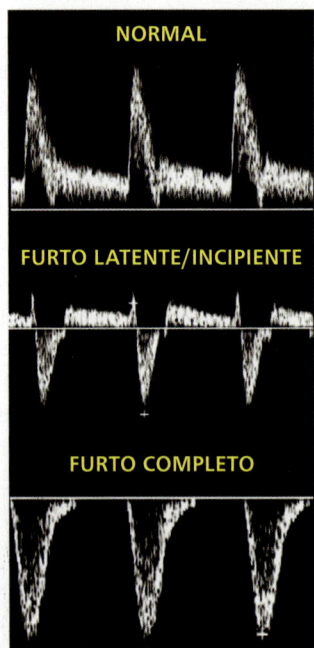

FIGURA 12-6. Traçados Doppler da artéria vertebral em vários graus de estenose da artéria subclávia. Em cima está um traçado normal. No meio está um traçado de fluxo alternante, e embaixo é demonstrada inversão completa do fluxo.

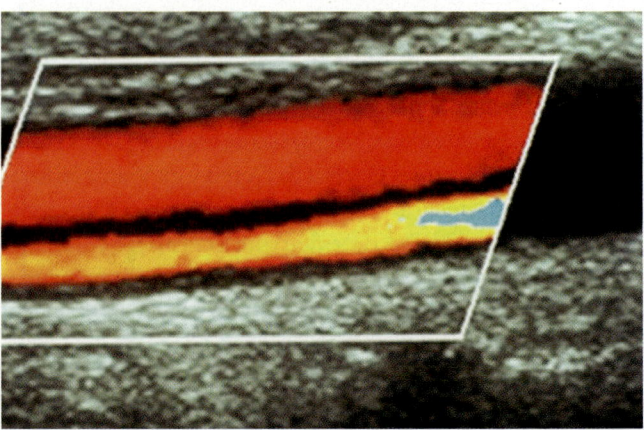

FIGURA 12-7. Esta é uma imagem ultrassônica de uma dissecção de artéria carótida comum com dois lumens de fluxo patentes.

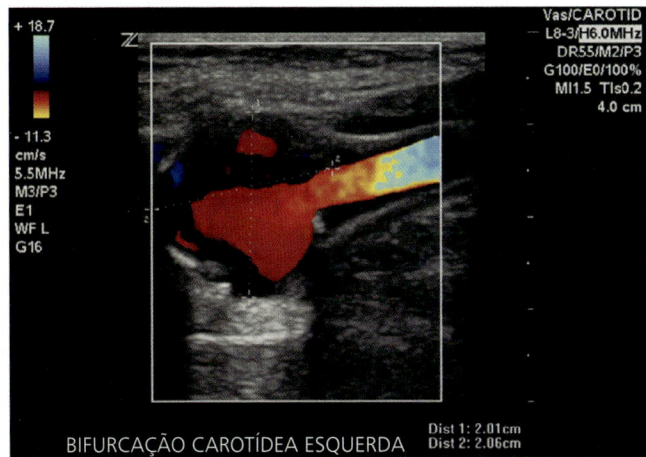

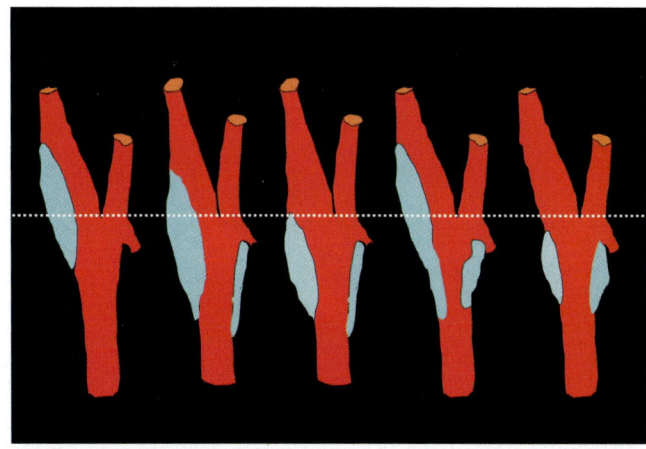

FIGURA 12-9. Esta figura ilustra a localização variável do "bulbo" carotídeo delineado em azul-água. Notar que embora o nível da bifurcação (linha branca tracejada) fique inalterado, o bulbo pode abranger qualquer uma ou todas as partes da bifurcação, artérias carótidas interna ou externa. Por essa razão, o nível em que a artéria carótida comum se divide nas artérias carótidas interna e externa deve ser chamado bifurcação carotídea e não "bulbo" carotídeo.

fluxo sanguíneo. Comumente, pacientes com um aneurisma de carótida extracraniana se apresentam ao seu médico com uma massa cervical ou parafaríngea. Às vezes, um médico sem suspeitar efetuará uma biópsia de agulha, que é seguida por importante sangramento, formação de hematoma, ou CVA.[23] Um aneurisma da artéria carótida não deve ser erradamente diagnosticado como um grande bulbo carotídeo. Observar que o bulbo carotídeo se apresenta em vários tamanhos e localizações (Fig. 12-9). Além disso, é útil uma comparação ao lado contralateral.

Tumores do Corpo Carotídeo

Haller introduziu os tumores de glomo da cabeça e pescoço na literatura médica, em 1762, quando descreveu uma massa na bifurcação carotídea que tinha uma estrutura semelhante a um corpo glomo. Em 1950, Mulligan redenominou este tipo de neoplasma como quimiodectoma para refletir suas origens a partir de células quimiorreceptoras. Em 1974, Glenner e Grimley redenominaram o tumor como paraganglioma, baseando-se nas suas características anatômicas e fisiológicas. Eles também criaram um método de classificação com base na localização, inervação e aspecto microscópico dos tumores.

Os tumores de corpo carotídeo, também chamados quimiodectomas, são tumores vasculares que se originam das células paraganglionares na camada externa da artéria carótida ao nível da bifurcação (Fig. 12-10).

Esta doença, que pode ser hereditária, é mais comum na América do Sul que na América do Norte. Os tumores podem-se tornar de apreciável tamanho antes de causarem sintomas, como uma massa indolor, pulsátil, no pescoço superior, e eventualmente podem causar dificuldade de deglutição. Dez por cento destes tumores podem ocorrer em ambos os lados nas artérias carótidas. Embora possam ser notados em ultrassonografia dú-

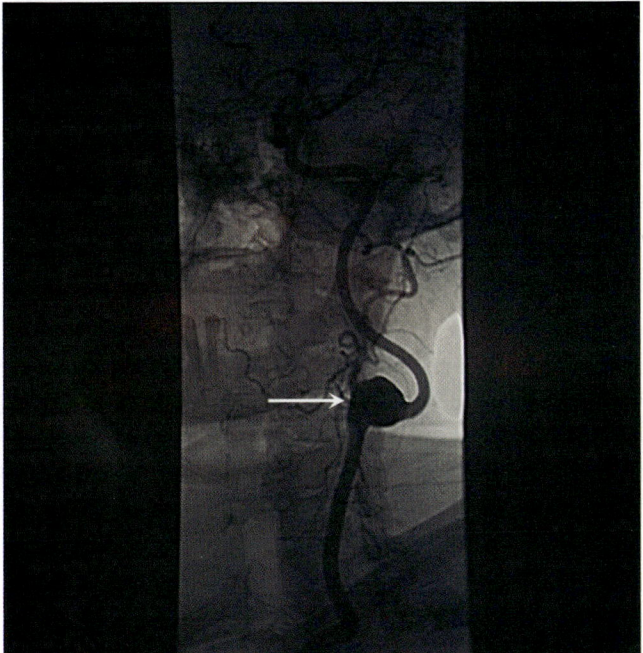

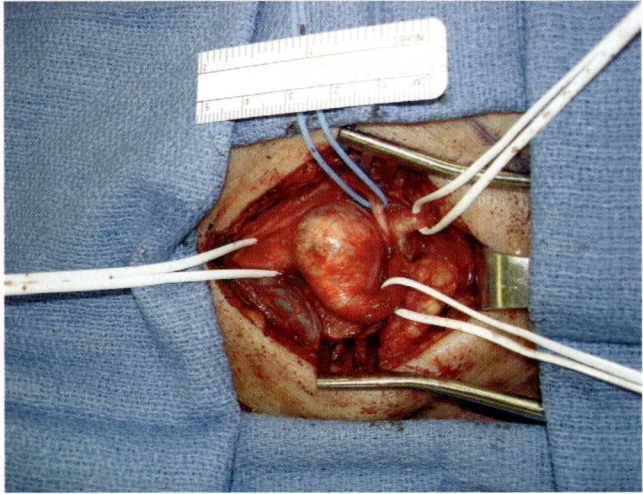

FIGURA 12-8. Paciente com um aneurisma de artéria carótida interna. A figura de cima é uma imagem de ultrassom sagital de um aneurisma de artéria carótida interna. A imagem do meio é o arteriograma confirmador, e a imagem de baixo mostra o achado operatório.

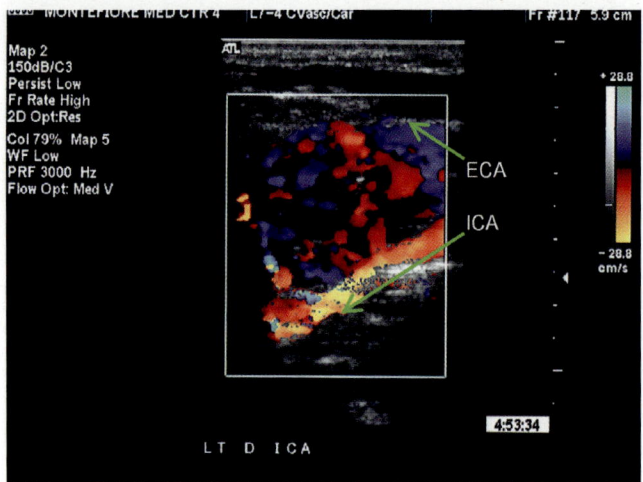

FIGURA 12-10. Imagem dúplex de fluxo em cores de um tumor do corpo carotídeo. Observar o afastamento típico dos vasos na bifurcação secundário à localização do tumor entre a ICA e a ECA, que estão indicadas pelas setas verdes. Hipervascularidade é evidente pelo Doppler em cores.

plex,[24,25] eles são diagnosticados definitivamente usando-se tomografia computadorizada (CT) ou imagem de ressonância magnética (MRI), e às vezes angiografia.[26] Estes tumores são geralmente benignos; apenas 5-10% são malignos. O tratamento inclui cirurgia e, ocasionalmente, radioterapia.[27]

Displasia Fibromuscular

A displasia fibromuscular (FMD) é uma doença não aterosclerótica que frequentemente afeta a média da parede arterial decorrente do desenvolvimento celular anormal que causa estenose

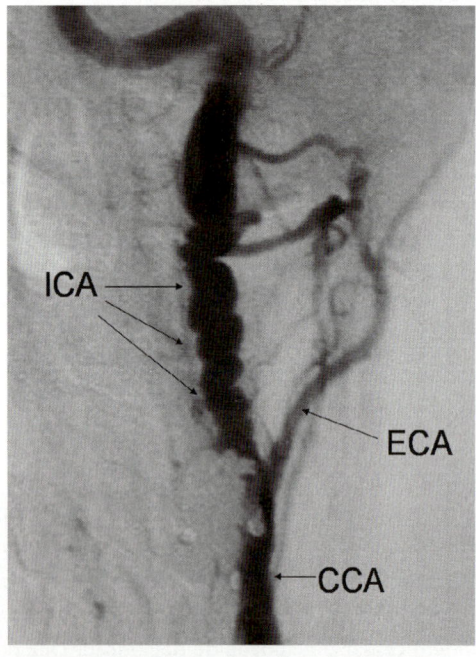

FIGURA 12-11. Apresentação angiográfica da displasia fibromuscular. Notar a aparência clássica de "colar de pérolas" no segmento distal da artéria carótida interna (ICA) extracraniana. (ECA = artéria carótida externa; CCA = artéria carótida comum.)

das artérias renais, artérias carótidas e, menos comumente, outras artérias do abdome e extremidades. Esta doença pode causar hipertensão, CVA, e aneurisma e dissecção arteriais.

FMD é muitas vezes diagnosticada incidentalmente na ausência de quaisquer sinais ou sintomas durante um estudo por imagem. Angiografia com contraste mostrará uma morfologia característica de "colar de pérolas" em um vaso afetado por FMD (Fig. 12-11). Este padrão é causado por múltiplas dilatações arteriais separadas por estenose concêntrica. FMD tende a ocorrer em mulheres entre 14 e 50 anos de idade. Contudo, foi encontrada em crianças de menos de 14 anos, meninos e meninas. Até 75% de todos os pacientes com FMD terá doença nas artérias renais.[28] A segunda mais comum artéria afetada é a artéria carótida. Mais de uma artéria pode ter evidência de FMD em 28% das pessoas com esta doença.[29] Todas as artérias relevantes devem ser verificadas, se ela for encontrada.

No sistema da carótida, ela ocorre predominantemente no segmento médio da ICA, é bilateral em aproximadamente 65% dos casos e é frequentemente encontrada em mulheres. Imagem Doppler em cores pode revelar um padrão de fluxo turbulento adjacente à parede arterial, com ausência de placa aterosclerótica nos segmentos proximal e distal da ICA.[21,24,25]

Hiperplasia Neointimal

A hiperplasia neointimal responsabiliza-se pela maioria das reestenoses que ocorrem dentro dos primeiros 2 anos após intervenção vascular. O desenvolvimento de uma lesão hiperplásica neointimal envolve a migração de células musculares lisas da média para a neoíntima, sua proliferação, e sua secreção e deposição de matriz. Assim, mecanismos de migração de células musculares lisas são a chave da formação da neoíntima, reestenose precoce, oclusão vascular e, afinal, falha de intervenções vasculares. Este é frequentemente um fator em pacientes que sofrem reestenose após endarterectomia carotídea.[30]

SINTOMAS E SINAIS

Exame Físico

O exame físico da circulação carotídea extracraniana inclui palpação dos pulsos das artérias carótida comum, carótida interna e temporal. Aquisição de pressões arteriais das artérias braquiais bilaterais pode ser efetuada rotineiramente ou conforme um algoritmo preestabelecido e pode ser útil na avaliação de pacientes com suspeitados sintomas vertebrobasilares, como mencionado anteriormente. Ausculção das artérias carótidas também faz parte do exame físico. Pacientes com evidência de doença vascular cerebral podem de fato ser assintomáticos. Uma estenose assintomática é definida como qualquer lesão pré-oclusiva na CCA, bifurcação de artéria carótida, ou ICA em um paciente sem sintomas monoculares ou hemisféricos cerebrais ipsolaterais.

Sopro cervical ou carotídeo é muitas vezes a única indicação para triagem em pacientes com suspeita de doença de artéria carótida hemodinamicamente significativa. Informação sobre a

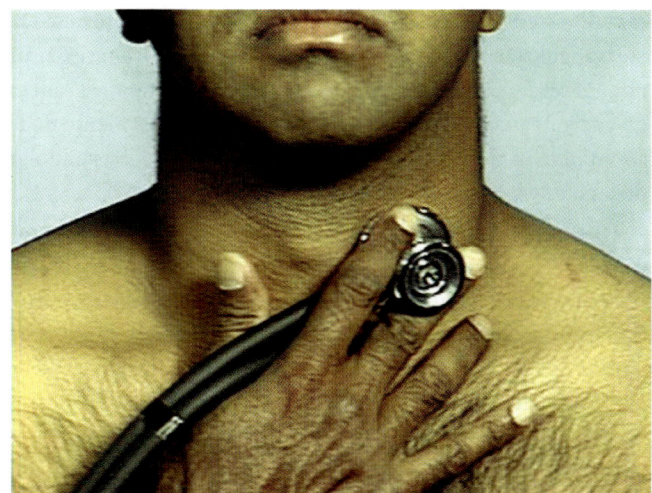

FIGURA 12-12. Um estetoscópio é colocado sobre a artéria carótida cervical, e o examinador ouve, enquanto o paciente respira fundo.

incidência de sopro carotídeo em pacientes assintomáticos está disponível no estudo de Framingham. Este estudo observou que 3,5% dos homens e mulheres tinham sopros carotídeos aos 44-54 anos de idade. Isto aumentou para 7,0% aos 65-79 anos.[31]

A auscultação é efetuada colocando-se um estetoscópio sobre a artéria carótida. Pede-se ao paciente para tomar uma respiração profunda e prendê-la enquanto o examinador ausculta quanto a sopros (Fig. 12-12). Um sopro é o resultado de vibração no tecido que é transmitida à superfície da pele. Sopros no pescoço podem ser o resultado do fluxo sanguíneo turbulento que é visto distal a uma estenose hemodinamicamente importante. Eles também podem ser auscultados em pacientes com alças, espiras, dobras e tortuosidade da ICA, ou eles podem ser de origem cardíaca. Nem todos os pacientes com estes achados, no entanto, se apresentarão com um sopro carotídeo. Outras causas podem incluir compressão externa por síndrome da saída torácica, malformações arteriovenosas e tumor.[32,33]

Auscultação quanto a sopro de artéria carótida durante exame de rotina tem uma baixa especificidade que exige o suporte de investigação com ultrassom. Em razão da prevalência relativamente baixa de doença de artéria carótida na comunidade, um programa de triagem nacional não é custo-efetivo. Entretanto, pacientes em que um sopro for auscultado devem receber investigações adicionais a fim de evitar as sequelas da doença de artéria carótida.[34,35]

Déficits neurológicos agudos são diferenciados como TIAs ou CVAs, com base em se o déficit se resolve dentro de 24 horas ou persiste mais tempo. Um TIA é qualquer disfunção neurológica que dura menos de 24 horas e se resolve completamente. Sintomas transitórios, no entanto, são frequentemente um precursor de complicações mais sérias. A disfunção neurológica pode ser descrita pelo paciente como alguma variação de um déficit motor ou sensitivo (Tabela 12-3). TIAs tipicamente duram apenas alguns minutos ou mesmo segundos e resultam da privação de suprimento sanguíneo a uma área focal na circulação anterior do cérebro. Isto pode ser causado por êmbolos ou estenose grave na circulação carotídea, seja intracraniana, seja extracraniana. Os pacientes podem sofrer sintomas repetidos que são de natureza semelhante, mas pioram ou ocorrem com frequência aumentada. Estes são chamados TIA em crescendo e são importantes de identificar, uma vez que isto possa ser um sinal de CVA iminente.

Outros sintomas temporários envolvem o sistema vertebrobasilar (circulação posterior). Os sintomas incluem vertigem, síncope, ataxia, ataques de queda, e qualquer outro sintoma que seja de natureza bilateral. Embora estes tipos de sintomas sejam indicações para avaliação vascular cerebral, eles tipicamente não serão causados por doença carotídea, uma vez que haja muitos outros diagnósticos diferenciais.[36]

CVA, comumente chamado derrame cerebral, é definido como qualquer déficit motor ou sensitivo que dura mais de 24 horas e não se resolve completamente. Setenta e cinco por cento dos pacientes com CVA experimentaram um TIA prévio. CVA é essencialmente um resultado de necrose ou morte de tecido ce-

TABELA 12-3 • Sinais e Sintomas Comuns de Doença Vascular Cerebral (Ataques Isquêmicos Transitórios e CVAs)

Sinais ou Sintomas	Definição
Amaurose fugaz	Cegueira transitória, parcial ou completa frequentemente "sombra descendo sobre um olho"; causada por embolia na artéria oftálmica ou um de seus ramos
Hemiparesia/Hemiplegia	Paralisia unilateral parcial ou completa
Hemianopia	Cegueira em metade do campo de visão; pode ser bilateral ou unilateral e pode ser por oclusão da artéria cerebral média
Disartria	Dificuldade para falar secundária a músculos usados para falar prejudicados
Disfasia	Dificuldade com a coordenação da fala ou falha para conseguir palavras em contexto
Disfagia	Dificuldade de deglutição
Ataxia	Marcha sem firmeza
Diplopia	Visão dupla
Vertigem	Perda de equilíbrio às vezes descrita como o ambiente rodando

rebral. Grande CVA por ser debilitante, resultando em paralisia permanente e potencialmente morte. Além disso, é muito possível pacientes terem tido um derrame cerebral e nunca terem sentido quaisquer sintomas. A maioria destes são encontrados incidentalmente em uma CT da cabeça que geralmente é realizada por alguma outra razão.

TESTAGEM PARA DOENÇA VASCULAR CEREBRAL

Técnica de Ultrassom Dúplex[37,38]

O exame é explicado, e uma história (fatores de risco, sintomas) é obtida do paciente. Pressões nos braços são registradas bilateralmente (< 20 mmHg de diferença está dentro dos limites normais) e a presença de sopros cervicais, se presente, é documentada.

Montagens sugeridas de instrumentos para imageamento carotídeo dúplex são as seguintes: (1) usar um transdutor de arranjo linear de alta frequência (5-10 MHz), (2) orientação da imagem: cabeceira à esquerda do monitor, (3) designação de cores: embora cor seja com base na direção do fluxo sanguíneo (aproximando-se ou afastando-se) em relação ao transdutor, vermelho é usualmente atribuído a artérias e azul a fluxo sanguíneo venoso, (4) a escala de cor (frequência de repetição de pulsos [PFR]) deve ser ajustada durante todo o exame para avaliar os padrões de velocidade em alteração, (5) o filtro parede é ajustado baixo, (6) a largura da *caixa* de cor afeta a frequência de imagem (número de quadros de imagem por segundo), de modo que a exibição de cor deve ser mantida tão pequena quanto possível, e (7) o ganho de cor deve ser ajustado durante todo o exame conforme se altere a força do sinal.

Avaliação dúplex é feita principalmente no eixo longo, uma vez que a avaliação do sistema carotídeo exija insonação Doppler em toda a CCA, ICA e origem da ECA. As artérias vertebrais também são incluídas, especialmente na presença de sintomas vertebrobasilares. O exame é feito com o paciente na posição supina (Fig. 12-13). Qualquer coisa que restrinja acesso à inteireza do sistema carotídeo extracraniano desde a base do pescoço até o ângulo da mandíbula é removida (Fig. 12-14). Travesseiros podem ser usados para suportar o pescoço; entretanto, a cabeça do paciente deve ser posicionada de tal modo que o mento fique apontando para cima e a cabeça ligeiramente virada, afastando-se do lado que está sendo examinado.

O exame começa com uma varredura transversa do sistema carotídeo examinando os vasos de interesse desde a origem da artéria carótida comum até sua bifurcação, onde as origens da artéria carótida interna e externa são identificadas. Isto permite uma vista prévia de todos os vasos e estruturas circunvizinhas (Fig. 12-15). Quaisquer anormalidades, inclusive patologia extracarotídea e massas tireóideas, são observadas. A aparência ultrassonográfica e o tamanho destas estruturas são incluídos em um laudo final. Localização de placa, características da placa e localização da bifurcação são avaliadas também.

Sagitalmente ao eixo longo do vaso, seguir o trajeto da CCA desde sua origem (ou tão proximal quanto possa ser obtido) até a bifurcação. A origem da CCA direita quase sempre pode ser imageada, uma vez que sua origem seja da artéria inominada (Fig. 12-16). Em contraste, porque o acesso seja limitado secundariamente à profundidade e estruturas ósseas e musculares adjacentes, a CCA esquerda pode ser muito difícil de visualizar. Adquirir imagem com um transdutor de setor é uma alternativa e deve ser usada quando uma estenose importante for suspeitada na origem da CCA esquerda. Usando imagem de Doppler de fluxo em cores como guia, interrogar a extensão da CCA com Doppler pulsado, observando velocidades sistólica máxima e diastólica final. A bifurcação da CCA é um lugar comum de placa aterosclerótica e também é o local do que é comumente chamado bulbo carotídeo, embora a localização do próprio bulbo possa ser muito variável (ver Fig. 12-9). Esta área deve ser avaliada por múltiplas vistas. Neste ponto a ICA e a ECA são seguidas individualmente, e é importante distinguir a ICA da ECA. Embora o padrão de traçado espectral seja o principal determinante, outros parâmetros são úteis (Tabela 12-4).

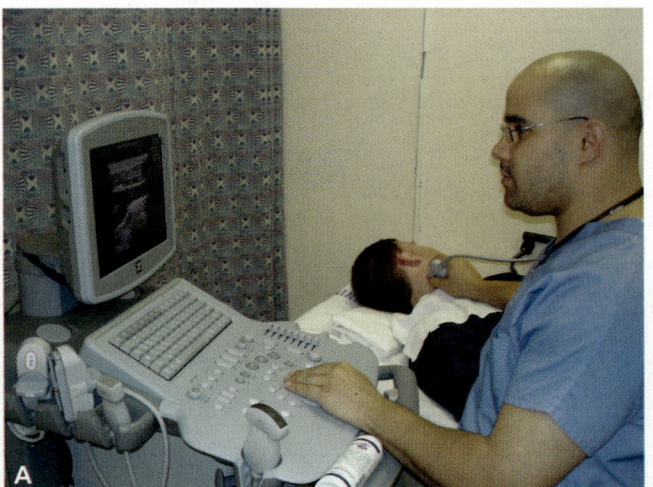 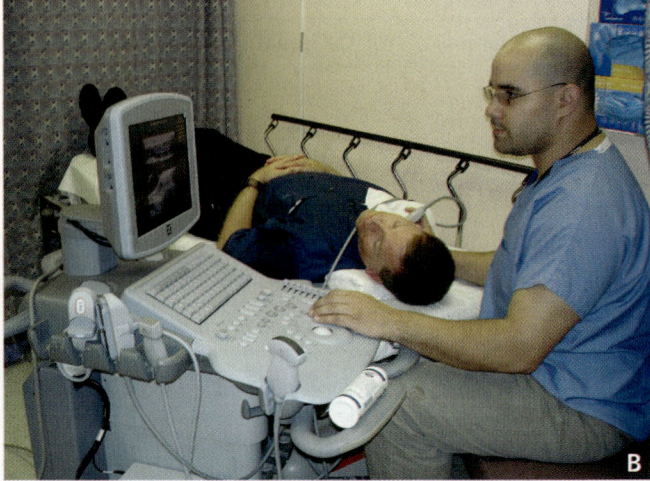

FIGURA 12-13. O exame é efetuado na posição supina, enquanto o examinador fica (**A**) à cabeceira ou (**B**) em pé ou sentado ao lado do paciente.

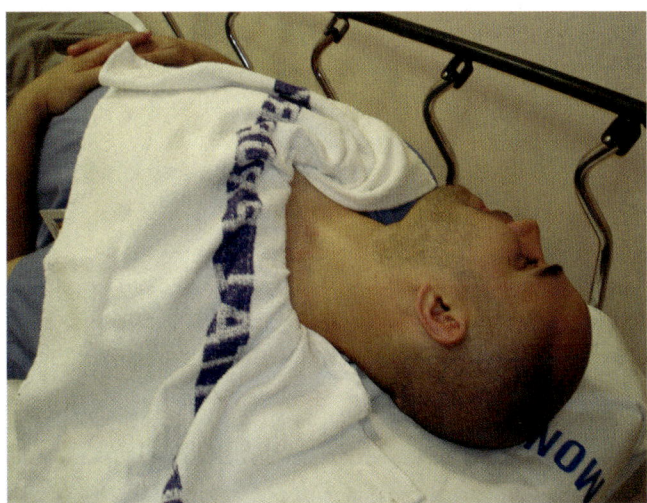

FIGURA 12-14. Toda roupa restritiva como camisa de gola rulê e joias são removidas para permitir fácil acesso ao pescoço, e a cabeça do paciente é virada ligeiramente afastando-se do lado que está sendo examinado.

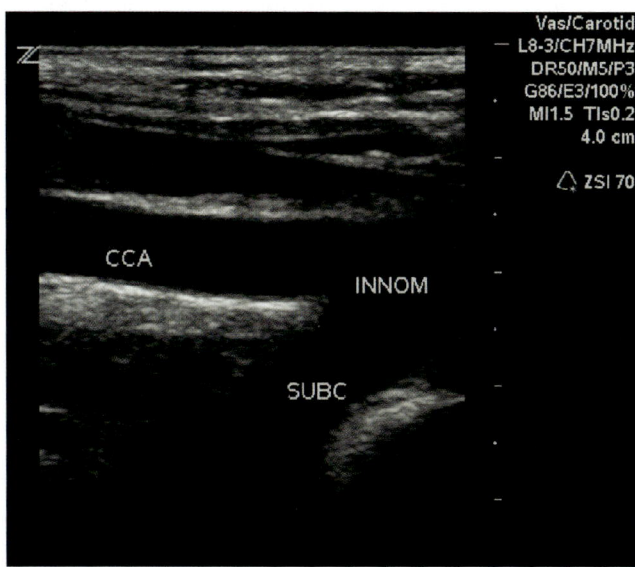

FIGURA 12-16. Imagem de ultrassom da artéria carótida comum direita saindo da inominada.

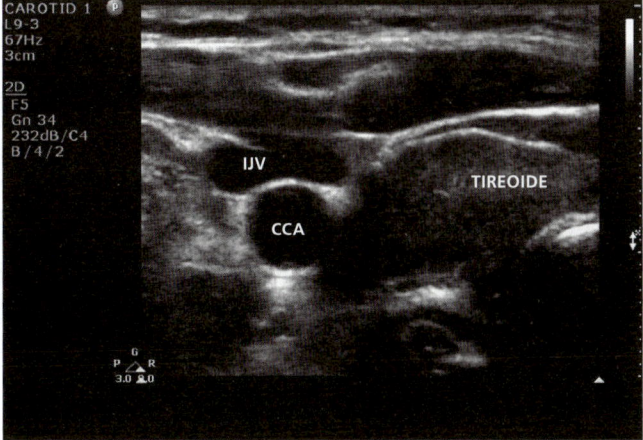

FIGURA 12-15. Imagem de ultrassom transverso da artéria carótida comum e estruturas circundantes.

Acompanhar o trajeto da ICA desde sua origem na bifurcação da CCA até tão longe distalmente quanto possível. Usando Doppler de fluxo em cores como guia, interrogar a extensão do vaso com Doppler pulsado e medir as velocidades sistólica máxima e diastólica final. Aquisição de imagem por um acesso posterolateral ou lateral frequentemente fornece a melhor imagem. Quando placa importante é visualizada, múltiplas vistas e avaliação Doppler são imperativas para assegurar que os dados obtidos são precisos e reprodutíveis. Doença aterosclerótica tipicamente ocorre dentro dos primeiros centímetros da ICA, e velocidades elevadas neste segmento na presença de doença serão classificadas com base principalmente nas velocidades de Doppler espectral. A ICA distal pode ser difícil de imagear secundariamente à profundidade e tortuosidade. A significação clínica de tortuosidade ainda está por ser provada como um achado importante; entretanto deve ser notado que perturbações do fluxo normal ocorrem e velocidades elevadas podem ser registradas como resultado de mudanças rápidas nos ângulos Doppler entre o feixe de insonação e as alterações agudas na geometria do vaso sanguíneo (Fig. 12-17).[39] Consideração é, portanto, recomendada antes de interpretar altas velocidades como indicadoras de doença hemodinamicamente importante. Procurar outra evidência visual de doença na imagem em modo B e a presença de turbulência pós-estenótica.

TABELA 12-4 • Diferenciação da ICA da ECA*		
Características	**ICA**	**ECA**
Ramos extracranianos	Nenhum	Sim (em número de oito)
Traçado Doppler	ICA fornece um traçado de baixa resistência com fluxo para frente contínuo durante todo o ciclo cardíaco e sempre terá mais fluxo diastólico do que a ECA em condições normais	ECA fornece um traçado de alta resistência com menos fluxo diastólico do que a ICA; algumas vezes um componente de fluxo invertido no início da diástole
Tamanho e localização na bifurcação	Maior e localizada posterior e lateral à ECA	

*Percutir a artéria temporal superficial causa oscilações no traçado da ECA (embora isto seja considerado um parâmetro muito fraco). Uma oscilação é às vezes observada em ambas a ICA e a ECA.

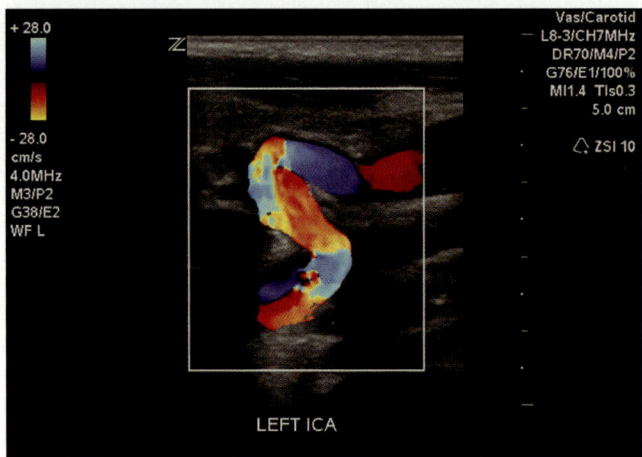

FIGURA 12-17. Imagem dúplex em cores de uma artéria carótida interna (ICA) tortuosa. Observar as alterações no padrão de fluxo em cores que indicam alterações rápidas no ângulo do Doppler e não necessariamente velocidades elevadas associadas à estenose.

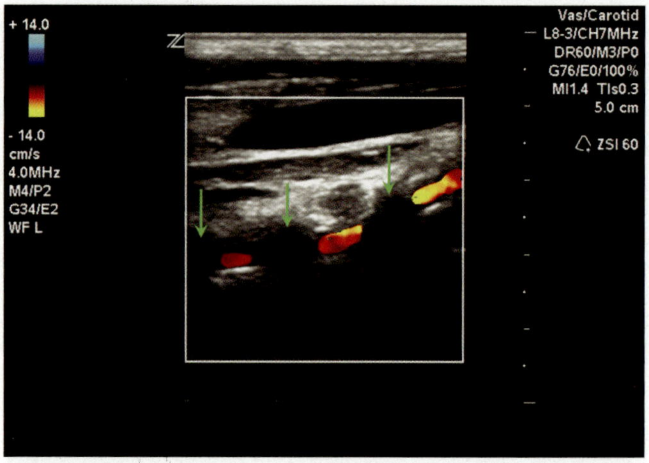

FIGURA 12-19. Vista de eixo longo da artéria vertebral. Observar que as estruturas ósseas indicadas pelas setas verdes resultam em sombreamento acústico.

Um traçado Doppler é obtido na origem da ECA. Isto é feito para documentar a perviedade e para ajudar a distinguir este vaso da ICA (Fig. 12-18).

A artéria vertebral situa-se mais profundamente que a CCA e pode ser localizada angulando-se o transdutor ligeiramente lateralmente a partir de uma vista longitudinal da CCA média/proximal. Para identificar confiavelmente a artéria vertebral, ela deve ser acompanhada distalmente, e sombreamento periódico deve ser visualizado pelos processos transversos das vértebras (Fig. 12-19). A artéria vertebral é acompanhada pela veia vertebral, e a identificação correta da artéria é feita por avaliação do sinal Doppler. Uma vez a artéria vertebral tenha sido corretamente identificada, ela deve ser acompanhada até tão longe proximalmente quanto possível. O uso de Doppler em cores ajudará grandemente na localização da artéria vertebral e sua origem, bem como na avaliação da direção do fluxo sanguíneo.

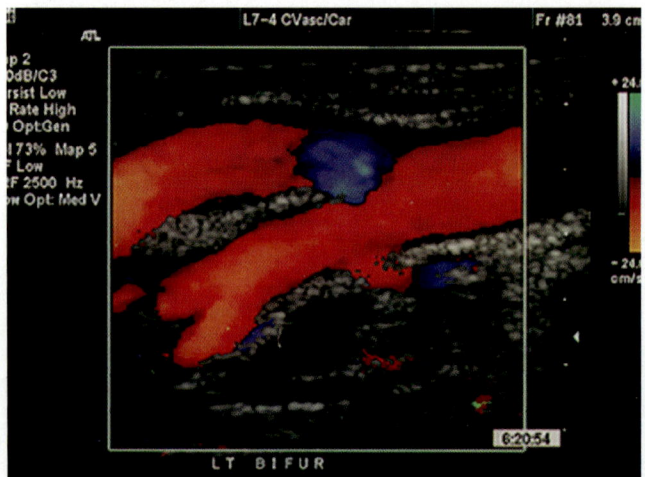

FIGURA 12-18. Dúplex em cores ilustrando ramos da artéria carótida externa. Isto é útil para identificação da artéria carótida interna *versus* a artéria carótida externa.

Interrogação Doppler do sistema carotídeo é efetuada no plano longitudinal, usando-se um ângulo de 60° entre o feixe de ultrassom e as paredes do vaso, bem como o cursor de ângulo paralelo à parede do vaso (colocação do volume de amostra do Doppler paralelo ao jato de cor não sofreu critérios extensos de validação). Uso de um ângulo Doppler constante permite comparação de estudos repetidos no mesmo indivíduo. Ângulos de insonação > 60° nunca devem ser usados para aquisição e análise de dados, uma vez que importante erro de medição seja introduzido mesmo em pequenas alterações no ângulo Doppler de insonação quando ele é > 60°. O volume de amostra Doppler é movido lentamente pela artéria procurando a mais alta velocidade. A tela do Doppler em cores ajudará a guiar a colocação correta do volume de amostra e é útil para situar locais de doença, conforme evidenciado pela presença de *aliasing* da imagem de fluxo em cores.

Sinais Doppler são registrados da CCA proximal, média e distal; a origem da ECA; a ICA proximal, média e distal; a origem da artéria vertebral; e a artéria subclávia bilateralmente. Em um vaso normal, a colocação do volume de amostra Doppler deve ser no centro do lúmen. A largura do volume de amostra Doppler pulsado é ajustada em 1-2 mm para detectar alterações individualizadas no fluxo sanguíneo e minimizar alargamento espectral artefatual. Quando uma estenose for identificada, é executada uma interrogação completa da área estenótica. Na presença de doença, imagem Doppler em cores deve ser usada como guia para ajudar na colocação ideal do volume de amostra Doppler pulsado onde possa ser obtida a mais alta velocidade. Tenha certeza de tirar o perfil da lesão, movendo o volume de amostra para trás e para frente através da lesão para obter a mais alta velocidade dentro da estenose. Um traçado Doppler é obtido no local de estenose, onde mais alta velocidade é suspeitada (Figs. 12-20 e 12-21), e um segundo traçado Doppler obtido distal à lesão para documentação de turbulência pós-estenótica que quase sempre acompanha uma estenose hemodinamicamente significativa. É importante avaliar todos os sinais Doppler bilateralmente para

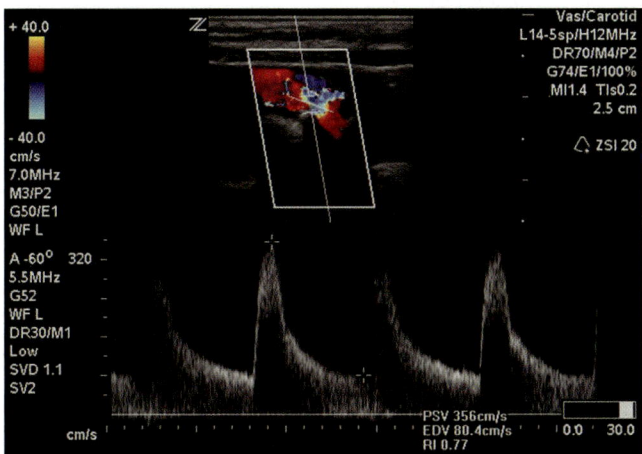

FIGURA 12-20. Estenose de artéria carótida interna evidente pela importante elevação da velocidade.

efetuar corretamente um exame de imageamento dúplex de carótida.

A localização de qualquer placa, bem como suas características de superfície (lisa *versus* irregular) e ecogenicidade (homogênea, heterogênea ou calcificada), visualizadas durante o exame, devem ser descritas (Fig. 12-22).

Interpretação e Critérios Diagnósticos

A interpretação precisa de um exame de imagem dúplex de carótida depende da qualidade e da completeza da avaliação. Muitas vezes, a compleição corporal do paciente afetará a qualidade da imagem e a capacidade do ultrassonografista de pesquisar o sistema carotídeo inteiro com Doppler. O ultrassonografista deve saber quando e estar preparado para trocar transdutores quando necessário para completa o exame carotídeo, e ter uma compreensão completa dos controles do equipamento para otimizar o sistema de imageamento dúplex. Em adição à velocidade sistólica máxima, a velocidade diastólica final, a direção do fluxo sanguíneo, e talvez a forma do traçado espectral Doppler devem ser comparadas ao mesmo nível bilateralmente. Forma anormal do traçado (pulsatilidade aumentada ou diminuída) pode ser um indicador de doença mais proximal (inominada, subclávia) ou distal (intracraniana) (Fig. 12-23).

Para determinar o grau de estenose presente, é necessária uma avaliação Doppler completa da artéria. Deve haver uma velocidade elevada através do segmento estreitado e perturbações pós-estenóticas distais à estenose. A mais alta velocidade obtida de uma estenose é usada para classificar o grau de estreitamento. Sinais Doppler obtidos distalmente à área de perturbação de fluxo pós-estenótica podem ser normais ou diminuídos, e a ascensão do traçado Doppler espectral distal pode ser retardada.

Os critérios da *University of Washington* foram usados tradicionalmente para categorizar doença desde a origem da artéria carótida interna (Tabela 12-5). Entretanto, como as experiências de endarterectomia carotídea [*North American Symptomatic Carotid Endarterectomy Trial* (NASCET),[40] *Asymptomatic Carotid Atherosclerosis Study* (ACAS)[41] *European Carotid Surgery Trial* (ECST)[42]] usaram limiares específicos para tratamento cirúrgico, foram necessários critérios de ultrassom para estenose da ICA de mais de 70% e mais de 60% a fim de classificar os pacientes. Os investigadores acharam que uma relação de velocidade sistólica máxima (PSV) ICA/CCA é útil para graduar estenose da ICA de mais de 70%[43] e de mais de 60%, respectivamente[44] (Tabela 12-6). As relações são calculadas usando-se a mais alta PSV da origem da ICA dividida pela mais alta PSV da CCA (aproximadamente 2-3 cm proximal à bifurcação).

Na presença de uma oclusão da ICA contralateral, a velocidade da ICA ipsolateral pode estar elevada. Isto pode levar à superestimativa da extensão da doença da ICA ipsolateral.[45,46] Para evitar superestimativa da estenose da ICA, foram sugeridos novos critérios de velocidade. Uma PSV de mais de 140 cm/s é usada para uma estenose > 50% de redução do diâmetro e uma velocidade diastólica final de > 155 cm/s para uma estenose maior que 80% de redução do lúmen.[46]

Características anatômicas, como uma bifurcação carotídea alta (< 1,5 cm do ângulo da mandíbula), excessiva extensão distal da placa (> 2 cm acima da bifurcação carotídea), ou um diâmetro distal pequeno da ICA (≤ 0,5 cm), ou uma ICA redundante ou com dobra podem complicar endarterectomia carotídea. No passado, arteriografia era o único estudo pré-operatório capaz de imagear estas características. Por conseguinte, na presença de estenose da ICA, outra informação importante a incluir na avaliação e interpretação de um exame de imagem dúplex de carótida é (1) a localização da bifurcação em relação ao ângulo da mandíbula (ou algum outro marco anatômico externo), (2) a extensão

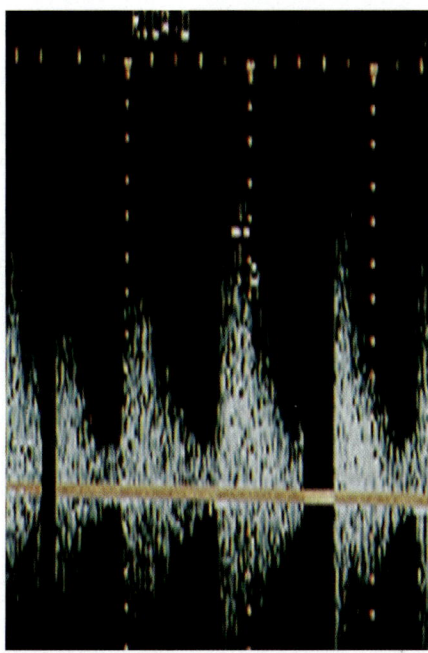

FIGURA 12-21. Traçado Doppler espectral que demonstra turbulência pós-estenótica conforme evidente por fluxo acima e abaixo da linha básica; alargamento espectral; e configuração em cerca de estacas irregular do invólucro do traçado espectral através de todo o ciclo cardíaco.

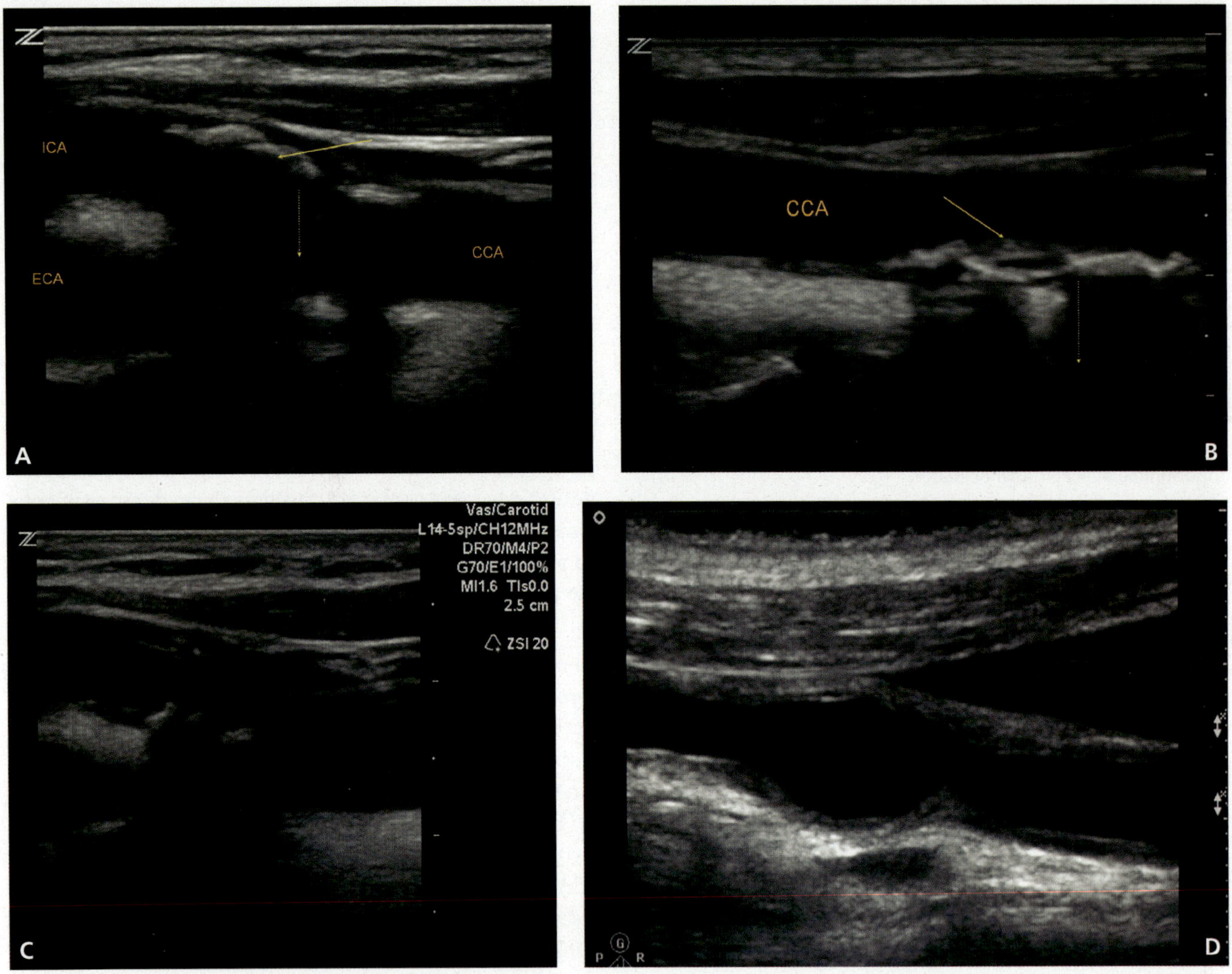

FIGURA 12-22. (**A**) Placa calcificada que cria uma sombra acústica indicada pelas setas. (**B**) Uma placa lisa que é de textura heterogênea com um componente calcificado que causa uma sombra acústica indicada pela seta pontilhada. (**C**) Uma placa com uma margem irregular e de textura heterogênea. (**D**) Uma placa lisa e predominantemente homogênea. (CCA = artéria carótida comum; ECA = artéria carótida externa; ICA = artéria carótida interna.)

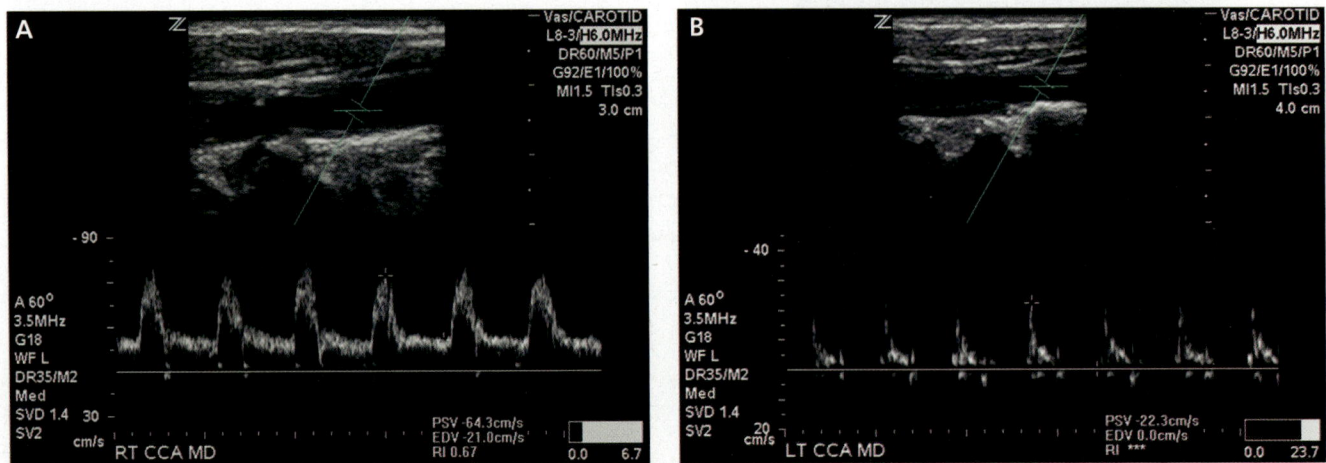

FIGURA 12-23. Esta é uma comparação dos traçados de Doppler espectral obtidos ao nível da artéria carótida comum (CCA) bilateralmente em um paciente com oclusão de artéria carótida interna esquerda (ICA). (**A**) Traçado Doppler espectral normal da CCA direita. (**B**) No lado contralateral, um traçado Doppler espectral de alta resistência sem nenhum fluxo diastólico sugestivo da oclusão da ICA distal no lado ipsolateral.

TABELA 12-5 • Critérios de Strandness para Graduação de Estenose da ICA

Redução do Diâmetro	Velocidade Sistólica Máxima	Velocidade Diastólica Final
< 50%	< 125 cm/s	
50-79%	≥ 125 cm/s	
80-99%		> 140 cm/s
Oclusão	ausência de sinal	ausência de sinal

distal da placa além da origem da ICA, (3) patência e diâmetro da ICA distal, (4) a presença de tortuosidade ou dobra dos vasos, e (5) características da placa (p. ex., superfície lisa *versus* irregular, calcificação). Esta informação é particularmente relevante em pacientes submetendo-se à endarterectomia carotídea com base nos achados da imagem dúplex unicamente.[47]

Diagnóstico de Oclusão da ICA

Aterosclerose é de longe a causa mais comum de oclusão das artérias carótidas extracranianas; entretanto, displasia fibromuscular e dissecção são causas adicionais. A maioria das oclusões ocorre na ICA.[48] Oclusão da ICA não é suscetível à intervenção cirúrgica, e um diagnóstico falso-positivo excluirá o potencial de tratamento nesta população de pacientes. Por essa razão, é importante para o tratamento dos pacientes diferenciar entre estenose de alto grau *versus* oclusão da ICA. Diferenciação destas duas entidades clínicas era uma preocupação importante em ultrassom na era antes do Doppler de fluxo em cores. Entretanto, com o advento e avanços tecnológicos na imagem 2D e no imageamento Doppler em cores e *Power* Doppler, oclusão da ICA pode agora ser muito precisamente distinguida de estenose de alto grau.[48-50]

Na presença de uma suspeita de oclusão da ICA, a artéria deve ser avaliada com Doppler espectral, Doppler em cores e *power* Doppler para excluir a presença de fluxo gotejante. Características ultrassônicas secundárias de uma oclusão de ICA incluem material ecogênico, enchendo o lúmen, ausência de pulsações arteriais, fluxo sanguíneo em cores invertido perto da origem da oclusão e a perda de fluxo sanguíneo diastólico na CCA ipsolateral (Figs. 12-23A, B e 12-24).

Para atingir este nível de precisão, é importante empregar diversas estratégias técnicas[51]: (1) O instrumento de ultrassom deve ser ajustado para permitir a detecção de velocidades de fluxo muito baixas. O operador deve tomar cuidado de assegurar a frequência de repetição de pulsos (PRF) apropriada; isto é chamado escala em alguns instrumentos. O filtro parede deve ser ajustado de modo que ele não exclua sinais de baixa frequência. (2) O operador deve assegurar-se de obter a melhor imagem possível do vaso em questão e inspecionar o lúmen quanto a qualquer evidência (2D ou Doppler) de fluxo sanguíneo ativo. Isto pode exigir vistas em múltiplos ângulos e acessos de tal modo que ambas a análise em 2D e Doppler tenham sido otimizadas. (3) O operador deve interrogar todos os segmentos visualizados da ICA com Doppler espectral. Se for detectado fluxo, ter cuidado de assegurar a direção correta do fluxo de modo a não tomar uma veia adjacente por uma ICA patente. (4) O operador deve usar ambos os planos sagital e transverso para avaliar a suspeitada oclusão quanto a quaisquer canais de fluxo potenciais. (5) Se possível, o operador deve adquirir imagem da ICA muito distal. Na presença de uma suspeita de oclusão, a presença de fluxo anterógrado distalmente provavelmente significa que um lúmen patente proximalmente foi despercebido.

Oclusão/estenose da CCA ocorre muito menos frequentemente do que oclusão da ICA e pode ser acompanhada por CVA ou outros eventos neurológicos ou pode ser assintomática. Muitas vezes estes pacientes apresentam após radioterapia na região do pescoço, e aterosclerose é uma causa menos provável.

Armadilhas no diagnóstico de oclusão da ICA incluem placas calcificadas (Fig. 12-25). Estas causarão sombreamento acústico que limita ou impede visualização do vaso de interesse. Outras armadilhas incluem bifurcações altas e vasos profundos que podem limitar a investigação, e uma veia jugular pulsátil que pode ser tomada erradamente por uma ICA patente.

Doppler e Imageamento Transcraniano

Exame ultrassônico com Doppler transcraniano (TCD) de rotina das artérias intracranianas foi demonstrado possível em 1982.[52] TCD, e, mais recentemente, Doppler em cores transcraniano e imageamento *power* Doppler, dá informação detalhada sobre a velocidade de fluxo nas artérias e veias cerebrais (Fig. 12-26). Esta informação hemodinâmica é usada rotineiramente no diagnóstico de doença vascular cerebral. Usado para ajudar no

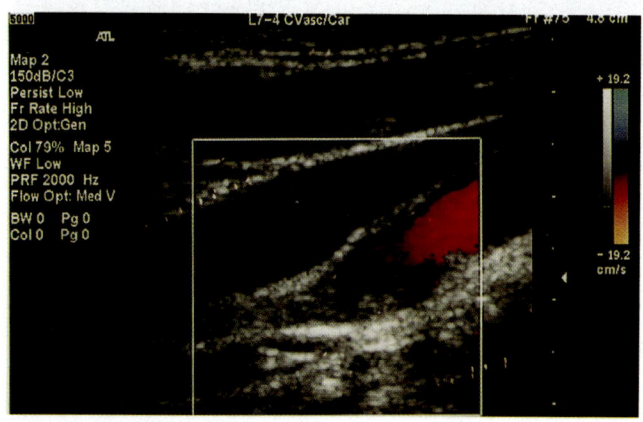

FIGURA 12-24. Imagem dúplex em cores de uma oclusão de artéria carótida.

TABELA 12-6 • Critérios do NASCET e ACAS para Graduação de Estenose da ICA

Redução do Diâmetro	Relação PSV ICA/CCA
70-9%	> 4[40]
60-99%	> 3,2[41]

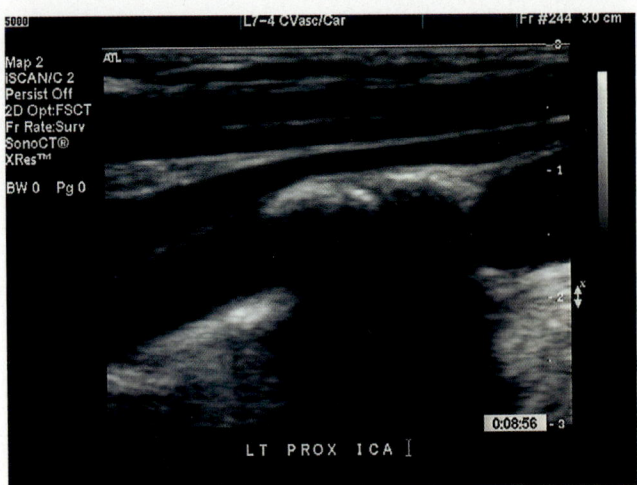

FIGURA 12-25. Imagem dúplex em cores de uma placa calcificada que em muitos casos limita e algumas vezes impede visualização adequada da bifurcação carotídea. Estas placas precisam ser imageadas a partir de múltiplos acessos para se obter uma avaliação adequada.

diagnóstico de êmbolos, estenose, vasospasmo por uma hemorragia subaracnóidea (sangramento de um aneurisma roto) e outros problemas, este teste relativamente rápido e barato está crescendo em popularidade nos Estados Unidos.[53,54] Ele é usado frequentemente em conjunção com outros exames, como MRI, ressonância magnética angiografia, ultrassom dúplex de carótida e imagens de CT.

Um fato a manter em mente ao utilizar TCD é que o valor obtido para uma artéria particular é a velocidade do sangue fluindo através do vaso, e a não ser que o diâmetro desse vaso seja estabelecido por algum outro meio, não é possível determinar o fluxo sanguíneo real. Assim, TCD é principalmente uma técnica para medir alterações relativas no fluxo. A utilidade da técnica está agora bem estabelecida para vários processos de doença diferentes.[54-64]

Dois métodos de registro podem ser usados para este procedimento. O primeiro usa a imagem no modo B em combinação com a informação Doppler. Uma vez o vaso sanguíneo desejado seja encontrado, velocidades de fluxo sanguíneo podem ser medidas com um Doppler pulsado, que registra velocidades ao longo do tempo. Isto é chamado imageamento Doppler transcraniano (TCDI) e é efetuado usando-se o escâner dúplex. O segundo método de registro usa somente a função de transdutor Doppler, confiando em vez dele no treinamento e experiência do clínico para encontrar os vasos corretos. Isto é chamado subsequentemente TCD.

O operador deve estar cônscio de que os traçados espectrais Doppler obtidos durante um exame TCDI são com base na hemodinâmica, e de que os traçados obtidos não fornecem informação anatômica. TCDI é um avanço nas técnicas de ultrassom intracraniano porque combina a informação hemodinâmica com marcos anatômicos, possibilitando a identificação precisa das artérias intracranianas. Aumentos na velocidade arterial intracraniana podem ser devidos, mas não são limitados, a fluxo aumentado de volume sem uma alteração no diâmetro do lúmen, uma diminuição no diâmetro do lúmen (estenose) sem uma alteração no fluxo de volume, ou por uma combinação de um aumento no fluxo de volume e uma diminuição no diâmetro do lúmen.

A interpretação exata do exame TCDI de um paciente pode ser difícil sem conhecimento da localização e extensão da doença aterosclerótica presente na vasculatura extracraniana.

A técnica TCD foi introduzida como um método para detectar vasospasmo arterial cerebral subsequente à hemorragia subaracnóidea. Durante os últimos 20 anos, a lista de aplicações clínicas do Doppler transcraniano cresceu (Tabela 12-7), e a adição de novas áreas de pesquisa permitirá melhor compreensão da hemodinâmica vascular cerebral intracraniana.

Protocolos e Técnicas de Exame
Imageamento Doppler Transcraniano (TCDI).[65-67]

A qualidade da imagem transcraniana depende do ajustamento

TABELA 12-7 • Aplicações do Doppler Transcraniano

1. Diagnóstico de doença vascular intracraniana
2. Monitorar vasospasmo em hemorragia subaracnóidea
3. Triagem de crianças com anemia falciforme
4. Avaliação de vias colaterais intracranianas
5. Avaliação dos efeitos hemodinâmicos da doença oclusiva extracraniana sobre o fluxo sanguíneo intracraniano
6. Monitoramento intraoperatório
7. Detecção de êmbolos cerebrais
8. Monitoramento da evolução da parada circulatória cerebral
9. Documentação de furto subclávio
10. Avaliação do sistema vertebrobasilar
11. Detecção de alimentadores de malformações arteriovenosas
12. Monitoramento de esquemas de anticoagulação ou terapia trombolítica
13. Monitoramento durante intervenções neurorradiológicas
14. Testagem da reserva funcional
15. Monitoramento após traumatismo cranioencefálico

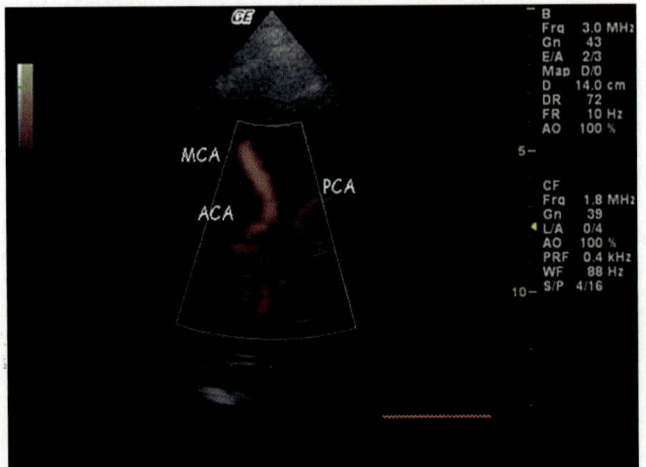

FIGURA 12-26. Imagem *power* Doppler de uma parte do círculo de Willis.

correto de muitos controles do instrumento. Aumentar o ajuste (*setting*) de potência (*power*) e o ganho de cor para o nível apropriado durante um estudo de TCDI são provavelmente os ajustamentos mais importantes de controle do instrumento. Ajustar a zona focal na faixa de 6-8 cm melhorará a resolução da imagem e cor. Manter uma largura pequena do setor de imagem e da caixa (*box*) de cor manterá as frequências de quadros mais altas possíveis. Checar quanto a ajustes apropriados de PRF em cores, sensibilidade e persistência é também muito importante para obter imagens de boa qualidade de Doppler intracraniano em cores.

A apresentação em cores é importante porque ajuda na colocação adequada do volume de amostra do Doppler. A interpretação do exame TCDI é feita a partir da informação do traçado espectral Doppler. Por essa razão, os sinais Doppler são obtidos de várias profundidades ao longo do trajeto da artéria (Tabela 12-8). A tela Doppler em cores ajuda a guiar o operador, à medida que o volume de amostra é "varrido" pelas artérias intracranianas para obter os traçados espectrais Doppler. Em cada ajuste de profundidade, é importante ajustar a posição do volume de amostra na tela em cores e angular o transdutor para otimizar o sinal Doppler.

A orientação de cores convencional para exames TCDI é ajustada para gradações de vermelho, indicando fluxo sanguíneo na direção do transdutor e gradações de azul, indicando fluxo afastando-se do transdutor. Mantendo-se constante esta designação de cores, a direção do fluxo sanguíneo intracraniano nas artérias pode ser facilmente reconhecida. O aspecto do fluxo sanguíneo arterial intracraniano é dependente de muitos controles do instrumento que podem afetar sua apresentação. Por essa razão, estimativas de tamanho arterial não são precisas a partir da tela do Doppler em cores.

A avaliação Doppler das artérias intracranianas é efetuada com um transdutor de imageamento de baixa frequência (2-3 MHz) com arranjo de fase. Um volume de amostra grande é usado para obter uma boa relação sinal-ruído. Com TCDI, uma porta (*gate*) menor (p.ex. 5-10 mm) pode ser colocada sobre um segmento arterial específico que seja facilmente identificado a partir de uma imagem de fluxo em cores. Velocidades arteriais intracranianas adquiridas com TCDI são adquiridas admitindo-se um ângulo de zero grau.

Adicionalmente, com o uso do TCDI, muitos investigadores estão relatando resultados, usando velocidades sistólicas máximas e diastólicas finais em vez das velocidades médias tradicionalmente aceitas (velocidades máximas médias durante certo tempo). Cada instituição terá que decidir que valor de velocidade relatará e ajustar os critérios diagnósticos em conformidade.

Doppler transcraniano (TCD) é uma técnica "cega" que abrange muitos dos conceitos descritos anteriormente, mas emprega um transdutor Doppler, apenas sem o componente de imagem para analisar a vasculatura intracraniana.[66,67] Usando várias janelas (Fig. 12-27) e profundidades, velocidades médias são adquiridas, e um diagnóstico pode ser apresentado (ver Tabela 12-8).

Testes Diversos

Grandes estudos observacionais e experiências de regressão de aterosclerose com farmacoterapia modificadora dos lipídios estabeleceram que a espessura íntima-média (IMT) das artérias carótidas e femorais, conforme medido não invasivamente por ultrassom modo B, constitui um marcador substituto válido quanto à progressão de doença aterosclerótica.[68] IMT é uma medida que pode ser obtida ao nível da bifurcação carotídea (Fig. 12-28). Embora seja necessário *software* automático para assegurar dados precisos e reprodutíveis para avaliar os riscos de um paciente para esses eventos, podemos comentar a respeito da integridade do vaso e procurar variações da espessura da parede ao longo do seu comprimento. Medir a IMT é simplesmente uma ferramenta de triagem, e é mencionado aqui como uma tentativa de aumentar o conhecimento dela e sua utilização.[69]

Outros testes usados no diagnóstico e tratamento de pacientes com doenças vasculares cerebrais conhecidas ou suspeitadas incluem arteriografia com contraste, angioressonância magnética (MRA) e angiotomografia computadorizada (CTA).

Arteriografia é o padrão ouro para a avaliação pré-operatória de pacientes considerados para intervenções carotídeas, embora as

TABELA 12-8 • Velocidades Médias Usando Vários Acessos US Doppler

Janela	Artéria	Profundidade (mm)	Velocidade Média (cm/s)
Transtemporal	Cerebral média	30-67	62 ± 12
	Cerebral anterior	60-80	50 ± 11
	Carótida interna terminal	60-67	39 ± 9
	Cerebral posterior	55-80	39 ± 10
	Comunicante posterior		
	Comunicante anterior		
Transorbitária	Oftálmica	40-60	21 ± 5
	Carótida interna (sifão)	60-80	47 ± 10
Suboccipital	Vertebral	40-85	38 ± 10
	Basilar	> 80	41 ± 10
Submandibular	Carótida interna distal	35-70	37 ± 9

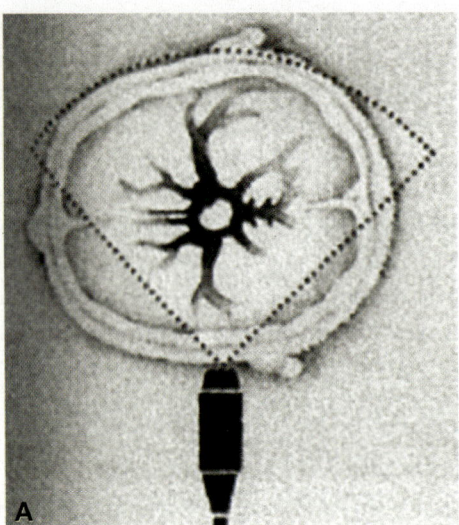
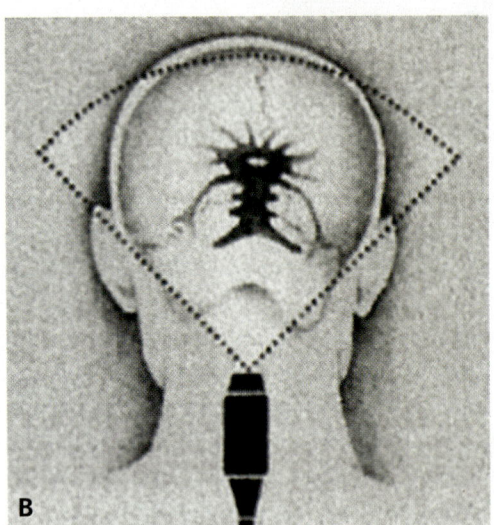
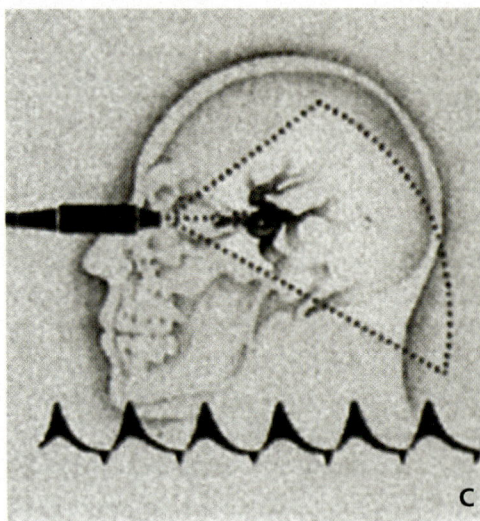

FIGURA 12-27. Doppler transcraniano é realizado usando-se os seguintes acessos: **(A)** transtemporal, **(B)** suboccipital, **(C)** transorbitário.

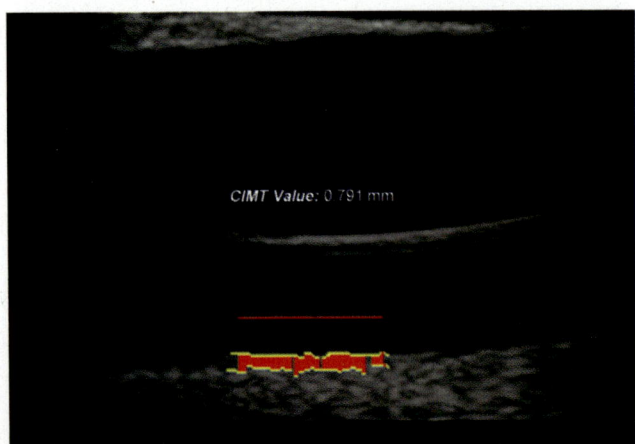

FIGURA 12-28. Medição da espessura íntima-média carotídea (CIMT) usando *software* patenteado (Prowin).

complicações descritas de CVA e morte variem entre 0,2 e 0,7%. Modalidades não invasivas, como MRA, ultrassom dúplex e TCD combinados, e ultrassom dúplex isolado são atraentes porque evitam o contraste e complicações relacionadas com o cateter associadas à arteriografia. Em muitas instituições, ultrassonografia dúplex emergiu como único estudo de imagem pré-operatório antes de intervenções carotídeas e outras arteriais e venosas.[46,70]

A arteriografia é uma técnica com base em cateter que pode incluir avaliação do arco aórtico, bem como injeções selecionadas de artérias subclávias individuais e carótidas com vistas anteroposterior, laterais e oblíquas, para avaliar os vasos intracranianos e extracranianos (Fig. 12-29).[20,71]

CT da cabeça é útil para identificar infartos silenciosos, determinar a cronologia da cirurgia, avaliar o risco da cirurgia e excluir outras causas de doença ou sintomas. CT fornece imagens radiográficas do corpo de muitos ângulos. Um computador combina as figuras em imagens bi e tridimensionais. Este teste também pode ser efetuado com a administração de contraste para realçar a vasculaturacerebral.[19]

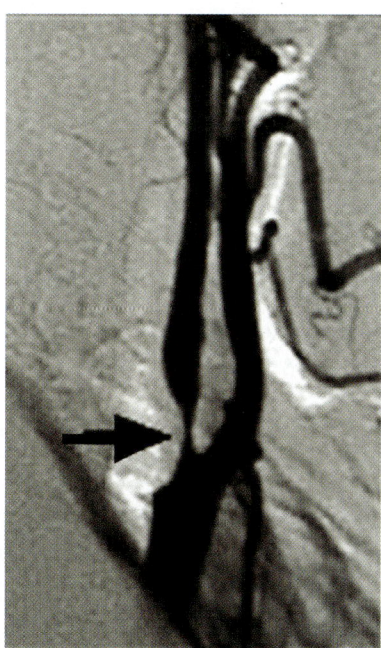

FIGURA 12-29. Diagnóstico angiográfico de uma estenose de artéria carótida interna.

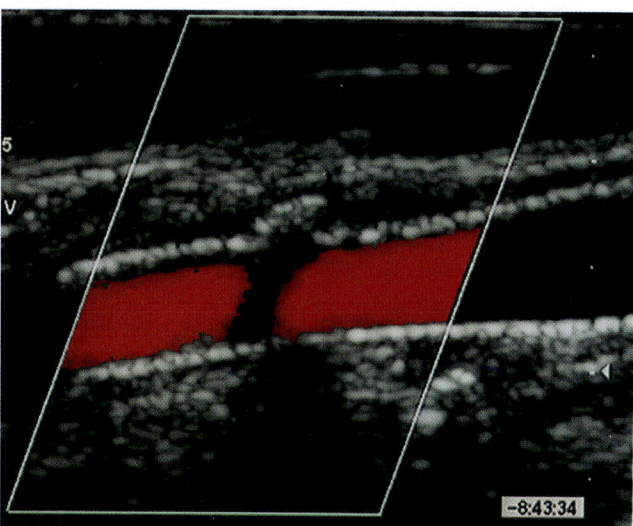

FIGURA 12-30. Imagem de ultrassom de um *stent* de carótida. Observar a placa que foi empurrada contra a parede como resultado da angioplastia com balão.

MRA está sendo cada vez mais usada como método não invasivo para analisar a bifurcação carotídea. Muitos estudos comparando dúplex, MRA e angiografia já foram realizados. Embora os relatórios iniciais sobre MRA sugiram que é precisa para identificar oclusão carotídea, MRA parece menos confiável que dúplex para categorizar estenose em áreas de estreitamento moderado a grave onde o fluxo é turbulento, e ela tende a superestimar doença. MRA permanece um adjunto ao dúplex ou angiografia.[72–75]

Tratamento

As opções de tratamento para pacientes com estenose de artéria carótida incluem as seguintes por si próprias ou em combinação: (1) tratamento conservador (modificação de fatores de risco), (2) endarterectomia carotídea (CEA), (3) angioplastia com balão e colocação de *stent* (CAS).[13]

O procedimento cirúrgico padrão é CEA, enquanto a mais recente intervenção endovascular minimamente invasiva é chamada angioplastia de artéria carótida com *stentagem*. As indicações comuns para estes procedimentos incluem ataques isquêmicos transitórios (TIAs) ou acidentes vasculares cerebrais (CVAs, derrames cerebrais), embora CEA também possa ser efetuada em pacientes assintomáticos com estenose de carótida. CAS é tipicamente reservada para pacientes de mais alto risco.[13]

CEA é a remoção de placa no lado interno de uma artéria. As artérias carótidas interna, comum e externa são clampeadas, o lúmen da ICA é aberto, e a substância da placa ateromatosa removida. A artéria é fechada, hemostasia é obtida, e fechadas as camadas sobrejacentes. Muitos cirurgiões usam um *shunt* temporário para fornecer suprimento sanguíneo ao cérebro durante o procedimento. O procedimento pode ser realizado sob anestesia geral ou local. Esta última permite monitoramento direto da situação neurológica pelo contato verbal intraoperatório direto e testagem da força de preensão da mão. Com anestesia geral, métodos indiretos de avaliação da perfusão cerebral têm de ser usados, como eletrencefalografia (EEG), análise de TCD, e monitorização da pressão de coto carotídeo. No presente, não há boa evidência que mostre qualquer diferença importante em resultado entre anestesias local e geral.

Angioplastia com *stentagem* da artéria carótida está sendo submetida a investigações como alternativa à CEA (Fig. 12-30). CAS é um procedimento menos invasivo que pode ser realizado por uma via de acesso percutânea ou através de uma pequena incisão para acesso intra-arterial. Um cateter é avançado dentro da artéria carótida até a área de estenose. Este cateter tem um balão na sua extremidade, que pode variar em tamanho. Quando o balão é avançado sobre a lesão, o balão é inflado. A insuflação do balão comprime a placa na artéria e faz uma abertura maior dentro da artéria para restaurar o lúmen para fluxo sanguíneo melhorado. Um *stent* (uma espiral de metal diminuta expansível) é frequentemente colocado no local para ajudar a evitar que a artéria se estreite ou feche novamente (recuo).

Em virtude do potencial de êmbolos para o cérebro que podem causar derrame cerebral, aparelhos de prevenção embólica (EPDs) devem ser usados durante CAS. Um tipo de EPD possui uma cesta semelhante a um filtro afixado a um cateter que é posicionado na artéria, a fim de "reter" quaisquer coágulos ou pequenos detritos que poderão se soltar da placa durante o procedimento. Esta técnica pode ajudar a reduzir a incidência de derrame cerebral durante CAS.[76]

Imageamento Dúplex de Carótida Intraoperatório

A avaliação do local da CEA por imageamento dúplex quanto à adequação técnica demonstrou ser um método efetivo para melhorar os resultados da operação. Imagem dúplex intraoperatória identifica fluxo sanguíneo perturbado e anormalidades anatômicas, como placa residual, trombo e agregação de plaquetas. A detecção de velocidades sistólicas máximas > 150 cm/s com a presença de um defeito anatômico merece correção por causa do seu potencial de progressão. Investigadores observaram que o uso de imageamento dúplex intraoperatório teve um impacto favorável sobre a taxa de derrame cerebral e a incidência de reestenose da artéria carótida; entretanto, recomenda-se que cada instituição deva estabelecer seus próprios critérios diagnósticos quer para uso na sala de operações quer para diagnóstico de lesões ateroscleróticas.[77-79]

Referências

1. Stephens RB, Stillwell DL. *Arteries and Veins of the Human Brain*. Springfield, IL: Charles C Thomas; 1969.
2. McVay CB. *Anson and McVay Surgical Anatomy*. 6th ed. Philadelphia: WB Saunders; 1984.
3. Clemente CD (ed). *Gray's Anatomy of the Human Body*. 30th American ed. Philadelphia: Lea and Febiger; 1985.
4. Meyer JS (ed). *Modern Concepts of Cerebrovascular Disease*. New York: Spectrum Books; 1975.
5. Fields WS, Breutman ME, Weibel J. *Collateral Circulation to the Brain*. Baltimore: Williams & Wilkins; 1965.
6. Strandness DE Jr. *Collateral Circulation in Clinical Surgery*. Philadelphia: WB Saunders; 1969.
7. Bendick PJ, Glover JL. Vertebrobasilar insufficiency: Evaluation by quantitative duplex flow measurements. *J Vasc Surg*. 1987;5:594-600.
8. Bendick PJ, Glover JL. Hemodynamic evaluation of vertebral arteries by duplex ultrasound. *Surg Clin North Am*. 1990;70:235-244.
9. Bendick PJ. Duplex examination. In: Berguer R, Caplna LR, eds. *Vertebrobasilar Arterial Disease*, pp. 93-103. St. Louis: Quality Medical Publishers; 1992.
10. Strandness DE Jr. Extracranial artery disease. In: Strandness DE Jr, ed. *Duplex Scanning in Vascular Disorders*, 2nd ed, pp. 113-157. New York: Raven Press; 1993.
11. Hallett JW, Brewster DC, Darling RC. *Handbook of Patient Care in Vascular Surgery*. 3rd ed. Boston: Little, Brown & Co; 1995.
12. Goldstein LB, Adams R, Becker K, et al. Primary prevention of ischemic stroke: a statement for healthcare professionals from the Stroke Council of the American Heart Association. *Circulation*. 2001;103:163-182.
13. Fazel P, Johnson K. Current role of medical treatment and invasive management in carotid atherosclerotic disease. *Proc (Bayl Univ Med Cent)* 2008;21(2):133-138.
14. National Institute of Neurological Disorders and Stroke (NINDS) (1999). Stroke: Hope Through Research.
15. Maton A, Hopkins J, McLaughlin CW, et al. *Human Biology and Health*. Englewood Cliffs, NJ: Prentice Hall; 1993.
16. Patterson RF. Basic science in vascular disease. *J Vasc Technol*. 2002;26(1).
17. Tuzcu EM, Kapadia SR, Tutar E, et al. High prevalence of coronary atherosclerosis in asymptomatic teenagers and young adults: evidence from intravascular ultrasound. *Circulation*. 2001;103(22):2705-2710.
18. Fishbein MC, Schoenfield LJ. *Heart Attack Photo Illustration Essay*. Available at: MedicineNet.com.
19. Feigin VL. Stroke epidemiology in the developing world. *Lancet*. 2005;365(9478):2160-2161.
20. Panetta TF. Cerebrovascular disease. In: Sales CM, Goldsmith J, Veith FJ, eds. *Handbook of Vascular Surgery*. St. Louis, MO: Quality Medical Publishing; 1994.
21. Katz ML. Extracranial/intracranial cerebrovascular evaluation. In: Hagen-Ansert SL, ed. *Textbook of Diagnostic Ultrasonography*. 5th ed. St. Louis, MO: Mosby; 2001.
22. Smullens SW. Surgically treatable lesions of the extracranial circulation, including the vertebral artery. *Radiol Clin North Am*. 1986;23:453-460.
23. Ito M, Nitta T, Sato K, Ishii S. Cervical carotid aneurysm presenting as transient ischemic and recurrent laryngeal nerve palsy. *Surg Neurol*. 1986;25:346-350.
24. Gritzmann N, Herold C, Haller J, et al. Duplex sonography of tumors of the carotid body. *Cardiovasc Intervent Radiol*. 1987;10(5):280-284.
25. Jansen JC, Baatenburg de Jong RJ, Schipper J, et al. Color Doppler imaging of paragangliomas in the neck. *J Clin Ultrasound*. 1997 Nov-Dec;25(9):481-485.
26. Alkadhi H, Schuknecht B, Stoeckli SJ, Valavanis A. Evaluation of topography and vascularization of cervical paragangliomas by magnetic resonance imaging and color duplex sonography. *Neuroradiology*. 2002 Jan;44(1):83-90.
27. Antonitsis P, Saratzis N, Velissaris I, et al. Management of cervical paragangliomas: review of a 15-year experience. *Langenbecks Arch Surg*. 2006 Aug;391(4):396-402. Epub 2006 May;6.
28. Fenves AZ, Ram CV. Fibromuscular dysplasia of the renal arteries. *Curr Hypertens Rep*. 1999 Dec;1(6):546-549.
29. Lüscher TF, Keller HM, Imhof HG, et al. Fibromuscular hyperplasia: extension of the disease and therapeutic outcome. Results of the University Hospital Zurich Cooperative Study on Fibromuscular Hyperplasia. *Nephron*. 1986;44 Suppl;1:109-114.
30. Samson RH, Yungst Z, Showalter DP. Homocysteine, a risk factor for carotid atherosclerosis, is not a risk factor for early recurrent carotid stenosis following carotid endarterectomy. *Vasc Endovascular Surg*. 2004 Jul-Aug;38(4):345-348
31. Gillett M, Davis WA, Jackson D, et al. Prospective evaluation of carotid bruit as a predictor of first stroke in type 2 diabetes: the Fremantle Diabetes Study. *Stroke*. 2003 Sep;34(9):2145-2151. Epub 2003 Aug;7.
32. Murie JA, Sheldon CD, Quin RO. Carotid artery bruit: association with internal carotid stenosis and intraluminal turbulence. *Br J Surg*. 1984 Jan;71(1):50-52.
33. LaBan MM, Meerschaert JR, Johnstone K. Carotid bruits: their significance in the cervical radicular syndrome. *Arch Phys Med Rehabil*. 1977 Nov;58(11):491-494.
34. Magyar MT, Nam EM, Csiba L, et al. Carotid artery auscultation—anachronism or useful screening procedure? *Neurol Res*. 2002 Oct;24(7):705-708.
35. Hill AB. Should patients be screened for asymptomatic carotid artery stenosis? *Can J Surg*. 1998 Jun;41(3):208-213.
36. Soteriades ES, Evans JC, Larson MG, et al. Incidence and prognosis of syncope. *N Engl J Med*. 2002 Sep 19;347(12):878-885.
37. Labropoulos N, Erzurum V, Sheehan MK, Baker W. Cerebral vascular color flow scanning technique and applications. In: Mansour MA, Labropoulos N, eds. *Vascular Diagnosis*. Chapter 9. Philadelphia, PA: Elsevier Saunders; 2005.

38. SVU Vascular Technology Professional Performance Guideline. *Extracranial Cerebrovascular Duplex Ultrasound Evaluation.* Available at: http://www.svunet.org.
39. Hoskins SH, Scissons RP. Hemodynamically significant carotid disease in duplex ultrasound patients with carotid artery tortuosity. *J Vasc Technol.* 2007;31(1):11-15.
40. North American Symptomatic Carotid Endarterectomy Trial Collaborators: Beneficial effect of carotid endarterectomy in symptomatic patients with high grade carotid stenosis. *N Engl J Med.* 1991;325:445-453.
41. Executive Committee Asymptomatic Carotid Atherosclerosis Study. Endarterectomy for asymptomatic carotid artery stenosis. *JAMA.* 1995;273:1421.
42. Randomized trial of endarterectomy for recently symptomatic carotid stenosis: final results of the MRC European Carotid Surgery Trial (ECST). *Lancet.* 1998;351:1379-1387.
43. Moneta GH, Edwards JM, Chitwood RW, et al. Correlation of North America Symptomatic Carotid Endarterectomy Trial (NASCET) angiographic definition of 70-99% internal carotid artery stenosis with duplex scanning. *J Vasc Surg.* 1995;17:152-159.
44. Moneta GH, Edwards JM, Papanicolaou G, et al. Screening for asymptomatic carotid internal carotid artery stenosis: duplex criteria for discriminating 60-99% stenosis. *J Vasc Surg.* 1995;21:989-994.
45. Fujitani RM, Mills JL, Wang LM, Taylor SM. The effect of unilateral internal carotid artery occlusion upon contralateral duplex study: criteria for accurate interpretation. *J Vasc Surg.* 1992;16:459-468.
46. Spadone DP, Barkmeier LD, Hodgson KJ, et al. Contralateral internal carotid artery stenosis or occlusion: pitfall of correct ipsolateral classification–a study performed with color-flow imaging. *J Vasc Surg.* 1990;11:642-649.
47. Wain RA, Lyon RT, Veith FJ, et al. Accuracy of duplex ultrasound in evaluating carotid artery anatomy before endarterectomy. *J Vasc Surg.* 1998 Feb;27(2):235-242; discussion; 242-244.
48. Chang YJ, Lin SK, Ryu SJ, et al. Common carotid artery occlusion: evaluation with duplex sonography. *Am L Neuroradiol.* 1995;16:1099-1105.
49. Mattos MA, Hodgson K, Ramsey DE, et al. Identifying total carotid occlusion with colour flow duplex scanning. *Eur J Vasc Surg.* 1992;6:204-210.
50. Lee DH, Gao FQ, Rankin RN, et al. Duplex and color Doppler flow sonography of occlusion and near occlusion of the carotid artery. *Am J Neuroradiol.* 1996;17:1267-1274.
51. Zwiebel WJ, Pellerito JS. Carotid occlusion, unusual carotid pathology and tricky carotid cases. In: Zwiebel WJ, Pellerito JS, eds. *Introduction to Vascular Ultrasonography.* Chapter 10. Philadelphia, PA: Elsevier Saunders; 2005.
52. Aaslid R, Markwalder TM, Nornes H. Noninvasive transcranial Doppler ultrasound recording of flow velocity in basal cerebral arteries. *J Neurosurg.* 1982 Dec;57(6):769-774.
53. Sloan MA, Alexandrov AV, Tegeler CH, et al. Therapeutics and Technology Assessment Subcommittee of the American Academy of Neurology. Assessment: transcranial Doppler ultrasonography: report of the Therapeutics and Technology Assessment Subcommittee of the American Academy of Neurology. *Neurology.* 2004 May 11; 62(9):1468-1481.
54. Newell D, Aaslid R. *Transcranial Doppler.* New York: Raven Press; 1992.
55. Babikian VL, Feldmann E, Wechsler LR, et al. Transcranial Doppler ultrasonography: year 2000 update. *J Neuroimaging.* 2000 Apr;10(2):101-115.
56. Adams RJ, McKie VC, Hsu L, et al. Prevention of a first stroke by transfusions in children with sickle cell anemia and abnormal results on transcranial Doppler ultrasonography. *N Engl J Med.* 1998;339:5-11.
57. Alexandrov AV, Bladin CF, Norris JW. Intracranial blood flow velocities in acute ischemic stroke. *Stroke.* 1994;25:1378-1383.
58. Alexandrov AV, Demchuck AM, Wein TH, Grotta JC. The accuracy and yield of transcranial Doppler in acute cerebral ischemia. *Stroke.* 1999;30:238.
59. Wilterdink JL, Feldmann E, Furie KL, et al. Transcranial Doppler ultrasound battery reliably identifies severe internal carotid artery stenosis. *Stroke.* 1997;28:133-136.
60. Razumovsky AY, Gillard JH, Bryan RN, Hanley DF, Oppenheimer SM. TCD, MRA and MRI in acute cerebral ischemia. *Acta Neurol Scand.* 1999;99:65-76.
61. Di Tullio M, Sacco RL, Venketasubramanian N, et al. Comparison of diagnostic techniques for the detection of patent foramen ovale in stroke patients. *Stroke.* 1993;24:1020-1024.
62. Petty GW, Mohr JP, Pedley TA, et al. The role of transcranial Doppler in confirming brain death: sensitivity, specificity, and suggestions for performance and interpretation. *Neurology.* 1990;40:300-303.
63. Ducrocq X, Hassler W, Moritake K, et al. Consensus opinion on diagnosis of cerebral circulatory arrest using Doppler-sonography: Task Force Group on cerebral death of the Neurosonology Research Group of the World Federation of Neurology. *J Neurol Sci.* 1998;159:145-150.
64. Ringelstein EB. CO2-reactivity: dependence from collateral circulation and significance in symptomatic and asymptomatic patients. In: Caplan LR, Shifrin EG, Nicolaides, Moore WS, eds. *Cerebrovascular Ischemia: Investigation and Management,* pp. 149-154. London:Med-Orion; 1996.
65. Spencer MP. Transcranial Doppler monitoring and causes of stroke from carotid endarterectomy. *Stroke.* 1997;28:685-691.
66. Katz ML, Alexandrov AV. *A Practical Guide to Transcranial Doppler Examinations.* Littleton, CO: Summer Publishing Company; 2003.
67. Katz ML. Intracranial cerebrovascular evaluation. In: *Textbook of Diagnostic Ultrasonography.* St. Louis, MO: Mosby; 2001.
68. Bots ML, Hoes AW, Koudstaal PJ, et al. Common carotid intimamedia thickness and risk of stroke and myocardial infarction: the Rotterdam Study. *Circulation.* 1997;96:1432-1437.
69. Bortel L. What does intima-media thickness tell us? *J Hypertens.* 2005;23:37-39.
70. Hingorani A, Ascher E, Marks N. Preprocedural imaging: new options to reduce need for contrast angiography. *Semin Vasc Surg.* 2007 Mar;20(1):15-28.
71. Redmond PL, Kilcoyne RF, Rose JS, et al. Principles of angiography. In: Rutherford RB, ed. *Vascular Surgery.* 3rd ed, pp. 143-157. Philadelphia: WB Saunders; 1989.
72. Khaw KT. Does carotid duplex imaging render angiography redundant before carotid endarterectomy. *Br J Radiol.* 1997;70:235-238.
73. Alvarez-Linera J, Benito-León J, Escribano J, et al. Prospective evaluation of carotid artery stenosis: elliptic centric contrastenhanced MR angiography and spiral CT angiography compared with digital subtraction angiography. *AJNR Am J Neuroradiol.* 2003 May;24(5):1012-1019.

74. Hirai T, Korogi Y, Ono K, *et al.* Prospective evaluation of suspected stenoocclusive disease of the intracranial artery: combined MR angiography and CT angiography compared with digital subtraction angiography. *AJNR Am J Neuroradiol.* 2002 Jan;23(1):93-101.
75. Saloner D. Preoperative evaluation of carotid artery stenosis: comparison of contrast-enhanced MR angiography and duplex ultrasonography with digital subtraction angiography. *AJNR Am J Neuroradiol.* 2003 Jun-Jul;24(6):1034-1035.
76. Yadav JS, Wholey MH, Kuntz RE, *et al.* Protected carotid-artery stenting versus endarterectomy in high-risk patients. *N Engl J Med.* 2004;351:1493-1501.
77. Bandyk DF, Mills JL, Gahtan V, Esses GE. Intraoperative duplex scanning of arterial reconstructions: Fate of repaired and unrepaired defects. *J Vasc Surg.* 1994;20:426-433.
78. Baker WH, Koustas AG, Burke K, *et al.* Intraoperative duplex scanning and late carotid artery stenosis. *J Vasc Surg.* 1994;19:829-833.
79. Kuntz KM, Polak JF, Whittemore AD, *et al.* Duplex ultrasound criteria for the identification of carotid stenosis should be laboratory specific. *Stroke.* 1997;28:597-602.

Perguntas

INSTRUÇÕES GERAIS: Para cada pergunta, selecione a resposta apropriada. Marque apenas uma resposta para cada pergunta, exceto se solicitado de outro modo.

1. Qual é a posição anual do CVA nos Estados Unidos como causa de morte?
   - (A) 1ª com 800.000 mortes
   - (B) 2ª com 600.500 mortes
   - (C) 3ª com 500.000 mortes
   - (D) nenhuma das acima

2. A ênfase do CVA como um problema nacional é fundamentada em qual das seguintes?
   - (A) definir o derrame cerebral como isquêmico ou hemorrágico
   - (B) prevenir incapacidade a longo prazo
   - (C) decidir que tratamento será usado
   - (D) diagnóstico precoce e tratamento para prevenir incapacidade a longo prazo

3. Qual das seguintes modalidades de imagem é a técnica mais nova para determinação precoce de um CVA como hemorrágico ou isquêmico?
   - (A) ultrassom das artérias carótidas
   - (B) tomografia axial computadorizada (CT)
   - (C) imagem de difusão de imageamento de ressonância magnética (MRI)
   - (D) arteriografia de subtração digital (DSA)

4. Qual das seguintes melhor define CVA?
   - (A) um aumento súbito do fluxo sanguíneo para o cérebro causando síncope
   - (B) um aumento súbito no fluxo sanguíneo para o cérebro causando dano ocular
   - (C) qualquer déficit sensitivo ou motor durando mais de 24 horas
   - (D) qualquer déficit sensitivo ou motor durando menos de 24 horas

Combinar os seguintes termos com a definição correta.

5. ataque isquêmico transitório (TIA) _____
6. CVA em evolução (SIE) _____
7. déficit neurológico isquêmico reversível (RIND) _____
8. CVA completado _____
9. morte cerebral aguda _____

   - (A) sintomas neurológicos que duram mais de 24 horas, mas se resolvem completamente
   - (B) isto é causado por falta de suprimento sanguíneo ou efeito de sangue fora de vasos normais
   - (C) sintomas neurológicos isquêmicos que duram menos de 24 horas e se resolvem completamente
   - (D) déficit neurológico estável que teve início súbito e persiste por mais de 3 semanas
   - (E) sintomas neurológicos isquêmicos que pioram ativamente durante um período de observação

10. Qual das seguintes é atualmente a principal causa de doença vascular?
    - (A) hipertensão
    - (B) hemorragia intracerebral
    - (C) fumar mais de um maço de cigarros por dia
    - (D) aterosclerose

11. Sintomas de artéria carótida interna incluem todos os seguintes *exceto*?
    - (A) paralisia do lado contralateral
    - (B) nível diminuído de consciência
    - (C) amaurose fugaz
    - (D) ataxia

12. Qual das seguintes é um sintoma neurológico relacionado com doença aterosclerótica na circulação posterior (doença vertebrobasilar)?
    - (A) amaurose fugaz
    - (B) fraqueza de extremidade contralateral
    - (C) hipotensão ortostática
    - (D) vertigem

13. Doppler de onda contínua (CW) ou de onda pulsada (PW) não é usado em qual dos seguintes?
    (A) doppler periorbitário
    (B) artérias extracranianas
    (C) oculopneumopletismografia
    (D) doppler transcraniano

14. Oculopneumopletismografia (OPG) pode ser usada para detectar qual dos seguintes?
    (A) lesões hemodinamicamente importantes (acima de 60%)
    (B) para a avaliação de circulação colateral
    (C) ambos A e B
    (D) nenhuma das acima

15. Unidades de Doppler em cores fornecem qual das seguintes informações?
    (A) aquisição de imagem em tempo real
    (B) análise de traçado Doppler
    (C) apresentação em cores das características do fluxo
    (D) todas as acima
    (E) ambas B e C

16. O transdutor ideal para imagem em escala de cinza de alta resolução é obtido por transdutor de que frequência?
    (A) 2,5 MHz arranjo linear
    (B) 5 MHz arranjo curvo
    (C) 5 MHz arranjo linear
    (D) 7,5 MHz arranjo linear

17. Informação Doppler no sistema arterial extracraniano é mais obtida usando-se qual dos seguintes ângulos?
    (A) ângulo de 60-70° com a artéria
    (B) ângulo de 0° com a artéria
    (C) ângulo de 45-60° com a artéria
    (D) ângulo de 20-35° com a artéria

18. Qual dos seguintes é o mais utilizado dos critérios Doppler para estimativa da porcentagem de diâmetro da estenose?
    (A) velocidade diastólica final
    (B) velocidade diastólica máxima dividida pela velocidade diastólica final
    (C) velocidade sistólica máxima
    (D) nenhum dos acima

19. O que é obrigatório ao usar velocidade para representar o desvio Doppler?
    (A) correção do ângulo
    (B) transdutor de arranjo linear de alta frequência
    (C) direcionamento eletrônico do transdutor
    (D) ambos B e C

20. Qual dos seguintes é um dos artefatos com Doppler pulsado em uma estenose hemodinamicamente importante?
    (A) alargamento espectral
    (B) turbulência
    (C) *aliasing*
    (D) ambos A e B

21. *Aliasing* ocorre quando altas frequências excedem o limite de Nyquist e pode ser corrigido por qual dos seguintes?
    (A) aumento da frequência do transdutor e aumento do volume de amostra
    (B) posicionamento do volume de amostra mais profundamente por manipulação do transdutor
    (C) mudança na posição do transdutor, diminuição da profundidade, aumento da PRF, aumento do ângulo Doppler ou abaixamento da frequência
    (E) nenhuma das acima

22. Quais das seguintes são duas vantagens do *power* Doppler?
    (A) extremamente sensível a estado de alto fluxo de artérias intracranianas
    (B) mais sensível informação de desvio de frequência
    (C) benéfico para definir vasos oclusivos
    (D) não é dependente do ângulo do feixe e é livre de artefato de *aliasing*
    (E) ambos A e B
    (F) ambos C e D

Combinar as seguintes três camadas de uma parede arterial com a definição correta.

23. média _____ (A) camada interna elástica
24. adventícia _____ (B) camada de tecidos muscular e elástico
25. íntima _____ (C) camada pelicular frouxa externa

26. Qual dos seguintes termos descreve melhor morfologia variável da placa?
    (A) mole (ecos cinzentos de baixo grau homogêneos)
    (B) densa (altamente ecogênica)
    (C) calcificada (ecogenicidade aumentada com sombreamento acústico)
    (D) ulcerada (margens irregulares ou crateras)
    (E) heterogênea

27. Os vasos cerebrais se originam de qual dos seguintes?
    (A) artéria vertebral
    (B) tronco costocervical
    (C) torácica interna
    (D) arco aórtico

28. Ramos da artéria subclávia incluem
    (A) vertebral
    (B) torácica interna
    (C) troncos tireocervical e costocervical
    (D) escapular dorsal
    (E) todos os acima

Correlacione os seguintes números da a Fig. 12-31.

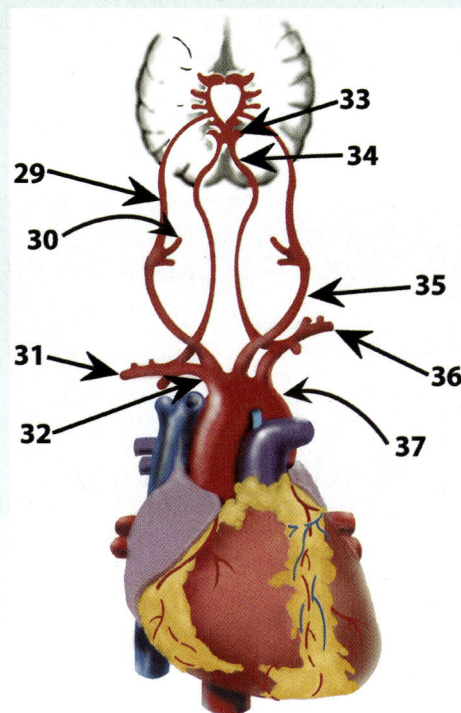

FIGURA 12-31.

29. _____
30. _____
31. _____
32. _____
33. _____
34. _____
35. _____
36. _____
37. _____

(A) artéria basilar
(B) artéria carótida externa direita
(C) artéria subclávia esquerda
(D) artéria carótida comum direita
(E) artéria vertebral esquerda
(F) artéria subclávia direita
(G) artéria carótida comum esquerda
(H) arco aórtico
(I) tronco braquiocefálico
(J) artéria carótida interna direita

38. Qual das seguintes é o ramo mais importante do sistema carotídeo?
    (A) artéria carótida interna
    (B) artéria vertebral
    (C) artéria carótida comum
    (D) artéria carótida externa

Combinar as seguintes artérias extracranianas com a descrição correta da análise espectral.

39. artéria carótida interna _____
40. artéria carótida externa _____
41. artéria carótida comum _____
42. bulbo carotídeo _____

(A) exibe um padrão de fluxo turbulento complicado
(B) demonstra um aumento rápido na velocidade durante a sístole com uma janela clara e um fluxo anterógrado contínuo durante a diástole
(C) combinação do padrão das artérias carótidas interna e externa
(D) demonstra uma ascensão sistólica rápida, pico agudo, descenso abrupto

638 CAPÍTULO 12 Ultrassonografia Vascular Cerebral

Combinar os seguintes traçados extracranianos com o traçado normal correto.

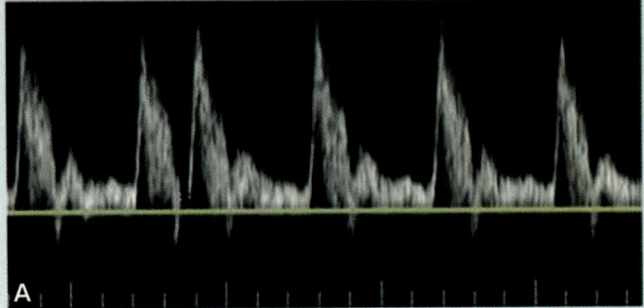

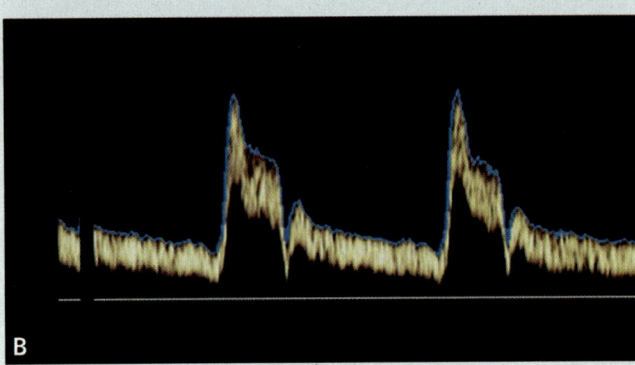

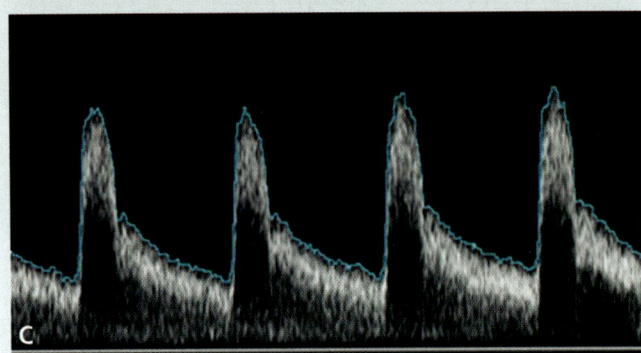

43. artéria carótida externa _____

44. artéria carótida interna _____

45. artéria carótida comum _____

46. Qual das seguintes modalidades radiográficas é o método de escolha para opacificar o sistema arterial cerebral inteiro?
    (A) exame dúplex de carótida com Doppler transcraniano
    (B) tomografia axial computadorizada com contraste
    (C) imagem de ressonância magnética com contraste
    (D) angiografia de subtração digital

Colocar os *scans* transversos das artérias carótidas extracranianas na ordem correta de acordo com o protocolo de exame.

47. _____   (A) origem da artéria vertebral

48. _____   (B) bifurcação carotídea com artérias carótidas interna e externa

49. _____   (C) artéria carótida comum

         (D) bulbo carotídeo

50. _____   (E) artéria braquiocefálica e bifurcação das artérias subclávias e carótidas

51. _____

Colocar as seguintes imagens longitudinais das artérias carótidas extracranianas na ordem correta de acordo com o protocolo de exame.

52. _____   (A) artéria vertebral desde a origem até tão longe distal quanto possível

53. _____   (B) bifurcação carotídea (bulbo carotídeo e parte proximal das artérias carótidas interna e externa)

54. _____

55. _____   (C) artéria carótida externa até tão longe distal quanto possível

56. _____   (D) artéria carótida comum (da clavícula à mandíbula)

         (D) artéria carótida interna até tão longe distal quanto possível

Combinar a seguinte imagem escala de cinza com as artérias carótidas extracranianas normais

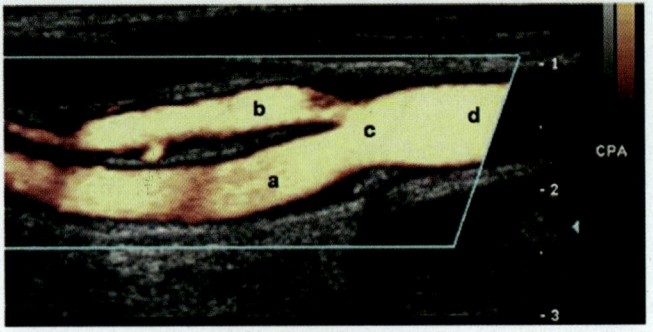

57. _____ artéria carótida externa   A
                                        B
58. _____ artéria carótida interna   C
                                        D
59. _____ artéria carótida comum

60. _____ bulbo carotídeo

61. **Qual dos seguintes termos é usado para descrever fluxo normal na artéria carótida normal?**

    (A) laminar
    (B) turbulento
    (C) helicoidal
    (D) parabólico

62. **Qual dos seguintes é o primeiro ramo principal da artéria carótida interna com importância clínica?**

    (A) artéria cerebral média
    (B) artéria cerebral anterior
    (C) artéria oftálmica
    (D) artéria comunicante posterior

63. **A artéria carótida interna supre sangue a qual das seguintes estruturas?**

    (A) hemisférios cerebrais do cérebro apenas
    (B) hemisférios cerebrais do cérebro, olhos e órgãos acessórios, testa e parte do nariz
    (C) parte posterior do cérebro e face
    (D) nenhuma das acima

64. **A artéria carótida externa supre sangue a qual das seguintes estruturas?**

    (A) cerebelo
    (B) couro cabeludo, face e maior parte do pescoço
    (C) face, olhos e parte temporal do cérebro
    (D) todas as acima

65. **Qual das seguintes manobras identificará que o sinal Doppler está vindo da artéria carótida externa?**

    (A) engolir
    (B) compressão da artéria mandibular
    (C) percussão temporal
    (D) nenhuma das acima

66. **Qual artéria carótida comum se origina diretamente do arco aórtico?**

    (A) a artéria carótida comum direita
    (B) a artéria carótida comum esquerda
    (C) a artéria subclávia direita
    (D) a artéria inominada esquerda

67. **Causas não ateromatosas de fluxo turbulento nas artérias carótidas podem incluir qual das seguintes?**

    (A) aumento súbito no diâmetro do vaso
    (B) dobra da artéria carótida interna
    (C) tortuosidade da artéria carótida interna
    (D) todas as acima
    (E) nenhuma das acima

68. **Um índice de resistividade aumentado na artéria carótida comum pode indicar qual das seguintes?**

    (A) doença estenótica proximal ao local da amostra
    (B) doença estenótica distal ao local da amostra
    (C) doença no local da amostra
    (D) local do volume de amostra colocado próximo demais da parede arterial

69. **Quais dos seguintes são fatores que afetam a frequência do desvio Doppler?**

    (A) ângulo Doppler
    (B) transdutor
    (C) velocidade dos eritrócitos
    (D) ambas B e C
    (E) A, B e C

70. **Qual é local mais comum de formação de placa aterosclerótica?**

    (A) artéria carótida interna distal
    (B) artéria carótida comum distal
    (C) bifurcação carotídea
    (D) origem da artéria vertebral

71. **Que ramo da artéria carótida interna situa-se na seção cervical do pescoço?**

    (A) oftálmica
    (B) cavernoso
    (C) comunicante posterior
    (D) nenhuma das acima

72. **A diminuição gradual no fluxo sanguíneo devida a estreitamento *não* produz sintomas até que atinja o ponto de "estenose crítica". Qual das seguintes reduções de diâmetro constitui uma estenose crítica?**

    (A) redução de 20% do diâmetro
    (B) redução de 30-45% do diâmetro
    (C) redução de 70% do diâmetro
    (D) redução de 25-30% do diâmetro

Identificar a morfologia de placa seguinte com a imagem apropriada.

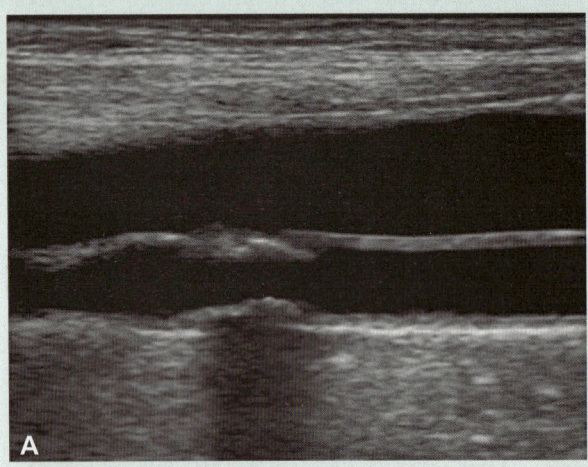
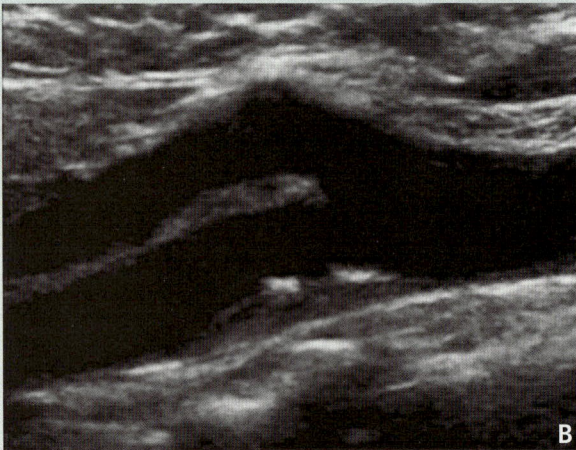
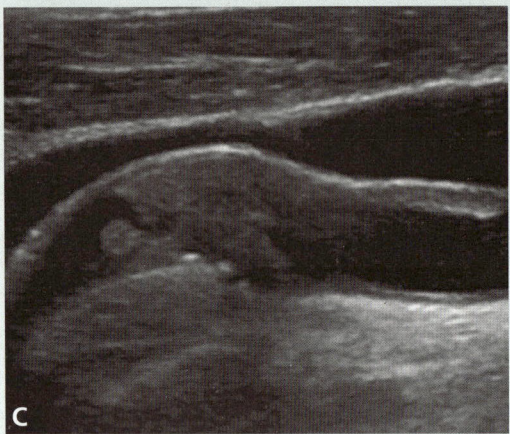
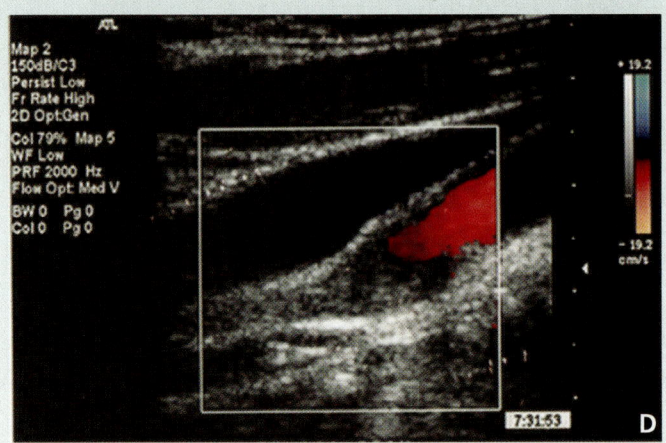

73. mole _____

74. densa _____

75. calcificada _____

76. ulcerada _____

77. hemorragia intraplaca _____

Corrrelacione os seguintes conceitos com a imagem apropriada.

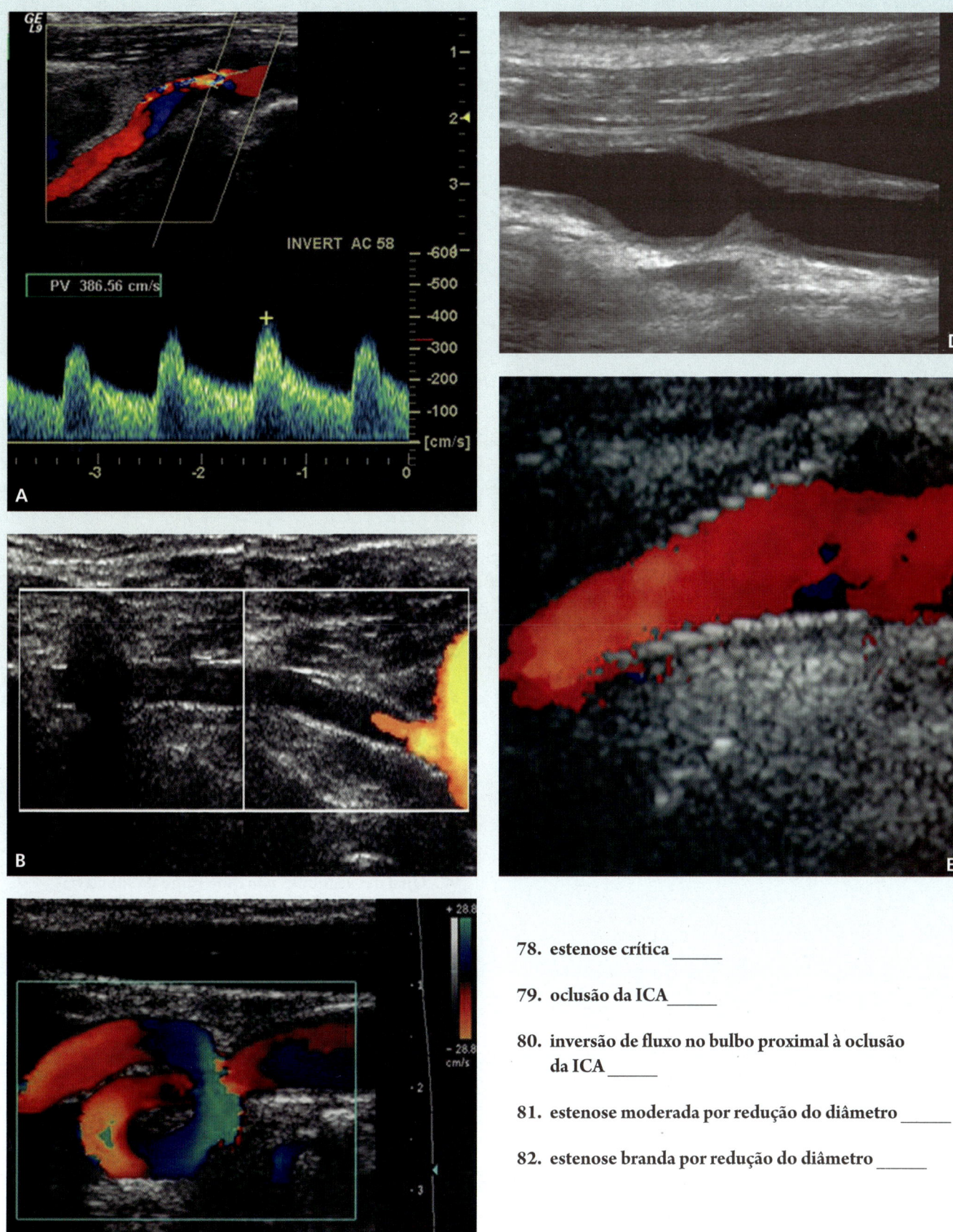

78. estenose crítica _____

79. oclusão da ICA _____

80. inversão de fluxo no bulbo proximal à oclusão da ICA _____

81. estenose moderada por redução do diâmetro _____

82. estenose branda por redução do diâmetro _____

83. **Distal a uma estenose crítica, a análise espectral apresenta qual das seguintes características?**
    (A) velocidades sistólicas máximas diminuem
    (B) velocidades diastólicas finais diminuem
    (C) fluxo turbulento está presente na análise espectral
    (D) todas as acima

84. **Qual das seguintes descreve melhor os tumores do corpo carotídeo?**
    (A) neoplasmas raros
    (B) compostos de tecido paraganglionar
    (C) ocorrem apenas na bifurcação carotídea
    (D) ambas A e B
    (E) todas as acima

85. **Qual das seguintes variações da artéria carótida extracraniana é associada ao sintoma de isquemia?**
    (A) espiral da artéria carótida interna
    (B) dobra da artéria carótida interna
    (C) tortuosidade da artéria carótida interna
    (D) todas as acima

86. **De acordo com o North American Symptomatic Carotid Endarterectomy Trial (NASCET), qual dos seguintes é o tratamento mais comum para redução de risco de derrame cerebral (*stroke*)?**
    (A) identificar e operar lesões apropriadamente graves da bifurcação da carótida comum
    (B) tratar todos os pacientes com terapia por aspirina e efetuar exame Doppler de carótida uma vez por ano
    (C) uma vez a estenose atinja um nível moderado, efetuar a endarterectomia antes que sintomas ocorram
    (D) nenhuma das acima

Corrrelacione os seguintes vasos com a Fig. 12-32.

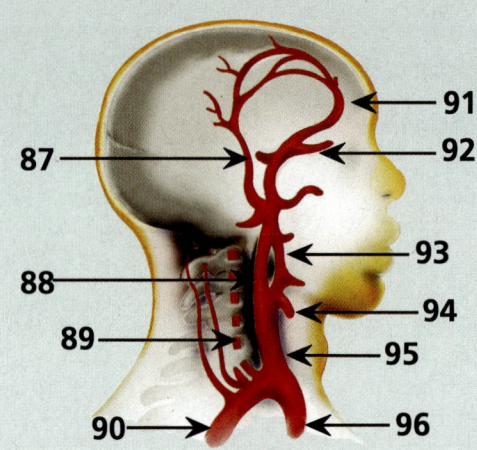

FIGURA 12-32.

87. _____
88. _____
89. _____
90. _____
91. _____
92. _____
93. _____
94. _____
95. _____
96. _____

(A) artéria temporal superficial
(B) artéria supraorbitária
(C) artéria subclávia
(D) artéria carótida interna
(E) artéria oftálmica
(F) artéria carótida comum
(G) artéria carótida externa
(H) artéria tireóidea superior
(I) tronco braquiocefálico
(J) artéria vertebral

97. **Qual das seguintes *não é* um ramo da subclávia?**
    (A) vertebral
    (B) torácica interna
    (C) tronco tireocervical
    (D) tronco costocervical
    (E) hipofisária

98. **A circulação posterior extracraniana é composta de qual das seguintes?**
    (A) artérias vertebrais em um par no dorso do pescoço
    (B) artéria basilar
    (C) braquiocefálica
    (D) ambas B e C

99. Síndrome de roubo subclávio causa qual dos seguintes sintomas?
    (A) ataxia
    (B) paralisia de membro
    (C) vertigem
    (D) síncope
    (E) todas as acima
    (F) ambas C e D

100. Qual das seguintes é o sinal característico da síndrome de furto subclávio?
    (A) diferença de pressão arterial (10-20 mmHg) entre os dois braços
    (B) pulso periférico diminuído na extremidade superior afetada
    (C) diferença de pressão arterial (20-30 mmHg) entre os dois braços
    (D) todas as acima
    (E) ambas A e B
    (F) ambas B e C

101. Quais das seguintes são características do traçado Doppler da síndrome de roubo subclávio?
    (A) desaceleração, inversão ou alternância do fluxo na artéria vertebral contralateral
    (B) velocidades/frequências diminuídas no local da estenose subclávia
    (C) traçado diminuído distal à estenose ou oclusão
    (D) todas as acima
    (E) ambas A e C

102. Qual das seguintes será apresentada na análise espectral da artéria vertebral normal?
    (A) fluxo de alta resistência semelhante à artéria carótida externa
    (B) fluxo monofásico
    (C) padrão de traçado de baixa resistência semelhante à artéria carótida interna
    (D) nenhuma das acima

103. Normalmente o sistema vertebrobasilar fornece que porcentagens do fluxo sanguíneo para o sistema intracraniano?
    (A) 40%
    (B) 10-20%
    (C) 20-30%
    (D) nenhuma das acima

104. Em que vista pode ser visualizada a artéria vertebral?
    (A) medial à jugular
    (B) transversa imediatamente lateral à artéria carótida comum
    (C) plano longitudinal ao nível da carótida comum com o transdutor angulado lateralmente até que a vertebral seja vista passando através dos processos transversos
    (D) ambas A e C
    (E) ambas B e C

105. Quando a síndrome de furto subclávio é assintomática?
    (A) quando exercitando o lado contralateral
    (B) quando exercitando o lado ipsilateral
    (C) em repouso
    (D) nenhuma das acima

Corrrelacione as seguintes artérias na Fig. 12-33.

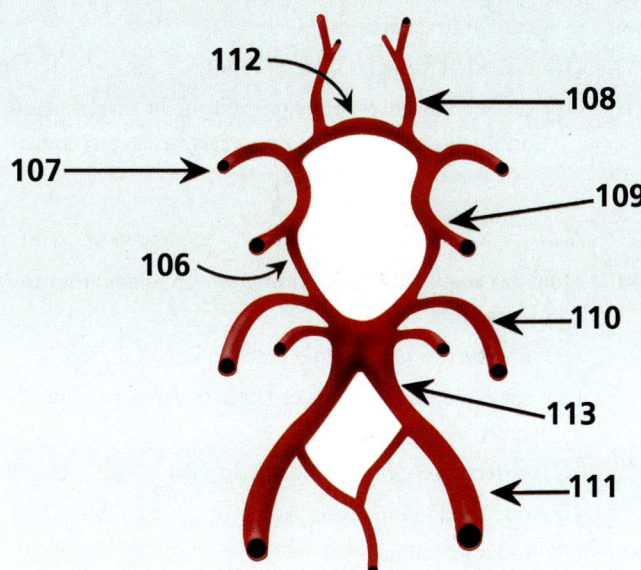

FIGURA 12-33.

106. _____
107. _____
108. _____
109. _____
110. _____
111. _____
112. _____
113. _____

(A) artéria cerebral anterior
(B) artéria comunicante posterior
(C) artéria comunicante anterior
(D) artéria cerebral média
(E) artéria basilar
(F) artéria carótida interna
(G) artéria vertebral
(H) artéria cerebral posterior

114. **Qual dos seguintes transdutores é necessário para efetuar um exame Doppler transcraniano?**
    (A) transdutor de onda contínua de alta frequência
    (B) arranjo linear de alta frequência
    (C) transdutor de baixa frequência (2 MHz)
    (D) *software* computadorizado apropriado para cálculos
    (E) ambas B e C

115. **Qual das seguintes a janela suboccipital examina?**
    (A) artérias vertebrais
    (B) artérias comunicantes posteriores
    (C) artéria basilar
    (D) ambas A e C
    (E) ambas A e B

116. **Qual das seguintes descreve melhor Doppler transcraniano?**
    (A) técnica invasiva que mede e visualiza os principais vasos intracranianos
    (B) exibe hemorragias intracerebrais
    (C) técnica não invasiva usada para medir a velocidade do fluxo sanguíneo nos principais vasos intracranianos cerebrais usando Doppler
    (D) ambas B e C

117. **Qual das seguintes é uma vantagem do imageamento transcraniano?**
    (A) observação de estreitamento do lúmen do vaso
    (B) avaliação visual dos vasos transcranianos para localização
    (C) observação da tortuosidade do vaso
    (D) cálculo do lúmen do vaso
    (E) todas as acima
    (F) ambas B e D

118. **Qual das seguintes artérias é o maior ramo da artéria carótida interna cerebral?**
    (A) artéria oftálmica
    (B) artéria cerebral média
    (C) artéria cerebral anterior
    (D) todas as acima

119. **A artéria cerebral média supre sangue a qual dos seguintes lobos?**
    (A) lobo occipital
    (B) lobo frontal
    (C) lobo temporal
    (D) lobo parietal
    (E) A, B e C
    (F) B, C e D

120. **A artéria cerebral média é dividida em quais dos seguintes segmentos?**
    (A) M1
    (B) M2
    (C) M3
    (D) A-1
    (E) A, B e C

121. **A artéria comunicante posterior se anastomosa com qual das seguintes artérias?**
    (A) artéria cerebral anterior
    (B) artéria cerebral posterior
    (C) artéria cerebral posterior e artéria cerebral média
    (D) ambas A e C

122. **A artéria oftálmica forma anastomoses extensas com qual das seguintes artérias?**
    (A) artéria comunicante anterior
    (B) artéria cerebral anterior
    (C) artéria cerebral média
    (D) artéria carótida externa

123. **A artéria cerebral anterior e seus ramos suprem sangue a qual das seguintes estruturas?**
    (A) lobos frontal e parietal
    (B) corpo caloso
    (C) septo pelúcido
    (D) gânglios (núcleos) basais
    (E) ramo anterior da cápsula interna
    (F) todas as acima
    (G) A, B e C

124. **As artérias vertebrais se unem para formar qual das seguintes artérias?**
    (A) artéria comunicante posterior
    (B) artéria cerebral posterior
    (C) artéria basilar
    (D) ambas A e C

125. **As várias partes do tronco cerebral são supridas por qual das seguintes artérias?**
    (A) artéria cerebral média
    (B) artéria comunicante posterior
    (C) artéria basilar
    (D) todas as acima

126. A artéria basilar não dá origem a qual das seguintes artérias?
    (A) artéria cerebelar inferior anterior
    (B) artéria comunicante posterior
    (C) artéria cerebelar superior
    (D) artérias cerebrais posteriores

127. Quais das seguintes são as artérias anastomóticas que são formadas pelas artérias cerebrais principais?
    (A) artéria cerebral média e artéria comunicante anterior
    (B) artérias vertebrais e basilar
    (C) artérias cerebral anterior e comunicante anterior
    (D) círculo de Willis
    (E) ambas A e C

Combinar os seguintes sistemas de vias colaterais que suprem sangue por anastomoses existentes no cérebro.

128. anastomoses da direita à esquerda fornecem redistribuição de fluxo sanguíneo entre os lados do corpo e ocorrem via _____

129. anastomoses carotídeo-vertebrais via _____

130. anastomoses subclávio-carotídeas e subclávio-vertebrais _____

131. anastomoses ipsolaterais ICA-ECA _____

132. anastomoses ópticas podem fornecer fluxo colateral entre _____

(A) envolvem a artéria cervical profunda, ramos espinhais das artérias vertebrais e a artéria cervical ascendente
(B) artérias supraorbitária e supratroclear
(C) artérias comunicantes anterior e basilar
(D) artérias comunicantes posteriores
(E) artéria cerebral anterior, artéria cerebral média e artéria comunicante posterior

133. Índice de pulsatilidade representa o grau de
    (A) flexibilidade da artéria
    (B) estenose da artéria
    (C) resistência periférica
    (D) todas as acima

134. Um índice de pulsatilidade de > 1,2 pode indicar qual dos seguintes achados?
    (A) pressão intracraniana aumentada
    (B) vasospasmo
    (C) hipercapnia
    (D) insuficiência aórtica
    (E) todas as acima

135. Janela transtemporal possibilita insonação da
    (A) artéria cerebral média (segmentos M1–M2)
    (B) artéria cerebral anterior
    (C) artéria cerebral posterior e segmento C1 do sifão carotídeo
    (D) ICA distal
    (E) A, B e C

136. Janela suboccipital possibilita insonação de qual das seguintes?
    (A) sifão carotídeo (C2, C3 e C4)
    (B) artérias vertebrais
    (C) artéria basilar
    (D) B e C
    (E) A, B e C

137. Janela submandibular permite insonação de qual das seguintes?
    (A) artéria oftálmica
    (B) sifão carotídeo (C2, C3 e C4)
    (C) ICA retromandibular (distal)
    (D) ambas A e B

138. Janela transorbitária possibilita insonação de qual das seguintes?
    (A) artéria oftálmica
    (B) sifão carotídeo (C2, C3 e C4)
    (C) artéria comunicante anterior
    (D) ambas A e B
    (E) todas as acima

Combinar as seguintes janelas acústicas com o nome correto.

139. janela transorbitária _____

140. janela transtemporal _____

141. janela transoccipital _____

142. cada exame Doppler transcraniano inclui todos os seguintes *exceto* _____

(A) imageamento Doppler em cores
(B) análise de traçado espectral com anotação de profundidade, velocidade e direção do fluxo
(C) velocidade média
(D) medição de todas as artérias no círculo de Willis

Combinar a direção do fluxo dos seguintes vasos.

143. sifão carotídeo _____

144. bifurcação da ICA _____

145. segmento M1 da MCA _____

146. artéria vertebral _____

147. artéria basilar _____

148. ACA _____

149. PCA, segmento P1 _____

150. PCA, segmento P2 _____

151. artéria oftálmica _____

(A) fluxo é bidirecional

(B) afastando-se do transdutor

(C) na direção do transdutor

(D) pode fluir em qualquer direção

152. **Qual das seguintes ocorrerá com a oclusão ou uma estenose crítica da artéria carótida extracraniana ipsolateral?**
    (A) velocidade na artéria cerebral média é diminuída ou ausente
    (B) diastólica final na artéria cerebral média é aumentada
    (C) artéria oftálmica diminuirá o fluxo ou pode ter fluxo invertido
    (D) ambas A e C
    (E) ambas A e B

153. **Síndrome de furto subclávio pode ser detectada em qual dos seguintes vasos intracranianos?**
    (A) vertebrais cervicais
    (B) artérias vertebrais intracranianas
    (C) artéria basilar
    (D) todas as acima
    (E) ambas B e C

154. **Estenose de vaso intracraniano exibirá qual das seguintes características?**
    (A) aumento focal na velocidade de fluxo sanguíneo média distal à estenose
    (B) aumento focal na velocidade de fluxo sanguíneo média no local da estenose vascular
    (C) doppler de fluxo em cores mostrará múltiplos padrões de cores
    (D) todas as acima
    (E) ambas A e C
    (F) ambas B e C

155. **Qual dos seguintes vasos intracranianos é mais comum a se ocluir e é visto com CVA agudo?**
    (A) artéria basilar
    (B) artéria cerebral anterior
    (C) artéria oftálmica
    (D) artéria cerebral média

156. **Doppler em cores transcraniano pode ser usado para examinar qual das seguintes condições?**
    (A) morte cerebral
    (B) vasospasmo
    (C) malformações arteriovenosas
    (D) êmbolo
    (E) todas as acima

Respostas e Explicações

Ao final de cada resposta explicada, há uma combinação numérica entre parênteses. O primeiro número identifica a fonte de referência; o segundo número (ou grupo de números) indica a página (ou páginas) em que a informação relevante pode ser encontrada.

1. **(C)** Acidente vascular cerebral é classificado nos Estados como a terceira principal causa de morte anualmente. (*1:561*)

2. **(D)** A ênfase do derrame cerebral como um problema nacional é no diagnóstico precoce e tratamento para prevenir incapacidade a longo prazo. (*2:491*)

3. **(C)** A técnica mais nova para determinação precoce de um acidente vascular cerebral, uma hemorragia ou ataque isquêmico transitório é imagem de difusão de imageamento de ressonância magnética. (*2:491*)

4. **(C)** Qualquer déficit sensitivo ou motor durante mais de 24 horas. (*2:491*)

5. **(C)** Ataque isquêmico transitório é um sintoma neurológico agudo que dura menos de 24 horas e se resolve completamente. (*3:107, 108*)

6. **(E)** Acidente vascular cerebral em evolução é sintomas isquêmicos que pioram ativamente durante um período de observação. (*3:107, 108*)

7. **(A)** Déficit neurológico isquêmico reversível é um sintoma neurológico que dura menos de 24 horas e regride completamente. (*3:107, 108*)

8. **(D)** Acidente vascular cerebral completado é um déficit neurológico estável que teve início súbito e persiste mais de 3 semanas. (*3:107, 108*)

9. **(B)** Morte cerebral aguda é causada por falta de suprimento sanguíneo ou efeito de sangue fora dos vasos normais. (*3:119, 243*)

10. **(D)** Aterosclerose é a principal causa de doença vascular. (*3:254*)

11. **(D)** Ataxia, também chamada distaxia, é um sintoma de insuficiência vertebrobasilar, não sintomas da artéria carótida interna. (*5:173*)

12. **(D)** Vertigem é um sintoma neurológico de doença vertebrobasilar. (*5:1227*)

13. **(C)** Oculopneumopletismografia é usada com taças de pressão sobre o globo ocular. (*Guia de Estudo*)

14. **(C)** Oculopneumopletismografia é usada para detectar lesões hemodinamicamente importantes (> 60%) e na avaliação de fluxo colateral. (*Guia de Estudo*)

15. **(D)** Todas as acima. Unidades de Doppler em cores fornecem em tempo real imagem, análise do traçado Doppler e representação em cores das características de fluxo. (*Guia de Estudo*)

16. **(D)** Um transdutor de arranjo linear de 7,5 MHz é o ideal para imagem em escala de cinza de alta resolução das artérias carótidas. (*Guia de Estudo*)

17. **(C)** Ângulo de 45-60° com a artéria dá a melhor informação Doppler. (*Guia de Estudo*)

18. **(C)** Velocidade sistólica máxima é o mais utilizado dos critérios Doppler para estimativa da porcentagem de redução do diâmetro. (*Guia de Estudo*)

19. **(A)** Correção do ângulo é obrigatória quando se usa velocidade para representar o desvio Doppler. (*3:43*)

20. **(C)** *Aliasing* é um artefato que ocorre com Doppler pulsado em uma estenose hemodinamicamente significativa. (*3:48*)

21. **(C)** Mudança na posição do transdutor, diminuição da profundidade, aumento da frequência de repetição de pulsos, aumento do ângulo Doppler ou abaixamento da frequência podem corrigir *aliasing*. (*3:43, 44*)

22. **(F)** Ambas C e D. Duas vantagenso do *power*Doppler são que ele é benéfico para definir vasos oclusivos e não é dependente do ângulo do feixe e de artefato de *aliasing*. (*3:45*)

23. **(B)** A camada arterial de músculo e tecido elástico é a média. (*Guia de Estudo*)

24. **(C)** A camada pelicular frouxa externa da parede arterial é a adventícia. (*Guia de Estudo*)

647

25. **(A)** A camada interna elástica da parede arterial é a íntima. (*Guia de Estudo*)

26. **(E)** Morfologia variável da placa é descrita como heterogênea (inomogênea) que sonograficamente aparece como uma ecotextura não uniforme. (*3:162-164*)

27. **(D)** O arco aórtico é o vaso do qual se originam os vasos cerebrovasculares. (*3:134*)

28. **(E)** Todas as acima. A vertebral, torácica interna, tireocervical, costocervical e escapular dorsal todas se originam da artéria subclávia. (*3:134*)

29. **(J)** Artéria carótida interna direita. (*Guia de Estudo*)

30. **(B)** Artéria carótida externa direita. (*Guia de Estudo*)

31. **(F)** Artéria subclávia direita. (*Guia de Estudo*)

32. **(I)** Tronco braquiocefálico. (*Guia de Estudo*)

33. **(A)** Artéria basilar. (*Guia de Estudo*)

34. **(E)** Artéria vertebral esquerda. (*Guia de Estudo*)

35. **(G)** Artéria carótida comum esquerda. (*Guia de Estudo*)

36. **(C)** Artéria subclávia esquerda. (*Guia de Estudo*)

37. **(H)** Arco aórtico. (*Guia de Estudo*)

38. **(C)** A artéria carótida comum é o ramo principal do sistema carotídeo. (*3:133-135*)

39. **(B)** A artéria carótida interna demonstra um aumento rápido em velocidade durante a sístole com uma janela clara e fluxo anterógrado contínuo durante a diástole. (*3:133-135*)

40. **(D)** A artéria carótida externa tem uma ascensão sistólica rápida, pico agudo e descenso abrupto, porque ela supre um sistema de alta resistência. (*3:133-135*)

41. **(C)** A artéria carótida comum combina o padrão da artéria carótida interna e a externa. (*3:133-135*)

42. **(A)** O "bulbo" carotídeo exibe um padrão de fluxo turbulento complicado. (*Guia de Estudo*)

43. **(B)** Artéria carótida externa. (*3:134*)

44. **(C)** Artéria carótida comum. (*3:134*)

45. **(A)** Artéria carótida interna. (*3:134*)

46. **(D)** Angiografia de subtração digital é a modalidade radiográfica que é o método de escolha para opacificar o sistema arterial cerebral inteiro. (*Guia de Estudo*)

Os seguintes são os *scans* transversos das artérias carótidas extracranianas na ordem correta de acordo com o protocolo de exame:

47. **(E)** Artéria braquiocefálica e bifurcação das artérias subclávia e carótida. (*3:134*)

48. **(C)** Artéria carótida comum. (*3:134*)

49. **(D)** Bulbo carotídeo. (*3:134*)

50. **(B)** Bifurcação carotídea com artérias interna e externa. (*3:134*)

51. **(A)** Origem da artéria vertebral. (*3:134*)

O seguinte *scan* longitudinal das artérias extracranianas na ordem correta de acordo com o protocolo de exame:

52. **(D)** Artéria carótida comum da clavícula à mandíbula. (*3:133-136*)

53. **(B)** Bifurcação carotídea (bulbo carotídeo e parte proximal das artérias carótidas interna e externa). (*3:133-136*)

54. **(E)** Artéria carótida interna tão longe distal quanto possível. (*3:133-136*)

55. **(C)** Artéria carótida externa tão longe distal quanto possível. (*3:133-136*)

56. **(A)** Artéria vertebral desde a origem até tão longe distal quanto possível (*3:133-136*)

57. **(A)** Artéria carótida externa. (*3:133-136*)

58. **(B)** Artéria carótida interna. (*3:133-136*)

59. **(C)** Artéria carótida comum. (*3:133-136*)

60. **(D)** Bulbo carotídeo. (*3:133-136*)

61. **(A)** Fluxo laminar é o padrão normal de fluxo na artéria carótida. (*3:133-136*)

62. **(C)** Artéria oftálmica é o primeiro grande ramo da artéria carótida interna com importância clínica. (*3:133-136*)

63. **(B)** Hemisférios cerebrais do cérebro, olhos e órgãos acessórios, testa e parte do nariz são supridos por sangue da artéria carótida interna. (*3:133-136*)

64. **(B)** Couro cabeludo, face e a maior parte do pescoço são supridos de sangue pela artéria carótida externa. (*3:134*)

65. **(C)** Percussão temporal é a manobra para identificar que o sinal Doppler está vindo da artéria carótida externa. (*3:143, 144*)

66. **(B)** A artéria carótida comum esquerda. (*3:134*)

67. **(D)** Todas têm o acima. Fluxo turbulento não tem necessariamente que ser causado por placa ateromatosa. Aumento súbito no diâmetro do vaso sanguíneo pode causar turbulência. Isto pode ser visto na região do bulbo carotídeo, onde a camada marginal se separa da parede arterial com uma reversão inerente do fluxo. Artérias tortuosas também podem causar turbulência quanto o fluxo sanguíneo é forçado a mudar de direção. Dobras carotídeas podem causar turbulência uma vez que o lúmen arterial seja estreitado. (*3:6*)

68. **(B)** Um índice de resistividade aumentado na artéria carótida comum pode indicar doença estenótica ou oclusiva distal ao local amostra. Oclusão total da artéria carótida interna pode causar uma diminuição no fluxo diastólico na artéria carótida comum por causa da resistência aumentada ao fluxo. (*3:174*)

69. **(E)** As frequências do desvio Doppler são afetadas pelo ângulo do Doppler, frequência do transdutor e a velocidade dos eritrócitos. (*3:43*)

70. **(C)** Bifurcação carotídea é o local mais comum de formação de placa aterosclerótica. (*3:134*)

71. **(D)** Nenhuma das acima. A artéria carótida interna não tem um ramo na secção cervical. (*3:134*)

72. **(C)** Redução de 50% do diâmetro (*3:172*)

Identificação da morfologia da placa:

73. **(E)** Mole (*3:157*)

74. **(C)** Densa. (*3:157*)

75. **(A)** Calcificada. (*3:157*)

76. **(B)** Ulcerada. (*3:157*)

77. **(D)** Hemorragia intraplaca. (*3:157*)

78. **(B)** Estenose crítica. (*3:157*)

79. **(D)** Oclusão da artéria carótida interna. (*3:157*)

80. **(E)** Inversão de fluxo no bulbo proximal à oclusão da artéria carótida interna. (*3:180*)

81. **(C)** Estenose moderada por redução do diâmetro. (*3:180*)

82. **(A)** Estenose branda por redução do diâmetro. (*3:180*)

83. **(D)** Todas as acima. Distal a uma estenose crítica, a análise espectral mostra diminuição das velocidades sistólicas, diminuição das velocidades diastólicas finais, e fluxo turbulento é visto na análise espectral. (*3:174*)

84. **(D)** Tumor de corpo carotídeo é composto de tecido paraganglionar e é neoplasma raro. (*3:139*)

85. **(B)** Dobra da artéria carótida interna é associada ao sintoma de isquemia. (*3:139*)

86. **(A)** Identificar e operar lesões apropriadamente graves da bifurcação da carótida comum é o tratamento mais comum para redução do risco de acidente vascular cerebral de acordo com o NASCET. (*3:135*)

87. **(A)** A artéria temporal superficial. (*3:136*)

88. **(D)** A artéria carótida interna. (*3:136*)

89. **(J)** A artéria vertebral. (*3:136*)

90. **(C)** A artéria subclávia. (*3:136*)

91. **(B)** A artéria supraorbitária. (*3:136*)

92. **(E)** A artéria oftálmica. (*3:136*)

93. **(G)** A artéria carótida externa. (*3:136*)

94. **(H)** A artéria tireóidea superior. (*3:136*)

95. **(F)** A artéria carótida comum. (*3:136*)

96. **(I)** O tronco braquiocefálico. (*3:136*)

97. **(E)** A hipofisária não é um ramo da subclávia. (*3:136*)

98. **(A)** A circulação posterior extracraniana é composta do par de artérias vertebrais no dorso do pescoço. (*3:136*)

99. **(E)** A síndrome de roubo subclávio causa ataxia, paralisia de membro, vertigem e síncope como sintomas. (*3:12, 113*)

100. **(E)** O sinal característico da síndrome de furto subclávio é a diferença de pressão arterial (10-20 mmHg) entre os dois braços e pulso periférico diminuído na extremidade superior afetada. (*3:12, 113*)

101. **(E)** As características do traçado Doppler da síndrome de roubo subclávio incluem desaceleração, fluxo invertido ou alternante na artéria vertebral contralateral e traçado diminuído distal à estenose ou oclusão. (*3;12, 113*)

102. **(C)** A análise espectral da artéria vertebral normal apresentará traçado de baixa resistência semelhante à artéria carótida interna. (*3:148, 149*)

103. **(B)** Normalmente o sistema vertebrobasilar fornece uma porcentagem de 10-20% do fluxo sanguíneo para o sistema intracraniano. (*3:148-149*)

104. **(C)** A artéria vertebral pode ser visualizada pelo plano longitudinal ao nível da carótida comum com o transdutor angulado lateralmente até que a vertebral seja vista passando através dos processos transversos. (*3:148, 149*)

105. **(C)** A síndrome de furto subclávio é assintomática em repouso. (*3:12, 113*)

106. **(B)** A artéria comunicante posterior. (*3:136*)

107. **(D)** A artéria cerebral média. (*3:136*)

108. **(A)** A artéria cerebral anterior (*3:136*)

109. **(F)** A artéria carótida interna. (*3:136*)

110. **(H)** A artéria cerebral posterior. (*3:136*)

111. **(G)** A artéria vertebral. (*3:136*)

112. **(C)** A artéria comunicante anterior (*3:136*)

113. **(E)** A artéria basilar. (*3:136*)

114. **(E)** O exame Doppler transcraniano requer baixa frequência (2 MHz) e o *software* apropriado par cálculos e computações de análise espectral. (*3;148, 149*)

115. **(D)** A janela suboccipital examina artérias vertebrais e artéria basilar. (*3:134-137*)

116. **(C)** O Doppler transcraniano é descrito como uma técnica não invasiva para medir a velocidade de fluxo sanguíneo nos principais vasos cerebrais intracranianos, usando Doppler de onda pulsada. (*3:246*)

117. **(E)** Imageamento transcraniano tem a vantagem da observação do estreitamento do lúmen vascular, avaliação visual dos vasos intracranianos quanto à localização, observação de tortuosidade vascular e cálculo do lúmen dos vasos. (*3:239-241*)

118. **(B)** A artéria cerebral média é o maior ramo da artéria carótida interna cerebral. (*3:133, 134*)

119. **(F)** A artéria cerebral média supre sangue ao lobo frontal, o lobo temporal e o lobo parietal. (*3:136*)

120. **(E)** A artéria cerebral média é dividida em segmentos M1, M2 e M3. (*3:136*)

121. **(B)** A artéria comunicante posterior anastomosa com a artéria cerebral posterior. (*3:136*)

122. **(D)** A artéria oftálmica forma anastomoses extensas com a artéria carótida externa. (*3:136*)

123. **(F)** Todas as acima. A artéria cerebral anterior e seus ramos suprem os lobos frontal e parietal, o corpo caloso, o septo pelúcido, os núcleos basais e o ramo anterior da cápsula interna. (*3:136*)

124. **(C)** As artérias vertebrais se unem com a artéria basilar. (*3:136-138*)

125. **(C)** A artéria basilar supre as várias partes do tronco cerebral. (*3:136-138*)

126. **(B)** A artéria basilar não dá origem à artéria comunicante posterior. (*3:136-138*)

127. **(D)** As artérias anastomóticas que são formadas pelas principais artérias cerebrais constituem o círculo de Willis. (*3:136-138*)

128. **(C)** Anastomoses direita-esquerda proveem redistribuição de fluxo sanguíneo entre os lados do corpo e ocorrem via artérias comunicantes anterior e basilar. (*3:138*)

129. **(D)** Anastomoses carotídeo-vertebrais via artérias comunicantes posteriores. (*3:136*)

130. **(A)** Anastomoses subclávio-carotídeas e subclávio-vertebrais envolvem a artéria cervical profunda, ramos espinhais das artérias vertebrais e a artéria cervical ascendente. (*3:136*)

131. **(B)** Anastomoses da ICA à ECA ipsolaterais são artérias supraorbitária e supratroclear. (*3:180*)

132. **(E)** Anastomoses ópticas podem prover fluxo colateral entre artéria cerebral anterior, artéria cerebral média e artéria comunicante posterior. (*4:1228*)

133. **(C)** Índice de pulsatilidade representa o grau de resistência periférica. (*3:236*)

134. **(E)** Um índice de pulsatilidade de > 1,2 pode indicar pressão intracraniana aumentada, vasospasmo, hipercapnia e insuficiência aórtica. (*3:236*)

135. **(E)** Janela transtemporal permite insonação da artéria cerebral média (segmentos M1-M2), artéria cerebral anterior, e artéria cerebral posterior e segmento C1 do sifão carotídeo. (*3:122, 123*)

136. **(D)** Janela suboccipital permite insonação das artérias vertebrais e artéria basilar. (*3:151, 152*)

137. **(C)** Janela submandibular possibilita insonação da artéria carótida interna retromandibular (distal). (*3:151, 152*)

138. **(D)** Janela transorbitária permite insonação da artéria oftálmica e sifão carotídeo (C2, C3 e C4). (*Guia de Estudo*)

139. **(C)** Velocidade média. (*3:151, 152*)

140. **(A)** Imageamento Doppler em cores. (*3:151, 152*)

141. **(B)** Análise de traçado espectral com observação de profundidade, velocidade e direção. (*3:151, 152*)

142. **(D)** Medições de todas as artérias no círculo de Willis. (*3:151*)

143. **(D)** O sifão carotídeo pode fluir em qualquer direção. (*Guia de Estudo*)

144. **(A)** Fluxo na bifurcação da artéria carótida interna é bidirecional. (*Guia de Estudo*)

145. **(C)** Fluxo do segmento M1 da MCA é na direção do transdutor. (*Guia de Estudo*)

146. **(B)** Fluxo na artéria vertebral é afastando-se do transdutor. (*3:143-145*)

147. **(B)** Fluxo na artéria basilar é afastando-se do transdutor. (*3:143-145*)

148. **(B)** Fluxo na artéria cerebral anterior (ACA) é afastando-se do transdutor. (*3:143-145*)

149. **(C)** Artéria cerebral posterior (PCA), segmento P1 flui na direção do transdutor. (*3:143-145*)

150. **(B)** Fluxo na PCA, segmento P2 é afastando-se do transdutor. (*3:143-145*)

151. **(C)** Fluxo na artéria oftálmica é na direção do transdutor. (*3:143-145*)

152. **(D)** Com a oclusão ou uma estenose crítica da artéria carótida extracraniana, a velocidade na artéria cerebral média é diminuída ou ausente, e a artéria oftálmica diminuirá em fluxo ou pode ter fluxo invertido. (*3:143-145*)

153. **(E)** Síndrome de roubo subclávio pode ser detectada em vasos intracranianos das artérias vertebrais intracranianas e artéria basilar. (*3:12, 113*)

154. **(F)** Estenose de vaso intracraniano exibirá características de aumento focal na velocidade média do fluxo sanguíneo no local da estenose, e Doppler de fluxo em cores mostrará múltiplos padrões de cores. (*4:1533*)

155. **(D)** A artéria cerebral média é o vaso intracraniano mais comum a se ocluir e é visto no acidente vascular cerebral agudo. (*4:1522*)

156. **(E)** Todas as acima. Doppler em cores transcraniano pode ser usado para examinar condições de morte cerebral, vasospasmos, malformações arteriovenosas e êmbolo. (*3:119-243*)

Referências

1. AbuRahma FA, Bergam JJ. *Noninvasive Vascular Diagnosis: A Practical Guide to Therapy*. 2nd ed. New York: Springer-Verlag; 2006.
2. Hof PR, Mobbs CV. *Handbook of Neurobiology of Aging*. Philadelphia, PA: Elsevier Health Sciences; 2009.
3. Zwiebel WJ, Pellerito JS. *Introduction to Vascular Ultrasonography*. 5th ed. Philadelphia, PA: Elsevier Saunders; 2005.
4. Brunicardi CF. *Schwartz's Principles of Surgery*. 9th ed. New York: McGraw Hill; 2010.
5. *Dorland's illustrated Medical Dictionary*. 31st ed. Philadelphia, PA: Elsevier Health Sciences; 2010.

13

Ultrassonografia das Veias Periféricas

George L. Berdejo ▪ *Joshua Cruz* ▪ *Evan C. Lipsitz*

Guia de Estudo

ANATOMIA DOS VASOS SANGUÍNEOS[1-8]

Os vasos sanguíneos atuam como condutos através dos quais o sangue é bombeado pelo coração. Os vasos caem naturalmente dentro de três categorias gerais:

1. **Artérias** são vasos que conduzem sangue **para longe do coração** e na direção dos tecidos. De acordo com seu tamanho e estrutura, são reconhecidas artérias grandes, médias e pequenas (arteríolas). Uma transição entre artérias e capilares é formada pela meta-arteríola. Em razão do conteúdo de músculo liso nas suas paredes, as artérias médias e menores desempenham um papel importante na regulação da pressão arterial e do fluxo sanguíneo.
2. Os capilares permeiam os órgãos e tecidos do corpo e atuam como os veículos para troca de materiais entre o sangue e as células.
3. As veias conduzem sangue a partir dos tecidos e **na direção do coração**. Elas atuam como condutos de volume em vez de vasos de pressão.

Capilares

Os capilares são compostos de um tubo endotelial suportado por algumas fibras reticulares. Eles medem cerca de 7-9 mícrons de diâmetro e são os mais numerosos vasos sanguíneos do corpo. Existem literalmente muitos quilômetros de capilares no corpo, e eles apresentam uma área de superfície muito grande para o fluxo de sangue. Em decorrência da sua extrema delgadeza, os capilares servem como os vasos sanguíneos através dos quais ocorre a troca de materiais entre as células e o sangue. A grande área de superfície dos capilares assegura um fluxo lento do sangue através dos tecidos, concedendo tempo para que as trocas ocorram.

Vênulas, ou pequenas veias, drenam os leitos capilares. Estes vasos tipicamente possuem duas camadas de tecido nas suas paredes: endotélio e uma camada circundante de tecido conectivo colágeno. As veias de médio tamanho adquirem uma média fina, contendo células musculares lisas esparsas e uma adventícia proeminente. As grandes veias são quase sempre adventícia. As veias têm pouca pressão para resistir e são facilmente colapsadas. As veias dos braços, pernas e vísceras são providas de válvulas para assegurar fluxo sanguíneo na direção do coração. Os vasos médios e grandes de ambos os tipos possuem um sistema de vasos sanguíneos que nutrem o tecido nas suas paredes. Estes constituem os *vasa vasorum*: literalmente, vasos sanguíneos dos vasos sanguíneos.

Paredes Vasculares

Os vasos dos sistemas arterial e venoso são basicamente tubos. Os maiores de todos estes tubos têm paredes compostas de três camadas, ou capas. As paredes dos seguintes maiores consistem em duas destas capas. As paredes do menor de todos os vasos consistem em apenas uma capa que é tão fina que é composta de uma camada única de células. As camadas recebem os mesmos nomes no sistema arterial e no venoso, mas seu tamanho, resistência e composição são um pouco diferentes.

A camada mais externa da parede vascular é chamada túnica adventícia. *Tunica* é a palavra em latim para capa; *adventitia* é latim para estranho ou estrangeiro. Embora *túnica adventitia* seja a forma mais comumente usada para descrever a camada de fora, alguns livros de anatomia usam o termo *tunica externa*.

Temos o costume de pensar nos vasos sanguíneos como condutos que transportam sangue para ou a partir de outras estruturas. Entretanto, os vasos sanguíneos são compostos de tecido vivo, de modo que eles também necessitam nutrição. A adventícia das veias e das artérias é nutrida por vasos diminutos, chamados *vasa vasorum*.

O meio da parede vascular consiste em uma camada chamada túnica média. O nome desta camada é fácil de lembrar. Ele vem da mesma raiz latina que a palavra *medium*, que significa o meio. A camada mais interna de um vaso sanguíneo é chamada túnica íntima, vindo da palavra latina para *dentro*.

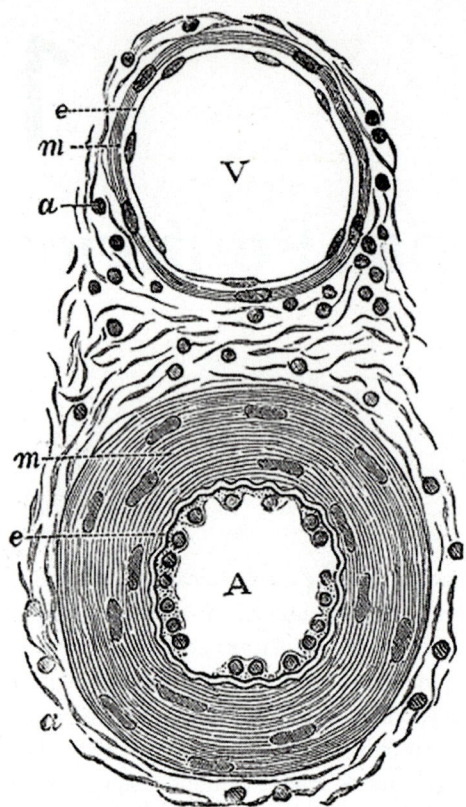

FIGURA 13-1. Imagem em corte transversal de uma veia e artéria. Observar as diferenças nas 3 camadas das paredes vasculares.

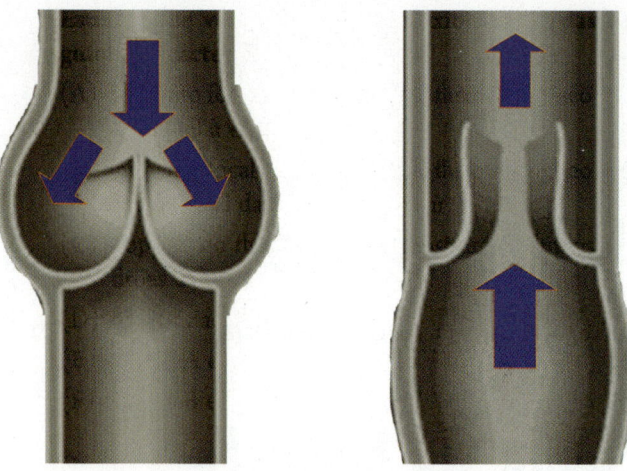

FIGURA 13-2. Válvula venosa fechada (à esquerda). Válvula venosa aberta (à direita).

Embora as três camadas das paredes venosas tenham os mesmos nomes que as das artérias, há algumas diferenças em estrutura. Em uma veia, a adventícia é consideravelmente mais fina e muito menos forte. A túnica média das veias é também muito mais fina e mais fraca que a média arterial, e contém muito menos tecido elástico. Isto faz sentido, uma vez que as artérias precisem resistir às pulsações do coração, enquanto as veias frequentemente não pulsáteis e necessitem menos elasticidade (Fig. 13-1).

A túnica íntima venosa e arterial consiste em um endotélio monocelular. Entretanto, a principal diferença entre a túnica íntima venosa e a arterial é a presença de válvulas venosas.

A característica mais importante da estrutura venosa é a presença de válvulas bicúspides (Fig. 13-2). Estas válvulas são orientadas para permitirem que o sangue flua em uma direção cefálica apenas. Quando funcionando adequadamente, elas não permitem fluxo retrógrado pela perna abaixo. As válvulas nas veias perfurantes dirigem o sangue do sistema superficial para o profundo somente. Imediatamente cefálica e rodeando as cúspides valvulares, a veia é dilatada, formando um pequeno seio. Isto ajuda a função da válvula, facilitando seu fechamento. Sem a área dilatada, as válvulas quando abertas seriam fechadas aproximadas da parede venosa. Uma vez que o fluxo sanguíneo na base da cúspide valvular seja relativamente estagnante, trombos venosos tendem a se formar nos seios valvulares. Válvulas são muito mais numerosas nas veias abaixo do joelho do que nas veias mais proximais. A veia cava e as veias ilíacas comuns não possuem válvulas. Apenas cerca de um quarto das veias ilíacas externas contém uma válvula e cerca de três quartos das veias femorais possuem uma válvula. Uma a quatro válvulas estão presentes na veia femoral superficial, uma a três na poplítea, cerca de sete na fibular, e nove nas veias tibial anterior e posterior. Uma válvula está constantemente presente na veia femoral profunda imediatamente antes de ela se juntar à veia femoral para formar a veia femoral comum. Dentro dos 2-3 cm terminais da veia safena magna, há apenas uma ou duas válvulas. O resto desta veia contém 10-20 válvulas, a maioria das quais é abaixo do joelho. A veia safena parva tem 6-12 válvulas.

ANATOMIA VENOSA

As veias são a metade de trás do sistema circulatório de alça fechada. Sangue flui através das veias na direção do coração, e é assim que nós traçaremos o curso de cada sistema da circulação venosa, começando com a periferia e trabalhando de volta na direção do coração. À medida que as veias se juntam com outras veias, elas se tornam maiores.

Ao discutir a parte venosa da circulação sistêmica periférica, lidaremos com três diferentes grupos ou sistemas: as veias profundas, as veias superficiais e as veias perfurantes ou comunicantes (Fig. 13-3).

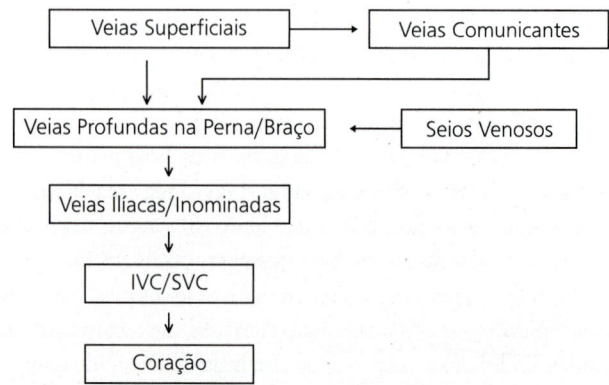

FIGURA 13-3. Padrão do fluxo venoso na extremidade inferior.

Veias Profundas

As veias profundas são assim chamadas em razão de onde elas estão em relação à pele e músculo. Todas as veias jazem embaixo da pele, mas algumas veias são situadas mais profundamente do que outras. As veias profundas são as que se situam embaixo de pele e fáscia. As grandes veias profundas são análogas às artérias correspondentes.

Nas extremidades, as veias profundas são rodeadas por músculo, um fato que é importante para o fluxo do sangue venoso. As veias profundas do corpo situam-se junto das principais artérias e quase sempre compartilham seus nomes. Há quatro exceções à similaridade arterial/venosa profunda, e três delas ocorrem mais ou menos como um grupo na metade superior do corpo. Há duas exceções em nome e duas em número. As duas exceções de nome são a equivalência veia jugular interna/artéria carótida comum e a equivalência veia cava/aorta. Exceções de número são uma artéria inominada *versus* duas veias inominadas e uma artéria infrapoplítea em cada lado *versus* duas ou mais veias infrapoplíteas (Fig. 13-4).

Anatomia da Extremidade Superior. Sangue retornando das veias digitais ou dos dedos esvazia-se para dentro de uma rede venosa na mão chamada arco palmar. Do mesmo modo que no sistema arterial, há um arco profundo e um superficial na mão, e estes se unem para formar o começo das veias radial e ulnar do antebraço. As veias radiais (lado do polegar) e ulnares (lado do mínimo) viajam proximalmente no antebraço junto das artérias e geralmente se unem na área imediatamente abaixo da fossa antecubital para formar a veia braquial (Fig. 13-5). A veia braquial não tem componente superficial, e por essa razão, alguns anatomistas consideram que ela é a primeira das veias profundas verdadeiras da extremidade superior. Ela corre para cima no braço lado a lado com a artéria braquial, aumentando gradualmente em tamanho, enquanto viaja.

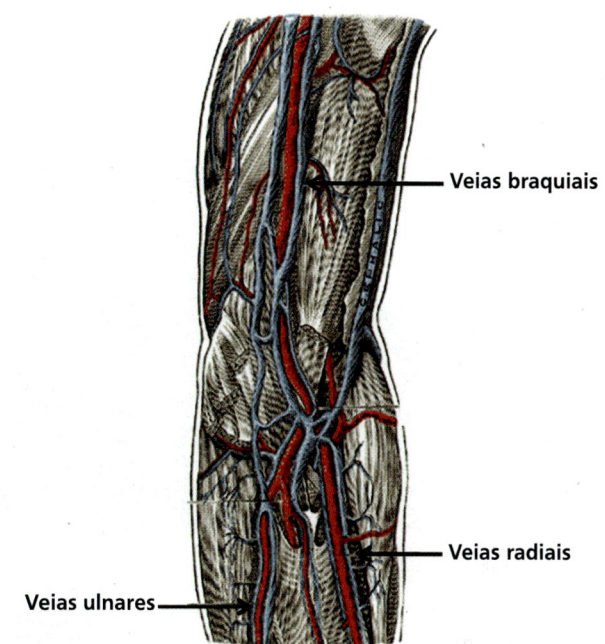

FIGURA 13-5. Anatomia venosa profunda do braço e antebraço.

Onde a veia braquial entra na axila ou sovaco, ela toma o nome da sua nova localização e se torna a veia axilar (Fig. 13-6). Ao emergir da axila e cruzar a margem externa da primeira costela, é chamada veia subclávia. A veia subclávia corre embaixo da clavícula para a base do pescoço, onde é encontrada a primeira das exceções artéria/veia profunda.

Na circulação arterial, há um vaso em cada lado do pescoço, chamado artéria carótida comum. Na circulação venosa profunda, não há veia carótida para corresponder a essa artéria. Em lugar disso, as veias jugulares internas direita e esquerda correm lado a lado das artérias carótidas. No lado direito, a veia subclávia direita se une à via jugular interna direita para formar a veia inominada direita. No lado esquerdo onde não há artéria inominada equivalente, no entanto, as veias subclávia esquerda e jugular interna esquerda formam a veia inominada esquerda. As veias inominadas direita e esquerda se anastomosam para formar a terceira das exceções arteriais/venosas profundas, a veia cava superior (Fig. 13-7).

As duas veias cavas são o equivalente venoso da aorta. Exatamente como todo o sangue suprido pelo sistema arterial vem do coração por via da aorta, todo o sangue drenado pelo sistema venoso retorna ao coração por via da veia cava. A veia cava superior, que é formada pela anastomose das duas veias inominadas, é a maior das duas. A veia cava inferior, que drena o abdome, será discutida mais tarde. A veia cava superior é assim chamada porque ela recebe o retorno venoso da parte superior do corpo (cabeça, pescoço, tórax e extremidades superiores) e está situada acima ou superior ao coração. A forma plural, veias cavas (*venae cavae*), é geralmente usada ao falar das veias cavas superior e inferior juntas.

Anatomia da Extremidade Inferior. Para encontrar a última exceção arterial/venosa profunda, é necessário ir para a extremi-

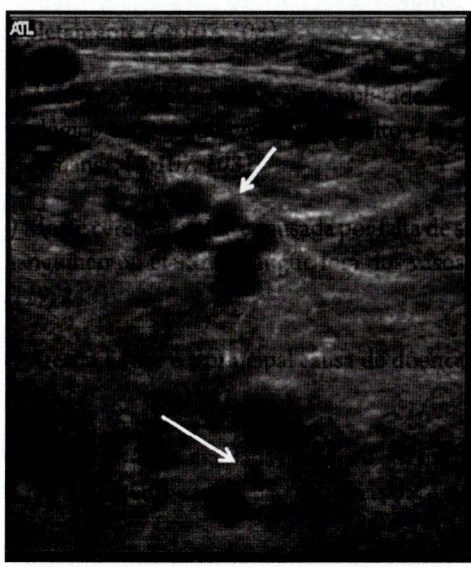

FIGURA 13-4. Ultrassonograma transverso das veias tibiais. Setas brancas apontando artérias com veias profundas adjacentes.

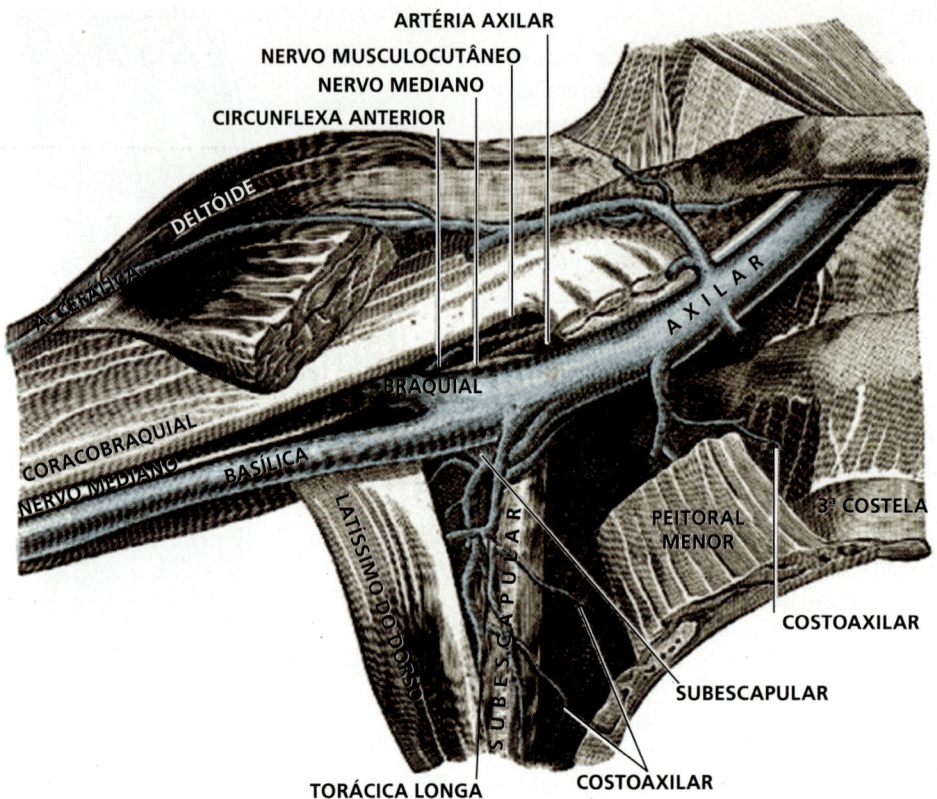

FIGURA 13-6. Veias na região axilar.

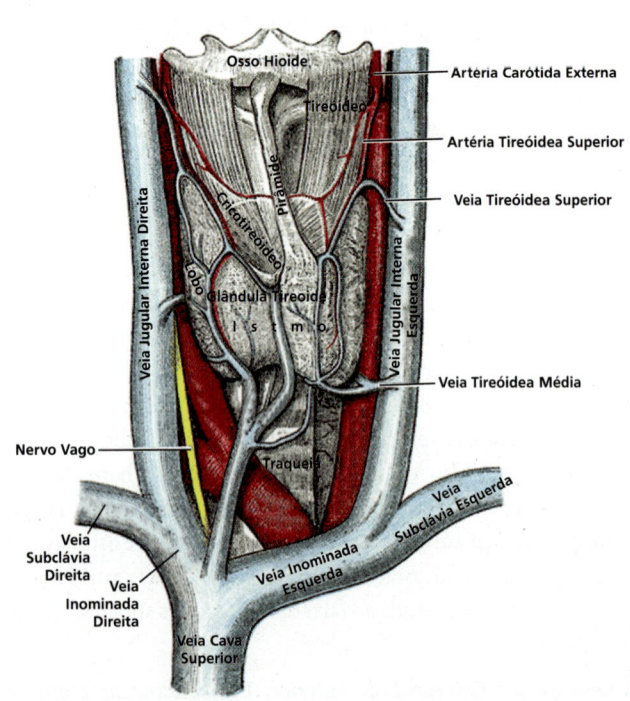

FIGURA 13-7. Veias jugulares internas, subclávias e veias centrais.

dade inferior distal na panturrilha. No pé, estruturas em arcos profundo e superficial recebem drenagem venosa dos dedos. No tornozelo, encontramos a primeira das veias exclusivamente profundas. Do mesmo modo que na circulação arterial, a perna contém veias tibial anterior, tibial posterior e fibular, mas o sistema arterial tem apenas uma de cada. O sistema venoso possui várias de cada; duas, ocasionalmente três, e às vezes quatro veias tibiais anteriores, tibiais posteriores e fibulares podem ser encontradas na perna em indivíduos normais. Esta multiplicidade de veias profundas que têm nome na perna contribui para a dificuldade de avaliar tromboses de pequenas veias profundas nesta área. Estas veias viajam proximalmente ao longo da perna junto das artérias, cujos nomes elas compartilham. Grandes veias em forma de fuso, chamadas sinusoides soleares, coletam a drenagem venosa do músculo sóleo e terminam nas veias posteriores e fibulares. As veias que drenam o músculo gastrocnêmio são tributárias da veia poplítea. Estes grandes sinusoides musculares são importantes fisiologicamente porque eles atuam como os foles principais da bomba muscular, e patologicamente porque são um local favorito de formação de trombo (Fig. 13-8).

A junção das veias da perna é semelhante à divisão das artérias infrapoplíteas. A artéria poplítea primeiro se divide para formar a artéria tibial anterior e, então, o tronco tibiofibular, que a seguir se divide para se tornar as artérias tibial posterior e fibular. No sistema venoso, as veias tibial posterior e fibular juntam-se primeiro, e a seguir têm a junção das veias tibiais anteriores. Todas estas veias se juntam para formar a veia poplítea (Fig. 13-8).

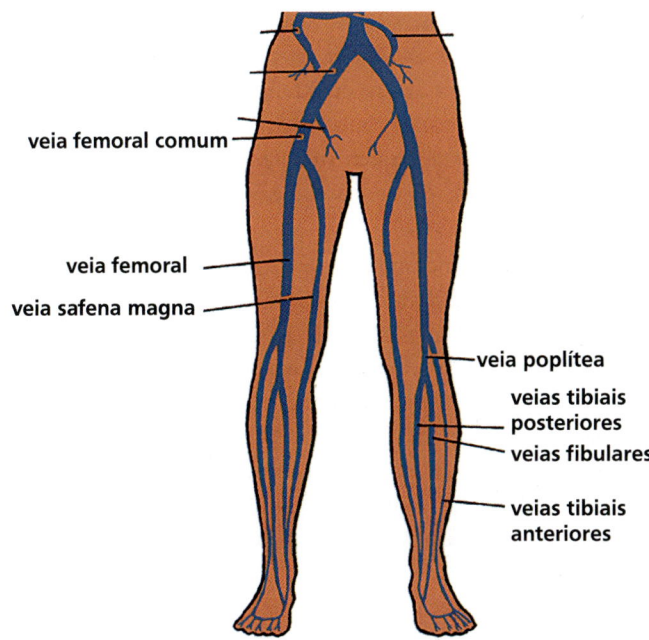

FIGURA 13-8. Veias superficiais e profundas das extremidades inferiores.

A veia poplítea deixa a fossa e entra na coxa como veia femoral. A veia femoral é uma veia profunda. Ela corre através do canal dos adutores ao longo do lado medial da artéria femoral superficial. À medida que a veia viaja proximalmente, ela se une à veia femoral profunda e entra na região da virilha. Ali ela se torna a veia femoral comum. A veia femoral na coxa e a veia femoral comum são sempre situadas mediais às artérias femoral superficial e femoral comum (Fig. 13-8).

Viajando proximalmente para o nível do ligamento inguinal, a veia femoral comum se torna a veia ilíaca externa. Ela então se junta com a veia ilíaca interna ou hipogástrica para se tornar a veia ilíaca comum. Finalmente, ao nível do umbigo, as veias ilíacas comuns direita e esquerda se anastomosam para formar o começo da veia cava inferior (Fig. 13-9).

A veia cava inferior e aorta abdominal são vasos que formam um par, ambos os quais se originam de vasos pareados nas suas margens distais; entretanto, há apenas espaço exíguo em que os seis vasos principais possam existir. A artéria ilíaca comum direita na realidade situa-se em cima da veia ilíaca comum esquerda, de modo a que a veia cava inferior e a aorta possam residir lado a lado (Fig. 13-9). Esta posição às vezes causa compressão da veia ilíaca comum esquerda (síndrome de May Thurner) e pode ocasionalmente ser um fator em certos testes não invasivos da extremidade inferior.

A veia cava inferior viaja proximalmente através do abdome, reunindo sangue retornado de diferentes veias viscerais e pélvi-

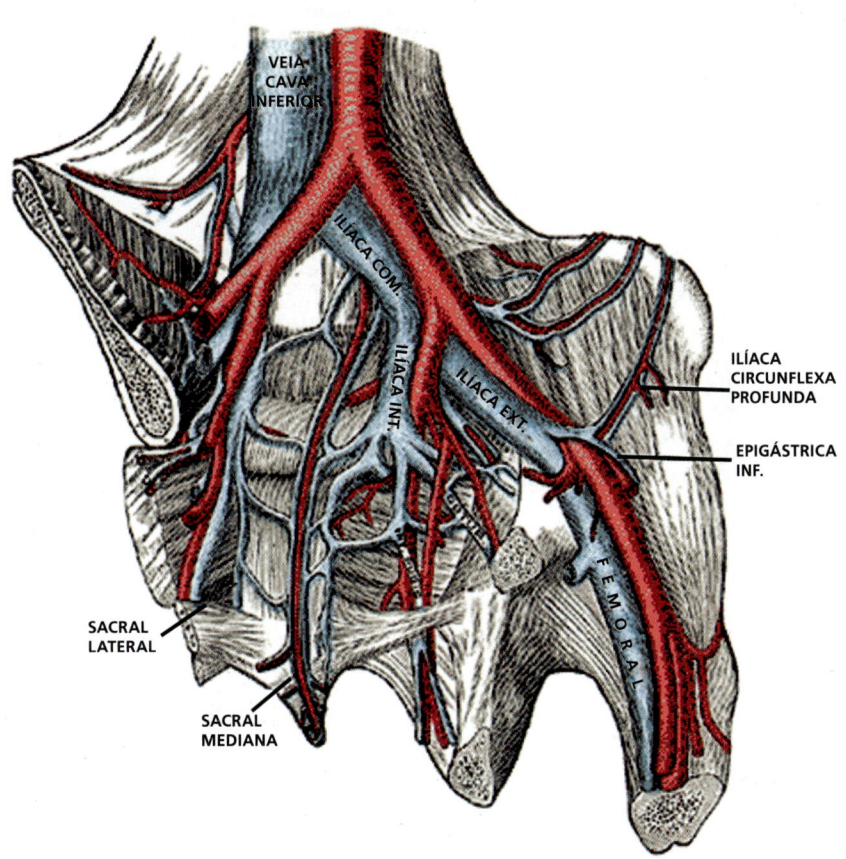

FIGURA 13-9. Demonstração da anatomia do sistema venoso na pelve e abdome inferior.

cas. Ao atingir o nível do coração, ela se une com a veia cava superior para esvaziarem todo o sangue venoso, que está retornando, para dentro do átrio direito, onde ele começa o ciclo circulatório todo outra vez.

Veias Superficiais

As veias superficiais são aquelas que estão localizadas sob a pele, mas acima da fáscia. Estas veias podem às vezes ser vistas embaixo da pele, especialmente se elas se tornarem distendidas como veias varicosas.

Extremidades Superiores. Na mão, como mencionado, há estruturas venosas superficiais bem como profundas, chamadas arcos palmares. No antebraço, as veias superficiais formam uma rede complexa que se espalha sobre a circunferência do membro. No braço, estas quatro veias do braço se unem para formar duas veias superficiais maiores.

As veias superficiais que correm ao longo do aspecto lateral do braço são chamadas veias cefálicas, enquanto aquelas no aspecto medial são chamadas veias basílicas. O padrão de distribuição das veias superficiais da extremidade superior é diferente em cada pessoa e pode diferir de um lado para o outro no mesmo indivíduo. O tronco principal da veia cefálica se esvazia na veia subclávia, e o tronco principal das veias basílicas se esvazia no sistema venoso profundo via axilar; entretanto, ambas estas terminações podem ser variáveis (Fig. 13-10).

Extremidades Inferiores. A extremidade inferior também tem dois conjuntos de veias superficiais. Começando posteriores ao maléolo lateral e correndo ao longo do aspecto posterior da perna há as veias que formam a rede safena parva. Os ramos laterais posteriores e posteriores da veia safena parva se juntam, então viajam profundo para dentro do interior da perna perfurando a fáscia no terço superior da panturrilha. A rede safena parva esvazia-se na veia poplítea frequentemente na parte média da fossa poplítea; entretanto, isto pode variar e, às vezes, ocorre bem acima do joelho (Fig. 13-11).

Novamente começando no dorso do pé, mas desta vez anterior ao maléolo medial situa-se a veia safena magna. Esta veia superficial é extremamente importante, especialmente em cirurgia, em que ela é usada como material para enxertos de *bypass* (pontes na extremidade inferior ou coronarianas). Seus ramos ou tributárias se estendem sobre os aspectos medial anterior e lateral do membro, mas o trajeto do seu tronco principal é razoavelmente bem definido. Depois da sua origem no pé, a veia safena magna passa superiormente ao longo do aspecto medial da perna. Na área do joelho, ela vira para o dorso do membro. A rede safena magna se conecta com o sistema venoso profundo alguns centímetros abaixo do ligamento inguinal. Como a rede safena parva, ela tem que penetrar a fáscia para atingir as veias profundas (Fig. 13-11). A veia safena magna é a veia mais longa no corpo.

Drenando para as veias safenas há numerosas tributárias, que jazem mais superficialmente no tecido subcutâneo. Uma destas veias, a veia arco posterior, merece menção especial porque representa a conexão superficial das três veias perfurantes do tornozelo, que são de grande importância na gênese de ulceração de estase. A veia arco posterior começa atrás do maléolo medial e passa acima no aspecto medial da panturrilha para entrar na veia safena magna ao nível do joelho. A confluência da extremidade cefálica da veia safena magna com o sistema venoso profundo é chamada junção safenofemoral. Esta junção é muito importante, uma vez que um trombo na veia safena magna possa se propagar para o sistema venoso profundo por meio da junção safenofemoral.

Além das suas profundidades, as veias profundas e superficiais diferem de outra maneira, especialmente nos membros inferiores. As paredes das veias safenas são um pouco mais fortes que as das veias profundas na perna. Isto faz sentido quando se considera sua posição relativa. As veias profundas estão sepultadas dentro das massas musculares dos membros inferiores sob a camada fascial, e elas são suportadas por estas estruturas. As veias superficiais possuem apenas uma fina cobertura de pele para sua proteção e suporte. Entretanto, a força das veias safenas é limitada; elas não são capazes de carregar grandes quantidades de sangue em um tempo qualquer.

Veias Perfurantes

Conectando os sistemas profundo e superficial existe uma série de veias perfurantes ou comunicantes. Estas veias perfurantes permitem que o sangue nas veias superficiais permaneça em níveis controláveis. Estas veias penetram a fáscia, daí o nome perfurante. Na coxa, há uma veia perfurante constante conhecida como perfurante de Hunter que conecta a veia femoral à veia

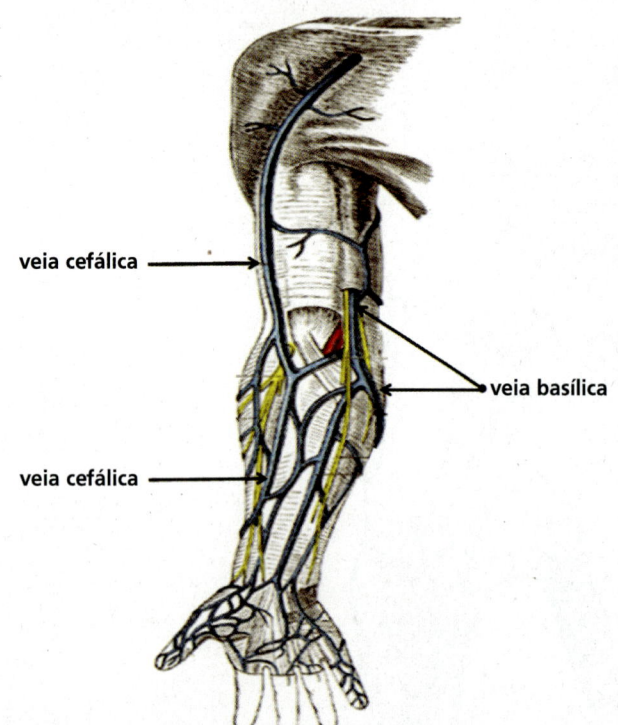

FIGURA 13-10. Demonstração das veias superficiais do braço e antebraço.

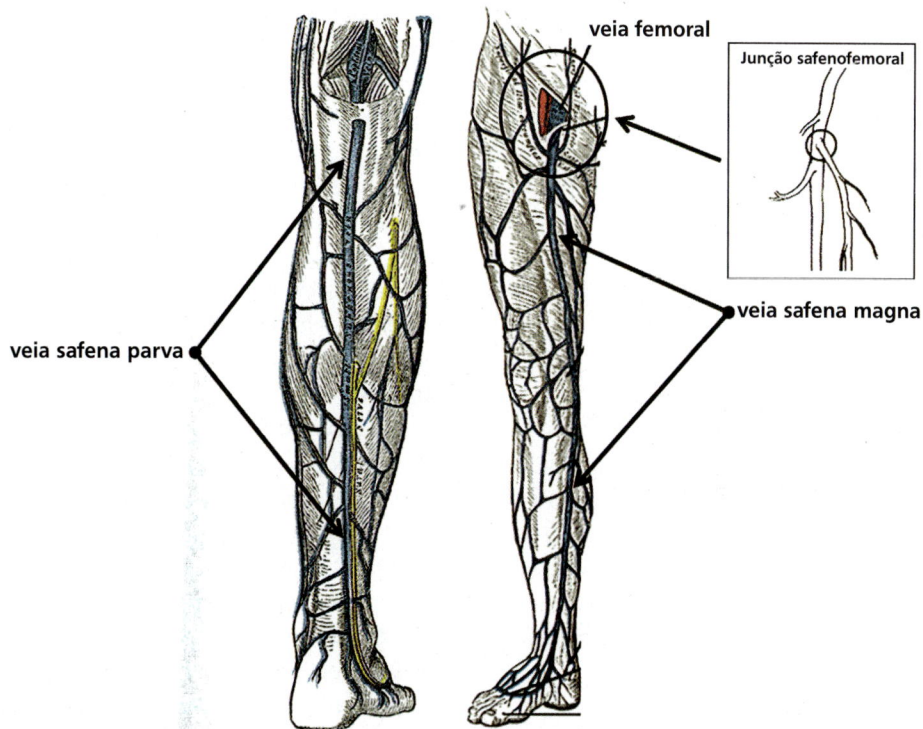

FIGURA 13-11. Veia safena parva e tributárias. Veia safena magna e ramos. *(Reimpressa com permissão de Gray H. Em: Goss, CM, ed.* Anatomy of the Human Body. *Philadelphia: Lea & Febiger; 1973:717, 718.)*

safena magna. Mais numerosas e mais importantes são as veias perfurantes na panturrilha.

Quando funcionando corretamente, as válvulas nas veias perfurantes ou comunicantes dirigem o fluxo das veias superficiais na direção do sistema profundo somente (Fig. 13-12).

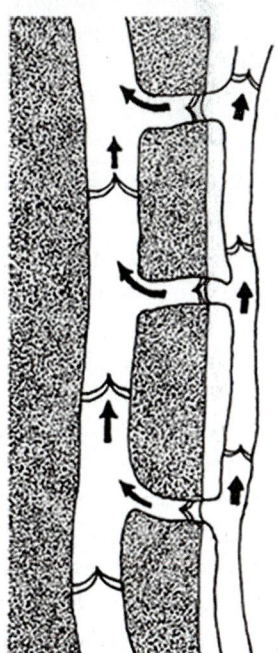

FIGURA 13-12. Padrão do fluxo venoso. Veias superficiais para profundas através das perfurante.

HEMODINÂMICA VENOSA NORMAL[9,10]

Para compreender as alterações que ocorrem com doença, é necessário adquirir compreensão geral da hemodinâmica venosa normal. A pressão dentro de qualquer vaso sanguíneo é um resultado, em parte da pressão dinâmica produzida pela contração do ventrículo esquerdo. Diferentemente do sistema arterial, este componente no sistema venoso é relativamente pequeno, em torno de 15-20 mmHg nas vênulas, e 0-6 mmHg no átrio direito. Em qualquer posição outra que não a horizontal, a pressão hidrostática representa um papel importante na determinação da pressão no interior das veias. A pressão hidrostática é decorrente do peso da coluna de sangue dentro do vaso. A pressão hidrostática é igual à densidade do sangue multiplicada pela aceleração devida à gravidade multiplicada pela altura da coluna de sangue. No corpo humano, o nível do átrio direito é usado como o ponto de referência ao qual medir a pressão hidrostática. Quando supino, as artérias e veias estão todas na mesma altura que o coração. Por essa razão, a pressão hidrostática é desprezível, e a pressão será aproximadamente a pressão dinâmica. A pressão dentro das veias ao nível do tornozelo é cerca de 15 mmHg. Em pé, um indivíduo que tenha aproximadamente altura de 1,80 m acrescentará uma pressão hidrostática de 102 mmHg ao nível do tornozelo (Fig. 13-13).

Como as veias são tubos colapsáveis, sua forma é determinada pela pressão transmural. Pressão transmural é igual à diferença entre a pressão dentro da veia e a pressão tecidual. A baixas pressões transmurais (quando uma pessoa está supina), uma veia assumirá um forma de haltere. À medida que a pressão no interior de uma veia aumenta, a veia se tornará elíptica. A altas pressões transmurais (enquanto em pé), a veia se tornará circular. À medida que a pressão transmural venosa for aumentada de 0 a 15 mmHg, o volume da veia pode aumentar mais de 250%. Um pequeno aumento na pressão é requerido para alterar uma veia elíptica para uma veia circular de alto volume; entretanto, é necessário um aumento importante na pressão para estirar a parede venosa uma vez a veia tenha assumido uma configuração circular.[8-10]

PRESSÃO E FLUXO VENOSOS

A primeira característica que associamos a fluxo arterial é pulsatilidade; entretanto, a influência direta do coração pulsando sobre o sistema venoso é mínima. A maioria das veias não fornece fluxo pulsátil, mas há duas exceções completas e uma parcial a essa regra. Em virtude da proximidade ao coração, a veia jugular interna e a veia subclávia normalmente são pulsáteis. A veia axilar pode ou não ser pulsátil, dependendo do indivíduo. Pulsatilidade na veia axilar não é considerada anormal, mas em vez disso uma variação individual. Não pulsatilidade é normal em todas, exceto as grandes veias. A característica de fluxo típico das veias é chamada fasicidade.

O termo fasicidade em referência ao sistema venoso refere-se ao encher e esvaziar que ocorre nas veias normais em resposta à respiração. Todas as veias profundas normalmente exibem fasicidade, mesmo aquelas que são um pouco pulsáteis. A respiração tem esta influência de enchimento e vazante porque diferentemente das artérias que têm paredes fortes, as veias são colapsáveis

As duas fases da respiração são a inspiração (aspiração) e a expiração (exalação). O modo pelo qual o sangue se move em fase com a respiração difere de acordo com a parte do corpo afetada e a posição em que o corpo estiver colocado.

Quando um corpo está em pé, a respiração produz gradientes de pressão que influenciam o movimento do sangue venoso. À medida que os pulmões se enchem de ar durante a inspiração, a cavidade torácica se expande. Quando o tórax se expande, o diafragma desce, e consequentemente a cavidade abdominal se torna menor. As veias localizadas dentro do tórax e abdome são afetadas por estas alterações de pressão. À medida que a cavidade torácica se torna maior, a pressão dentro dela diminui, e a pressão dentro do átrio direito e na parte torácica da veia cava é também reduzida. Ao mesmo tempo, a cavidade abdominal vai ficando menor, elevando o gradiente de pressão dentro do abdome e nas veias abdominais.

Os líquidos se movem das áreas de alta pressão para áreas de baixa pressão. Durante a inspiração, o resultado é o colapso da veia cava inferior e fluxo diminuído ou ausente das extremidades inferiores. Com a expiração, o processo inverte-se, a pressão intra-abdominal diminui, e a pressão intratorácica aumenta, resultando em aumento do fluxo sanguíneo venoso para o coração a partir das extremidades inferiores, e em geral fluxo reduzido a partir das extremidades superiores.[8,9]

Retorno Venoso das Extremidades Superiores

A respiração afeta o retorno venoso das extremidades superiores, mas em menor extensão do que afeta o corpo inferior. Novamente, a fasicidade nas veias da extremidade superior também pode variar de acordo com as circunstâncias. Na veia braquial, por exemplo, a inspiração pode produzir um som reduzido ou aumentado. Se a pressão intratorácica abaixada ou negativa fizer mais sangue se mover da veia braquial para a veia subclávia, o fluxo a partir da veia braquial aumentará. Às vezes, no entanto, expansão dos pulmões à inspiração comprimirá fisicamente a veia subclávia. Quando isto acontece, menos sangue venoso se moverá do tórax para os braços, e o som na veia braquial diminuirá. De um ponto de vista clínico, isto é importante pelo fato de que alterações fásicas devem ser detectáveis em todas as veias profundas, relacionadas com a respiração.

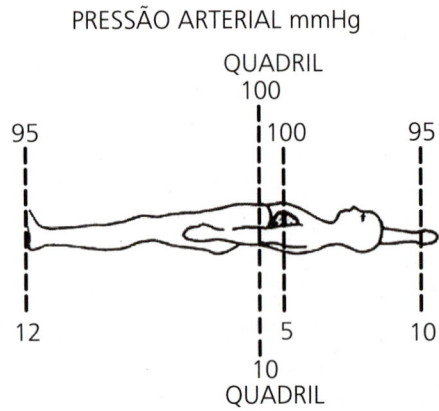

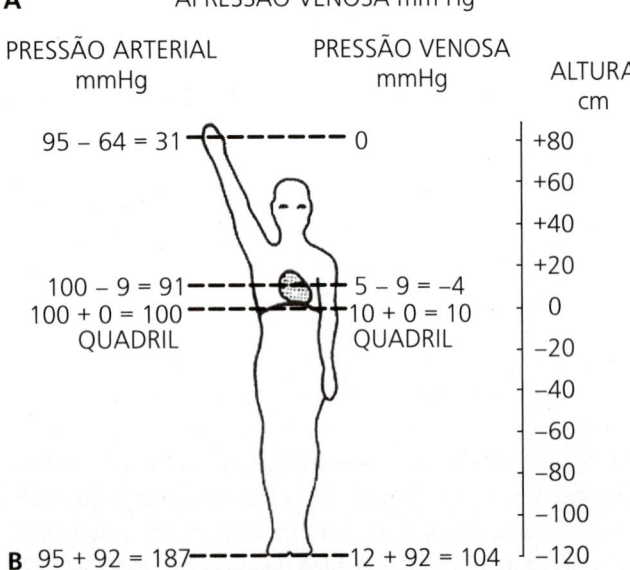

FIGURA 13-13. Gráfico que mostra as alterações na pressão venosa causadas por alterações na posição do corpo. *(Reimpressa com permissão de Strandness DE, Sumner DS.* Hemodynamics for Surgeons. *New York: Grune & Stratton; 1975:123.)*

Retorno Venoso das Extremidades Inferiores

Na presença de uma trombose venosa profunda, a pressão venosa é aumentada em razão de um aumento na resistência venosa. A alteração na resistência venosa dependerá da localização do segmento venoso obstruído, da extensão da obstrução e do número de veias comprometidas. Oscilações no fluxo venoso a partir da perna podem ser reduzidas ou ausentes e o fluxo pode-se tornar contínuo.

Edema é um sinal constante de pressão venosa aumentada. A equação de equilíbrio de Starling descreve o movimento de líquido através do capilar. Forças que atuam para mover líquido para fora do capilar são a pressão intracapilar e a pressão osmótica intersticial aumentada. Forças que favorecem a reabsorção de líquido do interstício são a pressão intersticial e a pressão osmótica capilar. Normalmente, as forças são equilibradas de tal modo que há pouca perda global de líquido para fora do espaço vascular para dentro do espaço intersticial. Enquanto em pé, a pressão capilar aumentada não é mais equilibrada pelas forças reabsortivas, e ocorre perda de líquido do sistema vascular. Formação de edema é limitada pela ação do músculo da bomba muscular da panturrilha. A contração dos músculos da panturrilha atua para esvaziar as veias e diminuir a pressão venosa. Na presença de trombose venosa, a pressão venosa é aumentada. Esta pressão venosa aumentada será transmitida retrogradamente pelo sistema vascular para o nível capilar, resultando em pressão capilar aumentada, que levará à formação de edema. Uso de meias de compressão diminuirá a pressão intersticial, o que favorecerá reabsorção aumentada de líquido. Isto diminui a formação de edema. Elevação das pernas reduzirá a pressão intracapilar pela redução da pressão hidrostática, o que também limitará a formação de edema.[8]

DINÂMICA VENOSA COM EXERCÍCIO

A bomba muscular da panturrilha ajuda no retorno de sangue das pernas contra a força da gravidade. Os músculos atuam como a fonte de força. Os sinusoides intramusculares (especialmente o gastrocnêmio e o sóleo) e as veias profundas e superficiais desempenharão todos uma parte neste mecanismo. As válvulas são necessárias para assegurar ação eficiente da bomba muscular. O fechamento das válvulas nas veias profundas diminuirá a extensão da coluna de sangue, o que ajuda a reduzir a pressão venosa. Em repouso, o sangue estagna na perna e só é propelido passivamente pelo gradiente de pressão dinâmica criado pela contração do ventrículo esquerdo. A contração dos músculos da panturrilha é capaz de gerar pressões > 200 mmHg. Isto comprime as veias forçando sangue para cima tanto nas veias profundas quanto superficiais. As válvulas são fechadas nas veias perfurantes e nas veias na panturrilha distal para impedir refluxo de sangue. Com relaxamento, uma vez que estas veias estejam vazias, sangue é puxado para esta área a partir das veias superficiais via perfurantes. Veias mais distais também ajudam a encher as veias da panturrilha, quando ocorre relaxamento.[8,10]

RESISTÊNCIA VENOSA

Quando distendida, a área de secção transversa da veia é cerca de três a quatro vezes aquela das artérias correspondentes. Não é de surpreender que as veias extrapulmonares contenham cerca de dois terços do sangue no corpo. Inobstante, é um pouco surpreendente que apesar do seu maior diâmetro, as veias ofereçam aproximadamente a mesma resistência ao fluxo que as artérias. Isto é explicado pela natureza colapsável das paredes venosas. As veias raramente estão completamente cheias. No estado parcialmente vazio, elas assumem uma secção transversa achatada ou elíptica, que oferece bem mais resistência ao fluxo sanguíneo do que uma secção transversa circular. A capacidade de ir de uma secção transversa elíptica para uma circular é distintamente vantajosa. Ela permite às veias acomodarem um grande aumento no fluxo sanguíneo sem um aumento no gradiente de pressão da periferia ao coração. Em outras palavras, à medida que a taxa de fluxo aumenta, a veia se torna mais circular, diminuindo a resistência.

TROMBOSE VENOSA PROFUNDA – MECANISMOS DE DOENÇA E PATOLOGIA

Etiologia, Patologia, e Fisiopatologia da Trombose da Veia Profunda[11]

Obstrução venosa é quase sempre o resultado de trombose venosa. Menos frequentemente, compressão extrínseca pode levar à obstrução total, como na veia subclávia, algumas vezes por causa de um problema da saída torácica, embora isto seja raro. Isto é às vezes chamado trombose de esforço ou síndrome de Paget–Schroetter[12,13] (Fig. 13-14). Compressão também pode ocorrer na área da veia ilíaca comum esquerda (síndrome de May Thurner[14,15]). Trombose venosa profunda nos membros inferiores é uma condição relativa-

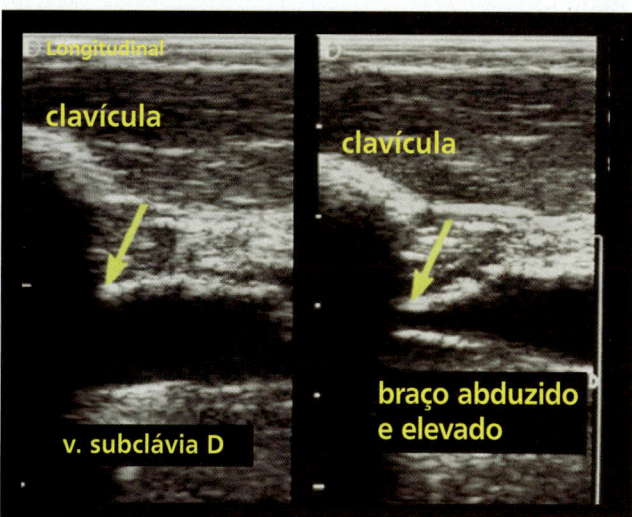

FIGURA 13-14. Ultrassonografias que demonstram veia subclávia normal na imagem esquerda e compressão, com abdução na extremidade superior, na imagem direita.

mente comum e é particularmente importante por causa do risco de embolia pulmonar. No passado, admitia-se que trombose venosa profunda causava inevitavelmente edema crônico, hiperpigmentação e outras alterações de insuficiência venosa crônica. Atualmente, é bem sabido que aproximadamente um terço dos trombos se lisará rapidamente. Em segmentos venosos que experimentem lise total dentro de 3-5 dias, a função valvular frequentemente é mantida.[16] Em virtude do risco de embolização pulmonar, diagnóstico urgente é feito por técnicas de imagem e tratamento por anticoagulação imediata. Anticoagulação aguda é obtida com heparina, e anticoagulação crônica com warfarina. Terapia trombolítica pode ser usada em situações clínicas especiais.[17-23]

Trombos em veias profundas podem variar de alguns milímetros de comprimento a longas massas tubulares que enchem as principais veias. Eles podem se formar em veias >1 ou 2 mm de diâmetro e geralmente em vasos de grande ou médio tamanho. Os trombos começam como ninhos microscópicos, e então crescem por um processo aditivo e se tornam visíveis. Pequenos trombos são comumente encontrados nos recessos valvulares através de várias veias profundas da perna e coxa e nos sáculos das veias soleares. É a partir destes que crescem as longas estruturas tubulares. Inicialmente, há propagação na direção da corrente venosa por deposição de camadas sucessivas de coágulo de trombo a partir do sangue, o ninho microscópico primário assim se torna visível. Ainda mais camadas adicionais, tanto longitudinal quanto circunferencialmente, aumentam o comprimento e diâmetro do trombo. Esses trombos são a princípio fixados na veia apenas nos seus pontos de origem, e flutuam quase livremente no sistema sanguíneo (Fig. 13-15). Se ocorrer propagação adicional, pode resultar obstrução venosa, e isto muitas vezes leva à trombose retrógrada, para trás até o seguinte vaso patente.[24,25]

Fisiopatologia da Trombose Venosa da Panturrilha. Apesar de observações de que a maioria dos trombos começa na panturrilha e de que os trombos proximais são frequentemente uma extensão da trombose venosa da panturrilha, dados limitados sugerem que há diferenças fisiopatológicas entre trombose venosa de panturrilha proximal e isolada. Pacientes com trombose venosa de panturrilha isolada têm menos fatores de risco e uma incidência mais baixa de malignidade. Entre 499 pacientes vistos com uma trombose venosa profunda aguda, aqueles com trombose venosa da panturrilha tinham uma média de um fator de risco, em comparação a dois fatores de risco naqueles com trombose proximal.[16] Coerentemente com estas observações, os pacientes com trombose venosa isolada parecem ser menos hipercoaguláveis. Estes dados sugerem que trombos em veias da panturrilha isolados não são simplesmente trombos iniciais que ainda têm que se propagar, mas em vez disso refletem um estado protrombótico mais limitado.

Incidência da Trombose Venosa Profunda[26,27]

Foi estimado que trombose venosa profunda aguda clinicamente reconhecida tem uma incidência de até 250.000-300.000 novos casos por ano nos Estados Unidos. Vários estudos focalizaram especificamente a epidemiologia do tromboembolismo venoso (VTE). Nestes estudos, envolvendo predominantemente populações caucasianas, a incidência de VTE sintomático de primeira vez padronizada diretamente por idade e sexo à população dos EUA variou de 71 a 117 casos por 100.000 da população.[27-32]

Com base em diferenças potenciais na incidência de complicações agudas e crônicas, estes episódios são comumente definidos como comprometendo as veias da extremidade inferior proximal, estendendo-se da veia poplítea à confluência das veias ilíacas ou isolada nas veias da panturrilha. Trombose venosa isolada da panturrilha pode comprometer as veias fibulares, tibiais posteriores ou anteriores, as veias gastrocnêmicas ou as veias soleares. Embora se admita que trombose venosa profunda de extremidade inferior frequentemente se origina nas veias da panturrilha, a maioria das tromboses *sintomáticas* compromete as veias proximais. A incidência de trombose venosa isolada de panturrilha tem variado nas diferentes séries, mas raramente foi insignificante. Até um terço dos trombos detectados por ultrassonografia dúplex é isolado nas veias da panturrilha.[16]

Fatores de Risco

Pacientes com um ou mais elementos da tríade de Virchow (Tabela 13-1) são suscetíveis à trombose.[33-35] A maioria dos casos se origina durante o curso de outra doença, e uma conexão com limitação ao leito e idade avançada tem sido conhecida há longo tempo. Estão em risco pacientes pós-trauma, ortopédicos, ginecológicas, obstétricas e cirúrgicos, mas muitos pacientes clínicos como aqueles com ataque cardíaco, insuficiência cardíaca congestiva, acidente vascular cerebral agudo e paraplegia também estão. Adicionalmente, trombose venosa profunda ocorre como um estado primário em homens e mulheres deambulativos sadios sem causa aparente, e constitui agora um risco em pacientes recebendo terapia estrogênica e em mulheres que tomam anticoncepcionais orais. Outros fatores predisponentes reconhecidos são obesidade e trombose prévia (Tabela 13-2).

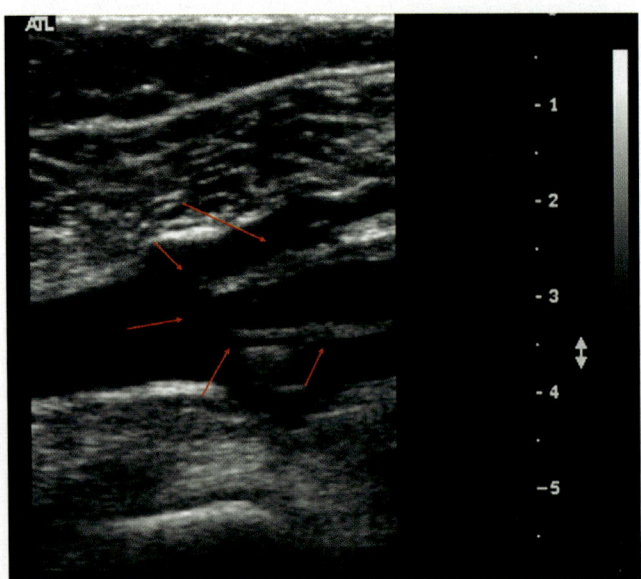

FIGURA 13-15. Ultrassonografia com setas vermelhas demonstrando trombo dentro do lúmen de uma veia.

TABELA 13-1 • Tríade de Virchow

A tríade de Virchow pode ser resumida do seguinte modo:
• Estase venosa
  • Mais tempo para coagular
  • Pequenos coágulos não removidos
  • Viscosidade sanguínea aumentada
• Dano à parede vascular
  • Trauma acidental
  • Trauma cirúrgico
• Coagulabilidade sanguínea aumenta
  • Aumento no fator tecidual
  • Presença de fatores ativados
  • Diminuição em inibidores da coagulação (antitrombina III [AT III])

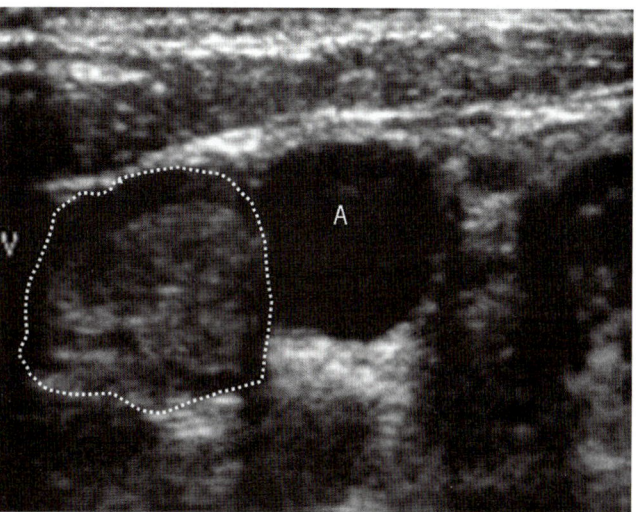

FIGURA 13-16 Ultrassonografia transversa de trombose venosa profunda na extremidade superior.

Trombose isolada de veia ilíaca é considerada rara. Entretanto, é bem sabido que gravidez e anormalidade pélvica, como câncer, trauma e cirurgia recente, também podem predispor à trombose venosa ilíaca.[36] A incidência verdadeira de trombose venosa profunda pélvica isolada nestes pacientes, no entanto, não é conhecida, uma vez que o diagnóstico dúplex de trombose ilíaca seja frequentemente difícil, e sua precisão, em comparação ao diagnóstico de trombose venosa profunda de extremidade inferior, ainda está por ser estabelecida.

Embora trombose venosa axilar-subclávia represente uma pequena fração de todos os casos de trombose venosa profunda, ela de fato é uma entidade clínica importante. No passado, ela foi considerada benigna e autolimitada, e eram advogadas medidas conservadoras. Mais recentemente, foi reconhecido que pode ocorrer considerável morbidade, e tratamento agressivo é dominante na clínica de hoje.[37] Similarmente, no passado, trombose venosa axilar-subclávia espontânea, conhecida como trombose de esforço, foi associada a uma variedade de atividades físicas. Agora, em virtude dos cateteres centrais e cabos de marca-passo, uma causa mais frequente é traumática e iatrogênica. De fato, este elemento da trombose axilar-subclávia é tão comum que se admite que entre um terço e dois terços dos pacientes com linhas ou cateteres subclávios desenvolvem trombose venosa profunda. Alguns pacientes com trombose venosa de extremidade superior terão fatores da coagulação anormais (Fig. 13-16).

TABELA 13-2 • Fatores de Risco de Tromboembolismo Venoso

	Fatores de Risco de Tromboembolismo Venoso			
Estase/Lesão Endotelial	**Doenças Trombóticas**	**Condições Médicas**	**Drogas**	**Outros**
Aparelhos venosos de demora	Resistência à proteína C ativada	Malignidade (tumor sólido e doenças mieloproliferativas)	Uso de anticoncepcional oral	Idade avançada
Cirurgia (especialmente pélvica ou ortopédica)	Fator V Leiden	Gravidez	Terapia de reposição hormonal	
Grande trauma, fraturas	Mutação G20210A do gene da protrombina	Infarto do miocárdio	Quimioterapia (inclusive tamoxifeno)	
Viagem prolongada	Hiper-homocisteinemia	Insuficiência cardíaca congestiva		
Paralisia (incluindo anestesia > 30 minutos)	Anticorpos anticardiolipina	Acidente vascular cerebral		
Varizes venosas	Anticoagulante de lúpus	Obesidade		
História de DVT	Nível elevado de fator VIII	Doença intestinal inflamatória		
Repouso prolongado no leito	Deficiência de proteína C Deficiência de proteína S Disfibrinogenemia Displasminogenemia	Síndrome nefrótica História de DVT Trombocitopenia induzida pela heparina Hemoglobinúria noturna paroxística		

Sintomas e Achados Físicos

Dificuldade em diagnosticar trombose venosa profunda é fundamentada na presença de sintomas inespecíficos em muitos pacientes. A apresentação clínica da trombose venosa profunda pode ser totalmente assintomática ou pode progredir para *phlegmasia cerulea dolens* e gangrena venosa flagrantes. Sabe-se que o diagnóstico clínico fundamentado em um exame clínico é notoriamente inexato. Sinal de Homans (dor na panturrilha com dorsiflexão passiva do pé) também é um mau preditor da presença de trombose venosa profunda. Isto levou à investigação e uso de algoritmos de probabilidade pré-teste. Wells *et al.* sugeriram um algoritmo com base na determinação da probabilidade pré-teste e triagem com compressão de ultrassom.[38] Quando trombose se desenvolve no sistema venoso profundo da extremidade inferior, os achados podem incluir inflamação aguda, dor e/ou edema, ou pode ser um processo patológico inteiramente brando. Embora o trombo possa produzir uma oclusão venosa, esse bloqueamento pode ser parcial ou tão bem compensado que não ocorre edema do membro distal. Por essas razões, o diagnóstico definitivo permanece fugidio, exceto por técnicas de imagem.

Os achados da trombose venosa profunda variarão com a localização do trombo, bem como se ela ocorre de modo isolado ou em múltiplos segmentos venosos. São os vasos iliofemorais proximais que apresentam o maior risco de embolia pulmonar fatal e frequentemente produzem as manifestações mais dramáticas (Fig. 13-17). Pode haver edema volumoso, dor espontânea e à palpação da extremidade inferior. *Phlegmasia cerulea dolens* é uma forma grave de trombo iliofemoral que causa obstrução importante da saída venosa. Isto é caracterizado por cianose, que raramente progride para gangrena. *Phlegmasia alba dolens* é outra forma caracterizada por espasmo arterial e perna fria pálida com pulsos diminuídos. Trombos nas veias distais ou da panturrilha representam o menor risco de êmbolo pulmonar.[39]

Tromboflebite Superficial. A terminologia que descreve esta entidade é apropriada porque ela descreve na verdade um processo inflamatório. Acredita-se comumente que trombose dos sistemas venosos profundo e superficial representa o mesmo processo. Entretanto, não parece haver qualquer evidência para suportar essa teoria.

Fatores Contributivos. A causa mais comum de tromboflebite superficial são infusões intravenosas que infligem uma lesão química na parede da veia que leva à inflamação e, inevitavelmente, trombose da veia ou veias comprometidas. Nos membros inferiores, tromboflebite superficial ocorre mais comumente em veias varicosas. Isto comumente se segue a um evento traumático que pode ou não ser grave. O desenvolvimento de uma flebite superficial migratória pode ser o primeiro sinal de uma malignidade subjacente (sinal de Trousseau)[40] e foi associado à doença de Buerger (tromboangiite obliterante).[41]

Fatores de Risco e Manifestações Clínicas. Varizes na extremidade inferior e terapia intravenosa na extremidade superior predispõem à flebite. A apresentação clínica de tromboflebite superficial consiste em dor grave, rubor, inflamação, edema e pirexia (febre). Isto é evidente simplesmente ao exame físico da área comprometida, e como o processo conduz ao desenvolvimento de trombose, muitas vezes é visto um cordão palpável.

Diagnóstico Diferencial. As entidades mais comuns que podem ser confundidas com tromboflebite superficial são linfangite e celulite. Na maioria dos casos, o diagnóstico diferencial não é demasiado difícil, particularmente se o examinador tiver presente que celulite e linfangite não levam tipicamente à trombose das veias superficiais.

Diagnóstico. Flebite em uma veia superficial é facilmente diagnosticada clinicamente. Diagnóstico físico de tromboflebite superficial pode ser feito pela detecção de uma estria eritematosa na distribuição das veias superficiais. Dor à palpação está presente, e a extensão do trombo é identificável por um cordão palpável. Uma vez que a tromboflebite superficial leve à trombose das veias comprometidas, Doppler de onda contínua é o método ideal para estabelecer o diagnóstico. O achado de uma veia desimpedida na área de inflamação exclui flebite. Embora o diagnóstico possa ser feito por exame físico, a estimativa precisa da extensão proximal do processo de doença ou comprometimento venoso profundo é com base em testagem objetiva no laboratório vascular. Se houver alguma preocupação com a extensão da trombose, particularmente se ela comprometer o sistema venoso profundo, é importante usar escaneamento dúplex para evidenciar ambos o trombo e sua extensão proximal.

Manifestações Clínicas. Embora o diagnóstico inicial possa ser feito clinicamente, sabe-se agora que aproximadamente 20% dos pacientes com trombose venosa superficial terão uma trombose venosa profunda oculta associada. Além disso, em aproximadamente um terço daqueles que se apresentam com apenas flebite superficial inicialmente, o trombo afinal se estenderá para o sistema venoso profundo via junção safenofemoral ou veia perfurante. Flebite da veia safena magna acima do joelho é particularmente suscetível à progressão para trombose venosa profunda. Por-

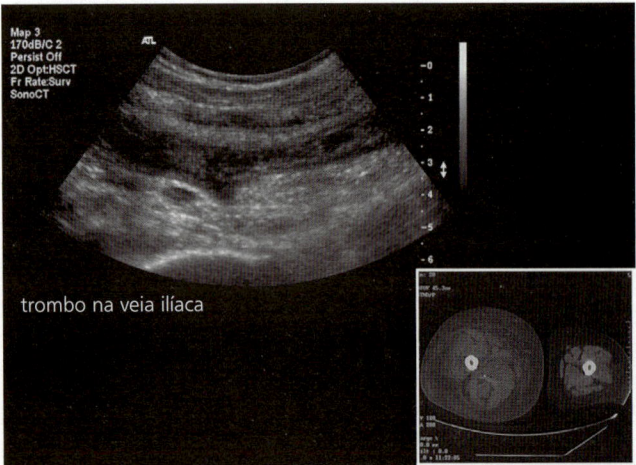

FIGURA 13-17. Ultrassonografia de um trombo em veia ilíaca. Na margem inferior direita da imagem está uma CT correspondente com tamanho aumentado da perna direita neste paciente com flegmasia.

tanto, é prudente efetuar um exame dúplex para trombose venosa profunda, e em casos selecionados, um exame de acompanhamento em pacientes com suspeita ou comprovada flebite superficial ascendente.

Avaliação do sistema venoso da extremidade inferior quanto a trombose venosa profunda tem revelado trombose da veia safena magna em, aproximadamente, 1% dos membros. Assim, exame da junção safenofemoral deve fazer parte do exame do sistema venoso da extremidade inferior, quando for suspeitada trombose venosa profunda.

Achados na Extremidade Superior. Pacientes sintomáticos com trombose venosa axilar-subclávia muitas vezes se apresentam com antebraço, braço e ombro edemaciados. Um padrão visível de distensão venosa pode estar presente no aspecto anterior do ombro e parede torácica. Pode haver distensão venosa das veias antecubitais bem como naquelas na mão. Se um cordão palpável doloroso estiver presente no pescoço e/ou axila, isto é decorrente de uma tromboflebite superficial, acompanhando a trombose venosa profunda. Uma coloração azulada ou cianótica está comumente presente na mão e dedos, e uma dor indistinta contínua no antebraço, exacerbada por exercício, é também uma queixa comum.

EMBOLIA PULMONAR

Embolia pulmonar (PE) é uma condição clínica comum que pode contribuir substancialmente para morbidade e mortalidade de paciente individual, bem como para os custos globais de assistência à saúde. Há uma estimativa de 600.000 casos de PE cada ano nos Estados Unidos, com uma taxa de fatalidade de casos intra-hospitalar atribuível à PE de, aproximadamente, 2%.[42,43] Estas estatísticas claramente subestimam o problema, uma vez que não incluam pacientes com trombose venosa profunda, muito mais pacientes com PE morrem *com* PE (mesmo se não *de* PE), e a mortalidade com estas condições continua a aumentar depois da alta do hospital. De fato, as taxas de mortalidade de 3 meses a 3 anos após alta hospitalar frequentemente variam de 15 a 30%.[43-45] Em pacientes com comprometimento hemodinâmico, a mortalidade com PE é substancialmente mais alta, na faixa de 20 a 30%, enquanto ainda no hospital.[42] As taxas de mortalidade são mais altas em homens que mulheres e em indivíduos afro-americanos em comparação a indivíduos caucasianos, todavia as taxas de mortalidade globalmente estão declinando temporalmente.[46-49]

Noventa por cento das PEs originam-se de trombose venosa profunda das extremidades inferiores e pelve; o resto se origina das extremidades superiores, coração ou artérias pulmonares. Embora na maioria dos pacientes com PE estabelecida o diagnóstico de trombose venosa profunda possa ser confirmado por testagem não invasiva ou venografia, apenas cerca de 30% se apresentarão com manifestações clínicas de trombose venosa. No contexto clínico apropriado, suspeita geralmente é levantada pelo início súbito de dor torácica, dispneia e hemoptise e por baixa PO_2.[50-53] Os achados, no entanto, não têm quase nenhum valor preditivo. Taquicardia, taquipneia e baixa PO_2 são talvez mais indicativos de embolia pulmonar.[54,55]

TRATAMENTO

O tratamento da trombose venosa profunda aguda é dirigido para a prevenção das suas principais complicações, tromboembolismo venoso recorrente e síndrome pós-trombótica. Sem tratamento apropriado, 20-50% dos pacientes com trombose proximal sofrerão uma embolia pulmonar. Os dados a respeito de trombose das veias da panturrilha são menos sólidos, embora a incidência de embolia pulmonar seja admitida significativamente menor que com trombose venosa profunda proximal.[50-53]

O potencial embólico da trombose isolada das veias da panturrilha continua a ser debatido; entretanto, aproximadamente 20% desses trombos se propagarão para um nível mais proximal, ponto em que o risco de êmbolo pulmonar é aumentado. Embora a incidência de sequelas pós-trombóticas possa ser menor que após trombose proximal, entre um quarto e metade dos pacientes terão sintomas brandos a moderados 1-3 anos mais tarde. Trombose isolada de veias da panturrilha, portanto, não deve ser vista como banal e não pode ser ignorada.

As recomendações de consenso atuais em pacientes sem contraindicações incluem tratamento antitrombótico, incluindo heparina não fracionada, warfarina, heparina de baixo peso molecular e agentes trombolíticos presentemente para tratar doença tromboembólica venosa. Entretanto, anticoagulantes aperfeiçoados estão sendo desenvolvidos. Meias de gradiente elástico, filtros, *stents* e trombectomias também podem ser usados no arsenal terapêutico, quando apropriado. Terapia trombolítica é sugerida aos pacientes com trombose venosa profunda iliofemoral maciça em risco de gangrena de membro. Trombectomia venosa é sugerida em pacientes selecionados com trombose venosa profunda iliofemoral maciça em risco de gangrena. Estas modalidades são muitas vezes empregadas em pacientes com *phlegmasia cerulea* ou *alba dolens* gravemente sintomática. Colocação de um filtro de veia cava inferior é sugerida em pacientes com uma contraindicação ou complicação de terapia anticoagulante, bem como recorrência ou progressão de trombose venosa profunda apesar de anticoagulação adequada. Acompanhamento não invasivo seriado para excluir propagação proximal é uma alternativa razoável em pacientes com contraindicações à anticoagulação.[17]

Ultrassom Dúplex Venoso de Extremidade Inferior

Capacidades diagnósticas completas para avaliação e diagnóstico ultrassônico de trombose venosa profunda incluem análise espectral Doppler, imageamento Doppler de fluxo em cores com transdutor em compressão e imageamento no modo B de alta resolução. Os achados normais de ultrassom incluem fluxo unidirecional, compressibilidade da veia e um lúmen livre de ecos internos. A fim de demonstrar a compressibilidade de uma veia normal, é necessário compressão externa mínima com o transdutor na posição transversa (Fig. 13-18). Fluxo unidirecional é mais bem demonstrado com imagem Doppler de fluxo em cores. Análise espectral Doppler é benéfica para avaliar fluxo venoso, que normalmente se altera durante o ciclo respiratório, conforme descrito anteriormente.

Na pessoa média, um transdutor linear de 5 MHz é o cabeçote escaneador de escolha. Frequentemente, transdutores são mudados durante um exame, dependendo do trajeto do vaso e da compleição corporal do paciente. Em pacientes maiores, um transdutor de frequência mais baixa de 2,5 MHz ou 3,75 MHz pode ser usado com a concessão de resolução ligeiramente reduzida.

Protocolo de Exame. O protocolo a seguir foi descrito em detalhe na norma *Vascular Technology Professional Performance Guideline da Society for Vascular Ultrasond*.[56] O protocolo de rotina pede exame cuidadoso da veia femoral comum, veia safena magna, origem da veia femoral profunda, veia femoral na coxa, veia poplítea e veias da panturrilha, incluindo as veias tibiais e fibulares posteriores.

O exame é feito com o paciente na posição supina e a mesa de exame em leve Trendelenburg com a perna rotada externamente (Fig. 13-19). Esta é a posição de escolha para ver a veia femoral comum, veia femoral na coxa, veia femoral profunda, veia safena magna, veia poplítea e as veias tibiais anteriores e posteriores distais. O paciente pode ser virado prono ou lateral para vermos a veia poplítea, veias fibulares e tibiais posteriores proximais e veias safena parva e soleares.

Quando indicado, e se possível, as veias ilíacas também são avaliadas. As veias tibiais anteriores não são avaliadas rotineiramente, uma vez que, na ausência de sintomas na sua distribuição, seu comprometimento no processo trombótico seja raro. O ultrassonografista deve estudar cuidadosamente todos os vasos usando uma combinação de imagens em eixos longo e curto. Cuidado especial deve ser tomado para não desperceber vasos duplicados. Isto é especialmente verdadeiro na veia femoral na coxa e a veia poplítea abaixo do joelho (Fig. 13-20). Diversos relatos demonstraram que veias femorais múltiplas estavam presentes em 177 (46%) de 381 venogramas, uma taxa muito mais alta que a frequência geralmente aceita de duplicação de 20-25%.[57,68]

Imagens com e sem compressão e usando o fluxo em cores para detectar fluxo direcional são todas úteis. Análise espectral Doppler ajuda a avaliar fasicidade e respostas de aumento e é particularmente útil como um meio secundário de avaliar a patência das veias ilíacas. Embora a veia safena magna não seja incluída no sistema venoso profundo, sua origem frequentemente é visualizada por causa do risco de tromboflebite safena se estender para o sistema profundo.[56-59]

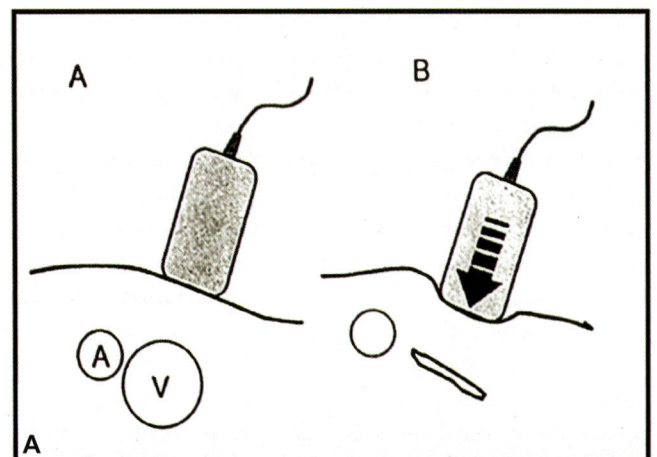

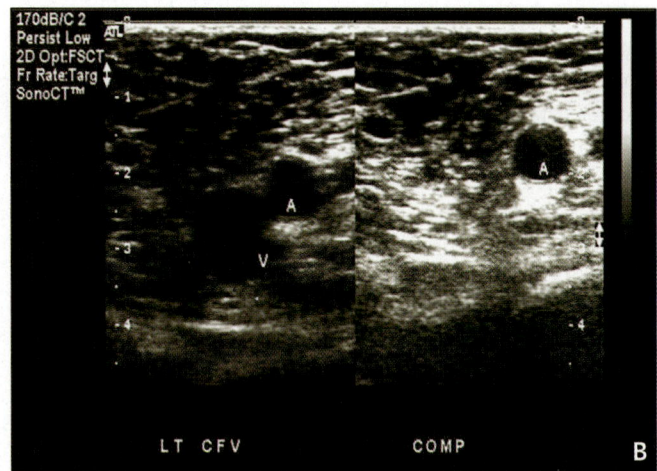

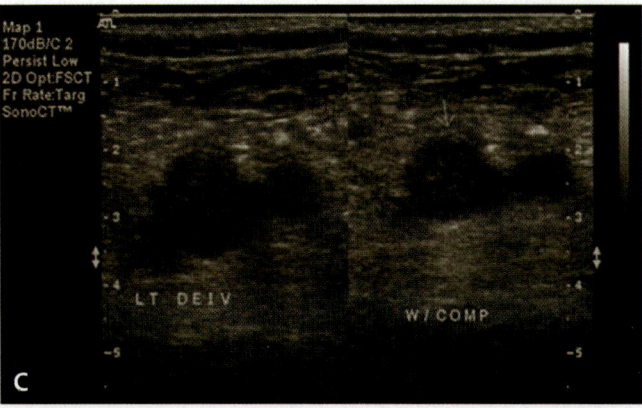

FIGURA 13-18. (A) Ilustração esquemática da compressão externa com o transdutor na posição transversa, (*a*) sem compressão, (*b*) com compressão. **(B)** ultrassonografia que demonstra o efeito da não compressão e da compressão em uma veia normal. **(C)** ultrassonografia que demonstra o efeito da compressão sobre uma veia com trombo.

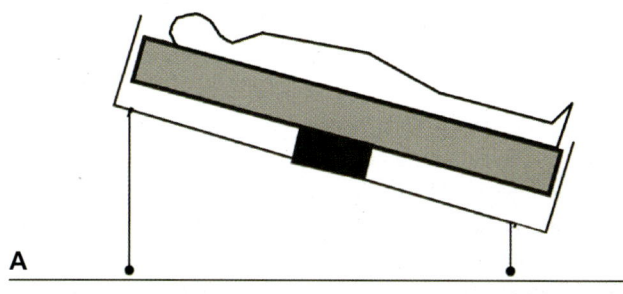

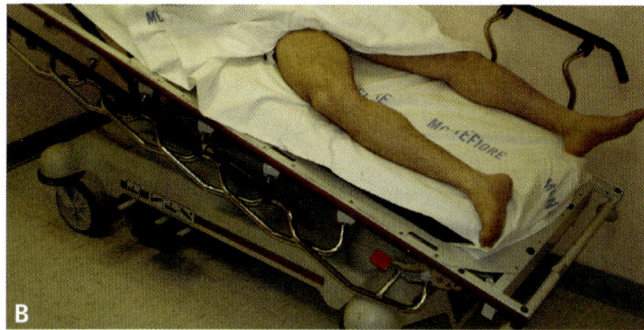

FIGURA 13-19. (**A**) Mesa de exame em posição de Trendelenburg inversa. (**B**) Paciente deitado em um posição de Trendelenburg inversa.

DIAGNÓSTICO DIFERENCIAL[60-71]

Nesta população de pacientes, o laboratório vascular está acostumado a avaliar principalmente quanto à presença de trombose venosa profunda. Achados incidentais de outras anormalidades foram descritos; entretanto, uma procura destas entidades não constitui nem rotina nem protocolo padrão. Uma pesquisa sistemática de causas alternativas dos sinais ou sintomas do paciente e relatório oficial destes achados é benéfica para o paciente e pode evitar testagem adicional ou hospitalização prolongada.

Alguns dos diagnósticos diferenciais que podem estar presentes em um paciente com suspeita de trombose venosa profunda incluem celulite, aneurisma verdadeiro ou falso, fístula arteriovenosa e fontes alimentadoras de hematomas. Além disso, os tecidos circunvizinhos podem conter massas, como cistos e hematomas, e linfonodos aumentados também podem estar presentes.

Patologia Incidental

Celulite é raramente associada à DVT.[60] Nestes casos, o laboratório vascular pode ser solicitado para excluir trombose venosa profunda ou avaliar quanto à presença de formação de abscesso. Espessamento de tecido mole e edema são um achado comum nestes pacientes. Abscesso tipicamente se apresenta como uma coleção líquida individualizada com variável ecogenicidade. Pode haver neovascularidade da parede.[61]

No caso de aumento conspícuo da extremidade, linfedema pode ser suspeitado quando linfonodos marcadamente aumentados são visualizados na virilha com hemodinâmica venosa normal. Os gânglios inguinais situam-se na virilha perto dos vasos femorais e aparecem inclusos em uma cápsula fibrosa densa (Fig. 13-21). Linfadenopatia é aumento dos linfonodos, que pode ser resultado de um processo inflamatório ou neoplásico. Inchaço e dor localizada à palpação podem ocorrer secundários à obstrução linfática ou compressão venosa extrínseca. Pode ser possível distinguir um linfonodo aumentado benigno de um linfonodo maligno pela forma e padrões vasculares. Um gânglio benigno geralmente mantém uma forma ovoide com ecos brilhantes refletindo o hilo e regiões hipoecogênicas circundantes no resto do gânglio. Vascularidade é vista entrando na região hilar. Com malignidade, o gânglio pode-se tornar mais esférico com perda do hilo ecogênico e vascularidade mais irregular.

Uma bolsa é um saco de líquido. Bolsas dilatadas comunicando-se com o joelho formam cistos na área da fossa poplítea. Estes cistos poplíteos comumente causam dor espontânea, aumento de tamanho e dor à palpação. Cistos poplíteos são avasculares, o que pode ser útil no diagnóstico de uma estrutura nesta região. Eles são encontrados em pacientes com osteoartrite, artrite reumatoide e lesão do joelho. Bolsas dilatadas que jazem entre os tendões do músculo gastrocnêmio e o semimembranáceo, posteriores e mediais à articulação do joelho são conhecidas

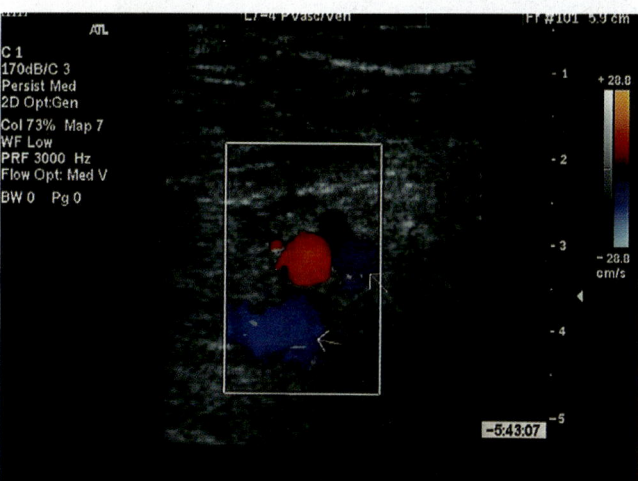

FIGURA 13-20. Imagem dúplex de uma veia poplítea duplicada.

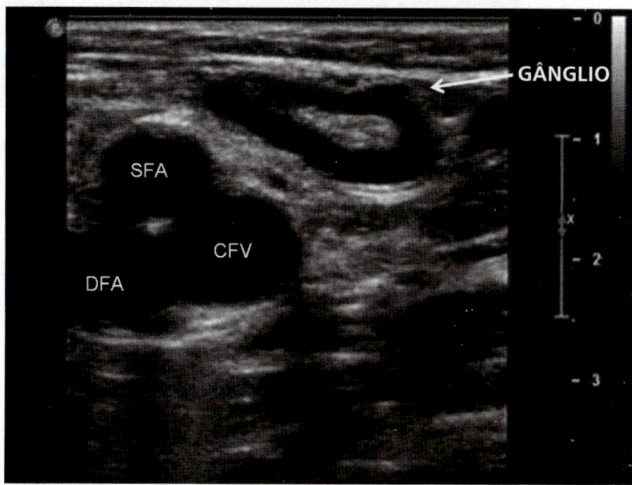

FIGURA 13-21. Ultrassonografia de um gânglio inguinal próximo dos vasos femorais.

como cistos de Baker. Estes têm uma aparência oval e frequentemente dilatada que é principalmente hipoecoica em caráter e são tipicamente localizados posteromediais ao vaso poplíteo no espaço poplíteo. Cistos rotos podem dissecar para baixo para dentro dos planos fasciais musculares dos músculos da panturrilha, produzindo bordos irregulares extremidade inferior pontuda e podem dar a aparência de um vaso trombosado. Portanto, cuidado deve ser tomado para demonstrar que ele é distinto da veia e artéria (Fig. 13-22).

Após trauma a uma extremidade, sangue extravascular pode-se acumular. O hematoma resultante pode parecer muito semelhante a um cisto de Baker, porém pode-se tornar mais ecogênico com o tempo. Caracteristicamente, eles aparecem como áreas heterogêneas dentro de um músculo ou entre planos musculares, embora sua aparência possa ser bastante variável (Fig. 13-23). Diferenciação entre um hematoma e um abscesso não é possível com base em ultrassom unicamente, e em geral exige aspiração para um diagnóstico definitivo.

Massas periféricas que se desenvolvem agudamente são frequentemente acompanhadas por uma história de trauma ou intervenção cirúrgica prévios. A incidência de complicação pseudoaneurismática é 0,5-1,0%, e o local mais comum é a artéria femoral comum. Esta massa é facilmente reconhecida por redemoinho circular persistente de sangue entre o local de ruptura e o lúmen arterial. Falsos aneurismas estão em risco de se expandir, podem causar compressão localizada de estruturas adjacentes e podem se romper. Aneurismas venosos verdadeiros são raros e óbvios pelo seu tamanho evidentemente grande. Fístulas arteriovenosas (AVFs) são também comuns após inserção de cateter e podem ser identificadas por sinais turbulentos de alta velocidade dentro da veia, fluxo de alta velocidade, baixa resistência dentro do colo comunicante e um sopro Doppler em cores facilmente visível. AVFs congênitas raramente são vistas e são frequentemente diagnosticadas cedo na vida. Estas entidades encontram-se discutidas em detalhe no Capítulo 14.

Em raras ocasiões, fontes extravasculares como tumores podem causar compressão extrínseca e aumento de volume. Estas massas são difíceis de diferenciar clinicamente de trombose venosa profunda. Sonograficamente, hipervascularização e enchimento de cor intensificado dentro destas estruturas são sugestivos deste problema e justificam investigação adicional. Este fenômeno é frequentemente observado ao nível da veia ilíaca e deve ser suspeitado em pacientes com fluxo venoso anormalmente contínuo dentro da veia femoral comum quando não há nenhuma evidência de trombose venosa profunda notada nas pernas. Estes achados devem provocar exame das veias ilíacas para excluir uma síndrome de compressão *versus* um processo trombótico ou uma combinação dos dois (Fig. 13-24).

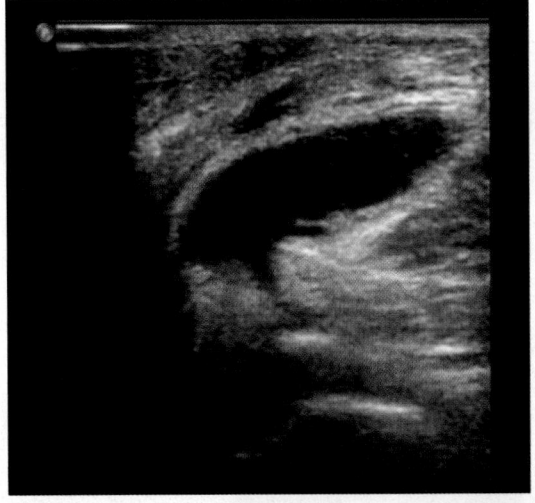
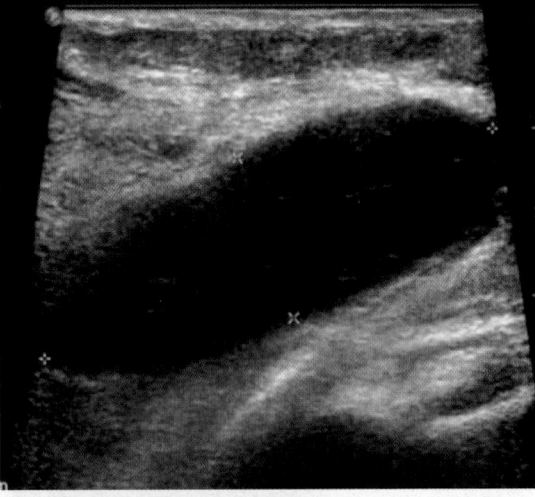
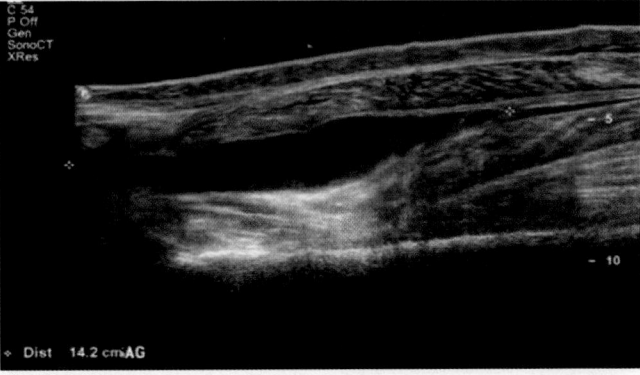

FIGURA 13-22. Imagens de ultrassonografia demonstrando várias formas de cisto de Baker.

DIFERENCIAÇÃO DE TROMBOSE VENOSA PROFUNDA AGUDA *VERSUS* CRÔNICA

Ultrassom dúplex é o método mais comum utilizado hoje para o diagnóstico de trombose venosa profunda aguda.[72] Três critérios diagnósticos têm sido utilizados para documentar a presença de trombose venosa profunda *aguda* (Fig. 13-25):

1. São vistos ecos intraluminais.
2. A veia é incompressível. A veia algumas vezes estará significativamente distendida (frequentemente o diâmetro da veia será até o dobro da artéria acompanhante). Tamanho venoso aumentado é um sinal muito específico de um processo agudo; entretanto, nem todos os pacientes com trombose venosa profunda aguda se apresentarão com este achado.
3. Não há evidência Doppler (em cores ou espectral) de fluxo sanguíneo ativo.

Na maioria dos laboratórios, o resultado do *scan* dúplex é a base para decisões clínicas a respeito da necessidade de terapia anticoagulante em pacientes com suspeita de trombose venosa profunda.

A capacidade do imageamento dúplex de diferenciar entre doenças aguda e crônica é crítica para o seu uso em pacientes com sintomas de obstrução venosa profunda recorrente. Na extremidade inferior, o diâmetro da veia parece ser um fator importante. Van Gemmeren et al.[73] compararam resultados de imagem dúplex com critérios histológicos ou história e sintomas dos pacientes. Uma correlação significativa foi encontrada entre a idade da trombose e o diâmetro venoso. Quando a trombose tinha menos de 10 dias, o diâmetro venoso foi pelo menos o dobro do diâmetro da artéria acompanhante. Dois outros critérios, ecogenicidade e margem da parede venosa, não foram indicadores confiáveis.

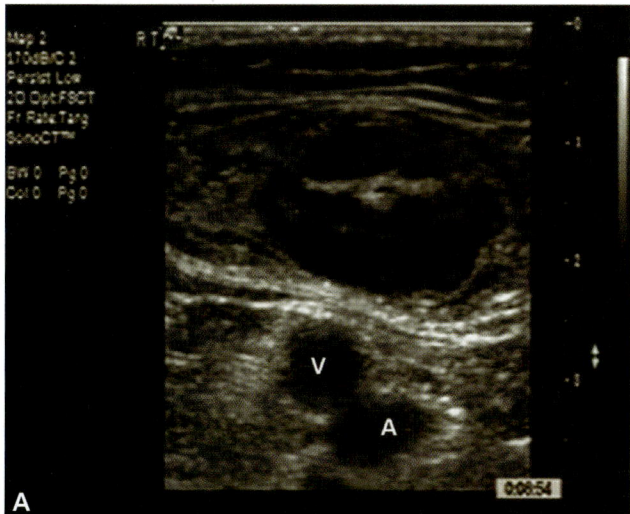
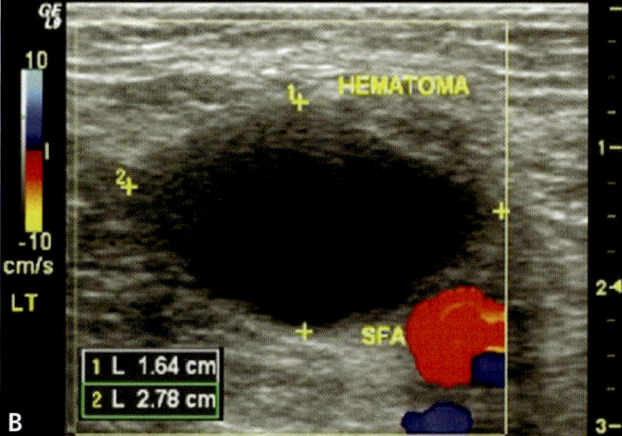

FIGURA 13-23. (**A** e **B**) Variações ultrassonográficas de hematomas.

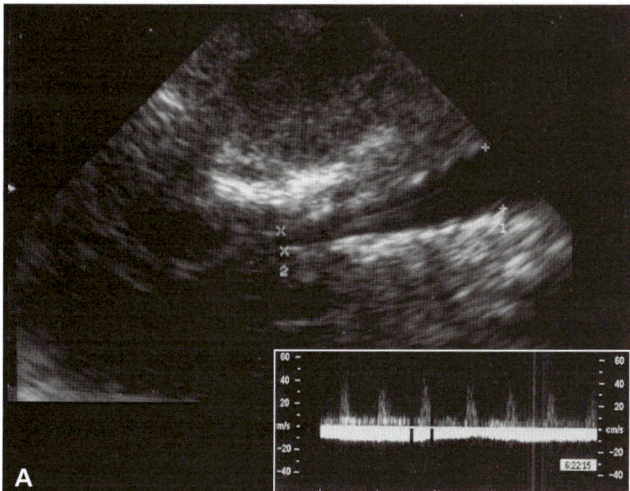
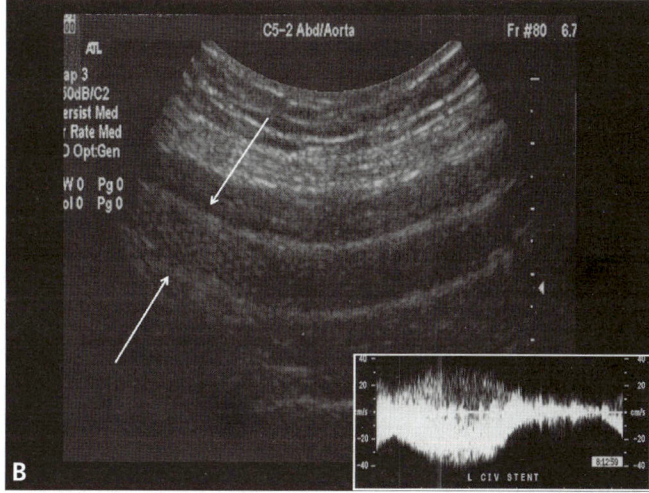

FIGURA 13-24. (**A**) Compressão extrínseca da veia ilíaca. Doppler espectral na imagem inferior direita demonstra um fluxo contínuo. (**B**) Setas brancas apontando para um reparo com *stent* em uma veia ilíaca. Imagem à direita embaixo demonstra padrão de fluxo fásico normal.

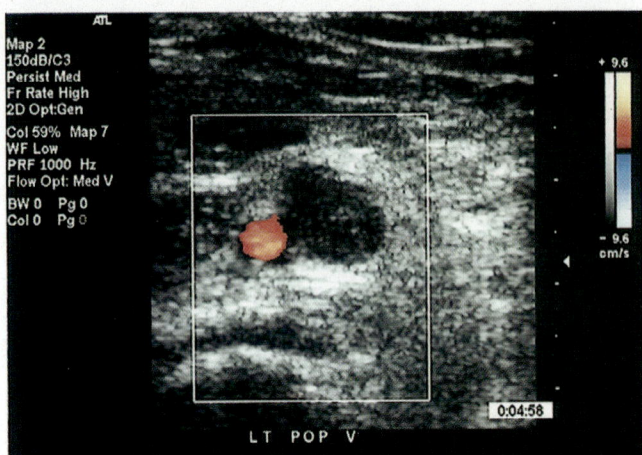

FIGURA 13-25. Imagem dúplex em cores demonstrando trombose venosa profunda aguda.

Para aumentar a utilidade da imagem dúplex em pacientes com doença recorrente, um estudo de acompanhamento básico deve ser obtido em todos os pacientes com obstrução venosa profunda. Gaitini *et al.* recomendaram um estudo de acompanhamento 6-12 meses após um episódio agudo.[74] Uma conduta alternativa é obter um estudo básico ao tempo em que a terapia anticoagulante for descontinuada. Se o paciente apresentar sintomas recorrentes, pode ser possível interpretar os resultados do exame dúplex sem comparação com um estudo básico.[75]

ULTRASSOM DÚPLEX VENOSO DE EXTREMIDADE SUPERIOR

Depois de explicar o procedimento ao paciente, obter uma história pertinente e efetuar um exame físico das extremidades. Remover roupa para que o acesso não seja limitado ao braço e pescoço em qualquer dos dois lados. Se um cateter de demora estiver no lugar, remover as ataduras ou curativos e cobrir a área com uma cobertura estéril na pele. O exame deve ser realizado de uma maneira sistemática de rotina, começando na veia jugular interna para baixo até as veias inominadas através do tórax e para o braço e antebraço, se indicado. O lado assintomático é sempre avaliado primeiro. Comparação ao lado contralateral à extremidade sintomática comprometida, no mesmo nível, com o paciente em posição semelhante (supino ou perto de supino é melhor) é crítica. Uma vez que as veias inominadas, subclávias e axilares sejam profundas e protegidas por estruturas anatômicas sobrejacentes e estejam em estreita proximidade à clavícula, ultrassom de compressão não é possível. Padrões Doppler de fluxo em cores e espectral podem ser usados para avaliar a patência destas veias. Técnicas de compressão podem ser reservadas para avaliar as veias mais profundas e superficiais periféricas, facilmente comprimidas, no braço.

Hemodinâmica

Fluxo espontâneo deve estar presente nas veias inominada, subclávia e jugular interna. Além disso, os sinais de fluxo são pulsáteis em razão de sua proximidade ao átrio direito. Fluxo venoso não se reduz tão dramaticamente durante a expiração na extremidade superior (particularmente medial à clavícula), e fasicidade normalmente vista na extremidade inferior pode não ser apreciada. Aumento por manobras de compressão é reduzido, quando comparado às veias da extremidade inferior, em razão do menor volume venoso das extremidades superiores.

Protocolo[57,76-79]

Começar a imagem com o paciente na posição supina e o braço ao lado do paciente. Usando um transdutor de arranjo linear de 5 ou 7 MHz, a veia jugular interna é identificada no meio do pescoço no plano transverso. Este vaso deve ser examinado desde o nível da mandíbula até sua confluência com a veia subclávia enquanto comprimindo o vaso intermitentemente para avaliá-lo quanto à presença de trombo intraluminal. Estruturas anatômicas podem impedir a compressibilidade da veia jugular interna muito proximal. Traçados espectrais são obtidos no eixo longo observando-se cuidadosamente a direção e padrão do fluxo venoso, enquanto as veias jugulares interna e externa servem como principais vias colaterais para desviar fluxo para o lado contralateral na presença de oclusão da veia inominada. Fluxo venoso frequentemente é pulsátil decorrente da proximidade desta veia ao coração.

Usando Doppler em cores, escanear em uma direção medial ao longo da margem cefálica da clavicular e acompanhar a veia subclávia até a veia inominada. Esta parte do *scan* é feita usando-se um transdutor de pequeno tamanho com um imageamento de 5 MHz de frequência. A veia inominada direita é orientada verticalmente, e a esquerda assume um plano mais horizontal. Fluxo em cores deve delinear o canal de fluxo, mesmo quando as paredes vasculares são vistas precariamente. Em alguns pacientes, a veia inominada pode ser seguida até a veia cava superior, embora mais frequentemente só uma pequena seção desta veia possa ser visualizada (Fig. 13-26)

A veia subclávia é a seguir localizada inferior à clavícula e acompanhada até a margem externa da primeira costela onde ela se torna a veia axilar (Fig. 13-27). Manobras de compressão podem ser tentadas; entretanto, mais frequentemente necessitarão ser usados Doppler em cores e espectral, uma vez que estes vasos possam ser resistentes à compressão apesar da ausência de coágulo. Se a veia subclávia ou axilar não for vista claramente, abduzir o braço 90° do tronco e flexionar o braço em uma posição de jura para liberar os vasos da compressão por estruturas circundantes. Na vista transversa e em seguida longitudinal, observar o vaso procurando a presença de ecos internos que possam representar trombo. Movimento da parede deve também ser observado uma vez que muitas vezes as paredes da veia se coaptarão em resposta à respiração.

A veia axilar pode ser acompanhada pelo sulco deltopeitoral adentro do braço onde ela se torna a veia braquial. As veias braquiais são adjacentes à artéria braquial e podem ser difíceis de ver por causa do seu pequeno tamanho. Elas são mais bem imageadas no plano transverso e devem ser comprimidas de uma manei-

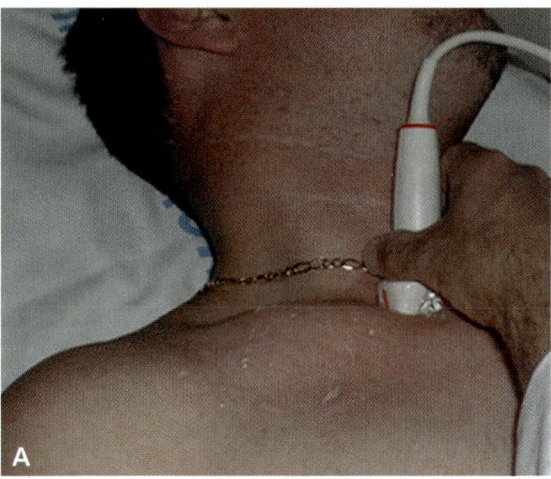
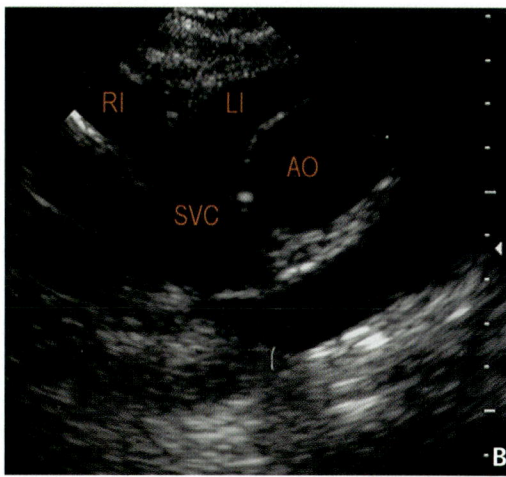

FIGURA 13-26. (A) Posição do transdutor na incisura supraesternal. (B) ultrassom da veia cava superior (SVC), usando o acesso pela incisura supraesternal.

ra semelhante àquela das veias da extremidade inferior até sua terminação no cotovelo.

A veia cefálica é adquirida na sua confluência com a veia axilar. Este vaso é mais bem imageado, usando-se um transdutor de alta frequência (7 a 10 MHz) e é avaliado quanto à patência, usando-se a técnica de compressão. Ele frequentemente é muito pequeno e demasiado superficial para ser imageado a não ser que esteja trombosado. Um torniquete oclusivo pode ser colocado proximalmente no braço para dilatar esta veia e torná-la mais fácil de ver. Se sinais ou sintomas de trombose da veia cefálica estiverem presentes, os segmentos sintomáticos da veia devem ser imageados. As veias basílica e braquial são contínuas com a veia axilar no braço, permitindo que estes vasos sejam vistos no mesmo plano de imagem. A veia basílica é mais posterior e é mais próxima da pele; entretanto, uma vez ela tenha penetrado a fáscia, ela será tão profunda quanto as veias braquiais.

As veias do antebraço podem ser avaliadas, se o paciente for sintomático nesta região. Estas veias são pequenas e muitas vezes demoradas para visualizar e avaliar. Elas são mais bem identificadas usando-se o *scan* de fluxo em cores para encontrar a artéria

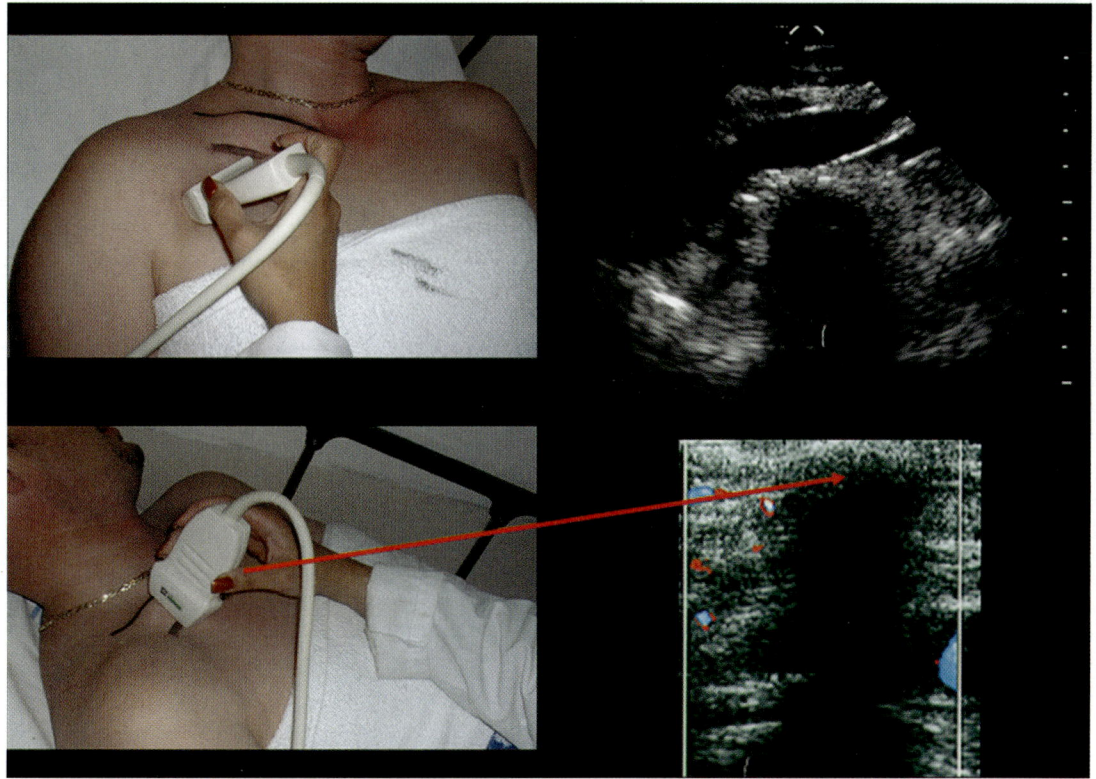

FIGURA 13-27. Demonstração do acesso transverso e sagital para adquirir imagem da veia subclávia embaixo da clavícula (esquerda) com ultrassonografias correspondentes (à direita).

adjacente e, então, usar técnicas de aumento para confirmar a presença de fluxo.

Técnicas de *fotopletismografia* avaliam refluxo e diferenciam entre incompetência venosa superficial e profunda. Estas técnicas fornecem informação indireta sobre a localização e extensão da insuficiência venosa. Estes métodos são menos demorados do que o Doppler de fluxo em cores para triagem das extremidades inferiores bilaterais e podem ser de grande valor quando houver um grande número de pacientes. Fotopletismografia (PPG) envolve o uso de uma célula fotoelétrica colocada acima do maléolo medial. Esta fotocélula na realidade possui um diodo emissor de lúmen e um fotodetector que é ligado a um amplificador e um registrador de fita no modo de corrente contínua (DC). O paciente é colocado em uma posição sentada com as pernas pendentes em uma posição sem sustentar peso. Ou o paciente dorsiflexiona o pé para espremer os músculos da panturrilha ou a panturrilha é espremida para esvaziar as veias. A perna é deixada relaxar, e o tempo de reenchimento das veias é registrado. O tempo de reenchimento venoso normal é de 20 segundos ou maior. Menos de 20 segundos indica incompetência venosa[80] (Fig. 13-28). Esta pode ser limitada às veias superficiais ou pode afetar as veias profundas. É importante discriminar que sistemas estão comprometidos, uma vez que as veias superficiais podem ser corrigidas cirurgicamente, mas as veias profundas não podem ser corrigidas cirurgicamente. Se o exame inicial for positivo para incompetência o teste é repetido com um torniquete colocado acima do joelho para ocluir as veias superficiais. Se o teste com o torniquete for positivo, indica que o sistema profundo também está incompetente.

Pletismografia de ar (APG)[81,82] é uma técnica que permite a medição de alterações do volume do membro com diferentes manobras. O aparelho consiste em um manguito que é colocado em torno da perna, um transdutor de pressão calibrado e um registrador gráfico análogo, que fornece apresentação visual. Parâmetros derivados de várias medições de APG com alterações posicionais incluem o índice de enchimento venoso, que quantifica refluxo venoso, a fração de ejeção, que se correlaciona com a função de bomba dos músculos da panturrilha, e a fração volume residual, que se correlaciona com a pressão venosa deambulativa da panturrilha. As técnicas de oclusão venosa permitem a medição do fluxo arterial para o membro e da fração de saída venosa, o

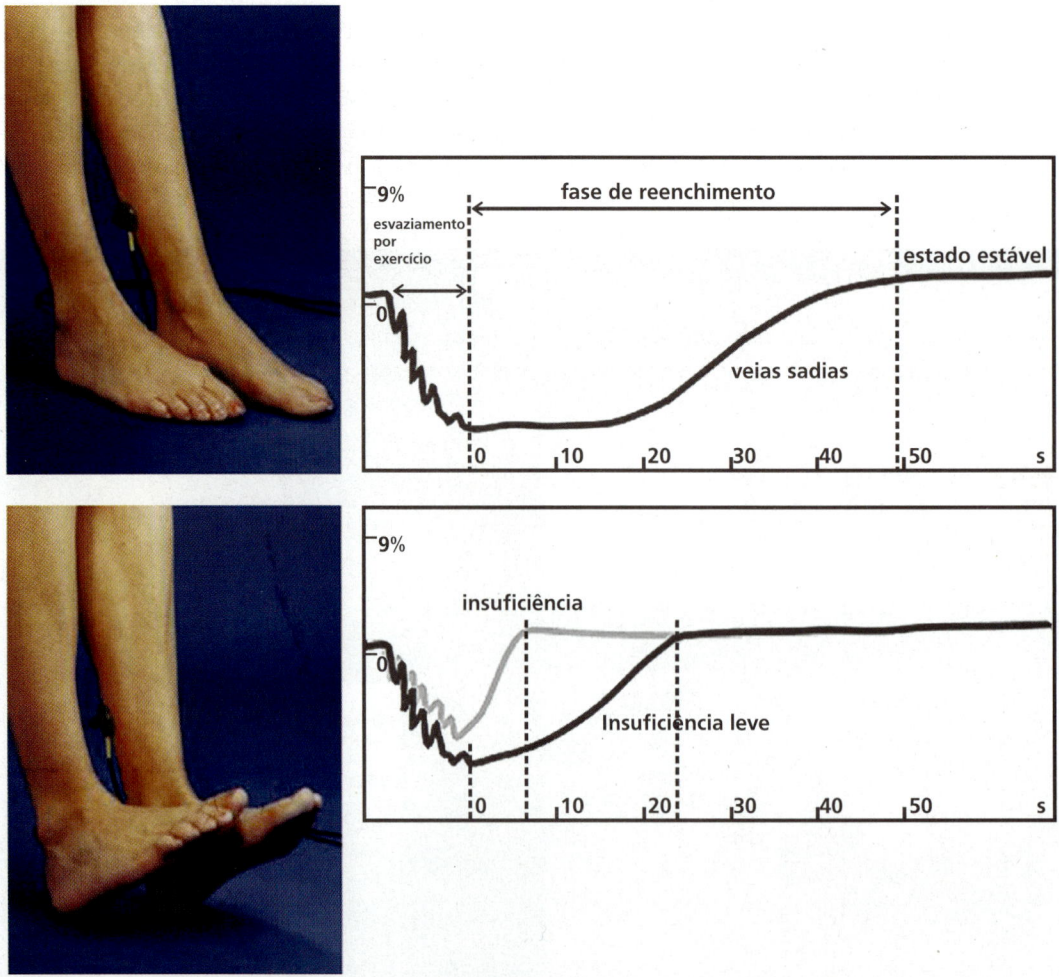

FIGURA 13-28. Imagens de fotopletismografia (PPG). Foto superior esquerda demonstra os pés em uma posição de repouso, e a foto inferior esquerda demonstra os pés em uma posição dorsiflexionada para esvaziar a panturrilha. Em cima à direita está uma resposta normal ao exercício da panturrilha. Embaixo à direita está uma resposta anormal à incompetência valvular venosa.

que pode ser usado para avaliar obstrução venosa. Diferenciação de patologia no sistema venoso profundo daquela no sistema venoso superficial é possível. APG foi validada na avaliação de insuficiência venosa nas pernas e tem um lugar na avaliação de pacientes sintomáticos suspeitos de terem trombose venosa profunda. A capacidade do aparelho de quantificar fluxo arterial absoluto para a extremidade inferior o torna útil para avaliar resultados operatórios e acompanhar progressão de doença.

Venografia (flebografia)[83,84] é definida como radiografia das veias após injeção de meio de contraste. Ela agora é usada infrequentemente porque estudos com ultrassom são uma maneira menos invasiva de obter a informação diagnóstica necessária. Existem dois tipos de venografia, *ascendente* e *descendente* dependendo do local de injeção. Venografia ascendente será injetada em uma veia periférica e o material de contraste levado centripetamente pelo fluxo venoso. Venografia descendente será injetada em uma veia proximal na perna e o meio de contraste levado distalmente por fluxo venoso retrógrado induzido.

O venograma normal da extremidade inferior demonstra o sistema profundo e superficial, bem como as veias ilíacas externa e comum. Em alguns casos, manobras especiais (compressão ou contração muscular) podem ser necessárias para delinear por completo as estruturas venosas. As veias são muito variáveis entre diferentes indivíduos, mas são frequentemente mostradas como troncos venosos profundos que são bem definidos e facilmente reconhecidos. As válvulas são mais bem vistas após contração muscular. As perfurantes serão definidas entre os troncos venosos profundos e as veias superficiais.

DOENÇA VENOSA CRÔNICA

Insuficiência venosa pode ser convenientemente dividida em insuficiência venosa primária (varizes, telangiectasias) e insuficiência venosa crônica (alterações cutâneas, disfunção venosa secundária).[85] Cerca de 10-30% da população dos EUA tem alguma variante de doença venosa.[86] O *American Venous Forum* desenvolveu a classificação CEAP para ajudar a definir os diferentes graus de insuficiência venosa por diferentes categorias: C (estádio clínico), E (etiologia), A (anatomia), P (fisiopatologia).

Os principais componentes da fisiopatologia na insuficiência venosa são obstrução e incompetência vascular. Estes componentes podem levar à hipertensão venosa, que presentemente é considerada responsável por sinais e sintomas importantes nesta classe de doença.

Sinais e Sintomas. Varizes são veias dilatadas dentro do tecido subcutâneo, que podem ser divididas em primárias (sistema profundo normal) e secundárias (sistema venoso profundo anormal). Sintomas que podem ser associados a varizes incluem sensação de peso, prurido, cansaço, ardência e cãibras. Insuficiência venosa crônica pode ser manifestada por varizes isoladamente ou por hiperpigmentação, edema, ulceração e lipodermatosclerose (Fig. 13-29).[85]

História e exame físico, como acima, podem identificar o diagnóstico de insuficiência venosa, mas em geral não são capazes de identificar a presença, localização ou extensão da incompetência ou obstrução vascular. Escaneamento dúplex tornou-se a ferramenta adjuntiva não invasiva isolada mais importante para responder a estas questões e, assim, proporciona a abordagem clínica ou cirúrgica apropriada neste contexto clínico.

O exame pode ser completado em duas partes.[87,88] Primeiro, um protocolo supino pode ser utilizado para identificar patência *versus* obstrução venosa. Na segunda parte do exame, a safena magna proximal pode ser avaliada com Valsalva em posição de Trendelenburg inversa, mas o resto do exame deve ser completado na posição em pé com o peso sobre a perna que não estiver sendo examinada. Em geral, refluxo > 0,5 segundo é com-

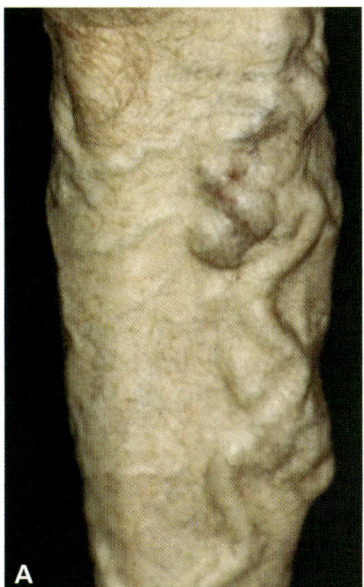
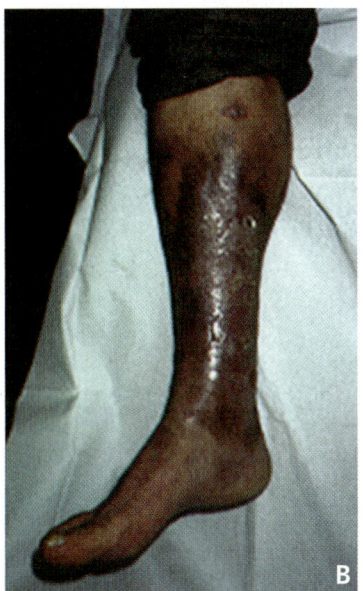
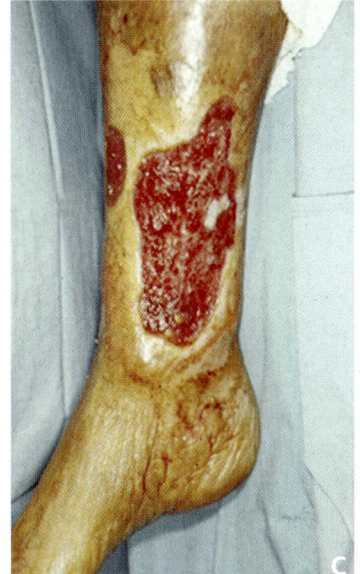

FIGURA 13-29. Imagens de várias manifestações de insuficiência venosa crônica. (**A**) Varizes grandes. (**B**) Hiperpigmentação. (**C**) Ulcerações venosas.

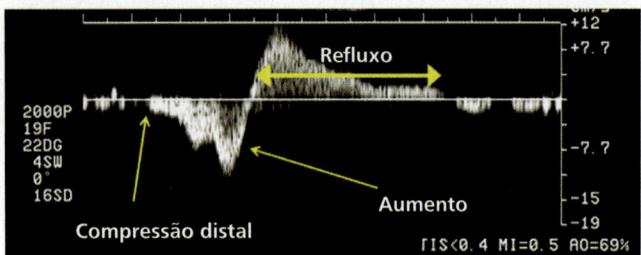

FIGURA 13-30. Imagem Doppler demonstrando refluxo venoso.

patível com a insuficiência venosa, e esta pode ser adicionalmente classificada em branda, moderada e grave, de acordo com a duração do refluxo (Fig. 13-30).[89]

O tratamento da insuficiência venosa pode ser não invasivo ou invasivo, dependendo da condição subjacente do paciente. Opções não invasivas incluem elevação da perna, compressão e tratamento tópico. Condutas invasivas incluem escleroterapia, enxerto de pele, extirpação de veias superficiais, cirurgia aberta de perfurantes subfasciais, cirurgia endoscópica subfascial de perfurantes (SEPS) e reconstrução de veia profunda.[90] Um avanço relativamente novo no tratamento de refluxo de veia safena é obliteração endovenosa dirigida por cateter minimamente invasiva.[91]

Referências

1. Pieri A, Massimo G, Santinim M. Ultrasonographic anatomy of upper extremity veins. *J Vasc Technol*. 2002;26(3):173-180.
2. Ricci S, Georgiev M. Ultrasound anatomy of the superficial veins of the lower limb. *J Vasc Technol*. 2002;26(3):183-199.
3. Pieri A, Gatti M, Santini M, Marcelli F, Carnemolla A. Ultrasonographic anatomy of the deep veins of the lower extremity. *J Vasc Technol*. 2002;26(3):201-211.
4. Hollinshead WH. *Textbook of Anatomy*. 3rd ed. New York: Harper and Row; 1974;75.
5. Kadir S. *Diagnostic Angiography*. Philadelphia: WB Saunders; 1986;541.
6. DeWeese JA, Rogoff SM, Tobin CE. *Radiographic Anatomy of Major Veins of the Lower Limb*. Rochester, NY: Eastman Kodak; 1965.
7. Blackburn DR. Venous anatomy. *J Vasc Technol*. 1988;12:78-82.
8. Oliver MA. Anatomy and physiology. In: Talbot SR, Oliver MA, eds. *Techniques of Venous Imaging*. Pasadena, CA: AppletonDavies; 1992;11-20.
9. Hemodynamics of the normal arterial and venous system. In: *Duplex Scanning in Vascular Disorders*. 3rd ed. Philadelphia, PA: Lippincott, Williams & Wilkins; 2002;32-60.
10. Strandness DE Jr, Sumner DS. *Hemodynamics for Surgeons*. New York: Grune & Stratton; 1975;120-160.
11. Deep venous thrombosis and the post thrombotic syndrome. In: *Duplex Scanning in Vascular Disorders*. 3rd ed. Philadelphia, PA: Lippincott, Williams & Wilkins; 2002;169-190.
12. Urschel HC Jr, Razzuck MA. Paget-Schroetter syndrome: what is the best management? *Ann Thorac Surg*. 2000;69:1663-1668.
13. Vijaysadan V, Zimmerman AM, Pajaro RE. Paget-Schroetter syndrome in the young and Active. *J Am Board Fam Med*. 2005;18(4):314-319.
14. May R, Thurner J. The cause of the predominantly sinistral occurrence of thrombosis of the pelvic veins. *Angiology*. 1957;8(5):419-427.
15. Fazel R, Froehlich JB, Williams DM, Saint S, Nallamothu BK. Clinical problem-solving. A sinister development–a 35-year-old woman presented to the emergency department with a 2-day history of progressive swelling and pain in her left leg, without antecedent trauma. *N Engl J Med*. 2007;357(1):53-59.
16. Meissner M, Caps M, Bergelin RO, et al. Early outcome after isolated calf vein thrombosis. *J Vasc Surg*. 1997;26:749
17. Oliver MA. Medical management of acute deep vein thrombosis. *J Vasc Technol*. 2002;26:227-229.
18. Buller et al. Seventh ACCP Conference on antithrombotic and thrombolytic therapy. *Chest*. 2004;126:4015-4285.
19. Weitz JW. Orally active direct thrombin inhibitors. *Semin Vasc Med*. 2003;3:131-137.
20. Ridker PM, Goldhaber SZ, Danielson E, et al. Long-term, low intensity warfarin therapy for the prevention of recurrent venous thromboembolism. *N Engl J Med*. 2003;349:631-639.
21. Kearon C, Ginsberg GS, Kovacs MJ, et al. Comparison of lowintensity warfarin therapy with conventional intensity warfarin therapy for long term prevention of recurrent venous thromboembolism. *N Engl J Med*. 2003;349:631-639.
22. Weitz JI. New anticoagulants for treatment of venous thromboem-bolism. *Circulation*. 2004;110[suppl I]:I-19-I26.
23. Thromboembolic Risk Factors (THRIFT) Consensus Group. Risk of and prophylaxis for venous thromboembolism in hospital patients. *BJM*. 1991;305:567-574.
24. Kim SH, Bartholomew JR. *Venous thromboembolism. Disease management project*. Cleveland, OH: Cleveland Clinic; 2010.
25. Turpie AGG, Chin BSP, Lip GYH. Clinical review. ABC of antithrombotic therapy. Venous thromboembolism: pathophysiology, clinical features, and prevention. *BMJ* 2002;325:887-890.
26. White RH. The Epidemiology of venous thromboembolism. *Circulation*. 2003;107:I-4.
27. Anderson FA Jr, Wheeler HB, Goldberg RJ, et al. A populationbased perspective of the hospital incidence and case-fatality rates of deep vein thrombosis and pulmonary embolism. The Worcester DVT Study. *Arch Intern Med*. 1991;151:933-938.
28. Silverstein MD, Heit JA, Mohr DN, et al. Trends in the incidence of deep vein thrombosis and pulmonary embolism: a 25-year population-based study. *Arch Intern Med*. 1998;158:585-593.
29. Bounameaux H, Hicklin L, Desmarais S. Seasonal variation in deep vein thrombosis. *BMJ*. 1996;312:284-285.
30. Coon WW. Epidemiology of venous thromboembolism. *Ann Surg*. 1977;186:149-164.
31. Gillum RF. Pulmonary embolism and thrombophlebitis in the United States, 1970-1985. *Am Heart J*. 1987;114:1262-1264.
32. Kierkegaard A. Incidence and diagnosis of deep vein thrombosis associated with pregnancy. *Acta Obstet Gynecol Scand*. 1983;62:239-243.
33. Dickson BC. Venous thrombosis: on the history of Virchow's triad. *UTMJ*. 2004;81:166-171.
34. Owen CA. *A History of Blood Coagulation*. Rochester: Mayo Foundation for Medical Education and Research; 2001;169-180.
35. Rosendaal F. Venous thrombosis: a multicausal disease. *Lancet*. 1999;353(9159):1167-1173.

36. Meissner M, Caps M, Bergelin R, Manzo R, Strandness DE Jr. Early outcome after isolated calf vein thrombosis. *J Vasc Surg.* 1997;26(5):749-756.
37. Hingorani A, Ascher E, Lorenson E, DePippo P, Salles-Cunha S, Scheinman M, Yorkovich W, Hanson J. Upper extremity deep venous thrombosis and its impact on morbidity and mortality rates in a hospital-based population. *J Vasc Surg.* 1997 Nov;26(5):853-860.
38. Wells PS, Anderson DR, Bormanis J, et al. Value of assessment of pretest probability of deep-vein thrombosis in clinical management. *Lancet.* 1997;350:1795-1798.
39. Patel AV. Diseases of the venous and lymphatic systems. In: Sales CM, Goldsmith J, Veith FJ, eds. *Handbook of Vascular Surgery.* St. Louis, MO: Quality Medical Publishing, Inc; 1994.
40. Del Conde I, Bharwani LD, Dietzen DJ, Pendurthi U, Thiagarajan P, López JA. Microvesicle-associated tissue factor and Trousseau's syndrome. *J Thromb Haemost.* 2007;5:70-74.
41. Olin JW. Thromboangiitis obliterans (Buerger's disease). *N Engl J Med.* 2000;343:864-849.
42. Saeger W, Genzkow M. Venous thromboses and pulmonary embolisms in post-mortem series: probable causes by correlations of clinical data and basic diseases. *Pathol Res Pract.* 1994;190:394-399.
43. Kniffin WD Jr, Baron JA, Barrett J, et al. The epidemiology of diagnosed pulmonary embolism and deep venous thrombosis in the elderly. *Arch Intern Med.* 1994;154:861-866.
44. Cushman M, Tsai A, Heckbert SR, et al. Incidence rates, case fatality, and recurrence rates of deep vein thrombosis and pulmonary embolus: the Longitudinal Investigation of Thromboembolism Etiology (LITE). *Thromb Haemost.* 2001;86(suppl 1):OC2349.
45. Hansson PO, Welin L, Tibblin G, et al. Deep vein thrombosis and pulmonary embolism in the general population. "The Study of Men Born in 1913." *Arch Intern Med.* 1997;157:1665-1670.
46. Nordstrom M, Lindblad B, Bergqvist D, et al. A prospective study of the incidence of deep-vein thrombosis within a defined urban population. *J Intern Med.* 1992;232:155-160.
47. White RH, Zhou H, Kim J, et al. A population-based study of the effectiveness of inferior vena cava filter use among patients with venous thromboembolism. *Arch Intern Med.* 2000;160:2033-2041.
48. White RH, Zhou H, Romano PS. Incidence of idiopathic deep venous thrombosis and secondary thromboembolism among ethnic groups in California. *Ann Intern Med.* 1998;128:737-740.
49. Murin S, Romano PS, White RH. Comparison of outcomes after hospitalization for deep venous thrombosis or pulmonary embolism. *Thromb Haemost.* 2002;88:407-414.
50. Fedullo PF, Tapson VF. Clinical practice. The evaluation of suspected pulmonary embolism. *N Engl J Med.* 2003;349:1247-1256.
51. Carson JL, Kelley MA, Duff A, et al. The clinical course of pulmonary embolism. *N Engl J Med.* 1992;326:1240-1245.
52. Goldhaber SZ. Pulmonary embolism. *N Engl J Med.* 1998;339:93-104.
53. Horlander KT, Mannino DM, Leeper KV. Pulmonary embolism mortality in the United States, 1979-1998: an analysis using multiple-cause mortality data. *Arch Intern Med.* 2003;163:1711-1717.
54. Turkstra F, Kuijer PMM, van Beek EJR, Brandjes DPM, ten Cate JW, Büller HR. Diagnostic utility of ultrasonography of leg veins in patients suspected of having pulmonary embolism. *Ann Intern Med.* 1997;12:775-781.
55. Wells PS, Anderson DR, Rodger M, et al. Derivation of a simple clinical model to categorize patients probability of pulmonary embolism: increasing the models utility with the SimpliRED d-dimer. *Thromb Haemost.* 2000;83:416-420.
56. Vascular Technology Professional Performance Guidelines. Lower Extremity Venous Duplex Evaluation. Available: http://www.svtnet. org.
57. Nix L, Troillet R. The use of color in venous duplex examination. *J Vasc Technol.* 1991;15:123-128.
58. Zwiebel W. Technique for extremity venous ultrasound examination. In: *Introduction to Vascular Ultrasonography.* 5th ed. Philadelphia: Elsevier Saunders; 2005.
59. Labropoulos N, Tassiopoulos AK. Vascular diagnosis of venous thrombosis. In: *Vascular Diagnosis.* 1st ed. Philadelphia: Elsevier Inc; 2005.
60. Glover JL, Bendick PJ. Appropriate indications for venous duplex ultrasonographic examinations. *Surgery.* 1996 Oct;120(4):725-730.
61. Polak JP. *Peripheral Vascular Sonography.* 2nd ed. Philadelphia: Lippincott, Williams & Wilkins; 2004;204-209.
62. Gocke J. Lower extremity venous ultrasonography. In: Mohler ER, Gerard-Herman M, Jaff MR, eds. *Essentials of Vascular Laboratory Diagnosis.* Danvers, MA: Blackwell Futura; 2005;199.
63. Zweibel WT. Nonvascular pathology encountered during venous sonography. In: Zweibel WT, Pellerito JS, eds. *Introduction of Vascular Technology.* Philadelphia, PA: Elsevier Saunders; 2005;501-512.
64. Daigle RJ. *Techniques in Noninvasive Vascular Diagnosis.* Littleton, CO: Summer Publishing; 2002;89-91.
65. Bluth EI. Leg swelling with pain or edema. In: Bluth EI *et al.*, eds. *Ultrasonography in Vascular Diseases.* New York, NY: Thieme; 2001.
66. Labropoulos N, Tassiopoulos AK. Vascular diagnosis of venous thrombosis. In: Mansour MA, Labropoulos N, eds. *Vascular Diagnosis.* Ch. 41. Elsevier Saunders; 2005;435-437.
67. Hodge M et al. Incidental finding during venous duplex examination: solitary fibrous tumor or arteriovenous malform in the left lower extremity. *J Vasc Ultrasound.* 2007;31(1):41-44.
68. Mansour MA. Vascular diagnosis of abdominal and peripheral aneurysms. In: Mansour MA, Labropoulos N, eds. *Vascular Diagnosis.* Ch. 35. Elsevier Saunders; 2005.
69. Kim-Gavino CS, Vade A, Lim-Dunham J. Unusual appearance of a popliteal venous aneurysm in a 16 year old patient. *J Ultrasound Med.* 2006;25:1615-1618.
70. Arger PH, Lyoob SD, eds. *The Complete Guide to Vascular Ultrasound.* Philadelphia, PA: Lippincott, Williams & Wilkins; 2004;26.
71. Shaw M et al. Case study: cystic adventitial disease of the popliteal artery. *J Vasc Ultrasound.* 2007;31(1):45-48.
72. Gaitini D. Current approaches and controversial issues in the diagnosis of deep vein thrombosis via duplex Doppler ultrasound. *J Clin Ultrasound.* 2006 Jul-Aug;34(6):289-297.
73. van Gemmeren D, Fobbe F, Ruhnke-Trautmann M, Hartmann CA, Gotzen R, Wolf KJ, Distler A, Schulte KL. Diagnosis of deep leg vein thrombosis with color-coded duplex sonography and sonographic determination of the duration of the thrombosis. *Z Kardiol.* 1991 Aug;80(8):523-528.

74. Gaitini D, Kaftori JK, Pery M, Markel A. Late changes in veins after deep venous thrombosis: ultrasonographic findings. *Rofo*. 1990 Jul;153(1):68-72.
75. Cavezzi A, Labropoulos N, Partsch H, Ricci S, Caggiati A, Myers K, Nicolaides A, Smith PC; UIP. Duplex ultrasound investigation of the veins in chronic venous disease of the lower limbs–UIP consensus document. Part II. Anatomy. *Vasa*. 2007 Feb;36(1):62-71.
76. Nack T, Needleman L. Comparison of duplex sonography and contrast venography for evaluation of upper extremity venous disease. *J Vasc Technol*. 1992;16(2):69-73.
77. Falk RL, Smith DF. Thrombosis of upper extremity thoracic inlet veins: diagnosis with duplex Doppler sonography. *Am J Roentgenol*. 1987;149:677-682.
78. Froehlich JB, Zide RS, Persson AV. Diagnosis of upper extremity deep vein thrombosis using a color Doppler imaging system. *J Vasc Technol*. 1991;15(5):251-253.
79. Knudson GJ et al. Color Doppler sonographic imaging in the assessment of upper extremity deep vein thrombosis. *Am J Roentgenol*. 1990;154:399-403.
80. Gerlock AJ, Giyanani VL, Krebs CA. *Applications of Noninvasive Vascular Techniques*. Philadelphia: WB Saunders; 1988.
81. Asbeutah AM, Riha AZ, Cameron JD, McGrath BP. Quantitative assessment of chronic venous insufficiency using duplex ultrasound and air plethysmography. *J Vasc Ultrasound*. 2006;30(1):23-30.
82. Katz MR, Comerota AJ, Kerr R. Air plethysmography (APG®): a new technique to evaluate patients with chronic venous insufficiency. Dept of Surgery, Temple University Hospital, Philadelphia, PA. *J Vasc Technol*. 1991;15(1):23-17.
83. Kim D, Orron DE, Porter DH. Venographic anatomy, technique and interpretation. In: Kim D, Orron DE, eds. *Peripheral Vascular Imaging and Intervention*. St. Louis: Mosby-Year Book; 1996;269-349.
84. Abrams HI. *Angiography*. 2nd ed. Vol. II. Boston: Little Brown; 1971;1251-1271.
85. Bergan JJ et al. Chronic venous insufficiency. In: Merli GJ, Weitz HH, Carasasi AC, eds. *Peripheral Vascular Disorders*. Philadelphia, PA: Saunders; 2004;123-129.
86. Arcelus TI, Caprini TA. Nonoperative treatment of chronic venous insufficiency. *J Vasc Technol*. 2002;26:231-238.
87. Manzo R. Duplex evaluation of chronic disease. In: Strandness DE, ed. *Duplex Scanning in Vascular Diseases*. Philadelphia, PA: Lippincott; 2002.
88. Neumyer MM. Ultrasound diagnosis of venous insufficiency. In: Zwiebel WT, Pellerito JS, eds. *Introduction of Vascular Technology*. Ch. 26. Philadelphia, PA: Elsevier Saunders; 2005.
89. Thrush A, Hartshorne T. *Peripheral Vascular Ultrasound*. London: Churchill Livingstone; 1999.
90. Belcaro G, Nicolaides AN, Veller M. *Venous Disorders*. London: Saunders; 1995.
91. Kabnick LS. New horizons in the treatment of saphenous vein reflux. *J Vasc Technol*. 2002;239-246.

Perguntas

INSTRUÇÕES GERAIS: Para cada pergunta, selecione a resposta apropriada. Marque apenas uma resposta para cada pergunta, exceto se solicitado de outro modo.

1. Todas as veias profundas do segmento perna do membro inferior possuem pelo menos quantas válvulas?
    (A) 10
    (B) 7
    (C) 5
    (D) 2

2. Qual é a veia mais longa do corpo?
    (A) veia cefálica
    (B) veia femoral
    (C) veia safena magna
    (D) veia cava inferior (IVC)

3. A veia poplítea passa através de que estrutura para se tornar a veia femoral?
    (A) hiato da profunda
    (B) canal dos adutores
    (C) triângulo de Scarpa
    (D) flexor longo do hálux

4. Qual das seguintes veias *não faz* parte do sistema venoso superficial?
    (A) veia safena magna
    (B) veia femoral
    (C) veia safena parva
    (D) veia basílica

5. Qual dos seguintes tipicamente *não é* exibido pelas veias normais da extremidade inferior acima do joelho?
    (A) fluxo espontâneo
    (B) fluxo fásico
    (C) fluxo pulsátil
    (D) compressibilidade

6. Que porcentagem do sangue no corpo pode ser encontrada dentro do sistema venoso?
    (A) 60-65%
    (B) 50-65%
    (C) 70-75%
    (D) 75-80%

7. Todas as seguintes são verdadeiras sobre as veias *exceto*?
    (A) veias têm paredes mais espessas que as artérias
    (B) veias são distensíveis
    (C) veias são colapsáveis
    (D) veias podem ser divididas em sistemas profundo e superficial

8. Qual das seguintes complicações é a preocupação clínica principal na trombose venosa profunda (DVT)?
    (A) claudicação
    (B) embolia pulmonar (PE)
    (C) competência valvular
    (D) perda de extremidade

9. Escaneamento dúplex do sistema venoso profundo das extremidades inferiores é frequentemente efetuado com o paciente em qual das seguintes posições?
    (A) posição supina com a perna reta
    (B) posição supina com a perna rotada externamente
    (C) posição supina com a perna rotada internamente
    (D) posição prona com a perna rotada internamente

10. A camada mais externa da parede venosa é chamada túnica
    (A) média
    (B) íntima
    (C) adventícia
    (D) endotélio

11. Um sinal venoso espontâneo pode não ser auscultado em qual dos seguintes vasos?
    (A) veia ilíaca externa
    (B) veia tibial posterior
    (C) veia femoral profunda
    (D) veia femoral comum

12. Qual dos seguintes termos descreve melhor um sinal venoso normal na extremidade inferior?
    (A) contínuo
    (B) fásico
    (C) pulsátil
    (D) oscilante

13. **Trombose iliofemoral extensa produzindo um edema apertado de perna, dor grave e pele mosqueada cianótica é comumente chamada como?**
    (A) fenômeno de Raynaud
    (B) claudicação
    (C) Síndrome de Byrum trace
    (D) *phlegmasia cerulea dolens*

14. **Trombose venosa profunda muitas vezes destrói as válvulas venosas às vezes resultando em síndrome pós-flebítica, o que pode levar a todas as seguintes, exceto**
    (A) paredes vasculares finas
    (B) enduração crônica
    (C) dermatite de estase
    (D) úlceras

15. **Durante a inspiração, à medida que a pressão intra-abdominal aumenta**
    (A) sangue flui suavemente por todo o corpo, no momento da exalação as válvulas se fecham, e a seguir reabrem-se rapidamente
    (B) fluxo sanguíneo a partir das extremidades inferiores diminui enquanto aumenta o fluxo a partir da parte superior do corpo
    (C) fluxo sanguíneo a partir das extremidades inferiores aumenta enquanto diminui o fluxo a partir da parte superior do corpo
    (D) mas não há efeito importante sobre os padrões de fluxo venoso

16. **Qual dos seguintes *não pode* ser usado para avaliar insuficiência venosa crônica?**
    (A) fotopletismografia
    (B) pletismografia de ar
    (C) ultrassom dúplex
    (D) CT

17. **Qual das seguintes *não é* um componente da "tríade de Virchow"?**
    (A) lesão da parede vascular
    (B) hipercoagulabilidade
    (C) imobilidade da extremidade
    (D) estase

18. **De que vasos o marco anatômico distal é a área entre o maléolo medial e o tendão do calcâneo (de Aquiles) perto da superfície da pele?**
    (A) veias tibiais anteriores
    (B) veias tibiais posteriores
    (C) veia safena parva
    (D) veia safena magna

19. **A qual camada da parede da veia são fixadas as válvulas venosas?**
    (A) túnica adventícia
    (B) túnica íntima
    (C) túnica média
    (D) túnica lateral

20. **Um filtro de Greenfield é normalmente colocado na**
    (A) jugular interna direita
    (B) veia cava inferior
    (C) veia cava superior
    (D) ilíaca externa da perna trombosada

21. **A veia subclávia dá origem a que ramo imediatamente antes de se tornar a veia axilar?**
    (A) veia costocoracoide
    (B) veia basílica
    (C) veia cubital
    (D) veia cefálica

22. **O plexo gastrocnêmico drena o sangue do músculo gastrocnêmio e se esvazia dentro de qual dos seguintes vasos?**
    (A) veia tibial posterior
    (B) veias tibiais anteriores
    (C) veia poplítea
    (D) veia fibular

23. **A pressão venosa dinâmica normalmente mede cerca de 15-20 mmHg nas vênulas. Quando ela mede normalmente no átrio direito?**
    (A) 15-20 mmHg
    (B) 100 mmHg
    (C) 0 mmHg
    (D) 50 mmHg

24. **Qual dos seguintes é *menos* tendente a comprometer o fluxo sanguíneo com base em compressão?**
    (A) cisto de Baker
    (B) linfonodos
    (C) veias varicosas
    (D) hematomas

25. Qual das seguintes *não é* uma característica normal das veias?
    (A) fasicidade
    (B) espontaneidade
    (C) compressibilidade
    (D) aumento
    (E) sinal contínuo sem movimentos respiratórios

26. Não há válvulas presentes em qual das seguintes veias?
    (A) veias inominadas
    (B) veia axilar
    (C) veia jugular externa
    (D) veia jugular interna

27. As veias superficiais das extremidades inferiores podem ser demonstradas ultrassonograficamente dentro de 1-2 cm da superfície da pele; onde elas são situadas?
    (A) dentro da gordura subcutânea
    (B) dentro da bainha de tecido conectivo
    (C) imediatamente abaixo da gordura subcutânea
    (C) imediatamente acima da fáscia profunda

28. A fístula de Brescia–Cimino é criada cirurgicamente entre quais dos seguintes vasos?
    (A) artéria ulnar e veia basílica distais
    (B) veia cefálica e artéria radial
    (C) artéria radial proximal e veia basílica transposta
    (D) artéria braquial e veia cefálica

29. Trombose venosa profunda da extremidade superior está se tornando mais frequente por causa de qual dos seguintes?
    (A) número aumentado de pacientes recebendo radioterapia e tendo complicações
    (B) incidência aumentada de pacientes de trauma com complicações
    (C) incidência aumentada de síndrome da saída torácica
    (D) uso aumentado de cateteres venosos centrais

30. Qual das seguintes descreve o trajeto normal de fluxo venoso na extremidade inferior?
    (A) veias superficiais para veias perfurantes para as veias profundas
    (B) veias profundas para as veias perfurantes para as veias superficiais
    (C) veias profundas para veias superficiais para veias perfurantes
    (D) veias superficiais para as veias profundas para veias perfurantes

31. Qual das seguintes veias é uma continuação da dorsal do pé e situada entre a tíbia e a fíbula em cima da membrana interóssea?
    (A) veia poplítea
    (B) veia tibial anterior
    (C) veia safena parva
    (D) veia fibular

32. Qual das seguintes tem mais probabilidade de levar à falha de acesso de hemodiálise?
    (A) uma veia de grande saída
    (B) coleção perienxerto
    (C) estenose de veia de saída
    (D) a "síndrome de roubo"

33. Que é escleroterapia?
    (A) remoção cirúrgica das veias superficiais
    (B) uso de meias de suporte e exercício apropriado
    (C) injeção nas pequenas veias superficiais com agente para induzir trombose
    (D) injeção em veias profundas e superficiais com agente para induzir trombose

34. Qual das seguintes *não é* uma causa de insuficiência venosa crônica?
    (A) veias varicosas
    (B) cirurgia
    (C) síndrome pós-trombótica
    (D) trombose recorrente crônica

35. Qual das seguintes *não é* usada para aumentar veias?
    (A) compressão distal da veia
    (B) tossir
    (C) manobra de Valsalva
    (D) compressão da veia com o transdutor

36. Venografia mostra um coágulo no sistema venoso como
    (A) uma massa ecogênica no interior da veia
    (B) um defeito de enchimento dentro da veia
    (C) uma massa heterogênea dentro da veia
    (D) uma veia dilatada com uma massa de aparência esponjosa no lúmen

37. Trombo agudo é mole e pode ser comprimido em certa extensão. Trombo crônico
    (A) não é compressível em qualquer extensão
    (B) pode ser facilmente comprimido em certa extensão
    (C) com facilidade será completamente comprimido
    (D) som alguma dificuldade (pressão) será comprimido completamente

38. Insuficiência venosa crônica pode ser caracterizada por todas as seguintes, *exceto*
    (A) ausência de dor na perna
    (B) veias varicosas
    (C) edema crônico da perna
    (D) hiperpigmentação cutânea

39. Qual das seguintes *não é* considerada um fator contributivo para veias varicosas primárias?
    (A) fraqueza anormal da parede
    (B) força aumentada de distensão
    (C) grandes fístulas arteriovenosas
    (D) múltiplas fístulas arteriovenosas

40. Venografia ascendente não pode ser usada para qual das seguintes?
    (A) avaliar a função das válvulas proximais na extremidade inferior
    (B) determinar a localização de perfurante incompetente
    (C) localizar canais recanalizados, indicando tromboflebite prévia
    (D) determinar a ausência ou presença de varicosidades

41. Qual dos seguintes termos descreve veias varicosas com válvulas competentes das veias profundas e veias superficiais incompetentes?
    (A) varizes secundárias
    (B) varizes primárias
    (C) primeiras veias varicosas
    (D) veias varicosas da coxa

42. Que veia(s) se origina(m) de e drena(m) o arco venoso plantar e a rede venosa superficial do pé?
    (A) veias tibiais anteriores
    (B) veias tibiais posteriores
    (C) veia safena magna
    (D) veia safena parva

43. Que veia recebe ambos os sistemas venosos superficial e profundo da extremidade superior?
    (A) veia inominada
    (B) veia cefálica
    (C) veia braquial
    (D) veia subclávia

44. As veias axilares consistem em 5% de músculo liso, enquanto as veias nos pés consistem em
    (A) 60-80% de músculo liso
    (B) 35-50% de músculo liso
    (C) 25-45% de músculo liso
    (D) 75-85% de músculo liso

45. Cada dedo do pé tem duas veias digitais dorsais e duas plantares que se unem para formar as veias metatarsais dorsais que se juntam para formar qual dos seguintes?
    (A) arco venoso metatarsal dorsal
    (B) arco venoso dorsal superficial
    (C) arco venoso dorsal profundo
    (D) arco venoso plantar–dorsal

46. As veias comunicantes ou "perfurantes" são localizadas em toda a perna; na maioria das pernas, há
    (A) mais do que 50 destas veias
    (B) mais do que 1000 destas veias
    (C) mais do que 100 destas veias
    (D) mais do que 500 destas veias

47. O único ponto no corpo (em qualquer posição, exceto ereta) onde o gradiente de pressão arteriovenosa permanece constante (83 mmHg) é o ponto indiferente hidrostático (HIP), que é localizado
    (A) na jugular externa
    (B) no quadril
    (C) na bifurcação da aorta
    (D) imediatamente abaixo do diafragma

48. Depois que o trombo enche a veia e adere-se à parede do vaso, ele então se contrairá e começará a recanalização. Quanto tempo isto leva geralmente?
    (A) cerca de 10 dias após a formação
    (B) cerca de 3 dias após a formação
    (C) cerca de 5 dias após a formação
    (D) cerca de 12 dias após a formação

49. Qual dos seguintes *não está* entre os fatores de risco mais importantes para trombose venosa profunda?
    (A) obesidade
    (B) o uso de anticoncepção oral
    (C) diabetes
    (D) fumo
    (E) gravidez

50. Trombo venoso profundo pode-se originar em qualquer lugar no sistema venoso, mas os estudos mostraram que o local isolado mais comum é qual dos seguintes?
    (A) sinusoidessoleares
    (B) veia tibial posterior
    (C) veias iliofemorais
    (D) junção safenofemoral

51. As veias na planta do pé formam o arco cutâneo plantar, que drena para as veias marginais medial e lateral, que por sua vez se esvaziam na(s)
    (A) veias safenas magna e parva
    (B) veias tibiais anteriores e posteriores
    (C) veia tibial anterior e veia safena parva
    (D) veia safena magna

52. Que tipo de venografia oferece a capacidade de avaliar funções valvulares?
    (A) venografia posterior
    (B) venografia descendente
    (C) venografia ascendente
    (D) venografia visceral

53. Qual dos órgãos listados abaixo *não* esvazia sangue através da veia porta?
    (A) baço
    (B) vesícula biliar
    (C) rins
    (D) pâncreas

54. Em que região anatômica é/são encontradas as válvulas venosas?
    (A) túnica íntima
    (B) túnica média
    (C) túnica adventícia
    (D) ambas A e C

55. A veia ovárica direita drena diretamente para a veia cava inferior. A veia ovárica esquerda drena para qual das seguintes veias?
    (A) veia ovárica direita
    (B) veia ilíaca interna esquerda
    (C) veia cava inferior
    (D) veia renal esquerda

56. Uma válvula funcionando é competente se
    (A) ela simultaneamente abrir e fechar
    (B) se ela permitir fluxo venoso para frente e inverso
    (C) ela não permitir inversão do fluxo de sangue venoso
    (D) ela permanecer aberta continuamente, permitindo fluxo venoso contínuo

Perguntas 57 a 64: Correlacionar as estruturas na Fig. 13-31 com os termos na Coluna B.

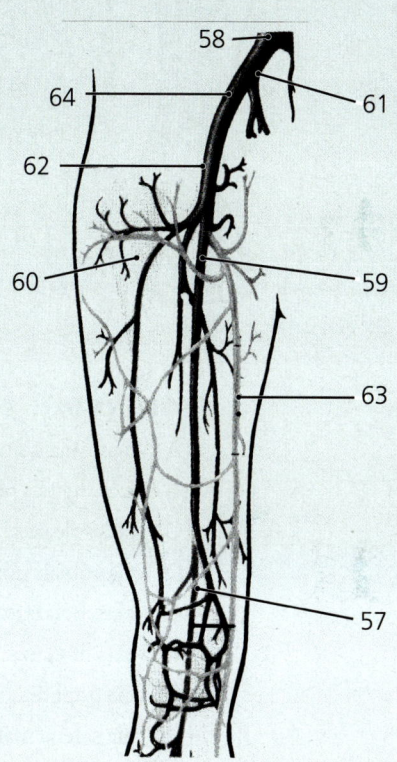

FIGURA 13-31.

COLUNA A

57. _____
58. _____
59. _____
60. _____
61. _____
62. _____
63. _____
64. _____

COLUNA B

(A) veia poplítea
(B) veia safena magna
(C) veia femoral
(D) veia cava inferior distal
(E) veia ilíaca interna
(F) veia femoral profunda
(G) veia ilíaca externa
(H) veia femoral comum

Perguntas 65 a 72: Correlacionar as estruturas na Fig. 13-32 com os termos na Coluna B.

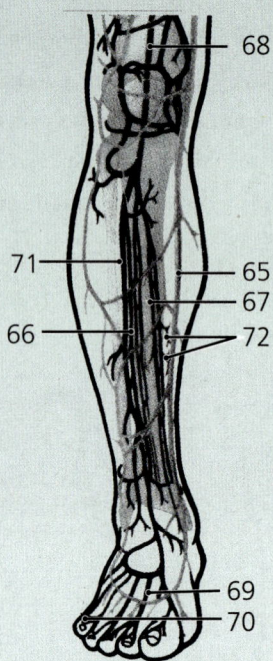

FIGURA 13-32.

COLUNA A
65. _____
66. _____
67. _____
68. _____
69. _____
70. _____
71. _____
72. _____

COLUNA B
(A) veias tibiais anteriores
(B) veias digitais plantares
(C) veias soleares
(D) veias tibiais posteriores
(E) veias metatarsais plantares
(F) veias fibulares
(G) veia poplítea
(H) veia safena magna

Perguntas 73 a 76: Correlacionar as letras no ultrassonograma com as estruturas na coluna A.

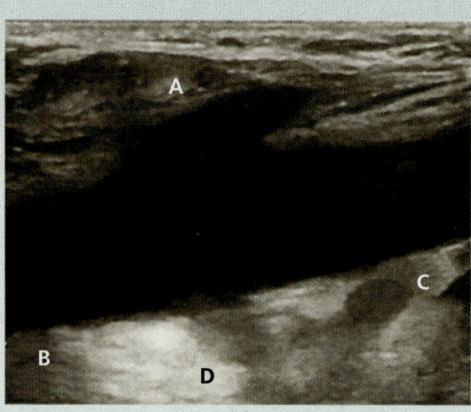

FIGURA 13-33.

COLUNA A
73. contraste posterior _____
74. veia femoral comum _____
75. veia safena magna _____
76. veia femoral _____

77. **Qual das seguintes está mostrada na imagem de compressão na Fig. 13-34?**

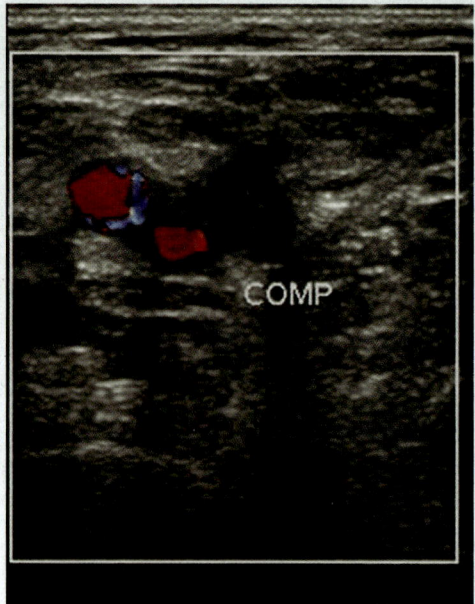

FIGURA 13-34.

(A) resposta normal à manobra de compressão
(B) veia femoral comum trombosada
(C) linfonodo vascularizado
(D) pseudoaneurisma da virilha

78. Fig. 13-35 representa qual das seguintes?

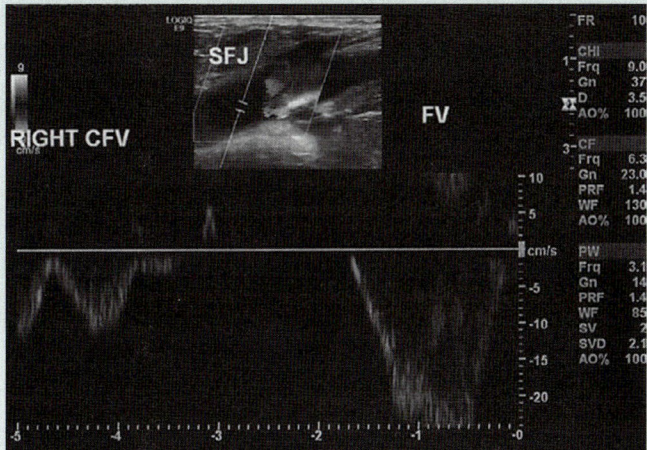

FIGURA 13-35.

(A) fluxo fásico normal
(B) veia safena refluindo
(C) resposta normal à compressão distal
(D) fluxo venoso pulsátil

79. Fig. 13-36 representa qual dos seguintes?

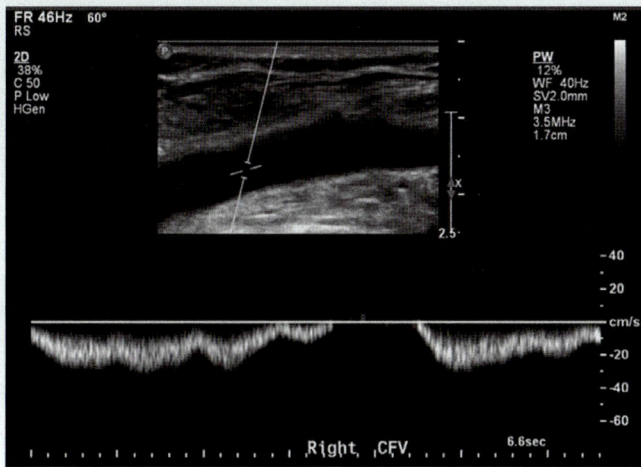

FIGURA 13-36.

(A) fluxo fásico normal
(B) válvulas incompetentes
(C) resposta normal à compressão distal
(D) fluxo venoso pulsátil

80. Posteriormente ao colo do pâncreas, que duas veias se juntam para formar a veia porta?

(A) veia esplênica e veia hepática
(B) veia hepática e veia mesentérica superior
(C) veia hepática e veia celíaca
(D) veia esplênica e veia mesentérica superior

Perguntas 81 a 94: Correlacionar a letra da Coluna B com as veias apropriadas conforme vistas na Fig. 13-37.

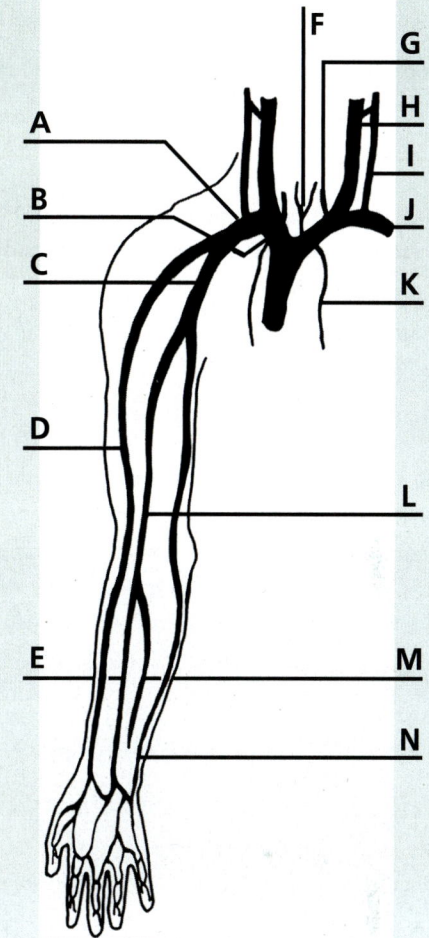

FIGURA 13-37.

COLUNA A
81. ulnar _____
82. subclávia esquerda _____
83. vertebral _____
84. cefálica _____
85. jugular externa _____
86. axilar _____
87. basílica _____
88. radial _____
89. jugular interna _____
90. braquiocefálica _____
91. braquial _____
92. tireóidea inferior _____
93. subclávia direita _____
94. torácica interna _____

COLUNA B
(A)
(B)
(C)
(D)
(E)
(F)
(G)
(H)
(I)
(J)
(K)
(L)
(M)
(N)

95. Que porcentagem de pacientes com trombose venosa profunda provavelmente desenvolverá insuficiência venosa em 5-10 anos?

(A) 50%
(B) 60%
(C) 70%
(D) 80%

96. Qual das seguintes é uma condição patológica que pode simular uma trombose venosa profunda?

(A) aneurisma aórtico
(B) cisto de Baker
(C) *phlegmasia cerulea dolens*
(D) temperatura diminuída da pele

97. A Fig. 13-38 demonstra uma veia de parede fina normal com qual das seguintes?

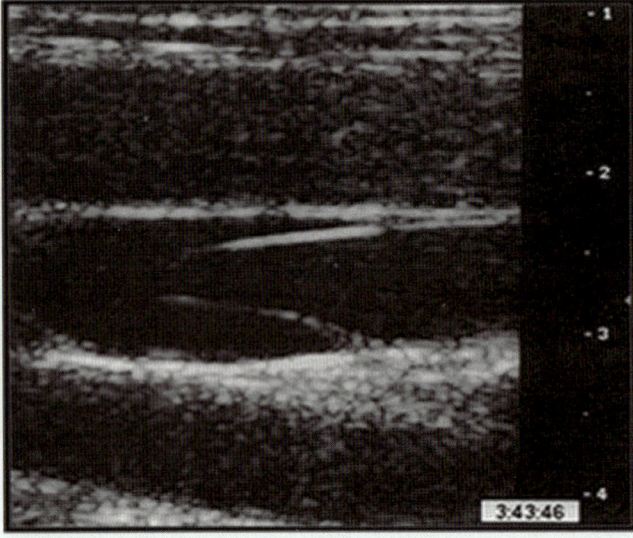

FIGURA 13-38.

(A) uma válvula fechada
(B) uma válvula aberta
(C) as fases iniciais de um trombo
(D) um artefato

98. Esta imagem de compressão na Fig. 13-39 no meio da coxa representa qual das seguintes?

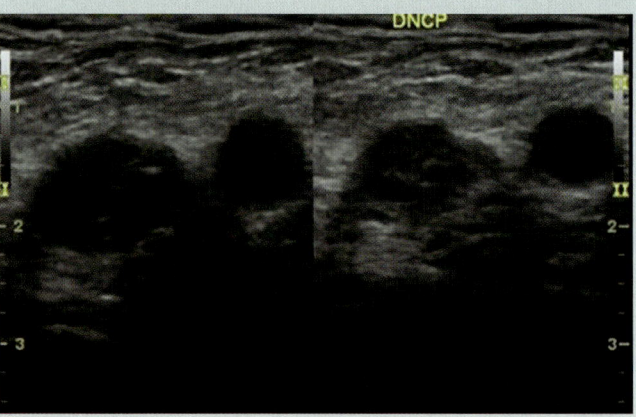

FIGURA 13-39.

(A) um artefato dentro do lúmen
(B) incompressibilidade de um segmento da veia
(C) compressibilidade de um segmento da veia
(D) ruptura de segmento de veia devida à compressão com transdutor

99. Esta imagem de análise espectral da Fig. 13-40 mostra fluxo venoso com

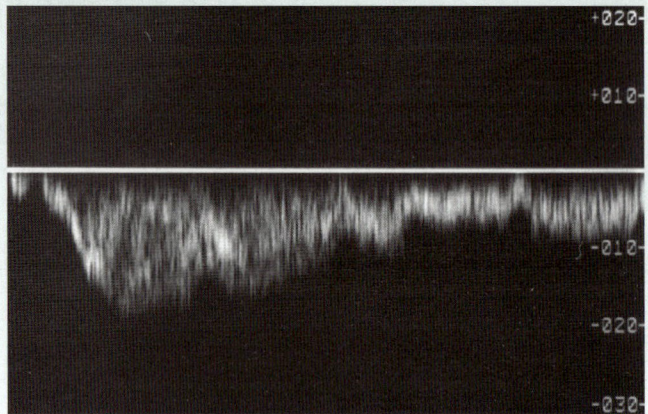

FIGURA 13-40.

(A) movimentos respiratórios normais
(B) aumento
(C) padrão de fluxo colateral
(D) pulsatilidade venosa

100. A Fig. 13-41 é uma imagem em escala de cinza da veia femoral comum (C) na junção safenofemoral. O que a seta está apontando?

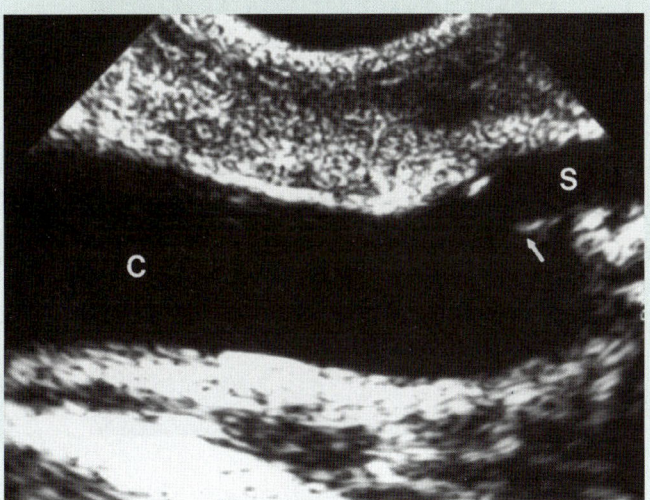

FIGURA 13-41.

(A) placa na junção safenofemoral
(B) um artefato
(C) válvulas abertas na junção safenofemoral
(D) fases iniciais de trombose na junção safenofemoral

101. A análise espectral da veia porta na Fig. 13-42 mostra movimentos respiratórios normais e

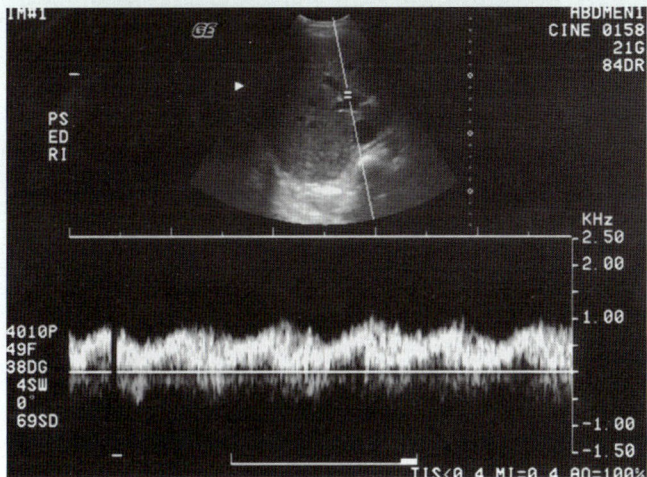

FIGURA 13-42.

(A) fluxo sanguíneo afastando-se do fígado
(B) fluxo que é bidirecional
(C) pulsatilidade
(D) fluxo sanguíneo na direção do fígado

102. A imagem na Fig. 13-43 é da veia femoral comum com um traçado Doppler demonstrando

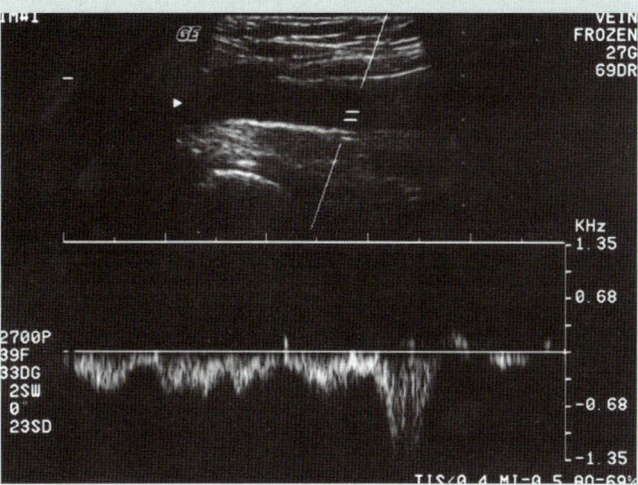

FIGURA 13-43.

(A) aumento distal normal
(B) aumento demonstrando insuficiência venosa
(C) traçado fásico normal
(D) aumento demonstrando trombo proximal

103. A análise espectral da veia hepática média na Fig. 13-44 mostra as características de

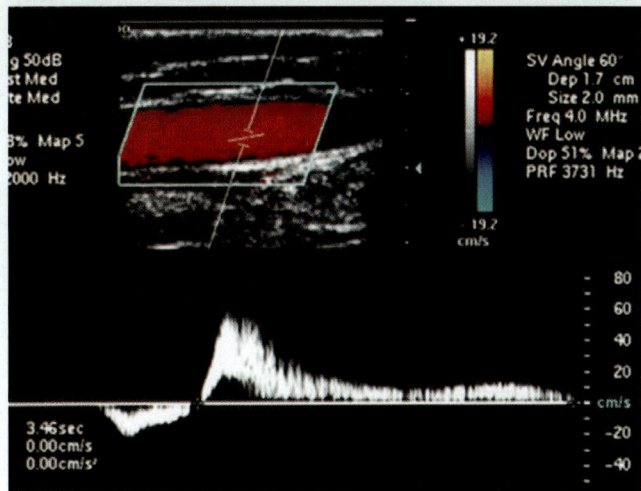

FIGURA 13-44.

(A) aumento demonstrando refluxo
(B) traçado Doppler pulsátil
(C) traçado fásico normal
(D) traçado Doppler contínuo

104. O que mostra a imagem na Fig. 13-45?

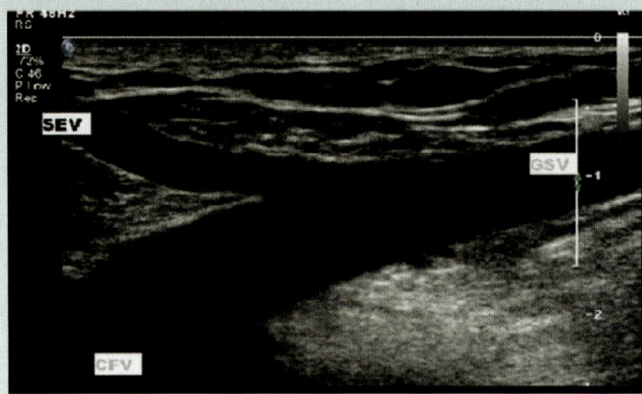

FIGURA 13-45.

(A) trifurcação poplítea
(B) confluência das veias femoral profunda e femoral
(C) junção safenopoplítea
(D) junção safenofemoral

105. O que mostra a imagem na Fig. 13-46?

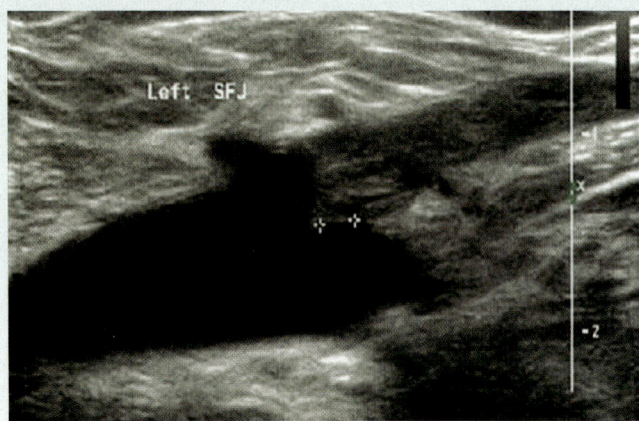

FIGURA 13-46.

(A) junção safenofemoral normal
(B) oclusão da veia safena magna
(C) oclusão crônica da veia safena
(D) válvula estática na junção safenofemoral

106. Após um episódio de trombose venosa profunda, as válvulas venosas são destruídas e se tornam incompetentes. Isto é chamado

(A) tromboflebite
(B) fenômeno de Raynaud
(C) síndrome pós-flebítica
(D) *phlegmasia cerulea dolens*

107. A Fig. 13-47 representa

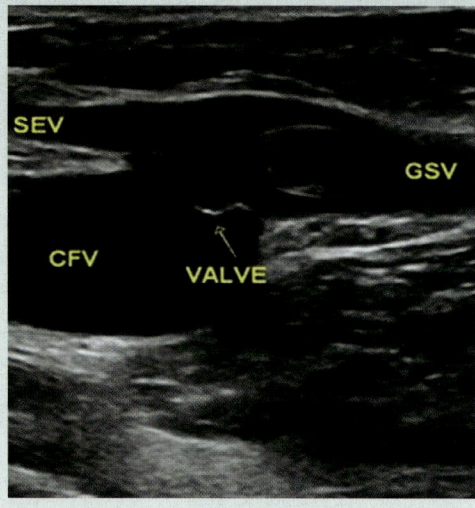

FIGURA 13-47.

(A) refluxo na veia femoral
(B) trombo na veia femoral comum
(C) trombo na veia safena magna proximal
(D) veia safena magna normal

108. A Fig. 13-48 representa

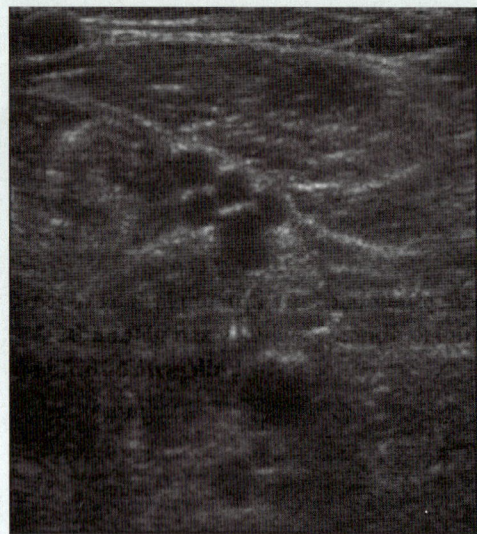

FIGURA 13-48.

(A) um grande cisto de Baker
(B) músculo gastrocnêmio roto
(C) múltiplas veias na panturrilha (veias tibiais e fibulares posteriores)
(D) trombose de veia solear

109. Identificar os achados na Fig. 13-49.

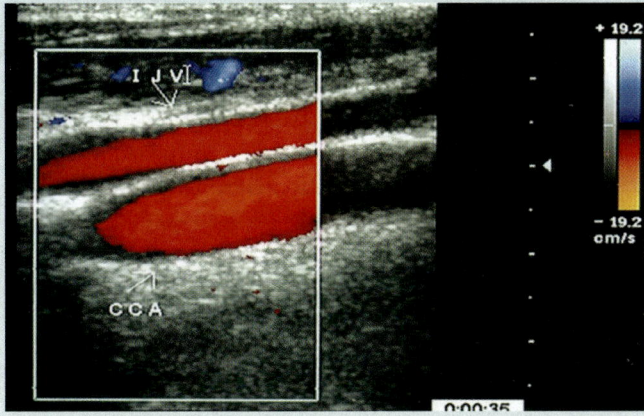

FIGURA 13-49.

(A) dinâmica de fluxo normal dos vasos do pescoço
(B) veia jugular externa parcialmente ocluída
(C) veia jugular interna parcialmente ocluída
(D) fluxo retrógrado na veia jugular interna

110. Identificar os achados na Fig. 13-50.

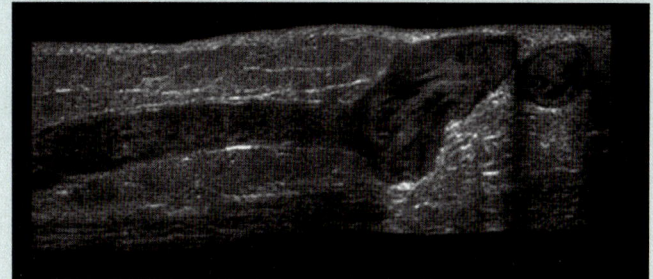

FIGURA 13-50.

(A) aspecto normal da veia safena parva no pé
(B) veia superficial varicosa ocluída
(C) veia profunda parcialmente ocluída na perna
(D) uma veia poplítea ocluída atrás do joelho

Respostas e Explicações

Ao final de cada resposta explicada, há uma combinação numérica entre parênteses. O primeiro número identifica a fonte de referência; o segundo número (ou grupo de números) indica a página (ou páginas) em que a informação relevante pode ser encontrada.

1. **(A)** Todas as veias profundas do segmento perna contêm pelo menos dez válvulas. Até 10-15 podem estar presentes em cada veia. Elas são frequentemente aos pares e comunicam-se com o sistema superficial. (*Guia de Estudo*)

2. **(C)** A veia mais longa no corpo é a veia safena magna localizada nas extremidades inferiores. A maior veia no corpo é a veia cava inferior (IVC) localizada no abdome. (*Guia de Estudo*)

3. **(B)** A veia poplítea estende-se para cima através do canal dos adutores (de Hunter), tornando-se a veia femoral. O flexor longo do hálux é um tendão em estreita proximidade à membrana interóssea no terço distal inferior da perna. A veia femoral sobe para o triângulo de Scarpa, a seguir cruza atrás da artéria para assumir uma posição mais medial (*Guia de Estudo*)

4. **(B)** A veia femoral localizada nas extremidades inferiores faz parte do sistema venoso profundo. As veias safenas magna e parva são também nas extremidades inferiores. A veia basílica é encontrada na extremidade superior. (*Guia de Estudo*)

5. **(C)** Normalmente as veias não são pulsáteis. Exceções incluem doença cardíaca, bradicardia extrema e transfusão excessiva, que podem causar pulsatilidade. Variações no diâmetro das veias são causadas pela respiração, em vez do ciclo cardíaco. (*Guia de Estudo*)

6. **(D)** Setenta e cinco a 80% do volume sanguíneo estão contidos dentro do sistema venoso. A capacidade das veias de ajustar forma e tamanho as torna idealmente adequadas para armazenagem de sangue. (*Guia de Estudo*)

7. **(A)** Veias têm paredes mais finas com muito pouco músculo, resultando em serem ao mesmo tempo distensíveis e colapsáveis. Elas também podem ser divididas em sistemas profundo e superficial, diferentemente das artérias. (*Guia de Estudo*)

8. **(B)** A principal preocupação clínica na DVT é a complicação de embolia pulmonar. Claudicação é uma doença arterial. Incompetência valvular frequentemente resulta de uma DVT. (*Guia de Estudo*)

9. **(B)** Escaneamento dúplex do sistema venoso profundo das extremidades inferiores é frequentemente efetuado com o paciente supino, e a perna rotada externamente. É importante que a perna também esteja relaxada para facilidade de fluxo sanguíneo. A veia poplítea pode ser visualizada com o paciente na posição prona. (*Guia de Estudo*)

10. **(C)** A túnica adventícia, a camada externa, é a parte mais forte da parede da veia. Ela é composta de fibras colágenas. Túnica média é a camada do meio. Túnica íntima é a camada interna que tem as válvulas venosas. (*Guia de Estudo*)

11. **(B)** Um sinal venoso espontâneo pode não ser auscultado na veia tibial posterior no tornozelo. Nesta localização, a taxa de fluxo sanguíneo pode ser abaixo da sensibilidade dos detectores de velocidade Doppler. A maioria dos detectores de velocidade Doppler não é capaz de detectar movimento abaixo de 6 cm/s. (*Guia de Estudo*)

12. **(B)** Um sinal venoso normal é fásico e espontâneo. Um sinal venoso contínuo indica ou obstrução interna do fluxo ou compressão externa da veia proximal à posição do transdutor. (*Guia de Estudo*)

13. **(D)** *Phlegmasia cerulea dolens* produz um padrão clínico de edema tenso da perna, dor grave e pele mosqueada cianótica, quando ocorre trombose iliofemoral extensa. Síndrome de Raynaud é uma doença vasospástica funcional que afeta as pequenas artérias e arteríolas das extremidades. (*Guia de Estudo*)

14. **(A)** Em pacientes que tiveram episódios prévios de trombose venosa profunda as paredes dos vasos estão espessadas, não adelgaçadas. Síndrome pós-flebítica frequentemente leva à enduração crônica, dermatite de estase e úlceras nos anos avançados. Sintomas desta condição aparecem entre 18 meses e 10 anos após o evento trombótico. (*Guia de Estudo*)

15. **(B)** Respiração faz o diafragma descer. Isto aumenta a pressão intra-abdominal, diminuindo o fluxo sanguíneo a partir das extremidades inferiores, enquanto aumenta o fluxo a partir da parte superior do corpo. (*Guia de Estudo*)

16. **(D)** Tomografia computadorizada (CT) não é capaz de avaliar insuficiência venosa crônica. Fotopletismografia, Doppler, ultrassom, venografia contrastada descendente, venografia contrastada ascendente e pressão venosa deambulativa podem avaliar insuficiência venosa crônica. (*Guia de Estudo*)

17. **(C)** Imobilidade da extremidade não é uma das categorias da "tríade de Virchow". Rudolf Virchow foi o patologista alemão que introduziu a teoria entre 1845 e 1856. Há muitos fatores de risco que podem aumentar as probabilidades de um paciente de desenvolver trombose, mas todos os fatores devem-se encaixar em uma das três categorias. (*Guia de Estudo*)

18. **(B)** O marco anatômico distal das veias tibiais posteriores é a área entre o maléolo medial e o tendão do calcâneo. Depois de identificar os vasos, eles podem ser acompanhados para cima pela superfície medial da panturrilha. As veias são pareadas, uma veia em cada lado da artéria tibial posterior. (*Guia de Estudo*)

19. **(B)** A túnica íntima (camada interna) é a fina camada de células endoteliais que contém as válvulas venosas. As válvulas consistem em duas cúspides que mantêm o fluxo sanguíneo em uma direção, para o coração. (*Guia de Estudo*)

20. **(B)** O filtro é colocado na veia cava inferior (por via de acesso jugular ou femoral) para evitar a extensão, para cima, de coágulo ao pulmão. O filtro de Greenfield consiste em um pequeno filtro em forma de cone que é colocado frequentemente abaixo dos níveis das veias renais na IVC. (*Guia de Estudo*)

21. **(D)** Tão logo a veia subclávia dê o ramo da veia cefálica, seu nome muda para veia axilar. Isto acontece na margem externa da primeira costela. Frequentemente, só uma válvula é encontrada na veia axilar. (*Guia de Estudo*)

22. **(C)** O plexo gastrocnêmico se esvazia na veia poplítea. As veias do plexo solear se esvaziam na veia tibial posterior. (*Guia de Estudo*)

23. **(C)** A pressão no átrio direito é normalmente 0 mmHg e é chamada pressão venosa central. Quando ela mede 0 mmHg, o sangue flui das veias sistêmicas para o átrio direito. (*Guia de Estudo*)

24. **(C)** Varizes venosas não podem comprometer o fluxo de um vaso por compressão externa. Cisto de Baker, tumores ou hematomas frequentemente produzem compressão externa que pode comprometer o fluxo. (*Guia de Estudo*)

25. **(E)** As características das veias incluem fasicidade, espontaneidade, compressibilidade e aumento. Elas não têm um sinal contínuo sem movimento respiratório; esta é uma característica do fluxo venoso colateral. (*Guia de Estudo*)

26. **(A)** Não há válvulas nas veias inominadas. Válvulas estão presentes nas veias jugulares externa e interna, veias axilares e na veia subclávia. (*Guia de Estudo*)

27. **(A)** As veias superficiais das extremidades inferiores jazem dentro de 1-2 cm da superfície da pele dentro da gordura subcutânea. O sistema consiste em arco venoso dorsal, veias marginais e veias safenas parva e magna. (*Guia de Estudo*)

28. **(B)** A fístula de Brescia–Cimino é criada cirurgicamente entre a veia cefálica e a artéria radial no punho. Ela tem uma taxa de patência aos 3 anos de 80-90%, e é o mais durável acesso para diálise. Requer 3 a 6 semanas para maturar. (*Guia de Estudo*)

29. **(D)** Trombose venosa profunda está ocorrendo mais frequentemente por causa do uso aumentado de cateteres venosos centrais. (*Guia de Estudo*)

30. **(A)** As veias da extremidade inferior fluem das veias superficiais através das perfurantes (veias comunicantes) para as veias profundas. Válvulas mantêm o fluxo em uma direção. Fluxo nas direções opostas é anormal. (*Guia de Estudo*)

31. **(B)** A veia tibial anterior é uma continuação da dorsal do pé e situa-se entre a tíbia e a fíbula, localizada no compartimento anterior imediatamente em cima da membrana interóssea. Na parte superior da panturrilha, elas se juntam à veia poplítea. (*Guia de Estudo*)

32. **(C)** Estenose de veia de saída. (*Guia de Estudo*)

33. **(C)** Escleroterapia é a injeção de um agente esclerosante para dentro das veias superficiais para danificar o endotélio e causar trombose, que se organiza e fecha as veias. (*Guia de Estudo*)

34. **(B)** Cirurgia. Algumas das causas de insuficiência venosa crônica são varizes, trombose recorrente crônica e síndrome pós-trombótica. Estase venosa, resultado da falência do mecanismo de bomba venosa, reflete insuficiência venosa crônica. (*Guia de Estudo*)

35. **(D)** Compressão da veia com o transdutor é uma manobra usada para confirmar perviedade e excluir a presença de coágulo. Ela não é a manobra usada para aumento. Compressão distal, Valsalva ou manobras de tosse são os métodos para aumentar as veias. (*Guia de Estudo*)

36. **(B)** Trombo ou coágulo venoso obstrui a veia de drenagem e cria um defeito de enchimento no venograma. (*Guia de Estudo*)

37. **(A)** Trombo crônico não é compressível em qualquer extensão. (*Guia de Estudo*)

38. **(A)** Ausência de dor na perna. Estase venosa é caracterizada por edema crônico da perna, ulceração maleolar, hiperpigmentação cutânea, varizes e dor na perna. Estase venosa leva à insuficiência venosa crônica. (*Guia de Estudo*)

39. **(C)** Fístulas arteriovenosas pequenas, não grandes, foram sugeridas como um possível fator contributivo para veias varicosas primárias. Outros fatores são fraqueza anormal da parede, força aumentada de distensão e múltiplas fístulas arteriovenosas. Varizes venosas primárias são associadas à incompetência valvular venosa. (*Guia de Estudo*)

40. **(A)** Venografia ascendente não é capaz de avaliar a função das válvulas proximais na extremidade inferior. Apenas venografia descendente pode oferecer essa capacidade. Venografia ascendente pode oferecer a localização de perfurantes incompetentes; localizar canais recanalizados, indicando tromboflebite prévia e a ausência ou presença de varicosidades. (*Guia de Estudo*)

41. **(B)** Veias varicosas com válvulas venosas profundas competentes e veias superficiais incompetentes são chamadas veias varicosas primárias. Veias com válvulas venosas tanto superficiais quanto profundas incompetentes são chamadas veias varicosas secundárias. (*Guia de Estudo*)

42. **(B)** As veias tibiais posteriores se originam e drenam o arco venoso plantar e a rede venosa superficial do pé. Elas também recebem as veias fibulares mais longe acima na panturrilha. (*Guia de Estudo*)

43. **(D)** A veia subclávia recebe o sistema venoso superficial e profundo da extremidade superior. Uma oclusão desta veia bloqueia ambos estes sistemas principais. Dor aguda, aumento de volume e edema da extremidade superior inteira podem ocorrer. (*Guia de Estudo*)

44. **(A)** Os pés contêm 60-80% de músculo liso. Veias consistem em grande parte em músculo liso e têm relativamente pouca elastina. (*Guia de Estudo*)

45. **(B)** As veias digitais dorsais e plantares se unem para formar as veias metatarsais dorsais que se juntam para formar o arco venoso dorsal superficial. O arco cutâneo plantar eventualmente drena para as veias safenas magna e parva. (*Guia de Estudo*)

46. **(C)** Normalmente, há mais de 100 veias comunicantes localizadas em toda parte na maioria dos membros. Elas têm principalmente < 2 mm de diâmetro e são frequentemente descritas em grupos. (*Guia de Estudo*)

47. **(D)** O ponto indiferente hidrostático (HIP) é imediatamente abaixo do diafragma. É o único ponto que permanece constante. (*Guia de Estudo*)

48. **(C)** Geralmente cerca de 5 dias depois que o trombo enche a veia, ele começará a se contrair. O passo seguinte é a recanalização. Válvulas dentro do trombo são geralmente destruídas. (*Guia de Estudo*)

49. **(C)** As causas importantes de DVT são múltiplas: cirurgia, pílulas anticoncepcionais orais, fumo, repouso prolongado no leito, gravidez e obesidade. Diabetes não está entre os fatores de risco mais importantes para DVT. (*Guia de Estudo*)

50. **(A)** Os sinusoidessoleares são o local mais comum a desenvolver uma DVT de acordo com estudos recentes. DVTs podem se originar em qualquer lugar dentro do sistema venoso. (*Guia de Estudo*)

51. **(A)** O arco cutâneo plantar se esvazia nas veias safenas magna e parva. O arco venoso dorsal superficial também termina nas veias safenas magna e parva. (*Guia de Estudo*)

52. **(B)** A venografia descendente oferece a capacidade de avaliar funções valvulares. Ela visualiza diretamente as válvulas venosas. (*Guia de Estudo*)

53. **(C)** O sistema renal não passa pela veia porta. O baço, estômago, pâncreas, vesícula biliar e intestinos enviam seu sangue para o fígado por meio da veia porta. (*Guia de Estudo*)

54. **(A)** As válvulas venosas semilunares inerentes são encontradas na túnica íntima, o revestimento mais interno da veia. (*Guia de Estudo*)

55. **(D)** A veia ovárica esquerda drena para a veia renal esquerda. A direita se esvazia diretamente na veia cava inferior. (*Guia de Estudo*)

56. **(C)** Válvulas são competentes se não permitirem inversão de fluxo. As válvulas asseguram fluxo para frente na direção do coração. (*Guia de Estudo*)

57. **(A)** Veia poplítea. (*Guia de Estudo*)

58. **(B)** Veia safena magna. (*Guia de Estudo*)

59. **(C)** Veia femoral. (*Guia de Estudo*)

60. **(F)** Veia femoral profunda. (*Guia de Estudo*)

61. **(E)** Veia ilíaca interna. (*Guia de Estudo*)

62. **(H)** Veia femoral comum. (*Guia de Estudo*)

63. **(D)** Veia cava inferior distal. (*Guia de Estudo*)

64. **(G)** Veia ilíaca externa. (*Guia de Estudo*)

65. **(H)** Veia safena magna. (*Guia de Estudo*)

66. **(F)** Veias fibulares. (*Guia de Estudo*)

67. **(D)** Veias digitais plantares. (*Guia de Estudo*)

68. **(G)** Veia poplítea. (*Guia de Estudo*)

69. **(E)** Veias metatarsais plantares. (*Guia de Estudo*)

70. **(B)** Veias tibiais posteriores. (*Guia de Estudo*)

71. **(A)** Veias tibiais anteriores. (*Guia de Estudo*)

72. **(C)** Veia solear. (*Guia de Estudo*)

73. **(D)** Contraste posterior. (*Guia de Estudo*)

74. **(B)** Veia femoral comum. (*Guia de Estudo*)

75. **(A)** Veia safena magna. (*Guia de Estudo*)

76. **(C)** Veia femoral. (*Guia de Estudo*)

77. **(B)** Veia femoral comum trombosada. (*Guia de Estudo*)

78. **(C)** Resposta normal à compressão distal. (*Guia de Estudo*)

79. **(A)** Fluxo fásico normal. (*Guia de Estudo*)

80. **(D)** A veia esplênica e a veia mesentérica superior se juntam posteriormente ao colo do pâncreas para formar a veia porta. A veia porta principal corre para a direita, superior e anteriormente. (*Guia de Estudo*)

81. **(M)** Veia ulnar. (*Guia de Estudo*)

82. **(J)** Veia subclávia esquerda. (*Guia de Estudo*)

83. **(G)** Veia vertebral. (*Guia de Estudo*)

84. **(D)** Veia cefálica. (*Guia de Estudo*)

85. **(H)** Veia jugular externa. (*Guia de Estudo*)

86. **(C)** Veia axilar. (*Guia de Estudo*)

87. **(N)** Veia basílica. (*Guia de Estudo*)

88. **(E)** Veia radial. (*Guia de Estudo*)

89. **(H)** Veia jugular interna. (*Guia de Estudo*)

90. **(B)** Veia braquiocefálica. (*Guia de Estudo*)

91. **(L)** Veia braquial. (*Guia de Estudo*)

92. **(F)** Veia tireóidea inferior. (*Guia de Estudo*)

93. **(A)** Veia subclávia direita. (*Guia de Estudo*)

94. **(K)** Veia torácica interna. (*Guia de Estudo*)

95. **(D)** Cerca de 80% dos pacientes com trombose venosa profunda provavelmente desenvolverão insuficiência venosa nos seguintes 5-10 anos. A incidência de problemas venosos sérios está aumentando nos Estados Unidos de acordo com estudos recentes. (*Guia de Estudo*)

96. **(B)** Cisto de Baker é uma condição patológica que pode simular uma trombose venosa profunda. Ele também pode ser facilmente demonstrado por ultrassom, juntamente com o desimpedimento das veias profundas. (*Guia de Estudo*)

97. **(B)** Uma válvula aberta. (*Guia de Estudo*)

98. **(B)** Incompressibilidade de um segmento de veia. (*Guia de Estudo*)

99. **(A)** Movimento respiratório normal. Ele é fásico com a respiração e controlado pela pressão intra-abdominal. (*Guia de Estudo*)

100. **(C)** Fig. 13-41 é uma imagem em escala de cinza da veia femoral comum na junção safenofemoral, com uma seta apontando válvulas abertas na junção. As margens das válvulas estão posicionadas na direção do fluxo sanguíneo e ficam encostadas na parede, enquanto o fluxo for na direção do coração. As válvulas se fecham quando o fluxo se inverte. (*Guia de Estudo*)

101. **(D)** A análise espectral da veia porta na Fig. 13-42 mostra movimentos respiratórios normais e fluxo sanguíneo na direção do fígado. Isto é chamado fluxo hepatópeto. (*Guia de Estudo*)

102. **(A)** A imagem na Fig. 13-43 é da veia femoral comum com um traçado Doppler demonstrando aumento normal distal ao transdutor. Espremer a porção distal da extremidade força o fluxo do sangue a aumentar em rápida velocidade. (*Guia de Estudo*)

103. **(A)** Aumento demonstrando refluxo. (*Guia de Estudo*)

104. **(D)** A Fig. 13-45 é uma imagem da junção safenofemoral. (*Guia de Estudo*)

105. **(B)** A Fig. 13-46 representa oclusão da veia safena magna. (*Guia de Estudo*)

106. **(C)** Trombose venosa profunda resulta na síndrome pós-flebítica e incompetência venosa. As válvulas venosas são destruídas com a trombose venosa profunda, levando à incompetência venosa. Nos anos a seguir haverá enduração crônica, estase, dermatite e ulceração associadas à incompetência venosa. (*Guia de Estudo*)

107. **(C)** A Fig. 13-47 representa trombo na veia safena magna proximal.

108. **(C)** A Fig. 13-48 representa múltiplas veias na panturrilha (veias tibiais e fibulares posteriores).

109. **(D)** A Fig. 13-49 mostra fluxo retrógrado na veia jugular interna.

110. **(B)** A Fig. 13-50 mostra veia superficial ocluída varicosa.

14

Ultrassonografia Arterial Periférica

George L. Berdejo ▪ *Fernando Amador* ▪ *Joshua Cruz* ▪ *Evan C. Lipsitz*

Guia de Estudo

ANATOMIA DA CIRCULAÇÃO ARTERIAL

A circulação é um sistema fechado de tubos que transportam sangue oxigenado para longe do coração, para os tecidos do corpo e, a seguir, retornam sangue desoxigenado ao coração. O sistema consiste em artérias (grandes tubos elásticos) divididas em artérias musculares de médio tamanho e artérias menores que se ramificam em arteríolas que se ramificam em vasos microscópicos, chamados capilares. *Vasa vasorum* são pequenos vasos que nutrem a média e a adventícia. A circulação sistêmica inclui todas as artérias e arteríolas que carregam sangue oxigenado do ventrículo esquerdo aos capilares sistêmicos mais as veias e vênulas que carregam sangue desoxigenado, retornando ao átrio direito depois de fluir através dos órgãos e tecidos. Subdivisões da circulação sistêmica são as circulações coronariana, cerebral e portal hepática.[1]

A composição das artérias de grande e médio tamanhos inclui:

- *Íntima (túnica interna)* A íntima é a camada mais interna e é uma monocamada de células endoteliais achatadas e uma matriz subjacente fina de colágeno e fibras elásticas
- *Média (túnica média)* A média é uma camada média espessa e quantidades variadas de músculo liso, colágeno e fibras elásticas. Ela tem uma margem externa de membrana elástica externa, separando-a da adventícia
- *Adventícia (túnica externa)* A adventícia é a camada mais externa de uma artéria, composta de colágeno e elastina, que provê a força da parede arterial (Fig. 14-1)[2]

A composição das artérias proporciona duas importantes propriedades funcionais: elasticidade e contratilidade. Os ventrículos do coração se contraem e ejetam sangue do coração, e as grandes artérias se expandem e acomodam o fluxo sanguíneo aumentado. Os ventrículos relaxam, e o recuo elástico das artérias força o sangue para frente. Quando a estimulação simpática é aumentada, o músculo liso da artéria se contrai e estreita o lúmen do vaso, o que é chamado vasoconstrição. Em contraposição, quando a estimulação simpática diminui, o músculo liso relaxa, e o vaso dilata-se; isto é chamado vasodilatação.[2]

Todas as artérias sistêmicas se originam do coração e se ramificam da aorta e são denominadas de acordo com a sua localização. A aorta é dividida em aorta ascendente, arco aórtico, aorta descendente, aorta torácica e aorta abdominal. A aorta abdominal inferior se bifurca nas artérias ilíacas comuns para suprir a pelve e extremidades inferiores. As artérias da pelve incluem as seguintes: artérias ilíacas comuns, artérias ilíacas internas (hipogástricas) e artérias ilíacas externas.[3]

AORTA

A circulação sistêmica começa com o lado esquerdo do coração.[4-6] À medida que o sangue passa através da valva mitral durante a diástole, o ventrículo esquerdo se expande para permitir que o sangue se acumule. Durante a contração sistólica do ventrículo esquerdo, o sangue passará através da valva aórtica e para dentro do arco aórtico. A aorta é a artéria mais longa do corpo. A aorta é dividida em quatro segmentos principais (Fig. 14-2):

1. Aorta ascendente ou tronco aórtico.
2. Arco aórtico.
3. Aorta descendente ou mais comumente conhecida como torácica.
4. Aorta abdominal.

Os grandes vasos incluem o arco aórtico e seus três ramos principais que incluem os seguintes (Fig. 14-3):

1. Artéria inominada ou tronco braquiocefálico.
2. Artéria carótida comum (CCA) esquerda.
3. Artéria subclávia esquerda.

A aorta abdominal começa no hiato aórtico do diafragma, na frente da margem inferior do corpo da última vértebra torácica e, descendo na frente da coluna vertebral, termina sobre o corpo da

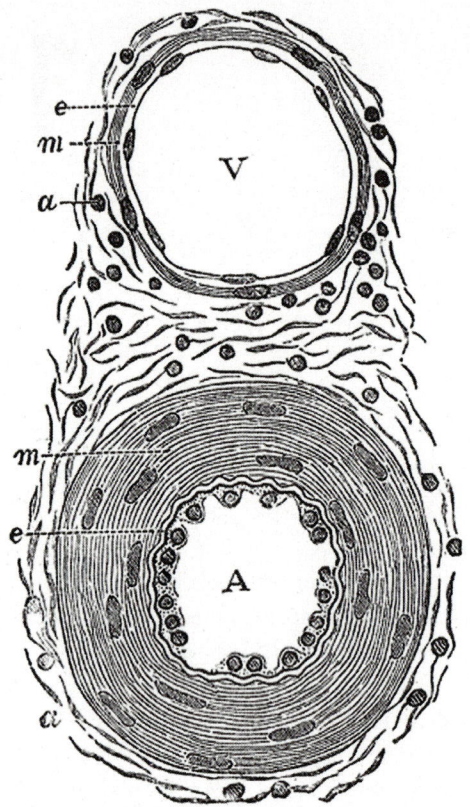

FIGURA 14-1. Corte transversal de uma pequena artéria (A) e veia (V) de uma criança. A íntima, média e adventícia estão representadas pelas letras minúsculas *e, m* e *a* respectivamente. *(Figura de Wikipedia Commons no domínio público.)*

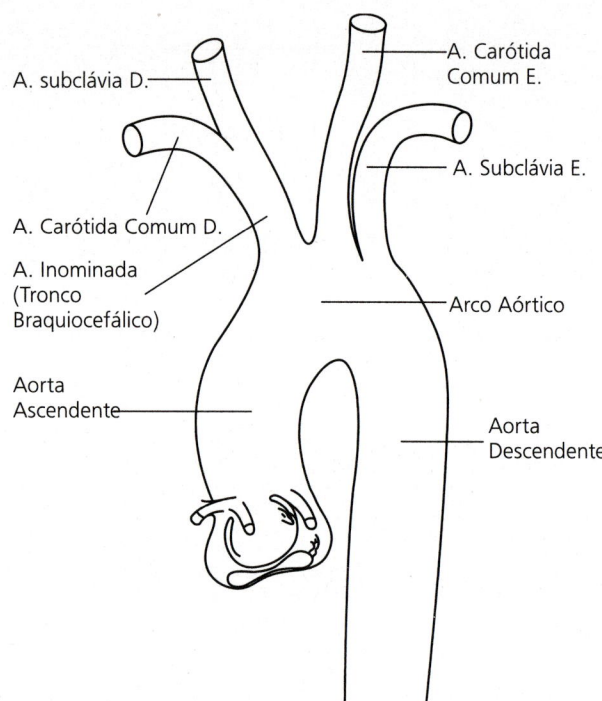

FIGURA 14-3. Os vasos do arco aórtico incluem a artéria inominada, que se divide e ao largo das artérias carótida comum direita e subclávia direita. O próximo grande vaso é a artéria carótida comum esquerda, e o último grande vaso do arco é a artéria subclávia esquerda.

quarta vértebra lombar, comumente um pouco à esquerda da linha mediana, dividindo-se nas duas artérias ilíacas comuns. Ela diminui rapidamente em tamanho, em consequência dos muitos ramos grandes que origina. Os principais ramos da aorta abdominal são as artérias celíaca, mesentérica superior, renais, lombares e mesentérica inferior.

A artéria celíaca e as artérias mesentéricas superior e inferior são ímpares, enquanto as renais são um par. A artéria celíaca é um tronco curto, com cerca de 1,25 cm de comprimento, que se origina da frente da aorta, imediatamente abaixo do hiato aórtico do diafragma, e passando quase horizontalmente para frente, se divide em três grandes ramos, a gástrica esquerda, a hepática comum e a esplênica; ocasionalmente ela dá uma das artérias frênicas inferiores. As renais emergem imediatamente distais ao nível da artéria mesentérica superior para perfundir o rim direito e o esquerdo.

Suprimento arterial da pelve e extremidades inferiores (Figs. 14-4 e 14-5):

1. As artérias ilíacas comuns são ramos da aorta abdominal. A artéria ilíaca comum se divide nas artérias ilíacas interna e externa.

2. As artérias ilíacas internas suprem a parede pélvica, períneo, órgãos pélvicos e algumas áreas glúteas e da coxa.

3. As artérias ilíacas externas. Os dois ramos principais são a artéria epigástrica inferior e a artéria ilíaca circunflexa profunda.

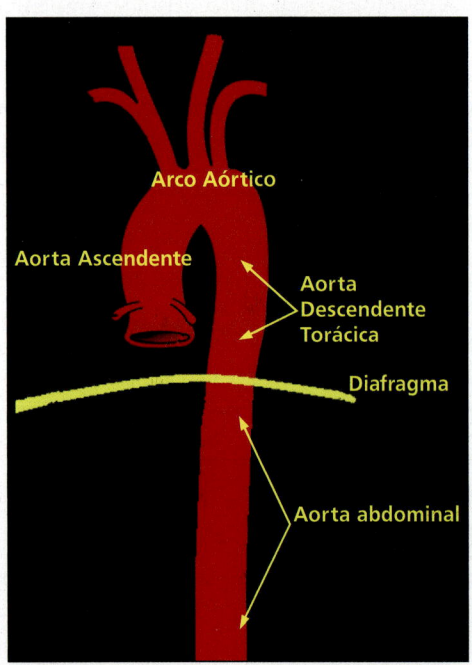

FIGURA 14-2. Esquema que mostra os quatro segmentos da aorta.

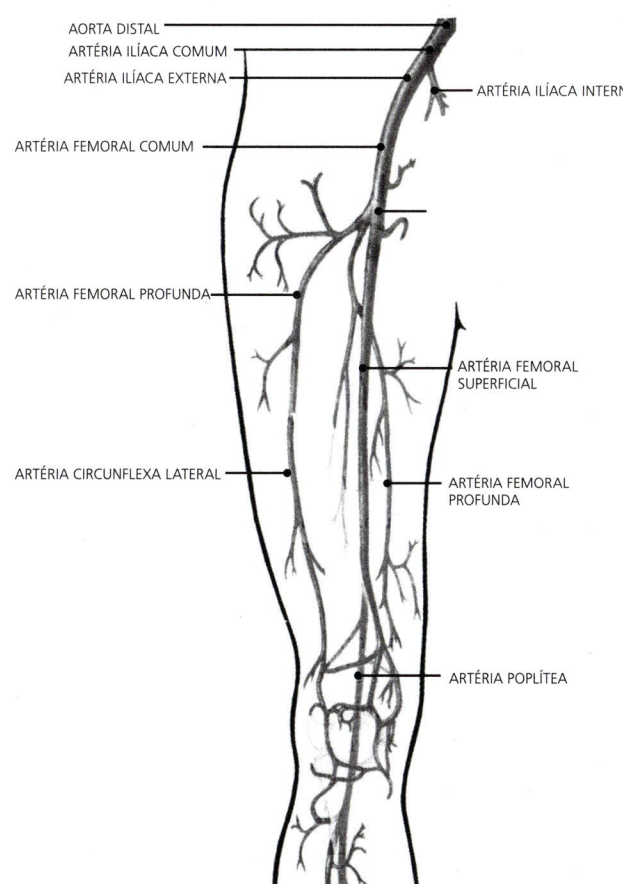

FIGURA 14-4. Anatomia da circulação arterial desde a aorta abdominal distal até a artéria poplítea abaixo do joelho.

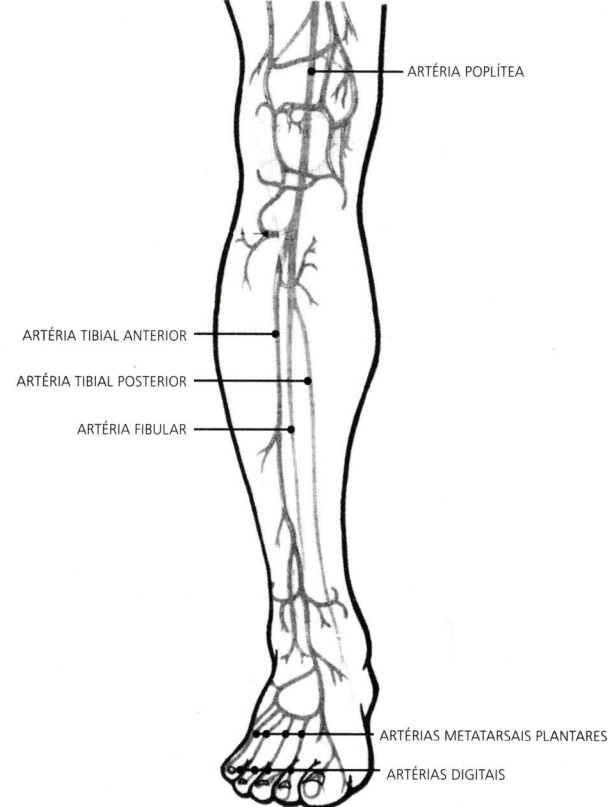

FIGURA 14-5. Anatomia das principais artérias abaixo do joelho.

4. A artéria femoral comum é uma continuação da artéria ilíaca externa. Ela se divide nas artérias femorais superficial e profunda.
5. A artéria femoral profunda serve como uma colateral importante quando há doença significativa na artéria femoral superficial.
6. A artéria femoral superficial é uma continuação da artéria femoral comum. Ela corre pela extensão da coxa passando através do canal dos adutores ou canal de Hunter no terço distal da coxa, onde se torna a artéria poplítea acima do joelho.
7. A artéria poplítea é uma continuação da artéria femoral superficial. A artéria poplítea se divide na artéria tibial anterior e o tronco tibiofibular. Há múltiplos ramos em torno da área do joelho: ramos geniculares, ramos musculares e artérias surais.
8. A artéria tibial anterior é um ramo da artéria poplítea. Ela corre ao longo do aspecto anterior da tíbia. A artéria tibial anterior se torna a artéria dorsal do pé no pé.
9. O tronco tibiofibular é o segundo ramo da artéria poplítea distal. O tronco tibiofibular se ramifica nas artérias tibial posterior e fibular.
10. A artéria tibial posterior estende-se abaixo pelas regiões medial e posterior inferior da perna. Distal ao maléolo medial ela se divide nas artérias plantares medial e lateral e alimenta a planta do pé.
11. A artéria fibular estende-se abaixo pelas regiões lateral e posterior inferior da perna, ao longo da fíbula. A artéria fibular se ramifica em perfurantes anteriores e posteriores. A fibular alimenta a perna inferior lateral e a área calcânea.
12. O arco plantar é compreendido pela artéria plantar profunda e a lateral. A artéria plantar profunda é um ramo da artéria dorsal do pé. O arco plantar lateral é um ramo da artéria tibial posterior. Eles suprem os dedos, pele e músculo do pé.

Suprimento Arterial das Extremidades Superiores (Fig. 14-6)

A artéria subclávia direita se origina do tronco braquiocefálico. A artéria subclávia esquerda é o terceiro ramo do arco aórtico. A artéria subclávia se estende embaixo da clavícula e dá cinco ramos:

1. Artéria vertebral.
2. Mamária interna.
3. Escapular dorsal.
4. Tireocervical.
5. Costocervical.

A artéria axilar, uma continuação da artéria subclávia, dá ramos que alimentam músculos do tórax e ombro.

1. Torácica superior.
2. Toracoacromial.

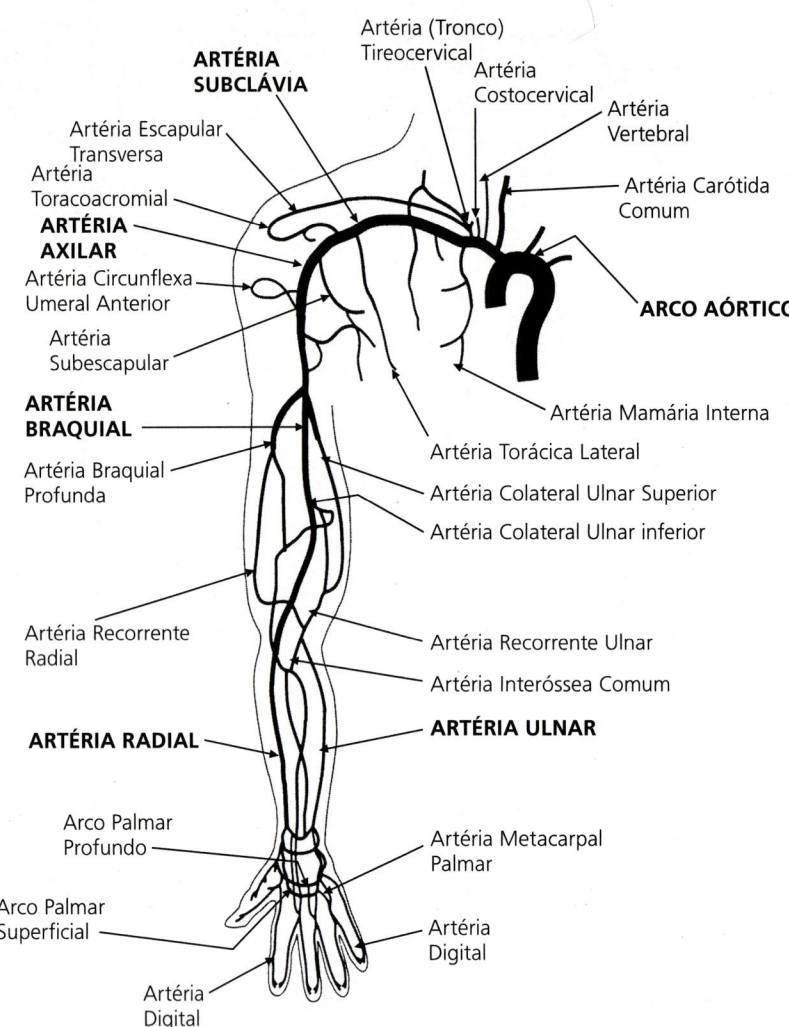

FIGURA 14-6. Anatomia arterial das extremidades superiores. Os vasos principais estão em tipo **negrito**.

3. Torácica lateral.
4. Subescapular.
5. Umeral circunflexa anterior.
6. Umeral circunflexa posterior.

A artéria braquial é uma continuação da artéria axilar que se estende até o cotovelo e bifurca-se nas artérias radial e ulnar abaixo da fossa antecubital. As artérias ulnar e radial são as principais artérias do antebraço.

A artéria radial corre ao longo do lado lateral do antebraço para o punho e a mão, onde ela forma o arco palmar profundo. A artéria ulnar corre ao longo do lado medial do antebraço para o punho e a mão e forma o arco palmar superficial. Na mão artérias volares e digitais suprem músculo e pele da mão e dedos.

FISIOLOGIA E HEMODINÂMICA

A fisiologia da circulação é chamada hemodinâmica. O sangue flui como resultado da diferença em energia ou pressão. O sistema arterial representa a alta energia/pressão, e as veias representam a baixa energia/pressão. Os níveis de energia/pressão diminuem das extremidades arteriais para as venosas por causa da energia perdida como resultado da viscosidade do sangue e sua inércia. Existem camadas e partículas inerentes nos vasos que criam resistência e causam uma perda de energia. A energia é restaurada pela ação de bombeamento do coração para manter a diferença de energia/pressão arterial necessária para o fluxo do sangue. O fluxo sanguíneo através do sistema arterial é denominado *fluxo laminar* e é definido como movimento sanguíneo em camadas concêntricas com a mais alta velocidade no centro do vaso, criando um perfil de fluxo parabólico[7] (Fig. 14-7). Há várias leis que governam o fluxo sanguíneo e influenciam os resultados da avaliação Doppler do sistema arterial.

A *lei de Poiseuille* afirma que em um modelo de tubo cilíndrico, a velocidade linear média de fluxo laminar é diretamente proporcional à diferença de energia entre as extremidades do tubo e o quadrado do raio. Ela é inversamente proporcional ao comprimento do tubo e a viscosidade do líquido. O fluxo de volume é proporcional à quarta potência do raio do vaso[7,8] (Fig. 14-8). Pequenas alterações no raio podem resultar em grandes alterações no fluxo. O fluxo laminar pode ser perturbado ou turbulento.

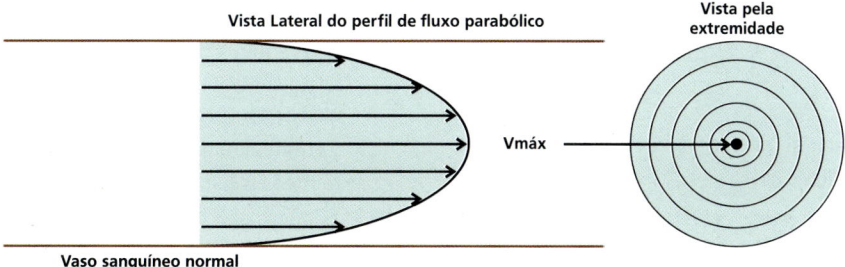

FIGURA 14-7. Fluxo laminar, às vezes conhecido como fluxo *streamlined* ("aerodinâmico"), ocorre quando um fluido flui em camadas paralelas, sem interrupção entre as camadas. Observar que o fluxo que se move com maior rapidez é no centro do vaso, resultando em um perfil de fluxo parabólico.

Os fatores que afetam o desenvolvimento de turbulência são expressados pelo número de Reynolds (Fig. 14-9). O desenvolvimento de turbulência depende principalmente do tamanho do vaso e da velocidade de fluxo. Fluxo laminar é estável, e o curso da corrente tende a permanecer intacto, enquanto o fluxo turbulento tem cursos de corrente descontínuos interrompidos que produzem correntes de redemoinho (movimentos circulares, retrógrados do fluido) e vórtices (rotação radial do fluido dentro de um corpo de fluido) (Fig. 14-10). A estabilidade de um fluido pode ser razoavelmente predita pelo número de Reynolds. Fluxo laminar tende a ser perturbado, se o número de Reynolds exceder 2.000.[7,8]

Em casos de estenose arterial são vistas características específicas. Proximalmente à estenose, o sangue forma um gradiente de velocidade através do lúmen do vaso à medida que se move. A velocidade de fluxo aumenta ao entrar na estenose por causa da área diminuída de secção transversal. Dentro da estenose, o fluxo pode ser aumentado, mas permanecer estável. Ele mantém seus cursos de corrente e organização. Distalmente onde o lúmen é restaurado, há um padrão de fluxo instável. No orifício da estenose, há frequentemente separação de fluxo que produz uma região estagnada em torno do estreitamento. No centro da estenose, o jato de alta velocidade flui para dentro da abertura maior e cria inversões de fluxo, correntes de redemoinho e vórtices. À medida que o fluxo continua pelo vaso, a energia presente na turbulência do fluxo dissipa-se e estabilidade retorna ao sangue fluindo.

A *equação de Bernoulli* desempenha um papel central nas aplicações quantitativas de Doppler. A equação faz a pressuposição de que a energia total ao longo de um curso de correnteza é constante. A energia simplesmente muda de uma forma para outra, à medida que as condições da correnteza se alteram.

A equação de Bernoulli afirma que o líquido em movimento transforma energia de uma forma para outra, dependendo das condições. A energia total permanece constante. Se o fluxo for vertical, a pressão hidrostática traz uma contribuição.[8,9]

$$Q = \frac{(P_1-P_2)\pi r^4}{8L\eta}$$

Q = fluxo
P_1 = pressão Proximal
P_2 = pressão Distal
π = pi (letra grega), uma constante
r = raio
L = comprimento
η = viscosidade

FIGURA 14-8. Equação de Poiseuille.

$$Re = \frac{v \times r}{\frac{n}{p}}$$

Re = número de Reynolds
v = velocidade do Sangue (cm/s)
r = raio (cm)
n = viscosidade (em poises)
p = densidade

FIGURA 14-9. Equação do número de Reynolds.

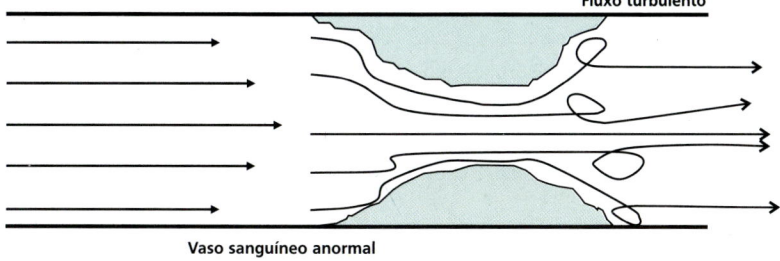

FIGURA 14-10. Hemodinâmica da estenose. Os efeitos de saída além da estenose resultam em turbilhão e redemoinho no fluxo sanguíneo (turbulência).

Princípio de Bernoulli

$$P_1 + \rho g h_1 + 1/2 p v_1^2 = P_2 + \rho g h_2 + 1/2 p v_2^2 + \text{calor},$$

onde: P = pressão

$\rho g h$ = pressão hidroestática

$1/2 p v^2$ = energia cinética

A soma da velocidade e energia cinética de um líquido fluindo através de um tubo é constante.

O volume de sangue através do tecido em um dado período de tempo (mililitros por minuto) é chamado fluxo sanguíneo. A velocidade do fluxo sanguíneo (centímetros por segundo) é inversamente relacionada com a área de secção transversal do vaso sanguíneo de tal modo que:

$$V = Q/A,$$

onde V é a velocidade, Q é fluxo, e A é a área do vaso. Portanto, o sangue flui mais lentamente onde a área de secção transversal é maior. Pressão arterial (PA) é a pressão exercida pelo sangue sobre a parede de um vaso sanguíneo. Pressão arterial é criada pela contração dos ventrículos. Na aorta de um adulto jovem em repouso, PA se eleva a aproximadamente 120 mmHg durante a sístole (contração) e cai para aproximadamente 80 mmHg durante a diástole (relaxamento). Se o monóxido de carbono se elevar, a pressão arterial se eleva. Se o volume total de sangue no sistema diminuir, a PA diminui. À medida que o sangue flui em pequenas artérias, a resistência aumenta, e a pressão dentro das artérias começa a cair. A expansão e contração das artérias após cada sístole do ventrículo esquerdo cria uma onda de pressão chamada pulso, que é transmitida pela aorta abaixo para as artérias periféricas. Normalmente, a frequência de pulso é a mesma que a frequência cardíaca. O pulso em repouso é entre 70 e 80 batimentos por minuto. Taquicardia é o termo para frequência rápida cardíaca ou de pulso em repouso (> 100/min), e bradicardia é o termo para uma frequência lenta cardíaca ou de pulso em repouso (< 60/min). Se pulsos forem perdidos, ele é irregular.[9] A pressão arterial é geralmente medida na artéria braquial esquerda usando-se um esfigmomanômetro.

MECANISMOS DE DOENÇA

Fatores de Risco.[10,11] Há diversos fatores de risco que contribuem para o desenvolvimento de aterosclerose, alguns dos quais podem ser controlados, e alguns que não podem. Os fatores de risco incluem:

- Ateroma documentado em qualquer artéria
- Diabetes
- Dislipidemia (perturbações dos níveis de colesterol e triglicerídeos)
- Concentrações mais altas de fibrinogênio sanguíneo
- Homocisteína na metade superior da faixa normal, e especialmente níveis elevados
- Envelhecimento e sexo masculino (mulheres têm mais problemas após a menopausa, mas terapia de reposição hormonal piora em vez de melhorar o risco)
- Fumo, mesmo que apenas uma vez ao dia. Este é provavelmente o mais importante fator de risco para doença vascular periférica. Fumar acelera o processo aterosclerótico e causa vasospasmo
- Parentes em primeiro grau com doença cardíaca ou um acidente vascular cerebral em idade relativamente jovem
- Hipertensão arterial
- Obesidade (especialmente obesidade central, *i. e.*, gordura na cintura, especialmente intra-abdominal (em torno dos intestinos)
- Pouca atividade física, especialmente exercício aeróbico
- Diversos marcadores químicos internos que indicam inflamação continuada também podem se relacionar com o risco relativo

Estes fatores de risco, a julgar por experiências clínicas, operam sinergicamente, promovendo doença mais precoce e mais grave, todavia ainda há muitos indivíduos que ficam incapacitados pela consequências da aterosclerose.

A maioria dos humanos desenvolve aterosclerose. Frequentemente só os pacientes "de alto risco" são aconselhados a mudar suas escolhas dietéticas, exercitar-se, perder peso, tomar medicação abaixadora do colesterol e baixar os níveis de glicemia.

Aterosclerose

A aterosclerose é uma doença sistêmica crônica que afeta o sistema arterial e ocorre dentro da parede arterial, tipicamente dentro ou embaixo da íntima. Há várias características da doença, entre elas a localização. Aterosclerose é vista comumente nas origens e bifurcações de vasos. Uma vez que o fluxo se divida e mude suas características laminares, é criada uma força tangencial no divisor de fluxo, e, com o tempo, isto é responsável pelo desgaste da íntima.[12]

É uma resposta inflamatória crônica nas paredes das artérias, em grande parte devida à acumulação de leucócitos macrófagos e promovida por lipoproteínas (proteínas plasmáticas que transportam colesterol e triglicerídeos) de baixa densidade (especialmente pequenas partículas) sem remoção adequada de gorduras e colesterol dos macrófagos pelas lipoproteínas de alta densidade (HDLs) funcionantes. Isto é comumente chamado "endurecimento" das artérias.

Formação de placa pode começar como simples camadas de lipídios, chamadas estrias gordurosas, que são depositadas na parede. Com o tempo, a placa nas paredes pode progredir para um componente mais fibroso que inclui a acumulação de lipídios, colágeno e fibrina e que é de textura mole e gelatinosa, aparecendo como uma estrutura hipoecoica ao longo da parede arterial. Com o tempo a placa pode proliferar ainda mais, para dentro do lúmen, causando estreitamento, também conhecido como estenose. As paredes podem endurecer secundariamente a um componente com mais cálcio e colágeno. Placas instáveis ou placas que têm áreas fracas, em comparação à placa mais firme e bem integrada dentro da parede, potencialmente podem ser uma fonte de detrito embólico.[12]

Aterosclerose é causada pela formação de múltiplas placas dentro das artérias.[11,12] A placa ateromatosa é dividida em três componentes distintos:

1. O ateroma, que é a acumulação nodular de um material amarelado, mole, flocoso, no centro de grandes placas, composto de macrófagos mais próximos do lúmen da artéria.
2. Áreas subjacentes de cristais de colesterol.
3. Calcificação na base das lesões mais antigas/mais avançadas.

Aterosclerose tipicamente começa no início da adolescência e é frequentemente encontrada na maioria das grandes artérias, todavia é assintomática e não detectada pela maioria dos métodos diagnósticos durante a vida. Necropsias de homens jovens sadios que morreram durante a Guerra da Coreia e a do Vietnã mostraram evidência da doença.[13,14] Ela mais comumente se torna seriamente sintomática quando interfere com a circulação coronariana que supre o coração ou a circulação cerebral que supre o cérebro, e é considerada a causa mais importante subjacente a acidente vascular cerebral, ataque cardíaco, varias cardiopatias incluindo insuficiência cardíaca congestiva e a maioria das doenças cardiovasculares em geral. Ateroma nas artérias do braço, ou mais frequentemente das pernas, que resulta em fluxo sanguíneo diminuído, é chamado doença oclusiva arterial periférica (PAOD).

De acordo com os dados dos EUA do ano de 2004, em cerca de 65% dos homens e 47% das mulheres o primeiro sintoma de doença cardiovascular aterosclerótica é ataque cardíaco ou morte cardíaca súbita (morte dentro de uma hora do início dos sintomas). A maioria dos eventos que interrompem o fluxo arterial ocorre em localizações com menos de 50% de luz residual.

Embolia é definida como uma obstrução em um vaso por uma substância estranha (coágulo sanguíneo). A maioria das embolias arteriais é de origem cardíaca e muitas vezes vista em pacientes com fibrilação atrial, depois de um infarto do miocárdio, aneurisma ventricular, endocardite bacteriana, válvulas cardíacas mecânicas, mixoma atrial e êmbolos paradoxais. Outras fontes de embolia são aneurismas ou placas ateroscleróticas. Localizações comuns de cardioêmbolos são a bifurcação aórtica, artérias ilíacas, bifurcação femoral e artéria poplítea.

Aneurismas são uma dilatação localizada permanente de uma artéria com um aumento em diâmetro de, pelo menos, 50% em comparação a um segmento adjacente. A dilatação envolve todas as três camadas da artéria. Lugares comuns onde encontrar aneurismas são a aorta infrarrenal, artérias femorais e poplíteas. Um aneurisma fusiforme é uma dilatação circunferencial de uma artéria. Um aneurisma sacular é uma proeminência para fora de uma parte discreta da artéria.

Aneurismas aórticos abdominais (AAAs) são encontrados principalmente na aorta infrarrenal. Se o diâmetro da aorta for > 3 cm ou o dobro do tamanho do segmento adjacente, pode ser considerado aneurismático (Fig. 14-11). Os fatores de risco para desenvolver um aneurisma aórtico são a idade (> 65 anos), sexo (masculino > feminino), hipertensão, história familial, fumantes, e a presença de doença pulmonar obstrutiva crônica. Quanto maior o aneurisma, maior o risco de ruptura. AAAs > 5 cm de diâmetro têm uma taxa de ruptura de 25% dentro de 5 anos. Além da ruptura, outras complicações de AAA são oclusão, embolização que pode causar síndrome dos dedos dos pés azuis, compressão de estruturas periabdominais adjacentes, infecção e fístula aortocaval.[15]

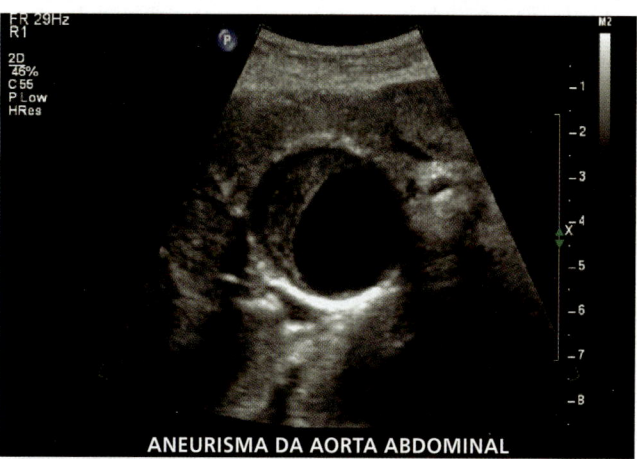

FIGURA 14-11. Imagem de ultrassom transverso de um aneurisma aórtico abdominal com trombo laminado visto na parede lateral esquerda (à direita do paciente).

Pseudoaneurisma (falso aneurisma) é um hematoma contido que frequentemente é o resultado de lesão da artéria, traumática ou iatrogênica (Fig. 14-12). Fístula arteriovenosa é uma comunicação entre uma artéria e uma veia adjacente. Estas são complicações comuns pós-cateterismo cardíaco. O local mais comum em que se observa um pseudoaneurisma é na virilha. Pseudoaneurismas são diagnosticados simplesmente e tratados usando-se técnicas de ultrassom. Historicamente, compressão manual guiada por dúplex era rotineiramente usada para corrigir estas lesões; entretanto, nos últimos anos, tem sido empregada injeção de trombina guiada por ultrassom.[16] Dependendo da anatomia da fístula arteriovenosa, estas também podem ser tratadas usando-se compressão manual dirigida por dúplex.[17]

Um aneurisma micótico é causado por um processo infeccioso que compromete a parede arterial. Eles muitas vezes ocorrem em múltiplos locais e são frequentemente vistos como complicação de endocardite bacteriana. Em crianças, ultrassonografia ou imagem de ressonância magnética pode ser usada para identificar e acompanhar o tratamento do aneurisma em virtude da natureza não invasiva e ausência de radiação. O aneurisma micótico exibe as mesmas características ultrassônicas que o aneurisma.

Dissecção é uma condição não aterosclerótica que frequentemente é resultado de trauma que causa uma laceração súbita no revestimento intimal do vaso (Fig. 14-13). A íntima então se separa da média e adventícia. Esta separação cria um "falso" lúmen por onde o sangue pode pulsar. Uma vez que não haja lugar para fluxo pulsátil no falso lúmen, ela pode se prolongar proximal ou distalmente ou pode trombosar. O risco de trombose pode causar alterações hemodinâmicas no lúmen verdadeiro e causar sintomas neurológicos, quando a dissecção compromete as artérias carótidas.[15]

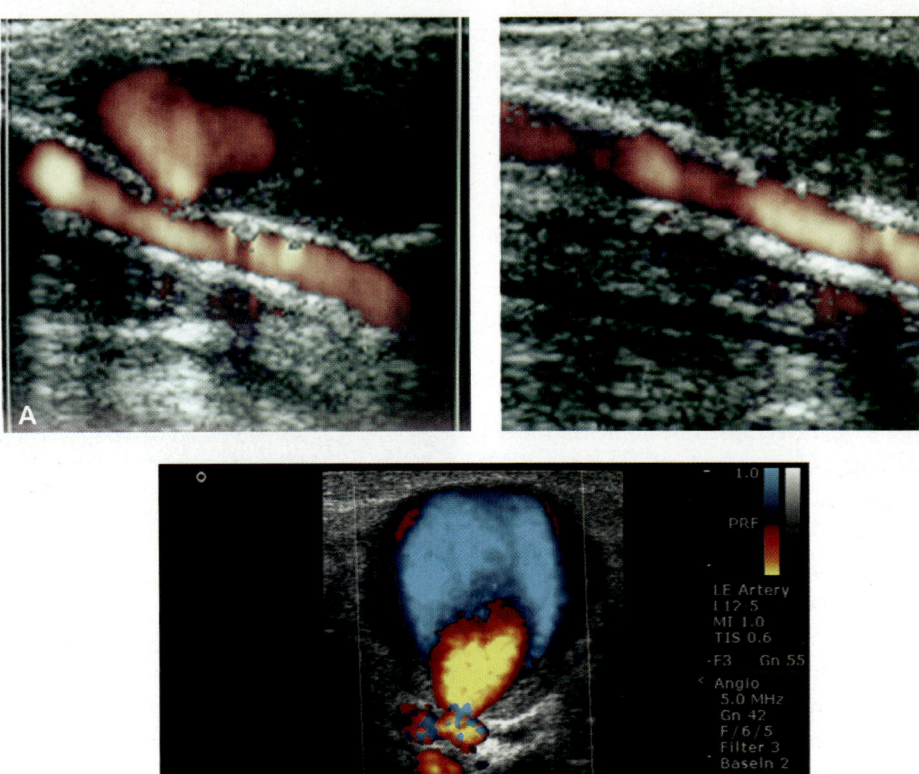

FIGURA 14-12. No painel "**A**" está um pseudoaneurisma de artéria braquial (PSA). Embora haja fluxo dentro do saco, trombo, visto à direita da imagem, começou a se formar dentro do saco. O painel "**B**" mostra uma imagem pós-compressão. O saco do PSA agora está completamente cheio com trombo depois de 10 minutos de compressão manual dirigida por dúplex. O painel "**C**" mostra um PSA de artéria femoral com muito pouca formação de trombo.

Lesões Não Ateroscleróticas[18]

Arterite é uma doença que é caracterizada por inflamação dos vasos sanguíneos. Esta resposta inflamatória pode levar à oclusão ou estreitamento do lúmen arterial. Arterite de Takayasu é um tipo de vasculite ou arterite que afeta grandes vasos, bem como a aorta e seus ramos principais (artérias braquiocefálica, carótida comum e subclávia). Ela é mais comum em mulheres asiáticas jovens. Sintomas cardiovasculares podem incluir hipertensão, pulsos periféricos diminuídos e regurgitação aórtica.

Síndrome de Behçet é uma vasculite multissistêmica que afeta as artérias e veias. Apresenta-se com úlcera da genitália e boca e outras lesões da pele. Tromboses venosas superficial e profunda recorrentes são comuns e podem incluir trombose venosa cerebral.

Poliarterite nodosa é uma vasculite que compromete as artérias musculares médias e pequenas. Ela pode levar à formação de aneurisma, disfunção renal, insuficiência cardíaca congestiva, e hipertensão de início novo.

Doença de Kawasaki é uma vasculite que pode afetar artérias grandes, médias e pequenas, mas é mais frequente nas artérias coronárias. Ela afeta predominantemente meninos. Apresenta-se com uma febre inexplicada, erupção cutânea, eritema das palmas/plantas, alterações mucosas orais (língua em morango e fissuras labiais).

Tromboangiite obliterante (doença de Buerger) é uma doença inflamatória segmentar que afeta as veias e artérias de pe-

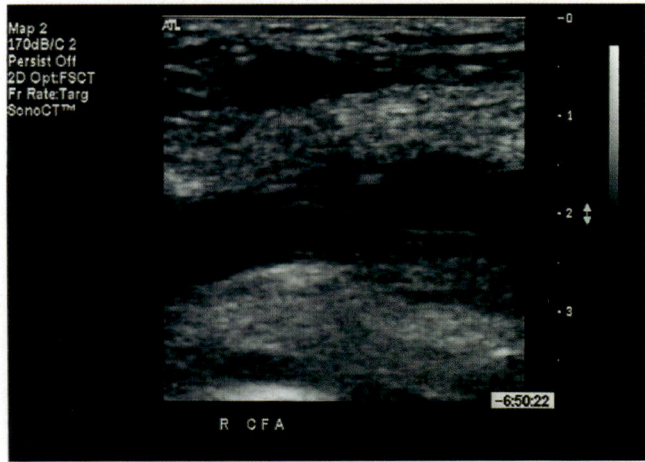

FIGURA 14-13. Imagem de ultrassom de uma artéria femoral comum com dissecção (eco linear) que se estende proximalmente (para a esquerda da imagem) e para a artéria ilíaca externa.

queno e médio tamanhos e nervos nas extremidades superiores e inferiores. É um trombo inflamatório altamente celular dentro do vaso sanguíneo, mas poupa as paredes do vaso. Ocorre principalmente em homens jovens (menos de 40 anos) fumantes inveterados. Ela começa com isquemia das artérias e veias distais das extremidades. Os pacientes podem-se apresentar com dor em repouso, úlceras isquêmicas ou tromboflebite.

Fenômeno de Raynaud é caracterizado por vasoespasmo episódico com a exposição ao frio ou com estresse emocional. A apresentação clássica é descoramento dos dedos (branco), e a palidez é substituída por cianose (azul) decorrente de uma resposta isquêmica, e finalmente os dedos ficam vermelhos durante a fase hiperêmica, embora estas alterações possam não necessariamente ocorrer em série (Fig. 14-14). Fenômeno de Raynaud é classificado como primário (não associado a qualquer outra doença) e secundário (associado à doença subjacente, doença do tecido conectivo, doença oclusiva arterial, trauma, distúrbios neurológicos, drogas e toxinas). O local mais comum de ocorrência é nos dedos das mãos. Outros locais incluem os dedos dos pés, nariz e orelhas. Os fatores de risco associados à doença são sexo feminino, história familial e exposição ao tempo frio. Pacientes com Raynaud primário apresentam-se com sintomas bilateralmente (ataques simétricos), comprometendo ambas as mãos, precipitados por exposição ao frio ou estresse emocional, bem como pressões normais nos dedos. Raynaud secundário apresenta-se com pressões anormais nos dedos, é assimétrico nos pacientes com embolização e trauma, e apresenta-se com sintomas bilaterais ou simétricos em pacientes com doença sistêmica.

Síndrome da saída torácica (TOS) designa sintomas que são produzidos por obstrução do feixe vascular ou nervoso que serve ao braço ao passarem da região toracocervical para a axila. Os vasos subclávios e o tronco inferior do plexo braquial passam através de três canais triangulares, que constituem a saída torácica. Neurogênica é mais comum, enquanto venosa e arterial são mais raras. Trauma do pescoço e extremidade superior é o fator mais comum na TOS neurogênica. Outros casos são associados a variações anatômicas congênitas e adquiridas. A maioria dos pacientes são mulheres e se apresentam com dor, parestesias e fraqueza tipicamente, comprometendo a mão. Compressão da veia subclávia na saída torácica pode ocorrer e causar trombose de esforço (síndrome de Paget-Schroetter) da veia subclávia.

Síndrome de compressão é causada por uma anormalidade congênita entre a artéria poplítea e a cabeça medial do músculo gastrocnêmio. Ela é mais comumente considerada em pacientes homens atléticos jovens que se apresentam com dor na panturrilha ao se exercitarem. Os sintomas são frequentemente unilaterais.

Doença cística da adventícia afeta mais comumente a artéria poplítea. O cisto origina-se da camada média ou subadventícia com expansão para a adventícia, causando estenose ou oclusão do vaso. É mais comum em homens jovens (aproximadamente 40 anos).

HISTÓRIA E EXAME FÍSICO[15,18]

O valor da história e exame físico não deve ser subestimado ao estabelecer um diagnóstico correto. Esta parte da avaliação do paciente também constrói o alicerce sobre o qual testes diagnósticos adicionais e intervenções terapêuticas podem ser planejados.

Na vasta maioria dos casos, um diagnóstico anatômico preciso pode ser feito com base em uma história completa com confirmação por um exame físico dirigido. A disponibilidade e ampla variedade de testes diagnósticos sofisticados disponíveis no momento presente podem facilitar a tendência de todos os clínicos a confiar nos resultados destes testes e não no exame físico. É importante que todos os clínicos mantenham suas habilidades de anamnese e exame físico, e é apenas através da execução frequente destas tarefas que isto pode ser obtido. Embora boa parte da discussão a seguir não caia dentro do alcance do ultrassonografista/tecnólogo vascular, quanto mais conhecedor e capacitado eles forem na avaliação dos pacientes, mais provável é que obtenham resultados de exame significativos. Finalmente, uma história e exame físico acurados servem como um "controle" para todos os testes de ultrassom diagnóstico vascular ou testes fisiológicos, que são por natureza dependentes do operador.

História

A primeira prioridade na avaliação do paciente é avaliar adequadamente a queixa principal e a história da doença atual, *i. e.*, a razão pela qual o paciente está procurando atenção médica e todos os eventos relacionados com esta queixa. Ao tomar a história do paciente, o examinador deve dedicar estreita atenção à demografia do paciente, como idade (aterosclerose muitas vezes presente após idade de 40 anos) e sexo (algumas doenças são mais comuns em homens que em mulheres).

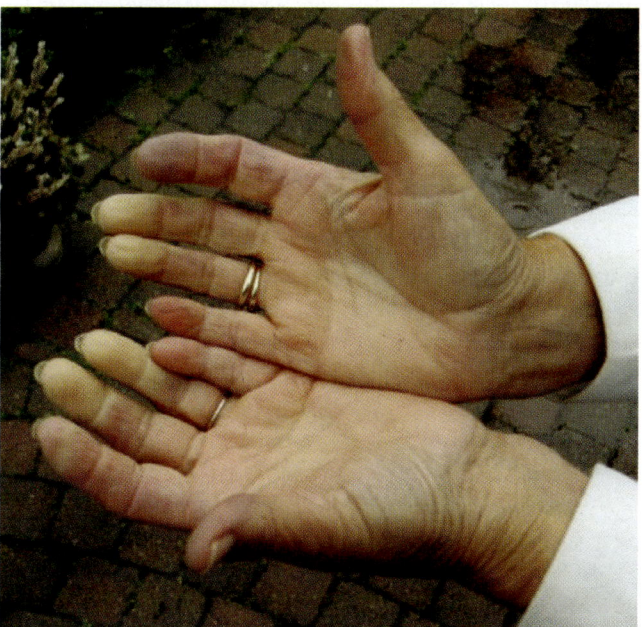

FIGURA 14-14. Mãos de um paciente com fenômeno de Raynaud. Notar as diferentes alterações de cor neste paciente, demonstrando as várias fases da mudança de cor.

Pacientes podem-se apresentar com queixas de dor, entorpecimento ou fraqueza, edema, alteração de cor, ulceração ou outros sintomas. Qualquer que seja a queixa principal, todos os aspectos e características da queixa de apresentação devem ser elucidados. Isto inclui localização e irradiação, onde é o sintoma, e se ele se irradia para outra parte do corpo. A qualidade e quantidade (gravidade) dos sintomas devem ser avaliadas; i. e., se a dor é em ardência, surda, lancinante, dolorimento etc. O padrão temporal é crítico; p. ex., quando os sintomas começaram pela primeira vez, por quanto tempo estiveram presentes, são constantes ou intermitentes, são experimentados frequente ou infrequentemente, e estão os sintomas melhorando, piorando ou permanecendo estacionários? Fatores mitigadores que aliviam ou agravam o sintoma devem ser avaliados. Finalmente, sintomas em modo abstrato não são a questão crítica, mas em vez disso o impacto sobre o estilo de vida do paciente precisa ser avaliado. Por exemplo, em alguns pacientes, claudicação de dois ou três quarteirões poderia ser apenas um desconforto menor, enquanto para outros poderia ser gravemente incapacitante.

Uma história completa também deve incluir a história médica pregressa do paciente, história cirúrgica pregressa, medicações e alergias. Devem ser feitas perguntas específicas relacionadas com fatores de risco para doença vascular. Estes incluem a presença de diabetes, hipertensão, colesterol elevado, fumo de cigarro e marcadores de problemas ateroscleróticos, como infarto do miocárdio, doença de artéria coronária previamente documentada, angina, dor torácica, ataques isquêmicos transitórios e/ou acidente vascular cerebral. Qualquer história de trombose venosa profunda ou flebite deve ser obtida, bem como uma história de problemas de coagulação ou transfusões de sangue. A presença de disfunção renal deve ser avaliada, uma vez que muitos pacientes possam afinal vir para angiografia, e os pacientes sob diálise geralmente têm calcificação vascular extensa. A história cirúrgica é também de importância, com atenção especial a procedimentos vasculares e cardíaco prévios. Isto obviamente terá um impacto sobre a disponibilidade de uma veia para uso como conduto, bem como para fornecer a base para planejamento de tratamento com cirurgia ou intervenção. Medicações são evidentemente importantes, porque podem contribuir ou mascarar certos sintomas. Uma história social, incluindo o arranjo de vida do paciente, ocupação e sistemas de apoio, também pode ser de importância crítica, especialmente se tratamento agressivo estiver justificado para tratar os sintomas. Uma breve história familial pode ser relevante, especialmente relacionada com uma história de coagulopatia ou sangramento excessivo.

Sinais e Sintomas. Dor é a mais importante queixa principal independentemente de se a doença oclusiva for aguda ou crônica. Dor pode estar presente como claudicação intermitente ou dor em repouso.

Oclusão arterial aguda é um bloqueamento súbito e completo de um suprimento arterial principal à extremidade. A etiologia mais comum de uma oclusão aguda pode ser embólica ou trombótica (enxerto de *bypass* ou artéria nativa). A maioria dos êmbolos se origina no coração (fibrilação atrial, infarto miocárdico recente). Trombose de uma artéria doente ou de um enxerto de *bypass* é comum. Outra causa de oclusão aguda é trauma vascular. A apresentação inicial é caracterizada pela presença dos seis *Ps* (Tabela 14-1). Pacientes com eventos embólicos tendem a ter uma história de doença cardíaca sem nenhuma doença arterial periférica subjacente importante. Sintomas são de instalação rápida. O paciente com uma trombose aguda provavelmente fez um procedimento vascular prévio endovascular ou aberto. Neste grupo de pacientes, o início pode ser mais gradual secundariamente ao desenvolvimento de colaterais a partir da doença crônica.

Doença arterial crônica frequentemente se apresenta como claudicação intermitente. Esta palavra é derivada do latim *claudico*, significando mancar, e é dor que é provocada por exercício e aliviada com repouso. Ela frequentemente é descrita como uma sensação de cãibra ou sensação de cansaço ou peso. É reproduzida pelo mesmo nível de exercício e é aliviada dentro de 2-5 minutos de repouso.

A fisiopatologia da claudicação é aquela de isquemia do músculo, causada por fornecimento diminuído de oxigênio. Uma oclusão ou estenose das artérias que suprem um grupo muscular particular limitará o fluxo; portanto, as demandas metabólicas aumentadas durante exercício não podem ser satisfeitas.[12] A maioria dos pacientes com claudicação de panturrilha tem oclusão da artéria femoral superficial. Claudicação de coxas ou nádegas bilaterais associada à disfunção erétil é conhecida como síndrome de Leriche e é compatível com doença aortoilíaca. A impotência é resultado de fluxo sanguíneo inadequado através da artéria hipogástrica.

Dor isquêmica em repouso é facilmente diferenciada de claudicação. Dor em repouso é uma dor constante descrita como dor difusa ou ardência grave no pé. A dor frequentemente se localiza nas cabeças metatarsais, mas pode ser pior na localização de um dedo gangrenoso ou úlcera isquêmica. Esta dor frequentemente se intensifica à noite e pode ser aliviada pela posição pendente (p. ex., deixar o pé pendendo pelo lado do leito). Dor em repouso é de muito maior consequência do que claudicação. Embora a última possa permanecer como uma condição benigna, dor em repouso anuncia a instalação de gangrena e exige atenção imediata.

Perda de tecido e gangrena são as formas mais graves de isquemia (Fig. 14-15). Pacientes com perda de tecido muitas vezes apresentam doença oclusiva em múltiplos níveis. Úlceras isquêmicas arteriais são frequentemente localizadas nos dedos dos pés distais, calcanhar, ou planta ou dorso do pé. Gangrena

TABELA 14-1 • Sinais e Sintomas de Doença Arterial Aguda (Seis *Ps*)

1. Dor (*Pain*)
2. Pecilotermia (extremidade fria)
3. Palidez (pálida ou branca)
4. Ausência de *pulso*
5. Parestesias (entorpecimento, formigamento)
6. Paralisia (rigidez)

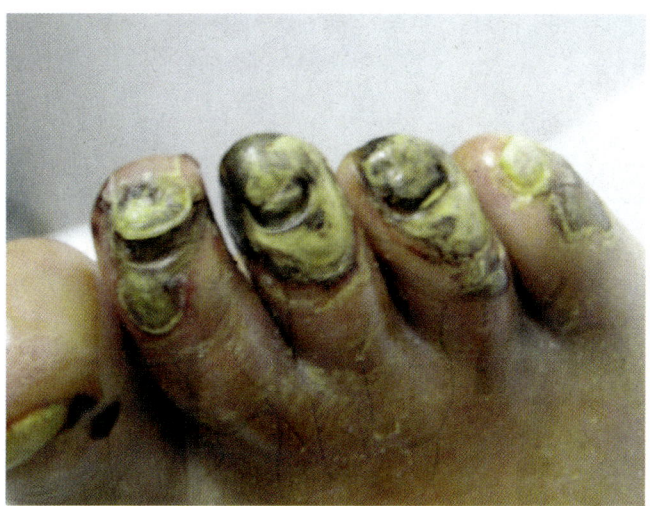

FIGURA 14-15. Paciente com doença oclusiva grave em múltiplos níveis e dedos dos pés gangrenando.

frequentemente aparece como uma mancha focal negra ou azul-escuro. Se não for tratada, pode-se espalhar para outros dedos, o pé e, em casos graves, a perna inteira. Há dois tipos de gangrena: (1) úmida que é associada à infecção e (2) seca que não é infectada. Outras causas de úlceras de perna são neuropatia diabética, doença venosa e infecção.

Sintomas de estenose espinhal, ciática, osteoartrite ou causalgia podem ser indistinguíveis daqueles da claudicação vasculogênica, daí o termo "pseudoclaudicação", e podem ter de ser excluídos como diagnósticos diferenciais. Neuropatia diabética pode ser confundida com dor em repouso; entretanto, a dor associada à neuropatia diabética não é aliviada por mudanças de posição, e os pacientes muitas vezes não apresentam os achados físicos associados vistos em pacientes com doença vascular periférica.

Exame Físico

As extremidades inferiores devem ser cuidadosamente avaliadas. O exame físico deve incluir palpação, auscultação e inspeção. Isto inclui um exame dos pulsos, bem como uma inspeção completa das próprias extremidades. Palpação dos pulsos é provavelmente a parte mais importante do exame físico. A ausência de um pulso é indicadora de uma oclusão mais proximal (p. ex., ausência do pulso da artéria femoral comum indica doença oclusiva aortoilíaca). Artérias femoral, poplítea, dorsal do pé e tibial posterior são palpadas e graduadas de acordo com a seguinte escala: 0 é um pulso impalpável, 1+ é um pulso diminuído, porém palpável, 2+ é um pulso normal, 3+ é um pulso batendo forte, e 4+ é um pulso batendo excessivamente forte. Um sinal Doppler pode ser usado para aumentar a avaliação dos pulsos, mas geralmente é de pouco valor, uma vez que qualquer fluxo produzirá um sinal e só na presença de uma artéria completamente ocluída o sinal estará completamente ausente. A fim de efetuar um exame acurado dos pulsos, ambos o paciente e o examinador necessitam estar em uma posição confortável e relaxada. Atenção especial necessita ser prestada a qualquer fasciculação muscular, que pode muitas vezes ser erradamente tomada por um pulso palpável. Se a presença de um pulso palpável for incerta, o pulso pode ser contado para um examinador separado que esteja palpando o pulso radial ou femoral ou as pulsações no eletrocardiograma ou outro monitor podem ser observadas. Na extremidade superior, pulsos devem ser examinados na artéria subclávia (acima do meio da clavícula). A artéria axilar deve ser palpada no sulco entre o músculo bíceps e o tríceps, o pulso da artéria braquial pode ser palpado na fossa antecubital, e as artérias ulnar e radial devem ser palpadas no punho nos aspectos medial e lateral, respectivamente.

Palpação também é útil para avaliar a temperatura da extremidade. O examinador deve usar o dorso da mesma mão para avaliar a temperatura de cada extremidade que está sendo examinada para comparar qualquer diferença entre elas.

Auscultação com um estetoscópio é efetuada para avaliar quanto à presença de um sopro. Um sopro indica a presença de uma estenose hemodinamicamente importante (notar que a ausência de um sopro não exclui a presença de doença oclusiva arterial importante). Auscultação deve ser efetuada no abdome, virilha, para detectar qualquer doença aortoilíaca importante, e na fossa poplítea, para detectar qualquer doença de artéria poplítea. Auscultação sobre as artérias ilíacas e femorais deve ser feita para avaliar sopros, que podem ser sugestivos de estenoses. Na presença de uma estenose dessas, um procedimento de combinação com *stentagem* das ilíacas e um *bypass* periférico pode estar justificados.

Inspeção da extremidade inferior pode revelar sinais de insuficiência arterial aguda ou crônica. O pé e os dedos do pé do paciente devem ser examinados cuidadosamente. Atenção especial deve ser prestada entre os dedos quanto a qualquer pele rompida.

Na insuficiência arterial crônica, alterações tróficas, como atrofia muscular, perda de pelos, unhas espessadas, ulcerações ou gangrena, devem também ser notadas.

Em isquemia aguda da extremidade inferior, os pacientes podem-se apresentar com mosqueamento da pele, cianose, palidez, ou fraqueza muscular.[19,20]

Inspeção da extremidade superior pode revelar informação importante sobre a perfusão arterial. Em um evento agudo, a extremidade superior pode estar pálida com funções motoras e sensitivas diminuídas. Em processos crônicos, podem ser observadas ulceração, gangrena e atrofia muscular no antebraço e punho.

Os pulsos da extremidade superior, incluindo os pulsos axilar, braquial, radial e ulnar, devem ser palpados, e, se houver alguma dúvida sobre patologia da extremidade superior, pressões arteriais diferenciais devem ser checadas nos braços. Um teste de Allen é efetuado para avaliar a circulação colateral entre as distribuições das artérias radial e ulnar.

O abdome deve ser palpado quanto a massas epigástricas ou nos quadrantes inferiores. Em um paciente magro, a pulsação aórtica pode ser proeminente e pode ser erroneamente tomada por dilatação aneurismática. Em geral, qualquer massa pulsátil nos quadrantes inferiores é um aneurisma de artéria ilíaca até prova em contrário. O abdome pode ser auscultado quanto a sopros, que são sugestivos de estenoses de artérias renais ou viscerais, embora estes possam ser achados inespecíficos.

Exame adicional da extremidade inferior inclui inspeção estreita da perna quanto a edema ou lesões. Isto inclui avaliação dos calcanhares e avaliação cuidadosa da pele entre os dedos dos pés. Alterações de estase venosa crônica ou alterações arteriais crônicas são notadas, do mesmo modo que a presença de linfedema, varicosidades e qualidade global da pele. Finalmente, enchimento venoso e reenchimento capilar podem ser usados para avaliar aproximadamente a adequação da circulação na ausência de pulsos palpáveis.

TESTAGEM DAS EXTREMIDADES SUPERIORES E INFERIORES

Avaliação Doppler[21,22]

Doppler de onda contínua (CW) fornece informação sobre movimento e fluxo. Análise do traçado CW pode fornecer informação localizada em pacientes com um vaso incompressível em razão da calcificação da parede. Um transdutor de CW possui dois cristais, um transmitindo constantemente, e o outro recebendo constantemente. Ele é capaz de registrar todas as mudanças de frequência sem *aliasing*. Ambiguidade de faixa (comprimento inteiro é avaliado, não uma profundidade específica) é uma limitação. Fluxo que está se movendo na direção do transdutor é representado como um desvio Doppler positivo ou fluxo acima da linha básica. Fluxo que está se movendo afastando-se do transdutor é representado como um desvio Doppler negativo e abaixo da linha básica. Doppler CW pode ser ouvido audivelmente, registrado por um gravador em fita gráfica ou registrado em filme. Ele é frequentemente um traçado análogo simples sem a distribuição de frequências que são exibidas na análise espectral. Detectores de cruzamento de zero exibem uma média da velocidade de fluxo (frequência média, não frequência máxima).

A magnitude do desvio Doppler é proporcional ao ângulo de incidência, quanto menor o ângulo, mais alto o desvio Doppler (0° produzirá o mais alto desvio Doppler) e vice-versa (se o ângulo for 90°, não há desvio Doppler, porque o cosseno de 90° é 0).

Análise Espectral de Onda Pulsada

Análise espectral é o método de escolha para exibir os sinais Doppler. É um cálculo matemático do pulso refletido que exibe as frequências individuais e é computado usando-se o método de transformada rápida de Fourier (FFT). Ele exibe todas as frequências do desvio Doppler como um eco brilhante ou uma tonalidade cinza. Exibe tempo no eixo horizontal e velocidade ou desvio de frequência no eixo vertical. Em essência, é um espectro de frequência do ciclo cardíaco. A análise espectral demonstra a presença, direção e características do fluxo sanguíneo (Fig.

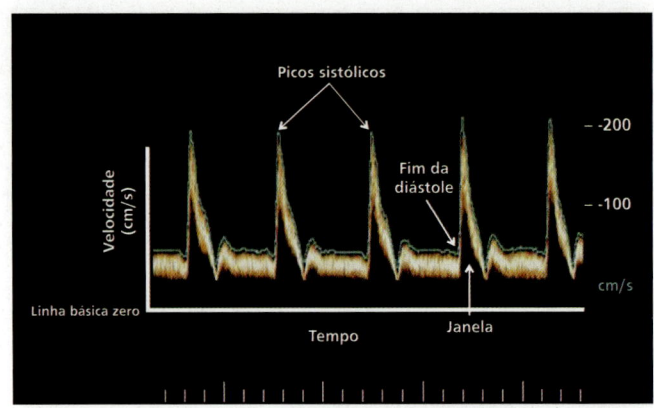

FIGURA 14-16. Esta imagem demonstra os vários componentes do traçado Doppler espectral.

14-16). No exame vascular, a análise do traçado espectral tem a capacidade de mostrar o grau de estenose, local de oclusão, tipo de vaso, perturbações do fluxo e turbulência, resistência periférica e velocidade relativa do fluxo.

Posicionamento do Paciente

A posição ideal para a avaliação vascular é supina com as extremidades no mesmo nível que o coração. A sala deve estar cálida (para evitar vasoconstrição). Para a avaliação da extremidade inferior, o quadril deve ser rotado externamente, e o joelho ligeiramente dobrado para permitir acesso aos vasos de interesse no aspecto medial da perna. A perna pode ser retificada para avaliar a artéria tibial anterior, conforme necessário. Para a avaliação da extremidade superior, os braços devem ficar dos lados do paciente e relaxados.

Técnica

Avaliação com Doppler CW das extremidades inferiores é efetuada com um transdutor de 5 a 10 MHz, frequência a ser determinada pela profundidade do vaso que está sendo avaliado. Gel é aplicado na área em questão. O transdutor é mantido em ângulo de 45-60° com a pele, e movimentos delicados são feitos para evocar o melhor sinal possível.

Na extremidade inferior, traçados Doppler são obtidos dos seguintes vasos:

- Artéria femoral comum (CFA)
- Artéria femoral superficial (SFA)
- Artéria poplítea (PopA)
- Artéria tibial posterior (PTA)
- Artéria dorsal do pé (DPA)

Se nenhum sinal for obtido da DPA ou PTA, podem ser registrados traçados da artéria fibular (Fig. 14-17).

Na extremidade superior, traçados Doppler são obtidos dos seguintes vasos:

- Artéria subclávia
- Artéria axilar

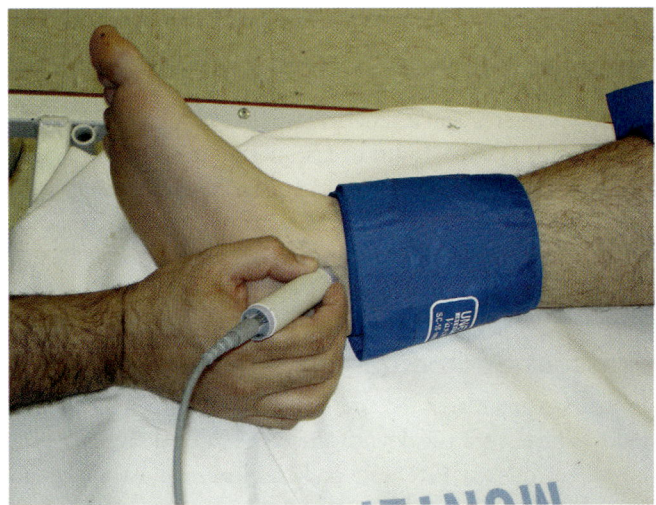 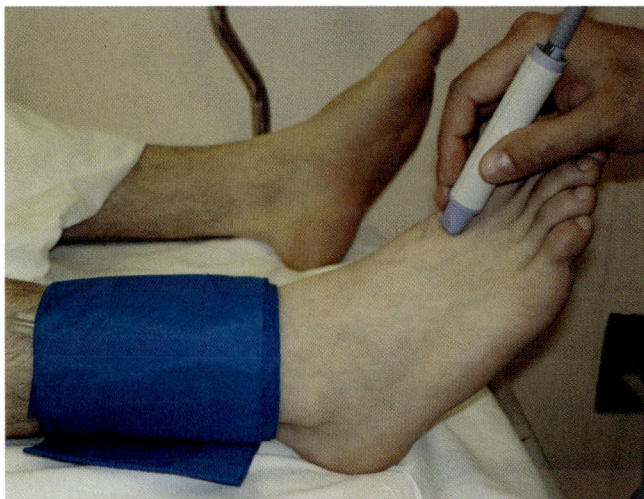

FIGURA 14-17. Estas imagens demonstram a técnica correta para exame das artérias do pé. À esquerda a artéria tibial anterior está sendo avaliada na perna distal ao cruzar o sulco extensor. À direita, a artéria tibial posterior é encontrada medial e imediatamente distal ao maléolo medial. O explorador Doppler é mantido em ângulo de 45-60° com o vaso.

- Artéria braquial
- Artéria ulnar
- Artéria radial

Interpretação Qualitativa

O traçado Doppler das artérias nos braços e pernas é uma representação gráfica do fluxo sanguíneo pulsátil dentro delas. À medida que a doença oclusiva arterial periférica progride, a pulsatilidade diminui até que é completamente perdida.

Traçados normais são trifásicos ou bifásicos em repouso e demonstram uma elevação sistólica aguda, queda diastólica aguda que vai abaixo da linha básica (indicando boa resistência periférica), e, em alguns casos, um segundo componente de fluxo para frente na diástole (indicando boa complacência arterial).

À medida que a doença arterial progride, o fluxo sistólico começa a diminuir, e há uma perda da inversão de fluxo (Fig. 14-18).

Interpretação Quantitativa

O índice de pulsatilidade (PI) também pode ser usado para avaliar doença arterial periférica. Uma diminuição no PI pode indicar doença mais proximal (Fig. 14-19).

PI = (velocidade sistólica máxima – velocidade diastólica máxima)/velocidade média

Valores normais do PI:

- Artéria femoral comum > 5
- Artéria poplítea > 8
- Artéria tibial posterior > 14

PI abaixo destes valores sugere doença oclusiva proximal. Interpretação do PI na artéria femoral comum pode ser afetada na presença de doença oclusiva concomitante da artéria femoral superficial; por essa razão, a predição de doença proximal neste contexto pode ser inconfiável.

Tempo de aceleração (AT) na artéria femoral comum é usado para predizer a presença de lesões aortoilíacas hemodinamicamente importantes. AT é calculado medindo-se o tempo desde o início da sístole até o pico da sístole.

AT normal na artéria femoral comum é < 122 ms (Fig. 14-20). AT na artéria femoral comum >144 ms sugere um processo de doença oclusiva acima desse nível. À medida que a doença progride, os traçados se amortecem, e o tempo de aceleração aumenta.

Em mãos experientes, análise de traçado Doppler é um teste simples de triagem para avaliar quanto à presença e localização aproximada de doença arterial periférica; entretanto, há limitações e armadilhas desta técnica, e elas são as seguintes:

1. Exige habilidade e experiência. Este é um exame muito dependente do tecnólogo, que exige perícia e treinamento para

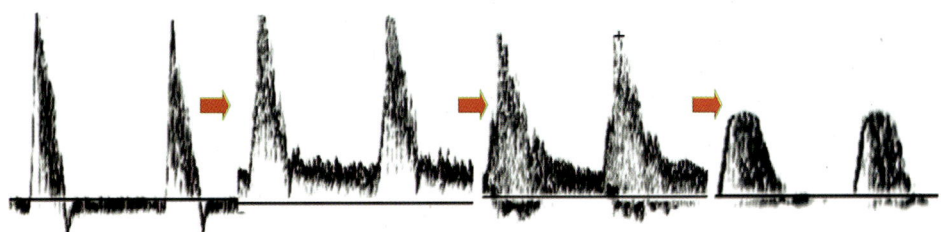

FIGURA 14-18. Espectro de alterações vistas no traçado Doppler espectral com graus crescentes de estenose (esquerda é normal para direita anormal).

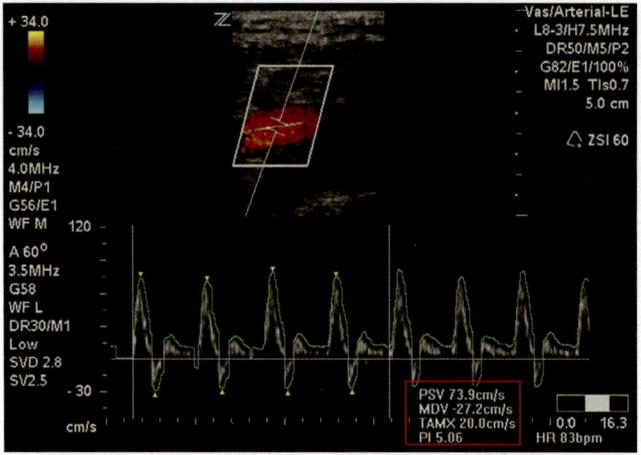

FIGURA 14-19. Cálculo do índice de pulsatilidade (PI) usando informação de quatro ciclos cardíacos conforme marcado pelos espectros delineados e os cursores amarelos. O PI, na caixa vermelha, é 5,06 e está dentro de limites normais.

aprender o posicionamento correto do explorador e a localização da vasculatura, e que exige familiaridade com os sinais audíveis de vários processos de doença e sua gravidade.
2. Às vezes não é capaz de diferenciar estenose de oclusão.
3. Ela torna-se inútil, se não houver contato direto com a pele sobre o vaso (vasos inacessíveis secundariamente a atadura, gesso, ferida aberta).
4. Em pacientes com insuficiência cardíaca congestiva descompensada (CHF), todos os traçados podem estar amortecidos, e a localização da doença pode não ser detectável.
5. Em pacientes com hipertensão venosa, os sinais venosos podem ser pulsáteis e podem ser confundidos com sinais arteriais.

Pressões Segmentares[22]

Pressões segmentares são um teste não invasivo indireto que indica o nível e grau de doença arterial e é capaz de avaliar a progressão da doença. Este teste pode ser realizado usando-se um método de três (coxa, panturrilha, tornozelo) ou quatro (coxa alta, acima do joelho, abaixo do joelho e tornozelo) manguitos na extremidade inferior (Fig. 14-21). O método com três manguitos pode não diferenciar entre lesões de ilíaca/femoral comum e femoral superficial. O paciente deve estar na posição supina para eliminar o efeito da gravidade (pressão hidrostática) e medidas errôneas de pressão arterial. A cabeceira deve ficar ligeiramente elevada. O paciente deve repousar 15-20 minutos para permitir

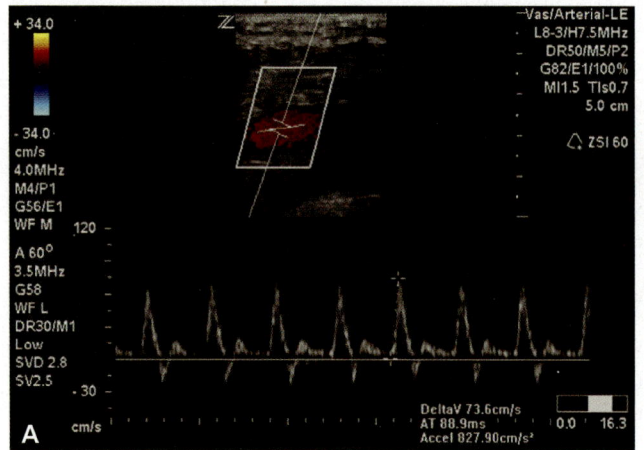 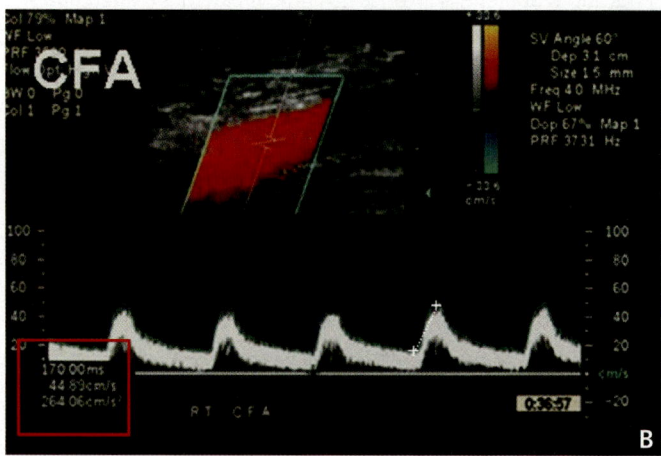

FIGURA 14-20. O tempo de aceleração em (**A**) é de 88,9 ms. Em (**B**), em um paciente com oclusão de artéria ilíaca, o tempo de aceleração é 170 ms.

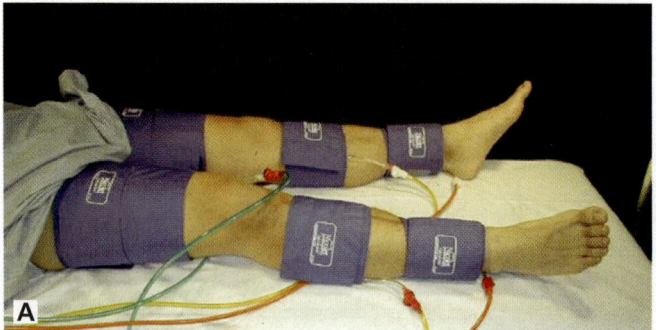 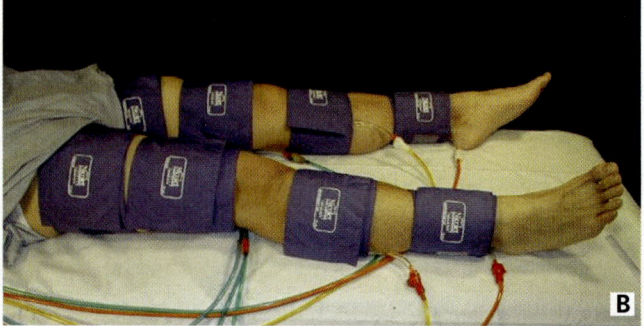

FIGURA 14-21. Em "**A**" está um paciente sendo avaliado, usando-se uma técnica de três manguitos que emprega um manguito de 20 cm de comprimento na coxa. Em "**B**", o método de quatro manguitos, dois manguitos de 12 cm são usados na coxa. Ambas as técnicas empregam manguitos de 10-12 cm em torno da panturrilha e tornozelo.

estabilização das pressões. O quadril deve ser rotado externamente, e o joelho levemente flexionado para facilitar a colocação do transdutor Doppler. A sala deve ser mantida cálida para evitar as complicações de vasoconstrição. Pressões são obtidas enquanto o paciente está em repouso, usando-se um transdutor Doppler CW na faixa de 5-10 MHz. Um esfigmomanômetro é usado para medir pressão com um transdutor Doppler colocado na artéria tibial posterior ou dorsal do pé para registrar a pressão quando cada manguito individual for ativado. A pressão obtida é a pressão embaixo do manguito que foi inflado. O manguito em cada local é inflado, até que o som da pressão sistólica desapareça. A pressão no manguito é, então, liberada lentamente (2-3 mmHg/s) até que o som ou o traçado Doppler retorne. Esta medida é registrada. Pressões braquiais bilaterais são usadas como o padrão e devem estar dentro de 20 mmHg uma da outra. Se houver diferença maior nas medidas braquiais bilaterais, isto indicaria doença arterial da extremidade superior. O mais alto valor das duas pressões normais é usado como o padrão.[22]

Na extremidade superior, com um manguito no braço e no antebraço, as pressões são obtidas, colocando-se primeiro o transdutor na fossa antecubital para obter a pressão da artéria braquial. O transdutor é colocado no punho no lado medial para obter a pressão da artéria ulnar e no lado lateral para obter a pressão na artéria radial. O manguito deve ser inflado 20-30 mmHg suprassistólica e desinflado lentamente (2-3 mmHg/s) até que o sinal volte, e a pressão seja registrada. Pressões nos dedos podem ser obtidas, colocando-se um pequeno manguito digital sobre a base do dedo e, então, usando-se um transdutor de fotopletismografia (PPG) para detectar o retorno do fluxo.

Interpretação

Na extremidade superior, o estudo é normal se houver um gradiente de pressão de < 20 mmHg entre a pressão braquial direita e esquerda ou entre o braço e o antebraço ipsolateralmente. O índice dedo-braço normal é mais de 0,80. Um gradiente de pressão de 20 mmHg ou mais entre as pressões braquiais sugere uma obstrução mais proximal (artéria inominada, subclávia, axilar ou braquial) no braço com a pressão mais baixa. Um gradiente de pressão de 20 mmHg ou mais entre o braço e o antebraço sugere uma obstrução no segmento entre os manguitos. Um gradiente maior do que > 15-20 mmHg entre as artérias radial e ulnar sugere obstrução no vaso com a pressão mais baixa. Qualquer índice dedo-braço de < 0,80 sugere a possibilidade de doença hemodinamicamente importante nesse lado.

Na extremidade inferior, quando usando uma técnica com quatro manguitos, a pressão normal na coxa superior é 20-30 mmHg maior que a pressão braquial. Isto acontece porque o tamanho estreito da câmara de ar eleva artefatualmente a pressão da coxa. Com a técnica de quatro manguitos, a pressão na coxa deve ser igual ou um pouco mais alta que a pressão na artéria braquial.

Um gradiente de pressão de 20 mmHg ou menos é considerado dentro dos limites normais. O índice tornozelo-braço (ABI)

normal e o índice dedo do pé-braço (TBI) são mais de 1,0 e mais de 0,70, respectivamente. O estudo é anormal se houver um gradiente de pressão de 20 mmHg ou mais entre segmentos adjacentes ipsolateralmente ou se houver uma diferença horizontal (direita *versus* esquerda) de 20 mmHg ou mais no mesmo nível (Fig. 14-22). Na técnica com quatro manguitos, uma pressão na coxa superior 20 mmHg mais baixa que a pressão braquial indica doença do fluxo de entrada (aortoilíaco ou artéria femoral comum).

Limitações e armadilhas associadas a esta técnica são as seguintes:

- Ela não é capaz de distinguir estenose de oclusão
- Ela não fornece informação a respeito de localizações específicas de doença, mas apenas fornece uma localização aproximada
- Em pacientes com vasos calcificados, as pressões podem ser erroneamente elevadas decorrente da calcificação da parede média (especialmente verdadeiro em pacientes diabéticos e com doença renal terminal)
- Pacientes com incisões cirúrgicas podem não ser capazes de tolerar as pressões
- Ataduras extensas ou aparelho de gesso podem impedir a capacidade de enrolar os manguitos
- Tamanho incorreto do manguito pode resultar em pressões falsamente baixas ou altas

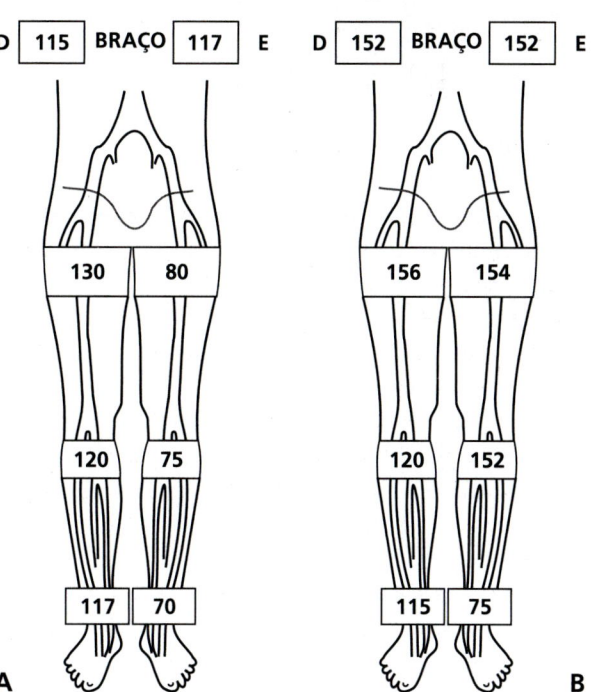

FIGURA 14-22. Teste de medição da pressão arterial segmentar. **(A)** Pressões segmentares na perna em uma extremidade direita normal (índice tornozelo-braço [ABI]: 117/117 = 1,00) e em uma com uma estenose importante ou oclusão de artéria ilíaca esquerda (ABI: 70/117 = 0,60). Gradientes de pressão horizontal e vertical existem na coxa. **(B)** Pressões segmentares na perna em um paciente com uma estenose de artéria femoral superficial direita e uma oclusão de artéria tibial esquerda distal.

- Impossibilidade de obter um sinal distal ao manguito não permitirá a aquisição de uma pressão

As faixas de doença são como se segue:

Normal: pressão sistólica no tornozelo é igual ou maior que a pressão sistólica braquial (uma relação de ≥ 1,0).

Claudicação: ABI entre 0,5 e 0,9 indica claudicação (muitas vezes exige teste de exercício).

Doença Oclusiva Grave: ABI < 0,5 indica doença oclusiva grave (geralmente não requer teste de exercício).

Gradiente de pressão de > 20 mmHg entre níveis de manguito indica uma lesão hemodinamicamente importante.

Gradientes de pressão bilaterais devem ser aproximadamente iguais para comparação.

Teste de exercício é um adjunto importante à avaliação de pressão segmentar, uma vez que ele possa ajudar a diferenciar pacientes com claudicação verdadeira daqueles com outros diagnósticos diferenciais (pseudoclaudicação). Exercício ajuda a desmascarar doença oclusiva que não é aparente em repouso. Ele é benéfico em pacientes com ABIs normais ou fronteiriços em repouso que se apresentam com sintomas tipo claudicação. Pela monitorização da pressão sistólica no tornozelo pré-exercício e pós-exercício, conseguimos determinar a gravidade do processo de doença oclusiva arterial. A magnitude da queda de pressão imediata após exercício e do tempo de recuperação para pressão de repouso é proporcional à gravidade da doença arterial.

Técnica

Depois que a avaliação de pressão segmentar identifica o paciente apropriado para teste de exercício, manguitos são colocados nos tornozelos bilaterais e braços bilaterais. Pressões de repouso são registradas na artéria braquial, artéria dorsal do pé (DPA) e artéria tibial posterior (PTA) bilateralmente (se sintomaticamente) ou no lado sintomático apenas. A mais alta pressão no tornozelo e a mais alta das pressões de artéria braquial são usadas para calcular os ABIs. O paciente é solicitado a andar na esteira rolante a 3,2 km/h em inclinação de 12% por 5 minutos ou até que os sintomas forcem o paciente a parar. Imediatamente após exercício e aos 2, 5 e 10 minutos depois, as pressões nos tornozelos e braquiais são registradas até que as pressões retornem aos valores de repouso.

Após exercício, as pressões devem aumentar ligeiramente ou permanecer iguais em comparação às pressões em repouso. Qualquer queda de pressão é considerada anormal. Em pacientes cujas pressões retornam aos valores de repouso dentro de 2-6 minutos, é suspeita doença de um só vaso. Pressões que retornam ao valor de repouso após 10 minutos são mais provavelmente decorrentes da doença oclusiva em múltiplos níveis.

Contraindicações ao teste de exercício são falta de ar, história recente de infarto do miocárdio, pressão arterial elevada de mais de 200 mmHg sistólica e mais de 100 mmHg diastólica, incapacidade ou falta de disposição a se exercitar, e pacientes com sintomas ou outros achados em repouso (ulceração, dor em repouso).

Em pacientes que não são capazes de se exercitar ou incapacitados, teste de hiperemia reativa é uma opção. O paciente é testado na posição supina. Depois da aquisição das pressões de repouso, um manguito na coxa é inflado à pressão suprassistólica por 3-5 minutos. O manguito na coxa é a seguir desinflado, e uma pressão no tornozelo é registrada imediatamente após esvaziamento do manguito.

Em pacientes normais, uma queda na pressão no tornozelo de até 30% pode ser observada. Qualquer queda de pressão de até 50% da pressão no tornozelo em repouso pode ser vista em pacientes com doença em um só nível. Uma queda de pressão no tornozelo de mais de 50% pode ser observada em pacientes com doença em múltiplos níveis.

Embora ele possa ser útil em alguns pacientes, o teste de exercício é preferido. Hiperemia reativa pode ser limitada em pacientes que não conseguem tolerar a pressão exercida pelo manguito de pressão na coxa. Além disso, embora o exame possa descobrir uma estenose oculta, pode não ser claro se a estenose é de fato a causa dos sintomas do paciente, uma vez que a queda de pressão não tenha sido provocada por exercício.

PLETISMOGRAFIA[21,22]

Pletismografia fornece informação subjetiva sobre a perfusão global do membro. Ela não é afetada por calcinose da média e é frequentemente mais bem tolerada do que pressões segmentares. Ela é geralmente uma medição de alterações de volume nas extremidades para medição de fluxo sanguíneo. Foi usada no passado para estudos de fluxo venoso e estudos de refluxo venoso e é agora usada principalmente para estudos arteriais. As limitações incluem movimento constante (voluntário ou involuntário) que possa afetar o contorno dos traçados, incapacidade de diferenciar entre estenose e oclusão, precisão diminuída na presença de doença em múltiplos níveis, ataduras excessivas, aparelho de gesso e feridas abertas, e alterações no contorno do traçado de pulso (pode assumir um contorno obstrutivo) que podem ocorrer em salas frias.

Existem diversos tipos de pletismografia. *Pletismografia de ar (pneumopletismografia)* usa fluxo de ar para medir alterações de volume em um membro. Ela é executada usando-se manguitos pneumáticos inflados a uma baixa pressão (~65 mmHg) que medem as alterações relativas em pressão em um membro. Estes instrumentos fornecem um bom traçado do contorno de pulso arterial.[22] O contorno de pulso normal tem um ascenso sistólico rápido, com uma incisura dicrótica proeminente, e um descenso que arqueia em direção à linha básica na diástole. À medida que a doença progride, alterações no traçado são observadas. Em doença branda, o ascenso sistólico rápido está presente, e um descenso que arqueia em direção à linha básica na diástole é visto; entretanto, a incisura dicrótica está ausente. Doença moderada fornece um pico sistólico arredondado, perda da incisura dicrótica, e o descenso se arqueia afastando-se da linha básica. Em pacientes com doença grave, há pulsatilidade reduzida no

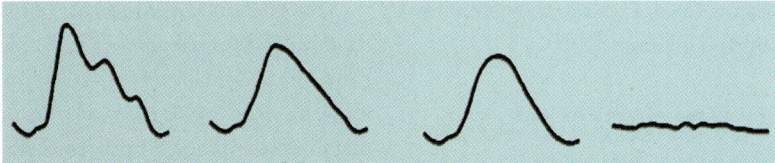

FIGURA 14-23. Da esquerda para a direita estão as alterações vistas nos traçados de volume de pulso com níveis crescentes de doença. Extrema esquerda é normal. Perda da incisura dicrótica é a primeira evidência de doença e é vista no segundo traçado. O terceiro traçado revela apagamento do pico do traçado. Na extrema direita, na doença grave, há diminuição grave do traçado de volume de pulso.

traçado com um pico sistólico achatado e um tempo de elevação retardado (Fig. 14-23)

Fotopletismografia é efetuada usando-se uma pequena fotocélula colocada sobre a extremidade, que contém um lúmen infravermelho (diodo emissor de luz [LED] e um fototransístor) (Fig. 14-24). Esta fotocélula identifica fluxo subcutâneo e produz um contorno de pulso que pode ser registrado.[21] Esta técnica é frequentemente usada em exames vasculares para detectar fluxo sanguíneo, quando isto se torna difícil com técnicas convencionais. Por exemplo, em diabéticos em que pressão em dedo do pé precisa ser obtida, a fotocélula é colocada no dedo para obter um sinal Doppler e tirar um registro de pressão.

É um exame extremamente útil em pacientes com vasos calcificados. Calcificação da média não se estende às artérias digitais, tornando possível medir pressões sistólicas nos dedos dos pés. Na avaliação de dedo da extremidade superior, a perfusão ajuda a diferenciar doença arterial fixa de distúrbios vasospásticos (relacionado com a exposição ao frio ou estresse).[21]

IMAGEAMENTO DÚPLEX

O papel clínico do escaneamento dúplex no paciente vascular foi expandido das suas primeiras aplicações como o exame não invasivo de escolha para a avaliação de doença aterosclerótica da artéria carótida para a avaliação de quase todo o sistema vascular.

Pacientes com doença oclusiva arterial de extremidade inferior tipicamente são submetidos a uma combinação de testes invasivos e não invasivos antes de revascularização da extremidade inferior. Embora os sintomas do paciente e os resultados destes testes sejam usados para decidir quando é necessária cirurgia, a cirurgia frequentemente é planejada com base em arteriografia diagnóstica apenas. Arteriografia define com precisão a localização dos segmentos arteriais estenóticos e ocluídos e é considerada o padrão ouro para selecionar a localização das anastomoses proximal e distal de um enxerto. Entretanto, arteriografia impõe os riscos de disfunção renal induzida por contraste, complicações de local de punção. Arteriografia também impõe um risco de lesão da parede vascular induzida por cateter e fio-guia e reações alérgicas. Além disso, tanto as técnicas angiográficas padrão quanto digitais ocasionalmente falham em visualizar segmentos arteriais distais patentes com baixo fluxo.[23-26]

Ultrassom dúplex em cores (CDU) também pode ser usado para obter imagem das artérias da extremidade inferior e pélvicas, é mais seguro e menos caro que arteriografia, e é também não invasivo. Muitos estudos mostraram a utilidade clínica do CDU para avaliação pré-operatória antes de endarterectomia de carótida e para tratamento endovascular de lesões curtas, focais das artérias aortoilíacas e femoropoplíteas. Nós e outros temos usado CDU

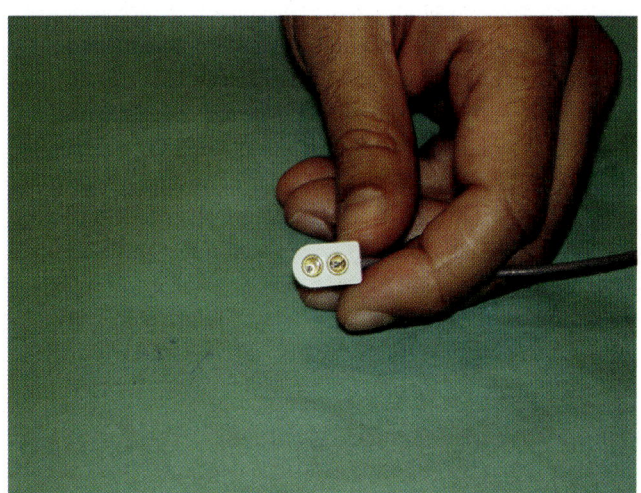

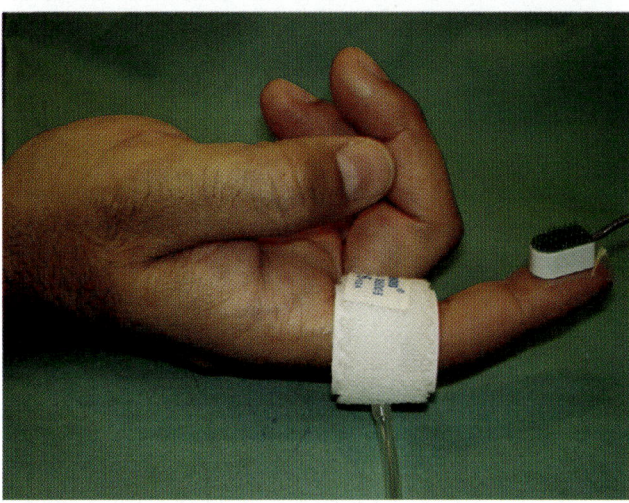

FIGURA 14-24. Em cima está a face da fotocélula com diodo emissor de luz e fototransístor. Embaixo está a técnica usada para aquisição de uma pressão digital. O sinal da fotocélula de diodo é monitorizado, à medida que o manguito é inflado.

como a única técnica de imageamento para avaliar pacientes antes de revascularização de extremidades inferiores.[27-30]

IMAGEAMENTO DA BIFURCAÇÃO AÓRTICA E ARTÉRIAS ILÍACAS

Escaneamento abdominal exige *expertise* técnica e uma compreensão completa da anatomia, fisiologia e hemodinâmica. A crescente sofisticação e refinamento da tecnologia de ultrassom tornaram possível o exame acurado da vasculatura abdominal profunda e pélvica, e avaliação dúplex de fluxo em cores da aorta abdominal e artérias ilíacas é agora efetuada rotineiramente na maioria dos laboratórios vasculares. Ultrassom vascular Doppler em cores é capaz de rotineiramente interrogar e quantificar confiavelmente doença na aorta e artérias ilíacas.

Indicações

O paciente encaminhado para avaliação da bifurcação aórtica e artérias ilíacas pode ser encaminhado com a finalidade de excluir aneurisma, doença oclusiva aterosclerótica ou dissecção. Outras indicações incluem acompanhamento de um aneurisma aórtico abdominal conhecido, vigilância de revascularização ou documentação de progressão de doença de extremidade inferior (LE).

Sintomas

O paciente pode-se apresentar com um ou uma combinação dos seguintes sintomas: dor abdominal, no flanco ou na virilha; uma massa abdominal pulsátil; claudicação grave incapacitante de nádega ou coxa; impotência; sinais manifestos de isquemia de extremidade inferior; ou pode ser assintomático.

Preparação do Paciente

Cirurgia abdominal recente, obesidade e movimento respiratório são limitações conhecidas aos escaneamentos abdominal e pélvico. Entretanto, pode-se argumentar que gás no estômago ou intestino impõe a maior dificuldade à visualização. Para evitar ou minimizar esta limitação e obter imagens ideais, é importante que os pacientes sejam adequadamente preparados para o procedimento. Isto pode frequentemente ser realizado com um jejum de 8 horas.

Seleção de Equipamento/Transdutor: Um escâner ultrassônico dúplex com capacidade de imagem de alta resolução, excelente penetração de Doppler em cores e disponibilidade de transdutor de baixa frequência (seleção de frequência variará com o hábito corporal) são essenciais para a avaliação. A frequência de operação e tipo de transdutor usado variarão. Em geral transdutores de baixa frequência (2-3,5 MHz), em fase ou arranjo curvo facilitam melhor penetração em cores/espectral; entretanto eles sacrificam qualidade de imagem. Arranjos lineares de alta frequência (> 5 MHz) produzem excelentes imagens bidimensionais; entretanto, a capacidade de penetração Doppler é inferior. Frequentemente, mais de um transdutor é necessário para executar um exame completo e ideal.

Posicionamento do Paciente/Aquisição de Imagem.[31] O exame da aorta abdominal começa pela colocação do paciente na posição supina e visualização do comprimento inteiro da aorta abdominal na vista de eixo curto. O transdutor pode ser colocado imediatamente inferior ao processo xifoide e rotado 90° e ligeiramente à esquerda da linha mediana para vistas de eixo longo da aorta (uma profundidade de campo de 10-12 cm deve permitir visualização na maioria dos pacientes). A posição de decúbito lateral esquerdo é considerada o melhor acesso para visualização da aorta e seus ramos, uma vez que o fígado seja usado para fornecer uma janela acústica para dentro do abdome. (Nota: Uma variedade de posições pode ser necessária para visualização completa da vasculatura aortoilíaca. Estas podem incluir supina, decúbito lateral, acesso pelo flanco, ou translombar em pronação.)

Exame da artéria ilíaca externa começa com o paciente na posição supina. No ligamento inguinal, a artéria e veia femoral comum são identificadas no plano transverso. A artéria ilíaca externa pode, então, ser acompanhada proximalmente, usando-se o eixo longitudinal, quando ela mergulha fundo na pelve para sua confluência com a artéria hipogástrica, onde elas formam a artéria ilíaca comum. A artéria ilíaca comum é acompanhada proximalmente até sua confluência com a artéria ilíaca comum contralateral para formar a aorta.

A vasculatura da extremidade inferior é avaliada desde a artéria femoral comum até as do pé (Fig. 14-25). Os resultados do exame com CDU são usados como um mapa ou um arteriograma dúplex, que é usado a seguir pelo cirurgião vascular para tomar decisões terapêuticas (Fig. 14-26).

Análise do fluxo sanguíneo deve ser efetuada usando Doppler espectral e em cores porque eles são complementares. Uma vez a imagem de fluxo em cores tenha sido otimizada, usa-se Doppler espectral para obter informação detalhada do fluxo sanguíneo. Um ângulo do feixe de 60° é recomendado para interrogação do fluxo sanguíneo. Quando usado constantemente, isto ajuda a reduzir a variabilidade intraobservador e interobservadores. O fluxo deve ser amostrado a intervalos regulares de 1-2 cm em toda a área de interesse e em pontos de perturbação do fluxo documentados pelo Doppler em cores. Em geral, há três classificações de estenose para a estenose aórtica e de artérias ilíacas: < 50%, > 50% ou ocluída. Estas são com base em uma combinação do exame no modo B e dados de velocidade de fluxo. Em geral, um aumento focal ao dobro em velocidade de um segmento para outro com uma alteração na configuração do traçado espectral e turbulência pós-estenótica sugere a presença de estenose de mais de 50%. Uma velocidade aumentada a mais que o dobro sem turbulência pós-estenótica sugere estenose de menos de 50%. Se não houver desacordo entre o achado no modo B e os dados de Doppler, a classificação deve ser feita baseando-se nos dados de Doppler espectral. Impossibilidade de obter evidência Doppler ou visual de fluxo sanguíneo ativo sobre ajustes ideais bidimensionais e de Doppler sugere oclusão completa.

Estas técnicas têm permitido a execução de procedimentos de salvamento de membro em pacientes selecionados sem a

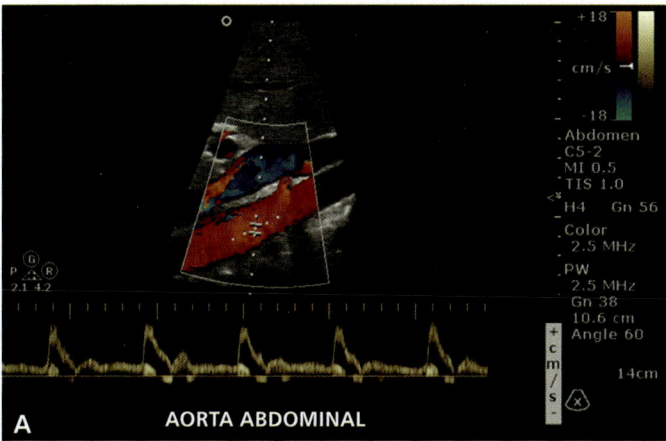
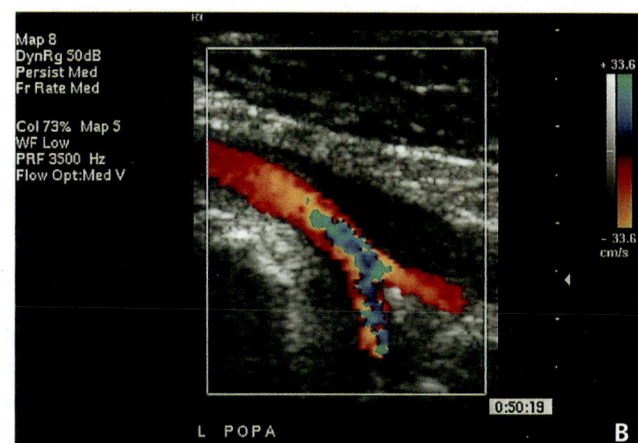
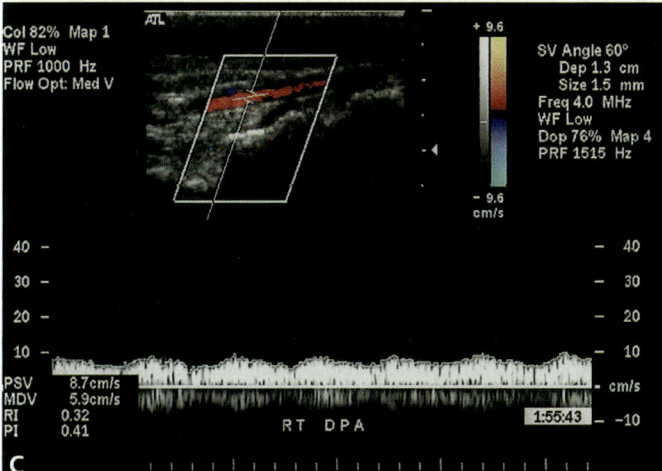

FIGURA 14-25. Imagens de ultrassom de diferentes níveis na árvore arterial. (A) É uma imagem em eixo longo e traçado espectral da aorta abdominal ao nível das artérias renais. (B) É uma imagem de fluxo em cores da artéria poplítea abaixo do joelho nas origens da artéria tibial anterior e tronco tibiofibular. (C) É uma artéria dorsal do pé com baixo fluxo em um paciente com doença oclusiva em múltiplos níveis. O pico de velocidade é de 8 cm/s.

necessidade de arteriografia diagnóstica. Aperfeiçoamentos em imageamento com ultrassom vascular diagnóstico prometem minimizar ou eliminar a necessidade de arteriografia em muitos pacientes de alto risco.

IMAGEAMENTO DÚPLEX DE EXTREMIDADE INFERIOR

A aplicação mais comum desta técnica é para a avaliação do enxerto de *bypass* de veia. Ela também pode ser usada para identificar a localização anatômica exata da doença oclusiva arterial e para diferenciar estenose de oclusão, para avaliação de enxertos de acesso para diálise, para avaliar e definir massas pulsáteis, incluindo aneurismas e pseudoaneurismas, e para identificar fístulas arteriovenosas iatrogênicas.[16,17,29,32]

Imageamento de Enxerto de *Bypass*[32]

O objetivo da vigilância do enxerto de veia é identificar lesões que possam, em última análise, levar à oclusão do enxerto de veia. O fundamento da vigilância de enxerto é a natureza progressiva da aterosclerose e a tendência dos enxertos de *bypass* de veia e protéticos a desenvolver lesões limitadoras do fluxo. Ultrassom dúplex em conjunção com alguma forma de teste indireto é o método de vigilância recomendado após enxerto de *bypass* na extremidade inferior. No presente, vigilância frequente é recomendada no primeiro ano pós-operatório, com o *scan* inicial sendo feito intraoperatoriamente. Estudos mostraram que os enxertos acompanhados em um programa de vigilância têm uma taxa mais alta de patência do que aqueles acompanhados apenas clinicamente.

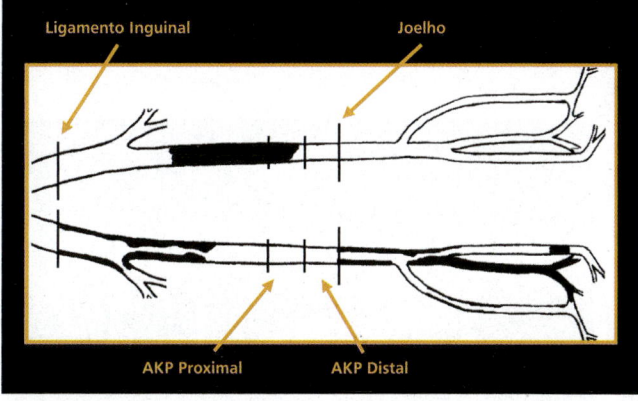

FIGURA 14-26. Diagrama que representa os resultados de um mapeamento dúplex arterial. À direita, o paciente tinha doença da artéria femoral superficial (SFA) proximal, com fluxo em linha reta através da artéria poplítea. Abaixo do joelho o paciente tem uma artéria fibular ocluída e uma oclusão curta da artéria tibial posterior distal. A artéria tibial anteror está patente e sem estenose em todo seu comprimento até o nível do pé. À esquerda, o paciente tem uma oclusão da SFA com reconstituição da artéria poplítea acima do joelho e escoamento por três vasos para o pé.

Critérios de Interpretação para identificar lesões estenóticas foram tradicionalmente focados na identificação de velocidades sistólicas máximas anormalmente baixas em algum lugar dentro da parte distal do enxerto. Uma velocidade sistólica máxima de > 45 cm/s foi popularizada como indicadora de falha iminente do enxerto; entretanto, existe discordância de que este valor represente um limiar apropriado para todos os enxertos venosos. Outros advogam o uso de medições de volume de fluxo em uma parte predeterminada do enxerto distal como melhor indicador de falha iminente do enxerto, enquanto alguns sugeriram que a significância da alteração ao longo do tempo, não uma velocidade ou valor de fluxo absolutos, pode ser um indicador mais sensível. A maioria dos critérios de interpretação foi elaborada para o enxerto de *bypass* de veia safena in situ. Os mesmos princípios podem ser aplicados ao enxerto de veia invertida; entretanto, diferenças de diâmetro do enxerto e na hemodinâmica devem ser consideradas. Não há critérios estabelecidos para a avaliação de enxertos protéticos, e existe controvérsia nesta área. Uso liberal de arteriografia durante a fase de aprendizado é sugerido para desenvolver critérios que operem melhor em laboratórios individuais. Em geral, qualquer duplicação de velocidade a partir de um local normal proximal à estenose é compatível com uma redução de 50% do diâmetro; entretanto, isto pressupõe um diâmetro constante.

Preparação do Exame e Considerações Gerais. Antes da avaliação, é útil ser familiarizado com o tipo de enxerto que está sendo examinado. Os elementos importantes desta informação incluem os locais das anastomoses proximal e distal, o tipo de conduto e a localização do enxerto na perna. Enxertos superficiais como *in situ* ou enxertos que são passados em túnel subcutaneamente são mais bem avaliados com transdutores de alta frequência (7,5-10 MHz). Transdutores de mais baixa frequência (3-5 MHz) são melhores para enxertos tunelizados anatomicamente. Para enxertos anastomosados à artéria poplítea acima do joelho ou fibular, pode ser necessário empregar um transdutor de setor ou arranjo curvo para identificar a anastomose distal e o vaso de escoamento. Para evitar as complicações de infecção, uma folha acopladora estéril pode ser usada para imageamento no período pós-operatório inicial.

Protocolo Técnico. O exame começa pela identificação da parte média do enxerto na perna na orientação transversa. O enxerto é, então, seguido proximalmente até sua confluência com o vaso de influxo, onde a anastomose proximal é identificada. A esta altura, o transdutor é rotado sagitalmente, e o vaso de entrada é avaliado. O comprimento inteiro do enxerto até a anastomose distal e artéria de escoamento é, então, interrogado, usando-se a imagem em escala de cinza e simultaneamente análise espectral Doppler (Fig. 14-27). Traçados Doppler são obtidos usando-se um ângulo de 60° com o volume de amostra no centro do vaso e o cursor paralelo à parede vascular. Qualquer ângulo que varie do padrão deve ser anotado e usado nos estudos seguintes para comparação. A velocidade sistólica máxima e diastólica final é registrada a partir dos traçados obtidos em locais predeterminados no enxerto, locais anastomóticos e vasos de influxo e efluxo. Dados também são registrados em todas as áreas de anormalidade, conforme determinado pelo Doppler em cores ou espectral.

Doppler de Fluxo em Cores. O uso de Doppler em cores é recomendado, uma vez que ele forneça observação do enxerto a partir de um grande campo de visão e reduz significativamente o tempo requerido para avaliar o enxerto. O mapa de fluxo em cores é usado como um guia para a colocação do volume de amostra e quando ajustes corretos são usados, identificará facilmente áreas de alta velocidade e fluxo turbulento. A frequência de repetição de pulsos é abaixada até ocorrer *aliasing* e a seguir ajustada apropriadamente para permitir boa saturação de cores com as mais altas velocidades sendo vistas no centro do enxerto. Estenose é suspeitada quando houver (1) estreitamento do canal de fluxo em cores; (2) desvio para cores representando mais altas velocidades; (3) alteração de cor devida a *aliasing;* (4) duração prolongada de cor durante todo o ciclo cardíaco; e (5) sopro de fluxo em cores (Fig. 14-28).

Todas as alterações de cor anormais são avaliadas por Doppler espectral para determinar se um aumento real de velocidade ocorreu, mantendo em mente que alterações no alinhamento do

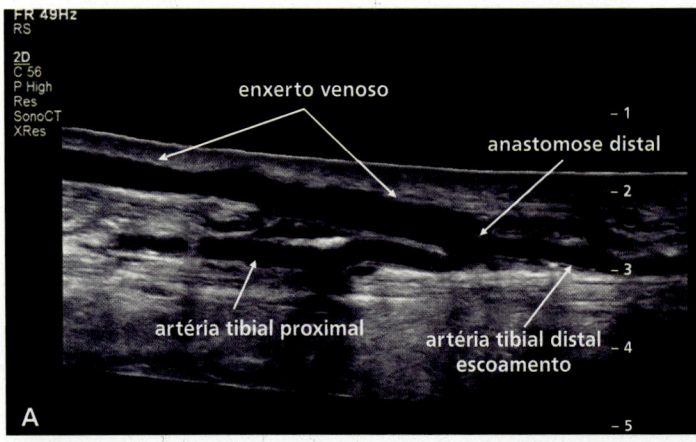
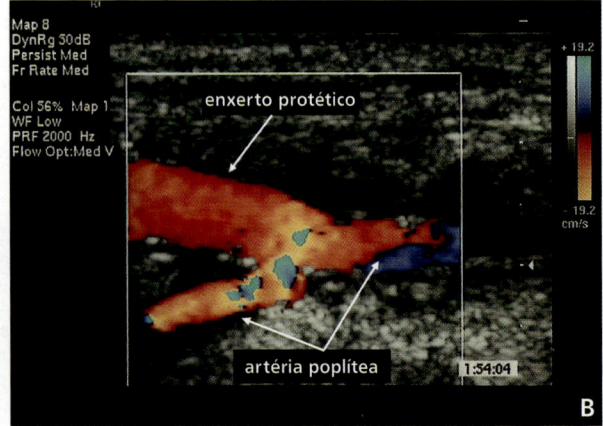

FIGURA 14-27. (A) É uma imagem em escala de cinza da anastomose distal de uma artéria femoral à tibial posterior com veia safena invertida. **(B)** É uma imagem de fluxo em cores na anastomose distal de um enxerto protético de politetrafluoroetileno (PTFE) femoropoplíteo. Há fluxo além das anastomose, movendo-se retrógrada e anterogradamente na artéria poplítea.

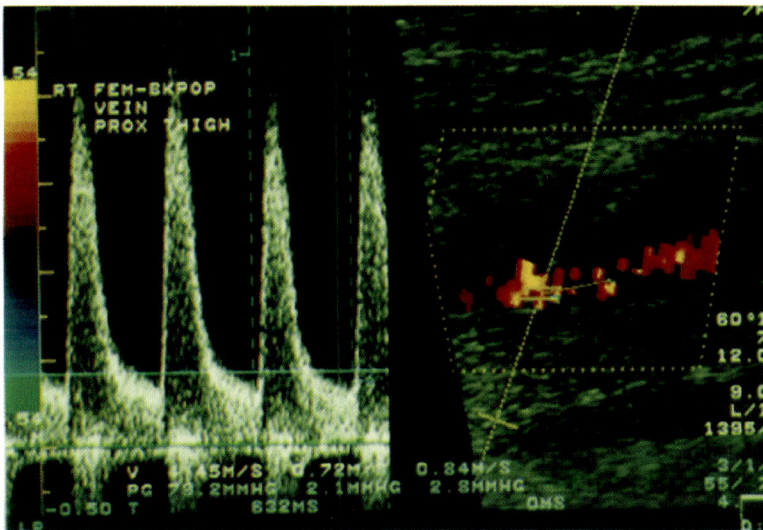

FIGURA 14-28. Imagem de fluxo em cores de uma lesão estenótica em um enxerto venoso.

vaso em relação às linhas de escaneamento podem causar uma alteração de cor decorrente da alteração no ângulo Doppler. Adicionalmente, todos os locais de perturbação do fluxo são avaliados via scan no modo B para identificar o tipo de lesão presente no conduto do enxerto. É imperativo lembrar que embora a imagem no modo B e informação de fluxo em cores forneçam importante informação anatômica e sirvam como guias para colocação do volume de amostra, a gravidade da lesão estenótica é classificada apenas por análise Doppler do traçado espectral.

Causas de Falha do Enxerto Venoso. Falha do enxerto pode ocorrer por três mecanismos: oclusão por trombose, falha hemodinâmica e falha estrutural (degeneração aneurismática). A frequência de falha do enxerto é mais alta dentro dos primeiros 10-14 dias (4-10%) pós-implantação, diminui progressivamente no primeiro ano, e é aproximadamente 2-4% por ano daí em diante. Erros técnicos (estenose por sutura, retalhos intimais, trombo retido, compressão do enxerto, torção) são as causas mais comuns de falha no período pós-operatório inicial (dentro de 30 dias). Falha tardia pode ser decorrente da hiperplasia miointimal a partir de lesões preexistentes na veia do enxerto ou aterosclerose que pode se desenvolver *de novo* em enxertos de veia ou progressão de doença em artérias nativas adjacentes, mas é vista mais tipicamente no leito de escoamento distal (Fig. 14-29). É no período entre 30 dias e 2 anos que se desenvolvem lesões oclusivas, e por esta razão é empregado um protocolo mais agressivo de vigilância.

Hemodinâmica. Sinais Doppler sofrerão alterações normais no componente diastólico do traçado de fluxo com a passagem do tempo. No período pós-operatório inicial, o traçado Doppler pode demonstrar fluxo para frente contínuo durante toda a diástole em virtude de uma resposta hiperêmica vista após revascularização de um membro gravemente isquêmico. Visitas subsequentes podem revelar uma alteração do tipo de traçado multifásico periférico normal com inversão de fluxo na diástole. Isto evidentemente é dependente da situação do trato de saída. As velocidades sistólicas máximas não se alteram significativamente.

Se diminuições importantes (20-30 cm/s) nas velocidades máximas, conforme registrado de um local índice, forem notadas, deve ser suspeitado um problema no enxerto ou vasos adjacentes. Em geral, um ascenso retardado (tempo de elevação prolongado) faz inferior um problema proximal ao transdutor, enquanto uma diminuição no fluxo diastólico sugere uma lesão distal. Traçados em *staccato,* representando movimento de vaivém do sangue, são vistos proximais a lesões de alto grau ou oclusão e são frequentemente seguidos por trombose imediata do enxerto. Este fenômeno pode ser distinguido do traçado trifásico normal por sua baixa amplitude e a duração muito curta de cada componente do fluxo.

Um programa efetivo de vigilância deve ser aplicável a todos os pacientes, prático em termos de tempo, esforço e custo, e deve proporcionar um meio para detectar, graduar a gravidade e avaliar a progressão das lesões. O objetivo último é a detecção do enxerto ameaçado antes que ocorra trombose.

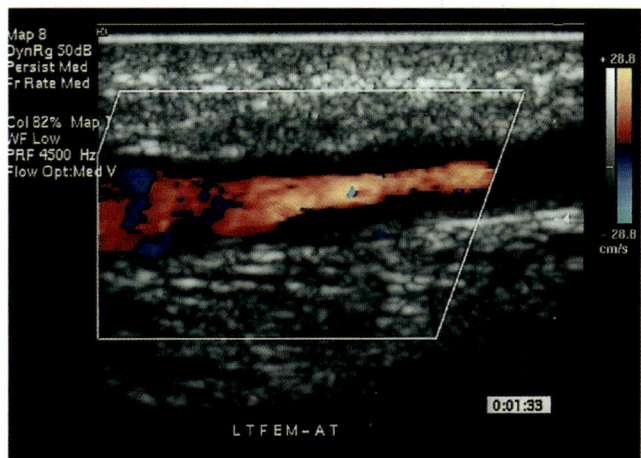

FIGURA 14-29. Imagem de fluxo em cores de um paciente com uma lesão hiperplásica miointimal na anastomose de um enxerto de veia, conforme demonstrada pela ecotransparência nas paredes próxima e distante do enxerto.

Mapeamento Arterial da Extremidade Inferior quanto à Doença Oclusiva

Apesar do conforto do cirurgião no formato fácil de interpretar de um arteriograma convencional, existem razões irresistíveis para pesquisar a exequibilidade de alternativas a este teste "padrão ouro". Arteriografia é cara, desconfortável para os pacientes, e sobrecarregada de importantes complicações potenciais, incluindo sangramento, hematoma ou formação de pseudoaneurisma, dissecção arterial, embolização e nefrotoxicidade induzida por contraste.[23-26] Ultrassonografia dúplex, por outro lado, é uma modalidade barata, não invasiva, bem tolerada, que é capaz de distinguir precisamente entre vasos normais, estenóticos e ocluídos.

O fundamento lógico para admitir que o mapeamento arterial dúplex (DAM) pode servir a uma finalidade semelhante à arteriografia pré-operatória convencional é com base em dois gêneros de estudos em que ambos os testes são efetuados nos mesmos pacientes. O primeiro tipo de estudo avalia se DAM é capaz de avaliar acuradamente artérias individuais e detectar estenoses de 50% ou mais ou oclusões quando comparada com o padrão ouro *de facto* da arteriografia.[27,28,33-38] Um estudo de assinatura representativo deste gênero foi realizado por Moneta et al.[39] que compararam mapeamento arterial dúplex com arteriografia em 150 pacientes consecutivos sob consideração para revascularização de extremidade inferior. Os autores sumariaram que para vasos proximais às artérias crurais, a tecnologia dúplex foi capaz de visualizar adequadamente 99% das artérias. A sensibilidade do ultrassom dúplex em documentar uma lesão de 50% ou mais variou de 89% nas artérias ilíacas a um valor baixo de 67% dentro da artéria poplítea. Estenoses puderam ser distinguidas de oclusões em quase todos os casos (98%). Nos vasos crurais, DAM foi capaz de visualizar as artérias tibial anterior, tibial posterior e fibular em 94, 96 e 83% das vezes, respectivamente. A sensibilidade do ultrassom dúplex para documentar patência contínua destes vasos foi de 90, 90 e 82%, respectivamente. Estudos mais recentes empregando escaneadores dúplex de mais nova geração forneceram resultados melhorados, especialmente dentro da vasculatura infrapoplítea, onde agora é possível não apenas documentar patência contínua de um vaso, mas também distinguir entre estenoses maiores ou menores que 50%.[29]

Conhecimento da presença, grau e localização das estenoses arteriais não significa necessariamente que todas as maneiras de revascularizações de extremidade inferior possam ser efetuadas com base em exames dúplex apenas. Entretanto, estudos incluindo um feito no nosso próprio laboratório procuraram responder à pergunta "Pode mapeamento arterial com *scan* dúplex substituir arteriografia com contraste como teste de escolha antes de revascularização infrainguinal?"[29]

Nosso estudo concluiu que a necessidade de um *bypass* femoropoplíteo *versus* um infrapoplíteo pôde ser corretamente predita por DAM em 90% dos pacientes estudados. Nosso estudo concluiu que a necessidade de um *bypass* femoropoplíteo *versus* um infrapoplíteo pôde ser corretamente predita por DAM em 90% dos pacientes estudados. Além disso, ambos os locais anastomóticos para o *bypass* foram corretamente preditos por meio de DAM em 90% dos pacientes que receberam *bypasses* femoropoplíteos *versus* apenas 24% dos pacientes que receberam *bypasses* infrapoplíteos. Nós concluímos que DAM foi capaz de predizer confiavelmente que pacientes necessitaram *bypasses* femoropoplíteos *versus bypasses* infrapoplíteos.

Na seção seguinte, descrevemos a técnica usada no nosso laboratório para efetuar DAM. Além, disso, exploramos a utilidade clínica desta modalidade quando comparada à arteriografia convencional.

TÉCNICA DE MAPEAMENTO ARTERIAL DÚPLEX

Antes de DAM, os pacientes são aconselhados a fazer um jejum durante a noite, usar roupa folgada, e esperar que o exame dure uma média de 45 minutos. No momento do estudo, o paciente é posto supino sobre uma mesa de exame padrão. Utilizamos *color duplex scanners* ATL HDI 3.000 e 5.000 (*Advanced Techology Labs, Bothell, Washington*) e começamos o exame com um transdutor de arranjo linear de faixa larga L7-4 MHz. Primeiro, é insonada a artéria femoral comum no lado sintomático. Um tempo de aceleração na artéria femoral > 133 cm/s^2 é nosso critério para iniciar o mapeamento por escaneamento do sistema aortoilíaco. Um tempo de aceleração na artéria femoral < 133 cm/s^2 exclui a presença de doença oclusiva aortoilíaca importante,[40] e se o paciente for livre de sintomas ou achados (pulso femoral diminuído) sugerindo doença aortoilíaca, começamos pelo mapeamento da vasculatura infrainguinal somente.

Para mapeamento infrainguinal, a perna é rotada externamente para facilitar investigação dos vasos da coxa e panturrilha medial e retornada à sua posição neutra para avaliar a artéria tibial anterior. Diferentes transdutores (L12-5 linear faixa larga ou CL 10-5 arranjo curvo) são usados quando necessário para imagear a vasculatura mais distal. Desta maneira, as artérias femorais comum, profunda e superficial, poplítea acima e abaixo do joelho, tibiais anterior e posterior, fibular e dorsal do pé são todas imageadas em continuidade.

Uma combinação de imageamento no modo B e fluxo em cores é usada para localizar os vasos dentro da região anatômica apropriada e facilitar colocação precisa do volume de amostra. Na presença de *aliasing* ou estreitamento do canal de fluxo em cores, um traçado Doppler espectral é obtido, e as velocidades sistólicas de fluxo sanguíneo são anotadas proximalmente e dentro da área que está sendo interrogada. Se a área de interesse demonstrar uma velocidade sistólica máxima pelo menos o dobro daquela dentro do segmento proximal adjacente, uma estenose > 50% é documentada. Isto foi adaptado de Jager, Phillips e Martin e está detalhado na Tabela 14-2.[38] Na presença de uma velocidade sistólica máxima elevada, mas que não é o dobro, uma estenose < 50% é diagnosticada. Finalmente, a ausência de qualquer sinal de fluxo em cores dentro de um vaso confirma a presença de uma oclusão. Nossos tecnologistas também anotam a

TABELA 14-2 • Estratificação da Porcentagem de Estenose Arterial	
% de Estenose	Relação de Velocidade
Normal	Traçado trifásico sem nenhum alargamento espectral
1-19%	Traçado normal com ligeiro alargamento espectral e velocidades máximas aumentadas menos que 30% a mais do que o segmento proximal adjacente
20-49%	Alargamento espectral sem janela embaixo do pico sistólico, velocidade máxima menos que 100% do segmento adjacente proximal
50-99%	Velocidade máxima 100% maior do que o segmento proximal adjacente, e componente de fluxo invertido frequentemente está ausente; traçado monofásico e velocidade reduzida além da estenose
Oclusão	Ausência de fluxo na artéria imageada, pancada pré-oclusiva monofásica; velocidades marcadamente diminuídas e traçados monofásicos além da oclusão

presença e grau de calcificação dentro da vasculatura e a localização de grandes vasos colaterais distais a oclusões.

As partes importantes do exame são registradas em fita para documentação e revisão adicionais pelo cirurgião, se desejado, e os resultados são apresentados em uma representação gráfica fácil de interpretar da vasculatura da extremidade inferior.

Pacientes que serão submetidos à cirurgia sem arteriografia têm o local na pele sobrejacente à anastomose distal marcado com caneta depois que o cirurgião reviu os resultados do estudo e escolheu o vaso de escoamento desejado.

Várias limitações técnicas importantes do DAM devem ser anotadas. Exames podem ser difíceis ou impossíveis de efetuar em pacientes com hábito corporal obeso, calcificação vascular grave, ou ferida aberta sobrejacente ao trajeto de vasos que têm nome. Ademais, a parte proximal da artéria tibial anterior pode ser difícil ou impossível de imagear, uma vez que ela atravesse a membrana interóssea, e os ramos terminais da artéria fibular podem não ser vistos secundariamente ao seu pequeno tamanho e localização profunda dentro da perna. O grau e extensão da calcificação mural, exclusive o tamanho do vaso, pode ter um impacto significativo sobre o processo de tomada de decisão pré-*bypass*; entretanto, não há modo amplamente aceito de medir ou graduar calcificação. Também não existe meio atual para distinguir entre a adequabilidade dos vasos crurais com graus dúplex semelhantes de estenose para abrigar a anastomose distal de um enxerto de *bypass*. Finalmente, mapeamento arterial dúplex é um estudo tecnicamente exigente que requer uma grande quantidade de experiência para executar acuradamente. Prática considerável combinada com *feedback* do cirurgião e durante a curva de aprendizado, comparação de achados de DAM com angiografia (quando realizada) são obrigatórias.

Tomografia Axial Computadorizada (CT)[41,42]

As unidades de CT têm um tubo de raios X, dois detectores de cintilação, uma impressora em linha, teletipo, e um computador e unidade de disco magnético que são usados para obter uma série de visualizações detalhadas dos tecidos do corpo em qualquer profundidade desejada. É indolor e não invasiva e não exige preparação especial; entretanto, há radiação associada. O corpo é escaneado em dois planos simultaneamente em vários ângulos. O computador calcula a absorção tecidual, exibe uma impressão dos valores numéricos e produz uma visualização dos tecidos que demonstra as densidades das várias estruturas. Podem ser detectadas massas tumorais, infartos, desvio ósseo e acumulações de líquido.

Angiografia, Arteriografia e Angiografia de Subtração Digital (DSA)

Angiografia ou arteriografia é definida como "a visualização radiográfica de vasos sanguíneos depois da introdução de material de contraste, e é usada como recurso diagnóstico".[23,43] É um procedimento de radiologia em que uma sequência rápida de filmes é obtida após injeção de material de contraste através de um cateter que é introduzido percutaneamente pela artéria femoral ou axilar. A extremidade do cateter é colocada dentro da artéria selecionada ou seus ramos. Os filmes iniciais mostram o material de contraste nas artérias principais, seguindo-se o enchimento subsequente das artérias menores. Angiografia tem a capacidade de demonstrar anormalidades vasculares intrínsecas, como placas ateroscleróticas, estenoses, oclusões e malformações. Nas extremidades, ela também pode avaliar o grau de circulação colateral e o desimpedimento dos vasos distais. Ela há muito tempo tem sido considerada o "padrão ouro" para exames vasculares e é feita frequentemente antes de cirurgia ou técnicas intervencionistas. Em alguns casos, também resolve dilemas diagnósticos, como distúrbios vasospásticos *versus* doença oclusiva das mãos, doença de Buerger, ergotismo, arterite temporal e periarterite nodosa. Entretanto, angiografia é invasiva e tem alguns riscos inerentes à exposição à radiação.

Imagem de Ressonância Magnética (MRI)

Imagem de ressonância magnética mostra densidade de prótons no corpo e obtém estudos dinâmicos de certas funções fisiológicas. Basicamente, ela induz transições entre estados de energia ao fazer certos átomos absorverem e transferirem energia. Isto é feito dirigindo-se um pulso de radiofrequência para uma substância colocada dentro de um grande campo magnético. As várias medidas de tempo requeridas para o material retornar a um estado básico de energia (tempo de relaxamento) podem ser traduzidas por um algoritmo complexo de computador para uma imagem visual. Imagens de ressonância magnética podem ser obtidas nos planos transverso, coronal ou sagital. Ela é capaz de penetrar osso sem atenuação significativa, com o tecido subjacente, sendo claramente imageado. Não há radiação associada.[44]

Tratamento de Doença Vascular Periférica

Os programas de tratamento são adaptados a cada indivíduo e levam em conta as necessidades do paciente e sua família. O tratamento dependerá de fatores, como a gravidade dos sintomas, o grau de estreitamento ou bloqueamento arterial, o impacto da doença sobre o estilo de vida/qualidade de vida do paciente e a saúde global do paciente. O tratamento dos pacientes com doença vascular periférica pode incluir:

- Controlar fatores de risco através de mudanças no estilo de vida e medicação
- Terapia endovascular ou cirurgia para reabrir artérias das pernas ou braços

Controle de Fatores de Risco e Mudanças do Estilo de Vida

Doença vascular periférica é uma condição comum em pessoas que têm diabetes e aquelas que fumam. Os diabéticos precisam controlar sua glicemia, e os fumantes precisam abandonar completamente o fumo. Outras alterações essenciais do estilo de vida são dieta e exercício. Alterações da dieta incluem reduzir a quantidade de alimentos contendo colesterol (gordurosos) e, em pessoas com sobrepeso, redução de calorias para diminuir o peso. Exercício ajuda na perda de peso e em construir um sistema circulatório mais forte e melhorar o fluxo sanguíneo. Mesmo apesar de a doença vascular periférica poder causar dor durante exercício, um programa de marcha diária por curtos períodos pode ajudar a pessoa a manter ou reobter função. Pacientes com doença vascular periférica, particularmente aquelas com diabetes, também devem monitorar cuidadosamente os seus pés quanto a cortes ou ferimentos e evitar sapatos apertados.

Medicações

Os pacientes com doença vascular periférica podem se beneficiar com medicações para reduzir o risco de ataque cardíaco e acidente vascular cerebral. Entre as drogas mais comumente prescritas estão drogas antiplaquetas. Estas medicações tornam as plaquetas sanguíneas menos tendentes a se agregar. Aspirina é a mais comum, mais barata destas drogas, e tipicamente tem menos efeitos colaterais potenciais. Anticoagulantes são drogas de receituário que impedem coágulos sanguíneos ao afetarem as proteínas no sistema da coagulação do corpo e exigem monitoramento cuidadoso. As drogas incluem heparina, que é usada a curto prazo, e warfarina (Coumadin), que é usada a longo prazo. Drogas abaixadoras do colesterol diminuem a quantidade de colesterol, especialmente lipoproteína de baixa densidade (LDL) (a forma "ruim" de colesterol). Estas drogas diminuem o material principal que constitui depósitos que estreitam ou obstruem as artérias e criam aterosclerose. Exemplos destas drogas são niacina, estatinas, fibratos e sequestradores de ácidos biliares. Bloqueadores dos canais de cálcio ajudam a dilatar artérias e controlar alta pressão arterial. Vitaminas, como folato, B_6 e B_{12} ajudam a diminuir homocistina no sangue. Em situações específicas, outros suplementos dietéticos podem ser prescritos, como L-arginina e ácidos graxos ômega-3.[45]

Terapia Endovascular e Cirurgia

Angioplastia e inserção de *stent* é o alargamento mecânico de um vaso sanguíneo estreitado ou totalmente obstruído, e veio a incluir todas as maneiras de intervenções vasculares tipicamente efetuadas por um método minimamente invasivo ou percutâneo. Ela é muitas vezes chamada angioplastia transluminal percutânea (ou PTA). PTA é mais comumente efetuada para tratar estreitamento nas artérias da perna, especialmente as artérias ilíaca comum, ilíaca externa, femoral superficial e poplítea, mas também pode ser usada para tratar estreitamento em veias.

Este procedimento é realizado por meio de uma punção da artéria femoral ou menos comumente da artéria braquial ou radial. Usando vários fios, bainhas e cateteres, o intervencionista identifica a artéria estreitada ou bloqueada, estira-a abrindo-a com um balão, e pode ou não colocar um *stent* na área para evitar que ela colapse novamente. Angioplastia com balão e *stentagem* geralmente substituiu cirurgia invasiva como tratamento de primeira linha para doença vascular periférica (Fig. 14-30).[46]

Cirurgia é a opção apropriada para os pacientes com doença vascular periférica grave que interfere com as atividades diárias e não é suscetível a formas menos invasivas de intervenção. Cirurgia pode incluir endarterectomia ou enxerto de *bypass*.

Endarterectomia é um procedimento cirúrgico para remover material de placa ateromatosa, ou bloqueio, no revestimento de uma artéria constringida pela acumulação de depósitos gordurosos. Ela é realizada separando-se a placa da parede arterial. Endarterectomia é executada com ou sem um enxerto de remendo (*patch graft*). Este procedimento é mais invasivo que angioplastia e pode ser usado quando um segmento muito curto de uma artéria está bloqueado ou gravemente obstruído. O cirurgião identifica a localização do bloqueio e a seguir faz uma incisão sobre a área. A artéria obstruída é aberta e o segmento doente removido. A artéria é fechada, ou se isto irá torná-la estreita demais, um pequeno remendo de veia ou material de enxerto protético é inserido como uma tampa para manter uma abertura suficientemente grande para o fluxo de sangue.

Bypass cirúrgico trata artérias estreitadas criando diretamente um desvio, ou contorno, em torno de uma secção da artéria que está bloqueada. Cirurgia de *bypass* de artéria da perna envolve colher uma veia do corpo ou um vaso artificial para construir um *bypass* em torno de uma artéria principal bloqueada da perna. O *bypass* é, de fato, um sistema secundário para permitir que o sangue flua para a extremidade distal. A veia ou enxerto é suturado no lugar proximal e distal à obstrução (Fig. 14-31). Ele requer pelo menos duas incisões, uma acima e uma abaixo da artéria bloqueada. Às vezes, especialmente quando são usadas veias, são necessárias incisões mais longas.

Operações no fluxo de entrada (influxo) são efetuadas para restaurar fluxo sanguíneo na presença de doença oclusiva aortoilíaca. Enxertos aortobifemorais se originam da aorta e levam sangue para as artérias femorais nas virilhas. Enxerto aortobifemoral é o tipo mais bem-sucedido de operação no influxo, mas é também o mais invasivo. Um enxerto protético é anastomosado à

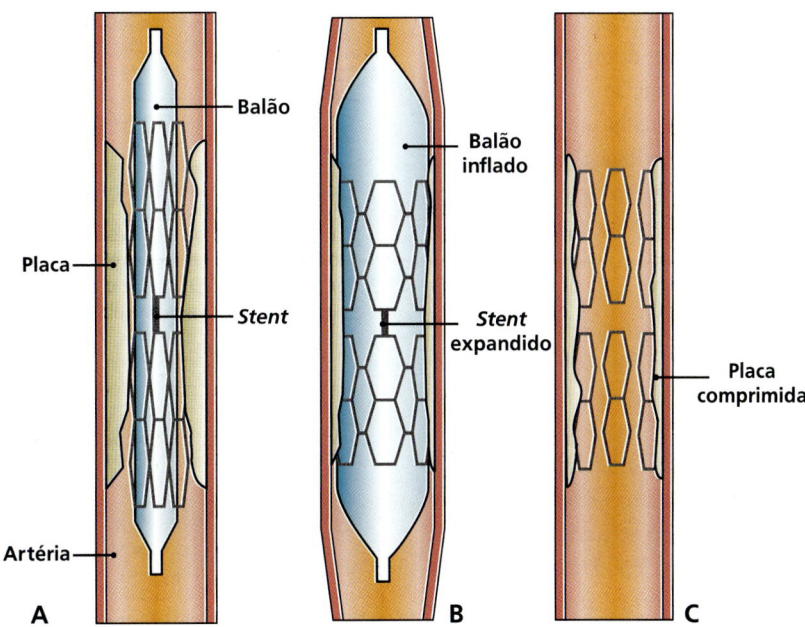

FIGURA 14-30. (**A**) Balão colapsado e *stent* são avançados até o nível da estenose dentro do vaso. (**B**) O balão é inflado, e o *stent* é posicionado empurrando a placa contra a parede da artéria. (**C**) A placa é comprimida, e o lúmen foi restaurado.

aorta. O enxerto possui dois ramos que são a seguir tunelizados por baixo dos músculos abdominais até as virilhas para serem anastomosados às artérias femorais. Enxertos axilobifemorais se originam das artérias axilares e levam sangue para as artérias femorais. Esta é algumas vezes a melhor opção em pacientes muito idosos ou muito incapacitados, uma vez que seja uma alternativa menos traumática ao enxerto aortobifemoral. Enxertos cruzados femorofemorais originam-se de uma artéria femoral normal na virilha de uma perna e levam sangue para a artéria femoral na virilha da perna oposta.

Operações no escoamento (efluxo) são efetuadas para restaurar fluxo sanguíneo à perna mais distal. Enxertos de *bypass* femoropoplíteos originam-se da artéria femoral na virilha e levam sangue à artéria poplítea imediatamente acima ou abaixo do joelho. Enxertos de *bypass* femorodistais ou femorocrurais originam-se da artéria femoral na virilha ou na coxa e levam sangue a um dos três vasos sanguíneos da panturrilha (artérias tibiais anterior e posterior e artéria fibular).[47]

Aneurismas Aórticos

O tratamento definitivo de um aneurisma aórtico é reparo cirúrgico. Isto tipicamente envolve abrir a parte dilatada da aorta e inserir um enxerto sintético (*Dacron ou Gore-Tex*). Uma vez o enxerto esteja suturado no lugar, o saco aneurismático é fechado em torno do tubo artificial.

A determinação de quando a cirurgia deve ser efetuada é complexa e específica em cada caso. A consideração preponderante é quando o risco de ruptura excede o risco da cirurgia. O

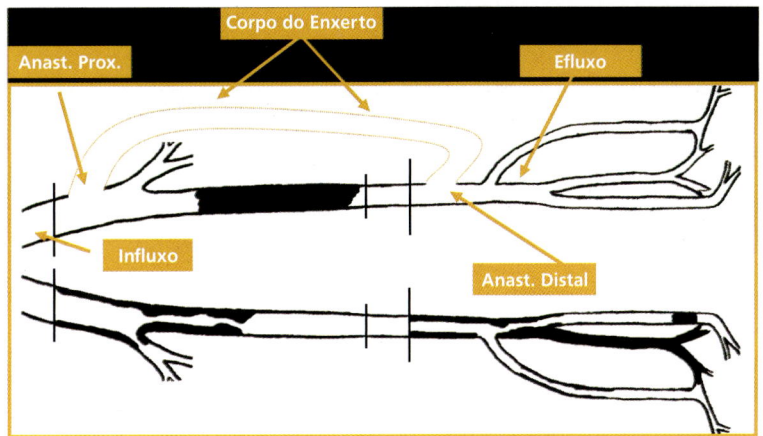

FIGURA 14-31. Enxerto de *bypass* (linha laranja pontilhada) na extremidade inferior esquerda. A anastomose proximal é na artéria femoral comum, e a anastomose distal é na artéria poplítea abaixo do joelho.

diâmetro do aneurisma e sua velocidade de crescimento e outras condições clínicas coexistente são fatores dominantes na determinação. Um aneurisma expandindo-se rapidamente deve ser operado tão logo seja possível, uma vez que ele tenha uma chance maior de se romper. Aneurismas aórticos se expandindo lentamente podem ser acompanhados por teste diagnóstico de rotina (CT ou ultrassonografia). Se o aneurisma aórtico crescer a uma velocidade de mais de 1 cm/ano, tratamento cirúrgico é considerado.

As diretrizes atuais de tratamento de aneurismas aórticos abdominais sugerem reparo cirúrgico eletivo quando o diâmetro do aneurisma for > 5 cm. Entretanto, dados recentes sugerem tratamento clínico para aneurismas abdominais com um diâmetro de < 5,5 cm.[48]

Nos últimos anos, tratamento endoluminal de aneurismas aórticos abdominais emergiu como uma alternativa menos invasiva ao reparo cirúrgico aberto. A primeira exclusão endoluminal de um aneurisma teve lugar na Argentina pelo Dr. Parodi e colegas, em 1991. O tratamento endovascular dos aneurismas aórticos envolve a colocação de um enxerto e *stent* endovasculares via uma técnica percutânea ou aberta (frequentemente através das artérias femorais) dentro da parte aneurismática da aorta. Esta técnica foi descrita como tendo uma taxa mais baixa de mortalidade em comparação a reparo cirúrgico aberto, e está agora sendo amplamente usada em indivíduos com condições comórbidas que os tornam pacientes de alto risco para cirurgia aberta. Alguns centros também relatam resultados muito promissores do método específico em pacientes que não constituem um grupo de alto risco cirúrgico.

Houve também muitos relatos concernentes ao tratamento endovascular de aneurismas aórticos abdominais rotos, que são frequentemente tratados com um reparo por cirurgia aberta decorrente da condição global prejudicada do paciente. Resultados a médio prazo foram muito promissores.[49] Entretanto, de acordo com os mais recentes estudos, o procedimento não traz benefício de sobrevida global.[50]

Embora o reparo endovascular de aneurismas aórticos abdominais ofereça muitos benefícios (Tabela 14-3), há várias complicações potenciais desta técnica. As mais importantes destas complicações são endovazamento e migração do enxerto, que foram descritas como todos os enxertos endovasculares que foram usados até agora para reparo endovascular de aneurisma aórtico abdominal.

Um endovazamento é definido como fluxo fora do enxerto endovascular que perfunde e pressuriza o saco aneurismático. Esta pressurização continuada do saco do aneurisma acarreta consigo o risco persistente de aumento do aneurisma e ruptura. A presença de um endovazamento, portanto, anula o objetivo principal do procedimento endovascular, e resulta em um aneurisma que permanece inadequadamente tratado. Diversos tipos de endovazamento foram descritos (Tabela 14-4). Embora outras complicações do reparo endovascular de aneurisma aórtico abdominal tenham sido descritas (Tabela 14-5), considerável progresso na seleção de pacientes e na técnica cirúrgica reduziu a taxa global destes problemas. Atualmente, o método ideal para triagem pós-enxerto endovascular e o método mais confiável para detectar endovazamento e complicações estão sujeitos a debate. CT é favorecida em alguns centros e ultrassom Doppler em outros[51-56] (Fig. 14-32).

TABELA 14-4 • Tipos de Endovazamento

Tipo 1a, 1b	Endovazamento cuja origem é no local proximal (1a) ou distal (1b) de fixação do *stent*
Tipo 2	Endovazamento originando-se de um vaso-ramo. Fontes possíveis incluem artérias patentes lombar (posterior ao enxerto endovascular sonograficamente), mesentérica inferior (anterolateral ao enxerto endovascular sonograficamente), renal acessória ou hipogástrica ou outros ramos patentes da aorta abdominal. Estes são mais bem vistos na orientação transversa
Tipo 3	Endovazamento que se origina nas junções entre componentes de aparelhos modulares ou de lacerações da malha dentro do enxerto
Tipo 4	Fluxo transenxerto ou fluxo que enche o saco aneurismático em razão da porosidade do enxerto
Endotensão	Aumento no tamanho do aneurisma na ausência de endovazamento

TABELA 14-3 • Vantagens da Exclusão por Enxerto Endovascular de Aneurismas Aórticos Abdominais

- Efetuado por local distante e evita laparotomia
- Incisões pequenas (artéria femoral, braquial ou carótida dissecada para acesso)
- Ausência de clampeamento aórtico prolongado
- Permanência diminuída ou nenhuma na unidade de terapia intensiva
- Hospitalização diminuída (1-2 dias para reparo endovascular *vs.* 6-8 dias para reparo aberto)
- Tempo diminuído para retomada do nível normal de atividade

TABELA 14-5 • Complicações Associadas a Reparo Endovascular de Aneurismas Aórticos Abdominais

- Crescimento do aneurisma
- Embolização
- Ruptura do tecido
- Infecção do enxerto
- Migração do enxerto
- Fratura de gancho
- Trombose de ramo
- Separação de ramo
- Endovazamento*

*Comum a todos os enxertos endovasculares usados até o momento.

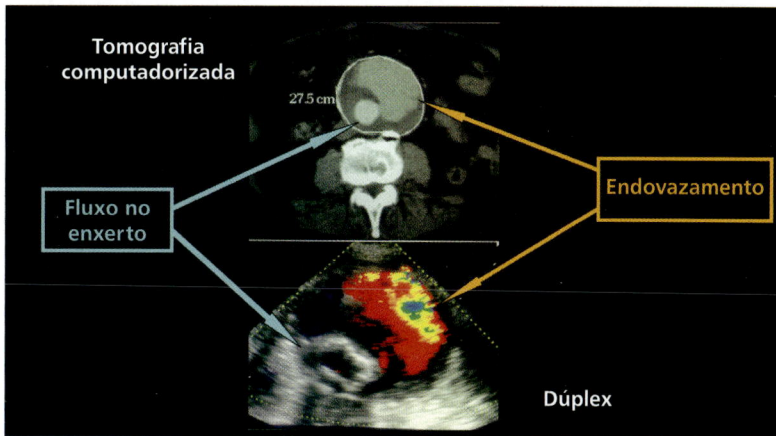

FIGURA 14-32. Em cima está uma CT de um paciente com um enxerto endovascular para excluir um aneurisma aórtico abdominal. Contraste é visto no enxerto bem como no saco aneurismático. Embaixo está uma imagem de fluxo do mesmo paciente que revela fluxo em cor no enxerto (azul) e no saco aneurismático. Estes achados são diagnósticos de endovazamento.

Os autores agradecem a Anna Sander pela sua assistência na preparação deste original.

Referências

1. Powis RL, Schwartz RA. *Practical Doppler Ultrasound for the Clinician*. Baltimore: Williams & Wilkins; 1991;52.
2. Hallet JW, Brewster DC, Darling RC. *Handbook of Patient Vascular Surgery*. 3rd ed. Boston: Little, Brown; 1995;6.
3. Williams PL, Warwick R, Dyson M, et al., eds. *Gray's Anatomy*. 37th ed. New York: Churchill Livingstone; 1989.
4. Stephens RB, Stillwell DL. *Arteries and Veins of the Human Brain*. Springfield, IL: Charles C Thomas; 1969.
5. McVay CB. *Anson and McVay Surgical Anatomy*. 6th ed. Philadelphia: WB Saunders; 1984.
6. Clemente CD, ed. *Gray's Anatomy of the Human Body*. 30th American ed. Philadelphia: Lea and Febiger; 1985.
7. Zwiebel WJ, Pellerito JS. *Introduction to Vascular Ultrasonography*. 5th ed. Philadelphia: WB Saunders; 2005.
8. Hedrick WR, Hykes DL, Strachman DE. *Ultrasound Physics and Instrumentation*. 3rd ed. St. Louis, MO: Mosby; 1995.
9. Tortora GJ, Grabowski SR. *Principles of Anatomy & Physiology*. 7th ed. New York: HarperCollins; 1993.
10. Hackam DG, Anand, SS. Emerging risk factors for atherosclerotic vascular disease. A critical review of the evidence. *JAMA*. 2003;290:932-940.
11. Patterson RF. Basic science in vascular disease. *J Vasc Technol*. 2002;26(1).
12. Maton A, Hopkins J, McLaughlin CW, Johnson S, Warner MQ, LaHart D, Wright JD. *Human Biology and Health*. Englewood Cliffs, NJ: Prentice Hall; 1993.
13. Tuzcu EM, Kapadia SR, Tutar E, et al. High prevalence of coronary atherosclerosis in asymptomatic teenagers and young adults: evidence from intravascular ultrasound. *Circulation*. 2001;103(22):2705-2710.
14. Fishbein MC, Schoenfield LJ. Heart attack photo illustration essay. Available: MedicineNet.com.
15. Sales CM, Goldsmith J, Veith FJ. *Handbook of Vascular Surgery*. St. Louis, MO: Quality Medical Publishing; 1994.
16. Kang SS, Labropoulos N, Mansour MA, Baker WH. Percutaneous ultrasound guided thrombin injection: a new method for treating postcatheterization femoral pseudoaneurysms. *J Vasc Surg*. 1998 Dec; 28(6):1120-1121.
17. Berdejo GL, Wengerter KR, Marin ML, Suggs WD, Veith FJ. Color flow duplex guided manual occlusion of iatrogenic arteriovenous fistulas. *J Vasc Technol*. 1995;19(2):79-83.
18. Hutt JRB, Davies AH. Nonatherosclerotic vascular disease. In: Davies and Brophy, eds. *Vascular Surgery*. London: Springer; 2006.
19. Hobson RW, Veith FJ, Wilson SE, eds. *Vascular Surgery: Principles and Practice*. Marcel Dekker; October 2003.
20. Hirsch AT, Criqui MH, Treat-Jacobson D, et al. Peripheral arterial disease detection, awareness and treatment in primary care. *JAMA*. 2001 Sep 19;286(11):1317-1324.
21. Gerlock AJ, Giyanani VL, Krebs CA. *Applications of Noninvasive Vascular Techniques*. Philadelphia: WB Saunders; 1988.
22. Needham T. Physiologic testing of lower extremity arterial disease: segmental pressures, plethysmography and velocity waveforms. In: Mansour AM, Labropoulos N, eds. *Vascular Diagnosis*. Philadelphia, PA: Elsevier Saunders; 2005.
23. Hessel SJ, Adams DF, Abrams HL. Complications of angiography. *Radiology* 1981;138:273-281.
24. Sigstedt B, Lunderquist A. Complications of Angiographic Examinations. *AJR Am J Roentgenol*. 1978;130:455-460.
25. Formanek G, Frech RS, Amplatz K. Arterial thrombus formation during clinical percutaneous catheterization. *Circulation*. 1990;41:833-839.
26. Lang EK. A survey of the complications of percutaneous retrograde arteriography. *Radiology* 1963;81:257-263.
27. Larch E, Minar E, Ahmadi R, Schnurer G, Schneider B, Stumpflen A, et al. Value of color duplex sonography for evaluation of tibioperoneal arteries in patients with femoropopliteal obstruction: a prospective comparison with antegrade intraarterial digital subtraction angiography. *J Vasc Surg*. 1997;25:629-636.
28. Karacagil S, Lofberg AM, Granbo A, Lorelius LE, Bergqvist D. Value of duplex scanning in evaluation of crural and foot arteries in limbs with severe lower limb ischaemia—a prospective comparison with angiography. *Eur J Vasc Endovasc Surg*. 1996;12:300-303.

29. Wain R, Berdejo GL, Delvalle WN, Lyon RT, Sanchez LA, Suggs WD, et al. Can duplex scan arterial mapping replace contrast arteriography as the test of choice before infrainguinal revascularization. *J Vasc Surg*. 1999;29:100-109.
30. Ascher E, Mazzariol F, Hingorani Salles-Cunha S, Gade P. The use of duplex arterial mapping as an alternative to conventional arteriography for primary and secondary infrapopliteal bypasses. *M J Surg*. 1999;178:162-165.
31. Cramer MM. Color flow duplex examination of the abdominal aorta: atherosclerosis, aneurysm, and dissection. *J Vasc Technol*. 1995;19(5).
32. Cato R, Kupinski AM. Graft assessment by duplex ultrasound scanning. *J Vasc Technol*. 1994;18(5):307-310.
33. Cossman DV, Ellison JE, Wagner WH, Carroll RM, Treiman RL, Foran RF, et al. Comparison of contrast arteriography to arterial mapping with color-flow duplex imaging in the lower extremities. *J Vasc Surg*. 1989;10:522-529.
34. Polak JF, Karmel MI, Mannick JA, O'Leary DH, Donaldson MC, Whittemore AD. Determination of the extent of lower-extremity peripheral arterial disease with color assisted duplex sonography: comparison with angiography. *AJR Am J Roentgenol*. 1990;155:1085-1089.
35. Hatsukami TS, Primozich JF, Zierler E, Harley JD, Strandness DE. Color doppler imaging of infrainguinal arterial occlusive disease. *J Vasc Surg*. 1992;16:527-533.
36. Pemberton M, London NJM. Colour flow duplex imaging of occlusive arterial disease of the lower limb. *Br J Surg*. 1997;84:912-919.
37. Sensier Y, Fishwick G, Owen R, Pemberton M, Bell PRF, London NJM. A comparison between colour duplex ultrasonography and arteriography for imaging infrapopliteal arterial lesions. *Eur J Endovasc Surg*. 1998;15:44-50.
38. Jager KA, Phillips DJ, Martin RL. Noninvasive mapping of lower limb arterial lesions. *Ultrasound Med Biol*. 1985;11:515-521.
39. Moneta GL, Yeager RA, Antonovic R, Hall LD, Caster JD, Cummings CA, et al. Accuracy of lower extremity arterial duplex mapping. *J Vasc Surg*. 1992;15:275-284.
40. Kupper CA, Dewhirst N, Burnham SJ. Doppler spectral waveforms for recording peripheral arterial signals: the preferred method. *J Vasc Technol*. 1989;13:69-73.
41. Hoff FL, Mueller K, Pearce W. Computed tomography in vascular disease. In: Ascer E, ed. *Haimovici's Vascular Surgery*. 5th ed. Malden, MA: Blackwell Publishing; 2004.
42. Prokop M, Schaefer-Prokop C. *Spiral and Multislice Computed Tomography of the Body*. Thieme Publishers; 2002.
43. Neiman HL, Lyons J. Fundamentals of angiography. In: Ascer E, ed. *Haimovici's Vascular Surgery*. 5th ed. Malden, MA: Blackwell Publishing; 2004.
44. Karmacharya JJ, Velazquez OC, Baum RA, Carpenter JP. Magnetic resonance angiography. In: Ascer E, ed. *Haimovici's Vascular Surgery*. 5th ed. Malden, MA: Blackwell Publishing; 2004.
45. Stoyioglou A, Jaff MR. Medical treatment of peripheral arterial disease: a comprehensive review. *J Vasc Interv Radiol*. 2004;15(11):1197-1207.
46. Lumsden AB, Lin P, eds. *Endovascular Therapy for Peripheral Vascular Disease*. Blackwell Publishing; 2006.
47. Ascer E, ed. *Haimovici's Vascular Surgery*. 5th ed. Malden, MA: Blackwell Publishing; 2004.
48. Mortality results for randomised controlled trial of early elective surgery or ultrasonographic surveillance for small abdominal aortic aneurysms. The UK Small Aneurysm Trial Participants. *Lancet*. 1998 Nov 21;352(9141):1649-1655.
49. Veith FJ, Gargiulo NJ. Endovascular aortic repair should be the gold standard for ruptured AAAs, and all vascular surgeons should be prepared to perform them. *Perspect Vasc Surg Endovasc Ther*. 2007 Sep;19(3):275-282.
50. Rutherford RB. Randomized EVAR trials and advent of level I evidence: a paradigm shift in management of large abdominal aortic aneurysms? *Semin Vasc Surg*. 2006 Jun;19(2):69-74.
51. Berdejo GL, Lyon RT, Ohki T, Sanchez LA, Wain RA, Del Valle WN, Marin ML, Veith FJ. Color duplex ultrasound evaluation of transluminally placed endovascular grafts for aneurysm repair. *J Vasc Technol*. 1998;22(4):201-207.
52. Sato DT, Goff CD, Gregory RT, et al. Endoleak after aortic stent graft repair: Diagnosis by color duplex ultrasound vs. CT scan. *J Vasc Surg*. 1998;28(4):657-663.
53. Lyon RT, Berdejo GL, Veith FJ. Ultrasound imaging techniques for evaluation of endovascular stented grafts. In: Parodi JC, Veith FJ, Marin ML, eds. *Endovascular Grafting Techniques*. Media, PA: Williams & Wilkins; 1999.
54. Wolf YG, Johnson BL, Hill BB, Rubin GD, Fogarty TJ, Zarins CK. Duplex ultrasonography vs. CT angiography for postoperative evaluation of endovascular abdominal aortic aneurysms repair. *J Vasc Surg*. 2000 Dec;32(6):1142-1148.
55. Zanetti S, DeRango P, et al. Role of duplex scan in endoleak detection after endoluminal aortic repair. *Eur J Vasc Endovasc Surg*. 2000;19:531-535.
56. Berdejo GL, Lipsitz EC. Ultrasound assessment following endovascular aortic aneurysm repair. In: Zwiebel and Pellerito, eds. *Introduction to Vascular Ultrasonography*. Philadelphia, PA: Elsevier Saunders; 2005.

Perguntas

INSTRUÇÕES GERAIS: Para cada pergunta, selecione a resposta apropriada. Marque apenas uma resposta para cada pergunta, exceto se solicitado de outro modo.

1. O que determina a frequência do desvio Doppler?
   (A) fluxo aproximando-se do transdutor
   (B) fluxo afastando-se do transdutor
   (C) diferença entre as frequências refletida e transmitida
   (D) a velocidade das partículas se movendo na direção do transdutor

2. O efeito Doppler cria
   (A) alteração na frequência ou desvio Doppler, quando o refletor se move em relação ao transdutor
   (B) aumento em frequência, quando o refletor se move afastando-se do transdutor
   (C) frequência máxima de desvio a 90°
   (D) exige correção do ângulo para medições de frequência

3. Doppler de onda contínua tem quantos cristais no transdutor?
   (A) um
   (B) dois
   (C) três
   (D) quatro

4. Se o fluxo for na direção do transdutor, qual será o desvio de frequência?
   (A) mais baixa
   (B) a mesma
   (C) variável
   (D) mais alta

5. Se a frequência transmitida for aumentada, qual é o desvio Doppler?
   (A) aumenta
   (B) diminui
   (C) permanece o mesmo
   (D) não será detectado

6. Máximo desvio Doppler de frequência ocorre a qual dos seguintes ângulos?
   (A) 90°
   (B) 180°
   (C) 0°
   (D) 75°

7. Que instrumentação é usada para medição das mudanças de volumes nas extremidades para demonstrar fluxo sanguíneo?
   (A) Doppler de onda contínua
   (B) Doppler de fluxo em cores
   (C) pletismografia
   (D) registro de volume de pulso

8. Todas as seguintes são verdadeiras sobre análise espectral, *exceto*
   (A) exibição matemática dos componentes de frequência no sinal Doppler
   (B) computador usando o método de transformada rápida de Fourier
   (C) demonstra a presença, direção e características do fluxo sanguíneo
   (D) não fornece medidas do fluxo sanguíneo

9. Dar os nomes dos componentes da análise espectral rotulados na Fig. 14-33.

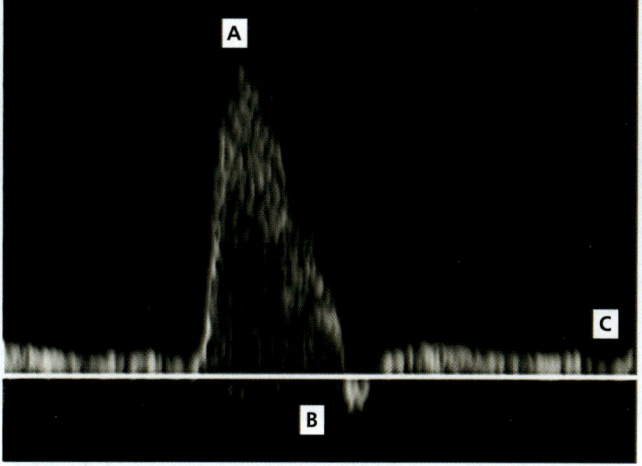

FIGURA 14-33. Traçado de análise espectral.

(A) _____
(B) _____
(C) _____

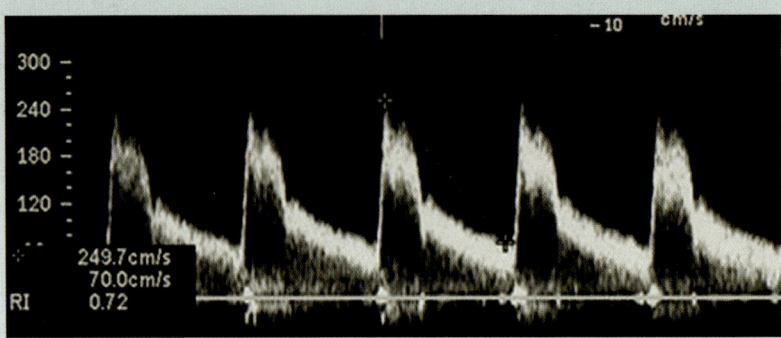

FIGURA 14-35. Traçado de análise espectral.

10. O que significa o alargamento espectral visto na média da análise espectral?
(A) traçado arterial normal
(B) largura de banda aumentada causada por fluxo perturbado
(C) largura de banda diminuída causada por fluxo perturbado
(D) largura de banda aumentada causada por fluxo laminar

11. Qual das seguintes afirmativas sobre *aliasing* é falsa?
(A) velocidades excedem o limite de Nyquist
(B) invólucro do traçado
(C) velocidades mais altas aparecem no lado negativo da linha básica
(D) não controlado pela frequência de repetição de pulsos

12. Qual das seguintes está demonstrada na Fig. 14-34?

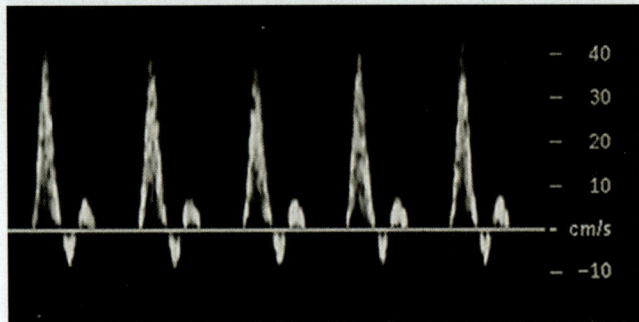

FIGURA 14-34. Traçado de análise espectral.

(A) alargamento espectral
(B) *aliasing*
(C) turbulência
(D) traçado monofásico
(E) traçado trifásico

13. Qual das seguintes está demonstrada na Fig. 14-35?
(A) alargamento espectral
(B) *aliasing*
(C) traçado monofásico
(D) traçado trifásico

14. Qual das seguintes está demonstrada na Fig. 14-36?

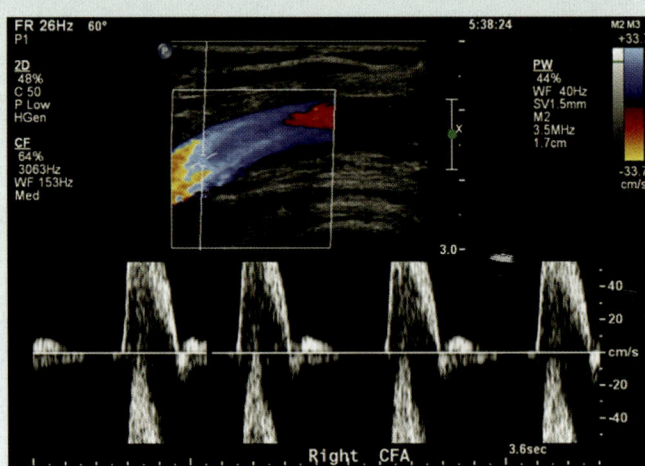

FIGURA 14-36. Traçado de análise espectral.

(A) traçado amortecido
(B) *aliasing* do traçado
(C) traçado monofásico
(D) traçado trifásico

15. Qual dos seguintes está demonstrado na Fig. 14-37?

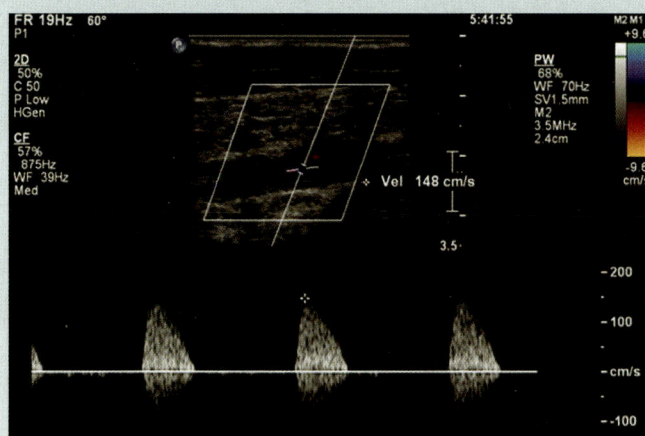

FIGURA 14-37. Traçado de análise espectral.

(A) fluxo laminar
(B) *aliasing*
(C) traçado monofásico
(D) traçado bifásico
(E) traçado trifásico

16. Qual dos seguintes está demonstrado na Fig. 14-38?

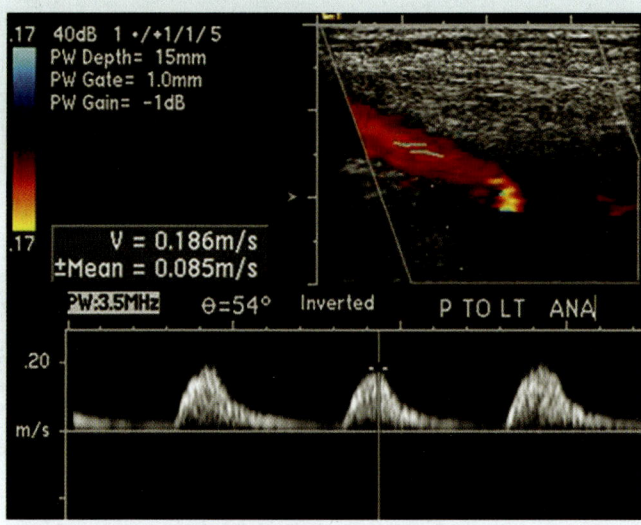

FIGURA 14-38. Traçado de análise espectral.

(A) alargamento espectral
(B) *aliasing*
(C) traçado trifásico
(D) traçado monofásico

17. Qual dos seguintes está mostrado na Fig. 14-39?

$$FS = \frac{2 \ v \ Fo}{c+} \quad COS \ \theta$$

FIGURA 14-39. Equação de física.

(A) equação Doppler
(B) lei de Poiseuille
(C) número de Reynolds
(D) equação de Bernoulli

18. Um procedimento de radiologia em que um cateter balão é colocado em um vaso e dilatado para eliminar lesões estenóticas é chamado

(A) angiografia de subtração digital
(B) imagem de ressonância magnética
(C) tomografia de emissão positrônica
(D) angioplastia transluminal percutânea

19. Que procedimento intervencionista usando um cateter vascular para introdução de uma substância ou aparelho é usado para controlar sangramento ou parar o fluxo sanguíneo?

(A) *shunt* portossistêmico intra-hepático transjugular
(B) embolização
(C) angioplastia percutânea
(D) terapia trombolítica

20. Qual dos seguintes termos descreve a fisiologia da circulação?

(A) dinâmica dos fluidos
(B) sistema circulatório
(C) hemodinâmica
(D) circulação coronariana

21. Movimento do sangue em camadas concêntricas com a mais alta velocidade no centro do vaso que cria um perfil parabólico de fluxo é

(A) fluxo laminar
(B) fluxo desorganizado
(C) separação de camada limítrofe
(D) fluxo turbulento

22. Que tipo de pletismografia identifica fluxo sanguíneo subcutâneo?
    (A) de ar
    (B) medidor de deformação
    (C) impedância
    (D) fotopletismografia

23. Na zona de fluxo pós-estenótico, pode haver movimentos rotatórios francos, que são chamados
    (A) fluxo colateral
    (B) vórtices
    (C) fluxo invertido
    (D) fluxo laminar

24. Qual das seguintes afirmativas sobre o número de Reynolds é *falsa*?
    (A) define o ponto onde o fluxo muda de laminar para perturbado
    (B) é menor que 2.000 na circulação arterial normal
    (C) não está incluído nos princípios básicos de dinâmica dos fluidos
    (D) prediz a estabilidade de um fluido

25. Fluxo laminar tende a ser perturbado se o número de Reynolds exceder que valor?
    (A) 500
    (B) 700
    (C) 1.000
    (D) 1.500
    (E) 2.000

26. Que termo descreve uma turbulência no fluxo sanguíneo distal a um estreitamento do vaso?
    (A) turbulência pós-estenótica
    (B) jato de velocidade
    (C) fluxo laminar
    (D) fluxo amortecido

27. De que modo a velocidade do fluxo sanguíneo é relacionada com área de secção transversal do vaso sanguíneo?
    (A) inversamente
    (B) diretamente relacionada
    (C) não relacionada
    (D) variável

28. Pressão arterial é
    (A) volume de sangue fluindo através do vaso
    (B) pressão média durante todo o ciclo cardíaco
    (C) pressão de pulso no sistema circulatório
    (D) pressão exercida pelo sangue sobre a parede de um vaso sanguíneo

29. Em um adulto jovem em repouso, qual é a pressão arterial normal?
    (A) 100 mmHg durante a sístole e 50 mmHg durante a diástole
    (B) 120 mmHg durante a sístole e 40 mmHg durante a diástole
    (C) 150 mmHg durante a sístole e 70 mmHg durante a diástole
    (D) 120 mmHg durante a sístole e 70 mmHg durante a diástole

30. A expansão e contração das artérias após cada sístole do ventrículo esquerdo cria uma onda de pressão chamada
    (A) ciclo
    (B) traçado
    (C) pulso
    (D) média

31. O pulso em repouso é
    (A) entre 50 e 100 pulsos por minuto
    (B) acima de 100 pulsos por minuto
    (C) abaixo de 50 batimentos por minuto
    (D) entre 25 e 75 pulsos por minuto

32. Fatores predisponentes à doença arterial *não incluem*
    (A) fumo
    (B) envelhecimento
    (C) diabetes
    (D) história familial de doença arterial
    (E) hipertensão
    (F) bradicardia

33. Qual é o sintoma mais comum de doença arterial de extremidade inferior?
    (A) ulceração
    (B) ausência de pulsos
    (C) claudicação
    (D) cianose

34. **Qual dos seguintes *não é* um dos cinco Ps clássicos para isquemia arterial aguda?**
    (A) dor (*pain*)
    (B) palidez
    (C) pressão
    (D) parestesias
    (E) paralisia
    (F) ausência de pulso

35. **O índice tornozelo-braço é usado em que exame?**
    (A) pletismografia com medidor de deformação
    (B) angiografia periférica
    (C) avaliação venosa periférica
    (D) exame de pressão arterial segmentar

36. **Se um paciente cair em uma categoria de claudicação no exame de pressão segmentar, que teste adicional é feito?**
    (A) doppler de fluxo em cores
    (B) angiografia periférica
    (C) teste de exercício em esteira rolante ou de hiperemia
    (D) pletismografia de impedância

37. **Ao realizar o exame de pressão arterial segmentar, onde é obtido o registro de pressão?**
    (A) local onde o manguito é inflado e desinflado
    (B) na artéria tibial posterior
    (C) local abaixo de onde o manguito é inflado e desinflado
    (D) local acima de onde o manguito é inflado e desinflado

38. **Em estudos arteriais segmentares, o manguito em cada local é inflado até que a pressão sistólica, som ou traçado Doppler faça o quê?**
    (A) apareça
    (B) desapareça
    (C) permaneça constante
    (D) nenhuma das acima

39. **Qual é usada como pressão padrão para estudos arteriais segmentares?**
    (A) pressão sistólica da artéria tibial posterior
    (B) pressão sistólica da artéria femoral comum
    (C) pressão sistólica da artéria braquial
    (D) pressão sistólica da artéria tibial anterior

40. **Qual deve ser a diferença máxima entre as pressões braquiais bilaterais?**
    (A) 5 mmHg
    (B) 10 mmHg
    (C) 25 mmHg
    (D) 50 mmHg

41. **O que indica um índice tornozelo-braço de 0,6-0,9?**
    (A) valor normal
    (B) claudicação
    (C) doença oclusiva grave
    (D) oclusão

42. **O que indica um índice tornozelo-braço de 0,5 ou menos?**
    (A) valor normal
    (B) claudicação
    (C) doença oclusiva grave
    (D) oclusão

43. **Em doença arterial periférica e os vasos da extremidade inferior estão calcificados com valores falsamente elevados nos registros de pressão segmentar, o que é necessário?**
    (A) doppler de fluxo em cores
    (B) pletismografia com medidor de deformação
    (C) pressões braquiais
    (D) pressões nos dedos dos pés

44. **Qual é a pressão normal no dedo do pé?**
    (A) igual à pressão braquial
    (B) igual à pressão tornozelo indicador
    (C) 60% da pressão braquial
    (D) 75% da pressão braquial

45. **Que efeito exercício normal tem sobre fluxo sanguíneo?**
    (A) aumenta
    (B) diminui
    (C) permanece inalterado
    (D) cria uma variável alta

46. **Composição das artérias *não* inclui**
    (A) íntima
    (B) média
    (C) adventícia
    (D) cápsula interna

47. **À medida que estimulação simpática é aumentada, o músculo liso da artéria se contrai e estreita o lúmen do vaso. Isto é chamado**
    (A) vasodilatação
    (B) estreitamento vascular
    (C) vasoconstrição
    (D) vasospasmo

48. Que artéria está presente apenas no lado direito da extremidade superior?
    (A) braquiocefálica
    (B) subclávia
    (C) tireocervical
    (D) costocervical

49. Que vaso arterial é uma continuação direta da subclávia?
    (A) vertebral
    (B) carótida comum
    (C) axilar
    (D) braquiocefálica

50. Quais são os ramos terminais da artéria braquial:
    (A) axilar e subclávia
    (B) palmar e digitais
    (C) radial e ulnar
    (D) radial e palmar

51. Que vaso arterial é uma continuação da ilíaca externa e supre o músculo psoas maior, epigástrica inferior e circunflexa profunda?
    (A) femoral comum
    (B) femoral superficial
    (C) femoral profunda
    (D) poplítea

52. Que vaso situa-se posterior ao aspecto medial do tornozelo?
    (A) tibial
    (B) fibular
    (C) tibial posterior
    (D) dorsal do pé

53. Isquemia é secundária a
    (A) fluxo sanguíneo excessivo
    (B) fluxo sanguíneo normal
    (C) perda de fluxo sanguíneo
    (D) nenhuma das acima

54. Uma embolia é
    (A) bloqueamento súbito de artéria por coágulo ou material estranho
    (B) formação de placa aterosclerótica
    (C) trauma a uma artéria com resultante oclusão
    (D) dissecção de uma artéria causada por trauma

55. Que tipo de dor está presente durante exercício e desaparece com a cessação da atividade?
    (A) dor em repouso
    (B) dor de claudicação
    (C) dor de trauma
    (D) exercício normal

56. Qual das seguintes causa a maioria das doenças arteriais?
    (A) origem genética
    (B) aterosclerose
    (C) doença cardíaca
    (D) diabetes

57. Fluxo sanguíneo e pressões não são significativamente diminuídos até pelo menos que porcentagem da área de secção transversal do vaso ser obliterada?
    (A) 25%
    (B) 50%
    (C) 75%
    (D) 95%

58. Outros fatores que influenciam uma estenose crítica são
    (A) comprimento da estenose
    (B) viscosidade sanguínea
    (C) resistência periférica
    (D) ambas A e C
    (E) todas as acima

59. Qual é o local mais comum de oclusão aterosclerótica na extremidade inferior?
    (A) bifurcação da artéria femoral comum em artérias femorais superficial e profunda
    (B) artéria femoral profunda
    (C) artéria femoral superficial distal no canal dos adutores
    (D) artéria poplítea

60. Que artéria na extremidade inferior passa através da membrana interóssea e corre ao longo do aspecto anterolateral da perna?
    (A) tibial posterior
    (B) tibial anterior
    (C) fibular
    (D) dorsal do pé

61. Qual dos seguintes termos descreve uma estenose ou oclusão da artéria subclávia proximal à artéria vertebral?
    (A) síndrome de furto subclávio
    (B) síndrome da saída torácica
    (C) doença oclusiva vertebrobasilar
    (D) estenose de artéria vertebral

62. Roubo subclávio é caracterizado por qual dos seguintes achados?
    (A) traçados erráticos turbulentos em toda extensão das vertebrais
    (B) um traçado monofásico da artéria subclávia
    (C) uma estenose de alto grau com velocidades aumentadas
    (D) inversão do fluxo sanguíneo dentro da artéria vertebral

63. Qual é o sinal clínico característico da estenose de artéria subclávia?
    (A) dor na extremidade superior
    (B) entorpecimento na extremidade superior
    (C) diferença em pressão arterial de < 10 mmHg
    (D) ausência de pulsos na extremidade superior

64. Compressão intrínseca dos vasos pela clavícula, primeira costela e músculos escalenos é característica de qual das seguintes síndromes?
    (A) síndrome de roubo subclávio
    (B) síndrome da saída torácica
    (C) aneurisma subclávio
    (D) doença de Raynaud

65. Manobras de posicionamento (militar, hiperabdução e Adson) são usadas durante testagem diagnóstica para qual das seguintes síndromes?
    (A) doença de Raynaud
    (B) síndrome de furto subclávio
    (C) síndrome da saída torácica
    (D) fenômeno de Raynaud

66. Qual das seguintes é uma doença vasospástica funcional que afeta as pequenas artérias das extremidades?
    (A) doença ou síndrome de Raynaud
    (B) fenômeno de Raynaud
    (C) síndrome da saída torácica
    (D) síndrome de furto subclávio

67. Qual das seguintes é uma doença arterial obstrutiva que tem uma anormalidade subjacente sistêmica ou vascular?
    (A) doença de Raynaud
    (B) fenômeno de Raynaud
    (C) síndrome da saída torácica
    (D) síndrome de roubo subclávio

68. Qual das seguintes não tem uma parede arterial verdadeira e frequentemente resulta de trauma ou reconstrução cirúrgica prévia?
    (A) aneurisma
    (B) dissecção
    (C) pseudoaneurisma
    (D) malformação arteriovenosa

69. Que tipo de aneurisma é associado a um processo infeccioso?
    (A) pseudoaneurisma
    (B) micótico
    (C) dissecante
    (D) fusiforme

70. Que tipo de aneurisma tem dois lúmens?
    (A) pseudoaneurisma
    (B) micótico
    (C) dissecante
    (D) sacular

71. Na avaliação da reconstrução e enxertos arteriais, o que fornece quantificação do fluxo da extremidade inteira?
    (A) Doppler de fluxo em cores
    (B) análise de traçado espectral
    (C) índice tornozelo-braço
    (D) escaneamento dúplex

72. O que indica uma diminuição na velocidade máxima de fluxo sistólico de < 45 cm/s no enxerto arterial?
    (A) patência do enxerto
    (B) estenose do enxerto
    (C) oclusão do enxerto
    (D) potencial aumentado de falha do enxerto

73. Qual dos seguintes termos descreve uma comunicação entre a artéria e a veia?
    (A) pseudoaneurisma
    (B) aneurisma
    (C) fístula arteriovenosa
    (D) dissecção

74. O índice resistivo é usado para quantificar
    (A) fluxo arterial
    (B) resistência periférica
    (C) turbulência
    (D) volume de fluxo

75. Taquicardia significa
    (A) frequência cardíaca rápida
    (B) frequência cardíaca lenta
    (C) frequência cardíaca normal
    (D) frequência cardíaca irregular

76. Qual das seguintes *não é* um procedimento de teste não invasivo?
    (A) doppler
    (B) pletismografia
    (C) pressões segmentares
    (D) angiografia

77. O índice tornozelo-braço é
    (A) pressão sistólica braquial dividida pela pressão sistólica no tornozelo
    (B) pressão sistólica no tornozelo dividida pela pressão sistólica braquial
    (C) pressão diastólica braquial dividida pela pressão diastólica no tornozelo
    (D) pressão diastólica no tornozelo dividida pela pressão diastólica braquial

78. O que é necessário antes da realização do exame não invasivo vascular?
    (A) avaliação da pressão arterial
    (B) triagem do processo
    (C) história do paciente
    (D) procedimentos de cobrança

79. Na realização do exame de pressão segmentar das extremidades inferiores, quantos manguitos são preferidos?
    (A) 2
    (B) 3
    (C) 4
    (D) 5

80. Que substância química está em agentes de contraste usados para aumentar a refletividade e melhorar a imagem de ultrassom?
    (A) iodo
    (B) soro fisiológico
    (C) sulfato de bário ($BaSO_4$)
    (D) microbolhas de ar

81. Quais são as duas vias principais do sistema cardiovascular?
    (A) arterial e venosa
    (B) circulações sistêmica e pulmonar
    (C) circulações vasculares cerebral e sistêmica
    (D) circulações cerebrovascular, sistêmica e pulmonar

82. Que camada da artéria é a camada muscular?
    (A) íntima
    (B) média
    (C) adventícia
    (D) túnica externa

83. Qual é o primeiro ramo da subclávia?
    (A) tireocervical
    (B) mamária interna
    (C) tronco costocervical
    (D) vertebral

Perguntas 84 e 85: Combinar as estruturas na Fig. 14-40 com os termos na Coluna B.

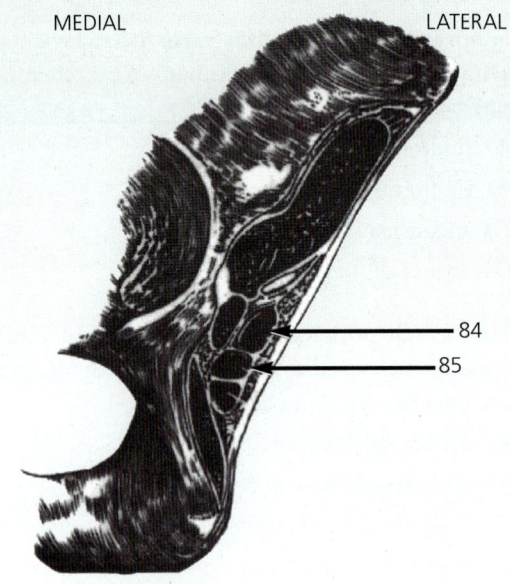

FIGURA 14-40. Superfície lateral do cíngulo pélvico direito. *(Reimpressa com permissão de Gray H, Clemente CD. Anatomy of the Human Body. Philadelphia: Lea & Febiger; 1985.)*

COLUNA A	COLUNA B
84. _____	(A) artéria femoral
85. _____	(B) veia femoral

Perguntas 86 a 89: Combinar as estruturas na Fig. 14-41 com os termos na Coluna B.

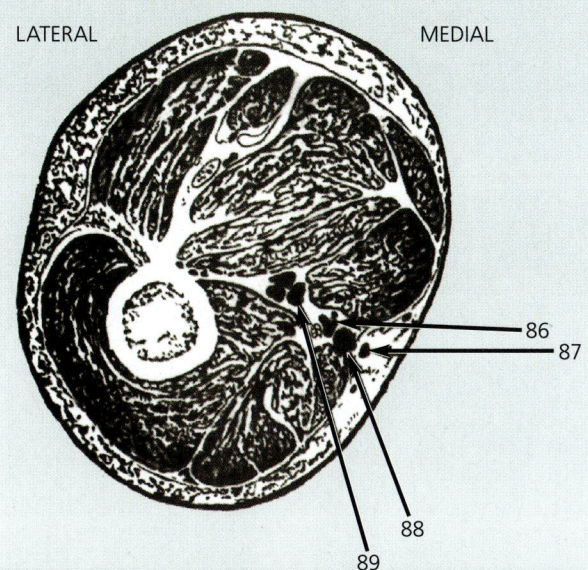

FIGURA 14-41. Corte transversal da coxa proximal. *(Reimpressa com permissão de Gray H, Clemente CD. Anatomy of the Human Body. Philadelphia: Lea & Febiger; 1985.)*

COLUNA A	COLUNA B
86. _____	(A) veia e artéria femorais profundas
87. _____	(B) artéria femoral
88. _____	(C) veia safena magna
89. _____	(D) veia femoral

Perguntas 90 a 93: Combinar as estruturas na Fig. 14-42 com os termos na Coluna B.

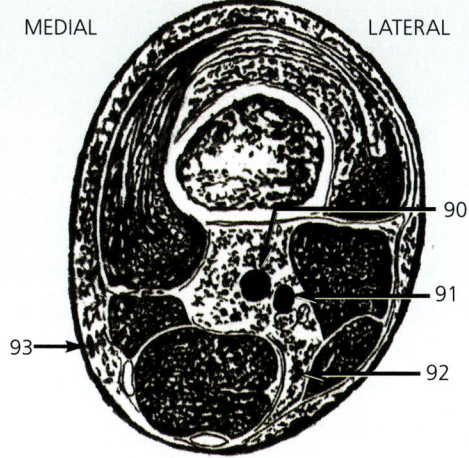

FIGURA 14-42. Corte transversal do espaço poplíteo. *(Reimpressa com permissão de Gray H, Clemente CD. Anatomy of the Human Body. Philadelphia: Lea & Febiger; 1985.)*

COLUNA A	COLUNA B
90. _____	(A) veia safena parva
91. _____	(B) veia poplítea
92. _____	(C) veia safena magna
93. _____	(D) artéria poplítea

Perguntas 94 a 100: Combinar as estruturas na Fig. 14-43 com os termos na Coluna B.

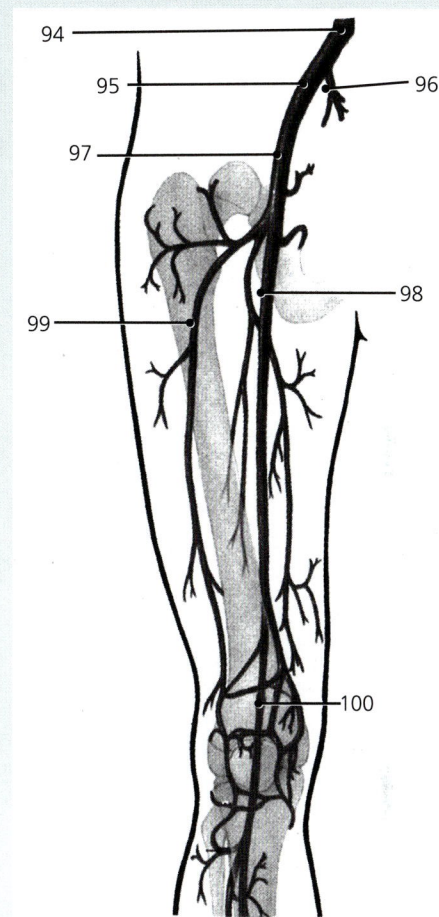

FIGURA 14-43. Artérias da coxa. *(Reimpressa com permissão de Abbott Laboratories, North Chicago, IL. Medical Illustrations by Scott Thorn Barrows, AMI.)*

COLUNA A	COLUNA B
94. _____	(A) artéria ilíaca interna
95. _____	(B) artéria poplítea
96. _____	(C) artéria femoral superficial
97. _____	(D) artéria femoral profunda
98. _____	(E) artéria femoral comum
99. _____	(F) artéria aorta distal
100. _____	(G) artéria ilíaca externa

Perguntas 101 a 106: Combinar as estruturas na Fig. 14-44 com os termos na Coluna B.

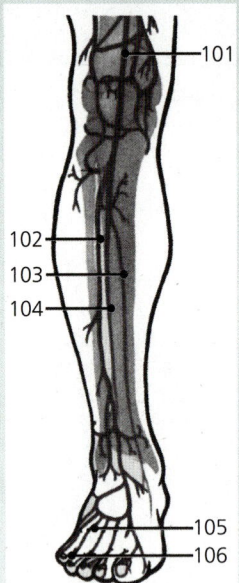

FIGURA 14-44. Artérias da perna. *(Reimpressa com permissão de Abbott Laboratories, North Chicago, IL. Medical Illustration by Scott Thorn Barrows, AMI.)*

COLUNA A	COLUNA B
101. _____	(A) artéria fibular
102. _____	(B) artéria poplítea
103. _____	(C) artérias metatarsais plantares
104. _____	(D) artérias digitais
105. _____	(E) artéria tibial anterior
106. _____	(F) artéria tibial posterior

Perguntas 107 a 110: Combinar os traçados de velocidade da Fig. 14-45 com os termos na Coluna B.

COLUNA A	COLUNA B
107. _____	(A) estenose com redução de diâmetro 20-49%
108. _____	(B) estenose com redução de diâmetro 0%
109. _____	(C) estenose com redução de diâmetro 50-99%
110. _____	(D) estenose com redução de diâmetro 1-19%

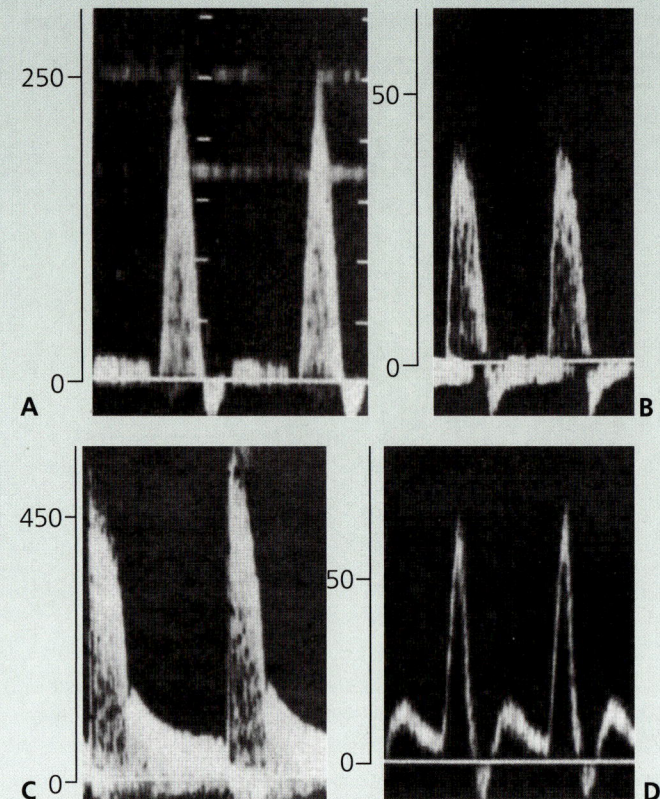

FIGURA 14-45. Traçados de velocidade. *(Reimpressa de Bergan JJ, Yao JST: Arterial Surgery: New Diagnostic and Operative Techniques. Philadelphia: Grunne & Stratton, 1988: 441.)*

111. Sinais e sintomas de doença arterial da extremidade inferior incluem:
   (A) claudicação intermitente
   (B) rubor de posição inferior
   (C) palidez à elevação
   (D) impotência em homens
   (E) alterações tróficas na pele
   (F) todos os acima
   (G) A, B, D e E

112. Há muitos fatores de risco que desempenham uma parte no desenvolvimento da aterosclerose das extremidades. Estes incluem
   (A) história de família
   (B) fumar cigarros
   (C) hipertensão
   (D) malignidades
   (E) diabetes melito
   (F) todas as acima
   (G) A, B, C e E

113. O tempo de aceleração na Fig. 14-46 é

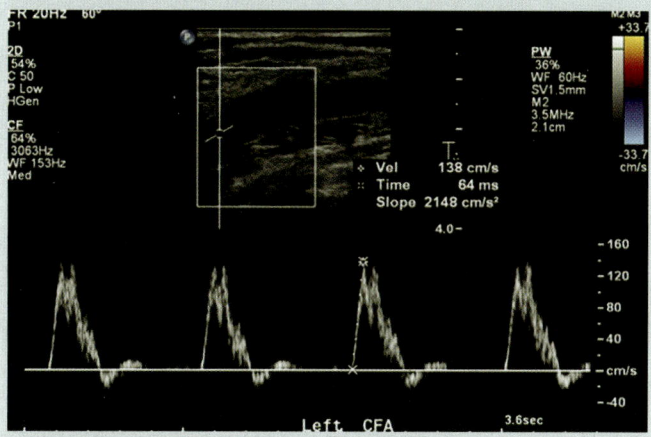

FIGURA 14-46. Sinal Doppler.

(A) dentro de limites normais
(B) sugestivo de uma estenose distal
(C) sugestivo de uma oclusão distal
(D) compatível com uma estenose proximal grave

114. Com uma estenose de curto segmento hemodinamicamente significativo, seria de esperar
(A) uma velocidade sistólica máxima aumentada e uma velocidade diastólica final aumentada
(B) uma velocidade sistólica máxima diminuída e uma velocidade diastólica final diminuída
(C) uma velocidade sistólica máxima aumentada e uma velocidade diastólica final diminuída
(D) uma velocidade sistólica máxima diminuída e uma velocidade diastólica final aumentada

115. Informação obtida da exibição espectral Doppler de onda pulsada inclui todas as seguintes, *exceto*
(A) a fonte de origem do sinal Doppler
(B) características de pulsatilidade do traçado
(C) mudança de velocidade ou frequência do fluxo sanguíneo
(D) direção do fluxo

116. Alargamento espectral resulta na perda da janela espectral clara abaixo do traçado espectral de velocidade sistólica máxima na sístole. Qual das seguintes afirmativas é *verdadeira*?
(A) um volume de amostra pequeno colocado centralmente na artéria deve diminuir o tamanho da janela espectral.
(B) o enchimento da janela espectral ocorre quando perturbações do fluxo produzem vórtices (redemoinhos girando) com direção variável do fluxo
(C) vórtices (fluxo rotatório) mostrarão apenas fluxo para frente e produzirão uma banda estreita de velocidades demonstrando uma janela espectral clara
(D) perda da janela espectral ocorre apenas com lesões estenóticas de 75% ou mais

117. Alterações apreciáveis em pressão e fluxo não ocorrem até que o diâmetro de uma artéria seja reduzido em 50% ou mais. Este grau de estreitamento é chamado
(A) hemodinamicamente significativo
(B) número de Reynolds
(C) princípio de Bernoulli
(D) lei de Poiseuille

118. Os principais mecanismos de controle que afetam alterações do volume sanguíneo são
(A) viscosidade e diâmetro dos vasos sanguíneos
(B) débito cardíaco e resistência periférica
(C) gradientes de pressão arterial e perdas inerciais
(D) perdas de energia e lesões redutoras do fluxo

119. Uma vantagem de usar Doppler de onda contínua é
(A) a capacidade de diferenciar vasos sanguíneos sobrejacentes
(B) mínimo alargamento espectral
(C) altas velocidades podem ser exibidas sem *aliasing*
(D) controle da seleção de profundidade do local amostra

120. Fatores que afetam a frequência do desvio Doppler incluem
(A) ângulo Doppler
(B) transdutor
(C) velocidade dos eritrócitos
(D) B e C
(E) A, B e C

121. Quando uma estenose arterial se torna hemodinamicamente importante, que afirmativa é *verdadeira* sobre a hemodinâmica da estenose?
(A) volume de fluxo aumenta, velocidade sistólica máxima diminui
(B) volume de fluxo diminui, velocidade sistólica máxima diminui
(C) volume de fluxo diminui, velocidade sistólica máxima aumenta
(D) volume de fluxo aumenta, velocidade sistólica máxima aumenta

122. A mais alta velocidade sistólica máxima é encontrada
(A) na parte mais estreita da lesão estenótica
(B) imediatamente proximal à lesão estenótica
(C) imediatamente distal à lesão estenótica
(D) tanto proximal quanto distal à lesão estenótica

123. O padrão de fluxo através de toda a lesão estenótica será
    (A) laminar
    (B) dispersão branda
    (C) perturbado
    (D) turbulência apenas nas margens externas

124. Todos os demais fatores sendo constantes, a artéria com o menor raio terá
    (A) mais baixa resistência ao fluxo
    (B) mais alta resistência ao fluxo
    (C) nenhuma alteração na resistência
    (D) resistência variável

125. Qual das seguintes *não é* usada para determinar a gravidade das estenoses arteriais?
    (A) velocidade sistólica máxima
    (B) velocidade diastólica final
    (C) relação de velocidades sistólicas
    (D) fluxo de volume

126. Com uma redução de diâmetro de 50-99% em uma artéria periférica, o traçado seria
    (A) trifásico sem alargamento espectral apreciável
    (B) componentes inversos normais do traçado com brando alargamento espectral
    (C) perda de componente inverso com um traçado monofásico amortecido distal
    (D) traçado proximal teria velocidades diminuídas e um traçado monofásico

127. Na Fig. 14-47, Doppler de fluxo em cores da artéria ilíaca mostra

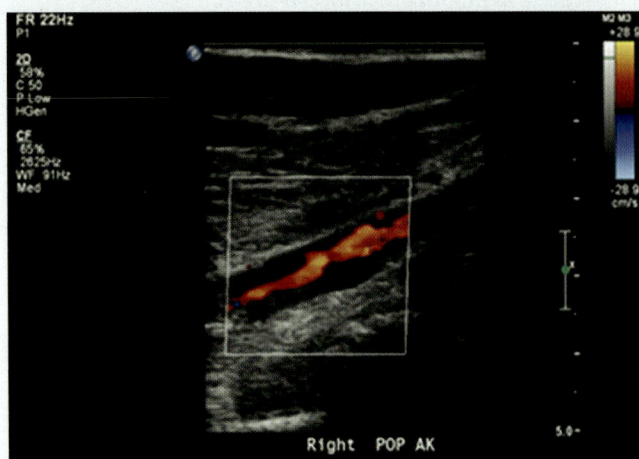

FIGURA 14-47. Doppler de fluxo em cores da artéria ilíaca.

   (A) enxerto arterial ilíaco normal
   (B) enxerto em artéria ilíaca com estenose
   (C) enxerto em artéria ilíaca com oclusão
   (D) enxerto em artéria ilíaca com pseudoaneurisma

128. Fig. 14-48 é uma imagem de um enxerto de *bypass* distal. Identificar A, B e C.

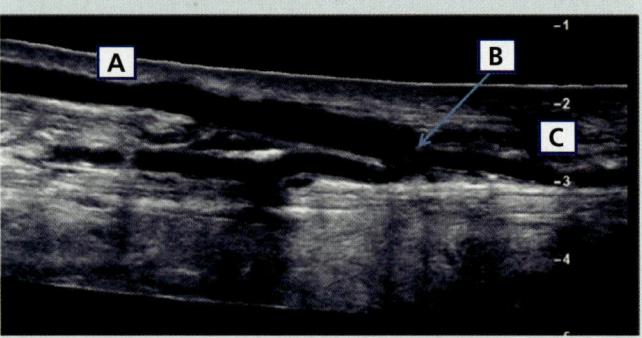

FIGURA 14-48.

   (A) _____
   (B) _____
   (C) _____

129. Na Fig. 14-49, pressões segmentares e traçados Doppler das extremidades inferiores mostram

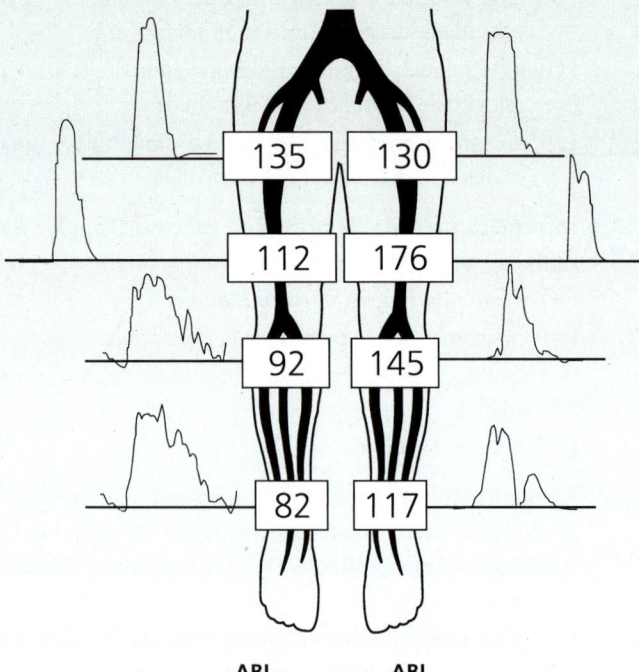

FIGURA 14-49. Estudo de pressão segmentar arterial.

   (A) doença oclusiva grave da extremidade inferior direita
   (B) doença de claudicação da extremidade inferior esquerda
   (C) doença oclusiva grave bilateral
   (D) doença de claudicação branda bilateral
   (E) ambas A e B

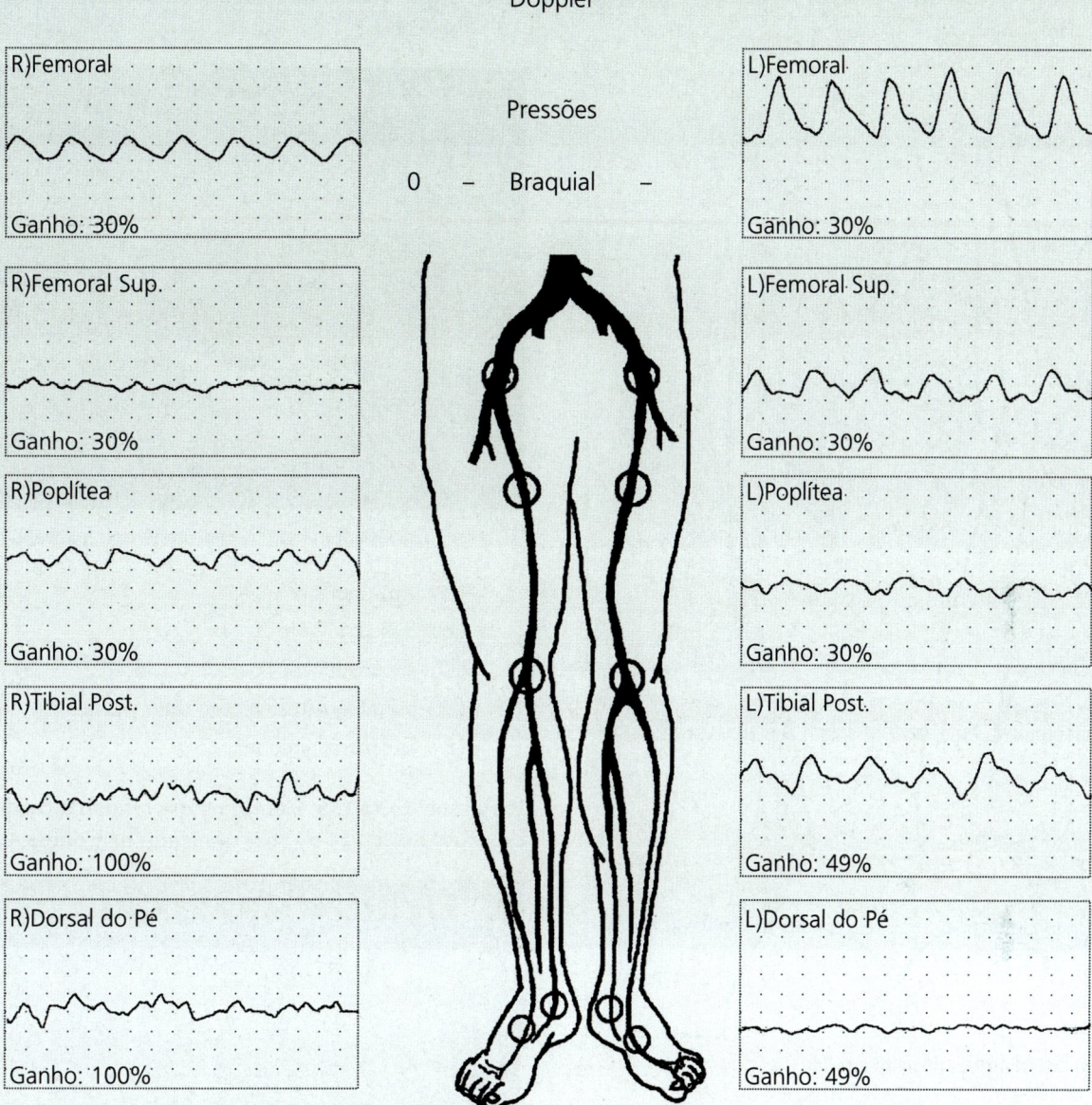

FIGURA 14-50. Estudo de pressão segmentar arterial.

130. Na Fig. 14-50, pressões segmentares e traçados Doppler das extremidades inferiores mostram

   (A) estudo de pressão segmentar normal
   (B) doença de claudicação bilateral
   (C) oclusão de artéria ilíaca bilateral
   (D) doença oclusiva à direita e doença de claudicação à esquerda

131. A Fig. 14-51 mostra a posição da manobra para teste arterial quanto a

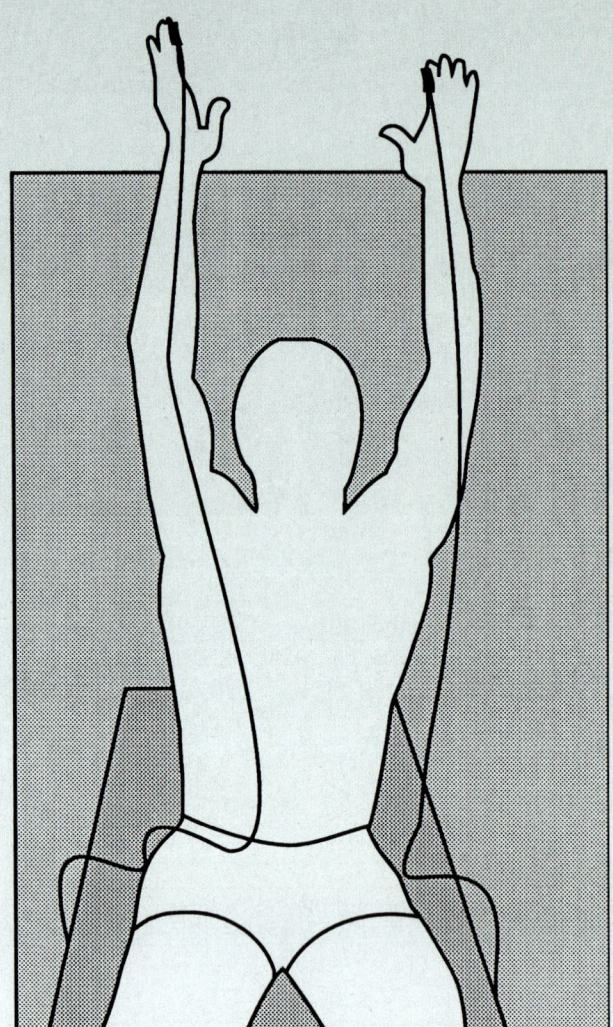

FIGURA 14-51. Manobra de teste arterial.

(A) compressão na saída torácica
(B) doença de Raynaud
(C) fenômeno de Raynaud
(D) síndrome de roubo subclávio

132. O que é visto na imagem da aorta mostrada na Fig. 14-52?

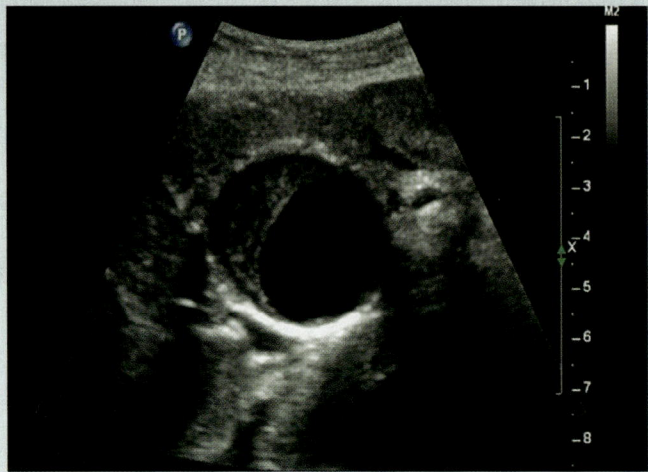

FIGURA 14-52. Imagem longitudinal em tempo real da aorta.

(A) aorta normal
(B) dissecção aórtica
(C) aneurisma com parede calcificada
(D) pseudoaneurisma com trato clássico
(E) aneurisma com placa

Perguntas 133 a 135: Combinar os componentes de análise espectral na Fig. 14-53 com os termos na Coluna A.

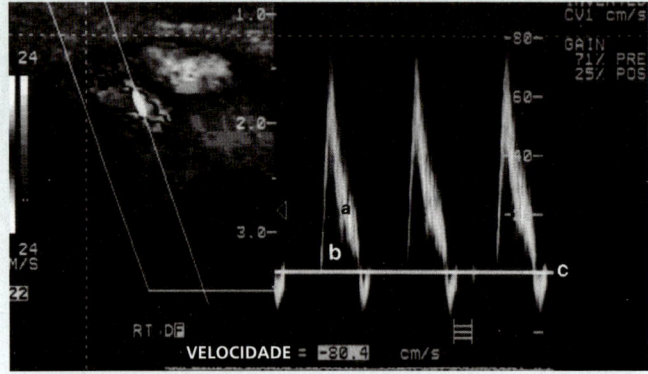

FIGURA 14-53. Traçado de análise espectral.

COLUNA A

133. _____

134. _____

135. _____

COLUNA B

(A) largura de banda
(B) janela espectral
(C) linha básica zero

Perguntas 136 a 145: Combinar as artérias da extremidade superior na Fig. 14-54 com as letras na Coluna B.

140. artéria subclávia _____ (E)

141. artéria vertebral _____ (F)

142. arco aórtico _____ (G)

143. artéria tireocervical _____ (H)

144. artéria carótida comum _____ (I)

145. artéria braquiocefálica _____ (J)

146. A Fig. 14-55 é um diagrama de que tipo de enxerto cirúrgico?

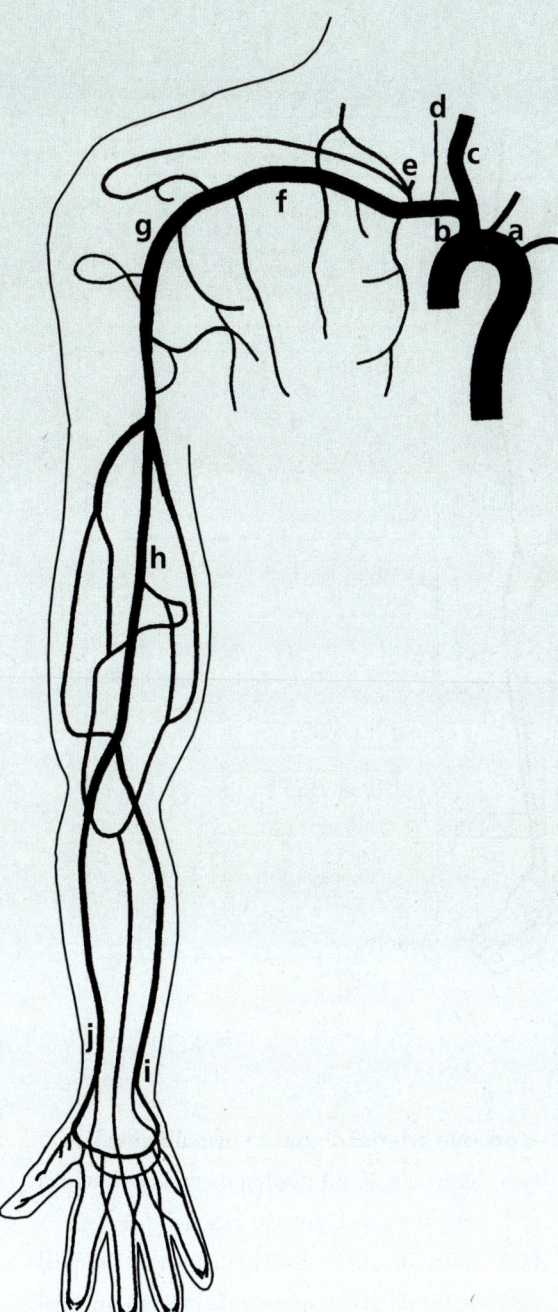

FIGURA 14-54. Anatomia arterial da extremidade superior.

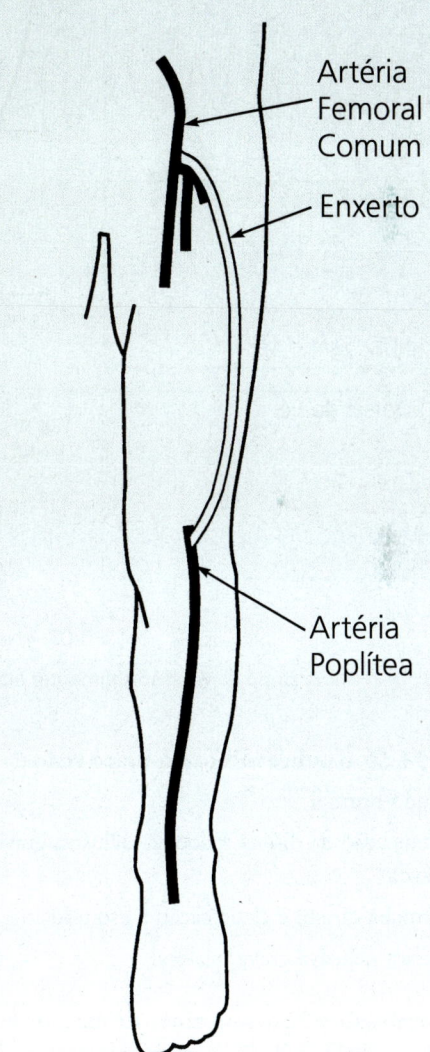

FIGURA 14-55. Diagrama de enxerto cirúrgico.

COLUNA A   COLUNA B

136. artéria ulnar _____   (A)

137. artéria axilar _____   (B)

138. artéria braquial _____   (C)

139. artéria radial _____   (D)

(A) aortofemoral
(B) femoropoplíteo
(C) aorta
(D) femorofemoral

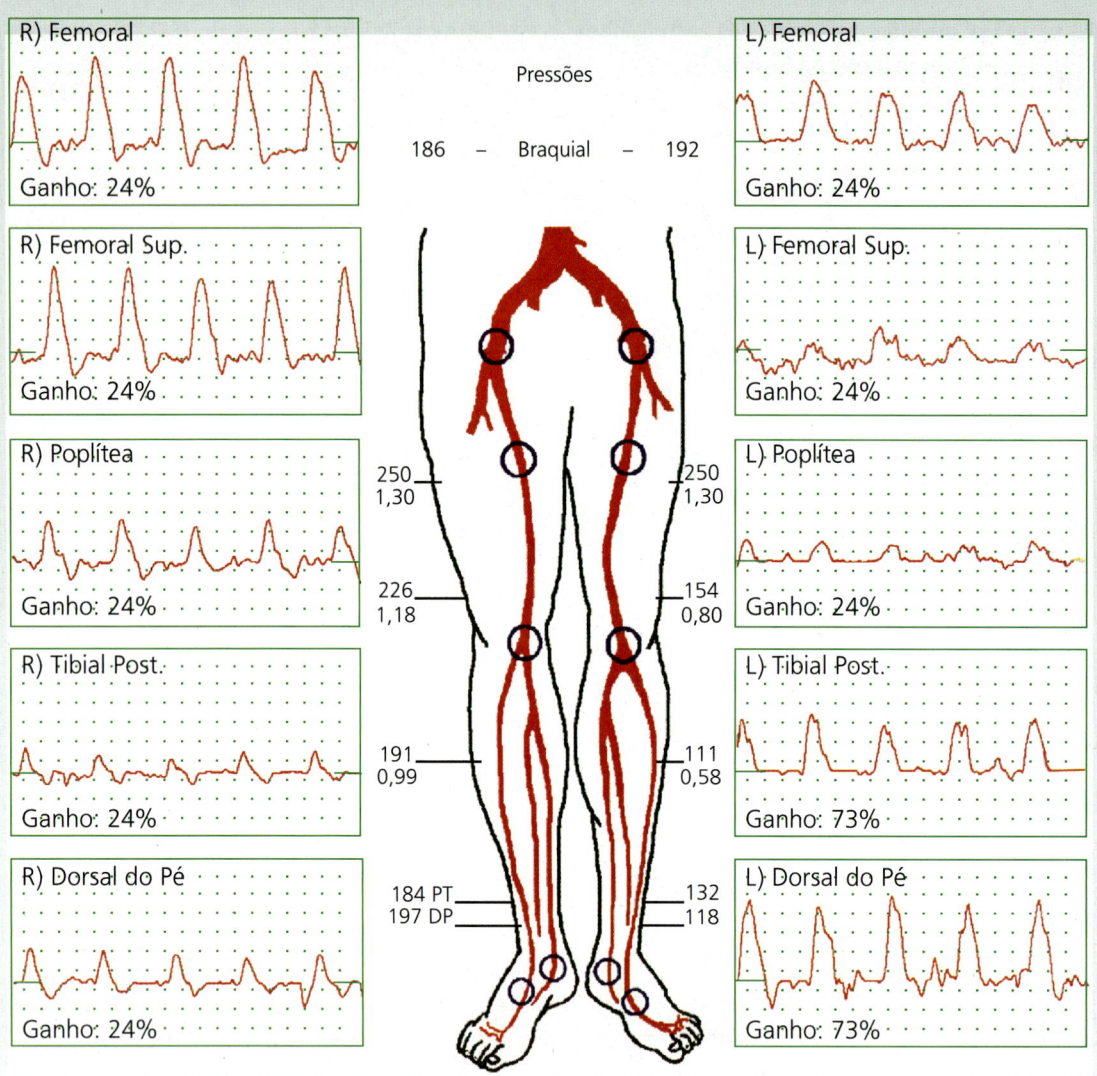

FIGURA 14-56. Estudo de pressão segmentar arterial.

147. Na Fig. 14-56, o índice tornozelo-braço visto é
    (A) estudo normal
    (B) claudicação da direita e doença oclusiva grave à esquerda
    (C) normal à direita e claudicação à esquerda
    (D) doença oclusiva grave bilateral

148. Informação sobre fluxo sanguíneo de uma localização específica é obtida pela
    (A) faixa de velocidade
    (B) ângulo Doppler
    (C) campo de visão
    (D) volume de amostra

149. A pressão arterial digital é normalmente
    (A) dentro de 20-30 mmHg da pressão braquial
    (B) a mesma que a pressão braquial
    (C) dentro de 10-20 mmHg da pressão braquial
    (D) dentro de 30-40 mmHg da pressão braquial

150. Normalmente, a velocidade de fluxo em uma artéria acelera-se
    (A) lentamente
    (B) muito rapidamente
    (C) moderadamente
    (D) variavelmente

151. A imagem na Fig. 14-57 representa

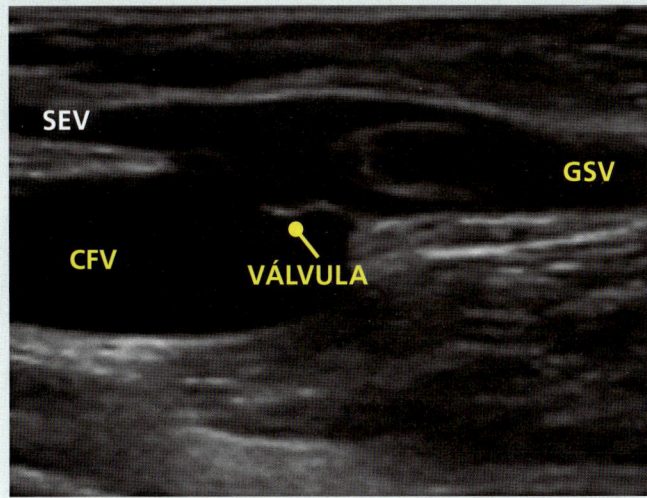

FIGURA 14-57.

(A) refluxo na veia femoral
(B) trombo na veia femoral comum
(C) trombo na veia safena magna proximal
(D) veia safena magna normal

152. A imagem na Fig. 14-58 representa

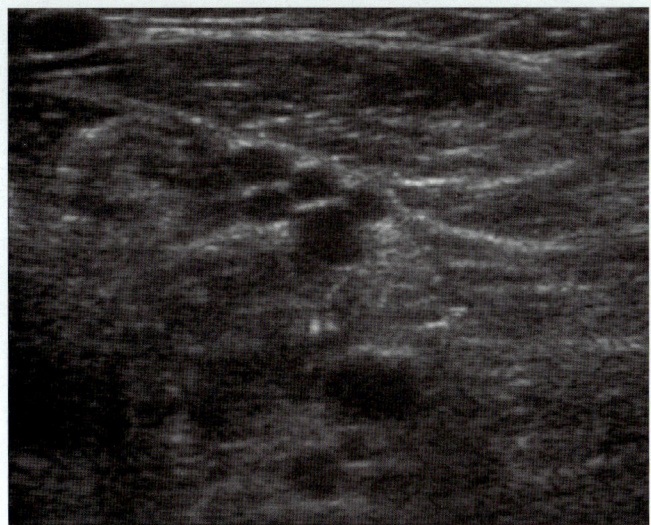

FIGURA 14-58.

(A) um grande cisto de Baker
(B) um músculo gastrocnêmio roto
(C) múltiplas veias na panturrilha (veias tibiais e fibulares posteriores)
(D) trombose de veia solear

153. Identificar a imagem na Fig. 14-59

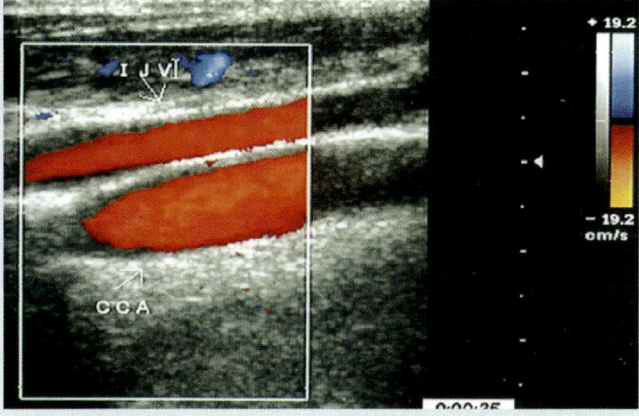

FIGURA 14-59.

(A) dinâmica de fluxo normal dos vasos do pescoço
(B) veia jugular externa parcialmente ocluída
(C) veia jugular interna parcialmente ocluída
(D) fluxo retrógrado na veia jugular interna

154. Identificar os achados nesta imagem Fig. 14-60.

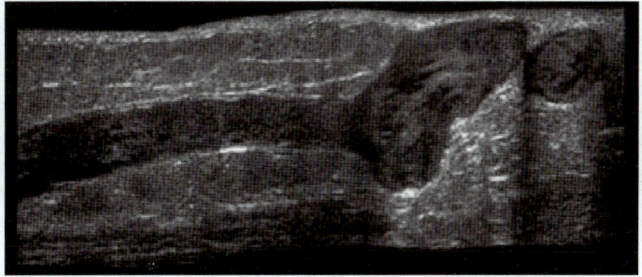

FIGURA 14-60.

(A) aspecto normal da veia safena parva no pé
(B) veia superficial varicosa ocluída
(C) veia profunda parcialmente ocluída na perna
(D) uma veia poplítea ocluída atrás do joelho

Respostas e Explicações

Ao final de cada resposta explicada, há uma combinação numérica entre parênteses. O primeiro número identifica a fonte de referência; o segundo número (ou grupo de números) indica a página (ou páginas) em que a informação relevante pode ser encontrada.

1. **(C)** O desvio Doppler é a diferença entre as frequências recebida e transmitida ou a diferença entre as frequências refletida e transmitida e é definida na equação Doppler. (2:43)

2. **(A)** O efeito Doppler é uma alteração na frequência relacionada com o movimento. A frequência recebida é mais alta ou mais baixa do que a frequência transmitida dependendo de se o movimento é aproximando-se ou afastando-se do transdutor. (2:44)

3. **(B)** Doppler de onda contínua tem dois cristais inerentes em um transdutor. Um para receber e um para enviar continuamente. (1:154)

4. **(D)** Mais alta. Quando pensamos nos princípios Doppler pensamos em movimento. Por exemplo, quando um trem se move para mais perto de nós, o som é mais alto, e quando ele se move para mais longe, o som é mais baixo. A frequência do som aumenta, à medida que ele se aproxima do receptor, e diminui, à medida que ele se afasta do receptor. (1:149)

5. **(A)** Aumenta. Se a frequência Doppler for mais alta, a frequência do desvio Doppler será mais alta, e, em contraposição, se a frequência Doppler for abaixada, a frequência do desvio Doppler será mais baixa. Isto é definido pela equação Doppler, que afirma que a frequência Doppler é proporcional à frequência refletora e à frequência de ultrassom transmitida. (Guia de Estudo; 1:54)

6. **(C)** Quando o fluxo é na direção do transdutor a zero grau o desvio de frequência Doppler é o maior de todos, e reduzido em conformidade a outros ângulos de incidência. Um ângulo de insonação perpendicular ou 90° resulta em ausência de desvio Doppler detectado. Uma vez que zero grau não seja exequível na maioria das aplicações clínicas, nós evitamos o ângulo de 90° e mantemos um de 30-60° para aplicações clínicas. (2:46)

7. **(C)** Pletismografia. Pletismografia de medidor de deformação é uma das mais antigas técnicas vasculares não invasivas para medir o fluxo de saída do sangue venoso para determinar trombose venosa profunda. Ela tem uma especificidade de aproximadamente 60-70% e um valor preditivo positivo de apenas aproximadamente 50%. A maioria dos laboratórios agora usa Doppler de fluxo em cores. Fotopletismografia ainda está em uso em alguns laboratórios para triagem de pacientes quanto a refluxo. Ela demonstra o tempo de enchimento das veias e diferencia entre incompetência venosa superficial e profunda. (3:779, 780)

8. **(D)** A análise espectral mostra a distribuição de frequências em uma escala de tempo. Para processar o sinal Doppler e calcular todos as frequências componentes, é usado o método de transformada rápida de Fourier. A análise espectral determina a presença, direção e características do fluxo sanguíneo. A análise espectral fornece a quantificação e medidas do fluxo sanguíneo. Isto não pode ser obtido com imagem de fluxo em cores somente. (Guia de Estudo)

9. **(A)** pico da sístole; **(B)** diastólico inicial; **(C)** na diástole. (Guia de Estudo)

10. **(B)** Alargamento espectral significa alargamento ou aumento na largura de banda com enchimento da janela espectral. Isto pode variar de brando a grave e é causado por fluxo perturbado. Fluxo perturbado produz frequências aumentadas e a formação de pequenos redemoinhos que aumentam a corrente central e produzem movimento aleatório das células do sangue. Alargamento espectral é visto comumente com estenose. (1:167; 2:70)

11. **(D)** O limite de Nyquist é controlado pela frequência de repetição de pulsos. *Aliasing* (serrilhamento) é visto com altas velocidades que excedem o limite de Nyquist ou metade da frequência de repetição de pulsos. É visto na tela de análise de traçado espectral como um invólucro com as mais altas velocidades, aparecendo como uma leitura negativa abaixo da linha básica. (2:49)

12. **(E)** Traçado trifásico que é compatível com uma artéria periférica com alta resistência. Ele demonstra uma elevação sistólica rápida, inversão de fluxo proeminente e fluxo para frente na diástole. (2:66)

13. **(A)** Alargamento espectral causado por estenose do vaso. Há um aumento nas frequências/velocidades causando espalhamento da largura de banda. Características associadas a fluxo perturbado e lesões estenóticas. (2:70)

14. **(B)** *Aliasing* (excedendo o limite de Nyquist) é visto com alargamento espectral brando e turbulência do traçado secundariamente a uma estenose de alto grau. (*Guia de Estudo*)

15. **(D)** Traçado monofásico amortecido distal a uma estenose. Isto acontece por causa da aceleração sistólica lenta e arredondamento do pico sistólico. A velocidade sistólica máxima será diminuída, e a velocidade diastólica aumentada. (*2:48, 51*)

16. **(D)** Traçado monofásico (*2:70*)

17. **(A)** Equação Doppler onde:
    FS = desvio de frequência Doppler (diferença entre frequência transmitida original e frequência recebida)
    V = Velocidade da interface
    Fo = Frequência transmitida original
    Cos = Ângulo Doppler (ângulo de incidência entre o feixe e a interface)
    C = velocidade do som no meio (*2:43, 44*)

18. **(D)** Angioplastia transluminal percutânea (PTA) é a dilatação não operatória de estenoses arteriais usando cateteres ponta balão infláveis. Este procedimento tem sido usado para dilatar ou recanalizar artérias ou enxertos em toda região anatômica. Tem menos riscos, mais curto tempo de recuperação e é menos caro do que revascularização cirúrgica. (*2:370, 371*)

19. **(B)** Embolização é a introdução de uma substância ou aparelho via cateter dentro de um vaso para ocluir o vaso e eliminar fluxo sanguíneo. (*4:605*)

20. **(C)** Hemodinâmica é o estudo do movimento do sangue e das forças envolvidas. Este termo é comumente usado em ultrassom vascular. (*4:835*)

21. **(A)** Fluxo laminar é o padrão normal de fluxo frequentemente visto onde o fluxo sanguíneo é mais alto no centro e mais baixo perto das paredes, criando um perfil de fluxo parabólico. Fluxo turbulento é onde o sangue movendo-se rapidamente vai em direções diagonais secundariamente a curvas agudas, tortuosidade ou superfícies irregulares. Correntes de redemoinho são turbilhões ou correntes vistas em sangue movendo-se rapidamente. Camadas limítrofes são o sangue adjacente à parede arterial com fluxo mais lento. (*Guia de Estudo*)

22. **(D)** Fotopletismografia (PPG) usa um transdutor à luz que brilha leve dentro das camadas superficiais da pele, e um detector fotoelétrico mede a luz refletida. PPG é um teste não invasivo simples para triagem de insuficiência venosa crônica em pacientes pós-flebíticos. (*3:779, 780*)

23. **(B)** Vórtice. A zona pós-estenótica é imediatamente depois de uma estenose arterial. O fluxo torna-se desorganizado com movimentos giratórios francos, que são chamados vórtices. (*Guia de Estudo*)

24. **(C)** O número de Reynolds (RE) prediz a estabilidade de um fluido e define o ponto onde o fluxo se altera de laminar para turbulento. Se o RE exceder 2.000, fluxo laminar tende a ser perturbado. Este é um princípio básico em dinâmica dos fluidos. (*Guia de Estudo*)

25. **(E)** 2.000. (*2:6*)

26. **(A)** Turbulência pós-estenótica é comumente vista imediatamente distal a uma estenose arterial. De fato, este é frequentemente um dos critérios diagnósticos para identificação de lesões estenóticas. Ela é descrita quando a corrente de fluxo distal ao lúmen estenótico se espalha, o padrão de fluxo laminar é perdido, e o fluxo se torna desorganizado. (*1:23*)

27. **(A)** Inversamente. O fluxo de volume é proporcional à quarta potência do raio, de modo que pequenas alterações no raio podem causar grandes alterações no fluxo. O comprimento do vaso e a viscosidade do sangue não mudam muito no sistema cardiovascular, de modo que as alterações em fluxo sanguíneo ocorrem principalmente como resultado de alterações no raio do vaso e da diferença de nível de energia de pressão. (*1:130, 131*)

28. **(D)** Pressão arterial é a pressão exercida sobre a parede de um vaso sanguíneo pelo sangue contido, e a diferença de pressão arterial dentro do sistema vascular fornece a força impulsora imediata que mantém o sangue em movimento. Pressão de pulso é a diferença entre a pressão sistólica e a pressão diastólica. A pressão média é a pressão arterial média durante todo o ciclo cardíaco, e fluxo sanguíneo é o volume de sangue que flui através de um vaso, órgão ou sistema circulatório durante um dado período de tempo. (*Guia de Estudo*)

29. **(D)** 120/70 mmHg. A pressão sistólica é a pressão arterial máxima dentro de uma grande artéria, aproximadamente 120 mmHg. A pressão diastólica é a mais baixa pressão durante o ciclo cardíaco, aproximadamente 70 mmHg. (*Guia de Estudo*)

30. **(C)** O pulso é a onda de pressão criada pela expansão e contração das artérias durante o ciclo cardíaco. A pressão de pulso é a diferença entre a pressão sistólica e a pressão diastólica. (*Guia de Estudo*)

31. **(A)** Frequência de pulso ou número de pulsações por minuto varia e é normalmente 50 a 100 pulsos por minuto. (*Guia de Estudo*)

32. **(F)** Bradicardia. O mais importante fator de risco é a história familiar inevitável. Fumar cigarros, diabetes, envelhecimento e hipertensão levam, todos, ao desenvolvimento de aterosclerose. Bradicardia é o retardamento da frequência cardíaca e frequência de pulso. (*4:175*)

33. **(C)** Pressão não é um dos sintomas de doença arterial de extremidade inferior. Claudicação é o sintoma mais comum em doença arterial de extremidade inferior. Outros sintomas incluem frieza, cianose ou alterações de cor, ou a ausência de pulsos. À medida que a isquemia progride para grave, os sintomas incluirão dor em repouso, úlceras que não se curam, microêmbolos, ou gangrena do pé. (*2:256-257*)

34. **(C)** Os seis Ps clássicos da isquemia arterial aguda são: dor (*pain*), palidez, parestesias, pecilotermia, paralisia e pulso faltando. Se um paciente se apresentar com estes sintomas, a extremidade é examinada para avaliar a gravidade da isquemia e determinar a urgência de testes adicionais e tratamento. (*3:703*)

35. **(D)** O índice tornozelo-braço ou pressão tornozelo-braquial é usada para exames arteriais periféricos e exames de pressões segmentares. Normalmente, a pressão sistólica no tornozelo deve ser igual ou maior que a pressão sistólica braquial. A relação deve ser 1,0 ou mais. (*2:279*)

36. **(C)** Pacientes com um índice tornozelo-braço de 0,6-0,9, que cai na faixa de claudicação, necessitam teste de exercício. Estes pacientes com doença arterial branda frequentemente têm fluxo colateral compensador. Fluxo colateral fornece fluxo suficiente sob condições de repouso, mas quando a extremidade é forçada ou exercitada, haverá dor de claudicação. Teste de exercício normalmente aumenta o fluxo sanguíneo total para o membro; entretanto, com doença arterial importante, a pressão no tornozelo cairá depois do exercício. O tempo que é necessário para ela retornar ao nível pré-exercício é uma indicação da gravidade da doença. (*2:279*)

37. **(A)** A pressão é registrada no local onde o manguito é inflado e desinflado, mesmo apesar de o transdutor Doppler ser mantido no lugar na artéria tibial posterior. (*2:279*)

38. **(B)** O manguito em cada local é inflado até a pressão sistólica, som ou traçado Doppler desaparecer. O manguito é lentamente liberado até que o som ou traçado Doppler retorne. O retorno do som Doppler é, então, registrado. (*Guia de Estudo*)

39. **(C)** A pressão sistólica na artéria braquial é o padrão para estudos arteriais segmentares. As pressões braquiais bilaterais normalmente devem ser dentro de 10 mmHg uma da outra. O valor mais alto das duas pressões sistólicas braquiais é usado. Se as pressões braquiais bilaterais diferirem por mais de 10 mmHg, então uma lesão arterial de extremidade superior é suspeitada. (*Guia de Estudo*)

40. **(B)** Como foi dito na pergunta 39, as pressões sistólicas braquiais devem ser dentro de 10 mmHg uma da outra. Se houver uma diferença maior, uma lesão arterial superior é suspeitada no lado com o valor mais baixo. (*Guia de Estudo*)

41. **(B)** Pacientes que têm claudicação intermitente têm um índice de pressão na faixa de 0,6-0,9 e são solicitados a fazer teste de exercício para avaliar a gravidade da doença. (*2:256-257*)

42. **(C)** Um índice tornozelo-braço de 0,5 ou menos indica doença oclusiva arterial grave, e teste de exercício não é necessário. (*Guia de Estudo*)

43. **(D)** Pressão no dedo do pé. Pacientes diabéticos que têm vasos calcificados podem ter pressões sistólicas nas artérias do tornozelo que excedem 300 mmHg. Isto excede o limite das unidades automáticas para registrar a pressão sistólica. Pressões em dedos dos pés são necessárias usando-se fotopletismografia e manguitos de dedos. (*Guia de Estudo*)

44. **(C)** A pressão normal em dedos do pé é 60% das pressões braquiais. (*2:276*)

45. **(A)** Exercício de pernas aumenta o fluxo sanguíneo. Na presença de doença arterial importante, a pressão no tornozelo cai após exercício por duas razões: primeira, fluxo aumentado pela estenose resulta em turbulência e uma queda de pressão, e segunda, fluxo sanguíneo é desviado para as colaterais de mais alta resistência dos músculos das pernas. (*Guia de Estudo*)

46. **(D)** A cápsula interna é localizada no cérebro. A composição das artérias inclui: a túnica íntima (camada interna), a túnica média (camada média) e a túnica adventícia (camada externa). (*Guia de Estudo*)

47. **(C)** Vasoconstrição é a diminuição no calibre dos vasos, especialmente constrição das arteríolas, o que leva a fluxo sanguíneo diminuído para uma parte. (*Guia de Estudo*)

48. **(A)** A braquiocefálica ou inominada origina-se à direita do arco aórtico e dá origem à artéria carótida comum direita e à artéria subclávia direita. À esquerda, não há artéria braquiocefálica, a artéria carótida esquerda origina-se do arco aórtico. (*2:416*)

49. **(C)** A artéria axilar é uma continuação direta da artéria subclávia. A subclávia desce lateral à margem lateral do escaleno anterior até a margem externa da primeira costela e então se torna a artéria axilar. (*2:263*)

50. **(C)** Artérias radial e ulnar. A artéria braquial é uma continuação da artéria axilar. Ela termina cerca de um centímetro distal à articulação do cotovelo, dividindo-se nas artérias radial e ulnar. (*2:263*)

51. **(A)** A artéria femoral comum é uma continuação da artéria ilíaca externa. Ela começa no ligamento inguinal a meio caminho entre a espinha ilíaca anterossuperior e a sínfise púbica. Desce pela coxa e se torna a artéria poplítea ao passar através do canal dos adutores. (*2:267*)

52. **(C)** A artéria tibial posterior situa-se posterior ao aspecto medial da tíbia e articulação do tornozelo. Esta artéria é uma das mais frequentemente usadas para exame de pressão segmentar. Se o vaso tiver um baixo sinal Doppler ou não houver sinal Doppler, vasos alternativos são a tibial anterior e a dorsal do pé. (*2:268*)

53. **(C)** Isquemia é definida como uma deficiência de sangue para uma parte do corpo por causa da constrição funcional ou obstrução de um vaso sanguíneo. Hallett apresenta várias categorias clínicas de isquemia crônica de membro que são comuns ao lidar com doença arterial de extremidade inferior. (*4:958*)

54. **(A)** Uma embolia é definida como um bloqueio súbito de uma artéria por coágulo ou material estranho viajando através da corrente sanguínea. Há muitas origens de embolia, que incluem: de ar, coronariana, infecciosa, pulmonar e tumores. (*4:606*)

55. **(B)** Claudicação. Este é um termo clássico usado para descrever doença arterial periférica, e a manifestação mais comum de doença oclusiva arterial periférica. Na realidade significa "mancar". É descrita como dor durante exercício que cessa quando a atividade é interrompida. (*2:256, 257*)

56. **(B)** Aterosclerose é a causa da maioria das doenças arteriais hoje. Ela é definida pela Organização Mundial de Saúde como uma combinação de alterações na íntima e média da artéria. Estas alterações incluem acumulação focal de lipídios, hemorragia, tecido fibroso e depósitos de cálcio. (*3:707, 708*)

57. **(C)** O fluxo sanguíneo e a pressão arterial não são significativamente diminuídos até pelo menos 75% da área de secção transversal do vaso ser obliterada. Este valor da área de secção transversal pode ser aceito como equivalente a uma redução de 50% no diâmetro do lúmen. A fórmula da área do círculo (área = $3,14 \times raio^2$) explica a relação entre a secção transversal e o diâmetro do vaso. (*Guia de Estudo*)

58. **(E)** Todas as acima. Embora o raio seja a maior influência sobre uma estenose crítica, outros fatores também influenciam a estenose crítica em menor extensão. Eles incluem: comprimento da estenose, viscosidade sanguínea e resistência periférica. (*2:10, 11*)

59. **(C)** A artéria femoral superficial distal no canal dos adutores é uma localização comum de estenose ou oclusão na extremidade inferior. Este é um dos dois locais anatômicos comuns. O outro é a aorta abdominal distal e artérias ilíacas. (*Guia de Estudo*)

60. **(B)** Artéria tibial anterior. (*Guia de Estudo*)

61. **(A)** Síndrome de furto subclávio. Ocorre mais frequentemente na artéria subclávia esquerda e é uma lesão aterosclerótica comum. Ela frequentemente é descoberta porque a pressão braquial esquerda é significativamente mais baixa que a direita; entretanto, outros sintomas clínicos podem estar presentes, como claudicação, tonteira, síncope, turvação visual ou ataxia. Síndrome de furto subclávio é caracterizada por inversão do fluxo sanguíneo dentro da artéria vertebral, resultando de uma estenose hemodinamicamente importante ou oclusão na artéria subclávia proximal ou na inominada. O roubo é induzido por causa da pressão diminuída no vaso distal à lesão estenótica, o que leva a fluxo retrógrado na artéria vertebral ipsolateral. Este fluxo vertebral retrógrado no lado da lesão é tirado da artéria vertebral contralateral, que o está roubando da artéria basilar. (*2:214, 215*)

62. **(D)** Inversão do fluxo sanguíneo na artéria vertebral afetada é um sinal clássico de síndrome de roubo subclávio. Ele passa por várias fases, à medida que progride a estenose ou oclusão. Começando com a desaceleração do fluxo anterógrado durante a sístole, seguida por um fluxo alternante com inversão de fluxo na sístole e fluxo anterógrado reduzido durante a diástole e culminando com uma inversão de fluxo durante o pulso inteiro. (*2:214, 215*)

63. **(C)** Uma diferença em pressão arterial bilateral nas extremidades superiores de 10-20 mmHg e um pulso periférico diminuído na extremidade superior afetada é um sinal característico de furto subclávio. (*2:214, 215*)

64. **(B)** Síndrome da saída torácica é definida como compressão dos troncos nervosos do plexo braquial caracterizada por dor, parestesia dos dedos da mão, sintomas vasomotores e fraqueza dos pequenos músculos da mão. A artéria subclávia sai do tórax pela saída torácica. Ela passa sobre a primeira costela, atrás da clavícula e entre os músculos escalenos anterior e médio. Em razão dos limites da saída torácica a artéria subclávia, a veia subclávia e o plexo braquial estão sujeitos à compressão. Testagem não invasiva quanto a esta entidade exige manobras especiais, que incluem: posição militar exagerada, hiperabdução e manobra de Adson. O fundamento é determinar qualquer obliteração do fluxo sanguíneo, que se relaciona com posições específicas. (3:704, 790)

65. **(C)** Múltiplas manobras são usadas para a avaliação de síndrome da saída torácica. Estas posições são usadas para demonstrar uma obliteração do fluxo sanguíneo relacionada com posições específicas. Durante as manobras, os traçados são registrados por Doppler ou fotopletismografia para identificar qualquer alteração no fluxo sanguíneo. (3:298-302)

66. **(A)** Doença de Raynaud é um distúrbio vasospástico inofensivo; contudo, fenômeno de Raynaud é uma anormalidade sistêmica ou vascular subjacente com oclusão vascular. (3:1642)

67. **(B)** Fenômeno de Raynaud é associado à doença oclusiva, enquanto doença de Raynaud é associada a vasospasmo. (3:1642)

68. **(C)** Pseudoaneurismas (falsos aneurismas) não têm uma parede arterial verdadeira e são frequentemente o resultado de lesão vascular causada por trauma ou reconstrução cirúrgica precedente. O pseudoaneurisma situa-se fora da parede arterial; enquanto o aneurisma verdadeiro é contíguo com a parede arterial. (3:666)

69. **(B)** Aneurismas micóticos são secundários a um processo infeccioso que compromete a parede arterial. (3:723-730)

70. **(C)** Dissecção arterial frequentemente se desenvolve secundariamente a uma laceração na camada íntima, que permite que o sangue entre na parede do vaso, e a criação de dois lúmens. Caracteristicamente, uma aba movendo-se é vista no lúmen do vaso com imageamento em tempo real. (3:723-730)

71. **(C)** Índice tornozelo–braço quantifica o fluxo sanguíneo. As pressões segmentares combinadas com o índice tornozelo-braço fornecem uma avaliação da doença arterial na extremidade inteira. Ele determina o nível da doença e estima a gravidade da doença. Este exame é muitas vezes usado para triagem arterial das extremidades inferiores. Doppler dúplex e de fluxo em cores fornecem detalhe anatômico e hemodinâmico, mas não é capaz de quantificar o fluxo (3:704)

72. **(D)** Uma diminuição na velocidade de fluxo sistólica máxima para < 45 cm/s indicaria falha iminente do enxerto. O enxerto normal tem um traçado hiperêmico (fluxo para frente durante todo o ciclo de pulso) e uma velocidade de fluxo sistólica de > 45 cm/s. (*Guia de Estudo*)

73. **(C)** Fístula arteriovenosa é uma comunicação anormal entre uma artéria e uma veia. Ela pode ser resultado de um defeito congênito, criada por meio cirúrgico como visto no enxerto de acesso de diálise (Brescia–Cimino), ou causada por trauma como visto secundariamente no trauma criado em procedimentos de biópsia percutânea de transplante renal ou hepático. (3:879, 880)

74. **(B)** O índice resistivo calcula e quantifica resistência ao fluxo sanguíneo. Um padrão de traçado de alta resistência tem um alto pico sistólico e um baixo fluxo diastólico. A resistência pode ser calculada usando-se o índice resistivo, frequência sistólica (S), menos frequência diastólica (D), dividido pela frequência sistólica. (2:616)

75. **(A)** Taquicardia refere-se a batimento cardíaco rápido e geralmente significa uma frequência cardíaca acima de 100 bpm. (4:1850)

76. **(D)** Angiografia é um procedimento invasivo que usa fluoroscopia computadorizada para visualização direta do sistema arterial após injeção de um meio de contraste. (4:83)

77. **(B)** O índice tornozelo-braço (ABI) é a medida da pressão arterial sistólica no tornozelo dividida pela pressão sistólica braquial. Ele é usado para determinar a presença e gravidade de doença arterial. (2:279)

78. **(C)** A história do paciente deve sempre ser obtida antes do exame vascular. Ela fornece informação valiosa sobre os sintomas do paciente e problemas correlatos. Também assegura que uma avaliação completa do paciente seja efetuada. Em alguns casos, a história clínica pode ser incorreta ou o exame errado ser pedido. Falar com o paciente e adquirir história e informação clínica assegura que a informação seja correta, e o exame correto esteja sendo efetuado. Caso contrário, então, despender o tempo necessário para falar com o clínico para certificar-se de que a informação esteja correta. (*Guia de Estudo*)

79. (C) Pressões arteriais segmentares podem ser obtidas usando-se três ou quatro manguitos. É preferido usar quatro manguitos para diferenciar entre lesões da artéria femoral comum e artéria femoral superficial. Isto não é possível com o método de três manguitos. (*Guia de Estudo*)

80. (D) Microbolhas de ar são usadas para a maioria dos agentes de contraste ultrassonográfico. O sucesso dos agentes de contraste mais sofisticados tem sido dependente da estabilização destas microbolhas de ar, porque elas frequentemente são de curta duração na circulação periférica, e de transportá-las dentro do corpo por meio de um agente portador. (*2:41*)

81. (B) O sistema cardiovascular tem dois percursos principais, a circulação sistêmica e a circulação pulmonar. O caminho do sangue a partir do ventrículo esquerdo através do corpo é a circulação sistêmica, e sua passagem a partir do ventrículo direito pelos pulmões para o átrio esquerdo é a circulação pulmonar. (*Guia de Estudo*)

82. (D) Túnica média é a camada média fibromuscular que se estende da lâmina elástica interna à externa e é circunferencial. Ela é a camada mais espessa da artéria e ajuda a manter circulação contínua e pressão arterial apropriada pelo controle do diâmetro do lúmen do vaso. (*Guia de Estudo*)

83. (D) A artéria vertebral é o primeiro ramo da artéria subclávia. Ela se origina do aspecto superoposterior da artéria subclávia. (*2:211-222*)

84. (A) Artéria femoral. (*Guia de Estudo*)

85. (B) Veia femoral. (*Guia de Estudo*)

86. (D) Veia femoral. (*Guia de Estudo*)

87. (B) Artéria femoral. (*Guia de Estudo*)

88. (C) Veia safena magna. (*Guia de Estudo*)

89. (A) Veia e artéria femorais profundas. (*Guia de Estudo*)

90. (D) Artéria poplítea. (*Guia de Estudo*)

91. (B) Veia poplítea. (*Guia de Estudo*)

92. (A) Veia safena parva. (*Guia de Estudo*)

93. (C) Veia safena magna. (*Guia de Estudo*)

94. (F) Artéria aorta distal. (*Guia de Estudo*)

95. (G) Artéria ilíaca externa. (*Guia de Estudo*)

96. (A) Artéria ilíaca interna. (*Guia de Estudo*)

97. (E) Artéria femoral comum. (*Guia de Estudo*)

98. (C) Artéria femoral superficial. (*Guia de Estudo*)

99. (D) Artéria femoral profunda. (*Guia de Estudo*)

100. (B) Artéria poplítea. (*Guia de Estudo*)

101. (B) Artéria poplítea. (*Guia de Estudo*)

102. (E) Artéria tibial anterior. (*Guia de Estudo*)

103. (F) Artéria tibial posterior. (*Guia de Estudo*)

104. (A) Artéria fibular. (*Guia de Estudo*)

105. (C) Artérias metatarsais plantares. (*Guia de Estudo*)

106. (D) Artérias digitais. (*Guia de Estudo*)

107. (A) Estenose com redução de diâmetro de 20-49%. (*Guia de Estudo*)

108. (D) Estenose com redução de diâmetro de 1-19%. (*Guia de Estudo*)

109. (C) Estenose com redução de diâmetro de 50-99%. (*Guia de Estudo*)

110. (B) Estenose com redução de diâmetro de 0%. (*Guia de Estudo*)

111. (F) Todas as acima. Claudicação intermitente é frequentemente o primeiro sintoma de doença arterial. À medida que a doença progride até o ponto de dor em repouso, ocorrem as alterações tróficas na pele, rubor de posição inferior e palidez à elevação. Se o nível da doença for aortoilíaco, ela frequentemente torna o homem impotente, porque a circulação peniana se ramifica da ilíaca interna. (*3:1546-1548*)

112. (F) Todas as acima. Aterosclerose é um processo de doença que é influenciado por vários fatores de risco: história familial, fumar cigarros, hipertensão, hiperlipidemia, diabetes melito, malignidades e envelhecimento. (*Guia de Estudo*)

113. (A) Dentro dos limites normais. (*Guia de Estudo*)

114. (A) Uma lesão hemodinamicamente importante é uma redução de 50% do diâmetro ou mais. À medida que o segmento estenótico excede 50%, as velocidades sistólicas máximas também aumentam. A relação de velocidades sistólicas para diastólicas começa a cair. (*Guia de Estudo*)

115. **(A)** A fonte de origem do sinal Doppler é derivada da localização do volume de amostra na imagem 2D e não do *display* espectral. Amplitude do sinal Doppler, características de pulsatilidade do traçado, desvio de velocidade ou frequência do fluxo sanguíneo e direção do fluxo são todos obtidos da apresentação espectral. (*Guia de Estudo*)

116. **(B)** Uma janela espectral clara indica fluxo laminar com poucas perturbações do fluxo. Um volume-amostra pequeno colocado na parte central da corrente de fluxo normal produzirá uma janela nítida, clara. Perturbações de fluxo, como vórtices e redemoinhos rotatórios, diminuirão o tamanho da janela espectral e devem demonstrar inversão de fluxo também. Alargamento espectral pode ocorrer com lesões estenóticas moderadas, bem como lesões graves. (*2:70*)

117. **(A)** Estenose crítica. A estenose crítica ocorre com uma redução de diâmetro de 50% (redução de área 75%) ou mais. Esta é chamada uma lesão hemodinamicamente importante. (*2:10, 11*)

118. **(B)** Os dois mecanismos principais que controlam o volume sanguíneo são o débito cardíaco e a resistência periférica. Débito cardíaco (mililitro por segundo) é a taxa de fluxo sanguíneo por minuto. Dois fatores que afetam o débito cardíaco são a frequência cardíaca e o volume sistólico. A resistência periférica é controlada pelas arteríolas e capilares arteriais. Estes vasos diminutos controlam o volume de fluxo sanguíneo (*2:289*)

119. **(C)** A principal vantagem do Doppler de onda contínua é que ele pode exibir altas velocidades sem que ocorra o fenômeno de *aliasing* (serrilhamento). Infelizmente, ele não tem resolução de amplitude, e seu tamanho de amostra não pode ser controlado (*1:150-154*)

120. **(E)** Frequências de desvio Doppler são afetadas pelo ângulo Doppler, frequência do transdutor e a velocidade dos eritrócitos. À medida que o ângulo Doppler diminui entre o feixe Doppler e a corrente de fluxo, haverá um aumento no desvio de frequência. Se a frequência do transdutor diminuir, o desvio de frequência diminuirá. A velocidade dos eritrócitos afetará o desvio Doppler. À medida que os eritrócitos se movam mais rapidamente, o desvio de frequência aumentará. (*1:137*)

121. **(C)** À medida que uma estenose arterial exceder 60%, a velocidade sistólica máxima aumentará, e o volume do fluxo diminuirá. (*2:72-74*)

122. **(A)** O achado isolado Doppler mais valioso é velocidade aumentada na zona estenótica para determinar a gravidade de uma estenose arterial. (*Guia de Estudo*)

123. **(C)** Fluxo perturbado é visto por toda a lesão estenótica e imediatamente distal à estenose na zona pós-estenótica. A perturbação máxima do fluxo frequentemente ocorre dentro de 1 cm além da estenose. (*2:72-74*)

124. **(B)** À medida que o raio de uma artéria diminui, a resistência ao fluxo aumentará. (*2:72-74*)

125. **(D)** Fluxo de volume não é usado na determinação da gravidade de estenose arterial. Há três medidas de velocidade na zona estenótica comumente usadas para determinar a gravidade das estenoses arteriais: velocidade sistólica máxima, velocidade diastólica final, e a relação de velocidades sistólicas (comparação do pico da sístole na estenose ao pico da sístole no segmento normal proximal). (*2:72-74*)

126. **(C)** Em uma redução de 50-99% do diâmetro da artéria, haverá uma perda de fluxo invertido, com fluxo para frente durante todo o ciclo cardíaco, e distalmente à estenose o traçado será amortecido e monofásico. (*2:72-74*)

127. **(C)** Enxerto na artéria ilíaca com oclusão. O enxerto ilíaco é visto em um plano longitudinal com a aparência corrugada característica. Doppler em cores identifica fluxo sanguíneo adjacente; entretanto, há ausência de fluxo no enxerto compatível com oclusão do enxerto. (*Guia de Estudo*)

128. **(A)** Enxerto de *bypass* de veia **(B)** anastomose distal **(C)** artéria de escoamento. (*Guia de Estudo*)

129. **(C)** Doença arterial oclusiva grave bilateral. Estenose de artérias ilíacas bilaterais com traçados monofásicos em toda extremidade inferior e pressões segmentares anormais. O índice tornozelo-braço é 0,4 à direita e 0,6 à esquerda, indicando doença arterial oclusiva grave. Normalmente, os traçados seriam trifásicos, e haveria um gradiente de pressão de > 30 mmHg entre cada manguito. A pressão na coxa superior deve ser, no mínimo 40 mmHg acima da pressão braquial. Frequentemente o ponto de corte para doença arterial oclusiva grave é 0,5 ou menos; entretanto, os traçados indicam doença grave, e o exercício revelou um tempo de recuperação lento que confirmaria o diagnóstico. (*1:268, 297*)

130. **(C)** Doença de artérias ilíacas bilaterais. Traçados Doppler anormais bilateralmente com fluxo zero ou fluxo monofásico gravemente amortecido. O índice tornozelo-braço não pôde ser obtido por causa da ausência de fluxo nas extremidades inferiores. (*Guia de Estudo*)

131. **(A)** Compressão na saída torácica. É a manobra de Adson usando fotocélulas afixadas para registro fotopletismográfico do traçado. (*Guia de Estudo*)

132. **(E)** A Fig. 14-52 mostra um aneurisma aórtico abdominal com placa interna. (2:542)

133. **(C)** Linha zero básica. (*Guia de Estudo*)

134. **(B)** Janela espectral. (*Guia de Estudo*)

135. **(A)** Largura de banda. (*Guia de Estudo*)

136. **(I)** (*Guia de Estudo*)

137. **(G)** (*Guia de Estudo*)

138. **(H)** (*Guia de Estudo*)

139. **(J)** (*Guia de Estudo*)

140. **(F)** (*Guia de Estudo*)

141. **(D)** (*Guia de Estudo*)

142. **(A)** (*Guia de Estudo*)

143. **(E)** (*Guia de Estudo*)

144. **(C)** (*Guia de Estudo*)

145. **(B)** (*Guia de Estudo*)

146. **(B)** Enxerto arterial femoropoplíteo. (*Guia de Estudo*)

147. **(C)** O índice tornozelo-braço (ABI) à direita é 1,03, o que é normal. ABI à esquerda é 0,69, que está na faixa de claudicação. (*Guia de Estudo*)

148. **(D)** Volume de amostra. O espectro de frequência mostra a informação de fluxo sanguíneo de uma localização específica, usando o volume de amostra. A análise espectral é a apresentação da distribuição de frequências dentro do sinal, mas o volume de amostra denota a localização específica. O ângulo Doppler governa a intensidade da onda refletida, e o campo de visão governa a área de vista dos vasos. (1:154)

149. **(A)** A pressão arterial digital é normalmente dentro de 20-30 mmHg da pressão braquial. Isto frequentemente corresponde a uma relação da pressão sistólica no dedo da mão para a pressão sistólica braquial maior que 80%. (*Guia de Estudo*)

150. **(B)** Muito rapidamente. A velocidade de fluxo em uma artéria normal acelera-se muito rapidamente na sístole. Ela produz uma deflexão quase vertical do traçado Doppler no começo da sístole. (2:72-74)

151. **(C)** Trombo na veia safena magna proximal

152. **(C)** Múltiplas veias na panturrilha (veias tibiais e fibulares posteriores)

153. **(D)** Fluxo retrógrado na veia jugular interna

154. **(B)** Veia superficial varicosa ocluída.

Referências

1. Frederick WK. *Sonography Principles and Instruments*. 8th ed. Philadelphia, PA: Elsevier Saunders; 2011.
2. Zwiebel WJ, Pellerito JS. *Introduction to Vascular Ultrasonography*. 5th ed. Philadelphia, PA: Elsevier Saunders; 2005.
3. Brunicardi CF. *Schwartz's Principles of Surgery*. 9th ed. New York: McGraw-Hill; 2010.
4. *Dorland's illustrated Medical Dictionary*. 31st ed. Philadelphia, PA: Elsevier Health Sciences; 2010.

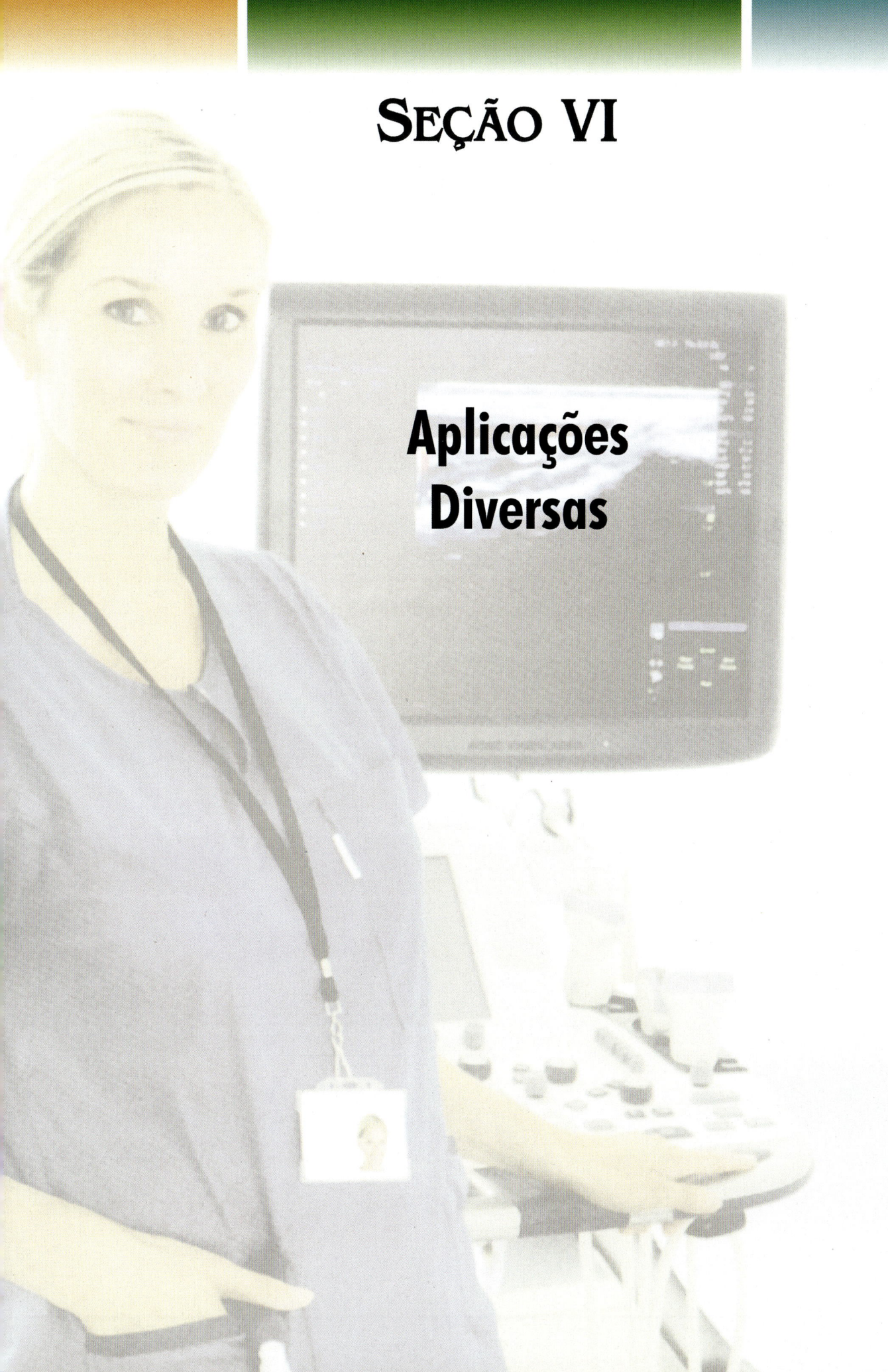

Seção VI

Aplicações Diversas

# 15

Ultrassom em Neurologia

Charles S. Odwin ▪ *Chandrowti Devi Persaud**

Guia de Estudo

INTRODUÇÃO

A neurossonologia teve seu início em fins dos anos 1960 e começo dos 1970. Uma das primeiras aplicações foi o modo A, ou modo de amplitude, para determinar desvios da linha mediana. Se, de fato, a linha mediana estivesse desviada, isto era uma indicação de um tumor ou patologia. À medida que emergiram mais nova tecnologia e imagem na escala de cinza, novas aplicações também apareceram. O exame de desvio da linha mediana no modo A foi rapidamente substituído pela tomografia axial computadorizada. A percepção de que as fontanelas abertas nos recém-nascidos ofereciam uma janela ultrassonográfica que permitia escaneamento ultrassonográfico do cérebro neonatal abriu novos avanços tecnológicos. Imagem em escala de cinza se tornou um pilar no departamento neonatal principalmente para detectar hemorragia intracraniana e monitorar aumento dos ventrículos. Ultrassom também estava sendo utilizado em neurocirurgia para localizar lesões e patologia durante o procedimento cirúrgico. A introdução do Doppler de fluxo em cores acrescentou capacidades diagnósticas para identificar variações vasculares e anomalias no recém-nascido.[1] Foi também esta a época em que o Doppler transcraniano foi introduzido usando a janela transtemporal para exame dos pacientes adultos. As vantagens da neurossonologia incluem mais fácil disponibilidade, portabilidade, custo-efetividade, não invasividade e alta sensibilidade. A neurossonologia tem sido uma especialidade em expansão por mais de 40 anos. Ela agora exige que o ultrassonografista tenha um conhecimento bem modelado abrangendo anatomia, hemodinâmica vascular, posicionamento e instrumentação. Doppler transcraniano e estudos vasculares encontram-se incluídos na seção vascular cerebral. Este capítulo lida principalmente com neurologia neonatal.

INSTRUMENTAÇÃO E TÉCNICA

Aquisição de imagem em escala de cinza em tempo real usando uma frequência de 7,5 a 12 MHz é mais comumente usada na avaliação do cérebro neonatal. Frequências mais altas, como 12 MHz, podem ser usadas para estruturas superficiais. Ultrassonografia Doppler dúplex e de fluxo em cores são usadas para avaliar anomalias vasculares congênitas, perfusão cerebral e anatomia vascular.[1]

A fontanela anterior é usada como uma janela acústica no primeiro ano de vida. Ela começa a se fechar aos 9 meses e está completamente fechada em 13 meses.[2] Planos de escaneamento e vistas-padrão para avaliações do cérebro são coronais, sagitais e axiais.

Coronais. Estes *scans* são obtidos pela fontanela frontal (Fig. 15-1 A-F). Seis ultrassonografia coronais padrão tiradas ao nível de:

- Cornos frontais (anteriormente ao forame de Monro)
- Forame de Monro
- Aspecto posterior do terceiro ventrículo até os tálamos
- Cisterna quadrigêmea
- Trígonos dos ventrículos laterais
- Córtices parietal e occipital

Sagitais. Estes *scans* são obtidos pela fontanela frontal (Fig. 15-2 A-C). Os três *scans* padrão incluem:

- *Plano mediossagital,* que inclui os seguintes marcos anatômicos: cavidade do septo pelúcido, *cavum vergae,* corpo caloso, artéria pericalosa, sulco e giro do cíngulo, terceiro ventrículo, massa intermédia no terceiro ventrículo, cisterna quadrigêmea e quarto ventrículo (Fig. 15-2B)[2]
- *Planos parassagitais* direitos, que incluem os seguintes marcos anatômicos: ventrículo lateral, plexo corióideo, tálamo, e lobos parietal e occipital (Fig. 15-2A)

---

*Karen K. Rawls e Carol A. Krebs escreveram a versão da edição precedente.

750 CAPÍTULO 15 Ultrassom em Neurologia

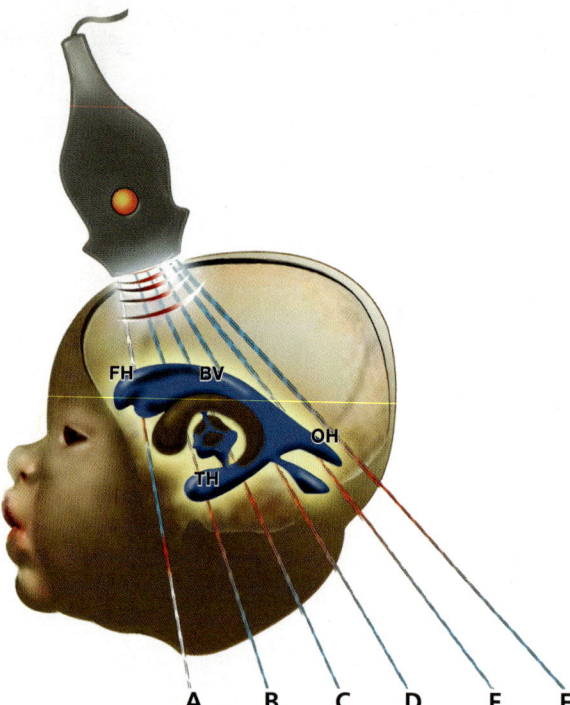

FIGURA 15-1. Esquema dos planos coronais. **(A-F)** Estão escaneando planos de anterior a posterior. FH é o corno frontal; BV é o corpo do ventrículo; TH é o corno temporal; OH é o corno occipital.

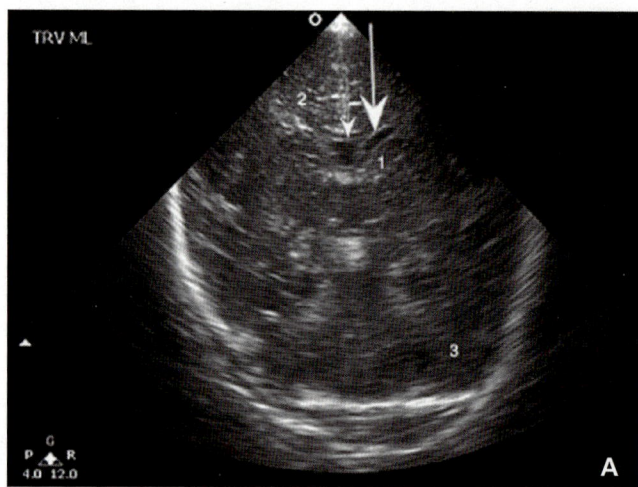

FIGURA 15-1A. Ultrassom coronal normal. Cavidade do septo pelúcido (seta curta); ventrículo lateral (seta longa); núcleo caudado (1); lobo frontal (2); lobo temporal (3).

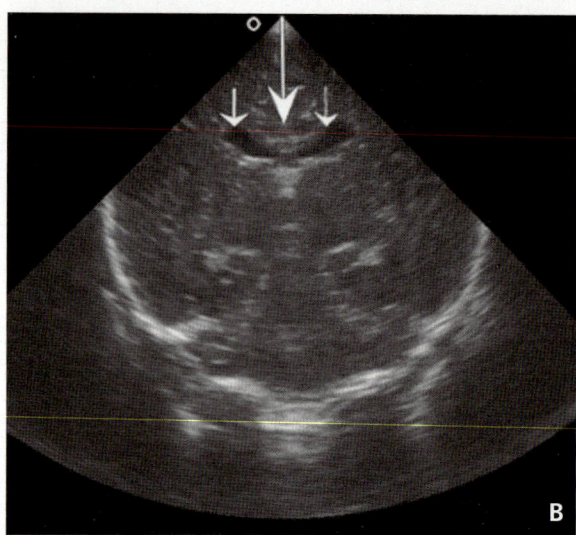

FIGURA 15-1B. Ultrassom coronal normal. Corpo caloso (seta grande); cornos anteriores dos ventrículos laterais (duas setas pequenas).

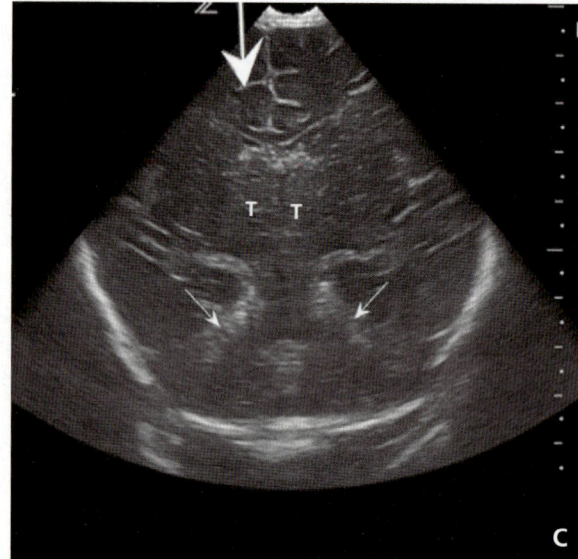

FIGURA 15-1C. Ultrassom coronal normal. Sulco do cíngulo (seta grande); tálamo (T); tentório (setas pequenas).

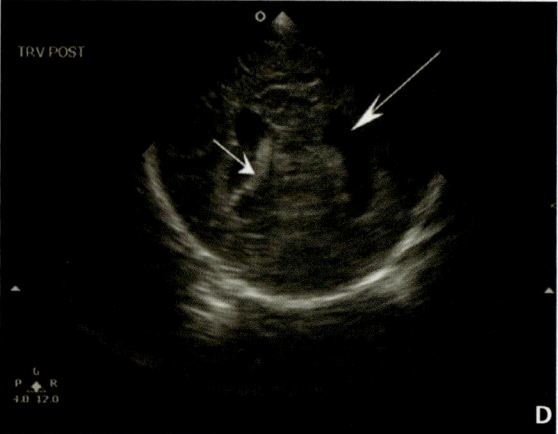

FIGURA 15-1D. Ultrassom coronal representando o plano D. Seta curta, plexo corióideo. Seta longa, trígono do ventrículo lateral.

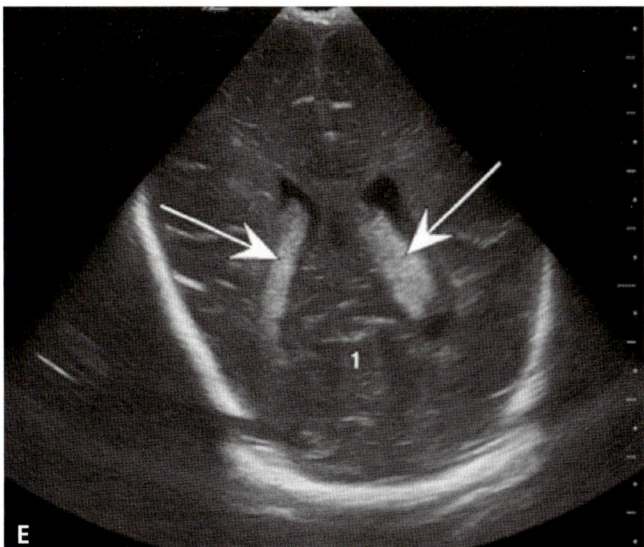

FIGURA 15-1E. Ultrassom coronal representando o plano E. Ponta de seta = plexo corióideo, cb = cerebelo.

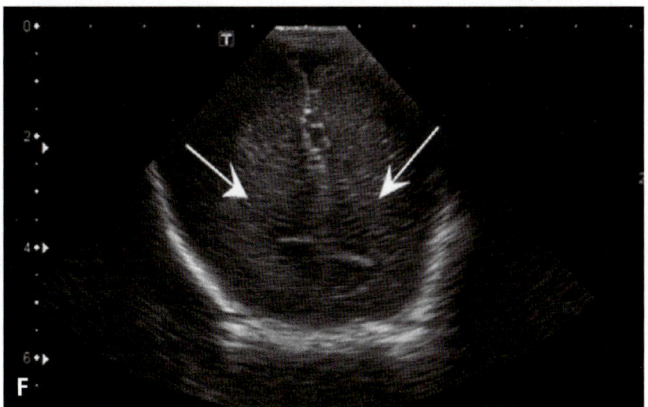

FIGURA 15-1F. Ultrassom coronal representando o plano F. Área entre pontas de setas = substância branca e sulcos do lobo occipital.

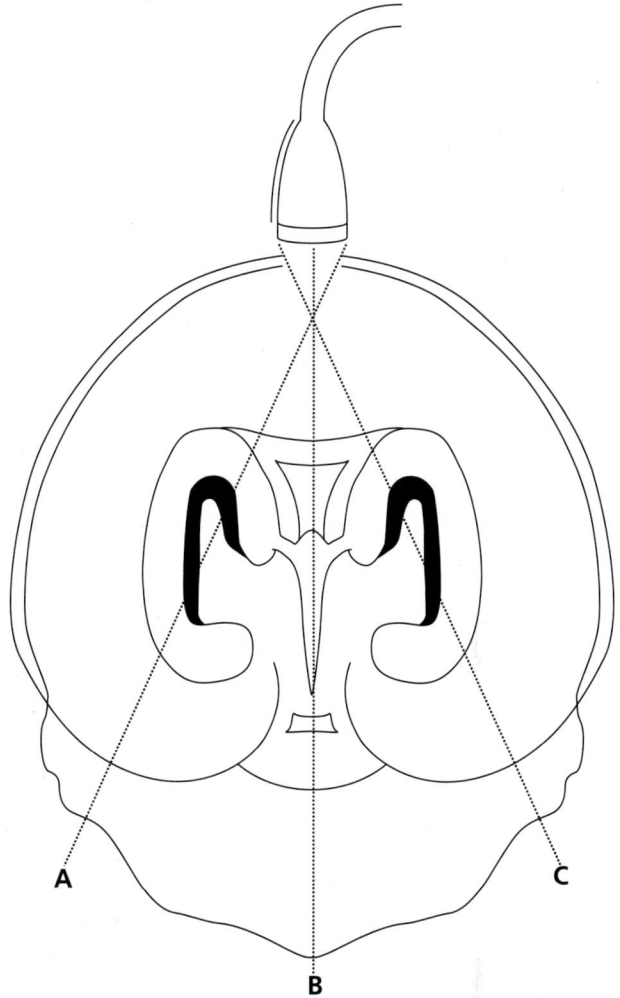

FIGURA 15-2. Esquema dos planos sagitais.

- *Parassagitais* ligeiramente mais laterais que os acima, à esquerda, que incluem os seguintes marcos anatômicos: corpo, cornos occipitais e temporais dos ventrículos laterais, e a parte glomo (maior parte) do plexo corióideo. Os lobos frontais, parietais, temporais e occipitais são vistos rodeando o ventrículo lateral (Fig. 15-2C)

Axiais. Estes *scans* são obtidos pela parte escamosa de qualquer um dos ossos temporais. Para obter as imagens e marcos anatômicos desejados, o transdutor é angulado superiormente. Os ventrículos são vistos imediatamente acima do plexo corióideo. As medidas ventriculares laterais são obtidas nesta posição ou a fontanela escamosa.

MNEMÔNICOS

Mnemônicos são apenas uma de muitas maneiras úteis de formular palavras que nos ajudarão a lembrar. Quão rápido você aprenda, e quanto você retenha, pode ser um fator importante ao se subme-

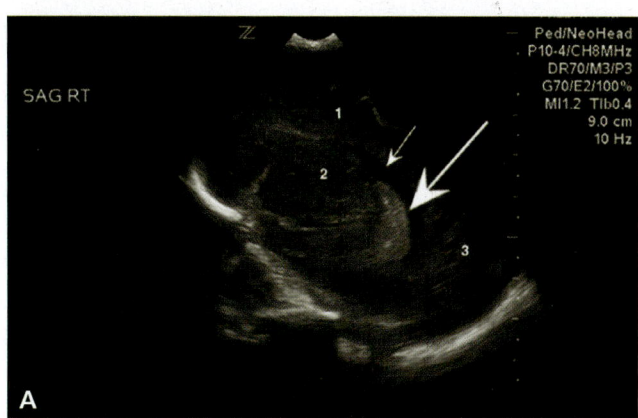

FIGURA 15-2A. Ultrassom parassagital normal. Ventrículo lateral (seta pequena); plexo corióideo (seta grande); lobo parietal (1); tálamo (2); lobo occipital (3).

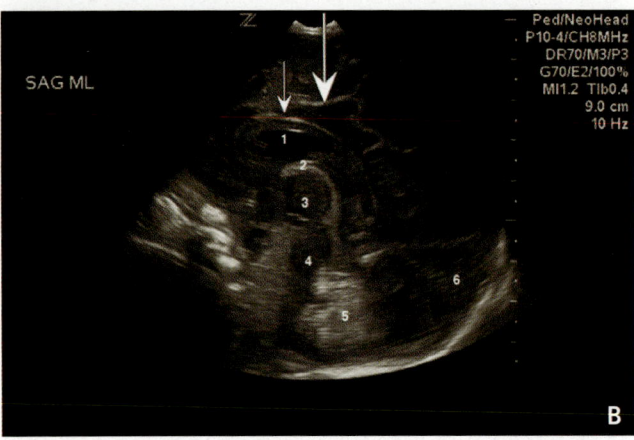

FIGURA 15-2B. Ultrassom mediano sagital normal. Corpo caloso (seta pequena); sulco do cíngulo (seta grande); cavidade do septo pelúcido (1); plexo corióideo (2); terceiro ventrículo (3); quarto ventrículo (4); verme cerebelar (5); lobo occipital (6).

ter a exames. Os seguintes são grupos de estudo. Formule o seu próprio dispositivo mnemônico para ajudá-lo a se lembrar deles.

O mnemônico "SCALP" serve como chave de memória das cinco camadas do couro cabeludo listadas abaixo:

S   pele (*skin*)
C   conectivo (tecido)
A   aponeurose epicraniana
L   tecido conectivo frouxo (*loose*)
P   pericrânio

O mnemônico "PAD" serve como chave de memória das três camadas de membranas chamadas meninges, que cobrem o cérebro e a medula espinhal de interna a externa. As três camadas são as seguintes:

P   pia
A   aracnoide
D   dura

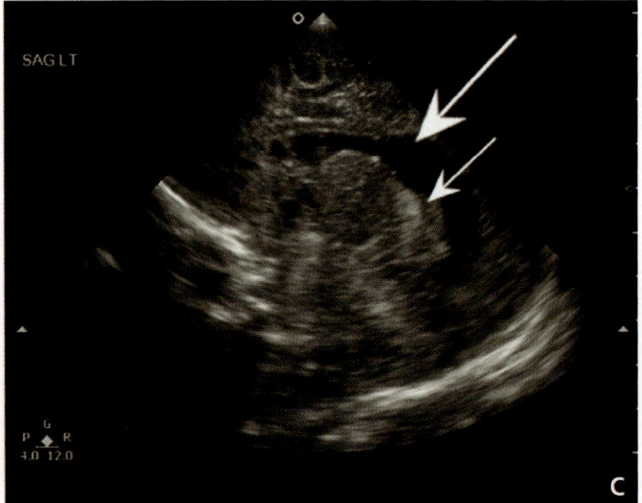

FIGURA 15-2C. Ultrassom parassagital esquerdo. Seta branca curta, plexo corióideo; seta branca longa, ventrículo lateral.

Um mnemônico em inglês dos 12 nervos cranianos é "*O, O, O, Tell Ted And Francis About Going Vacationing After Halloween*"

O   olfatório
O   óptico
O   oculomotor
T   troclear
T   trigêmeo
A   abducente
F   facial
A   acústico
G   glossofaríngeo
V   vago
A   acessório
H   hipoglosso

O mnemônico "MAPS" serve como chave de memória destas fontanelas:

M   mastóidea
A   anterior
P   posterior
S   esfenóidea

O tempo de fechamento das fontanelas varia. A posterior é a primeira a fechar aos 2-3 meses, com a anterior fechando aos 13 meses.[2]

O mnemônico "SAC" serve como chave de memória dos três planos de escaneamento usados em ultrassonografia craniana neonatal.

S   *scan* sagital tirado ao longo do eixo da sutura sagital (longitudinal no crânio)
A   *scan* axial tirado por um acesso lateral através do osso temporal
C   *scan* coronal tirado ao longo do eixo da sutura coronal (transverso no crânio)

TERMINOLOGIA

As fontanelas são espaços cobertos por membrana criados quando mais de dois ossos cranianos são justapostos, também chamados moleiras.[2] Existem seis fontanelas: uma frontal, uma posterior, duas mastóideas e duas esfenóideas.

As seguintes definições das várias estruturas anatômicas associadas a exames neurológicos ultrassonográficos aumentarão sua compreensão dos diagramas anatômicos no texto subsequente.

Aracnoide – A camada média das meninges que cobrem o cérebro e a medula espinhal.

Átrio (Trígono) dos Ventrículos Laterais – Isto é onde os cornos anterior, occipital e temporal se juntam.

Tronco cerebral – Parte do cérebro conectada ao cérebro anterior e à medula espinhal. Consiste no mesencéfalo (cérebro médio), ponte e bulbo (medula oblonga).[1]

Núcleo Caudado – Consiste em cabeça, corpo e cauda. Situa-se junto da parede lateral dos ventrículos laterais.

Cavidade do Septo Pelúcido – Uma cavidade triangular fina cheia de líquido cerebroespinhal que é situada entre os cornos anteriores dos ventrículos laterais. Se localizada anterior, é chamada *cavum vergae*. A cavidade do septo pelúcido também foi chamada quinto ventrículo, e o *cavum vergae*, sexto ventrículo.

Sistema Nervoso Central – O sistema nervoso central consiste no cerebelo, cérebro, medula espinhal, ponte (parte do tronco cerebral) e bulbo.

Cerebelo – Parte do cérebro que se situa posterior à ponte e bulbo embaixo do tentório.

Hemisférios Cerebrais – Substância cerebral formando um par separado na linha mediana pela foice do cérebro.

Cérebro – A parte maior do cérebro, que consiste em dois hemisférios.[1]

Plexo Corióideo – Massa de células especiais localizada em todos os componentes dos ventrículos, exceto o aqueduto cerebral. Eles regulam a pressão intraventricular, secretando ou absorvendo líquido cerebroespinhal.[1]

Cisterna – Espaço confinado que serve como reservatório de líquido cerebroespinhal.

Corpo Caloso – Grande grupo de fibras nervosas visível, superior ao terceiro ventrículo, que conecta os lados esquerdo e direito do cérebro.[1]

Epêndima – A membrana que reveste os ventrículos cerebrais.[1]

Epidural – Que é situado por fora da dura-máter.

Foice do Cérebro (fissura inter-hemisférica) – Uma estrutura fibrosa que separa os dois hemisférios cerebrais.

Matriz Germinal – Tecido periventricular incluindo o núcleo caudado. Antes de 32 semanas de gestação, é frágil e sangra com facilidade.[1]

Giros – Circunvoluções na superfície do cérebro causadas pelo dobramento do córtex para dentro.[1]

Massa Intermédia – Também chamada aderência intertalâmica, este é o local de fusão entre o terceiro ventrículo e a superfície medial dos tálamos.

Meninges – As coberturas cerebrais.[1]

Mesencéfalo – Cérebro médio.

Parênquima – Tecido do córtex do cérebro.[1]

Pia-Máter – A mais interna das três membranas que cobrem o cérebro e medula espinhal.

Recesso Pineal – Recesso posterior no terceiro ventrículo. Há dois recessos posteriores: os recessos pineal e suprapineal.

Prosencéfalo – Cérebro anterior.

Rombencéfalo – Cérebro posterior.

Subdural – Entre a dura-máter e a aracnoide-máter.

Subepêndima – Área imediatamente abaixo do epêndima. No núcleo caudado, é o local de hemorragia da matriz germinal.

Subaracnóideo – Entre a aracnoide e a pia-máter.

Sulco – Um entalhe ou depressão na superfície do cérebro, separando os giros.[1]

Recesso Suprapineal – Um dos dois recessos posteriores no terceiro ventrículo.

Fissura de Sylvius – Fissura cerebral lateral.

Tela Corióidea – Ponto onde o plexo corióideo é afixado ao assoalho dos ventrículos laterais e localizado atrás do forame de Monro. Local mais comum de hemorragia.

Tentório – Estrutura ecogênica em forma de V que separa o cérebro e o cerebelo e é uma extensão da foice do cérebro.[1]

Tálamo – Duas estruturas cerebrais ovóides situadas em cada lado do terceiro ventrículo, superiormente ao tronco cerebral.[1]

Ventrículo – Uma cavidade dentro do cérebro que contém líquido cerebroespinhal.[1]

Verme do Cerebelo – Parte mediana do cerebelo que se situa entre os dois hemisférios cerebelares.

ANATOMIA

É essencial conhecer a anatomia básica do cérebro. As principais partes do cérebro são o cérebro, o cerebelo e o tronco cerebral.

Cérebro

O cérebro é dividido em dois hemisférios cerebrais pela fissura longitudinal e conectados pelo corpo caloso. Ele é constituído de seis lobos. Os lobos têm nomes de acordo com os ossos cranianos sob os quais eles são situados.

Os lobos do cérebro e as funções principais são:

- Um lobo frontal – funções incluem personalidade, linguagem e julgamento
- Dois lobos parietais – funções incluem sentidos e controle muscular
- Dois lobos temporais – função é auditiva
- Um lobo occipital – função é a visão

O cérebro consiste em uma substância cinzenta, fina, externa, chamada córtex cerebral e substância branca interna. Na superfície há numerosas saliências ou circunvoluções (giros) e sulcos (entalhes ou depressões). Os giros aparecem hipoecoicos e são marcados (delimitados) pelos sulcos. Os sulcos aparecem ecogênicos. Sulcos proeminentes são o sulco pericaloso, o giro do cíngulo e o sulco calcarino. Sulcos profundos são chamados fissuras. As fissuras aparecem ecogênicas e são a fissura longitudinal, a transversa, a de Rolando (sulco central) e a fissura de Sylvius (sulco lateral).

Cerebelo

O cerebelo é dividido pelo verme em dois hemisférios e é separado do lobo occipital pela fissura transversa superiormente. Ele tem substância branca interna e córtex externo cinza fino. No ultrassom aparece ecogênico. As funções incluem coordenação muscular e equilíbrio.

Tronco Cerebral

Superiormente o tronco cerebral inclui: diencéfalo, mesencéfalo, ponte e o bulbo interiormente. Ele está situado entre a base do cérebro e a medula espinhal. O diencéfalo inclui o tálamo e o hipotálamo. O cérebro médio (mesencéfalo) inclui o aqueduto cerebral, pedúnculo cerebral e os corpos quadrigêmeos. O tronco funciona principalmente para sobrevivência automática, controla o batimento cardíaco e a respiração, e atua como uma estação de retransmissão para impulsos sensitivos e reflexos.

Gânglios (Núcleos) Basais

Os núcleos basais são a substância cinzenta que reside na profundidade dentro dos hemisférios cerebrais. Eles incluem o núcleo caudado, putame e globo pálido. O núcleo caudado é um local comum de hemorragia intracraniana.

Há seis ventrículos. O primeiro e o segundo são chamados ventrículos laterais direito e esquerdo. Os ventrículos laterais são as maiores cavidades cheias de líquido cerebroespinhal. Cada ventrículo lateral é dividido arbitrariamente no corno frontal, corpo, corno occipital e corno temporal. O terceiro e o quarto estão abaixo do primeiro e segundo. Entre os cornos frontais dos ventrículos laterais situa-se a cavidade do septo pelúcido (CSP), o quinto ventrículo; posterior à CSP situa-se o *cavum vergae*, o sexo ventrículo. O terceiro ventrículo tem a ponte da massa intermédia. Há diversos forames, que incluem:

Forame de Monro – Também chamado forame interventricular, ele divide o corno frontal anteriormente do corpo do ventrículo posteriormente, e conecta o terceiro ventrículo com o ventrículo lateral.

Aqueduto de Sylvius – Também chamado aqueduto cerebral, ele conecta o terceiro e o quarto ventrículos.

Forame de Luschka – A abertura no teto do quarto ventrículo para circulação do líquido cerebroespinhal.

Forame de Magendie – A abertura no teto do quarto ventrículo para circulação do líquido cerebroespinhal.

As páginas a seguir contêm ilustrações de estruturas anatômicas. Estude cada ilustração cuidadosamente, a seguir feche o seu livro de exame e procure formar uma imagem fotográfica da ilustração na sua mente. A seguir desenhe e ponha dísticos em uma folha separada de papel sem consultar a ilustração. Embora este processo possa parecer difícil no início, é um método simples para desenvolver memória fotográfica. Como ultrassonografistas, nós vemos centenas de imagens ultrassonográficas cada dia e provavelmente temos usado a memória fotográfica sem mesmo perceber. Vá em frente e experimente isto com as ilustrações seguintes (Figs. 15-3 a 15-30).

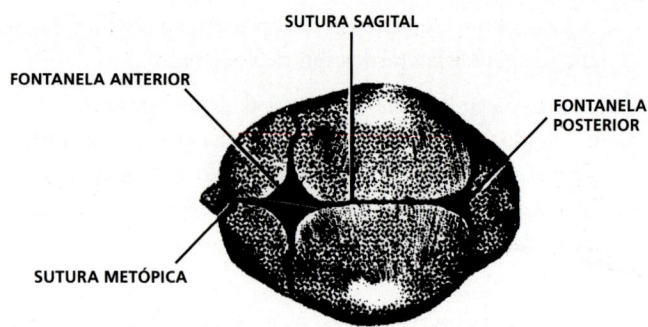

FIGURA 15-4. Diagrama de uma vista superior do crânio do bebê.

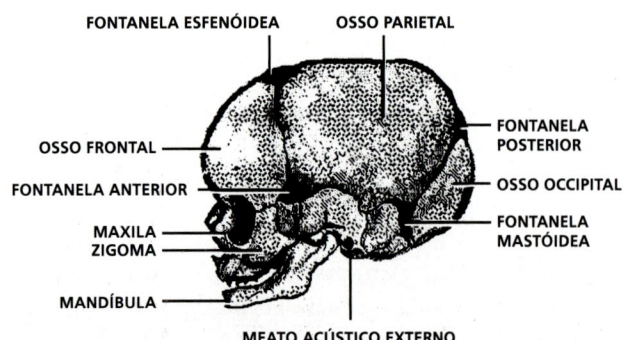

FIGURA 15-3. Diagrama de uma vista lateral do crânio do bebê.

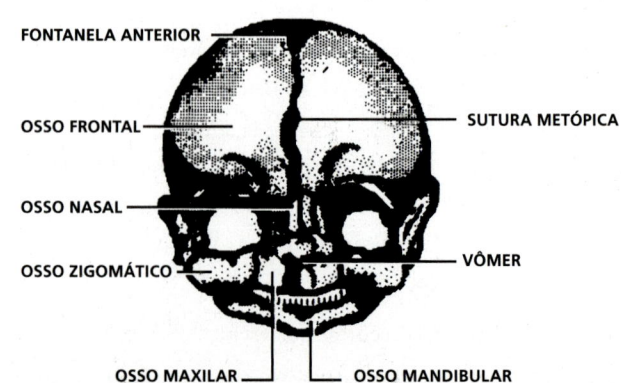

FIGURA 15-5. Vista anterior do crânio do bebê.

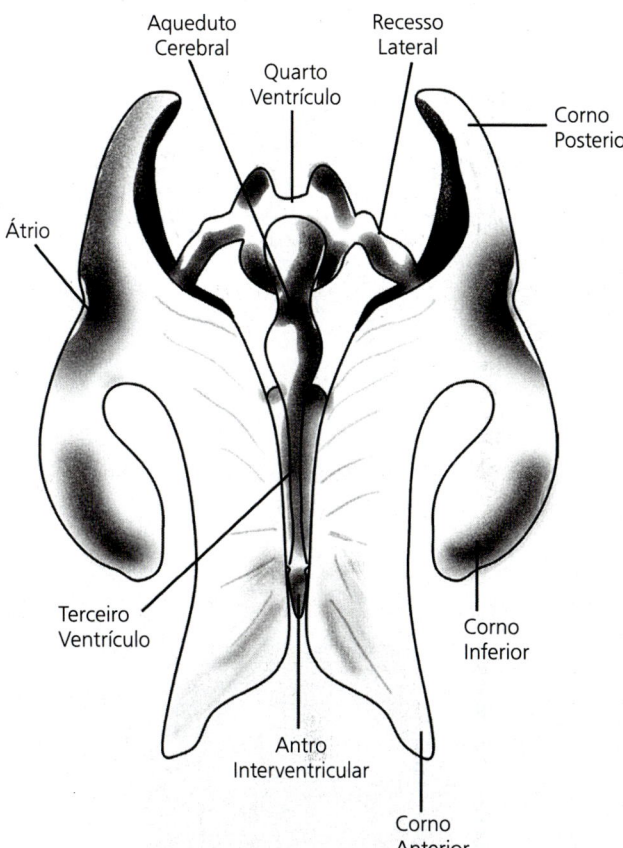

FIGURA 15-6. Diagrama do sistema ventricular, vista superior.

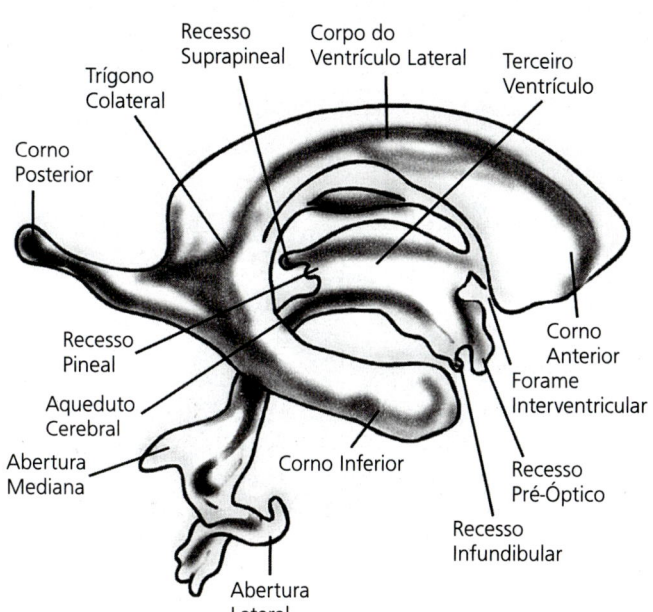

FIGURA 15-7. Diagrama do sistema ventricular, vista lateral.

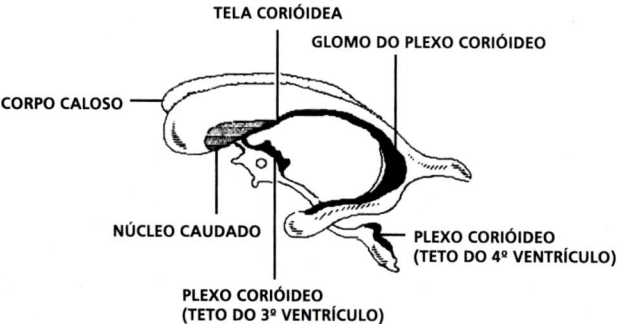

FIGURA 15-8. Diagrama do sistema ventricular e plexo corioideo, vista lateral.

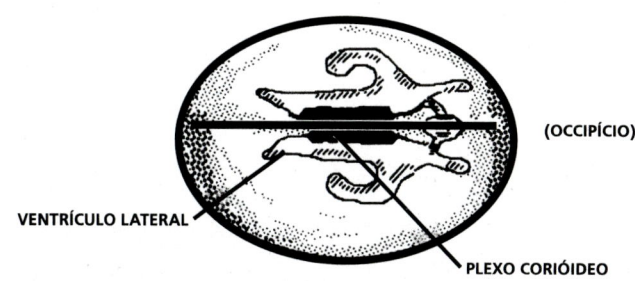

FIGURA 15-9. Diagrama de uma vista axial ao nível do ventrículo lateral.

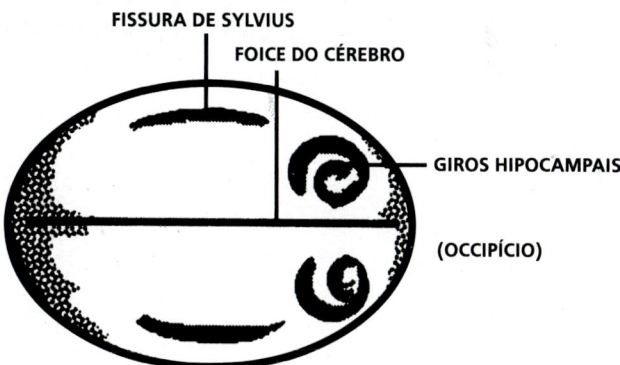

FIGURA 15-10. Diagrama de uma vista axial ao nível da fissura de Sylvius.

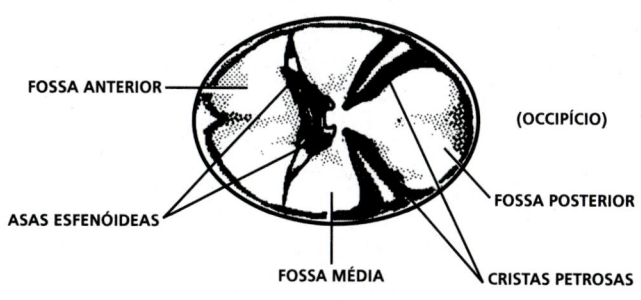

FIGURA 15-11. Diagrama de uma vista axial na base do crânio.

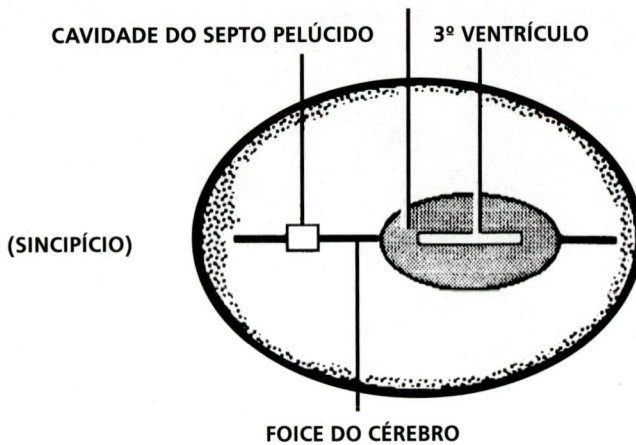

FIGURA 15-12. Diagrama de uma vista axial ao nível dos tálamos.

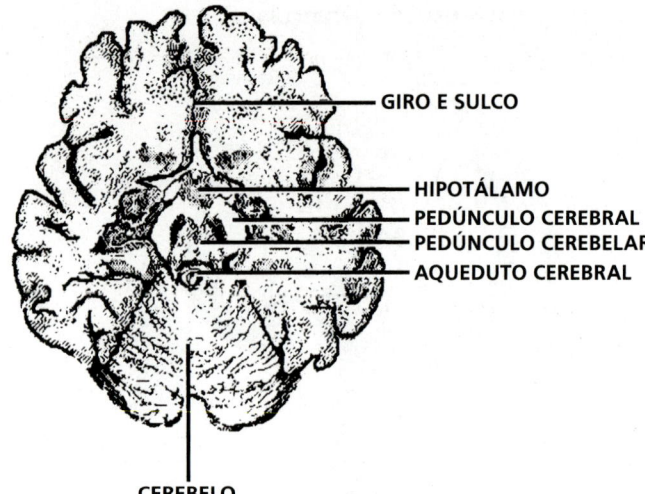

FIGURA 15-15. Diagrama de um corte coronal do cérebro.

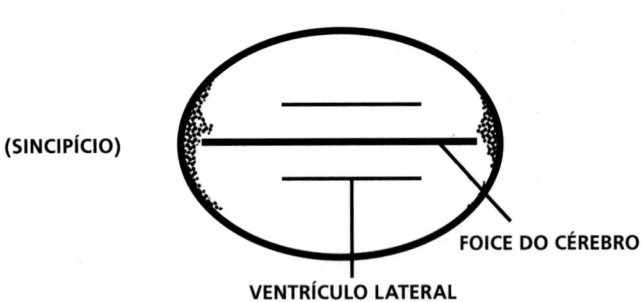

FIGURA 15-13. Diagrama de uma vista axial ao nível do ventrículo lateral.

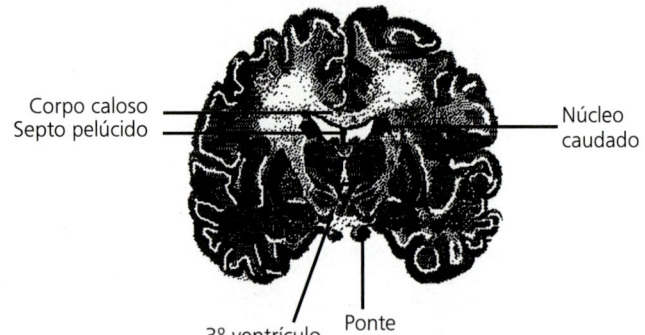

FIGURA 15-16. Diagrama de um corte coronal do cérebro.

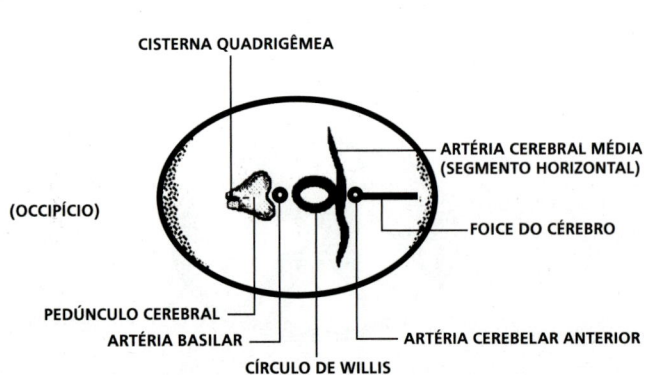

FIGURA 15-14. Diagrama de uma vista axial ao nível da base do crânio.

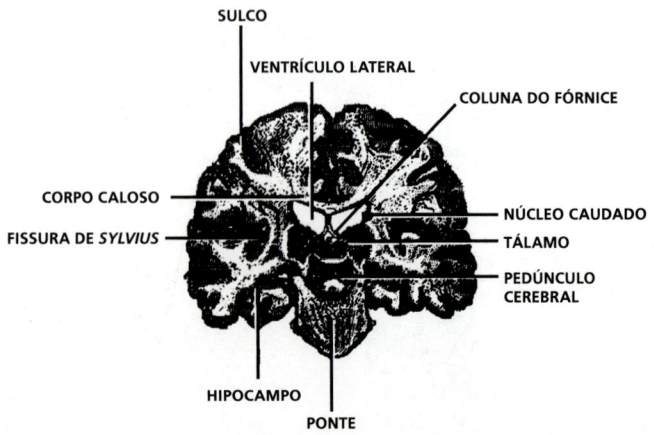

FIGURA 15-17. Diagrama de um corte coronal do cérebro.

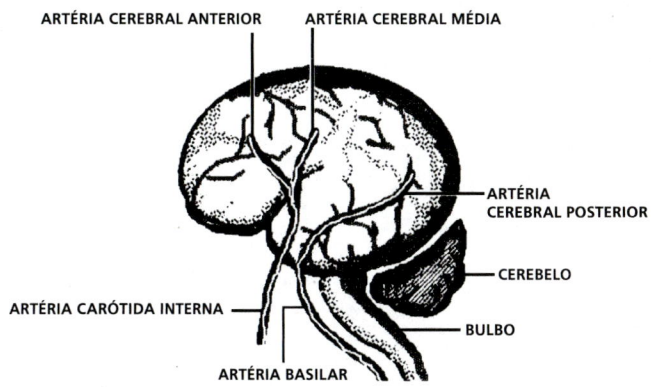

FIGURA 15-18. Diagrama do cérebro e artérias, corte sagital.

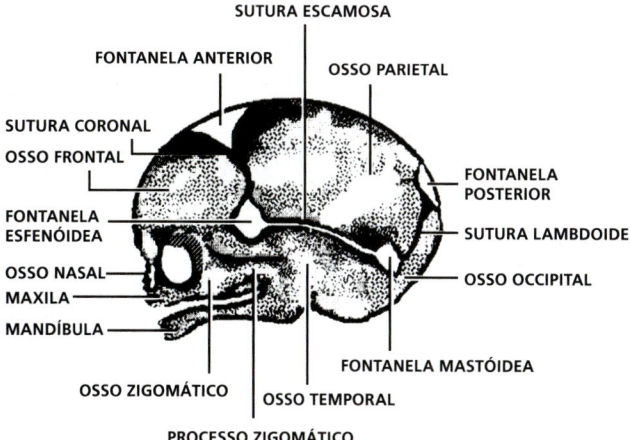

FIGURA 15-21. Diagrama de uma vista lateral do crânio do bebê.

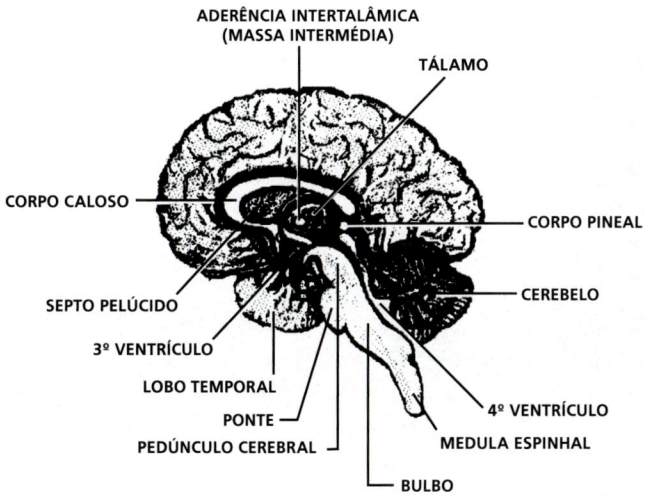

FIGURA 15-19. Diagrama do cérebro, corte sagital.

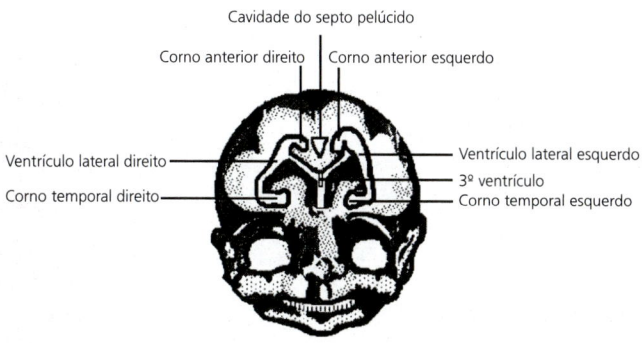

FIGURA 15-22. Diagrama de um vista anterior do crânio do bebê com o sistema ventricular.

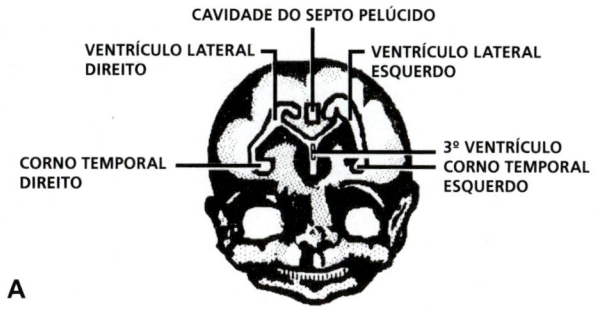

A

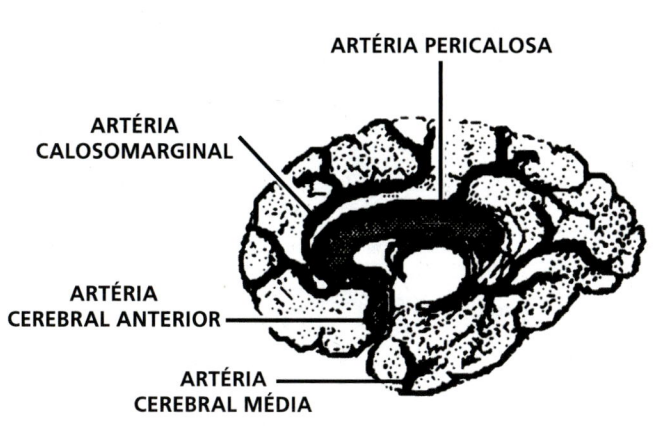

FIGURA 15-20. Diagrama do aspecto lateral das divisões da artéria carótida interna.

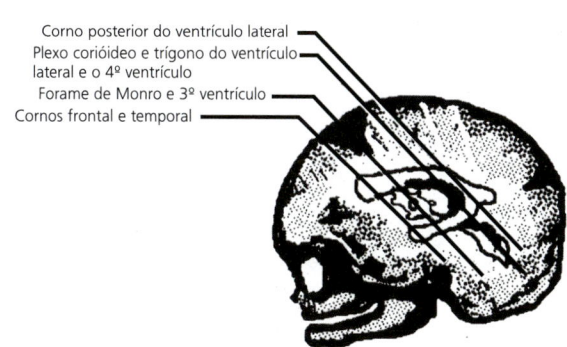

B

FIGURA 15-23. Diagrama de (**A**) uma vista anterior e (**B**) uma vista lateral do crânio do bebê com o sistema ventricular.

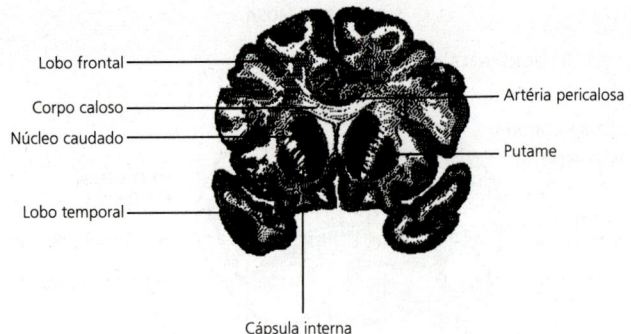

FIGURA 15-24. Diagrama de um corte coronal do cérebro.

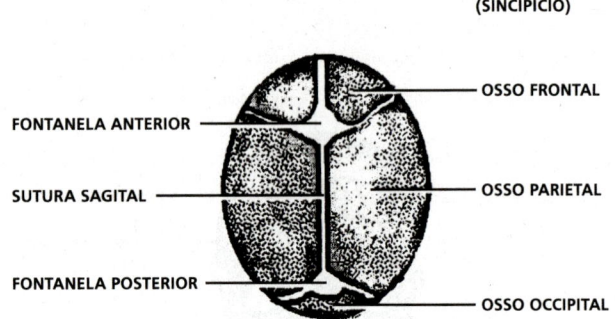

FIGURA 15-25. Vista superior de um crânio de bebê.

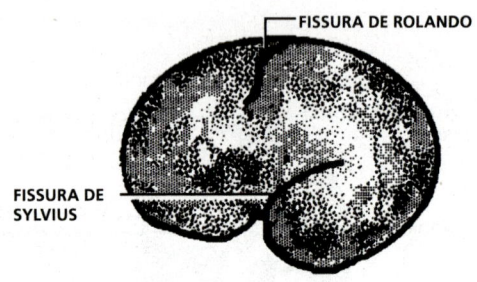

FIGURA 15-26. Vista lateral do cérebro.

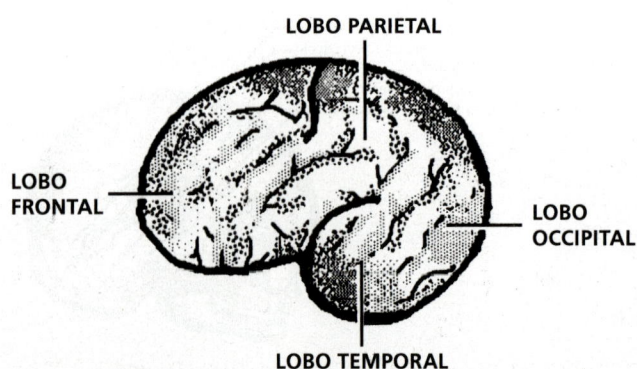

FIGURA 15-27. Vista lateral do cérebro.

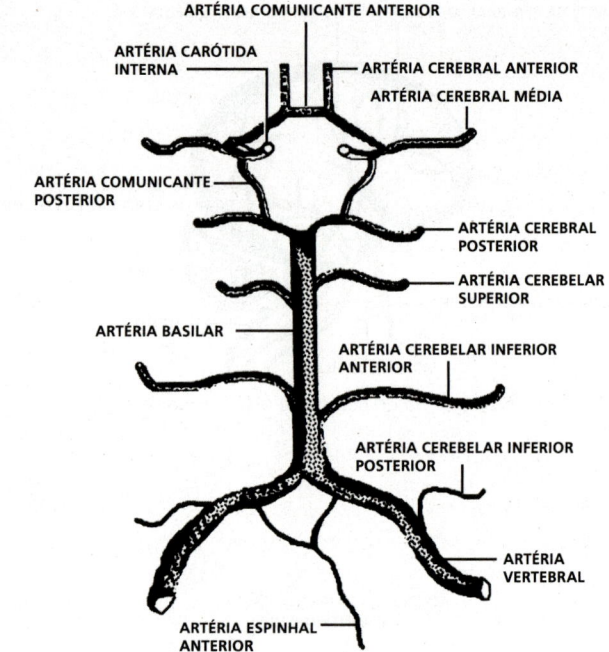

FIGURA 15-28. Círculo de Willis.

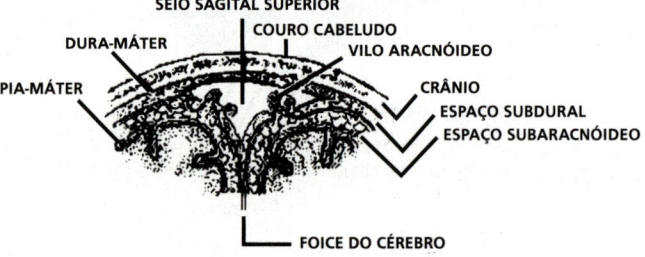

FIGURA 15-29. Diagrama de um corte coronal das meninges e córtex.

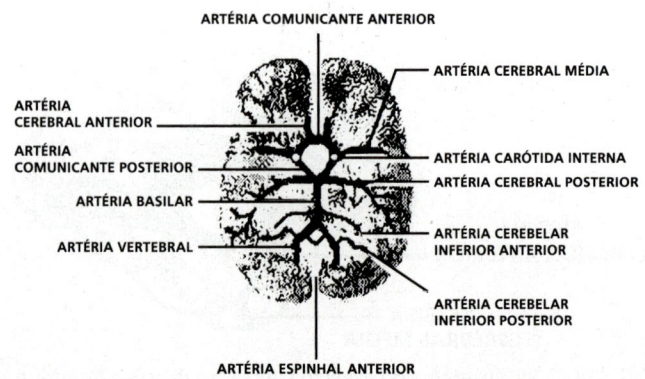

FIGURA 15-30. Diagrama das artérias na base do cérebro.

DOENÇA E PATOLOGIA

Hemorragia Intracraniana

A patologia intracraniana mais comum em recém-nascidos e bebês é hemorragia intracraniana.

Os fatores de risco mais comuns são prematuridade, idade gestacional menos de 32 semanas e baixo peso ao nascimento (< 1.500 g). Outros fatores de risco incluem sexo (homens 2:1), gestação múltipla, trauma durante o parto, trabalho de parto prolongado, hiperosmolaridade, hipocoagulação, pneumotórax, canal arterial patente e fluxo sanguíneo aumentado ou diminuído. A fisiopatologia subjacente é hipóxia.[3] Os sintomas clínicos podem incluir síndrome de angústia respiratória, queda do hematócrito, prematuridade (< 32 semanas ou 1.850 g), ou problemas durante o parto. A maioria dos sangramentos ocorre no prazo dentro de 72 horas após nascimento. Complicações subsequentes da hemorragia incluem hidrocefalia e cisto porencefálico.[1]

Há vários tipos de hemorragia, que recebem denominações de acordo com a localização.

a. *SEH: Hemorragia subependimária* ocorre no núcleo caudado e pode ser vista inferior ao assoalho dos ventrículos laterais[1] (Fig. 15-31).
b. *IVH: Hemorragia intraventricular* ocorre dentro do ventrículo e pode encher completamente os ventrículos, formando um molde[1] (Fig. 15-32).
c. *IPA: Hemorragia intraparenquimatosa* ocorre dentro da substância cerebral, frequentemente próximo do núcleo caudado e lateral aos ventrículos. Dilatação dos ventrículos laterais é frequentemente associada à hemorragia parenquimatosa[1] (Fig. 15-33).
d. *CPH: Hemorragia corióidea* e cerebelar ocorre dentro do corióideo ecogênico e cerebelo. Elas podem ser difíceis de distinguir; entretanto, irregularidade de contorno e ecogenicidade aumentada sugerirão uma hemorragia.[1]

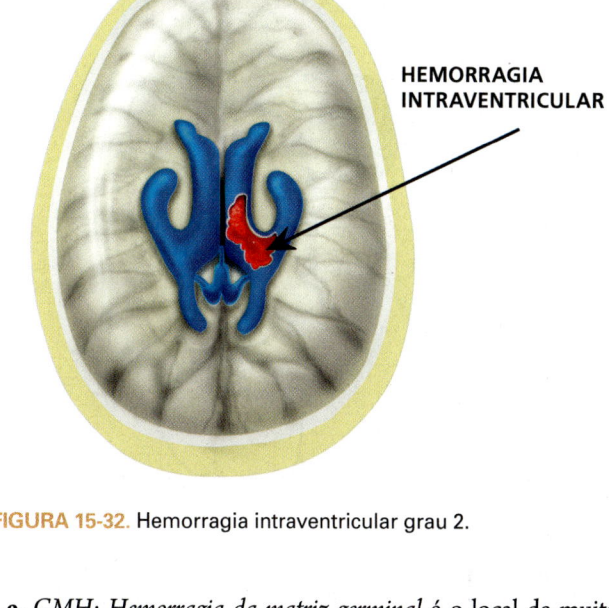

FIGURA 15-32. Hemorragia intraventricular grau 2.

e. *GMH: Hemorragia da matriz germinal* é o local de muitas hemorragias subependimárias e frequentemente é associada à prematuridade.
f. *SAH: Hemorragia subaracnóidea* é localizada entre a aracnoide e a pia-máter e pode ser difícil de ver com ultrassom a não ser que haja uma grande quantidade de sangue presente.

A aparência ultrassonográfica da hemorragia intracraniana muda com o tempo. Hemorragias iniciais são ecogênicas e mudam para ecogenicidade diminuída em algumas semanas. O resultado final é muitas vezes cisto porencefálico.[1]

g. *SDH: Hemorragia subdural* é localizada entre a dura-máter e a aracnoide. Trauma pode causar uma laceração das pregas durais ou ruptura das veias medulares, o que causa coleção de sangue em torno da periferia do cérebro. A superfície cerebral aparecerá achatada com um espaço ecogênico entre o crânio e o cérebro. Em uma vista coronal, pode-se ver líquido

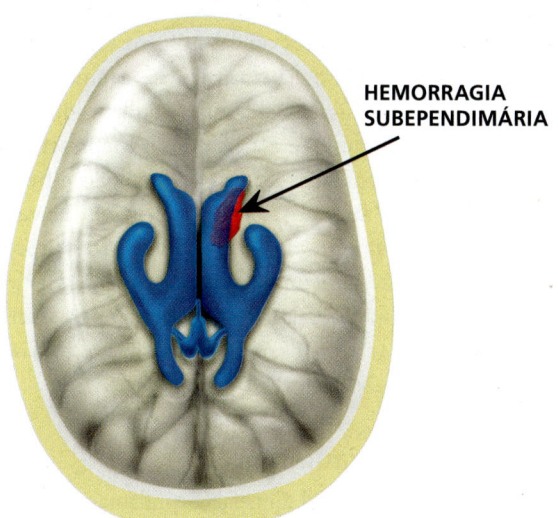

FIGURA 15-31. Hemorragia subependimária grau 1.

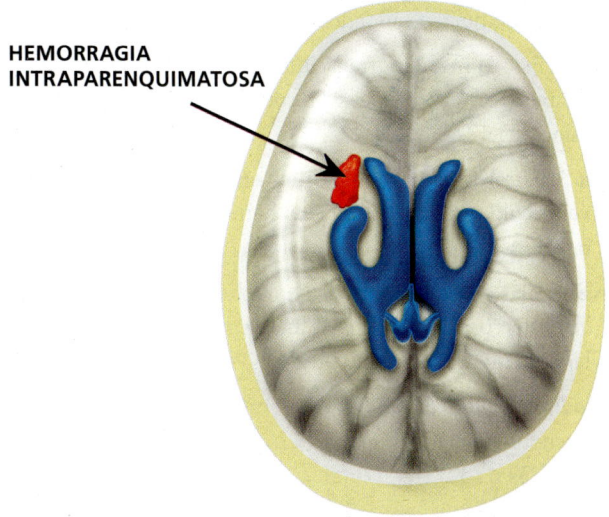

FIGURA 15-33. Hemorragia intraparenquimatosa grau 3.

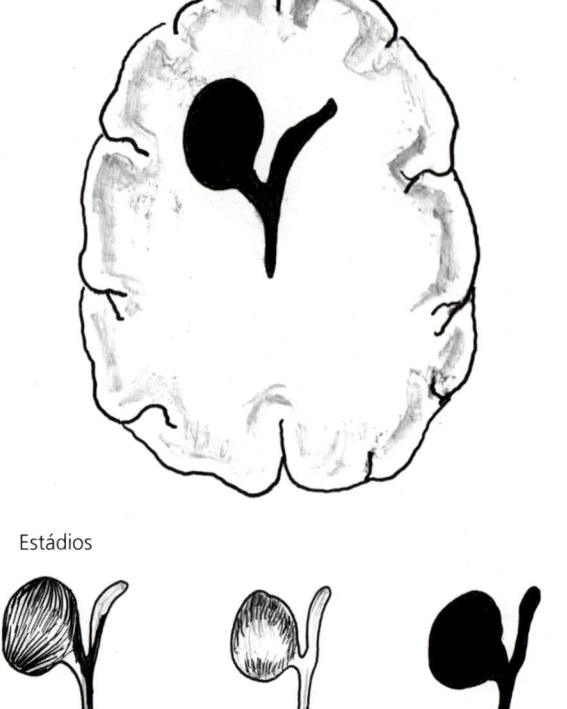

FIGURA 15-34. Hemorragia intraparenquimatosa grau 4.

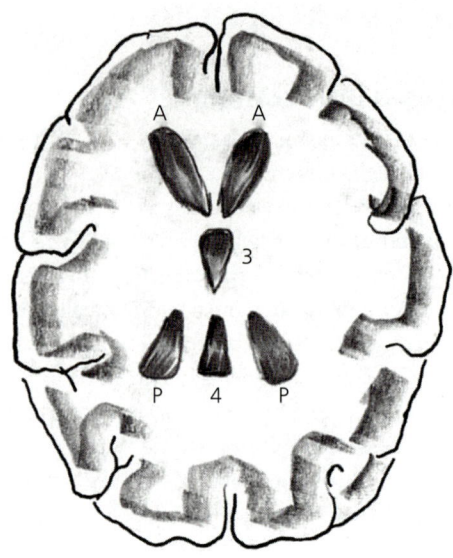

(obstrução com aumento dos ventrículos)
A = Corno anterior
P = Corno posterior
3 = Terceiro ventrículo
4 = Quarto ventrículo

FIGURA 15-35. Cisto porencefálico.

dentro da fissura inter-hemisférica, com sangue se coletando em torno do cérebro. Os giros são comprimidos e se tornam mais proeminentes e mais próximos entre si.[1]

Graduação da Hemorragia Intracraniana[2]

Grau 1. Esta é uma hemorragia da matriz germinal ou subependimária. Ela é vista inferolateralmente ao assoalho do corno frontal ou do corpo do ventrículo lateral e medialmente à cabeça do núcleo caudado (Fig. 15-31).

Grau 2. Esta é uma hemorragia intraventricular apresentada sem dilatação e que pode coexistir com hemorragia da matriz germinal (Fig. 15-32).

Grau 3. Esta é uma hemorragia intraventricular com dilatação do ventrículo e pode coexistir com hemorragia da matriz germinal (Fig. 15-33).

Grau 4. Esta é uma hemorragia intraparenquimatosa, que pode coexistir com hemorragia da matriz germinal e intraventricular com ou sem dilatação (Fig. 15-34).

Cisto Porencefálico. Este é um cisto originado do ventrículo que se desenvolve secundariamente à hemorragia parenquimatosa[1] (Figs. 15-34 e 15-35).

Hidrocefalia. Dilatação ventricular é mais frequentemente secundária à obstrução das vias de fluxo cerebroespinhal. Isto tipicamente é associado a aumento da cabeça, atrofia cerebral e deterioração mental. Ela é vista primeiro sonograficamente no corno occipital, seguido pelo corpo e corno anterior. Pode ser de grau mínimo, moderado ou marcado. O terceiro e quarto ventrículos normalmente são escassamente vistos no *scan,* de modo que a dilatação é fácil de visualizar.[1] O ultrassom monitoriza aumento ventricular, e se for necessária colocação de um *shunt,* ele pode ajudar na localização. Além disso, ultrassom pode prover exames de acompanhamento para o procedimento de *shunt* a fim de assegurar o funcionamento[1] (Fig. 15-35).

Leucomalacia Periventricular. Leucomalacia periventricular (PVL) ocorre em recém-nascidos que tiveram asfixia.[1] É uma região de necrose de coagulação e áreas neutrófilas rarefeitas que contêm axônios intumescidos ou macrófagos seguida por uma reação de células da microglia e astrocitose. Hemorragia pode acompanhar o infarto, e as áreas de necrose podem liquefazer-se e cavitar-se.[4] Sonograficamente, esta condição se apresentará com lesões nitidamente separadas do núcleo caudado e frequentemente adjacentes ao átrio dos ventrículos laterais. Haverá ecos aumentados no ângulo externo dos ventrículos laterais, com extensões radiando anteriores aos cornos frontais. Pode ser assimétrica ou bilateral. A intensidade de eco diminuir em 2–4 semanas, e cistos ou cavidades são vistos mais tarde nas áreas previamente ecogênicas[5] (Fig. 15-36).

Infecções Intracranianas

Encefalite e Edema Cerebral. Encefalite é inflamação do cérebro. Ela é caracterizada ultrassonograficamente por uma ecogenicidade global aumentada. Edema cerebral também mostra ecogenicidade

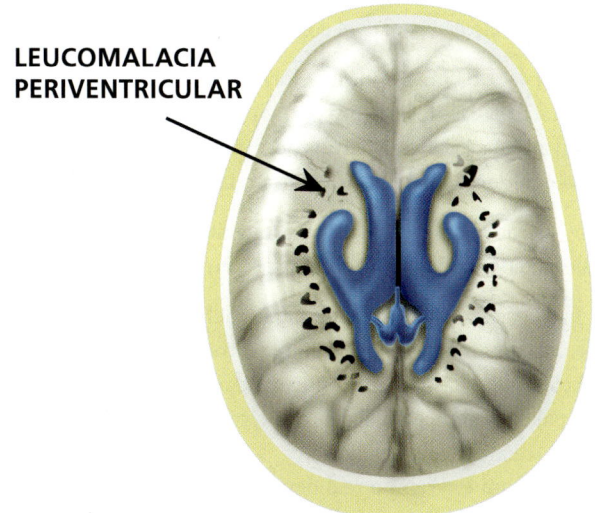

FIGURA 15-36. Leucomalacia periventricular.

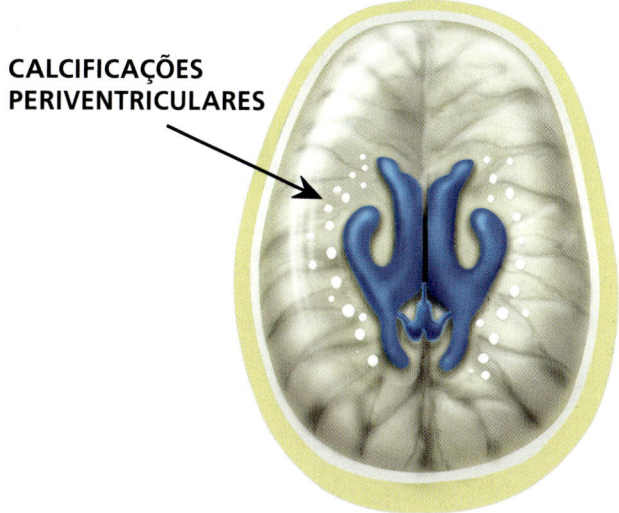

FIGURA 15-37. Calcificações intracranianas.

aumentada, mas tem um achado adicional; os ventrículos tornam-se, semelhantes a fendas, como resultado do edema cerebral.[1]

Ventriculite. Infecção dos ventrículos frequentemente é associada com encefalite. Ela causa dilatação dos ventrículos, e eles podem conter septos e detritos. O cérebro se torna mais ecogênico, e muitas vezes há pequenas áreas císticas. O revestimento dos ventrículos aparece ecogênico ao ultrassom, e pode haver buracos nas margens dos ventrículos.[1]

Abscesso Cerebral. Abscessos variam em número e tamanho. Eles podem ser lobulados e frequentemente aparecem como lesões de tipo cístico com material ecogênico inomogêneo no seu interior. Com frequência há outros sinais de ventriculite e encefalite.[1]

Calcificações Intracranianas. Calcificações no cérebro podem ser vistas como resultado de infecções que ocorreram durante a gravidez. Por exemplo, doença de inclusão por citomegalovírus ou toxoplasmose. Sonograficamente, podem ser vistas áreas ecogênicas no cérebro com sombreamento acústico associado[1] (Fig. 15-37).

Malformações Cranianas.

Cisto Aracnóideo. Esta é uma lesão cística benigna incomum que é revestida em tecido aracnóideo.[1] A etiologia exata desta condição é desconhecida; entretanto, ela pode ser congênita ou causada por trauma, infecção ou infarto precedente. Localizações comuns de cistos aracnóideos incluem a fossa média do crânio anterior ao lobo temporal, as convexidades cerebrais, a fossa posterior, a região suprasselar e a cisterna da lâmina quadrigêmea. Cistos aracnóideos localizados na linha mediana podem ser associados à hidrocefalia. O cisto aracnóideo é visto frequentemente em ultrassom como uma massa anecoica com margens lisas bem definidas. Os ventrículos também podem estar dilatados[6] (Fig. 15-38).

Agenesia do Corpo Caloso. O corpo caloso é o trato que conecta os hemisférios cerebrais direito e esquerdo. Esta entidade é definida como ausência do corpo caloso. O corpo caloso pode ser hipoplásico, parcialmente ausente ou totalmente ausente. Agenesia do corpo caloso pode ser congênita ou adquirida. Agenesia adquirida, por exemplo, pode ocorrer como resultado de insulto intrauterino com anoxia ou infarto na distribuição da artéria cerebral anterior. No tipo congênito, a parte posterior do corpo caloso é geralmente afetada, enquanto a parte anterior é afetada no tipo adquirido.[6] Os pacientes podem ser assintomáticos ou ter convulsões, desenvolvimento retardado, hidrocefalia ou síndrome de desconexão cerebral.

Ultrassom em tempo real mostra uma separação larga dos cornos frontais ventriculares com um aspecto assimétrico dos ventrículos laterais. O terceiro ventrículo está em posição alta, o que produz uma aparência de "orelhas de coelho". O corpo caloso proeminente normal não é visto no *scan* sagital mediano.[6] CT,

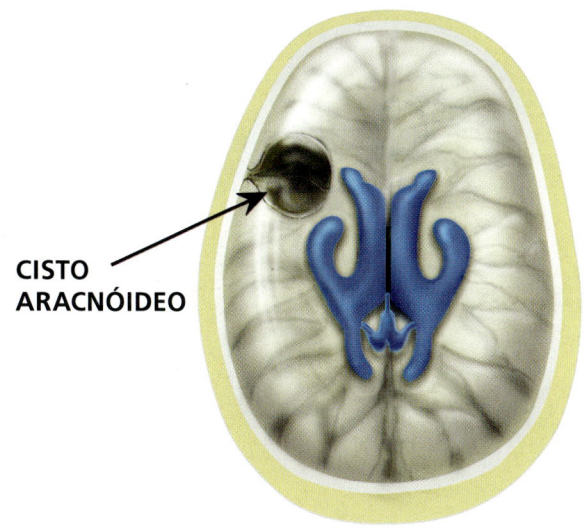

FIGURA 15-38. Cisto aracnoideo.

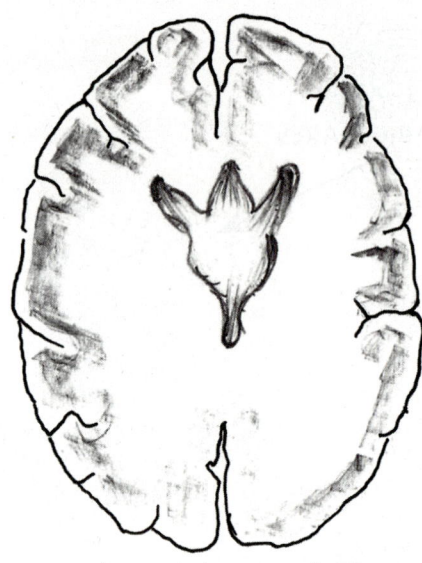
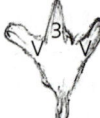

FIGURA 15-39. Agenesia do corpo caloso.

(3º ventrículo aumentado [3] entre ventrículos laterais [V])

MRI e ultrassom podem ser usados para demonstrar esta condição[6] (Fig. 15-39).

Holoprosencefalia. Esta entidade é definida como uma malformação congênita com falha parcial ou completa do prosencéfalo primitivo em formar os hemisférios cerebrais (telencéfalo) e tálamo e hipotálamo (diencéfalo). Isto leva a um defeito de clivagem mediano com falta de formação dos hemisférios cerebrais e tálamos. Há um grande ventrículo comum com forma de ferradura. Há três tipos de holoprosencefalia:

Alobar (forma grave) – um ventrículo único em forma de ferradura com um manto cortical fino. Os tálamos são fundidos, e o terceiro ventrículo é ausente.[1] Este tipo tem anormalidades graves e não é compatível com a vida (Fig. 15-40).

Semilobar (forma moderada) – Cornos anteriores dos ventrículos estão presentes. Há um corno occipital único com desenvolvimento parcial de cornos occipitais e temporais. Esta forma é frequentemente associada a retardo mental.[1]

Lobar (forma mais branda)[1,6] – Uma variante menos grave que a alobar com considerável córtex presente.[1]

Fatores de risco incluem: diabetes melito materno, toxoplasmose, trissomias 13, 15 e 18, rubéola intrauterina e síndrome de Meckel. Pode ser associada a anormalidades faciais graves, como fenda palatina, fenda labial hipotelorismo, trigonocefalia, ciclopia, etmocefalia e cebocefalia.

Ultrassom em tempo real demonstra um grande ventrículo central drapejado sobre um tálamo fundido bilobado com aspecto em forma de ferradura. O terceiro ventrículo é frequentemente visível em alguma forma com tipos semilobar e lobar e é pequeno ou ausente no tipo alobar. A foice do cérebro e a fissura inter-hemisférica estão presentes em um grau variável nas formas semilobar e alobar e estão frequentemente ausentes nas formas alobares. O corpo caloso é ausente na forma alobar. O corpo caloso é ausente na forma alobar. Frequentemente há algum tecido cerebral residual, dependendo do tipo, sem nenhuma diferenciação dos cornos frontal, temporal e occipital.[6] CT, MRI e ultrassom demonstram holoprosencefalia; entretanto, MRI é superior para mostrar as alterações estruturais causadas pela holoprosencefalia.

Malformação de Arnold–Chiari. Esta entidade é caracterizada por desvio inferior do cerebelo e quarto ventrículo para dentro do canal vertebral cervical superior e é frequentemente associada à displasia cerebelar.[6] Há quatro tipos:

Malformação de Chiari I – Tonsilas cerebelares em situação baixa abaixo do forame magno. Cisterna magna é pequena ou ausente. Pode haver alongamento brando e posição baixa do quarto ventrículo. Complicações incluem hidrocefalia e hidromielia.

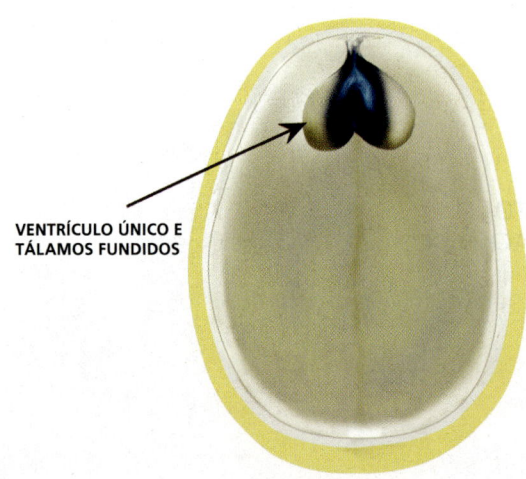

FIGURA 15-40. Holoprosencefalia alobar.

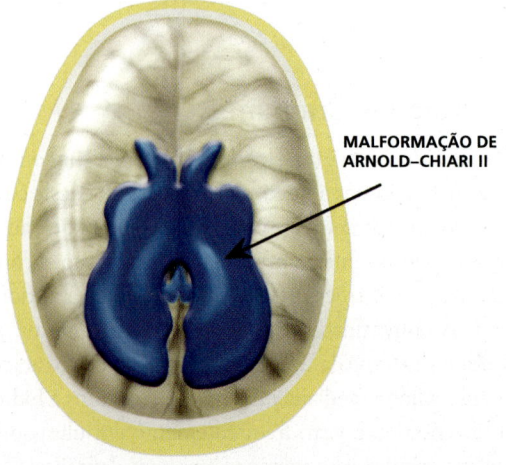

FIGURA 15-41. Malformação de Arnold-Chiari II.

Malformação de Chiari II – Desvio inferior do bulbo, quarto ventrículo, tonsilas cerebelares inferiores e verme, e a presença de uma mielocele ou meningomielocele (Fig. 15-41).

Malformação de Chiari III – Cefalocele occipital baixa–cervical alta com um defeito ósseo no infraoccipício, margem posterior do forame magno e arco posterior da primeira vértebra cervical. Hérnia do cerebelo, tronco cerebral, quarto ventrículo e medula cervical superior dentro do defeito podem ocorrer.

Malformação de Chiari IV – Displasia cerebelar grave associada a cerebelo hipoplásico, tronco cerebral pequeno, fossa posterior grande, e espaço de líquido cerebroespinhal (CSF) não causando efeitos de pressão.[6]

Pacientes podem ser assintomáticos ou ter cefaleia, aumento da cabeça por hidrocefalia, ataxia, incoordenação, sinais e sintomas de pressão intracraniana aumentada, e uma massa de tecido mole cervicoccipital por encefalocele.[6]

Ultrassom em tempo real mostra o cerebelo embaixo na fossa posterior. O terceiro ventrículo pode ser obscurecido pela massa intermédia, e o quarto ventrículo pode ser pequeno ou ausente. A fossa posterior pode ser pequena com a cisterna magna não visualizada. Hidrocefalia pode estar presente com os ventrículos laterais dilatados mais do que os cornos frontais. Uma mielocele ou meningomielocele pode ser vista na junção cervicoccipital.[6]

CT, MRI e ultrassom são usados para demonstrar a anomalia. CT e MRI podem demonstrar mais efetivamente os defeitos ósseos no occipício, forame magno e C1 e C2, além de mostrar a mielocele ou meningomielocele, quarto ventrículo e tronco cerebral.[6]

Malformação ou Síndrome de Dandy–Walker. Este processo é caracterizado por um cisto na região infratentorial com ausência do verme cerebelar inferior e atresia dos forames de Luschka e Magendie.[7] Ela é associada à hidrocefalia e se apresenta no ultrassom com um grande cisto na fossa posterior que se comunica com o quarto ventrículo e aumento da fossa posterior. Esta condição foi associada a uma incidência mais alta de outras anomalias, como agenesia do corpo caloso, estenose aquedutal, cisto porencefálico, encefalocele, holoprosencefalia e lissencefalia.[7] Haverá um cerebelo pequeno e uma grande fossa posterior[6] (Fig. 15-42).

Hidranencefalia. Esta é uma grave malformação congênita com uma ausência completa ou quase completa de estruturas telencefálicas. O cerebelo, parte basal dos lobos temporais, lobos occipitais e diencéfalo são geralmente preservados. Esta anomalia é um resultado de grave processo destrutivo intrauterino, embora a etiologia exata seja incerta. Recém-nascidos podem ser assintomáticos ou ter uma cabeça grande com marcado retardo. Transiluminação do crânio é aumentada por causa da delgadeza da calvária e líquido intracraniano aumentado. Atividade cerebral pode ser ausente em um eletrencefalograma.

Sonograficamente, esta anomalia é vista como grandes massas císticas bilaterais na região supratentorial. Tecido cerebral pode estar presente nas partes occipitais e basais dos lobos temporais. A foice do cérebro é frequentemente atenuada e desviada[6] (Fig. 15-43).

Porencefalia Congênita. Esta anomalia é definida como a presença de cavidades císticas dentro da substância cerebral. Estas cavidades císticas podem-se comunicar com o sistema ventricular, o espaço subaracnóideo ou ambos.[4]

Microcefalia. Esta condição é caracterizada por um tamanho diminuído da cabeça e redução da massa cerebral. Ela apresenta um desproporção típica em tamanho entre o crânio e a face. A testa se inclina com um cérebro pequeno, e os hemisférios cerebrais são afetados.[5]

Craniosquise. Esta condição é uma divisão do cérebro causada pela falta de fechamento do tubo neural. O nível onde o tubo neural se fecha determina que anomalias estarão presentes. Várias anomalias incluem anencefalia, encefalocele e mielomeningocele.

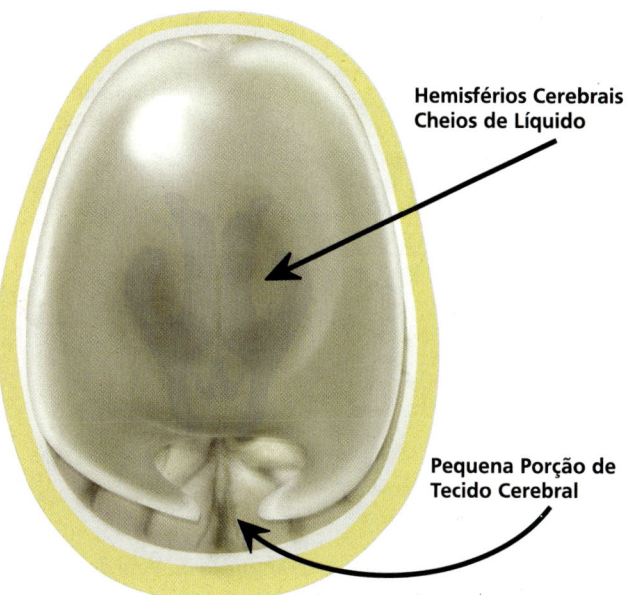

FIGURA 15-43. Hidranencefalia.

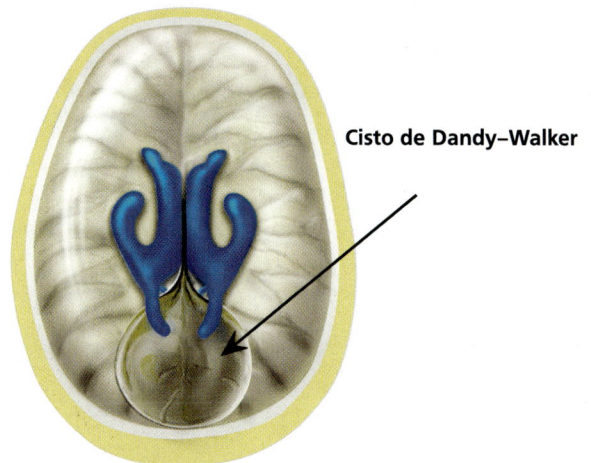

FIGURA 15-42. Cisto de Dandy-Walker.

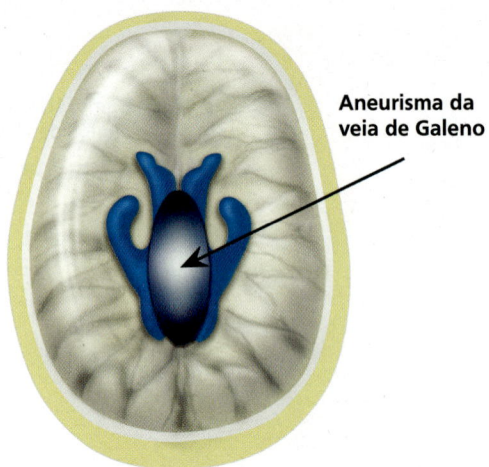

FIGURA 15-44. Aneurisma da veia de Galeno.

Aneurisma e Malformação Arteriovenosa da Veia de Galeno. A veia de Galeno pode-se tornar dilatada ou aneurismática em razão de um fluxo aumentado a partir de uma malformação arteriovenosa cerebral profunda. A veia de Galeno aumentada é vista posterior ao terceiro ventrículo e drenando posteriormente para dentro do seio reto e tórcula de Herófilo (confluência dos seios).[7] Sonograficamente, aparece como um espaço mediano cítico com dilatação ventricular.[2] Esta condição pode ser diferenciada de outras anomalias císticas com Doppler de fluxo em cores. A Figura 15-44 apresenta um esquema do aneurisma da veia de Galeno.

Tumores

Papiloma do Plexo Corióideo. Esse é um tumor benigno que faz o plexo corióideo aparecer aumentado e ecogênico. Hidrocefalia pode-se desenvolver por causa da obstrução dos forames ventriculares.[1]

Linfoma do Corpo Caloso. O linfoma se apresenta como uma massa ecogênica dentro do corpo caloso. Ele tem cornos anteriores separados que são pontudos por causa do desenvolvimento defeituoso do corpo caloso.[1]

Teratoma. Este tumor benigno tem áreas típicas de calcificações e formação cística. Hidrocefalia obstrutiva é uma apresentação comum.[1]

Referências

1. Sanders RC. *Clinical Sonography: A Practical Guide.* 4th ed. Philadelphia, PA: Lippincott Williams & Wilkins; 2006.
2. Kiesler J, Ricer R. The Abnormal Fontanelle. *Am Fam Physician.* 2003;67:2547-2552.
3. McGahan JP, Goldberg BB. *Diagnostic Ultrasound: A Logical Approach.* Philadelphia. New York: Lippincott-Raven; 1998;1140-1141.
4. Fleischer AC, Manning FA, Jeanty P, et al. *Sonography in Obstetrics & Gynecology Principles and Practice.* New York: McGraw-Hill; 2001.
5. Babcock DS. *Cranial Sonography of Infants. Syllabus: Categorical Course in Ultrasound.* 70th Scientific Assembly and Annual Meeting of The Radiological Society of North America, November 1984;123-127.
6. Krebs CA, Giyanani VL, Eisenberg RL. *Ultrasound Atlas of Disease Processes.* Norwalk, CT: Appleton & Lange; 1993.
7. Aletebi FA, Fung KFK: Neurodevelopmental outcome after antenatal diagnosis of posterior fossa abnormalities. *Ultrasound Med.* 1999;18:683-689.

Perguntas

INSTRUÇÕES GERAIS: Para cada pergunta, selecione a resposta apropriada. Marque apenas uma resposta para cada pergunta, exceto se solicitado de outro modo.

Perguntas 1 a 16: Correlacionar as estruturas na Fig. 15-45 com os termos na Coluna B.

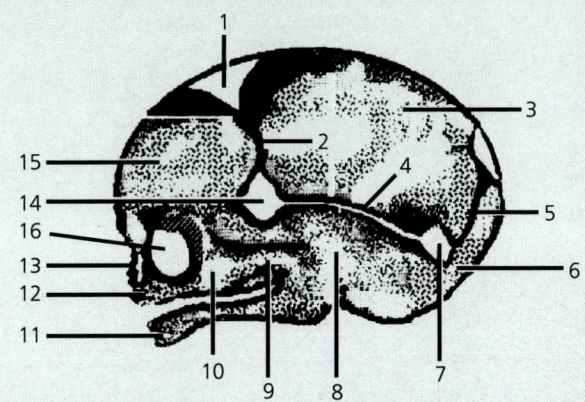

FIGURA 15-45. Vista lateral de um crânio de bebê.

Perguntas 17 a 22: Correlacionar as estruturas na Fig. 15-46 com os termos na Coluna B.

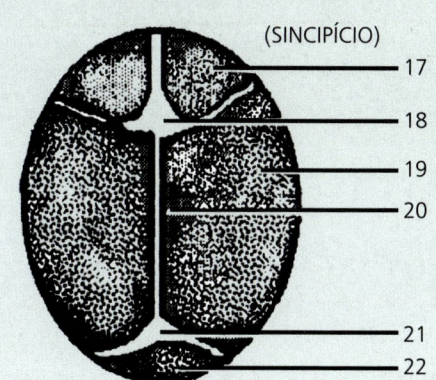

FIGURA 15-46. Vista superior de um crânio de bebê.

COLUNA A
1. _____
2. _____
3. _____
4. _____
5. _____
6. _____
7. _____
8. _____
9. _____
10. _____
11. _____
12. _____
13. _____
14. _____
15. _____
16. _____

COLUNA B
(A) fontanela mastóidea
(B) fontanela esfenóidea
(C) osso parietal
(D) maxila
(E) órbita
(F) osso occipital
(G) sutura coronal
(H) osso frontal
(I) osso zigomático
(J) osso nasal
(K) osso temporal
(L) mandíbula
(M) fontanela anterior
(N) sutura escamosa
(O) sutura lambdoide
(P) processo zigomático

COLUNA A
17. _____
18. _____
19. _____
20. _____
21. _____
22. _____

COLUNA B
(A) osso occipital
(B) osso frontal
(C) sutura sagital
(D) anterior
(E) osso parietal
(F) fontanela posterior

Perguntas 23 a 31: Corrrelacionar as estruturas na Fig. 15-47 com os termos na Coluna B.

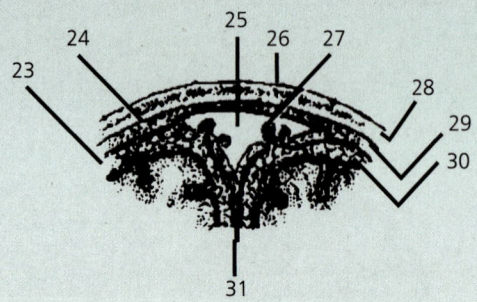

FIGURA 15-47. Diagrama de um corte coronal das meninges e córtex.

COLUNA A
23. _____
24. _____
25. _____
26. _____
27. _____
28. _____
29. _____
30. _____
31. _____

COLUNA B
(A) dura-máter
(B) espaço subdural
(C) pia-máter
(D) seio sagital superior
(E) vilo aracnóideo
(F) foice do cérebro
(G) espaço subaracnóideo
(H) couro cabeludo
(I) crânio

Perguntas 32 a 37: Corrrelacionar as estruturas na Fig. 15-48 com os termos na Coluna B.

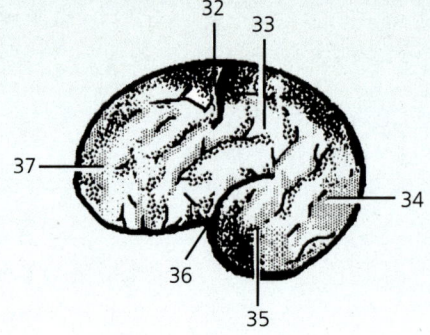

FIGURA 15-48. Vista lateral do cérebro.

COLUNA A
32. _____
33. _____
34. _____
35. _____

COLUNA B
(A) lobo frontal
(B) fissura de Sylvius
(C) fissura de Rolando
(D) lobo occipital

36. _____
37. _____

(E) lobo parietal
(F) lobo temporal

Perguntas 38 a 50: Corrrelacionar as estruturas na Fig. 15-49 com os termos na Coluna B.

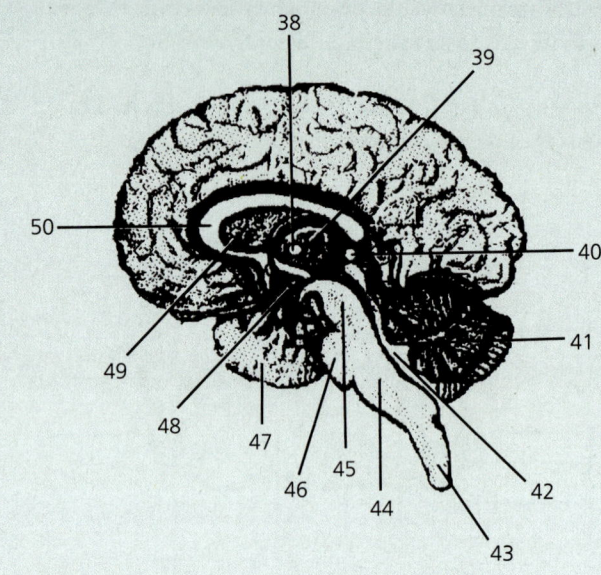

FIGURA 15-49. Diagrama de um corte sagital do cérebro.

COLUNA A
38. _____
39. _____
40. _____
41. _____
42. _____
43. _____
44. _____
45. _____
46. _____
47. _____
48. _____
49. _____
50. _____

COLUNA B
(A) corpo caloso
(B) tálamo
(C) cerebelo
(D) corpo pineal
(E) ponte
(F) medula espinhal
(G) pedúnculo cerebral
(H) septo pelúcido
(I) bulbo
(J) aderência intertalâmica
(K) quarto ventrículo
(L) terceiro ventrículo
(M) lobo temporal

Perguntas 51 a 59: Corrrelacionar as estruturas na Fig. 15-50 com os termos na Coluna B.

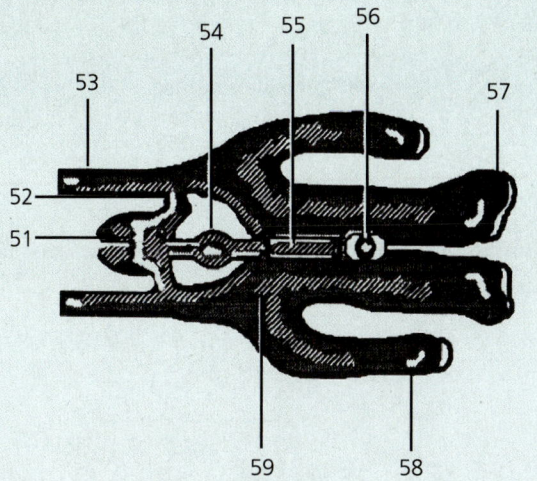

FIGURA 15-50. Diagrama do sistema ventricular na vista superior.

COLUNA A
51. _____
52. _____
53. _____
54. _____
55. _____
56. _____
57. _____
58. _____
59. _____

COLUNA B
(A) terceiro ventrículo
(B) corno anterior
(C) corno inferior
(D) forame de Monro
(E) recesso lateral
(F) aqueduto cerebral
(G) quarto ventrículo
(H) átrio
(I) corno posterior

Perguntas 60 a 74: Corrrelacionar as estruturas na Fig. 15-51 com os termos na Coluna B.

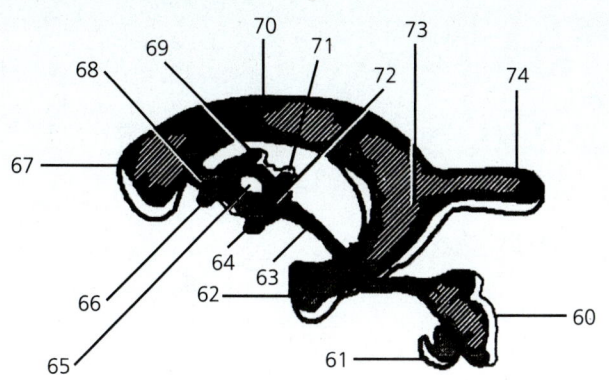

FIGURA 15-51. Diagrama do sistema ventricular na vista lateral.

COLUNA A
60. _____
61. _____

COLUNA B
(A) recesso pineal
(B) corpo do ventrículo lateral

62. _____
63. _____
64. _____
65. _____
66. _____
67. _____
68. _____
69. _____
70. _____
71. _____
72. _____
73. _____
74. _____

(C) forame de Monro
(D) corno posterior
(E) recesso infundibular
(F) terceiro ventrículo
(G) recesso pré-óptico
(H) corno anterior
(I) corno inferior
(J) trígono colateral
(K) recesso suprapineal
(L) forame de Magendie
(M) aqueduto cerebral
(N) forames de Luschka
(O) aderência intertalâmica

Perguntas 75 a 80: Corrrelacionar as estruturas na Fig. 15-52 com os termos na Coluna B.

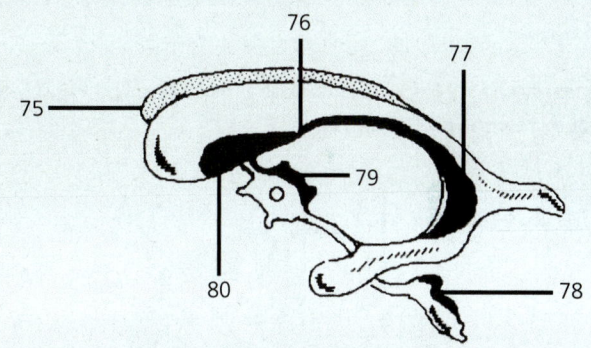

FIGURA 15-52. Diagrama do sistema ventricular em um recém-nascido.

COLUNA A
75. _____
76. _____
77. _____
78. _____
79. _____
80. _____

COLUNA B
(A) núcleo caudado
(B) plexo corióideo do terceiro ventrículo
(C) tela corióidea
(D) corpo caloso
(E) plexo corióideo do quarto ventrículo
(F) glomo do plexo corióideo

Perguntas 81 a 84: Identificar as estruturas demonstradas em cada plano de escaneamento onde as linhas se projetam na Fig. 15-53, e em seguida colocar na Coluna A a letra correspondente ao item apropriado da Coluna B.

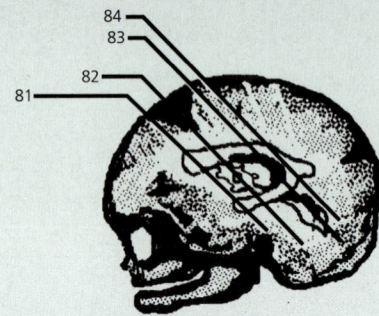

FIGURA 15-53. Diagrama de uma vista lateral do crânio do bebê com o sistema ventricular.

COLUNA A   COLUNA B
81. _____   (A) forames de Monro e terceiro ventrículo
                  (B) corno posterior do ventrículo lateral
82. _____   (C) cornos frontal e temporal
83. _____   (D) plexo corióideo e trígono do ventrículo lateral e o quarto ventrículo
84. _____

Perguntas 85 a 94: Corrrelacionar as estruturas na Fig. 15-54 com os termos na Coluna B.

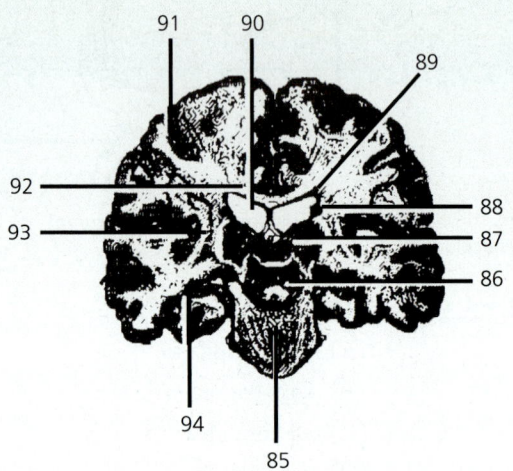

FIGURA 15-54. Diagrama de um corte coronal do cérebro.

COLUNA A   COLUNA B
85. _____   (A) ventrículo lateral
                  (B) pedúnculo cerebelar
86. _____   (C) ponte
                  (D) corpo caloso
87. _____   (E) núcleo caudado
88. _____

89. _____

90. _____   (F) hipocampo
                  (G) issura de Sylvius
91. _____
                  (H) sulco
92. _____   (I) coluna do fórnice
93. _____   (J) tálamo

94. _____

Perguntas 95 a 100: Corrrelacionar as estruturas na Fig. 15-55 com os termos na Coluna B.

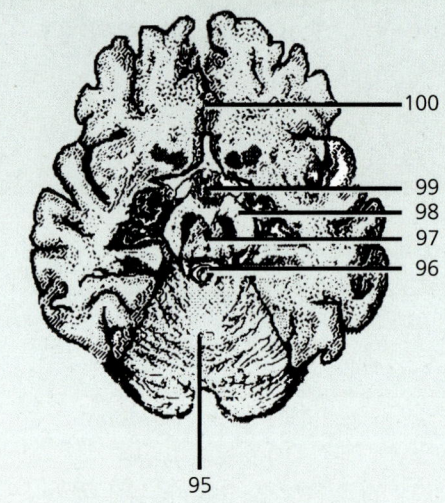

FIGURA 15-55. Diagrama de um corte coronal do cérebro.

COLUNA A   COLUNA B
95. _____   (A) aqueduto cerebral
                  (B) pedúnculo do cerebelo
96. _____   (C) cerebelo
97. _____   (D) hipotálamo
                  (E) giro e sulco
98. _____   (F) pedúnculo cerebral

99. _____

100. _____

Perguntas 101 a 112: Corrrelacionar as estruturas na Fig. 15-56 com os termos na Coluna B.

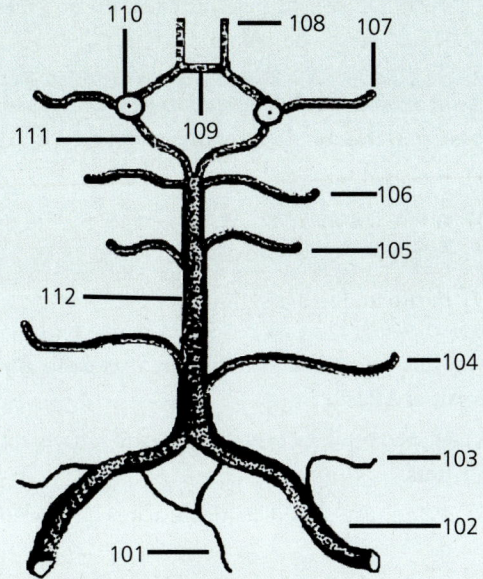

FIGURA 15-56. Círculo de Willis.

COLUNA A	COLUNA B
101._____	(A) artéria basilar
102._____	(B) artéria cerebral posterior
103._____	(C) artéria cerebral média
104._____	(D) artéria carótida interna
105._____	(E) artéria cerebral anterior
106._____	(F) artéria cerebelar inferior anterior
107._____	(G) artéria vertebral
108._____	(H) artéria comunicante anterior
109._____	(I) artéria comunicante posterior
110._____	(J) artéria espinhal anterior
111._____	(K) artéria cerebelar inferior posterior
112._____	(L) artéria cerebelar superior

Perguntas 113 a 120: Corrrelacionar as estruturas na Fig. 15-57 com os termos na Coluna B.

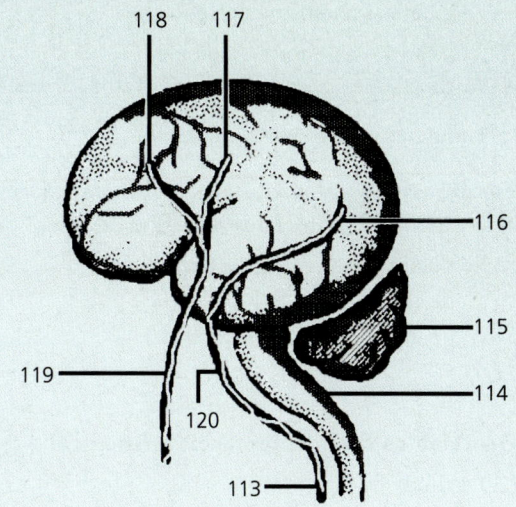

FIGURA 15-57. Diagrama do cérebro na vista sagital.

COLUNA A	COLUNA B
113._____	(A) artéria carótida interna
114._____	(B) artéria cerebral posterior
115._____	(C) artéria vertebral
116._____	(D) artéria basilar
117._____	(E) artéria cerebral anterior
118._____	(F) artéria cerebral média
119._____	(G) cerebelo
120._____	(H) bulbo

Perguntas 121 a 124: Corrrelacionar as estruturas na Fig. 15-58 com os termos na Coluna B.

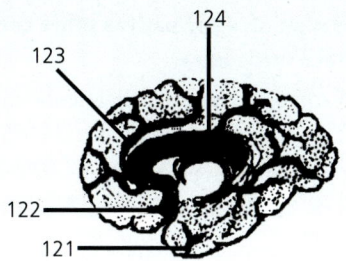

FIGURA 15-58. Diagrama do aspecto lateral da artéria carótida interna e seus ramos.

COLUNA A	COLUNA B
121._____	(A) artéria pericalosa
122._____	(B) artéria cerebral média
123._____	(C) artéria calosomarginal
124._____	(D) artéria cerebral anterior

125. Que janelas acústicas são usadas mais frequentemente em ultrassonografia craniana neonatal?
    (A) fontanelas anterior e posterior
    (B) fontanelas anterior e esfenóidea
    (C) fontanelas anterior e mastóidea
    (D) fontanelas posterior e esfenóidea

126. Em ultrassonografia, citomegalovírus no recém-nascido é associado a qual dos seguintes achados?
    (A) calcificações periventriculares
    (B) pequenas lesões císticas
    (C) encefalocele
    (D) anencefalia

127. Qual é outro nome da fontanela esfenóidea?
    (A) lambda
    (B) fontanela anterolateral
    (C) fontanela posterolateral
    (D) bregma

128. A fontanela anterior se torna progressivamente menor e, na maioria dos casos, se fecha completamente em que idade?
    (A) 6 meses
    (B) 2-3 meses
    (C) 12 meses
    (D) 18 meses

129. Qual é outro nome da fontanela mastóidea?
    (A) fontanela anterior
    (B) fontanela posterior
    (C) lambda
    (D) fontanela posterolateral

130. Qual das seguintes afirmativas sobre cornos temporal e occipital é verdadeira?
    (A) eles ambos divergem lateralmente quando se projetam do corpo dos ventrículos laterais
    (B) eles ambos divergem medialmente quando se projetam do corpo dos ventrículos laterais
    (C) o corno occipital é lateral, e os cornos temporais são mediais ao corpo dos ventrículos laterais
    (D) o corno temporal direito e o corno occipital são mediais, e o corno temporal esquerdo é lateral

131. A relação ventricular lateral pode ser obtida medindo-se a distância desde
    (A) a parede anterior à parede posterior do ventrículo lateral
    (B) linha mediana à parede medial do ventrículo lateral e da parede interna da tábua do crânio
    (C) parede medial à parede lateral do ventrículo lateral
    (D) linha mediana à parede lateral do ventrículo lateral e dividindo-se isto pela distância do eco mediano à tábua interna do crânio

132. O *scan* axial é obtido colocando-se o transdutor sobre o osso parietal imediatamente acima de
    (A) processo estiloide
    (B) sutura coronal
    (C) glabela
    (D) meato auditivo externo

133. Qual das seguintes afirmativas a respeito da matriz germinal é falsa?
    (A) ela não pode ser visualizada como uma estrutura distinta
    (B) ela é situada imediatamente acima do núcleo caudado
    (C) ela desaparece entre 32 semanas até o termo
    (D) ela não é uma estrutura fetal

134. Qual é a localização normal da matriz germinal após 24 semanas de gestação?
    (A) acima do núcleo caudado na camada subependimária do ventrículo lateral
    (B) dentro do plexo corióideo
    (C) inferior ao núcleo caudado
    (D) dentro do plexo corióideo no trígono

135. A cisterna magna aparece sonograficamente como
    (A) espaço ecogênico superior ao cerebelo
    (B) espaço ecogênico inferior ao cerebelo
    (C) espaço livre de eco superior ao cerebelo
    (D) espaço livre de eco inferior ao cerebelo

136. Pulsações vasculares são às vezes observadas na fissura de Sylvius, o que mais provavelmente representa
    (A) artérias cerebrais anteriores
    (B) artérias cerebrais posteriores
    (C) artéria basilar
    (D) artérias cerebrais médias

137. Qual das seguintes afirmativas sobre fissuras e sulcos é verdadeira?
    (A) fissuras e sulcos ambos aparecem ecogênicos
    (B) fissura é isenta de eco, e os sulcos são ecogênicos
    (C) sulcos são isentos de ecos, e fissura é ecogênica
    (D) fissura e sulcos são ambos isentos de eco

138. **Onde se localiza a cavidade do septo pelúcido?**
    (A) lateral ao corpo caloso
    (B) posterior ao terceiro ventrículo
    (C) medial aos tálamos
    (D) entre os cornos frontais dos ventrículos laterais

139. **O terceiro ventrículo é localizado entre**
    (A) cavidade do septo pelúcido
    (B) cornos frontais dos ventrículos laterais
    (C) tálamos
    (D) corpo caloso

140. **Ecogenicidade aumentada no parênquima cerebral é vista com**
    (A) hemorragia subependimária
    (B) hemorragia intraventricular
    (C) hemorragia intraparenquimatosa
    (D) hemorragia do plexo corióideo

141. **Se material ecogênico denso for visto no ventrículo, é chamado**
    (A) hemorragia intraventricular
    (B) hemorragia intraparenquimatosa
    (C) hemorragia subaracnóidea
    (D) hemorragia subependimária

142. **Depois de uma hemorragia intraparenquimatosa, o coágulo retrai e pode resultar em uma área cística comunicando-se com o ventrículo. Como se chama isto?**
    (A) holoprosencefalia
    (B) hidranencefalia
    (C) hidrocefalia
    (D) porencefalia

143. **Qual dos seguintes *não é* um possível fator contributivo para hemorragia intracraniana?**
    (A) ingestão materna de aspirina durante as semanas finais da gravidez
    (B) estresse extrauterino
    (C) hipóxia intraparto
    (D) derrame pleural

144. **Um recém-nascido é definido como**
    (A) uma criança durante os primeiros 28 dias após o nascimento
    (B) uma criança de 29 dias após o nascimento até 1 ano
    (C) um feto de 20 semanas de gestação a uma criança 28 dias após o nascimento
    (D) de concepção ao nascimento

145. **Qual é o local mais comum de leucomalacia periventricular?**
    (A) substância branca rodeando os ventrículos
    (B) substância cinzenta rodeando os ventrículos
    (C) substância cinzenta em torno do núcleo caudado
    (D) substância cinzenta em torno do cerebelo

146. **Interrupção da organogênese no desenvolvimento cerebral causa defeitos cerebrais correlatos específicos. Esses defeitos *não* incluem**
    (A) diverticulação
    (B) fechamento do tubo neural
    (C) proliferação neuronal
    (D) esclerose tuberosa

147. **Qual dos seguintes termos é usado para descrever qualquer hemorragia dentro da abóbada craniana:**
    (A) hemorragia subependimária
    (B) hemorragia da matriz germinal
    (C) hemorragia intraventricular
    (D) hemorragia intracraniana

Perguntas 148 a 151: Combinar os termos na Coluna B com os tipos de hemorragia na Coluna A.

COLUNA A	COLUNA B
148. líquido cerebroespinhal – nível de sangue nos ventrículos	(A) hemorragia intraparenquimatosa (IPH)
149. focos ecogênicos na região do núcleo caudado	(B) hemorragia subependimária (SEH)
150. área ecogênica no parênquima cerebral	(C) hemorragia intraventricular (IVH)
151. plexo corióideo aumentado irregular e altamente ecogênico	(D) hemorragia do plexo corióideo (CPH)

152. **Que tipo de hemorragia intracraniana é mais comum em bebês prematuros?**
    (A) hemorragia subdural
    (B) hemorragia intraventricular
    (C) hemorragia intraparenquimatosa
    (D) hemorragia da matriz germinal subependimária

153. *Scans* coronais verdadeiros são realizados a que ângulo com a linha orbitomeatal?
    (A) 60°
    (B) 90°
    (C) 150°
    (D) Eles não têm um ângulo com a linha orbitomeatal

154. Qual das seguintes *não* designa o termo "janela acústica" em ultrassonografia craniana?
    (A) um procedimento para contornar interface óssea
    (B) uma abertura através da qual ultrassom pode viajar com pouca ou nenhuma obstrução
    (C) uma área em que ultrassom é obstruído
    (D) uma área em que ultrassom não é obstruído

155. Qual das seguintes doenças *não* é uma causa comum de infecções congênitas do sistema nervoso?
    (A) rubéola
    (B) toxoplasmose
    (C) gonorreia
    (D) sífilis
    (E) citomegalovírus

156. Qual das seguintes *não* são achados ultrassonográficos de infecção congênita do sistema nervoso?
    (A) microcefalia com aumento dos ventrículos
    (B) uma fissura inter-hemisférica proeminente e atrofia cerebral
    (C) macrocefalia com aumento dos ventrículos
    (D) calcificação nas regiões periventriculares

157. De acordo com o sistema de graduação em tomografia computadorizada para hemorragia intracraniana, qual das seguintes é uma hemorragia Grau 1?
    (A) hemorragia subependimária com hemorragia intraventricular e dilatação ventricular
    (B) hemorragia subependimária com hemorragia intraventricular e sem dilatação ventricular
    (C) hemorragia subependimária com hemorragia intraventricular e hemorragia intraparenquimatosa
    (D) hemorragia subependimária isolada

158. O forame entre o terceiro e o quarto ventrículos é o
    (A) aqueduto cerebral
    (B) forame de Monro
    (C) forame de Magendie
    (D) forame de Luschka

159. Qual das seguintes *não é* verdadeira a respeito de hidranencefalia?
    (A) frequentemente apenas restam o tronco cerebral e parte do lobo occipital
    (B) a foice frequentemente está intacta
    (C) a foice frequentemente não está intacta, porque a cabeça está em grande parte cheia de líquido
    (D) há uma perda grave de tecido cerebral

160. Um cisto de Dandy–Walker é geralmente associado a
    (A) toxoplasmose
    (B) disgenesia do verme do cerebelo
    (C) sífilis
    (D) citomegalovírus

161. O tratamento atual da hidrocefalia com pressão intraventricular aumentada é
    (A) *shunt* interno de Javid
    (B) *shunt* ventriculoperitoneal (VP)
    (C) tratamento com radiação
    (D) ventriculectomia

162. Qual dos seguintes *não é* um sinal de hidrocefalia?
    (A) sinal do halo dos ossos do crânio em radiografia
    (B) fontanela anterior afundada
    (C) saliência do osso frontal do crânio
    (D) crescimento rápido da cabeça
    (E) diminuição de tamanho dos ventrículos

163. A causa mais comum de hidrocefalia congênita é
    (A) estenose do aqueduto
    (B) hemorragia subaracnóidea
    (C) hemorragia intraventricular
    (D) infecção intracraniana

164. Hematomas subperiósticos são também chamados
    (A) cefaloematomas
    (B) hemorragias subependimárias
    (C) hemorragias intraventriculares
    (D) hemorragias do plexo corióideo

165. A cavidade pelúcida começa a se fechar em que semana da gestação?
    (A) 40 semanas
    (B) 36 semanas
    (C) 12 semanas
    (D) 24 semanas

166. **Qual das seguintes define melhor a síndrome de Dandy–Walker?**
    (A) um cisto na fossa posterior que não se comunica com o quarto ventrículo
    (B) uma dilatação cística congênita do terceiro ventrículo
    (C) dilatação congênita do sistema ventricular
    (D) um cisto da fossa posterior que é contínuo com o quarto ventrículo

167. **Qual dos seguintes é um diagnóstico diferencial de hidranencefalia?**
    (A) hidrocefalia grave
    (B) cisto de Dandy–Walker
    (C) cisto aracnóideo
    (D) teratoma intracraniano

168. **Em ultrassonografia craniana, a artéria cerebral média é encontrada na**
    (A) região da fissura de Sylvius e acima do corpo caloso
    (B) região da fissura de Sylvius e no círculo de Willis
    (C) joelho do corpo caloso e fissura de Sylvius
    (D) joelho do corpo caloso e sulco do hipocampo

169. **Qual é a forma mais grave de hemorragia?**
    (A) hemorragia da matriz germinal
    (B) hemorragia intraventricular
    (C) hemorragia subependimária
    (D) hemorragia intraparenquimatosa

170. **Qual é outro nome do cérebro anterior?**
    (A) prosencéfalo
    (B) mesencéfalo
    (C) rombencéfalo
    (D) mielencéfalo

171. **Qual dos seguintes vasos *não forma* o círculo de Willis?**
    (A) artérias cerebrais posteriores
    (B) artérias cerebrais anteriores
    (C) artérias carótidas internas
    (D) artérias comunicantes posteriores e anterior
    (E) artérias carótidas externas

172. **Qual das seguintes é verdadeira sobre hidrocefalia não comunicante?**
    (A) também é chamada hidrocefalia não obstrutiva
    (B) as vias do líquido cerebroespinhal dentro do cérebro estão bloqueadas
    (C) líquido cerebroespinhal está bloqueado dentro do sistema ventricular
    (D) nenhuma das acima

173. **Uma malformação de Chiari II é definida como**
    (A) uma anormalidade congênita do cérebro com alongamento da ponte e quarto ventrículo e deslocamento, para baixo, do bulbo para o canal vertebral cervical
    (B) dilatação cística congênita do quarto ventrículo causada por atresia do forame de Magendie
    (C) formação congênita de um cérebro holosférico causada por uma doença da diverticulação do cérebro fetal
    (D) nenhuma das acima

174. **As principais artérias que suprem o cérebro são**
    (A) uma artéria vertebral e uma artéria carótida
    (B) uma artéria basilar e duas artérias carótidas
    (C) duas artérias carótidas externas e duas vertebrais
    (D) duas artérias carótidas internas e duas vertebrais

175. **A artéria vertebral ao nível da ponte é chamada**
    (A) artéria cerebral média
    (B) artéria basilar
    (C) artéria carótida interna
    (D) artéria cerebral posterior

176. **A maior proporção do líquido cerebroespinhal é produzida pelo**
    (A) plexo corióideo
    (B) núcleo caudado
    (C) ventrículos laterais
    (D) movimento de líquido extracelular a partir do sangue através do cérebro e ventrículos

177. **Os achados ultrassonográficos da ventriculite *não* incluem**
    (A) paredes ventriculares ecogênicas
    (B) ventrículos septados
    (C) ventrículos de tamanho normal sem detritos no interior
    (D) detritos dentro dos ventrículos

178. Quantos ossos cranianos existem?
    (A) 12
    (B) 10
    (C) 8
    (D) 5

179. Sangue entre a membrana aracnoide e a pia-máter é chamado
    (A) hematoma subaracnóideo
    (B) hematoma subdural
    (C) membrana epidural
    (D) hematoma intraparenquimatoso

180. A quantidade de produção de líquido cerebroespinhal em crianças é
    (A) 140 mL/semana
    (B) 140 mL/dia
    (C) 532-576 mL/dia
    (D) 552-576 mL/semana

181. A acumulação de sangue entre a dura-máter e a tábua interna do crânio é chamada
    (A) hemorragia subaracnóidea
    (B) hematoma subdural
    (C) hematoma epidural
    (D) hemorragia intraparenquimatosa

182. Outro nome do corno temporal é
    (A) corno anterior
    (B) corno posterior
    (C) corno inferior
    (D) corno lateral

183. O maior de todos os cornos é o
    (A) corno temporal
    (B) corno occipital
    (C) corno frontal
    (D) corno lateral

184. Qual das seguintes *não é* estrutura mediana?
    (A) terceiro ventrículo e quarto ventrículo
    (B) hemisférios cerebrais
    (C) cavidade do septo pelúcido
    (D) foice do cérebro

185. O aneurisma da veia de Galeno tende mais a ser localizado
    (A) anterior ao terceiro ventrículo
    (B) posterior ao forame de Monro e superior ao terceiro ventrículo
    (C) posterior ao forame de Monro e inferior ao terceiro ventrículo
    (D) posterior ao quarto ventrículo

186. Qual das seguintes *não é* uma causa bacteriana de infecção intracraniana?
    (A) *Hemophilus influenzae*
    (B) herpes simplex
    (C) *Diplococcus pneumoniae*
    (D) meningite bacteriana

187. A fissura central é também chamada
    (A) fissura de Sylvius
    (B) fissura de Rolando
    (C) fissura lateral
    (D) fissura longitudinal

188. Qual das seguintes é a etiologia de um cisto porencefálico?
    (A) infecção intracraniana
    (B) infarto
    (C) hemorragia intracraniana
    (D) trauma

189. Numerosos sulcos podem normalmente ser identificados no cérebro prematuro, particularmente no escaneamento sagital. Identificar a condição que tenderia *menos* a obscurecer o padrão sulcal normal.
    (A) meningoencefalite
    (B) hematoma subdural
    (C) infecção intracraniana
    (D) infarto

190. A matriz germinal é maior em que semana da gestação?
    (A) 40 semanas (termo)
    (B) 24-32 semanas
    (C) 32-40 semanas
    (D) 12-15 semanas

191. **Qual dos seguintes *não é* um tumor intracraniano?**
    (A) tumor dermoide
    (B) papiloma do plexo corióideo
    (C) meduloblastoma
    (D) ciclopia

192. **Qual das seguintes descreve *melhor* leucomalacia periventricular?**
    (A) lesões isquêmicas do cérebro neonatal caracterizadas por necrose da substância branca periventricular
    (B) uma doença de recém-nascidos prematuros caracterizada pelo aumento em vascularidade na substância branca periventricular
    (C) uma doença de recém-nascidos prematuros caracterizada por lesões sólidas altamente ecogênicas no parênquima
    (D) uma doença infecciosa com uma diminuição na definição das estruturas parenquimatosas

193. **Qual das seguintes *não é* uma infecção comum adquirida *in utero*?**
    (A) herpes simplex
    (B) leucomalacia
    (C) toxoplasmose
    (D) citomegalovírus

194. **Qual das seguintes resulta no maior número de mortes neonatais?**
    (A) hipóxia
    (B) eritroblastose
    (C) trauma de parto
    (D) separação prematura da placenta

195. **Qual das seguintes *não é* uma característica da lissencefalia?**
    (A) diminuição no tamanho da fissura de Sylvius à medida que o cérebro neonatal amadurece
    (B) ventrículos grandes
    (C) menos características ultrassonográficas por causa da impossibilidade de diferenciar substância branca de cinzenta
    (D) grandes fissuras de Sylvius

196. **Se um bebê tiver um *shunt* ventriculoperitoneal (VP) e as fontanelas estiverem salientes, a posição usual para ajudar a drenagem é a**
    (A) posição de Trendelenburg
    (B) posição de litotomia
    (C) posição de semi-Fowler
    (D) posição de Sims

197. **O cerebelo é separado do lobo occipital do cérebro pela**
    (A) fissura inter-hemisférica
    (B) tentório
    (C) verme cerebelar
    (D) sulco parietoccipital

198. **O sistema nervoso central consiste no cérebro e medula espinhal. A medula espinhal é descrita com a continuação distal do sistema nervoso central. A parte terminal da medula espinhal é o**
    (A) filamento terminal
    (B) cone medular
    (C) cauda equina
    (D) pia-máter

199. **Que região do sistema ventricular lateral é a primeira a se dilatar na hidrocefalia?**
    (A) o terceiro ventrículo
    (B) cornos occipitais
    (C) cornos frontais
    (D) cornos temporais

200. **A colocação correta de um cateter de *shunt* ventriculoperitoneal (VP) é**
    (A) corno frontal anterior ao forame de Monro
    (B) cornos frontais posteriores ao forame de Monro
    (C) trígono do ventrículo lateral
    (D) o teto do terceiro ventrículo

201. **Qual das seguintes é menos associada à agenesia completa do corpo caloso?**
    (A) ausência do septo pelúcido
    (B) septo pelúcido aumentado
    (C) separação larga do ventrículo lateral
    (D) desvio do terceiro ventrículo

202. **Qual dos seguintes *não é* visto na displasia do septo óptico?**
    (A) septo pelúcido
    (B) cornos frontais
    (C) tálamo
    (D) cornos occipitais

203. Ao escanear recém-nascidos, pressão excessiva *não deve* ser aplicada na fontanela anterior porque pode
    (A) causar frequência cardíaca aumentada
    (B) causar retardo do coração
    (C) causar temperaturas corporais aumentadas
    (D) causar irregularidade do batimento cardíaco

Perguntas 204 a 214: Combinar as definições na Coluna B com os termos que elas definem na Coluna A

COLUNA A

204. leucomalacia periventricular _____
205. tentório do cerebelo _____
206. sulcos _____
207. plexo corióideo _____
208. cisterna magna _____
209. pia-máter _____
210. corpo caloso _____
211. cavidade do septo pelúcido _____
212. ínsula _____
213. giros _____
214. estenose do aqueduto _____

COLUNA B

(A) espaço fechado localizado caudal ao cerebelo, entre o cerebelo e o osso occipital, que serve como reservatório para líquido cefalorraquidiano
(B) dobras na superfície do cérebro
(C) células especiais localizadas nos ventrículos que secretam líquido cerebroespinhal
(D) amolecimento da substância branca em torno dos ventrículos
(E) obstrução congênita do terceiro e quarto ventrículos, resultando em dilatação ventricular
(F) grupo de fibras nervosas acima do terceiro ventrículo que conecta os lados esquerdo e direito do cérebro
(G) divisão transversa da dura-máter formando uma partição entre o lobo occipital dos hemisférios cerebrais e o cerebelo
(H) uma área triangular do córtex cerebral, situada profundamente na fissura cerebral lateral
(I) sulcos na superfície do cérebro separando os giros
(J) cavidade cheia de líquido cerebroespinhal situada entre os cornos anteriores do ventrículo lateral
(K) a membrana interna que cobre o cérebro e a medula espinhal

Perguntas 215 a 222: Cada um dos termos seguintes tem um nome alternativo. Combinar os termos na Coluna A com o nome alternativo da Coluna B.

COLUNA A

215. forame interventricular _____
216. átrio _____
217. hemorragia subependimária _____
218. *epiphysis cerebri* _____
219. corno posterior _____
220. corno frontal _____
221. corno inferior _____
222. aderência intertalâmica _____

COLUNA B

(A) massa intermédia
(B) corno temporal
(C) corno anterior
(D) corno occipital
(E) glândula pineal
(F) hemorragia da matriz germinal
(G) trígono
(H) forame de Monro

223. Ao avaliar os vasos intracerebrais do cérebro de um bebê, a faixa de frequência ideal para um transdutor Doppler de onda contínua é
    (A) 1-3 MHz
    (B) 4-5 MHz
    (C) 1-10 MHz
    (D) 5-10 MHz

224. Quando se está usando um acesso transcraniano com o transdutor colocado 0,5-1 cm anterior à orelha e superior ao processo zigomático, o vaso que pode ser avaliado mais precisamente no cérebro do recém-nascido é
    (A) artéria cerebral média
    (B) artéria cerebral anterior
    (C) artéria cerebral posterior
    (D) artéria comunicante posterior

225. Em um traçado normal de um vaso cerebral no cérebro de um recém-nascido, a velocidade sistólica máxima é equivalente à
    (A) altura máxima
    (B) área embaixo da curva
    (C) inclinação
    (D) altura mínima

226. Um traçado Doppler de uma artéria cerebral anterior em um bebê com asfixia pode revelar
    (A) baixa pulsatilidade e alto fluxo diastólico para frente
    (B) baixa pulsatilidade e baixo fluxo diastólico para frente
    (C) alta pulsatilidade e alto fluxo diastólico para frente
    (D) alta pulsatilidade e baixo fluxo diastólico para frente

227. Um traçado Doppler de uma artéria cerebral anterior em um bebê com hemorragia intraventricular pode revelar
    (A) baixa pulsatilidade e baixo fluxo diastólico para frente
    (B) baixa pulsatilidade e alto fluxo diastólico para frente
    (C) alta pulsatilidade e alto fluxo diastólico para frente
    (D) alta pulsatilidade e baixo fluxo diastólico para frente

228. O termo craniossinostose denota
    (A) fusão prematura das suturas cranianas
    (B) separação prematura das suturas cranianas
    (C) uma coloração azulada do crânio
    (D) uma coloração azulada do couro cabeludo

229. Hipotermia denota
    (A) memória alta
    (B) memória baixa
    (C) alta temperatura
    (D) baixa temperatura

230. Quando os ossos parietais são relativamente finos, medidas ventriculares laterais podem ser obtidas até
    (A) 5 anos
    (B) 6 meses
    (C) 2-3 anos
    (D) 6-12 meses

231. Em ultrassonografia craniana, um transdutor de arranjo linear de tempo real é limitado. Qual das seguintes afirmativas *não é* verdadeira sobre as limitações do arranjo linear?
    (A) campo de visão limitado
    (B) incapacidade de visualizar a tábua lateral interna de ambos os lados da calvária simultaneamente
    (C) capaz de examinar apenas a parte central do cérebro
    (D) produzindo apenas uma imagem em forma de 90° de torta
    (E) baixa relação sinal-ruído e artefato

232. Qual dos seguintes planos de ultrassonografia é *mais* comparável à tomografia computadorizada craniana?
    (A) axial
    (B) coronal
    (C) sagital
    (D) occipital

233. O plexo corióideo é fixado ao assoalho do ventrículo lateral. Seu ponto de fixação é chamado
    (A) tela corióidea
    (B) fissura inter-hemisférica
    (C) corpo pineal
    (D) núcleo caudado

234. Uma estrutura frequentemente confundida com o terceiro ventrículo no feto e no recém-nascido é
    (A) cavidade do septo pelúcido
    (B) plexo corióideo
    (C) tálamo
    (D) *cavum vergae*

235. Entre 32 e 40 semanas, a incidência de hemorragia da matriz germinal cai. Aproximadamente que porcentagem da hemorragia da matriz germinal ocorre às 28 semanas de gestação?
    (A) 25%
    (B) 35%
    (C) 40%
    (D) 67%

236. O termo *isodenso* denota o seguinte
    (A) mesma densidade
    (B) o mesmo que sonotransparência
    (C) o mesmo que ecogênico
    (D) o mesmo que anecoico

237. Qual das seguintes é associada a uma hemorragia intracraniana?
    (A) doença de membrana hialina
    (B) mudança súbita do fluxo sanguíneo para a região da matriz germinal
    (C) aumento nas pressões venosa e arterial
    (D) volume plasmático expandido
    (E) ambas B e C
    (F) todas as acima

238. Um lactente é definido como uma criança
    (A) de 29 dias após o nascimento até 1 ano
    (B) durante os primeiros 28 dias após o nascimento
    (C) de 1-2 anos após o nascimento
    (D) de 2-6 anos após o nascimento

239. Qual das seguintes *não é* uma linha imaginária do canto externo ao meato auditivo?
    (A) linha orbitomeatal
    (B) linha cantomeatal
    (C) linha básica radiográfica
    (D) linha básica de Reid

240. Escaneamentos da fossa posterior são efetuados a que ângulo com a linha orbitomeatal?
    (A) 150° da linha orbitomeatal e perpendicular ao clivo
    (B) 150° da linha cantomeatal e paralelo ao clivo
    (C) 90° perpendicular à linha orbitomeatal e paralelo ao clivo
    (D) 120° perpendicular à linha cantomeatal e paralelo ao clivo

241. Se for visto material ecogênico dentro do corno occipital, seria mais provavelmente correto supor que há
    (A) um plexo corióideo no corno occipital
    (B) um plexo corióideo no corno lateral
    (C) uma hemorragia intracraniana, porque nenhum plexo corióideo se prolonga até esta área
    (D) uma hemorragia intracraniana, porque a cauda do corióideo se estende ao corno occipital

242. Qual dos seguintes *não descreve* hidranencefalia?
    (A) a cabeça está em grande parte cheia de líquido
    (B) a foice frequentemente está intacta
    (C) a perda de tecido cerebral é grave
    (D) o tronco cerebral e uma parte do lobo occipital permanecem
    (E) há presença de um ventrículo mediano único

243. A artéria pericalosa normalmente é vista
    (A) acima do corpo caloso
    (B) abaixo do corpo caloso
    (C) na fissura de Sylvius
    (D) entre o sulco hipocampal

244. Aproximadamente quanto tempo após dilatação ventricular a circunferência da cabeça começa a aumentar?
    (A) 5-7 dias
    (B) 3-4 dias
    (C) 8 semanas
    (D) 2 semanas

245. Se hemorragia for detectada em um recém-nascido no primeiro exame, estudos devem ser efetuados
    (A) cada 3 dias até 2 semanas de vida
    (B) cada 3 dias até 2 meses de idade
    (C) cada 5 dias até 3 semanas de idade
    (D) cada 7 dias até 3 semanas de idade

246. Em que semana de gestação o plexo corióideo é proeminente e pode encher completamente o ventrículo lateral?
    (A) último trimestre
    (B) primeiro trimestre
    (C) trimestre intermediário
    (D) depois do nascimento

247. Hidranencefalia é definida como um
    (A) cérebro holosférico
    (B) cisto da fossa posterior
    (C) dilatação cística congênita do quarto ventrículo
    (D) cabeça grande cheia de líquido e uma perda grave de tecido cerebral

248. Qual das seguintes *não descreve* holoprosencefalia?
    (A) formação de um cérebro holosférico
    (B) transtorno de diverticulação do cérebro fetal
    (C) hemisférios cerebrais e ventrículos laterais que se desenvolvem como uma vesícula
    (D) grande cavidade ventricular mediana única
    (E) fusão prematura das suturas cranianas completa ou parcial

249. Qual das seguintes afirmativas sobre nervos espinhais e cranianos é verdadeira?
    (A) há 12 pares de nervos cranianos e 12 pares de nervos espinhais.
    (B) há 12 pares de nervos cranianos e 31 pares de nervos espinhais.
    (C) há 15 pares de nervos cranianos e 15 pares de nervos espinhais.
    (D) há 20 pares de nervos cranianos e 20 pares de nervos espinhais.

250. A medula espinhal termina cerca de que nível vertebral?
    (A) L2
    (B) L5
    (C) S2
    (D) S5

251. Que forame conecta o terceiro ventrículo ao quarto ventrículo?
    (A) forame de Monro
    (B) forame de Luschka
    (C) forame de Magendie
    (D) aqueduto cerebral

252. Os dois recessos anteriores no terceiro ventrículo são os
    (A) recessos supraóptico e pineal
    (B) recessos pineal e infundibular
    (C) recessos infundibular e suprapineal
    (D) recessos supraóptico e infundibular

253. Microcefalia *não é* associada a qual das seguintes?
    (A) diverticulose
    (B) craniossinostose
    (C) síndrome de Meckel–Gruber
    (D) anormalidades cromossômicas
    (E) exposição a teratógenos ambientais

254. Os dois recessos posteriores no terceiro ventrículo são:
    (A) recessos pré-óptico e pineal
    (B) recessos pineal e infundibular
    (C) recessos infundibular e suprapineal
    (D) recessos pineal e suprapineal

255. Outro nome da massa intermédia é
    (A) aderência intertalâmica
    (B) recesso pineal
    (C) recesso pré-óptico
    (D) recesso infundibular

256. Que estrutura *não é* uma partição da dura-máter?
    (A) foice do cerebelo
    (B) foice do cérebro
    (C) tentório
    (D) cerebelo

257. Sangramento dentro do parênquima cerebral é chamado
    (A) hematoma subdural
    (B) hemorragia intraparenquimatosa
    (C) hemorragia cerebelar
    (D) hematoma subaracnóideo

258. Outro nome do forame de Monro é
    (A) forame interventricular
    (B) aqueduto cerebral
    (C) forame de Luschka
    (D) forame de Magendie

259. Qual dos seguintes *não faz* parte do tronco cerebral?
    (A) medula espinhal
    (B) diencéfalo
    (C) cérebro médio
    (D) ponte

260. Anomalias faciais medianas frequentemente são associadas à holoprosencefalia. Estas malformações *não incluem* qual dos seguintes?
    (A) cebocefalia
    (B) fenda palatina
    (C) hipoplasia do osso etmoide
    (D) ciclopia
    (E) meningomielocele

261. As meninges cobrem o cérebro e a medula espinhal. Qual das seguintes *não é* uma de suas camadas?
    (A) dura-máter
    (B) substância branca
    (C) membrana aracnoide
    (D) pia-máter

262. Qual dos seguintes *não é* uma etiologia de um cisto aracnóideo?
    (A) mecanismo anormal de formação leptomeníngea
    (B) invasão do espaço subaracnóideo por aderências
    (C) invasão de espaço cisternal por aderências
    (D) falha do desenvolvimento do manto cerebral

263. Qual dos seguintes *não ocorre* como resultado de um aneurisma de veia de Galeno?
    (A) insuficiência cardíaca
    (B) hidrocefalia
    (C) aorta aumentada
    (D) cisto quadrigêmeo

264. Qual das seguintes *não se aplica* a um cisto aracnóideo?
    (A) cistos aracnóideos situam-se entre a pia-máter e o espaço subaracnóideo
    (B) cistos aracnóideos não se comunicam com os ventrículos ou o espaço aracnóideo
    (C) cistos aracnóideos contêm líquido cerebroespinhal
    (D) cistos aracnóideos são frequentemente encontrados na fissura de Sylvius, fossa média e fissura inter-hemisférica
    (E) cistos aracnóideos são frequentemente congênitos e adquiridos

265. Qual das seguintes afirmativas é verdadeira sobre as granulações aracnóideas?
    (A) granulações aracnóideas situam-se no sulco do cíngulo
    (B) granulações aracnóideas situam-se na artéria pericalosa onde líquido cerebroespinhal é reabsorvido pelo sangue
    (C) granulações aracnóideas situam-se no seio sagital e reabsorvem líquido cerebroespinhal à medida que ele circula
    (D) granulações aracnóideas situam-se no sistema ventricular e reabsorvem líquido cerebroespinhal à medida que ele circula

266. Qual das seguintes *não é* uma característica da esquizencefalia?
    (A) ausência do corpo caloso
    (B) ausência do septo pelúcido
    (C) ventrículo com uma forma inusitada
    (D) septo pelúcido dilatado

267. Oito de cada 12 recém-nascidos com meningite frequentemente desenvolvem qual das seguintes condições?
    (A) ventriculite
    (B) hemorragia intracraniana
    (C) abscesso
    (D) encefalomalacia

268. Ultrassons iniciais de um cérebro de bebê prematuro que tem leucomalacia periventricular revelariam qual dos seguintes achados?
    (A) ecogenicidade aumentada no ângulo externo dos ventrículos laterais
    (B) ecogenicidade normal rodeando os ventrículos laterais
    (C) cistos variando de alguns pequenos a múltiplos de tamanhos variados
    (D) pulsações vasculares marcadamente diminuídas

269. Qual das seguintes artérias é o principal vaso nutridor do tecido da matriz germinal subependimária?
    (A) artéria pericalosa
    (B) artéria calosomarginal
    (C) artéria cerebral posterior
    (D) artéria de Heubner

270. As infecções mais comuns adquiridas *in utero* são toxoplasmose, rubéola, citomegalovírus e *herpes simplex*, as quais são referidas por qual dos seguintes termos?
    (A) TORCH
    (B) histogênese
    (C) citogênese
    (D) organogênese

271. Leucomalacia periventricular (PVL) é um resultado de infarto nas zonas de fronteira arterial também conhecidas como qual das seguintes?
    (A) circulação cervical
    (B) regiões de circulação de "divisor de águas" ("divisor de vertentes")
    (C) região arterial ventriculófuga
    (D) região de artéria parenquimatosa ventriculópeta

272. Há quatro graus de hemorragia intracraniana. Que grau de hemorragia é demonstrado nos ultrassons coronal e sagital na Fig. 15-59A e B?

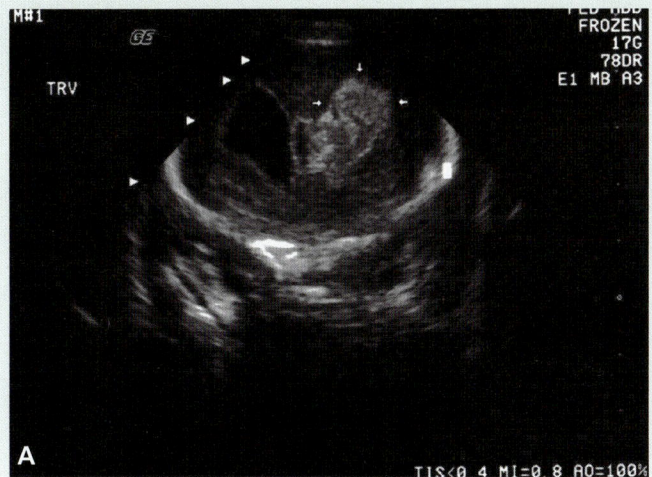

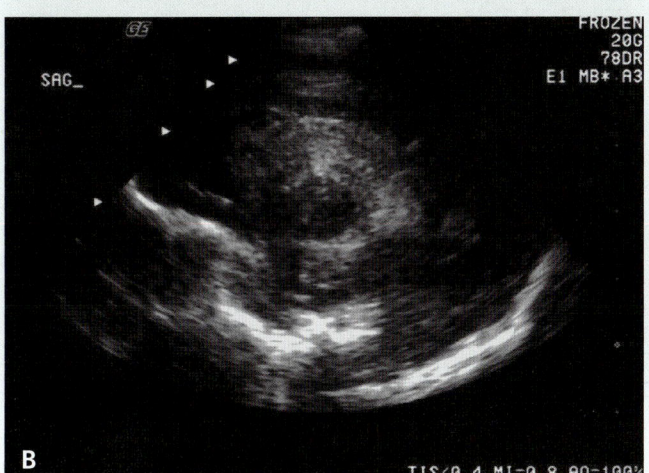

FIGURA 15-59. (A) Ultrassom coronal. (B) Ultrassom sagital.

(A) grau 4
(B) grau 1
(C) grau 3
(D) grau 2

273. Que afirmativa explica melhor a extensão da hemorragia intracraniana mostrada na Fig. 15-59A e B?

(A) uma hemorragia intraparenquimatosa apenas está presente
(B) hemorragias parenquimatosa e da matriz germinal estão presentes
(C) hemorragias da matriz germinal e intraventricular estão presentes
(D) apenas hemorragia intraventricular está presente

274. O ultrassom mostrado na Fig. 15-60 foi tirado de um recém-nascido prematuro. Os achados ultrassonográficos demonstram qual dos seguintes achados?

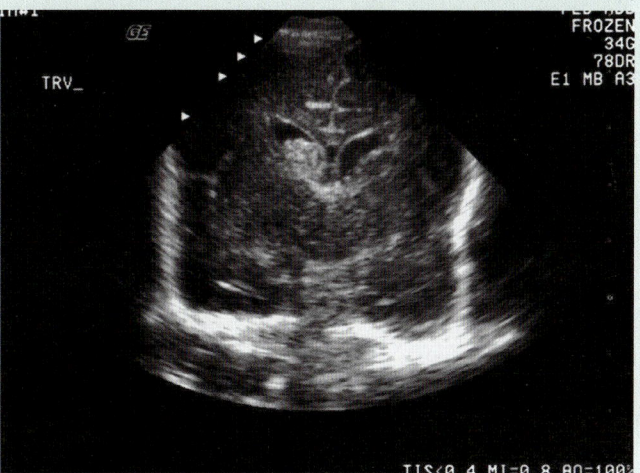

FIGURA 15-60. Ultrassom coronal.

(A) lipoma
(B) hemorragia da matriz germinal bilateral
(C) hemorragia da matriz germinal unilateral
(D) nenhuma das acima

275. Qual das seguintes é indicada pelos achados ultrassonográficos anormais mostrados na Fig. 15-61?

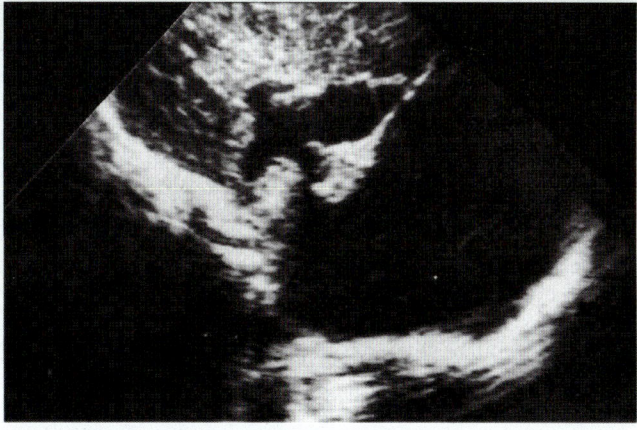

FIGURA 15-61. Ultrassom mediossagital.

(A) um cisto de Dandy–Walker
(B) dilatação do quarto ventrículo em virtude de obstrução no forame de Magendie
(C) atresia do forame de Magendie
(D) nenhuma das acima

276. O que apontam as setas na Fig. 15-62?

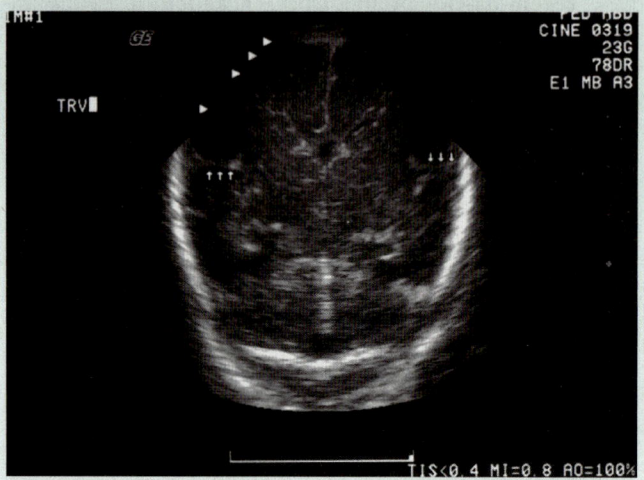

FIGURA 15-62. Ultrassom coronal.

(A) fissura corióidea
(B) fissura de Sylvius
(C) fissura de Rolando
(D) nenhuma das acima

277. O que apontam as setas na Fig. 15-63?

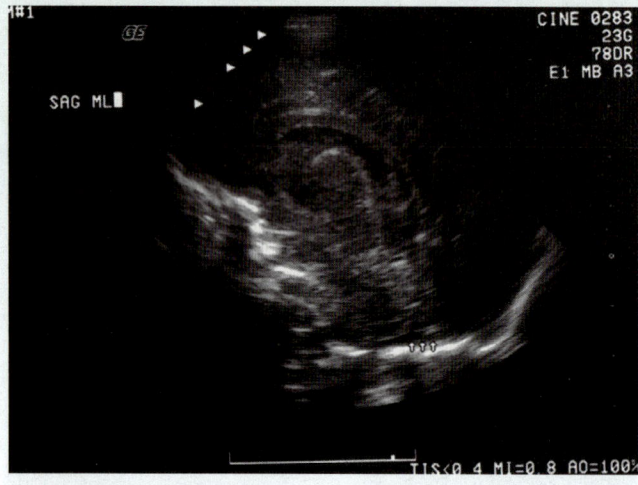

FIGURA 15-63. Ultrassom sagital.

(A) cisterna magna
(B) veia de Galeno
(C) verme do cerebelo
(D) nenhuma das acima

278. Os ultrassons mostrados na Fig. 15-64A e B foram tirada de um recém-nascido prematuro de 4 semanas de idade. Quais são os achados anormais?

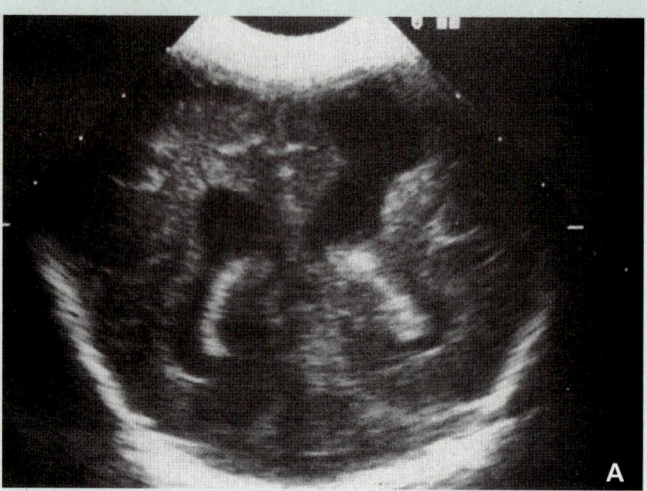

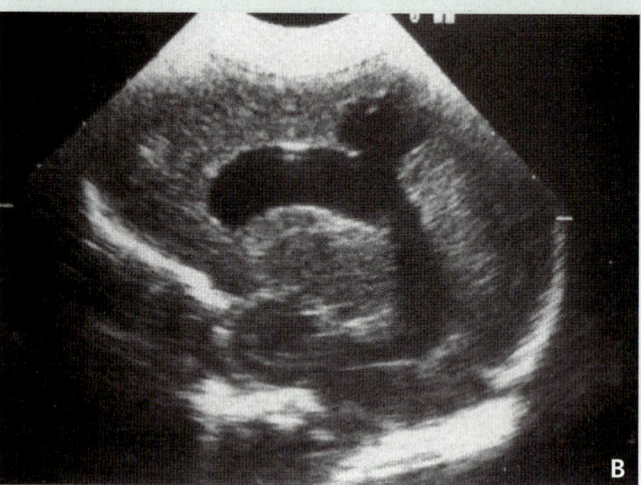

FIGURA 15-64. (A) Ultrassom coronal. (B) Ultrassom parassagital.

(A) cisto aracnóideo
(B) ventrículos aumentados e uma área de porencefalia no corno posterior do ventrículo lateral direito
(C) ventrículos aumentados com uma área de porencefalia na região do corpo do ventrículo lateral esquerdo
(D) cisto porencefálico isolado

279. Os achados anormais na Fig. 15-64A e B são resultado de qual das seguintes?

(A) hemorragia isolada da matriz germinal
(B) resolução de hemorragias intraparenquimatosa e intraventricular
(C) hemorragia subaracnóidea
(D) nenhuma das acima

280. Os ultrassons mostrados nas Fig. 15-65A e B foram tirados de um bebê prematuro de 1 mês de idade. Quais são os achados anormais?

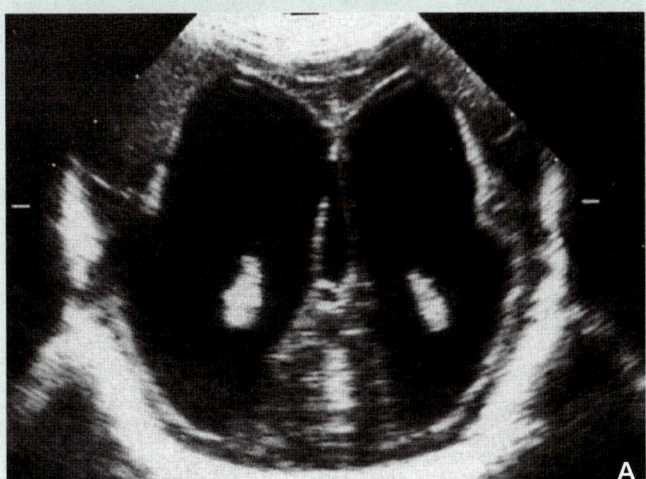

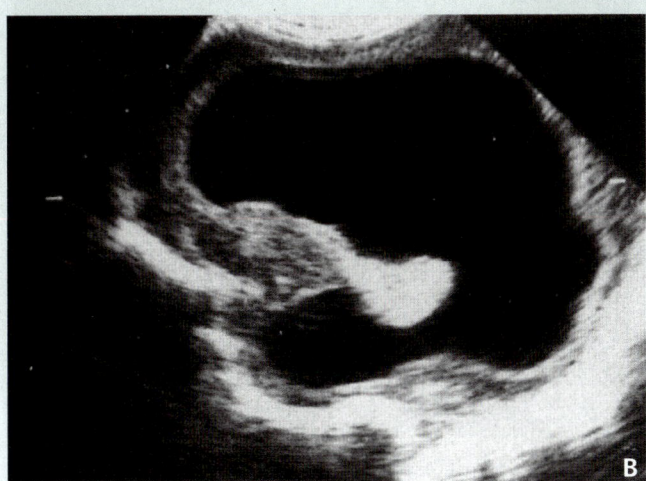

FIGURA 15-65. (A) Ultrassom coronal. (B) Ultrassom parassagital.

(A) holoprosencefalia lobar
(B) holoprosencefalia alobar
(C) hidrocefalia
(D) cisto de Dandy–Walker

281. O que são as estruturas ecogênicas bilaterais vistas nas cavidades sonotransparentes na vista coronal na Fig. 15-65A e B?

(A) coágulos
(B) plexo corióideo
(C) ossos etmoide e esfenoide
(D) lipomas bilaterais

282. O ultrassom mostrado na Fig. 15-66 é uma vista mediossagital da cabeça de um bebê de 1 mês. Qual das seguintes afirmativas descreve melhor os achados anormais?

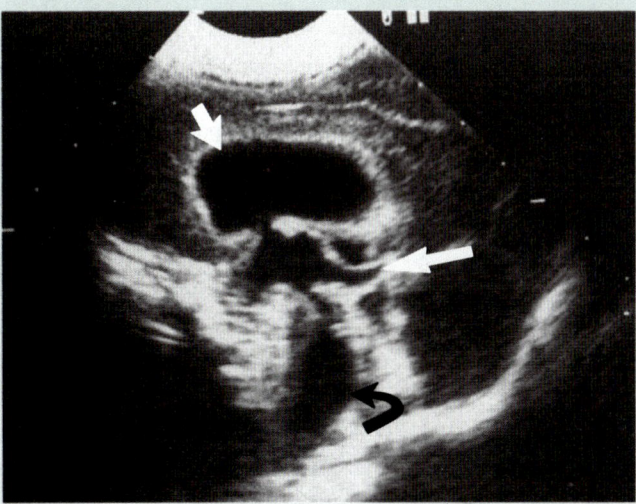

FIGURA 15-66. Ultrassom mediossagital.

(A) cavidade do septo pelúcido aumentada, terceiro e quarto ventrículos aumentados, forame de Monro dilatado, aqueduto de Sylvius dilatado
(B) um ventrículo lateral dilatado, um terceiro ventrículo dilatado, um quarto ventrículo aumentado, um forame de Monro dilatado e aqueduto de Sylvius dilatado
(C) todas as anormalidades em (A) mais um cisto de fossa posterior
(D) cavidade do septo pelúcido dilatada apenas

283. Qual das seguintes estruturas a seta reta longa está apontando na Fig. 15-66?

(A) forame de Monro
(B) recesso supraóptico
(C) recesso infundibular
(D) recesso pineal

284. Identificar a estrutura aumentada que a seta preta curva está apontando na Fig. 15-66.

(A) terceiro ventrículo
(B) quarto ventrículo
(C) cérebro
(D) cisterna quadrigêmea

285. **Identificar a estrutura que a seta curta está apontando na Fig. 15-66.**
    (A) um dos ventrículos laterais
    (B) cavidade do septo pelúcido
    (C) cisterna magna
    (D) um cisto na fissura inter-hemisférica

286. **O que são as duas áreas sonotransparentes que as setas apontam na Fig. 15-67?**

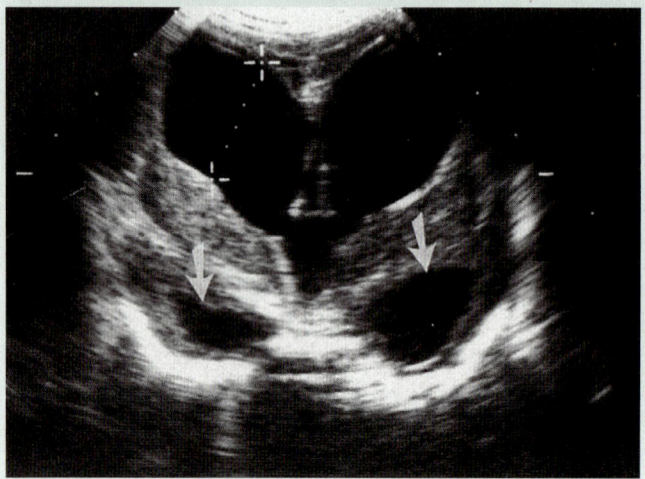

FIGURA 15-67. Ultrassom coronal.

   (A) cisto porencefálico bilateral nos lobos temporais
   (B) cisto porencefálico no lobo frontal
   (C) cornos temporais dos ventrículos laterais
   (D) cornos frontais dos ventrículos laterais

287. **O que sugerem os achados ultrassonográficos nas Figs. 15-68 A e B?**

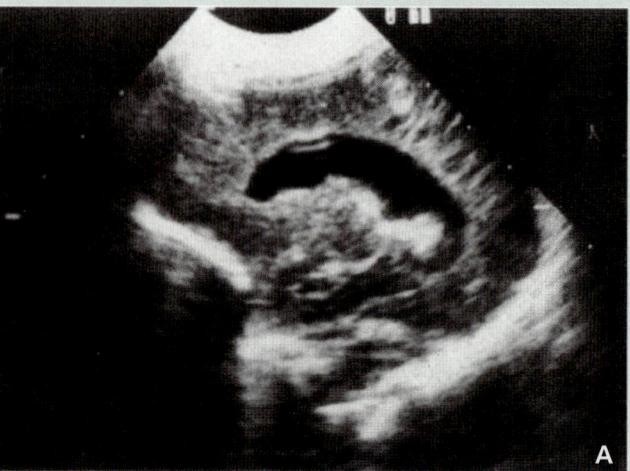

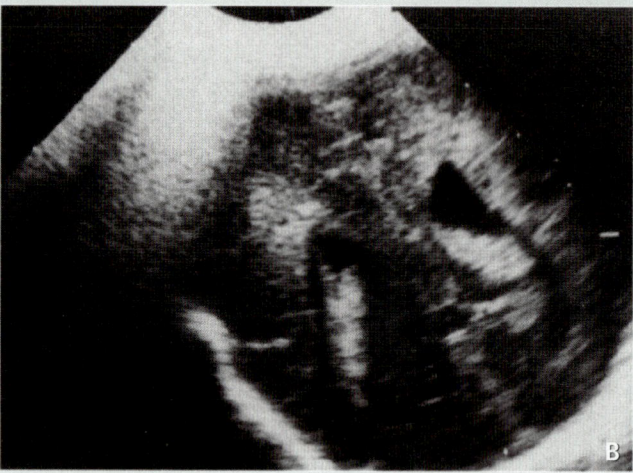

FIGURA 15-68. (A) Ultrassom parassagital. (B) Ultrassom coronal.

   (A) hemorragia subependimária
   (B) hemorragia intraventricular em resolução e leucomalacia periventricular
   (C) ventrículos laterais aumentados
   (D) hemorragia parenquimatosa com ventrículos aumentados

288. A Fig. 15-69 é um ultrassom mediossagital da cabeça de um bebê prematuro com 2 meses de idade. A seta está apontando uma estrutura linear ligeiramente ecogênica na cavidade sonotransparente. O que é esta estrutura?

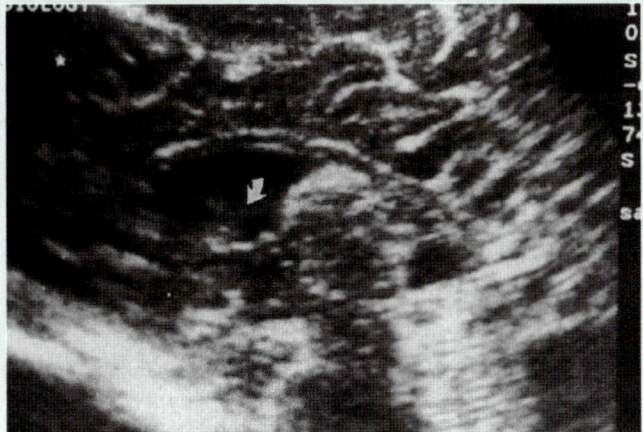

FIGURA 15-69. Ultrassom mediossagital.

(A) veia septal
(B) artéria cerebral anterior
(C) corpo caloso
(D) artéria pericalosa

289. A Fig. 15-70 é um ultrassom sagital tirado de um recém-nascidos prematuro de 2 semanas nascido com uma idade gestacional de 31 semanas. Que estrutura a seta está apontando?

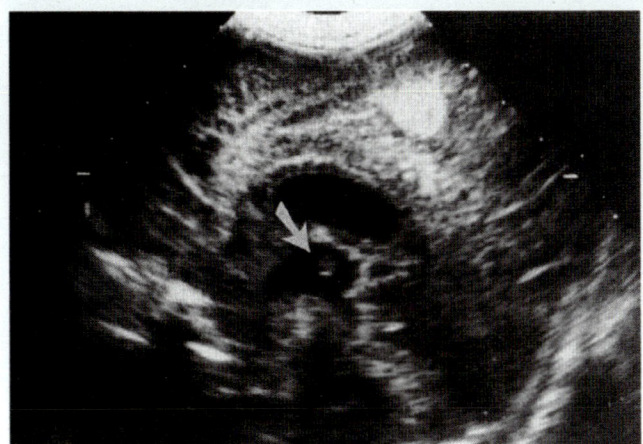

FIGURA 15-70. Ultrassom sagital.

(A) coágulo no terceiro ventrículo
(B) massa intermédia
(C) aderência intertalâmica
(D) artéria pericalosa
(E) ambas B e C

290. Os ultrassons na Fig. 15-71 foram tirados de um recém-nascido de 3 semanas de idade nascido com uma idade gestacional de 31 semanas. Que afirmativa *não* é verdadeira sobre os achados anormais?

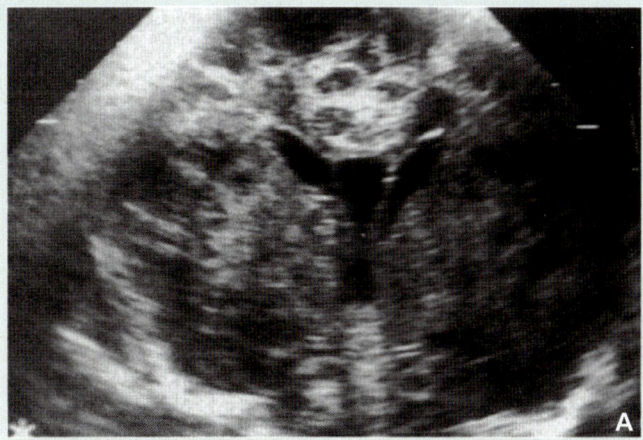

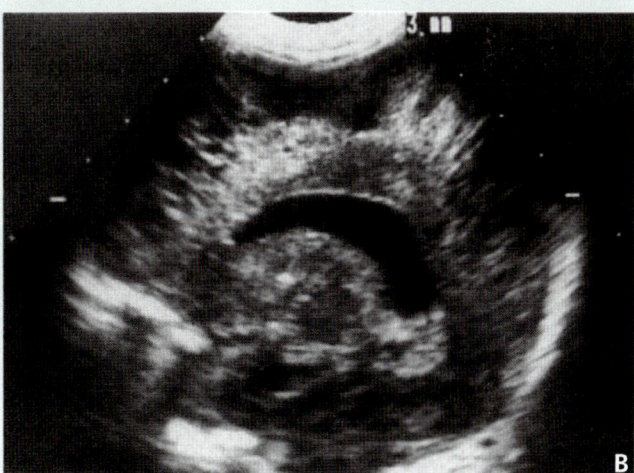

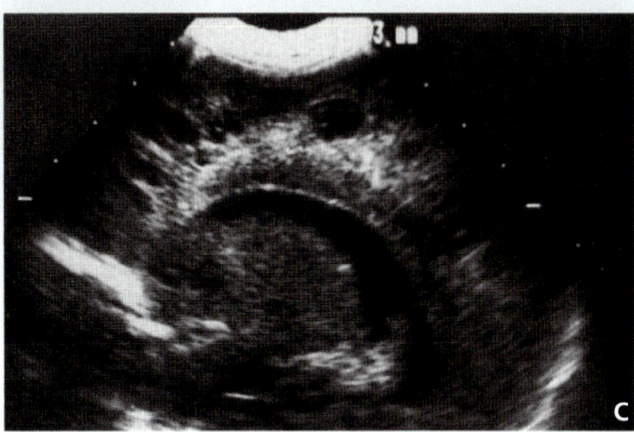

FIGURA 15-71. (A) Ultrassom coronal. (B) Ultrassom parassagital. (C) Ultrassom parassagital.

(A) encefalomalacia
(B) infarto hemorrágico difuso
(C) leucomalacia periventricular
(D) ventrículos aumentados

291. A Fig. 15-72 é um ultrassom coronal ampliado de um recém-nascido de termo com uma história de hipertensão pulmonar persistente. Qual é o achado incidental?

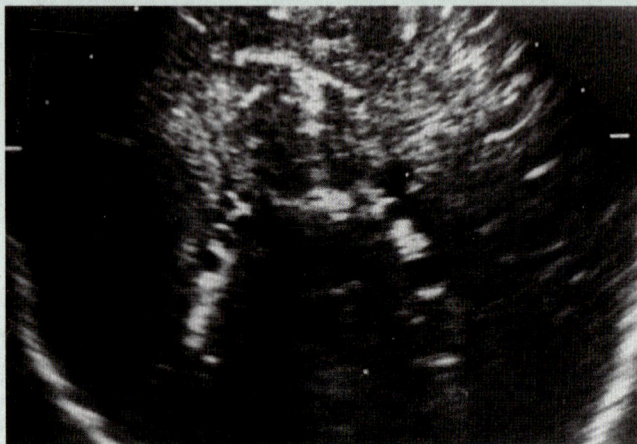

FIGURA 15-72. Ultrassom coronal.

(A) cistos aracnóideos
(B) múltiplos cistos de forma irregular na parte glomo do plexo corióideo
(C) hemorragia intraventricular
(D) cistos porencefálicos

292. O que demonstram os ultrassons cranianos sagitais bilaterais na Fig. 15-73?

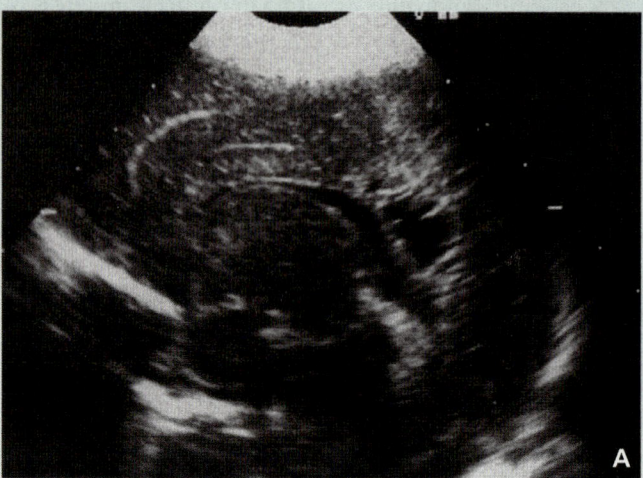

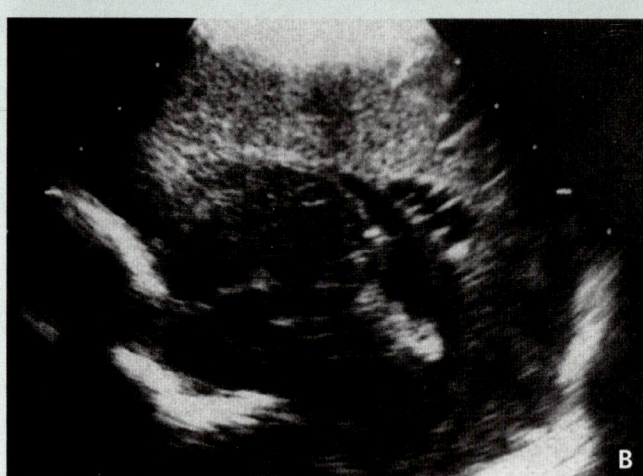

FIGURA 15-73. (A) Ultrassom parassagital direito. (B) Ultrassom parassagital esquerdo.

(A) cistos porencefálicos que se comunicam com os ventrículos
(B) leucomalacia periventricular
(C) hemorragia intraventricular
(D) ambas B e C

293. Em que nível do ventrículo lateral foi tirado o ultrassom coronal na Fig. 15-74?

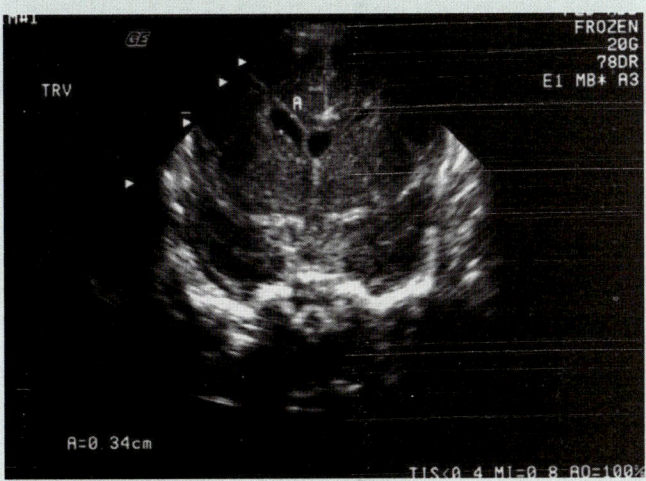

FIGURA 15-74. Ultrassonografia coronal.

(A) cornos occipitais
(B) corpo
(C) cornos frontais
(D) região do trígono

294. A Fig. 15-75A-C foi tirada de um recém-nascido de termo de 2 dias com cromossomas, rins e extremidades - superiores e inferiores anormais. Quais das seguintes estão incluídas nos achados intracranianos anormais?

(A) múltiplos pequenos cistos dentro dos ventrículos laterais
(B) ventrículos laterais septados
(C) cavidade do septo pelúcido septada
(D) cistos porencefálicos bilaterais no lobo frontal do cérebro

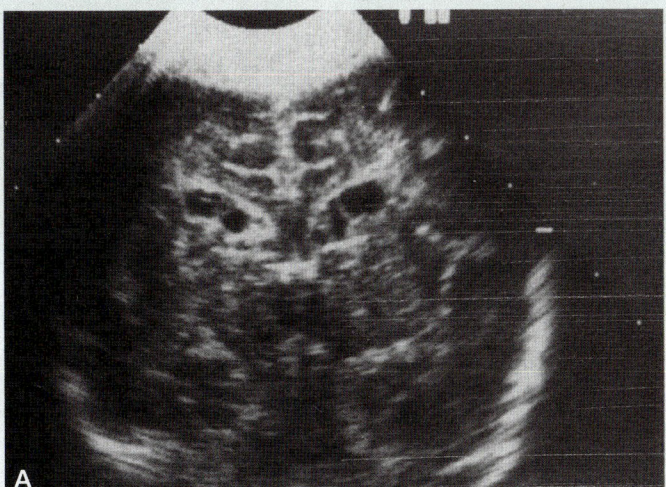
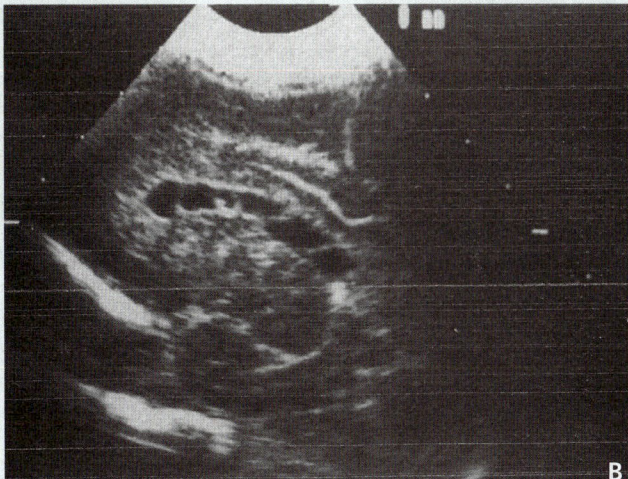
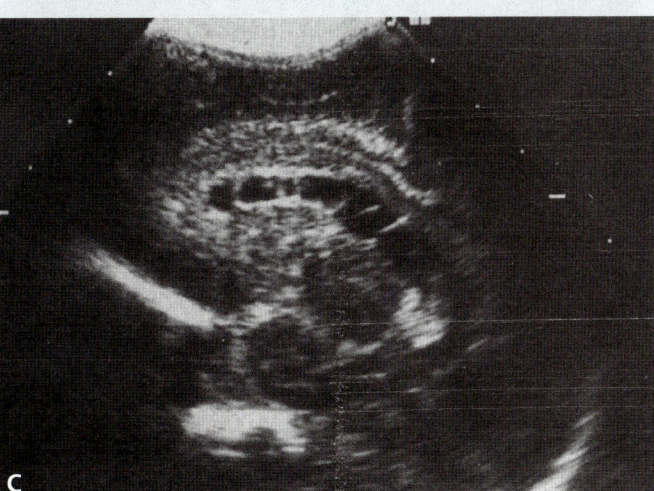

FIGURA 15-75. (A) Ultrassom coronal. (B) Ultrassom parassagital direito. (C) Ultrassom parassagital esquerdo.

295. A estrutura ecogênica que a seta reta aponta na Fig. 15-76 é

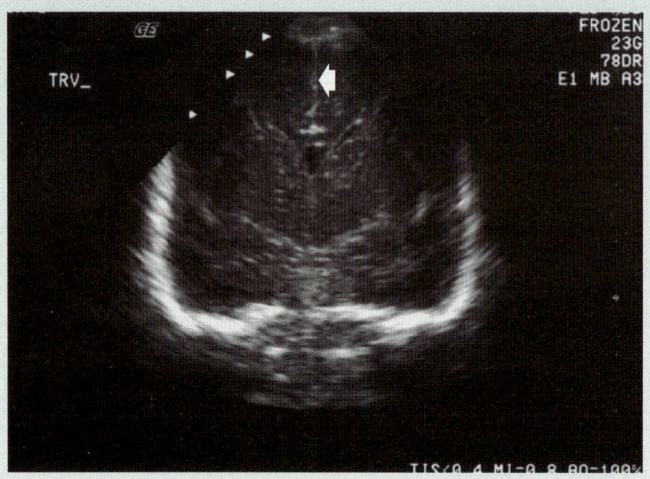

FIGURA 15-76. Ultrassom coronal.

(A) fissura inter-hemisférica
(B) fissura de Sylvius
(C) corpo caloso
(D) sulco do cíngulo

296. As estruturas sonotransparentes bilaterais que as setas abertas apontam na Fig. 15-77 representam

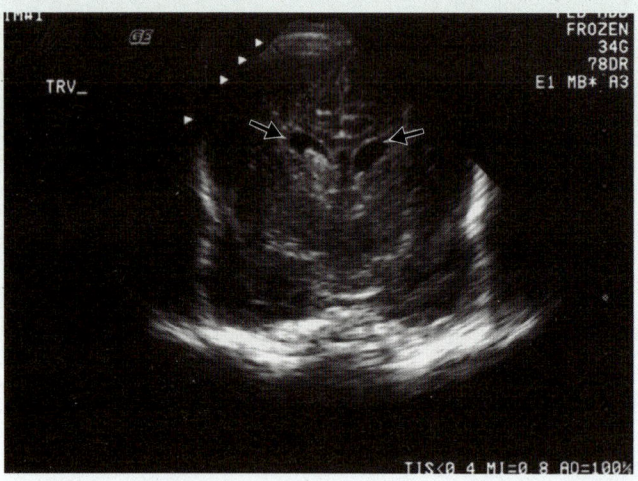

FIGURA 15-77. Ultrassom coronal.

(A) região do trígono dos ventrículos laterais
(B) corpos dos ventrículos laterais
(C) cornos frontais dos ventrículos laterais
(D) cistos porencefálicos

297. A seta preta reta na Fig. 15-78 aponta

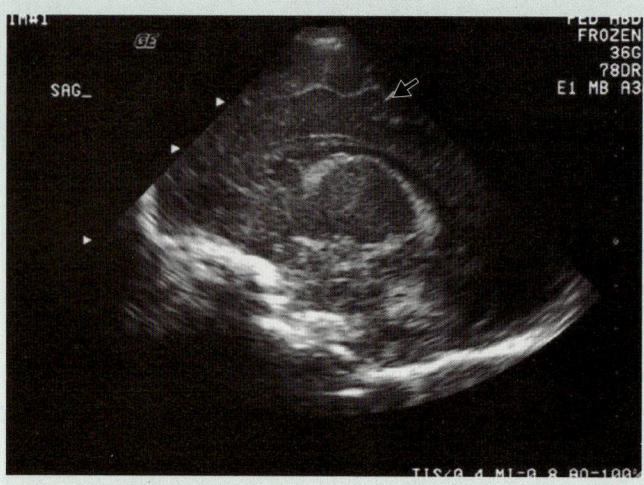

FIGURA 15-78. Ultrassom sagital.

(A) sulco calcarino
(B) sulco circular
(C) tentório
(D) sulco do cíngulo

298. A seta curva na Fig. 15-79 aponta

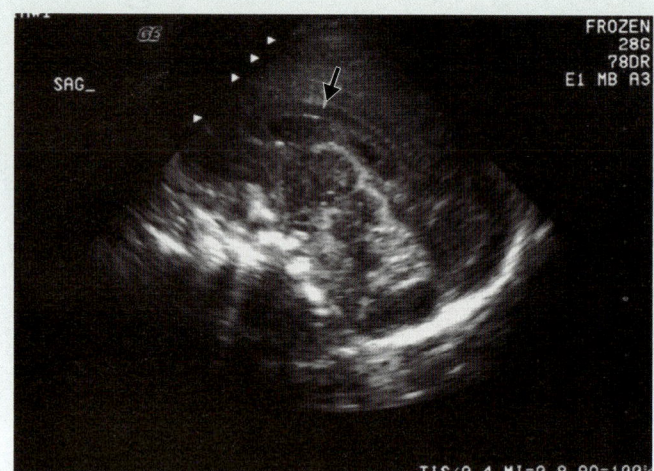

FIGURA 15-79. Ultrassom mediossagital.

(A) corpo caloso
(B) fissura inter-hemisférica
(C) plexo corióideo
(D) ventrículo lateral

299. A seta reta na Fig. 15-80 aponta uma linha ecogênica chamada

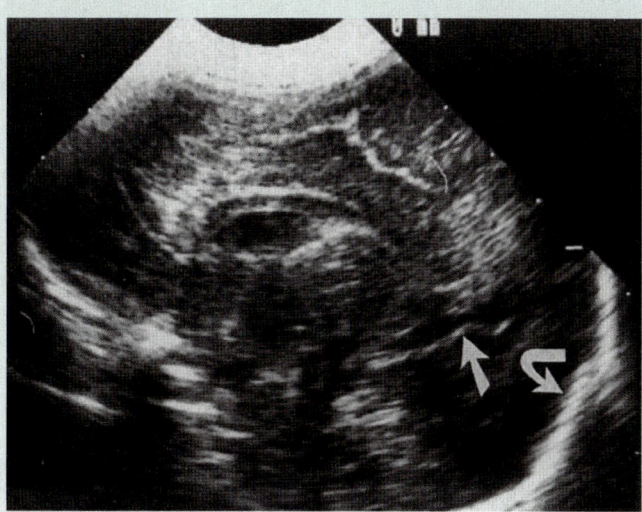

FIGURA 15-80. Ultrassom sagital.

(A) sulco caloso
(B) sulco central
(C) sulco parietoccipital
(D) verme cerebelar

300. A estrutura altamente ecogênica que a seta curva aponta na Fig. 15-80 é o
(A) osso frontal
(B) osso temporal
(C) lobo occipital do cérebro
(D) osso occipital

301. Uma massa benigna com áreas de calcificação e formação de cisto no cérebro, tomando espaço do ventrículo causando hidrocefalia obstrutiva é
(A) hemorragia intracraniana grau 4
(B) hemorragia intracraniana grau 3
(C) citomegalovírus
(D) teratoma

302. Em Doppler transcraniano de adulto, qual é a janela mais comum para ultrassonografia?
(A) transtemporal
(B) transforaminal
(C) esfenoidal
(D) frontal
(E) ambas A e B

303. O índice resistivo do fluxo Doppler arterial normal no cérebro é em qual das seguintes faixas?
(A) 0,50-0,57
(B) 0,60-0,67
(C) 0,70-0,75
(D) 0,75-0,80

304. Qual é a artéria intracraniana mais comumente afetada por doença aterosclerótica?
(A) artéria cerebral posterior (PCA)
(B) artéria carótida interna (ICA)
(C) artéria cerebral anterior (ACA)
(D) artéria cerebral média (MCA)

Respostas e Explicações

Ao final de cada resposta explicada, há uma combinação numérica entre parênteses. O primeiro número identifica a fonte de referência; o segundo número (ou grupo de números) indica a página (ou páginas) em que a informação relevante pode ser encontrada.

Figura 15-45

1. **(M)** fontanela anterior
2. **(G)** sutura coronal
3. **(C)** osso parietal
4. **(N)** sutura escamosa
5. **(O)** sutura lambdoide
6. **(F)** osso occipital
7. **(A)** fontanela mastóidea
8. **(K)** osso temporal
9. **(P)** processo zigomático
10. **(I)** osso zigomático
11. **(L)** mandíbula
12. **(D)** maxila
13. **(J)** osso nasal
14. **(B)** fontanela esfenóidea
15. **(H)** osso frontal
16. **(E)** órbita

Figura 15-46

17. **(B)** osso frontal
18. **(D)** fontanela anterior
19. **(E)** osso parietal
20. **(C)** sutura sagital
21. **(F)** fontanela posterior
22. **(A)** osso occipital

Figura 15-47

23. **(C)** pia-máter
24. **(A)** dura-máter
25. **(D)** seio sagital superior
26. **(H)** couro cabeludo
27. **(E)** vilo aracnóideo
28. **(I)** crânio
29. **(B)** espaço subdural
30. **(G)** espaço subaracnóideo
31. **(F)** foice do cérebro

Figura 15-48

32. **(C)** fissura de Rolando
33. **(E)** lobo parietal
34. **(D)** lobo occipital
35. **(F)** lobo temporal
36. **(B)** fissura de Sylvius
37. **(A)** lobo frontal

Figura 15-49

38. **(J)** aderência intertalâmica (massa intermédia)
39. **(B)** tálamo
40. **(D)** corpo pineal
41. **(C)** cerebelo
42. **(K)** quarto ventrículo
43. **(F)** medula espinhal
44. **(I)** bulbo
45. **(G)** pedúnculo cerebral

46. (E) ponte
47. (M) lobo temporal
48. (L) terceiro ventrículo
49. (H) septo pelúcido
50. (A) corpo caloso

Figura 15-50

51. (G) quarto ventrículo
52. (E) recesso lateral
53. (I) corno posterior
54. (F) aqueduto cerebral
55. (A) terceiro ventrículo
56. (D) forame de Monro
57. (B) corno anterior
58. (C) corno inferior
59. (H) átrio

Figura 15-51

60. (L) forame de Magendie
61. (N) forames de Luschka
62. (I) corno inferior
63. (M) aqueduto cerebral
64. (E) recesso infundibular
65. (O) aderência intertalâmica
66. (G) recesso pré-óptico
67. (H) corno anterior
68. (C) forame de Monro
69. (K) recesso suprapineal
70. (B) corpo do ventrículo lateral
71. (A) recesso pineal
72. (F) terceiro ventrículo

73. (J) trígono colateral
74. (D) corno posterior

Figura 15-52

75. (D) corpo caloso
76. (C) tela corióidea
77. (F) glomo do plexo corióideo
78. (E) plexo corióideo do quarto ventrículo
79. (B) plexo corióideo do terceiro ventrículo
80. (A) núcleo caudado

Figura 15-53

81. (C) cornos frontal e temporal
82. (A) forames de Monro e terceiro ventrículo
83. (D) plexo corióideo trígono
84. (B) corno posterior do ventrículo lateral

Figura 15-54

85. (C) ponte
86. (B) pedúnculo cerebral
87. (J) tálamo
88. (E) núcleo caudado
89. (I) coluna do fórnice
90. (A) ventrículo lateral
91. (H) sulco
92. (D) corpo caloso
93. (G) fissura de Sylvius
94. (F) hipocampo

Figura 15-55

95. (C) cerebelo
96. (A) aqueduto cerebral
97. (B) pedúnculo do cerebelo

98. **(F)** pedúnculo cerebral

99. **(D)** hipotálamo

100. **(E)** giro e sulco

Figura 15-56

101. **(J)** artéria espinhal anterior

102. **(G)** artéria vertebral

103. **(K)** artéria cerebelar inferior posterior

104. **(F)** artéria cerebelar inferior anterior

105. **(L)** artéria cerebelar superior

106. **(B)** artéria cerebral posterior

107. **(C)** artéria cerebral média

108. **(E)** artéria cerebral anterior

109. **(H)** artéria comunicante anterior

110. **(D)** artéria carótida interna

111. **(I)** artéria comunicante posterior

112. **(A)** artéria basilar

Figura 15-57

113. **(C)** artéria vertebral

114. **(H)** bulbo

115. **(G)** cerebelo

116. **(B)** artéria cerebral posterior

117. **(F)** artéria cerebral média

118. **(E)** artéria cerebral anterior

119. **(A)** artéria carótida interna

120. **(D)** artéria basilar

Figura 15-58

121. **(B)** artéria cerebral média

122. **(D)** artéria cerebral anterior

123. **(C)** artéria calosomarginal

124. **(A)** artéria pericalosa

125. **(A)** Embora todas as fontanelas e suturas possam ser usadas como janela acústica para contornar a interface óssea, as fontanelas anterior e posterior são usadas mais frequentemente em razão do fácil acesso às estruturas paraventriculares. (1:24,25)

126. **(A)** Calcificações periventriculares. Infecção do cérebro fetal inclui toxoplasmose, outras (sífilis congênita, vírus), rubéola, citomegalovírus e herpes simplex vírus (TORCH). Estas infecções são adquiridas *in utero*; entretanto, os diagnósticos frequentemente são feitos no período de recém-nascido e bebê. Todos os sintomas de TORCH são caracterizados por calcificações periventriculares. (27:197)

127. **(B)** A fontanela anterolateral. As fontanelas esfenóideas são posicionadas anatomicamente anteriores e laterais. (5:345)

128. **(D)** 18 meses. A fontanela anterior é a maior fontanela e é a última a se fechar. (5:346)

129. **(D)** Fontanela posterolateral. Isto é porque as fontanelas mastóideas são posicionadas anatomicamente posteriores e laterais. (5:345)

130. **(A)** Eles divergem ambos lateralmente, à medida que se projetam do corpo dos ventrículos laterais. Os cornos temporais (cornos inferiores) dos ventrículos laterais são curvos para baixo e se estendem lateralmente a partir do corpo dos ventrículos. A ponta da sua extremidade inferior se estende em torno do aspecto posterior do tálamo. Os cornos occipitais (cornos posteriores) dos ventrículos laterais se estendem lateralmente a partir do corpo do ventrículo lateral e para dentro do lobo occipital. (2:183: 8:29-31)

131. **(D)** A relação largura ventricular lateral/largura hemisférica é obtida medindo-se a distância do meio da foice do cérebro (eco da linha mediana) à parede lateral do ventrículo lateral e dividindo-se isto pela distância da foice do cérebro (eco da linha mediana) à tábua interna do crânio. Ambas as medidas são tiradas da mesma imagem. (2:183; 27:64)

132. **(D)** Meato auditivo externo. O transdutor é colocado sobre o osso parietal acima da orelha. A passagem semelhante a um tubo na orelha é chamada meato auditivo externo. (1:29)

133. **(D)** É uma estrutura fetal. A matriz germinal não pode ser representada como uma estrutura distinta por tomografia computadorizada ou ultrassonografia. A matriz germinal é uma estrutura do feto que começa cedo na gestação e regride, à medida que a gravidez avança. Pelas 32 semanas até o termo ela pode ser completamente ausente. A localização da matriz germinal é acima do núcleo caudado na região subependimária do ventrículo lateral. (*2:183; 27:44*)

134. **(A)** Acima do núcleo caudado na camada subependimária do ventrículo lateral. A matriz germinal forma a camada subependimária inteira dos ventrículos laterais no início da gestação. Após 24 semanas de gestação, a matriz germinal está presente somente sobre a cabeça do núcleo caudado. (*2:183; 27:45*)

135. **(D)** Espaço livre de eco inferior ao cerebelo. A cisterna magna é anecoica (livre de eco) e normalmente pode ser relativamente grande. Ela é localizada inferior ao cerebelo e não deve ser confundida com um cisto. (*2:183; 27:186*)

136. **(D)** Artérias cerebrais médias. Em ultrassonografia em tempo real, um eco denso representando a fissura de Sylvius pode ser visto próximo do aspecto lateral do cérebro na maioria das imagens coronais. A identificação de pulsação simétrica nesta fissura é o resultado das artérias cerebrais médias. (*1:95; 27:63*)

137. **(A)** A fissura e sulcos ambos aparecem ecogênicos. O cérebro prematuro normal possui numerosos sulcos ecogênicos. A ecogenicidade é causada por estruturas vasculares normais. As fissuras e cisternas também são ecogênicas. (*2:187; 27:121*)

138. **(D)** A cavidade do septo pelúcido é localizada entre os cornos frontais dos ventrículos laterais. (*2:187; 27:42*)

139. **(C)** Os tálamos

140. **(C)** Uma hemorragia intraparenquimatosa. A maioria das hemorragias intraparenquimatosas aparece como ecogenicidade aumentada no parênquima cerebral e ocorre como resultado de hemorragia subependimária. (*2:190; 27:126*)

141. **(A)** Uma hemorragia intraventricular. Estas hemorragias se apresentam como ecos de alta densidade nos ventrículos. Elas podem se apresentar com coágulos ou níveis de líquido cerebroespinhal–sangue de alta densidade. Estes achados são mais evidentes com mudança de posição da cabeça. (*27:123*)

142. **(D)** Porencefalia. Cerca de 2-3 meses após a hemorragia, necrose e fagocitose estão completadas e uma área anecoica chamada porencefalia pode ser apresentada (quarto estádio). (*2:190; 27:128*)

143. **(D)** Derrame pleural não está entre as muitas causas possíveis de hemorragia intracraniana. Há muitas causas possíveis de hemorragia intracraniana: ingestão materna de aspirina, pneumotórax infantil, hipóxia, estresse extrauterino, doença de membrana hialina, acidose, isquemia, hipertesão e hipocarbia. (*1:196, 7:100-107*)

144. **(A)** Uma criança durante os primeiros 28 dias após o nascimento. (*9:2*)

145. **(A)** Substância branca rodeando os ventrículos. Este é o local mais comum de leucomalacia periventricular em bebês prematuros. (*9:85, 86*)

146. **(D)** Esclerose tuberosa. Defeitos cerebrais do desenvolvimento na organogênese são classificados em diferentes grupos, como fechamento do tubo neural, diverticulação, proliferação neuronal e migração neuronal, organização e mielinização. Esclerose tuberosa é uma doença de histogênese. (*27:91-93*)

147. **(D)** Hemorragia intracraniana. O termo hemorragia intraventricular foi antigamente usado para se referir a todos os tipos de hemorragia craniana e causou alguma confusão na terminologia. O termo aceito agora é hemorragia intracraniana, que se refere a qualquer hemorragia dentro da abóbada craniana. (*8:209, 27:117*)

148. **(C)** Hemorragia intraventricular. Este tipo de hemorragia é apresentado como material ecogênico dentro dos ventrículos. Um coágulo ecogênico ou níveis elevados de sangue no líquido cerebroespinhal pode-se apresentar com um efeito gravitacional. (*27:123*)

149. **(B)** Hemorragia subependimária. Este tipo de hemorragia origina-se na matriz germinal e por esta razão é também chamada hemorragia da matriz germinal. Estas hemorragias se apresentam como focos altamente ecogênicos na região do núcleo caudado. Entretanto, o local mais comum é a tela corióidea. (*27:121*)

150. **(A)** Hemorragia intraparenquimatosa. Este tipo de hemorragia está presente a princípio como um foco homogêneo altamente ecogênico. Entretanto, à medida que a resolução da hemorragia prossegue através dos seus estádios, pode ser identificada uma variedade de aparências ultrassonográficas heterogêneas. (*27:128*)

151. (D) Hemorragia do plexo corióideo. Este tipo de hemorragia pode ser difícil de diagnosticar porque ambos o plexo corióideo normal e um plexo corióideo hemorrágico aparecem ecogênicos. Entretanto, um plexo corióideo que é heterogêneo em textura, irregular em contorno, e bulboso na região anterior, com focos ecogênicos se estendendo do plexo corióideo para dentro do ventrículo sugeriria fortemente hemorragia. (8:209; 27:126)

152. (D) Hemorragia da matriz germinal subependimária é vista principalmente em bebês prematuros e é a mais comum nesse grupo etário. (27:121)

153. (B) 90°. Ultrassons coronais devem ser efetuados a 90° da linha orbitomeatal (linha cantomeatal), e o transdutor deve ser angulado para varrer de anterior a posterior. (1:49)

154. (C) As fontanelas são usadas como janela acústica ao concederem uma abertura através da qual ultrassom pode viajar com pouca ou nenhuma obstrução a contornar interfaces ósseas. (10:15)

155. (C) Gonorreia. Os organismos associados mais frequentemente a infecções congênitas do sistema nervoso são toxoplasmose, outras infecções (sífilis congênita e vírus), rubéola, citomegalovírus e *herpes simplex* (TORCH). Sífilis é associada, mas rara. Infecções gonocócicas não estão entre os organismos mais frequentemente associados a infecções congênitas do sistema nervoso. (1:186, 27:197)

156. (C) Os achados ultrassonográficos incluem: calcificações periventriculares, aumento ventricular e cabeça pequena (microcefalia). (1:185; 27:197-199)

157. (D) Uma hemorragia subependimária isolada. Os graus são de Grau I a Grau IV. Grau I é uma hemorragia isolada da matriz germinal subependimária. (8:210; 27:131)

158. (A) Aqueduto cerebral. O forame ou passagem entre o terceiro e quarto ventrículos também é conhecido como aqueduto de Sylvius. (8:217)

159. (C) Hidranencefalia é uma deformidade congênita caracterizada por perda grave de tecido cerebral. A foice, mesencéfalo, gânglios basais e cerebelo estão intactos. (8:191)

160. (B) Disgenesia do verme do cerebelo. Cistos de Dandy–Walker são associados à disgenesia (desenvolvimento defeituoso) do verme cerebelar. (8:191; 27:103)

161. (B) Um *shunt* ventriculoperitoneal (VP). A finalidade de um *shunt* VP é diminuir a pressão intraventricular causada pela hidrocefalia desviando ("*shuntando*") o líquido do ventrículo para dentro da cavidade peritoneal. (8:242, 246)

162. (E) Uma diminuição no tamanho dos ventrículos não é um sinal de hidrocefalia. Hidrocefalia é dilatação dos ventrículos causada por obstrução do líquido cerebroespinhal. Sinais radiológicos incluem sinal de halo dos ossos cranianos, e os sinais clínicos incluem afundamento da fontanela anterior, saliência do osso frontal do crânio e crescimento rápido da cabeça. (9:221-312)

163. (A) Estenose do aqueduto. Esta condição também pode ser associada a outras anormalidades. (8:224)

164. (A) Cefaloematomas. Estes também são chamados hematomas subperiósticos e se referem a hemorragias embaixo do periósteo. (1:194)

165. (A) 40 semanas. No interior do septo pelúcido há uma cavidade cheia de líquido chamada cavidade do septo pelúcido. A extensão dorsal da cavidade do septo pelúcido é chamada *cavum vergae*. O fórnice é o marco anatômico que divide esta estrutura única em duas cavidades. O *cavum vergae* é a primeira a se fechar com cerca de 24 semanas de gestação. O *cavum septum pellucidum* começa a se fechar a termo (40 semanas). (8:218; 27:42)

166. (D) Síndrome de Dandy–Walker é caracterizada pela continuidade do quarto ventrículo com um cisto da fossa posterior e hidrocefalia. (8:191)

167. (A) Hidrocefalia grave. Os diagnósticos diferenciais de hidranencefalia são hidrocefalia grave, holoprosencefalia alobar e derrames subdurais volumosos. (8:191; 27:86)

168. (B) Região da fissura de Sylvius e no círculo de Willis. A artéria cerebral média é a continuação da artéria carótida interna. (7:87; 27:63)

169. (D) Hemorragia intraparenquimatosa. Extensão de sangue para dentro do parênquima cerebral é uma das formas mais graves de hemorragia. (7:101)

170. (A) O prosencéfalo. Durante o desenvolvimento embriológico, as vesículas cerebrais formam o cérebro anterior ou prosencéfalo, o cérebro médio ou mesencéfalo e o cérebro posterior ou rombencéfalo. (13:370)

171. **(E)** Artérias carótidas externas. O círculo de Willis é formado por nove artérias: duas artérias cerebrais posteriores (artérias vertebrais), duas artérias cerebrais anteriores, duas artérias carótidas internas, duas artérias comunicantes posteriores e uma artéria comunicante anterior. (*15:12*)

172. **(B)** As vias do líquido cerebroespinhal dentro do cérebro são bloqueadas. Hidrocefalia pode ser adquirida ou congênita. Ela é dividida em não comunicante ou obstrutiva (bloqueamento do líquido cerebroespinhal dentro do cérebro) e comunicante ou não obstrutiva (bloqueamento do líquido cerebroespinhal dentro do sistema ventricular). (*16:1539*)

173. **(A)** Uma anormalidade congênita do cérebro com alongamento da ponte e quarto ventrículo e desvio, para baixo, do bulbo para dentro do canal vertebral cervical. O alongamento da ponte é caracterizado por desvio do quarto ventrículo. (*27:95*)

174. **(D)** Duas artérias carótidas internas e duas vertebrais. Estes são os dois principais pares de artérias que suprem o cérebro de sangue. (*15:8*)

175. **(B)** Artéria basilar. A ponte é o nível anatômico em que a artéria vertebral muda seu nome para artéria basilar. (*15:8*)

176. **(D)** Movimento de líquido extracelular a partir do sangue. Apenas cerca de 40% do líquido cerebroespinhal é elaborado pelo plexo corióideo. Os outros 60% são produzidos pelo movimento de líquido extracelular do sangue através do cérebro e ventrículos. (*27:155*)

177. **(C)** Ventrículos de tamanho normal sem detritos dentro deles. Os achados ultrassonográficos da ventriculite incluem paredes ventriculares ecogênicas, ventrículos septados, detritos dentro dos ventrículos e dilatação ventricular. (*20:83, 84, 91*)

178. **(C)** Oito. O crânio é constituído de um osso frontal, dois ossos parietais, dois ossos temporais, um occipital, esfenoide e etmoide. (*39:190*)

179. **(A)** Hematoma subaracnóideo. Abaixo da aracnoide fica o espaço subaracnóideo, que é localizado entre a aracnoide e a pia-máter. (*18:31*)

180. **(C)** 532-576 mL/dia. Em um adulto, a quantidade de líquido cerebroespinhal produzida diariamente é entre 600 e 700 mL. Na criança é menor. (*18:9; 27:156*)

181. **(C)** Um hematoma epidural. A acumulação de sangue entre a dura-máter e a tábua interna do crânio. (*1:194*)

182. **(C)** O corno inferior. (*18:29*)

183. **(A)** O corno temporal. (*18:29*)

184. **(B)** Hemisférios cerebrais. Eles são substância cerebral formando um par separado na linha mediana pela foice do cérebro. (*20:294*)

185. **(B)** Posterior ao forame de Monro e superior ao terceiro ventrículo (*27:192*)

186. **(B)** Herpes simplex. Infecções intracranianas podem ser bacterianas ou virais.

Bacterianas	**Virais**
Diplococcus pneumoniae	Toxoplasmose
Haemophilus influenzae	Caxumba
Meningite bacteriana	Citomegalovírus
	Herpes simplex (*1:184*)

187. **(B)** A fissura central é também chamada sulco central ou fissura de Rolando. (*20:295*)

188. **(C)** A etiologia de um cisto porencefálico é uma hemorragia subependimária que se estende adentro do parênquima cerebral, uma infecção, um infarto ou trauma. (*1:153; 27:186*)

189. **(B)** Hematoma subdural. Os giros e sulcos do cérebro são mais proeminentes com um hematoma subdural e são frequentemente obscurecidos em infecções intracranianas, infartos e hemorragias intracranianas. (*27:209*)

190. **(B)** 24-32 semanas. A matriz germinal subsequentemente regride em tamanho e é ausente ao nascimento. (*1:196*)

191. **(D)** Ciclopia. Esta é uma anomalia do desenvolvimento, não um tumor. (*1:226*)

192. **(A)** Lesões isquêmicas do cérebro neonatal caracterizadas por necrose da substância branca periventricular. (*21:760*)

193. **(B)** Leucomalacia. As mais comuns infecções adquiridas *in utero* são toxoplasmose, outras infecções (sífilis congênita e vírus), rubéola, citomegalovírus, e *herpes simplex* (TORCH). (*27:197*)

194. **(A)** Hipóxia e lesões isquêmicas se responsabilizam pelo maior número de mortes fetais. (*21:752*)

195. **(A)** Diminuição em tamanho da fissura de Sylvius, à medida que o cérebro neonatal amadurece. Lissencefalia é caracterizada sonograficamente por grandes fissuras de Sylvius e ventrículos. (*27:111*)

196. **(C)** Posição semi-Fowler. Esta posição ajuda na drenagem e evita pressão sobre o local. (*28:89*)

197. **(B)** O tentório. (*39:338*)

198. **(B)** Cone medular. A medula espinhal é a continuação distal do sistema nervoso central. Ela termina sob a forma do cone medular na altura da segunda vértebra lombar. (*44:125*)

199. **(B)** Cornos occipitais uma mudança de forma sem uma mudança de tamanho ocorre primeiro nos cornos frontais. Entretanto, os cornos occipitais aumentam primeiro, e os cornos frontais aumentam por último. (*27:158*)

200. **(A)** Cornos frontais anteriores ao forame de Monro. A razão para esta posição é evitar obstrução da ponta do *shunt* pelo plexo corióideo. Nenhum plexo corióideo se estende aos cornos frontais ou os cornos occipitais do ventrículo lateral. (*27:166*)

201. **(B)** Septo pelúcido aumentado. Na agenesia completa do corpo caloso, não há septo pelúcido ou corpo caloso. Além disso, o terceiro ventrículo sofre desvio para cima. (*27:105*)

202. **(A)** Septo pelúcido. Na displasia do septo óptico, esquizencefalia e agenesia do corpo caloso, o septo pelúcido está ausente. (*27:108*)

203. **(B)** Causam retardamento do coração. (*46:5*)

204. **(D)** Leucomalacia periventricular é amolecimento da substância branca que rodeia os ventrículos. (*58:G8-G54*)

205. **(G)** Tentório do cerebelo é uma divisão transversa de dura-máter que forma uma partição entre o lobo occipital dos hemisférios cerebrais e o cerebelo. (*58:G8-G54*)

206. **(I)** Sulcos são entalhes na superfície do cérebro que separam os giros. (*58:G8-G54*)

207. **(C)** O plexo corióideo compreende células especiais localizadas nos ventrículos que secretam líquido cefalorraquidiano. (*58:G8-G54*)

208. **(A)** Cisterna magna é um espaço fechado localizado caudal ao cerebelo, entre o cerebelo e o osso occipital, servindo como reservatório para líquido cerebroespinhal. (*58:G8-G54*)

209. **(K)** A pia-máter é a membrana mais interna que cobre o cérebro e a medula espinhal. (*58:G8-G54*)

210. **(F)** O corpo caloso é um grupo de fibras nervosas acima do terceiro ventrículo que conecta os lados esquerdo e direito do cérebro. (*58:G8-G54*)

211. **(J)** Cavidade do septo pelúcido é uma cavidade cheia de líquido cerebroespinhal que é situada entre os cornos anteriores dos ventrículos laterais. (*58:G8-G54*)

212. **(H)** Ínsula é uma área triangular do córtex cerebral que é situada profundamente na fissura cerebral lateral. (*58:G8-G54*)

213. **(B)** Giros são dobras na superfície do cérebro. (*58:G8-G54*)

214. **(E)** Estenose do aqueduto é uma obstrução congênita do terceiro e quarto ventrículos que resulta em dilatação ventricular. (*58:G8-G54*)

215. **(H)** Forame de Monro (*18:30*)

216. **(G)** Trígono (*8:216*)

217. **(F)** Hemorragia da matriz germinal (*1:198*)

218. **(E)** Glândula pineal (*58:G42*)

219. **(D)** Corno occipital (*18:30*)

220. **(C)** Corno anterior (*18:30*)

221. **(B)** Corno temporal (*18:30*)

222. **(A)** Massa intermédia (*18:38*)

223. **(D)** 5-10 MHz. O transdutor Doppler de onda contínua pode ser um transdutor linear ou em lápis com uma frequência ultrassônica de 5-10 MHz. (*52:180*)

224. **(A)** Artéria cerebral média. Esta artéria pode ser mais bem avaliada pela abóbada craniana, porque o crânio do recém-nascido tem uma camada óssea flexível única sem a dípole. (*54:499*)

225. **(A)** A altura máxima (*55:678*)

226. **(A)** O fato de os bebês com asfixia terem baixa pulsatilidade e alto fluxo anterógrado diastólico provavelmente representa uma diminuição na resistência do sistema cerebrovascular em resposta à asfixia. (*57:599*)

227. **(D)** O fato de os bebês com uma hemorragia intraventricular terem altos índices de pulsatilidade e extremamente baixo fluxo anterógrado diastólico pode representar um aumento na resistência em resposta à hemorragia. (57:599)

228. **(A)** Fusão prematura das suturas cranianas. O prefixo *crânio* relaciona-se com o crânio. O sufixo *sinostose* refere-se ao fechamento das suturas. (27:83)

229. **(D)** Baixa temperatura. Hipotermia (temperatura corporal abaixada) é definida como a redução da temperatura corporal abaixo de 35°C. As consequências clinicamente dramáticas de manter um recém-nascido em um ambiente frio, como uma sala de ultrassom com ar-condicionado, poderiam resultar em tremor e baixa da temperatura corporal. (26:643, 716)

230. **(C)** 2-3 anos. Os ossos parietais são relativamente finos quando comparados a outros ossos cranianos; por essa razão, medidas podem ser obtidas até 2-3 anos após o nascimento. (2:180)

231. **(D)** Transdutor de arranjo linear em tempo real produz uma imagem retangular. Este tipo de transdutor pode ser usado para adquirir imagem do cérebro do bebê. Entretanto, ao visualizar o cérebro neonatal, ele é limitado por causa do pequeno tamanho da fontanela em comparação ao tamanho do transdutor. Além disso, a imagem retangular produzida por arranjo linear em tempo real deixa em muitas ocasiões de visualizar as paredes internas de ambos os lados da calvária simultaneamente. (2:180-199)

232. **(A)** Axial. As vistas de CTs sagital e coronal são úteis, porém sujeitas a artefatos; por essa razão, o plano axial é mais compatível com ultrassonografia. (1:24)

233. **(A)** Tela corióidea. O ponto em que o corióide se fixa ao soalho dos ventrículos laterais é localizado atrás do forame de Monro. (2:187; 27:121)

234. **(D)** *Cavum vergae*. O *cavum septum pellucidum* e o *cavum vergae* situam-se entre os cornos frontais e corpos dos dois ventrículos laterais. O fórnice divide a cavidade do septo pelúcido anteriormente e o *cavum vergae* posteriormente. (2:187; 27:42)

235. **(D)** 67%. A incidência de hemorragia da matriz germinal varia com a idade. Às 28 semanas, aproximadamente dois terços dos fetos têm essas hemorragias. (27:135)

236. **(A)** Mesma densidade. O termo isodenso denota "mesma densidade" que tecido mole. Este termo é usado em tomografia computadorizada (CT). Uma hemorragia, por exemplo, é apresentada como alta densidade em CT e pode-se tornar isodensa após 5-10 dias. (22; 27:117-119)

237. **(F)** Todas as acima. Todas as escolhas dadas são associadas à hemorragia intracraniana. (7:100-107)

238. **(A)** De 29 dias após o nascimento até 1 ano (9:2)

239. **(D)** Esta linha imaginária é chamada linha orbitomeatal, linha básica radiográfica, ou linha cantomeatal. A linha básica de Reid é uma linha imaginária traçada desde a margem infraorbitária até o meato auditivo externo. (12:86)

240. **(A)** 150° desde a linha orbitomeatal e perpendicular ao clivo. O transdutor deve ser posicionado sobre a fontanela posterior e deve varrer anteriormente a intervalos de 5 mm. (1:51)

241. **(C)** Uma hemorragia intracraniana, porque nenhum corióideo se estende para esta área. Não há plexo corióideo no corno frontal ou occipital. (27:44, 166)

242. **(E)** Um único ventrículo mediano é característico de holoprosencefalia, não hidranencefalia. O tronco cerebral e uma parte do lobo occipital permanecem na hidranencefalia. É uma deformidade congênita caracterizada por uma cabeça cheia de líquido com interrupção maciça dos hemisférios cerebrais. A foice do cérebro, cerebelo e gânglios basais frequentemente estão intactos. (8:191; 27:84)

243. **(A)** Acima do corpo caloso. A artéria pericalosa é o ramo terminal da artéria cerebral anterior. Ela corre sobre a margem superior do corpo caloso. (8:218)

244. **(D)** Duas semanas. Hidrocefalia ocorre primeiro, seguida por uma circunferência aumentada da cabeça aproximadamente 14 dias mais tarde. (7:25)

245. **(A)** Cada 3 dias até 2 semanas de idade. (7:117)

246. **(B)** O plexo corióideo quase enche o volume inteiro dos ventrículos laterais no primeiro trimestre. (27:74)

247. **(D)** Uma cabeça que é em grande parte cheia de líquido e uma perda grave de tecido cerebral. Esta deformidade congênita da cabeça é caracterizada por ausência completa ou quase completa dos hemisférios cerebrais. (1:152; 8:191)

248. **(E)** Holoprosencefalia é uma anormalidade do desenvolvimento caracterizada por um único ventrículo grande mediano e diverticulação do cérebro anterior. Uma fusão prematura das suturas cranianas, completa ou parcial, é característica da craniossinostose. (*8:191, 192*)

249. **(D)** Há 12 pares de nervos cranianos e 31 pares de nervos espinhais. (*15:4*)

250. **(A)** L2. A medula espinhal é mais curta que a coluna vertebral e termina cerca da segunda vertebral lombar. (*15:4*)

251. **(D)** O aqueduto cerebral. Este também é chamado aqueduto de Sylvius. (*27:40*)

252. **(D)** O recesso supraóptico também chamado recesso pré-óptico e o recesso infundibular, que se situa abaixo do recesso supraóptico. (*8:38*)

253. **(A)** Diverticulações não são associadas à microcefalia. Microcefalia é associada à síndrome de Meckel–Gruber, anormalidades cromossômicas, rubéola, toxoplasmose, craniossinostose, e exposição a teratógenos ambientais, como radiação. (*27:84, 85*)

254. **(D)** Os dois recessos posteriores no terceiro ventrículo são o recesso pineal e o suprapineal. (*8:217*)

255. **(A)** Aderência intertalâmica. O lugar de fusão nas superfícies mediais dos tálamos de ambos os lados do terceiro ventrículo é chamado massa intermédia ou uma aderência intertalâmica. (*18:38*)

256. **(D)** O cerebelo não é uma partição da dura-máter. (*39:338*)

257. **(B)** Uma hemorragia intraparenquimatosa. Qualquer hemorragia dentro do parênquima cerebral é chamada hemorragia intraparenquimatosa. (*8:209-215*)

258. **(A)** Forame interventricular. (*18:29*)

259. **(A)** Medula espinhal. O tronco cerebral consiste no, a ponte, e o bulbo (*39:357*)

260. **(E)** Meningomielocele não é associada a anomalias faciais de holoprosencefalia. As anomalias faciais que podem ser associadas à holoprosencefalia são fenda (fissura) palatina, fenda (fissura) labial, ciclopia (fossa orbitária única), cebocefalia (caracterizada por nariz defeituoso e olhos fechados) e etmocefalia (caracterizada por um defeito do osso etmoide). (*1:174*)

261. **(B)** O cérebro é revestido por três membranas chamadas PAD de pia-máter, aracnoide-máter e dura-máter. (*18:1-4*)

262. **(D)** As causas de um cisto aracnóideo são lesões da aracnoide, retenção de espaço subaracnóideo ou cisternal, e formação anormal de leptomeninge. (*1:153*)

263. **(D)** Um cisto quadrigêmeo não é causado por um aneurisma da veia de Galeno. Entretanto, pode ser um diagnóstico diferencial em razão da sua localização e componentes císticos. Avaliação Doppler deve excluir um diagnóstico diferencial. (*27:192*)

264. **(A)** Cistos aracnóideos situam-se entre a membrana aracnoide e a dura-máter e não entre a pia-máter e o espaço subaracnóideo. Cistos aracnóideos adquiridos são encontrados em cisternas adjacentes ao terceiro ventrículo, sela e fossa posterior. (*27:87, 188, 189*)

265. **(C)** Granulações aracnóideas no seio sagital, e reabsorvem líquido cerebroespinhal à medida que ele circula. (*27:155, 156*)

266. **(D)** Um septo pelúcido dilatado não é uma característica da esquizocefalia. Ela é caracterizada por agenesia do corpo caloso e septo pelúcido além de uma forma inusitada dos cornos frontais dos ventrículos laterais. (*27:112*)

267. **(A)** Ventriculite. Estes recém-nascidos inicialmente desenvolvem meningite, edema e cerebrite. Oito de 12 recém-nascidos com meningite desenvolvem ventriculite. Complicações tardias incluem derrame subdural, ventrículos aumentados e septações ventriculares. (*27:199*)

268. **(A)** Ecogenicidade aumentada no ângulo externo dos ventrículos laterais. Lesões isquêmicas podem ocorrer nas zonas limítrofes de "divisor de vertentes" da substância branca periventricular e o *centrum semiovale* sob forma de leucomalacia periventricular. (*50:61*)

269. **(D)** Artéria de Heubner. Este é o principal vaso nutridor do tecido germinal subependimário, que é destinado a dar origem à grande parte da população de células gliais do hemisfério. (*49:183*)

270. **(A)** TORCH é o acrônimo das mais comuns infecções adquiridas *in utero*: toxoplasmose, outra (sífilis congênita e vírus), rubéola, citomegalovírus e herpes simplex vírus. (*27:197*)

271. **(B)** No bebê prematuro, as zonas de "divisor de águas" são localizadas na substância branca periventricular adjacente às margens externas dos ventrículos laterais. As zonas ficam a aproximadamente 3-10 mm da parede ventricular. (*27:28*)

272. **(A)** Hemorragia grau 4 (*27:133*)

273. **(C)** Matriz germinal e hemorragias intraventriculares. (*27:133*)

274. **(C)** Hemorragia da matriz germinal unilateral (*27:125*)

275. **(A)** Cisto de Dandy–Walker (*34:73*)

276. **(B)** Fissura de Sylvius (*36:821*)

277. **(A)** Cisterna magna (*36:821*)

278. **(C)** Ventrículos aumentados com uma área de porencefalia na região do corpo do ventrículo lateral esquerdo (*27:128, 129*)

279. **(B)** Hemorragias intraparenquimatosa e intraventricular em resolução. A irregularidade observada na região do plexo corióideo é um sinal de hemorragia intraventricular. (*27:133*)

280. **(C)** Hidrocefalia. O achado anormal é uma forma grave de hidrocefalia pós-hemorrágica. (*40:111, 117*)

281. **(B)** Plexo corióideo (*20:37*)

282. **(B)** Os achados anormais na Fig. 15-66 revelaram um ventrículo lateral aumentado, um terceiro ventrículo aumentado, um quarto ventrículo aumentado, um forame de Monro dilatado e um aqueduto de Sylvius dilatado. (*27:164*)

283. **(D)** Recesso pineal. O recesso está dilatado. Os recessos do terceiro ventrículo são os seguintes: supraóptico, infundibular, pineal e suprapineal. (*27:40, 41, 44*)

284. **(B)** Quarto ventrículo (*27:164*)

285. **(A)** Um dos ventrículos laterais. O ventrículo está aumentado. (*41:129*)

286. **(C)** Cornos temporais dos ventrículos laterais. Ambos estão aumentados. (*41:128*)

287. **(B e C)** Uma hemorragia intraventricular em resolução e leucomalacia periventricular. Os ventrículos laterais estão aumentados, e pequenas áreas císticas são vistas nas regiões periventriculares. (*40:120*)

288. **(A)** Veia septal (*38:623*)

289. **(E)** Massa intermédia. A massa intermédia ou aderência intertalâmica é mais bem visualizada na presença de dilatação ventricular. (*27:41, 40:89*)

290. **(C)** Leucomalacia periventricular. Este recém-nascido pode ter tido um edema cerebral generalizado que levou a múltiplas áreas de infarto, denominadas encefalomalacia ou porencefalia. (*27:213*)

291. **(B)** Múltiplos cistos de forma irregular na parte do glomo do plexo corióideo. Um estudo feito com fetos que tinham cistos corióideos simples revelou um cariótipo normal e nenhuma anormalidade importante relacionada. Os bebês nasceram sem anormalidades neurológicas no momento do exame neonatal. Entretanto, um estudo envolvendo cistos corióideos complexos revelou trissomias 18 e 21. (*43:78, 81*)

292. **(D)** (B e C) A anormalidade demonstrada é leucomalacia periventricular bilateral e hemorragia intraventricular. (*40:12*)

293. **(C)** Cornos frontais (*27:17*)

294. **(B)** Ventrículos laterais septados. Nestes ultrassons, múltiplas partições são vistas estendendo-se às paredes laterais dos ventrículos. Este caso particular é congênito; entretanto, ventrículos septados frequentemente ocorrem na ventriculite. (*40:83*)

295. **(A)** Fissura inter-hemisférica. A estrutura está mostrada na vista coronal. (*40:34, 36*)

296. **(C)** Cornos frontais dos ventrículos laterais. Os cornos são levemente dilatados com uma hemorragia subependimária unilateral. (*40:39*)

297. **(D)** Sulco do cíngulo (*40:45*)

298. **(A)** Corpo Caloso (*40:45*)

299. **(C)** Sulco parietoccipital (*40:45*)

300. **(D)** Osso occipital (*41:14*)

301. **(D)** Teratoma (*Guia de Estudo; 27:179*)

302. **(E)** Janelas transtemporal e transforaminal (*61:1037*)

303. **(A)** 0,50-0,57. Fluxo sanguíneo no cérebro tem um baixo índice resistivo. (*61:1037*)

304. **(D)** Artéria cerebral média é mais comumente afetada por doença aterosclerótica. (*61:1040*)

Referências

1. Babcock DS, Han BK. *Cranial Ultrasonography of Infants.* Baltimore: Williams & Wilkins; 1981.
2. Winsberg F, Cooperberg PL. Real-time ultrasonography: clinics in diagnostic ultrasound. In: Rumack CM, Johnson ML, eds. *Real-Time Ultrasound Evaluation of the Neonatal Brain.* Vol. 10. New York: Churchill Livingstone; 1982.
3. King DL, William McK. *Diagnostic Ultrasound.* St. Louis: CV Mosby; 1974.
4. Ora BA, Eddy L, Hatch G, Solida B, et al. The anterior fontanelle as an acoustic window to the neonatal ventricular system. *J Clin Ultrasound.* 1980;8:65-67.
5. Williams PL, Warwick R. *Gray's Anatomy.* 36th ed. Philadelphia: WB Saunders; 1980.
6. Bartrum RJ, Crow HC. *Real-time Ultrasound: A Manual for Physicians and Technical Personnel.* Philadelphia: WB Saunders; 1983.
7. Sanders RC, Thomas LS. *Ultrasound Annual.* New York: Raven Press; 1982.
8. Howard WR, William JZ, Babcock DS, et al. *Seminars in Ultrasound.* Vol. 3, No. 3. New York: Grune & Stratton; 1982.
9. Fenichel GM. *Neonatal Neurology.* Vol. 2. New York: Churchill Livingstone; 1980.
10. Haller JO, Shkolnik A, Slovis T. *Clinics in Diagnostic Ultrasound, Vol. 8: Ultrasound Pediatrics.* New York: Churchill Livingstone; 1981.
11. Helen LB, Sandra KM. *The Developing Person: A Life Span Approach.* San Francisco: Harper & Row; 1980.
12. Mallet M. *A Handbook of Anatomy and Physiology for Student X-ray Technicians.* 4th ed. Chicago: American Society of Radiologic Technologists; 1962.
13. Hagen-Ansert S. *Textbook of Diagnostic Ultrasound.* 2nd ed. St. Louis: CV Mosby; 1983.
14. William M. *The American Heritage Dictionary of the English Language.* New York: American Heritage, 1971.
15. Goldberg S. *Clinical Neuroanatomy Made Ridiculously Simple.* Miami: Med Master; 1979.
16. Robbins S, Cortran R. *Pathologic Basis of Disease.* 2 ed. Philadelphia: WB Saunders; 1979.
17. Sutton D. *A Textbook of Radiology and Imaging.* Vol. 2, 3rd ed. New York: Churchill Livingstone; 1980.
18. Carpenter M. *Core Text of Neuroanatomy.* 2nd ed. Baltimore: Williams & Wilkins; 1978.
19. Farmer T. *Pediatric Neurology.* 3rd ed. Philadelphia: Harper & Row; 1983.
20. Hole J Jr. *Human Anatomy and Physiology.* 3rd ed. Dubuque, IA: Wm C Brown; 1984.
21. Gordon BA. *Neonatology, Pathophysiology and Management of the Newborn.* Philadelphia: JB Lippincott; 1975.
22. *Dorland's Illustrated Medical Dictionary.* 26 ed. Philadelphia: WB Saunders; 1981.
23. Schaffer AJ, Avery ME. *Diseases of the Newborn.* 4th ed. Philadelphia: WB Saunders; 1977.
24. Waechter EH, Blake FG. *Nursing Care of Children.* 9th ed. Philadelphia: JB Lippincott; 1976.
25. Hellman LM, Pritchard J, Wynn RM. *Obstetrics.* 14th ed. New York: Appleton-Century-Crofts; 1971.
26. Danforth DN. *Textbook of Obstetrics and Gynecology.* 2nd ed. New York: Harper & Row; 1971.
27. Rumack CM, Johnson MI. *Perinatal and Infant Brain Imaging: Role of Ultrasound and Computed Tomography.* Chicago: Year Book; 1984.
28. Thompson DE. *Pediatric Nursing: An Introductory Text.* 4th ed. Philadelphia: WB Saunders; 1981.
29. Marlow RD. *Textbook of Pediatric Nursing.* 5th ed. Philadelphia: WB Saunders; 1977.
30. Hafen QB, Karren JK. *Prehospital Emergency Care and Crisis Intervention.* 2nd ed. Englewood, CO: Morton; 1983.
31. Fleischer AC, James AE. *Real-time Sonography: Textbook with Accompanying Videotape.* Norwalk, CT: Appleton-Century-Crofts; 1985.
32. Rubin J. Intraoperative ultrasonography of the spine. *Am J Radiol.* 1983;146:173-176.
33. Grant E, Kerner M, Schellinger D. Evaluation of porencephalic cyst from intraparenchymal hemorrhage in neonates: Sonographic correlation. *Am J Radiol.* 1982;138:467.
34. Grant E, Schellinger D, Richardson J. Real-time ultrasonography of the posterior fossa. *J Ultrasound Med.* 1983;2:73.
35. Taylor KWJ. Atlas of ultrasonography. In: Mannes E, Sivo J, eds. *The Neonatal Head.* Vol. 1, 2nd ed. New York: Churchill Livingstone; 1984.
36. Shuman W, Rogers J, Mack L. Real-time sonographic sector scanning of the neonatal cranium: technique and normal anatomy. *AJNR Am J Roentgenol.* 1981;2:349-356.
37. Babcock D, Ball W Jr. Postasphyxial encephalopathy in full-term infants: Ultrasound diagnosis. *Am J Radiol.* 1983;148:417-423.
38. Goldstein R, Filly R, et al. Septal veins: A normal finding on neonatal sonography. *Am J Radiol.* 1986;161:623-624.
39. Hole JW Jr. *Human Anatomy and Physiology.* 3rd ed. Dubuque, IA: Wm C Brown; 1984.
40. Naidich TP, Quencer RM, eds. *Clinical Neurosonography: Ultrasound of the Central Nervous System.* New York: Springer-Verlag; 1986.
41. Levene M, Williams J, Fawer CL. *Ultrasound of the Infant Brain.* London: Spastics International Medical Publications, and Philadelphia: JB Lippincott; 1985.
42. *Dorland's Illustrated Medical Dictionary.* 26th ed. Philadelphia: WB Saunders; 1985.
43. Hertzberg S, Kay HH, Bowie JD. Fetal choroid plexus lesions. *J Ultrasound Med.* 1989;8.
44. Kapit W, Elson LM. *The Anatomy Coloring Book.* New York: Harper & Row; 1977.
45. Sanders RC. *Clinical Sonography: A Practical Guide.* Boston: Little, Brown; 1984.
46. Martin J. *Ultrasound Technology Series. Cranial Sonography in Infants: Technicare Ultrasound.* New Brunswick, NJ: Johnson & Johnson; 1983.
47. Pilu P, Louis P, Roberto R, et al. The fetal subarachnoid cisterns: an ultrasound study with report of a case of congenital communicating hydrocephalus. *J Ultrasound Med.* 1986;5.
48. Bowerman RA, Zwischenberger JB, Andrews AF, et al. Cranial sonography of the infant treated with extracorporeal membrane oxygenation. *Am J Radiol.* 1985;145.
49. Wigglesworth JS, Pape KE. An integrated model for haemorrhage and ischaemic lesions in the newborn brain: Early human development. *Early Human Dev.* 1978;2(2):179-199.

50. Manger MN, Feldman RC, Brown WJ, *et al.* Intracranial ultrasound diagnosis of neonatal periventricular leukomalacia. *J Ultrasound Med.* 1984;3:59-63.
51. Christtenen RA, Pinckney LE, Higgins S, *et al.* Sonographic diagnosis of lipoma of the corpus callosum. *J Ultrasound Med.* 1987;6:449-451.
52. Perlman JM. Neonatal cerebral blood flow velocity measurement. *Clin Perinatol.* 1985;12:179-193.
53. Bada HS, Fitch CW. Uses of transcutaneous Doppler ultrasound technique in newborn infants. *Perinatol Neonatol.* 1983;7:27-35.
54. Raju TNK, Zikos E. Regional cerebral blood velocity in infants: a real time transcranial and fontanellar pulsed Doppler study. *J Ultrasound Med.* 1987;6:497-507.
55. Gray PH, *et al.* Continuous wave Doppler ultrasound in evaluation of cerebral blood flow in neonates. *Arch Dis Child.* 1983;58:677-681.
56. Grant EG, White EM, Schellinger D, *et al.* Cranial Doppler sonography of the infant. *Radiology.* 1987;163:177-185.
57. Miles RD, Menice JA, Bashiru M, *et al.* Relationships of five Doppler measures with flow in vitro model and clinical findings in newborn infants. *J Ultrasound Med.* 1987;6(10):597-599.
58. Tortora GJ, Anagnostakos NP. *Principles of Anatomy and Physiology.* 6th ed. New York: Harper & Row; 1990.
59. Olds SB, London ML, Ladewig PA. *Maternal-Newborn Nursing: A Family-Centered Approach.* 3th ed. Menlo Park, CA: Addison-Wesley; 1988.
60. Williams PL, Warwick R, Dyson M, *et al.*, eds. *Gray's Anatomy.* 37th ed. New York: Churchill Livingstone; 1989.
61. McGahan JP, Goldberg BB. *Diagnostic Ultrasound: A Logical Approach.* Philadelphia, New York: Lippincott-Raven; 1998;1140-1141.

16

Ultrassom Musculoesquelético

Amy E. Wilkinson ▪ *Ronald S. Adler*

Guia de Estudo

INTRODUÇÃO

Embora a imagem de ressonância magnética (MRI) tenha constituído o suporte da aquisição de imagem do arcabouço de tecido mole do sistema musculoesquelético nos Estados Unidos,[1] ultrassom oferece várias vantagens distintas. Primeira, ultrassom é uma modalidade segura nos pacientes que não podem fazer MRI (p. ex., aqueles com marca-passo, implante coclear ou claustrofobia). Segunda, ultrassom oferece a capacidade de examinar ligamentos, tendões e músculo em tempo real durante manobras provocativas (p. ex., flexão-extensão), que podem ressaltar o aspecto de um processo patológico. Finalmente, ultrassom é único pela sua capacidade de orientar colocação de agulha para procedimentos intervencionistas.

Ultrassonografia é útil na avaliação de estruturas de tecidos moles, particularmente aquelas que são superficiais ou contêm líquido, como derrames articulares e cistos sinoviais. Os aspectos ultrassonográficos normais de vários tecidos são descritos neste capítulo, bem como processos patológicos e suas aparências.

APLICAÇÕES DE *POWER* DOPPLER EM ULTRASSOM MUSCULOESQUELÉTICO

Imageamento *power* Doppler (PDI; também dito Doppler de energia) é uma técnica que apresenta um mapa de amplitude do sinal Doppler, em distinção do imageamento Doppler em cores convencional, que codifica em cores o desvio médio de frequência. Foi sugerido que PDI é mais sensível para detectar estados de baixo fluxo.[2] A técnica parece extremamente sensível à hiperemia de tecido mole associada a várias lesões musculoesqueléticas. PDI pode ser usado para detectar e para quantificar essas alterações patológicas na vascularidade. Além disso, a resolução da hiperemia parece correr paralela à melhora clínica, mesmo com uma aparência anormal continuada em escala de cinza.[3] Assim, a detecção de hiperemia pode fornecer especificidade adicional na graduação das lesões inflamatórias musculoesqueléticas, bem como um meio para acompanhar a resposta à terapia.

TENDÕES

Aspectos Ultrassonográficos Normais

Embora os tendões frequentemente tenham uma bainha sinovial circundando-os, eles também podem ter uma aderência de camada de tecido conectivo relativamente densa (o paratendão). Está é brilhantemente ecogênica e demarca nitidamente o tendão (Fig. 16-1). O próprio tendão consiste em tecido conectivo denso em que as fibrilas colágenas estão dispostas em feixes rodeados de tecido conectivo frouxo.[4] Estes feixes são adicionalmente arranjados de uma maneira linear paralela. A resultante imagem de ultrassom em escala de cinza reflete esta configuração anatômica exibindo acentuada anisotropia; o tendão é ecogênico quando escaneado perpendicularmente ao seu eixo longo com um transdutor de arranjo linear. Redução do ângulo por tão pouco quanto 2° a 7° produz isoecogenicidade em relação a músculo, e redução adicional produz hipoecogenicidade (Fig. 16-2). Em razão de sua natureza fibrilar, o tendão não é difusamente ecogênico, mas aparece como uma série de bandas lineares paralelas[5] (Fig. 16-3). Estas características tornam os tendões fáceis de reconhecer ultrassonograficamente.

Achados Patológicos

Tendinose pode ser difusa, focal, aguda ou crônica. Uma *tendinose difusa* é visualizada sonograficamente como espessamento difuso e hipoecogenicidade do tendão (Fig. 16-4). Pode ser visto o aparecimento de fendas hipoecoicas intratendinosas. Medições de vários tendões foram sugeridas, mas deve ser lembrado que sexo, tamanho e nível de treinamento do paciente contribuem para a espessura do tendão, e o árbitro final frequentemente confia na comparação ao lado oposto. O tendão pode perder seu contorno nítido normal, exibindo margens indistintas. *Tendinose focal* exibirá áreas

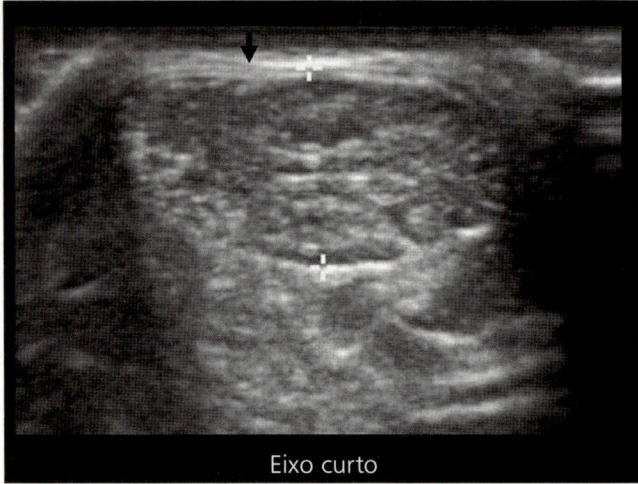

FIGURA 16-1. O tendão de Aquiles em imagem de eixo curto aparece como uma elipse ecogênica (entre as marcas de calibre) rodeado por uma camada fibrosa espessa ou paratendão (seta preta).

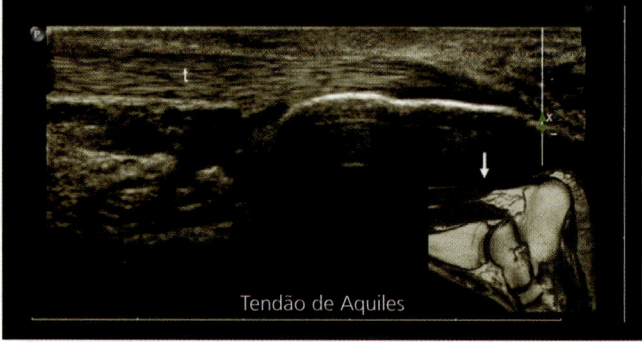

FIGURA 16-3. Tendão fibrilar: Em ultrassom, o tendão de Aquiles (t) é ecogênico e fibrilar, em comparação com o sinal uniformemente baixo em imagem de ressonância magnética (imagem no *detalhe*, seta).

localizadas de espessamento e hipoecogenicidade. Tendinose sintomática demonstrou apresentar áreas de vascularidade aumentada em PDI. Isto é decorrente de tecido de granulação infiltrativo e foi descrito como uma resposta angiofibroblástica.[6]

Uma *tendinose crônica* pode calcificar lentamente. Calcificação é reconhecida sonograficamente como sua área-assinatura ecogênica individualizada com sombreamento acústico posterior, ou meramente uma massa ecogênica amorfa sem causar sobreamento.

Uma *tendinose aguda* é vista como uma quantidade patológica de líquido ou espessamento da bainha do tendão.[7] Isto pode ser secundário à inflamação, infecção ou trauma agudo, ou pode ser decorrente de um derrame dentro de uma articulação adjacente. Uma *tenossinovite crônica*[8] pode ser associada a espessamento sinovial difuso e inflamação secundária do tendão, o que aparece espessado e hipoecoico. Fluxo sanguíneo peritendinoso aumentado é frequentemente evidente em PDI.

Ruptura completa é facilmente reconhecida na fase aguda tanto clínica quanto sonograficamente. O tendão retrai-se, e o espaço entre as extremidades retraídas é preenchido com hematoma.[9] O tendão pode ele próprio se mostrar difusamente espessado, heterogêneo e com contorno nodular.

Ruptura parcial é semelhante pelo fato de haver uma descontinuidade nos ecos lineares paralelos do tendão, com o espaço cheio de material com ecogenicidade variável, mas frequentemente diminuída. Em razão do número de fibrilas intactas, pode haver apenas mínima retração, em uma laceração parcial. Isto é manifestado como uma deformidade de contorno ou adelgaçamento focal (Fig. 16-5). Lacerações parciais podem também se manifestar como fendas paralelas ao eixo longo de um tendão.

MANGUITO ROTADOR

Embora seja um dos estudos mais pedidos, ultrassonografia do ombro está também entre os mais difíceis de dominar. Isto acontece em grande parte por causa da dificuldade que ele impõe para visualizar otimamente os tendões. A superfície curva dos tendões (Fig. 16-6) os torna suscetíveis à anisotropia. Este é particularmente o caso ao se usar o transdutor linear de alta frequência recomendado, quando é necessário constantemente reposicioná-lo a fim de visualizar otimamente o tendão.

A anatomia é complexa nesta região, particularmente em pós-operatório, quando os marcos anatômicos ficam desviados. Entretanto, estudos recentes, usando técnicas e critérios bem

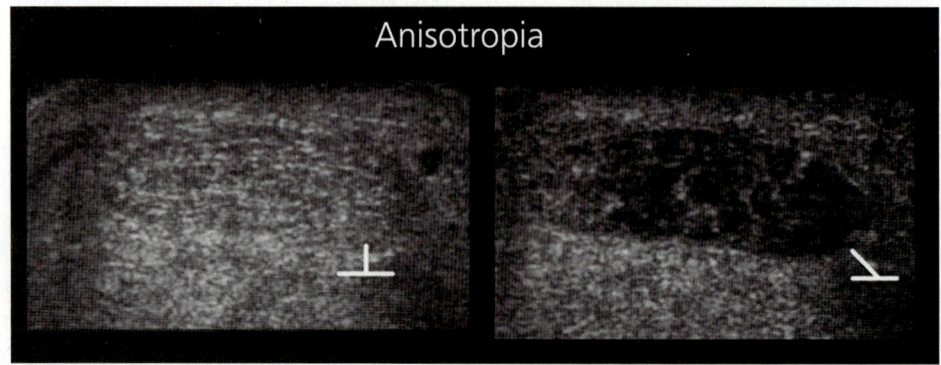

FIGURA 16-2. Anisotropia. Quando o feixe de ultrassom faz insonação no tendão perpendicularmente ao eixo longo do tendão (*detalhe*), o tendão se mostra ecogênico. Quando a insonação é em ângulo, que pode ser tão pouco quanto 5-10° (*detalhe*), o tendão aparece progressivamente hipoecoico.

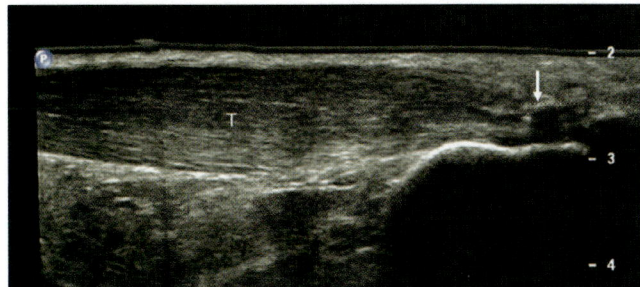

FIGURA 16-4. Tendinose difusa de Aquiles. O tendão (T) está difusamente espessado e heterogêneo. Calcificação ou ossificação intrassubstância (seta) está presente próximo da inserção do tendão.

definidos, produziram resultados muito favoráveis na detecção de patologia do manguito rotador.[10]

Os indicadores de patologia do manguito rotador são semelhantes aos sinais usados em outros locais no sistema musculoesquelético. O aspecto diagnóstico mais confiável das lacerações relaciona-se com ausência completa, descontinuidade focal ou deformidade de contorno da superfície do tendão[11] (Fig. 16-7). Áreas ecogênicas, que podem se relacionar com lacerações,

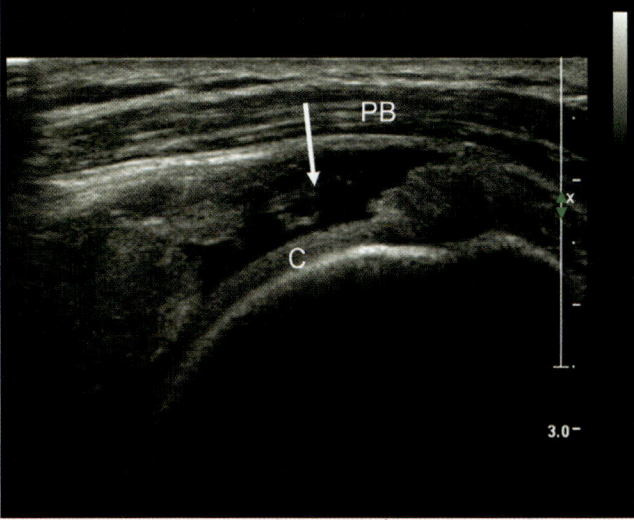

FIGURA 16-7. Laceração de manguito rotador com descontinuidade. Imagem de eixo longo do tendão supraespinhoso apresenta uma grande ruptura de espessura total (seta). A laceração aparece com margens nítidas e cheia de líquido hipoecoico e detritos. A laceração é delimitada acima pela tira de gordura peribursal (PB) e abaixo pela cartilagem articular (C).

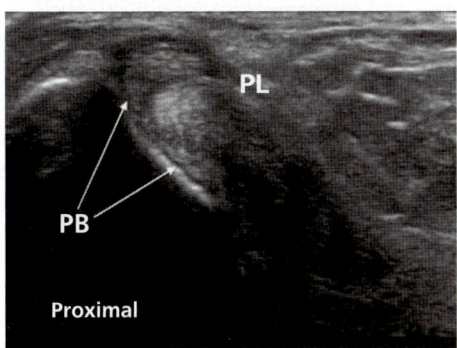
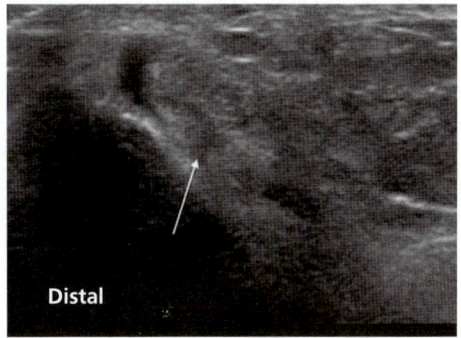

FIGURA 16-5. Fenda longitudinal do tendão fibular curto no tornozelo. A imagem à esquerda mostra afinamento central do tendão fibular curto (PB) com herniação do tendão fibular longo (PL) dentro do espaço. Uma imagem ligeiramente mais distal (direita) mostra uma fenda longitudinal central (seta) dentro do fibular curto, que aparece como uma fissura hipoecoica dentro do tendão.

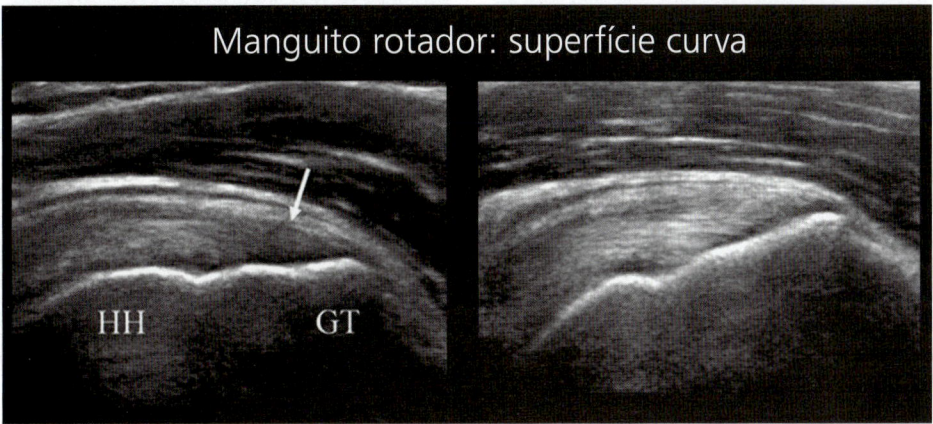

FIGURA 16-6. Manguito rotador normal. A imagem à esquerda apresenta uma vista de eixo longo do tendão supraespinhoso. O músculo deltoide (D), tendão (T), cabeça umeral (HH) e tubérculo maior (GT) estão assinalados. Em virtude da convexidade da superfície do tendão, as fibras distais (seta) parecem menos ecogênicas do que as fibras mais proximais como resultado da anisotropia. Oscilar o transdutor (imagem à direita) possibilita eliminar o efeito anisotrópico na base do tendão.

podem também indicar calcificação focal, cicatriz, ou às vezes anatomia normal, e cuidado precisa assim ser tomado. Líquido complexo enchendo o espaço produzido por uma laceração articular pode produzir um sinal de interface característico de cartilagem.[12] Similarmente, a perda da margem normalmente convexa do tendão é altamente sugestiva de uma laceração. A presença de líquido na bainha do tendão bíceps e na bolsa subdeltóidea sobrejacente constitui uma forte evidência secundária de uma laceração, com um valor preditivo positivo de 95%.[13]

MÚSCULO

Aspectos Ultrassonográficos Normais

Músculo normal aparece como uma banda homogênea de estriações ecogênicas paralelas (perimísio) com um fundo hipoecoico que corresponde à massa de fibras musculares (Fig. 16-8). As fibras musculares individuais correm na direção de uma aponeurose comum e culminam em uma inserção tendinosa.

Achados Patológicos

Músculo pode ser associado a diversas patologias exclusivas. *Edema muscular* faz as estriações lineares usuais da massa muscular se tornarem arredondadas e indistintas. Ecogenicidade é transformada de hipoecoica em relativamente ecogênica (Fig. 16-9). *Piomiosite* aparece como uma coleção complexa dentro do músculo[14] A presença de focos ecogênicos pontilhados com sobreamento "sujo" associado nas partes superiores da coleção pode indicar um organismo formador de gás.[15] Similarmente, *hematoma intramuscular* pode ser visto como uma coleção complexa rodeada por tecido de granulação. Quando grandes, estas lesões exibem uma cavidade irregular com margens esfarrapadas. A aparência ultrassonográfica é dominada pelo hematoma e obedece a alterações evolucionárias típicas com o tempo. *Lesões de distração*

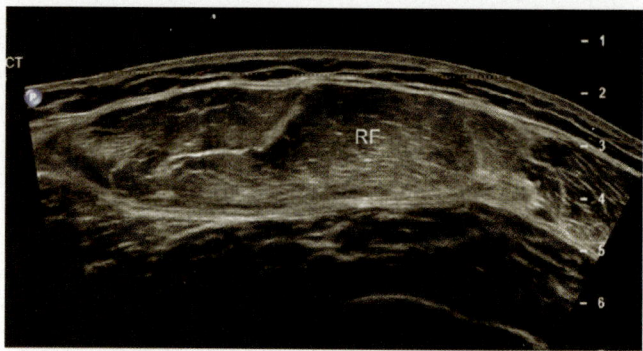

FIGURA 16-9. Padrão de edema muscular. Vista de eixo curto do compartimento do quadríceps em um atleta profissional após uma lesão de estiramento do reto femoral (RF) mostra o músculo apresentando ecogenicidade aumentada em relação aos músculos adjacentes na coxa.

diferem, porque o hematoma é frequentemente limitado a um único músculo, e fragmentos lacerados de músculo tendem mais a ser identificados no interior da cavidade, produzindo o sinal "de badalo de sino" (Fig. 16-10).

Ultrassom pode ser útil para avaliar a cura destas lesões. A cavidade gradualmente diminui em tamanho, e tecido de granulação hipoecoico nas margens da cavidade avança para encher o defeito. Eventualmente, organização pode ser demonstrada com o reaparecimento de septos fibroadiposos. Às vezes um hematoma intramuscular em resolução sofrerá calcificação periférica. A presença de calcificação ao longo da periferia de um hematoma em organização foi chamada *miosite ossificante* (Fig. 16-11).

BOLSAS

Aspectos Ultrassonográficos Normais

As bolsas são estruturas revestidas com sinovial, situadas em torno das cápsulas das articulações, ligamentos e inserções tendinosas, e que ajudam a melhorar o deslizamento e assim facilitar movimen-

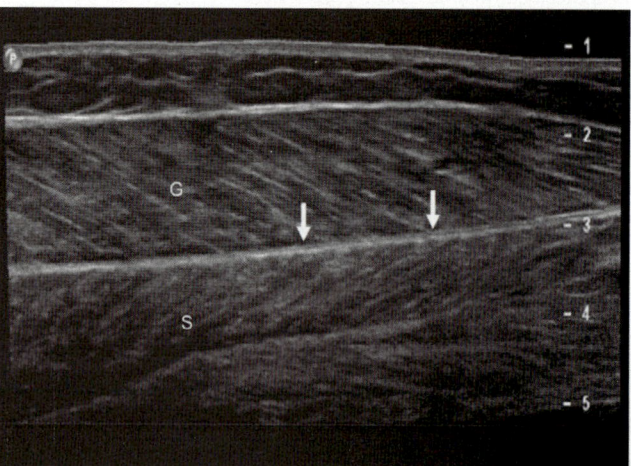

FIGURA 16-8. Músculo normal. Vista de eixo longo da junção do músculo gastrocnêmio (G) e o músculo sóleo (S). Cada músculo apresenta um fundo hipoecoico preenchido com múltiplas estruturas lineares ecogênicas (perimísio). Estas convergem para uma banda ecogênica central (setas), formando desse modo uma arquitetura multipenada.

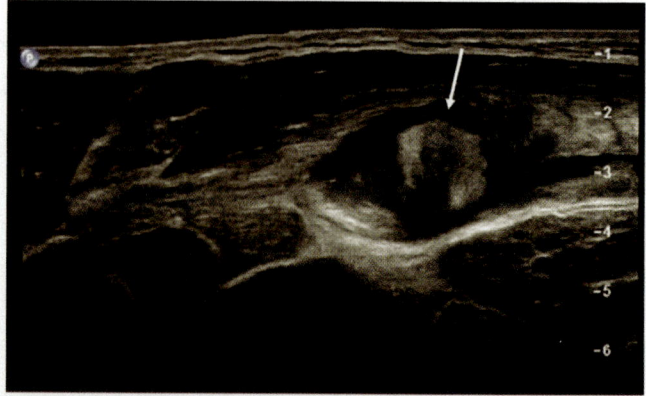

FIGURA 16-10. Hematoma muscular com sinal "de badalo de sino". Imagem de eixo curto dos músculos *hamstrings* (isquiotibiais) após uma lesão de distração aguda, resultando em uma ruptura focal com formação de hematoma. Uma parte da laceração (seta) é vista estendendo-se para o hematoma dando origem a uma aparência típica de badalo de sino. Notar o padrão de edema no músculo adjacente.

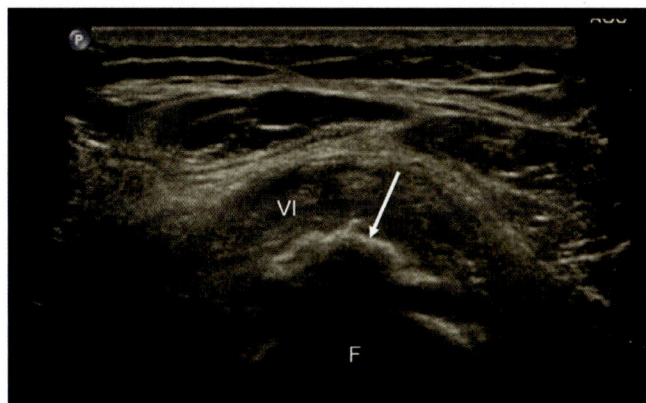

FIGURA 16-11. Miosite ossificante. Após uma pancada na coxa, neste paciente se observou um aumento de volume. Radiografias iniciais mostraram que o fêmur estava intacto. Ultrassom de acompanhamento mostrou ossificação nova curvilínea (seta) dentro do músculo traumatizado (vasto intermédio, VI). Observe o padrão de edema no músculo adjacente. O fêmur (F) está assinalado.

to. De fato, elas podem se desenvolver secundariamente em locais de atrito anormal, e são então denominadas bolsas adventícias. Elas podem-se comunicar com uma articulação, caso em que são conhecidas como cistos sinoviais (p. ex., cisto de Baker).

A bainha revestida de sinovial que rodeia vários tendões é outra forma de bolsa especializada. Bolsas não distendidas normais podem ser imperceptíveis por ultrassom ou podem ser evidentes como uma estrutura hipoecoica fina, representando uma pequena quantidade de líquido sinovial (Fig. 16-12). A bolsa normal não deve exceder 2 mm de espessura.

Achados Patológicos

Distensão de uma bolsa com líquido ou tecido mole é descrita como bursite, a não ser que a bolsa se comunique com uma articulação. Dessa maneira, a bolsa distendida do gastrocnêmio/semi-membranácea não é considerada uma bursite, mas recebe o nome de cisto de Baker.

Em uma bursite aguda, o líquido pode ser anecoico ou complexo. Isto pode ser secundário a inflamação, infecção ou trauma agudo. Ultrassom é ideal para avaliação dessa massa, demonstrando sua natureza cística e possibilitando um diagnóstico firme. Ele é também uma modalidade ideal para prover direcionamento para uma aspiração e/ou injeção (como será discutido mais tarde). A presença de tecido mole nodular hiperêmico dentro da coleção ou em uma distribuição peribursal, como avaliado por imagem com *color* ou *power* Doppler (DPI), pode mais facilmente denotar uma origem inflamatória.[16]

ARTICULAÇÕES

Aspectos Ultrasonográficos Normais

Uma articulação é visualizada como um espaço revestido por sinovial entre duas superfícies corticais. Deve haver saliência desprezível da cápsula articular e nenhum líquido dentro da articulação (Fig. 16-13). Uma banda hipoecoica fina de cartilagem articular pode ser evidente ao longo das margens da articulação abaixo da cápsula ecogênica. Muitas vezes gordura extra-articular está presente abaixo da cápsula articular.

Achados Patológicos

Derrames articulares são facilmente detectados sonograficamente como líquido desviando a cápsula e coxim adiposo articulares.[17] A presença de ecos de baixo nível, septações ou material sólido dentro do líquido articular pode sugerir infecção, hemartrose ou outros detritos inflamatórios não infecciosos, como fibrina. Ecos finos dentro do líquido podem ser vistos após administração de corticosteroide intra-articular. Um derrame anecoico não significa necessariamente uma coleção sinovial simples. De fato, diferenciar as várias causas de um derrame complexo não é possível frequentemen-

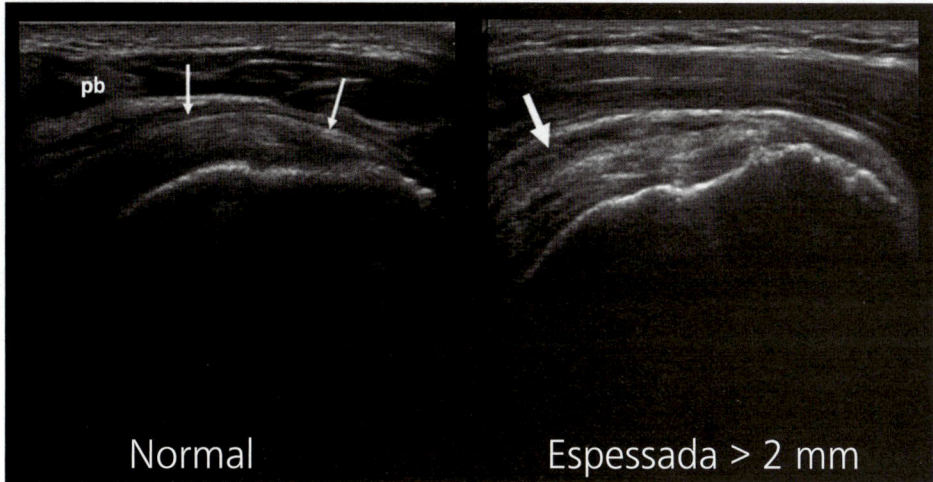

FIGURA 16-12. Bolsa normal e espessada. A bolsa subdeltóidea normal (à esquerda, seta fina) aparece como uma linha hipoecoica fina (< 2 mm) profunda à gordura peribursal (pb). Uma bolsa espessada (à direita, seta grossa) pode estar cheia com variáveis quantidades de líquido, tecido mole e, às vezes, calcificação.

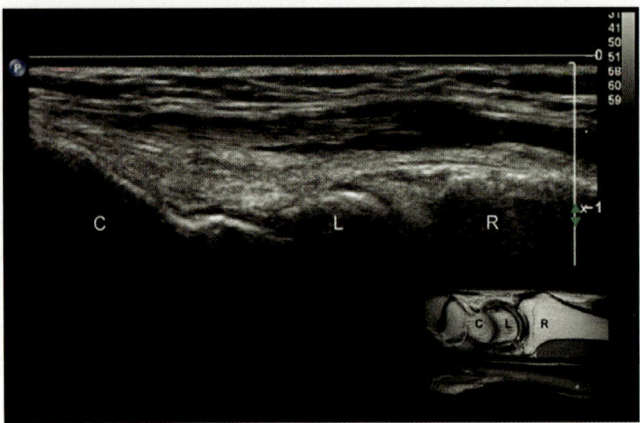

FIGURA 16-13. Articulação normal. Vista de eixo longo de uma articulação rádio-semilunar-capitato dorsal normal (R). As articulações aparecem como a junção de superfícies corticais com margens lisas de cada osso. Cartilagem articular geralmente aparece como finas bandas hipoecoicas sobrejacentes às superfícies convexas do semilunar (L) e do capitato (C) (setas). Gordura extra-articular aparece ecogênica e é sobrejacente às superfícies corticais e pode ser difícil de distinguir dos estabilizadores ligamentares adjacentes. Uma imagem de ressonância magnética sagital do punho, mostrando o mesmo arranjo anatômico, está demonstrada no detalhe à direita.

te com base apenas nos aspectos ultrassonográficos. As principais vantagens do ultrassom nestas circunstâncias são a demonstração de um derrame, bem como fornecer orientação para aspiração. Com uma prótese no lugar, ultrassom pode ser a única modalidade para demonstrar a natureza e extensão do líquido, uma vez que CT e MRI são limitadas por artefato.[18]

Corpos osteocondrais são geralmente sugeridos pelas suas margens nítidas, e eles frequentemente exibirão sombreamento posterior. Proliferação e edema da sinovial (Fig. 16-14) são mais proeminentes no *pannus* de artrite reumatoide, mas uma aparência semelhante pode ser vista em outras artrites inflamatórias, infecções crônicas, sinovite vilonodular pigmentada, osteocondromatose sinovial e amiloide. Hemofilia pode produzir um quadro semelhante. A sinovial nestes casos tem aparência hipoecoica e nodular. Hipervascularidade é indicada no PDI.

CISTOS SINOVIAIS/DIVERSOS

Cistos sinoviais aparecem como pseudocistos bem marginados, frequentemente multifocais, que podem se formar relacionados com cápsulas articulares, tendões, bainhas tendinosas, ligamentos e músculos. Eles caracteristicamente contêm material gelatinoso transparente e são muitas vezes duros à palpação. São mais comumente localizados ao longo da superfície dorsal do punho (Fig. 16-15) e tornozelo, embora possam ocorrer quase em qualquer lugar nos tecidos moles musculoesqueléticos. Eles são presumivelmente de natureza degenerativa e podem ser associados à origem traumática. Embora possam ser assintomáticos, não é incomum que produzam compressão direta de um feixe neurovascular adjacente, um tendão ou estrutura com revestimento sinovial. Nestes casos, estas lesões podem produzir dor intermitente crônica, fraqueza e mobilidade diminuída. Embora cirurgia seja considerada um tratamento definitivo, injeção intracística de corticosteroide de ação longa frequentemente tem sucesso.

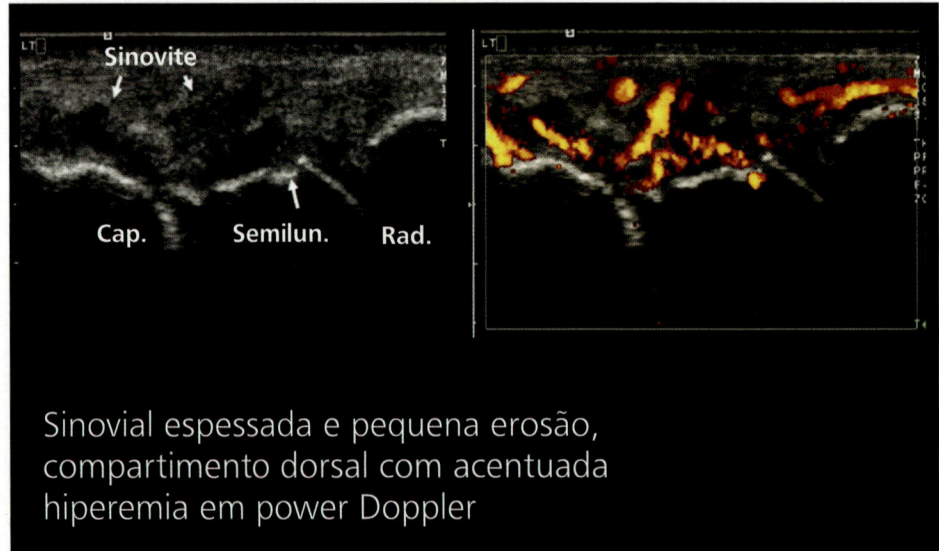

FIGURA 16-14. Artrite inflamatória. Imagem em escala de cinza (à esquerda) de um paciente com artrite reumatoide na articulação rádio-semilunar-capitato (dísticos). Tecido mole hipoecoico anormal ao longo do dorso do punho (sinovite) mostra o aspecto típico do *pannus* inflamatório na artrite reumatoide. A gordura ecogênica normal está substituída. Uma pequena erosão da superfície (seta) no osso semilunar está demonstrada. A imagem correspondente com *power* Doppler (à direita) mostra a hiperemia extensa associada à inflamação ativa. A vascularidade está distribuída por todo o tecido mole anormal.

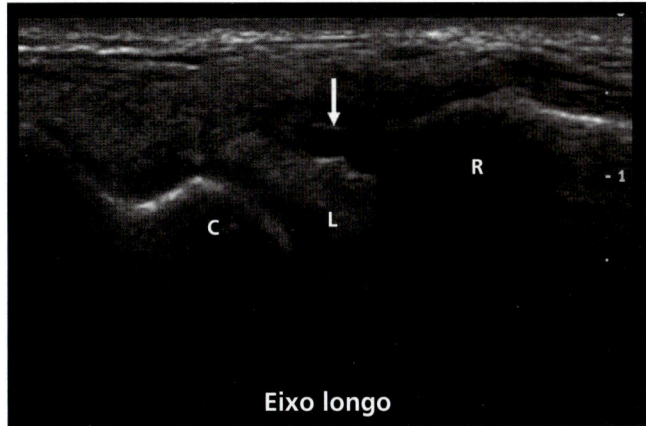

FIGURA 16-15. Cisto sinovial no dorso do punho. Vista de eixo longo do ligamento escafossemilunar dorsal (L) mostra um pequeno cisto unilocular (seta) superficial ao ligamento. O rádio (R) e o capitato (C) estão assinalados.

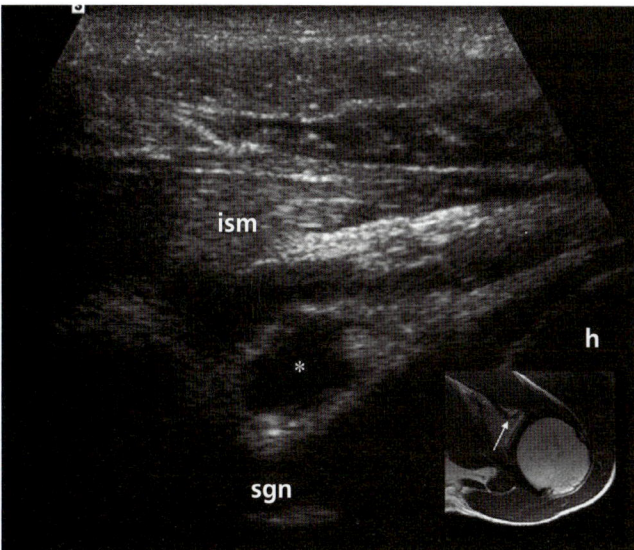

FIGURA 16-16. Cisto da incisura espinoglenoidal (sgn) no ombro. A imagem apresenta um cisto hipoecoico (*) na incisura espinoglenoidal da escápula. A cabeça umeral (h) e o músculo infraespinhoso (ism) estão assinalados. O detalhe mostra a localização anatômica correspondente (seta) em uma imagem de ressonância magnética axial representativa do ombro.

CISTOS MENISCAIS/PARALABIAIS

Estes constituem pseudocistos que se formam adjacentes a uma laceração meniscal ou labial.[19] Similarmente aos cistos sinoviais, seu conteúdo líquido presumivelmente se relaciona com um mecanismo descompressivo pelo qual líquido articular escapa unidirecionalmente para dentro da coleção. Eles são frequentemente multiloculados e podem ocorrer medial ou lateralmente ao longo da articulação femorotibial do joelho, incisura espinoglenoidal no ombro (Fig. 16-16) e também em localizações variáveis no quadril. A presença de um cisto adjacente a uma fibrocartilagem que apresenta um defeito hipoecoico bem definido estabelece o diagnóstico em ultrassom. Embora ultrassom possa frequentemente identificar a natureza do cisto, uma MRI é necessária para avaliar por completo a extensão do desarranjo interno.

INTERVENCIONISTA

Ultrassom é um adjunto clínico útil no diagnóstico, bem como no tratamento de transtornos que comprometem o sistema musculoesquelético. Injeções e aspirações de bainha de tendão, injeções terapêuticas em neuromas interdigitais e fascite plantar, aspirações de articulações, aspiração e injeções em tendinite calcificada, biópsias sinoviais, bem como aspiração de possíveis coleções inflamatórias, podem todas ser efetuadas com sucesso, usando-se direcionamento ultrassônico. Pode ser usado um transdutor linear ou curvo de setor, dependendo da geometria local. Usando a agulha como um refletor especular, a passagem da ponta da agulha através dos tecidos moles para dentro do alvo de interesse pode ser executada durante exame em tempo real, proporcionando distinta vantagem sobre métodos de direcionamento por imagem como tomografia computadorizada (CT).

Injeções em bainha de tendão e fáscia plantar devem ser efetuadas sob direcionamento ultrassônico, uma vez que a ponta da agulha possa ser colocada seletivamente dentro da bainha tendinosa ou do corpo adiposo perifascial do calcanhar, respectivamente, assim evitando injeção direta no próprio tendão ou fáscia plantar, o que se sabe causar degeneração prematura e ruptura.[20]

Injeção dirigida por ultrassom em neuroma interdigital oferece uma alternativa à ressecção cirúrgica, que muitas vezes resulta em formação de neuroma de coto e consequente retorno dos sintomas clínicos do paciente. Neuromas tipicamente aparecem como nódulos hipoecoicos na segunda e terceira membranas interdigitais, embora possam, às vezes, aparecer no primeiro e raramente no quarto interespaço (Fig. 16-17).

A capacidade do ultrassom de identificar calcificações em tecidos moles possibilita aspiração direta e lavagem de tendinite calcificada. Fragmentação mecânica do depósito calcificado é efetuada, com aspiração do material fragmentado.

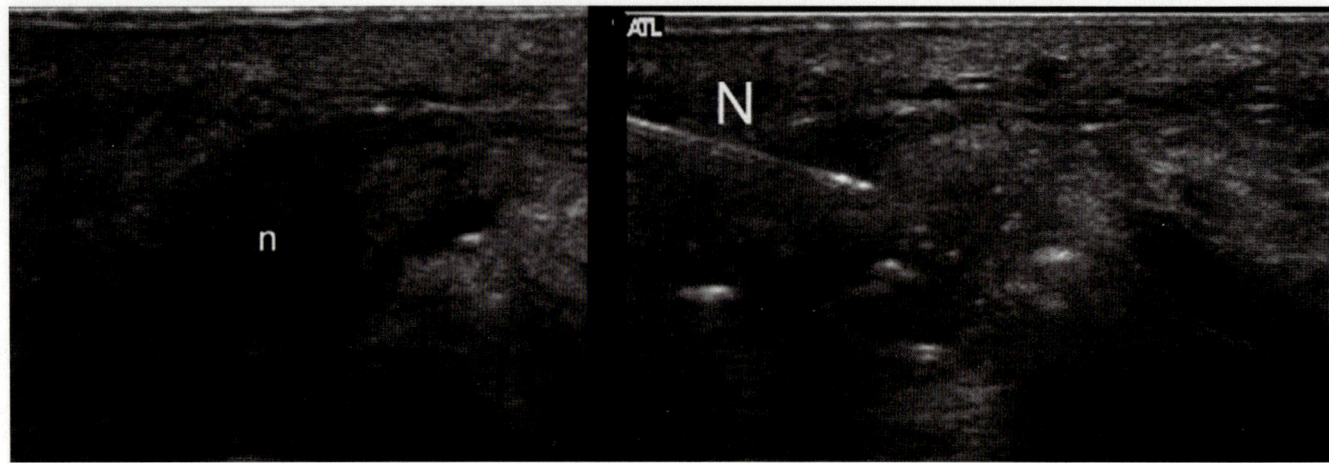

FIGURA 16-17. Injeção em neuroma. Ultrassom inicial (à esquerda) mostra um nódulo hipoecoico (n) na gordura interdigital, correspondendo a um neuroma sintomático. A imagem à direita apresenta uma agulha (N) no interior do neuroma durante uma injeção direcionada de esteroide e anestésico. Observar que o material injetado muda a ecogenicidade global do neuroma e tecido mole adjacente.

CONCLUSÃO

Em razão da sua natureza não invasiva, disponibilidade, efetividade de custo e extrema capacidade de adquirir imagem dos tecidos moles em um estado estático e dinâmico, ultrassom tem muito a oferecer no imageamento do sistema musculoesquelético. Os aspectos normais são, em geral, diferentes da patologia decorrente de sua interrupção da arquitetura normal do tecido mole. Ultrassonografia é facilmente disponível para direcionamento de procedimentos intervencionistas no sistema musculoesquelético. A capacidade de documentar posição exata da agulha em tempo real facilita precisão melhorada para injeções terapêuticas, aspiração de líquido e biópsia de tecido mole.

Referências

1. Adler RS, Fenzel KC. The complementary roles of MR imaging and ultrasound of tendons. *Radiol Clin North Am*. 2005;43:771-807.
2. Newman JS, Adler RS, Buder, RO, Rubin JM. Detection of soft tissue hyperemia: value of power Doppler sonography. *AJR Am J Roentgenol*. 1994;163:385-389.
3. Newman JS, Laing TJ, McCarthy CJ, Adler RS. Power Doppler sonography in synovitis: assessment of therapeutic response: preliminary observations. *Radiology*. 1996;198:582-584.
4. Fornage BD. *Musculoskeletal Ultrasound*. New York: Churchill Livingstone; 1995.
5. Van Holsbeeck M, Introcaso JH. *Musculoskeletal Ultrasound*. St. Louis: Mosby Year Book; 1991.
6. Riley G. The pathogenesis of tendinopathy. A molecular perspective. *Rheumatology*. 2004;43:131-142.
7. Jeffrey RB Jr, Laing FC, Schecter WP, Markison RE, et al. Acute suppurative tenosynovitis of the hand: diagnosis with ultrasound. *Radiology*. 1987;162:741-742.
8. Stephenson CA, Seibert JJ, McAndrew MP, et al. Sonographic diagnosis of tenosynovitis of the posterior tibial tendon. *J Clin Ultrasound*. 1990;18:114-116.
9. Bouffard JA, Eyler WR, Introcaso JH, Van Holsbeeck M. Sonography of tendons. *Ultrasound Quart*. 1993;11(4):259-286.
10. Weiner SN, Seitz WH Jr. Sonography of the shoulder in patients with tears to the rotator cuff: accuracy and value for selecting surgical options. *AJR Am J Roentgenol*. 1993;160:103-107.
11. Middleton WD, Edelstein G, Reinus WR, et al. Sonographic detection of rotator cuff tears. *AJR Am J Roentgenol*. 1985;144:349-353.
12. Jacobson JA, Lancaster S, Prasad A, van Holsbeeck MT, Craig JG, Kolowich P. Full-thickness and partial-thickness supraspinatus tendon tears: value of US signs in diagnosis. *Radiology*. 2004;230:234-242.
13. Thain LMF, Adler RS. Sonography of the rotator cuff and biceps tendon: Technique, normal anatomy, and pathology. *J Clin Ultrasound*. 1999;27,8:446-458.
14. Van Sonnenburg E, Wittich G, Casola G, et al. Sonography of thigh abscess: detection diagnosis and drainage. *AJR Am J Roentgenol*. 1987;149:769-772.
15. Fornage B, Touche D, Segal P, et al. Ultrasonography in the evaluation of muscular trauma. *J Ultrasound Med*. 1983;2(12):549-554.
16. Breidahl WH, Newman JS, Taljanovic MS, et al. Power Doppler sonography in the assessment of musculoskeletal fluid collections. *AJR Am J Roentgenol*. 1996;166:1443-1446.
17. Marchal G, Van Holsbeeck M, Raes M, et al. Transient synovitis of the hip in children: role of ultrasound. *Radiology*. 1987;162:825-828.
18. Van Holsbeeck M, Eyler W, Sherman L, et al. Detection of infection in loosened hip prosthesis: efficiency of sonography. *AJR Am J Roentgenol*. 1994;163:381-384.
19. Coral A, Van Holsbeeck M, Adler RS. Imaging of meniscal cyst of the knee in three cases. *Skeletal Radiol*. 1989;18:451-455.
20. Sofka CM, Collins AJ, Adler RS. Use of ultrasound guidance in interventional musculoskeletal procedures. A review from a single institution. *J Ultrasound Med*. 2001;20:21-26.

Perguntas

INSTRUÇÕES GERAIS: Para cada pergunta, selecione a resposta apropriada. Marque apenas uma resposta para cada pergunta, exceto se solicitado de outro modo.

1. Qual das seguintes modalidades tem sido o suporte básico da imagem musculoesquelética nos Estados Unidos?
   - (A) radiografia
   - (B) tomografia computadorizada (CT)
   - (C) imagem de ressonância magnética (MRI
   - (D) ultrassom

2. Ultrassonografia é extremamente útil na avaliação de todos estes, *exceto*
   - (A) tecido mole
   - (B) articulações
   - (C) manobras dinâmicas
   - (D) osso

3. Em ultrassom musculoesquelético, a que se refere o termo PDI?
   - (A) imagem *power* Doppler
   - (B) imagem pré-Doppler
   - (C) imagem *power* datada
   - (D) indicador dúplex *power*

4. PDI foi descrito como sensível para detectar estados de baixo fluxo nos tecidos moles; por essa razão, ele é útil no monitoramento de qual das seguintes condições?
   - (A) vascularidade diminuída com progressão da lesão
   - (B) vascularidade diminuída com exames seriados para demonstrar resposta ao tratamento
   - (C) vascularidade aumentada demonstrando resolução da lesão
   - (D) a amplitude do fluxo sanguíneo no local da lesão

5. Tendões são reconhecidos sonograficamente por
   - (A) a bainha sinovial brilhantemente ecogênica rodeando as fibras
   - (B) o tecido conectivo hipoecoico rodeando as fibras
   - (C) feixes ecogênicos das fibrilas colágenas
   - (D) o efeito anisotrópico ecogênico decorrente do tecido conectivo denso rodeando as fibras

6. Quando ocorre o efeito anisotrópico?
   - (A) o transdutor é colocado perpendicular ao tendão de interesse
   - (B) o transdutor é colocado paralelo ao tendão de interesse
   - (C) o transdutor é colocado tão pouco quanto 2° a 7° afastado da perpendicular ao tendão de interesse
   - (D) o transdutor é colocado < 2 ou >7 mm afastado do tendão de interesse

7. Espessura de tendão é frequentemente relacionada com o sexo, tamanho e nível de treinamento. Por esta razão, avaliação precisa de tamanho de tendão deve ser feita por
   - (A) comparação ao lado contralateral
   - (B) medições seriadas para demonstrar as alterações associadas à cura
   - (C) avaliação e comparação ao gráfico apropriado para cada fator
   - (D) medição do tendão com ele paralelo ao feixe de aquisição de imagem

8. Calcificação é sempre caracterizada sonograficamente como
   - (A) um foco ecogênico com uma orla hipoecoica
   - (B) um foco ecogênico com uma sobra posterior individualizada
   - (C) um foco ecogênico com um padrão fibrilar
   - (D) um foco ecogênico com líquido rodeando as fibras musculares

9. Tenopatia é associada a qual dos seguintes achados ultrassônicos?
   - (A) ecogenicidade diminuída do tendão
   - (B) ecogenicidade aumentada do tendão
   - (C) homogeneidade do tendão
   - (D) redução no calibre do tendão

10. Ruptura completa de tendão é sonograficamente identificável por qual dos seguintes achados?

    (A) espessamento e retração do tendão com um hematoma adjacente
    (B) ecogenicidade aumentada do tendão no local da ruptura
    (C) um espaço individualizado dentro dos ecos lineares do tendão
    (D) adelgaçamento do tendão e a ecogenicidade aumentada da resposta inflamatória adjacente

Perguntas 11 a 14: A imagem mostrada abaixo é uma vista sagital de um tendão supraespinhoso normal. Combinar as estruturas na imagem com os termos na Coluna B.

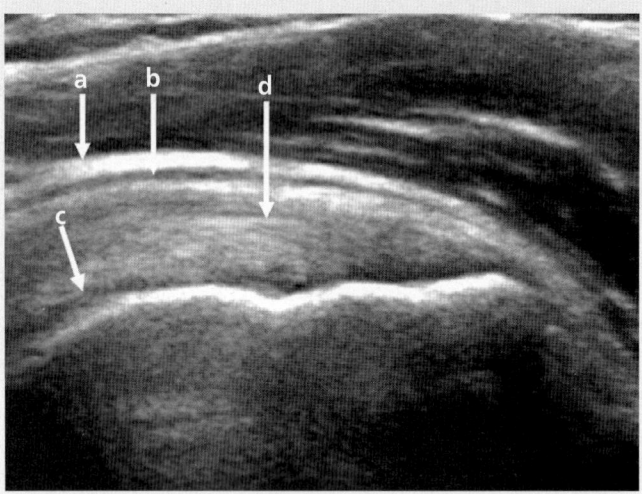

COLUNA A   COLUNA B
11. _____   (A) bolsa subcoracóidea-subdeltóidea
                  (B) cartilagem
12. _____
                  (C) tendão supraespinhoso
13. _____   (D) fita adiposa pré-bursal
14. _____

15. Qual dos seguintes achados indica forte evidência secundária de uma laceração de manguito rotador?

    (A) fluxo sanguíneo aumentado no intervalo rotador
    (B) presença de líquido na bainha do bíceps e bolsa subdeltóidea sobrejacente
    (C) cartilagem cronicamente degenerada
    (D) presença de calcificação de tendão

16. Músculo normal tem qual das seguintes aparências ultrassonográficas?

    (A) homogêneo
    (B) estriações ecogênicas perpendiculares
    (C) fundo hiperecoico
    (D) fibras musculares individuais indistintas

17. Piomiosite tende mais a produzir qual dos seguintes artefatos ultrassônicos?

    (A) anel abaixo
    (B) cauda de cometa
    (C) sombra "suja"
    (D) contraste acústico

18. Ultrassom é útil na avaliação da cura do tecido muscular. Qual dos seguintes achados melhor demonstra organização e cura de tecido muscular?

    (A) reaparecimento de septos fibroadiposos
    (B) aspecto hipoecoico persistente do hematoma intramuscular
    (C) calcificação do tecido muscular
    (D) calcificação interna do hematoma

19. Miosite ossificante descreve qual dos seguintes estados?

    (A) calcificação centralmente dentro de um hematoma muscular em organização
    (B) calcificação na extremidade lacerada das fibras musculares
    (C) calcificação na extremidade em cura das fibras musculares
    (D) calcificação ao longo da periferia de um hematoma em organização

20. Bolsas normais são mais bem identificadas sonograficamente como

    (A) indistinguíveis a não ser que patologia esteja presente
    (B) cavidades cheias de líquido com paredes ecogênicas em torno das cápsulas articulares somente
    (C) densidades ecogênicas imóveis adjacentes a uma cápsula articular durante manipulação
    (D) estruturas cheias de líquido sinovial adjacentes à cápsula articular medindo pelo menos 4 mm de espessura

21. A bolsa normal não deve exceder qual das seguintes medidas em espessura?

    (A) 2 mm
    (B) 2,5 mm
    (C) 2 cm
    (D) 2,5 cm

22. Líquido sinovial visto com bursite aguda é muitas vezes complexo em aparência ultrassonográfica. Isto é mais frequentemente secundário a qual das seguintes situações?

    (A) inflamação
    (B) tratamento inicial de lesão
    (C) retardo do diagnóstico desde o momento da lesão
    (D) resolução de hemorragia dentro da cápsula articular

23. Na imagem abaixo, a estrutura indicada pela seta é uma bolsa distendida de gastrocnêmio/semimembranáceo. Qual das seguintes melhor descreve este achado?

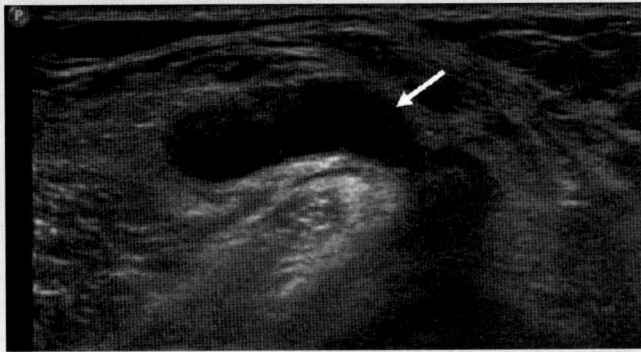

   (A) bursite poplítea
   (B) não comunicante com a articulação do joelho posterior
   (C) um cisto de Baker
   (D) derrame da articulação do joelho

24. Uma articulação é visualizada em ultrassom como:
   (A) um espaço preenchido com sinóvia entre duas superfícies corticais
   (B) um espaço cartilaginoso entre duas superfícies corticais
   (C) um espaço preenchido com sinóvia entre duas superfícies cartilaginosas
   (D) um espaço cartilaginoso entre duas superfícies cartilaginosas

25. Um derrame articular pode ser indicado em ultrassom pela presença de
   (A) ecos de baixo nível
   (B) septações
   (C) material sólido
   (D) desvio da cápsula por líquido

26. Ultrassom para derrames articulares seria definitivamente a modalidade de imagem preferida em pacientes com qual dos seguintes achados?
   (A) fratura adjacente
   (B) prótese articular
   (C) artrite reumatoide
   (D) cisto sinovial adjacente

27. Cistos sinoviais *não tendem* a se formar em relação a
   (A) cápsulas articulares
   (B) bainhas tendinosas
   (C) músculos
   (D) derrames articulares

28. Qual das seguintes afirmativas é verdadeira a respeito de cistos sinoviais?
   (A) eles são mais comumente localizados ao longo do aspecto volar do tornozelo
   (B) eles são mais comumente esponjosos à palpação
   (C) eles são mais bem tratados com drenagem percutânea
   (D) eles são muitas vezes relacionados com trauma antecedente

29. Ultrassom pode ser útil no tratamento de doença musculoesquelética bem como no diagnóstico. A que se deve isto?
   (A) a capacidade do ultrassom de capturar imagens mais rapidamente da colocação da agulha do que com CT ou MRI
   (B) a capacidade do ultrassom de discernir o espaço entre o tendão e sua bainha evitando ruptura da bainha
   (C) a capacidade do ultrassom de melhor distinguir tecido mole de estruturas ósseas do que CT ou MRI
   (D) a capacidade do ultrassom de distinguir a agulha melhor do que CT ou MRI

Perguntas 30 a 31: Combinar as estruturas indicadas na imagem abaixo com os termos na Coluna B.

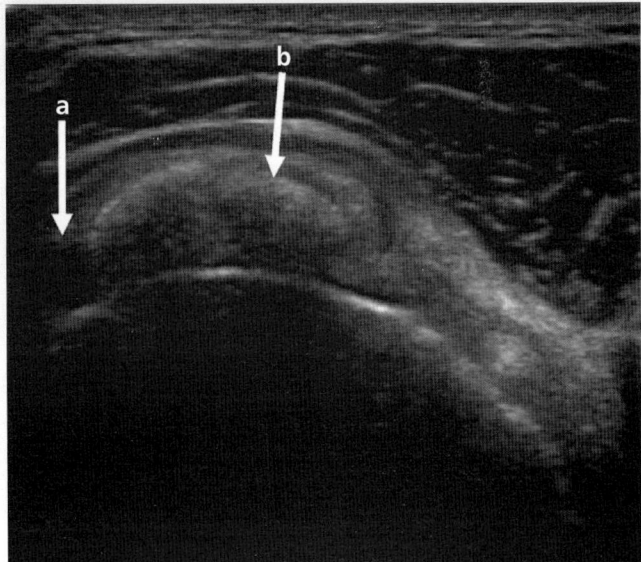

COLUNA A   COLUNA B
30. _____   (A) calcificação
31. _____   (B) parte posterior do tendão supraespinhoso

Perguntas 32 a 34. Combinar as estruturas indicadas na imagem abaixo com os termos na Coluna B.

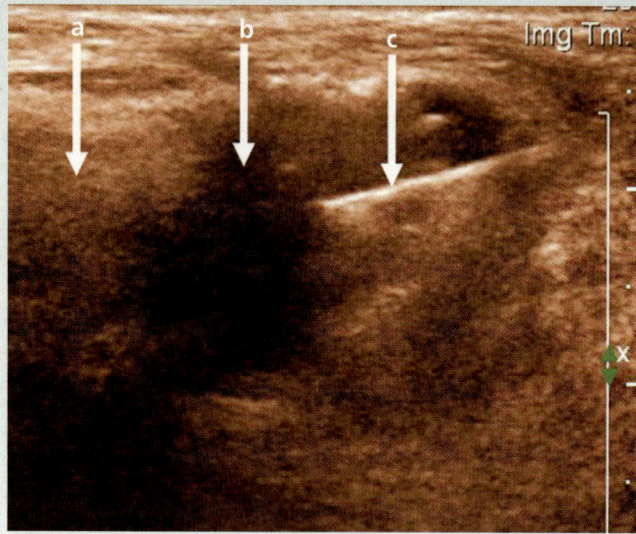

COLUNA A
32. _____
33. _____
34. _____

COLUNA B
(A) neuroma
(B) agulha
(C) espaço de membrana interdigital

35. **Por que usar tonalidades de cor (*chroma map*) em estudos de neuromas?**
    (A) melhor visualização
    (B) melhor reflexão especular
    (C) redução do efeito anisotrópico
    (D) redução do pontilhado

Perguntas 36 a 39: Combinar as estruturas indicadas na imagem abaixo com os termos na Coluna B.

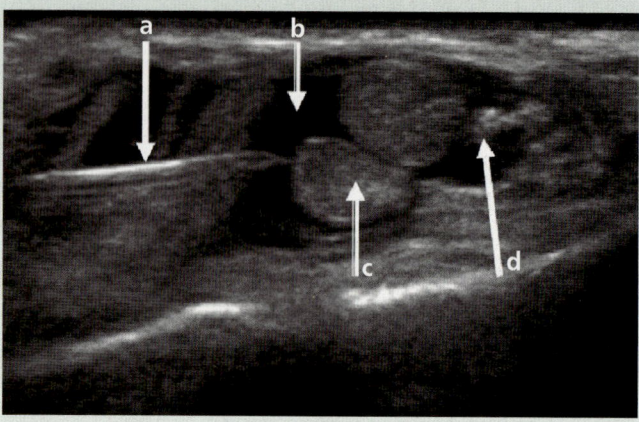

COLUNA A
36. _____
37. _____
38. _____
39. _____

COLUNA B
(A) tendões fibulares do tornozelo
(B) agulha
(C) vínculo tendinoso
(D) bainha tendinosa distendida pós-injeção

40. **A agulha usada em injeções terapêuticas dirigidas por ultrassom aparece:**
    (A) ecogênica com contraste acústico posterior
    (B) ecogênica com artefato de reverberação posterior
    (C) hipoecoica com contraste acústico posterior
    (D) hipoecoica com artefato de reverberação posterior

41. **A imagem a seguir representa um procedimento descrito no corpo do texto. Que tipo de procedimento é ele?**

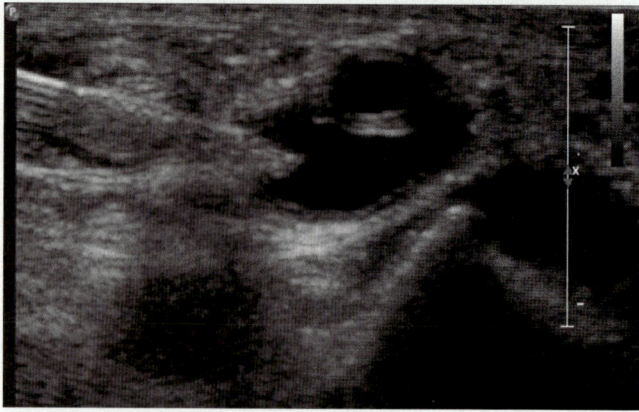

   (A) biópsia guiada por ultrassom
   (B) injeção dirigida por raios X
   (C) ultrassom diagnóstico
   (D) aspiração/injeção dirigida por ultrassom

Perguntas 42 a 44: Combinar as estruturas indicadas na imagem abaixo com os termos na Coluna B.

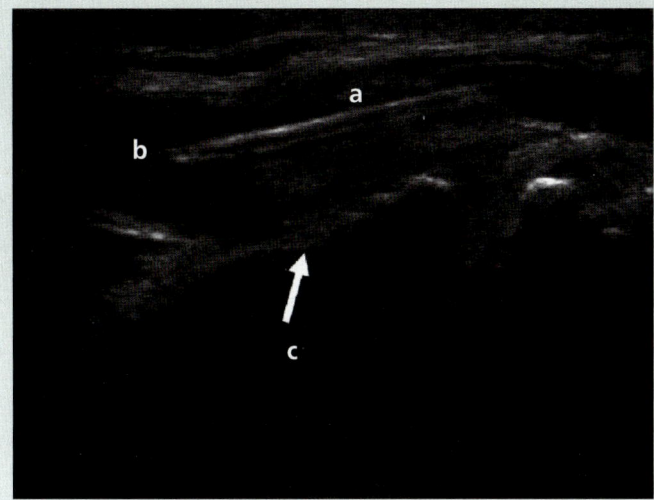

45. A imagem mostrada abaixo é um exemplo de qual dos seguintes tipos de sonografia?

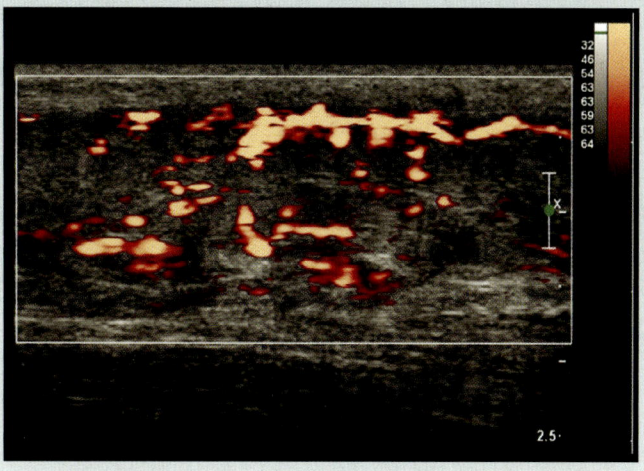

(A) doppler de onda pulsada (PW)
(B) doppler de onda contínua (CW)
(C) doppler em cores 2D
(D) *power* Doppler em cores

COLUNA A   COLUNA B
42. _____   (A) cisto
                  (B) agulha
43. _____
                  (C) osso
44. _____

Respostas e Explicações

Ao final de cada resposta explicada, há uma combinação numérica entre parênteses. O primeiro número identifica a fonte de referência; o segundo número (ou grupo de números) indica a página (ou páginas) em que a informação relevante pode ser encontrada.

1. **(C)** MRI tem sido o método preferido de avaliar anormalidades do sistema musculoesquelético. Entretanto, ultrassonografia é reconhecida como vantajosa em razão de causa da sua capacidade de adquirir imagem em tempo real enquanto se está observando manipulação da anatomia afetada. (*Guia de Estudo*)

2. **(D)** O ultrassom é incapaz de delinear informação além da superfície cortical das estruturas ósseas por causa da descombinação de impedância acústica do tecido mole adjacente. (*Guia de Estudo; ver também Capítulo de Física*)

3. **(A)** Imageamento *power* Doppler (PDI) é uma técnica usada para exibir a detecção de fluxo sanguíneo sem exibir direção ou ter dependência do ângulo de insonação. (*Guia de Estudo*)

4. **(B)** Imageamento *power* Doppler (PDI) tem sido utilizado para avaliar vascularidade associada a estados de baixo fluxo vistos no sistema musculoesquelético, quando avaliando o grau de lesão e sua resposta ao tratamento. (*Guia de Estudo*)

5. **(C)** Tendões tipicamente demonstram uma camada circundante de tecido ecogênico. Entretanto, isto nem sempre é representativo de uma bainha sinovial, algumas vezes sendo o tecido conectivo aderente (paratendão). (*Guia de Estudo*)

6. **(C)** O efeito anisotrópico é um artefato da aquisição de imagem ultrassonográfica quando o feixe é menos do que perpendicular ao tecido, e uma região hipoecoica é identificada, sugerindo uma anormalidade. (*Guia de Estudo*)

7. **(A)** Múltiplos fatores determinam a espessura do tendão, mas o melhor método para avaliar espessura normal *versus* anormal em um paciente particular é comparar o tendão afetado ao tendão contralateral não afetado. (*Guia de Estudo*)

8. **(B)** Calcificação dentro de qualquer região do corpo é demonstrada sonograficamente como tendo uma interface ecogênica com uma sombra individualizada posteriormente. (*Guia de Estudo*)

9. **(A)** Com inflamação difusa do tendão, há evidência ultrassonográfica de inflamação difusa. (*Guia de Estudo*)

10. **(A)** Rupturas completas de tendão resultam muitas vezes na formação de um hematoma adjacente e retração do músculo. (*Guia de Estudo*)

11. **(B)** Cartilagem (*Guia de Estudo*)

12. **(C)** Tendão supraespinhoso (*Guia de Estudo*)

13. **(D)** Pré-bursal

14. **(A)** Bolsa subcoracoidea-subdeltoidea

15. **(B)** Presença de líquido dentro da bainha do bíceps tem um valor preditivo positivo de 95%. (*Guia de Estudo*)

16. **(B)** O aspecto ultrassonográfico de estriações ecogênicas no interior de bandas hipoecoicas é clássico do perimísio ecogênico da massa de fibra muscular hipoecoica. (*Guia de Estudo*)

17. **(C)** O aspecto de "sombra suja" é um resultado da formação de gás dentro da coleção líquida infectada. (*Guia de Estudo*)

18. **(A)** O aspecto de um hematoma intramuscular mudará com o tempo. Com resposta apropriada ao tratamento, a lesão em resolução pode muitas vezes retornar a uma aparência quase normal. (*Guia de Estudo*)

19. **(D)** Se um hematoma não se resolver inteiramente, ele muitas vezes resultará em uma calcificação ao longo da periferia. (*Guia de Estudo*)

20. **(D)** Bolsas normais são tipicamente pequenas demais para identificar definitivamente com ultrassonografia. Visualização desta anatomia frequentemente sugere patologia imediatamente. (*Guia de Estudo*)

21. **(A)** A bolsa normal tem 2 mm de espessura ou menos. (*Guia de Estudo*)

22. **(D)** Bursite aguda é mais frequentemente anecoica em natureza por causa da lesão recente. O aspecto de líquido complicado é sugestivo de uma resposta inflamatória. Isto pode ser avaliado mais a fundo usando-se PDI para confirmar hiperemia. (*Guia de Estudo*)

23. **(D)** Se uma coleção líquida se conectar com o espaço articular, ela não é considerada simplesmente bursite. Coleções líquidas ao longo do músculo gastrocnêmio comunicando-se com a articulação do joelho são chamadas cisto de Baker. (*Guia de Estudo*)

24. **(A)** Cartilagem deve ser vista abaixo da margem da articulação ecogênica e um pequeno espaço hipoecoico entre as estruturas ósseas da articulação. (*Guia de Estudo*)

25. **(D)** Qualquer evidência ultrassonográfica de ecos internos dentro de um derrame articular sugere inflamação ou infecção do derrame. Modalidades adicionais de aquisição de imagem podem ser preferidas para caracterizar mais a fundo os achados. (*Guia de Estudo*)

26. **(B)** Ultrassom pode ser utilizado efetivamente em essencialmente qualquer paciente e pode ser preferido nos pacientes com prótese, em razão dos artefatos vistos com CT ou MRI. (*Guia de Estudo*)

27. **(D)** Cistos sinoviais são frequentemente conectados à cápsula articular, mas não são um resultado de um derrame articular. (*Guia de Estudo*)

28. **(D)** Cistos sinoviais tipicamente ocorrem no aspecto dorsal do punho e tornozelo e são muitas vezes presumidos relacionados com trauma precedente. (*Guia de Estudo*)

29. **(D)** Imageamento em tempo real durante a inserção da agulha permite mais rápida aquisição de imagem sequencial do avanço da ponta da agulha durante o procedimento simultaneamente. (*Guia de Estudo*)

30. **(B)** Porção posterior do tendão supraespinhoso (*Guia de Estudo*)

31. **(A)** Calcificação (*Guia de Estudo*)

32. **(B)** Agulha (*Guia de Estudo*)

33. **(C)** Espaço de membrana interdigital (*Guia de Estudo*)

34. **(A)** Neuroma (*Guia de Estudo*)

35. **(A)** Uso de mapa cromático ajuda na diferenciação de tecidos adjacentes com propriedades acústicas semelhantes. Isto permite que as diferenças sutis nas características do neuroma se salientem. (*Guia de Estudo*)

36. **(C)** Vínculo de tendão (*Guia de Estudo*)

37. **(A)** Tendões fibulares do tornozelo (*Guia de Estudo*)

38. **(D)** Bainha tendinosa distendida pós-injeção (*Guia de Estudo*)

39. **(B)** Agulha (*Guia de Estudo*)

40. **(B)** Quando o feixe cruza a interface do corpo da agulha de metal há uma reflexão forte (ecogênica), mas o pequeno espaço entre as paredes da luz frequentemente resulta no artefato de reverberação em razão do retorno retardado do sinal da parede mais distante da luz da agulha. (*Guia de Estudo*)

41. **(D)** Há uma massa cística presente com orientação da agulha dirigida para a massa. Em razão da natureza cística desta anormalidade, aspiração do seu conteúdo seria provável. (*Guia de Estudo*)

42. **(B)** Agulha (*Guia de Estudo*)

43. **(A)** Cisto (*Guia de Estudo*)

44. **(C)** Osso (*Guia de Estudo*)

45. **(D)** *Power* Doppler em cores fornece informação obtida pela amplitude de células sanguíneas em movimento. Este método de imageamento não indica velocidade e não é dependente do ângulo para demonstrar fluxo, tornando-o muito mais sensível a estados de baixo fluxo, conforme vistos no sistema musculoesquelético. (*Guia de Estudo*)

Índice Remissivo

Entradas acompanhadas pelas letras *f* em itálico e **t** em negrito indicam figuras e tabelas respectivamente.

A

Abscesso, 243
 efusão pleural, 244
 intra-hepático, 243
 patologia associada aos, 243
 prostático, 358
 retroperitoneal, 254
 sub-hepático, 243, 256
 subfrênico, 244
 versus ascite, 244
Absorção, 70
Acidente vascular cerebral, 615
 fatores de risco, 615
Acondrogênese, 403
Acondroplasia
 heterozigota, 412
Acoplamento
 acústico, 66
 meio de, 50
Acrania, 443
Adenocarcinoma, 228, 410
Adenomas, 344
Adenomiomatose, 250, 320
Adenomiose, 443
Adultos
 ecocardiografia de, 117
Agenesia renal, 402
Agentes
 por microbolhas, **120t**
AIUM
 teste da, 93
ALARA, 24, 89
 princípio, 37, 40
Aliasing, 636
Amniocentese, 406
Amplitude, 5
 de reflexão, 44
Ampola de Vater, 248
Angiografia, 715
Angiomiolipoma, 315
Anatomia cardíaca, 120
Anemia falciforme, 251
Anencefalia, 397, 510
Aneurisma(s), 216, 618
 aórticos, 717
 apical, 173
 da veia cerebral magna, 399

dissecante, 253
micóticos, 594
ventricular, 140
Angiossarcomas
 definição, 167
 ocorrência, 167
Angiomas, 134
Anomalia de Ebstein, 138, 167, 528
 da valva tricúspide, 190
  anatomia, 190
  apresentação clínica, 190
  conceitos ecocardiográficos fundamentais, 190
  doenças associadas, 190
  hemodinâmica, 190
  história natural, 190
  tratamento, 190
Ânulo mitral, 147
Aorta, 124, 215
 anatomia, 124
 aneurisma da, 135
 coarctação da, 138, 186, 527
 doenças, 135
 hemodinâmica, 124
 incidências ecocardiográficas, 124
 medidas da, 215
 ramos da, 215
Apodização, 94
 implementação de, 49
Arco ductal, 537
Arnold-Chiari
 malformação, 762
Arranjo
 curvo, 13, *14f*
 de fase setorial, 13
 linear, 13, 109, 114
Artefatos, 20
 definição, 20
 de atenuação, 21
 de cauda de cometa, 57
 de espessura do feixe, 65
 de imagem dividida, 65
 de lobo lateral, 65
 de múltiplas vias, 63
 de propagação, 21
 de resolução, 20
 de reverberação, 37, 80, 89
 de ruído acústico, 84

laterais secundários, 37, 79
linhas, 44
secundário, 63
variados, 21
Artéria pulmonar
 tronco da, 124
Artérias coronárias
 anomalias das, 193
 esquerda
  origem anômala da, 194
   anatomia, 194
   apresentação clínica, 195
   conceitos ecocardiográficos fundamentais, 195
   hemodinâmica, 194
   história natural, 195
   tratamento, 195
Artérias esplâncnicas, 569
 anatomia, 569
 características ultrassonográficas, 569
Artérias mesentéricas, 570
 anatomia, 570
 características ultrassonográficas, 570
Artérias renais, 572
 anatomia, 572
 características ultrassonográficas, 572
 doença da, 573
Arteriografia, 715
Arteriograma, *567f*
Ascite, 243, 256, 402
 achados ultrassonográficos, 243
 apresentação clínica, 243
Atenuação
 de nota, 50
 de tecido mole, 39, 108
 sonora, 55
 valores em decibéis, **7t**
Aterosclerose, 216, 617
Atresia
 duodenal, 401
 esofágica, 400, 419, 447
Atresia pulmonar
 com septo ventricular intacto, 188
  apresentação clínica, 188
  anatomia, 188
  avaliação ecocardiográfica pós-operatória, 188
  conceitos ecocardiográficos fundamentais, 188

doenças associadas, 188
hemodinâmica, 188
história natural, 188
tratamento, 188
Atresia tricúspide, 189
anatomia, 189
apresentação clínica, 189
avaliação ecocardiográfica pós-operatória, 190
conceitos ecocardiográficos fundamentais, 189
doenças associadas, 189
hemodinâmica, 189
história natural, 189
tratamento, 190
Átrio direito, 124
anatomia, 124
hemodinâmica, 124
incidências ecocardiográficas, 124
Átrio esquerdo, 123
anatomia, 123
hemodinâmica, 123
incidências ecocardiográficas, 124
Austin-Flint
sopro de, 148
Autocorrelação, 59

B

Baço, 231
anatomia macroscópica do, 231
neoplasias do, 232
patologias do, 232
tumores malignos do, 232
Baker
cisto de, 305
Banda
largura de, 64
moderadora, 175
Bário
sulfato de, 94
Bernoulli
princípio de, 698
Bertin
coluna de, 251
hipertrofia da, 251
Bexiga urinária, 239
anatomia macroscópica, 239
anormalidades da, **240t**
e ureteres, 378
Biópsia
de mama, 38
endomiocárdica, 173, 176
Bioefeitos, 24, 70, 73
do ultrassom, 40
Bioprótese, 142
Bit, 59, 98
Bolha dupla, 447
Bolsa omental, 257
Braquicefalia, 440
Budd-Chiari
síndrome de, 223

C

Cálculo de Staghorn, 248
Câmara cardíaca, 141

Câncer
de próstata, 360
Carcinoma prostático, 357
Cardiomiopatia
amiloide, 176
dilatada, 133, 152
hipertrófica, 132
restritiva, 133
Cardiopatia congênita, 135
complexa, 190
Caroli
doença de, 228
Cascata isquêmica, **119t**
Cateter de Foley, 327
Cavitação
categorias de, 60
definição de, 68
tipos de, 46
Cefalocele, 397
Chorion frondosum, 459
Cianose
significativa, 211
Ciclo
composição de um, 3
contraste
agentes de, 10
Ciclopia, 795
Cirrose, 328
Cisterna magna, 436
Cistoadenoma seroso, 422
Cisto de Baker, 305
Cisto(s)
aracnóideo, 761
de ducto ejaculatório, 358
de ovário, 380
de utrículo prostático, 358
de vesícula seminal, 358
meniscais, 809
sinoviais, 808
Cloaca
extrofia da, 401
Coarctação da aorta, 186, 400, 527
anatomia, 186
apresentação clínica, 186
conceitos ecocardiográficos fundamentais, 186
doenças associadas, 187
hemodinâmica, 186
história natural, 187
tratamento, 187
Colecistocinina, 314
Cordão umbilical, 396, 508
Couinaud
anatomia de, 249
Courvoisier
sinal de, 314
Colangite, 228
Colecistite
acalculosa, 226
aguda
causas da, 225
crônica, 226
Coleções de líquido, 243
Comprimento de onda, 51
Consentimento informado, 25
revogação do, 40

Conversor
de varredura, 17
analógicos, 17
digitais, 18
Cor triatriatum, 153
Coração direito
características e funções do, 126
Coração esquerdo
características e funções do, 126
Corda tendínea, 146, 169
Coronariopatia, 139
Craniossinostose, 777
Crista terminal, 141
Cristais
naturais, 46
Crohn
doença de, 277
Curie
ponto de, 111

D

Dandy-Walker
cisto, 772
malformação de, 398, 436
complicações associadas à, 436
síndrome de, 773
Decibel, 51
Defeito
do canal atrioventricular, 399
septal, 399
Deflexão vertical, 66
Densidade, 72
Derrame pericárdico, 131
Desempenho
qualidade do, 21
Diabetes, 324
Diafragma, 242
anatomia macroscópica, 242
crura do, 243
Diagrama, 66
mostrando o cateter, *372f*
DICOM, 89
Difração, 70
Disfunção diastólica, 133
Disgerminoma, 421
Dispersão, 70
de Rayleigh, 54
Displasia fibromuscular, 620
Displasia tanatofórica, 403
Dispneia
crônica, 161
Disritmias, 532
tipos de, 541
Doença
arterial esplâncnica, 571
estenose e oclusão, 571
da valva tricúspide, 129
de Crohn, 277
de Graves, 323
de Raynaud, 742
renal policística, 403
valvar aórtica, 128
valvar mitral, 128
vascular periférica
tratamento da, 716

Dolicocefalia, 439
Doming, 145, 168
Doppler
 ângulo, 63
 aplicação do, 75
 de potência, 88
 desvantagens do, 69
 desvio de frequência do, 38, 47
 ecocardiografia com, 86
 efeito, 84
 em cores, 84, 522
  ultrassonografia com, 369
 limitações, 88
 pulsado, 522
 transdutores, 61
 vascular, 87
Dopplerfluxometria
 em cores, 85, 88, 176, 205
  instrumentação na, 26
   problemas práticos, 31
    requisitos da imagem cardíaca, 31
    requisitos da imagem vascular, 31
   tecnologia, 27
    contribuições do feixe à amostragem, 28
    processamento de sinais, 29
    produzindo a imagem, 27
Dor torácica, 197
 em crianças, 197
Dressler
 síndrome de 172
Ducto arterial patente
 anatomia, 181
 apresentação clínica, 181
 conceitos fundamentais, 182
 hemodinâmica, 181
 história natural, 182
 populações em maior risco, 182
 tratamento, 182
Ductos biliares, 227
 anatomia macroscópica, 227
 critérios ultrassonográficos, 227
 medidas, 227
 patologia, 227
 tumores malignos, 227

E

Ebstein
 anomalia de, 138, 153, 400, 528
Eco(s)
 definição de, 8
 de reverberação, 65
 exemplo, 8
 incidência oblíqua, 9
 incidência perpendicular, 8
 refletido, 57
Ecocardiografia
 com Doppler, 86
 de adultos, 117
  guia de estudo, 117
   anatomia cardíaca, 120
   características e funções do coração direito, 126
   características e funções do coração esquerdo, 126
   cardiopatia congênita, 135
   coronariopatia, 139
   doença hipertensiva, 138
   doenças da aorta, 135
   doenças que afetam o miocárdio, 132
   doenças que afetam o pericárdio, 131
   doenças que afetam as valvas, 127
   fisiologia, 125
   massas cardíacas, 133
   sistema de condução do coração, 127
   técnicas e instrumentação, 117
 de contraste, 119
 fetal, 515
  guia de estudo, 515
   anatomia e fisiologia, 523
   anormalidades cardíacas congênitas, 523
    coarctação da aorta, 527
    coração univentricular, 526
    defeito septal
     atrial, 524
     atrioventricular, 524
    síndrome do coração esquerdo hipoplásico, 525
    tronco arterioso, 529
   instrumentação e técnica, 515
    Doppler
     colorido, 522
     pulsado, 522
    equipamento, 515
    indicações, 515
    posições, 517
    Power Doppler, 523
    varredura, 517
 pediátrica, 179
  guia de estudo, 179
   anatomia segmentar, 179
   anomalias das artérias coronárias, 193
   cálculos Doppler importantes, 181
   cardiopatia congênita complexa, 190
   dor torácica e fadiga, 197
   ecocardiografia transesofágica, 196
   estimativa da pressão arterial pulmonar, 181
   hemodinâmica normal, 180
   hipertensão, 197
   lesões obstrutivas, 185
   lesões simples de *shunt*, 181
   malformação da valva tricúspide, 190
   malformações venosas, 195
 transesofágica, 196
Ectopia cordis, 449
Edema cerebral, 760
Efeito
 piezoelétrico, 50
  reverso, 50
Efusão pericárdica, 142, 151
Efusão pleural, 400
Eisenmenger
 síndrome de, 173
Eixo
 horizontal, 60
Embolia, 741
Êmbolo, 617
Emissão
 acústica, 99
Encefalite, 760
Endocardite, 130
 mecanismos hemodinâmicos, 130
 tipos de, 130
Endometrioma, 460
Escala de cinza, 64, 84
Esclerose tuberosa, 793
Escroto, 339
 anatomia macroscópica, 339
 anatomia ultrassonográfica, 339
 patologia escrotal, **340t**
Espaçador acústicos, 81
Espectro eletromagnético, 93
Espinha bífida, 397, 433
Esplenomegalia
 causas de, 232, 260
Espícula vertical
 altura da, 53
Estenose, 128
 aórtica, 135, 528
 calcificação anular, 128
 da artéria carótida interna, *625f*
 da valva mitral, 142
 gravidade da, 128
 hipertrófica, 258
 prolapso, 128
 pulmonar, 137, 169, 187, 528
  anatomia, 187
  apresentação clínica, 187
  avaliação ecocardiográfica pós-operatória, 188
  conceitos ecocardiográficos fundamentais, 187
  hemodinâmica, 187
  história natural, 188
  tratamento, 188
 regurgitação, 128
 tricúspide, 190
Estroma fibromuscular, 359
 anterior, 356
Estudos de casos, 306, 345
 Caso 1, 306, 345
 Caso 2, 307, 345
 Caso 3, 307, 346
 Caso 4, 308, 346
 Caso 5, 309, 347
 Caso 6, 309, 347
 Caso 7, 310, 348
 Caso 8, 310, 348
 Caso 9, 311
 Caso 10, 312
 Caso 11, 312
 Caso 12, 313
Exame farmacológico, 118
Exame transesofágico, 120
Exame transtorácico, 117
Excitação codificada, 19
 pós-processamento, 19
 pré-processamento, 19

F

Fadiga, 197
Faixa dinâmica, 39, 77
Fallot
 tetralogia de, 137, 190, 202, 400, 528
Febre reumática, 146
Feixe
 de ultrassom, 7

exemplo de, 7
externos, 44
mudança de direção do, 42
localizado
intensidade do, 79
sonoro, 14
Fenda labial, 399, 508
medial, 437
Feocromocitoma, 341
Fibrilação atrial, 169
Fibromas, 134
Fígado, 217
anatomia do, 217
funcional, 218
hepática, 217
anormalidades vasculares no, 221
arquitetura do parênquima, 218
causas de icterícia, 221
doença focal, 222
doença hepática difusa, **221t**
fissuras intersegmentares, **219t**
padrões, 217
testes de função hepática, 220
TIPS, 223
transplante de, 582
características ultrassonográficas, 582
complicações, 583, 584
ultrassonografia
no transplante hepático, 223
vasos hepáticos, 219
Filtro de Greenfield, 678
Fissura, 774
Fístula arteriovenosa coronária, 195
anatomia, 195
apresentação clínica, 195
conceitos ecocardiográficos fundamentais, 195
hemodinâmica, 195
história natural, 195
tratamento, 195
Fístula de Brescia-Cimino, 679
Fístula traqueoesofágica, 447
Fitz-Hugh-Curtis
síndrome de, 484
Fluoroscopia
de raios x, 72
Fluxometria
em cores, 85, 112
vascular, 85
Fluxo turbulento, 69, 77
Focalização
dinâmica, 83
técnicas de, 13
por recepção, 14
por transmissão, 13
Fontan
procedimento de, 209
Forame
oval patente, 136
Fourier
transformada rápida de, 94
Frequência(s), 3, 76
harmônicas, 40

G

Galeno

veia de, 774
Ganho
compensação de, 64
Gastrosquise, 401, 448
Gêmeos
acardíacos, 404
monoamnióticos, 404
unidos, 404
Glândulas suprarrenais, 239
anatomia macroscópica, 239
córtex suprarrenal, 242
disfunções da, 241
medula suprarrenal, 242
patologia na, 242
Grandes artérias
transposição das, 191, 202
anatomia, 191
apresentação clínica, 192
conceitos ecocardiográficos fundamentais, 192
doenças associadas, 192
hemodinâmica, 191
história natural, 192
tratamento, 192
Granulação, 111
Graves
doença de, 323
Gravidez
ectópica, 384, 439
fatores de risco para, 386
sinais e sintomas, 386
precoce, 389
não rompida, 386
rompida, 386
teratomas na, 436
teste de, 381
tratamento, 388
cirúrgico, 389
Greenfield
filtro de, 678

H

Haloprosencefalia, 398
Harmônicas, 59
Hashimoto
tireoidite de, 269, 302
no feto, 437
Heister
válvulas espirais de, 305, 333
Hemangiomas, 279
Hematocele, 256
Hemorragia
intracraniana, 759
graduação, 760
intraparenquimatosa, 759f
Hepatite
ativa, 257
Hepatoma
do fígado, 253
Hérnia diafragmática, 446
Herpes simplex
bacterianas, 795
virais, 795
Hertz, 46, 93
Hidranencefalia, 399, 763f, 778

diagnóstico diferencial para, 442
resultado de, 442
Hidrocele
aguda, 252
Hidrofone, 70
composição do, 70, 104
definição, 24, 111
de agulha, 59
Hidropsia, 401
Hidrossalpingite, 461, 489
Higroma cístico, 399, 440
no primeiro trimestre de gravidez, 391
Hiperplasia
neointimal, 620
prostática benigna, 357
Hipertensão
achados ecocardiográficos fundamentais, 197
apresentação clínica, 197
hemodinâmica, 197
história natural, 197
pulmonar, 138, 169
renovascular, 592
causa da, 592
sistêmica, 138, 170
Hipertireoidismo, 253
Hipoplasia
anatomia, 190
Hipospadia, 510
Hipotelorismo, 436
causa do, 436
Hipotermia, 777
His
feixe de, 153
Huygens
princípio de, 55

I

Icterícia
obstrutiva, 256
Idade gestacional e crescimento, 394
Ileo meconial, 401
Imageamento dúplex, 709
Imagem(ns)
digital, 19
aquisição de, 37
harmônica tecidual, 10
modalidade de, 74
processamento de, 16
qualidade da, 20
modos de exibição, 20
Impedância acústica, 39, 41, 58, 76, 96
coeficiente de, 56
definição de, 51
Impressora térmica, 77
Incidência
apical
de duas câmaras, 118
de eixo longo, 118
de quatro câmaras, 118
da via de entrada
do ventrículo direito, 117
normal, 56
paraesternal
de eixo curto, 117
paraesternal esquerda

de eixo longo, 117, *156f, 157f*
subcostal
   da veia cava inferior, 118
   de eixo curto, 118
   de quatro câmaras, 118, *156f*
supraesternal, 118
Índice
   adimensional, 56
Infertilidade, 358
Insuficiência aórtica, 171
Insuficiência mitral, 169

J

Janela acústica, 70
Janela suboccipital, 645
Janela transorbitária, 645
Janela transtemporal, 645
Jantene
   procedimento de, 209
Junção ureteropélvica, 259
   obstrução da, 402
Junção ureterovesical, 252, 450
   obstrução da, 402

K

Kawasaki
   síndrome de, 193, 202
      acompanhamento, 194
      apresentação clínica, 194
      conceitos, 194
      definição, 193
      história natural, 194
      tratamento, 194
Klatskin
   tumor de, 228, 260
Krukenberg
   tumores de, 422, 468

L

Lambda, 62
Lei de Snell, 56
Leiomioma, 460, 489
Lente
   acústica, 98
Lesões obstrutivas, 185
Leucomalacia
   periventricular, 760, *761f*, 771
Levocardia, 540
Ligamentos uterinos, 377
Limite de Nyquist, 58
Linfadenopatia, 328, 350
Lipomas, 134
Líquido amniótico, 395

M

Macroglossia
   causa de, 437
Malformação adenomatoide cística congênita, 400
   do tipo III, 447
Malformação de Dandy-Walker, 398
Mama
   biópsia, 38

ultrassonografia da, 547
   guia de estudo, 547
      anatomia da, 550
      características da lesão, 552
         limite, 553
         margens, 553
         orientação, 553
      correlação dos achados, 550
      epidemiologia do câncer de mama, 547
      exigências do equipamento, 548
      identificação, rotulagem e documentação, 549
      indicações, 547
      massas da mama, 556
         carcinoma, 556
         cistos, 556
         fibroadenomas, 556
      qualificações do examinador, 547
      técnica, 548
Manobra de Valsalva, 145
Massas cardíacas, 133
Massas retroperitoneais
   versus intraperitoneais, 247
Medusa
   cabeça de, 601
Memória digital, 69
   tamanho da, 69
   visualização da, 104
Microcefalia
   definição de, 438
Microesferas, 84
Micrognatia, 437
Miocárdio
   doenças que afetam o, 132
Miomas
   submucosos, 373
Miosite
   ossificante, 812
Mixomas, 133
   achados clínicos, 134
   atriais, 153
   definição, 133
   incidência, 133
Mola hidatiforme, 392, 420
   aparência ultrassonográfica da, 392
   sinais e sintomas, 392
Monitor, 18
Monro, 779
Morte fetal, 395
Músculos uterinos, 378

N

Náilon
   linhas de, 78
Nagele
   regra de, 472
Nefroma mesoblástico
   congênito, 403
Neoplasia
   primária, 264
Neuroblastoma, 332, 403
Neoplasma, 423
Nodo
   atrioventricular, 144

Nódulos tireoidianos
   ultrassonografia dos, 337
Notação de engenharia, 82
Número binário, 59
   dígitos no, 60
Número de Reynold, 96
Nyquist
   frequência de, 111
   limite de, 58

O

Oculopneumopletismografia, 636
Oligoidrâmnio, 410, 425
Onda(s)
   comprimento de, 3, *4f*
   de ultrassom, 39, 45, 51, 81
   eletromagnéticas
      espectro de, 46
   longitudinal, 3, 91
      frequência da, 42
   mecânica, 3
   parâmetros de, 3, *4f*
   pulsadas
      parâmetros utilizados para descrever, 4
   sonoras
      velocidade das, 42
   vibrações de, 62
Onfalocele, 401, 449
Osteogênese, 403
Ovários, 376
   cistos de, 380
   formato dos, 376
   massas císticas do, **382t**
   tumores sólidos do, **382t**

P

Pâncreas, 228
   anatomia macroscópica do, 228, *228f*
   aspecto ultrassonográfico do, 229
   doenças do, 229, **230t**
   funções, 229
   lesões focais do, **231t**
   transplante de, 587
      complicações, 587
Pancreatite
   aguda, 229
Papanicolaou
   esfregaços de, 367
Parâmetro
   acústico, 55
Pericárdio
   doenças que afetam o, 131
   finalidade do, 141
Pericardite, 132
   constritiva, 150
Período, 3
   na física, 47
Peritonite
   meconial, 401
Pielonefrite
   aguda, 250
Piomiosite, 812
Pirâmides renais, 257
Placenta, 396

borda da, 444
percreta, 444
Pletismografia, 708
Pneumobilia, 269
Polidactilia
　pré-axial, 454
　pós-axial, 454
Pólipo(s), 372
　ecogênico, 373f
Ponto
　de Curie, 111
Potência, 5, 6
　definição de, 54
　e intensidade, 6
　　atenuação, 6
　　fatores, 6
Pressão acústica
　unidade da, 60
Pressão arterial pulmonar
　estimativa da, 181
　　sinais de elevação, 181
Pressão diastólica
　da artéria pulmonar, 181
Pressão sistólica
　da artéria pulmonar, 181
Princípio
　Doppler, 42
　Huygens, 42, 55
　Rayleig, 42
　Snell, 42
　Young, 42
Propagação
　velocidade de, 90
Próstata
　ultrassonografia endorretal da, 355
　　guia de estudo, 355
　　　anatomia seccional, 355
　　　anatomia ultrassonográfica normal, 356
　　　equipamento e técnicas de exame, 356
　　　indicações, 356
　　　patologia, 357
Próteses valvares, 131
　tipos de, 131
Prova de esforço, 118
Pseudoaneurismas, 596
Pseudocisto pancreático, 296
Pseudomassa, 65
Pulso(s)
　comprimento espacial do, 5, 37, 38
　de tensão, 60
　duração do, 5
　frequência de repetição de, 4
　gerador de, 16
　período de repetição de, 4
　repetição do, 40
　　frequência da, 56
　ultrassônico, 89

Q

Quartzo, 105

R

Rabdomiomas, 134, 400
Rayleigh
　dispersão de, 54
Raynaud
　doença de, 742
Razão
　sinal-ruído, 82
Receptor, 17
　amplificação, 17
　compensação, 17
　compressão, 17
　demodulação, 17
　rejeição, 17
Refletor
　especular, 55
Reflexão especular, 59, 81
　coeficiente de, 54
　ocorrência, 44
Reforço
　acústico, 38, 78
　　causa de, 38, 75
　　ocorrência, 55
Refração
　da água, 44
　índice de, 44
Região(ões)
　anecoica, 70
　hiperecoica, 70
　transônicas, 73
Regurgitação aórtica, 170
Resolução, 15
　axial, 15, 37, 41, 48, 53, 80, 89
　lateral, 15, 37, 48, 72, 78, 89
　longitudinal, 44
　temporal, 16, 69
Ressonância magnética
　imagem de, 715
Retorno venoso pulmonar anômalo total, 196, 207
　anatomia, 196
　apresentação clínica, 196
　conceitos ecocardiográficos fundamentais, 196
　doenças associadas, 196
　hemodinâmica, 196
　tratamento, 196
Retrodispersão, 56
Retroperitônio, 244
　divisões, 244
　fibrose, 245
　patologia, 245
　tumores, 245
Reverberação, 96
Reynold
　número de, 96
Riedel
　lobo de, 305
Rim, 233
　anatomia macroscópica do, 233
　anomalias congênitas, 233
　cálculos renais, 234
　displásico multicístico, 403
　doenças renais, **238t**
　funções dos, 233
　insuficiência renal, 235
　massas renais císticas, **236t**
　massas renais sólidas, **237t**
　pélvico, 259
　valores laboratoriais, 233
　transplantes renais, 237, 584
　　características ultrassonográficas, 584
　　complicações, 586

S

Saco pseudogestacional, 448
Saco vitelino, 432
Saída acústica
　potência de, 81
Sarcoma
　retroperitoneal, 260
Schlieren
　técnica, 92
Septo atrial
　defeitos do, 136, 182, 201
　　anatomia, 182
　　apresentação clínica, 183
　　avaliação pós-operatória, 183
　　conceitos ecocardiográficos fundamentais, 183
　　doenças associadas, 183
　　hemodinâmica, 182
　　história natural, 183
　　tratamento, 183
Septo atrioventricular
　defeitos do, 184
　　anatomia, 184
　　apresentação clínica, 184
　　avaliação ecocardiográfica pós-operatória, 185
　　conceitos ecocardiográficos fundamentais, 184
　　doenças associadas, 185
　　hemodinâmica, 184
　　história natural, 185
　　tratamento, 185
Septostomia atrial, 209
Septo ventricular
　defeitos do, 136, 183
　　anatomia, 183
　　apresentação clínica, 183
　　avaliação ecocardiográfica pós-operatória, 184
　　conceitos ecocardiográficos fundamentais, 184
　　doenças associadas, 184
　　hemodinâmica, 183
　　história natural, 184
　　tratamento, 184
Sequestro pulmonar, 400
Shunt(s)
　lesões simples de, 181
　sistêmico-pulmonares, 182
　　conceitos ecocardiográficos, 182
　　tipos, 182
Simulador
　de cisto/tecido, 23
　multifunção, 49
Sinais
　assíncronos
　　processamento de, 86
　faixa dinâmica dos, 43
　síncronos, 86
Síndrome
　da transfusão feto-fetal, 404

de Budd-Chiari, 223
de Dressler, 172
de Eisenmenger, 173
de furto subclávio, 617, 643
Fitz-Hugh-Curtis, 484
de Kawasaki, 193
do coração esquerdo hipoplásico, 187, 525
  tratamento, 187
Sinequias, 373
Sistema
  binário, 99
  de ultrassom eco-pulso, 61
  eco pulsado, 52
  linfático, 245
    anatomia, 245
    condições inflamatórias, 246
    linfonodos, 245
    tumores, 246
Situs inversus, 450
Snell
  lei de, 56
Sobreposição espectral, 69
  ocorrência de, 104
Som
  frequência do, 46
Sombra
  acústica, 65
  causa de, 75
  ocorrência, 80
Sono-histerografia, 370
Sopro de Austin-Flint, 148
SPTA, 67
  unidade de medida do, 82
Staghorn
  cálculo de, 248
Starr-Edwards
  valva de, 150
Subdicing, 94
Sulfato de bário, 94

T

Taquicardia supraventricular, 400
Tebésio
  valva de, 143
Tecido mole
  atenuação do, 39
Tenopatia, 811
Teratomas, 134
  na gravidez, 436
Teres
  ligamento, 317
Teste
  do AIUM
    objeto de, 22
Testículo
  seminoma do, 341
Tetralogia de Fallot, 137, 528
  anatomia, 190
  apresentação clínica, 191
  avaliação ecocardiográfica pós-operatória, 191
  conceitos ecocardiográficos fundamentais, 191
  doenças associadas, 191
  hemodinâmica, 191
  história natural, 191
  tratamento, 191

Tireoide, 337
  anatomia macroscópica, 337
  medidas normais, 337
  musculatura e estruturas adjacentes, 337
Tireoidite de Hashimoto, 269
  no feto, 437
Titanato zirconato, 71
  de chumbo, 93
Tomografia axial computadorizada, 715
Torção ovariana, 381
Transdutores, 10, 68
  de arranjo linear, 80
  definição de, 10
  de varrimento anular, 81
  elemento ativo dos, 10
  esterilização de, 70
  exemplo de um, 47
  fator de qualidade, 11
  largura de banda, 11
  material, 10
  não focalizado, 37
  tipos de, 11
  transvaginal
    desinfecção do, 26, 40, 90
Trato gastrointestinal, 242
  anatomia macroscópica, 242
Tríade portal, 248
Triploidia, 406, 410
Trissomia
  13, 405, 471
  18, 405
  21, 405, 471
Trombos cardíacos, 134
Trombose venosa profunda, 661, 677
Tronco
  arterial comum, 193, 529
    anatomia, 193
    apresentação clínica, 193
    conceitos ecocardiográficos fundamentais, 193
    doenças associadas, 193
    hemodinâmica, 193
    história natural, 193
    tratamento, 193
  da artéria pulmonar, 124
    anatomia, 124
    hemodinâmica, 125
    incidências ecocardiográficas, 125
Tubas uterinas, 377
Tubo neural
  defeito do, 397
Tumor ovariano
  imagem tridimensional de, *504f*
Tumores benignos, 133
Tumores malignos, 134

U

Ultrassom
  coronal, *788f*
  em neurologia, 749
    guia de estudo, 749
    anatomia, 753
    cerebelo, 754
    cérebro, 753
    tronco cerebral, 754

doença e patologia, 759
instrumentação e técnica, 749
mnemônicos, 751
terminologia, 752
  mediossagital, *788f*
  musculoesquelético, 803
    guia de estudo, 803
    aplicações, 803
    articulações, 807
      achados patológicos, 807
      aspectos ultrassonográficos normais, 807
    bolsas, 806
      aspectos ultrassonográficos normais, 806
    cistos meniscais/paralabiais, 809
    cistos sinoviais/diversos, 808
    intervencionista, 809
    manguito rotador, 804
    músculo, 806
      achados patológicos, 806
      aspectos ultrassonográficos normais, 806
    tendões, 803
Ultrassonografia
  abdominal, 215
    guia de estudo, 215
    anatomia vascular, 215
    baço, 231
    bexiga urinária, 239
    coleções de líquido, 243
    diafragma, 242
      crura do, 243
    ductos biliares, 227
    fígado, 216
    glândulas suprarrenais, 239
    massas retroperitoneais *versus* intraperitoneais, 247
    pâncreas, 228
    patologia das artérias, 217
    retroperitônio, 244
    sistema linfático, 245
    trato gastrointestinal, 242
    ureteres, 238
    vesícula biliar, 223
  arterial periférica, 693
    guia de estudo, 693
    anatomia, 693
    aorta, 693
    fisiologia e hemodinâmica, 696
    história e exame físico, 701
    imageamento dúplex, 709
      de extremidade inferior, 711
    mecanismos de doença, 698
    pletismografia, 708
    sinais e sintomas, **702t**
    técnica de mapeamento arterial, 714
    testagem das extremidades superiores e inferiores, 704
    interpretação, 707
    técnica, 708
  da mama, 547
  da tireoide e escroto, 337
    guia de estudo, 337
  das veias periféricas, 653
    guia de estudo, 653
    anatomia, 653
      venosa, 654
    diagnóstico diferencial, 667

dinâmica venosa com exercício, 661
doença venosa crônica, 673
embolia pulmonar, 665
hemodinâmica venosa normal, 659
mecanismos de doença, 661
patologia, 661
pressão e fluxo venosos, 660
resistência venosa, 661
tratamento, 665
trombose venosa profunda, 661
ultrassom dúplex venoso
   de extremidade superior, 670
endorretal da próstata, 355
obstétrica e ginecológica, e transvaginal, 367
   guia de estudo, 367
      achados típicos, 372
      anormalidades
         cromossômicas e verificação, 405
         do primeiro trimestre, 392
      com Doppler, 369
      conceitos físicos, 368
      contraindicações, 369
      desvantagens, 369
      ginecologia, 374
      gravidez ectópica, 384
         não rompida, 386
         rompida, 386
      higroma cístico, 391
      miomas submucosos, 373
      obstetrícia, 381
         no primeiro trimestre, 389
         no segundo e terceiro trimestres, 393
      pólipos, 372
      posição e mesa, 370
      preparação e técnicas, 367, 369
         do transdutor, 368, 369
      sinequias, 373
      sono-histerografia, 370
      técnicas de varredura, 370, 371
      vantagens, 369
      verificação invasiva, 406
obstétrica e ginecológica tridimensional
   resumo ilustrativo, 495
   guia de estudo, 495
      aplicações futuras, 505
      instrumentação/técnica, 495
      sonda obstétrica, 496f
      ultrassom tridimensional, 498f, 499f, 501f, 502f
      volumétrica, 505
princípios, técnicas e instrumentação, 3
   guia de estudo, 3
      artefatos, 20
      consentimento informado, 25
      cuidado e segurança do paciente, 25
      desinfecção do transdutor transvaginal, 26
      excitação codificada, 19
      imagem digital, 19
      instrumentação da dopplerfluxometria em cores, 26
      objeto de teste do AIUM, 22
      o que é ultrassom, 3
      parâmetros utilizados, 4
      potência e intensidade, 6
      precauções universais, 25
      processamento de imagens, 16
      qualidade da imagem, 20
      qualidade do desempenho, 21
      transdutores, 10, 42
      verificação de segurança pós-procedimento, 25
vascular abdominal, 565
   guia de estudo, 565
      aorta abdominal, 565
      artérias esplâncnicas, 569
      artérias renais, 572
      derivações portossistêmicas intra-hepáticas, 580
      transplantes de fígado, rim e pâncreas, 582
      veia cava inferior, 575
      veias hepática e porta, 576
      veias renais, 581
vascular cerebral, 613
   guia de estudo, 613
      anatomia, 613
      circulação cerebral, 613
      fisiologia e hemodinâmica, 614
      mecanismo de doença, 615
      sinais e sintomas, 620
      testagem, 622
Ureteres, 238
   anomalias congênitas, 238
   megaureter na infância, 238
   megaureter secundário, 239
Útero, 374
   anomalias congênitas do, 376
   composição do, 374
   diagrama, 374f
   endométrio, 376
   localização do, 374
   retrovertido, 375f
   suprimento sanguíneo do, 375
   tamanho, 375

V

Valsalva
   manobra de, 145
Valva de Tebésio, 143
Valva mitral
   estenose, 166
   ondas diastólicas da, 160
Valva pulmonar, 125
   anatomia, 125
   doença da, 130
      estenose, 130
      regurgitação, 130
   hemodinâmica, 125
   incidências ecocardiográficas, 125
Valva
   tricúspide
      doenças da, 129
      estenose, 129
      regurgitação, 129
   imperfurada
      anatomia, 190
      malformação da, 190
Valvas
   doenças que afetam as, 127
Varicocele, 278, 350
Variável
   acústica, 3, 55

Varredura
   conversor de, 17, 43, 77
   coronal, 289f
   de um objeto, 46
   digital
      conversor de, 92
   em tempo real, 73
   longitudinal, 105
      da aorta, 289f
      da vesícula biliar, 290f
   transversal
      do abdome, 291f
Vater
   ampola de, 248
Veia cava
   inferior, 575
      anatomia, 575
      características ultrassonográficas, 575
      doença da, 575
   superior esquerda persistente, 195
      anatomia, 195
      conceitos ecocardiográficos fundamentais, 195
      doenças associadas, 196
      hemodinâmica, 195
Veias hepática e porta, 576
   anatomia, 576, 577
   características ultrassonográficas, 576, 577
   doença hepatoportal, 577
   trombose da, 578
Veias renais, 581
   anatomia, 581
   características ultrassonográficas, 581
   transtornos, 581
Velocidade
   de propagação, 4
      definição de, 4
      erros na, 38
      exemplo, 4
Venografia, 679
Ventrículo
   direito, 124
      anatomia, 124
      hemodinâmica, 124
      incidências ecocardiográficas, 124
   esquerdo, 121
      anatomia, 121
      hemodinâmica, 122
      incidências ecocardiográficas, 122
      obstrução da via de entrada do, 188
         anatomia, 188
         apresentação clínica, 189
         conceitos ecocardiográficos fundamentais, 189
         doenças associadas, 189
         hemodinâmica, 189
         história natural, 189
      obstruções da via de saída do, 185
         anatomia, 185
         apresentação clínica, 185
         avaliação ecocardiográfica pós-operatória, 186
         conceitos ecocardiográficos fundamentais, 185
         doenças associadas, 186
         hemodinâmica, 185

história natural, 186
 tratamento, 186
Ventriculomegalia, 397
Vesícula biliar, 223
 anatomia macroscópica da, 223, 227f
 causas de ecos de baixa amplitude, 225
 colecistite aguda
  complicações da, 225
 função, 224
 hidropsia da, 255
 patologia da, 225
 valores laboratoriais, 224
 variantes, 224
Vilosidades coriônicas
 amostragem de, 406
Viscosidade, 59

W

Willis
 círculo de, 758
Wilm
 tumor de, 314

Z

Zigosidase gemelar, 411
Zona de transição, 359
Zona focal, 39, 110
Zona próxima, 42
 comprimento da, 64
Zona morta
 comprimento da, 54